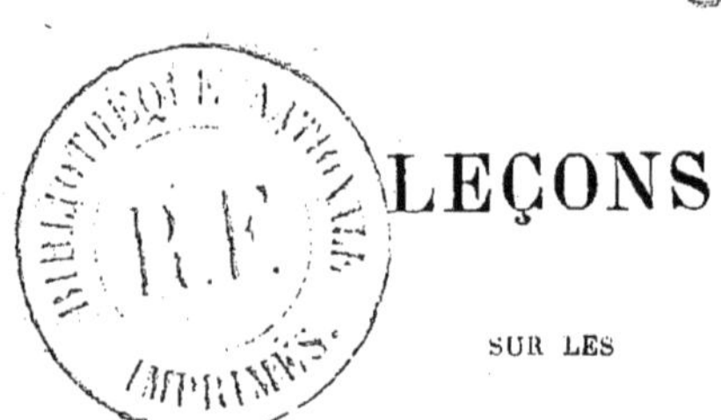

LEÇONS

SUR LES

MALADIES VÉNÉRIENNES

PRINCIPAUX TRAVAUX DU MÊME AUTEUR

Essai sur les maladies du cœur. De la mort subite dans l'insuffisance des valvules sigmoïdes de l'aorte. Thèse inaugurale. Paris, 1860. Grand in-8 de 111 pages.

Traduction et annotation des Leçons de Ch. West sur les maladies des femmes, 1870. Un vol. in-8 de 850 pages.

Psoriasis de la langue et de la muqueuse buccale. (Union médicale, 1874 et tirage à part, grand in-8 de 98 pages.) — Ouvrage couronné par l'Académie de médecine.

Étude sur les névralgies réflexes symptomatiques de l'orchi-épididymite blennorrhagique. (Gazette médicale de Paris, 1869 et 1870 et tirage à part, grand in-8 de 116 pages.) Travail récompensé par l'Institut.

Mémoire sur le paraphimosis. (Union médicale, 3e série, 1852 et tirage à part, grand in-8 de 68 pages.)

Mémoire sur les affections syphilitiques précoces du système osseux. (Gazette des hôpitaux, 1872 et tirage à part, in-8 de 63 pages.)

Leçons sur l'herpès névralgique des organes génitaux. (Gazette des hôpitaux, 1876 et tirage à part, in-8 de 112 pages.)

Leçons sur les laryngopathies syphilitiques graves, compliquées de phlegmon périlaryngien. (Annales des maladies de l'oreille et du larynx, 1876 et tirage à part, in-8 de 30 pages.)

Localisations de la syphilose corticale du cerveau. Aphasie et hémiplégie droite syphilitiques à forme intermittente. (Gazette hebdomadaire de médecine, 1876 et tirage à part, in-8 de 116 pages.)

Leçons sur les myopathies syphilitiques. (Annales de dermatologie et de syphiliographie, 1876 t. VII et VIII et tirage à part, in-8 de 208 pages.)

Mémoire sur les affections syphilitiques précoces des centres nerveux. (Annales de dermatologie et de syphiliographie, 1re série, 1874-1879 t. X et tirage à part, in-8 de 200 pages.)

Onanisme et excès vénériens. (Nouveau Dictionnaire de médecine et de chirurgie pratiques. Paris, 1877, t. XXIV. — J.-B. Baillière.)

Mémoire sur les ulcérations non virulentes des organes génitaux. (Gazette des hôpitaux, 1877 et tirage à part, in-8 de 102 pages.)

Étude clinique et critique sur quelques ulcérations spécifiques de l'aine et en particulier sur le bubon d'emblée. (Gazette des hôpitaux, 1879 et tirage à part, 1880, in-8 de 43 pages.)

De la syphilose pharyngo-nasale. Sept leçons publiées successivement dans la Gazette médicale, le Bulletin de thérapeutique, l'Union médicale, en 1876 et 1877, grand in-8 de 174 pages, 1877.

Contribution à l'étude des amblyopies symptomatiques de la syphilose cérébrale. (France médicale, 1878.)

Étude sur les paralysies pseudo-syphilitiques et sur leur traitement par les æsthésiogènes en collaboration avec le Dr Romain Vigouroux. (Progrès médical, 1881.) et tirage à part, 1881, de 31 pages.

Paris. — Imprimerie E. Capiomont et V. Renault, rue des Poitevins, 6.

LEÇONS

SUR LES

MALADIES VÉNÉRIENNES

PROFESSÉES A L'HOPITAL DU MIDI

PAR LE DOCTEUR

CHARLES MAURIAC

MÉDECIN DE L'HÔPITAL DU MIDI

Lauréat de l'Institut et de l'Académie de Médecine, etc.

PATHOLOGIE GÉNÉRALE DES MALADIES VÉNÉRIENNES
CONTAGION DANS LA VILLE DE PARIS
ÉTIOLOGIE DE LA SYPHILIS
CHANCRE ET SYPHILIS PRIMITIVE
SYPHILIS VIRULENTE ET SYPHILIS CONSTITUTIONNELLE
SYPHILIDES
AFFECTIONS SYPHILITIQUES DU TISSU CELLULAIRE SOUS CUTANÉ
TRAITEMENT DE LA SYPHILIS, ETC.

PARIS

LIBRAIRIE J.-B. BAILLIÈRE ET FILS

19, rue Hautefeuille, près du boulevard Saint-Germain

1883

PRÉFACE

Les matériaux de cet ouvrage ont été recueillis à l'hôpital du Midi. Ce vieil établissement, où affluent chaque jour, de tous les points de Paris, un si grand nombre de malades, offre un champ très vaste à l'observation. Voici quelques chiffres qui en donneront une idée : Depuis quatorze ans que j'en suis médecin, j'ai traité 18,619 vénériens dans les salles de mon service, et 115,273 se sont présentés à ma consultation, ce qui suppose environ 65 à 70 mille consultants distincts. Ne sont-ce pas là des conditions excellentes pour ceux qui désirent se faire une opinion personnelle et ne rien écrire sans l'appuyer sur des documents positifs? J'étais de ce nombre et je me mis immédiatement à l'œuvre, bien résolu à ne laisser aucun cas de quelque intérêt sans en prendre moi-même l'observation. En procédant ainsi et en suivant cette voie avec persévérance, j'ai fini par accumuler une quantité très considérable de faits sur tous les points de cette pathologie spéciale. Et la tâche que je m'étais imposée, je l'ai accomplie en toute liberté d'esprit et avec la plus entière indépendance, car je n'appartenais à aucune école et je n'avais à défendre ni à attaquer aucune doctrine. Je ne m'étais occupé jusqu'alors que de clinique médicale. C'est par là qu'on devrait toujours commencer, car l'étude des spécialités en médecine ne devient vraiment féconde et scientifique qu'autant qu'on la fait reposer sur les larges et solides bases de la physiologie et de la pathologie générales.

L'hôpital du Midi, dont l'histoire serait bien curieuse à raconter, est devenu célèbre dans le monde entier. Je suis heureux de dire que cette grande réputation il l'a surtout acquise depuis l'époque où le plus illustre parmi les maîtres qui s'y sont succédé, M. le docteur

Ricord, groupait autour de lui de nombreux disciples par la nouveauté de ses travaux et l'éclat de son enseignement. De ce foyer d'études, qui devint bientôt une grande école et qui fut sans cesse vivifié et comme rajeuni par la verve et l'esprit de son fondateur, rayonnèrent partout les idées nouvelles sur la doctrine des maladies vénériennes.

Comme elles contenaient une bonne part de vérité, elles triomphèrent tout d'abord sans résistance. Mais bientôt on reconnut qu'elles étaient incomplètes et, sur quelques points, fausses ou étroites dans leur absolutisme. La critique, revenue de sa première surprise, attaqua les erreurs et en fit promptement justice. Qu'importe aujourd'hui? La lutte est terminée, le calme est revenu. Et nous, qui avons hérité des progrès qui furent conquis alors, rendons hommage à M. Ricord. Du sol épuisé de la vieille vénéréologie, il eut la gloire d'extirper toutes ces plantes bizarres et mal venues qui y végétaient encore et le stérilisaient. Par une culture savante, à la fois clinique et expérimentale, il le féconda et y répandit les semences de la pathologie vénérienne moderne. L'hôpital du Midi fut le théâtre de cette révolution salutaire et d'une haute portée.

Quand j'en devins le médecin, le désir de savoir à quoi m'en tenir sur des questions qui avaient fait tant de bruit vingt ou trente années auparavant, me détermina à profiter de toutes les richesses cliniques qui s'offraient à moi. Mon investigation fut impartiale et se porta sur tous les sujets. Quarante mémoires, publiés dans divers recueils scientifiques, en ont été le résultat. En même temps que j'écrivais, je faisais chaque année des leçons cliniques. Ce sont mes recherches et mes leçons que je me suis décidé à réunir dans un ouvrage d'ensemble et complet sur les maladies vénériennes. J'y étais sollicité depuis longtemps, et si j'ai attendu jusqu'à ce jour, c'est que j'avais à cœur d'être en pleine possession de mon sujet et de ne rien avancer sans pouvoir en fournir avec surabondance la preuve par des faits.

II

Ce volume se compose d'une série de *Leçons* qui sont comme les chapitres d'un traité didactique, avec la même méthode, les mêmes divisions et la même continuité dans l'exposition. Mais, dans mon livre comme à mon hôpital, le malade est toujours présent; et, s'il n'apparaît qu'à certains moments dans le discours, on le retrouve toujours à la fin. Voilà pourquoi j'ai tenu à rapporter un grand nombre d'observations. Il y en a ici plus de deux cents disséminées dans des notes ou groupées dans des appendices qui sont comme autant de *musées* contenant toutes les variétés des cas les plus typiques ou les plus curieux. Avec cette collection de faits, on pourrait refaire toutes les leçons, car elles n'en sont que la reproduction sous une forme condensée et générale. Suivant leur importance, ces faits sont résumés ou développés. Presque tous sont inédits.

Dans des leçons comme dans un traité, il faut, quel que soit le caractère personnel qu'on donne à son œuvre, ne rien omettre de ce qui a été écrit sur le même sujet. C'est une question de justice et de convenance, et même un devoir auquel il est toujours malséant de se soustraire. J'ai fait tout mon possible pour l'accomplir sans aucune restriction. Je ne me suis pas contenté d'énumérations bibliographiques banales : tous les travaux de quelque importance se rapportant aux diverses questions que je traitais ont été non seulement mentionnés, mais analysés et résumés, soit dans les notes, soit dans les appendices.

Les deux premières leçons de mon livre sont consacrées à la *Pathologie générale des maladies vénériennes*, et plus particulièrement à celle de la *Syphilis*. C'est une sorte d'introduction où je m'occupe de la distinction de ces maladies en différentes espèces, de leurs virus respectifs et de tout ce qui se rattache à leur modalité phénoménale et à leur processus. Je n'y ai donné qu'une esquisse très sommaire de l'histoire de la syphilis, dont l'origine a été si controversée dans ces dernières années ; mais je l'ai complétée à la fin du volume dans une note, où je résume le remarquable mémoire d'un maître éminent, M. le professeur Rollet (de Lyon), sur les anciens foyers de cette maladie et sur son origine américaine.

Dans les trois leçons suivantes, je me suis occupé de la *Contagion des maladies vénériennes au point de vue démographique*. C'est une question qui intéresse non seulement la médecine, mais aussi et encore plus l'hygiène et la salubrité publiques. Je l'ai traitée avec tout le soin qu'elle méritait et, si je ne me trompe, d'une façon complète, sous toutes ses faces et avec une abondance de documents, que l'hôpital du Midi pouvait seul me permettre de réunir. — La plupart de mes recherches statistiques, celles qui comprenaient la contagion des maladies vénériennes dans la ville de Paris, depuis 1865 jusqu'à 1875, avaient été publiées antérieurement. Je les ai complétées par de nouvelles statistiques dans le même sens Elles font l'objet de la 5e leçon. J'y démontre, par des chiffres, que si la contagion des maladies vénériennes à Paris avait diminué dans de grandes proportions depuis la guerre de 1870-71 jusqu'à l'année 1875, à partir de cette époque elle a, au contraire, sans cesse augmenté, pour atteindre son maximum dans les deux années qui ont suivi l'Exposition universelle de 1878. — J'ai supputé et noté, pendant treize années, toutes les fluctuations numériques que les maladies vénériennes ont subies dans la ville de Paris, et les conclusions que j'en ai déduites forment un chapitre entièrement nouveau dans leur histoire. — Depuis le commencement de l'année 1881, la contagion vénérienne est restée à peu près stationnaire, et la proportion entre les diverses espèces n'a pas sensiblement varié. Aussi n'ai-je rien de plus à dire sur cet important sujet, si ce n'est cependant qu'une tendance à la diminution commence à s'accuser.

A partir de la 6e leçon, je quitte les généralités sur les maladies vénériennes pour m'occuper particulièrement de la *Syphilis*. Tout ce volume lui est consacré. J'ai étudié d'abord son *Étiologie* à laquelle se rattachent les résultats si curieux qu'ont donnés les inoculations de toutes les lésions et de tous les liquides normaux ou morbides des syphilitiques sur des sujets sains. *La Syphilis expérimentale ou inoculée* occupe une place importante dans la pathologie syphilitique. Elle est loin d'avoir dit son dernier mot, surtout en ce qui concerne la question des microbes. Mais, pour la résoudre, il faudra se contenter de l'expérimentation sur les animaux, si elle réussit, car je ne pense pas qu'on revienne à pratiquer systématiquement sur l'homme des inoculations syphilitiques, comme on eut l'audace de le faire dans un passé qui n'est pas loin de nous. A propos de l'étiologie, je me suis occupé des

Immunités et des *Réinfections syphilitiques*, et j'ai décrit les *Endémo-épidémies* vaccino-syphilitiques et celles des souffleurs de verre, qui ont contribué, pour une si grande part, à déterminer les propriétés contagieuses des lésions et des liquides de l'organisme chez les syphilitiques.

Dans les 7e, 8e, 9e et 10e leçons, j'ai donné une description complète des nombreuses variétés du *Chancre syphilitique* et de toutes les circonstances pathologiques qui se rattachent à la *Syphilis primitive*, c'est-à-dire à la période qui s'écoule depuis le moment de la contamination jusqu'à celui où apparaissent les premiers signes de l'intoxication généralisée. L'accident primitif se trouve placé entre deux incubations : la sienne et celle des manifestations secondaires. Les cas où il est possible de déterminer d'une façon rigoureuse et indiscutable l'incubation du chancre infectant sont loin d'être communes. Je suis parvenu à en réunir 92 observations. Grâce à elles j'ai pu donner quelques aperçus nouveaux sur ce fait si important et en apprécier la valeur pronostique.

A l'époque où j'écrivais ces leçons sur le chancre on faisait grand bruit, en Allemagne, de l'excision du chancre syphilitique. Par elle on espérait prévenir l'intoxication. On en était même venu jusqu'à l'affirmer. J'entrepris alors une série d'expériences qui me montrèrent de la façon la plus évidente que cet espoir était vain. Le hasard me fournit l'occasion d'exciser deux chancres à l'état naissant, n'ayant l'un que 50 et l'autre que 48 heures : les accidents consécutifs ne furent point prévenus. — Dans l'appendice de la 10e leçon j'ai relaté plus de 40 observations résumées de chancres syphilitiques. Leurs formes si multiples et parfois si étranges surprennent et trompent bien souvent ceux qui n'en ont pas une grande expérience clinique. Il y a même des cas où un spécialiste de profession est embarrassé. Ainsi, je viens de recevoir dans mon service un malade qui avait à l'angle interne de l'œil gauche une affection phlegmoneuse diffuse, s'étendant sur le nez, la joue et les paupières. La conjonctive était rouge et tuméfiée ; toutes les parties envahies présentaient un empâtement inflammatoire, mais sans induration circonscrite, ni quoi que ce fût qui révélât la nature chancreuse de la lésion. On l'aurait indubitablement méconnue s'il n'avait existé de l'adénopathie sous-maxillaire et une roséole rubéolique confluente.

Je n'ai pas pu parvenir à savoir comment l'inoculation s'était faite en ce point. On est fréquemment exposé à de pareilles surprises avec le chancre syphilitique, et c'est là ce qui rend son histoire infiniment plus complexe et plus intéressante que celle du chancre simple.

Sa signification pathogénique est un problème fort difficile. Voici ce que j'en pense. Suis-je dans le vrai? Selon moi le chancre syphilitique est tout à la fois un effet et une cause de l'intoxication. Première manifestation de l'introduction du virus dans l'économie, il devient un foyer morbide local qui crée de nouvelles particules virulentes ou renforce celles qui existaient déjà, en leur communiquant des propriétés infectieuses, plus actives et plus pénétrantes. De plus il s'empare des voies lymphatiques et y crée d'autres foyers qui multiplient le virus et en inondent le liquide sanguin. Tel est le rôle pathogénique des lympho-adénopathies qui accompagnent toujours le chancre, et servent de trait d'union entre la lésion locale et les accidents consécutifs. Ceux-ci n'apparaissent que 45 à 50 jours après le début du chancre, quand l'œuvre de la syphilis primitive a complété ce qu'avait déjà produit, mais à l'état latent et pendant l'incubation chancreuse, la pénétration du virus dans l'organisme.

La nature parasitaire de la syphilis n'est encore qu'une hypothèse. Elle devient, il est vrai, de plus en plus probable depuis les magnifiques découvertes de M. Pasteur sur la cause des maladies infectieuses et virulentes. Peut-être sera-t-elle bientôt une vérité expérimentalement démontrée. Mais jusqu'ici les tentatives qui ont été faites pour découvrir le microbe de la syphilis ne sont pas parvenues à porter la conviction dans les esprits.

Les dix dernières leçons de mon livre ont pour objet l'étude des accidents consécutifs de la syphilis. Dans la onzième, j'ai décrit les troubles constitutionnels qui les précèdent ou les accompagnent et j'ai tracé une parallèle entre les accidents secondaires ou virulents et les accidents tertiaires ou constitutionnels. Puis j'ai abordé l'histoire des *Syphilides*. Parmi les nombreuses déterminations de la syphilis, ce sont les premières en date et peut-être les plus importantes par leur fréquence, par leur nombre, par les variétés de leurs formes et par leur aptitude à se développer sous des modes multiples, à tous les moments de la maladie, depuis son début jusqu'à ses phases les plus reculées. Aussi les ai-je décrites le plus complètement qu'il m'a été possible, en ayant sous les yeux, les cas dont j'avais pris ou dont je prenais jour par jour et minutieusement l'observation. Les plus typiques de ces cas sont résumés et réunis dans les notes et surtout dans les appendices de la 13e et de la 19e leçon. Il y en a une centaine environ Les lecteurs qui voudront se donner la peine de les parcourir y trouveront une collection variée de toutes les syphilodermies cutanées et muqueuses envisagées dans leurs modalités symptomatiques si frappantes, dans leur processus, leurs récidives, leurs complications, leurs coïncidences pathologiques, etc., etc., pendant toute la durée de la syphilis.

Une réforme que j'ai introduite dans l'histoire des syphilides et qui, je l'espère, sera adoptée et restera, c'est celle de leur classification. Il m'a semblé que toutes les éruptions spécifiques, cutanées et muqueuses, pouvaient être ramenées à quatre types fondamentaux et irréductibles qui sont les suivants:

1° Le type érythémateux;
2° Le type papuleux ;
3° Le type pustulo-ulcéreux;
4° Le type ulcéro-gommeux.

Ces quatre types constituent deux grands groupes. Le premier groupe comprend les deux premiers, l'érythémateux et le papuleux. Le deuxième comprend les deux derniers, le pustulo-ulcéreux et le tuberculo-gommeux. Les formes vésiculeuses et bulbeuses sont très rares à l'état de pureté et de permanence. Quand elles existent elles se trouvent associées à d'autres éléments. Ainsi, sous la vésicule, il y a toujours ou presque toujours une papule qui finit par prédominer ; sous la bulle il y a souvent un élément papuleux et il s'y forme tôt ou tard une ulcération, etc. Quant aux variétés, elles résultent du mode suivant lequel se groupent les éléments d'un même type ou de la simultanéité, et de la combinaison de plusieurs types différents sur le même individu, etc. En simplifiant la classification des syphilodermies j'ai en même temps simplifié leur nomenclature. Aussi, dans mes descriptions, n'ai-je jamais eu besoin de recourir à ces termes singuliers qui encombrent et obscurcissent quelquefois le langage de la dermatologie.

Dans la 18e leçon, je me suis occupé des *Tumeurs gommeuses du tissu cellulaire sous-cutané* et principalement des *Affections syphilitiques précoces de ce tissu.* Aucun traité de syphiliographie et de dermatologie parmi les plus complets et les plus modernes ne contenait de chapitre ou même de réflexions se rattachant de près ou de loin à cette dernière question. C'était donc un sujet entièrement neuf. Les éruptions les plus curieuses de l'hypoderme sont constituées par celle que j'ai désignée sous le nom *d'Érythème noueux syphilitique* et par des néoplasies circonscrites ou diffuses. Sous la forme de nodosités ou de plaques, ces néoplasies se développent dans le tissu conjonctif sous-cutané à une époque plus ou moins rapprochée du début de l'intoxication. Presque toutes sont résolutives, d'autres se ramollissent et s'ulcèrent, mais présentent dans l'ensemble de leur processus une marche beaucoup plus rapide que les gommes de la période tertiaire. Dans l'appendice de cette leçon j'ai rapporté tout au long et fait suivre de commentaires 20 observations de tumeurs gommeuses précoces ou tardives. On y trouvera aussi un cas très remarquable de syphilis gommeuse précoce et réfractaire à l'iodure de potassium.

Dans la 19e leçon, j'ai décrit toutes les formes du *Phagédénisme syphilitique.*

Quant à la 20e et dernière leçon, elle a pour objet le *Traitement de la syphilis.* Je l'ai fait suivre d'un essai de pathologie générale et d'analyse clinique sur l'action curative de l'érysipèle ou d'autres maladies aiguës dans la syphilis et les maladies constitutionnelles.

Tel est, en résumé, le contenu de cette première série de leçons. — Une deuxième série comprendra la syphilis tertiaire et la syphilis héréditaire, et, une troisième, le chancre simple et la blennorrhagie ainsi que les affections des voies génito-urinaires qui en sont la conséquence.

CHARLES MAURIAC.

Le 26 mars 1883.

TABLE DES MATIÈRES

Étiologie de la syphilis.

SOURCES, TOPOGRAPHIE ET MODES DE SA CONTAGION.
SYPHILIS EXPÉRIMENTALE OU INOCULÉE : INOCULATIONS ET RÉINOCULATIONS SYPHILITIQUES; IMMUNITÉS ; — INOCULATIONS MIXTES.

Syphilis primitive.

INCUBATION, FORMES, HISTOLOGIE, VARIÉTÉS DU CHANCRE SYPHILITIQUE.

Description des chancres syphilitiques

SUIVANT LEUR SIÈGE SUR LES DIFFÉRENTES RÉGIONS DE L'ORGANISME.

Troubles constitutionnels qui précèdent et accompagnent les premiers accidents généralisés de la syphilis.

CARACTÈRES DES ACCIDENTS TERTIAIRES.

Les syphilides.

CONSIDÉRATIONS GÉNÉRALES. — SYPHILIDES ÉRYTHÉMATEUSES.

SYPHILIDES PAPULEUSES DE LA PEAU.

SYPHILIDES RÉSOLUTIVES DES MEMBRANES MUQUEUSES ET DES SURFACES MUCOSO-CUTANÉES.

SYPHILOSE CUTANÉE OU AFFECTIONS TERTIAIRES DE LA PEAU : SYPHILIDES PUSTULO-ULCÉREUSES ; SYPHILIDES TUBERCULO-GOMMEUSES.

SYPHILIDES MALIGNES PRÉCOCES.

Affections syphilitiques du tissu cellulaire sous-cutané.

Phagédénisme syphilitique.

Traitement de la syphilis.

FIN DE LA TABLE DES MATIÈRES.

LEÇONS

SUR LES

MALADIES VÉNÉRIENNES

PREMIÈRE LEÇON

CONSIDÉRATIONS GÉNÉRALES SUR LES DIFFÉRENTES ESPÈCES DE MALADIES VÉNÉRIENNES.

I. *Définition des maladies vénériennes :* Leurs trois caractères principaux. — Nécessité de rattacher leur étude à celle de la pathologie commune. — Inutilité des discussions de doctrines. — Erreurs des *identistes* et des *unicistes*. — Trois maladies vénériennes distinctes : la *Blennorrhagie*, le *Chancre simple* et la *Syphilis*. Leurs trois *virus* respectifs. — Confusion entre les maladies vénériennes pendant plus de deux siècles. — Séparation des différentes espèces. — Création de la doctrine du *dualisme chancreux* par M. Bassereau, en 1852.

II. *Esquisse historique de la syphilis :* Hypothèses sur son origine. — Origine ancienne, origine moderne, origine exotique. — Syphiliographie depuis le seizième siècle : quatre périodes. — Syphilis de l'homme préhistorique.

III. *Virus des maladies vénériennes :* Virus blennorrhagique ; — virus chancrelleux ; — virus syphilitique.

IV. PATHOLOGIE GÉNÉRALE DES MALADIES VÉNÉRIENNES. — *Caractères et processus de la blennorrhagie :* Étiologie. — Processus anatomique. — Processus symptomatique. — Complications de voisinage. — Complications constitutionnelles ou rhumatismales.

V. *Caractères et processus du chancre simple :* C'est une affection ulcéreuse locale, inoculable et réinoculable. — Pénétration du pus virulent dans les lymphatiques : bubons et abcès virulents. — Processus anatomique. — Complications phagédéniques et gangréneuses.

MESSIEURS,

Les maladies qui vont faire l'objet de nos conférences cliniques ont été désignées sous le nom de vénériennes, parce qu'elles ont pour caractères communs de se contracter surtout pendant l'exercice des fonctions sexuelles et d'avoir presque constamment pour siège primitif et pour point de départ les organes de la génération.

A ces deux caractères il faut en ajouter un troisième qui leur est commun aussi, et qui a une importance plus grande que les deux autres : c'est la propriété qu'elles possèdent, à un haut degré, d'être contagieuses par le fait d'un principe virulent fixe et non volatil.

Telles sont les raisons qui ont de tout temps paru suffisantes pour faire de ces maladies une classe à part. Mais pénétrez-vous bien cependant de cette idée que les particularités étiologiques et topographiques qui les distinguent, n'établissent point entre elles et les autres maladies une ligne de démarcation profonde. Si réelle en effet que soit leur individualité, elles n'en subissent pas moins les lois fondamentales qui gouvernent tous les autres états morbides, dans l'infinie variété de leurs manifestations.

Aussi, quoique je n'aie à m'occuper ici que d'une classe limitée de maladies, je ne perdrai jamais de vue la pathologie générale, car j'ai la conviction que la spécialité n'est vraiment élevée et scientifique qu'autant qu'elle s'inspire des larges vues de la physiologie et de la médecine.

Est-il nécessaire de commencer ces leçons par de longues et minutieuses considérations historiques sur les maladies vénériennes ou par un examen critique des nombreuses doctrines que leur étude a fait naître à toutes les époques, mais surtout depuis la grande épidémie du quinzième siècle ?

Non, messieurs, et je m'abstiendrai de ce préambule presque obligatoire qui n'est trop souvent qu'un lieu commun, parce que les larges vues d'ensemble ne me paraissent à leur place et n'acquièrent toute leur valeur que lorsqu'on est déjà familiarisé avec les détails. C'est alors qu'elles sont réellement intéressantes et instructives.

Quant aux questions de doctrine, leur fastidieuse stérilité est surabondamment démontrée. Qu'elles aient alimenté pendant longtemps des polémiques plus ou moins irritantes, c'est ce qui n'est que trop vrai. Mais ce qui l'est moins, c'est qu'elles aient contribué aux progrès de la science autant qu'on se l'imaginait, il n'y a pas un demi-siècle.

Du reste, l'occasion se présentera fréquemment d'aborder ces questions spéculatives à propos de divers sujets que je traiterai devant vous. Il ne sera peut-être pas sans intérêt de vous en dire alors quelques mots ; mais je le ferai sobrement, car mon programme est de rester toujours dans le domaine de la clinique pure. Sur les points où la controverse n'est pas devenue trop surannée et conserve encore quelque actualité, j'aurai soin de vous montrer les faits ou de vous exposer les expériences qui vous permettront de comprendre et de critiquer les points de vue opposés, et de fonder votre jugement sur les bases solides et invariables de l'observation scientifique.

I

Si mon dessein n'est pas de débuter par des généralités vagues ou trop compréhensives, je pense cependant qu'il importe de vous tracer un rapide aperçu des diverses maladies vénériennes. Ce sont là des préliminaires fort utiles et presque indispensables, surtout pour ceux d'entre vous qui ne sont pas encore initiés à leur étude.

Je vous disais qu'envisagées dans leur ensemble elles présentent une individualité réelle et bien tranchée.

Or, savez-vous ce qui résulta de la considération étroite et exclusive des caractères communs qui constituent cette individualité? Il en résulta que pendant plusieurs siècles, à peu d'exceptions près, la plupart des pathologistes, méconnaissant les différences profondes qui existent entre les diverses espèces de maladies vénériennes, n'en firent qu'un seul tout, le *mal vénérien*, qui procédait, d'après eux, d'un principe unique, d'un *même virus*, et qui, dès lors, était *un* dans son origine, quoique très variable dans ses manifestations multiples.

Ces idées furent soutenues par les hommes du plus haut mérite. En tête et bien au-dessus d'eux tous il faut placer John Hunter, le plus grand génie médical des temps modernes.

Mais peu à peu cette doctrine a été battue en brèche et définitivement détruite, et, si aujourd'hui tout le monde est d'accord pour reconnaître que les maladies vénériennes forment une classe à part dans le vaste domaine de la pathologie, personne ne conteste plus qu'elles ne proviennent de principes différents.

Ces principes ou virus sont au nombre de trois : le virus blennorrhagique, le virus du chancre simple ou ulcère vénérien et le virus syphilitique. De là l'existence de trois espèces bien distinctes de maladies vénériennes : la blennorrhagie, le chancre simple et la syphilis.

Voilà une vérité des mieux établies.

Mais si bien constatée qu'elle soit aujourd'hui, si évidente qu'elle paraisse à tous les esprits non prévenus, il a fallu bien des efforts pour la faire triompher. Et pourtant elle avait été entrevue, et même proclamée par de nombreux observateurs, à l'époque où la syphilis envahit l'Europe. Puis elle subit une éclipse complète pendant plus de deux siècles. Aussi peut-on dire qu'elle est tout à la fois ancienne et moderne, et c'est ce qui prouve combien sont grandes les vicissitudes par lesquelles passent trop souvent les opinions médicales sur le même sujet, avant de s'asseoir définitivement dans la réalité des faits positifs.

N'est-ce pas une chose remarquable que la confusion entre les diverses espèces de maladies vénériennes ne se soit faite que vers le milieu du seizième siècle? Les médecins qui décrivirent les premiers l'épidémie de syphilis qui fit explosion à la fin du quinzième siècle et la regardèrent comme une maladie nouvelle, eurent toujours soin, en effet, de la distinguer de la blennorrhagie et de l'ulcère contagieux des parties génitales, maladies anciennes dont on trouve de si frappantes descriptions dans Moïse, dans les auteurs grecs et latins, chez les Arabes et les Arabistes.

Cette confusion, commencée dès 1520, fut à peu près universellement accomplie vers 1550. On annexa d'abord à la syphilis le chancre simple et le bubon chancreux. Puis vint le tour de la blennorrhagie que Brassavole engloba dans la grande diathèse pour en faire un symptôme du *mal* dit *français*. Dès lors et jusqu'en 1700, l'histoire des maladies vénériennes resta stationnaire, du moins au point de vue de la distinction des espèces.

L'erreur fut donc de longue durée. Mais peu à peu le jour se fit sur toutes ces questions qui nous paraissent si simples, si claires aujourd'hui, et qu'on avait embrouillées, compliquées et obscurcies à plaisir pendant tant d'années. La doctrine si fausse de l'unité vénérienne fut vivement attaquée vers la fin du dix-huitième siècle, et plus tard elle s'écroula rapidement sous les coups de la clinique expérimentale.

Ce fut d'abord la blennorrhagie qu'on détacha de cette unité pour en faire une espèce distincte.

Benjamin Bell (1793), Hernandez et, plus tard, un de nos maîtres les plus éminents, M. Ricord, pour ne citer que les principaux, prouvèrent d'une façon irréfutable et qui devait convaincre tous ceux que n'aveuglait pas l'idée systématique d'une doctrine erronée, que l'inflammation spécifique du canal de l'urèthre, désignée, depuis, par Swédiaur, sous le nom de blennorrhagie, n'était point produite par le virus syphilitique ni par l'ulcère vénérien des parties génitales; qu'elle pouvait s'associer avec eux, mais qu'elle avait une origine bien distincte; qu'elle évoluait d'une autre manière, se traduisait par d'autres effets, et que l'observation, comme les expériences, la constituaient à l'état d'individualité vénérienne.

Quant au virus du chancre simple et au virus du chancre syphilitique ils restèrent confondus jusque vers le milieu de notre siècle. Il y a trente ou quarante ans, on croyait encore, et M. Ricord lui-même professait, que les deux chancres sont dus au même principe virulent, et que si leurs conséquences sont les unes locales et les autres constitutionnelles, cette circonstance pathologique capitale ne tient qu'à des conditions indépendantes du virus lui-même et inhérentes au terrain sur lequel il est implanté.

Après de longues luttes, qui ont eu un grand retentissement et dont le souvenir n'est point encore effacé, une nouvelle doctrine, celle du *dualisme*, devait l'emporter.

C'est à un médecin français, M. Bassereau, que revient l'honneur de l'avoir créée et imposée, pour ainsi dire, à force de preuves convaincantes, à tous les esprits non prévenus. Aujourd'hui elle est généralement adoptée. C'est ici même, dans cet hôpital, que ce savant médecin réunit les matériaux de son remarquable ouvrage sur *les affections de la peau symptomatiques de la syphilis*, qui devait opérer une révolution si importante dans la syphiliographie.

C'est de l'année 1852, époque à laquelle parut le livre de M. Bassereau, que je fais dater l'ère moderne et vraiment féconde en travaux remarquables, de la pathologie vénérienne.

II

Il est inutile de m'étendre plus longuement sur les phases historiques des trois virus qui sont la source de toutes les maladies vénériennes. Mais peut-être désireriez-vous savoir à quelle époque remonte leur première apparition sur notre globe.

Eh bien, messieurs, la blennorrhagie a existé de tout temps. Elle semble aussi vieille que le monde; elle est inhérente à l'humanité.

Le chancre mou, est lui aussi, d'une ancienneté fort respectable. Il était connu dans l'antiquité, chez les Grecs et chez les Romains[1].

1. Nous dirons quelques mots de l'historique du chancre mou et de la blennorrhagie, dans les leçons qui seront consacrées à ces deux affections.

ESQUISSE HISTORIQUE DE LA SYPHILIS.

Trois hypothèses sur l'origine ancienne, sur l'origine moderne et sur l'origine exotique de cette maladie. — Sa conception pathologique ne remonte qu'au seizième siècle.

De la syphiliographie depuis cette époque jusqu'à nos jours : Quatre périodes : 1° période créatrice ; — 2° période dogmatique ou de confusion ; — 3° période expérimentale ; — 4° période scientifique ou pathologique.

De la syphilis chez les hommes préhistoriques de l'ancien et du nouveau monde, à l'époque néolithique.

Au sujet de la syphilis, il subsiste des doutes sur son ancienneté et je ne me chargerai point de les dissiper. J'ai toujours admiré avec quelle facilité, et je dirais presque quelle complaisance, certains historiens syphiliographiques admettent que cette grave maladie sévissait dans l'antiquité et au moyen âge comme dans les temps modernes. Il leur suffit de quelques phrases et même de quelques lignes pour la reconstituer de toutes pièces. Ces fragments de texte qu'on trouve cités dans la plupart des traités de syphiliographie ne m'ont jamais paru très probants, quelque attention que j'aie mise à en pénétrer le sens et la portée.

Il est vrai que les partisans de l'origine ancienne vous disent : Ne cherchez pas dans les écrits des auteurs grecs ou romains l'autonomie de la maladie constitutionnelle. Vous ne l'y trouveriez pas. La conception de cette grande entité morbide n'existait pas encore. La plupart de ses manifestations ne s'en montraient pas moins alors comme de nos jours. Seulement on les rattachait à des maladies auxquelles elles n'appartenaient pas.

Ils ajoutent que la syphilis devait être rare.

Ne peut-on pas opposer à cette manière de voir des arguments fort sérieux ?

Et d'abord, si la syphilis régnait dans le monde antique, pourquoi n'aurait-elle pas développé ces redoutables propriétés de diffusion contagieuse qui ne lui ont jamais fait défaut et qu'elle possède toujours à un si haut degré ?

N'avait-elle pas pour se propager des théâtres aussi vastes que de nos jours ? Rome, Alexandrie, Byzance et tant d'autres grandes cités n'étaient-elles pas aussi favorables que les nôtres à la contagion vénérienne ? La débauche n'y était pas moindre ; elle atteignait même souvent des proportions monstrueuses.

On en peut donc conclure que si la syphilis avait existé à cette époque, elle aurait sévi avec des proportions aussi grandes, sinon plus grandes que dans les temps modernes. Comment, dès lors, expliquer qu'elle n'eût pas laissé des traces profondes dans la littérature et dans les livres de médecine?

Chez les Grecs comme chez les Romains, on est frappé de l'absence de documents sur cette grave question. Ils font défaut même aux époques les plus florissantes de la civilisation. La voix de la tradition, qui parle si haut et qui se fait entendre si longtemps, est muette, elle aussi. Cependant, la vie en plein air, les mœurs et le climat qui permettaient une nudité presque complète dans les gymnases et les thermes, l'habitude des vêtements légers et flottants et tant d'autres particularités de l'existence dans l'antiquité, n'auraient-elles pas révélé à tous les yeux une maladie dont les manifestations sont aussi apparentes et aussi durables que celles de la syphilis?

Les malades n'auraient-ils pas saisi le rapport qui existait entre l'affection locale des organes génitaux et les accidents qui, à brève échéance, en étaient fatalement la conséquence? La malignité publique, en voyant tant de maux engendrés par la débauche, n'en aurait-elle pas compris la véritable cause et divulgué la source impure? Le mal de Campanie qu'on invoque, ne présente avec la syphilis que des rapports très éloignés. On parle aussi des maladies d'Auguste et de Tibère, qui excitèrent les plaisanteries des satiriques. On cite quelques passages de Dion Chrysostome, d'Arétée de Cappadoce, etc., etc. Toutes ces données sont fort obscures et aussi sommaires qu'équivoques. On n'en peut tirer aucune conclusion rigoureusement scientifique.

Il m'a toujours semblé que c'était faire comme une sorte d'injure gratuite au génie de la médecine ancienne, que de le supposer incapable d'avoir pu réunir en un seul faisceau les éléments épars d'une aussi redoutable maladie, à supposer qu'elle eût existé. Les grands pathologistes grecs, romains et arabes n'ont-ils pas résolu des problèmes plus difficiles que celui-là? Avaient-ils moins de perspicacité clinique, moins de puissance d'induction et d'esprit synthétique que les médecins de la renaissance?

Or qu'arriva-t-il lorsque le fléau éclata sur l'Europe à la fin du quinzième siècle? Échappa-t-il à aucun de ceux qui l'observèrent? Non, messieurs, et d'emblée on le constitua dans sa puissante autonomie. Il ne fut confondu avec aucune autre maladie. Il fut proclamé un mal nouveau, un mal inconnu jusqu'alors; et, si on lui trouva quelques analogies plus ou moins éloignées avec des affections de même siège et de même origine étiologique, on le laissa intact dans la concentration de sa spécificité virulente.

Du premier coup la syphilis a donc été décrite d'une façon magistrale. L'observation l'a saisie, pour ainsi dire, à l'état naissant, et c'est à grands traits et en pleine lumière qu'elle en a tracé la physionomie si profondément personnelle.

Pourquoi cette tâche accomplie avec tant de bonheur par les médecins de la renaissance, ne l'eût-elle pas été par leurs glorieux ancêtres de l'antiquité et du moyen âge? Qui pourrait croire qu'elle fût au-dessus de leurs forces? On répondra sans doute que la syphilis ne s'était jamais manifestée avec une aussi formidable malfaisance qu'au quinzième siècle. Mais pourquoi, si vous admettez son existence, était-elle si humble et si modeste qu'on ne la pût découvrir?

Messieurs, je ne vous fais point là de l'histoire dogmatique. Je vous soumets mes impressions. Elles me disent que le bon sens parle très haut en faveur de l'origine moderne, du moins en Europe; mais je ne tiens pas à modifier vos convictions, si vous en avez déjà sur ce sujet, ou à influencer celles que vous pourriez vous faire en étudiant les textes.

Il y a bien d'autres problèmes soulevés par l'origine de la syphilis. Nous vint-elle de l'Amérique, ou bien, naquit-elle par une sorte de génération spontanée sur les lieux mêmes où elle se propagea?

Fut-elle le produit d'une métamorphose survenue dans certains états morbides, sous l'influence de circonstances étiologiques mystérieuses? Sortit-elle des léproseries du moyen âge, rajeunie, transformée par son intensité même, et avec le masque étrange d'une maladie nouvelle pour nous, mais endémique de toute éternité sur les plages lointaines d'un monde jusqu'alors inconnu?

Je ne discuterai point toutes ces questions obscures. Au point de vue clinique, où nous nous placerons toujours, il importe peu qu'elles soient résolues dans tel ou tel sens. Qu'il me suffise de vous dire que la provenance américaine de la syphilis, de même que son origine moderne, réunit peut-être la plus grande somme de probabilités en sa faveur.

C'est au retour de son premier voyage dans le Nouveau Monde, le 13 mai 1493, et seulement une année avant l'apparition de la syphilis en Italie, que Colomb aurait importé avec son équipage cette maladie en Espagne, à Barcelone, où il débarqua.

Cette hypothèse ne vous semble-t-elle pas spécieuse et ne lui trouvez-vous pas un côté romanesque qui la rend séduisante? Il paraît cependant qu'elle ne résiste pas à la critique. L'origine américaine, admise par tant de syphiliographes d'une grande valeur, a perdu beaucoup de terrain dans ces dernières années. La principale objection est tirée d'un édit daté du 25 mars 1493, qui ne laisse aucun doute sur l'existence de la grosse vérole dans Paris, bien antérieure à cette époque. D'un autre côté, dans les ouvrages de Battista Fulgoso, doge de Gênes depuis 1478 jusqu'en 1493, on lit que, deux ans avant l'entrée de Charles VIII en Italie, il se manifesta une nouvelle maladie pour laquelle les médecins ne trouvaient ni un nom ni un remède dans les écrits, et que l'on nomma *mal napolitain* en France et *mal français* en Italie.

D'autres documents, d'une importance moins grande que les précédents, sont favorables à l'hypothèse d'une origine antérieure à 1493. Aujourd'hui, beaucoup d'historiens très autorisés regardent, comme un fait démontré, l'existence de la syphilis en Europe dès le commencement du quinzième siècle et peut-être même longtemps auparavant. La lèpre contagieuse, qui fit tant de ravages pendant toute la durée du moyen âge, ne serait autre chose, d'après eux, que la syphilis elle-même. Cette manière de voir a été défendue surtout par le Dr Guntz, de Dresde, en 1870.

Quittons l'Europe et jetons un coup d'œil sur les autres parties du monde. L'histoire de la syphilis y est encore plus obscure et plus hypothétique. Les uns admettent que, depuis des siècles, la syphilis était endémique sur les côtes occidentales de l'Afrique. D'autres soutiennent que l'*Iudham*, l'*Iuzam* ou *Feu persan*, maladie contagieuse, que les traditions des Indiens et des Malais font remonter aux époques les plus reculées de l'histoire, et qu'on combattait déjà au moyen du mercure, n'était autre chose que la syphilis.

Serez-vous surpris d'apprendre que les Chinois, qui paraissent avoir tout inventé, connaissaient la syphilis de temps immémorial? Lisez le livre du capitaine Dabry sur la médecine chez les Chinois, et vous y verrez que la syphilis avait été complètement étudiée et fort bien décrite sous le règne de l'empereur Hoang-Ti, c'est-à-dire 2637 ans avant notre ère.

Mais une critique sévère peut-elle accepter toutes ces assertions? Je ne le pense pas. Ce ne sont, le plus souvent, que des hypothèses plus ou moins ingénieuses. Quant aux fables absurdes qui furent imaginées pour expliquer l'apparition de l'épidémie au quinzième siècle, je vous en ferai grâce.

Que la syphilis eût été directement importée de l'Amérique en Espagne par les marins de Christophe Colomb, ou bien que, de l'Afrique et de l'Asie, elle se fût insinuée jusqu'en Europe par des voies plus détournées et plus lentes, toujours est-il qu'elle trouva partout dans le vieux monde, un sol vierge d'une fécondité remarquable, qui lui communiqua une vigueur qu'elle n'avait jamais eue jusqu'alors et qu'elle n'a jamais retrouvée depuis, quoiqu'elle ne soit encore aujourd'hui que trop florissante sur toute la surface du globe.

Vous voyez que, malgré toutes les recherches de l'érudition moderne, il règne sur le passé de la syphilis autant d'incertitude qu'autrefois. Nous ne sommes pas plus avancés sur son origine que ne le furent les témoins de son apparition. Il y a donc dans son histoire une période hypothétique et fabuleuse dans laquelle la fantaisie, en fait d'interprétation, peut se donner libre carrière. Mais il y a aussi une période positive, et cette période ne commença que le jour où la conception pathologique de la maladie dessilla tous les yeux. Scientifiquement parlant, la syphilis ne remonte donc qu'à la fin du quinzième siècle.

Ainsi : 1° Origine antique de la syphilis qui resta toutefois confinée dans l'Inde, dans la Chine, dans l'Amérique et sur les côtes occidentales de l'Afrique, et n'envahit peu à peu l'Europe qu'à la suite des grandes découvertes du quinzième siècle ;

2° Élaboration obscure et apparition de la maladie en Europe, pendant les quatorzième et quinzième siècles ; — son explosion sous forme endo-épidémique, provoquée par la misère, les émigrations, les expulsions, les guerres, les persécutions, etc., de la fin du quinzième siècle ;

3° Origine américaine.

Telles sont les hypothèses que l'on peut faire et entre lesquelles vous avez à choisir ?

La propagation de la syphilis à travers le monde entier se fit avec une grande rapidité. Aucun coin de la terre ne fut épargné. Chose curieuse ! à mesure que la maladie s'étendait en tous lieux, du haut en bas de l'échelle sociale, la conception de son unité pathologique si nette, si juste et sortie comme en un seul jet du cerveau des premiers syphiliographes, devint elle-même envahissante et ne tarda pas, ainsi que je vous l'ai dit, à englober les deux autres espèces vénériennes.

Si j'avais à vous faire l'histoire de la syphiliographie depuis le seizième siècle jusqu'à nos jours, je la diviserais en quatre périodes, et je désignerais chacune d'elles sous les noms de : période créatrice, période dogmatique, période expérimentale, période scientifique.

Période créatrice. — La première période qui suivit l'invasion endo-épidémique et qu'on peut étendre jusqu'en 1508, fut la plus brillante pour la syphiliographie.

Période dogmatique. — A partir de 1550, époque où la confusion entre toutes les espèces vénériennes fut un fait accompli, la science syphiliographique rétrograda ou du moins resta stationnaire dans ses erreurs jusqu'à Hunter et même au delà. Ce fut pour elle une période de confusion et de dogmes stériles, une sorte de petit moyen âge.

Période expérimentale. — La période de renaissance ou période expérimentale commence avec John Hunter, bien qu'il ait contribué plus que personne à consacrer par son immense talent la confusion des espèces vénériennes et qu'il soit le plus célèbre de ceux qu'on a appelés les Identistes. Je la fais commencer à lui parce que, malgré ses erreurs, il n'en est pas moins le glorieux fondateur de la médecine et de la physiologie modernes. Avec lui on sort réellement du moyen âge et de l'antiquité pour entrer dans ce vaste domaine, trop peu exploré jusqu'alors, de l'observation rigoureuse et de l'expérimentation scientifique. Cette période s'est prolongée jusqu'à nous.

Période scientifique. — Celle qui lui a succédé est une période scientifique ou pathologique. La syphiliographie conquiert tous les jours, sur le domaine de la pathologie commune, des affections qui lui appartiennent de droit. Son domaine s'est enrichi depuis quelques années des nombreuses connaissances nouvellement acquises sur les viscéropathies spécifiques.

Avant de terminer les réflexions que je viens de vous soumettre sur l'histoire de la syphilis, il ne sera peut-être pas sans intérêt pour vous d'apprendre quels sont les résultats qu'a donnés l'examen du squelette de l'homme primitif, lorsqu'on a recherché les traces ineffaçables qu'aurait pu y laisser la maladie constitutionnelle.

Nous devons au professeur Joseph Jones un savant article sur la syphilis chez les aborigènes de l'Amérique. Les ossements déterrés dans les tombeaux les plus anciens de la Géorgie, du Tennessee, du Kentucky, de la Louisiane et du Mississipi, depuis la vallée du Cumberland jusqu'au golfe du Mexique, présentaient des lésions dont l'origine syphilitique ne pouvait laisser aucun doute. Il ne s'agissait pas, en effet, comme on le supposa d'abord, de rugosités, de périostoses qu'on trouve fréquemment sur les tibias de ces êtres sauvages, exposés à tant de causes traumatiques. Les lésions étaient plus profondes, plus complexes, car les os avaient été épaissis, hypertrophiés sur toute leur circonférence ; la cavité médullaire avait été complètement oblitérée par l'action du travail inflammatoire, et, sur plusieurs points de leurs surfaces, on voyait des érosions en tout semblables à celles qui se produisent sur les os consécutivement à celles de la peau et des parties molles pendant la vie. Ces lésions on les découvrit non seulement sur les tibias, mais aussi sur les os du crâne et de la face, sur le péroné, le radius, le cubitus, la clavicule, le sternum, etc. Ce qui leur donnait encore le cachet syphilitique et ne permettait pas de les confondre avec celles qui sont produites par le froid ou des injures traumatiques, c'est que presque toutes étaient symétriques.

« Les os malades que j'ai recueillis, dit le Dr Jones, dans les tombeaux de pierre du Tennessee et du Kentucky, sont probablement les os syphilitiques les plus anciens qui existent dans le monde. Cette découverte, ajoute-t-il, me paraît avoir une grande importance dans l'histoire de la maladie contagieuse et spécifique ; elle corrobore cette opinion soutenue par quelques pathologistes, que la syphilis est originaire de l'hémisphère occidental [1]. »

Messieurs, je vous laisse sous l'impression de ces dernières paroles ; et, quittant le domaine de l'histoire, j'entre, pour ne plus le quitter, dans celui de la pathologie.

1. Un de nos anthropologistes les plus distingués, M. le Dr Prunières (de Marvejols), fit à la séance du 27 août 1878, de l'*Association française pour l'avancement des sciences* (*section d'anthropologie*), une présentation de pièces intéressantes. Il s'agissait d'ossements humains de l'époque néolithique, sur lesquels on constatait des lésions traumatiques et pathologiques. Cette communication fournit à M. le Dr Parrot l'occasion de parler d'un fait curieux, l'existence de la syphilis à l'âge de la pierre polie. Deux fragments de crânes d'enfants présentaient les caractères indiscutables d'ostéophytes provenant de la syphilis telle qu'on l'observe sur les enfants issus de parents atteints de cette maladie vénérienne. — Broca déclara qu'il avait hésité longtemps à faire remonter l'existence de la syphilis à une époque aussi reculée, mais qu'après les comparaisons établies par M. Parrot et les conclusions qu'il en avait tirées, il ne pouvait plus hésiter. La syphilis, ajouta-t-il, existait bien chez nous dès l'époque néolithique. Les idées qu'on se faisait sur son origine ne manqueraient pas d'ailleurs d'être bientôt profondément modifiées. Dans les sépultures américaines, antérieures à la conquête, on avait recueilli des pièces osseuses ayant tous les caractères des altérations syphilitiques.

Compte rendu de la septième session, p. 879 ; Paris 1878.

VIRUS DES MALADIES VÉNÉRIENNES.

Les différences des virus vénériens ne s'accusent que par leurs effets. — Leurs analogies d'aspect et de composition chimique et histologique. — Ils sont fixes et non volatils. — Le globule de pus n'est pas essentiel au virus syphilitique comme aux deux autres.

I. *Virus de la blennorrhagie :* Ne présente aucune particularité spécifique à l'analyse. — Le virus réside dans les parties solides et surtout dans les globules purulents. — Élément parasitaire hypothétique. — Inoculation, négative. — Application sur la surface des muqueuses, positive. — Du muco-pus blennophthalmique. — Son identité avec le muco-pus blennorrhagique. — Expériences sur le virus des ophthalmies purulentes. — Ces pus virulents peuvent se créer artificiellement.

II. *Virus du chancre simple :* Le principe contagieux adhère aux globules de pus. — Inoculabilité du pus virulent chancrelleux ; — sa réinoculabilité. — Ne pourrait pas se créer artificiellement.

III. *Virus syphilitique :* Constitué par la sérosité très peu chargée d'éléments figurés. — Inoculable et non réinoculable. — Effets de l'inoculation : sclérose érosive primitive ou *chancre induré.* — Le principe virulent adhère, selon toute probabilité, aux granulations moléculaires du liquide. — Origine parasitaire du virus syphilitique. — Hypothèse sur sa microbiogenèse. — Expériences de M. Klebs : le virus syphilitique serait constitué par des champignons spéciaux qu'il nomme *hélicomonades.* — Leur culture. — Possibilité de les inoculer aux animaux.

Je vous ai dit qu'il existait trois espèces de maladies vénériennes et que chacune d'elles procédait d'un virus qui lui était propre et qui différait profondément des deux autres. Mais n'allez pas croire qu'une étude intrinsèque et aussi approfondie qu'on la pût faire de chacun de ces virus, vous permît de les distinguer, si vous ne connaissiez ni leur origine, ni les conséquences de leur application sur l'être vivant. C'est par leurs effets cliniques, beaucoup plus que par leur apparence extérieure et leur composition chimique et histologique, qu'on juge de leur spécificité.

Prenez, je suppose, le pus de la blennorrhagie et celui du chancre simple ; examinez-les au microscope, faites-en l'analyse chimique et je vous défie de trouver en eux-mêmes des caractères assez tranchés pour les reconnaître. Bien souvent le virus de la syphilis leur ressemble et est contenu dans un liquide plus ou moins purulent. Mais le globule de pus, n'est point un de ses éléments constitutifs essentiels. A l'état de pureté, et lorsque la sécrétion s'effectue sur des lésions typiques et exemptes de toute complication inflammatoire, le liquide virulent de la syphilis est, au contraire, limpide, transparent, clair, ambré et quelquefois sans aucune trace de purulence.

Le caractère commun de ces trois virus, c'est qu'ils ne sont point volatils. Ce sont des virus fixes. Ils n'agissent pas à distance, à travers l'espace et par des miasmes impalpables, comme ceux de la rougeole, de la variole et de la scarlatine, par exemple. Non, ils adhèrent à des molécules liquides ou solides qui ont besoin de pénétrer dans les tissus ou d'être appliquées à leur surface pour y développer leur action morbigène.

Examinons sommairement chacun d'eux avant de vous exposer les principaux caractères des affections qu'ils ont la propriété de susciter dans l'organisme qui a subi leur contamination.

I

Virus de la blennorrhagie. — Le *pus de la blennorrhagie* ne diffère pas du pus ordinaire par ses caractères extérieurs. Étudié au microscope ou à l'aide de procédés chimiques, il ne présente aucune particularité qui relève sa nature spécifique. Malgré les expériences et les travaux sans nombre dont il a été l'objet, le principe virulent qu'il contient n'a pas encore été découvert. On peut en dire autant, d'ailleurs, de tous les autres liquides virulents.

Mais si ce virus existe pour la blennorrhagie, il est probable qu'il réside dans les parties solides du pus, c'est-à-dire dans les globules purulents, les cellules épithéliales altérées, les granulations et les molécules organiques. Car la violence de la maladie, et sa contagiosité sont en raison directe du nombre de ces éléments figurés, surtout des globules purulents.

Au milieu de ces éléments, on a signalé à diverses reprises la présence de parasites animaux et végétaux, tels que le vibrio linéola, le trichomonas, qui représenteraient, sous une forme saisissable, le principe spécifique de la blennorrhagie. Mais l'existence de ces parasites est loin d'être constante et il est impossible de leur reconnaître aucune spécificité.

Le pus blennorrhagique, si on l'inocule en l'insérant sous les tissus, détermine des effets bien différents de ceux qu'on obtient avec les liquides virulents du chancre simple et de la syphilis. Tout au plus voit-on se produire, au point où l'expérience est tentée, une petite papule inflammatoire de durée toujours éphémère.

Pour que l'inoculation cesse d'être négative, il faut qu'elle se fasse sur une muqueuse, par exemple, celle de l'urèthre ou des yeux, et il suffit que le pus soit simplement *déposé* à la surface de l'épithélium. Après une période d'incubation qui ne dure pas plus de deux à trois jours, il survient un catarrhe purulent, contagieux lui-même et semblable à celui dont il dérive.

Ce sont là des faits que les expériences des ophthalmologistes ont surtout bien mis en évidence.

Ces expériences représentent une des phases les plus importantes dans l'histoire des maladies vénériennes aux temps modernes. — Saint-Yves, Vetch, Mackensie, Cunier, et beaucoup d'autres après eux, ont démontré que les muco-pus de la blennorrhagie, de l'ophthalmie d'Égypte et de l'ophtalmie des nouveaux-nés sont identiques, ce qui tient non seulement à l'analogie de structure des muqueuses malades, mais encore et surtout à l'identité des principes morbifiques.

Mais quelles sont les conditions du développement de ce principe, de ce virus ? Pourrait-on le produire à volonté ? Oui, la genèse de la blennorrhagie est en quelque sorte à notre merci. Par la réunion accidentelle ou voulue de certaines circonstances, il nous serait possible et même facile de la faire naître. Ne voit-on pas, en effet, un grand nombre de blennorrhagies qui reconnaissent une origine absolument étrangère à la contagion, et qui ne présentent dans leurs symptômes objectifs aucune particularité qui les distingue des autres.

Supposez que la blennorrhagie vînt à disparaître pendant plusieurs années de la surface du globe. Eh bien, on arriverait à la reproduire si on le voulait, ou même elle réapparaîtrait naturellement. Aussi peut-on dire qu'elle est moins étrangère à l'humanité que ne le sont la syphilis et l'ulcère vénérien.

II

Virus chancrelleux. — Le *virus du chancre simple* est constitué par du pus et quelquefois du sang et des débris organiques résultant de la fonte ou de la gangrène des tissus. Il est remarquable par sa contagiosité et l'extrême facilité avec laquelle il se reproduit.

Le principe contagieux, comme pour la blennorrhagie, adhère probablement aux globules de pus ou est constitué par lui.

Le fait a été expérimentalement démontré par M. Chauveau, dans ces dernières années, pour la variole, le vaccin et la morve. J'avais moi-même entrepris, il y a quatre ans, quelques expériences pour trancher la question au sujet du chancre mou. Je recueillais une quantité suffisante de pus virulent, soit sur un chancre, soit sur un bubon virulent, et je le séparais en deux parties, l'une séreuse, l'autre solide, par la filtration.

Je pratiquais ensuite, avec chacune de ces deux parties, l'inoculation en deux points différents, sur le sujet même qui fournissait le pus. Avec la sérosité j'ai toujours obtenu un résultat négatif. Mais je dois dire aussi qu'il en a été de même avec les éléments solides. Ces expériences ne prouvaient donc absolument rien et il ne m'a pas été possible de les continuer à cette époque, à cause de l'extrême rareté du chancre mou.

D'autres expériences ont démontré que le pus chancreux délayé dans l'eau, lorsqu'on arrivait à un certain degré de dilution, n'était plus inoculable.

Mais si l'inoculation est faite de telle façon qu'elle puisse être positive, quels en sont les effets ?

Après une période d'incubation très courte, à peu près nulle, on voit d'abord se produire, au point piqué, une petite papule inflammatoire. Dès le troisième jour, l'auréole rougeâtre s'étant élargie, il se forme au sommet de la papule un soulèvement de l'épiderme par un liquide séreux d'abord, puis blanchâtre, enfin franchement purulent. La papule s'est ainsi transformée en pustule. Mais celle-ci ne tarde pas à s'ouvrir. Son contenu est évacué et on aperçoit alors une perte de substance de la peau, qui présente en petit l'ensemble des caractères du chancre.

Le chancre d'inoculation s'implante aussi bien sur le malade lui-même que sur un individu sain, et il est inoculable et réinoculable à volonté, partout et indéfiniment.

Si le pus du chancre simple disparaissait pendant plusieurs années, on ne pourrait pas le créer comme celui de la blennorrhagie, mais il renaîtrait sans doute sous l'action des causes inconnues qui ont présidé à sa formation. Il est aussi vieux que l'humanité et il est à craindre qu'il dure autant qu'elle, quoique nous ayons beaucoup plus d'action sur lui que sur les autres virus.

Outre la présence, en plus ou moins grande quantité, du globule purulent, qui est une condition essentielle du virus blennorrhagique et chancrelleux, il existe quelques autres particularités qui leur sont communes. Ainsi, on peut les inoculer aux animaux. Mais un de leurs caractères les plus importants, c'est l'action morbigène qu'ils exercent sur les tissus. Elle reste toujours circonscrite, localisée dans une région ou dans un organe et elle ne crée dans l'organisme aucune affection générale, transitoire ou permanente, superficielle ou profonde.

III

Il en est tout autrement du virus syphilitique.

Virus de la syphilis. — Ce *virus* est constitué surtout par de la sérosité dans laquelle on ne trouve qu'une proportion fort minime d'éléments figurés : globules de pus, cellules épithéliales, granulations. Son aspect n'est plus, comme celui du chancre mou, l'aspect d'un pus épais et jaunâtre. C'est un liquide transparent, de couleur ambrée, semblable à une faible solution de gomme, et qui s'étale à la façon d'un vernis sur la surface des érosions, d'où on le voit sourdre lentement sous forme de gouttelettes limpides.

L'étude expérimentale des effets de son inoculation, en raison de leur extrême gravité, n'a pu être répétée, on le conçoit, comme pour le chancre mou.

Ce virus, en effet, n'est pas inoculable au porteur, et la morale la plus élémentaire interdit absolument de recourir, même dans l'intérêt de la science, à des expériences de cette nature sur des sujets vierges de syphilis. Elles ont été faites néanmoins, soit sous l'empire de théories erronées dont il ne reste plus aujourd'hui que le souvenir, soit par des médecins courageux qui n'ont pas hésité à se prendre eux-mêmes pour sujets de ces terribles inoculations. C'est ainsi qu'on a pu surprendre dès leur première apparition les effets du virus syphilitique.

Lorsqu'on introduit sous la peau une gouttelette de la sérosité sécrétée par le chancre, on voit d'abord les traces de la piqûre disparaître promptement. Si l'on n'était prévenu, on pourrait croire que l'expérience est négative. Mais au bout d'un temps variable, vingt-cinq jours en moyenne et souvent beaucoup plus, il se montre une petite élevure de de la peau, une papule, d'abord sèche et recouverte de son épiderme ou de son épithélium. Bientôt il se forme à sa surface de petites écailles qui ne tardent pas elles-mêmes à tomber en laissant à nu une érosion très superficielle. Puis, cette érosion s'élargit et sa base devient le siège d'une induration caractéristique. Dès lors le chancre est constitué.

Au bout de quelques jours, on peut en outre constater du côté des ganglions voisins un retentissement des plus remarquables. Ils se tuméfient peu à peu, en prenant une consistance dure, élastique, cartilagineuse, sans toutefois devenir le siège d'une notable douleur et sans adhérer aux parties voisines. Ils restent indépendants de la peau, sous laquelle ils glissent librement, dans l'atmosphère de tissu cellulaire qui les entoure.

Plus tard se développera la série des nombreux accidents qui constituent la syphilis, mais qui restent les mêmes, que la maladie soit née de l'inoculation ou de la contagion naturelle. Nous allons avoir bientôt, du reste, l'occasion d'y revenir en étudiant l'histoire de chacune des trois maladies vénériennes abandonnées à leur marche naturelle.

Sans doute, vous désireriez savoir ici, comme pour la blennorrhagie et le chancre simple, quelles sont les parties solides et figurées du liquide contagieux dans lesquelles réside le principe virulent de la syphilis. Ces éléments sont rares. On ne trouve dans le liquide sécrété sous sa forme la plus pure à la surface d'une érosion chancreuse, par exemple, que des granulations moléculaires. Ce sont sans doute elles, plutôt que le liquide, qui sont les agents actifs et uniques de la contagion.

Nous arrivons à cette hypothèse par analogie. Dans les belles expériences qu'il a instituées sur le virus vaccin, M. Chauveau, en effet, a constaté que la partie liquide n'est pas susceptible d'être inoculée. Seules, les particules solides, les très fines granulations moléculaires possèdent cette propriété.

Mais la science des virus a singulièrement progressé depuis les recherches de M. Chauveau. Vous savez, sans doute, qu'elle fit un pas décisif le jour où M. Pasteur montra le rôle capital que jouent dans l'étiologie des maladies infectieuses et virulentes les ferments et les vibrions. Grâce aux magnifiques expériences de cet illustre savant, les vieilles conceptions du parasitisme sont ressuscitées. Les voilà maintenant qui vivent, non plus d'une vie chimérique, mais d'une vie puissante, active, en pleine réalité, qui anime tout un vaste département de la pathologie virulente.

S'il est expérimentalement démontré aujourd'hui que des maladies infectieuses et virulentes, telles que le charbon et l'infection septique, sont produites par l'introduction dans l'organisme de parasites microscopiques, il est rationnel de se demander pourquoi il n'en serait pas ainsi pour la syphilis. Ne peut-on pas supposer, en se basant sur l'analogie, que cette maladie virulente et constitutionnelle procède du même mode pathogénique que celles dont la microbiogenèse ne fait plus aucun doute pour personne? Ne serait-il pas naturel d'admettre *à priori* qu'elle est engendrée par l'introduction, la reproduction et la multiplication dans l'organisme, de parasites appartenant au même ordre que la bactéridie du charbon, par exemple, ou le microbe de l'infection purulente?

Cette théorie qui n'est pas neuve, mais que les découvertes récentes de M. Pasteur sur la genèse des maladies virulentes et infectieuses, rendent de plus en plus probable, n'en reste pas moins, jusqu'à présent, dans le domaine de l'hypothèse. Aucun fait n'est venu lui donner la consécration positive et matérielle sans laquelle les vues de l'esprit même les plus justes en apparence et les plus séduisantes, doivent être regardées, dans notre science, comme non avenues. On a eu beau chercher des microbes dans le virus syphilitique, on n'est pas encore parvenu à les découvrir.

Et encore, messieurs, ne suffirait-il pas de découvrir un parasite spécial de la vérole; il faudrait, comme l'a fait M. Pasteur pour d'autres parasites virulents, le soumettre à une culture compliquée, en s'entourant des précautions les plus minutieuses. Voyez comment procède l'expérimentateur pour le sang d'un animal atteint de charbon. Il en place une goutte dans le milieu le plus apte à la culture de la bactéridie. Cette bactéridie se reproduit au sein du liquide de culture. On la cultive de nouveau, si l'on veut, de manière à obtenir plusieurs générations du parasite, et c'est avec ces parasites isolés, soustraits à l'action immédiate de l'organisme, procréés artificiellement, dégagés de toute attache directe avec la maladie qu'ils ont faite et d'où ils procèdent, qu'on pratique l'inoculation sur des animaux sains et qu'on parvient ainsi à leur transmettre le charbon. Ici, nous n'avons plus un liquide morbide virulent, nous n'avons plus le milieu organique au sein duquel vivait la bactéridie pendant l'évolution de la maladie virulente, nous possédons l'agent direct, actif et indiscutable du virus, le parasite, et c'est bien lui qui était la cause et non l'effet de l'intoxication, puisque introduit seul dans un autre animal il la reproduit de toutes pièces.

Il est fort possible qu'on arrive à découvrir qu'un parasite est le principe générateur du virus syphilitique; mais il sera toujours difficile d'en donner la preuve expérimentale. Il faudrait pour cela que la syphilis fût inoculable aux animaux. Malheureusement toutes les tentatives qu'on a faites jusqu'à présent pour arriver à ce résultat ont été infructueuses. Cette maladie constitutionnelle n'a pas pu leur être transmise. Quelques-unes de celles qui leur sont propres, telles, par exemple, que la dourine du cheval, les ulcères vénériens et les écoulements uréthraux du chien, n'ont que des analogies vagues et éloignées avec la syphilis. Il faudrait donc expérimenter sur l'homme. Mais qui oserait conseiller une pareille pratique? Les recherches semblables à celles que je viens de vous exposer pour le charbon ne nous sont elles pas interdites à tout jamais, du moment qu'elles ne peuvent avoir pour théâtre expérimental que l'organisme humain? Aussi me semble-t-il peu probable que le problème du parasitisme syphilitique soit résolu de longtemps [1].

Parmi les particularités qui distinguent le virus de la vérole, du

1. Les tentatives qu'on avait faites jusqu'à présent pour inoculer la syphilis aux animaux étaient restées infructueuses. Mais, dans ces dernières années, le professeur Klebs paraît avoir été plus heureux. Ses intéressantes expériences trouvent naturellement leur place ici, puisque M. Klebs les a faites avec des liquides ou des solides dans lesquels il avait découvert un parasite qu'il croit être le parasite de la syphilis. Ce parasite, il l'a expérimenté après l'avoir soumis à des procédés de culture qui lui sont propres et qui ont donné des résultats satisfaisants.

I. — Dans un premier travail intitulé : *De l'inoculation de la syphilis aux animaux et de la nature du contage syphilitique* (Prag. med. Wochenschr., III, 41, 1878), M. Klebs établit que le virus syphilitique est constitué par des champignons spéciaux qu'il a désignés provisoirement sous le nom d'*Hélicomonades*. Il aurait constamment trouvé ces champignons dans les indurations initiales de la maladie. D'après lui, du reste, toutes les affections spécifiques sont provoquées par des organismes spécifiques. — En prenant une portion de chancre induré excisé, l'auteur a trouvé dans le liquide qui imbibait ce tissu morbide, des cellules arrondies en grand nombre et des bâtonnets doués de mouvements très lents. Il a cultivé ce liquide sur de la gélatine et il a obtenu au bout de quelques jours des tapis de champignons. Voici le résultat d'un de ces essais de culture, à l'aide du sang d'une guenon inoculée : deux jours après qu'une gouttelette de ce sang eut été déposée sur de la gélatine, dans une petite cornue d'Erlenmeyer, fermée à l'aide de ouate, on vit des masses brunes s'étendre uniformément sur la substance de la gélatine et se disposer sous forme d'anneaux finissant par se réunir les uns aux autres, en s'enchevêtrant. Le cinquième jour, chaque anneau avait un diamètre de 1 c. 1/2 environ. Sa surface était composée de bâtonnets serrés les uns contre les autres et ne présentant de mouvements que lorsqu'ils étaient dissociés dans un liquide approprié. Outre ces bâtonnets, l'auteur a aussi trouvé des éléments particuliers en forme de spirale, situés dans les couches supérieures de la gélatine. Il suppose que ces éléments particuliers se développent par la division des bâtonnets.

II. — Ceci établi, voyons comment les expériences ont été faites et quels en ont été les résultats. La première fut pratiquée le 8 juillet 1875 ; un singe fut inoculé sur deux points différents avec du liquide provenant de culture. Environ sept semaines après, vers le milieu du mois d'août, cet animal présenta à la langue, dans la cavité buccale, aux gencives, une série d'ulcérations circonscrites, en tous points analogues aux ulcérations syphilitiques. Le professeur Pick, très au fait des lésions syphilitiques, constata la forme caractéristique de ces ulcérations. A l'autopsie du singe pratiquée le 1er septembre (cinquante-deuxième jour de l'inoculation), on trouva des dépôts caséeux étendus entre la dure-mère et la voûte crânienne, ressemblant comme nature et comme siège à des syphilomes. Ils contenaient des cellules fusiformes fort nombreuses, des bâtonnets et des filaments analogues à ceux qui avaient été obtenus par la culture. Des foyers caséeux et des infiltrations conjonctives existaient en outre dans le poumon, sur les plèvres, dans les reins, etc.

Des portions de chancre infectant, qui venait d'être excisé, furent inoculées, le 29 décembre 1877, à un autre singe parfaitement bien portant. Cicatrisation parfaite de la plaie, mais tuméfaction des ganglions les plus voisins. Au bout de six semaines, fièvre et apparition sur la face, sur la tête, sur le cou, d'une série de papules colorées en rouge brun, vésiculo-squameuses à leur sommet. Disparition de la fièvre et des nodosités. Cet animal

virus de la blennorrhagie et du virus chancrelleux, il en est une qu'il importe de vous signaler. Elle résulte de la facilité avec laquelle ce virus se répand dans tout l'organisme et se mêle à presque tous ses liquides. Sachez qu'il arrive un moment où les tissus en sont imbibés. Et quoi d'étonnant qu'il en soit ainsi, puisque le principe actif de ce virus se trouve dans le sang et y reste autant que dure la phase viru-

mourut cinq mois après, en mai 1878, sans avoir présenté de nouveaux phénomènes fébriles et on trouva : sur le crâne des lésions osseuses, semblables à celles que produit la syphilis; dans les poumons, des noyaux caséeux et des tractus fibreux étoilés, constitués par du tissu conjonctif chargé de cellules fusiformes; dans les reins, des noyaux de consistance gélatiniforme, composés de tissu interstitiel et de nombreuses cellules fusiformes, rappelant en tous points la structure des syphilomes et n'offrant aucune analogie avec le tubercule. Le sang de l'animal fut cultivé, et, au bout de quelques jours, des champignons analogues à ceux qui avaient servi à inoculer le premier singe se développèrent sur la gélatine. Les Hélicomonades seraient donc les agents de la transmission de la syphilis.

Il est à remarquer que les deux animaux inoculés n'ont présenté aucune lésion initiale ressemblant à un chancre. Aussi peut-on se demander s'ils avaient réellement la syphilis. N'était-ce pas plutôt la tuberculose à laquelle ils sont très sujets? N'a-t-on pas prouvé que la prétendue syphilis du lièvre n'est autre chose que la tuberculose (Virchows Archiv, vol. 51)? Et puis ce n'est pas cinquante-deux jours après l'inoculation qu'apparaissent, dans le processus ordinaire de la syphilis, des gommes parenchymateuses.

III. — Quoi qu'il en soit de ces objections, M. Klebs a poursuivi ses premières recherches, et, dans un travail récent (Arch. für experim. Path. und Pharmakol., vol. III, n° 4, p. 161, 168, 218, 1879), il a repris quelques-uns des points qu'il avait étudiés dans son premier mémoire. Il s'est convaincu que les lésions osseuses ou viscérales des singes étaient bien syphilitiques. Il ne faut pas, d'après lui, se hâter de considérer comme des tubercules toutes les granulations ou les nodosités jaunâtres ou grisâtres que l'on peut rencontrer chez les animaux. L'examen histologique seul permet de distinguer la nature du produit expérimental qui s'est développé. Peut-être M. Klebs accorde-t-il trop d'importance à cet examen. Le miscroscope à lui seul, dans bien des cas, serait insuffisant pour faire reconnaître un noyau tuberculeux d'un noyau syphilitique. La forme de la lésion et son processus clinique sont beaucoup plus pathognomoniques que sa structure.

Depuis son premier travail l'auteur a fait toutes sortes d'inoculations, tantôt à l'aide de noyaux syphilitiques récemment extirpés et qui contenaient des micrococus en grand nombre; tantôt à l'aide de produits cultivés sur ces mêmes nodosités à l'aide de son procédé. Il a inoculé des lapins, des cochons d'Inde, des chiens et des chèvres. Voici ses conclusions :

1° On peut inoculer la syphilis humaine aux animaux à l'aide de portions de tissus qui sont le siège de néoformations syphilitiques. La syphilis varie chez les animaux suivant l'espèce. La syphilis inoculée au singe présente des caractères tout à fait identiques à celle de l'homme. Les résultats obtenus chez d'autres animaux ne sont pas caractéristiques. Chez le lapin cependant l'inoculation donne lieu à des accidents qui concordent tout à fait avec ceux du singe ;

2° Les néoformations syphilitiques développées chez l'homme renferment des organismes végétaux inférieurs, spéciaux, qui peuvent être cultivés et se présentent alors sous forme d'hélicomonades ;

3° En inoculant ces champignons à des animaux appropriés, on produit des altérations analogues à celles que provoque la syphilis chez l'homme ou quand elle est inoculée aux animaux.

lente de la maladie constitutionnelle? Toutes les lésions qui émanent directement de l'action syphilitique en sont également saturées.

Il y a donc, dans ce virus, un caractère d'ubiquité, une puissance de pénétration, une facilité de diffusion, qui font complètement défaut au virus de la blennorrhagie et à celui du chancre simple.

Dans ces deux derniers, le principe actif a pour véhicule un élément relativement grossier, le globule de pus. Dans le virus syphilitique, au contraire, il est charrié par de fines granulations moléculaires, ou bien il s'incarne dans les organismes infiniment petits de la vie parasitaire.

Telles sont, messieurs, les considérations sur les virus vénériens qu'il était nécessaire de vous présenter avant de vous décrire à grands traits, comme il me reste à le faire, les maladies qui sont la conséquence de leur contagion.

PATHOLOGIE GÉNÉRALE DES MALADIES VÉNÉRIENNES

CARACTÈRES ET PROCESSUS DE LA BLENNORRHAGIE.

I. *La blennorrhagie est la moins spécifique des trois maladies vénériennes :* Elle appartient à la classe des catarrhes virulents. — État inflammatoire de la muqueuse ; — son muco-pus. — La muqueuse du canal de l'urèthre et la conjonctive sont les plus aptes à produire le muco-pus contagieux. — Affinité entre les inflammations de ces deux muqueuses.

II. *Étiologie des affections blennorrhagiques :* Uréthrites simples et uréthrites virulentes. — Sources de la contagion : la blennorrhagie virulente peut provenir des causes communes d'irritation. — Blennorrhagies spontanées. — Blennorrhagies artificielles. — Degré de virulence du muco-pus blennorrhagique. — *Elasticité* spécifique de l'affection.

III. *Processus anatomique :* Origine épithéliale du pus blennorrhagique. — Prolifération purulente des cellules épithéliales. — Rareté de la purulence ayant sa source dans le tissu conjonctif dermique ou sous-dermique. — Le pus blennorrhagique d'origine connective n'est pas virulent ou l'est moins que le muco-pus d'origine épithéliale. — Du crypte muqueux comme foyer spécifique du virus. — De la granulation comme organe pathologique de la blennorrhagie.

IV. *Processus symptomatique :* Incubation. — Périodes d'augment, d'état et de déclin. — Chronicité. — Progression d'avant en arrière. — Mécanisme des complications. — Ce sont des lésions de voisinage et par propagation plus ou moins continue. — Théorie des métastases.

V. *Complications de voisinage :* Orchi-épididymite. — Funiculite. — Vaginalite. — Phlegmon et abcès blennorrhagiques : Mécanisme de leur formation. — Leur complexité dans les parties profondes du canal. — Prostatites. — Cystites. — Néphrites. — Vaginites. — Blennorrhagie du col et du corps de la matrice. — Complications à distance par inoculation sur la conjonctive : Ophthalmies blennorrhagiques.

VI. *Complications constitutionnelles ou rhumatismales :* Leur physionomie particulière. — Arthropathies hydrophlegmasiques et goutteuses. — Rhumatisme fibreux et musculaire. — Névralgies. — Périostites. — Irido-conjonctivites. — Le mucos-pus blennorrhagique ne contient pas en lui-même le principe des déterminations rhumatismales. — L'affection spécifique de l'urèthre ne crée pas le rhumatisme : elle met en œuvre la disposition préexistante ou constitutionnelle. — Fausse hypothèse de la sympathie. — Blennorrhagies rhumatismales et goutteuses. — Traitement de la blennorrhagie.

Occupons-nous d'abord de la blennorrhagie. C'est la plus commune, la moins spécifique de ces trois maladies. C'est celle qui se rapproche le plus d'états morbides analogues qui siègent sur les muqueuses et se développent sous l'influence de causes ordinaires.

I

Cette affection appartient à la classe des catarrhes. Comme eux, elle a pour principal symptôme une sécrétion anormale de la membrane muqueuse, sur laquelle elle s'est fixée. Son lieu d'élection, chez l'homme, est le canal de l'urèthre et, chez la femme, la vulve, les glandes vulvo-vaginales, le vagin, l'urèthre et le col de l'utérus. La différence de conformation des organes génitaux dans les deux sexes ne change pas le fond de sa nature, quoiqu'elle imprime à sa physionomie et à l'ensemble de son processus quelques particularités intéressantes que j'aurai soin de faire ressortir dans les leçons que je lui consacrerai. Pour le moment, nous pouvons en faire abstraction dans cette description générale.

La blennorrhagie est donc un catarrhe, mais c'est un catarrhe essentiellement contagieux. Son muco-pus, dont la sécrétion est toujours accompagnée d'un état inflammatoire plus ou moins aigu, possède la propriété de susciter, par son application sur les muqueuses saines, une affection semblable à celle qui l'a produit et également contagieuse.

Toutes les muqueuses ne sont pas douées au même degré de l'aptitude à concevoir et à développer l'action morbide spéciale qui constitue la blennorrhagie. Celles de l'œil et du canal de l'urèthre sont incomparablement les plus privilégiées à cet égard. Il ne faut jamais perdre de vue l'étrange affinité qui existe entre les affections de ces deux muqueuses; elle est surabondamment démontrée par l'observation clinique et par l'expérimentation. Avec le muco-pus ou le pus d'une conjonctivite purulente, vous pourrez produire, quand vous le voudrez, et à coup sûr, une blennorrhagie aiguë, si vous l'introduisez dans le canal de l'urèthre; et réciproquement, vous n'aurez que trop souvent l'occasion de voir les ophthalmies purulentes les plus graves se développer, par la contagion du muco-pus uréthral, dans le cours des affections blennorrhagiques du canal.

Comment se fait-il que les processus inflammatoires de ces deux muqueuses, lorsqu'ils atteignent une certaine intensité, donnent naissance à des produits inoculables et contagieux? Diffèrent-ils des processus qui se développent sur les autres muqueuses de l'économie? Existe-t-il, dans la structure intime de la conjonctive et du canal de l'urèthre, des conditions particulières, des éléments spéciaux qu'on ne retrouve pas dans les autres?...

Messieurs, je voudrais pouvoir répondre à toutes ces questions et à beaucoup d'autres que fait naître l'étude approfondie de la maladie qui nous occupe. On s'imagine généralement qu'elle est très connue, que son histoire est fort simple et qu'on en a élucidé tous les points obscurs. Eh bien, vous verrez plus tard combien elle soulève de problèmes du plus haut intérêt, dont les recherches les plus persévérantes n'ont pu découvrir encore la solution.

II

Croyez-vous, par exemple, que tout le monde soit d'accord sur les conditions de son étiologie? Certes, ici, le champ est vaste pour l'observation. Il n'existe pas de maladie, sauf les maladies épidémiques, qui se contracte par contagion sur une plus grande échelle. — Comment se fait-il qu'on ne soit pas encore fixé d'une façon précise sur les causes de la blennorrhagie?

Lorsqu'un malade vient vous montrer un chancre simple ou un chancre syphilitique, vous avez la certitude absolue, d'abord que ces deux lésions ne sont pas nées spontanément, et puis qu'elles procèdent l'une et l'autre d'une affection semblable à elles-mêmes, c'est-à-dire d'un chancre simple et d'un chancre syphilitique ou d'une des nombreuses lésions contagieuses de la vérole.

Mais, quand il s'agit de la blennorrhagie pourriez-vous affirmer à coup sûr, et avec la ferme conviction de ne vous tromper dans aucun cas, qu'elle procède fatalement d'une autre blennorrhagie? Pour quelques pathologistes, absolus dans leur manière de voir et partisans quand même de la spécificité blennorrhagique, la réponse n'est pas douteuse et il la feront toujours affirmative.

Si on leur prouve que la femme n'était pas malade, que ses organes génitaux n'étaient le siège d'aucune sécrétion morbide et qu'elle a été la cause fort innocente de l'affection uréthrale contractée avec elle, ils vous répondront qu'il ne s'agit point là d'une blennorrhagie vraie, d'une blennorrhagie virulente et contagieuse, mais d'une simple inflammation mécanique de la muqueuse du canal.

Vous voyez déjà combien l'étiologie se complique. Il y aurait donc sur la même muqueuse deux ordres d'inflammation : d'une part, des inflammations communes et non virulentes, et, d'autre part, des inflammations spécifiques virulentes et contagieuses. Et pourtant toutes les deux présenteraient souvent les mêmes symptômes, la même durée, la même terminaison et exigeraient le même traitement.

Sans doute il y a un grand fond de vérité dans cette manière d'interpréter les faits. Oui, dans la grande majorité des cas une blennorrhagie aiguë et bien franche procède d'un catarrhe blennorrhagique contagieux, qui lui-même est venu d'une semblable source et ainsi de suite. Mais ce que je vous disais tout à l'heure au sujet de ces blennorrhagies contractées avec des femmes parfaitement saines n'en est pas moins exact. J'en ai observé, pour ma part, quelques exemples parfaitement authentiques. J'ai vu aussi très fréquemment des écoulements aigus de l'urèthre, ayant tous les caractères de la blennorrhagie la plus virulente, contractés avec des femmes qui n'avaient que des pertes blanches, et des irritations catarrhales au col dans lesquelles il était impossible de découvrir la moindre trace de spécificité blennorrhagique. Les sécrétions qui précèdent et qui suivent le flux menstruel, le sang des règles lui aussi, lorsqu'ils sont mis en contact avec certaines muqueuses uréthrales douées d'une grande susceptibilité catarrhale, manquent rarement d'y faire naître un écoulement.

Je reconnais qu'il y a une différence très grande à beaucoup d'égards entre ces sortes de blennorrhagies et les vraies blennorrhagies inflammatoires, à sécrétion purulente d'une grande abondance. Mais il n'en est pas moins vrai qu'en fait d'uréthrites, de catarrhes vaginaux, vulvaires, ou utérins, nous nous trouvons fréquemment dans l'impossibilité de pouvoir dire où commence la virulence et où elle finit.

Les blennorrhagies spontanées sont rares, mais enfin il y en existe. Une, entre autres, observée par un médecin sur lui-même, et survenue à la suite d'une excitation génésique vive et prolongée, et en dehors de tout congrès sexuel, n'en fut pas moins des plus violentes et dura quarante jours.

Au moyen d'une injection irritante faite sur lui-même avec un mélange à parties égales d'eau et d'ammoniaque, Swédiaur réussit à se donner une uréthrite des plus aiguës, qui présenta plusieurs recrudescences, gagna les parties profondes du canal et dura six semaines.

Voilà bien certainement deux uréthrites dans la genèse desquelles il n'entrait pas un atome de pus blennorrhagique. Elles ressemblaient cependant, trait pour trait, dans leurs symptômes, dans leur processus, dans leur durée, à la blennorrhagie la plus légitime. Mais on vous dira : c'étaient des blennorrhagies bâtardes. Et savez-vous si elles n'étaient pas contagieuses et si on n'aurait pas pu les inoculer? Je n'aurais conseillé à personne de tenter l'aventure, et je serais curieux de savoir si les plus chauds partisans de la spécificité auraient eu assez de confiance dans leur prétendue conviction sur l'innocuité de pareilles uréthrites pour en laisser déposer le muco-pus sur leur muqueuse uréthrale ou sur leur conjonctive.

Ce n'est pas ici le lieu d'épuiser toutes les questions qui se rattachent à l'étiologie de la blennorrhagie. Je voudrais seulement vous en faire comprendre le sens général. Or un des points les plus controversés, c'est celui de savoir s'il y a continuité dans les transmissions, mais continuité ininterrompue, sans aucune intermittence, sans aucune défaillance du principe virulent, comme cela a lieu pour le chancre simple et pour la syphilis. Je ne le crois pas; et, tout en admettant que l'immense majorité des blennorrhagies procèdent d'un catarrhe suspect et contagieux, il me semble impossible aussi de ne pas reconnaître qu'il y en a d'autres qui se produisent sous l'influence des causes irritantes communes, qu'on trouve à l'origine de toutes les inflammations vulgaires.

Et ce qui prouve bien que le principe virulent blennorrhagique peut être le résultat d'une genèse spontanée, c'est que le pouvoir contagieux d'une même blennorrhagie est susceptible de subir des fluctuations qui le font varier dans de larges limites. Ainsi, dans le cours de certains écoulements interminables, vous verrez le flux catarrhal devenir à la longue inoffensif. Mais qu'une irritation accidentelle le ranime et le fasse sortir de sa torpeur momentanée, et il s'élévera vite au degré voulu pour être plus ou moins contagieux.

Ainsi, d'une part, possibilité d'une génération spontanée de la virulence ; d'autre part, variabilité du coefficient de la contagion, tels me paraissent être les deux faits les plus saillants et les plus curieux dans l'étiologie des affections blennorrhagiques.

Pour donner à cette doctrine plus de force et d'autorité je pourrais vous montrer que les choses ne se passent pas autrement dans les ophthalmies purulentes qui ont une parenté si grande avec la blennorrhagie. Mais qu'il me suffise aujourd'hui de vous faire sentir en quoi consiste ce que j'appelle l'*élasticité spécifique* de la blennorrhagie, afin que vous puissiez la comparer à ce que présente de toujours absolu et de toujours identique à elle-même la spécificité si concentrée et si puissante des deux autres maladies vénériennes.

III

On a cru pendant longtemps que le muco-pus de la blennorrhagie provenait d'une lésion qui entamait, érodait ou ulcérait les tissus. Mais les autopsies d'individus morts en pleine blennorrhagie ont fait justice de cette erreur, en montrant que la muqueuse uréthrale, loin d'être ulcérée était à peu près intacte, et ne présentait qu'une vascularisation hyperémique. C'est qu'en effet, tout le travail morbide, s'accomplit à la superficie de la membrane, dans son revêtement épithélial. La formation des globules de pus a lieu par segmentation du noyau des cellules épithéliales. Or, comme les cellules épithéliales se reproduisent avec une grande rapidité, il en résulte que si active que soit la prolifération purulente, elle n'apporte que des modifications très superficielles et presque imperceptibles à l'aspect général de la muqueuse.

Il est important que vous connaissiez ce mécanisme de la pyogenèse blennorrhagique. C'est en lui sans doute que nous trouverions le secret de la virulence, si nous parvenions à l'approfondir et à l'étudier comparativement dans tous ses modes. M. Van Roosbroeck, dont je vous exposerai plus tard les belles recherches sur le muco-pus de blennophthalmies, a constaté que le pus d'un abcès sous-conjonctival n'était pas contagieux, alors que celui qui est sécrété à la surface de la muqueuse l'est au contraire au plus haut degré. Aussi a-t-il supposé que la différence du pus contagieux et de celui qui ne l'était pas tenait simplement à la nature des éléments anatomiques aux dépens desquels il se formait.

Il en doit être ainsi dans la blennorrhagie. Tout son muco-pus est de provenance épithéliale. Il est rare que le processus morbide envahisse le derme muqueux et y suscite une inflammation interstitielle dans laquelle le pus résulterait d'une prolifération des éléments du tissu conjonctif. Mais une pareille complication survient quelquefois; et l'action morbide, franchissant la muqueuse elle-même, se développe dans le tissu cellulaire péri-uréthral et donne lieu à des abcès phlegmoneux. Le pus de ces abcès n'est pas contagieux. La virulence s'éteint du moment que la cellule du pus ne procède plus des cellules épithéliales.

M. Van Roosbroeck a été conduit par ses recherches à considérer le crypte des muqueuses oculaire et uréthrale comme le petit foyer dans lequel s'élabore toujours et exclusivement le pus contagieux. Aussi en est-il arrivé à nier la spécificité de la cause productrice des blennorrhagies et des blennophthalmies. Pour lui, toutes les fois que la conjonctive, par exemple, sécrète du pus, ce pus est contagieux, et possède le pouvoir de provoquer toujours une maladie identique à celle dont il est le produit; et il le possède, remarquez-le bien, quelle que soit la cause de cette sécrétion purulente. Qu'elle soit le résultat d'une ophthalmie purulente produite par inoculation, d'une ophthalmie miliaire aiguë ou chronique ou d'une ophthalmie purulente spontanée, peu importe : le résultat est invariablement le même.

Un savant médecin belge, M. Thiry, rattache, lui aussi, le principe contagieux à l'organe où s'effectue la sécrétion purulente. Mais, au lieu que ce soit un organe normal, comme le crypte muqueux, ce serait un organe pathologique, *la granulation*. Selon lui, le principe contagieux du pus blennorrhagique procède si bien de cette cause organique qu'il l'appelle le virus granuleux. Une pareille doctrine ne peut pas être admise, car il est prouvé que les granulations qui sont ordinairement le produit d'un processus inflammatoire de longue durée ne se forment pas dans les premières périodes de la blennorrhagie, et pourtant le muco-pus sécrété pendant cette phase de l'affecton est éminemment contagieux.

D'après M. Rollet, dont je tiens en très haute estime toutes les opinions sur les maladies vénériennes, le principe contagieux blennorrhagique dériverait peut-être d'un germe étranger à l'organisme qui viendrait se greffer et se développer sur le crypte muqueux ou sur la granulation, au lieu de s'y former de toutes pièces comme produit de sécrétion.

Ce qui me paraît le mieux prouvé, ce qui est même hors de doute, c'est que le principe contagieux, s'il n'est pas le produit exclusif de la pyogenèse épithéliale, ne fait du moins son apparition qu'en même temps qu'elle, et que son activité est en rapport direct avec celle de la prolifération purulente.

IV

Mais quittons ces questions ardues et encore fort obscures pour nous occuper de la symptomatologie, du processus, des complications et du traitement des affections blennorrhagiques.

Le catarrhe spécifique de l'urèthre contracté avec une femme atteinte elle-même de blennorrhagie, ou même quelquefois, mais plus rarement, de flueurs blanches simples, débute à peu près toujours de la même façon. Le temps qui s'écoule entre l'action de la cause et l'apparition des symptômes initiaux, c'est-à-dire l'incubation, est ordinairement très court, de deux à trois jours. Les malades commencent à éprouver au méat et dans la fosse naviculaire un léger prurit qui s'accroît d'heure en heure et s'accompagne bientôt de rougeur et de tuméfaction des lèvres du méat. En même temps se montre un suintement muqueux et filant. Bientôt la douleur se propage à tout le canal et revêt, surtout au moment de l'émission des urines, une extrême intensité. Les malades la comparent à celle que produirait le passage d'un fer rouge ou de lames tranchantes.

Au suintement du début succède alors l'écoulement d'un liquide muco-purulent, verdâtre, opaque, épais, de plus en plus abondant, qui tache et empèse le linge. Les érections deviennent fréquentes et douloureuses, surtout la nuit.

Quelquefois la verge se recourbe en formant un arc à concavité inférieure, parce que l'inflammation s'est propagée au tissu cellulaire péri-uréthral et que le canal de l'urèthre est devenu inextensible. C'est la variété qu'on a désignée sous le nom de chaudepisse cordée. Il peut même arriver que la miction ne soit plus seulement douloureuse, mais très difficile ou impossible, par le fait de l'épaississement inflammatoire des parois de l'urèthre.

Cette période aiguë dure en moyenne trois ou quatre semaines et quelquefois beaucoup plus. Ensuite, les phénomènes douloureux s'amendent ; mais il reste pendant un temps variable, quelquefois fort long, surtout chez les sujets faibles et lymphatiques, un écoulement jaunâtre plus ou moins épais qui finit par devenir, comme au début, blanc, filant et séreux.

La blennorrhagie qui débute toujours par le méat urinaire et la fosse naviculaire a une tendance constante, dans son processus, à envahir le canal de l'urèthre et à s'étendre au moins sur toute sa portion pénienne jusqu'au collet du bulbe. Mais très souvent elle envahit les parties profondes, et c'est alors qu'elle acquiert un degré de gravité qu'elle n'avait pas jusqu'alors.

Vous n'en serez pas surpris si vous remarquez que la structure de l'urèthre devient plus complexe à mesure qu'on approche de son extrémité vésicale. Derrière le bulbe se trouvent les glandes de Méry ; plus loin c'est la prostate qui englobe l'urèthre à son origine; ce sont les canaux déférents qui viennent s'ouvrir sur les côtés du vérumontanum et rattachent directement l'épididyme et le testicule à l'urèthre, par la continuité de leur enveloppe interne avec celle de la muqueuse uréthrale; enfin c'est le col de la vessie, la poche vésicale, et par leur intermédiaire, les uretères et les reins.

Tous ces organes sont exposés à subir le contre-coup de l'action blennorrhagique, du moment qu'elle a gagné les parties profondes du canal de l'urèthre et s'y est établie. De là proviennent les complications locales de la blennorrhagie, qui ont pour siège les glandes annexes, les testicules et la vessie, quelquefois, mais très rarement, les uretères et les reins.

Il n'est pas douteux que la topographie et la connexité des tissus occupent une large place dans l'étiologie de ces complications. Mais je crois qu'on serait dans l'erreur si on réduisait cette étiologie à une simple propagation matérielle. Sans faire intervenir le transport métastasique d'un principe insaisissable, que personne n'admet aujourd'hui, il est rationnel et surtout physiologique de mettre en ligne de compte, dans les causes des complications, la solidarité fonctionnelle des organes et des tissus simultanément ou successivement envahis.

N'oubliez pas non plus que les complications locales de la blennorrhagie ne sont point toujours accidentelles. Chez un assez grand nombre de malades vous verrez telle ou telle d'entre elles se reproduire si invariablement à chaque attaque de l'affection uréthrale, que vous serez obligés d'admettre l'influence mystérieuse d'une sorte de prédisposition originelle ou acquise. L'orchi-épididymite, par exemple, vous en offrira de fréquents exemples.

V

Parmi les déterminations de la blennorrhagie sur les glandes de l'appareil génital, l'orchi-épididymite est incomparablement la plus commune. Nous en voyons chaque semaine à la consultation un nombre considérable, et il arrive des moments où nous sommes obligé d'en remplir une de nos salles. La théorie de la métastase avait beau jeu pour expliquer le transport de l'affection uréthrale sur le testicule. Il existe, en effet, entre les deux affections une sorte de balancement qui fait que le catarrhe uréthral diminue dès que la glande testiculaire est prise, et puis, qu'il revient quand la fluxion se résout.

De plus, l'intermédiaire organique entre le testicule et la glande, c'est-à-dire le canal déférent, reste souvent intact, quoiqu'il ait été parcouru par la matière morbigène. Les choses, il est vrai, ne se passent pas toujours ainsi : le conduit excréteur du sperme peut être envahi dans une étendue plus ou moins considérable, soit avant, soit après la production de l'orchi-épididymite, et constituer ce qu'on a désigné par le nom de funiculite. J'ai observé des funiculites sans orchi-épididymite, mais le fait est rare. J'ai vu aussi quelquefois le travail inflammatoire marcher du testicule par les vésicules séminales, au lieu de s'effectuer dans le sens inverse, ce qui a lieu le plus communément. L'inflammation de la tunique vaginale, avec un peu d'épanchement, accompagne très souvent l'inflammation blennorrhagique du testicule. Enfin le tissu cellulaire des bourses est œdématié, le scrotum rouge et distendu, et le processus inflammatoire des plus vifs dans toutes les parties constituantes de l'appareil sécréteur et excréteur du sperme. Toutefois les vésicules séminales sont rarement malades. Si violente que soit la phlegmasie, elle n'aboutit presque jamais à la suppuration. Mais elle cause souvent par action réflexe, d'atroces douleurs dont quelques-unes simulent la péritonite quand elles se réfléchissent sur les nerfs splanchniques.

Pendant le cours de la blennorrhagie il peut se développer sur toute la longueur du canal de l'urèthre, depuis le méat jusqu'au col de la vessie, des tumeurs inflammatoires qui ont toutes une grande tendance à se convertir en abcès. Les unes sont petites et circonscrites; les autres sont volumineuses et diffuses. Quels que soient leurs dimensions et leur siège primitif, elles obéissent toutes au même mode pathogénique qui s'effectue constamment de la façon suivante :

1° Inflammation catarrhale ou purulente propagée du canal aux glandules ou aux glandes du canal, depuis les acini simples jusqu'aux glandes conglomérées de Méry et jusqu'à la prostate;

2° Compression et oblitération du canal excréteur de ces glandules ou de ces glandes, distension de l'organe sécréteur par l'abondance des produits morbides qui ne peuvent plus sortir, et propagation du travail inflammatoire jusqu'au stroma;

3° Processus de l'inflammation en dehors du stroma, phlegmon périglandulaire; abcès consécutif s'ouvrant sur la peau. Tout se passe alors, comme vous le voyez, en dehors de l'urèthre;

4° Quelquefois altération de l'orifice glandulaire et ouverture de l'abcès dans le canal de l'urèthre. Là, au contraire, le travail morbide ne s'est pas distrait aussi complètement de son origine uréthrale que dans le cas précédent. — Les deux modes de terminaison peuvent se produire sur le même malade successivement ou simultanément; il en résulte une communication anormale de l'urèthre avec l'extérieur, une fistule uréthrale cutanée qui peut devenir permanente ou ne guérir que très difficilement.

Tout en restant le même dans ses phénomènes essentiels et dans la succession de ses différents stades, le processus de ces sortes de complications glandulo-phlegmoneuses, devient plus complexe à mesure qu'il s'établit sur des parties du canal plus rapprochées du col de la vessie. Aussi l'affection augmente-t-elle de gravité, d'avant en arrière, dans des proportions considérables. La plus légère est celle de la fosse naviculaire; la plus grave, celle de la prostate. Quelle différence, en effet, entre le pronostic des petits abcès folliculaires qui se forment sur les côtés du frein, et celui des inflammations, des suppurations prostatiques, qui creusent de vastes cavernes dans la glande, la désorganisent, s'ouvrent dans la vessie, le rectum et quelquefois même dans le péritoine! Entre ces deux extrêmes, vous pouvez placer la complication désignée sous le nom d'inflammation des glandes de Cooper, ou Coopérite qui s'accompagne toujours ou presque toujours de phlegmons et d'abcès périnéaux diffus ou circonscrits.

Très souvent le col de la vessie est envahi par le processus blennorrhagique. C'est, après les affections testiculaires, la plus fréquente peut-être des complications du catarrhe uréthral. Il n'est pas rare qu'elle devienne hémorrhagique.

Mais ce qui est extraordinairement exceptionnel, surtout chez les jeunes gens et les adultes, c'est l'invasion des uretères et des reins par le processus blennorrhagique. Cette complication qui est la plus grave de toutes s'observe quelquefois chez les vieillards; elle n'est alors, le plus souvent, que l'aggravation d'un état pathologique qui préexistait à la blennorrhagie.

Je ne ferai que vous signaler les balano-posthites blennorrhagiques accompagnées de phimosis ou de paraphimosis.

Si les complications de la blennorrhagie se groupent chez l'homme autour du canal de l'urèthre, chez la femme, elles ont plus de tendance à se localiser dans le canal vaginal et dans l'utérus. Les glandes vulvo-vaginales s'enflamment souvent dans le cours de cette affection et donnent lieu à des abcès. L'inflammation catarrhale spécifique se concentre et s'éternise dans les culs-de-sac vaginaux. Le processus envahit souvent le col de la matrice et y produit des flux virulents aigus ou chroniques. Enfin quelquefois, mais plus rarement, surviennent des métrites et des métro-péritonites d'origine blennorrhagique.

Dans toutes les déterminations de la blennorrhagie, nous avons constaté jusqu'ici, comme influence étiologique prédominante, la proximité des organes atteints. Toutes, en effet, restent circonscrites dans la sphère des organes génitaux.

Mais en voici d'autres qui s'en éloignent. La plus grave de toutes c'est l'ophthalmie purulente blennorrhagique. On croyait autrefois qu'elle résultait d'une métastase. Aujourd'hui, il est parfaitement prouvé qu'elle ne survient qu'à la suite du transport matériel du muco-pus blennorrhagique sur la conjonctive. Elle est donc le produit d'une inoculation immédiate ou médiate. Sa violence et sa marche sont quelquefois foudroyantes et l'œil est détruit en quelques jours.

Jusqu'ici, nous ne voyons rien que de très naturel dans tous ces processus de complication. On se rend compte sans peine de leurs modes pathogéniques. Tous nous confirment dans cette pensée que la blennorrhagie est une affection spécifique purement locale qui reste confinée dans le canal de l'urèthre ou dans les organes qui l'avoisinent et qui n'atteint les yeux que par le fait du transport de son muco-pus sur leurs membranes muqueuses.

VI

Mais vous avez sans doute entendu parler du rhumatisme blennorrhagique. Vous savez que le catarrhe spécifique de l'urèthre a la propriété de susciter chez certains malades des arthropathies, des synovites tendineuses, des douleurs qui se fixent sur les tissus fibreux, sur les muscles et sur les nerfs; des tuméfactions du périoste, des gonflements osseux, et aussi des irido-conjonctivites catarrhales dans lesquelles l'inoculation du muco-pus n'a rien à voir.

Cette seule énumération ne vous fait-elle pas entrevoir des déterminations d'un ordre tout autre que celles dont je vous ai parlé jusqu'à présent? Ne vous semble-t-il pas qu'en attaquant ainsi au loin des tissus que n'atteint pas son muco-pus, la blennorrhagie franchit les limites habituelles de son action et manifeste quelque velléité constitutionnelle? Ici, nous ne pouvons plus, en effet, invoquer les solidarités organiques, les synergies fonctionnelles d'un même appareil. Quel rapport de sympathie, même aussi éloigné que vous le voudrez, y a-t-il, par exemple, entre le canal de l'urèthre et l'articulation temporo-maxillaire, ou le périoste du cubitus, ou les muscles de la nuque, etc.? Est-ce qu'il n'est pas intervenu un facteur nouveau dont le mode pathogénique, vaste, profond, multiple dans ses effets, nous donne l'image d'une sorte d'intoxication générale, suivie d'une diathèse spécifique, un peu semblable à celle des grandes maladies virulentes?

Quelle interprétation donner à de pareilles complications?

Leur épithète de blennorrhagiques est complètement justifiée par ce fait que, chez beaucoup de personnes, les manifestations englobées sous le nom générique de rhumatisme ne se manifestent qu'alors qu'il existe un écoulement uréthral. Elles cessent quand il est guéri, pour se reproduire à une nouvelle attaque et ainsi de suite. Aucun rapport de causalité ne peut être mieux établi. C'est là un fait général qui présente bien quelques exceptions, mais peu importe pour le moment.

De plus, toutes ces manifestations ont une physionomie particulière et un processus qu'on ne leur voit pas lorsqu'elles émanent directement de la goutte ou du rhumatisme.

Le problème pathogénique qui a suscité tant de controverses peut se réduire aux termes suivants : étant donné un ensemble de déterminations rhumatismales, à symptômes spéciaux, et évidemment suscitées par une affection blennorrhagique de l'urèthre, quelle est la part respective qu'il convient de faire, d'une part, à la diathèse arthritique, et d'autre part, à la blennorrhagie? La première n'est-elle qu'un produit exclusif de la seconde dans le fond comme dans la forme? Ou bien lui préexistait-elle à l'état virtuel et comme prédisposition latente, n'attendant qu'une occasion favorable pour entrer en activité?

Et d'abord, messieurs, veuillez bien remarquer que le rhumatisme blennorrhagique se trouve dans une infériorité numérique très notable, si on le compare à l'immense quantité de catarrhes uréthraux qui parcourent toutes leurs périodes sans jamais le produire. N'en devons-nous pas conclure que le malade exceptionnel qui en est atteint possède, malgré toutes ses apparences de santé, quelque vice caché, quelque particularité dans la vie intime de tout son être, qui permet de le classer à part parmi la foule vulgaire des blennorrhagiens?

D'un autre côté s'il était dans l'essence du muco-pus uréthral, de créer par lui-même, avec ses seules forces et de toutes pièces, le rhumatisme en question, pourquoi faillirait-il aussi souvent dans cette tâche? Est-ce que le virus syphilitique, qui contient en germe l'infinie variété des accidents qui constituent la vérole, reste absolument inerte et silencieux du moment qu'il a été introduit dans leurs tissus? Est- ce qu'il ne traduit pas au contraire son existence et son action chez tous les malades, en faisant éclore fatalement quelques-unes, et trop souvent un très grand nombre, des manifestations de la syphilis?

Il faut donc rejeter l'hypothèse d'une intoxication de l'organisme par le virus blennorrhagique. Si cette intoxication existait, il est indubitable qu'elle donnerait toujours plus ou moins signe de vie.

Plus j'ai réfléchi à cette obscure question, qui jette comme un voile mystérieux sur la blennorrhagie, plus il m'a semblé rationnel d'admettre que le malade jouait le premier rôle dans la pathogénie de son rhumatisme.

Mais parce qu'il en est le principal artisan, nous n'en restons pas moins embarrassé pour expliquer cette affinité étrange qui existe entre la diathèse qu'il porte en lui et le catarrhe de l'urèthre qu'il a contracté accidentellement. Parmi tant de causes qui auraient pu réveiller l'action morbide rhumatismale ou même la créer, si elle n'existait pas encore, comment se fait-il que l'inflammation de l'urèthre possède seule ce privilège et qu'elle le conserve exclusivement pendant des années?

Voilà ce qu'il me paraît impossible d'expliquer.

La sympathie qu'on a invoquée n'est qu'un mot vide de sens par lui-même et qui ne trouve pas l'ombre d'une application tant soit peu plausible dans le sujet qui nous occupe.

Vous avez vu pour quelles raisons je rejette l'hypothèse d'une intoxication générale.

Faut-il faire intervenir un empoisonnement de l'économie, non plus par un virus mais par des produits excrémentitiels, tels que l'urée et l'acide urique dont l'affection du canal de l'urèthre favoriserait l'accumulation dans le sang?

Pour admettre une pareille interprétation, il faudrait supposer que les affections catarrhales de l'urèthre réagissent en pareil cas sur le rein, par action réflexe et perturbent plus ou moins profondément son fonctionnement. Or c'est là une pure hypothèse. Je la trouve d'autant moins justifiée, que les affections blennorrhagiques qui se compliquent de rhumatisme sont d'ordinaire fort bénignes, souvent presque insignifiantes, sans douleur, sans appareil inflammatoire, sans troubles de l'excrétion urinaire, et sans aucun symptôme de nature à faire soupçonner une action morbide quelconque du côté des reins.

Résignons-nous donc à notre ignorance, puisque nous ne pouvons pas faire autrement.

Parmi les blennorrhagies spontanées ou qui naissent en dehors du congrès sexuel, il en est quelques-unes qui paraissent reconnaître pour cause une disposition générale. Ce sont des espèces de blennorrhagies diathésiques. La goutte et le rhumatisme sont les maladies constitutionnelles dont elles procèdent le plus fréquemment. J'ai vu quelques cas dans lesquels il était fort difficile de dire si le rhumatisme avait produit la blennorrhagie, ou si c'était la blennorrhagie qui avait suscité le rhumatisme.

Ces sortes de blennorrhagies spontanées et diathésiques sont très rares. Aussi la blennorrhagie est-elle essentiellement et avant tout une maladie vénérienne. C'est à la suite du coït qu'elle se manifeste. Peut-être est-elle moins vénérienne que le chancre simple, mais elle l'est beaucoup plus que la syphilis.

Nous possédons pour la combattre plusieurs spécifiques, à la tête desquels il faut placer le copahu et le cubèbe. Mais ne vous imaginez pas qu'il suffit de les administrer à n'importe quel moment pour obtenir une prompte guérison. Ces médicaments n'agissent avec efficacité et d'une façon durable que quand on a eu soin d'éteindre préalablement, par un long traitement antiphlogistique, l'élément inflammatoire de l'uréthrite. Nous avons aussi recours alors à des injections astringentes. Elles constituent la médication topique qui abonde en formules de toutes sortes. Nous sommes plus riches en apparence qu'en réalité, et on doit ranger les affections blennorrhagiques parmi les plus délicates et les plus difficiles à guérir.

CARACTÈRES ET PROCESSUS DU CHANCRE SIMPLE

I. *C'est une affection ulcéreuse locale :* Description du chancre simple. — Son inoculabilité. — Sa réinoculabilité sur tous les points du corps.

II. *Complications :* Le principe générateur ne pénètre pas dans la masse du sang pour infecter l'économie. — Il entre par effraction dans les lymphatiques. — Complications qu'il suscite dans le système lymphatique du district : phlegmons et abcès lymphatiques. — Bubons chancrelleux. — Le bubon d'emblée n'existe pas. — Infiltration du pus chancrelleux dans le tissu cellulaire sous-cutané.

III. *De la non-pénétration du pus chancrelleux dans les veines :* Ses conséquences si elle avait lieu. — Pérennité et immutabilité des virus en général et des virus chancrelleux en particulier. — Impuissance de l'organisme à les transformer.

IV. *Processus anatomique :* Prolifération cellulaire du tissu conjonctif. — Son intensité. — Disjonction et destruction des éléments normaux : fibres connectives, lymphatiques, veines, artéristes, nerfs, etc. Néoformation virulente : sa sphère d'activité.

V. *Complications :* Du phagédénisme. — Son processus moléculaire. — Phlébites capillaires. — De la gangrène : oblitérations vasculaires. — Formation et élimination de l'eschare. — Destruction radicale par gangrène de la zone virulente. — Traitement.

La seconde espèce des maladies vénériennes dont je vais vous parler maintenant est le chancre mou, le chancre simple, la chancrelle. C'est une affection locale comme la blennorrhagie, et même beaucoup plus circonscrite qu'elle dans ses manifestations.

I

A peu près toujours semblable à lui-même, quelles que soient ses dimensions, le chancre simple, qui est éminemment contagieux et inoculable, présente les caractères suivants :

Il est taillé à pic; son contour est irrégulier et asymétrique ; ses bords sont épais, déchiquetés et décollés; son fond est inégal, pultacé, vermoulu. Autour de lui existe une auréole inflammatoire d'un rouge plus ou moins vif. Le tissu conjonctif qui l'entoure et celui sur lequel il repose présentent fréquemment un engorgement œdémateux, un empâtement diffus qui n'est pas nettement circonscrit et se confond d'une manière insensible avec les parties voisines.

Sur toute sa surface se sécrète, avec abondance et quelquefois à flots, un pus épais, jaunâtre, ichoreux, sanguinolent, couleur chocolat, dont je vous ai énuméré les principales propriétés.

La contagion du chancre simple s'effectue presque exclusivement pendant les rapports sexuels. Aussi ne sort-il que rarement de la sphère génitale ; c'est là son siège de prédilection, son véritable, et on pourrait presque dire, son unique foyer. Il possède donc au plus haut degré le caractère d'une maladie vénérienne.

Le chancre simple ne naît point spontanément dans l'organisme. Il procède toujours d'un ulcère de même nature que lui. Il est extraordinairement contagieux et peut se reproduire successivement ou simultanément un nombre indéfini de fois sur le même individu.

C'est la maladie vénérienne qui a été le plus soumise à l'expérimentation; aussi est-ce la mieux connue. Vous pouvez admettre comme une vérité des mieux établies que cet ulcère est inoculable et réinoculable à volonté et partout.

Rien ne s'oppose à son implantation et à son développement naturel : ni temps, ni lieu, ni âge, ni tempérament, ni constitution, ni état sain ou morbide de l'économie, ni tissus, ni appareils, ni systèmes organiques, etc. La matière organique et vivante de l'homme est sans défense contre lui. Aucune immunité naturelle n'empêche son inoculation de réussir. Cependant, Hubbenet de Kiew, aurait rencontré deux individus chez lesquels il n'a pas pu, malgré plusieurs tentatives, réussir à inoculer des chancres mous.

II

Et pourtant, messieurs, cette espèce vénérienne est dépourvue de tout pouvoir diffusible, et son principe générateur ne pénètre pas dans la masse du sang pour infecter l'économie. Elle est, dès le début, et reste toujours par la suite, un accident purement local.

Mais si le pus virulent du chancre simple ne pénètre pas dans les veines et n'intoxique pas le sang, il se déverse dans les lymphatiques. N'est-ce pas un double fait étonnant que, d'une part cette sorte d'affinité élective pour les lymphatiques, et d'autre part, cette répulsion instinctive pour les veines ?

La clinique nous donne tous les jours des preuves sans nombre de la pénétration du pus chancrelleux dans les voies lymphatiques. Cette pénétration est même la cause et la source de la plupart des complications du chancre simple, de ces complications qui se font à distance, sur le trajet des vaisseaux lymphatiques ou dans les ganglions auxquels ils aboutissent.

Ces complications consistent : 1° en lymphites et abcès lymphatiques; 2° en adénites virulentes, rapidement converties en bubons chancrelleux.

La purulence et la virulence en sont les phénomènes caractéristiques. C'est vous dire qu'elles sont contagieuses, inoculables et réinoculables à volonté et indéfiniment, comme le chancre simple.

Voilà à quoi se borne la diffusion, par les voies vasculaires, du principe chancroïdal. Le rayon de son activité morbide a donc pour mesure exacte la distance qui sépare le foyer primitif du premier ganglion lymphatique de la région. Comparez ce travail tout local et toujours circonscrit par la barrière, infranchissable pour lui, des ganglions du district, comparez-le à la puissance de pénétration, de prolifération et de diffusion du principe syphilitique dans toutes les parties constituantes de l'organisme.

Le pus virulent du chancre simple peut sortir de son foyer autrement que par les voies naturelles de la circulation. Il peut s'infiltrer, s'extravaser dans le tissu cellulaire sous-cutané. Mais là aussi, comme dans les vaisseaux et les ganglions lymphatiques, il ne produit que des complications locales qui toutes présentent les mêmes caractères et obéissent au même processus que les lympho-adénopathies chancrelleuses.

Ces complications sont, en effet, constituées : 1° par une inflammation violente et à marche rapide; 2° par un abcès qui se forme d'emblée et très vite sur tous les points enflammés; et 3° par une ulcération chancreuse qui lui succède et qui possède toutes les propriétés du chancre générateur.

Ainsi, dans toutes ses complications, qu'elles aient pour siège primitif les lymphatiques, les ganglions ou le tissu cellulaire, le chancre simple aboutit toujours à la création d'une ulcération semblable à lui-même.

On a prétendu que le pus chancrelleux pouvait être absorbé à la surface de la peau et des muqueuses, et pénétrer dans l'organisme sans produire aucune lésion locale sur le lieu où se serait effectuée l'absorption.

De cette hypothèse tout à fait gratuite est née la théorie du bubon d'emblée. Ce n'est pas ici le lieu de la discuter. Qu'il me suffise de vous dire que les parties solides du pus, c'est-à-dire les globules qui sont seuls virulents ne peuvent pas passer dans les voies circulatoires sans une déchirure ou une ulcération préalable des vaisseaux absorbants. Leur entrée dans l'organisme a toujours lieu par effraction. Or, du moment que le pus chancrelleux se trouve en contact avec une solution de continuité, avec un point de la peau ou des muqueuses qui n'est plus protégé par l'enduit épidermique ou épithélial, il y produit une chancrelle.

III

C'est à la surface de la chancrelle qui ronge les vaisseaux comme les autres tissus, que la pénétration mécanique de la cellule purulente devait s'effectuer et s'effectue, en effet, le plus facilement. Vous avez vu quelles en sont les conséquences pour les voies lymphatiques.

Mais comment se fait-il que la pénétration des cellules virulentes n'ait pas lieu dans les veines comme elle a lieu dans les lymphatiques? N'est-ce pas là un phénomène inexplicable? Leurs orifices ne sont-ils pas béants, comme ceux des lymphatiques, dans le foyer de l'ulcération? Les veinules ne se déchireraient-elles, ne seraient-elles détruites qu'après une phlébite préalable qui obturerait leur calibre au delà des limites de l'ulcération chancroïdale? Je l'ignore. Toujours est-il que le fait est indéniable. Et, en effet, si le pus virulent pénétrait dans les veines comme dans les lymphatiques, ne produirait-il pas des phlébites virulentes sur tous les points du corps, au dehors et au dedans. Il n'y a point sur le trajet de ces vaisseaux des ganglions pour arrêter le processus. Il pourrait donc envahir une grande étendue du système circulatoire. Le pus irait se déposer un peu partout, plus particulièrement peut-être dans certains organes, ainsi que le font les virus diffusibles. — Mais remarquez que ces virus diffusibles ne se réinoculent pas sur l'individu qui en est infecté, tandis que le virus chancrelleux, lui, est et reste réinoculable dans tous les milieux organiques. Comme conséquences de l'introduction du pus chancroïdal dans le sang, nous verrions des abcès, des cavernes chancreuses du poumon avec expectoration de crachats virulents, des phlébites, des foyers virulents dans tous les organes, des chancres sur toutes les égratignures, coupures et solutions de continuité quelconques de la peau et des muqueuses, etc.

Ce serait une erreur de supposer que le principe virulent peut se modifier et perdre ses propriétés dans telle ou telle partie de l'organisme. Les virus en général, et le virus chancroïdal ne fait pas exception, ont une force de vitalité et de résistance qui leur donne le privilège de la pérennité et de l'immutabilité. Le principe contagieux ne change pas de nature en passant à travers les organismes. Il y prolifère et s'y multiplie. Mais, malgré ce travail, chaque parcelle conserve en elle toute la puissance virulente du virus générateur, et son principe se dégage sans avoir cessé un instant d'être identique avec lui-même.

Les organismes changent, mais les virus restent toujours les mêmes dans leur immutabilité à travers les siècles. S'il en était autrement, des maladies nouvelles et inconnues naîtraient chaque jour d'un même virus, après toutes ses métamorphoses. Par suite de cette intégrité persistante des principes contagieux, les maladies qu'ils engendrent conservent à peu près intact leur type primitif.

Le chancre simple né d'hier ressemble exactement au chancre simple des hommes qui vivaient il y a des milliers d'années.

Il serait donc antimédical, antiphysiologique de supposer que le pus chancroïdal pourrait perdre dans la circulation artérielle et veineuse cet attribut essentiel de réinoculation qu'il conserve à un si haut degré dans la circulation lymphatique.

Ces considérations ne prouveront-elles pas surabondamment que le pus virulent du chancre simple, si extraordinaire que cela soit, ne pénètre ni par absorption, ni par effraction dans le système veineux; qu'il n'envahit pas l'organisme, et qu'il reste toujours à l'état de maladie locale, n'irradiant ses effets morbides que dans le cercle lymphatique qui l'environne.

IV

La lésion qui se développe ainsi sur les muqueuses et sur la peau, par contagion ou inoculation et sans aucune incubation préalable, est essentiellement inflammatoire. Elle est produite par une prolifération effrénée de cellules embryonnaires. D'emblée ou en très peu de temps, le chancre mou entame les membranes. Ce n'est pas seulement leur épiderme ou leur épithélium qui sont détruits; c'est le tissu du derme lui-même qui subit une perte de substance irréparable. Sur les parois de l'anfractuosité cratériforme qui en résulte on voit des débris de tissu conjonctif, de vaisseaux, de nerfs, de canaux excréteurs des glandes sudoripares. Dans ce qui reste du tissu dermo-papillaire, dans l'épaisseur du chorion, dans le tissu cellulaire sous-cutané vous trouvez une infiltration de cellules rondes qui dissocient et submergent les éléments constitutifs du tissu conjonctif, deviennent peu à peu mobiles les unes sur les autres, et se répandent en nappes comme torrentueuses à la surface des bourgeons charnus, mollasses, sans fibrilles et fongueux qui constituent le fond pultacé du chancre mou. Ces éléments de nouvelle formation n'ont aucune tendance à l'organisation. Aussi le processus est-il destructeur au plus haut degré. Pour réparer le mal qu'il fait, il faudra un tissu cicatriciel.

Au milieu de ce déluge cellulaire, que deviennent les vaisseaux? Ils ne se sclérosent point, comme dans le chancre syphilitique; ils se ramolliraient plutôt, car leur tunique adventice est envahie aussi par le flot des cellules migratrices. Peut-être ces cellules qui s'infiltrent au delà du foyer le long des vaisseaux, rétrécissent-elles leur calibre par compression et favorisent-elles la formation de caillots oblitérants. N'est-ce pas par un semblable mécanisme que se produiraient les complications dont il me reste à vous parler?

V

La plus importante, c'est le phagédénisme, c'est-à-dire la destruction moléculaire et progressive des tissus et par suite l'extension indéfinie de l'ulcération chancrelleuse qui arrive quelquefois à détruire la peau de toute une région, à faire disparaître des organes ou à les labourer, à les perforer dans tous les sens, etc.

Le phagédénisme n'est point le produit d'un virus spécial. Sa cause réside dans le malade et est par conséquent constitutionnelle et dyscrasique. Ce qui le prouve bien, c'est que le pus du chancre le plus horriblement phagédénique, inoculé à un autre individu, ne donnera lieu qu'à un chancre simple.

Une autre complication du chancre simple, c'est la gangrène. Par là il faut entendre une destruction en masse et rapide des tissus sur lesquels repose l'ulcération ou qui l'avoisinent. Ses causes sont très nombreuses et d'ordre bien différent puisqu'il y en a de dyscrasiques, de purement locales, de mécaniques, etc. Quant au résultat il est toujours le même : les parties mortifiées se séparent des parties vivantes au moyen d'un fossé d'élimination ; un bourgeonnement réparateur et de bonne nature se fait tout autour de l'eschare qui ne tarde pas à tomber, laissant une plaie à la surface de laquelle il n'existe plus un atome de pus virulent. Et en effet, messieurs, le propre de la gangrène est d'éteindre radicalement toute virulence dans le foyer chancroïdal. C'est donc une complication qui a son bon côté lorsqu'elle ne franchit pas certaines limites. Malheureusement elle reste rarement bornée aux parois chancreuses ; elle dépasse la sphère de virulence pour détruire les tissus sains, qui peut-être, sans elle, auraient été respectés.

Quoi qu'il en soit, la gangrène nous met sur la voie du traitement le plus efficace pour arriver à guérir rapidement le chancre. Ce traitement, c'est la cautérisation destructive. Le chancre est comme un animal parasite ; il faut le tuer sur place par une neutralisation absolue, complète de tous ses éléments contagieux. S'il en restait un seul, la lésion se reproduirait.

Mais du moment que toutes les cellules virulentes sont anéanties, la lésion n'existe plus en tant que chancre, et l'organisme est sauf, car aucune conséquence prochaine ou éloignée, générale ou locale, n'est à redouter. Tout est fini et bien fini et le dommage se réduit à des pertes de substance.

DEUXIÈME LEÇON

CONSIDÉRATIONS GÉNÉRALES SUR LES DIFFÉRENTES ESPÈCES DE MALADIES VÉNÉRIENNES.

PATHOLOGIE GÉNÉRALE (*suite*)

CARACTÈRES ET PROCESSUS DE LA SYPHILIS

La syphilis est une maladie *générale*, de toute la substance. — Intoxication du sang par le virus syphilitique. — *Virulence* et *contagiosité* de la maladie pendant les premières années de son processus. — Disparition de la virulence et *constitutionnalité* dans la suite. — *Hérédité* de la syphilis.

I. *Syphilis primitive ou localisée :* Chancre syphilitique. — C'est une néoplasie érosive précédée d'une longue incubation, et accompagnée de lympho-adénopathies scléreuses.

II. *Incubation du chancre syphilitique :* Deux théories pour l'interpréter. — Leurs conséquences pratiques. — Peut-on prévenir l'intoxication par la destruction du chancre? — Rôle pathogénique des lympho-adénopathies : *dyscrasie syphilitique.*

III. *Syphilis consécutive et généralisée :* Deuxième incubation. — Début de la syphilis consécutive. — Troubles constitutionnels prodromiques.

IV. *Déterminations de la syphilis consécutive sur la peau et sur les muqueuses* Syphilides. — Deux groupes : 1° *groupe érythémato-papuleux ;* 2° *groupe ulcéro-gommeux.* — Leurs caractères ; — Leur date dans l'évolution ; — Leur processus.

V. *Déterminations profondes et viscérales de la syphilis consécutive :* 1° Pendant la phase virulente ; 2° pendant la phase constitutionnelle.

VI. *Évolution de la syphilis :* Classification chronologique de ses accidents : — Son insuffisance. — Nécessité de tenir compte de la nature des manifestations. — Phase virulente, transitoire. — Phase constitutionnelle, indéfinie.

VII. *Processus anatomique général de la syphilis :* Absence de spécificité histologique. — Terminaisons du processus : résolution, ulcération, sclérose, élimination nécrobiotique des néoplasies gommeuses. — Trois types de lésions syphilitiques : le *chancre*, la *papule*, la *gomme.*

VIII. *Pronostic de la syphilis :* Syphilis *bénignes ;* — Syphilis *graves ;* — Syphilis *malignes.*

IX. *Affinités pathologiques de la syphilis :* Avec la scrofule, l'arthritisme, la tuberculose pulmonaire, les dyscrasies, les intoxications. — Ses rapports avec les maladies aigüës et le traumatisme.

X. *Transmission héréditaire de la syphilis :* Par le père, par la mère ; pendant la grossesse. — Loi de Colles. — *Caractères et processus de la syphilis héréditaire.*

XI. *Traitement de la syphilis : Mercure.* — *Iodure de potassium.* — Spontanéité curative de l'organisme.

MESSIEURS,

Je vais vous parler aujourd'hui de la syphilis. Avec elle la scène pathologique s'agrandit ; vous allez voir apparaître de tous les côtés de nouveaux horizons. C'est que, en effet, elle ne consiste pas comme la blennorrhagie et le chancre mou en un état morbide circonscrit, dans lequel la localisation des effets du virus est le fait unique ou prédominant. Les choses changent de face, et c'est, au contraire, l'affection locale qui devient insignifiante, si on la compare au vaste complexus des nombreuses manifestations morbides dont elle est le point de départ.

Dans la grande maladie dont je vais tenter de vous donner une idée générale, l'économie entière entre en jeu. Elle est atteinte dans ses forces vives, dans les foyers les plus profonds de sa nutrition élémentaire. Et comment n'en serait-il pas ainsi, puisque le sang lui-même, pendant des années, est souillé par le principe virulent et contagieux?

Il arrive donc un moment où toutes les molécules de l'organisme sont imbibées de la matière morbigène. Or cette matière qui s'élabore un peu partout, mais principalement dans le système lymphatique, du moins pendant les premières phases de la maladie, ne se prête pas aux éliminations faciles et rapides qu'on remarque dans les intoxications transitoires. L'imprégnation est longue, tenace et rebelle. Elle résiste aux échanges matériels qui s'opèrent incessamment dans le sein des tissus; elle résiste à la force éliminatrice spontanée qui se met en activité, dès qu'un agent agressif et nuisible s'est insinué au milieu d'eux; enfin, elle ne se laisse expulser ou neutraliser que difficilement par les agents spécifiques, et encore n'est-ce jamais du premier coup ni sans une série de retours offensifs, toujours à redouter malgré les signes les plus rassurants de leur déroute définitive.

Si long que soit le séjour du virus dans le milieu sanguin, il arrive un moment où on ne l'y retrouve plus. Ce liquide a perdu ses propriétés contagieuses; et, dès lors, les lésions émanées de l'action syphilitique ont cessé, elles aussi, d'être dangereuses et ne sont plus inoculables.

En conclurez-vous que la maladie générale a dit son dernier mot?

Croyez-vous qu'elle ait atteint le terme de son évolution, parce qu'elle est arrivée à cette étape de sa route où les milieux organiques semblent s'être purifiés, et où l'on ne constate plus en eux la présence de ce virus qui avait été jusqu'alors le principe et le germe de toutes les manifestations morbides?

Malheureusement, messieurs, il n'en est point ainsi. Sans doute, chez un grand nombre de malades le processus ne va pas au delà. Mais combien d'autres, au contraire, pour lesquels cette fin trompeuse n'est qu'un commencement !

C'est que la syphilis subit à cette phase de son processus une sorte de transformation. Elle se concentre sur elle-même pour acquérir une plus grande puissance destructive. De diffuse et superficielle qu'elle avait été jusqu'alors, elle devient circonscrite et profonde. Les cellules embryonnaires qu'elle jette à profusion dans les tissus sous forme de suffusions diffuses où de nodosités tuberculo-gommeuses, étouffent les tissus, les font disparaître, les sclérosent, les ulcèrent, les anéantissent. Membranes tégumentaires, tissu cellulaire sous-cutané ou interstitiel, périoste, os, muscles, nerfs, viscères, rien n'est respecté. La maladie s'attaque à tout. Vous la verrez se réveiller après des années de silence, comme aussi frapper coup sur coup, sans trêve ni merci. Prévus ou inattendus, ses assauts, même les moins graves, sont toujours à craindre, et ils laissent après eux une empreinte qui ne disparaît pas ou des désordres qu'on ne peut réparer. La prise de possession est plus forte, plus invincible, et si la maladie embrasse moins à la fois, elle étreint plus énergiquement. On dirait que ses racines ont plongé plus avant dans l'organisme, bien au delà du sang, dans les parties les plus intimes de l'être, aux derniers confins organiques, jusqu'à la substance primordiale de la vie.

La syphilis est devenue constitutionnelle. Elle a fini par une diathèse après avoir commencé par une intoxication.

Ainsi, virulence, non pas seulement locale mais diffuse et imprégnant tout l'organisme dès le début et pendant une période de trois ou quatre années ; puis constitutionnalité profonde, indéfinie, probablement indestructible : tels sont les caractères fondamentaux de la syphilis, ceux qui lui donnent la double consécration d'une maladie générale par excellence.

A ces deux caractères, ajoutez-en un troisième, qui est comme le corollaire des deux précédents : la syphilis est susceptible de se transmettre par hérédité. Elle est donc contagieuse, virulente, constitutionnelle et héréditaire.

Comment parvient-elle à s'emparer ainsi de l'organisme et à faire peser sur tous ses actes cette autocratie pathologique dont il est si difficile et trop souvent impossible de secouer le joug ?

I

Syphilis primitive ou localisée : *Chancre syphilitique induré, infectant ou sclérose initiale.* — Toute syphilis, après la naissance, débute par ce chancre, sauf celle qui est communiquée à la mère par le fœtus. — Il manque dans la syphilis héréditaire. Il est toujours précédé d'une incubation et se développe sur le point même de la contamination. — Multiplicité fréquente des chancres infectants; simultanéité de leur apparition. — La lésion initiale de la syphilis est une néoplasie qui s'érode et non une ulcération. — Induration scléreuse circonscrite. — Polymorphisme du chancre syphilitique.

Hyperplasie des ganglions lymphatiques du district cutané ou muqueux sur lequel s'est développé le chancre. — Ce n'est pas un phénomène fortuit, mais un symptôme constant. — Les lympho-adénopathies scléreuses régionales font partie intégrante du processus dans la syphilis primitive. — Leur indolence et leur aphlegmasie.

Étudions, pour nous en rendre compte, les diverses phases de son évolution.

Les débuts de la syphilis sont bien modestes. On ne s'imaginerait jamais que sa lésion initiale va devenir le point de départ de désordres aussi grands, de déterminations morbides aussi multiples. Et ce qu'il y a de remarquable, c'est qu'elle est obligée de commencer par là; de telle sorte, qu'on voit souvent les véroles les plus redoutables, celles qui envahissent les viscères de premier ordre, comme le cerveau, le foie, les reins, etc., qui entraînent des infirmités incurables ou la mort, naître d'une papule, d'un mince disque induré, indolent, qui s'érode, suinte, puis se cicatrise et disparaît quelquefois inaperçu des malades, ignoré des médecins et sans laisser aucune trace de son existence. Quelquefois, il est vrai, cette lésion initiale est beaucoup plus sérieuse, mais, en général, sa gravité est un fait exceptionnel.

C'est elle qu'on désigne sous le nom de chancre syphilitique, infectant, induré, accident primitif. Vous m'entendrez souvent l'appeler néoplasie primitive, sclérose initiale et vous verrez tout à l'heure pourquoi.

S'il est une maladie dans laquelle on ait abusé du mot loi, c'est certainement la syphilis. Combien de ces lois prétendues immuables dont on n'a même pas gardé le souvenir? Mais il en existe quelques-unes qu'on peut renforcer de toutes les épithètes les plus énergiques, sans craindre d'en exagérer la portée et la signification. De ce nombre est le fait suivant qui se reproduit d'une façon invariable et qu'on doit regarder comme absolu. Le voici.

Toute syphilis contractée après la naissance débute par un chancre.

A cette loi il n'y a qu'une seule exception et encore est-elle contestée :

une femme saine avant la conception, mais qui porte dans son sein un enfant syphilitique, peut être intoxiquée par l'échange continuel du sang qui se fait entre elle et lui. En pareil cas la syphilis se passe de son exorde obligé, le chancre; elle envahit d'emblée l'organisme.

Outre la syphilis contractée après la naissance, il y a la syphilis qui naît pendant la vie intra-utérine. Eh bien, celle-là non plus n'a pas besoin de l'accident primitif. On n'a jamais trouvé de chancre sur les enfants atteints de syphilis héréditaire.

Ainsi les syphilis qui ont pour berceau la cavité utérine et pour mode de contagion l'incessante infusion d'un organisme dans un autre, du sang souillé par le virus syphilitique, ces syphilis-là sont les seules qui ne procèdent pas du chancre.

Vous vous rappelez que dans la blennorrhagie et le chancre mou, l'application du virus sur les tissus est presque immédiatement suivie du travail morbide spécial qui aboutit vite à la formation d'un catarrhe et à celle d'une chancrelle.

Il n'en est pas ainsi pour le chancre syphilitique. Entre le moment de la contamination et celui où apparaît la lésion qui en est la conséquence, il s'écoule toujours un intervalle de temps considérable, de trente jours en moyenne, pendant lequel l'investigation la plus minutieuse ne peut découvrir aucune trace de lésion sur le point contagionné. C'est ce qu'on appelle l'incubation.

Elle manque, ou à peu près, dans les deux premières maladies vénériennes. Elle existe, au contraire, constamment dans la troisième. Voilà encore un fait si invariable, qu'on peut aussi lui donner le nom de loi.

Enfin, pour en finir avec les circonstances qui président à l'apparition du chancre, sachez qu'il ne se montre jamais que sur le point même où a été déposé le virus. Si étrange que soit le siège de certains chancres, soyez bien convaincus, que s'ils se sont implantés là, c'est que, d'une façon ou d'une autre, le virus syphilitique y a pénétré.

Le chancre syphilitique n'est point toujours solitaire comme on l'a dit; il vous arrivera fréquemment d'en constater plusieurs sur le même individu et dans des régions différentes. J'en ai vu jusqu'à quatorze disséminés chez le même malade, les uns sur les lèvres, d'autres sur le menton, un sur le ventre et d'autres sur les organes génitaux. Eh bien, ils n'étaient point le fait d'une éruption généralisée. Non, ils s'étaient produits sur tous ces points parce que du virus y avait été déposé et s'y était inoculé.

J'ajoute qu'ils avaient tous fait leur apparition, à peu de chose près, en même temps. C'est encore là un des caractères de l'accident primitif. Comme il confère rapidement à l'organisme l'immunité syphilitique et qu'il est, par conséquent, irréinoculable au malade lui-même, il en résulte qu'un individu, s'exposât-il tous les jours à la contagion, n'aura que des chancres qui apparaîtront en même temps, à supposer qu'il en ait plusieurs. Opposez ce caractère aux contagions, aux inoculations successives, infinies, à tous les moments, partout et à tous les intervalles de temps, du chancre mou, et voyez quelle différence, encore, entre ces deux espèces morbides qu'on a si longtemps confondues !

Mais il y en a bien d'autres. Et, par exemple, messieurs, vous vous feriez la plus fausse idée du chancre syphilitique, si vous le considériez exclusivement comme une ulcération. Il est tout l'opposé. Dès son début, et, plus tard, pendant tout son décours, il est, au contraire, constitué par une tumeur. Sur le point de la peau et de la muqueuse où il évolue, loin qu'il y ait perte de substance, il se produit une accumulation de nouveaux éléments. Ils infiltrent les tissus, et, au total, la quantité de matière organique y est plus considérable qu'auparavant. Donc, on a raison de dire que le chancre syphilitique est une néoplasie primitive, et en le qualifiant ainsi on se sert d'une dénomination plus correcte et plus anatomiquement exacte que le mot chancre, puisque ce dernier implique l'idée d'une destruction qui n'existe ici qu'à un faible degré et qui est toujours postérieure et subordonnée au travail hyperplasique.

Est-ce à dire qu'il faille reléguer le processus érosif ou ulcératif au nombre des phénomènes accessoires et contingents ? Non, assurément. Mais à quoi se réduit dans la majorité des chancres, dans ceux qui sont les plus typiques, le dommage fait aux tissus sains ? A une simple abrasion des couches les plus superficielles de l'épiderme ou de l'épithélium. Le corps muqueux de Malpighi n'est pas toujours détruit en totalité ; s'il disparait complètement, ce n'est qu'au centre de la tumeur. Là vous trouverez quelquefois les papilles aplaties, atrophiées, détruites, tandis qu'elles sont hypertrophiées au pourtour de la lésion.

Est-ce tout ? Dans certaines variétés graves du chancre syphilitique, l'ulcération devient quelquefois le fait dominant, du moins en apparence. Mais, chose remarquable, quand la guérison a eu lieu, on est tout surpris de voir que l'énorme perte de substance a été comblée par une petite cicatrice et que l'organe n'a été que très superficiellement entamé. A quoi tient un pareil résultat ? Il tient à ce que l'ulcération se fait surtout aux dépens de la néoplasie. Vous voyez donc que non seulement elle constitue la partie fondamentale du chancre, mais qu'elle fournit encore la pâture à sa voracité, lorsqu'il lui prend la fantaisie d'être phagédénique. Les chancres syphilitiques, ulcéreux d'emblée, sont relativement rares. La plupart constituent alors des chancres mixtes dans lesquels l'élément chancrelleux commence par accomplir son œuvre destructive. Plus tard l'hyperplasie primitive se développe et indure la lésion.

Car c'est par le fait de cette hyperplasie que se produit l'induration dont vous avez sans doute entendu parler et qui occupe une si grande place dans l'histoire du chancre syphilitique. Le néoplasme qui la constitue est d'une consistance cartilagineuse, chondroïde, ligneuse, et il ressemble à un corps étranger, à contours nettement taillés, qui aurait été inséré dans l'épaisseur ou à la surface des membranes tégumentaires. Ses formes varient beaucoup : il est en lamelles, en disques ou pisiforme, globuleux, hémisphérique, quelquefois diffus autour d'un point central plus dur, etc.

Les détails ne seraient pas à leur place dans ces généralités. Qu'il me suffise de vous dire que le chancre infectant qui diffère à tant d'égards du chancre simple, s'en distingue aussi par son polymorphisme. Rien de plus divers que les aspects sous lesquels il se présente, tout en conservant ses propriétés fondamentales, lesquelles s'associent à une régularité et à une symétrie de courbes et de surfaces, qui fait toujours défaut dans les chancrelles d'une certaine durée.

Il est curieux de voir que la néoplasie primitive nous donne dans toutes ses variétés, comme une image réduite des lésions que la syphilis produira ultérieurement sur la peau, sur les muqueuses ou dans le tissu cellulaire sous-cutané. Ainsi, il y a des chancres très superficiels, érythémateux et comme rubéoliques. D'autres sont papuleux et c'est le plus grand nombre ; on dirait des plaques cutanées ou muqueuses et des papules plates, etc. D'autres, à induration diffuse, présentent une grande analogie avec certaines nappes de suffusion tuberculo-gommeuse dans le derme et le tissu cellulaire sous-cutané. Enfin, vous en trouverez fréquemment qui sont surtout constitués par une tumeur ramassée sur elle-même, par une nodosité, par une sphère ou une demi-sphère, et qui sont presque identiques à des tubercules ou à des gommes. Ce ne sont pas seulement des ressemblances de formes, ce sont aussi des ressemblances de processus que vous constaterez.

Gardez-vous bien d'en conclure qu'il doit exister un rapport pareil entre telle forme de l'accident primitif et telles ou telles lésions consécutives; vous vous exposeriez à de nombreuses déceptions dans le pronostic.

Je me borne à vous faire remarquer, sans rien préjuger du processus, que le virus syphilitique, bien qu'il soit toujours identique à lui-même dans son inaltérable unité, n'en produit pas moins localement les effets les plus variés. J'ajoute que cette diversité de formes et même d'évolutions n'empêche pas l'accident primitif de présenter, dans sa marche et dans sa durée, qui est de quatre ou cinq semaines, une régularité beaucoup plus grande que la chancrelle.

A la surface des érosions ou dans les anfractuosités ulcéreuses, le virus est sécrété tantôt à l'état de pureté et sous forme d'un liquide transparent, un peu visqueux et légèrement ambré; tantôt à l'état de mélange avec du pus, des matières ichoreuses, du sang, des débris organiques, etc. Ces mélanges, qui se font aussi avec beaucoup d'autres liquides de l'économie, n'altèrent point ses propriétés et ne lui enlèvent rien de son énergie.

Quelques complications, dont les deux principales sont le phagédénisme et la gangrène, modifient parfois la physionomie du néoplasme primitif. La première est loin d'avoir la gravité du phagédénisme chancrelleux. Elle se limite d'elle-même et guérit en général assez vite, surtout si on la combat par le mercure et l'iodure de potassium. Quant à la seconde, si elle détruit plus ou moins le foyer du mal, elle n'empêche pas l'intoxication.

Telles sont, messieurs, les particularités intrinsèques les plus caractéristiques du chancre syphilitique. Mais vous n'auriez qu'une idée incomplète de cette lésion, si je ne vous parlais d'un fait pathologique qui se produit à peu de distance d'elle, cinq ou six jours après son début. Ce fait consiste dans l'hyperplasie des ganglions et quelquefois aussi des vaisseaux lymphatiques, appartenant au district cutané ou muqueux sur lequel le chancre s'est implanté.

Il ne s'agit pas ici comme dans la chancrelle, d'une complication fortuite, soumise aux hasards de la pénétration mécanique du pus virulent dans les voies lymphatiques. Les lympho-adénopathies dont il est question résultent d'un processus nécessaire, pour ainsi dire fatal. Elles font partie intégrante de la sclérose initiale; elles en sont la conséquence immanquable. Elles marquent une étape qui ne fait jamais défaut.

Leurs caractères cliniques sont d'être presque indolentes, aphlegmasiques, multiples et de former des tumeurs dures, non adhérentes avec la peau et mobiles dans l'atmosphère du tissu cellulaire qui les entoure. S'il leur arrive de se ramollir et de suppurer, ce qui est rare, elles guérissent vite et ne se convertissent jamais en foyer chancrelleux. Elles persistent pendant longtemps et survivent en général au chancre dont elles sont le retentissement obligé. Enfin elles se généralisent peu à peu et on en trouve sur différentes parties du corps, pendant qu'évoluent les premiers accidents consécutifs.

Ainsi la néoplasie primitive, l'accident initial de la syphilis est toujours précédé d'une longue incubation et toujours suivi d'un envahissement des ganglions régionaux par un processus en grande partie semblable à celui du chancre lui-même.

II

Incubation du chancre syphilitique : Comment on peut l'interpréter. — Deux théories. — Dans la première, le chancre n'est que le résultat local et unique de l'intoxication générale qui s'est faite à partir de la contamination. — Dans la deuxième, le chancre est une lésion qui incube localement dans les tissus ; l'intoxication générale ne commence qu'avec lui.

Conséquences pratiques : D'après la première théorie, inutilité de l'extirpation du chancre. — D'après la seconde, possibilité de prévenir la syphilis par la destruction, faite à temps, du chancre syphilitique.

Réponse donnée par les faits expérimentaux : Rareté des cas où l'on peut exciser à temps. — Insuccès d'une excision complète faite par moi dans des conditions exceptionnellement favorables, et trente-six heures après l'apparition de la papule chancreuse. — Que faut-il penser de l'intoxication qui précède le chancre : elle est incomplète. — Nécessité du foyer chancreux pour la rendre effective et en généraliser les conséquences.

Dyscrasie syphilitique : Du rôle que jouent, dans la pathogénie, les lympho-adénopathies scléreuses. — Élaboration et multiplication des éléments du virus dans les chancres et dans les ganglions lymphatiques.

Avant d'aller plus loin, cherchons quelle est la signification du grand phénomène de l'incubation.

L'intervalle de temps qui s'écoule entre la contamination et la lésion initiale est d'une durée dont l'évaluation a beaucoup varié, suivant l'époque et les milieux où l'on dressait les statistiques. En me fondant sur les recherches que j'ai entreprises depuis dix ans, je crois être dans le vrai en affirmant qu'aujourd'hui l'incubation du chancre syphilitique a une moyenne de trente-cinq à quarante jours. Mais peu importe au point de vue pathogénique. N'eût-elle que dix ou quinze jours, comme le pensaient quelques syphiliographes, elle n'en suggérerait pas moins les deux interprétations suivantes, qui sont les seules du reste que l'on puisse faire.

D'après la première, on suppose que l'absorption du virus s'est opérée immédiatement après la contamination, et que l'organisme, ayant été intoxiqué d'emblée, n'a cependant révélé le grand fait de son imprégnation que par une lésion locale, sur le point précis où s'est effectué la contagion.

Cette lésion isolée, cette première manifestation, locale malgré son origine constitutionnelle, serait le chancre syphilitique. Si cette hypothèse était vraie, on aurait tort de l'appeler *infectant*, puisque loin d'être la cause de l'empoisonnement, il n'en serait que le premier effet.

Malgré ce qu'il y a d'étrange dans cette manière de voir, surtout quand on met en regard la généralisation de la cause, c'est-à-dire de l'empoisonnement, et le siège si circonscrit, si précis du résultat, c'est-à-dire du chancre au point même où le virus a été déposé, presque tous les auteurs, et les plus autorisés, s'en sont déclarés les partisans.

Dans la deuxième interprétation, on suppose au contraire que le virus n'a pas été absorbé et n'a point intoxiqué d'emblée l'organisme ; qu'il est resté au sein des tissus qui l'ont reçu de gré ou de force ; qu'il a incubé dans cette sphère organique infiniment restreinte, et qu'il n'est sorti de son inertie ou de sa latence qu'au bout de quelques semaines en produisant tout à coup le chancre syphilitique.

D'après cette théorie, le chancre est au premier plan, non seulement comme date, mais aussi comme action morbide, puisqu'il précède l'empoisonnement général. Enfin il s'élève à la dignité de cause, puisque c'est par lui que s'effectue graduellement l'intoxication de l'organisme. Il devient le foyer primitif de la maladie, le laboratoire ou naissent, croissent et se multiplient les particules virulentes qu'il jette sans cesse dans la circulation du sang et de la lymphe. C'est alors un chancre qui mérite réellement qu'on le nomme *infectant*.

Cette conception du processus d'intoxication, paraît peut-être plus satisfaisante que la première. Sans doute, il est difficile d'expliquer le sommeil si prolongé du virus au sein des tissus. Mais Cohnheim n'a-t-il pas montré que la matière tuberculeuse introduite dans la chambre antérieure de l'œil d'un animal, a pu y rester huit jours sans y développer son action locale, et que ce n'est qu'au bout de cette incubation qu'elle a rendu tuberculeux l'organe où on l'avait déposée, et, par son intermédiaire, tuberculisé ultérieurement toute l'économie ?

Ces théories, messieurs, ne sont pas purement spéculatives ; elles ont, au contraire, un côté pratique dont la haute importance ne vous échappera pas. Si vous adoptez la première, vous n'essaierez pas de détruire le chancre lorsqu'il apparaîtra. A quoi bon? Il n'est qu'un résultat, puisque l'intoxication est déjà un fait accompli.

Si vous adoptez la seconde, vous n'hésiterez pas à détruire le chancre par tous les moyens possibles, car si vous y parvenez à temps, vous pourrez prévenir l'empoisonnement. C'est ce que faisaient autrefois Ribes, Ricord et autres. C'est ce que tentent aujourd'hui, par l'excision du chancre, MM. Paul Unna, Heinrich Auspitz, Kölliker, etc. Ils s'applaudissent de quelques succès; mais la question est encore loin d'être jugée en dernier ressort.

Et moi aussi j'ai pratiqué fréquemment l'excision depuis quelques mois. Quoique j'eusse toujours échoué, je ne perdais pas encore tout espoir, parce que l'opération était trop tardive et ne s'exécutait pas dans les conditions rares qui ne peuvent laisser aucun doute sur la conclusion soit au point de vue du résultat négatif, soit au point de vue du résultat positif. Je restais dans le doute et j'attendais.

Enfin, je trouvai un chancre qui n'avait que quarante-huit à cinquante heures d'existence. C'était une simple papule à peine érodée, grosse comme une tête d'épingle, siégeant sur la muqueuse préputiale, et sans aucun retentissement sur les ganglions inguinaux. Le malade avait eu commerce quelques semaines auparavant avec une femme chez laquelle je constatai la syphilis. Il y avait donc quelque présomption que cette papule insignifiante était un chancre à l'état embryonnaire. Je n'hésitai pas à l'exciser largement : j'enlevai d'un coup de ciseau une grande rondelle de la muqueuse, allant ainsi bien au delà des limites de la lésion. La plaie se cicatrisa en quelques jours, comme une plaie ordinaire et resta mince et souple pendant deux semaines. Ensuite elle devint le siège d'une induration interstitielle sous forme de plaque ou de disque très régulier, enchâssé dans la muqueuse, lisse à sa surface, très sec et sans aucune trace d'érosion, et qui resta toujours tel. Il y eut ensuite un peu d'adénopathie inguinale, et enfin quatre ou cinq grosses papules plates dont une annulaire, très caractéristique, apparurent quarante à quarante-cinq jours après le début du chancre et ne me laissèrent aucun doute sur l'existence de la syphilis.

L'expérience vous paraît-elle concluante? En vous parlant de ce fait sur lequel je reviendrai plus tard, je suis loin de vouloir vous décourager. Je doute néanmoins que l'excision puisse être faite dans des circonstances plus favorables à sa réussite.

D'abord elle a été complète grâce à la petitesse du chancre et à sa situation sur la muqueuse préputiale. Puis elle a été faite à une époque très rapprochée du début, je dirais presque aussi rapprochée que possible ; car la lésion, encore à l'état rudimentaire, offrait si peu de prise à un diagnostic positif, que j'aurais attendu qu'elle s'accentuât davantage, si je n'avais eu devant moi la cause très plausible de sa spécificité. Sans cette source de contagion, qu'aurait-on dit en cas de succès ? Que je n'avais excisé qu'une simple érosion herpétique. La tentative eût été douteuse à mes propres yeux. Vous voyez combien il est difficile d'exécuter cette opération au moment précis où l'on peut voir qu'il s'agit bien d'un chancre syphilitique, mais d'un chancre tout récent et qui n'a pu encore infecter l'économie.

Après un insuccès aussi éclatant, les quelques illusions que j'avais sur la possibilité de prévenir la généralisation du mal, en détruisant de bonne heure l'accident primitif, se sont évanouies. Nous voilà donc obligés d'adopter la première interprétation, celle de l'empoisonnement d'emblée, sans aucune lésion locale préalable, et par l'absorption du virus déposé à la surface de la peau ou des muqueuses.

Eh bien, plaçons-nous à ce point de vue. Est-ce ici une véritable intoxication, semblable à celle qui suit le chancre, et dont nous allons vous exposer les conséquences ? Comment l'organisme resterait-il silencieux s'il en était ainsi ? Pourquoi un seul point serait-il atteint, celui précisément où a été déposé le virus ? Tout est obscur, inexplicable, mystérieux dans cette hypothèse que les faits nous forcent d'admettre. Mais du moins pouvons-nous dire que l'empoisonnement de l'économie pendant l'incubation est incomplet, insuffisant, et que l'accident primitif qu'il suscite lui est indispensable, pour aller plus avant dans les voies de l'infection progressive et de la diathèse.

Aussi, tout en étant un résultat, le chancre est-il une cause, et une cause puissante, sans laquelle le premier empoisonnement n'aboutirait à rien. Il faut que ce foyer morbide crée de nouvelles particules virulentes ou renforce celles qui existaient déjà, en leur communiquant des propriétés infectieuses plus actives et plus pénétrantes.

Ce n'est pas tout encore. Il faut que son processus, s'emparant des voies lymphatiques, y crée d'autres foyers qui multiplient le virus et en inondent le liquide sanguin. N'est-ce pas le rôle pathologique des lympho-adénopathies qui accompagnent toujours le chancre et servent comme de trait d'union entre la lésion locale et les accidents consécutifs ?

Dans la dyscrasie qui résulte forcément de l'intoxication syphilitique, il existe presque toujours une augmentation très sensible de globules blancs et une diminution correspondante de globules rouges, sans compter les autres altérations. Il y a donc une grave atteinte portée à la fonction de l'hématopoièse. Or les ganglions n'en sont-ils pas les principaux organes?

En eux et par eux, le processus néoplasique qui les envahit semble multiplier ses foyers; et c'est ainsi que s'élargit le laboratoire, où se créent sans cesse et se déversent dans le sang les éléments toxiques qui doivent conduire l'organisme à ce degré de saturation virulente dont l'explosion des accidents généraux est la conséquence nécessaire et immanquable.

Voilà, messieurs, quelle est, selon moi, l'interprétation la plus rationnelle et la plus physiologique en même temps qu'on puisse donner des deux grands phénomènes qui précèdent et accompagnent la lésion primitive, c'est-à-dire de l'incubation et du rayonnement de l'action morbide sur le système lymphatique.

III

SYPHILIS CONSÉCUTIVE OU GÉNÉRALISÉE. — Elle est précédée d'une incubation de cinquante jours environ, à partir du début du chancre. — C'est la *deuxième incubation*.

Début de la syphilis consécutive. — Très variable au point de vue de son retentissement sur l'organisme. — *Troubles constitutionnels prodromiques.* — Leur signification pronostique.

Quittons maintenant cette première phase de la syphilis pour étudier, dans ses manifestations ultérieures, la maladie généralisée.

Quoique l'organisme porte en lui, depuis la contamination, le germe d'événements pathologiques dont il va devenir le théâtre et la victime; quoique l'action morbide, latente pendant l'incubation, sorte de la virtualité et s'affirme par le chancre et les adénopathies, vous verrez néanmoins les grandes fonctions s'accomplir régulièrement jusqu'à la phase ultime du chancre. Il en résulte que la lésion initiale se trouve placée entre deux périodes pendant lesquelles il ne se produit aucun symptôme éloigné de nature spécifique.

Vous connaissez la première : c'est l'incubation chancreuse. La seconde, qu'on pourrait appeler incubation syphilitique ou constitutionnelle, et qui est habituellement désignée sous le nom de deuxième incubation, comprend tout l'intervalle qui s'écoule entre le début du chancre infectant et l'époque où se manifestent les premiers troubles de la santé générale. Sa durée, évaluée d'après la moyenne d'un nombre considérable de cas, où la maladie a été abandonnée à sa marche naturelle, est de quarante-cinq à cinquante-cinq et soixante jours.

C'est donc en général vers la fin de la sixième ou de la septième semaine du chancre infectant que la syphilis, dont il est le prologue, entre en scène. Quelquefois elle se produit avec éclat, en suscitant des troubles constitutionnels plus ou moins graves qui peuvent s'élever chez les sujets débiles ou nerveux, et en particulier chez les femmes, à un haut degré d'intensité.

D'autres fois, et c'est même le cas le plus commun, elle s'établit silencieusement sur la peau, sur les muqueuses ou sur les autres parties de l'organisme, sans se faire précéder ou accompagner par aucun de ces phénomènes, qui sont les premiers effets de l'impression morbide que font naître dans l'économie l'introduction et la multiplication du principe virulent.

Les troubles constitutionnels, prodromiques ou symptomatiques des premières déterminations de la syphilis, consistent en mouvements fébriles intermittents, vespéraux et nocturnes, accompagnés de sueurs abondantes ; en douleurs violentes et paroxystiques dans la tête, dans les membres, dans les articulations, dans les muscles, etc. ; et enfin en un état d'asthénie, de faiblesse physique et morale, se rattachant en partie à l'état d'appauvrissement sanguin, qui est toujours la conséquence des premières atteintes de la syphilis. Ce sont là des phénomènes morbides d'ordre commun, qui, par eux-mêmes, n'ont rien de spécifique, mais portent l'empreinte de leur cause dans leur allure, leur groupement, leur date, leur recrudescence, et la rapidité avec laquelle ils se dissipent sous l'influence d'un traitement mercuriel ou iodure, et même spontanément, lorsque les syphilides ont fait leur apparition. Quelquefois, il est vrai, ils persistent et se prolongent pendant les premières périodes des déterminations syphilitiques. Ils peuvent alors jeter l'organisme dans un état de délabrement fonctionnel voisin de la cachexie et hors de proportion avec la gravité des lésions locales.

IV

DÉTERMINATIONS DE LA SYPHILIS CONSÉCUTIVE SUR LA PEAU ET SUR LES MUQUEUSES. — *Syphilides :* Premier groupe érythémato-papuleux, comprenant le type érythémateux et le type papuleux, — Deuxième groupe ulcéro-gommeux, comprenant le type pustulo-ulcéreux et le type tuberculo-gommeux.

Syphilides du premier groupe. — Elles appartiennent à la première période des accidents consécutifs. — Virulence et contagiosité de toutes leurs lésions et particulièrement de la *plaque muqueuse.* Régularité de leur processus. — Leur tendance à la généralisation. — Leur superficialité. — Leur place chronologique fixe dans l'évolution totale de la diathèse. — Ne se reproduisent jamais dans les phases ultimes.

Syphilides du deuxième groupe. — Leur caractère destructif · Elles entament toujours les tissus. —

Leur circonscription sur des points limités des téguments. — Processus ulcéreux d'emblée. — Processus tuberculo-gommeux. — Nécrobiose des néoplasies ulcéro-gommeuses.
Irrégularité de leur processus. — Elles n'ont pas de place invariable dans l'évolution. — Leurs récidives indéfinies. — Leur précocité. — Syphilides malignes précoces. — Les syphilides tardives du premier groupe ne paraissent pas être virulentes ni contagieuses. — Elles sont une des déterminations les plus communes de la syphilis dans sa phase constitutionnelle.

Dans la grande majorité des cas, la syphilis attaque en premier lieu la peau et les muqueuses. C'est ce qui faisait dire à Hunter que les parties exposées à l'air étaient plus susceptibles que les parties profondes de subir l'action syphilitique. Aussi appelait-il parties du premier ordre la peau, les amygdales, le nez, la gorge, la surface interne de la bouche, et quelquefois la langue; et, parties du second ordre, le périoste, les aponévroses et les os, etc. C'est une façon spécieuse d'envisager l'évolution de la syphilis à laquelle, comme je vous le démontrerai tout à l'heure, il ne faut attacher aucune signification pathogénique.

Les éruptions d'origine syphilitique sont très nombreuses et occupent une place capitale dans la symptomatologie de la maladie constitutionnelle, non seulement à son début où elles font rarement défaut, mais aussi plus tard et jusque dans ses périodes les plus ultimes. On les désigne sous le nom de syphilides. Leur description tant de fois faite, depuis le seizième siècle, laisse aujourd'hui peu à désirer. Elle est même trop surchargée par suite de la multiplication, sans motifs cliniques sérieux, de divisions et de subdivisions. Je crois qu'il serait bon de la simplifier, et c'est dans ce but que je vous propose une classification que vous comprendrez et retiendrez aisément. Toutes les éruptions syphilitiques cutanées et muqueuses peuvent être ramenées aux quatre types fondamentaux suivants :

1° Le type érythémateux.
2° Le type papuleux.
3° Le type pustulo-ulcéreux.
4° Le type tuberculo-gommeux.

Ces quatre types constituent deux grands groupes. Le premier groupe comprend les deux premiers types, l'érythémateux et le papuleux. Le deuxième comprend les deux derniers, le pustulo-ulcéreux et le tuberculo-gommeux [1].

1. Dans cette description synthétique des syphilides, je ne parle ni des formes vésiculeuses, ni des formes bulleuses, parce qu'elles sont très rares à l'état de pureté. Quand elles existent, elles se trouvent associées à d'autres éléments : — ainsi sous la vésicule il y a toujours ou presque toujours une papule qui finit par prédominer; sous la bulle, on trouve une ulcération, etc.

Les syphilides du premier groupe appartiennent à la première période des accidents consécutifs. Ce sont elles qui envahissent, par poussées successives, pendant les deux ou trois premières années du processus, la peau et les muqueuses. Leurs principaux caractères sont d'être généralisées, diffuses, superficielles, résolutives, et de disparaître, après une durée ordinairement longue, sans entamer les téguments et en ne laissant d'autre trace que des macules pigmentaires et point de cicatrice indélébile.

Comme elles se développent pendant la phase virulente de la maladie, il arrive aussi, et c'est là une de leurs particularités les plus importantes, que les produits morbides qui suintent quelquefois à leur surface, quand de sèches elles deviennent humides, sont doués à un très haut degré de la propriété contagieuse. Parmi les lésions qui font partie de ce groupe une des plus remarquables, à cet égard, est celle qu'on a désignée sous le nom de plaque muqueuse. Aussi dangereuse que le chancre, et même plus, parce qu'on s'en défie moins, elle est le principal agent de la contagion syphilitique, surtout en dehors des rapports sexuels. Sa fréquence, sa tenacité, sa tendance à récidiver sans cesse, sa facilité à pousser et à pulluler sur toutes les ouvertures naturelles, aux lèvres, à l'isthme du gosier, à l'anus, à la vulve, au gland, dans les narines, sur les seins et même à la peau, dans tous les points où les sécrétions normales ou anormales ramollissent l'épiderme, etc., toutes ces circonstances se réunissent et se combinent pour donner à la plaque muqueuse une importance de premier ordre parmi les manifestations de la syphilis.

Avec le chancre et la gomme elle est l'ulcération syphilitique la plus empreinte de spécificité. Ces trois lésions forment pour ainsi dire le trépied de l'anatomie pathologique aux diverses périodes de la maladie constitutionnelle : le chancre au début, la plaque muqueuse pendant la phase virulente, et la gomme pendant la phase constitutionnelle. Le chancre ne règne que quelques jours ; la plaque muqueuse dure trois ou quatre ans, et la gomme indéfiniment.

Quoique identique à elle-même, et toujours une dans sa structure et ses propriétés fondamentales, elle se présente sous des aspects multiples et variés ; et en cela du reste elle ne diffère pas des éruptions du groupe dont elle fait partie. Vous verrez en effet qu'un de leurs caractères est le polymorphisme.

C'est que, si tranchés qu'ils soient dans leurs éléments générateurs, les types principaux des syphilides se rapprochent les uns des autres et se fusionnent souvent de manière à former des espèces intermédiaires qui participent de plusieurs éruptions différentes.

Ainsi, dans le premier groupe, qui comprend la roséole et la syphilide papuleuse, vous rencontrerez fréquemment des éruptions mixtes, érythémato-papuleuses ou papulo-érythémateuses, suivant la prédominance de l'érythème ou de la papule. Il importe aussi d'ajouter que dans le même type il y a de nombreuses variétés : variétés rubéoliques et maculeuses pour la roséole; et, pour les papules, variétés miliaires, coniques, lenticulaires, plates et larges, etc.

Lorsque les papules atteignent de grandes dimensions, elles se couvrent habituellement de squames et même de croûtes, au-dessous desquelles existent des érosions plus ou moins profondes, qui, généralement, se guérissent sans laisser de cicatrices. Quelquefois cependant l'érosion se convertit en une véritable ulcération, et alors la papule sort un peu de son groupe pour empiéter sur le groupe suivant, formé de lésions à tendance essentiellement destructive. Les syphilides papulo-crustacées et surtout les syphilides papulo-ulcéreuses et papulo-tuberculeuses sont les plus graves parmi les éruptions du groupe érythémato-papuleux.

La plaque muqueuse n'est autre chose qu'une large papule développée sur le tégument interne. C'est aussi au type papuleux qu'appartient la lésion que Bazin appelait plaque cutanée.

Toutes les éruptions du groupe érythémato-papuleux affectent, en général, une grande régularité dans leur processus. Elles récidivent souvent et se succèdent à des intervalles plus ou moins éloignés. Mais leurs poussées ont un terme qu'on peut mesurer d'une manière approximative.

En effet, leur place chronologique est fixe. Elles se montrent après la lésion initiale et ne se reproduisent pas indéfiniment pendant toute la durée de l'évolution syphilitique. Quatre ou cinq ans après le chancre, quelquefois plus, habituellement moins, vous n'observerez plus la roséole, ni les plaques muqueuses, ni même les syphilides papuleuses, quoique ces dernières, surtout dans leurs variétés ulcéro-croûteuses, soient quelquefois tardives. La précocité est donc un de leurs attributs, et cet attribut est si absolu, qu'en voyant un malade atteint d'un des accidents cutanés ou muqueux du groupe, vous pourrez lui affirmer, à supposer qu'il l'ignorât, que sa syphilis a été contractée depuis peu, qu'elle est encore plus ou moins jeune et qu'il ne faut pas la rattacher à une contamination qui remonterait à huit ou dix ans en arrière, par exemple.

Il n'en est point ainsi des éruptions du deuxième groupe dont il me reste maintenant à vous parler. Occupons-nous d'abord d'en déterminer les principaux caractères cliniques.

Ce deuxième groupe, qu'on peut appeler ulcéro-gommeux, est constitué par le type pustulo-ulcéreux ou ulcéreux d'emblée, et par le type tuberculo-gommeux. Les éruptions qui en font partie se développent aussi bien sur les muqueuses que sur la peau. Elles sont plus lentes en général que celles du premier groupe dans leur processus, mais quelquefois cependant elles détruisent les tissus avec une rapidité foudroyante.

Au lieu de rester limitées à la couche dermo-papillaire des téguments ou de concentrer là toute leur action, elles envahissent de préférence les couches profondes et finissent par occuper toute l'épaisseur du chorion. Il arrive même très souvent, surtout pour les gommes, que le siège initial, le point de départ de la lésion, est au-dessous des téguments, dans le tissu cellulaire sous-cutané.

Ces dermopathies profondes et destructives ne semblent pas être, comme celles du premier groupe, le résultat d'une synergie réactionnelle de toutes les forces organiques contre le nouveau principe toxique introduit dans l'économie. Elles n'ont point, comme elles, une ressemblance, même éloignée, avec les exanthèmes des fièvres éruptives. C'est vous dire que, sauf dans quelques cas exceptionnels dont je vais vous parler tout à l'heure, elles ne s'étalent pas simultanément sur une grande étendue ou même la totalité des téguments, comme le font les syphilides papulo-érythémateuses. Elles sont primitivement confinées sur une région limitée du corps. Quelquefois même elles n'occupent qu'un point très circonscrit, le voile du palais, la luette, par exemple. Mais tout en n'ayant aucun caractère de généralisation simultanée, elles peuvent, à la longue, par leurs poussées successives et par leur marche phagédénique et serpigineuse, laisser sur toute la surface de la peau et sur les muqueuses de la bouche, du pharynx, du larynx, des organes génitaux, etc., des traces indélébiles de leurs méfaits.

Quoique ne débutant pas de la même façon et n'obéissant pas au même processus, les deux types aboutissent aux mêmes conséquences, c'est-à-dire à des ulcérations plus ou moins vastes et profondes, suppurant avec abondance et douées toutes, à un plus ou moins haut degré, du génie destructeur. En les voyant au plus fort de leur œuvre phagédénique, il est difficile de savoir si les syphilides ulcéreuses ont commencé par des pustules ou par des gommes.

Les syphilides du premier groupe, pustulo-ulcéreuses, attaquent d'emblée les tissus. Une pustule se forme du jour au lendemain; elle se rompt promptement et, au-dessous, vous trouverez une ulcération fongueuse, saignante, taillée à pic, qui dévore vite toutes les couches de la peau ou des muqueuses. C'est un processus semblable à celui du chancre simple et c'est d'après lui que procèdent l'ecthyma et le rupia, et aussi, mais avec infiniment moins de malignité, l'impétigo.

Les syphilides du second groupe détruisent, au contraire, les tissus par l'intermédiaire d'une néoplasie, d'une production morbide, circonscrite ou diffuse, dont les éléments embryonnaires sont incapables d'organisation et voués à une mort certaine. Il y a donc d'abord infiltration des éléments normaux qui vont être dissociés, étouffés et détruits, puis ramollissement et évacuation des produits hyperplasiques, etc.

Vous le voyez, quel que soit le processus, c'est toujours, en fin de compte, une perte de substance qui en est la conséquence.

Les infiltrations néoplasiques tuberculo-gommeuses, s'étalent quelquefois, d'une façon diffuse et pour ainsi dire amorphe, dans l'épaisseur de la peau et des muqueuses ou au-dessous d'elles, en nappes et en fusées, etc. Quand elles se fondent, elles produisent des délabrements énormes, la destruction d'un organe entier, comme cela se produit trop fréquemment pour le voile du palais, l'isthme du gosier, etc. D'autres fois il n'y a qu'une néoplasie minime sous forme de tubercule, une perforation nette ou une ulcération très petite. Mais, en général, quand la néoplasie se formule en tubercules, elle en produit un grand nombre sur le même lieu suivant des lignes courbes, en arc de cercle, en ellipse, en fer à cheval, etc. Il y a même des éruptions qui sont confluentes; tous ces tubercules se touchent et forment une carapace mamelonnée d'un rouge sombre qui s'ulcère, se perfore et subit tous les ravages que peut produire le phagédénisme en surface et en épaisseur. Il en est ainsi des productions gommeuses qui ne diffèrent des tubercules que par leur volume plus considérable et leur situation plus profonde.

Dans toutes ces lésions, le phagédénisme qui en forme le caractère principal, se développe habituellement du centre à la circonférence. Il est centrifuge et ronge les tissus par zones concentriques, à contours polycycliques.

Mais, j'en ai dit assez pour vous donner une idée des syphilides graves de ce groupe et vous permettre d'en deviner les conséquences locales et générales, telles que, pertes irrémédiables de tissus et d'organes, récidives sans nombre, suppurations interminables, asthénie progressive, appauvrissement du sang, et, enfin, cachexie terminale qui entraîne la mort, ou dont les malades se relèvent difficilement.

Les syphilides ulcéro-gommeuses appartiennent à la catégorie des accidents tardifs et constitutionnels. Mais elles n'ont aucune date fixe, aucune place régulière dans le processus général de la maladie. On les voit survenir deux ou trois ans, comme aussi dix, vingt, trente, quarante ans après le chancre. Aussi serait-il impossible, en l'absence de tout commémoratif, d'évaluer approximativement l'âge d'une syphilis en se fondant uniquement sur l'époque d'apparition de ces dermopathies.

Et cela est si vrai que, parmi elles, vous en rencontrerez quelquefois qui anticipent sur cette époque et font explosion immédiatement après l'accident primitif. A leur seul aspect, on pourrait croire qu'il s'agit d'une syphilis vieille au moins de huit ou dix ans.

Ces syphilides ont un cachet particulier de malignité. On les a désignées sous le nom de syphilides malignes précoces. Ce qu'elles présentent de plus remarquable dans leur processus, c'est, outre leurs tendances horriblement phagédéniques, les propriétés qu'elles possèdent de se généraliser comme les éruptions érythémato-papuleuses.

Vous voyez donc, que si les déterminations de la syphilis sur la peau et sur les muqueuses, sont en général soumises à une certaine régularité chronologique, il y a pourtant des exceptions. Remarquez que ces exceptions ne viennent pas du premier groupe des syphilides, mais bien du second. Oui, les syphilides ulcéro-gommeuses sont susceptibles d'anticiper sur l'époque habituelle de leur apparition, au point de se produire aussitôt après le chancre, tout comme une roséole, de même qu'elles peuvent reculer indéfiniment jusqu'aux périodes ultimes de la maladie constitutionnelle. A cet égard, il y a en elles quelque chose de désordonné et de capricieux qu'on n'observe pas dans les syphilides du premier groupe.

On peut donc formuler la proposition suivante dont l'observation de chaque jour vous démontrera l'exactitude : les accidents de la phase virulente, surtout ceux qui ont pour siège la peau et les muqueuses, obéissent à une évolution dont la fixité et la régularité permettent, dans une certaine mesure, de calculer leur époque d'apparition et leur durée ; les accidents de la phase constitutionnelle, au contraire, déjouent toutes les prévisions, même approximatives, car il n'y a aucune donnée qui autorise à dire ni s'ils arriveront, ni à quelle époque ils commenceront et finiront, ni même s'ils auront un terme ; de sorte qu'avec eux en entre dans un inconnu pathologique dont on ne peut sonder ni l'étendue ni la profondeur.

V

DÉTERMINATIONS DE LA SYPHILIS CONSÉCUTIVE, AUTRES QUE LES SYPHILIDES CUTANÉES ET MUQUEUSES : Sur les os, sur les muscles, les ganglions, les viscères, etc.

Ces déterminations sont possibles pendant la première phase des accidents consécutifs : Adénopathies. — Iritis. — Affections des testicules, périostites, gommes. — Affections musculaires et viscéropathies de la phase secondaire. — Caractère résolutif de ces affections. — Fréquence des encéphalopathies syphilitiques pendant la phase secondaire de la syphilis. Elles sont aussi graves que celles des phases ultimes.

Déterminations viscérales pendant la phase constitutionnelle. — Leur fréquence. — Leur gravité. — Affections osseuses. — Affections tertiaires du foie, des reins, du poumon, du cerveau. — Cachexie syphilitique.

Après vous avoir montré ce que sont en elles-mêmes, et dans leurs rapports avec les étapes de la syphilis, les affections spécifiques de la peau et des muqueuses, je vais vous dire quelques mots des déterminations de cette maladie sur les autres tissus et les autres organes. Toute l'économie étant imprégnée du principe morbigène, il n'y a rien de surprenant à ce que les lésions qui en sont la conséquence se manifestent sur tous les points du corps. Si elles ne le font pas, elles le pourraient. Où sont, en effet, les conditions de structure qui seraient de nature à protéger tel ou tel tissu contre l'infection syphilitique ? Quel est le mode fonctionnel dans l'économie vivante qui posséderait la vertu de préserver certaines parties de l'organisme des atteintes du virus ? En connaissez-vous ? Non. Eh bien, chaque tissu, chaque organe, chaque système similaire ou non doit donc se trouver dans les conditions d'opportunité qui le rendent propre à contracter l'action morbide.

On croyait autrefois, et il y a des pathologistes qui s'imaginent encore aujourd'hui, que la syphilis procède de l'extérieur à l'intérieur dans ses attaques, comme on le fait quand on assiège une ville fortifiée dont on force chaque enceinte avant de pénétrer au centre. Rien n'est plus faux que cette conception du processus. Savez-vous à quoi il a conduit ? à dire que pendant les deux ou trois premières années de son évolution, la syphilis était incapable de susciter aucune affection spécifique ailleurs qu'à la peau et sur les muqueuses. Je n'ai cessé de combattre cette doctrine depuis dix ans, et je crois l'avoir fait d'une façon victorieuse, car j'avais pour armes des faits nombreux, précis et indiscutables d'affections syphilitiques profondes et viscérales, survenues peu de temps après l'apparition du chancre.

Ainsi, pénétrez-vous bien de cette idée que les lésions de la syphilis, pendant sa phase virulente (et je vous ai dit plus haut ce qu'il faut entendre par là), ne se bornent pas à la peau et aux muqueuses, mais qu'elles se déterminent sur le périoste, sur les os, sur les organes splanchniques, etc. Je ne dis pas qu'elles le fassent avec la même fréquence que dans la période constitutionnelle; mais ne perdez pas de vue la possibilité de pareils événements.

C'est un sujet du reste sur lequel je reviendrai bien souvent dans le cours de ces leçons. Qu'il me suffise de vous dire aujourd'hui que vous observerez, pendant les premiers mois et les deux ou trois premières années du processus, des déterminations sur le périoste et sur les os, sur le tissu cellulaire sous-cutané, sur le foie, sur les reins, mais principalement sur le cerveau. Oui, messieurs, ces graves viscéropathies peuvent être contemporaines de la roséole, des plaques muqueuses, des éruptions papuleuses, tout aussi bien que des syphilides ulcéro-gommeuses.

Elles n'ont pas en général le même degré de gravité à cette époque que plus tard. Les produits morbides se résorbent plus facilement, prolifèrent moins et n'aboutissent presque jamais aux conséquences extrêmes de leur processus. Mais ne vous fiez pas toujours à ce pronostic général. Je vous signale le cerveau comme y faisant une constante et déplorable exception. Les encéphalopathies syphilitiques du début de la syphilis sont en effet aussi redoutables que celles qui surviennent aux périodes les plus reculées de la maladie constitutionnelle.

Outre les dermopathies erythémato-papuleuses qui constituent comme le fond symptomatique des premières phases de la syphilis, on observe encore d'autres déterminations superficielles qui, pour être moins fixes et moins régulières, n'en ont pas moins une grande importance.

Les adénopathies multiples, indolentes, dures, semblables à celles qui accompagnent toujours le chancre infectant, se rencontrent sur diverses parties du corps et, en particulier, dans la région cervico-occipitale. Il est probable que les ganglions internes sont envahis, eux aussi. Un organe du même ordre, l'amygdale, l'est constamment : par son hypertrophie, elle constitue, avec l'hypérhémie et surtout les plaques muqueuses de l'isthme, les pharyngopathies qui signalent l'invasion de la maladie générale.

Les laryngopathies se rattachant à des éruptions superficielles sur la muqueuse laryngée ne sont pas rares; elles causent des altérations de de la voix, des enrouements chroniques qui persistent parfois très longtemps.

Parmi les organes des sens, l'œil est celui qui est le plus fréquemment atteint. Il l'est dans son diaphragme irien. Vous observerez très souvent des iritis syphilitiques à une époque fort rapprochée de l'accident primitif. D'ordinaire, cependant, elles ne surviennent que vers le milieu ou à la fin de la période virulente ; aussi les regardait-on autrefois comme des accidents de transition entre les accidents secondaires et les tertiaires.

Une autre détermination de la syphilis, qui n'est point exceptionnelle à cette époque, et à laquelle on attribuait la même signification, c'est l'épididymite chronique et l'albuginite testiculaire.

Voilà, messieurs, avec quelques autres qu'on peut passer sous silence dans cette rapide revue, les affections syphilitiques les plus communes de la période virulente. Mais il y en a d'autres et celles-là appartiennent à l'ordre des accidents qu'on croyait autrefois ne pouvoir être que tertiaires.

En tête et bien au-dessus de toutes comme fréquence et gravité se placent les encéphalo-myélopathies. Le cerveau est souvent atteint pendant cette période de la syphilis ; la moelle épinière l'est beaucoup moins. Méningites chroniques diffuses mais surtout partielles, suffusions ou tumeurs gommeuses dans la couche corticale ou dans les ganglions centraux et les ventricules, produits inflammatoires suscités çà et là par les lésions spécifiques, endartérites et périartérites avec foyers de ramollissement consécutifs par ischémie, etc., telles sont les principales lésions que l'on observe. Comme conséquence vous avez la symptomatologie la plus variée : des paralysies partielles irrégulièrement disséminées, frappant les muscles des yeux, ceux des membres, quelquefois un seul muscle ou un seul groupe de muscles, des hémiplégies, des accidents vertigineux, des épilepsies partielles, des aphasies, des vésanies, etc., et, encore plus souvent un mélange, une succession sans aucune systématisation phénoménale, des accidents nerveux les plus variés et les plus irrégulièrement dispersés et circonscrits. Que les cérébropathies spécifiques soient précoces ou tardives, elles offrent toujours le même danger, et il est immense.

Il n'en est pas ainsi des affections syphilitiques du périoste et des os. Celles que vous observerez souvent dans la période virulente sur la face antérieure du tibia, sur les os du crâne, sur les côtes, le sternum, etc., sont en général résolutives. Il est rare qu'on constate de la carie ou de la nécrose ; j'en ai vu cependant un cas sur le maxillaire supérieur. Mais ces tumeurs ostéo-périostiques ont de la tendance à disparaître spontanément. Elles se résolvent ou cèdent très facilement à l'action curative de l'iodure de potassium.

Il en est de même des éruptions de gommes sous-cutanées, qui affectent quelquefois le caractère de généralisation propre aux érythèmes, et constituent même des nodosités et des plaques très semblables à l'érythème noueux commun ou arthritique, etc.

Les reins et le foie peuvent devenir, à une époque fort rapprochée de l'accident primitif, le siège de lésions et de troubles fonctionnels qui se traduisent par des albuminuries persistantes avec anasarque et par des ictères chroniques.

Ajoutez à cet ensemble déjà si complexe les lésions qui sont susceptibles de se porter sur les muscles, sur les nerfs, sur les articulations et vous n'accuserez pas la phase virulente de stérilité et de monotonie dans ses manifestations symptomatiques.

Que pourrais-je vous dire maintenant au sujet des déterminations autres que celles qui s'effectuent sur la peau et sur les muqueuses, pendant la période constitutionnelle ou tertiaire? Ce sont les mêmes que les précédentes à peu de chose près. Elles ont leur siège sur les mêmes organes, sur le cerveau, sur le foie, sur les reins, sur les voies respiratoires, sur les os, les muscles, etc. Mais elles surviennent à des époques indéterminées; leur mode pathogénique s'enracine plus profondément dans les organes et y cause des désordres plus étendus, qui résistent parfois aux médications les plus efficaces et ne montrent que fort peu de spontanéité curative. Aussi, sauf celles du cerveau, sont-elles généralement beaucoup plus graves et plus incurables pendant la phase constitutionnelle que pendant la phase virulente, et elles conduisent rapidement, surtout celles des reins et du foie, de la rate et des ganglions profonds, à une cachexie irrémédiable.

VI

Évolution de la syphilis. — Tentatives de classification de ses accidents, faites à diverses époques.

Division des phénomènes de la syphilis fondée sur *l'ordre et la succession chronologiques* : accident primitif; accidents secondaires; accidents tertiaires.

Insuffisance de la classification basée sur la succession chronologique. — Nécessité d'y introduire d'autres notions que celles du temps.

Erreur des pathologistes qui ont rétréci le domaine de la syphilis secondaire en la disant incapable de produire des déterminations viscérales.

Erreur plus sérieuse, dans ses conséquences pratiques, de ceux qui ont nié la virulence et la contagiosité de ses lésions.

De la virulence et de la contagiosité comme fait dominant dans la manifestation de la phase secondaire.

Syphilis primitive. — Syphilis consécutive.

Division de la syphilis consécutive en deux phases : la *phase virulente* et la *phase constitutionnelle.*

La première survient fatalement après le chancre ; mais elle est *transitoire* comme lui et destinée à disparaître pour ne plus revenir. — La deuxième peut ne pas se produire ; mais ses accidents sont d'une durée indéfinie.

Division des phénomènes de la syphilis fondée sur le *processus anatomique des lésions.*

Dans l'exposé synthétique que je viens de vous faire rapidement et à grands traits, j'ai toujours eu soin, non seulement de vous décrire en ce qu'elles ont de plus saillant, les principales déterminations morbides, mais encore de vous montrer la place qu'elles occupent aux différentes phases de la maladie. Je pourrais m'en tenir là. Mais je crois, cependant, qu'il ne sera pas inutile de réunir et de mettre en relief les notions sur le processus, qui sont éparses et un peu perdues dans l'ensemble du tableau. C'est, en effet, un des points les plus importants de la nosographie, que la question qui va nous occuper. A toutes les époques on s'est efforcé de la résoudre.

Les premiers syphiliographes, au commencement du seizième siècle, le tentèrent avec succès. Il faut même convenir qu'on a très peu modifié, du moins dans ce qu'elles avaient d'essentiel, leurs idées sur l'évolution de la syphilis. Cela tient à ce qu'ils adoptaient pour principe, dans la classification de phénomènes si multiples et si variés, non pas telle ou telle vue théorique et préconçue, mais la succession des périodes, que leur faisait constater la pratique de chaque jour. Aussi, l'un des plus célèbres d'entre eux, Thierry de Héry, avait-il pu dire dès 1552 : « Les symptômes ou accidents communs de cette maladie sont plusieurs, desquels les uns précèdent, les autres suivent, les autres surviennent. Ceux qui précèdent sont ulcères de diverse nature, les autres (consécutifs), sont pustules et ulcères naissants par tout le corps. Les derniers sont douleurs fixes de toute la tête, principalement avec exostose, où souvent sont les os cariés et corrompus... »

Vous avez vu que Hunter admettait des phases distinctes dans l'évolution de la syphilis. Mais, outre la succession chronologique, il faisait intervenir une aptitude variable des tissus à concevoir l'action syphilitique, suivant leur situation superficielle ou profonde.

C'est à Hunter et à Thierry de Héry que M. Ricord a emprunté sa classification. Pour lui, le processus de la syphilis se divise en trois parties. A chacune d'elles il a donné des noms logiques, faciles à retenir et qui sont restés dans le langage commun. Qui ne sait aujourd'hui, même parmi ceux qui n'ont aucune connaissance médicale, ce que veulent dire à peu près les mots : accident primitif, accidents secondaires, accidents tertiaires?

Il est évident qu'on sera toujours dans le vrai tant qu'on s'appuiera sur la succession des phénomènes pour les classer. C'est la base la plus rationnelle, celle qui est admise pour toutes les maladies aiguës. Elle est d'une application moins rigoureuse dans les maladies chroniques et surtout dans les maladies constitutionnelles. Toutefois elle s'adapte merveilleusement à la syphilis, parce que la plupart de ses déterminations, loin de se produire capricieusement et d'être livrées au hasard, suivent un certain ordre chronologique qui est à peu près invariablement le même dans la grande majorité des cas.

Mais cette division du processus général de la syphilis en trois étapes successives et subordonnées, satisfait-elle entièrement l'esprit? Répond-elle à toutes les questions, qui se pressent en foule, lorsqu'on envisage dans leur vaste complexité les nombreuses manifestations de la maladie? Non; car ce n'est point par leur seule coordination, suivant le temps que les accidents syphilitiques diffèrent les uns des autres; c'est aussi par leurs caractères intrinsèques, leur constitution propre, leur nature, leur physionomie, leurs terminaisons, leurs aptitudes à se laisser influencer par tel ou tel spécifique etc., qu'ils se créent, dans la grande unité morbide, une autonomie particulière.

Sans doute, il est impossible de renfermer dans une classification toutes les circonstances pathologiques de l'évolution; mais encore faut-il, pour en donner une idée à peu près complète, ne pas s'absorber dans un point de vue trop exclusif. Aussi comprit-on de bonne heure la nécessité de faire intervenir d'autres notions que celle de la chronologie des phénomènes. Hunter préoccupé surtout, comme vous l'avez vu, de la détermination des accidents, aux différentes phases de la syphilis, ajouta la notion topographique à celle de la succession suivant le temps, et de leur combinaison résulta sa division topo-chronologique. En voulant élargir le cadre de la classification, tout en lui conservant son caractère fondamental, lui et ses disciples ont rétréci le domaine de la syphilis secondaire. Ils lui ont enlevé toutes les manifestations viscérales et ne lui ont laissé à peu près que les syphilides cutanées et muqueuses.

L'erreur, pour être considérable au point de vue pathologique, n'avait aucune conséquence sérieuse dans la pratique. Mais il n'en fut pas ainsi malheureusement, lorsqu'à ces deux notions on en ajouta une troisième fondée sur la nature des accidents secondaires. Par la négation opiniâtre de leur virulence et de leur contagiosité, on créa une des doctrines les plus fausses et les plus dangereuses de la syphiliographie moderne. M. Ricord et son école, qui l'ont soutenue et propagée pendant tant d'années, ne se rendirent à l'évidence que très tard. Le caractère virulent et contagieux des accidents secondaires fut enfin reconnu ; mais ce ne fut pas sans peine que cette vérité triompha de la formidable opposition organisée contre elle.

Eh bien, ce fait si considérable doit trouver place dans une classification des accidents syphilitiques. On doit même le mettre au premier rang. Aussi m'avez-vous souvent entendu qualifier de virulente la seconde phase de la maladie. Oui, pendant les trois ou quatre années qui suivent le chancre, c'est-à-dire pendant l'étape secondaire de l'évolution, le sang et les produits morbides sécrétés par des lésions cutanées et muqueuses émanant de l'action syphilitique, sont souillés par le virus et par conséquent contagieux. C'est pendant cette période virulente que règne la plaque muqueuse, expression la plus complète des lésions secondaires, en même temps qu'elle est l'agent le plus commun et le plus actif de la propagation syphilitique.

Et maintenant considérez dans son ensemble tout le processus et vous verrez qu'il est possible de le diviser en périodes d'une chronologie assez rigoureuse, et en même temps de caractériser ces périodes par la prédominance pathologique de quelque phénomène essentiel. Un mot sans doute n'est pas assez compréhensif à lui tout seul pour embrasser les notions de temps, de nature, de durée ; mais si un seul est insuffisant, on peut en employer plusieurs. Ce qui importe surtout, c'est de bien s'entendre sur le fond des choses. Aujourd'hui tout le monde est à peu près d'accord et voici, pour nous résumer, ce qu'il faut penser et dire de l'évolution syphilitique.

La syphilis se divise en deux grandes périodes : la syphilis primitive et la syphilis consécutive.

La syphilis primitive comprend deux phases : une phase d'incubation et une phase de détermination morbide, dont le caractère est d'être exclusivement localisée sur le point où s'est effectuée la contagion. C'est la phase chancreuse. L'intoxication générale qui a probablement commencé à partir du moment de la contamination est complétée, par le chancre et portée au point où il est nécessaire qu'elle se trouve pour se traduire par des accidents généralisés. C'est à ce moment précis, c'est-à-dire soixante à quatre-vingt-dix jours après la contagion que commence la syphilis consécutive.

On pourrait se dispenser de diviser en périodes, la syphilis consécutive. Mais ce grand fait, que parmi les accidents qui se déroulent à partir du jour où l'intoxication est accomplie, les uns sont virulents et contagieux, tandis que les autres ne le sont pas, permet d'y distinguer deux phases. Or comme la phase virulente précède l'autre, elle est en même temps secondaire.

Quels sont les caractères de la phase secondaire ou virulente? Vous les connaissez en partie, mais je vais vous les énumérer de nouveau. Les accidents qui la constituent sont une conséquence presque obligée du chancre. Rarement ils font tous défaut. Une observation scrupuleuse en découvre toujours quelques-uns. Il y a peu ou point de syphilis qui n'ait pour unique expression que le chancre infectant. Ces accidents sont contagieux. Ils se succèdent sous forme de poussées et se généralisent. Quoique leur siège de prédilection soit la peau et les muqueuses, ils peuvent cependant atteindre tous les tissus, tous les organes et produire des viscéropathies dangereuses. Ils sont transitoires et se guérissent pour ne plus se reproduire. Vous voyez qu'à beaucoup d'égards cette période se rapproche de la première, non seulement par l'ordre de succession, mais encore par la nature et la terminaison des phénomènes, puisqu'elle est contagieuse et fatalement condamnée à disparaître sans retour. Seulement sa durée est beaucoup plus longue que celle de la période chancreuse. Ne me demandez pas à quel moment précis elle se termine. On l'ignore. Mais ce que je puis vous affirmer, c'est qu'il est prudent de se tenir en garde, au point de vue de la contagiosité, contre tous ces accidents qui surviennent pendant les quatre ou cinq premières années de la syphilis. A ces caractères de la syphilis virulente ajoutez-en un autre : la transmission héréditaire. La syphilis primitive, peut-être pendant le processus chancreux, mais surtout la phase virulente ou secondaire de la syphilis consécutive, possèdent en effet le triste privilège d'infecter par le père, et principalement par la mère, le produit de la conception.

Nous voici arrivés à la deuxième phase de la syphilis consécutive ou phase tertiaire dans le processus général. Je vous ai dit maintes fois qu'elle méritait le nom de constitutionnelle et je n'ai pas à justifier ici cette qualification. Qu'il me suffise d'ajouter qu'elle peut manquer; c'est même ce qui a lieu dans la plupart des cas. Elle n'est donc pas un corollaire obligé de la phase secondaire, comme la phase secondaire l'est de la phase primitive. Son début survient à des époques indéterminées, et enfin sa durée est indéfinie. A ces principaux traits, ajoutez l'absence de contagiosité des accidents, leur prédilection pour les déterminations viscérales, et les chances à peu près nulles de transmission héréditaire.

Ainsi, vous voyez qu'il y a trois phases dans la syphilis. Une première phase dans laquelle le processus, tout à fait local, du moins en apparence, se concentre dans le chancre. Une deuxième, dans laquelle le processus généralisé se formule en lésions virulentes et contagieuses ; et une troisième, dans laquelle, par une transformation encore inexpliquée, les lésions gagnent en profondeur et en activité destructive ce qu'elles ont perdu comme virulence.

La troisième empiète quelquefois sur la seconde et la syphilis consécutive peut être dès son début tout à la fois secondaire et tertiaire. Mais si les accidents tertiaires sont dans certains cas secondaires par leur date, jamais vous ne verrez des accidents virulents et contagieux survenir pendant la phase tertiaire [1].

Dans le cours de ces leçons j'emploierai indistinctement, et pour la commodité du discours, les mots : syphilis primitive, phase virulente, accidents secondaires, phase constitutionnelle, accidents tertiaires. Après ce que je viens de vous dire, vous saurez à quoi vous en tenir sur le sens nosologique de ces expressions.

Un essai de classification, reposant sur la différence du processus anatomo-pathologique dans les nombreuses lésions de la syphilis, a été fait par M. de Baerensprung. On ne saurait nier sa valeur au point de vue scientifique. Mais une pareille classification est très inférieure dans la pratique à celle qui est fondée sur l'ordre chronologique. Aussi nous bornerons-nous à dire que le savant syphiliographe de Berlin n'admet qu'une période hyperhémique et une période tuberculeuse. La syphilis secondaire se manifeste par des hyperhémies, tandis que la syphilis tertiaire produit partout le tubercule [2].

1. Bazin a introduit dans l'évolution de la syphilis une quatrième période, *la période quaternaire*, qui comprend les lésions viscérales. C'est une exagération du point de vue topo-chronologique. A ce compte, ne pourrait-on pas créer une période *quinquennaire* ou *sexennaire*? Cette phase quaternaire viscérale ne supporte pas l'examen. Que faire, par exemple, des viscéropathies syphilitiques qui surviennent quelques jours après le chancre ? Était-ce pour Bazin des accidents quaternaires? Et comment le seraient-ils, au seuil de la vérole, en pleine période chronologiquement secondaire, au milieu d'autres manifestations virulentes et contagieuses qui précèdent et suivent souvent les déterminations viscérales à cette date?

2. M. le docteur Virchow, s'appuyant comme M. de Baerensprung sur l'anatomie pathologique, classe les symptômes de la syphilis constitutionnelle en deux groupes. L'un a le *caractère passif* ou négatif : marasme, cachexie avec ses lésions diverses, dégénérescences viscérales, etc. ; l'autre, au contraire, comprend les *phénomènes irritatifs ou actifs* : inflammations diverses et néoplasies. — Mais comment ce processus, confiné dans la lésion, pourrait-il faire comprendre le processus constitutionnel? Comment pourrait-on se faire,

VII

Processus anatomique de la syphilis. — Son siège exclusif dans le tissu conjonctif. — Les éléments individuels et spéciaux des organes ne sont atteints que consécutivement.

Spécificité des lésions syphilitiques. — Elle ne réside que dans leur caractère extérieur, invisible à l'œil nu. — Elle est clinique, beaucoup plus qu'histologique. — Spécificité morphologique. — Le processus anatomique de la syphilis est un processus d'inflammation chronique.

Terminaisons de ce processus : 1° Résolution. — 2° Ulcération et phagédénisme. — 3° Sclérose. — Élimination nécrobiotique de la néoplasie spécifique.

Trois types anatomiques : 1° Le chancre ou sclérose primitive. — 2° La papule ou plaque mucoso-cutanée. — 2° Le tubercule et la gomme.

Modes d'évolution organique, propres à chaque type générateur. — Ce qu'il faut penser du syphilome.

L'évolution organique ne peut être comprise et appréciée que lorsqu'on connaît l'anatomie pathologique de la vérole dans son ensemble et qu'on l'étudie aux différentes phases du processus. Aussi vais-je vous entretenir ici de ce sujet qui entre, du reste, tout naturellement dans mon programme.

Quoique la syphilis soit une maladie générale dans le sens du mot le plus pathologique, elle ne s'attaque pas indistinctement à toutes les parties constituantes de nos organes. Elle limite même exclusivement ses atteintes à une seule substance. Il est vrai, que comme cette substance est répandue partout, et qu'elle constitue la trame élémentaire, le canevas de tous nos tissus, on a pu dire sans erreur que la vérole était une maladie de toute la substance.

Cette substance, au sein de laquelle naissent et évoluent les lésions syphilitiques, est la substance conjonctive. N'oubliez pas, messieurs, que c'est un des traits les plus caractéristiques de la vérole d'épargner les éléments individuels et spéciaux des organes. Quand je dis épargner, je me trompe. Non, elle ne les épargne pas, puisqu'elle finit par les endommager ou les détruire. Mais elle ne s'attaque jamais à eux primitivement et d'une manière directe. Son lieu d'élection pour le travail morbide qu'elle suscite dans les tissus les plus simples ou les plus complexes en leur structure, est constamment, partout, et à toutes les époques de son processus, la trame conjonctive vasculaire qui émane du feuillet moyen blastodermique. Les éléments actifs et originaux des organes, ceux qui leur confèrent une individualité de struc-

d'après lui, une idée de l'évolution morbide générale, dans l'innombrable variété de ses manifestations? Il faut sans doute tenir compte des modifications anatomiques; mais il serait peu rationnel d'en faire le principe exclusif de l'évolution générale.

ture et de fonctions, et qui naissent aux dépens des feuillets internes et externes du blastoderme, tels que cellules et fibres nerveuses, cellules glandulaires, fibres musculaires, etc, etc., ces éléments-là ne sont envahis que consécutivement. Le processus qui s'élabore dans la trame conjonctive au milieu de laquelle ils sont enchâssés finit par aboutir jusqu'à eux, mais, sachez-le bien, ce n'est jamais d'eux qu'elle procède pour se répandre dans le tissu connectif.

Quand on envisage les caractères extérieurs des nombreuses lésions que produit la syphilis sur la peau, sur les muqueuses ou dans les viscères, on trouve entre elles un air de famille et des signes de race qui laissent rarement de l'incertitude sur leur origine. De même que la diathèse dont elles émanent, elles sont empreintes d'une forte spécificité qui se traduit dans leurs contours, leurs couleurs, leurs sécrétions, leurs groupements, etc. C'est ce dont vous pourrez vous convaincre aisément par l'observation clinique.

Mais si, au lieu de vous en tenir aux notions de détail que vous fournit l'examen à l'œil nu, vous étudiez ces lésions au microscope, vous vous étonnez bientôt de voir que tout se simplifie, s'uniformise, et que la spécificité morphologique, si fortement accusée qu'elle soit, se perd, se fond pour ainsi dire dans un processus qui est à peu près le même, pour toutes les altérations symptomatiques de la syphilis, quelle que soit leur date dans l'évolution de la diathèse. Vous vous étonnez en outre de ne rencontrer que les produits ordinaires de l'inflammation là où vous auriez pu supposer, avec quelque apparence de raison, qu'il devait exister des produits spéciaux, ayant en eux-mêmes ou dans les rapports qu'ils affectent entre eux et avec les tissus qu'ils envahissent, des particularités aussi tranchées, aussi puissantes que la cause qui les a produits.

Toutes les lésions de la syphilis, depuis les plus simples jusqu'aux plus compliquées, depuis les plus jeunes jusqu'aux plus anciennes, se rattachent à un processus d'inflammation, aux allures habituellement chroniques, qui aboutit à des terminaisons diverses. Le fait prédominant c'est toujours la prolifération, dans le tissu connectif, de cellules embryonnaires. Elles s'infiltrent entre les parties constituantes des organes sous forme de nappes, dispersées sans délimitation précise ; ou bien elles s'accumulent dans un espace circonscrit, se condensent en foyer et forment ce qu'on nomme des tumeurs, des nodosités, des tubercules.

Tantôt elles se résorbent peu à peu sans avoir causé de dommage permanent aux tissus, tantôt elles se modifient, s'organisent, et, loin de perdre leur vitalité, elles la dirigent dans le sens d'une néoplasie connective qui anémie, étouffe et finalement fait disparaître la partie envahie. Tantôt, enfin, après une multiplication qui les épuise, elles subissent la dégénérescence granulo-graisseuse, meurent et s'éliminent avec les tissus qu'elles ont mortifiés en masse ou qu'elles ont détruits molécule par molécule.

Le processus aboutit donc : 1° à la résolution ; 2° à l'ulcération ou au phagédénisme ; 3° à la sclérose ; 4° à l'élimination nécrobiotique de la néoplasie.

Les cellules rondes, lymphatiques ou embryonnaires, qui constituent l'élément essentiel de toute lésion syphilitique, affectent, dans leur migration, leur groupement et le mode de leur existence locale, des particularités qui concentrent en trois types tranchés ce qu'elles ont de plus individuel. Ces trois types sont le chancre induré ou néoplasme primitif, la papule et le tubercule ou la gomme.

En étudiant dans leur évolution ces trois types générateurs qui appartiennent chacun à une des trois phases de la syphilis et la caractérisent, on voit que les modes de terminaison sont plus nombreux pour les deux premiers que pour le second, et qu'entre le chancre et la gomme, placés aux deux points extrêmes de la maladie, il existe des analogies frappantes. Ainsi le chancre, qui est habituellement résolutif, peut cependant produire des ulcérations profondes ou se ramollir dans toute sa masse et s'éliminer par un bourbillon de tissu conjonctif sphacelé, tout comme une gomme. Il lui arrive quelquefois de produire autour de lui des irradiations scléreuses, des œdèmes durs transitoires qui, pour être résolutifs, n'en ressemblent pas moins aux suffusions néoplasiques qui envahissent le tissu conjonctif interstitiel des organes profonds ou qui sclérosent leurs enveloppes, comme on le voit sur le péritoine, au foie, sur la pie-mère, la dure-mère, etc. Il y a une telle ressemblance de forme et d'évolution, entre la néoplasie primitive et le tubercule ou la gomme, qu'on les confond presque toujours sur les organes génitaux. Combien de fois n'a-t-on pas pris pour un chancre induré une gomme du gland, du prépuce ou de la vulve ! C'est même cette erreur qui a fait croire à la réinfection syphilitique.

Dans la papule ou la plaque, les modes de terminaison présentent moins de variétés. La résolution est la règle. Aussi toutes les syphilides qui ont ce type pour générateur, guérissent-elles sans laisser aucune perte de substance et sans scléroser les tissus. Vous voyez donc que la ligne de démarcation semble plus grande entre la papule et la gomme qu'entre le chancre et cette dernière, et néanmoins, chronologiquement parlant, le chancre et la papule sont beaucoup plus rapprochés.

Ces généralités sont loin d'être oiseuses, et j'en suis si convaincu, que j'y reviendrai fréquemment dans la suite de ces leçons. Ne vous prouvent-elles pas déjà qu'il est infiniment préférable de prendre pour base d'une classification les caractères cliniques et le processus chronologique, que le mode d'évolution organique propre à chaque type générateur ? L'attribut morphologique et les modifications qu'il subit suivant le temps et le lieu de la détermination morbide, donnent en effet, à la lésion fondamentale ou à ses groupes, les traits originaux qui constituent l'espèce. Mais cette physionomie si empreinte de spécificité ne la cherchez pas dans la structure histologique du tissu, vous ne l'y trouveriez pas.

Si loin qu'ait été poussée l'étude microscopique des lésions propres à la syphilis, elle ne nous a pas encore donné la raison de leurs formes, de leur siège, de leur répartition, de leurs groupements curvilignes, etc. Elle n'a pas encore révélé la cause première qui préside aux migrations des cellules embryonnaires, qui les fait s'insinuer, s'étaler, se condenser, se transformer, vivre d'une vie longue ou éphémère et engendrer, dans le foyer de leur activité et par leurs métamorphoses, l'infinie variété de lésions syphilitiques. Mais si elle ne nous montre pas cette cause première, ce germe spécifique qui réside peut-être dans le système nerveux et agit, par lui, sur les dernières ramifications vasculaires, elle nous apprend que les phénomènes anatomo-pathologiques les plus généraux sont à peu près les mêmes, sauf leur intensité et leurs tendances vers telle ou telle terminaison, dans toutes ces lésions syphilitiques, chancre, papule, tubercule, gomme, et qu'ils ne diffèrent pas autant qu'on pourrait se l'imaginer des lésions analogues produites par des causes qui se trouvent à une grande distance spécifique de la syphilis [1].

1. Il n'existe pas de spécificité histologique tranchée dans les lésions de la syphilis. Il n'y en a aucune qui lui soit exclusivement propre. Le professeur E. Wagner a cependant décrit sous le nom de *syphilome* (Archiv der Heilkunde, IV, 1863), un tissu accidentel qui, d'après lui, serait propre à la syphilis constitutionnelle et posséderait une structure tout à fait caractéristique, au même degré que le tubercule, le cancer, etc. — Ce tissu peut affecter, dit-il, tous les tissus et organes de l'économie qui contiennent des vaisseaux. Il a la forme d'une masse gris rosée, n'est jamais nettement limité ni enkysté, affecte tantôt la forme de tumeurs plus ou moins volumineuses, tantôt celles d'une infiltration diffuse, s'atrophie, se dessèche ou se creuse en cavernes, et est constitué par des cellules et des

VIII

Pronostic de la syphilis : Des variations dans l'intensité du virus syphilitique. — Modalités de la syphilis au point de vue du pronostic : syphilis bénignes, syphilis moyennes, syphilis graves, syphilis malignes, etc.
La *bénignité* d'une syphilis n'est jamais absolue. — Gravité des localisations dans les syphilis à lésions bénignes. — Du coefficient de gravité suivant la hiérarchie fonctionnelle des organes atteints.
De la *gravité* et de la *malignité* envisagées au point de vue du processus anatomique.
Pronostic au point de vue de la durée respective de chacune des phases de la maladie.
Impossibilité d'affirmer la *guérison radicale* de la syphilis.
De la syphilis comme cause occasionnelle d'autres maladies.

Envisagée dans l'ensemble de son pronostic, la syphilis peut être considérée comme une des maladies les plus graves parmi toutes celles qui affligent l'espèce humaine. Mais elle présente des degrés dans sa gravité suivant les individus et aussi suivant le temps et les milieux. En présence de ce fait incontestable, on s'est demandé si le virus restait toujours identique à lui-même dans son énergie, ou s'il subissait des variations d'intensité capables d'expliquer la différence de ses effets morbides. C'est une question difficile à résoudre avec des données précises, car nous n'avons pour apprécier les qualités nuisibles d'un virus aucun réactif immuable.

Il est probable qu'en traversant tous les organismes dont il a infecté tant de générations depuis qu'il s'est abattu sur l'Europe, le virus a perdu quelque chose de sa malignité primitive. On constatait son affaiblissement ou du moins l'atténuation des accidents qu'il produit, dès les premières années du seizième siècle. Mais pourquoi ce principe organique qui ne peut pas s'implanter dans l'économie, sans vivre de son existence, subirait-il toujours fatalement une sorte de diminution? Pourquoi, au contraire, ne puiserait-il pas dans certains milieux favorables un surcroît d'énergie qui lui ferait regagner et même dépasser ce qu'il aurait perdu dans des terrains moins propices.

D'après cette hypothèse, le virus, au lieu de rester immuable, subirait les vicissitudes de la vie elle-même, et passerait alternativement par une série d'oscillations qui, sans lui jamais rien enlever de sa spécificité,

noyaux, etc. En somme, ce que M. Wagner désigne sous le nom nouveau de syphilome, n'est autre chose que la néoplasie gommeuse avec ses formes variées et dans tous ses modes de processus. Ce n'est point là une découverte, c'est un simple néologisme qui peut avoir son utilité pour désigner, par une seule expression, les produits morbides de la phase tertiaire.

affaibliraient ou augmenteraient ses propriétés toxiques dans le mode, dans le nombre, dans l'étendue et la profondeur, dans la portée prochaine ou lointaine de leurs conséquences pathologiques.

Mais quittons le champ des conjectures pour revenir aux faits positifs. Eh bien, quand on étudie la syphilis dans ses degrés de gravité, on constate qu'il y en a un grand nombre, et qu'ils affectent des formes très variables, tout en ne s'écartant point de l'unité spécifique dont ils sont l'émanation directe.

Vous avez sans doute entendu parler de syphilis bénignes, de syphilis moyennes comme force, de syphilis sévères, graves, de syphilis malignes, de syphilis courtes, longues, interminables, invétérées, etc. Les épithètes ne manquent pas et toutes expriment un côté des choses très réel et fort exact, surtout si on ne prend pas les mots dans un sens trop absolu et qu'on ne leur fasse pas embrasser le processus dans toute son étendue.

Il y a une de ces épithètes cependant qu'on ne devrait pas employer, c'est celle de bénigne. La syphilis n'est jamais bénigne, même dans ses formes les plus innocentes en apparence; car telle ou telle manifestation qui par elle-même n'a aucune signification pronostique fâcheuse, peut en acquérir une très considérable si elle atteint un organe essentiel à la vie ou à une grande fonction.

Quand on veut juger à un point de vue vraiment pathologique la prognose de la syphilis, il ne faut donc pas considérer seulement la lésion elle-même et les attributs qui lui sont propres; il faut en outre tenir compte de toutes les éventualités qui peuvent résulter de sa localisation. C'est ce qui fait qu'une syphilis dont les manifestations méritent à juste titre la qualification de bénignes, peut devenir extrêmement grave et mettre en danger la vie des malades lorsqu'elle frappe certains viscères dont les lésions même superficielles se traduisent par les désordres les plus alarmants. Ne voit-on pas les moindres productions syphilitiques de la face interne des os du crâne, des méninges, de la substance corticale ou des ganglions du cerveau, produire des accidents redoutables?

Et remarquez, messieurs, que la bénignité des lésions n'offre aucune garantie contre le danger qui pourrait résulter de leurs localisations viscérales. Il est même à remarquer que, dans beaucoup de cas, les syphilis les plus bénignes à leur début sont devenues tout à coup terribles par des déterminations internes qu'aucune circonstance pathologique antérieure ne pouvait faire pressentir. Les syphilis les plus bénignes ne le sont donc qu'en apparence, puisqu'elles laissent l'individu, même le plus épargné par elles, dans un état d'imminence morbide qui, d'un moment à l'autre, peut passer du sommeil à l'action.

Mais à côté des lésions dont le coefficient de gravité s'élève suivant la hiérarchie fonctionnelle des organes qui sont atteints, il en est d'autres qui, par leur nature propre, et indépendamment de leur siège, sont toujours dangereuses pour les tissus qu'elles envahissent. Comme en général elles se développent d'une façon très insidieuse et détruisent tout à coup, sournoisement et sans rien dire, on dit qu'elles sont malignes. Toutes les lésions cutanées ou muqueuses de la période constitutionnelle appartiennent, à peu d'exceptions près et dans une mesure variable, à cette catégorie.

Lorsque le génie de destruction, qui lui est propre, développe la plénitude de son énergie malfaisante et, se donnant libre carrière, ravage rapidement de vastes territoires organiques, ce n'est plus la lésion seulement, mais la maladie elle-même qui est empreinte de malignité. On l'observe au plus haut degré dans les syphilides qui deviennent ulcéreuses et phagédéniques avant l'époque habituelle de leur apparition, et qui possèdent comme les syphilides érythémateuses et résolutives, la propriété de s'emparer simultanément de toutes les surfaces tégumentaires. Mais ce n'est pas tout. La malignité possède encore d'autres attributs. Ainsi, à la précocité et à la tendance phagédénique des lésions, il faut ajouter leur multiplicité, leur subintrance, leur aptitude aux récidives à brève échéance et sans aucune période d'accalmie complète, l'atteinte portée aux forces radicales, et comme conséquence, la misère organique, le défaut de résistance vitale, la fièvre hectique, le marasme et l'entraînement irrésistible de l'économie, malgré les spécifiques, vers les formes cachectiques les plus redoutables de la maladie constitutionnelle.

De pareilles syphilis malignes sont évidemment très graves. Néanmoins il est possible qu'elles ne produisent aucune détermination sur les organes indispensables à la vie, et qu'elles limitent leurs attaques à la peau et aux muqueuses. Aussi la malignité n'implique-t-elle pas nécessairement la gravité dans le sens que je donnais plus haut à ce mot. Il est vrai que dans les phases ultimes de la cachexie il est très commun de voir les viscères envahis par l'action syphilitique, et, en pareil cas, ce sont ceux des hypochondres et les reins qui sont le plus ordinairement attaqués par la sclérose ou les gommes, lésions très souvent compliquées, à cette période, de dégénérescence amyloïde.

Au sujet des degrés de la syphilis, il est une question qui trouve sa place ici, puisqu'elle touche directement à la prognose et nous devons nous en occuper ou de moins en dire quelques mots. Vous serez appelés souvent à y répondre. Combien de fois, en effet, les malades ne vous demanderont-ils pas s'ils sont définitivement et pour toujours guéris de leur syphilis! Eh bien, messieurs, sur ce sujet, comme sur tant d'autres, nous sommes encore obligés de rester dans le doute. Je sais bien qu'on a dit : oui, la syphilis est susceptible d'une guérison absolue puisque les réinfections sont possibles et que l'immunité conférée par une première intoxication peut cesser tôt ou tard. — Autrefois on acceptait beaucoup plus facilement qu'aujourd'hui les exemples de réinfection. Nous sommes devenus plus difficiles sur le diagnostic du chancre syphilitique. Est-ce qu'on n'a pas pris souvent pour un nouvel accident primitif récemment contracté, des lésions tuberculo-gommeuses symptomatiques de la première et de la seule infection? Je ne veux point nier la possibilité d'une double contagion syphilitique, surtout lorsque la seconde se produit à une époque très éloignée de la première, mais je n'en ai pas encore rencontré un seul cas bien authentique.

Par contre, que de fois n'observe-t-on pas des lésions de l'ordre tertiaire se produire inopinément à une époque, où des années de santé parfaite, depuis les premiers accidents, pouvaient légitimement donner l'espoir que la diathèse était épuisée ou éteinte! Et s'il en est ainsi, comment affirmer que la syphilis la mieux guérie en apparence dans ses manifestations de la période virulente, ne renaîtra pas plus tard, à une époque indéterminée, sous sa forme constitutionnelle? Sans doute il y a dans bien des cas de grandes probabilités pour qu'il n'en soit pas ainsi, surtout quand par un traitement longtemps continué on a combattu la diathèse dans toutes les poussées successives de sa première phase. Mais malgré ce que peut avoir d'encourageant un pareil aveu, je suis bien obligé de vous dire que je ne connais pas et qu'il n'existe aucun signe infaillible capable de donner la certitude absolue que la syphilis n'existe plus dans tel ou tel organisme, et que tous ses germes sont morts spontanément ou ont été radicalement détruits.

Nos perplexités pronostiques résultent surtout de l'ignorance où nous sommes du mode pathologique qui préside à la transformation de la maladie virulente en maladie constitutionnelle. Nous ne savons pas la plupart du temps à quel moment précis commence cette dernière, et elle ne s'accuse pas toujours du premier coup par des lésions assez tranchées pour ne nous laisser aucun doute sur son existence. Et puis, ses poussées ou ses récidives sont infinies; elles peuvent durer toute la vie, et, quand on est parvenu à les guérir, est-on sûr qu'elles ne se reproduiront pas?

Avec la plaque muqueuse et le cortège des manifestations de même nature, dont elle est le type le plus virulent, nous savons du moins à quoi nous en tenir. Le règne de cette lésion est destiné à passer. Vous pourrez être affirmatif sur ce point. Les accidents dits secondaires ne récidiveront qu'un certain temps, quelques années, tout au plus, et puis le malade en sera débarrassé pour toujours, à moins, ce dont je doute, qu'il ne contracte une deuxième syphilis.

Messieurs, la syphilis n'est pas grave seulement par elle-même, elle l'est encore par les affections qu'elle suscite et les diathèses qu'elle réveille et met en jeu. Chez beaucoup de personnes qui portaient en elles les germes d'une maladie constitutionnelle, mais qui n'en avaient pas encore subi les atteintes, ou qui les ayant subies en étaient débarrassées, vous verrez l'intoxication affaiblir la force de résistance et rompre l'équilibre peu stable de la santé, au profit des prédispositions morbides. C'est une sorte de levain qui produit plus d'une fermentation, d'abord celle qui lui appartient en propre, et puis celles qui restaient à l'état de latence et d'inaction dans l'organisme.

Il en résulte des conséquences très variables dont les plus immédiatement à craindre ne sont pas toujours celles de la syphilis. Ainsi, l'on voit des malades dépérir, s'étioler, devenir anémiques, perdre leurs forces et tomber dans le marasme sans qu'une pareille décadence organique se puisse expliquer par le nombre, la gravité ou la localisation des accidents spécifiques. Mais bientôt des désordres se rattachant à une autre maladie constitutionnelle, à la scrofule, à la tuberculose, par exemple, viendront vous donner la clef de cette évolution mystérieuse gravitant autour de la syphilis, sans participer franchement à sa nature.

Quelquefois il y a dans les manifestations un tel enchevêtrement des symptômes propres à la syphilis et aux autres états morbides qu'elle a suscités, qu'on ne sait quel nom leur donner. Il faut, par une analyse très minutieuse et longtemps poursuivie, faire la part respective de ce qui revient à chaque cause morbigène. Certainement que cette tâche n'est pas impossible. Elle ne le serait que s'il existait une combinaison intime des phénomènes, qui ferait perdre à chacun d'eux leur individualité. Mais ce n'est point ce qui a lieu. Ne croyez pas, par exemple, aux scrofulates de vérole dont vous avez entendu parler. Cette dénomination chimique, appliquée aux lésions dont je vous parle, est pittoresque, sans doute;

mais on se tromperait étrangement si on la prenait à la lettre. On commettrait une énorme hérésie pathologique.

Sachez, en effet, que les espèces morbides peuvent se juxtaposer, s'amalgamer, mais qu'elles n'abdiquent jamais leur autonomie. Si elles semblent la perdre momentanément, soyez convaincus que tôt ou tard elles la retrouveront.

IX

Affinités pathologiques de la syphilis : De la scrofule, de l'arthritisme et de l'herpétisme, dans leurs rapports avec la syphilis.
Influence de la syphilis sur la *tuberculose pulmonaire*.
De la syphilis dans ses rapports avec les *dyscrasies* albuminuriques et glucosuriques. — Avec les *maladies d'intoxication*. — Avec le *choléra*.
Influence des *maladies aiguës* sur les manifestations de la syphilis.
De la syphilis dans ses rapports avec le *traumatisme*.

Entre la syphilis et tous les autres états morbides il doit se produire des influences réciproques dont l'étude n'est encore qu'ébauchée. Ce que nous connaissons le mieux, ce sont ses rapports avec les maladies constitutionnelles, la scrofule et l'arthritisme, dont les déterminations ont avec celles qu'elle produit de grandes analogies de siège et de nature.

Pour l'arthritisme, par exemple, je vous signalerai la paume des mains et la plante des pieds, mais surtout la langue. Maintes fois vous verrez des malades, syphilitiques depuis cinq ou six ans ou même plus et que l'on croyait guéris, revenir vous consulter pour des affections psoriasiques ou squameuses de ces régions et de cet organe. Vous croirez qu'il s'agit d'une nouvelle poussée de vérole et vous instituerez un traitement spécifique ; mais vous n'en obtiendrez aucun résultat. C'est que ces affections-là, suscitées par la syphilis, appartiennent à l'arthritisme ou à la dartre. Sur les articulations, sur les tissus fibreux, sur les muscles, la rencontre aussi est fréquente, et les deux diathèses peuvent jouer tour à tour le rôle de cause provocatrice et le rôle de cause constitutionnelle.

Dans la scrofule, le lieu de prédilection des accidents suscités par la syphilis et mêlés à ceux qui lui sont propres, ce sont les ganglions lymphatiques. Vous observerez souvent des adénopathies suppurantes mixtes, c'est-à-dire tout à la fois scrofuleuses et syphilitiques. Mais elles le sont en général à un degré inégal, l'élément strumeux l'emportant sur l'autre par la gravité et surtout par la durée de la lésion. Sur les os, sur les articulations, sur la peau et sur les muqueuses, la syphilis peut faire naître également des manifestations syphilitico-strumeuses, chez des scrofuleux dont la diathèse ne s'était point encore révélée ou sommeillait depuis de nombreuses années. Dans la gorge et dans les fosses nasales, sur le voile du palais, sur les lèvres et la peau des joues, sur les muqueuses génitales, les actions morbigènes réciproques de la scrofule et de la syphilis trouvent un terrain fertile en accidents graves, tels que tubercules confluents, ulcères phagédéniques, ostéites, caries, nécroses, etc. Faire la part de chacune des maladies constitutionnelles dans de pareils désordres n'est pas toujours facile. Les ressemblances de processus et de symptômes sont quelquefois si grandes, que les résultats seuls du traitement peuvent permettre de remonter à la vraie source constitutionnelle de l'affection. Chez les scrofuleux, les syphilides ont une tendance à prendre la forme suppurante.

Les affinités de la dartre et de la syphilis sont moins connues que les précédentes. On est généralement d'accord cependant sur ce fait que les dermatoses préexistantes, d'origine herpétique, subissent quelques modifications lorsque le virus a envahi l'économie; qu'elles ont une tendance à prendre le type propre à la nouvelle diathèse et qu'elles éprouvent alors, du traitement mercuriel, une amélioration qu'on n'aurait pas obtenue auparavant.

L'influence de la syphilis sur la tuberculose pulmonaire a fait l'objet de recherches nombreuses et n'est pas encore complètement élucidée. On ignore si cette maladie est capable de produire par elle-même la tuberculose chez des sujets placés en dehors de toutes les conditions qui y prédisposent. Mais il n'est pas douteux qu'elle en favorise l'éclosion chez ceux qui en avaient le germe. Et puis, la syphilis produit elle-même des affections pulmonaires chroniques qui ressemblent à la phthisie tuberculeuse. Les laryngo-trachéites syphilitiques ont aussi, dans les phases avancées de la maladie constitutionnelle, des analogies frappantes avec celles qui appartiennent à la tuberculose.

Sur les deux dyscrasies albuminurique et diabétique, la syphilis produirait des effets opposés; elle aggraverait la première et guérirait momentanément la seconde. Quelques observateurs ont vu le symptôme principal de la glucosurie, c'est-à-dire la présence du sucre dans les urines, disparaître pendant toute la durée des manifestations syphilitiques, pour reparaître après leur guérison. Mais on ne peut tirer d'un nombre restreint de faits des conclusions rigoureuses, et toutes ces questions doivent être soumises au contrôle d'une observation plus étendue.

J'en dirai autant de l'antagonisme qu'on a cru remarquer entre la syphilis et le choléra, quoiqu'il soit bien établi que les hôpitaux consacrés au traitement de la maladie constitutionnelle aient été épargnés pendant les épidémies qui sévissaient autour d'eux. Peut-être cette sorte d'immunité dépendrait-elle moins de la syphilis que du traitement mercuriel ou ioduré.

Sur le conflit de la syphilis avec les maladies d'intoxication, telles que le saturnisme, l'impaludisme, nos connaissances sont nulles ou très bornées. Ce que l'on sait le mieux, c'est que l'alcoolisme aggrave les manifestations de la maladie constitutionnelle et que les effets des deux maladies peuvent se concentrer, aux phases ultimes, sur les viscères de l'abdomen, sur le rein et particulièrement sur le foie.

L'action de la syphilis sur les maladies aiguës est à peu près ignorée. Mais il n'en est pas ainsi de celle des maladies aiguës sur les manifestations de la vérole. Les fièvres graves, les phlegmasies pulmonaires ou autres, l'érysipèle, etc., et, en général, tous les états morbides qui s'emparent violemment de l'organisme et mettent en jeu ses synergies réactionnelles, font disparaître avec une rapidité vraiment merveilleuse les accidents syphilitiques, même graves, profonds et rebelles à l'action thérapeutique. Malheureusement, ils n'étouffent pas le principe du mal ; ils n'atteignent pas la diathèse, qui reprend son œuvre après leur disparition. C'est un sujet plein d'interêt sur lequel je reviendrai au sujet de l'influence curative de l'érysipèle dans la syphilis.

Enfin, messieurs, le traumatisme peut susciter l'action syphilitique comme il en peut ressentir le contre-coup. On doit au professeur Verneuil d'intéressantes recherches sur cette question. Disons d'abord que maintes fois l'énergie plastique, la force réparatrice ne sont nullement attaquées par la syphilis : les plaies se cicatrisent, les fractures se guérissent chez beaucoup de syphilitiques, tout aussi bien que chez les individus sains. Mais chez d'autres, sans qu'il soit toujours possible d'en donner la raison, les solutions de continuité se montrent réfractaires à la cicatrisation spontanée. Quelques-unes s'ulcèrent spécifiquement. Dans tous ces cas, la guérison ne peut se produire qu'autant qu'on administre le mercure et l'iodure de potassium.

Très souvent le traumatisme met une syphilis latente en activité, et devient le point de départ, la cause occasionnelle des manifestations les plus inattendues, qui s'accumulent autour du point lésé ou même se généralisent. Vous verrez fréquemment, et je pourrai vous en montrer des exemples dans mes salles, des malades en puissance de syphilis active se couvrir d'une éruption confluente sur le lieu où on a appliqué un vésicatoire. N'oubliez pas que toute irritation morbide ou mécanique sur la peau, sur les muqueuses et d'autres organes, est une cause d'appel pour les déterminations syphilitiques; qu'elles se produisent là si elles n'existaient pas ailleurs, ou qu'elles y acquièrent un degré de confluence et de gravité qu'elles n'ont pas sur d'autres points.

Des considérations que je viens de vous présenter sur les rapports de la syphilis avec les autres maladies, ne devons-nous pas conclure que cette grande diathèse pénètre si profondément dans l'organisme qu'elle s'empare de la vie morbide aussi bien que de la vie saine, et qu'il faut la chercher partout pour la combattre, même dans les affections qui paraissent le plus s'éloigner de ses déterminations habituelles? Pour apprécier la place immense qu'elle occupe dans la pathologie, vous n'avez qu'à voir combien sont rares et équivoques les immunités qu'elle confère, et qu'à les comparer au nombre et à l'importance de ses affinités diathésiques.

X

TRANSMISSION HÉRÉDITAIRE DE LA SYPHILIS : Processus de transmission par le père. — Comment il faut comprendre la virulence des cellules spermatiques.

Processus de transmission par la mère : Transmission par l'ovule. — Transmission par le sang maternel. — Transmission du fœtus à la mère.

Appréciation des faits. — C'est surtout par la mère que se fait la transmission héréditaire.

La syphilis contractée pendant la grossesse se transmet-elle à la mère? — A quelle époque de la gestation?

Des degrés de l'action syphilogène chez le père et chez la mère.

Diminution des chances de transmission héréditaire, à mesure que la syphilis des parents s'éloigne de la première période. — Influence du traitement. — Extinction de l'action syphilogène héréditaire chez les enfants.

Loi de Colles : Immunité de la mère contre la syphilis quand elle a procréé un enfant syphilitique. — Conséquences pratiques et théoriques de ce fait.

CARACTÈRES ET PROCESSUS DE LA SYPHILIS HÉRÉDITAIRE : Absence de la période initiale ou chancreuse. — Impossibilité d'établir des périodes. — Lésions constitutionnelles précédant les lésions virulentes.

Subintrance des accidents. — Leur époque d'apparition. — Leur généralisation. — Formes les plus communes.

Virulence de la syphilis héréditaire. — Sa durée.

Syphilis héréditaire chez l'adolescent et l'adulte.

Parmi toutes les preuves qui attestent l'imprégnation profonde de l'organisme par le virus syphilitique, nous pouvons placer, à la suite es faits pathologiques dont je viens de vous parler, une autre grave onséquence de la maladie : sa transmission par hérédité. Je n'ai point u à traiter une pareille question quand je vous parlais de la blennorhagie et du chancre simple. C'est que ces affections sont purement ocales, tandis que la syphilis, maladie générale, virulente, constituionnelle, est d'une portée pathologique si considérable, qu'après s'être nmiscée à tous les actes de la vie, chez les sujets qu'elle atteint, elle rappe aussi leur descendance, en infectant l'enfant dans le sein de sa nère.

Comment s'effectue le processus de transmission héréditaire ? Quelle st la part commune ou respective qu'y prennent le père et la mère ?)uelles sont les circonstances précises qui favorisent, contrarient ou empêhent la procréation syphilitique ? Combien de temps dure chez les personnes infectées l'aptitude à intoxiquer leur progéniture ? etc., etc. Tels ont quelques-uns des problèmes que soulève la question de la syphilis iéréditaire, et il y en a encore beaucoup d'autres.

Nous verrons plus tard quelle est la solution qui leur a été donnée. Je puis vous dire d'avance qu'on est loin de s'entendre et que les théories les plus contraires sont nées de l'observation des mêmes faits qu'on rencontre chaque jour dans la pratique, et sur l'interprétation desquels il paraissait naturel de tomber d'accord. C'est qu'ici la constatation des phénomènes devient beaucoup plus délicate que lorsqu'il ne s'agit que d'un seul individu. Que de renseignements incomplets ou faux sur l'état de santé des parents, au moment de la conception, sans compter les incertitudes sur la paternité ! Et puis, il faut bien l'avouer, nos connaissances sur l'hérédité, quoique ayant fait de grands progrès depuis qu'on est entré dans la voie de l'observation méthodique et rigoureuse, sont toujours très bornées. Nous n'en avons pas encore pénétré le mystère et nous sommes incapables d'en formuler les lois. Aussi, la plupart du temps, les transmissions morbides par cette voie, nous semblent-elles soumises à des caprices inexplicables. Vous en verrez de nombreux exemples au sujet de l'hérédité syphilitique.

Le sperme des sujets syphilitiques ne contient aucune molécule virulente, car, à quelque période du processus qu'on l'inocule, on n'obtient jamais que des résultats négatifs. Voilà un premier fait qui paraît hors de doute. Hunter niait le pouvoir contagieux de ce liquide ; il est vrai qu'il niait aussi la transmission héréditaire de la syphilis. Mais, contrairement à ce que croyaient Astruc et tant d'autres, le sperme en tant que liquide de sécrétion, ne détermine pas la syphilis. Il est inoffensif pour la femme qui le reçoit ; il ne produit pas de chancre infectant sur les parties internes ou externes de la génération. A l'état de pureté et s'il n'était pas mélangé avec du sang, on pourrait l'inoculer, ce qu'on a fait plusieurs fois, à des sujets vierges de la syphilis, sans leur communiquer la maladie.

Faut-il conclure de ce criterium expérimental que le sperme provenant d'un organisme en pleine activité syphilitique agira sur l'ovule comme le ferait tout sperme sécrété par un organisme parfaitement sain? Les cellules spermatiques n'auront-elles point été souillées par la maladie du père, et cette force mystérieuse qu'elles possèdent de féconder l'ovule n'aura-t-elle subi aucune atteinte ni aucune déviation morbide dans le sens spécifique? C'est une hypothèse difficile à admettre. On a dit en sa faveur que la transmission de la syphilis par le père n'avait jamais lieu ou était extrêmement rare. Il est incontestable cependant qu'elle est possible, et qu'elle se produit même peut-être plus fréquemment qu'on ne le suppose. Or, en pareil cas, le sperme infecte l'ovule et procrée un être qui va devenir saturé de virus. Eh bien, ce virus a-t-il été créé de toutes pièces par la cellule spermatique dans son action sur l'ovule? Ou bien préexistait-il matériellement en elle, mais sans avoir les mêmes caractères que celui du sang, du chancre, de la plaque muqueuse ou de toute autre lésion de la phase virulente?

Messieurs, nous l'ignorons. Nous sommes encore moins édifié sur les propriétés virulentes de l'ovule, car on n'a pas pu expérimenter avec lui comme avec la cellule spermatique. Mais la transmission de la syphilis par la mère n'a jamais été mise en doute. Le fait a été constaté des milliers de fois. On ne diffère que sur l'interprétation du processus: les uns faisant de l'ovule l'agent exclusif de l'intoxication fœtale; les autres soutenant que le fœtus puise surtout sa syphilis dans le sang maternel.

Cette dernière opinion est celle qui est le plus généralement admise. On lui objecte que le véhicule essentiel du virus étant le globule du sang ou des granulations albuminoïdes, ce virus ne pourrait pas arriver jusqu'à l'embryon, puisque après la fécondation il ne reçoit que le sérum maternel. Ceux qui pensent ainsi sont logiques avec eux-mêmes, en admettant qu'à dater du moment précis de la conception, il n'y a point possibilité de transmission syphilitique de la mère au fœtus et du fœtus à la mère.

Ce ne sont pas là de vaines théories que je vous expose; vous verrez plus tard les conséquences qu'on en peut tirer. Par elles du reste on s'évertue de suppléer à l'insuffisance des faits qui, malgré leur nombre, laissent rarement l'esprit satisfait au point de vue des informations rigoureuses.

N'est-ce pas vous dire qu'il existe de nombreuses incertitudes dans cette question si vaste, si complexe et si obscure de la syphilis héréditaire? Quittons maintenant le domaine de la spéculation théorique pour entrer dans celui de l'observation clinique. Quoique les résultats soient souvent contradictoires, nous marcherons du moins sur un terrain plus solide.

Le point le plus controversé, c'est l'influence du père sur la transmission héréditaire. L'enquête des faits ne donne souvent que des résultats contradictoires. Il y a toute une école, dont Cullérier a été le fondateur, qui croit que le pouvoir du père, à cet égard, est non seulement plus restreint que celui de la mère, mais même tout à fait nul. Le père étant seul syphilitique ne donnerait la vérole à son enfant qu'après avoir rendu sa femme malade avant ou durant la grossesse.

L'autre école soutient que, malgré les difficultés inhérentes à la constatation de l'influence paternelle, presque tous les spécialistes ont pu la faire de la façon la plus démonstrative. Quelques adeptes vont même jusqu'à soutenir que l'influence du père sur la procréation syphilitique est aussi grande que de celle la mère. Cette dernière proposition est évidemment fort exagérée. Il est même probable que si l'hérédité paternelle, en matière de syphilis, existe, ce qu'il me paraît difficile de ne pas admettre, elle est infiniment plus restreinte que celle de la mère.

Quant à l'influence de la mère sur la transmission héréditaire de la syphilis, elle est au nombre des vérités les mieux établies. Elle se traduit par des avortements qui ont lieu du cinquième au septième mois et même au troisième, par des accouchements prématurés, par la naissance d'enfants mort-nés ou qui présenteront des manifestations syphilitiques quelques semaines après être venus au monde.

Dans l'appréciation de ces déplorables résultats, il faut tenir compte non seulement du degré d'infection qui existe chez la mère, mais aussi de l'appauvrissement de son sang, et de cette espèce de cachexie transitoire qui se produit chez beaucoup de femmes au début de la syphilis, indépendamment du nombre ou de la sévérité des accidents spécifiques. Peut-être ces dernières sont-elles les plus sujettes à l'avortement, tandis que d'autres plus profondément infectées, mais peu touchées dans leur santé générale, amèneront à maturité un enfant à l'état de saturation syphilitique.

Lorsque l'imprégnation a lieu pendant le premier mois de la période virulente et en pleine explosion des accidents secondaires, il est presque inévitable que l'enfant sera infecté. Il le sera avec d'autant plus de gravité que les manifestations maternelles seront plus précoces, plus actives, et, j'ajoute, plus abandonnées à leur évolution spontanée.

Il est, en effet, démontré que parmi les causes qui peuvent le plus efficacement contrebalancer l'action syphilogène des parents sur leur progéniture, un traitement mercuriel énergique et suivi, doit être placé au premier rang. Une autre cause qui affaiblit peu à peu et finit par éteindre cette action syphilogène, chez la mère et chez le père, c'est le processus naturel de leur maladie.

A mesure qu'on s'éloigne de la période initiale, on voit les résultats de la syphilis sur la gestation, sur l'embryon et sur l'enfant s'atténuer de plus en plus : les avortements sont plus tardifs, puis ils cessent et les enfants vivants qui se succèdent sont de moins en moins imprégnés et finissent par ne plus présenter aucune trace de vérole. En général, au bout de cinq ou six ans, l'influence de la mère sur la transmission héréditaire est devenue si faible que les chances de l'infection pour l'enfant sont à peu près nulles. Celle du père est d'une durée beaucoup moins longue, de trois ans environ. Toutefois il n'y a rien d'absolu dans cette proposition : on a vu des mères engendrer des enfants syphilitiques à une phase de leur maladie beaucoup plus éloignée de l'accident primitif. Par contre, il est possible que leurs enfants, nés en pleine période virulente, soient sains, si la conception a eu lieu dans l'intervalle des poussées syphilitiques, et si la maladie maternelle a été très fugace et très superficielle dans ses manifestations.

Parmi les faits les plus curieux, mais aussi les plus rares, il faut citer la naissance de deux jumeaux nés d'une femme syphilitique, et dont l'un est malade tandis que l'autre est sain.

On admet généralement aujourd'hui qu'une femme qui contracte la syphilis pendant sa grossesse peut la transmettre à son enfant. Mais il arrive une époque où celui-ci, vivant dans le sein de sa mère d'une vie de plus en plus indépendante, échappe à l'action syphilogène, ou bien, s'il la subit, il en est moins gravement atteint que si elle s'était produite au moment de la conception ou peu de temps après. L'époque de la grossesse où la syphilis contractée par la mère ne peut plus infecter le fœtus, n'est pas encore fixée d'une façon précise. On peut dire, approximativement, qu'il aura de grandes chances d'échapper après le septième mois.

Qu'une femme qui a procréé un enfant syphilitique ait été ou n'ait pas été syphilitique avant ou pendant sa grossesse, toujours est-il que le fait d'avoir nourri dans son sein un être infecté, lui confère contre la vérole une immunité qui ne se dément jamais. Elle est incapable, en particulier, d'être contaminée par son enfant pendant l'allaitement, fût-il affecté des plaques les plus contagieuses. Voilà une loi d'une grande importance pratique. Elle a été formulée par Colles, en 1844, et confirmée par un très grand nombre d'observateurs. Que faut-il conclure de ce fait remarquable? D'abord, et avant tout, l'indication formelle, absolue de faire nourrir par sa mère et jamais par une autre nourrice (à moins qu'elle fût syphilitique) un enfant atteint de syphilis héréditaire. Mais ne sommes-nous pas aussi conduits à supposer que si l'enfant ne fait courir aucun danger à sa mère, c'est que celle-ci était probablement infectée; qu'il n'y a pas de syphilis héréditaire sans infection de la mère, et que le père ne peut pas procréer d'enfants syphilitiques sans infecter aussi la mère ?

Comme contre-partie de la loi de Colles, le professeur Profeta a formulé la suivante, qui n'est pas encore aussi indiscutable : un enfant sain, né d'une femme syphilitique, ne peut pas être infecté par l'allaitement ou les baisers de sa mère, et il ne perd cette immunité que lorsque son organisme a été complètement renouvelé par la croissance.

La syphilis héréditaire est une maladie des plus graves. Pour vous en donner une idée, il me suffira de vous dire que, d'après M. Kassowitz, un tiers de tous les enfants nés de parents syphilitiques meurt avant la naissance; et, parmi ceux qui naissent vivants, trente-quatre pour cent meurent dans les six premiers mois de l'existence.

Vous savez déjà que dans la syphilis héréditaire il n'y a pas de lésion initiale, c'est-à-dire de chancre infectant. Les symptômes, généralisés dès le début, apparaissent presque toujours vers la troisième ou quatrième semaine de la vie. Quelques auteurs prétendent ne les avoir vus survenir quelquefois que vers la fin de la première année ou même beaucoup plus tard. En général, quand ils sont tardifs, ils ne dépassent pas le terme de trois ou quatre mois.

Ils consistent en éruptions érythémateuses ayant d'autant plus de tendance à se généraliser qu'elles sont plus précoces. La bouche et les narines sont envahies par des plaques muqueuses confluentes, douées d'une grande puissance contagieuse et qui sont un des agents les plus actifs de la propagation syphilitique. Contrairement à ce qu'on voit dans la syphilis acquise, les formes primitivement ulcéreuses, comme le rupia, sont rares, tandis que les formes vésiculeuses et bulleuses sont plus communes.

Mais ce qu'il y a de plus frappant dans la syphilis héréditaire c'est la fréquence des affections viscérales. Leur précocité est très grande puisqu'on en trouve un peu partout chez les enfants syphilitiques mort-nés. Elles débutent presque toujours avant la naissance et coïncident plus tard avec des lésions appartenant à celles qui caractérisent la phase virulente chez l'adulte et qui apparaissent dans les premières semaines de la vie.

Il en résulte qu'il est impossible d'établir, dans l'évolution de la syphilis héréditaire, des périodes tranchées, en se fondant soit sur la chronologie soit sur la nature et le siège des accidents. Le processus de la syphilis héréditaire ne ressemble donc pas à celui de la syphilis acquise. Il en diffère par la simultanéité ou la subintrance de toutes les manifestations internes ou externes, viscérales ou tégumentaires, par le mélange intime des lésions virulentes et des lésions constitutionnelles.

Les infiltrations gommeuses et scléreuses sont multiples, diffuses et d'autant plus généralisées et symétriques qu'elles surviennent à une époque plus rapprochée de la naissance. Mais au milieu d'elles, on trouve aussi, comme chez l'adulte, le tubercule et la gomme typiques. Les principaux organes attaqués par la syphilis viscérale héréditaire sont le foie, le poumon et le cerveau. Il faut aussi signaler comme très fréquentes les lésions diaphyso-épiphysaires des os.

La durée du processus dépend de l'intensité de la diathèse, et du traitement. Dans les cas les plus légers de syphilis héréditaire, les symptômes superficiels cutanés et muqueux se reproduisent par poussées successives pendant quelques mois ou un an, et puis disparaissent pour ne plus revenir. D'autres fois les lésions plus sévères et plus envahissantes récidivent pendant longtemps, avec la même intensité et sous la même forme, et ne se circonscrivent et ne diminuent d'intensité qu'au bout de plusieurs années.

Quelquefois les lésions de la syphilis héréditaire se reproduisent par poussées plus ou moins fréquentes jusqu'à la puberté, puis disparaissent pour toujours. Mais, en général, la sévérité de la syphilis héréditaire s'épuise dans les deux ou trois premières années de la vie. Si les lésions subséquentes sont quelquefois étendues ou profondes, il est rare cependant qu'elles montrent la même malignité que lors de leur première explosion.

La syphilis héréditaire est essentiellement contagieuse. Jusqu'à quelle époque ses lésions superficielles ou profondes conservent-elles cette dangereuse propriété? Nous l'ignorons et je crois qu'il serait plus difficile encore d'en établir la limite que pour la syphilis acquise. La prudence conseille de les tenir pour telles pendant les quatre ou cinq premières années de la vie et même au delà.

Jusqu'ici, ce que je vous ai dit de la syphilis héréditaire n'a embrassé que la vie embryonnaire et les premières années de l'existence. Nous l'avons vu sévir, pour ainsi dire sans discontinuité, depuis la conception jusqu'à la puberté. Malgré la longueur des intervalles qui séparaient les poussées, à mesure qu'on s'éloignait des phases subintrantes de la première explosion, il était possible de suivre la filiation des accidents.

L'hérédité syphilitique est-elle susceptible de se formuler sous un autre mode et de se manifester à d'autres périodes de l'existence? Depuis quelques années sa sphère d'action a été singulièrement agrandie. Ce ne seraient plus seulement la première et la seconde enfance qui en seraient tributaires ; elle rayonnerait jusqu'à l'âge adulte. On a cru reconnaître son empreinte chez des malades de vingt, trente, quarante ans, qui, jusqu'à cet âge, extraordinairement avancé pour la syphilis héréditaire, n'en avaient subi aucune atteinte.

XI

Traitement de la syphilis : Deux spécifiques, le *mercure* et l'*iodure de potassium*. Leur action curative et leur action préventive. — Ce qu'il faut attendre de leur spécificité : Elle n'a rien d'absolu. — Du rôle de l'organisme dans la curation. — Degré de son aptitude à concevoir l'action des spécifiques.

Mais ici, messieurs, je m'arrête. Permettez-moi cependant de vous dire encore quelques mots sur la question du traitement.

Si la syphilis ne le cède en rien comme gravité aux autres maladies constitutionnelles, par le nombre, la variété, la durée, la profondeur, la portée diathésique de ses manifestations, elle a du moins sur elles l'avantage de posséder deux spécifiques d'une vertu curative incontestable : le mercure et l'iodure de potassium.

Le mercure qui fut employé pour la première fois par Marcellus Cumanus, dès 1495, sous forme de frictions, a passé par bien des vicissitudes. On l'a tour à tour loué ou anathématisé, sans mesure. Aujourd'hui il n'a que bien peu de détracteurs. Tous les praticiens non prévenus s'accordent à reconnaître qu'il est d'une merveilleuse efficacité contre un grand nombre d'accidents, surtout contre les éruptions sèches et érythémateuses de la période virulente. Non seulement il guérit la plupart des manifestations cutanées et muqueuses, quand elles ne sont pas exclusivement constitutionnelles et cachectiques, mais il prévient leurs récidives et il attaque la diathèse elle-même, en favorisant l'élimination des produits morbides et en diminuant par là l'intoxication. Il doit donc être administré, non seulement contre les accidents actuels, mais aussi contre les accidents à venir. Il sauvegarde, jusqu'à un certain point, l'avenir, et il diminue, il empêche même les effets de la transmission héréditaire.

L'iodure de potassium, employé pour la première fois par Wallace, en 1822, dans le traitement de la syphilis, trouve surtout son application dans les formes ulcéreuses et dans les syphiloses viscérales. Son action curative, plus étonnante souvent que celle du mercure par sa rapidité, n'est peut-être ni aussi profonde, ni aussi durable, ni d'une portée aussi considérable.

Mais n'allez pas croire que les spécifiques sont absolument indispensables dans tous les cas, et qu'une syphilis abandonnée à sa marche naturelle marcherait d'aggravation en aggravation vers le terme extrême de son processus. Il y en a quelques-unes qui guérissent et s'arrêtent spontanément; de même que d'autres récidivent sans fin et deviennent de plus en plus profondes, envahissantes et destructives, malgré l'emploi le plus rationnel du mercure et de l'iodure de potassium.

La spécificité de ces deux héroïques médicaments n'est donc pas absolue. En réalité, c'est toujours l'organisme qui joue le premier rôle. Vous verrez, en effet, quelles différences existent, entre les malades, sous le rapport de leur aptitude à concevoir et à féconder l'action curative ou préventive que tend à faire dans l'économie tel ou tel ordre d'agents médicamenteux.

Cette aptitude est indépendante, dans une certaine mesure, de la facilité avec laquelle les mêmes organismes se laissent subjuguer par l'action morbide que doivent combattre les spécifiques. Ne voit-on pas, par exemple, des malades très gravement atteints en peu de temps, par le virus syphilitique, en réparer les effets avec une promptitude extraordinaire, dès qu'on leur donne un peu de mercure ou d'iodure de potassium? On dirait qu'il réside en eux une force de réaction, réduite momentanément à l'inertie, mais qui se réveille et développe tous ses effets dès qu'elle est touchée par l'agent spécifique. Et la preuve qu'il en est ainsi, c'est que, en pareil cas, l'œuvre de guérison n'est pas entièrement subordonnée aux doses. Mise en branle,la force réactive agit seule. De là à la spontanéité dans la guérison il n'y a qu'un pas.

Par contre, on voit des patients, dont les diverses affections syphilitiques ont des allures bénignes, rester presque absolument insensibles à l'action curative des médicaments.

Quant à ceux qui possèdent une aptitude à la prolifération toxique dans toutes ses conséquences et qui sont totalement dépourvus de toute activité curative, soit spontanée, soit provoquée par les médicaments, eh bien, cette double infortune les condamne aux formes les plus graves, les plus tenaces et même aux formes malignes de la maladie constitutionnelle.

Messieurs, j'en ai fini avec ce que je désirais vous dire sur la pathologie générale de la sypbilis. Vous avez pu constater quelle large place occupent, dans ce tableau synthétique, les affections spécifiques de tous les viscères. Sur ce point et sur beaucoup d'autres, la science syphiliographique a fait depuis moins d'un demi-siècle des conquêtes précieuses dont elle peut être fière à juste titre. Et cependant, quand je vois combien, malgré les investigations les plus approfondies dans tous les sens, dont elle a été l'objet, l'histoire de cette grave diathèse est encore obscure et mystérieuse, je suis tenté de dire avec feu le professeur Follin : « La syphilis semble devoir toujours être, comme l'homme qu'elle atteint, une grande et permanente énigme. »

TROISIÈME LEÇON

DE LA CONTAGION DES MALADIES VÉNÉRIENNES AU POINT DE VUE DÉMOGRAPHIQUE.

De la contagion des maladies vénériennes dans les grands centres de population. — Nécessité de l'étudier au moyen de statistiques. — Fluctuations dans le nombre de chaque espèce vénérienne, que ce procédé d'investigation fait constater. — Vicissitudes numériques du chancre simple depuis dix ans.

I. Diminution des maladies vénériennes dans la ville de Paris, depuis la guerre de 1870, jusqu'à l'année 1875. — Elle arrive à être de trois à quatre dixièmes. — Statistiques faites à l'hôpital du Midi. — Leurs résultats depuis 1869 jusqu'en 1875. — Recrudescence momentanée des maladies vénériennes pendant 1872. — De la valeur du chiffre en pathologie médicale.

II. Causes de la diminution des maladies vénériennes, à Paris, de 1870 à 1875. — *Première cause :* Dépopulation de la ville après la guerre de 1870-71. — *Deuxième cause :* Appauvrissement relatif, conséquence de la guerre.

III. *Troisième cause :* Changements du régime de la prostitution dans la ville de Paris. — Filles insoumises et filles inscrites. — La contagion par les premières a été cinq fois et demi plus considérable que par les secondes. — Surveillance et assainissement de la prostitution clandestine, comme cause de diminution des maladies vénériennes.

IV. *Quatrième cause :* Augmentation du nombre des mariages dans la ville de Paris après la guerre de 1870-1871. — Statistiques générales et par arrondissements.

V. Maladies vénériennes dans la ville de Paris, envisagées au point de vue de l'atténuation des accidents qui leur sont propres. — Nombre approximatif des syphilis qui se contractent chaque année à Paris. — Des causes qui ont fait augmenter les maladies vénériennes en 1872. — Licence dans les mœurs qui suit les grandes catastrophes.

MESSIEURS,

Dans les deux leçons précédentes je vous ai décrit les principaux caractères et le processus général de chacune des trois maladies vénériennes. Comme j'étais préoccupé surtout du soin de mettre en relief et de fixer dans votre esprit les traits les plus accentués et les plus originaux de leur physionomie nosologique, je ne vous ai dit qu'un mot de leurs propriétés contagieuses. Ce sujet, en effet, est trop vaste et trop important pour être traité sommairement et d'une manière accessoire. Vous verrez qu'il embrasse une infinité de questions qui se composent elles-mêmes d'éléments multiples et très variés, qu'il faut analyser, juger, comparer et compter.

C'est cette étude étiologique complexe que je me propose de commencer aujourd'hui. Elle vient après la question de nosographie et de pathologie générale, ou plutôt elle se place à côté d'elle, dans le tableau d'ensemble qu'il faut faire des maladies vénériennes, avant de décrire chacune d'elles en particulier.

Si j'ai fait abstraction jusqu'ici, de l'individu qui les contracte, et des milieux dans lesquels elles se développent et se propagent, je vais maintenant les tirer de leur isolement et de leur virtualité pathologiques, et vous les montrer dans leurs œuvres.

Mon but n'est point d'étudier ici en lui-même le principe contagieux, ni les liquides morbides ou naturels dans lesquels il se trouve, ni ses degrés, ni les modes suivant lesquels il agit, etc... La physiologie de la contagion et toutes les circonstances qui la favorisent, la contrarient ou la neutralisent, diffèrent suivant les trois espèces vénériennes, et nous nous en occuperons quand nous traiterons séparément de la syphilis, du chancre simple et de la blennorrhagie.

Le fait brut de la contagion étant admis, je veux en poursuivre devant vous les conséquences sur de grandes masses et pendant de longues périodes de temps. Vous assisterez ainsi aux fluctuations que subissent ces maladies à diverses époques, et vous vous rendrez compte du contre-coup que peuvent avoir sur elles les événements qui jettent une perturbation plus ou moins profonde dans les rapports sociaux.

Les grands centres de population sont ceux qui se prêtent le mieux à de pareilles recherches. Dans cet hôpital, où affluent tant de malades atteints de ces affections nouvellement contractées, il m'a semblé qu'on pourrait recueillir des documents précieux sur la démographie pathologique, considérée au point de vue des maladies vénériennes. Pendant plusieurs années j'ai dirigé mes investigations de ce côté et j'ai accumulé de nombreux matériaux qui me permettront, je crois, de vous exposer sous un jour nouveau, les résultats de la contagion vénérienne dans la ville de Paris.

Il semble qu'en pareille matière les statistiques doivent occuper une place prédominante et même exclusive. Il en serait ainsi, j'en conviens, si l'on se bornait à la simple constatation des faits accomplis, mais, malgré sa valeur, que serait un nombre en lui-même si on n'en déterminait la signification étiologique au point de vue médical et social?

Dans cette leçon et dans celles qui vont suivre, les chiffres seront sans doute au premier plan, puisque la logique des recherches l'exige. Mais nous ne les prendrons que comme un moyen qu'il faut employer pour s'élever plus haut dans la hiérarchie des causes particulières ou générales. Vous verrez en outre que la pathologie ne sera point mise de côté, et que par une autre voie et sous une autre forme nous arriverons à démontrer, pour ainsi dire matériellement, la différence profonde qui existe entre les trois espèces de maladies vénériennes.

L'une d'elles, le chancre simple, a passé par tant de vicissitudes numériques depuis une dizaine d'années, qu'il sera l'objet d'une étude démographique spéciale, quoiqu'il vienne après la blennorrhagie et surtout après la syphilis comme gravité et comme importance pathologique.

Vous avez pu vous convaincre des fluctuations qu'il subit en jetant un simple coup d'œil dans mes salles. Ainsi dans la revue que je viens de faire devànt vous des malades les plus intéressants de mon service, je vous ai montré un grand nombre de blennorrhagies simples ou compliquées d'épididymites, d'orchites, d'inflammation du col de la vessie, de rhumatismes articulaires, etc., etc. Je vous ai fait voir aussi les principales variétés du chancre syphilitique, depuis l'érosion superficielle qui peut si facilement passer inaperçue, du malade et du médecin, jusqu'à la large et profonde ulcération que l'accident primitif de la syphilis se creuse quelquefois dans l'induration hyperplasique qui lui sert de base.

Il vous a été facile de suivre pour ainsi dire pas à pas, sur quelques sujets, les conséquences de l'intoxication virulente, pendant les premières phases de la maladie constitutionnelle. Chez les uns, il n'existait encore que l'adénopathie polyganglionnaire des aines, dure, indolente, concentrée dans les ganglions, libre de toute adhérence avec les tissus périphériques et n'irradiant autour d'elle aucun phénomène inflammatoire. Chez d'autres, le processus s'accusait par une diffusion qui avait envahi une étendue plus ou moins considérable de la surface tégumentaire cutanée et muqueuse. Chez d'autres enfin, moins rapprochés du début de la syphilis, vous avez pu constater un ordre de lésions dont la tendance ulcéreuse ou destructive trahissait une imprégnation plus grave et plus intense de l'économie par le virus syphilitique, etc.

Pour vous donner une idée complète, quoique sommaire, de l'ensemble des maladies vénériennes, j'aurais voulu vous faire examiner aussi quelques malades atteints de chancres simples et de bubons chancreux. Mais, il y a déjà longtemps que je n'en ai pas vu un seul cas, soit à ma consultation, soit dans mes salles. Je m'en applaudis au point de vue de l'hygiène et de la santé publique, quoique je ne puisse m'empêcher de le regretter comme professeur [1].

Nous avions, il y a plusieurs années, dans mon service quelques échantillons de cette troisième espèce des maladies vénériennes. Je m'étendis alors longuement sur les complications du chancre simple, et en particulier sur les balano-posthites phlegmoneuses et gangréneuses qui en sont symptomatiques.

En attirant ainsi votre attention sur de pareils accidents, avais-je le pressentiment que l'occasion de les observer était opportune, et qu'il ne fallait pas la laisser échapper, sous peine de ne plus la retrouver ultérieurement? Oui, messieurs, et, dès lors, je vous fis remarquer et je vous prouvai par des statistiques, que le chancre simple était de moins en moins commun, et que si sa diminution s'accusait d'année en année, dans des proportions aussi considérables, il finirait par devenir un phénomène pathologique exceptionnel. M'étais-je trompé? Vous en jugerez par ce que je vous dirai plus tard sur la rareté progressive des chancres simples.

I

DIMINUTION DES MALADIES VÉNÉRIENNES DANS LA VILLE DE PARIS, DEPUIS LA GUERRE DE 1870 JUSQU'A L'ANNÉE 1875.

Statistiques des consultations données à l'hôpital du Midi, depuis 1869, jusqu'en 1875. — Elles prouvent que le nombre des maladies vénériennes a diminué, dans Paris, depuis le mois de juillet 1870, c'est-à-dire depuis le commencement de la guerre.

Le chiffre des consultants est tombé à son mininum pendant le premier semestre de l'année 1871.

La diminution des consultants produite par la guerre a été de un tiers environ de juillet 1870 à juillet 1871.

Recrudescence momentanée des maladies vénériennes pendant l'année 1872.

Décroissance progressive dans leur nombre à partir de 1873 jusqu'en 1875. — Elle arrive à être *trois à quatre dixièmes.*

De la valeur du chiffre en pathologie médicale. — Abus qu'on a fait des statistiques. — Leur inutilité et leur danger dans l'interprétation des phénomènes en voie d'évolution. Leur utilité pour résoudre certaines questions qui reposent sur des faits accomplis.

Mais avant d'aborder cette question, je tiens à vous entretenir des changements qui sont survenus dans le nombre des maladies vénériennes traitées à l'hôpital du Midi, depuis que j'en suis médecin, c'est-à-dire depuis l'année 1868. C'est une étude statistique dont l'intérêt et

1. Il importe de prévenir le lecteur que cette leçon a été faite en 1875, et que les recherches statistiques qui en sont la base ne vont pas plus loin que cette année-là. — J'en donnerai ultérieurement de nouvelles, qui embrasseront la période de 1875 à 1880.

l'importance ne vous échapperont pas et qui est le préambule presque obligé de ce que je vous exposerai sur la rareté actuelle du chancre simple.

On peut juger de la quantité des maladies vénériennes qui existent dans la ville de Paris, d'après le nombre des malades qui viennent demander des soins, chaque jour, à la consultation de cet hôpital.

Ce nombre s'est élevé, pour ses trois divisions réunies :

En 1869, au chiffre de	26,815
En 1870, —	23,350
En 1871, —	18,187
En 1872, —	23,392
En 1873, —	20,429
En 1874, —	18,419
En 1875 (1er sem.) au chiffre de	8,249

Avant d'aller plus loin, je dois vous faire remarquer que ces chiffres comprennent non seulement les malades qui se présentent pour la première fois à la consultation, mais aussi ceux qui y reviennent. On se tromperait donc considérablement si l'on supposait qu'ils indiquent des individus distincts; mais peu importe, au point de vue où nous nous plaçons, puisque ce procédé de statistique en bloc s'applique à toutes les années que nous comparons. D'ailleurs, plus tard, j'évaluerai approximativement quels sont les chiffres réels des consultants pour chaque année.

Eh bien, que résulte-t-il de ce tableau? C'est que le nombre des vénériens a diminué à Paris dans des proportions très grandes depuis la guerre de 1870-1871.

Cette diminution s'était accusée dès le mois de juillet de l'année 1870. Il suffit pour s'en convaincre de comparer le nombre des consultants dans le deuxième semestre de 1869 à celui des consultants dans le deuxième semestre de 1870 :

2e semestre de 1869	12,054
2e semestre de 1870	10,809

Soit une différence de 1,245 en faveur du deuxième semestre de 1869.

Quant à la différence entre le premier et le deuxième semestre de 1870, elle a été de 1,722.

Mais c'est surtout pendant le premier semestre de 1871, que le chiffre des consultants est tombé à son minimum, car ni avant, ni depuis, je n'en ai trouvé un aussi faible pour la même période de temps.

Ce chiffre, en effet, n'a été que de 7,481. Comparez-le à celui du premier semestre de 1870, qui s'est élevé à 12,541, et vous aurez la différence énorme de 5,060 ;

Ainsi les événements de la fin de 1870 et du commencement de 1871 ont eu, en ce qui concerne les maladies vénériennes, un résultat facile à prévoir. Ce résultat a été immédiat ; il s'est accusé dès les premiers mois de la guerre, a grandi progressivement et s'est traduit en deux semestres par une diminution de près d'un tiers dans le nombre des malades qui viennent nous consulter à l'hôpital du Midi.

Ce nombre, en effet, pour les douze mois qui avaient précédé la guerre, avait été : dans le deuxième semestre de 1869, 12,054 ; dans le premier semestre de 1870, 12,541 ; soit 24,595. Pour le deuxième semestre de 1870 et le premier semestre de 1871, la somme totale n'a donné que 18,290, c'est-à-dire que, dans ces deux derniers semestres, il y a eu 6,305 consultants de moins que dans les deux premiers, ce qui représente bien une diminution d'environ un tiers.

Cette diminution s'est-elle continuée après les événements? Vous pouvez en juger par le tableau, que je vous ai donné tout à l'heure, du nombre des consultants pour chaque année.

Que nous apprend-il?

Il nous apprend qu'à partir du deuxième semestre de 1871, le nombre des malades qui était tombé à son minimum de 7,481, se relève peu à peu.

Dans le deuxième semestre de cette même année, il atteignit le chiffre de 10,706. Il y eut donc dans ce semestre 3,225 consultants de plus que dans le premier.

En 1872, l'augmentation fut encore plus prononcée. Il se présenta à la consultation 23,392 malades, c'est-à-dire 42 de plus qu'en 1870, et 3,392 de plus qu'en 1871 [1].

Mais à partir de 1873, cette espèce de recrudescence momentanée s'arrêta, puisque nous n'eûmes que 20,429 malades consultants, soit 2,963 de moins qu'en 1872.

Depuis, la décroissance ne s'est pas arrêtée, et elle se continue

1. Ce chiffre de 23,392, pour l'année 1872, est très considérable, surtout si on le compare aux chiffres de l'année 1871 et des années 1873, 1874 et 1875. — Le nombre des mariages atteignait aussi cette année-là un chiffre fort élevé. Je m'occuperai plus loin de ces deux faits remarquables.

encore aujourd'hui, comme vont vous le prouver les chiffres suivants :

En 1874, le chiffre des consultants n'a été que de 18,419, soit 4,973 de moins qu'en 1872, et 2,010 de moins qu'en 1873.

Pendant l'année 1875, la progression descendante persistera-t-elle? Il y a tout lieu de le croire. Nous connaissons maintenant le chiffre des consultants pendant le premier semestre. Or il n'a été que de 8,249. Il s'est donc rapproché beaucoup de ce minimum de 7,481 qu'il avait atteint pendant la guerre dans le premier semestre de 1871, et il a été inférieur de 1,040 au chiffre 9,289 du premier semestre de 1874, et de 881 au chiffre 9,130 du deuxième semestre de la même année.

Pour se rendre compte plus exactement encore de la diminution des maladies vénériennes depuis la guerre, il faut comparer les trois années et demie qui l'ont précédée avec les trois années et demie qui l'ont suivie.

Eh bien, il y a eu :

En 1867	27,100	consultants
En 1868	25,181	—
En 1869	26,815	—
En 1870 (1er semestre)	12,541	—
Total	91,637	consultants

Faisons partir le second tableau du commencement de 1872, époque à laquelle l'équilibre social, si profondément troublé, a repris un peu de stabilité. Nous trouvons :

En 1872	23,392	consultants
En 1873	20,429	—
En 1874	18,419	—
En 1875 (1er semestre)	8,249	—
Total	70,489	consultants

Ainsi, au bout de trois ans et demi, depuis les événements de 1870-1871, le chiffre des maladies vénériennes, parmi la population qui vient demander des consultations gratuites à l'hôpital du Midi, s'est abaissé de 20,148, et il est aujourd'hui relativement à ce qu'il était avant la guerre, dans la proportion de 1 à 1,3 moins une fraction, ce qui veut dire que le nombre de ces maladies a diminué de près de *trois dixièmes*.

Mais à côté du service gratuit, qui comprend la consultation et 336 lits dans les salles communes, il existe à l'hôpital du Midi un service payant, composé de 21 chambres. Autrefois, ce service était presque toujours au complet; il fallait même quelquefois se faire inscrire plusieurs jours d'avance pour obtenir une chambre. Aujourd'hui, au contraire, nous n'avons plus que quelques rares malades. En voulez-vous la preuve? Prenons une série d'années et comparons-en les chiffres comme nous l'avons fait pour les consultations gratuites.

On a traité, dans le service des chambres payantes, à l'hôpital du Midi :

En 1867	341	vénériens
En 1868	306	—
En 1869	268	—
En 1870	221	—
En 1871	161	—
En 1872	233	—
En 1873	203	—
En 1874	186	—
En 1875 (1er semestre)	78	—

Faisons deux catégories : l'une composée des années 1867, 1868, 1869 et du premier semestre de 1870; l'autre des années 1872, 1873, 1874 et du premier semestre de 1875[1]. Pour la première, nous avons 1074; pour la seconde 700, chiffres qui sont entre eux dans le rapport de 1 à 1,5. Ainsi, pour les malades payants, la diminution, qui a été de 374, s'est encore plus accusée que pour les consultants, puisque nous trouvons que leur nombre, dans ces trois dernières années et demie, a décru de un peu plus de *cinq dixièmes*[2].

Messieurs, les chiffres sont arides en général et d'un médiocre agrément dans le discours. J'aurais donc à m'excuser de l'ennui qu'ils vous causent peut-être, si je n'étais pénétré de leur indispensable nécessité pour résoudre certaines questions du plus haut intérêt.

Le chiffre jouait un grand rôle dans la médecine, il y a trente ou quarante ans. Malgré les quelques services qu'il a rendus à la science pathologique, l'abus qu'on en faisait ne pouvait manquer de le faire tomber dans un discrédit mérité, du moins en tant que méthode exclu-

1. Pendant le premier semestre de 1870, on a reçu 159 malades payants, et pendant le deuxième, 62 seulement. Pendant le premier semestre de 1871, il n'y a eu que 40 malades payants. Le chiffre des malades payants pendant les deux semestres des événements n'a donc été que de 102.

2. Le prix des chambres payantes a été de 2 fr. 50 par jour jusqu'en 1868. A cette époque, on l'a porté à 4 francs, et il est resté tel jusqu'au commencement de novembre 1874. Depuis 1874, il est de 5 francs. — Cette augmentation de prix n'entre, selon moi, pour rien ou que pour une bien faible part dans la diminution des malades payants.

sive. D'ailleurs n'exigeait-on pas de lui plus qu'il ne pouvait donner ? Ne forçait-on pas sa portée ? Ne lui faisait-on pas embrasser des faits multiples, soumis à des mutations continuelles ? Bien plus, on alla jusqu'à lui demander la raison de ces faits, comme s'il était possible de pénétrer par le chiffre ce travail mystérieux, cet enchevêtrement de causes, d'effets, cette infinie mobilité des phénomènes qui se trament incessamment sur « le métier bourdonnant de la vie, » pour employer l'expression de Gœthe !

Mais si le chiffre est incapable d'exprimer à lui seul la physionomie si mobile des manifestations pathologiques en voie d'évolution ; s'il est non seulement insuffisant, mais même dangereux quelquefois dans la science biologique pure, il se prête, en revanche, admirablement à résoudre les questions qui reposent sur des faits accomplis. — A les *résoudre?* Non, mais à les *poser* avec cette netteté qui permet à l'esprit de trouver dans les résultats qu'ils donnent un point de départ fixe et une base solide.

N'êtes-vous pas d'avis, en effet, qu'en accumulant tous ces nombres, en les envisageant sous leurs faces principales, en les comparant et en les soumettant aux principales opérations qu'exige une statistique bien entendue, nous avons établi d'une façon inattaquable ce fait que les maladies vénériennes ont considérablement diminué pendant la guerre de 1870-1871, à peu près dans la proportion de 3 à 4 dixièmes ?

II

Causes de la décroissance des maladies vénériennes dans la ville de Paris, depuis 1870 jusqu'a 1875.

Causes morales. — Causes matérielles.

Influence des causes matérielles sur la diminution des maladies vénériennes dans la ville de Paris, pendant et après la guerre.

Première cause : *Dépopulation de la ville.* — Dénombrement de 1872. — Ce qu'aurait été le chiffre de la population parisienne sans la guerre. — Dénombrement suivant chaque arrondissement, en 1872. — Sa comparaison avec le dénombrement en 1866.

Diminution dans les arrondissements du centre. — Accroissement dans ceux de la périphérie. — Ce fait prouve que la population ouvrière a décru dans des proportions beaucoup moins considérables que la population de la classe aisée ou riche.

Du rôle de la population parisienne, dans la diminution des maladies vénériennes, de 1871 à 1875. — Il a été moins considérable qu'on ne pouvait le supposer *à priori.* — Augmentation progressive de la population ouvrière.

Deuxième cause : *Appauvrissement relatif*, conséquence de la guerre. — Son influence sur la diminution des maladies vénériennes. — On ne peut l'apprécier qu'hypothétiquement.

Que nous reste-t-il à faire maintenant ?

A entreprendre une autre tâche qui ne sera pas facile, et qui consiste à rechercher et à déterminer les causes de cette décroissance si remarquable.

Ces sortes de maladies sont plus directement que toutes les autres sous l'empire d'un certain ordre de passions et de vices, que la volonté, le sentiment des devoirs, la conscience de la dignité, les croyances religieuses, etc., pourraient corriger, modérer ou même dompter complètement. Aussi, tout un grand côté de leur étiologie appartient-il à l'étude des modifications qui se produisent suivant les temps, les lieux, les idées, et tel et tel état de civilisation, etc., etc., dans l'esprit et les mœurs d'un pays, d'une ville ou des individus eux-mêmes.

Sans doute, le fond passionnel reste toujours le même. Les instincts sont inséparables de la vie même. Mais il peut survenir un concours de circonstances qui les déchaînent ou les brident.

Est-ce le cas ici ? L'impression d'événements aussi terribles que ceux que nous avons traversés a-t-elle moralisé les masses ?... Il serait naturel et consolant de le penser... Mais c'est là un terrain sur lequel il ne m'appartient point de m'aventurer, et, tout en posant le problème, je laisse volontiers aux moralistes le soin de le résoudre.

Je ne m'occuperai donc que de causes matérielles, et je vais rechercher celles qui semblent avoir joué le rôle le plus important dans la décroissance des maladies vénériennes depuis 1870-1871.

Parmi elles, il en est une qui vient immédiatement à l'esprit : c'est la diminution qui paraît s'être produite depuis cette époque dans la catégorie des habitants de Paris chez lesquels se recrutent les malades de l'hôpital du Midi. Ne doit-on pas admettre *a priori* qu'une partie de ces habitants a été décimée par la guerre ou par les maladies, et qu'une autre, ne trouvant plus dans Paris assez de travail pour subvenir à ses besoins et à ses charges, s'est dispersée dans les départements.

Examinons les résultats que nous donnent les recensements de la population parisienne. Ils ont lieu tous les cinq ans, et le dernier a été fait en 1872, un an après la guerre.

Eh bien, en 1872, le nombre des habitants de Paris était de 1,851,792.

Les deux recensements antérieurs avaient donné : celui de 1866 : 1,825,274; celui de 1861 : 1,696,141.

Entre 1866 et 1872, la population ne s'était donc accrue que de 26,518.

N'est-ce pas là un chiffre insignifiant, illusoire? En conclurons-nous que la population de Paris a réellement augmenté? Non, car il importe de distinguer ce qui est de ce qui aurait dû être, si le cours normal des choses n'avait pas été interrompu.

Ce n'est pas, en effet, sur les dénombrements quinquennaux seuls qu'il faut s'appuyer pour élucider la question qui nous occupe. L'accroissement de la population de Paris augmente d'une année à l'autre dans des proportions toujours plus considérables. Cet accroissement de 1861 à 1866, a été de 129,133. Il est probable que ce chiffre aurait été dépassé de beaucoup sans les événements de 1870-1871, et qu'au lieu d'avoir, en 1872, 26,518 seulement d'augmentation, il y en aurait eu trois ou quatre cent mille.

Je ne crois pas exagérer, en disant que la guerre a fait baisser de trois ou quatre cent mille le chiffre de la population parisienne, et l'a privée de tout l'accroissement qu'elle avait gagné pendant les années si prospères, pour la ville, de 1867, 1868 et 1869. Ce n'est donc pas avec 1866 qu'il faudrait comparer 1872 et les années suivantes, mais avec 1867, 1868 et 1869. Malheureusement nous n'avons pas le dénombrement de ces années-là. Mais qui voudrait nier cette décroissance de la population ? Ceux d'entre vous qui habitent Paris depuis longtemps, et qui ont pu comparer la ville d'autrefois avec ce que l'ont faite les derniers événements, doivent avoir une même impression, qui est générale et que j'ai entendu exprimer bien des fois ; et, cette impression, c'est que le nombre des habitants a diminué tout à coup, par le fait de la guerre, dans des proportions énormes.

Rappelez-vous l'émigration qui se produisit en masse, à la veille de l'investissement. Combien peu sont revenus de ceux qui étaient partis, et combien sont partis ou ont disparu de ceux qui étaient restés. Il est vrai que si la population civile sortit des murs, elle y fut remplacée par les soldats et par les mobiles. J'aurais voulu vous donner une statistique du nombre des habitants de Paris pendant le siège et pendant la Commune ; mais il m'a été impossible de trouver sur ce sujet des documents positifs ; je crois même qu'il n'en existe pas.

Tenons-nous-en donc au dénombrement de 1872.

Eh bien, au point de vue qui nous occupe, il est indispensable de connaître quelles ont été les fluctuations de la population, dans les divers arrondissements. Je dis que cette étude est indispensable, parce que les malades qui viennent nous demander des soins à l'hôpital du Midi ne sont pas également répartis sur toute la surface de Paris. Ils habitent surtout à la périphérie, il y en a bien peu qui soient domiciliés au centre de la ville, dans les quartiers riches.

Que nous donne le dénombrement dans chaque arrondissement ? Des résultats, auxquels peut-être vous ne vous attendez pas.

On peut diviser les vingt arrondissements en deux classes : ceux du centre et ceux de la circonférence. Ceux du centre sont habités par des gens riches ou aisés; ceux de la périphérie, par la population ouvrière. Quand on compare la population de chaque arrondissement en 1872 avec ce qu'elle était en 1866, on voit que la diminution a frappé surtout les arrondissements du centre, tandis qu'il y a eu un accroissement très considérable dans les arrondissements de la périphérie.

Ainsi, dans le premier arrondissement (Louvre), le chiffre de la population en 1872 était inférieur de 8,000[1] à celui de 1866.

Dans le 2e (Bourse), de	6,000
Dans le 3e (Temple), de.	3,000
Dans le 4e (Hôtel de Ville), de	6,000
Dans le 5e (Panthéon), de	8,000
Dans le 6e (Luxembourg), de	9,000
Dans le 7e (Palais-Bourbon), de	4,000
Dans le 9e (Opéra), de	2,000

Au milieu de cette série, le 8e arrondissement (Élysée) fait seul exception ; sa population, loin de diminuer, était en 1872 supérieure de 3,000 à celle de 1866.

Donc, sur les neuf arrondissements du centre, la diminution des habitants, eu égard à leur nombre en 1866, a été, en 1872, de 46,000.

Le résultat est tout l'opposé pour les arrondissements de la périphérie. Dans tous, en effet, il y a eu une augmentation considérable; cette augmentation a été :

Dans le 10e (enclos Saint-Laurent ou boulevard de Strasbourg), de	15,000
Dans le 11e (Popincourt), de	17,000
Dans le 12e (Reuilly), de	6,000
Dans le 14e (Observatoire-Montrouge), de	4,000
Dans le 15e (Vaugirard), de	5,000
Dans le 16e (Passy), de	800
Dans le 17e (Batignolles-Monceaux), de	8,000
Dans le 18e (Butte Montmartre), de	7,000
Dans le 19e (Buttes Chaumont), de	4,000
Dans le 20e (Ménilmontant), de.	5,000

Au milieu de cette seconde série, comme dans la première, il manque un arrondissement, le 13e (Gobelins); c'est le seul qui fasse exception. Loin d'augmenter, sa population a diminué de 1,600.

Pour les onze arrondissements de la périphérie, le chiffre de la popu-

1. Je ne donne que des chiffres ronds, sans tenir compte des centaines.

lation, en 1862, a donc été supérieur de 72,000 au chiffre de la population en 1866.

Ces 72,000 habitants en plus n'appartiennent sans doute pas tous à la classe ouvrière. Il est évident, en effet, que bien des gens dont la fortune a été plus ou moins gravement atteinte par la guerre, ont dû quitter les quartiers du centre, à cause de la cherté des loyers, et émigrer dans les quartiers de la périphérie où l'on peut vivre à meilleur marché. Néanmoins, en tenant compte de ce fait, et en lui accordant même une large part dans le double résultat de la diminution des habitants au centre de la ville et de leur augmentation à la circonférence, il reste établi sur des bases positives que la population ouvrière a décru dans des proportions beaucoup moins considérables que la population de la classe aisée ou riche.

En somme, Paris contient depuis la guerre beancoup moins d'ouvriers qu'auparavant. Toutefois, si désastreux qu'aient été les événements, ils n'ont pas empêché cette partie de la population de prendre un accroissement qui s'élève au chiffre approximatif de 74,000. Jugez de ce qu'il eût été sans l'interruption de ce mouvement ascendant dont les années antérieures à la guerre peuvent nous donner une idée !

Que faut-il conclure, messieurs, de tout ce que je viens de vous dire ? Devons-nous attribuer exclusivement à la dépopulation de Paris la décroissance si remarquable dans le nombre des maladies vénériennes? En est-elle la cause essentielle ? Occupe-t-elle le premier rang, ou bien marche-t-elle de pair avec d'autres que vous pouvez deviner, et dont il me reste à vous parler maintenant ? Vous en jugerez tout à l'heure. Dans des questions générales aussi complexes que celles que nous traitons, il est permis d'hésiter. C'est que, malgré l'intervention incessante des chiffres, on ne les résout pas comme des problèmes de mathématiques. Tous les facteurs n'ont pas une valeur absolue, et l'appréciation des éléments de toute nature, dont l'intervention est nécessaire, peut varier dans de larges limites sans qu'on puisse la taxer d'être erronée.

Il me semble qu'on resterait dans une juste mesure en disant que la dépopulation de Paris a joué un rôle considérable dans la diminution des maladies vénériennes ; mais que ce rôle est moins considérable qu'il ne le paraît au premier coup d'œil, attendu que deux phénomènes en sens inverse, qui se produisent ou se continuent depuis 1872, tendent de jour en jour à en diminuer l'importance.

Le premier de ces phénomènes, c'est la décroissance toujours plus accusée des maladies vénériennes; le second, c'est l'augmentation progressive de la population ouvrière, qui se fait d'une manière réelle, quoique sur une échelle certainement moins grande qu'autrefois. Des personnes très compétentes de l'administration municipale m'ont affirmé en effet, que depuis 1874 les arrondissements de la périphérie se repeuplaient et que le nombre des ouvriers y était aujourd'hui très supérieur à celui qu'y avait fait constater le dernier recensement. Et cependant le nombre des maladies vénériennes descend peu à peu depuis cette époque, si bien que le premier semestre de 1875 donne un chiffre inférieur de près d'un quart à celui du premier semestre de 1872.

Parmi les autres causes, il en est une dont l'appréciation rigoureuse est encore plus difficile que celle de la dépopulation. Ici, messieurs, je ne fatiguerai pas votre attention en la tenant sans cesse fixée sur des chiffres. Cela me serait impossible, et je le regrette, car vous y perdez un élément de certitude. Il faudrait être un économiste pour traiter ce sujet avec autorité. Je me contenterai donc de l'effleurer, vous laissant le soin de l'approfondir si vous en avez le goût et les moyens.

Je veux parler, de l'appauvrissement relatif qui a été la conséquence de nos désastres.

Après une longue interruption de travail, nous avons subi des charges écrasantes. Il a fallu les payer. La fortune publique et les fortunes privées ont été gravement obérées. Avec des gains médiocres toujours précaires, il a fallu faire face à des dépenses excessives, vivre au jour le jour, pourvoir au lendemain, refaire l'épargne dévorée pendant la guerre, se contenter du strict nécessaire et ne plus songer à ce superflu qui ne se montre, dans les classes pauvres et parmi les ouvriers, que pendant les années de paix et prospérité.

On a donc vécu depuis la guerre dans des conditions matérielles tout autres qu'auparavant, et force a bien été pour beaucoup de se priver des plaisirs qu'on ne peut en général se procurer qu'avec de l'argent.

Quelque impérieuses que soient les passions, celles dont les maladies vénériennes sont les conséquences ont dû subir le joug de la nécessité. Elles ont trouvé un frein dans l'appauvrissement.

Qu'elles l'aient secoué bien des fois, vous n'en doutez pas; mais vous ne doutez pas non plus, qu'il eût été impossible au commerce sexuel de grever le budget individuel comme il le faisait avant nos malheurs. Il a perdu de son activité et de son expansion. Il a subi, lui aussi, une crise dont il n'est pas prêt à se relever. Que ce fait résulte plutôt de la pression des circonstances que d'un acte libre de la conscience devenue plus soucieuse de ses devoirs et plus éclairée, c'est ce qu'affirmeront peut-être les pessimistes et ceux qui n'ont qu'une foi médiocre dans l'amendement momentané de la perversité humaine et la moralisation des masses. Quant à nous, tout en regrettant qu'ils eussent raison, nous devons nous féliciter de l'influence salutaire qu'un pareil état de choses a exercé sur l'hygiène privée et sur l'hygiène publique.

III

TROISIÈME CAUSE : *Du régime de la prostitution dans la ville de Paris.*

Deux catégories de prostituées : catégorie des *coureuses* ou filles *insoumises;* catégorie des *filles soumises ou inscrites*, comprenant les *filles en carte* et les *filles en maison.*

La contagion vénérienne par les filles de la première catégorie est *cinq fois et demie* plus considérable que par les filles de la seconde.

Dangers de la prostitution clandestine et sa surveillance de 1867 à 1874.

Changements qui se sont opérés à Paris, dans le régime de la prostitution. — Décroissance graduelle de la prostitution inscrite; augmentation parallèle de la prostitution clandestine.

Surveillance et assainissement de la prostitution clandestine. — Quelles en ont été les conséquences au point de vue de la diminution des maladies vénériennes.

Parmi les causes qui influent puissamment sur le nombre des maladies vénériennes d'une ville ou d'un pays, il en est une qui a été, depuis des siècles, scrutée, étudiée sous toutes ses faces et réglementée par les moralistes et les législateurs. Je veux parler de la prostitution. N'est-ce pas d'elle que dérivent directement et d'une façon à peu près exclusive tous les maux dont nous nous occupons? Il importe donc au plus haut degré de nous rendre un compte aussi exact que possible des phases qu'elle a traversées depuis la guerre. C'est une question ardue, scabreuse, hérissée de difficultés, du moins pour ceux qui n'en ont pas fait une étude spéciale, mais il est indispensable de l'aborder sous peine d'être incomplet.

Dans les statistiques des malades qui sont venus à ma consultation de l'hôpital du Midi, pendant l'année 1869 et le premier semestre de 1870, j'ai noté, chaque fois que je l'ai pu, les principales circonstances relatives à la femme. Or les résultats auxquels je suis arrivé, m'ont démontré de la manière la plus évidente que la source incomparablement la plus féconde en contagion vénérienne, c'est la prostitution clandestine. En voulez-vous la preuve? La voici.

Les malades qui m'ont consulté pendant ces dix-huit mois ont été au nombre de 5,008. J'ai divisé en quatre catégories les femmes qui leur ont communiqué la syphilis, la blennorrhagie ou les chancres simples. Sous le nom de *coureuses*, j'ai compris les femmes non inscrites, rencontrées sur la voie publique et n'exerçant aucune profession suivie ; sous la désignation de *varia*, j'ai rangé toutes les femmes exerçant une profession ou mariées, etc. Enfin j'ai laissé à la dénomination de *filles en carte* et de *filles de maison* leur acception ordinaire, que je n'ai pas besoin de vous expliquer.

Parmi ces quatre sources de contagion, les deux premières échappent au contrôle de la police et forment la classe des *insoumises* ; les deux dernières sont placées sous la surveillance d'agents spéciaux et constituent la classe des *filles soumises*.

Eh bien, sur mes 5,008 malades, 4,012 ont été contaminés, par des filles insoumises, et 733 seulement par les filles soumises. La contagion par les premières est donc *cinq fois et demie* plus considérable que par les secondes.

Parmi les filles insoumises, les coureuses donnent le plus grand nombre de maladies vénériennes, car elles ont infecté 2,364 individus, tandis que les femmes comprises sous la dénomination de *varia* n'en ont infecté que 1648.

Parmi les filles soumises, celles qui sont en carte fournissent la plus forte somme de contagion. Elle est de 430. Enfin les filles en maison ne figurent sur mon tableau que pour le chiffre de 303.

En résumé, sur 5,008 malades qui ont contracté la blennorrhagie, la syphilis ou les chancres mous :

2,364 ont été contaminés par des coureuses non soumises.

1648 par diverses espèces de femmes non soumises.

430 par des filles en cartes soumises.

303 par des filles en maison.

Les filles en carte subissent l'inspection médicale tous les quinze jours et les filles en maison tous les huit jours.

Que nous enseignent ces chiffres, messieurs? *Les dangers de la prostitution clandestine*. Quels moyens pourrait-on prendre pour les amoindrir? Il ne m'appartient pas de le dire. C'est là une des questions les plus délicates de l'hygiène publique. Mais n'est-il pas évident que si l'on parvenait à réduire le nombre des filles insoumises, on atténuerait les chances de la contagion vénérienne? Puisque la prostitution est un mal nécessaire, n'est-on pas autorisé à l'assainir et à la réglementer, tout en respectant, autant qu'il est possible de le faire en pareille circonstance, les droits de la liberté individuelle?

Je vous ai dit quelle était la situation au moment de la guerre. Qu'advint-il à la veille de l'investissement de Paris ? Un des écrivains les plus compétents en matière de police sanitaire, M. Lecour, nous l'apprend, dans un remarquable ouvrage sur la *Prostitution à Paris et à Londres de* 1789 *à* 1871 [1]. La deuxième édition publiée en 1872, contient un chapitre extrêmement intéressant sur la prostitution pendant le siège. Je lui emprunte les passages suivants :

« . . . Aussitôt que Paris fut menacé, on devait voir apparaître et l'on vit se produire, aussi bien dans le gouvernement militaire et l'administration civile que dans l'opinion publique, la préoccupation d'écarter de l'enceinte parisienne les repris de justice, les vagabonds et les filles de débauche.

« Ces exigences étaient d'autant plus fondées que, dans la prévision des difficultés, des privations et des périls d'un siège, on avait déjà cherché, en encourageant et en conseillant le départ des personnes que rien ne retenait à Paris, à diminuer, comme l'on disait alors, le nombre des *bouches inutiles*.

« Effectuées par voie d'invitation ou d'action comminatoire, avec assistance ou au moyen de réquisitions de chemins de fer, ces renvois de Paris furent à ce point considérables, qu'ils contribuèrent à créer pendant un certain temps un encombrement des gares de chemins de fer. Les convois ne pouvaient contenir tous les voyageurs qui se présentaient pour y prendre place, et, ceux-ci, craignant de manquer le départ du lendemain, passaient les nuits dans les salles d'attente.

« On peut apprécier l'importance du déplacement de la population qui s'opérait alors, en jetant les yeux sur les chiffres suivants et en tenant compte de ce fait, qu'ils ne sont applicables qu'aux individus logés en garni.

« Le 1er juillet 1870, le nombre des personnes appartenant à cette catégorie s'élevait à :

Français	160,126
Étrangers	35,650
Total	195,776

« Le 2 septembre, il n'était plus que de 164,959, dont : 135,857 Français et 29,102 étrangers.

« Au 1er octobre, c'est-à-dire treize jours après que l'investissement était devenu complet, les hôtels meublés ne renfermaient plus que 93,996 Français et 8,365 étrangers, soit, en totalité, 102,231, et, comme différence en moins, depuis le 15 juillet, 93,415.

« Les réquisitions de transports par chemins de fer délivrées jusqu'au jour de l'investissement, s'élevèrent à plus de 10,000. On évacuait en même temps sur les prisons et les dépôts de mendicité de province une notable partie de la population des prisons de la Seine (3,000 détenus environ).

1. *La Prostitution à Paris et à Londres*, 1879-1871, par C.-J. Lecour, chef de la première division à la préfecture de police, 2e édition, 1872, p. 293 et suivantes.

« Dans ce chiffre figuraient 250 filles publiques inscrites ou prostituées insoumises, qu'on dirigea savoir :

« Les filles inscrites sur la maison centrale de Rennes;

« Les insoumises, sur la maison de détention de Rouen.

« Des filles de débauche, au nombre d'un millier au moins, furent comprises dans la masse des départs qui s'effectuèrent alors, comme il est expliqué plus haut, par voie de réquisition ou autrement, et qui avaient en quelque sorte le caractère de départs forcés... »

La surveillance de la prostitution, malgré les difficultés sans nombre que créaient les événements, fut active et efficace pendant le siège. Et ce qui le prouve, c'est le nombre des arrestations.

« Il importe de remarquer, dit M. Lecour, que le nombre des filles publiques arrêtées en 1870 s'est élevé à 3,970, et qu'il n'avait été que de 2,549 en 1869.

« La même augmentation s'est produite en ce qui touche les arrestations d'insoumises. Il en avait été fait, en 1869, 1,999. On en a arrêté 2,641 en 1870.

« Dans ces différents chiffres d'arrestations de 1870, les quatre derniers mois figurent pour 945 filles publiques, et 1,102 insoumises. »

Sans entrer dans de plus longs détails sur ce sujet, je vais vous donner, un tableau des filles inscrites à la préfecture de police chaque année depuis 1867, et des filles insoumises arrêtées pendant la même année.

	Filles inscrites.	Filles insoumises arrêtées[1].
1867	3,861	2,018
1868	3,769	2,077
1869	3,731	1,999
1870	3,756	2,641
1871	3,359	2,935 (De juin 1871 au
1872	3,675	3,769 1er janvier 1872.)
1873	4,242	3,315
1874	4,603	3,338

1. Cette statistique est empruntée à une brochure de M. Lecour sur l'état actuel de la prostitution parisienne. Il la fait suivre des réflexions suivantes qu'on lira sans nul doute avec intérêt :

« Que ressort-il de ces chiffres?

« Ce fait que, dans les conditions les plus difficiles et alors qu'elle se trouvait aux prises avec les embarras et les épreuves de toutes sortes qu'ont entraînés pour elle les terribles événements de ces dernières années, la préfecture de police a fait preuve, sur le terrain de la surveillance et de la répression de la prostitution, d'activité et d'énergie.

« En 1868, les arrestations de filles inscrites et d'insoumises s'élèvent à 6,870. Sous l'influence des événements qui se préparaient, et par suite de l'affaiblissement du principe d'autorité résultant du régime des réunions publiques, le nombre de ces arrestations descend à 5,986. Il remonte à 6,611, en 1870, malgré les entraves de tout genre qu'apportent à l'action du service des mœurs les agitations des premiers mois de

Ainsi, vous le voyez, d'année en année, depuis 1867, le personnel de la prostitution inscrite s'est accru, et celui de la prostitution clandestine a été diminué ou assaini par des arrestations de plus en plus multipliées.

Eh bien, messieurs, je ne doute pas que cette active surveillance n'ait exercé l'influence la plus salutaire sur le décroissement des maladies vénériennes. La prostitution clandestine étant la plus dangereuse au point de vue de la contagion vénérienne, toutes les mesures qui en arrêteront le développement, auront pour conséquence une amélioration correspondante dans l'état sanitaire qui nous occupe.

Je crois donc qu'il est permis, en se fondant sur les chiffres que je viens de vous donner, de mettre la répression, la diminution et l'assainissement de la prostitution clandestine au nombre des causes les plus

cette année, la révolution du 4 septembre, l'investissement et le siège. Au lendemain de la Commune, dans moins de sept mois, en 1871, du 3 juin au 1er janvier, le nombre des arrestations s'élève à 6,007. Il est, pour 1872, de 11,353, et de 12,395 pour 1873.

« Dans une période de dix ans, de 1859 à 1869, le nombre des inscriptions sur les contrôles de la prostitution publique a été, en moyenne, de 364. Il y a eu 517 inscriptions en 1870, 513 en 1871 (sept mois environ, du 3 juin au 31 décembre), 1,014 en 1872, 909 en 1873.

. . . .

« En 1855, il y avait à Paris et dans sa banlieue 201 maisons de tolérance; il n'y en avait plus que 172 en 1865 et 152 en 1869. On en comptait encore 142 au 1er janvier 1872. Il n'y en a plus que 136 aujourd'hui. De 1855 à 1869, le nombre de filles publiques, dites de maisons de tolérance, est descendu de 1,852 à 1,206. Il était de 1,092 en 1872 et de 1,031 en 1873.

« Quant aux filles isolées, elles étaient 2,407 en 1855, 2,525 en 1869, 2,583 en 1872, 3,116 en 1873. En présence de ces chiffres si concluants et de l'augmentation progressive et considérable de la prostitution clandestine, je persiste dans l'opinion que j'ai émise en 1870. Je disais alors et je redis aujourd'hui : cet état de choses révèle l'existence d'une maladie sociale que des mesures de police ne peuvent seules atteindre et détruire.

« Le monde de la prostitution, établissements et personnel, se transforme d'une manière notable. Le nombre des maisons de tolérance diminue; il ira toujours en décroissant. Au point de vue de la spéculation, ces maisons n'offrent plus guère d'avantages, et elles disparaîtraient si elles n'avaient leur clientèle de voyageurs, de soldats et de journaliers.

« Ce serait une grave erreur de croire qu'il y a lieu, pour la morale publique, de se réjouir de ce fait, car il ne tient qu'à un simple changement de forme.

. . . .

« Dans l'état actuel des choses, les inscriptions volontaires deviennent plus rares, et, ce qui est grave, il se produit contre l'enregistrement des résistances opiniâtres, qui ne se voyaient pas autrefois. Les filles renvoyées des maisons de tolérance après fermeture, ou qui sont sorties volontairement de ces maisons, se rejettent dans la catégorie des filles isolées, lesquelles s'ingénient à leur tour pour trouver les moyens de se soustraire à l'action de la police et d'aller grossir la foule des *insoumises*. »

(*De l'état actuel de la prostitution parisienne*, par C.-J. Lecour, chef de la première division à la préfecture de la Seine. — Paris, 1874, pages 16 et suivantes.)

actives qui ont contribué à faire décroître depuis la guerre le chiffre des maladies vénériennes dans la ville de Paris.

Mais ce n'est pas aux seules mesures de rigueur qu'est dû l'arrêt dans le développement de la prostitution clandestine. Il faut faire entrer aussi en ligne de compte la force des circonstances, qui a obligé beaucoup de filles insoumises à quitter un métier plus précaire et moins lucratif qu'avant la guerre, et qui ne leur permettrait peut-être plus de trouver dans la débauche des ressources suffisantes pour vivre.

IV

Quatrième cause : Augmentation du nombre des mariages dans la ville de Paris après la guerre de 1870-71.
Statistique des mariages de 1865 à 1874.
Coïncidence entre la diminution de la population et l'augmentation des mariages après la guerre.
Ce fait est un des premiers facteurs, dans la résultante générale de la salubrité, au point de vue des maladies vénériennes.
Répartition des mariages dans la ville de Paris suivant les arrondissements, de 1865 à 1874.

Il me reste à vous entretenir d'une autre cause de diminution des maladies vénériennes, dont le rôle a été fort important au double point de vue de la morale et de l'hygiène. Je veux parler de la fréquence des unions légitimes, qui a pris un accroissement remarquable depuis la guerre.

Voici, en effet, quel a été le nombre des mariages, par chaque année, depuis 1865 :

En 1865	16,540
En 1866	17,201
En 1867	17,730
En 1868	18,596
En 1869	18,948
En 1870	14,657
En 1871	12,298
En 1872	21,373
En 1873	19,520
En 1874	18,827

Laissant de côté les années 1870 et 1871, pendant lesquelles, pour des raisons faciles à comprendre, le chiffre des mariages est tombé bien au-dessous de la moyenne ordinaire, comparons les trois années qui ont précédé la guerre et les trois années qui l'ont suivie.

Durant les années 1867, 1868, 1869, il y a eu 55,274 mariages, ce qui donne la moyenne de 18,424 par année.

Durant les années 1872, 1873, 1874, il y a eu 59,720 mariages, soit 4,446 de plus que les trois années qui ont précédé la guerre. Ce chiffre donne pour la moyenne 19,906 par année.

Cette moyenne est donc supérieure de 1,482 à celle d'avant la guerre.

Ainsi, depuis le 1er janvier 1872, il y a eu chaque année à Paris 1,482 mariages de plus que pendant les trois années 1867, 1868, 1869.

Vous trouvez peut-être que cela est peu. Mais veuillez bien vous rappeler que la dépopulation de la ville, produite par la guerre, a été de 250,000 ou 300,000 habitants au moins. N'est-ce pas là une circonstance qui grandit le nombre 1,482 et lui donne une valeur relative infiniment plus grande que sa valeur intrinsèque?

La coïncidence de ces deux faits qui semblaient au premier abord devoir s'exclure : d'une part, la diminution de la population; d'autre part, l'augmentation des mariages; cette coïncidence, messieurs, ne pensez-vous pas, comme moi, qu'il en faut faire un des premiers facteurs dans la résultante générale de la salubrité au point de vue des maladies vénériennes?

Songez à tous les maux de cette espèce que peut empêcher un seul mariage, principalement dans les classes où se recrute le personnel de notre hôpital. Tel individu, par exemple, que je soigne à ma consultation ou dans mes salles, a peut-être infecté cinq ou six femmes depuis qu'il est malade. Telle femme qui est à Lourcine a peut-être infecté quinze ou vingt hommes. Si ces deux individus avaient été mariés avant leur maladie ou même depuis, la contagion vénérienne, dont ils ont été des agents plus ou moins actifs, aurait été neutralisée ou du moins fort circonscrite, et, dans tous les cas, il y a cent à parier contre un qu'elle eût été réduite à son minimum de nocuité.

Je n'ai pas besoin de m'étendre plus longuement sur ce sujet. J'en ai dit assez pour vous faire comprendre l'importance que j'ajoute au chiffre de 1,482 et répondre aux objections que pourrait faire naître sa faiblesse, plus apparente que réelle. Nul doute que le mariage, même quand les devoirs de fidélité réciproque qu'il impose ne sont pas rigoureusement observés, ne contre-balance, de la façon la plus efficace, les dangers de la prostitution[1].

Comparez 1866 et 1872, les années des deux derniers recensements; comparez-les au point de vue du nombre des mariages : vous trou-

1. Il y a cependant des contrées où la syphilis a sévi sur des populations qui vivaient dans la chasteté du mariage. C'est que, quand elle est importée dans un milieu où l'on ne s'en défie pas, quand on méconnaît la nature de ses accidents, qui sont contagieux

verez une prédominance de 4,172 en faveur de la seconde. La population pourtant ne s'était accrue que de 26,418 habitants. Il est vrai que la guerre avait empêché ou retardé beaucoup d'unions légitimes qui furent contractées après la paix, et c'est sans doute ce qui explique pourquoi le nombre des mariages a atteint le chiffre de 21,370, qui est resté le chiffre maximum d'une longue suite d'années. Mais, en 1869, il n'y en a eu que 18,948, et pourtant jamais Paris n'avait contenu dans son enceinte une aussi nombreuse population.

La fréquence des mariages s'est répartie parmi toutes les classes de la société, mais pas tout à fait dans les mêmes proportions. Ainsi, quoique la population de neuf arrondissements du centre fût inférieure, en 1872, de 46,000, eu égard à ce qu'elle était en 1866, il y a eu cependant cette année-là 9,502 mariages, tandis qu'on n'en comptait que 7,858 en 1866, pour ces mêmes neuf arrondissements ; soit une différence de 1,644.

Pour les onze arrondissements de la périphéric dont la population, en 1872, comparée à celle de 1866, accusait une augmentation de 72,000 habitants, le nombre des mariages, en 1872, a été de 11,872. En 1866, il avait été de 8,942 ; soit une différence de 2,928.

La proportion des mariages a donc été plus faible dans les arrondissements de la périphérie que dans ceux du centre, c'est-à-dire dans la classe ouvrière que dans la classe aisée ou riche.

Cette inégalité dans la répartition des mariages, suivant les arrondissements, diminue un peu l'importance que j'attache au mariage comme cause du décroissement des maladies vénériennes, puisque ce sont les arrondissements de la périphérie qui fournissent le principal contingent des malades traités à l'hôpital du Midi.

Mais les maladies vénériennes sévissent aussi dans les classes riches ou aisées. Nous ne les soignons pas à l'hôpital, et nous ne possédons pas, par conséquent, les éléments numériques qui permettent d'apprécier, à l'aide de la statistique, la fluctuation de leur fréquence dans les couches moyennes ou élevées de la société. La clientèle privée se divisant à l'infini ne peut pas être soumise au calcul comme la clientèle hospitalière. Pourtant je ne crois pas me tromper en vous disant que, si vous interrogiez les spécialistes de Paris, ils vous répondraient tous,

pendant plusieurs années, quel que soit leur siège, on peut la contracter de mille façons différentes, et, pour ainsi dire, *innocemment*.

Il n'en est pas de même de la blennorrhagie, et encore moins du chancre simple ; aussi un de nos syphiliographes les plus éminents, M. Rollet, a-t-il dit avec grande raison que ces deux dernières maladies étaient infiniment plus *vénériennes* que la syphilis.

comme moi, que les maladies vénériennes ont considérablement diminué depuis la guerre dans toutes les classes de la société, et peut-être plus encore dans les classes moyennes et élevées que dans les classes pauvres. Aussi tout ce que je vous ai dit dans cette leçon me semble-t-il devoir s'appliquer à l'ensemble des habitants de Paris, quelle que soit la condition sociale de chacun d'eux pris individuellement.

Je pourrais pénétrer plus loin dans ce travail de statistique et comparer non seulement les années, mais les arrondissements pendant chaque année, sous le rapport de la fréquence des mariages et de son influence sur la diminution des maladies vénériennes. C'est un travail qui m'entraînerait trop loin. J'ai déjà fatigué votre attention par trop de chiffres ; il est temps de m'arrêter. Mais, si vous étiez désireux de vous livrer à des investigations de cette nature, voici un tableau qui vous en donnera le moyen; c'est celui des mariages par arrondissement depuis 1865. Une seule année manque, celle de 1871, l'année de la guerre et de la Commune.

Avant d'aborder la seconde partie de ces études statistiques sur les maladies vénériennes, c'est-à-dire la question de la rareté actuelle du chancre simple que je vous ai annoncée en commençant, je résumerai ce que je viens de vous dire dans les conclusions suivantes :

A. Le nombre des maladies vénériennes dans la ville de Paris a considérablement diminué depuis 1870-71. Après avoir atteint son minimum en 1871, il s'est relevé en 1872, pour suivre depuis cette époque une progression toujours décroissante.

B. Parmi les causes qui ont le plus puissamment contribué à produire cette diminution dans le nombre des maladies vénériennes, il faut citer, indépendamment de l'impression morale produite par les événements :

1° La dépopulation immédiate de la ville à la suite de la guerre et l'arrêt dans le développement numérique de ses habitants.

2° L'abaissement de la fortune individuelle qui s'est produit dans toute les classes de la société et qui a été aggravé par l'augmentation des charges.

3° La surveillance plus rigoureuse de la prostitution en général, et, en particulier, de la prostitution clandestine.

4° L'augmentation dans le nombre des mariages depuis la guerre, supérieur, malgré la diminution des habitants de Paris, à ce qu'il était avant 1871.

TABLEAU DES MARIAGES, A PARIS, PAR CHAQUE ARRONDISSEMENT
DE 1866 A 1874

ANNEES	ARRONDISSEMENTS																				TOTAUX
	1er	2e	3e	4e	5e	6e	7e	8e	9e	10e	11e	12e	13e	14e	15e	16e	17e	18e	19e	20e	
1866...	899	851	852	1.003	913	910	699	636	1.005	1.220	5.576	642	620	541	600	380	502	1.299	802	761	16.801
1867...	897	883	811	1.072	976	913	726	701	1.069	1.271	1.545	722	656	600	729	371	892	1.325	861	769	17.732
1868...	840	895	954	1.106	921	836	789	751	1.134	1.363	1.672	730	621	648	766	437	954	1.392	960	829	18.596
1869...	911	826	1 011	1.122	910	912	737	709	1.123	1.371	1.776	748	608	676	740	389	958	1.448	974	966	18.948
1870...	646	610	673	773	781	616	585	543	843	1.060	1.473	510	508	561	661	204	828	451	702	803	13.867
1871...																					12 298
1872...	970	1.006	1.152	1.122	1 046	1.084	859	938	1.325	1.601	2.090	890	713	749	781	432	1.127	1.408	1.085	995	21.573
1873...	882	889	960	1.053	916	984	781	849	1.301	1.489	1.884	841	593	702	724	399	840	1.419	901	910	19.520
1874...	821	811	931	948	932	823	781	850	1.262	1.450	1.824	752	582	660	682	406	1.021	1.393	949	919	18.827

V

Maladies vénériennes dans la ville de Paris, envisagées au point de vue de l'atténuation des accidents qui leur sont propres.
1° *Syphilis :* Bénignité très commune des premières poussées. — Prédominance des manifestations sèches et superficielles.
Réserves au point de vue du pronostic. — L'éventualité du syphilisme gommeux viscéral est-elle moins à craindre avec les syphilis faibles qu'avec les syphilis fortes?
Depuis plusieurs années la syphilis, à Paris, semble diminuer d'intensité et augmenter de fréquence.
2° *Blennorrhagie :* Elle subit peu de changements. — Elle est beaucoup plus identique à elle-même dans tous les temps et dans tous les lieux, que la syphilis.
3° *Chancre simple :* Son atténuation au point de vue du phagédénisme. — Rareté actuelle de cette complication dans la ville de Paris. — Sa rareté, même pendant le siège.
Nombre approximatif des syphilis qui se contractent chaque année dans la ville de Paris.
Des causes qui ont fait augmenter le nombre des maladies vénériennes pendant l'année 1872. — Licence dans les mœurs qui suit les grandes catastrophes.

Je ne vous ai parlé jusqu'ici de la diminution des maladies vénériennes qu'au point de vue de leur nombre. Mais, parallèlement à ce fait, ne s'en est-il pas produit un analogue dans l'ensemble de leurs manifestations? Ne serait-il pas intéressant de savoir si elles ont subi dans leurs symptômes, dans leurs complications, dans leur marche, dans leur durée, dans leur facilité à guérir spontanément ou sous l'influence des remèdes et de l'hygiène, enfin dans toute leur manière d'être, des changements favorables qui les rendent moins graves, plus courtes qu'autrefois, et atténuent d'autant leur puissance de diffusion contagieuse?

Je ne vous dirai pas : Rappelez-vous ce qu'on voyait autrefois dans les salles de cet hôpital, il y a six ou sept ans, par exemple, parce que la plupart d'entre vous étaient encore sur les bancs du collège. Mais interrogez ceux des générations qui vous ont précédés, et ils vous feront un tableau plus effrayant que la réalité dont vous êtes aujourd'hui les témoins.

Quant à moi, je puis vous affirmer qu'à une époque encore peu éloignée de nous, on observait quelquefois des syphilis graves, et même des syphilides malignes, des accidents profonds, du côté du système osseux et des principaux viscères, des chancres gangréneux, des chancres phagédéniques, etc. ; et que la pathologie vénérienne, sans présenter la richesse exubérante du seizième siècle, laissait voir de temps en temps, au milieu de sa décadence, quelques traces de son ancienne grandeur.

Ici, à côté, dans la salle 8, j'ai soigné pendant plusieurs mois, en 1869 et 1870, un malade qui, peu de temps après l'apparition d'un chancre infectant, a eu la peau littéralement rongée et détruite dans presque toute son étendue par la syphilide la plus maligne que j'aie vue. Son corps ne faisait qu'une plaie qui suppurait et saignait incessamment. Ce malheureux, malgré tous nos efforts pour le guérir, a fini par succomber après des souffrances atroces, par le seul fait de sa syphilis. J'ai eu l'occasion d'observer plusieurs fois à cette époque d'autres syphilides malignes moins graves, il est vrai, et qui ne se sont point terminées par la mort, du moins dans mon service, mais dont la guérison a toujours été très longue, précaire et suivie de récidives. Je voyais aussi un assez grand nombre de syphilis à manifestations ulcéreuses communes, c'est-à-dire circonscrites, peu profondes, à tendances réparatrices, ou rapidement modifiées par le traitement spécifique interne et externe, en un mot sans les caractères qui constituent la malignité. Mais elles n'en étaient pas moins toujours fort sérieuses, et accusaient une gravité moyenne qu'on ne retrouve même plus aujourd'hui.

Que voyons-nous en effet, soit à la consultation, soit dans nos salles? Ce que nous voyons, ce sont les formes sèches, les plus atténuées et les plus superficielles des manifestations de la syphilis, soit sur la peau, soit sur les muqueuses. Sans doute cette bénignité des premières poussées n'est pas une garantie absolue que les accidents ultérieurs seront tous de la même nature; le pronostic actuel n'implique pas forcément le pronostic de l'avenir. Il est possible que plusieurs malades de cette génération que la syphilis maltraite si peu pour le moment soient atteints plus tard de syphiloses viscérales ou tombent dans les accidents toujours redoutables de la syphilis tertiaire; mais cette éventualité n'est-elle pas moins à craindre avec les syphilis faibles qu'avec les syphilis fortes ?

Oui, elle est moins à craindre en ce qui concerne la possibilité du syphilisme gommeux ou tertiaire; mais il serait téméraire d'être affirmatif sur la question de la syphilose viscérale. J'ai vu en effet souvent les déterminations syphilitiques les plus graves se produire chez des malades qui n'avaient eu qu'une érosion chancreuse presque insignifiante, et des accidents cutanés et muqueux très superficiels.

Ainsi donc, on ne saurait être trop réservé sur le pronostic de toutes les syphilis, quelque faibles que soient leurs premières manifestations. Mais les conséquences extrêmes de la maladie sont heureusement des exceptions assez rares, et, s'il ne faut jamais les perdre de vue dans les prévisions que suggère l'état de chaque individu, il est peut-être permis de s'en préoccuper un peu moins quand on envisage dans son ensemble et au point de vue de l'hygiène publique la syphilis d'une génération.

Supposons, en effet, ce qui est loin d'être prouvé, que la syphilose viscérale soit aussi commune, à la suite des syphilis bénignes qu'à la suite des syphilis graves. Elle n'en restera pas moins un fait relativement très rare, si on la compare au nombre immense d'individus syphilitiques. Or ne vaut-il pas mieux que la masse soit légèrement atteinte, même au prix de quelques syphiloses viscérales, que si tous étaient frappés de ces syphilis longues, tenaces, à tendance destructive, à récidives incessantes? Faudrait-il les préférer même dans l'hypothèse où elles conféreraient à chacun une immunité certaine contre les possibilités de la syphilose viscérale!... Je ne le pense pas. Aussi, à quelque point de vue que je me place, je ne puis que vous répéter ceci : *La syphilis, depuis plusieurs années, diminue d'intensité.*

Mais ce qu'il y a de remarquable, c'est qu'à mesure qu'elle diminue d'intensité, *elle augmente de fréquence*. On dirait qu'elle gagne en diffusion ce qu'elle perd comme force. C'est un point intéressant que je me réserve de traiter quand je vous parlerai de la rareté actuelle du chancre simple. Il semble que c'est aux dépens de ce dernier que la syphilis a étendu son domaine. Toujours est-il que cette maladie *se multiplie en même temps qu'elle devient bénigne.* A côté de son importance pathologique incontestée, qui l'a toujours fait mettre au premier rang des maladies vénériennes, s'élève graduellement sa prépondérance comme nombre. C'est donc moins sur elle que sur les deux autres espèces que porte la diminution des maladies vénériennes, prises dans leur ensemble.

Ceux qui observent toujours dans le même milieu s'accoutument insensiblement aux modifications qui s'y accomplissent, surtout lorsqu'aucun changement brusque, imprévu, ne vient interrompre le cours continu et progressif des événements. Mais ceux qui revoient aujourd'hui ce même milieu qu'ils avaient quitté il y a vingt-cinq ou trente ans, sont frappés par les différences que présentent, sous tous leurs aspects, le grand nombre de choses fatalement soumises aux vicissitudes du temps.

Un des chirurgiens les plus distingués de l'Amérique du Nord, mon honorable ami, M. le docteur Fifield (de Boston), me faisait, il y a quelque temps, l'honneur d'assister souvent à mes visites. Nous passions ensemble la revue des malades du service, et nous ne trouvions jamais, après chaque consultation, que des cas de syphilis très bénigne.

M. Fifield, qui avait été élève dans cet hôpital il y a plus de vingt ans, me racontait qu'à cette époque les salles contenaient en grand nombre les formes les plus graves, les plus compliquées de cette maladie. Il ne revenait pas de la différence profonde qu'il constatait entre ce qu'est la vérole aujourd'hui à Paris et ce qu'elle y était autrefois vers 1845-1850. Il en était d'autant plus étonné que ce fait est loin d'être général, paraît-il, sur la surface du globle. Ainsi M. Fifield nous disait qu'à New-York et à Boston, par exemple, la syphilis se traduisait, de nos jours, comme il y a vingt ans, par des lésions très sérieuses du côté de tous les systèmes, et qu'elle y est incomparablement plus grave actuellement que celle qu'on observe à Paris, dans les trois hôpitaux où on la soigne surtout, c'est-à-dire à l'hôpital du Midi, à Lourcine et à Saint-Louis.

Ce que je viens de vous dire de la syphilis peut-il s'appliquer aux deux autres espèces de maladies vénériennes?

La blennorrhagie a-t-elle diminué, a-t-elle augmenté comme intensité? Eh bien, messieurs, je n'ai constaté, pour ma part, aucun changement ni dans les formes simples, ni dans les formes compliquées de cette affection. Je crois qu'elle est à peu près aujourd'hui ce qu'elle était à son origine. Les variations qu'elle subit portent plutôt sur sa fréquence que sur le mode et le plus ou moins de gravité de ses manifestations.

Sans doute, depuis qu'elle fit son apparition sur cette terre en même temps que l'homme, elle a passé par des phases diverses.

Peut-être la blennorrhagie de l'habitant de Paris, en 1875, n'est-elle pas absolument semblable à celle des êtres plus ou moins humains qui, dans les mêmes lieux où nous sommes, se livraient au *sport* des grandes chasses antédiluviennes, il y a de cela un nombre effroyable d'années, avant les dernières révolutions du globe. Mais nos premiers ancêtres, les hommes des grottes et des habitations lacustres, avaient-ils la blennorrhagie? Il serait peut-être téméraire de l'affirmer...

Toujours est-il, que la blennorrhagie est une affection beaucoup plus identique à elle-même, dans tous les temps et dans tous les lieux, que la syphilis. Aussi est-ce sans doute pour cela qu'elle a une généalogie si ancienne et si authentique, et qu'on peut la suivre presque de siècle en siècle jusqu'à l'aurore des temps historiques.

Quant à la troisième espèce des maladies vénériennes, le chancre mou ou simple, quels sont les changements qu'il a subis? Je ne vous parlerai pas de sa diminution numérique. Elle est devenue si considérable dans ces derniers temps, que je considère ce fait comme une des particularités les plus intéressantes de l'histoire des maladies vénériennes à notre époque. Je vous en entretiendrai longuement plus tard.

Mais ce n'est pas la seule circonstance qui soit à noter dans l'histoire moderne du chancre simple. Il y a eu des complications de cet ulcère que je n'observe plus et dont je n'ai même vu, depuis six ou sept ans, que de rares exemples ; je veux parler du *phagédénisme.*

Voilà un mot qui ne vous est pas inconnu. On l'entend toujours prononcer avec un certain effroi. Ces chancres, qui rongent quelquefois pendant plusieurs années des étendues énormes de la surface cutanée, que rien ne peut arrêter, qui brisent toutes les digues, se jouent des caustiques, bravent même le fer rouge, sont bien faits pour frapper l'imagination de ceux à qui on veut inspirer une terreur salutaire des maladies vénériennes.

Eh bien, le phagédénisme, qui entravait si souvent autrefois la guérison des chancres simples, qui en faisait des affections très sérieuses, redoutables même, le phagédénisme est devenu un phénomène tout à fait exceptionnel. C'est à peine si nous en recevons dans le service deux ou trois cas par an, et encore est-ce un phagédénisme bénin et dont il n'est pas difficile de triompher [1].

A quoi pensez-vous qu'il faille attribuer un pareil résultat? A l'affaiblissement progressif du virus chancreux? Non, messieurs. Sans doute on ne peut pas nier d'une manière absolue l'intervention des qualités du virus dans la production du phagédénisme. Mais sa cause principale, je dirais presque unique, réside dans la manière d'être des individus ; elle dépend de leur constitution. Ce sont eux qui le créent; et cela est si vrai que, dans les inoculations du chancre phagédénique c'est le chancre seul, sans sa complication, que l'on reproduit. Le phagédénisme ne s'inocule pas.

S'il en est ainsi, il faut admettre, pour expliquer la rareté actuelle de cette complication, qu'un changement salutaire s'est opéré dans la santé générale des habitants de Paris, et que ce changement qui reste pour nous dans le vague, et que nous devinons par ses effets, sans

1. Feu M. le docteur Victor de Méric, qui avait exercé à Londres pendant vingt-six ans, et qui était attaché à *Royal free Hospital*, où il y a une nombreuse consultation des maladies vénériennes, me disait, à l'époque où je faisais mes premières recherches, en 1875, que le phagédénisme et les cas graves de syphilis avaient considérablement diminué d'intensité et de nombre depuis plusieurs années, dans la capitale de l'Angleterre.

pouvoir le définir, leur confère une sorte d'immunité qui les préserve du phagédénisme.

Que les gens bien portants, d'une vie sobre et régulière, obéissant aux règles d'une hygiène bien entendue, vivant dans un milieu sain, échappent, par le fait seul de ces conditions favorables, aux chances du phagédénisme, c'est là quelque chose de fort naturel et de facile à comprendre.

Mais, pendant les deux sièges de Paris, combien d'individus se trouvèrent sans ressources alimentaires suffisantes et furent brusquement jetés, en dehors de leurs habitudes et presque forcément, dans les écarts et dans les excès qui sont inséparables d'un pareil état de choses? A cette époque, les chancres simples se multiplièrent avec une rapidité et dans des proportions étonnantes. Ce fut une véritable épidémie. Eh bien, quoique toutes les circonstances les plus favorables à l'opportunité du phagédénisme fussent concentrées dans un temps et dans un espace limités, il ne sévit que modérément et toujours à l'état de phénomène isolé et exceptionnel. Sur le nombre immense de chancres simples que je soignai pendant la durée des deux sièges, je n'en vis que très peu de serpigineux et de dangereusement phagédéniques.

Permettez-moi de revenir encore aux chiffres et de vous en donner quelques-uns avant de terminer. Je veux supputer devant vous, approximativement bien entendu, car l'exactitude mathématique n'est pas possible en pareille matière, quel est le nombre des syphilis qui se contractent chaque année dans la ville de Paris.

En 1869, il se présenta à ma consultation de l'hôpital du Midi 9,138 malades. N'allez pas croire que tous étaient des malades différents. Le chiffre 9,138 comprend tous ceux qui venaient pour la première fois et ceux qui *revenaient*. En élaguant ces derniers, j'ai calculé que j'avais donné des soins à 3,500 individus environ.

C'est un peu plus que le tiers du nombre total brut : 9,138; mettons le tiers, afin de ne rien exagérer. Pour avoir le nombre réel des *nouveaux malades* qui se présentent à la consultation de l'hôpital du Midi, il faut donc prendre le tiers de ceux qui font acte de présence.

Du 1er janvier 1867 au 1er juillet 1875, le nombre des consultants pris en bloc ayant été de 161,126, c'est donc le *tiers* ou 53,708 qui représente le nombre *réel* des consultants.

En huit ans et demi, ou en cent douze mois, il y a eu, par conséquent, 53,708 individus différents qui sont venus réclamer des soins à l'hôpital pour des maladies vénériennes anciennes ou récentes.

Afin de savoir quel est le nombre des syphilis contractées, il faut rechercher quelle est la proportion des chancres syphilitiques par rapport à toutes les autres maladies vénériennes. Eh bien, en 1869, sur les 3500 individus qui m'ont consulté, il y en avait 680 qui étaient atteints de chancres syphilitiques; soit *un cinquième.*

En supposant que ce soit là une moyenne applicable à toutes les années, nous n'aurions qu'à prendre le cinquième de 53,708 pour avoir le nombre des chancres syphilitiques contractés du commencement de 1867 au 1er juillet 1875, ce qui donnerait 10,741 chancres infectants pour huit ans et demi, soit 105 environ par mois, et par conséquent 1260 par année.

Mais n'est-ce pas là une moyenne trop faible? A ma consultation, en 1869, je vous disais que j'avais eu 680 chancres syphilitiques. Les deux autres consultations ont dû donner à peu près le même nombre. Il y aurait donc eu à toutes les consultations de l'hôpital du Midi, en 1869, 2040 chancres infectants, chiffre très supérieur à la moyenne de 1260 à laquelle je suis arrivé par un autre procédé. En tenant compte de la diminution des maladies vénériennes depuis 1870-1871, et en prenant la moyenne des deux chiffres 2040 et 1260, on arrive au chiffre approximatif de 1500.

J'estime, qu'il se présente, bon an mal an, à la consultation de l'hôpital du Midi, de 1200 à 1500 chancres syphilitiques. Mettons 1300.

Mais nous ne recevons ici que la population masculine. Or la population féminine fournit son contingent; seulement ce contingent est beaucoup moins élevé que celui des hommes. D'après un calcul approximatif dont je vous ferai connaître plus tard les éléments, je suis porté à croire qu'il n'y a, environ, qu'un chancre syphilitique chez la femme pour 10 ou 12 chez l'homme. C'est donc le 10e de 1300, ou 130 (mettons 150), qui exprime à peu près le nombre des chancres syphilitiques chez les femmes d'une certaine classe.

De sorte qu'il y aurait chaque année, dans la population des deux sexes, qui forme la clientèle des hôpitaux de vénériens, de 1500 à 1700 nouveaux vérolés (chiffres ronds).

Songez, en outre, au grand nombre d'individus qui se font soigner en dehors de l'hôpital, soit par des médecins, soit par des pharmaciens, soit aussi par les charlatans si nombreux dans notre spécialité; songez à tous ceux qui contractent la syphilis non plus dans le milieu dont les malades ont servi de base à mes statistiques, mais dans les classes riches et aisées, qui n'en sont pas plus exemptes que les classes pauvres; songez que la syphilis pénètre partout, qu'elle s'insinue sous toutes les formes et par tous les modes de contagion, même les plus izarres, dans les endroits qui lui semblaient interdits à tout jamais, ans le foyer de la famille, où elle infecte l'enfant, où elle infecte la emme, la mère, qui ne la connaissent même pas de nom; songez à ces irconstances infinies qui se combinent de mille manières pour faciliter sa propagation depuis le sommet jusqu'au bas de l'échelle sociale, t vous conviendrez avec moi que le chiffre approximatif de 1500-700 ne représente qu'une assez faible partie des syphilis contractées endant une année dans la ville de Paris. En le triplant nous serions eut-être au-dessous de la réalité.

Eh bien, triplons-le : nous aurons 4500 et 5000.

Admettons qu'il se contracte tous les ans à Paris 5000 syphilis. Au out de dix ans, il y en aurait 50,000, si la mort ou le mouvement l'importation et d'exportation d'une denrée pathologique dont le transit st si facile ne dérangeait pas cette accumulation progressive. Mais, es dix années antérieures ayant jeté dans la population le même ombre de syphilitiques, vous voyez à quel chiffre énorme on arriverait.

Il est impossible de dire combien il y a actuellement à Paris de gens yant ou ayant eu la vérole. Je ne vous donne là que des à peu près. Veuillez, je vous prie, n'accorder à ces nombres aucune signification récise; ils n'y prétendent pas.

Si on vous avait demandé à brûle-pourpoint, avant cette leçon, quel était le nombre des syphilitiques à Paris, vous auriez été sans doute ort embarrassés. Peut-être le seriez-vous un peu moins maintenant. Je vous ai fourni quelques jalons; voilà tout.

Répondez qu'il se crée chaque année, dans cette ville, de 5000 à 7000 ou 8000 véroles, et vous ne serez pas loin de la vérité.

Il y a quelquefois des écarts très considérables dans les oscillations que présentent comme nombre les diverses maladies vénériennes envisagées séparément et dans leur ensemble.

Parmi les anomalies qu'on remarque dans la statistique des consultations de l'hôpital du Midi, il en est une que je vous ai signalée et sur aquelle je veux revenir, parce qu'elle me paraît se rattacher à un fait si général qu'on pourrait presque l'ériger en loi.

Vous avez été frappés, comme moi, de voir que l'année 1872 a fourni un contingent de maladies vénériennes beaucoup plus considérable que les années suivantes. Pourtant la population s'est accrue depuis cette époque. Il n'est pas douteux qu'il existe aujourd'hui, en 1875, plus de monde à Paris qu'en 1872.

Eh bien, en 1875, si le second semestre est semblable au premier, le nombre des consultants ne sera que de 16,498, c'est-à-dire inférieur de 6894 à celui de 1872.

N'est-ce pas là un phénomène remarquable? A quoi doit-on l'attribuer? Certes on peut faire à cet égard bien des hypothèses, et invoquer la plupart des causes dont je vous ai parlé plus haut. Mais pourquoi, précisément après nos désastres, le chiffre des maladies vénériennes s'est-il élevé relativement si haut? Il en a été de même de celui des mariages.

Ne semble-t-il pas que l'activité génitale, ralentie par les désastreuses années 1870-1871, ait été ranimée par ce mouvement de réaction qui se produit presque fatalement dans toutes les affaires de ce monde.

Au sortir des crises les plus terribles, à différentes époques et chez chaque peuple, le même fait a été observé. La nature humaine, affaissée momentanément sous le poids des malheurs, se redresse plus vivace. Les instincts déchaînés bondissent vers leur but, le dépassent et tombent dans les excès ou la dépravation. C'est une sorte d'exaltation de tout l'être, une ivresse passagère des sens.

Dans des proportions grandioses, la Renaissance en a été le type le plus accompli. Opprimée pendant des siècles, au moyen âge, l'âme humaine exprima sa délivrance par le plus admirable épanouissement de toutes ses facultés qui se soit vu depuis l'antiquité. Mais il y eut en même temps une frénésie de passions sensuelles dont la syphilis elle-même, par sa redoutable explosion, ne parvint pas à tempérer les ardeurs.

Quelles ont été les époques les plus licencieuses? Interrogez les historiens; ils vous disent tous que ce sont celles qui ont suivi les grandes catastrophes : les guerres, les épidémies meurtrières, toutes les calamités, tous les désastres qu'engendre la folie des peuples ou de ceux qui les gouvernent. Après la révolution d'Angleterre, par exemple, n'y eut-il pas les galanteries de la Restauration, et, chez nous, celles du Directoire, après la Terreur?

Croyez-vous qu'après la guerre et après la Commune, en 1872, quelque chose d'analogue n'ait pas eu lieu, sur une échelle infiniment moins grande, il est vrai?...

Je vous en prie, n'exagérez pas le sens et la portée de cette digression. Loin de moi la pensée de calomnier l'année 1872 en l'assimilant à ces années corrompues où le libertinage était de mode et comme le mot d'ordre dans toutes les classes de la société.

Qu'ai-je voulu dire? Simplement ceci : c'est que la nature sevrée de ses plaisirs, contrariée dans ses besoins, reprit alors ses droits par une sorte d'expansion et de suractivité dans toutes ses forces vives... Réveil, revanche par certains côtés, renaissance en miniature et qui n'a pas duré...

L'Autriche et sa capitale, après la guerre de 1868, se sont trouvées à peu près dans les mêmes conditions que la France après la guerre de 1870-1871. Ne serait-il pas intéressant de savoir si des faits semblables à ceux dont je vous parle en ont été la conséquence? A-t-on remarqué à Vienne, par exemple, pendant les années qui ont suivi Sadowa, une diminution notable dans le nombre des maladies vénériennes, un changement dans leurs rapports numériques, etc., etc.? Il ne manque pas dans cette ville de savants médecins spécialistes qui pourraient sans doute nous fournir des documents précis sur tous ces points. Peut-être en a-t-il été publié; mais je ne les connais pas.

Et dans nos grands centres de population, à Lyon, à Marseille, à Nantes, à Bordeaux, à Toulouse, dans d'autres villes moins importantes, sur toute la surface de la France, s'est-il produit depuis la guerre la même diminution dans le nombre des maladies vénériennes qu'à Paris?

Il serait très important de le savoir; je compléterais ainsi ce que j'ai eu l'honneur de vous dire.

Je fais donc appel à nos habiles praticiens de la province, à tous ces éminents spécialistes qui sont à la tête des services de vénériens dans les hôpitaux des grandes villes.

A leurs recherches statistiques, s'ils les publient, je souhaite d'avance la bienvenue, n'ayant qu'un regret, c'est de ne pas les connaître dès maintenant pour leur donner dans mon travail la place qu'elles méritent.

QUATRIÈME LEÇON

DE LA CONTAGION DES MALADIES VÉNÉRIENNES AU POINT DE VUE DÉMOGRAPHIQUE.

I. Diminution remarquable du chancre simple pendant l'année 1869 et le premier semestre de 1870. — Il devient *deux fois moins fréquent* que le chancre syphilitique.
Coup d'œil rétrospectif sur les années antérieures. — En 1837 le chancre simple était quinze à vingt fois plus fréquent que le chancre syphilitique.
En 1861 le chancre simple commence à diminuer. — Ses fluctuations numériques dans les années suivantes. Il perd progressivement du terrain jusqu'au début de la guerre.
II. Modifications produites par la guerre et les deux sièges dans la proportion des trois espèces de maladies vénériennes.
Fréquence extrême du chancre simple pendant cette période : — Il devient trois fois plus fréquent que le chancre syphilitique et représente la moitié du nombre total des maladies vénériennes.
Sa diminution commence en 1872.
III. Rareté du chancre simple en 1874 et 1875. — Il devient dix fois moins fréquent que le chancre syphilitique et ne représente que la quinzième partie du nombre total de maladies vénériennes.
IV. Causes de la rareté du chancre simple : Sa destruction radicale. — Hygiène générale et hygiène privée. — Police sanitaire.
V. De la prostitution dans ses rapports avec le chancre simple. La prostitution inscrite fournit *quatre fois moins* de chancres simples que la prostitution clandestine.
VI. Causes de la fréquence du chancre simple pendant les deux sièges. Importation du chancre simple de la province dans Paris. — Incurie, promiscuité, relâchement de la surveillance sanitaire.
Augmentation progressive de la syphilis de 1869 à 1875.
La prostitution inscrite communique plus de chancres simples que de chancres syphilitiques. — Causes de ce fait.

Messieurs,

Je ne poursuivrai pas plus loin les considérations générales que je vous ai exposées, dans la dernière leçon, sur la statistique des maladies vénériennes et sur les vicissitudes qu'elles ont subies depuis quelques années.

Il serait curieux cependant de remonter plus haut dans leur passé, et de comparer ce qu'elles étaient autrefois, il y a vingt ou trente ans par exemple, à ce qu'elles sont aujourd'hui, comme nombre et comme intensité.

Si je me borne à vous donner le résultat de mes observations, c'est que les documents les plus authentiques et les plus précis, si précieux qu'ils soient pour la science, ne peuvent pas laisser dans l'esprit une impression si vive, ni peut-être aussi exacte que les faits dont on a été témoin et qu'on a observés, suivis, avec le dessein de les étudier sous toutes leurs faces, pour accroître chaque jour son expérience personnelle.

Occupons-nous donc maintenant de la question qui doit faire l'objet principal de cette leçon, je veux parler de la *rareté du chancre simple*[1].

Je vais prendre les choses où elles en étaient lorsque je devins médecin de ce service, au commencement de l'année 1869.

Pendant un an et demi, je m'astreignis, et ce n'était pas là, croyez-le bien, un mince travail, à recueillir des notes sur tous les malades qui se présentaient à ma consultation. Dans ces notes, je consignais le nom, l'âge et la profession de l'individu. J'établissais, dès le premier jour, un diagnostic aussi rigoureux que possible, me réservant toujours de le modifier, s'il y avait lieu, aux consultations suivantes, ce que j'ai fait plus d'une fois. Aussi puis-je vous garantir que ce diagnostic, sauf pour quelques cas où les malades ne sont venus qu'une fois, a été posé avec exactitude et contrôlé par le processus ultérieur de l'affection, etc., etc.

Je recherchais et je mentionnais, en outre, les principales circonstances relatives à la source de la contagion, telles que la profession de la femme, sa demeure, le quartier, la rue, l'établissement public où elle avait été rencontrée.....

J'ai recueilli ainsi les éléments de plusieurs statistiques partielles. Je vous ferai connaître plus tard celles qui sont relatives à l'hygiène publique, et qui comprennent, d'une part, la profession et le genre de vie des vénériens, et en particulier des femmes ; d'autre part, la géographie des maladies vénériennes et des principaux foyers de contagion dans la ville de Paris.

Pour le moment, je ne vous donnerai que le résultat des statistiques ayant trait à la fréquence relative des trois espèces de maladies vénériennes, c'est-à-dire de la syphilis, de la blennorrhagie et du chancre mou, pendant l'année 1869 et le premier semestre de l'année 1870. Je comparerai ensuite ce résultat à celui des statistiques antérieures et à celui des statistiques de 1871, 1872, 1873, 1874, 1875 (1er semestre).

1. Le lecteur doit être averti que cette leçon, comme la précédente, a été faite en 1875.

I

Recherches statistiques sur la fréquence relative des maladies vénériennes pendant l'année 1869 et le premier semestre de l'année 1870.

DIMINUTION REMARQUABLE DU CHANCRE SIMPLE. Il ne représente pendant ces dix-huit mois que le *huitième des trois maladies vénériennes* réunies. — Il n'y a qu'*un* chancre simple pour *quatre* blennorrhagies et pour *trois* syphilis.

Le chancre syphilitique pendant 1869 et la première moitié de 1870 est *deux fois plus fréquent que le chancre simple.*

Coup d'œil rétrospectif sur les années antérieures. — En 1837 et 1838 le chancre simple était quinze ou vingt fois plus fréquent que le chancre syphilitique.

Résultats des statistiques postérieures à 1838 : prédominance du chancre simple sur le chancre syphilitique jusqu'en 1860. — C'est vers 1860 et 1861 que se montre pour la première fois son infériorité numérique.

Statistiques postérieures à 1861 : prédominance peu prononcée du chancre simple sur le chancre syphilitique. — Fluctuations numériques de cette espèce vénérienne, de 1860 à 1869. — Elle perd progressivement du terrain.

Au moment où éclata la guerre il n'y avait *qu'un chancre simple pour près de deux chancres syphilitiques.*

En 1869, le nombre brut des malades qui se sont présentés à ma consultation a été de 9,238, répartis de la manière suivante, selon les mois :

En janvier, 814; en février, 704; en mars, 788; en avril, 837; en mai, 921; en juin, 916; en juillet, 790; en août, 716; en septembre, 763; en octobre, 738; en novembre, 658; en décembre, 593.

Mais, comme je vous le faisais remarquer, le chiffre de 9,238 est illusoire, puisqu'il comprend tous les malades qui ont fait acte de présence à chaque consultation, par conséquent ceux qui sont venus une première fois, aussi bien que ceux qui sont revenus par la suite un plus ou moins grand nombre de fois. En réalité, je n'ai soigné, à ma consultation, cette année-là, que 3,547 *individus différents.*

C'est donc sur ce chiffre de 3,547 que doit porter notre statistique comparative.

Voyons comment se répartissent, dans ce total, la syphilis, la blennorrhagie et les chancres mous :

A. SYPHILIS.— Pour la syphilis, j'ai eu soin de mettre dans un tableau séparé l'accident primitif, c'est-à-dire le chancre induré ou syphilitique, et les accidents consécutifs.

Or le nombre des *chancres syphilitiques* a été de 680, répartis ainsi qu'il suit :

En janvier, 55; en février, 73; en mars, 72; en avril, 49; en mai, 48; en juin, 47; en juillet, 49; en août, 49; en septembre, 72; en octobre, 66; en novembre, 57; en décembre, 43.

Le nombre des *accidents syphilitiques* consécutifs a été de 503 :

En janvier, 32; en février, 23; en mars, 52; en avril, 37; en mai, 44; en juin, 53; en juillet, 41; en août, 70; en septembre, 53; en octobre, 44; en novembre, 23; en décembre, 31.

Avant d'aller plus loin, je tiens à vous faire remarquer qu'aucun des malades du premier tableau, comprenant les chancres syphilitiques ne se retrouve dans le tableau des accidents consécutifs, bien qu'ils soient venus plus tard se faire soigner pour la conséquence inévitable de leurs chancres.

Il en résulte, que j'ai eu à ma consultation de 1869 1,183 cas de syphilis, soit primitive, soit consécutive.

B. Blennorrhagies. — Passons maintenant à la blennorrhagie. Le nombre des blennorrhagies, tant simples que compliquées, s'est élevé à 1633.

Dans ce nombre, il y a eu 1,178 *blennorrhagies simples*, ainsi réparties, suivant les mois :

En janvier, 74; en février, 97; en mars, 108; en avril, 90; en mai, 97; en juin, 120; en juillet, 111; en août, 123; en septembre, 117; en octobre, 119; en novembre, 57; en décembre, 65.

Le chiffre des *blennorrhagies compliquées d'orchite* a été de 430 :

29 en janvier, 41 en février, 39 en mars, 29 en avril, 35 en mai, 45 en juin, 26 en juillet, 40 en août, 33 en septembre, 48 en octobre, 36 en novembre, 29 en décembre.

Celui des *blennorrhagies compliquées de rhumatisme* ne s'est élevé qu'à 12 :

2 en janvier, 2 en février, 2 en avril, 1 en juin, 1 en juillet, 4 en août.

Enfin les *blennorrhagies avec cystite du col* ont été au nombre de 13 :

4 en février, 2 en mai, 1 en juin, 3 en août, et 3 en septembre.

Le total des blennorrhagies compliquées a donc été de 455.

Je vous développe un peu ces statistiques, bien que le détail n'entre pas strictement dans notre sujet, parce qu'il me semble que vous y pouvez puiser plus d'un enseignement curieux et instructif.

Abordons le point capital, c'est-à-dire la question du *chancre simple*.

C. Chancres simples. — J'ai compris dans un même tableau le *chancre simple* lui-même et son *bubon symptomatique* toutes les fois qu'étant virulent, ce qui est la règle, il s'est converti lui-même en une ulcération chancreuse.

Ne vous attendez pas à trouver des chiffres aussi considérables que les précédents. Il n'y a eu, en effet, dans toute l'année 1869, que 367 chancres simples ou bubons chancreux, ainsi répartis suivant les mois :

En janvier, 45 ; en février, 23 ; en mars, 47 ; en avril, 39 ; en mai, 31 ; en juin, 22 ; en juillet, 20 ; en août, 29 ; en septembre, 38 ; en octobre, 31, en novembre, 17 ; en décembre, 25.

Si nous rapprochons les nombres afférents aux trois classes de maladies vénériennes, nous avons donc :

En première ligne, les affections blennorrhagiques qui ont été de 1,633.

En deuxième ligne, les syphilis tant primitive que consécutive, qui ont été de 1,183 ;

Et en troisième ligne, les chancres simples avec leurs bubons, qui ont été de 367 [1].

Il en résulte que les chancres mous et les bubons chancreux ne sont entrés, en 1869, que pour un huitième et demi environ dans le nombre total des maladies vénériennes ;

Qu'ils ont été :

A la blennorrhagie, dans la proportion de 1 à 4,4 ;

A la syphilis, dans la proportion de 1 à 3,2 ;

A la blennorrhagie et à la syphilis réunies (2,816), dans la proportion de 1 à 7,6 ;

Et enfin aux chancres indurés ou syphilitiques, dans la proportion de 1 à 1,8 ou de 1 à 2 moins deux dixièmes.

Ces chiffres, n'ont pas besoin de commentaires. Ne prouvent-ils pas, de la manière la plus évidente, qu'à l'époque dont je parle, le chancre mou et son bubon étaient très inférieurs en nombre aux deux autres maladies vénériennes ? Cette décroissance me frappa d'autant plus que j'étais imbu de l'idée que le chancre mou était infiniment plus commun que le chancre syphilitique, et qu'il ne le cédait comme nombre qu'à la blennorrhagie. Vous verrez qu'il en était, en effet, ainsi

1. Ces trois chiffres donnent un total de 3,183. J'ai eu cependant 3,547 malades distincts à ma consultation. La différence de 361 représente les hypocondriaques, les individus atteints de végétations, d'herpès, de maladies cutanées ordinaires, d'adénopathies strumeuses et de rétrécissements, etc., enfin de toutes les affections qui ne rentrent pas dans les trois classes de maladies vénériennes.

autrefois, comme le prouvent plusieurs statistiques dignes de toute confiance.

Mais continuons à analyser nos statistiques et voyons ce que nous donnera, comme résultat, le premier semestre de l'année 1870.

Le nombre brut des malades qui ont fait acte de présence à ma consultation, pendant les six premiers mois de 1870, a été de 4,071, répartis, selon les mois, de la manière suivante :

En janvier, 692 ; en février, 603 ; en mars, 718 ; en avril, 704 ; en mai, 614 ; en juin, 740.

Sur le chiffre de 4,071, il n'y a eu en réalité que 1,812 malades distincts, dont l'observation a été prise.

A. Syphilis. — *Chancres syphilitiques ou indurés.* — Leur nombre a été de 364, ainsi répartis :

En janvier, 92 ; en février, 47 ; en mars 50 ; en avril, 71 ; en mai, 52 ; en juin, 52.

Accidents syphilitiques consécutifs. — Ils se sont élevés au chiffre de 163 :

36 en janvier, 21 en février, 24 en mars, 36 en avril, 17 en mai, 29 en juin.

Soit : 527 cas de syphilis tant primitive que consécutive.

B. Blennorrhagies.

Blennorrhagies simples, 502 : 75 en janvier, 79 en février, 81 en mars, 96 en avril, 70 en mai, 101 en juin.

Blennorrhagies avec orchites, 201 : 27 en janvier, 30 en février, 41 en mars, 36 en avril, 25 en mai, 42 en juin.

Blennorrhagies avec rhumatismes, 5 : 1 en janvier, 1 en mars, 1 en avril, 2 en juin.

Soit : 708 cas de blennorrhagies simples ou compliquées.

C. *Chancres mous.* — Le nombre des chancres mous et des bubons suppurés et devenus chancreux a été de 212, ainsi répartis, suivant les mois :

En janvier, 45 ; en février, 20 ; en mars, 39 ; en avril, 34 ; en mai, 27 ; en juin, 47.

En additionnant les chiffres ci-dessus, on trouve pour les trois espèces de maladies vénériennes la somme de 1,447 malades, qui est inférieure de 365 au total des malades venus à la consultation pendant ces six mois. Ce nombre 365 comprend les végétations, les bubons strumeux, les herpès, les éruptions non syphilitiques, les affections communes, etc., en un mot, tout ce qui n'est pas chancre mou, syphilis ou blennorrhagie.

Il résulte donc des tableaux ci-dessus que les chancres simples ont été dans la proportion de :

1 à 5,6 et un peu plus par rapport au nombre 1,345, qui exprime la somme des syphilis et des blennorrhagies ;

1 à 2,3 par rapport au chiffre 502 des syphilis primitive et secondaire ;

1 à 1,7 et une fraction par rapport aux chancres syphilitiques ;

Et 1 à 3,3 par rapport aux blennorrhagies.

Enfin ils ne représentent environ qu'un *septième* du nombre total des maladies vénériennes.

Vous le voyez, les résultats que donne la statistique ne diffèrent pas beaucoup pour l'année 1869 et la première moitié de l'année 1870.

Il suffit de rapprocher les chiffres pour s'en convaincre ; ainsi :

En 1869, le chancre mou représente le *huitième* des trois maladies vénériennes réunies.

En 1870, il en représente le *septième*.

A. En 1869, il y a 1 chancre mou pour 4,4 blennorrhagies. En 1870, il y a 1 chancre mou pour 3,3 blennorrhagies.

B. En 1869, il y a un chancre mou pour 3,2 syphilis. En 1870, il y a 1 chancre mou pour 2,3 syphilis.

C. En 1869, il y a un chancre mou pour 1,8 chancres syphilitiques. En 1870, il y a 1 chancre mou pour 1,7 chancres syphilitiques.

Peu importe que les chiffres ne concordent pas absolument. Ce que vous devez retenir et ce qui vous est péremptoirement démontré, c'est que le chancre mou n'occupe que le troisième rang, comme nombre, parmi les maladies vénériennes, et que le chancre syphilitique est à peu près *deux fois* plus fréquent que lui.

Ce résultat n'aurait rien d'extraordinaire en lui-même, s'il ne se trouvait en contradiction avec les statistiques faites à une époque antérieure et plus ou moins éloignée de nous. C'est ici le lieu de rechercher quelle était alors la fréquence relative des trois espèces de maladies vénériennes.

Je causais de cette question, il y a quelque temps, avec un des maîtres les plus éminents de la syphiliographie moderne, avec M. le docteur Bassereau, à qui nous devons la grande découverte de la dualité chancreuse. Je lui disais que la rareté du chancre mou s'accusait de jour en jour, à tel point qu'il se passait des mois entiers sans que j'en visse un seul cas à ma consultation.

« Du temps que vous faisiez vos belles recherches sur les chancres simples, à l'hôpital du Midi, lui demandai-je, quel était le rapport numérique des espèces vénériennes entre elles? »

M. Bassereau eut l'obligeance de revoir ses notes et de me répondre la lettre suivante, dont je suis heureux de vous donner quelques extraits :

« J'ai tenu note, dit-il, pendant deux années, 1837 et 1838, de tous les malades qui se sont présentés à la consultation de M. Ricord, qui était la seule très suivie. Les chancres indurés ne fournissent qu'une proportion d'un *quarantième* sur cette masse de malades, de 300 en moyenne par semaine. Mais notez que ce n'est pas 1 chancre induré sur 40 non indurés, mais 1 sur 40 malades atteints de toute espèce de maladies vénériennes, blennorrhagies, orchites, affections syphilitiques de tout âge; quelquefois même on trouve dans mes relevés des affections non vénériennes, lupus, cancers du testicule, tubercules du testicule, cancers du pharynx, farcin, etc., etc. On pourrait faire le triage, ce qui serait un bien long travail. Dans tous les cas, à première vue, on peut dire que les chancres indurés étaient alors aux chancres non indurés comme 1 est à 30. »

Peut-être ce chiffre 30 est-il trop élevé, même pour l'époque dont parle M. Bassereau; mais, en le réduisant beaucoup, de moitié, si vous voulez, voyez, quels changements profonds se sont produits en trente-trois ans dans la fréquence relative des maladies vénériennes!

Ainsi, en 1837-1838, les chancres syphilitiques représentaient le *quarantième* environ de la masse totale des consultants.

En 1869-1870, ils représentaient à peu près la *treizième* partie de tous les malades venus une fois ou revenus plusieurs fois, qui, en un mot, avaient fait acte de présence à la consultation.

Et si, pour ces deux dernières années, vous cherchez, à l'aide des chiffres que je vous ai donnés, le rapport du chancre induré avec la somme des blennorrhagies, des chancres mous et des syphilis consécutives, vous trouverez que ce rapport est de 1 à 3,4.

Mais c'est surtout le changement entre les deux espèces de chancres qui est frappant, puisqu'il y a trente-cinq ans le chancre induré était au chancre mou ce que 1 est à 15, 20, ou 30, tandis qu'en 1869-1870 il était comme 2 est à 1.

Les statistiques postérieures aux années 1837-1838 nous donnerontelles les mêmes résultats? Elles ne manquent pas, et nous pourrions en interroger un grand nombre. Je me contenterai de consulter les principales, celles qui ont fait loi, pour ainsi dire, jusqu'à nos jours.

Je prends un ouvrage classique et des plus remarquables sur les maladies vénériennes, le traité de M. Rollet, de Lyon, publié en 1865. Ce savant médecin, à l'article *Nombre et fréquence du chancre simple*, s'exprime ainsi : « On s'est demandé si toutes les maladies vénériennes étaient aussi fréquentes les unes que les autres, ou si, au contraire, il n'y avait pas plus de blennorrhagies que de chancres simples, plus de chancres simples que de syphilis. Ces recherches sont plus délicates qu'on ne pense, et il est fort difficile de réunir des éléments comparables. En effet, ces maladies n'ont pas une évolution uniforme : les unes sont de courte durée ; les autres parcourent des périodes beaucoup plus longues, ou sont sujettes à de nombreuses récidives. En tenant compte de toutes ces causes d'erreurs, j'étais arrivé, après avoir fait le dépouillement de plus de deux mille cas, à conclure que les maladies vénériennes s'observaient, à Lyon, dans de telles proportions que la blennorrhagie formait environ les cinq douzièmes, le chancre simple les quatre douzièmes, et la syphilis les trois douzièmes du nombre total[1]. »

Dans ses *Recherches sur les maladies vénériennes*, publiées en 1861, M. Rollet avait déjà dit que la proportion dans laquelle se trouvait le chancre syphilitique par rapport au chancre simple était en général de 1 à 3.

Voici maintenant un relevé fait par M. Basset, pendant un semestre, à l'Antiquaille :

Maladies vénériennes. (La syphilis secondaire et la syphilis tertiaire étant éliminées.)	Blennorrhagie...........	49 p. 100
	Chancre simple...........	35 —
	Chancre syphilitique......	16 —

M. Chabalier a trouvé, pendant six mois de séjour à l'Antiquaille, 118 chancres simples pour 90 chancres syphilitiques, et M. Burlet, au même hôpital, 77 chancres simples pour 54 chancres syphilitiques.

Laissons de côté la blennorrhagie. N'envisageons que les rapports du chancre simple avec le chancre syphilitique. Que trouvons-nous en réunissant ces statistiques? Que les chancres simples étaient à Lyon, en 1860 et les années suivantes, juste deux fois plus nombreux que les chancres syphilitiques. C'est l'inverse, comme on l'a vu, qui existait à l'hôpital du Midi en 1869-1870.

De 1840 à 1852, à ce même hôpital du Midi, la supériorité numé-

1. Rollet, *Traité des maladies vénériennes*. — Paris, 1865, p. 80.

rique du chancre simple sur le chancre syphilitique était encore plus considérable qu'à Lyon. Sur 10,000 chancres observés pendant cette période par M. Puche, il s'est trouvé en effet que :

8,045 étaient des chancres simples et
1,955 des chancres syphilitiques ;

c'est-à-dire que les chancres mous étaient aux chancres indurés dans la proportion de 4 à 1.

Plus tard, il est vrai, vers 1856, la statistique dressée sur les chancres observés en un trimestre à la consultation de M. Ricord, dans le même hôpital, donna des résultats différents ; ainsi :

Sur 341 chancres, on constata 215 chancres simples et 126 chancres syphilitiques. Les premiers étaient donc aux seconds dans la proportion de 1,7 à 1.

En 1861, M. le docteur Martin fit à Saint-Lazare, dans le service de M. Clerc, le relevé de 150 cas de chancres. Sur ce nombre, il y avait :

Chancres simples	105
Chancres syphilitiques	45

c'est-à-dire un peu plus du double des premiers que des seconds.

A la même époque, M. Belhomme dressait à l'hôpital du Midi, une statistique qui donnait des résultats diamétralement opposés à ceux que nous venons de citer. Il est vrai qu'elle ne portait que sur les malades entrés dans les salles pendant les dix premiers mois de l'année 1861, au lieu de comprendre tous les chancres qui se présentaient à la consultation. Or on reçoit habituellement les chancres syphilitiques plutôt que les chancres simples, les premiers étant plus gros de conséquences et d'un traitement plus compliqué que les derniers. De telle sorte qu'une statistique des chancres faite sur les malades admis dans l'hôpital sera toujours plus favorable aux chancres syphilitiques qu'une statistique faite sur les malades de la consultation.

Quoi qu'il en soit, pendant les dix premiers mois de l'année 1861, on trouva dans le service de M. Cullerier 123 chancres simples seulement et 230 chancres infectants, c'est-à-dire presque deux accidents primitifs pour un ulcère simple.

N'est-ce pas là, messieurs, un fait remarquable? Retenez, je vous prie, cette date de 1860-1861. Elle est importante dans l'histoire du chancre mou. C'est, en effet, vers cette époque que paraît s'être montrée pour la première fois son infériorité numérique. Elle n'a pas été continue ni progressive; elle a passé par de nombreuses alternatives. Il y a même eu plus tard des années où cette espèce de maladie vénérienne a repris, au point de vue du nombre, le rang qu'elle occupait autrefois. Bien plus, elle a sévi pendant toute la durée des deux sièges et les mois suivants, sous forme épidémique, pour devenir ensuite plus rare qu'elle ne l'avait jamais été à aucune époque. Mais n'anticipons pas sur les événements, et tâchons de suivre le chancre mou dans toutes ses fluctuations pendant ces quinze dernières années.

La statistique médicale des hôpitaux de Paris nous fournit sur ce sujet quelques renseignements.

Dans celle de 1861, nous trouvons qu'il a été soigné à l'hôpital du Midi:

I. Blennorrhagies uréthrales	760	
Blennorrhagies balano-préputiales	155	
Orchites	30	
Épididymites	560	
Cystites	22	
Soit : affections blennorrhagiques simples ou compliquées		1,527
II. Chancres indurés	570	
III. Chancres mous	445	

Les chancres mous ont donc été, cette année-là, par rapport aux chancres syphilitiques, comme 1 est à 1,27.

A l'hôpital de Lourcine, la prédominance du chancre infectant sur le chancre simple a été un peu plus marquée. Voici, en effet, la statistique des maladies vénériennes traitées dans les salles de l'hôpital pendant l'année 1861.

I. Affections blennorrhagiques :		
Vulvites		21
Vaginites	Aiguës	145
	Chroniques	23
	Sans autre désignation	236
	Total	425
II. Chancres indurés		36
III. Chancres mous		20

Les chancres mous ont donc été, à Lourcine, par rapport aux chancres syphilitiques, dans la proportion de 1 à 1,8.

Remarquez, en passant, quelle faible quantité de chancres on soigne à cet hôpital : 56 dans une année ! tandis que, dans le même temps, il en est entré 1,015 à l'hôpital du Midi, c'est-à-dire dix-huit fois plus !

En 1862, on traita à l'hôpital du Midi :

I. Affections blennorrhagiques :	
Blennorrhagies simples	1,023
Balano-posthites	91
Épididymites	1,297
Orchites	112
Total	2,523
II. Chancres simples	572
III. Chancres syphilitiques	246

Le rapport des chancres simples aux chancres syphilitiques a été de de 1 à 1,136.

Pour Lourcine, la statistique donne les chiffres suivants :

I. Affections blennorrhagiques simples ou compliquées	414
II. Chancres syphilitiques	92
III. Chancres mous ou simples	47

Rapport des chancres mous aux chancres indurés : 1 à 2, moins une minime fraction.

Il résulte de ces chiffres qu'en 1862 la prédominance des chancres infectants sur les chancres simples a été plus prononcée qu'en 1861.

Passons à l'année 1863. Les statistiques médicales des hôpitaux ne vont pas au delà.

On a traité, cette année-là, à l'hôpital du Midi :

I. Affections blennorrhagiques :	
Blennorrhagies	465
Balano-posthites	57
Épididymites	351
Orchites	188
Cystites	5
Total	1,066
II. Chancres syphilitiques	503
III. Chancres simples	528

Ici le nombre des chancres simples a été supérieur de 25 à celui des chancres infectants.

A Lourcine, il y a eu :

I. Affections blennorrhagiques	312
II. Chancres syphilitiques	80
III. Chancres simples	54

La prédominance des chancres syphilitiques sur les chancres simples se trouve exprimée à cet hôpital par le rapport de 1 à 1,5, moins une minime fraction.

Faut-il accorder aux statistiques précédentes une confiance absolue? Non, sans doute, messieurs. Elles n'ont pas la même valeur que celles des médecins qui recueillent et qui supputent les faits en vue de tel ou tel but qu'on ne peut atteindre sans une précision rigoureuse. Celles-là ont été dressées d'après le diagnostic inscrit sur les pancartes des malades. Or cette inscription ne se fait pas toujours avec toute l'attention et le soin qu'il y faudrait apporter.

Quoi qu'il en soit, en envisageant le résultat dans son ensemble, on voit que, depuis l'année 1860 jusqu'à la fin de l'année 1863, le chancre syphilitique a toujours été supérieur ou égal comme nombre au chancre simple.

En a-t-il été de même les années suivantes ? Je craignais de ne pouvoir vous donner à cet égard que des conjectures. En effet, la plupart des documents dont on se servait pour la statistique générale des hôpitaux de Paris ont été incendiés pendant la Commune. Heureusement qu'on a conservé, à l'hôpital du Midi, le registre sur lequel sont inscrits depuis près de quinze ans, jour par jour, les malades qui sortent, avec la mention du diagnostic de leurs maladies.

J'ai dépouillé ce registre, en ne conservant pour ma statistique que les trois espèces de maladies vénériennes, ainsi que je l'ai fait jusqu'à présent, les autres affections qu'on reçoit dans nos salles n'ayant ni importance ni intérêt, au point de vue qui nous occupe.

Voici les résultats auxquels je suis arrivé :

En 1864 (sauf le mois de janvier), on aurait soigné dans les trois divisions de l'hôpital du Midi :

Affections blennorrhagiques	822	
Chancres syphilitiques	392	840 syphilis
Accidents syphilitiques consécutifs	448	
Chancres simples	733	
Total	2,395	

Pour cette année-là, le rapport du chancre syphilitique au chancre simple se trouve être comme 1 est à 1,7 plus une fraction, et le chancre simple représente un peu plus du *tiers* du nombre total des affections vénériennes.

En 1865 :

Affections blennorrhagiques	1,297	
Chancres syphilitiques	347	849 syphilis.
Accidents syphilitiques consécutifs	502	
Chancres simples	1,173	
Total	3,319	

Rapport du chancre syphilitique au chancre simple : : 1 : 2,3. Il entre pour un peu plus du *tiers* dans la totalité des maladies vénériennes.

Sous ce chef sont aussi compris les bubons virulents ou chancreux.

En 1866 :

Affections blennorrhagiques	1,092	
Chancres syphilitiques	240	799 syphilis.
Accidents syphilitiques consécutifs	559	
Chancres simples	1,041	
Total	2,932	

Rapport du chancre syphilitique au chancre simple : : 1 : 4,7; du chancre mou au nombre total des maladies vénériennes, un *tiers* moins deux dixièmes,

En 1867 :

Affections blennorrhagiques	880	
Chancres syphilitiques	190	893 syphilis.
Accidents syphilitiques consécutifs	703	
Chancres mous	981	
Total	2,754	

Rapport du chancre syphilitique au chancre simple : : 1 : 5 et une fraction minime; du chancre mou à la totalité des maladies vénériennes : un *tiers* moins deux dixièmes.

En 1868 :

Affections blennorrhagiques	778	
Chancres syphilitiques	360	985 syphilis.
Accidents syphilitiques consécutifs	625	
Chancres simples	985	
Total	2,748	

Rapport du chancre syphilitique au chancre simple : : 1 : 2, 7 ; du chancre simple à la totalité des maladies vénériennes : un *tiers* moins deux dixièmes.

En additionnant les chancres simples et les chancres syphilitiques traités pendant cinq années, on obtient :

Chancres syphilitiques	1,529
Chancres simples	4,913

Si l'on compare ces deux chiffres, on trouve que la moyenne des chancres syphilitiques a été à la moyenne des chancres simples, pendans les années 1864, 1865, 1866, 1867, 1868, dans la proportion de 1 à 3 et une fraction minime ; et comme le total des maladies vénériennes de 1864 à 1868 inclusivement a été de 14,148, on voit que le chancre simple en représente le *tiers moins deux huitièmes.*

Ainsi, nous voilà revenus à la prédominance numérique que presque tous les syphiliographes s'accordaient à reconnaître au chancre simple sur le chancre infectant, jusqu'en 1860.

Cette prédominance diminua peu à peu et disparut pendant les années 1860, 1861, 1862, 1863.

Nous la retrouvons depuis cette époque jusqu'en 1869, avec un caractère plus accusé que dans certaines statistiques antérieures à l'époque dont nous nous occupons.

Il y a là des fluctuations curieuses, et dont il est bien difficile de se rendre compte avec les documents fort incomplets que nous possédons.

Et puis, ces relevés où j'ai fait le triage des trois maladies vénériennes, sont-ils absolument l'expression de la réalité ? Je vous disais tout à l'heure que ceux de 1861, 1862, 1863 ne m'inspiraient qu'une médiocre confiance. Au sujet de ces derniers, je ne puis que vous exprimer la même opinion.

D'après mon expérience personnelle, en effet, j'ai la certitude qu'on n'a pas désigné sur les pancartes tous les chancres syphilitiques traités dans l'hôpital, et que la plupart d'entre eux ayant été suivis, pendant que les malades étaient encore en traitement, des accidents consécutifs de la syphilis, c'est sous cette dernière dénomination générale qu'ils ont été compris. Je ne puis pas admettre qu'en 1857, par exemple, il ne soit entré à l'hôpital du Midi que 190 chancres syphilitiques dans les trois divisions. Je puis d'autant moins l'admettre que dans mon service, composé de 96 lits, j'en ai reçu, pendant le premier semestre de l'année 1875, 112, et, pendant toute l'année 1874, 296. Je ne choisis pas les malades, je les prends tels qu'ils se présentent, indistinctement, quelle que soit l'espèce de leur maladie vénérienne. Eh bien, il en est probablement ainsi dans les deux autres divisions. De telle sorte qu'en me basant sur ces chiffres, qui s'appliquent à des diagnostics rigoureusement portés, et dont je vous garantis l'exactitude, la moyenne des chancres syphilitiques soignés à l'hôpital serait actuellement de 700 environ par année. Vous voyez que nous sommes loin des moyennes données par les statistiques antérieures à 1869.

Et tenez, voici un fait qui est bien de nature à me confirmer dans le jugement que je porte sur ces statistiques. Le relevé des malades sortants donne, pour l'année 1869, les résultats suivants :

Affections blennorrhagiques	1,133
Chancres syphilitiques....	290
Syphilis consécutives............................	782
Chancres mous..................................	740

Ici encore les chancres syphilitiques sont en minorité, et cela dans la proportion de 1 à 1,5.

Or c'est cette année-là que j'ai commencé mes statistiques à la consultation ; vous vous rappelez les résultats qu'elles m'ont donnés. J'ai soigné 680 chancres syphilitiques, et seulement 367 chancres simples ou bubons chancreux. Ces derniers étaient donc en minorité, dans la proportion de 1 à 1,8.

En admettant, ce qui est fort probable, qu'il se soit présenté aux deux autres consultations de l'hôpital le même nombre respectif de chancres syphilitiques et de chancres simples, il y aurait eu, en 1869, dans le personnel consultant, 2,040 chancres syphilitiques et 1,301 chancres mous et bubons suppurés.

Comment expliquera-t-on alors qu'il n'y ait eu que 290 chancres syphilitiques admis sur 2,040, tandis que, sur 1,101 chancres mous, on en aurait reçu 740 ?

Quoi qu'il en soit, je crois que je ne trouverai aucun contradicteur en affirmant qu'à l'époque où nous sommes arrivés, c'est-à-dire en 1869, le chancre syphilitique avait repris, si toutefois il l'avait perdue, une prédominance numérique très marquée sur le chancre simple.

Cette prédominance, il la conserva jusqu'au moment de la guerre, et, à l'époque où elle éclata, on ne comptait *qu'un chancre simple pour près de deux chancres syphilitiques.*

Mes statistiques, que je vous ai développées au commencement de cette leçon, en font foi. Je vous ai dit comment je les avais faites et tout le soin que j'y avais mis. Elles comprennent tous les individus, sans distinction, qui se présentaient pour réclamer des soins, c'est-à-dire un personnel beaucoup plus nombreux que celui des malades admis. C'est encore en leur faveur une garantie d'exactitude, et j'ai la conviction qu'elles exprimaient exactement l'état des choses à cette époque.

II

Modifications produites par la guerre et les deux sièges de Paris dans la proportion des trois espèces de maladies vénériennes.
FRÉQUENCE EXTRÊME DU CHANCRE SIMPLE pendant cette période.
Le chancre simple devient *trois fois plus fréquent* que le chancre syphilitique.
Il représente environ *la moitié* du nombre total des maladies vénériennes.
La diminution du chancre simple commence en 1872. — Le chancre syphilitique reprend le dessus.
Le chancre simple ne représente plus, en 1873, que le cinquième et demi des maladies vénériennes.

Nous voici revenus, à notre point de départ. Il nous reste à étudier maintenant les modifications que la guerre et les deux sièges de Paris entraînèrent dans la proportion des trois espèces de maladies vénériennes.

Il me fut impossible de continuer mes statistiques de la consultation. La plupart de nos élèves partirent pour les ambulances de différents corps d'armée. Chacun de nous était chargé de plusieurs services. A peine avions-nous le temps d'y suffire. Il fallut renoncer à ce travail.

Je le fis à regret. J'interrompis donc ces notes sur chaque malade, que je prenais depuis dix-huit mois. Mais je ne perdis pas de vue le but que je poursuivais.

Je le perdis d'autant moins, que ma curiosité fut tenue en éveil et piquée au vif par la brusque modification qui survint dans les rapports respectifs du chancre simple et du chancre syphilitique.

Tout pénétré de l'idée que le second l'emportait de beaucoup, comme nombre, sur le premier, quel ne fut pas mon étonnement quand je vis tout à coup ma consultation envahie par des individus atteints de chancres simples ou de bubons virulents !

Tout s'effaça bientôt devant ce débordement inattendu. C'étaient, à chaque séance, des séries de plus en plus nombreuses de cette espèce vénérienne, qui défilaient devant nous. On eût dit que toute la population civile et militaire en était infestée et que, comme un fléau ajouté à tant d'autres, cette sorte de peste génitale localisée avait fondu sur la ville de Paris.

Il y avait là réellement, dans cette multiplicité et cette propagation soudaine du mal, les caractères d'une épidémie. Tous ceux qui avaient des services de maladies vénériennes peuvent l'attester comme moi. Dans la clientèle de la ville, où le chancre mou est tout à fait exceptionnel, on le vit apparaître, croître et multiplier. Ce fut partout comme une pullulation effrénée. Et ceux d'entre vous, qui n'étaient pas ici, ne peuvent pas se figurer la monotonie dégoûtante (on peut le dire au propre et au figuré) d'une pareille affection.

Nous fûmes condamnés à la subir pendant plusieurs mois, je pourrais dire pendant plusieurs années ; car, si l'invasion du chancre simple fut brusque et rapidement généralisée, comme celle des maladies épidémiques, la décroissance se fit peu à peu, lentement et sans secousse.

Après la Commune, nos salles, qui avaient été occupées pendant le siège par des militaires convalescents de blessures ou de maladies communes, se remplirent de vénériens atteints surtout de chancres simples.

Cet état de choses persista pendant la période qui suivit immédiatement la guerre. Mais nous n'eûmes plus tard, soit à la consultation, soit dans le service, qu'un spécimen affaibli de ce que nous avions observé pendant les deux sièges, et ce spécimen alla s'atténuant et s'amoindrissant de mois en mois à partir de 1872.

Du reste, vous pourrez suivre, d'après les statistiques que je vais vous donner, la décroissance du chancre simple depuis la guerre jusqu'au premier semestre de 1875. Si je ne puis pas vous prouver par des chiffres personnels la fidélité de mes souvenirs, en ce qui concerne l'immense développement de cette espèce vénérienne pendant les deux sièges de Paris, il me sera permis, du moins, de vous faire remarquer combien les conséquences de l'état de choses dont j'ai essayé de vous tracer une esquisse prouvent en faveur de son exactitude.

Consultons encore une fois le registre de l'hôpital du Midi, où sont consignés les sortants de chaque jour, avec le diagnostic de l'affection dont ils ont été soignés dans les salles.

Pour 1870, nous n'avons que le second semestre ; mais ne nous en plaignons pas, c'est le plus intéressant.

Eh bien, du 1er juillet au 31 décembre, on a traité dans l'hôpital :

Affections blennorrhagiques simples ou compliquées	513	
Chancres syphilitiques	241	501 syphilis.
Accidents syphilitiques consécutifs	260	
Chancres simples et bubons suppurés	475	
Total	1,489	

Ainsi déjà dans le deuxième semestre de 1870, les chancres mous ont représenté *un peu plus du tiers* des maladies vénériennes admises à l'hôpital. Les chancres syphilitiques ont été au chancre simple *comme 1 est à* 2 moins une fraction.

En 1871, le relevé donne les résultats suivants :

Affections blennorrhagiques simples ou compliquées	569	
Chancres syphilitiques	247	589 syphilis.
Accidents syphilitiques consécutifs	342	
Chancres simples	794	
Total	1,952 [1]	

D'après ce tableau, vous pouvez voir que la progression du chancre simple est manifeste, puisque, au lieu de ne représenter que le *tiers* des maladies vénériennes, comme en 1870, il y figure pour *près de moitié*. Quant à sa prédominance sur le chancre syphilitique, elle est encore plus marquée que dans le semestre précédent. Le chancre syphilitique n'est, en effet, par rapport au chancre mou, que *dans la proportion de* 1 *à* 3.

Nous voici arrivés en 1872. Ici, messieurs, commence la diminution du chancre mou. Elle commence pour ne plus se ralentir, et elle marche avec une telle rapidité qu'elle nous conduit en deux ans et demi à sa rareté actuelle, qui est tout à la fois absolue et relative.

En 1872, on a admis à l'hôpital du Midi :

Affections blennorrhagiques simples ou compliquées	1,212	
Chancres syphilitiques	561	1,265 syphilis.
Accidents syphilitiques consécutifs	704	
Chancres mous et bubons virulents	914	
Total	3,391	

1. Qu'on ne s'étonne pas du petit nombre de maladies vénériennes traitées à l'hôpital du Midi en 1871. La plupart des salles furent occupées pendant les derniers mois de l'année par des militaires convalescents de blessures ou de maladies ordinaires.

Comparés au nombre total des maladies vénériennes, les chancres mous n'en présentent que *le quart environ.* Quant aux chancres syphilitiques, leur infériorité numérique diminue, *car ils sont aux chancres simples comme* 1 *est à* 1,9.

En 1873, on a traité à l'hôpital du Midi :

Affections blennorrhagiques simples ou compliquées	1,402	
Chancres syphilitiques	548	1,450 syphilis.
Accidents syphilitiques consécutifs	902	
Chancres mous et bubons virulents	625	
Total	3,477	

Voyez comme la diminution s'accuse ! Ce n'est plus que pour *le cinquième et demi* que le chancre mou figure dans la totalité des maladies vénériennes traitées en 1873. Comparé à lui, le chancre syphilitique *est dans le rapport de* 1 *à* 1,15.

III

STATISTIQUES DES MALADIES VÉNÉRIENNES DANS LA VILLE DE PARIS PENDANT LES ANNÉES 1874 ET 1875.

En 1874, il y a *six fois et demie* plus de chancres syphilitiques que de chancres simples. — Le chancre simple ne représente alors que la *dix-neuvième partie et demie* du chiffre total des maladies vénériennes.

En 1875, le chancre simple avec son bubon virulent ne représente que la *vingt et unième partie* du nombre total des maladies vénériennes. — Il est *cinq fois moins fréquent* que le chancre syphilitique.

En tenant compte de l'ensemble des vénériens en ville et à l'hôpital, on peut dire approximativement qu'en 1874-75 il y avait peut-être *dix fois moins* de chancres simples que de chancres syphilitiques.

Statistiques des maladies vénériennes dans la ville de Lyon : diminution progressive du chancre simple, surtout à partir de 1874.

Je regrettais plus haut de ne pouvoir pas vous donner des chiffres personnels, des chiffres recueillis par moi. Maintenant, cela me sera possible. A partir du 1er janvier 1874, j'ai, en effet, recommencé mes travaux de statistique, non plus sur les malades de ma consultation, mais sur tous ceux que j'admettais dans mon service.

Chacun d'eux a son observation soigneusement prise, dans ses points essentiels. Le diagnostic surtout a été rigoureusement posé, sévèrement contrôlé.

Comme pour mes statistiques de la consultation en 1869 et dans la première moitié de 1870, j'ai fait tous mes efforts afin de réunir toutes les garanties qu'on est en droit d'exiger. Je vous en donne donc les résultats comme étant l'expression réelle et strictement exacte de l'état des choses.

Je vous les donne sans aucune restriction; et, au risque de paraître peu modeste, je vous affirme que vous pouvez avoir en eux la plus entière confiance.

Voici la récapitulation de mon service pendant l'année 1874 ;

I. Affections blennorrhagiques.	Simples	168		504
	Avec orchi-épididymites	386		
	Avec cystite du col	43		
	Avec rhumatisme	7		
II. Chancres syphilitiques		296	372	526
Balano-posthites syphilitiques		76		
III. Accidents syphilitiques consécutifs			154	
IV. Chancres simples		39		58
Bubons virulents		19		
Total				1,088

Je ne fais pas figurer dans ce tableau les cas douteux, les malades revenus plusieurs fois dans mes salles, ni ceux qui étaient atteints de végétations, de bubons strumeux, de balanites simples, de phimosis, etc., etc.

Ainsi, sur 1,088 vénériens, le chancre simple ne figure plus que pour un chiffre tout à fait minime, *pour* 58, c'est-à-dire qu'il en représente un peu moins de la *dix-huitième partie*.

Comparez-le au chancre syphilitique. A quel degré d'infériorité n'est-il pas tombé? Qu'est devenue son antique prédominance conservée pendant tant d'années, puis amoindrie, effacée peu à peu, et enfin perdue en 1869, 1870, mais pour renaître plus écrasante que jamais, et avec les allures d'une véritable épidémie pendant les deux sièges de Paris et les deux ou trois semestres suivants?

Jamais, jusqu'alors, il n'était descendu aussi bas. Le chancre simple, en effet, n'est plus, en 1874, au chancre syphilitique, que *comme* 1 *est* à 6,4.

C'est-à-dire qu'il y a *six fois et demie plus de chancres syphilitiques que de chancres simples.*

Et n'allez pas croire que j'exagère et que cette statistique des malades traités dans mes salles soit, par suite d'un choix particulier pour les admissions, défavorable au chancre mou. Tout au contraire, elle le rehausserait plutôt, et voici pourquoi :

L'année dernière, je consacrai toutes mes leçons cliniques à l'étude des chancres simples et de leurs complications. J'eus donc soin de ne laisser échapper aucun de ceux qui se présentèrent à ma consultation. J'avais intérêt à en faire entrer dans notre service le plus grand nombre possible, et je n'y manquai pas. Les malades atteints de cette espèce vénérienne étaient donc favorisés, jusqu'à un certain point, et j'en aurais certainement élagué plusieurs sans la circonstance de mon cours, qui les rendit les privilégiés de l'admission.

Aussi je ne doute pas que si ma statistique, au lieu de porter sur les malades reçus et soignés dans mes salles, avait embrassé, comme en 1869 et 1870, tous les individus qui venaient me consulter, je ne doute pas que son infériorité, par rapport à la totalité des maladies vénériennes et par rapport au chancre syphilitique, n'eût été encore plus grande.

Je puis maintenant récapituler devant vous le mouvement de mon service pendant les deux semestres de 1875, qui viennent de s'écouler. Je ne ferai entrer dans ce tableau, comme dans les précédents, que les trois espèces vénériennes.

Maladies traitées dans mes salles pendant l'année 1875 :

I. Affections blennorrhagiques.	Simples		318	660
	Avec orchi-épididymites		324	
	Avec cystite du col		12	
	Avec rhumatisme		6	
II. Chancres syphilitiques		263	352	527
Balano-posthites infectantes		89		
III. Accidents syphilitiques consécutifs			175	
IV. Chancres simples			63	85
Bubons chancreux			22	
			Total	1272

Dans ce tableau, la décroissance du chancre simple est encore plus accusée que dans le tableau de l'année 1874. Il ne représente, en effet, que la *vingt et unième partie du chiffre total des maladies vénériennes*.

Eu égard au chancre syphilitique, il se relève un peu, puisqu'il n'est que 5 *fois environ moins nombreux* que lui, tandis qu'en 1874 il l'était 6 fois $\frac{1}{2}$.

Ce sont là des fluctuations insignifiantes. Mais ce que ces deux tableaux montrent de la façon la plus éclatante, c'est la *décadence absolue et relative du chancre mou* depuis quelques années, et particulièrement depuis le commencement de 1874.

Pour que la démonstration soit complète et encore plus péremptoire, il importe d'additionner les résultats statistiques fournis par les deux années 1874 et 1875. Vous aurez ainsi une idée nette du mouvement de mon service, du nombre des maladies vénériennes qui y sont soignées et du rapport numérique de ces maladies entre elles. Et comme les autres divisions de cet hôpital ne diffèrent point de la mienne, il vous suffira de multiplier par trois les nombres que je vais vous donner, pour avoir une notion très suffisamment exacte de l'état des maladies vénériennes, à cette époque, dans la ville de Paris.

Pendant ces deux années, c'est-à-dire du 1er janvier 1874 au 31 décembre 1875, j'ai reçu et soigné dans les trois salles de mon service, qui se compose de quatre-vingt-treize lits :

I. Affections blennorrhagiques.	Simples	486	1,469
	Avec orchi-épididymites	910	
	Avec cystite du col	55	
	Avec rhumatisme	13	
II. Syphilis.	Primitive ou chancres syphilitiques	724	1,053
	Consécutive	329	
III. Chancres mous et bubons virulents			143
	Total		2,665

Comparez ces chiffres entre eux, et vous arriverez à cette conclusion, c'est que, en 1875, les trois maladies vénériennes sont entre elles dans les rapports suivants, à l'hôpital du Midi :

1° La blennorrhagie *en représente la moitié moins 8 dixièmes;*

2° La syphilis *en représente le tiers moins quatre dixièmes;*

3° Le chancre simple *en représente la dix-neuvième partie.*

Vous en conclurez aussi que *le chancre simple est à la syphilis comme 1 est à 7; au chancre syphilitique comme 1 est à 5,06; aux affections blennorrhagiques comme 1 est à 10.*

Mettons en regard de ces chiffres ceux que m'ont donnés mes statistiques de la consultation pendant les dix-huit mois compris entre le 1er janvier 1869 et le 1er juillet 1870. Vous les connaissez déjà; mais il est intéressant de rapprocher les deux résultats.

Pendant ces dix-huit mois j'ai soigné, à ma consultation de l'hôpital du Midi :

I. Affections blennorrhagiques			2,240
II. Syphilis.	Primitive ou chancres syphilitiques	1,044	1,729
	Consécutive	685	
III. Chancres simples et bubons virulents			579
Total			4,548

Comparons ces chiffres entre eux, comme je viens de le faire pour l'année 1874 et le premier semestre de l'année 1875. Voici ce que nous trouverons :

1° La blennorrhagie *représente la moitié environ du nombre total des maladies vénériennes ;*

2° La syphilis, *le tiers moins deux dixièmes ;*

3° Le chancre simple, *la huitième partie.*

Enfin le *chancre simple est à la syphilis comme* 1 *est à* 3, *moins une fraction minime; au chancre syphilitique comme* 1 *est à* 1,95, *et aux affections blennorrhagiques comme* 1 *est à* 4.

Rapprochez ces deux tableaux et vous pourrez juger de la différence des résultats. Qu'y voit-on d'abord? Que la blennorrhagie est restée à peu près dans les mêmes rapports avec l'ensemble des trois maladies vénériennes, et ensuite que la *décroissance numérique du chancre simple a augmenté dans des proportions énormes.*

On m'objectera sans doute que je compare deux ordres de malades, les *consultants* et les *admis*, qui ne peuvent pas donner la même proportion relative d'affections vénériennes. Je le reconnais ; mais je ferai remarquer que ce qu'il y a d'irrégulier, de défectueux, dans ce rapprochement est loin d'être défavorable au chancre mou. Sa rareté, en effet, est devenue telle depuis deux ans, que je reçois dans mon service tous ceux qui se présentent à ma consultation. Aussi peut-on regarder le chiffre 143 des chancres mous et bubons virulents soignés pendant les années 1874 et 1875 dans mon service, comme exprimant, à peu de chose près, *tous les chancres simples et bubons virulents* qui se sont présentés à ma consultation.

Or, comme je n'ai point reçu toutes les blennorrhagies ni toutes les syphilis tant primitives que consécutives, il en faut conclure que la proportion du chancre mou par rapport aux autres maladies vénériennes, est encore beaucoup moins forte que je ne l'ai établi plus haut; qu'il ne représente peut-être que la *vingt-cinquième ou la trentième partie* de leur totalité; qu'il n'est aux blennorrhagies et aux syphilis réunies que comme 1 est à 12 ou 15, et au chancre syphilitique que comme 1 est à 8 ou 10.

Oui, messieurs, je crois qu'il y a actuellement à Paris *au moins dix fois plus de chancres syphilitiques que de chancres mous.* Et remarquez qu'il n'est question ici que des maladies vénériennes observées dans la classe pauvre de la population. Dans les classes aisées et riches, le chancre mou est infiniment plus rare encore. Quant à moi, je n'en vois presque jamais dans ma clientèle privée, depuis le siège et les huit ou dix mois qui le suivirent. Son infériorité par rapport à la blennorrhagie et à la syphilis ne se chiffre pas. Dans le milieu dont je vous parle, elle équivaut presque à la *non-existence.*

La grande infériorité numérique du chancre simple, par rapport au chancre syphilitique, étant démontrée mathématiquement, j'ai dû rechercher si le fait était général, ou bien si la ville de Paris avait seule le privilège de voir diminuer d'une façon si extraordinaire une des trois espèces vénériennes.

Il y a quelque temps, j'eus la bonne fortune de recevoir dans mon service la visite de M. le docteur R. Bergh, médecin de l'hôpital communal de Copenhague, où il est chargé du service des maladies vénériennes et des affections cutanées parasitaires. Je ne laissai point passer l'occasion de causer, avec cet honorable et très distingué confrère, de la question qui me préoccupe, et je lui demandai des renseignements sur la situation actuelle du chancre mou en Danemark, sans lui faire part préalablement du résultat de mes recherches. M. Bergh me répondit qu'il avait constaté que le chancre simple avait considérablement diminué en Danemark depuis plusieurs années; mais qu'au dire des médecins militaires il avait présenté en 1864, pendant la guerre avec les Prussiens, une recrudescence très marquée. Il m'apprit en outre que M. le docteur Demaùsson, de Stockholm, faisait un travail sur la rareté du chancre mou.

L'année dernière, à peu près à pareille époque, j'eus l'honneur de recevoir la visite de M. Aug. Koren, docteur-médecin en Norwège, à Christiania, et, entre autres choses, nous causâmes du chancre simple, sur lequel je faisais alors quelques leçons. M. Koren avait passé par l'Allemagne pour venir en France, et il me dit qu'à Christiania, à Prague, à Vienne, à Munich, à Strasbourg, les chancres indurés avaient augmenté de fréquence, tandis que les chancres mous devenaient de jour en jour plus rares.

M. le docteur Hardh, d'Helsingford, en Finlande, qui me fit aussi l'honneur de venir me voir il y a quelques mois, me racontait que dans cette capitale de son pays il y avait un hôpital de cent cinquante lits exclusivement consacrés au traitement des maladies vénériennes, et que ces lits étaient presque toujours tous occupés; que, parmi les maladies vénériennes, la syphilis avait une prédominance très marquée, surtout à la campagne; mais, que, dans les villes, on observait aussi un grand nombre de blennorrhagies et de chancres mous; — que ces derniers étaient rarement compliqués de phagédénisme, et qu'il n'avait point observé personnellement leur diminution; — que les blennorrhagies étaient rarement compliquées de rhumatisme, mais que l'épididymite blennorrhagique était très fréquente; — que la syphilis s'arrêtait en général aux premiers accidents consécutifs, que les accidents dits tertiaires étaient rares, et que la plupart consistaient en des exostoses du tibia; que la syphilis viscérale était peu commune, mais probablement mal étudiée; — qu'enfin la prostitution était réglée dans les villes par la police, et que, dans les campagnes, la propagation de la syphilis était favorisée par les lits et les bains communs, par l'absence du confortable et des soins hygiéniques. Il paraît qu'en Finlande les prépuces sont en général fort courts. Voilà en résumé les réponses que M. Hardh voulut bien faire à mes questions.

Ce sont là, les seuls documents étrangers que je puisse vous communiquer. Ils ont beaucoup de prix pour moi, surtout par la façon gracieuse avec laquelle tous m'ont été donnés. Et puis quelques-uns d'entre eux, ceux de M. Bergh en particulier, viennent si topiquement à l'appui de la thèse que je soutiens, qu'ils lui donnent une autorité basée tout à la fois sur l'identité des faits et sur l'identité des circonstances.

Mais en France, dans les principales villes de la province, quel est actuellement l'état de la question? Où en sont, dans leurs rapports numériques respectifs, les trois espèces de maladies vénériennes? Ont-elles subi le contre-coup des événements? Sont-elles aujourd'hui ce qu'elles étaient il y a dix ans, par exemple?

Messieurs, je ne puis vous le dire; et, ici encore, je fais appel à mes collègues des départements. L'un d'eux, M. le docteur Jullien, un des meilleurs élèves de cette grande école lyonnaise qui a produit dans toutes les branches de la science médicale, et spécialement en syphiliographie, tant d'œuvres remarquables, a eu l'obligeance d'aller au-devant de mes désirs, et, grâce à lui, j'ai le relevé des comptes rendus annuels des médecins et chirurgiens de l'Antiquaille de Lyon. Dans ce relevé, il y a beaucoup de lacunes; mais enfin, tel qu'il est, je crois qu'il offrira quelque intérêt.

Dans le service des hommes, en 1864, M. Gailleton a soigné:

1°	Blennorrhagies		300
2°	Chancres syphilitiques	41	200
	Syphilis consécutive	159	
3°	Chancres simples		150

En 1867, M. Bonnarie (service des femmes) a eu :

1° Blennorrhagies........................ 138
2° Chancres syphilitiques.................. 37
3° Chancres simples........................ 81

En 1868 (service des hommes), M. Gailleton :

1° Blennorrhagies........................ 300
2° Chancres syphilitiques.................. 67
3° Chancres simples........................ 60

Même année, chez les femmes :

1° Blennorrhagies........................ 195
2° Chancres syphilitiques.................. 30
3° Chancres simples........................ 95

En 1869 (hommes), M. Gailleton :

1° Blennorrhagies........................ 325
2° Chancres syphilitiques.................. 135
3° Chancres simples........................ 63

En 1870 (hommes), M. Dron :

1° Blennorrhagies........................ 485
2° Chancres syphilitiques.................. 128
3° Chancres simples........................ 154

En 1871 (hommes), M. Dron :

1° Blennorrhagies........................ 368
2° Chancres syphilitiques.................. 93
3° Chancres simples........................ 320

En 1872 (hommes), M. Dron :

1° Blennorrhagies	944
2° Syphilis (primitive et consécutive)	429
3° Chancres simples	244

En 1873 (femmes), M. Dron :

1° Blennorrhagies	313
2° Chancres syphilitiques	164
3° Chancres simples	152

En 1874 (hommes), M. Dron :

1° Blennorrhagies	256
2° Chancres syphilitiques	111
3° Chancres simples	50

Quelques-uns de ces relevés, en particulier ceux que mon honorable et savant collègue M. Dron, chirurgien en chef de l'Antiquaille, a bien voulu me communiquer lui-même, présentent avec les miens une concordance remarquable.

Ainsi, en 1870, les chancres simples l'emportaient de bien peu sur les chancres syphilitiques ; ils n'étaient à eux que dans le rapport de 1,20 à 1.

En 1871, pendant la guerre, ils devinrent *trois fois et demie* plus nombreux. De 154, ils montèrent à 320, tandis que les chancres syphilitiques s'abaissèrent de 129 à 93.

En 1872, leur nombre diminua de 76.

En 1873 cette diminution s'accentua : de 244, ils tombèrent à 152. Les chancres syphilitiques, eux, au contraire, avaient gagné du terrain : ils n'étaient que 93 en 1871 ; en 1873, ils furent 164, c'est-à-dire un peu plus nombreux que les simples.

Mais c'est en 1874 que le chancre simple entre brusquement dans sa phase de décadence. Voyez, en effet, quelle diminution prodigieuse il a subie en une année. De 152, il est tombé à 50, et il était à 320 pendant la guerre ! C'est-à-dire *six fois plus nombreux*. En 1874, le chancre simple ne se trouvait donc plus, par rapport au chancre syphilitique, que dans la proportion de 1 à 2,22.

N'entrons pas plus avant dans une analyse détaillée de ces statistiques, on peut voir que par leur ensemble elles concordent avec les miennes. Ne ressort-il pas en effet de la simple inspection des chiffres :

1° Que la blennorrhagie reste à peu près stationnaire.

2° que le chancre simple, après avoir diminué peu à peu depuis 1864 jusqu'à 1869, puisqu'il était tombé de 150 à 63 dans le service des hommes, a présenté pendant les années de la guerre de 1870-1871, et dans l'année suivante, 1872, une recrudescence très marquée, se traduisant par les chiffres 154 (1870), 221 (1872) et 224 (1872).

Dans le compte moral de l'administration des hôpitaux de Lyon, il y a des rapports faits chaque année par les médecins en chef. Dans un de ces rapports, M. Gailleton, chargé du service des vénériens, signalait, dès 1868, la diminution du chancre simple. Ce savant médecin trouvait que le rapport numérique établi par les syphiliographes entre le chancre infectant et le chancre mou subissait des modifications telles que la prédominance du premier sur le second avait disparu, pour faire place à un ordre inverse, c'est-à-dire à la prédominance du chancre syphilitique sur le chancre simple. Enfin M. Gailleton signalait aussi l'augmentation progressive de la syphilis.

M. Louis Jullien me racontait que pendant la guerre, à Lyon, il y avait eu, comme à Paris, une quantité énorme de chancres mous dont les statistiques précédentes ne peuvent donner qu'une faible idée. Actuellement, au contraire, il y en a si peu que l'interne de M. Brun disait, il y a quelques jours, n'en avoir pas observé plus de 4 ou 5 en six mois.

Ainsi, la diminution du chancre simple est un fait hors de doute à Lyon comme à Paris. En est-il de même dans les autres grands centres de population en France : à Marseille, à Bordeaux, Nantes, Toulouse, Lille, etc.? Je regrette de ne pouvoir vous donner, à cet égard, aucun renseignement. Mais, sans avoir des données positives, je serais bien tenté de répondre par l'affirmative, en me fondant sur les *causes* de cette diminution du chancre simple, qu'il me reste maintenant à rechercher et à vous exposer.

IV

DES CAUSES QUI PEUVENT EXPLIQUER LA DIMINUTION DU CHANCRE SIMPLE.
Considérations sur la nature des trois espèces vénériennes.
Possibilité de détruire radicalement et dans un bref délai le chancre simple.
Influence de l'hygiène générale et de l'hygiène des organes génitaux sur la diminution du chancre simple. — Il offre plus de prises à la thérapeutique que la blennorrhagie et que la syphilis.
Influence de la police sanitaire sur la diminution du chancre simple.

En vous décrivant, au début de mes leçons, les principaux caractères et les signes distinctifs des maladies vénériennes, j'insistais sur une particularité qui est absolument propre au chancre simple. Cette particularité, c'est l'absence complète en lui de l'*élément constitutionnel.*

Le virus du chancre simple, en effet, ne pénètre pas dans l'économie sous ce mode de diffusion générale qui permet au virus syphilitique, au virus morveux, à celui de la rage, etc., d'imprégner toutes les molécules organiques, quel que soit leur éloignement du point où s'est effectuée la contagion. Il ne se mêle pas à la vie de tout l'être pour la modifier et lui imprimer le sceau d'un état pathologique puissamment doué de spécificité. Il se localise dans l'endroit même où il a été déposé. C'est là qu'il concentre son action morbide; et, si elle franchit quelquefois ces limites, soyez sûrs qu'elle ne dépassera jamais la zone des lymphatiques du district cutané, et que les ganglions superficiels seront le terme extrême de ses pérégrinations vasculaires.

C'est donc une maladie qui est tout à fait à fleur de peau, pour ainsi dire, quoiqu'elle l'entame profondément, beaucoup plus que le chancre syphilitique. Elle y reste confinée; et ses excursions extra-lymphatiques se bornent au tissu cellulaire sons-cutané, c'est-à-dire à une dépendance de la peau.

Il me semble que le chancre mou ne saurait mieux être comparé qu'à un animal parasitaire. Comme lui, il est doué d'un puissant appétit. Quand il a sous la dent des chairs de son goût, et qui se laissent facilement entamer, sa voracité ne connaît plus de bornes. Il devient insatiable, phagédénique, et présente alors une intensité de vie incroyable. Les surfaces cutanées de toute une région sont dévorées avant qu'on puisse arrêter ses ravages.

Comme le parasite animal ou végétal, on peut le tuer sur place, et, du moment qu'il est tué, tout est fini avec lui. On n'a point à s'en préoccuper; c'en est fait de sa spécificité et de ses conséquences. Si étendues ou profondes que soient les lésions, elles guériront comme des lésions simples, et l'organisme, quelque détérioré qu'il soit à sa surface, sortira de là intact au point de vue constitutionnel.

Sans doute, la blennorrhagie est, elle aussi, une affection locale. Mais qui voudrait soutenir cependant qu'elle n'a pas des attaches plus intimes que le chancre simple avec l'économie? N'est-elle pas un catarrhe, une sécrétion normale, vicieusement modifiée dans un sens spécifique? N'existe-t-il pas entre elle et certains états diathésiques un échange d'actions et de réactions, qui fait qu'elle est emportée dans le tourbillon de la vie commune et qu'elle s'associe étroitement à ses principaux actes?

Ne crée t-elle pas quelquefois, à elle seule, une action morbide générale qui prouve sa pénétration lointaine, son influence puissante sur certains ordres d'opérations organiques? Le rhumatisme blennorrhagique, quelle que soit la manière de l'interpréter, n'atteste-t-il pas une sorte de diathèse congénitale ou acquise tenant peut-être plus de l'individu que de la blennorrhagie; mais, dans tous les cas, fortement influencée par cette dernière, puisque sans elle la disposition morbide serait restée latente, ce qui équivaut presque à sa non-existence?

Y a-t-il, au contraire, je vous le demande, dans le chancre simple, un seul acte diathésique, si minime que vous le supposiez, dont on puisse le rendre responsable, soit comme principe, soit comme accident ou occasion?

Quant à la syphilis, vous savez qu'elle est constitutionnelle par excellence; et qu'à partir du moment où le virus syphilitique a pénétré dans l'organisme, il n'y a pas un de ses actes les plus profonds, les plus intimes, qui ne puisse tôt ou tard concevoir l'action morbide et en manifester les effets.

Comparez les deux chancres, le simple et le syphilitique, et vous verrez quelles différences profondes les séparent. Je ne veux insister que sur l'une d'elles, l'incubation, parce qu'elle vous prouvera que, s'il est possible de détruire le chancre simple, il faut renoncer à cet espoir pour le chancre syphilitique.

Le chancre simple n'a pas, à proprement parler, d'incubation. Le virus qui lui est propre agit immédiatement sur les tissus où il a été déposé. Avec une grande attention et une forte loupe, on pourrait, dès les premières vingt-quatre heures, distinguer le travail morbide et suivre son évolution destructive.

Le chancre syphilitique, au contraire, n'apparaît que vingt-cinq, trente, quarante, cinquante et même soixante jours, et peut-être plus après la contamination; de telle sorte qu'à ce moment il est, en réalité, non plus un accident local, superficiel, isolé et comme perdu sur la surface cutanée, mais une émanation directe de l'action syphilitique qui s'est emparée déjà de toute l'économie.

Ce chancre, à première vue, nous apparaît comme un phénomène qui trouve en lui-même sa raison d'être et n'a d'autre substratum que le terrain même sur lequel il s'est développé. Mais attendez quelques jours, et vous verrez l'action syphilitique, latente jusque-là et comme concentrée dans l'accident primitif, s'étendre, se généraliser, et laisser partout, sur la peau et sur les muqueuses en particulier, l'empreinte de son caractère constitutionnel et diathésique.

Eh bien, s'il en est ainsi, ne voyez-vous pas que le chancre syphilitique échappe à nos moyens destructeurs? Ah! vous pouvez le cautériser, le détruire ainsi que les tissus qui l'entourent, l'enlever même, si vous le voulez, avec un instrument tranchant; vous n'arrêterez pas l'infection, puisqu'elle est déjà un fait accompli; vous n'empêcherez pas l'éclosion des germes morbides disséminés dans l'organisme, parce qu'ils sont hors de votre atteinte, et que, par leur essence constitutionnelle, ils échappent à l'action brutale des agents physiques, chimiques ou mécaniques. C'est la vie elle-même qu'il faudrait modifier dans ce que ses actes ont de plus profond et de plus mystérieux; et ce n'est pas avec un caustique ou le bistouri que vous y arriverez.

Ce caustique-là, au contraire, si vous l'appliquez sur le chancre simple au moment où vous en apercevez les premières traces, soyez sûrs qu'il ne manquera pas son effet destructeur, pourvu qu'il agisse jusqu'aux limites et même au delà des limites de la sphère de virulence.

Vous êtes, au début, absolument maîtres du chancre simple, et vous n'avez d'autre préoccupation à avoir que le choix, le mode et la portée des moyens.

C'est le cas de dire ici : *Morte la bête, mort le venin!* Il n'y a d'autre conséquence possible que le dommage plus ou moins considérable causé sur le théâtre circonscrit de l'action morbide, par cette action elle-même et par les agents que vous lui opposez; et ce dommage n'est, en général, qu'une perte de substance qui se cicatrise vite du jour où le principe virulent ne vient plus contrarier et annuler les tendances réparatrices inhérentes à l'organisme.

Ainsi, dans le chancre simple, l'effet est immédiat et adéquat à la cause; et cette cause, on peut la prendre sur le fait, en flagrant délit, et en faire sûre et prompte justice.

Je dis donc bien haut et j'affirme avec la plus profonde conviction que le chancre mou est une espèce vénérienne *fatalement condamnée à disparaître dans un bref délai*, pour peu qu'on veuille se donner la peine de la poursuivre et de la traquer dans ses repaires.

Cette tâche n'est pas difficile; on peut être certain des résultats. La médecine, l'hygiène, une police sanitaire bien entendue, vigilante et énergique, auraient dû nous en débarrasser depuis longtemps.

C'est un fait d'une importance considérable que *cette rareté si éton-*

nante du chancre simple; et si elle continuait à s'accuser pendant quelques années dans les mêmes proportions, notre espoir en son extinction prochaine serait bien près de devenir une réalité.

Il importe donc de rechercher les causes qui peuvent favoriser ou contrarier cet événement. J'ai voulu vous préparer à cette étude par quelques considérations sur les différences les plus fondamentales, les plus spécifiques entre les trois espèces de maladies vénériennes.

Parmi les causes qui ont le plus contribué à produire la diminution progressive du chancre simple, je crois qu'il faut tenir grand compte de l'*hygiène générale*, et, en particulier, de l'*hygiène des organes génitaux.* Les ablutions fréquentes, les soins de propreté sous toutes les formes avec les diverses substances qui sont habituellement en usage; un examen minutieux et fréquemment réitéré des organes exposés, qui permet de surprendre le mal à son origine et d'obvier à son extension; le recours immédiat au traitement radical, etc., etc., tels sont les principaux éléments de la prophylaxie du chancre simple, comme, du reste, des deux autres maladies vénériennes.

Mais il y a dans le chancre simple quelque chose d'extérieur, de superficiel, de facile à voir et à découvrir, qui peut mettre plus facilement à l'abri de ses atteintes, quand on se tient sur ses gardes.

Ainsi l'homme qui, avant de se livrer au coït, se donnera la peine d'examiner les organes génitaux de la femme, aura probablement la chance d'apercevoir cet ulcère, s'il y existe. Je doute qu'il échappe à ses regards. Ses bords taillés à pic, son fond pultacé, l'auréole inflammatoire qui l'entoure, le pus sanieux qu'il sécrète, toutes les particularités de sa symptomatologie trahissent sa présence.

Il n'en est pas de même du chancre syphilitique. Il tranche beaucoup moins la plupart du temps sur les parties voisines, suscite autour de lui infiniment moins d'inflammation, sécrète peu, n'a pas la même tendance à l'extension, est souvent ignoré, méconnu, et reste toujours, chez la femme surtout, dans un état de latence qui le rend fort dangereux. A plus forte raison les plaques muqueuses échapperont-elles à une inspection sommaire. Neuf fois sur dix elles seront prises, par ceux qui ne sont pas initiés à leur diagnostic, pour de simples boutons de chaleur.

La blennorrhagie elle-même ne saute pas aux yeux aussi facilement que le chancre simple. Chez presque toutes les femmes, les parties génitales sont constamment humides. Allez donc distinguer parmi tous ces flux qui se donnent rendez-vous à la vulve, ceux qui sont spécifiques et ceux qui ne le sont pas. Je ne parle que de la blennorrhagie dépouillée de l'appareil inflammatoire et plus ou moins généralisé qui signale surtout sa première phase. A cette époque, elle serait assez facile à reconnaître. Mais plus tard, quand elle se confine dans l'urèthre et les glandes vulvo-uréthrales, dans les glandes vulvo-vaginales, dans les culs-de-sac du vagin, dans le col de la matrice, dans la matrice elle-même, comment voulez-vous qu'à la simple vue, et sans le secours du spéculum, quelqu'un qui n'est pas familiarisé avec ces recherches toujours délicates puisse se rendre compte de l'état de choses? Aussi combien de gens vous affirment qu'ils ont contracté la blennorrhagie avec des femmes qui n'avaient rien!

Des trois maladies vénériennes, le chancre simple est donc le plus facile à voir, à découvrir et à reconnaître. Par conséquent, c'est le moins insidieux au point de vue de la contagion, et le plus facile à éviter.

Ajoutez, que ceux qui sont atteints de chancres simples ne sont pas longtemps sans le savoir. Les chancres simples causent, en effet, presque toujours des douleurs assez vives. Il y en a même qui font cruellement souffrir. Enfin ils ne tardent pas à devenir menaçants par leur extension, leur multiplication et les accidents locaux variés qui les compliquent, tels que les abcès lymphatiques, les adénopathies virulentes, etc. Il y a bien là de quoi inspirer aux malades des inquiétudes sérieuses et faire sentir, même aux plus négligents, la nécessité de se soigner. Et ils n'y manquent pas.

Il y a une autre raison qui les y porte : c'est que les chancres simples siègent très souvent sinon toujours sur les parties les plus actives et les plus sensibles des organes génitaux, en entravent l'exercice ou le rendent impossible, presque autant que les blennorrhagies les plus aiguës.

On m'objectera qu'il en était ainsi autrefois, à l'époque où le chancre mou florissait, et que le besoin de les guérir promptement devait se faire sentir d'une façon aussi impérieuse qu'aujourd'hui. Pourquoi donc croissait-il et multipliait-il de la sorte? Est-ce que son virus était doué d'une spécificité plus active, plus pénétrante, qui augmentait sa contagiosité? Les générations qui nous ont précédé étaient-elles plus aptes à le contracter?

Je n'en crois rien. Je suis persuadé que tout le monde, constitutionnellement parlant, est égal devant le chancre mou. Il n'y a point pour lui d'immunités ni d'aptitudes organiques. Tout se réduit à une question d'épiderme. Suivant l'état de cet enduit cutané, qui varie d'épaisseur et de consistance, les couches superficielles de la peau ou des muqueuses génitales internes seront plus ou moins bien protégées contre les atteintes du virus chancreux. Je ne serais pas aussi iatromécanicien s'il s'agissait de l'étiologie des chancres syphilitiques ou de la blennorrhagie. Bien que l'organisme se laisse trop souvent pénétrer et infecter par leur virus respectif, il n'est ni aussi inerte ni aussi passif qu'en face du chancre simple, et il ne consent pas toujours à développer les effets de la contamination, quoiqu'elle ait eu lieu quelquefois dans les conditions les plus propres en apparence à en assurer le succès.

Vous trouverez sans doute, dans ce que je viens de vous dire, un ensemble de circonstances qui sont de nature à produire par elles-mêmes et sans le concours d'autres causes la diminution du chancre mou. Ce sont des circonstances pour ainsi dire *intrinsèques*, car elles se rapportent à l'ulcère virulent et au principe de son mode d'existence, qui lui assure pendant toute son évolution une sorte d'individualité parasitaire, n'ayant presque rien de commun avec l'organisme aux dépens duquel il vit.

Eh bien, il y a d'autres circonstances encore plus puissantes que les premières, pour produire la diminution du chancre mou. On pourrait les appeler *extrinsèques* parce qu'elles dépendent, non plus du chancre lui-même, ni de l'organisme qu'il attaque, mais de tous les moyens prophylactiques médicaux, d'hygiène privée ou publique, qu'on a mis en œuvre pour procéder méthodiquement à sa destruction.

La grande cause de la diminution du chancre simple, dans une ville immense comme Paris, c'est incontestablement la vigilance plus active et plus intelligente de la police sanitaire.

Mais au-dessus de la police sanitaire planent la médecine et l'hygiène qui l'ont inspirée, dirigée, éclairée, et sans lesquelles la répression eût peut-être empêché le mal momentanément, mais n'en aurait pas tari la source.

Ici, messieurs, je suis heureux de proclamer bien haut que, dans cette branche importante des connaissances médicales, la France occupe le premier rang. Qu'on me cite un pays où depuis près d'un siècle il ait été publié autant de travaux remarquables à tous égards, et comme science et comme expérimentation et comme pratique, sur les maladies vénériennes !

Je ne me laisse point aveugler par l'amour-propre national en affirmant, sans crainte que personne me donne un démenti, qu'il n'existe pas au monde d'écoles supérieures, dans cet ordre de recherches, à celles de Paris et de Lyon; d'écoles où toutes les questions relatives à la blennorrhagie, au chancre mou, à la syphilis, aient été étudiées, approfondies, discutées d'une façon plus complète; où l'on ait découvert plus de vérités, aujourd'hui acceptées de tous; d'où soient sorties en aussi peu de temps un aussi grand nombre de célébrités justement estimées et admirées, qui ont illustré la médecine française.

C'est depuis quinze ou vingt ans seulement qu'on connaît le chancre simple, qu'on l'a isolé des autres espèces vénériennes; qu'on a décrit et prouvé son autonomie et toutes les conséquences qui s'y rattachent.

Son traitement repose sur des bases si solides, il a été expérimenté tant de fois avec succès, qu'il me semble peu probable qu'on y puisse rien changer, du moins en principe. Je fais une réserve pour les agents thérapeutiques. Nous en avons de très puissants, d'une efficacité éprouvée; mais il ne serait pas impossible qu'on en découvrît d'autres plus actifs et plus radicaux dans leur action.

Toujours est-il qu'avec ceux que nous possédons, il nous est permis de détruire rapidement le chancre simple, et de faire disparaître, pour ainsi dire en quelques minutes, toute sa virulence.

Comment voulez-vous qu'avec de pareils moyens, et secondée par la police sanitaire, la médecine ne parvienne pas à assainir peu à peu et à éteindre même la plupart des foyers de cette espèce vénérienne ?

V

DE LA PROSTITUTION DANS SES RAPPORTS AVEC LA CONTAGION DU CHANCRE SIMPLE.

La prostitution clandestine fournit *le plus fort contingent de la contagion* pour le chancre simple, comme pour l'ensemble des maladies vénériennes.

Les filles inscrites communiquent *quatre fois moins* de chancres simples que les filles insoumises.

Le chancre simple échappe moins facilement que les deux autres espèces vénériennes à la surveillance sanitaire. — Possibilité de le guérir vite et complètement. — Sa contagion est moins insidieuse que celle de la blennorrhagie et de la syphilis.

C'est ici le lieu de vous dire quelques mots des femmes qui ont contagionné les malades atteints de chancres simples, dont j'ai pris l'observation en 1869 et dans le premier semestre de 1870.

En 1869, si vous vous le rappelez, j'ai eu 367 chancres simples à ma consultation. La source de la contagion a été notée 343 fois.

Sur les 343 femmes atteintes de chancres simples qu'elles ont communiqués, il y avait 290 filles *insoumises* et 53 filles *soumises*.

Parmi les filles *insoumises*, 201 sont désignées sous le nom de *coureuses*; les 89 autres exercent diverses professions; ce sont les *varia*.

Parmi les filles *soumises*, 29 étaient des *filles en carte*, et 24 des *filles en maison.*

En 1870 (premier semestre), j'ai soigné 212 chancres. La source de la contagion a été notée 200 ou 210 fois, et sur ces femmes il y avait à peu près 142 *insoumises* et 64 *soumises.*

Les *insoumises* comprenaient 102 *coureuses* et 40 *varia;* les *soumises*, 30 filles *en carte* et 24 *en maison.*

Ainsi, vous voyez que la prostitution clandestine fournit toujours le plus fort contingent de la contagion, pour le *chancre simple* comme pour l'ensemble des maladies vénériennes.

En réunissant les deux années 1869-1870 (premier semestre), nous trouvons qu'il a été contracté 579 chancres, et que ces 579 chancres simples ont été communiqués par 432 filles *insoumises* et 117 filles *soumises.*

Sur les 432 *insoumises*, il y avait 303 *coureuses* et 129 *varia.*

Sur les 117 *soumises*, il y avait 59 femmes *en carte* et 58 femmes *en maison.* Ces deux catégories sont donc sur la même ligne, et elles offrent près de *deux fois plus de garanties* que les *varia* et *cinq fois plus* que les *coureuses.*

Les filles soumises à la surveillance de la police communiquent à peu près *quatre fois moins* de chancres simples que celles qui constituent la prostitution clandestine. Par conséquent, plus on diminuera les chiffres des *insoumises*, plus on augmentera celui des *soumises*, et plus on fournira de garanties contre les chances de contagion du chancre simple.

Or, c'est ce qui a été fait depuis dix ans.

Rappelez-vous le tableau des arrestations pour les filles *inscrites* et les filles *insoumises*, que je vous ai donné dans la précédente leçon. Ce tableau prouve que le nombre des arrestations augmente chaque année et que, par conséquent, les mesures de surveillance et les soins réglementés et forcés doivent s'accroître dans la même proportion, au grand bénéfice de la santé publique.

« Dans une période de dix ans, de 1859 à 1869, dit M. Lecour[1], le nombre des inscriptions sur les contrôles de la police publique a été, en moyenne, de 364. Il y a eu 517 inscriptions en 1871, 1,014 en 1872, 969 en 1873. »

« ... Ce n'est donc pas à la police qu'il faut s'en prendre du développement de la débauche vénale et de sa transformation, ajoute le même auteur...

1. C. Lecour. *De l'état actuel de la prostitution parisienne;* 1874, p. 17-19.

Aujourd'hui, on cherche l'*aventure* au grand péril de sa santé, et, dans bien des cas, de sa tranquillité à venir. Question de vanité et de luxe sur un terrain malsain. Au contact de passage qui, dans la maison de tolérance ou chez la fille isolée, n'est qu'une espèce de souillure matérielle, dont l'administration s'efforce d'atténuer le danger, on préfère quelques rencontres de hasard, où l'on croit pouvoir jouer, à peu de frais, un meilleur rôle et l'on se jette dans les bras toujours tendus de la prostitution clandestine qu'infecte la contagion syphilitique.

« Les maisons de tolérance s'en vont, mais elles s'efforçent de renaître sous des apparences qui augmentent les risques sanitaires sans diminuer le scandale. Si la police, toujours en éveil, n'y mettait obstacle, on verrait reparaître et se multiplier sous prétexte de commerce de parfumerie, de nouveautés, de ganterie, ces lieux de débauche, qui abondaient autrefois. Rien de plus dangereux, à tous les points de vue, que ce genre de maisons de prostitution déguisées; elles provoquent des défaillances de mœurs qui, sans leurs facilités spéciales, ne se seraient pas produites, et elles constituent de véritables pièges pour des jeunes filles, qu'on y attire comme ouvrières ou comme employées, et qui ne tardent pas à s'y prostituer à l'insu de leurs familles. »

Par cette citation, que j'emprunte à un des hommes les plus compétents en pareille matière, vous voyez, quelles sont les tendances et les formes de la prostitution moderne. Vous voyez aussi qu'on connaît le mal et qu'on le poursuit vigoureusement. Nul doute que cette sévérité bien dirigée n'ait contribué, pour une large part, à la diminution du chancre simple.

Elle y a contribué beaucoup plus qu'à la diminution des deux autres espèces vénériennes, parce que le chancre mou échappe moins à l'examen médical, est plus facile à extirper radicalement, et, une fois guéri, n'est plus sujet, comme la blennorrhagie, ni surtout comme la syphilis, à des récidives spontanées, à des poussées successives qui perpétuent les dangers et les effets d'une première contagion, sans qu'une nouvelle soit nécessaire.

Une fille insoumise appartenant à la prostitution clandestine a été arrêtée. On a constaté chez elle des chancres mous. On la fait entrer à Saint-Lazare, où elle est soignée et d'où elle sort complètement guérie en peu de jours. Eh bien, pour que cette fille communiquât de nouveaux chancres simples, il faudrait qu'elle eût la mauvaise chance d'en contracter d'autres de la même espèce, ce qui est possible, mais n'arrive pourtant pas fréquemment.

Supposez que cette même fille, au lieu de chancres mous, ait eu un chancre syphilitique. Elle en guérira aussi très vite. Mais viendront ensuite les plaques muqueuses, presque aussi contagieuses que l'accident primitif; et ces plaques muqueuses se reproduiront pendant une période de quinze mois, deux ans et même plus. Rendue à la liberté, elle sera donc un foyer de contamination, sans infection nouvelle. Comme garantie absolue, il faudrait que sa détention durât autant que la période contagieuse de la syphilis. Est-ce possible?

Il en est à peu près de même du catarrhe contagieux des organes sexuels de la femme. Combien qu'on croyait guéris récidivent au bout de quelques jours sous la forme innocente de flueurs blanches ordinaires! Si la blennorrhagie est difficile à tarir chez l'homme, elle l'est plus encore chez la femme. On ne peut pourtant pas détenir les malades jusqu'à ce que toutes les sécrétions des glandes vulvo-uréthrales, du vagin, du col ou du corps de l'utérus, aient atteint le type parfait de l'état normal...

Une fois appréhendé, le chancre mou ne peut nous échapper ni dans le *présent*, ni dans l'*avenir*. Aussi, la situation du médecin des dispensaires est-elle très nette vis-à-vis de cette espèce morbide, et il peut procéder sans hésitation et vigoureusement à son extinction dans tous les cas.

Il sera, au contraire, souvent embarrassé devant un léger catarrhe uréthro-vaginal, ou une simple rougeur presque insignifiante des grandes ou des petites lèvres. Faut-il incarcérer pour un rien, pour un mal éphémère, qui peut-être disparaîtra du jour au lendemain?

Et pourtant, ce catarrhe, malgré sa bénignité apparente, ne contient-il pas un principe virulent, qui deviendra la source d'un nombre indéfini d'infections blennorrhagiques? Et ces rougeurs, douées d'ubiquité, et que vous retrouverez partout, aux organes génitaux, à la bouche, au gosier, au nez, au mamelon, etc., ne sont-elles donc pas le prélude d'une éruption de plaques muqueuses qui communiqueront la syphilis à ceux qui auront la mauvaise fortune d'être en contact avec elles, dans l'intimité des rapports sexuels ou autrement?

Le chancre mou, au contraire, dès son début, se grave dans les tissus en caractères assez profonds pour qu'on ne le puisse pas méconnaître. Sans doute, il y a les éruptions herpétiques, qui fort souvent simulent l'ulcère contagieux dans ses premières phases. Mais le diagnostic ne reste pas longtemps dans l'incertitude. Et puis quel inconvénient y aurait-il à procéder avec les herpès confluents des parties sexuelles de la femme, comme avec les espèces vénériennes contagieuses?

VI

DES CAUSES QUI PRODUISIRENT LA FRÉQUENCE PRODIGIEUSE DU CHANCRE SIMPLE PENDANT LES DEUX SIÈGES DE PARIS.

Importation des chancres mous dans la ville de Paris par les troupes qui y affluèrent en 1870.

Le chancre mou est plus fréquent en province qu'à Paris.

Ce qu'il faut entendre par *épidémie* quand il s'agit de maladies vénériennes.

Autres causes de la fréquence du chancre simple à Paris pendant les deux sièges : *Incurie*; — *Promiscuité*; — *Indiscipline*; — *Relâchement de la surveillance sanitaire.*

Augmentation progressive de la syphilis, contrastant pendant la période de 1869 à 1875, avec la rareté du chancre mou.

L'infection syphilitique est *six fois et demie* plus considérable par le fait de la prostitution clandestine que par le fait de la prostitution inscrite.

La prostitution inscrite fournit un contingent de chancres simples plus considérable que celui des chancres syphilitiques.

Causes de ce fait : — La femme en maison devient la proie des catégories sociales où pullule le chancre simple.

Et maintenant, que je vous ai fait connaître quelles étaient les causes qui avaient amené la rareté actuelle du chancre mou, rareté qui serait encore plus grande si les mesures de surveillance et les moyens de répression étaient appliqués aux hommes aussi bien qu'aux femmes, il me reste à vous dire pourquoi cette espèce vénérienne prit tout à coup une extension si prodigieuse pendant les deux sièges.

Eh bien, je crois que les chancres qui se multiplièrent dès la fin de 1870 avec tant de rapidité, n'étaient pas tous originaires de Paris. Les troupes qui entrèrent dans la ville en *importèrent* de la province une quantité considérable. Certes, il serait impossible de savoir, même approximativement, quelle fut alors la proportion relative des chancres *autochtones* ou parisiens et des chancres *provinciaux*. Mais je supposerais volontiers que ces derniers furent très nombreux.

Je crois, en effet, que dans les grandes ou les petites villes de nos départements, où la police sanitaire est moins active, moins vigilante qu'ici, où l'hygiène des organes génitaux est encore à l'état rudimentaire, le chancre mou trouve un terrain favorable et qu'il y pullule plus librément qu'à Paris.

Quoi qu'il en soit, j'ai la conviction que tous ces gens de la banlieue, que toutes ces troupes de mobiles et de soldats qui affluèrent dans l'enceinte des fortifications, apportèrent avec eux un fort contingent de chancres mous.

Voilà une des premières causes de l'épidémie chancreuse que je vous ai décrite plus haut.

Et, à propos de ce mot *épidémie*, permettez-moi, de vous faire remarquer que je l'emploie ici pour la facilité du discours, mais que je sens parfaitement ce qu'il a d'impropre, appliqué aux affections dont je vous parle. Dans son acception ordinaire et vraiment médicale, *l'épidémie* n'implique pas seulement un mal qui sévit sur un grand nombre d'individus en même temps, mais aussi l'existence d'un principe mystérieux, plus ou moins inévitable, planant au-dessus de tous, frappant les uns, respectant les autres, sans qu'on sache au juste pourquoi, aveugle en ses colères et ne reconnaissant ni innocents ni coupables...

Ici les victimes sont moins à plaindre. Elles deviennent malades parce qu'elles le veulent bien. Elles pourraient rester saines si elles avaient assez d'empire sur elles-mêmes pour observer la continence. Le principe contagieux ne va pas les chercher. Ce sont elles qui, par un acte de libre arbitre, vont s'exposer à ses atteintes.

Il n'en est pas tout à fait ainsi relativement à la syphilis. Aussi le mot d'épidémie lui convient-il jusqu'à un certain point, surtout quand elle prend des proportions insolites, et qu'elle atteint presque tout le monde, même sans l'intervention des rapports sexuels. C'est ce qui eut lieu sur toute la surface de l'Europe à la fin du quinzième siècle, et c'est ce qu'on observe quelquefois encore de nos jours, mais sous une forme moins grave et dans des circonscriptions limitées.

Les véritables *épidémies vénériennes* sont donc *syphilitiques*. Peut-être y en a-t-il eu de blennorrhagiques. Quant aux épidémies de chancres mous, je tenais à vous dire ce que j'en pense, et à faire mes restrictions sur le mot dévié du sens qu'on lui donne habituellement.

Une seconde cause de propagation active du chancre simple pendant les deux sièges, ce furent l'incurie, la promiscuité, le relâchement forcé de la surveillance sanitaire, l'indiscipline qui se glissa partout, l'absence de soins hygiéniques locaux, l'insouciance du lendemain quand on exposait sa vie tous les jours, l'impossibilité de se faire soigner dès le début, les interruptions inévitables du traitement, que sais-je encore?...

Toutes les conditions les plus aptes à favoriser la multiplication de cette espèce morbide se trouvèrent réunies dans un court espace de temps. Ajoutez qu'aucun de ces chancres ne put sortir de la ville. Si le mouvement d'importation avait été actif, celui d'exportation fut arrêté par l'investissement.

Les médecins spécialistes ou autres firent tout ce qu'ils purent pour arrêter le mal. Mais ils avaient tant de blessés, tant de maladies générales graves à soigner, que les chancres mous, ainsi que les autres maladies vénériennes, malgré les nombreux services qu'on leur avait affectés, ne pouvaient et ne devaient venir qu'en seconde ou troisième ligne.

Il me paraît inutile d'entrer dans des détails minutieux au sujet de chacune des circonstances étiologiques que je viens de vous énumérer. D'ailleurs, pour vous donner une idée de la prostitution à Paris pendant la guerre, je ne puis mieux faire que d'emprunter à l'excellent livre de M. Lecour les passages suivants :

« ... Le résultat du renvoi des *bouches inutiles* avait été annulé, et de beaucoup, par l'arrivée des habitants des départements envahis, fuyant devant les Prussiens, et notamment des gens des communes suburbaines, qui vinrent se réfugier à Paris, où étaient rentrés d'ailleurs, comme vagabonds sans ressources, beaucoup des individus expulsés.

« Ajoutez à cette population civile, jetée en dehors de ses habitudes, éprouvée par des privations et surexcitée par mille causes, les militaires de toutes armes, troupes de ligne, gendarmes, fusiliers-marins, douaniers, forestiers, gardes mobiles, corps en formation, qui ont toujours représenté un chiffre d'au moins 200,000 hommes; tenez compte de la quasi-permanence du service des gardes nationaux, soldés ou non (400,000 hommes environ), appelés fréquemment à vivre au dehors, dans des conditions anormales; faites la part de l'animation et des désordres créés par les circonstances et qui se produisent toujours dans les réunions d'hommes armés, et vous entreverrez une foule turbulente et souvent avinée, dans laquelle il y avait à opérer cette répression de la prostitution clandestine, déjà si difficile et si délicate à accomplir dans les temps ordinaires. Il faut noter aussi les cas nombreux où il s'agissait d'atteindre des prostituées insoumises qui relançaient, dans les cafés et sur les boulevards, les jeunes officiers de la garde mobile, et se rappeler l'aspect de Paris pendant le bombardement : les boutiques fermées, les rues obscures, la circulation des voitures presque supprimée, Paris plus sombre à cinq heures du soir qu'il ne l'était jadis à aucune heure de la nuit.

« C'était surtout autour des campements de la garde mobile et des lieux de stationnement de la troupe et de la garde nationale qu'affluaient des femmes de débauche. Les maisons de tolérance étaient envahies. Il me faut indiquer ici un détail caractéristique : sur certains points, on donnait un numéro d'ordre pour l'entrée dans ces maisons. Plusieurs d'entre elles furent prises d'assaut par la soldatesque qui s'y installa et saccagea tout. Une autre fut démolie par des marins, qui croyaient qu'on voulait leur en fermer l'accès. Dix-neuf de ces maisons, placées dans la zone militaire ou dans le voisinage des fortifications, durent être évacuées ou furent détruites. Plusieurs furent fermées d'office par des municipalités provisoires inexpérimentées, qui croyaient ainsi supprimer la prostitution, et qui ne faisaient qu'aggraver tout à la fois les désordres de la voie publique et les périls sanitaires...

« ... L'arrestation faite, il fallait, après information administrative et visite médicale, prendre un parti à l'égard de la prostituée, et c'était le commencement d'une série de difficultés. Si la femme arrêtée était reconnue vénérienne, elle devait être dirigée sur un asile de traitement. Or l'infirmerie de Saint-Lazare était encombrée d'insoumises et de filles publiques malades, qu'on n'avait pu comprendre dans les évacuations sur la province. Il y avait, de plus, à réserver une marge pour les cas d'admission d'une urgence absolue. On ne pouvait se rejeter sur les hôpitaux, qui regorgeaient de malades et de blessés. Il fallait pourvoir par voie d'expédients.........................

....

« ... Pendant les quinze premiers jours qui suivirent la révolution du 4 septembre, l'entrée du Dispensaire de salubrité, qui se trouvait enclavé dans les bâtiments de la Préfecture de police, avait été fermée aux filles inscrites dites isolées, et il en avait été de même de l'accès du bureau administratif pour tout le personnel de la prostitution. Plus tard, la seule présence à la porte du Dispensaire de quelques gardes nationaux, factionnaires ou hommes de garde, qui interpellaient, dans une forme presque toujours blessante ou grivoise, les filles publiques ou les maîtresses de maisons de tolérance, exerça une influence nuisible sur les opérations du contrôle sanitaire........................

....

« ... Ces difficultés une fois connues du personnel de la débauche inscrite, eurent pour résultat de l'éloigner et de le déshabituer très rapidement de la soumission aux exigences sanitaires. Le nombre des filles dites isolées, qui se présentaient au Dispensaire, alla toujours en décroissant. Beaucoup d'entre elles se croyaient désormais affranchies de l'obligation d'y paraître et refusaient de tenir compte des injonctions qui leur étaient adressées à ce point de vue...

« ... Les dangers que présentait pour la santé publique l'agglomération à Paris, pendant le siège, de troupes armées qui recherchaient les prostituées et les protégeaient contre la répression, s'accrurent encore après l'armistice du 28 janvier. Au lieu de soldats en armes, échappés pour un instant aux obligations disciplinaires, ce furent des bandes de gardes mobiles et des soldats désarmés qui se répandirent dans Paris, errant sur la voie publique et s'y mêlant au personnel de la débauche. Vinrent ensuite les désordres de la rue, et, sous le couvert d'apparentes manifestations patriotiques, des désordres bientôt suivis de persécutions et de violences dirigées contre tous les agents appartenant à un titre quelconque à des services de Paris..................

« ... Les gardes nationaux fédérés allaient commander en maîtres dans les maisons de tolérance, où sans bourse délier, ils se faisaient servir à boire et se livraient à des orgies. D'autres assiégeaient le Dispensaire. Ils pénétraient dans les bureaux, ceux-ci à la recherche de quelque spectacle obscène, ceux-là, et ils étaient nombreux, pour retirer et détruire les traces d'inscription de filles publiques, leurs maîtresses. Les amateurs de scandale, de révélations à exploiter plus tard par le chantage, s'introduisaient sous mille prétextes dans ces archives jusqu'alors si scrupuleusement fermées, et ils en fouillaient les dossiers. On était bien loin de ces traditions de respect pour l'honneur des familles, qui faisaient que l'administration régulière refusait absolument à des exigences privées, même respectables, des renseignements que l'intérêt public seul avait fait réunir. Les raffinés « officiers supérieurs » de fédérés étaient en quête des dossiers de femmes ayant une notoriété dans le monde de la débauche vénale. Ils voulaient contenter leur curiosité malsaine et se faire une arme de certains secrets d'existence...

« ... Il avait bien été question pour la Commune de supprimer la débauche vénale, ou plutôt de la traquer, de l'arrêter, sans dire toutefois ce qu'on en ferait ensuite. En réalité, on n'avait rien fait que se mêler à ses orgies. On comptait des prostituées en armes dans les rangs des insurgés. Il y en eut qui prirent part aux saturnales de la barricade de la rue Royale. Le monde de la débauche publique fournit son contingent de *pétroleuses*, et il put croire, avec les malfaiteurs et les repris de justice, que l'incendie de la Préfecture de police, en détruisant ses archives, le bureau des mœurs et le Dispensaire, consacrait son affranchissement définitif [1]......................................

....

N'est-il pas remarquable que la guerre, avec tous les désordres qui l'accompagnent, favorise à ce point la propagation du chancre mou? Vous avez vu qu'à Lyon, comme à Paris, mais sur une moins grande échelle, il se produisit aussi une sorte d'épidémie chancreuse. Le même fait eut lieu en Danemark : le chancre mou, qui y était en voie de décroissance, augmenta rapidement pendant la guerre de 1864.

En a-t-il été ainsi dans tous les temps et dans tous les pays? je l'ignore, mais je suis porté à le croire, puisque les conditions antihygiéniques sont à peu près partout les mêmes en temps de guerre.

Il importe de dire cependant que, si elles sont mauvaises encore aujourd'hui, avec tous les progrès dont le dix-neuvième siècle a le droit d'être fier, elles étaient pires autrefois, déplorables, horribles; et c'est en frémissant qu'on songe à la masse incalculable de maux qui fondent sur notre pauvre humanité en même temps que cet épouvantable fléau. Typhus, dysenterie, scorbut, choléra, sans parler des autres maladies, la famine, l'appauvrissement, la ruine, etc., voilà son cortège habituel.

Qu'est le chancre mou en comparaison? Presque rien. Figurez-vous pourtant les ravages qu'il a dû exercer durant ces interminables guerres qui n'ont cessé de désoler l'Europe; que dis-je l'Europe? le monde entier, depuis que le monde existe.

Mais le chancre mou a-t-il fait son apparition sur cette terre en même temps que l'homme? Je le suppose, sans en avoir la preuve bien positive. Il est permis toutefois de douter qu'il ait eu, depuis son origine, le même degré de virulence qu'aujourd'hui, et surtout qu'il ait été

1. C.-J. Lecour, *De la prostitution à Paris et à Londres*, 1789-1871 ; 2e édition, augmentée de chapitres sur la *prostitution à Paris pendant le siège et sous la Commune*, et de nouveaux renseignements statistiques. — Paris, 1874, pages 304 et suivantes.

aussi commun. N'aurait-il pas laissé dans l'histoire des traces moins équivoques?

Il est vrai qu'aux époques barbares et peu civilisées on n'y regardait pas de si près. Nos aïeux, qui soutinrent si souvent le choc des légions romaines, puis des hordes barbares; qui se battirent pendant tout le moyen âge, firent les croisades et tant d'autres guerres jusqu'aux temps modernes, étaient moins douillets que nous, moins analytiques. Le chancre mou devait être le moindre de leurs soucis. Ils l'englobèrent avec tant d'autres espèces morbides, qui pullulaient autour d'eux à ces époques néfastes, où le confort de la vie moderne était inconnu, et où l'hygiène, encore à peu près dans l'enfance, bégayait à peine ses premiers enseignements.

J'ai terminé ce que j'avais à vous dire sur l'histoire du chancre mou dans ces dernières années.

Permettez-moi de revenir maintenant sur une question que je n'ai fait qu'effleurer dans la dernière leçon, sur l'*augmentation progressive de la syphilis*, qui fait contraste avec la *rareté actuelle du chancre mou*, et qu'il n'est pas sans intérêt de lui opposer.

Je vous ai fait part de mon impression sur ce sujet; je vais l'appuyer et la justifier par des chiffres.

Ces chiffres, je n'ai pas à les chercher bien loin, du moins en ce qui concerne l'hôpital du Midi, puisque je vous les ai déjà donnés en divers endroits de cette leçon, et qu'il suffira de les réunir.

Voici quel a été chaque année, depuis 1861 jusqu'à 1875, le nombre des affections syphilitiques tant primitives que consécutives reçues et traitées dans cet hôpital.

Années		
Années	1861	570
—	1862	572
—	1863	503
—	1864	840
—	1865	849
—	1866	799
—	1867	893
—	1868	985
—	1869	1442
—	1870 (septembre)	501
—	1871	599
—	1872	1265
—	1874	1578
—	1875 (1er semestre)	1554

Vous le voyez, l'accroissement de la syphilis, à en juger par le nombre de malades que nous traitons à la consultation ou que nous recevons dans nos salles, a pris, depuis quelques années, des proportions considérables, dont il vous sera facile de vous rendre compte en comparant ces chiffres.

J'ai voulu savoir s'il en était de même à l'hôpital Saint-Louis, où l'on traite aussi beaucoup d'affections syphilitiques, surtout des syphilides anciennes, ordinairement graves et appartenant à une période avancée de la maladie constitutionnelle.

Voici un tableau qui vous donnera le nombre des syphilitiques, hommes et femmes, reçus à l'hôpital Saint-Louis depuis l'année 1860. Vous verrez qu'il conduit aux mêmes conclusions que le précédent, quoiqu'il n'accuse pas une aussi forte augmentation, surtout pour les dernières années. Mais peut-être en sera-t-il autrement dans trois ou quatre ans, et voici pourquoi.

Beaucoup d'individus, et ils sont très nombreux, comme vous le savez, qui ont contracté des chancres syphilitiques en 1872, 1873, 1874, 1875, n'auront peut-être que l'année prochaine ou dans deux ou trois ans, les syphilides tardives qui les conduiront à l'hôpital Saint-Louis.

Je ne serais donc pas étonné que les statistiques ultérieures, faites à cet hôpital, donnassent une augmentation encore plus considérable de syphilis que celle qui est démontrée par le tableau suivant :

NOMBRE DES MALADES TRAITÉS A L'HOPITAL SAINT-LOUIS POUR LA SYPHILIS DEPUIS 1860 JUSQU'AU 30 JUIN 1875.

	Hommes.	Femmes.	Total.
Année 1860.	88	96	183
— 1861.	107	113	220
— 1862.	128	98	226
— 1863.	211	255	466
— 1864.	151	179	330
— 1865.	180	159	339
— 1866.	229	291	520
— 1867.	276	284	560
— 1868.	344	330	674
— 1869.	386	368	754
— 1870.	297	316	613
— 1871.	212	273	485
— 1872.	320	352	672
— 1873.	337	361	698
— 1874.	328	249	577
— 1875.	167	144	311 (six premiers mois.)

A l'hôpital de Lourcine, l'augmentation de la syphilis n'est pas douteuse depuis l'année 1860. Mais, dans ces dernières années, elle est restée stationnaire, tandis qu'à l'hôpital du Midi, elle est supérieure, en 1874, de 5 dixièmes à ce qu'elle était en 1868.

Toujours est-il qu'il ne sera pas sans intérêt de rapprocher le nombre des femmes syphilitiques traitées à Lourcine de celui des hommes syphilitiques traités à l'hôpital du Midi.

A Lourcine, il a été traité[1] :

En 1860	815	syphilis
1861	1,009	—
1862	1,020	—
1863	980	—
1864	1,043	—
1865	1,002	—
1866	1,321	—
1867	1,383	—
1868	1,343	—
1869	1,322	—
1870	922	—
1871	1,223	—
1872	1,180	—
1874	1,162	—
1875 (1er semestre)	580	—

J'aurais désiré vous donner aussi la statistique des chancres simples reçus et soignés à cet hôpital; mais il ne m'a pas été possible de me la procurer. Je sais, toutefois, de plusieurs élèves attachés à cet établissement, que le chancre mou y est encore plus rare qu'à l'hôpital du Midi.

1. Je prends cette statistique telle qu'elle m'a été donnée. Elle contient, en outre, les vaginites, les leucorrhées et les métrites. Il n'y a point de colonne pour les chancres simples.

Il me semble que le nombre des syphilis soignées à l'hôpital de Lourcine est considérable. Comment se fait-il qu'il soit supérieur au nombre des syphilis soignées au Midi, où il y a un mouvement de malades bien autrement actif qu'à Lourcine? N'y aurait-il pas là quelque erreur?...

La syphilis est certainement beaucoup moins fréquente chez la femme que chez l'homme. Une femme syphilitique infectera à elle seule dix hommes et même plus; tandis que dix hommes affectés de syphilis n'infecteront peut-être pas à eux dix une seule femme. En m'en rapportant au tableau qu'on a bien voulu dresser pour moi, le relevé des malades traitées à Lourcine depuis 1860 jusqu'au 1er juillet 1875, donnerait 17,525 syphilis, 2,342 vaginites, 237 leucorrhées et 709 métrites. Il n'est pas question, comme on le voit, de chancres mous. Les aurait-on comptés au nombre des syphilis, dont le chiffre me paraît très exagéré, et d'autant plus qu'on soigne à Lourcine beaucoup d'affections utérines? C'est là que MM. Bernutz et Goupil ont trouvé les matériaux de leur remarquable *Clinique des maladies des femmes*.

Je suis disposé, autant que qui que ce soit, à faire la plus large part aux erreurs qui ont dù nécessairement se glisser dans ces nombreuses statistiques. Toutefois il me semble qu'il est impossible de ne pas reconnaître que, par leur concordance, elles prouvent de la façon la plus solide l'augmentation progressive de la syphilis depuis quelques années.

C'est donc un fait que je considère comme établi.

Resterait à en rechercher et à en déterminer les causes. Je n'aborderai pas cette tâche aujourd'hui. Elle me conduirait à de trop longs développements. Mais, comme dans de pareilles questions il faut toujours remonter aux sources de la contagion, je vais vous donner le résultat de mes statistiques à cet égard.

Chez les 1,741 syphilitiques que j'ai soignés à l'hôpital du Midi, en 1869, et pendant le premier semestre de 1870, j'ai pu obtenir 1.633 fois des détails assez précis sur les femmes avec lesquelles ils avaient contracté leur maladie.

Dans ce nombre, la prostitution clandestine fournit le chiffre énorme de 1,414 ; tandis que la prostitution inscrite ne donne que le chiffre relativement très faible de 219.

Il en résulte que l'infection syphilitique par les premières est *six fois et demie* plus considérable que par les secondes ; c'est-à-dire qu'on s'expose *six fois et demie* plus en ayant commerce avec une *fille insoumise* qu'avec une *fille soumise*.

Voici maintenant de quoi se compose le chiffre 1,414 de la prostitution clandestine. Il comprend 924 *coureuses* et 490 femmes désignées sous le titre de *varia*.

Quant à la prostitution inscrite, son chiffre se subdivise en 139 *femmes en carte* et 80 *femmes en maison*.

Donc la femme publique en maison est de beaucoup celle qui offre le plus de garanties. Elle en offre, en effet, *une fois et demie* plus que la femme en carte, *six fois plus* que les femmes désignées sous le nom de *varia*, et *onze à douze fois* plus que les *coureuses*.

Comparons maintenant les résultats de la contagion syphilitique avec ceux de la contagion chancreuse que je vous ait fait connaître plus haut.

A. L'infection syphilitique est *six fois et demie* plus fréquente avec les *prostituées libres* qu'avec les *prostituées inscrites*.

La contagion chancreuse est *quatre fois* plus fréquente avec les premières qu'avec les secondes.

Une première conclusion à tirer de ce rapprochement, c'est que la prostitution inscrite offre moins de garanties contre le chancre simple que contre la syphilis.

B. Les deux classes de *prostituées soumises* comparées entre elles sous le rapport de la contagion syphilitique et de la contagion chancreuse, se trouvent sur le même pied d'égalité vis-à-vis de la seconde; mais vis-à-vis de la première, les *filles en maison* offrent *une fois et demie* plus de garanties que les *femmes en carte*.

C. Comparées aux femmes désignées sous le nom de *varia*, les *femmes en maison*, qui donnent le minimum de contagion sur les deux espèces vénériennes, offrent *six fois* plus de garanties contre la syphilis et *deux fois* plus seulement contre le chancre simple.

D. Comparées aux *coureuses*, les prostituées en maison offrent *onze fois* plus de garanties contre la syphilis et seulement *cinq fois* plus contre le chancre mou.

E. Comparées aux *coureuses*, les *femmes en carte* offrent *sept* ou *huit fois* plus de garanties que les *coureuses* contre la syphilis, et seulement *cinq fois* plus contre le chancre mou.

Ainsi, la prostitution inscrite fournit un contingent de contagion chancreuse relativement beaucoup plus considérable que celui qu'il donne à la contagion syphilitique.

Si le chancre mou se rencontre plus souvent chez les filles soumises que chez les autres, il sera plus facile de l'attaquer, et par conséquent on diminuera d'autant la fréquence de cette espèce morbide. C'est là évidemment une des causes de sa rareté actuelle.

Par contre, ces deux faits: d'une part, le faible contingent de la contagion syphilitique par les prostituées soit en carte, soit surtout en maison; et, d'autre part, la somme énorme qui est fournie par la prostitution libre, n'expliquent-ils pas pourquoi la syphilis augmente dans des proportions si alarmantes?

La décadence des maisons publiques et de la prostitution en carte, c'est-à-dire de la prostitution inscrite, et l'accroissement de la prostitution libre ou clandestine, ont donc eu le double effet: 1° de diminuer le chancre mou; 2° d'augmenter la syphilis.

Vous me demanderez peut-être, pourquoi on trouve (relativement, bien entendu) plus de chancres mous chez les *filles soumises* que chez les *insoumises*. L'inspection hebdomadaire ou bimensuelle devrait les en préserver.

Oui, sans doute; et l'élimination des *filles soumises* atteintes de chancres se fait avec la dernière rigueur, je n'en doute pas.

Mais songez que, par ce fait même, qu'elles ne sont pas libres, ces filles-là sont obligées d'accepter tout le monde, les gens les plus ignobles, les plus sales, les moins soigneux de leur personne, les plus disgraciés de la nature, etc. Tous ont une ressource dans la maison publique. Repoussés par les *filles libres* ou même par les *filles en carte*, ils sont obligés de se contenter de cette médiocre satisfaction des sens, qu'on ne peut pas leur refuser contre leur argent. La *femme en maison* devient ainsi la proie de ce qu'il y a de plus rebutant et de moins scrupuleux parmi les catégories les plus infimes de la débauche et du libertinage.

Or, c'est dans ces bas-fonds que se plaît le chancre mou ; c'est sur ce fumier qu'il prospère, croît et multiplie. On le trouve plus souvent aux barrières et dans la banlieue que dans les quartiers riches. Jamais ou bien rarement vous ne le rencontrerez dans les hautes régions de la galanterie. Les courtisanes du *high life* sont presque hors de ses atteintes, tandis que la blennorrhagie et la syphilis ne les respectent point.

Je vous l'ai dit et je vous le répète, le chancre mou est la plus crapuleuse des trois maladies vénériennes. Les deux autres devraient en rougir.

Et, en vérité, c'est une honte pour la civilisation que son existence. N'avons-nous pas la possibilité de le détruire, comme on détruit la vermine et toutes les engeances parasitaires qui se fixent sur la peau ?

Oui, j'ai la conviction qu'on le fera disparaître du jour où on voudra s'en donner sérieusement la peine. Sa rareté, extraordinaire depuis quelque temps, n'est-elle pas le prélude de son extinction future ?

Certes, messieurs, au sujet de la syphilis, je ne vous tiendrais pas un langage aussi affirmatif. Depuis qu'elle a envahi l'Europe, à la fin du quinzième siècle, elle n'a pas cessé de sévir. Elle a devant elle, comme elle a eu dans son passé, bien des siècles d'existence.

La raison nous dit cependant qu'elle n'est pas inhérente à l'humanité, au point qu'il faille désespérer à tout jamais de la détruire.

Mais que de circonstances contribuent à la perpétuer ! Son caractère constitutionnel, la contagiosité de ses produits pendant ses premières phases, l'inutilité des cautérisations préventives sur l'accident primitif, la transmission héréditaire, virulente, contagieuse, des lésions syphilitiques du fœtus, etc...

Quant à la blennorrhagie, elle durera aussi longtemps que l'humanité. Elle est née avec elle, elle ne mourra qu'avec elle. On arriverait à éteindre pendant plusieurs années cette inflammation spécifique, qu'elle renaîtrait de ses cendres.

Et elle en renaîtrait vite, croyez-le bien. Ce ne serait une expérimentation ni difficile ni compliquée que de créer un catarrhe aigu de l'urèthre, et de l'élever au degré de spécificité voulue pour qu'il devînt contagieux. Peut-être un pareil fait se produit-il plus souvent qu'on ne le pense?

Essayez donc de créer de toutes pièces le virus syphilitique ou le virus du chancre simple!...

Mais admettons l'impossibilité de susciter sur la muqueuse uréthrale le pus virulent de la blennorrhagie. Ne le retrouverions-nous pas dans le produit spécifique des ophthalmies purulentes?

L'ophthalmie d'Égypte, par exemple, n'est-elle pas la sœur jumelle de cette gonorrhée hébraïque, contre laquelle Moïse édictait ses terribles lois hygiéniques?... Immémoriales toutes les deux, elles étaient, dans les sables brûlants de la Lybie, antérieures à tous les monuments de cette antique civilisation, antérieures même aux Pyramides, du haut desquelles les quarante siècles fameux pourraient encore les contempler, si, dans leur majestueuse indifférence, ils daignaient abaisser leurs regards sur nos misères.

J'en ai fini avec la tâche que je m'étais imposée. Puis-je espérer que ces leçons sur la statistique des maladies vénériennes dans la ville de Paris auront été pour vous de quelque utilité?... Leur aridité est bien peu faite, je le sais, pour éveiller et pour soutenir l'intérêt.

C'est une raison de plus, messieurs, pour vous remercier de l'indulgente attention avec laquelle vous avez bien voulu les écouter.

CINQUIÈME LEÇON

DE LA CONTAGION DES MALADIES VÉNÉRIENNES AU POINT DE VUE DÉMOGRAPHIQUE.

AUGMENTATION DES MALADIES VÉNÉRIENNES DEPUIS 1875 JUSQU'AU COMMENCEMENT DE 1881. — Place exceptionnelle de l'année 1875 dans la période de 1869 à 1881. Elle marque l'époque où s'est établi l'*étiage* des maladies vénériennes, c'est-à-dire celle où elles atteignirent leur niveau numérique le plus bas.

I. STATISTIQUE PROUVANT L'AUGMENTATION DES MALADIES VÉNÉRIENNES DANS LA VILLE DE PARIS, DEPUIS 1875.

Le mouvement ascensionnel devient surtout marqué pendant l'Exposition universelle, en 1878, et se continue sur une plus large échelle encore en 1879 et 1880.

De 1875 à 1881, l'augmentation des maladies vénériennes est près de deux fois plus considérable que ne l'avait été leur diminution de 1869 à 1875.

II. CAUSES DE L'AUGMENTATION DES MALADIES VÉNÉRIENNES DANS LA VILLE DE PARIS, DE 1875 A 1881.

PREMIÈRE CAUSE : Augmentation de la population parisienne.

DEUXIÈME CAUSE : Augmentation de la fortune publique et des fortunes privées. Côté hypothétique de cette cause.

III. TROISIÈME CAUSE : Régime de la prostitution dans la ville de Paris, depuis 1875.

Dangers croissants de la prostitution clandestine, conséquences des modifications survenues dans la surveillance et l'assainissement de la prostitution parisienne.

Augmentation de la prostitution clandestine et causes sous l'influence desquelles elle s'est produite.

IV. QUATRIÈME CAUSE : Exposition universelle de Paris en 1878.— Affluence des ouvriers avant l'Exposition. — Loin de cesser, elle augmente après l'Exposition.

Affluence des visiteurs français et étrangers.

Suractivité et accroissement forcés de la prostitution, sous toutes ses formes et à tous ses degrés, pendant l'Exposition.

V. AUGMENTATION NUMÉRIQUE DU CHANCRE SIMPLE DEPUIS 1875 JUSQU'EN 1881.

Sa progression avant et pendant l'Exposition. C'est surtout à partir du dernier trimestre de l'année 1878 qu'il gagne du terrain.

Du chancre simple, après l'Exposition, en 1879 et en 1880. — Prépondérance numérique qu'il acquiert sur le chancre syphilitique.

VI. CAUSES DE L'AUGMENTATION NUMÉRIQUE DU CHANCRE SIMPLE DEPUIS 1875.

La prostitution clandestine est devenue la principale source du chancre simple.

Augmentation du chancre simple dans la ville de Lyon.

Différence entre le régime de la prostitution à Paris et en province. — Importation du chancre simple à Paris, pendant l'Exposition.

VII. L'AUGMENTATION NUMÉRIQUE DES MALADIES VÉNÉRIENNES N'A PAS EU D'INFLUENCE SUR LEUR INTENSITÉ.

Le phagédénisme du chancre mou reste toujours une complication relativement rare. — La plupart des syphilis sont bénignes dans leurs premières manifestations.

VIII. TOPOGRAPHIE DES MALADIES VÉNÉRIENNES DANS LA VILLE DE PARIS.

Classification des arrondissements de Paris d'après la fréquence des maladies vénériennes. — Statistiques, sur la topographie, faites en 1869, 1870 et 1879. Leur concordance.

Tableau numérique des espèces vénériennes contractées dans chaque arrondissement.

IX. SOURCE DE LA CONTAGION VÉNÉRIENNE DANS LA VILLE DE PARIS.

Des diverses catégories de femmes qui constituent les principales sources de la contagion vénérienne à Paris.

Tableaux statistiques relatifs aux professions des femmes et des hommes atteints de maladies vénériennes.

MESSIEURS,

Il y a plus de cinq ans que je ne vous ai entretenus des fluctuations numériques que subissent les maladies vénériennes dans la ville de Paris. C'est cependant un sujet que je n'ai point perdu de vue. Mais pour que des recherches statistiques aient quelque valeur et donnent des résultats qu'on ne puisse point attribuer à des circonstances accidentelles ou passagères, ne faut-il pas qu'elles embrassent une période de temps considérable ?

Ceux d'entre vous qui me faisaient l'honneur de suivre mes leçons en 1879, se rappellent peut-être qu'au mois de mai, en leur parlant du chancre simple, je disais que cette espèce vénérienne tendait à augmenter, après être devenue d'une rareté si remarquable pendant les années 1873, 1874 et 1875. J'ajoutais qu'il se produisait aussi, depuis quelque temps, un accroissement notable et progressif dans le nombre total des maladies vénériennes que nous traitions à l'hôpital du Midi, soit dans les salles, soit à la consultation.

Depuis cette époque, j'ai poursuivi mes investigations dans le même sens, et aujourd'hui, au commencement de 1881, je pense que les nombreux documents réunis par moi depuis l'année 1875, vont me permettre de vous donner, sur le mouvement des maladies vénériennes dans la ville de Paris, pendant la période de cinq ans qui vient de s'écouler, des conclusions positives et inattaquables.

Je prends l'année 1875 pour point du départ du nouveau travail statistique que je vais vous soumettre, parce que c'est à cette date que se terminait la première série de mes recherches [1]. Mais ce n'est point là le principal motif qui doit la désigner à votre attention. Il y en a un autre moins fortuit et plus sérieux. Par une coïncidence heureuse que

1. Voir les leçons 3e et 4e.

je n'ai point cherchée et que, du reste, il m'eût été difficile de prévoir, il est arrivé que l'année 1875 a été celle où, dans une période de onze ans, depuis le 1er janvier 1869, jusqu'au 1er janvier 1881, le nombre des maladies et en particulier celui du chancre simple est tombé à son minimum dans la ville de Paris.

Cette année 1875 représente donc, pour ainsi dire, l'*étiage* des maladies vénériennes, c'est-à-dire la proportion numérique la plus faible à laquelle elles soient descendues depuis bien des années. Elle est le terme du mouvement décroissant commencé en 1870 et le point de départ du mouvement ascendant qui a débuté en 1876, s'est accru les années suivantes et a fini par atteindre, en 1880, un développement qui dépasse les prévisions les plus pessimistes.

Pour mettre un certain ordre dans l'exposé que je vais vous faire, il est nécessaire de le diviser en deux parties. La première sera consacrée aux fluctuations numériques des maladies vénériennes prises dans leur totalité. La seconde aura pour but de vous montrer par quelles vicissitudes numériques a passé le chancre simple depuis l'année 1875 jusqu'au commencement de l'année 1881. Enfin je terminerai par quelques considérations sur la topographie des maladies vénériennes dans la ville de Paris et sur les principales sources de la contagion.

Dès le début de mes recherches, je me suis trouvé en face d'une difficulté que je ne dois point passer sous silence. Quelle base, en effet, fallait-il prendre pour fixer approximativement le nombre des contagions vénériennes dans la ville de Paris? Était-il possible de connaître avec quelque exactitude le chiffre des malades de tout sexe, de tout âge, de toute condition, qui s'adressent aux nombreux médecins de la ville, aux spécialistes et même aux pharmaciens? Non; il n'y fallait pas songer un seul instant. D'ailleurs, à supposer qu'on fût parvenu à réunir des documents de cette nature, n'auraient-ils pas présenté des lacunes nombreuses, des points obscurs et incertains qui auraient compromis l'authenticité des résultats?

J'ai donc été réduit forcément à me contenter de prendre pour base de mes recherches la nombreuse clientèle qui afflue chaque jour à l'hôpital du Midi, soit pour entrer dans les salles, soit pour demander des consultations. Quoique ce champ d'observation soit immense, peut-être le trouvera-t-on insuffisant à quelques égards, puisqu'il n'est alimenté que par une des classes de la population parisienne. Mais je vous ferai remarquer que là, du moins, nous avons des garanties positives sur le diagnostic et sur le processus des maladies vénériennes, et qu'en somme les malades qui viennent de tous côtés nous demander des soins, figurent pour un chiffre imposant dans l'ensemble des habitants de la ville.

Avant d'aller plus loin, il importe de vous avertir que les statistiques des consultations comprennent non seulement les malades qui viennent pour la première fois se faire traiter, mais aussi ceux qui reviennent par la suite, plus ou moins souvent. Ce serait donc une erreur de supposer que ces chiffres indiquent toujours des individus distincts. Mais peu importe au point de vue où nous nous plaçons, puisque ce procédé de supputation en bloc s'applique à toutes les années que nous comparons, et que la proportion des malades nouveaux et des malades anciens reste à peu près toujours la même. Or, cette proportion est environ de un malade nouveau pour un et quelques fractions d'anciens.

I

Statistiques prouvant l'augmentation des maladies vénériennes dans la ville de Paris, depuis 1875 jusqu'au commencement de 1881.

Cette augmentation ne s'accentue qu'en 1877.

En 1878, année de l'Exposition, elle prend un développement considérable.

Après l'Exposition, en 1879, le mouvement ascensionnel, loin de se ralentir, s'accélère. Il en est de même, et sur une plus grande échelle, pendant l'année 1880.

Le chiffre de l'augmentation des consultants à l'hôpital du Midi s'élève, cette année-là, à 36,663, et surpasse de 20,257 celui de l'année 1875, et de 9,848 celui de l'année 1869.

En cinq ans, à partir de 1875, l'augmentation des maladies vénériennes a été *près de deux fois plus considérable* que n'avait été leur diminution en six années, de 1869 à 1875.

La contagion vénérienne est plus active, chaque année, dans le troisième trimestre que dans le deuxième, dans le deuxième que dans le quatrième et dans le quatrième que dans le premier.

Ces préliminaires posés, examinons quel a été, depuis l'année 1875 jusqu'à la fin de 1880, le nombre des malades qui se sont présentés aux consultations de l'hôpital du Midi.

En 1875, dans cette année que vous ne devez jamais perdre de vue pour les raisons que je vous ai exposées tout à l'heure, le chiffre des consultants s'était abaissé à 16,406 pour les trois divisions réunies. C'était une décroissance énorme, car dans les années antérieures, il avait été :

En 1874	18,419
En 1873	20,429
En 1872	23,392
En 1871	18,187
En 1870	23,350
En 1869	26,815

Ainsi, de 1869 jusqu'en 1875, le nombre des consultations à l'hôpital du Midi avait diminué progressivement de 10,409, chiffre imposant dont j'ai fait ressortir toute l'importance dans mes travaux antérieurs.

Eh bien, vous allez voir maintenant, qu'un mouvement en sens inverse, c'est-à-dire une augmentation continue et de plus en plus considérable, s'est produit depuis 1875 jusqu'à aujourd'hui. En effet le nombre des consultations a été :

En 1876	17,088
En 1877	19,538
En 1878	21,389
En 1879	29,709
En 1880	36,663

En comparant les années extrêmes de ce mouvement ascensionnel, dans une période de cinq ans, on trouve que, en 1880, il y a eu, à la consultation de l'hôpital du Midi, 20,257 malades de plus qu'en 1875. — Le nombre des consultants a donc *plus que doublé*. C'est là un fait surprenant, et qui mérite bien qu'on l'analyse dans toutes ses circonstances afin d'en pénétrer les causes.

A la diminution qui s'était produite de 1869, ou plutôt de 1870 à 1875, a donc succédé, à partir de cette dernière année, une augmentation dans le nombre des maladies vénériennes, qui ne s'était pas encore ralentie dans les premiers jours de 1881.

Cette augmentation n'a pas été uniformément progressive ; ce n'est qu'après 1878 qu'elle a pris des proportions réellement inquiétantes. Il suffit, pour s'en convaincre, de comparer le nombre des consultations de chacune des années du mouvement ascendant, avec l'étiage de 1875.

De 1875 à 1876, en effet, l'augmentation dans le chiffre des consultants n'a été que de 682, quantité à peu près insignifiante et dont nous pourrions même ne pas tenir compte. Elle prouve que le niveau des maladies vénériennes ne s'est élevé qu'insensiblement dans ces deux années.

De 1876 à 1877, il monte de plusieurs degrés, puisque l'augmentation sur 1875 est de 3,132 consultants, et, sur 1876, de 2,450.

De 1877 à 1878, il s'accentue encore plus. Nous trouvons une augmentation de 4,983 sur 1875 ; de 4,301 sur 1876, et de 1,851 sur 1877.

Nous voici arrivés à l'année 1878. Rappelez-vous la place importante qu'elle occupe dans les fastes de la ville de Paris. Ce fut l'époque où eut lieu cette Exposition universelle qui fit accourir ici, de tous les points du monde, une quantité si prodigieuse de visiteurs.

Eh bien, c'est à partir de cette année-là que la crue des maladies vénériennes a pris les caractères d'une inondation.

De 1878 à 1879, en effet, l'augmentation sur 1875 est de 13,303; sur 1876, de 12,621 ; sur 1877, de 10,171 ; sur 1878, de 8,320.

Vous voyez par là que la progression est singulièrement modifiée.

On aurait pu croire, et je l'avais espéré, que cet accroissement, après 1878, dans le nombre des maladies vénériennes, qui avait précédé et suivi l'Exposition universelle de 1878, ne serait qu'un phénomène accidentel et transitoire, qui s'atténuerait peu à peu et disparaîtrait avec la cause probable qui lui avait donné naissance.

Malheureusement, il n'en a pas été ainsi, et l'année qui vient de s'écouler, l'année 1880, est, au point de vue de la contagion des maladies vénériennes, une des plus mauvaises que nous ayons eu depuis bien des années. Je doute même que le nombre des malades qui viennent nous demander des conseils à l'hôpital du Midi se soit jamais élevé jusqu'à ce chiffre de 36,663 consultants.

En le comparant à celui des années précédentes, on constate une augmentation de 20,257 sur l'année 1875; de 19,575 sur 1876; de 17,125 sur 1877 ; de 15,274 sur 1878; et de 6,654 sur 1879.

Est-ce qu'une pareille crue ne vous paraît pas extraordinaire ? Comment se fait-il qu'en cinq années le niveau des maladies vénériennes, à Paris, se soit élevé de 20,257 au-dessus de l'étiage de 1875, et de 15,274 au-dessus de la crue de 1878 qui, celle-là du moins, avait sa raison d'être dans l'accroissement immense que prit la population parisienne pendant toute la durée de l'Exposition ?

On m'objectera peut-être que le chiffre des consultations dans un hôpital ne peut pas donner la mesure exacte de la diminution ou de l'augmentation des maladies ; qu'il y a d'autres éléments dont il faudrait tenir compte. Sans doute que si on pouvait supputer aussi la clientèle civile, on aurait une base plus large de statistiques, et par conséquent des résultats plus probants. Mais ces résultats resteraient toujours les mêmes et ne seraient certainement pas modifiés dans une grande mesure. Est-ce que quand les hôpitaux affectés aux maladies communes regorgent de malades, il n'y en a pas également un grand nombre dans la pratique civile ? D'un autre côté, si on vous disait : Dans tel hôpital ou dans tous les hôpitaux de Paris, le nombre des consultants, depuis cinq années, a plus que doublé, et cette augmentation, loin de diminuer, s'accroît tous les ans; qu'en concluriez-vous? C'est que l'état sanitaire d'une partie ou de la totalité de la ville est devenu mauvais, qu'il a été vicié d'une façon permanente, et qu'un pareil état de choses n'est pas resté confiné dans une classe restreinte de la population, mais s'est généralisé et a étendu son action partout, de bas en haut, sur tout le monde, peut-être à des degrés inégaux, mais assez cependant pour qu'on puisse dire : Toute la ville est devenue malsaine.

Pourquoi, dès lors, ne me serait-il pas permis d'affirmer hautement que le nombre toujours croissant des consultations de l'hôpital du Midi est l'expression rigoureuse, la preuve certaine d'un très mauvais état sanitaire au point de vue de la contagion des maladies vénériennes?

En raisonnant ainsi, je suppose, bien entendu, que les périodes que l'on compare entre elles se trouvent à peu près dans les mêmes conditions numériques. Et c'est là ce qui me faisait vous dire tout à l'heure que l'augmentation des maladies vénériennes dans la ville de Paris, pendant l'Exposition, n'avait rien que de très naturel, puisqu'elle avait coïncidé avec une augmentation peut-être proportionnelle de la population.

Vous avez sans doute remarqué combien l'augmentation des maladies vénériennes, dans ces cinq dernières années, a été plus considérable que ne l'avait été leur diminution dans les six années qui avaient précédé, c'est-à-dire de 1869 à 1875. Mettons en regard les deux chiffres :

De 1869 à 1875 la diminution a été de 10,409.

De 1875 à la fin de 1880, l'augmentation a été de 20,257, c'est-à-dire que l'augmentation en cinq années à partir de 1875 a été *près de deux fois plus considérable* que n'avait été la diminution en six années, de 1869 à 1875.

Le nombre des malades admis dans un hôpital pendant telle ou telle période de temps peut donner aussi une idée de l'état sanitaire de la population. Ce n'est pourtant pas, du moins en ce qui concerne l'hôpital du Midi, un mode d'appréciation aussi rigoureux que celui qui s'appuie sur le nombre des consultations. On peut cependant en tenir compte. Mais comme le nombre des lits est limité, qu'il est même peut-être insuffisant, et que nos salles sont toujours au complet, les écarts de nombre se trouvent infiniment moins grands que ceux donnés par les consultations.

Voici, du reste, quel a été le chiffre des admis à l'hôpital du Midi, de 1875 à 1880 :

En 1875	4,014
En 1876	3,883
En 1877	4,208
En 1878	4,524
En 1879	4,488
En 1880	4,609

Enfin, pour compléter les données statistiques sur lesquelles on peut fonder des appréciations plus ou moins rigoureuses, j'ajouterai aux deux statistiques précédentes, c'est-à-dire à celle des consultations et à celle des admissions, la statistique des malades entrés dans les chambres payantes de l'hôpital du Midi, pendant ces dernières années. Vous allez voir, que là aussi, il y a eu progression dans le nombre, mais elle n'a, je dois en convenir, aucune signification bien sérieuse.

Le nombre des malades soignés dans les chambres payantes de l'hôpital a été :

En 1875	171
En 1876	165
En 1877	168
En 1878	212
En 1879	224
En 1880	231

L'accroissement réel et un peu marqué n'a donc commencé ici, comme dans les autres statistiques, qu'à partir de 1878 [1].

Il est évident, d'après ce qui précède, que les maladies vénériennes

1. Pour ceux qu'intéresse le détail des statistiques, je vais donner le relevé des consultations de l'hôpital du Midi, trimestre par trimestre, depuis 1875 jusqu'à 1880 inclusivement.

	1er trimestre	2e trimestre	3e trimestre	4e trimestre
Année 1875	3,867	4,382	4,681	3,476
Année 1876	4,115	4,130	4,587	4.265
Année 1877	4,765	4,665	5,223	4,599
Année 1878	4,778	5,203	5,976	5,432
Année 1879	6,158	6,727	8,213	7,709
Année 1880	8,160	9,347	10,840	8,316
	31,843	34,454	39,520	33,797

Quelles conclusions devons-nous tirer de ce tableau? La première et celle qui saute aux yeux, c'est que le mouvement des maladies à la consultation de l'hôpital du Midi,

ont rapidement gagné le terrain qu'elles avaient perdu dans la ville de Paris, à la suite des deux sièges et de la guerre de 1870-1871. Elles ont même dépassé leur niveau de 1869, surtout dans les deux années 1879 et 1880, et elles sont arrivées à un développement qu'elles n'avaient peut-être jamais présenté auparavant à aucune époque.

II

Causes de l'augmentation des maladies vénériennes dans la ville de Paris, depuis 1875 jusqu'au commencement de 1881.

Dans leur appréciation faut-il prendre la contre-partie des causes qui avaient produit la diminution de ces maladies ?

Réserves à faire sur un pareil sujet. — On arrive à des probabilités plutôt qu'à des certitudes absolues.

Première cause : Augmentation de la population parisienne. Il y a actuellement 102,760 habitants de plus qu'en 1876 et 239,773 de plus qu'en 1872.

Deuxième cause : Augmentation de la fortune publique et des fortunes privées. — Côté hypothétique de cette cause.

Je viens de terminer la première partie de ma tâche ; je vous ai démontré mathématiquement que le nombre des maladies vénériennes a plus que doublé depuis l'année 1875, et que cette augmentation pro-

est beaucoup plus actif pendant les deuxième et troisième trimestres de chaque année, que pendant les premier et quatrième trimestres.

En effet, pour ces six années la totalité des deuxièmes trimestres donne 34,454 consultants.

Celle des troisièmes trimestres donne 39,490 consultants.

Conclusion subsidiaire : La contagion vénérienne est plus prononcée dans les mois de juillet, août et septembre, que dans les mois d'avril, mai et juin. — C'est dans le troisième trimestre qu'elle atteint, chaque année, son maximum.

Pour les six années la totalité des premiers trimestres donne 31,843.

Celle des quatrièmes trimestres, donne 33,797.

Deuxième conclusion subsidiaire : La contagion vénérienne est plus active dans le quatrième trimestre que dans le premier. C'est dans les mois de janvier, février, mars, qu'elle descend à son minimum.

En classant les trimestres selon leur importance, au point de vue de la contagion vénérienne, on voit que :

Le troisième trimestre (juillet, août et septembre) occupe la première place.

Le deuxième trimestre (avril, mai et juin) occupe la deuxième place.

Le quatrième trimestre (octobre, novembre et décembre) occupe la troisième place.

Le premier trimestre (janvier, février, mars) occupe la quatrième place.

Comparons maintenant la totalité des deuxièmes et troisièmes trimestres, avec la totalité des premiers et deuxièmes trimestres.

Que trouvons-nous ? Pour le premier groupe (deuxième et troisième trimestres), 73,944 consultants.

Pour le deuxième groupe (premier et quatrième trimestres), 65,640 consultants.

Le premier groupe l'emporte donc sur le second de 8,304 ; et, en prenant la moyenne

gressive, qui avait commencé dès 1876-77, loin d'avoir été transitoire, s'était au contraire accentuée dans les années qui ont suivi l'Exposition et était devenue permanente.

Il me reste maintenant à rechercher quelles ont été les causes de ce grand fait qui ne peut laisser indifférents les médecins et les hygiénistes. Quand je me suis occupé de la diminution des maladies vénériennes dans la ville de Paris, et que j'ai cherché à m'en rendre compte, je n'ai trouvé que quatre ordres de causes auxquelles il était rationnel de l'attribuer :

1° La dépopulation immédiate de la ville, à la suite de la guerre et l'arrêt dans le développement numérique de ses habitants;

pour six années, on arrive à cette conclusion que le chiffre des consultants, dans les mois d'avril, mai, juin, juillet, août et septembre est supérieur de 1,384 au chiffre des consultants dans les mois de janvier, février, mars, octobre, novembre et décembre.

En comparant entre eux les trimestres de l'année 1878, année de l'Exposition, on remarquera que le quatrième trimestre a sur le premier une supériorité numérique qu'on ne retrouve dans aucune des autres années. Ce fait est facile à expliquer, puisque les conséquences de la contagion vénérienne, développée sur une large échelle pendant la durée de l'Exposition, c'est-à-dire pendant les deuxième et troisième trimestres de 1878, devaient forcément se prolonger beaucoup au delà, et se faire sentir sur le quatrième trimestre de 1878 et le premier de 1879.

Afin de compléter ce qui précède, je vais faire connaître maintenant le mouvement des admissions à l'hôpital du Midi, pendant les six mêmes années. Cette statistique est loin d'avoir la même valeur que la précédente. Elle ne peut donner qu'une idée très incomplète de la contagion vénérienne dans Paris. Néanmoins elle ne me paraît point sans intérêt.

Depuis 1875 jusqu'à 1880 inclusivement, voici quel a été le mouvement des admissions dans les trois services de l'hôpital.

	1er trimestre	2e trimestre	3e trimestre	4e trimestre
Année 1875...........	862	1,012	974	985
Année 1876...........	884	915	938	973
Année 1877...........	1,001	1,049	1,020	1,139
Année 1878...........	1,087	1,128	1,207	1,104
Année 1879...........	1,026	1,132	1,128	1,202
Année 1880...........	1,101	1,195	1,341	972
	5,961	6,431	6,608	6,375

En additionnant les trimestres on trouve : Premiers trimestres 5,961; — Deuxièmes trimestres, 6,431; — Troisièmes trimestres, 6,608; — Quatrièmes trimestres, 6,375.

Ici encore, comme nous l'avons vu pour les consultations, ce sont les deuxième et troisième trimestres qui donnent le chiffre d'admissions le plus élevé, puisqu'il est de 13,009; tandis que celui des premier et troisième trimestres, n'est que de 12,336. Mais la différence est minime, car elle se réduit à un chiffre de 673 en faveur du premier soit environ 100 de plus par année.

Parmi les trois trimestres, le troisième conserve la supériorité pour les admissions comme il l'avait pour les consultations.

2° L'abaissement de la fortune individuelle qui s'est produit dans toutes les classes de la société et qui a été aggravé par l'augmentation des charges ;

3° La surveillance plus rigoureuse de la prostitution en général, et en particulier de la prostitution clandestine ;

4° Enfin, l'augmentation dans le nombre des mariages qui atteignirent, après la guerre, un chiffre plus considérable que celui qui les représentait auparavant, bien qu'il y eût eu diminution dans le nombre des habitants.

Toutes les considérations que peut suggérer l'étude de ces causes, dans leurs rapports avec la contagion des maladies vénériennes, ont été si longuement exposées et discutées dans mes travaux antérieurs, qu'il serait tout à fait inutile de les reproduire ici, même en les abrégeant[1]. Je me bornerai donc à vous dire qu'en dehors de ces quatre ordres de causes, je n'en trouve pas d'autres (sauf des événements en dehors du courant ordinaire des choses, comme l'Exposition universelle de 1878) qu'on puisse invoquer pour se rendre compte soit de la diminution, soit de l'augmentation des maladies vénériennes. J'ai eu beau réfléchir à ce sujet, je ne suis parvenu à rien découvrir que je n'eusse déjà traité dans mes premières recherches. Je reste donc convaincu que si on peut déterminer les causes de l'augmentation, comme je crois avoir démontré celles de la diminution des maladies vénériennes, c'est dans ce champ circonscrit de l'étiologie démographique qu'il faudra concentrer ses investigations.

Ce n'est pas un travail facile, et je ne sais pas même si on trouverait aujourd'hui les documents nécessaires pour le mener à bonne fin et l'asseoir sur des fondements d'une valeur indiscutable.

Pour expliquer l'augmentation des maladies vénériennes dans la ville de Paris, depuis 1875, croyez-vous qu'il suffirait de prendre, *à priori*, la contre-partie des causes qui en avaient amené la diminution?

Ne pensez-vous pas qu'il serait imprudent d'affirmer, en se basant sur des à peu près, que si les maladies vénériennes ont subi un tel accroissement en cinq années, c'est que :

1° La population a augmenté;

2° La fortune publique s'est relevée ;

3° La surveillance de la police est devenue moins rigoureuse;

4° Il y a eu ralentissement dans la fréquence des mariages.

1. Voir la 3e leçon, p. 102-118.

Ce sont là de graves questions sur lesquelles les hypothèses ne sont permises qu'autant qu'elles ont devers elles quelques apparences de probabilité, et surtout qu'on ne les donne pas pour des certitudes. Je voudrais pouvoir vous dire aujourd'hui, comme dans mes précédentes recherches statistiques : voici des chiffres officiels, voici des documents qui émanent d'autorités dont on ne peut contester ni la sincérité ni la valeur. Malheureusement j'en suis souvent réduit à des conjectures, et par conséquent, je ne dois formuler aucune conclusion rigoureuse en ce qui concerne les causes de l'augmentation des maladies vénériennes.

Ainsi, le recensement de la population parisienne n'a pas été fait depuis 1876. A cette époque, cette population était de 1,988,805. Nous en sommes toujours à ce chiffre dans les statistiques officielles et en particulier dans les bulletins hebdomadaires de la santé publique, publiés à l'Hôtel de Ville par M. le docteur Bertillon. — Rappelez-vous qu'en 1872, le nombre des habitants de Paris était de 1,851,792 ; et que les deux recensements antérieurs avaient donné : celui de 1866, 1,825,274 ; celui de 1861, 1,696,141.

La population de Paris est donc, depuis longtemps, entraînée par un mouvement ascensionnel qui a dû certainement s'accélérer en 1878, année de l'Exposition, et, depuis, en 1879 et en 1880. Il est extrêmement probable que l'augmentation se continue aujourd'hui, et ne fera, si rien ne vient l'entraver, que prendre des proportions de plus en plus considérables. N'est-il pas naturel de la faire entrer en ligne de compte dans l'appréciation des causes qui élèvent le niveau des maladies vénériennes depuis 1875 ? Mais dans quelle mesure agit-elle ? Voilà ce qu'il me paraît bien difficile d'établir d'une façon précise. C'est un facteur dont on peut affirmer l'importance, mais dont il est difficile d'évaluer rigoureusement la portée numérique[1].

J'en dirai autant de la seconde cause, c'est-à-dire de l'augmentation de la fortune publique. Il faudrait être très versé dans les connaissances de l'économie sociale pour résoudre, d'une façon satisfaisante, le problème dans les termes où il se pose de lui-même.

A première vue et en l'absence de toute information précise sur ce

1. On fait actuellement un nouveau recensement de la ville de Paris, mais les résultats n'en sont pas encore connus. Dans le *Bulletin hebdomadaire de la statistique municipale* qui, grâce aux remarquables travaux de M. le Dr Bertillon, chef des travaux de la statistique municipale de la ville de Paris, prend de jour en jour des développements plus importants, notre savant confrère a publié le chiffre probable de la popu-

sujet, il ne me paraît pas irrationnel d'admettre qu'aujourd'hui, dans toutes les classes de la société, chacun possède des ressources pécuniaires moins restreintes qu'avant la guerre. N'est-ce pas une conséquence forcée de la prospérité générale dont personne, je crois, ne conteste l'accroissement progressif, du moins dans les grands centres de population urbaine, depuis plusieurs années?

Les conditions matérielles sont donc meilleures qu'à l'époque où commença la diminution des maladies vénériennes, qui atteignit en 1875 une limite au-dessous de laquelle elle n'est pas descendue depuis et ne descendra probablement pas de longtemps.

L'accroissement des salaires, la cherté de la main-d'œuvre, dans toutes les catégories de la classe ouvrière, où se recrutent les malades de notre hôpital, ont subi une hausse notable, surtout depuis l'Exposition universelle. D'un autre côté, d'immenses travaux de construction ont été entrepris et se continuent de tous côtés sur une large échelle. Le chômage n'existe plus. Avec lui a disparu la gêne qu'il entraîne à sa suite. Aussi n'est-il peut-être pas téméraire de supposer que, pour un grand nombre d'individus, les moyens de subvenir aux frais de leurs plaisirs sont plus considérables et moins précaires, qu'à l'époque néfaste, où, après une longue interruption de travail, la fortune publique et les fortunes privées se trouvèrent gravement obérées par des charges écrasantes.

Toutefois, dans l'appréciation de cette cause d'augmentation des maladies vénériennes, n'allez pas au delà de ma pensée. N'en exagérez pas l'importance. Au fond cette cause est peut-être d'une portée très minime, quoique réelle. Des économistes seuls pourraient vous le dire avec exactitude.

lation parisienne. Il l'évalue actuellement à 2,091,565, soit 102,760 de plus qu'en 1876 et 239,773 de plus qu'en 1872.

C'est en divisant la population suivant les arrondissements du centre et ceux de la périphérie qu'on pourrait, ainsi que je l'ai fait, dans mes précédentes recherches, entreprendre une étude analytique de l'accroissement de la population, comme cause de l'augmentation des maladies vénériennes.

III

Troisième cause : Régime de la prostitution dans la ville de Paris depuis 1875.
Dangers croissants de la prostitution clandestine.
Diminution des prostituées inscrites pendant les années 1876, 1878 et 1879.
Ralentissement dans les arrestations des filles insoumises et des filles inscrites.
Augmentation du nombre des prostituées qui se dérobent à la surveillance administrative et sanitaire.
Diminution des visites médicales faites par le dispensaire.
Augmentation de la prostitution clandestine.
Difficultés que présente la question de sa surveillance et de son assainissement.

Nous voici arrivés à un ordre de causes moins vagues que les précédentes et où il me sera permis d'être plus affirmatif. Je vais vous parler maintenant de la prostitution dans ses rapports avec l'augmentation des maladies vénériennes. C'est un sujet dont je vous ai si longuement entretenus dans mes leçons antérieures, que je laisserai de côté les considérations générales pour m'en tenir aux faits précis et positifs.

La première question qui se présente et qu'il faut d'abord résoudre est la suivante : Le régime de la prostitution dans la ville de Paris a-t-il été modifié depuis 1875, ou bien est-il le même qu'à l'époque où les maladies vénériennes étaient en voie de diminution ? Je vous disais alors que j'avais divisé en quatre catégories les femmes qui avaient contagionné les malades servant de base à nos statistiques. Les unes désignées sous le nom de *coureuses* étaient les filles non inscrites, rencontrées sur la voie publique et n'exerçant aucune profession ; d'autres, également livrées à la prostitution et non inscrites, étaient mariées ou exerçaient une profession, et, dans mes tableaux, elles figuraient sous le nom de *varia*. Ces deux catégories de femmes constituent la *prostitution clandestine*, c'est-à-dire la prostitution libre, vagabonde, capricieuse, qui n'est soumise à aucune réglementation, ni à aucun contrôle sanitaire. Les filles *inscrites* ou *soumises*, comprennent également deux catégories : celle des *filles en carte* et celle des *filles en maison*. Elles forment le personnel de la prostitution réglementée, astreinte à la surveillance et à l'inspection administratives.

Eh bien, au point de vue de la contagion des maladies vénériennes, la prostitution clandestine est infiniment plus dangereuse que la prostitution réglementée. C'est un fait hors de doute, et que j'ai à plusieurs reprises surabondamment démontré[1]. L'immense majorité des ma-

1. Voir les pages 108-113.

lades qui viennent à nos consultations ou qui entrent à l'hôpital sont infectés par des filles non inscrites. Sur près de 5,000, 4,012 avaient été contagionnés par ces dernières, et 733 seulement par des filles inscrites.

Aujourd'hui la proportion est toujours semblable ; elle serait même plus forte en faveur de la prostitution clandestine que pendant la phase de diminution des maladies vénériennes.

Cela posé, examinons, quel a été, dans Paris, le régime de la prostitution inscrite et celui de la prostitution clandestine.

Sur la prostitution inscrite, nous avons des documents officiels et nous savons quel est, chaque année, le chiffre de son personnel. Quant à la prostitution clandestine, comme elle est, de sa nature, soustraite à tout contrôle, vous comprenez combien il est difficile d'en calculer le nombre. On ne peut en faire que des évaluations approximatives.

Je ne puis vous donner, sur la prostitution inscrite, des renseignements exacts que depuis 1875 jusqu'au 1er janvier 1879. Je ne possède pas les statistiques postérieures à cette époque.

Ce qui ressort des statistiques publiées jusqu'à présent, c'est que le nombre des prostituées inscrites et soumises à l'inspection a considérablement diminué pendant les années 1876, 1877 et 1878. La décroissance pendant ces trois années a été continue, comme vous le démontreront les chiffres suivants :

Au 1er janvier	1876, il y avait dans la ville.	4,580	filles inscrites.
—	1877	4,386	—
—	1878	4,250	—
—	1879	3,991	—

Donc, en trois ans, la diminution des prostituées inscrites était de 589.

La conclusion qu'on doit tirer d'un pareil fait s'impose d'elle-même. Il est certain, en effet, que le commerce sexuel ayant été privé de 589 prostituées inscrites qui lui offraient des garanties sérieuses est devenu plus dangereux qu'auparavant. Et, comme loin de diminuer, il a pris une activité inusitée, il a bien été forcé de s'adresser à la prostitution clandestine. C'est donc cette dernière qui a suppléé à l'insuffisance de la prostitution réglementée, et qui a dû s'augmenter d'un chiffre de filles insoumises bien supérieur, sans doute, à celui des filles soumises qui disparaissaient ou sortaient des rangs réguliers pour entrer dans le domaine indéfini de la prostitution clandestine.

Donc, à mesure que le nombre des filles publiques, soumises à la surveillance administrative, diminuait, celui des prostituées vagabondes et insoumises augmentait parallèlement.

Mais une autre cause d'accroissement pour la prostitution clandestine, c'est que les arrestations des filles qui la constituent se sont ralenties depuis 1875.

Ces arrestations avaient été de 3,152 en 1875.

En 1876, elles furent de	2,349
En 1877	2,582
En 1878	2,599
En 1879	2,105

Ainsi, en 1879, à l'époque où l'augmentation des maladies vénériennes a pris des proportions si considérables, on a retranché de la prostitution clandestine 1,047 filles de moins qu'en 1875, époque où le niveau de ces maladies atteignit son minimum.

La répression, du reste, s'est adoucie aussi pour les filles inscrites. En effet, le nombre de ces filles arrêtées chaque année, pour avoir enfreint, d'une façon ou d'une autre, les obligations qui leur sont imposées, avait été :

En 1875 de	11,363
En 1876 il fut de	10,408
En 1877 de	9,651
En 1878 de	8,495
En 1879 de	7,735

Que ressort-il de ce tableau? C'est que, en 1879, année remarquable par l'accroissement énorme des maladies vénériennes, il y a eu 3,628 filles arrêtées de moins qu'en 1875.

D'un autre côté, le nombre des filles *disparues*, c'est-à-dire qui se sont soustraites à la surveillance administrative et sanitaire, a augmenté d'année en année dans des proportions très grandes, comme le démontre le tableau suivant :

Année 1875	1,305
— 1876	1,324
— 1877	1,355
— 1878	1,733
— 1879	1,589

Ces chiffres corroborent les conclusions précédentes.

Enfin, il faut joindre à toutes les causes qui ont pu altérer les conditions sanitaires de la prostitution dans la ville de Paris, la diminution des visites médicales opérées par le dispensaire.

En 1875, le nombre de ces visites sanitaires avait été de 120,173.

Celui de 1876 a été de	....	115,464
— 1877	....	114,590
— 1878	....	111,461
— 1879	....	97,935

Tels sont les changements qui se sont produits peu à peu dans le régime de la prostitution parisienne depuis 1875. Je ne saurais vous dire s'ils sont survenus par la force des choses, ou s'ils tiennent à ce que l'administration semble entrer dans une voie nouvelle, qui s'éloigne plus ou moins de ses anciens errements. La mesure dans laquelle doit s'exercer la surveillance sanitaire a fait l'objet de polémiques ardentes, dont vous avez sans doute entendu parler. Ce sont là des questions qu'il ne m'appartient pas de juger[1]. Je n'ai, du reste, ni goût, ni compétence pour le faire.

1. Ceux qui seraient désireux d'étudier ces questions, n'auraient qu'à lire un livre fort intéressant que vient de faire paraître M. C.-J. Lecour, ancien chef de la 1re division de la préfecture de police, ancien membre du conseil supérieur des prisons. — C'est à cet ouvrage que j'ai emprunté les documents statistiques relatifs au régime de la prostitution depuis 1875, pp. 412-118. — On peut y ajouter le tableau suivant :

ANNÉES	MAJEURES.	MINEURES		TOTAUX.
		de 18 ans accomplis.	au-dessous de 18 ans.	
1872	732	160	122	1014
1873	643	188	138	969
1874	687	174	152	1013
1875	641	149	123	913
1876	424	115	75	614
1877	398	92	63	553
1878	451	114	59	624
1879	259	7	6	272

Il indique la répartition du nombre des filles insoumises qui ont été inscrites sur les contrôles de la prostitution publique, depuis 1872 jusqu'à 1879 inclusivement.

(C.-J. Lecour : *La campagne contre la préfecture de police, envisagée surtout au point de vue du service des mœurs*. Paris, 1881.

Dans une citation empruntée au même auteur, on a vu (leçon III, p. 112) que le nombre des maisons de tolérance diminuait de plus en plus à Paris, depuis 1855. Leur chiffre s'est encore abaissé dans la période quinquennale que nous étudions. Le 1er juin 1877, il était en effet de 138; en 1878, il descendit à 137, et en 1879 il n'était plus que de 133 dans la ville et dans la banlieue.

Dans mes leçons antérieures, je vous ai montré quelle était la part considérable qu'avaient eu, dans la diminution des maladies vénériennes, la surveillance et l'assainissement de la prostitution clandestine. Aujourd'hui, au commencement de 1881, nous constatons que depuis cinq ans le nombre des maladies vénériennes à Paris s'est accru, surtout en 1878, 1879 et 1880, dans des proportions alarmantes. En même temps que se produisait ce fait incontestable, la prostitution clandestine était moins restreinte, moins assainie, plus libre en un mot, et la prostitution réglementée perdait chaque jour du terrain. Que pouvons-nous conclure de cette coïncidence, sinon que le nouveau régime de la prostitution a dû jouer un rôle actif dans la multiplication des maladies vénériennes?

Le but que doivent poursuivre les médecins, les hygiénistes, les législateurs, tous ceux dont la mission est de veiller sur la santé publique, est clairement indiqué en pareille matière. Il faut prévenir et restreindre la contagion vénérienne, en atténuer ou en guérir les conséquences, quand on n'a pu les éviter, dans les milieux où le commerce sexuel illégitime se pratique sur une grande échelle. Parmi les agents de la propagation vénérienne, ceux du sexe masculin sont quelquefois plus coupables et souvent aussi dangereux que ceux du sexe féminin. Mais comment les atteindre? De tout temps on a cherché à réglementer la prostitution féminine, afin de la rendre moins dangereuse. Évidemment l'intention était bonne, et personne ne peut raisonnablement la blâmer. Mais quels moyens employer pour y parvenir? Par quels procédés équitables pourra-t-on arriver à user des mesures restrictives qu'exige la santé publique, et à sauvegarder en même temps les droits indéniables de la liberté individuelle? Tel est le grand problème dont la solution est encore et restera longtemps ballottée entre les opinions extrêmes. Il faut avouer que jusqu'à présent elle demeure douteuse, incomplète, et à moitié satisfaisante pour les opinions modérées et conciliantes. Vous me permettrez donc de ne pas m'aventurer sur un pareil terrain.

IV

QUATRIÈME CAUSE : EXPOSITION UNIVERSELLE DE PARIS, EN 1878. — C'est d'elle que date l'augmentation sérieuse des maladies vénériennes dans la période quinquennale de 1873 à 1881.
Affluence des *ouvriers* à Paris pour les travaux de l'Exposition.
Loin de cesser après l'Exposition, elle ne fait que s'accroître, surtout en 1880.
Affluence des *visiteurs français et étrangers* à Paris pendant la durée de l'Exposition. Suractivité et accroissement forcés de la prostitution sous toutes ses formes et à tous ses degrés.
Augmentation de la prostitution clandestine pendant l'Exposition. Elle n'a pas été transitoire ; elle est devenue permanente.
Statistique des *mariages* dans la ville de Paris, depuis 1868 jusqu'en 1880 inclusivement. Leur nombre n'est pas en rapport avec l'accroissement de la population depuis 1873.

En vous laissant entrevoir, tout à l'heure, que les changements dans le régime de la prostitution étaient peut-être survenus par la force des choses, j'avais en vue un grand événement dans les fastes de la ville de Paris, qui a rempli l'année moyenne de la période quinquennale que nous étudions. Vous avez sans doute nommé l'Exposition universelle de 1878. Interrogez les tableaux statistiques et vous verrez que l'augmentation numérique des maladies vénériennes commence dans le deuxième semestre de 1876, s'accentue en 1877 et arrive à un chiffre imposant en 1878.

C'était un résultat facile à prévoir. Les travaux préparatoires de l'Exposition, les immenses constructions de son palais, au Champ de Mars et au Trocadéro, n'ont-ils pas fait affluer à Paris, pendant les vingt mois qui en ont précédé l'ouverture, des milliers d'ouvriers de toute sorte? Je ne puis pas vous en donner le nombre, mais soyez sûrs que, en 1876 et surtout en 1877 et 1878, la population ouvrière de Paris a augmenté dans des proportions extraordinaires. Ce qui a contribué encore à son accroissement, c'est que l'impulsion communiquée aux grandes entreprises de construction n'est pas restée limitée au Champ de Mars et au Trocadéro. Elle s'est propagée de tous les côtés, sur toute la surface de la capitale. De plus, elle n'a point été transitoire, comme on aurait pu le supposer ; elle est devenue permanente. Loin de cesser après l'Exposition, elle semble avoir repris, après l'achèvement de cette grande œuvre, un surcroît d'activité et d'extension qui ne s'est point encore ralenti aujourd'hui [1].

1. Depuis que ces lignes ont été écrites, un de nos savants collègues, M. le docteur Du Mesnil, médecin de l'Asile de Vincennes, très versé dans les études de statistique médi-

Ne trouvez-vous pas, comme moi, dans cette affluence, brusque d'abord, puis sans cesse grandissante, au sein de la Ville, d'ouvriers accourus de tous les côtés, une cause puissante d'augmentation pour les maladies vénériennes? Le niveau de la prostitution n'a-t-il pas dû forcément s'élever? N'était-ce pas un mal imposé par les circonstances et contre lequel il eût été difficile et même impossible d'opposer une digue efficace?

Plus tard, pendant toute la durée de l'Exposition, c'est-à-dire dans les trois derniers trimestres de 1878, ce ne furent pas seulement les ouvriers qui encombrèrent les quartiers de la périphérie; ce fut, au centre de Paris, la foule innombrable des visiteurs accourus de toutes les parties du monde. Loin de moi la pensée de faire peser sur les étrangers ou sur nos compatriotes de la province la responsabilité si lourde de l'accroissement que prit à un degré tout à fait insolite la contagion vénérienne. Je suis même convaincu qu'ils en furent plutôt les victimes que les agents propagateurs, et que le stock de l'exportation dans ce genre, surpassa sûrement celui de l'importation. Mais au milieu de cette vie de plaisirs qu'ils cherchaient et que Paris leur offrit à profusion et sous toutes ses formes, les instincts génésiques ne pouvaient manquer d'être surexcités. Que de facilités s'offraient à eux pour les satisfaire, depuis les brillants sommets jusqu'aux bas-fonds de cette prostitution multiforme, dont la renommée, depuis des siècles, proclame la séduction dans tout l'univers! Le commerce sexuel, comme tous les autres, s'efforça-t-il de répondre à ce qu'on attendait de lui? N'en doutez pas. Et vous pouvez affirmer, sans craindre de le calomnier, qu'au lieu de reculer devant le surcroît d'activité auquel on le conviait, il fit de son mieux pour mériter et dépasser son antique réputation [1].

cale, a eu l'obligeance de me communiquer des documents qui viennent à l'appui de ce que j'avance :

1° Livrets d'ouvriers délivrés et enregistrés à la préfecture de police :

1877.		1878.		1879.		1880.	
Français.	Étrangers.	Français.	Étrangers.	Français.	Étrangers.	Français.	Étrangers.
19,846	2,541	19,865	3,071	21,697	4,092	22,061	5,493
22,387		22,936		25,789		27,534	

2° Livrets visés à la préfecture de police :

1877 : 540. — 1878 : 587. 1870 : 1498. — 1880 : 086.

1. Mouvement comparatif des voyageurs français et étrangers, dans les mois de mai,

Ce serait faire peu d'honneur à votre perspicacité que d'entrer dans de plus longs développements sur cette question. Vous devinez, sans que j'y insiste, quelles durent être les conséquences fatales de ce libertinage sans frein, dont toutes les fantaisies les plus capricieuses ne rencontraient d'autres obstacles que les prix toujours élastiques de la vénalité. L'armée de la prostitution clandestine s'enrichit de nouvelles et nombreuses recrues. L'habitude et l'attrait du vice payé les retenaient sans doute dans ce milieu de corruption, dont la prostituée d'occasion ou de métier a tant de peine à sortir; et c'est ce qui nous explique pourquoi le mal, loin de s'arrêter lorsque les causes qui lui avaient donné naissance eurent disparu, ne fit que s'accroître et s'aggraver dans les deux années qui suivirent l'Exposition.

Voilà ce que j'avais à vous dire sur l'augmentation des maladies vénériennes dans la ville de Paris, depuis l'année 1875 jusqu'au com-

juin, juillet, août, septembre et octobre, pendant les Expositions de 1878 et de 1867 :

1878.

Français.	Étrangers.
353,170	218,622

571,792

En regard de ces chiffres, on peut placer le nombre des visiteurs français et étranger à Paris pendant les années 1875, 1876, 1877 :

En 1875 : 280,952. — En 1876 : 281,839. — En 1877 : 263,018.

La moyenne des années, pour le nombre des visiteurs, a été à Paris, de 1872 à 1877 :

Français.	Étrangers.
182,746	78,511

261,257

Détail, par nationalité, des visiteurs du 13 avril au 4 septembre 1878 inclus.

Angleterre	64,034	Brésil	1,312	Équateur	57
Belgique	31,419	Portugal	1,806	Océanie	76
Allemagne	23,524	Roumanie	1,587	Perse	89
Italie	16,417	Colonies françaises	877	San Salvador	46
États-Unis	14,550	Égypte	700	Vénézuéla	154
Prusse	13,284	Caucase	752	Chine	89
Autriche	9,122	Mexique	457	Paraguay	11
Hollande	7,380	Grèce	904	Costa-Rica	44
Espagne	10,834	Bolivie	55	Honduras	13
Russie	6,346	Colombie	171	Maroc	73
Suède et Norwège	2,896	Pérou	190	Nicaragua	11
Luxembourg	2,516	Japon	180	Guatemala	43
Danemark	1,973	Chili	136	Uruguay	17
Pologne	2,162	Indes	435	Divers	100
Algérie	1,514	Tunisie	103		
Turquie	980	La Plata	19	Total	219,458

(*Bulletin récapitulatif de statistique municipale*, année 1878, p. 729).

mencement de l'année 1881. Ce mouvement se ralentira-t-il? Je l'avais espéré en 1879; mais à cette époque et plus tard l'accroissement extraordinaire sur lequel les statistiques ne peuvent nous laisser aucun doute vint démentir, de la façon la plus formelle, mes prévisions trop optimistes[1].

V

AUGMENTATION NUMÉRIQUE DU CHANCRE SIMPLE DEPUIS 1875 JUSQU'EN 1881. C'est le chancre simple qui exprime le mieux les différents degrés de la contagion vénérienne.

Progression du chancre simple de 1875 *au commencement de* 1878. A la veille de l'Exposition, les chancres simples sont aux chancres syphilitiques dans les rapports de 1 à 2,33.

Du chancre simple pendant l'Exposition. C'est surtout dans le dernier trimestre de 1878 qu'il gagne du terrain. Le chancre syphilitique n'est qu'une fois et demie plus nombreux que lui.

Du chancre simple après l'Exposition, en 1879. Loin de diminuer, il augmente et l'emporte comme nombre sur le chancre syphilitique. — Son accroissement coïncide avec celui des maladies vénériennes prises dans leur ensemble, mais présente une prépondérance marquée sur les deux autres.

Du chancre simple en 1880. — Tableau complet des maladies traitées dans mon service et à ma consultation en 1880.

Cette année-là, le chancre simple s'est trouvé, par rapport au chancre syphilitique, dans la proportion de 1,42 à 1. Il constituait à lui seul la dixième partie du nombre total des maladies vénériennes.

Des trois espèces de maladies vénériennes, le chancre mou est celui qui présente, comme nombre, les fluctuations les plus considérables et les plus étranges. Ce résultat auquel m'ont conduit les longues statistiques que je vous ai exposées dans mes leçons antérieures, m'a convaincu que la fréquence ou la rareté de cette affection donnait une mesure approximative de l'activité qu'acquiert, à telle ou telle époque, la contagion vénérienne.

1. Parmi les causes de l'augmentation des maladies vénériennes dans la ville de Paris, depuis 1875, je n'ai pas fait entrer en ligne de compte la question des mariages, à laquelle j'avais accordé une place importante dans l'appréciation des causes de diminution, de 1869 à 1875. — Pourtant le nombre des mariages a considérablement décru depuis 1871-1872. Peut-être ce fait n'a-t-il pas été sans influence sur l'accroissement de la contagion vénérienne. J'en laisse le lecteur juge, en lui donnant les chiffres suivants, qui sont officiels :

Nombre des mariages dans Paris, de 1868 à 1880.

En 1868........	18,596	1875........	18,845
1869........	18,948	1876........	18.117
1870........	14,657	1877........	18,032
1871........	12,928	1878........	18,278
1872........	21,373	1879........	19,906
1873........	19,520	1880........	19,443
1874........	18,827		

On peut voir par ce tableau que le nombre des mariages diminue, loin d'augmenter, à mesure que le chiffre de la population parisienne s'accroît. Il suffit, pour s'en convaincre, de comparer l'année 1872 à l'année 1879. (Voir sur cette question la leçon III, p. 113-117.)

C'est le meilleur thermomètre que nous ayons pour en mesurer les degrés. Cela tient à ce que le chancre mou se contracte exclusivement pendant les rapports sexuels, et qu'il pullule avec une effrayante rapidité lorsqu'on ne s'oppose pas par des mesures énergiques à son développement[1]. Aussi, n'ai-je pas été surpris de le voir perdre peu à peu son infériorité numérique, tombée si bas en 1875, et augmenter progressivement, mais suivant des proportions beaucoup plus grandes que la blennorrhagie et que la syphilis, dans ce mouvement ascensionnel de toutes les maladies vénériennes.

Vous vous rappelez sans doute, qu'en 1874-75, les chancres mous, à Paris, étaient *dix fois moins nombreux* que les chancres syphilitiques et qu'ils ne représentaient que la *vingtième* partie environ du nombre total des maladies vénériennes. Eh bien, au mois de mai 1879, lorsque je vous donnai les premiers résultats de mes nouvelles recherches statistiques, le chancre mou, loin d'être inférieur au chancre syphilitique, avait pris le pas sur lui d'un *quart* et figurait pour un *sixième* dans le nombre total des malades de mon service, pendant le premier trimestre.

A quel moment et par quelles étapes successives s'était-il élevé si haut? C'est ce que va vous montrer le recensement des malades traités dans mes salles depuis le 1er janvier 1875, jusqu'au 1er avril 1879.

Je simplifierai, autant que possible, ces statistiques afin que vous puissiez mieux en embrasser d'un seul coup d'œil l'ensemble et les détails. Ainsi, je ne m'occuperai pas des malades entrés pour se faire soigner de la syphilis confirmée. Je ne tiendrai compte que des contagions récentes pour les trois espèces vénériennes.

En 1876, j'ai traité dans mon service :

Blennorrhagies simples ou compliquées...............	908
Chancres syphilitiques et balano-posthites infectantes. .	282
Chancres simples, avec ou sans bubons...............	64

Vous voyez que les chancres syphilitiques conservaient encore sur les chancres simples une grande supériorité numérique ; mais, depuis 1875, ils avaient perdu du terrain, puisque, au lieu d'être dix fois plus nombreux, ils ne l'étaient que quatre fois et demie plus que les chancres mous.

1. Voyez p. 175 et suivantes de la IVe leçon.

L'écart devait être encore moins prononcé l'année suivante. Ainsi, en 1877, j'eus dans mes salles :

Blennorrhagies simples ou compliquées.............	1,205
Chancres syphilitiques et balano-posthites infectantes.	234
Chancres simples, avec ou sans bubons.............	100

Les chancres syphilitiques ont encore perdu de leur prédominance, puisqu'ils ne sont plus, par rapport aux chancres simples, que dans la proportion de 2,33 à 1. En 1878 :

Blennorrhagies simples ou compliquées...............	893
Chancres syphilitiques et balano-posthites infectantes..	365
Chancres simples, avec ou sans bubons...............	136

Les chancres syphilitiques l'emportent encore sur les chancres simples, puisqu'ils sont 2,7 fois plus nombreux.

Mais l'année 1878 a une importance si capitale, dans la période quinquennale que nous étudions, qu'il ne suffit pas de considérer les chiffres en bloc. J'ai pensé qu'en décomposant trimestre par trimestre les relevés statistiques de mon service, nous pourrions mieux nous rendre compte de la progression croissante du chancre simple, et déterminer le moment précis où il commença à augmenter d'une façon sérieuse. Année 1878, par trimestres :

	Chancres syphilitiques.	Chancres simples.
1er trimestre..........	105............	22
2e trimestre..........	85............	31
3e trimestre..........	96............	31
4e trimestre..........	81............	52

Il résulte de ce tableau que les chancres infectants, quatre fois plus nombreux que les simples, dans le premier trimestre, ne le sont plus dans le dernier *qu'une fois et demie*. C'est donc dans les mois d'octobre, novembre et décembre 1878, pendant la dernière période de l'Exposition universelle, que l'accroissement numérique du chancre simple était assez grand pour sauter aux yeux les moins clairvoyants. Aussi est-ce là une étape dont il faut garder le souvenir.

Allait-il avancer ou reculer, à partir de 1879 ? Je ne fais aucune difficulté de vous avouer que je croyais fermement à sa diminution. Eh bien, il n'en fut point ainsi. Loin de là, comme vous allez en juger.

A partir de 1879, voyant que les maladies vénériennes augmentaient sans cesse de nombre, je recommençai mes recherches statistiques sur tous les malades qui se présentaient à ma consultation, afin de leur donner une base plus large, comme je l'avais fait en 1869-70. Je vous en parlerai tout à l'heure. Bornons-nous, pour le moment, au relevé des malades entrés dans mes salles.

Pendant les quatre premiers mois de 1879 j'ai soigné :

Blennorrhagies simples ou compliquées	252
Chancres syphilitiques et balano-posthites infectantes	89
Chancres simples	104

Vous voyez donc que l'impulsion communiquée à l'accroissement progressif du chancre mou, pendant les derniers mois de l'année 1878, ne se ralentit pas au commencement de 1879, car cette espèce vénérienne, au lieu de rester inférieure au chancre syphilitique, le surpassa comme nombre et devint, par rapport à lui, dans les proportions de 1,20 à 1.

Pendant toute la durée de l'année 1879, le chancre simple conserva la supériorité numérique qu'il avait acquise sur le chancre syphilitique dans les quatre premiers mois. Or c'est précisément en 1879 que l'augmentation des maladies vénériennes prit, eu égard à ce qu'elle était les années précédentes, des proportions énormes. N'avais-je pas raison de vous signaler plus haut la coïncidence curieuse qui existe entre ces deux faits : d'une part, accroissement des maladies vénériennes dans leur ensemble, et, d'autre part, prépondérance relative de plus en plus grande du chancre mou, par rapport aux deux autres espèces vénériennes ?

Dans l'année 1879, j'ai dressé la statistique de presque tous les malades qui se sont présentés à ma consultation. En voici le tableau par trimestres.

TRIMESTRES.	BLENNORRHAGIES avec ou sans orchites.	CHANCRES MOUS avec ou sans bubons.	SYPHILIS.	CHANCRES INFECTANTS et balano-posthites infectantes.
1er trimestre	487	229	260	138
2e trimestre	521	195	234	163
3e trimestre	584	193	170	224
4e trimestre	438	189	165	187
	2030	806	829	712

J'ai donc eu à soigner environ :

Blennorrhagies simples ou compliquées	2,030
Chancres simples avec ou sans bubons	806
Chancres syphilitiques et balano-posthites infectantes.	712
Syphilis plus ou moins anciennes	829

Un calcul très facile vous donnera les rapports numériques de toutes ces affections. Je me bornerai à vous faire remarquer ceux du chancre simple et ceux du chancre syphilitique. Il y a eu cette année-là, à la consultation, plus des premiers que des seconds. La différence de 99 en faveur du chancre simple, n'est assurément pas très considérable; mais quand on songe que quatre ans auparavant le chancre syphilitique était dix fois plus nombreux que le chancre simple, n'est-on pas autorisé à dire que ce renversement des proportions, qui tendait à s'établir d'une façon permanente, indiquait de profonds changements dans le régime de la contagion vénérienne.

En 1880, l'accroissement des maladies vénériennes, fut vraiment extraordinaire et dépassa de beaucoup les limites plus ou moins approximatives qu'on aurait été tenté de lui assigner, en se fondant sur la progression, constatée d'année en année depuis 1876. C'est aussi à la même époque que le chancre mou, gagnant de plus en plus sur le chancre syphilitique, prit bientôt sur lui une prédominance qui rappelle celle qu'il avait autrefois, bien avant 1869.

Comme, au point de vue de la contagion vénérienne, cette année 1880 a été une des plus mauvaises que nous ayons eues depuis bien longtemps à Paris, je vais vous donner un tableau synoptique[1] complet de toutes les maladies qui ont été traitées par moi, soit dans mon service, soit à ma consultation. C'est un document dont je vous garantis la scrupuleuse exactitude, et j'espère que ceux d'entre vous qui aiment à comparer entre elles les maladies vénériennes et à suivre leurs vicissitudes numériques, y trouveront, à beaucoup d'égards, des renseignements utiles.

Si je tentais de le commenter dans toutes ses parties, je serais entraîné à des digressions trop longues. Je n'en prendrai donc que ce qui a directement trait au sujet qui nous occupe, c'est-à-dire, à la fréquence relative des deux chancres et à la prédominance du chancre simple sur le chancre syphilitique.

1. Voir le tableau ci-contre.

Tableau statistique des maladies soignées dans mon service et à ma consultation, pendant l'année 1880.

MOIS.	Blennorrhagies sans orchites.		Blennorrhagies avec orchites.		Chancres simples sans bubons.		Chancres simples avec bubons.		Syphilis consécutive.		Chancres infectants.		Balano-posthites infectantes.		Balano-posthites simples.		Maladies variées.		ADMIS.	CONSULTANTS.	TOTAL.	
	Admis.	Consultants.	Admis.	Consultants.	Admis.	Consultants.	Admis.	Consultants.	Admis.	Consultants.	Admis.	Consultants.	Admis.	Consultants.	Admis.	Consultants.	Admis.	Consultants.			Admis.	Consultants.
Janvier	6	25	25	12	7	14	19	5	40	18	10	20	9	3	3	»	9	1	128	901		
Février	7	95	30	36	6	31	19	13	30	51	22	53	9	15	5	5	2	8	130	787		
Mars	5	120	43	69	4	67	24	31	26	41	11	46	9	13	4	23	8	5	130	1146		
1er TRIMESTRE	18	240	98	117	17	112	62	49	96	113	43	119	27	31	12	28	19	14			392	2834
Avril	7	145	40	57	6	54	15	25	36	67	24	52	5	13	3	4	13	»	149	1056		
Mai	3	181	43	59	4	55	14	15	34	63	22	44	11	19	2	8	6	»	142	1072		
Juin	5	180	45	60	7	81	24	19	40	87	15	51	11	11	7	10	12	4	169	1278		
2e TRIMESTRE	15	506	128	176	17	190	53	59	110	217	61	150	33	43	12	22	31	4			460	3406
Juillet	12	188	41	55	11	84	14	24	46	98	19	69	9	13	4	7	11	6	167	1230		
Août	2	251	53	85	7	114	29	48	35	132	12	82	9	12	1	6	6	3	154	1402		
Septembre	6	95	46	53	6	76	31	54	21	60	18	56	14	32	2	18	7	»	151	1097		
3e TRIMESTRE	20	534	140	193	24	274	74	126	102	290	49	207	32	57	7	31	24	9			472	3729
Octobre	3	125	8	64	6	80	18	43	4	57	10	38	2	14	4	10	2	5	57	1064		
Novembre	6	110	11	73	5	141	14	42	12	121	5	45	9	25	5	14	3	19	70	989		
Décembre	7	165	21	84	11	92	23	44	26	101	15	61	11	38	2	13	9	22	126	957		
4e TRIMESTRE	16	430	40	221	22	313	55	129	42	279	30	144	22	77	11	37	14	46			253	3010
TOTAUX	69	1710	406	707	80	889	244	363	350	899	183	620	114	208	42	118	88	73			1577	12979

Ainsi, pour résumer ce tableau dans ses points essentiels, en 1880, sur 12,979 consultants, il y a eu :

Blennorrhagies simples ou compliquées............	2,417
Chancres simples, avec ou sans bubons............	1,252
Chancres syphilitiques et balano-posthites infectantes.	828
Syphilis plus ou moins anciennes..................	899

Le nombre des chancres simples a donc surpassé de 424 celui des chancres syphilitiques. Cette différence est relativement considérable. Leur prédominance numérique, loin de s'arrêter, est arrivée à ce résultat que cette espèce vénérienne, qui se trouvait, en 1875, relativement aux chancres syphilitiques dans le rapport de 1 à 10, était, à ces derniers, au bout de cinq ans, dans la proportion 1,51 à 1.

Enfin, tandis que les chancres simples ne représentaient en 1875 que la 20e partie du nombre total des maladies vénériennes, en 1880 ils en formaient un peu plus du *dixième*.

Je ne suppose pas qu'il soit nécessaire de m'étendre plus longuement sur la question de la prédominance absolue et relative du chancre simple. Je crois vous l'avoir mathématiquement démontrée.

VI

CAUSES DE L'AUGMENTATION NUMÉRIQUE DU CHANCRE SIMPLE DEPUIS 1875.

Petite statistique sur les sources et la topographie du chancre simple dans la ville de Paris.

La prostitution clandestine est la principale source de la contagion du chancre simple.

Du chancre simple à Lyon pendant la période quinquennale de 1875 à 1880.

Augmentation de cette espèce morbide dans la ville de Lyon, signalée par M. Horand.

A Lyon, c'est la prostitution *inscrite* qui fournit le plus fort contingent de chancres simples.

Différences entre le régime de la prostitution à Paris et en province. — Dans les villes des départements et même à Lyon, c'est la prostitution inscrite qui est la principale source des maladies vénériennes.

Importation probable de chancres simples à Paris, pendant l'Exposition, par les visiteurs français et étrangers.

Multiplication de cette espèce depuis l'Exposition.

RÉSUMÉ DES FLUCTUATIONS NUMÉRIQUES QU'ONT PRÉSENTÉES LES MALADIES VÉNÉRIENNES DANS LA VILLE DE PARIS DEPUIS LE COMMENCEMENT DE 1869 JUSQU'À LA FIN DE 1880.

Nous allons maintenant en rechercher les causes. Mais avant d'entreprendre cette tâche, il est dans la logique des choses de remonter aux sources les plus habituelles de la contagion pour cette espèce vénérienne. Pendant quelques mois, j'eus soin d'interroger les malades atteints de chancres simples, afin de savoir quelle était la profession, le genre de vie des femmes qui les avaient contaminés, et le lieu de leur résidence à Paris. Vous devez bien penser que les réponses furent loin d'être nettes et dignes de créance dans tous les cas. Cependant je pus en réunir au commencement de 1879, 65 qui me donnèrent satisfaction au point de vue des renseignements précis que je leur demandais.

Sur ces 65 malades atteints de chancres simples :

19 avaient été contaminés par des filles inscrites ou surveillées.

à savoir : { 16 par des femmes en carte.
3 par des femmes en maison.

Les 46 autres l'avaient été :

26 par des coureuses sans profession, dont une négresse.

20 par des coureuses se donnant une profession. {
3 couturières.
5 bonnes.
2 cuisinières.
4 femmes mariées.
1 polisseuse.
1 blanchisseuse.
1 mécanicienne.
2 passementières.
1 écuyère de l'Hippodrome.

Voilà une statistique bien restreinte et dont je ne veux pas exagérer l'importance. Néanmoins elle est instructive et on en peut tirer, pour la faible période de temps qu'elle embrasse, les conclusions suivantes, relativement à la contagion du chancre mou : 1° Les risques sont 5 fois plus grands avec une femme en carte qu'avec une femme en maison ; 2° avec une fille insoumise, ils le sont 15 fois plus qu'avec une femme en maison et 3 fois plus environ qu'avec une femme en carte ; 3° enfin la coureuse sans profession et la femme à profession quelconque, qui se livrent à la prostitution clandestine font courir des chances à peu près égales. Ce sont là, je me hâte de le dire, des appréciations approximatives dans leurs détails ; mais par leur ensemble elles prouvent, avec mes précédentes statistiques, que les dangers de la prostitution clandestine sont incomparablement plus grands que ceux de la prostitution inscrite.

Comme j'avais des renseignements précis sur les points de Paris où avaient été contractés ces 65 chancres mous, nous pouvons en dresser la topographie par arrondissements. C'est une statistique qui ne prouve pas grand'chose, mais peut-être vous paraîtra-t-elle intéressante. Je vous en donnerai plus tard de beaucoup plus sérieuses parce qu'elles comprendront une plus longue période et des cas plus nombreux. Contrairement à mon attente, ce sont les 9 arrondissements du centre qui ont fourni le plus fort contingent : 36 chancres, et les 11 de la périphérie, les plus faibles : 29 chancres [1].

Après avoir étudié les fluctuations numériques et la source de la contagion du chancre simple dans la ville de Paris, je me suis demandé ce qu'il était devenu en province pendant la période quinquennale de 1875-1880. Je n'ai pu malheureusement recueillir tous les documents nécessaires pour jeter quelque lumière sur ce sujet. Je suis obligé de m'en tenir ici, comme dans mes recherches antérieures, à la ville de Lyon. Il est vrai que là, il y a abondance d'œuvres remarquables dans toutes les branches de la science et spécialement en syphiliographie.

Rappelez-vous qu'à Lyon, en 1875, la diminution du chancre simple était, ainsi qu'à Paris, un fait hors de toute contestation. Eh bien, depuis cette époque, il a pris là-bas, comme ici, un accroissement numérique considérable. J'en trouve la preuve dans un mémoire fort intéressant que M. le docteur Horand, chirurgien-major de l'Antiquaille, a fait paraître en 1879 dans les *Annales de dermatologie et de syphiliographie*.

Voici ce que dit ce savant chirurgien au sujet du chancre simple :

« Il est une affection vénérienne, *le chancre simple*, qui depuis quelques années était devenue une rareté dans notre ville, et qui actuellement semble renaître à une vie nouvelle.

De 1867 jusqu'à 1876, le nombre des chancres simples traités chaque année à l'Antiquaille dans le service des hommes a été :

1867	24	chancres simples.
1868	60	—
1869	63	—
1870	154	—
1872	244	—
1873	152	—
1874	50	—
1875	45	—

En 1876 et 1877, c'est-à-dire pendant les deux premières années où le service des vénériens m'a été confié, le chancre simple était très rare. — Pendant l'année 1876, je n'en ai observé que quatre cas. Sur ce nombre, un malade

1. *Centre :* 1er arrondissement (Louvre), 4 ; — 2e (Bourse), 1 ; — 3e (Temple), 4 ; — 4e (Hôtel de Ville), 10 ; — 5e (Panthéon), 3 ; — 6e (Luxembourg), 4 ; — 7e (Palais-Bourbon), 2 ; — 8e (Élysée), 2 ; — 9e (Opéra), 6. — *Périphérie :* 10e (boulevard Sébastopol), 5 ; — 11e (Popincourt), 7 ; — 12e (Reuilly), 1 ; — 13e (Gobelins), 3 ; — 14e (Observatoire), 0 ; — 15e (Vau-

avait contracté son chancre à Besançon, et les trois autres à Lyon. — En 1877, j'ai eu à traiter 7 malades atteints de chancres simples. Trois avaient contracté leur chancre à Saint-Etienne et quatre à Lyon. — Nous étions alors à Lyon dans les mêmes conditions que Paris en 1870-71, au point de vue de la diminution de cette affection vénérienne.

Mais si en regard de ces chiffres on place celui de l'année 1878 qui est 25, on est frappé de cette augmentation subite. Il est vrai que sur ces 25 malades, il y en a 6 qui ont contracté leur chancre hors de Lyon, mais il en reste néanmoins 19 qui ont été contagionnés dans notre ville, au lieu de 3 comme en 1876, ou de 4 comme en 1877.

A quelle cause attribuer cette recrudescence dans le nombre des cas des chancres simples, alors que pendant quelques années cette affection vénérienne avait presque complètement disparu de Lyon, tout au moins dans la classe ouvrière qui peuple l'Antiquaille? — Deux causes doivent être invoquées, ce sont : 1° *Le défaut de surveillance de la prostitution clandestine;* 2° *l'insuffisance du nombre des visites médicales.* La seconde est de beaucoup la plus importante.

Il est certain qu'à la suite de différents arrêtés pris et rigoureusement exécutés contre la prostitution clandestine, le chancre simple était devenu à Lyon, ainsi que je l'ai dit, un accident vénérien très rare. — Quant à l'influence de la seconde cause elle est facile à démontrer. Le relevé suivant indique le foyer de contagion où les 25 malades traités en 1878 à l'Antiquaille ont contracté leur chancre simple.

6 hors de Lyon	maisons de tolérance	à Calcutta......	1
		à Cannes.......	1
		à Marseille.....	1
		à Châlon.......	1
		à Saint-Étienne.	1
		à Villefranche..	1
19 à Lyon	Maisons de tolérance		10
	Domestiques d'auberge		3
	Ouvrières		3
	Raccrocheuses		2
	Filles de brasserie		1

Cette statistique montre que le foyer du chancre simple réside surtout dans les maisons de tolérance, mais il est juste d'ajouter, seulement dans celles de troisième ordre. — Or l'importance de ce fait n'échappera à personne, et il constitue un argument capital en faveur de l'insuffisance du nombre des visites sanitaires[1]. »

girard), 2; — 16e (Passy), 1; — 17e (Batignolles), 0; — 18e (Montmartre), 6; — 19e (Buttes Chaumont), 1; 20e (Ménilmontant), 3.

Je ne donne cette petite statistique que comme une ébauche de celles qui vont suivre, et afin qu'on puisse la comparer avec une statistique analogue de M. Horand rapportée dans l'extrait que je lui emprunte.

1. Horand, chirurgien-major de l'Antiquaille : *De la nécessité de multiplier les visites sanitaires.* (*Annales de dermatologie et de syphiligraphie*, 1879-80, pp. 84-86.)

Plus loin, M. Horand fait, au sujet du régime actuel de la prostitution dans sa ville, des réflexions fort sages et qui s'appliquent si exactement à l'état de choses que nous constatons en ce genre, dans la ville de Paris depuis quelques années, qu'il serait grand dommage de ne pas les citer. Après avoir énuméré les causes auxquelles j'ai attribué la diminution des maladies vénériennes après la guerre de 1870-71 :

« De ces causes diverses, dit-il, une seule peut s'appliquer à Lyon, et elle suffit pour expliquer la rareté du chancre simple pendant ces dernières années. Cette cause est la surveillance plus rigoureuse de la prostitution. — Actuellement les mesures de police sont moins sévères. La prostitution clandestine peut s'étaler au grand jour sans être inquiétée. On use à peine de quelques moyens de rigueur contre les filles isolées qui ne se rendent pas exactement aux visites.

Pour arrêter la propagation des maladies vénériennes, je demande, avec tous les auteurs qui se sont occupés de prostitution : 1° des mesures sévères contre la prostitution clandestine; — 2° des visites plus fréquentes pour les filles inscrites.

Pour me résumer en peu de mots, je terminerai par les conclusions suivantes : 1° gratuité des visites sanitaires; 2° une visite obligatoire tous les trois jours pour les filles publiques en maisons ou isolées. »

Je ne saurais mieux dire que mon honorable collègue de Lyon; sa manière de voir et de juger la situation nouvelle qui s'est produite, depuis quelques années, dans le régime de la prostitution est tellement conforme à la mienne, que les citations de son travail me dispensent presque de rechercher quelles ont été, à Paris, les causes de l'augmentation du chancre simple. Je désire cependant vous en entretenir, ne fût-ce que pour vous faire sentir de quelle influence a été l'Exposition universelle de Paris sur l'augmentation progressive du chancre simple.

Mais auparavant, permettez-moi d'attirer votre attention sur la différence qui existe entre les sources de la contagion vénérienne en province et à Paris. J'en ai été frappé depuis longtemps, et le mémoire de M. Horand me prouve que je ne me trompais point. Sans doute, dans quelques grandes villes, dans celle de Lyon, par exemple, qui se rapproche le plus de Paris par sa population et par ses mœurs, la prostitution clandestine occupe une large place. Mais il est loin d'en être ainsi dans la plupart des chefs-lieux de département, et, à plus forte raison, dans ceux d'arrondissement. Presque toutes les maladies vénériennes se contractent, en province, soit dans les maisons de tolérance, soit chez les filles en carte. Et cela est si vrai, que dans Lyon même, sur 19 chancres mous, vous en voyez 10 qui proviennent des maisons publiques, tandis qu'à Paris, sur 65 pris au hasard, il n'y en a que 3 communiqués par des femmes en maison, et 16 par des femmes isolées, mais inscrites. Donc à Paris, le grand, l'éminent danger, c'est la prostitution clandestine [1].

Je crois, en outre, que la province est relativement beaucoup plus riche en chancres simples que Paris. C'était, du moins, ce qui avait lieu en 1875. En est-il encore de même aujourd'hui? Je le présume, mais je n'ai devers moi aucune raison positive pour l'affirmer.

Toutefois, n'en trouvez-vous pas une preuve dans l'accroissement presque instantané que prit le chancre mou vers les derniers mois de l'Exposition, à l'époque des vacances, lorsque les visiteurs des départements affluèrent en foule à Paris? Il se produisit, mais dans des proportions beaucoup moins grandes, quelque chose d'analogue à ce qu'on vit au commencement du siège, quand les mobiles des départements accoururent pour sauver la capitale. N'exagérez pas, je vous prie, l'analogie très lointaine que je hasarde entre ces deux époques. Je veux dire simplement ceci, que parmi les maladies vénériennes, importées à Paris pendant son invasion en 1878, par les visiteurs étrangers et provinciaux, peut-être le chancre mou fut-il relativement plus nombreux que les deux autres espèces vénériennes.

Quoi qu'il en soit, depuis l'Exposition, le chancre simple a pris une telle extension que nous serions mal venus à lui chercher des causes en dehors de la ville. Les causes profondes, les causes réelles, dont il serait dangereux de se dissimuler l'importance et la gravité, ce sont celles que je vous ai signalées comme ayant produit l'augmentation de toutes les espèces vénériennes, depuis 1875 jusqu'à 1881 ; ce sont celles qu'a relevées, avec une si haute compétence, M. le docteur Horand, et qui sévissent encore avec plus d'énergie parmi nous que dans la ville de Lyon.

Avant d'aborder l'étude de la topographie des maladies vénériennes à Paris, qui sera la suite et le complément de mes recherches statistiques sur les maladies vénériennes envisagées au point de vue démographique, je vais résumer en quelques propositions les changements numériques que nous avons constatés dans cette ville, sous le rapport

1. Il y a longtemps que les dangers de la prostitution clandestine ont été signalés. On trouvera, sur cette question, un excellent mémoire de M. Félix Carlier dans les Annales d'hygiène publique et de médecine légale de 1871. — Félix Carlier : *Étude statistique sur la prostitution clandestine à Paris, de* 1855 *à* 1870.

de la quantité absolue et relative des trois espèces vénériennes, pendant onze ans, de 1869 inclusivement jusqu'à 1881 exclusivement :

A. 1° Le nombre des maladies vénériennes, dans la ville de Paris, diminua considérablement après la guerre de 1870-71. A partir de 1872, époque à laquelle se produisit une recrudescence légère, le décroissement fut progressif jusqu'en 1875 ;

2° Parmi les espèces vénériennes, le chancre mou, fut le plus atteint par cette diminution, et il devint, en 1875, d'une rareté extraordinaire, tout à la fois absolue et relative, puisqu'il ne représentait plus alors que la vingtième partie du nombre total des maladies vénériennes, et qu'il était, par rapport au chancre syphilitique, dans la proportion de 1 à 10 environ ;

3° Les principales causes de cette diminution des maladies vénériennes et du chancre mou furent : *a*, la dépopulation immédiate de la ville à la suite de la guerre, et l'arrêt dans le développement numérique de ses habitants ; — *b*, l'abaissement de la fortune individuelle, qui se produisit dans toutes les classes de la société et qui fut aggravé par l'augmentation des charges ; — *c*, la surveillance plus rigoureuse de la prostitution, en général, et, en particulier, de la prostitution clandestine ; — *d*, l'augmentation dans le nombre des mariages depuis la guerre, supérieur, malgré la diminution des habitants de Paris, à ce qu'il était avant 1871.

B. 1° L'année 1875 occupe une place exceptionnelle dans la période de 1869 à 1881 ; c'est en effet à cette époque que s'est établi l'*étiage* des maladies vénériennes, puisqu'elles atteignirent le niveau le plus bas auquel elles soient descendues depuis longtemps ;

2° A partir de 1875, le nombre des maladies vénériennes a toujours été en augmentant dans la ville de Paris jusqu'en 1881. Cette augmentation est devenue surtout très accentuée pendant 1878, année de l'Exposition universelle. Mais elle a pris un développement bien plus considérable encore en 1879, et elle a acquis un maximum numérique en 1880, bien supérieur au chiffre de 1869 ;

3° Le chancre simple a regagné promptement tout le terrain qu'il avait perdu depuis 1869 jusqu'en 1875, et, à sa rareté, a succédé une fréquence absolue et relative, qui a atteint son maximum en 1880. A cette époque, il représentait la dixième partie du nombre total des maladies vénériennes, et se trouvait, par rapport au chancre syphilitique, dans les rapports de 1,54 à 1 ;

4° Dans cette dernière période quinquennale, les causes de l'augmentation des maladies vénériennes et du chancre simple ont été : *a*, l'augmentation de la population parisienne ; — *b*, l'affluence des ouvriers nécessitée par les travaux de l'Exposition universelle et autres grandes constructions dans tous les quartiers de la ville ; — *c*, l'invasion de la ville par les visiteurs de l'Exposition en 1878 ; — *d*, la diminution de la prostitution inscrite et l'augmentation toujours progressive de la prostitution clandestine ; — *e*, les modifications survenues dans la surveillance et l'assainissement de la prostitution parisienne[1].

VII

L'AUGMENTATION NUMÉRIQUE DES MALADIES VÉNÉRIENNES N'A PAS EU D'INFLUENCE SUR LEUR INTENSITÉ.

Loi de corrélation entre le nombre et l'intensité d'une maladie quelconque dans le même milieu.

Loi de corrélation entre la faiblesse numérique et la bénignité des maladies.

Au point de vue de leur pronostic respectif, les trois maladies vénériennes sont, depuis leur augmentation, ce qu'elles étaient pendant leur période de décroissance.

La blennorrhagie reste toujours la même quels que soient les milieux et les circonstances.

Le *phagédénisme du chancre mou* n'est devenu proportionnellement ni plus dangereux ni plus fréquent que pendant la phase de diminution des maladies vénériennes.

La syphilis reste toujours *bénigne dans ses premières manifestations;* mais il n'en faut rien conclure pour les accidents plus éloignés et plus profonds.

Messieurs, lorsque des maladies, quelle que soit leur nature, prennent tout à coup ou peu à peu, dans le même milieu, un accroissement inu-

1. Voici le résultat des statistiques de ma consultation pendant les trois premiers mois de l'année 1881. On voit que les chancres simples continuent à l'emporter sur les chancres syphilitiques.

MOIS	BLENNORRH. et orchites.	CHANCRES mous et bubons.	SYPHILIS.	CHANCRES infectants et Bal. post. inf^{ces}.
Janvier.......	187	120	132	85
Février.......	188	118	97	92
Mars.........	204	139	98	82
	579	377	327	259

Pendant le premier trimestre de 1881, le nombre des consultations à l'hôpital du Midi, pour les trois divisions, a été de 8,003. Ce chiffre permet de supposer que le nombre total, pour l'année 1881, s'élèvera probablement à 34 ou 36 mille, comme en 1880, les 3e et 4e trimestres fournissant en général plus de malades que les 1er et 4e.

sité, il arrive presque toujours que leur modalité symptomatique se modifie, se complète et s'accentue dans un sens défavorable. Les accidents se multiplient, quelques-uns s'exagèrent, le processus s'accélère, les intermittences ou les rémittences tendent à disparaître, la subintrance des attaques ou la continuité s'établissent, et de tous côtés surgissent des complications redoutables. C'est ce qu'on observe au plus fort des épidémies où tous les phénomènes morbides propres à telle ou telle affection atteignent vite la plénitude de leur développement, et donnent, sous des formes variées ou dans un sens déterminé, le maximum de leur intensité. Il y a donc une corrélation presque nécessaire entre l'augmentation numérique et la gravité des maladies. Il en existe une autre de même nature entre leur diminution et leur bénignité. Ne vous ai-je pas démontré précédemment que les maladies vénériennes s'étaient atténuées dans la ville de Paris, à mesure que leur nombre décroissait pendant la période de 1871 à 1875?

En s'appuyant sur ces rapports presque invariables entre la fréquence des maladies et la gravité de leurs manifestations, on serait tenté de supposer, *à priori*, que les maladies vénériennes, depuis leur crue si remarquable pendant la période quinquennale que nous étudions, et surtout pendant les années 1878, 1879 et 1880, sont devenues beaucoup plus compliquées et plus dangereuses qu'auparavant. Il n'en est rien cependant, et, à cet égard, je puis vous donner des résultats positifs et rassurants, bien qu'ils soient en contradiction avec la loi de solidarité que je viens d'énoncer.

La blennorrhagie reste toujours la même et subit peu l'influence des milieux et des circonstances ; nous la trouvons aujourd'hui telle qu'elle a sans doute été, à peu de chose près, dans tous les temps et dans tous les lieux.

Le chancre mou, lui, au contraire, quoique invariable dans son essence et procédant d'un virus toujours identique à lui-même, est beaucoup plus susceptible de se laisser dominer et diriger par certaines causes antihygiéniques ou constitutionnelles, qui l'atteignent, soit directement, soit indirectement. Eh bien, malgré sa fréquence, je n'ai point remarqué qu'il soit devenu beaucoup plus mauvais qu'à l'époque de son extrême rareté en 1874-75. Sans doute, il y a aujourd'hui dans nos salles beaucoup plus de bubons qu'autrefois. Mais pourquoi s'en étonnerait-on? un pareil épiphénomène ne sera-t-il pas toujours dans un rapport numérique direct avec la quantité des chancres qui lui donnent naissance? Le phagédénisme chancroïdal constitue la complication la plus sérieuse et celle qui peut fournir les meilleures notions sur le pronostic de cette espèce vénérienne. Si on le voyait, par exemple, se multiplier, prendre des proportions alarmantes par le fait de son action envahissante et de sa résistance aux moyen thérapeutiques les plus variés, croyez-vous qu'il ne serait pas le signe certain d'une malignité particulière de la maladie? En a-t-il été ainsi depuis 1875? non, et ce que je vous disais à cette époque sur cet accident pourrait être répété aujourd'hui. Grâce aux progrès de l'hygiène publique et de l'hygiène privée qui ont grandement amélioré la santé générale des individus, surtout dans la classe ouvrière, le phagédénisme est devenu et reste relativement très rare à Paris. Je n'en ai observé, depuis 1875, que quelques cas vraiment graves, dont un venait de la province. Vous verrez bien dans mes salles un assez grand nombre de malades chez lesquels les chancres simples et les bubons produisent des pertes de substance que nous ne pouvons empêcher; mais en général la tendance ulcéreuse ne persiste pas indéfiniment, et il est exceptionnel qu'on n'arrive pas, au bout de quelques semaines, à la modérer et à la détruire. Ainsi le chancre mou ne s'est pas aggravé, bien qu'il soit devenu beaucoup plus fréquent.

La syphilis, elle aussi, n'est pas sortie des formes bénignes ou moyennes comme intensité, qui forment depuis plusieurs années le fond commun de celles qui se contractent à Paris. — Vous connaissez toutes les réserves que je fais sur le pronostic de cette maladie constitutionnelle. Aussi quand je vous dis que la syphilis, depuis l'augmentation des maladies vénériennes, ne s'est pas aggravée, je ne fais allusion qu'aux accidents qui se succèdent pendant ses deux premières années. Aujourd'hui, comme il y a 8 ou 10 ans, les accidents cutanés et muqueux sont superficiels, résolutifs et simplement érythémateux ou papuleux. Les syphilides ulcéreuses précoces sont tout aussi exceptionnelles qu'en 1875. La malignité d'emblée, pendant la première poussée, n'est point devenue plus fréquente, à mesure qu'augmentait le nombre des maladies vénériennes. Nous ne constatons presque jamais ces cas graves qui caractérisent les endo-épidémies syphilitiques. Plus la maladie se répand à Paris, plus elle semble perdre la puissance nocive qu'elle manifeste dans certains milieux pendant sa première explosion. Mais on ne perd souvent rien pour attendre, et ces apparences, insidieusement rassurantes au début, ne peuvent qu'inspirer une sécurité fort aléatoire pour l'avenir.

VIII

TOPOGRAPHIE DES MALADIES VÉNÉRIENNES DANS LA VILLE DE PARIS.
Statistiques sur ce sujet faites en 1869, 1870 et 1879.
Topographie vénérienne suivant les arrondissements du centre et ceux de la périphérie.
Classification des arrondissements de Paris d'après la fréquence des maladies vénériennes,

Quand on étudie la contagion au point de vue démographique, il est intéressant, mais surtout utile, de rechercher quels sont ses principaux foyers. C'est un sujet dont je me suis préoccupé depuis 1869 et sur lequel j'ai recueilli de nouveaux matériaux quand j'ai vu, après 1878, l'accroissement des maladies vénériennes prendre un nouvel essor, au lieu de revenir peu à peu à cette moyenne qu'on constatait, avec de légères fluctuations, avant l'Exposition universelle. En réunissant les relevés statistiques que j'ai faits à ces deux époques extrêmes d'une période de onze ans, j'espère vous donner des renseignements topographiques à peu près exacts sur la contagion vénérienne dans la ville de Paris. Mais je le ferai d'une façon sommaire et à grands traits, et cela sera suffisant pour le but que je me propose. Si je voulais entrer dans les détails, j'entreprendrais une tâche trop longue et hors de proportion, dans un travail où la pathologie doit occuper la première place. Ce n'est donc pas une géographie complète et minutieuse que je viens vous tracer, ni surtout précise et à délimitations fixes ; car vous devez bien penser qu'avec le temps de profondes modifications peuvent survenir dans les différents quartiers d'une grande ville. Il en résulte que le commerce sexuel dont la prostitution réglementée ou clandestine constitue le fond social, est loin d'y rester invariable et de s'y exercer dans des conditions toujours identiques. Ne cherchez donc, dans ce que je vais vous dire que des indications approximatives.

J'ai pris pour base de la topographie vénérienne la division de la ville par arrondissements, et j'ai partagé ces arrondissements en deux catégories : ceux du centre et ceux de la périphérie. En outre, afin d'abréger, j'ai additionné tous les chiffres que j'avais recueillis pendant l'année 1869, le premier semestre de 1870 et les trois derniers trimestres de 1879.

Voici quels sont les résultats auxquels je suis arrivé, en ne tenant compte que des cas où les malades ont pu me donner des renseignements très nets sur l'endroit de Paris où ils avaient contracté la maladie vénérienne pour laquelle ils réclamaient mes soins :

1° Dans les neuf arrondissements du centre, il y a eu 3086 cas de contagion qui sont repartis suivant chaque arrondissement dans la proportion suivante :

1er arrondissement,	Louvre	....	430
2e	—	Bourse	293
3e	—	Temple	387
4e	—	Hotel de Ville	539
5e	—	Panthéon	488
6e	—	Luxembourg	319
7e	—	Palais-Bourbon	159
8e	—	Elysée	199
9e	—	Opéra	272
		total	3,086

2° Dans les 4 arrondissements de la périphérie j'ai compté 4,687 cas de contagion dont la répartition suivant chaque arrondissement a été :

10e arrondissement,	Enclos-Saint-Lazare	....	413
11e	—	Popincourt	773
12e	—	Reuilly	302
13e	—	Gobelins	315
14e	—	Montrouge	331
15e	—	Vaugirard	460
16e	—	Passy	263
17e	—	Batignolles-Monceau	325
18e	—	Butte-Montmartre	618
19e	—	Buttes-Chaumont	387
20e	—	Ménilmontant	500
		Total	4,687

En classant les arrondissements d'après la fréquence des contagions, nous trouvons :

11e arrondissement,	Popincourt	....	773
18e	—	Butte-Montmartre	618
4e	—	Hotel de Ville	539
20e	—	Ménilmontant	500
5e	—	Panthéon	488
15e	—	Vaugirard	460
1er	—	Louvre	430
10e	—	Enclos-Saint-Lazare	413
19e	—	Buttes-Chaumont	387
14e	—	Montrouge	331
17e	—	Batignolles-Monceau	325
6e	—	Luxembourg	319
13e	—	Gobelins	315

12e arrondissement,		Reuilly	302
2e	—	Bourse	293
3e	—	Temple	387
9e	—	Opéra	272
16e	—	Passy	263
8e	—	Elysée	199
7e	—	Palais-Bourbon	159

Vous voyez qu'entre les deux arrondissements extrêmes de cette série, c'est-à-dire entre le 11e (Popincourt) et le 7e (Palais-Bourbon), il y a un écart énorme au point de vue de la contagion vénérienne, puisqu'il est le 614 en faveur du premier. Je me borne à vous énoncer le fait sans en chercher les raisons qui du reste seraient faciles à trouver dans les mœurs, dans la fortune et dans le nombre de leurs habitants respectifs.

Dans ce premier coup d'œil jeté sur la topographie des maladies

ARRONDISSEMENTS.	Blennorrhagies et orchites.	Chancres mous et bubons.	Syphilis.	Chancres infectants et B. P. infectantes.	TOTAL.
ARRONDISSEMENTS DU CENTRE.					
1er Arrondissement, Louvre	216	82	63	69	430
2e — Bourse	140	55	52	46	293
3e — Temple	177	71	74	65	387
4e — Hôtel-de-Ville	286	92	85	76	539
5e — Panthéon	235	99	71	83	488
6e — Luxembourg	164	65	48	42	319
7e — Palais-Bourbon	89	25	18	27	159
8e — Élysée	91	33	29	46	199
9e — Opéra	139	45	34	54	272
	1.537	567	474	508	3,086
ARRONDISSEMENTS DE LA PÉRIPHÉRIE.					
10e Arrondissement, Enclos-Saint-Lazare	192	78	65	78	413
11e — Popincourt	379	164	118	112	773
12e — Reuilly	147	70	37	48	302
13e — Gobelins	139	87	37	52	315
14e — Montrouge	153	64	58	56	331
15e — Vaugirard	227	76	87	70	460
16e — Passy	110	47	43	63	263
17e — Batignolles-Monceaux	141	65	52	67	325
18e — Butte-Montmartre	261	130	122	105	618
19e — Buttes-Chaumont	155	84	62	86	387
20e — Ménilmontant	251	78	100	71	500
	2.155	943	781	808	4,687

vénériennes à Paris, je les ai toutes réunies sans tenir compte des espèces. Maintenant avant d'aller plus loin et de fournir des renseignements plus détaillés, j'ai pensé qu'il y aurait quelque utilité à savoir quelle est dans chaque arrondissement la proportion des trois maladies vénériennes qui y ont été contractées pendant le laps de temps que comprennent mes statistiques. Voici, réunis en un seul tableau, les résultats auxquels m'ont conduit mes recherches. (Voir le tableau ci-contre.)

En l'examinant n'êtes-vous pas frappés, à première vue, par l'absence de tout foyer bien accusé pour chacune des trois maladies vénériennes? Ainsi il n'y a point d'endroit où l'une d'elles se contracte plus particulièrement que dans un autre. Malgré la distinction si prononcée des espèces, il y a comme une sorte de solidarité et de concordance dans leur contagion. Prenez, ainsi que nous le faisions tout à l'heure, les deux arrondissements qui occupent l'un le premier, et l'autre le dernier degré dans l'échelle de la contagion, le 11e et 7e, vous y trouverez à peu près les mêmes proportions entre la contagion respective de chacune des trois maladies, et il en est ainsi des autres. Aussi peut-on dire que, si dans tel point de Paris, il existe beaucoup de chancres simples, par exemple, il y a de grandes probabilités pour qu'on y trouve aussi un grand nombre de blennorrhagies et de syphilis. Le niveau de la contagion s'élève ou s'abaisse à peu près de la même façon et simultanément, pour chacune des maladies vénériennes, dans les principales circonscriptions de Paris. Seulement il y en a où pour toutes, ce niveau reste toujours très élevé, tandis que dans d'autres il est toujours très bas.

Vous remarquerez que dans ce tableau le nombre des chancres simples est supérieur à celui des chancres syphilitiques. Vous en serez peut-être surpris puisque en 1869 et 70, époque à laquelle j'ai recueilli les éléments de cette topographie, les seconds l'emportaient numériquement sur les premiers. Je pourrais vous répondre qu'en 1879 où j'ai cherché à compléter ces premières recherches, le chancre simple avait repris le dessus sur le chancre syphilitique. Mais cet appoint ne suffirait pas pour expliquer la prédominance que je vous signale dans le tableau ci-dessus. Elle tient à une autre cause que voici : l'incubation de l'accident primitif de la syphilis est si longue, qu'il est souvent impossible au malade de déterminer d'une manière précise l'endroit où il l'a contracté. Le chancre simple au contraire se déclare très peu de jours après le coït suspect; aussi est-il beaucoup plus aisé d'être renseigné exactement sur la source et sur le lieu de la contagion. C'est là ce qui fait que dans les recherches topographiques sur un nombre donné de syphilitiques et d'individus atteints de chancres

Dans le tableau ci-dessous, je donne les résultats statistiques dans des colonnes distinctes pour les années 1869, 1870 et 1879. J'ai pensé qu'il serait intéressant de mettre en regard la population de chaque arrondissement en 1872 et en 1876.

	ARRONDISSEMENTS.	Année 1869.	1er trimestre 1870.	Trois derniers trimestres 1879.	Total.	POPULATION.		DIFFÉRENCE.	
						1872.	1876.	Augmentation.	Diminution.
1	11e arrondissement. Popincourt..........	278	162	333	773	167.363	182.287	14.894	»
2	18e arrondissement. Butte-Montmartre.....	192	127	299	618	138.109	153.264	15.155	»
3	4e arrondissement. Hôtel-de-Ville........	187	91	261	539	95 003	98.293	3.290	»
4	20e arrondissement. Ménilmontant.........	195	72	233	500	92.772	100.083	7.311	»
5	5e arrondissement. Panthéon............	235	113	140	488	96.689	104.373	7.684	»
6	15e arrondissement. Vaugirard...........	173	68	219	460	75.449	78.579	3.130	»
7	1er arrondissement. Louvre..............	213	114	103	430	74.286	71.898	»	2.388
8	10e arrondissement. Enclos-Saint-Lazare....	191	89	133	413	135.392	142.964	7.572	»
9	3e arrondissement. Temple............	155	104	129	388	89.687	90.797	1 110	»
10	19e arrondissement. Buttes-Chaumont......	151	77	159	387	93.174	98.367	5.193	»
11	14e arrondissement. Montrouge	105	54	172	331	69.611	75.427	5.816	»
12	17e arrondissement. Batignolles-Monceau...	138	64	123	325	101.804	116.682	14.878	»
13	6e arrondissement. Luxembourg	152	83	84	319	90.288	97.631	7.343	»
14	13e arrondissement. Gobelins	133	65	115	313	69.431	72.203	2 772	»
15	12e arrondissement. Reuilly	124	62	116	302	87.678	93.537	5.859	»
16	2e arrondissement. Bourse	127	80	86	293	73.578	77.768	4.190	»
17	9e arrondissement. Opéra.............	123	51	98	272	103.767	115.689	11.922	»
18	16e arrondissement. Passy.............	90	37	136	263	43.332	51.299	7.967	»
19	8e arrondissement. Élysée.............	84	40	75	199	75.796	83.993	8.197	»
20	7e arrondissement. Palais-Bourbon.......	68	43	48	159	78.553	83.672	5.119	»
		3.114	1.598	3.062	.7774	1.851.792	1.988.806	139.402	2 388
								137.014	

simples, on éliminera beaucoup moins de seconds que de premiers pour insuffisance d'informations rigoureuses.

Il m'eût été facile de donner beaucoup plus de développements à cette esquisse sur la topographie des maladies vénériennes dans la ville de Paris [1]. J'aurais pu exposer séparément ma statistique sur chacune des années 1869, 1870 et 1879; puis vous faire voir quel avait été, trimestre par trimestre, le chiffre de la contagion, pour chacune des deux maladies vénériennes, dans les différents arrondissements. Mais je crois qu'une pareille amplification ne trouverait sa place que dans une revue exclusivement consacrée à la statistique. Aussi permettez-moi de m'en tenir aux indications synthétiques que je viens de vous exposer. Du reste nous n'en avons pas encore fini avec la topographie vénérienne car, après vous avoir montré les lieux de la contagion, je vais vous indiquer ses sources dans chaque arrondissement. Vous pourrez ainsi vous rendre compte des dangers que présentent, sur les divers points de Paris, les différentes catégories de femmes qui constituent le personnel de la prostitution réglementée ou clandestine.

1. Il existe un grand nombre de bals publics à Paris. La plupart sont des foyers très actifs de contagion vénérienne. Voici les renseignements que je trouve sur eux dans mes notes sur la topographie des trois maladies prises en bloc, sans distinction des espèces. Je crois que plusieurs de ces bals ont disparu. Ces recherches statistiques ont été faites en 1869, 1870 et 1879.

NOMS DES BALS.	CAS.	NOMS DES BALS.	CAS.	NOMS DES BALS.	CAS.
Élysée-Montmartre	26	Salon de Mars	6	Colysée	2
Favier	25	Valentino	6	Dumail	2
Bourdon	24	Kolbus	5	Délices du Marais	2
Émile	23	Mabile	4	Grand-Vainqueur	2
Bullier	15	Perrot	4	Ménilmontant	2
Constant	14	Ragache	4	Des Peupliers	2
Vieux-Chêne	14	Rosière	4	Rue de Choisy	2
Dourlan	13	Des Amandiers	3	Sauvage	2
Grados	10	Bertrand	3	Tortoni	3
Grand-Turc	10	Chalet	3	Victoire	2
Reine-Blanche	10	Daligre	3	Belle-Moissonneuse	1
Château-Rouge	9	Deux-Moulins	3	Clichy	1
Molière	9	L'Époque	3	Courbevoie	1
Boule-Noire	8	Gaîté	3	Delta	1
Folies du Trône	8	Rue des Rosiers	3	L'Entrepôt	1
Geslin	8	Salons de Paris	3	L'Empire	1
Grand-Salon	8	Des Allemands	2	Galant-Jardinier	1
Marret	7	Barrière Charonne	2	Idalie	1
Progrès	7	Barrière Fontainebleau	2	Opéra	1
Cosnier	6	Barrière de l'Étoile	2	Pantin	1
Napoléon	6	Bercy	2	Rue du Temple	1
Pilodo	6	Courtille	2	Rue Mazagran	1
Salon de Rivoli	6	Casino	2	Rue Greneta	1

BALS

1. Élysée-Montmartre. (18e arr.)
2. Favier. (19e arr.)
3. Bourdon. (4e arr.)
4. Émile. (12e arr.)
5. Bullier. (5e arr.)
6. Constant. (14e arr.)
7. Vieux-Chêne. (5e arr.)
8. Dourland. (17e arr.)
9. Grados. (14e arr.)
10. Reine-Blanche. (18e arr.)
11. Grand-Turc. (18e arr.)
12. Château-Rouge. (18e arr.)
13. Molière. (4e arr.)
14. Boule-Noire. (18e arr.)
15. Folies du Trône. (12e arr.)

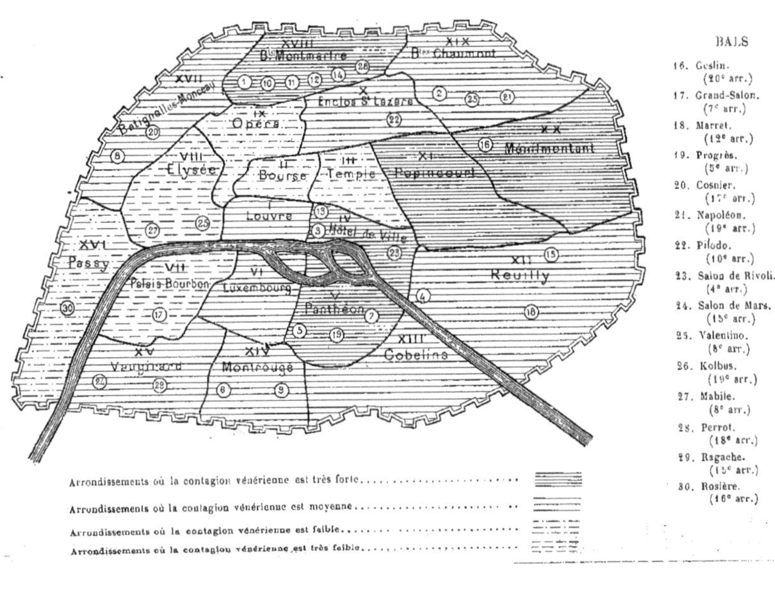

BALS

16. Geslin. (20e arr.)
17. Grand-Salon. (7e arr.)
18. Marret. (12e arr.)
19. Progrès. (5e arr.)
20. Cosnier. (17e arr.)
21. Napoléon. (19e arr.)
22. Pilodo. (10e arr.)
23. Salon de Rivoli. (4e arr.)
24. Salon de Mars. (15e arr.)
25. Valentino. (8e arr.)
26. Kolbus. (19e arr.)
27. Mabile. (8e arr.)
28. Perrot. (18e arr.)
29. Ragache. (15e arr.)
30. Rosière. (16e arr.)

IX

Sources de la contagion vénérienne dans la ville de Paris.
Statistiques suivant les arrondissements.
Des diverses catégories de femmes qui constituent les principales sources de la contagion vénérienne à Paris.
Uniformité dans les rapports respectifs de ces diverses catégories, pour chaque arrondissement.
Aucun foyer de contagion n'est spécialement alimenté par telle ou telle de ces catégories.
Rapports numériques entre les diverses catégories de femmes, au point de vue de la contagion vénérienne.
Tableaux statistiques relatifs aux professions des femmes et des hommes atteints de maladies vénériennes.

Voici, réunis en un tableau les renseignements que j'ai pu recueillir :

ARRONDISSEMENTS.	Femmes de maisons.	Femmes en carte.	Coureuses.	Femmes de brasseries.	Ouvrières.	Maîtresses.	Domestiques.	Artistes.	TOTAL.
ARRONDISSEMENTS DU CENTRE.									
1er (Louvre)	55	64	150	19	78	30	31	3	430
2e (Bourse)	38	44	112	12	49	16	22	»	293
3e (Temple)	36	49	167	8	59	25	33	9	387
4e (Hôtel-de-Ville)	66	96	266	33	44	34	43	17	539
5e (Panthéon)	48	79	208	17	77	23	30	6	488
6e (Luxembourg)	28	42	131	12	61	17	22	6	319
7e (Palais-Bourbon)	10	12	75	5	34	7	13	1	159
8e (Élysée)	14	26	113	12	24	5	4	1	199
9e (Opéra)	19	41	116	8	47	21	19	1	272
	314	453	1.278	126	473	178	217	44	3.086
ARRONDISSEMENTS DE LA PÉRIPHÉRIE.									
10e (Enclos-Saint-Lazare)	47	59	176	13	62	21	30	5	413
11e (Popincourt)	84	109	296	51	117	45	57	14	773
12e (Reuilly)	33	35	140	2	57	14	20	1	302
13e (Gobelins)	30	47	145	8	47	14	19	3	313
14e (Montrouge)	34	46	149	11	36	26	29	4	335
15e (Vaugirard)	45	72	194	29	50	28	38	4	460
16e (Passy)	26	37	129	9	25	16	19	2	263
17e (Batignolles-Monceaux)	19	31	141	8	85	15	21	5	325
18e (Butte-Montmartre)	53	79	232	27	114	46	50	17	618
19e (Buttes-Chaumont)	37	63	159	28	63	15	17	5	387
20e (Ménilmontant)	46	87	229	26	46	29	32	5	500
	454	665	1.990	212	702	269	332	65	4.687

Je vous épargnerai de longs commentaires au sujet de ce tableau. Remarquez qu'ici, comme dans le précédent, il existe un rapport à peu près uniforme, pour chaque arrondissement, entre les diverses catégories de femmes qui ont été la source de la contagion vénérienne. Dans aucun par exemple, il n'y a eu prédominance très prononcée, soit du côté de la prostitution clandestine, soit du côté de la prostitution réglementée. Partout les filles en carte ont fourni un nombre de contagion plus considérable que les filles en maison ; partout nous voyons les coureuses et les ouvrières fournir le plus fort contingent, dans la classe des filles insoumises. Il y a donc une certaine harmonie dans l'ensemble, sans aucun foyer de contagion spécialement alimenté par telle ou telle classe de prostituées, ou, si ce mot vous choque, par telle ou telle classe de femmes provoquant ou subissant les rapports sexuels dans des conditions irrégulières.

Sur 7,753 femmes qui ont communiqué des maladies vénériennes, 1,888 seulement appartenaient à la prostitution réglementée. On en peut conclure que celle-ci contagionne environ 3 fois 1/2 moins que la prostitution libre [1].

Dans la prostitution réglementée nous trouvons 791 femmes en maison et 1,118 en carte. La contagion par la prostitution clandestine est donc près de huit fois et demi plus nombreuse que par les femmes de maison et environ cinq fois et demie plus que par les femmes en carte.

Enfin les vraies coureuses sans profession, qui figurent pour le chiffre de 3,668 dans ce tableau, font courir, à peu de chose près, trois fois plus de risques que les ouvrières exerçant une profession avouée.

Pour terminer ces recherches sur la contagion des maladies vénériennes dans la ville de Paris, je vais vous donner deux autres tableaux statistiques. Le premier comprend les diverses catégories d'ouvrières par arrondissement et, le second, les professions de 6,422 malades contagionnés. Je vous laisse toute latitude pour en tirer les conséquences qui vous sembleront les plus rigoureuses.

1. J'ai dit plusieurs fois qu'il fallait faire des réserves au sujet des résultats bruts que donnent les statistiques. Ainsi l'infériorité numérique de la contagion par les prostituées inscrites n'est peut-être pas aussi grande que l'établissent les chiffres. Ne tient-elle pas, en effet, pour une grande part, à ce que la clientèle de ces filles est beaucoup moins nombreuse que celle des filles insoumises? Mais comment arriver à connaître d'une façon même approximative la proportion relative des individus qui s'adressent à la prostitution réglementée et de ceux qui s'adressent à la prostitution clandestine? Le problème me semble impossible à résoudre, faute de données exactes. Cette remarque, tout en atténuant les conclusions auxquelles conduisent les statisques, ne me paraît pas de nature à faire supposer que les dangers sont égaux de part et d'autre.

TABLEAU STATISTIQUE PAR PROFESSIONS DES INDIVIDUS CONTAGIONNÉS.

PROFESSIONS.	Blennorrhagies et orchites.	Chancres mous et bubons.	Syphilis.	Chancres infectants et B. P. infectantes.	Total.
Bijoutiers	43	16	17	16	92
Horlogers	33	19	10	16	78
Blanchisseurs	65	17	11	9	102
Bouchers	89	22	20	33	164
Boulangers	149	49	34	43	275
Pâtissiers	50	12	17	16	95
Charcutiers	53	6	16	11	86
Couvreurs	58	30	25	14	127
Plombiers	37	28	22	26	113
Etameurs	31	18	16	29	94
Coiffeurs	43	13	14	28	98
Corroyeurs	36	21	10	18	85
Mégissiers	26	19	9	20	74
Cuisiniers	84	23	32	46	185
Chapeliers	23	13	12	17	65
Charpentiers	90	69	38	23	220
Ebénistes	108	42	35	28	213
Emballeurs	18	11	10	46	85
Charbonniers	17	11	4	7	39
Cochers	108	48	30	46	232
Camionneurs	69	19	20	34	142
Cordonniers	58	23	12	18	111
Domestiques	173	112	59	68	412
Employés de commerce	183	120	98	91	492
Epiciers	24	17	7	18	66
Fleuristes	12	17	29	13	71
Fumistes	23	7	24	10	64
Forgerons	50	22	10	23	105
Maréchaux ferrants	46	21	11	20	98
Fondeurs	40	17	22	19	98
Garçons { marchand de vins, de restaurant, de café	267	136	84	88	575
Infirmiers	7	4	4	6	21
Imprimeurs	34	14	14	7	69
Lithographes	15	18	7	6	46
Journaliers	320	172	114	129	735
Jardiniers	22	9	2	8	41
Maçons	113	53	59	82	307
Peintres	40	12	11	7	70
Professeurs	12	7	7	7	33
Serruriers	15	18	10	14	57
Sculpteurs	6	5	3	6	20
Tailleurs	40	19	24	13	96
Tailleurs de pierres	21	23	23	22	89
Tonneliers	10	12	17	6	45
Tapissiers	24	7	7	2	40
Terrassiers	25	8	38	30	101
Verriers	11	2	7	8	28
	2,688	1.383	1.105	1.246	6.422

TABLEAU STATISTIQUE

DES OUVRIÈRES QUI ONT COMMUNIQUÉ DES MALADIES VÉNÉRIENNES.

ARRONDISSEMENTS.	Blanchisseuses.	Couturières.	Modistes.	Fleuristes.	Plumassières.	Brunisseuses.	Matelassières.	Total.
ARRONDISSEMENTS DU CENTRE.								
1er (Louvre)	18	15	10	9	11	10	5	78
2e (Bourse)	13	12	5	5	4	8	2	49
3e (Temple)	21	8	12	5	2	5	6	59
4e (Hôtel-de-Ville)	15	3	1	3	7	7	8	44
5e (Panthéon)	29	16	8	6	6	7	5	77
6e (Luxembourg)	18	12	8	13	1	6	3	61
7e (Palais-Bourbon)	7	9	7	2	4	4	1	34
8e (Elysée)	8	4	1	1	3	4	3	24
9e (Opéra)	6	14	8	3	6	7	3	47
	135	93	60	47	44	58	36	473
ARRONDISSEMENTS DE LA PÉRIPHÉRIE.								
10e (Enclos-Saint-Lazare)	21	12	11	2	3	4	9	62
11e (Popincourt)	44	28	18	12	4	5	6	117
12e (Reuilly)	9	9	8	10	8	9	4	57
13e (Gobelins)	10	11	5	5	6	3	9	47
14e (Montrouge)	14	5	2	1	10	4	»	36
15e (Vaugirard)	20	5	6	11	»	4	4	40
16e (Passy)	6	6	3	4	3	»	3	25
17e (Batignolles-Monceaux)	22	11	11	7	12	12	10	85
18e (Buttes-Montmartre)	33	26	16	9	7	10	13	114
19e (Buttes-Chaumont)	15	19	6	10	3	6	4	63
20e (Ménilmontant)	10	6	7	3	8	7	5	46
	204	138	93	74	64	64	67	704

Ceux qui voudraient étudier la contagion vénérienne sous tous ses aspects, et surtout dans ses rapports avec la prostitution de tous les temps et de tous les pays, pourraient consulter :

ACTON. *La prostitution au point de vue de l'hygiène publique*, 1851. Traduction par Guerard. In. : Annales d'hygiène publique et de médecine légale, t. XLVI.

BÉRAUD. *Les filles publiques de Paris et la police qui les régit.* Paris, 1839, 2 vol. in-12.

CROCQ (de Bruxelles). *Des mesures prophylactiques relatives à la propagation des maladies vénériennes.* In. : Congrès international de Paris, 1867, p. 307.

CROCQ ET ROLLET. *Prophylaxie internationale des maladies vénériennes.* Rapport fait au nom de la Commission nommée par le Congrès de 1867. Lyon, 1869.

DIDAY. *Nouveau système d'assainissement de la prostitution*, In. : Annales de dermatologie et de syphiliographie, t. V, n° 2.

DUFOUR (Pierre). *Histoire de la prostitution chez tous les peuples du monde, depuis l'antiquité la plus reculée jusqu'à nos jours.* Bruxelles, 1861, 8 vol. in-12.

FRÉGIER. *Des classes dangereuses de la population dans les grandes villes, et des moyens de les rendre meilleures.* Paris, 1840, 2 vol. in-8°.

GARIN. *De la police sanitaire et de l'Assistance publique dans leurs rapports avec l'extinction des maladies vénériennes.* 1866.

GARIN. *Des mesures prophylactiques à proposer aux divers gouvernements pour restreindre la propagation des maladies vénériennes.* In.: Congrès médical de 1867, p. 394. — *Gazette des Hôpitaux*, 18 avril 1874.

HOMO. *Étude sur la prostitution dans la ville de Château-Gontier.* Paris, 1872.

JEANNEL. *De la prostitution dans les grandes villes, au dix-neuvième siècle, et de l'extinction des maladies vénériennes.* Paris, 1868. 2e édit. 1874.

LAGNEAU fils. *Recherches comparatives sur les maladies vénériennes dans les différentes contrées.* Paris, 1867. (*Annales d'hygiène publique et de médecine légale*, t. XXVIII.)

LANGLEBERT (Édmond). *La syphilis dans ses rapports avec le mariage.* Paris, 1873.

LECOUR. *De la prostitution à Paris et à Londres.* Paris, 1870.

MARINUS. *De la prostitution à Bruxelles.* In.: Parent-Duchatelet, 1857, t. II, p. 713.

MEUGY (de Réthel). *De l'extinction de la prostitution.* Pétition au Sénat, session 1865.

MIREUR (de Marseille). *La syphilis et la prostitution dans leurs rapports avec l'hygiène, la morale et la loi.*

PARENT-DUCHATELET. *De la prostitution dans la ville de Paris.* 3e édition, annotée par MM. Trébuchet et Poirat-Duval. Paris, 1857. 2 vol. in-8°.

RABUTAUX. *De la prostitution en Europe, depuis l'antiquité jusqu'à la fin du seizième siècle.* Paris, 1865.

RESTIF DE LA BRETONNE. *Le Pornographe, ou idées d'un honnête homme sur un projet de règlement pour les prostituées.* Londres, 1767.

RICHELOT. *La prostitution en Angleterre.* In. : Parent-Duchatelet 1857, t. II, p. 359.

SABATIER. *Histoire de la législation sur les femmes publiques et les lieux de débauche.* Paris, 1828.

SEITZ. *Notice statistique des maladies vénériennes, pendant les dernières années, à Munich.* In.: Congrès médical de Paris, 1867, p. 399

APPENDICE

ENDO-ÉPIDÉMIES SYPHILITIQUES POSTÉRIEURES A CELLE DU QUINZIÈME SIÈCLE

Ce sont des maladies extraordinaires ou particulières à certaines localités, et qui ne sont autre chose que la syphilis. Elles offrent entre elles de grandes analogies dans leur ensemble. La critique moderne leur a restitué leur individualité réelle. Le mérite en revient surtout à un des plus éminents syphiliographes français, M. le docteur Rollet, de Lyon[1].

Ces maladies ne ressemblent en rien ni à la blennorrhagie, ni au chancre simple et à son dérivé le bubon chancreux. — C'est à la syphilis vraie, à la syphilis seule qu'elles se rattachent. Il faut donc mettre de côté, dans leur étude, le préjugé qui fait encore considérer la syphilis comme se transmettant toujours ou à peu près toujours par l'acte génésique. Elle est la moins génitale des trois maladies vénériennes. Les contemporains de l'épidémie du quinzième siècle considéraient la syphilis comme une maladie avant tout générale, et à modes de contagion infiniment variés. Notre syphilis ne diffère pas sous ce rapport de celle du quinzième siècle. Les chancres syphilitiques buccaux sont aux chancres primitifs d'un autre siège dans la proportion de 4 à 100. Le

1. Lire les belles descriptions de toutes ces épidémies dans ROLLET : *Recherches sur la syphilis*, etc., et *Traité des maladies vénériennes.*

caractère vénérien de la syphilis est un caractère d'emprunt qui appartient surtout aux deux maladies avec lesquelles on s'est accoutumé à la confondre. — L'accident primitif parmi les manifestations de la syphilis est plus souvent génital que les autres. Les accidents consécutifs transmettent presque toujours la syphilis autrement que par les rapports sexuels.

Pour bien comprendre les endo-épidémies syphilitiques dans leur nature, et leur restituer leur autonomie, il faut s'appuyer sur le dogme de la pluralité des maladies vénériennes et sur celui de la contagion des accidents consécutifs.

Le mystère dont s'enveloppe la contagion des maladies vénériennes a nui à la connaissance de leurs principaux foyers et de leurs divers modes de propagation. Lorsque la syphilis se propage par les rapports sexuels, il n'est pas plus difficile de la suivre que la blennorrhagie et le chancre simple, dans une série un peu longue de transmissions successives. Il en est autrement quand la contagion ne s'effectue pas par l'intermédiaire des organes sexuels. Or, c'est précisément là ce qui a lieu dans la plupart des endo-épidémies.

I. Maladies de Brunn (1578). — Décrite par Thomas Jordan en 1578, cette maladie se développa à la suite d'applications de ventouses. Malgré le grand nombre de ventouses appliquées (dix environ chez quelques-uns), une ou deux seulement passaient à l'état d'ulcère phagédénique.

Symptômes : Pustules sur le visage et sur tout le corps, purulentes et croûteuses; taches noires. — Callosités de la tête, qui se fondaient, rendaient une humeur melliforme, visqueuse et tenace, et se convertissaient en ulcères. — Douleurs ostéocopes surtout aux tibias. — Céphalées. — Stupidité et même aberration mentale.

On crut que l'épidémie provenait des bains qu'on supposait empoisonnés, et le barbier qui avait appliqué les ventouses prit la fuite. Le peuple soupçonna que la maladie avait été propagée par plusieurs malades vénériens qui avaient pris des bains. — Le sénat fit fermer l'établissement, et la maladie s'étant atténuée pendant l'hiver, disparut vers l'équinoxe du printemps. Dans l'espace de deux ou trois mois, elle attaqua 80 personnes dans la ville et à peu près 100 dans les faubourgs. — Des gens de la campagne en furent aussi atteints.

Les cas de syphilis transmise par des ventouses scarifiées ne sont pas rares. Qu'on compare à cette épidémie des faits plus récents, par exemple, les inoculations de syphilides secondaires pratiquées par Waller, au moyen de la scarification, et surtout celles qui ont été faites avec du sang syphilitique : 25 jours après l'inoculation, tubercules cutanés, etc.; — 34 jours après l'inoculation par le sang, apparition de deux tubercules, puis ulcérations, etc., etc.

De quelles lésions provenait le virus, dans l'épidémie de Brunn? On ne le sait. Toujours est-il que, les accidents consécutifs furent ceux de la syphilis secondaire et de la syphilis tertiaire. La maladie fut transmise par ceux qui avaient été inoculés. — Traitement : Turbith, Ong. mercuriel.

On peut rapprocher de la maladie de Brunn une épidémie analogue qui se produisit au commencement du seizième siècle à Nuremberg (Franconie), par l'usage de saignées et de ventouses dans les établissements de bains; de celle de Zurich en 1592, survenue sous l'influence de cause moins connues, et aussi du mal de saint Euphémie (également éphémère), et de celle qui fut produite par la lancette des vaccinateurs de Freinfels.

II. Sibbens d'Écosse (1690). — Le sibbens s'est montré pour la première fois en Écosse, vers la fin du dix-septième siècle. — Quelques auteurs prétendent qu'il y fut apporté par les soldats de Cromwel. Décrit d'abord par Gilchrist, et enfin plus tard magistralement par Benjamin Bell. Il régnait surtout dans la région occidentale de l'Écosse et principalement dans les comtés de Galoway, Dumfries, Wigtown, Ayr, etc.

Son origine et sa nature syphilitiques n'ont pas été méconnues. La contagion se faisait par les vases, les serviettes, l'allaitement, le coucher, le coït, etc. — Bubons, nodus, ulcères dans la gorge, la bouche, le nez, ulcérations des os et surtout productions fongueuses, excroissances molles, etc., ressemblant à des framboises sauvages nommées *sibbens* ou *siwens* en Écosse : tels étaient ses principaux symptômes. Le seul remède était le mercure.

Magnifique description de Bell où sont notés: 1° les accidents primitifs avec leur siège de prédilection : parties génitales, mamelons des nourrices, bouche, lèvres, amygdales, etc.; 2° les éruptions consécutives, papuleuses, pustuleuses, de couleur cuivrée, serpigineuses ; 3° l'hérédité, l'avortement, l'invasion de la maladie chez les enfants, seulement le premier mois après leur naissance ; 4° l'efficacité souveraine du traitement mercuriel.

Les excroissances étaient probablement des plaques muqueuses végétantes, des tubercules muqueux. Wills parle d'une incubation de 7 à 14 jours, Swédiaur regarde le sibbens comme syphilitique.

Pian, Yaws, Framboesia : *Pian d'Amérique* ; — *Yaws d'Afrique; Frambœsia de la plupart des dermatologistes français ; bobas au Brésil, Gallao en Guinée.* — Signalée par les médecins arabes dès le dixième siècle sous le nom de *Sahafati*, cette maladie infecte presque toute une race d'hommes en Afrique et en Amérique. Elle attaque principalement les noirs sur la côte occidentale de l'Afrique, depuis la rive gauche du Sénégal, jusqu'au cap Négro, dans la Sénégambie, le Congo, la Sierra Leone, la Nigritie. Mais on ne l'observe ni au sud de l'Afrique ni sur la côte orientale.

Dans toutes les colonies où les nègres ont été transportés : au sud des États de l'Union, dans les Antilles françaises, anglaises, espagnoles, à Saint-Domingue, à la Guadeloupe, à la Jamaïque, au Brésil, à Cuba et dans presque toute l'Amérique méridionale, on retrouve le pian.

Il diffère un peu en Afrique et en Amérique.

A. *Description anglaise.* — Éruptions successives de papules qui deviennent pustuleuses, s'agrandissent et se phagédénisent. — Douleurs nocturnes, gonflement des os, ulcères de la gorge. — Les végétations fongueuses qui s'élèvent sur les ulcères caractérisent cette maladie. — Durée : six mois, un an, en moyenne huit mois.

B. *Description française.* — Boutons rouges sur diverses régions du corps. Puis l'éruption se montre sous trois aspects : — 1° Les *gros pians* ou *pians blancs* ; 2° les *petits pians* ; 3° les *plaies rouges*. — Ajoutez à cela les *guignes*, excroissances de chair à la paume des mains et à la plante des pieds, les *crabes*, végétations de la plante des pieds, les *Saonaonas*, épaississement considérable, rouge et douloureux de la peau à la plante des pieds et dans l'intérieur des mains ; le *mal aux os* (Douleurs ostéocopes, tuméfaction des os spongieux, exostoses, caries, nécroses).

La maladie ne naît jamais spontanément, mais toujours par contagion : rapprochement des sexes, allaitement, etc., pus variolique. — La maladie est héréditaire et se développe chez les enfants à 3, 4 ou 7 mois. Elle ne se contracte qu'une fois. Des inoculations positives du pian furent faites par Thompson en 1819. — Hunter rapporte le cas de l'inoculation positive du pian qu'un médecin se fit accidentellement en ouvrant une tumeur pianique. Paulet, 1848 (*Archives de médecine*, 4e série, t. XVII, p. 393.), fit plusieurs expériences pour savoir si le pian était contagieux et héréditaire : inoculations suivies, 12 à 20 jours après, d'éruptions pianiques générales. Enfants procréés par des parents pianiques qui furent atteints du pian, de 3 à 7 mois, et le communiquèrent à leurs nourrices.

Le pian est une syphilis, dans laquelle prédominent les éruptions cutanées, et ces éruptions cutanées sont constituées par des plaques végétantes. La Radezyge et le pian représentent deux formes symptomatiques de la syphilis, qui diffèrent par suite des conditions dans lesquelles se développent l'une et l'autre de ces maladies. Le premier exprime, comme nous allons le voir, la syphilis du Nord, avec prédominance des lésions muqueuses, osseuses et des syphilopathies viscérales. L'autre représente la syphilis du sud, qui affecte surtout la peau. Ce sont deux termes opposés dont notre syphilis française est le véritable trait d'union.

Pian expérimental. — Inoculations : 3, par Thompson ; 14 par Paulet. Mêmes résultats que celles de Wallace, de Waller, de Vidal, de Rinekeer, de Gibert Guyenot, etc. Incubation de trois semaines environ après les piqûres ; puis, sur les piqûres, ulcères de plus en plus profonds ; enfin, après une deuxième incubation de cinq ou six semaines, éruption papuleuse généralisée. — Dans quatre cas, sur 14 inoculations de Paulet, il y a eu, chose remarquable et contraire à ce que donne l'expérimentation en France, infection *d'emblée sans accidents primitifs.*

Le pian se traite et se guérit par le mercure.

IV. RADEZYGE[1] (1710). — La syphilis radezygienne est dans les États scandinaves l'analogue du Sibbens en Ecosse. — Elle a été étudiée avec une grande abondance de documents par le professeur Boeck, de Christiania. Confondue avec une autre maladie endémique la *spedalskhed* qui n'est autre chose que l'éléphantiasis des Grecs, ou notre lèpre tuberculeuse, la radezyge a éclaté en Norvége au commencement du dix-huitième siècle. Elle y était inconnue avant 1710, époque où un vaisseau russe vint hiverner près de Stavanger. Des femmes norvégiennes allèrent visiter les marins russes à bord, et elles en rapportèrent des ulcérations aux parties génitales. Plus tard survinrent des maux de gorge, des éruptions cutanées, et autres symptômes généraux de la maladie. De Stavanger, son point de départ et son premier foyer, la radezyge se répandit peu à peu dans toute la Norvége, et à la fin du siècle dernier où elle prit son plus grand développement, on la rencontrait partout, mais principalement sur les côtes, à Bergen, à Christiania. Elle ne tarda pas à gagner la Suède et régna bientôt sur toutes les côtes de la Baltique.

Les nombreux médecins qui l'observèrent et la décrivirent, furent loin de

1. *Radezyge* signifie en norvégien mal immonde.

s'entendre sur sa nature. Le docteur Sundius, médecin de l'hôpital des syphilitiques à Christiania, ne considérait point la radezyge comme une maladie spéciale; il donnait à tous les cas le nom de syphilis. La description qu'en a faite le professeur Sorensen qui ne la regardait pas comme syphilitique, va à l'encontre de son opinion, car il est impossible de ne pas reconnaître la vérole dans les symptômes suivants : maux de tête, douleurs dans les membres, surtout nocturnes; — éruption herpétique au front, à la poitrine, sur les épaules, sur les bras, inflammation de la gorge. — Plaies sur le visage se convertissant en ulcères profonds; tubercules sous-cutanés qui s'enflamment et suppurent. — Destruction des amygdales, de la luette, du voile du palais par des ulcères rongeants. — Nécrose et carie des os du palais et du nez. — Sur les membres, ulcères couverts de croûtes épaisses : — Aux parties génitales, à l'anus, au périnée : plaies, condylômes, excroissances, tumeurs, carie, nécrose des os du crâne et des os longs. — Contagiosité de la maladie qui se communique par la salive, la sueur et l'ichor, au moyen de couteaux, de cuillers et d'habits dont parmi le peuple on se sert en commun. — Le mercure est le meilleur et le plus important de tous les remèdes.

M. Steffens croyait aussi, comme le docteur Sundius, à l'identité de la radezyge et de la syphilis. — Boeck l'avait d'abord contesté, mais il finit par se rendre à l'évidence.

Syphiloïde du Jutland décrite sous ce nom par Van Deurs, et observée aussi par Sillie. *Syphiloïdes de l'Esthonie*, de la *Courlande*, de la *Lithuanie*. Toutes ces maladies dérivées plus ou moins directement de la radezyge, ne sont autre chose que la syphilis, importée et propagée dans ces contrées suivant le mode de contagion propre à toutes les endo-épidémies syphilitiques. On peut en dire autant de la *maladie de Ditmarsch* dans le Holstein (*Morbus venereus ditmarsiensis*).

V. *Mal de Sainte-Euphémie* (Drôme) (1727). — Jean Bayë, a publié l'observation d'une sage-femme qui atteinte d'une pustule sur le doigt index de la main droite, de dartres universelles sur tout le corps, etc., communiqua dans l'exercice de sa profession, en maï 1870, sa maladie à plus de 50 femmes enceintes. Celles-ci la donnèrent à leurs enfants et à leurs maris. Au bout de quatre mois, 80 personnes étaient contagionnées.

Voici quels étaient les symptômes de l'affection : Pustules et ulcères; — Tubercules durs et calleux; — écailles et croûtes lépriformes; — angines, alopécie, etc.; — ulcères des doigts de pieds. — Guérison par le traitement mercuriel interne et externe.

La netteté du mode de contagion dans cette épidémie, les cas analogues rapportés par Louise Bourgeois, Gardane, Lecoq, Musitan, etc., ne laissent aucun doute sur la nature syphilitique de ce mal.

Rien n'est moins rare que le chancre du doigt chez l'accoucheur; mais aujourd'hui, le patient après avoir été victime de son art, ne devient plus un agent de transmission, pour peu qu'il soit prudent et honorable.

VI. *Pian de Nérac* (1751). — On a désigné sous ce nom une épidémie de syphilis observée par Joseph Raulin à Nérac en 1751 et 1752. C'était un mal contagieux ayant beaucoup de rapport avec la maladie des nègres appelée le Pian. Voici de quelle façon il se développa : un enfant syphilitique infecta ses deux premières nourrices, puis successivement plusieurs femmes du quartier, qui lui donnèrent le sein. La maladie de l'enfant fut horrible : pustules sur tout le corps; — os dénudés; — ulcérations profondes du cou qui percèrent dans l'intérieur; — mort.

Les nourrices infectées par l'enfant infectèrent leurs maris, leurs enfants et d'autres qu'elles allaitèrent, et ces derniers infectèrent d'autres nourrices, etc., etc.; plus de 40 individus furent atteints.

Traitement par le mercure.

Il n'y avait là ni blennorrhagie ni chancre simple, ce qui fait que Raulin pensa au Pian.

VII. *Facaldina* (de 1786 à 1814). — Cette maladie observée et décrite par Zecchinelli eut son premier foyer à Facaldo, un village de 800 âmes dans la province de Bellune, limitrophe du Tyrol. Ce n'était autre chose qu'une syphilis importée dans cette localité par une mendiante, ou par un homme venant du Tyrol et qui l'avait contractée d'une femme publique. Sa propagation se fit par les alliances dans plusieurs familles. Elle attaquait les adultes et les enfants. Les symptômes étaient des ulcérations profondes de la gorge et de la surface cutanée, des dartres serpigineuses, des tumeurs gommeuses, des douleurs ostéocopes. — Le mercure constituait le meilleur traitement.

La Facaldina se répandit bientôt dans d'autres villages tyroliens, entre autres à Fassa et à Manzon. — Elle se mêla souvent à la blennorrhagie, au chancre mou et à la gale.

M. Sigmund qui l'a étudiée soit à Vienne, soit dans les localités où elle s'est perpétuée, depuis son origine, reconnaît en elle tous les caractères de la syphilis.

VIII. *Mal de la baie de Saint-Paul* (1770-1780). — C'est entre ces deux dates qu'apparut une nouvelle maladie vénérienne au Canada et principalement à la baie de Saint-Paul. (*Mal anglais*, *maladie des éboulements*, *Lusta cruo*, *mal de chicot*, *mauvais mal*, *vilain mal*, *gros mal*, telles sont ses autres dénominations). — En 1785, 5,800 personnes en étaient atteintes. Elle était inconnue alors à tous les individus du voisinage.

Symptômes : Aphtes contagieuses de la langue, des lèvres, de la bouche, des parties génitales, se transmettant par les ustensiles de ménage, le linge, les vêtements, surtout par l'acte vénérien, et aussi par hérédité; — Douleurs ostéocopes nocturnes, adénopathies. Carie des os du nez, du crâne. Pustules rongeantes sur la peau, alopécie. Troubles de la vue, de l'odorat et de l'ouïe.

Les enfants étaient préservés par le traitement qu'avaient subi leurs mères, et le mercure seul guérissait radicalement.

Cette maladie a été décrite par Swédiur d'après Beaumont, médecin français envoyé de Québec par le gouverneur appelé Holdimann. Évidemment, c'est la syphilis, surtout à sa période tertiaire.

IX. *Maladie de Fiume ou de Scherlievo* (1800). — Une maladie contagieuse d'une espèce inconnue se développa, en 1800, dans le village de Scherlievo, à 8 milles à l'est de Fiume, à 3 milles des côtes de l'Adriatique. Le docteur Cambieri fit un rapport où se trouvent énumérés les symptômes suivants :

Dix, quinze, vingt jours avant le développement de la maladie, douleurs dans les os, plus fortes la nuit que le jour. — Voix rauque; déglutition difficile. — Inflammation, puis pustules et ulcères de la gorge, de la bouche, des lèvres. — Ulcères dans l'intérieur du nez et destruction de la charpente osseuse. — Pustules ou stigmates ronds, couleur cuivre rouge, au front, au cuir chevelu, derrière les oreilles, sur tout le corps. — Tubercules qui suppuraient lentement. — Ulcérations serpigineuses profondes recouvertes de croûtes. Chez les enfants, éruption érysipélateuse d'un rouge obscur, aux fesses, aux aines, aux cuisses sur l'abdomen.

Parmi des milliers de malades, une seule blennorrhagie avec intumescence des testicules, fut observée.

Contagion par l'attouchement, les ustensiles, l'haleine, les lits communs, etc. Ceux qui étaient radicalement guéris ne contractaient pas la maladie une seconde fois. — Les nourrices communiquaient facilement la maladie à leurs nourrissons.

Durée : plusieurs années, sans grande altération dans la santé.

Origine : 4 matelots arrivés dans le pays en 1790, avec des femmes originaires des bords du Danube, après la guerre contre les Turcs. D'autres disent qu'elle fut importée par un berger expatrié de la Turquie. Elle ressemblait à l'épidémie syphilitique de 1493-1494, et au sibbens d'Écosse.

Le traitement mercuriel par les frictions était le plus efficace.

Dans ce tableau fait d'après nature on retrouve jusqu'aux moindres détails de la syphilis : ses prodromes, ses poussées, les plaques, les tubercules, les gommes, les exostoses, les douleurs ostéocopes, etc. Les éruptions présentaient tous les caractères des syphilides : absence de prurit, forme circulaire, couleur cuivrée, etc., etc., macules. Enfin le traitement ne laissait aucun doute sur la nature de la maladie.

Dans cette description on ne voit que la maladie générale. Il n'est fait mention ici ni de chancres ni de bubons. Les divers modes de contagion ne sont-ils pas les mêmes dans le Scherlievo que dans la syphilis?

C'est bien en effet la syphilis, importée à une époque bien précise, comme dans les autres épidémies, se développant seule et en toute liberté.

Qu'est devenu le Scherlievo depuis 1800? Étudié par beaucoup de médecins, et en dernier lieu par Sigmund en 1855, il a envahi les provinces de Fiume, de Buccari, de Viccodol, de Fuccini. Sur une population de quinze à seize mille habitants, on comptait trois à quatre mille malades. Le fléau s'est ensuite concentré de plus en plus. Un hôpital a été établi à Portore pour le traitement exclusif de cette affection.

Contrairement aux épidémies éphémères de la *maladie de Brunn*, du *mal de Sainte-Euphémie*, de *Chavanne-Lure*, *et de Nérac*, cette épidémie est devenue chronique, a durée plus d'un demi-siècle et persiste peut-être encore aujourd'hui. On peut placer à côté du Scherlievo les maladies endémiques connues sur les dénominations de *Frenga male di Breno*, *Syphiloide de Hesse*, *Spirocolon*, *Lèpre de Crimée*, *le mal Kabyle*, *le Yang-mey-Tchoang* des Chinois, *la maladie de Berezoff*. Mais peut-être quelques-unes de ces dernières maladies ont-elles pour origine le scorbut, le scrofule, le cancer.

X. *Maladie de Chavanne-Lure* (*Haute-Saône*) (1829). — Elle a été décrite par

M. Flamand; voici ses symptômes : faiblesse générale; — douleurs nocturnes dans les membres, durant de quinze jours à 4 ou 5 mois ; — aphtes blanchâtres des lèvres; — inflammation de la gorge, de la luette, des amygdales, du voile; — enrouements, aphonie. — Éruption pustuleuse à la tête principalement et sur le corps; — macules.

Cette affection avait débuté chez un homme de 28 ans qui la communiqua à ses trois enfants en bas âge, mais pas à sa femme. Il l'avait contractée à Montbéliard, en buvant dans le même vase qu'un soldat autrichien affecté de lésions des lèvres. Cette maladie ne se propagea pas dans les communes voisines. — Elle fut guérie par la liqueur de Van Swieten.

XI. *Bouton d'Amboine*, Iles Moluques (1718). — Cette maladie a été décrite en 1818 par J. Bontius qui la trouvait semblable à la maladie vénérienne. il paraît cependant qu'elle naissait et se transmettait en dehors de tout rapport sexuel. Elle siégeait à la face, aux bras, aux cuisses; c'était une éruption de tophus ou de tumeurs dures qui s'ouvraient et rendaient une tumeur gommeuse, âcre, corrosive et se convertissaient en ulcères calleux, etc. Rayer la rapproche du Scherlievo; M. Rollet doute de sa nature syphilitique.

Ainsi les maladies endo-épidémiques décrites sous les noms divers de *Mal de Sainte-Euphémie*, de *Pian de Nérac*, de *Radezyge*, de *Mal de Fiume*, de *Sibbens*, etc., etc., ne sont autre chose que la syphilis. Mais c'est la syphilis, sans coexistence avec la blennorrhagie ou le chancre simple et son dérivé le bubon chancreux. Comme la syphilis est beaucoup moins vénérienne que le chancre simple et la blennorrhagie, qu'elle est une maladie généralement aussi contagieuse à la période secondaire qu'à la primitive, qu'elle se transmet en dehors de tout rapport sexuel aussi bien que par le coït, on l'observe *seule* chez des habitants plus misérables que débauchés. On l'appelle, dans ces pays-là, *syphilis insontium*.

Si les médecins mirent ces maladies, aux dénominations diverses malgré l'identité de leur nature, en dehors de la syphilis, c'est qu'ils avaient l'habitude d'associer cette maladie à la blennorrhagie, au chancre simple et à des lésions génitales.

Il faut donc prendre pour point de départ dans l'appréciation de la critique de ces endo-épidémies le dogme de la pluralité des maladies vénériennes et celui de la contagion de la syphilis secondaire.

On peut les diviser en trois catégories : 1° Celle des pays où la syphilis, apportée accidentellement dans une localité, s'y est d'abord répandue, puis a rétrogradé et a fini par disparaître (*Mal de Sainte-Euphémie, Pian de Nérac, Maladie de Chavanne-Lure, de Brunn.*)

2° Celles des pays où la syphilis a formé un foyer d'endémie chronique, encore existant (*Scherlievo, Facaldina, Sibbens, Radezyge, Mal de la baie de Saint-Paul*).

3° Celles des pays où la syphilis, sous l'influence de la race et du climat, présente quelques caractères spéciaux (*Bouton d'amboine? et surtout Yaws et Pian*).

Ces différences s'expliquent par le nombre, les habitudes, l'état social, la position géographique, le climat, l'intervention thérapeutique et la prophylaxie médicale, etc.

GÉOGRAPHIE DES MALADIES VÉNÉRIENNES.

Quand on envisage dans son ensemble la distribution géographique des maladies vénériennes sur les différents points de la surface du globe, on est conduit à formuler les propositions suivantes qui résument avec une exactitude suffisante l'état actuel de cette importante question. Nous avertissons le lecteur que dans tout ce qui va suivre, c'est surtout de la syphilis qu'il s'agit. Les deux autres maladies vénériennes, la blennorrhagie et le chancre simple, sont sur le second plan et même très souvent passées sous silence.

A. Dans toutes les contrées de la terre, il existe, comme fréquence et comme intensité, une moyenne dans les maladies vénériennes, au-dessus ou au-dessous de laquelle elles ne se montrent qu'exceptionnellement.

B. Chaque fois que les maladies vénériennes, pour une cause ou pour une autre, sont arrivées à un grand accroissement, dans un milieu quelconque, on est parvenu à en arrêter les progrès, en sauvegardant la santé publique, par un régime sévère de surveillance et d'assainissement.

C. Le climat ne confère aucune immunité contre l'infection et il ne paraît non plus augmenter en quoi que ce soit la contagiosité de ces maladies. La syphilis est observée sous toutes les latitudes, du pôle à l'équateur, et elle reste toujours partout identique à elle-même. A peine remarque-t-on quelques modifications relatives à la gravité et à la marche de ses accidents. On n'est pas d'accord sur la question de savoir si cette maladie est plus redoutable dans les climats très froids que dans les climats très chauds. — La syphilis tropicale est très malfaisante pour l'Européen non acclimaté, à cause de l'état anémique dans lequel il ne tarde pas à tomber et de l'impossibilité où il se trouve de la traiter énergiquement. La syphilis contractée par les Européens sur le littoral de la Chine est en général grave et opiniâtre, quoique la zone soit tempérée (Huguet). Peut-être cela tient-il à ce que la syphilis chinoise n'a jamais été modifiée sérieusement par un traitement approprié. — L'évolution de la syphilis est en général plus rapide dans les climats chauds que dans les climats froids et tempérés. — Les climats chauds exercent habituellement une influence heureuse sur la cure de la syphilis contractée dans les climats froids ou tempérés.

D. L'influence de la race est à peu près nulle soit comme immunité, soit comme prédisposition. Cependant les Islandais et les Africains de pure race noire contractent difficilement la syphilis, et s'en guérissent très vite, de telle sorte que cette maladie ne sévit presque jamais chez eux sur un grand nombre d'individus. — Par contre, les races océaniennes sont très aptes à subir et à développer son action morbide dans ce qu'elle a de plus dangereux. — La syphilis atteint une grande intensité chez les populations, quelle que soit leur race, qu'elle frappe pour la première fois.

E. Les hautes altitudes semblent aggraver la syphilis (Arménie, Abyssinie, Mexique, Djurdjura), sans doute à cause de l'appauvrissement organique qui en est la conséquence.

I. Amérique. *Régions arctiques.* — On observe la syphilis chez les Esquimaux du littoral où les baleiniers l'ont importée. Les tribus de l'intérieur en sont à peu près exemptes. — Au Labrador, maladie des Otawas, semblable à la radezyge norwégienne. — A l'île Sitka la syphilis est commune et bénigne. — A l'île Vancouver (Colombie anglaise), elle est fréquente et grave dans la population indienne. 109 vénériens sur 1,000 d'effectif parmi les troupes anglaises; 123 sur 1,000 dans la Nouvelle-Écosse et le Nouveau-Brunswich; au Canada 161 sur 1000 (Ely). — Au Canada, mal de la baie de Saint-Paul qui a été décrit plus haut.

Dans les *États de l'Union Américaine*, d'après le docteur Lombard, la syphilis sévit principalement à New-York, dans les ports des États du Midi, à San Francisco. Partout ailleurs elle paraît moins répandue que dans les États européens. Les gens de couleur sont plus éprouvés que les blancs.

Au *Mexique*, où, d'après le docteur Jourdanet, la syphilis existait avant la découverte du nouveau monde, cette maladie est très fréquente et surtout extrêmement dangereuse par sa ténacité, sa marche rapide, sa précoce malignité, ses formes ulcéreuses, non seulement chez les Européens, mais aussi chez les indigènes. Pendant l'expédition française au Mexique, il y avait 100 vénériens sur 1,600 entrées. On voit rarement la syphilis chez les Indiens qui ne sont pas en relation avec les Européens.

Dans l'*Amérique centrale*, la syphilis est fréquente mais peu grave, et là aussi, les Indiens en sont rarement atteints. — A la Martinique, il y aurait relativement moins de syphilis qu'en France, et elle y serait plus bénigne. Les chancres mous et les uréthrites y sont au contraire en grand nombre. — A la Jamaïque : 123 militaires vénériens sur 1000 d'effectif anglais; chez les soldats indigènes, 393. La Barbade est encore plus mauvaise, mais Sainte-Lucie et la Trinité sont mieux partagées. Il en est de même à Curaçao, cependant les noirs et les mulâtres y sont sujets aux accidents osseux (Blacas).

Au *Brésil* la syphilis sévit avec beaucoup d'intensité puisqu'à Pernambuco et à Rio de Janeiro, il y aurait *dix décès sur mille* occasionnés par elle. Peut-être cette proportion paraîtra-t-elle un peu forte; mais tous les médecins s'accordent à reconnaître que, dans ce pays où la prostitution jouit d'une liberté absolue, la syphilis fait de grands ravages. — Dans le bassin du Rio de la Plata, à Montevideo et à Buenos-Ayres, la situation est un peu moins mauvaise, puisque la mortalité causée par la syphilis serait environ moitié moindre, soit cinq pour mille.

Sur la *côte du Pacifique*, à Lima, cinq ou six décès par syphilis sur mille, et à Valparaiso, chose à peine croyable, 57 sur 1,000 morts produites par toutes sortes de maladies. A l'hôpital de la Charité de Valparaiso, le Dr Savatier a constaté que sur 1,000 malades, plus de la moitié étaient atteints de syphilis.

II. Europe. *Iles Britanniques*. La quantité des vénériens dans l'armée est en moyenne de 300 pour 1,000 d'effectif, tandis qu'en France elle n'est que de 100 environ. Le sibbens qui a longtemps régné en Écosse, paraît en avoir complètement disparu (Lombard). En Irlande, il y a moins de maladies vénériennes qu'en Angleterre, et elles n'y sont pas aussi graves. Le *button Scurvy* dépendait plutôt de la syphilis que du scorbut et était l'analogue du Frambœsia.

Une contrée privilégiée entre toutes, c'est l'Islande : ses habitants paraissent être réfractaires à la syphilis. Elle n'existe même pas à Reykiavick où Danois, Français, Espagnols, Anglais, Hollandais sont en contact fréquent avec la population. Quelques cas rares importés par des étrangers, n'ont jamais pu s'enraciner dans ce pays. — Il en est ainsi de notre petite colonie de Miquelon, dans les régions septentrionales. On ne sait à quelle cause attribuer cette immunité; puisque la syphilis sévit sur des populations plus exposées au froid, on ne peut la rapporter au climat.

En *Norvège* et en *Suède*, on a vu plus haut que la syphilis s'est répandue sous les formes les plus variées, et qu'on l'a appelée *radezyge*. Elle y est beaucoup moins grave et moins fréquente aujourd'hui qu'autrefois.

Russie. D'après le docteur Hirsch la syphilis serait endémique parmi les Samoyèdes, les Ostiakes, et d'autres populations de la Russie septentrionale. On a contesté le fait pour les Samoyèdes, mais ce qui paraît évident, c'est que tout le peuple des campagnes en Russie est très éprouvé par cette maladie qui se montre grave surtout au voisinage de la Baltique, en Podolie, à Kasan, dans la Sibérie, au Kamschatka; dans le midi, à Kiew, à Pultava à Ternigou. A Saint-Pétersbourg, en 1871, il y avait, d'après M. de Valcourt, 27 syphilitiques par 100 prostituées. Toutes les prostituées en maison y sont syphilitiques à partir de 25 ans, et celles qui sont âgées de 15 à 20 ans font courir des chances d'infection évaluées à 40 pour 100 (Dr Schperk, *Annales d'hygiène publique*, 1875).

France. La syphilis s'est encore peu répandue dans les villages et dans les campagnes. L'armée donne 95 vénériens pour 1,000 d'effectif (Lombard). A Rochefort la moyenne des entrées pour maladies vénériennes a été, pendant une période de 13 ans, de 1855 à 1867, de 41 pour 1,000 d'effectif (marins, troupes de marine, ouvriers de l'arsenal). Parmi les épidémies de syphilis qui ont sévi en France, on compte : le mal de Sainte-Euphémie, le pian de Nérac, la maladie de Chavanne-Lure; puis, plus récemment, une quatrième à Luxeuil (1840) et une cinquième à Limoges (1873). — Quant aux grandes villes de France, la syphilis y sévit moins que dans les Iles Britanniques, autant qu'en Belgique et en Hollande, et plus que dans d'autres pays du continent européen (Lombard).

Belgique : 90 à 100 vénériens militaires sur 1,000 d'effectif (Lombard).

Hollande : 105 militaires vénériens en 1869 sur 1,000 d'effectif (Lombard).

Suisse : Peu de maladies vénériennes dans les principales villes (Lombard).

Allemagne. Dans l'armée prussienne, 54 maladies vénériennes pour 1,000 d'effectif. Dans les hôpitaux des principales villes, 200 vénériens pour 1,000 maladies de toutes causes. D'après Lombard, il y a moins de maladies vénériennes dans l'empire allemand que dans l'Europe occidentale. — Armée austro-hongroise, 63 pour 1,000 d'effectif. — La syphilis est grave en Bohême chez les Juifs de la Galicie et dans le comté de Neustra.

Rappelons pour mémoire le *Scherlievo* ou *maladie de Fiume* et la *Facaldina.*

Espagne. Les maladies vénériennes et en particulier la syphilis y sont très communes et graves, surtout dans les régions méridionales. — Insuffisance des mesures hygiéniques. Tandis que la garnison anglaise de Gibraltar ne compte que 84 vénériens sur 1000, à Malaga, il y en a 182.

En *Portugal* : 135 syphilis dans l'armée, sur 1,000 maladies générales.

Italie. Pendant le séjour de nos troupes à Rome, la proportion des vénériens n'y a été que de 95 sur 1,000 d'effectif. — En 1867, à Capistrello, dans les Abruzzes, endo-épidémie de syphilis qui y régnait depuis 8 ans, et avait eu pour point de départ un nourrisson étranger syphilitique. — La syphilis autrefois très commune en Italie, jusqu'au commencement de ce siècle, paraît y être moins commune aujourd'hui.

Roumanie. La syphilis nommée *boala lumeasca* ou *le mal qui court le monde*, exerce de grands ravages dans toutes les classes de la société. — Les diverses maladies vénériennes y sont presque universelles d'après Lombard.

Turquie. Il en est de même dans ce pays où aucune mesure sanitaire ne s'oppose à leur propagation.

Grèce. Les maladies vénériennes y sont beaucoup moins répandues que dans la Turquie d'Europe, surtout qu'à Constantinople. — Très commune après la guerre de l'Indépendance, on désignait la syphilis sous le nom de *spirocolon*, à cause des plaques ulcéreuses qui entouraient l'anus. — Dans les îles Ioniennes il y a un dixième environ de l'effectif des troupes anglaises atteint de maladies vénériennes, moins qu'à Gibraltar et plus qu'à Malte.

III. ASIE. *Japon.* La syphilis, qu'on appelle *le feu de volupté*, y est très répandue. En 1869, à Iokohama, 33 pour 100 des filles publiques étaient atteintes de syphilis, à forme généralement grave. — Depuis, les visites sanitaires ont beaucoup restreint cette maladie. Les affections osseuses du crâne et de la face prédominent, les premières chez les hommes, les secondes chez les femmes (Friedel). — Duteuil, médecin de la *Dordogne* pendant 15 mois de station à Iokohama n'a observé que des formes bénignes de syphilis.

Chine. La syphilis est très répandue et grave dans tous les ports de ce pays. A Shang-Haï, en 1871, on a reçu à l'hôpital général 62 syphilitiques sur 324 entrées, soit 19 pour 100. — A Hong-Kong, en 1860 : 160 syphilitiques sur 1,000 maladies de toutes catégories entrées à l'hôpital naval. — Dans l'intérieur l'état sanitaire vénérien n'est guère meilleur que dans les ports. Au nord de la Chine, dans les plaines immenses de *la terre des herbes*, parmi les peuplades nomades, la syphilis règne depuis les temps les plus reculés, sous ses formes graves et héréditaires, sans avoir pourtant beaucoup débilité les constitutions de cette race. Mais chez l'Européen qui contracte la syphilis dans ces pays, les accidents les plus redoutables se produisent.

Au *Tonquin*, dans le poste de Haï-Phong, occupé par les troupes françaises depuis 1874, il y a eu 21,6 vénériens pour 100 malades.

Cochinchine. La syphilis y est très commune ainsi que dans les montagnes du Laos, au nord. — De 1863 à 1864, il y avait dans les hôpitaux de la Cochinchine environ 136 vénériens sur 1,000 malades. Aujourd'hui la proportion est beaucoup moindre. Chez les Annamites, la maladie est moins grave que chez les Européens. A Singapour, les maladies vénériennes autrefois très communes ont beaucoup diminué de nombre et d'intensité, depuis les mesures sanitaires prises en 1872.

Inde. D'après Lombard, la syphilis serait universellement répandue dans ce pays, sous ses formes les plus graves. — A Bombay en 1873, le docteur Potocnik constatait plus de chancres mous et d'uréthrites que de chancres syphilitiques. Du reste, depuis quelques années la syphilis paraît décroître dans l'Inde. Les hommes atteints, année moyenne, dans l'armée anglaise, sont de 121 pour 1,000 et dans les corps indigènes, seulement de 31,8. Dans notre colonie de Pondichéry, les maladies vénériennes sont graves et fréquentes.

Asie centrale. Le rhumatisme et la syphilis y dominent; cette dernière est surtout fréquente dans la région de l'Himalaya.

Perse. D'après le docteur Polak, la syphilis y est peu répandue et bénigne.

Arabie. Elle est au contraire très répandue dans les populations centrales de ce pays.

Asie Mineure. Maladies vénériennes très communes à Beyrouth, et dans toutes les villes du littoral, chez les Musulmans et les Maronites surtout. La syphilis est très répandue et très maligne sur le haut plateau de l'Arménie (Hirsch).

AFRIQUE. *Egypte.* La syphilis y est très répandue partout, depuis Alexandrie jusqu'à Kartoum, où l'on a observé de véritables épidémies syphilitiques. Elle atteint, par ordre de fréquence, les femmes fellahs, les négresses et les turques, les syriennes, les juives, les européennes de passage (Wernig). Dans le Haut Nil, dans le Kordofan et le Darfour, la syphilis est endémique. Elle affecte dans le Sennaar une forme condylomateuse connue sous le nom de *Nalagh.*

Abyssinie. La syphilis y est commune et sérieuse: elle atteint les neuf dixièmes des habitants. Elle a pénétré récemment chez les habitants du pays des Gallas qui en avaient été exempts jusqu'ici.

Tunisie. Les manifestations les plus fréquentes de la syphilis qui est très répandue dans ce pays seraient les perforations de la voûte palatine et les nécroses des os du nez.

Algérie. La proportion des maladies vénériennes s'accroît dans l'armée. En 1865, 70 vénériens sur 1,000 hommes d'effectif; 309, en 1868. La syphilis est très grave chez les Arabes algériens et rappelle, d'après le docteur Daga, l'épidémie du quinzième siècle. *Lèpre de Kabylie, mal du Djurdjura*, étudiée par le docteur Arnould. C'est une dermatose tuberculeuse. La syphilis abandonnée à elle-même prend chez les Arabes des formes beaucoup plus graves que chez nous.

Maroc : Syphilis très répandue dans toutes les classes.

Côte occidentale de l'Afrique. Il en est de même dans cette région. A l'hôpital de Gorée, 124 vénériens sur 1,000 hommes d'effectif; à Saint-Louis, 118 (Béranger-Feraud). Les troupes indigènes sont beaucoup plus éprouvées que les troupes blanches : sur 1,000 tirailleurs sénégalais, 269 étaient atteints des maladies vénériennes en 1865. Id. à la Côte d'Or et à Sierra-Léone.

Soudan. La syphilis y est assez fréquente et n'y a pénétré que depuis peu d'années.

Gabon. Sur 1,000 malades européens, 49 vénériens; 130 pour les Africains.

Afrique centrale. D'après Livingstone, les noirs y jouiraient d'une immunité absolue. La syphilis n'y persiste jamais sous aucune forme, chez les indigènes de race pure. Chez les individus de sang mêlé, la virulence des symptômes secondaire a toujours été en rapport avec la quantité de sang européen qui coulait dans leurs veines.

Madagascar. Syphilis commune chez les Hovas. — A Sainte-Marie de Madagascar, les accidents syphilitiques s'observent au contraire très rarement ainsi que les autres affections vénériennes, même chez les prostituées indigènes (Borius). Le docteur Dauvin a constaté que la race noire qui habite Madagascar et les îles voisines, jouit contre la syphilis d'une immunité aussi grande que les

Islandais et la race noire du centre de l'Afrique. Les métis, au contraire, en sont fréquemment atteints. Il y aurait là *une influence de race* très manifeste.

Réunion et Maurice. La syphilis y est fréquente et grave.

Cap de Bonne Espérance. De 1871 à 1874 les relevés de *Sommerset Hospital* (cap Town) ont donné sur 1,000 entrées 144 maladies vénériennes dont les 7 dixièmes étaient la syphilis. La colonie du Cap est plus maltraitée par ces maladies que les autres colonies anglaises. Dans les pays des Bassoutos, le Transwal et le Natal, la syphilis a été importée depuis peu.

Côte orientale de l'Afrique. La syphilis y est très répandue surtout à Zanzibar.

V. Océanie. La syphilis y a été importée par les baleiniers et les navigateurs. Elle règne dans tout l'archipel de la Malaisie. Dans les *Indes néerlandaises*, à Batavia, la syphilis est répandue et bénigne pour les Européens. Il en est de même à Bornéo, à Sumatra et à Manille. Dans tous ces pays elle atteint cependant parfois une gravité très grande chez les indigènes et les Chinois.

Australie. La syphilis est rare à Sidney ; la blennorrhagie y est fréquente. Cette dernière a été communiquée aux femmes indigènes du cap York par les matelots d'un bâtiment de commerce. — Les Canaques de la *Nouvelle-Calédonie* ont aussi la blennorrhagie et la syphilis.

Nouvelle-Zélande. La syphilis y est de date récente. Elle est rare aux îles Fidji, presque inconnue à Tonga-Tabou (archipel des Amis), très répandue au contraire dans l'archipel des îles de la Société, à Taïti en particulier. Il en est de même à Noukahiva (Marquises), et surtout aux îles Sandwich[1].

1. On pourra consulter sur la Géographie des maladies vénériennes : G. Lagneau, *Recherches comparatives sur les maladies vénériennes dans les différentes contrées.* — Lancereaux, *Traité de la syphilis.* — Jullien, *Traité des maladies vénériennes.* — H. Rey, *De la syphilis suivant les races et les climats* (*Annales de Dermatologie et de Syphiliographie*, 2e série, t. Ier, n° 4, 1880), qui a complété ce qu'on avait dit avant lui et donné de nombreuses indications bibliographiques auxquelles je renvoie le lecteur. — Bergeron, *Rapport sur le travail du Dr G. Lagneau* (*Bulletin de l'Académie de médecine*, 1866-67) ; etc., etc.

SIXIÈME LEÇON

ÉTIOLOGIE DE LA SYPHILIS : SOURCES, TOPOGRAPHIE ET MODES DE SA CONTAGION. SYPHILIS EXPÉRIMENTALE OU INOCULÉE : INOCULATIONS ET RÉINOCULATIONS SYPHILITIQUES. — IMMUNITÉS. — INOCULATIONS MIXTES.

DÉFINITION DE LA SYPHILIS.

I. SOURCES DU VIRUS SYPHILITIQUE dans l'organisme. Le sang des syphilitiques, pendant les premières phases de la maladie, est virulent et inoculable.

Les sécrétions physiologiques, chez les sujets infectés, ne sont ni virulentes, ni inoculables.

Tous les liquides pathologiques provenant de lésions d'origine syphilitique, telles que le chancre primitif, les plaques muqueuses, et, en général, les éruptions cutanées et muqueuses, pendant les quatre ou cinq premières années de la syphilis, sont virulentes, inoculables et contagieuses.

Les lésions tertiaires tardives ne sont pas virulentes; mais il n'en est peut-être pas ainsi des lésions tertiaires précoces.

Les liquides pathologiques provenant, chez les sujets infectés, d'une lésion non syphilitique, passent pour ne pas être virulentes et contagieuses; mais, dans la pratique, il est prudent de ne pas se fier à leur innocuité : exemple, vaccin des syphilitiques.

II. TOPOGRAPHIE DE LA CONTAGION SYPHILITIQUE DANS L'ORGANISME. Ses principaux foyers : Foyer *génital*. — Foyer *anal*. — Foyer *buccal*. — Foyer *mammaire*.

III. MODES DE LA CONTAGION SYPHILITIQUE. — Classification des chancres infectants d'après leur provenance et leur topographie. Chancres *génitaux* et *extra-génitaux*. Prédominance de ces derniers chez la femme. — Chancres *mammaires*.

Syphilis des *souffleurs de verre*. — *Syphilis vaccinale :* divers modes de sa contagion — endo-épidémies vaccino-syphilitiques.

IV. SYPHILIS EXPÉRIMENTALE OU INOCULÉE. — Exposé des faits : *inoculations positives* de la sérosité chancreuse, du sang, du liquide des plaques muqueuses, du pus des syphilides pustuleuses.

Résumé des cas positifs de syphilis inoculée. — Le produit de l'inoculation, quelle que soit la provenance du virus, est toujours un chancre infectant. — Première incubation; deuxième incubation; — accidents consécutifs : ils sont en général bénins et superficiels, au moins dans les premières phases de la syphilis inoculée.

Immunité démontrée par les *réinoculations :* moment où elle commence. Est-elle permanente ou temporaire? — Pseudo-chancres de réinoculation syphilitique.

Inoculations mixtes du virus syphilitique associé au virus de la blennorrhagie, à celui du chancre simple et au virus vaccin.

MESSIEURS,

J'ai terminé les généralités que je désirais vous exposer sur les trois maladies vénériennes. Aujourd'hui vous êtes préparés à l'étude de chacune d'elles prise en particulier. Nous commencerons par la syphilis. Faut-il vous en donner une définition? Je pourrais m'en dispenser après le résumé pathologique que je vous en ai tracé dans une de mes leçons antérieures. Je vous propose cependant la suivante qui vous remettra en mémoire les traits les plus saillants de cette grande maladie :

On désigne sous le nom de syphilis une maladie virulente, contagieuse, inoculable, constitutionnelle et susceptible de se transmettre par hérédité; pouvant attaquer, pendant la durée indéfinie de son processus, tous les organes et tous les tissus de l'économie, en y faisant naître, à des époques diverses, des lésions multiples et variées, dont les trois types générateurs les plus spécifiques sont, dans l'ordre de l'évolution ordinaire, d'abord le chancre, puis la papule et enfin le tubercule et la gomme.

Comme la syphilis procède toujours de la pénétration dans l'économie du virus qui lui est propre, sous quelque nom et sous quelque forme que cette pénétration s'effectue, nous allons étudier d'abord toutes les circonstances qui se rattachent à ce fait.

I

Sources du virus syphilitique dans l'organisme. — *Liquides normaux de l'économie :* Le sang des syphilitiques, pendant les premières phases de l'évolution, contient en nature le virus, ce qui le rend inoculable et contagieux; il perd sa virulence à la longue et n'en conserve aucune trace dans les syphilis anciennes à accidents tertiaires. — Expérience de Pellizarri.

Les sécrétions physiologiques, chez les sujets infectés, ne contiennent pas de virus et ne sont pas susceptibles par elles-mêmes de transmettre la syphilis. Innocuité du lait, de la salive, de la sueur, du sperme.

Liquides pathologiques de l'économie : 1° *Liquides provenant d'une lésion d'origine syphilitique.* La sécrétion virulente du *chancre infectant* produit, à l'état de pureté, une lésion absolument semblable, comme nature sinon comme configuration, à celle qui l'a sécrété. — *Plaques muqueuses :* leur activité contagieuse. Elles produisent toujours, par contagion ou inoculation, non pas une plaque muqueuse, mais un chancre infectant, c'est-à-dire l'accident primitif. Il en est de même pour toutes les autres lésions syphilitiques contagieuses; elles produisent toujours un chancre.

A quelle époque les lésions syphilitiques cessent-elles d'être virulentes? Les lésions tertiaires tardives ne sont pas virulentes, mais il n'en est peut-être pas ainsi des lésions tertiaires précoces.

2° *Liquides pathologiques provenant, chez les sujets infectés, d'une lésion non syphilitique.* — Sont-ils ou ne sont-ils pas virulents? — Ils passent généralement pour ne pas l'être; mais dans la pratique il est prudent de ne point se fier à leur innocuité — *Liquide vaccinal des sujets infectés :* s'il n'est pas virulent au point de vue syphilitique, lorsqu'il est à l'état de pureté, on doit toujours le considérer comme tel et ne s'en servir dans aucun cas pour vacciner.

Résumé historique des idées qui ont régné sur la contagion de la syphilis.

En premier lieu recherchons quels sont les foyers où se concentre et où s'élabore le principe contagieux. Vous savez qu'il existe dans le sang. Or, comme le sang imbibe et nourrit tous les tissus et que les sécrétions normales ou pathologiques y puisent leurs matériaux, on serait tenté de croire, *à priori*, qu'il n'existe pas un point dans l'organisme qui ne soit souillé par le virus et capable de communiquer la maladie par contagion ou par inoculation. En raisonnant ainsi on ne s'écarte pas beaucoup de la vérité, surtout quand on s'en tient, dans ce jugement, aux premières phases de la maladie. Plus tard, au contraire, lorsqu'elle est devenue constitutionnelle ou tertiaire, ce virus qu'on rencontrait presque partout auparavant, disparaît, et les solides et les liquides normaux ou pathologiques deviennent incapables de transmettre la syphilis.

C'est à l'expérimentation que nous devons nos connaissances les plus précises sur les sources du virus syphilitique dans l'organisme. Je vais vous exposer sommairement les résultats qu'elle a donnés.

Au nombre des expériences les plus célèbres il faut placer celle que M. le professeur Pellizarri fit à Florence, le 6 février 1860.

MM. Gustave Bargioni, Henri Rosi et Henri Passigli se prêtèrent à l'inoculation. Le sang fut pris sur une femme de 25 ans, enceinte de 6 mois. Elle était en pleine évolution secondaire et présentait des papules muqueuses confluentes aux parties génitales et à l'anus. Toutes les précautions possibles furent prises pour que le sang seul de cette malade fût inoculé, sans mélange d'aucun autre liquide normal ou pathologique. La saignée fut pratiquée à la céphalique du bras droit en un point où la peau ne présentait pas la moindre trace de lésion spécifique. A peine extrait, le sang fut appliqué au moyen d'un plumasseau de charpie sur la partie supérieure et externe du bras gauche de M. Bargioni où l'on avait enlevé l'épiderme, et fait trois incisions transversales. Chez M. Rosi le sang au moment de l'application était déjà froid, et, quand le tour de M. Passigli arriva, il était coagulé. Quatre jours après la séance, toutes les traces de l'inoculation avaient disparu. Vingt-cinq jours après, le 3 mars, des papules apparurent sur le bras de M. Bargioni au point inoculé. Le 4, papules et squames; le 14, adénopathie axillaire. Le 4 avril (31e jour du chancre), roséole syphilitique. Chez les deux autres personnes l'inoculation fut négative.

C'est là un fait qui ne peut laisser aucun doute dans l'esprit. Le sang des syphilitiques, à une certaine période de l'évolution, contient en nature le virus, ce qui le rend inoculable et, par conséquent, contagieux. Que la contagion s'effectue souvent par son intermédiaire, c'est ce qui est peu probable. Mais je ne doute pas qu'elle n'ait lieu et j'en ai même observé un cas[1]. Croyez-vous, par exemple, que le sang

1. Voici ce cas : Un homme qui était resté à Paris pendant le siège prussien et avait envoyé sa femme en province, contracta, vers la fin de l'année 1870, un chancre syphilitique pour lequel il me consulta. Il eut ensuite une roséole érythémateuse, de-

menstruel d'une femme en pleine phase secondaire, ne pourrait pas communiquer un chancre si on avait des rapports avec elle, alors même qu'il n'existerait sur ses organes sexuels internes ou externes aucune trace de lésion syphilitique?

A quel moment le sang devient-il virulent et contagieux? à quel moment cesse-t-il de l'être? Nous ne pouvons rien dire de précis sur ce point. L'est-il pendant la période d'incubation qui précède le chancre? Pour répondre affirmativement on s'est fondé sur ce fait que l'enfant Manzone, un des vaccinifères de Rivalta, n'avait pas encore de chancre et n'était qu'au dixième jour de l'incubation, lorsque les pustules vaccinales fournirent le liquide mêlé de sang qui infecta les individus auxquels on l'inocula. Mais ne pourrait-on pas interpréter ce fait d'une autre façon? Au lieu d'y voir la preuve d'une viciation du sang avant l'accident primitif, ne serait-il pas plus rationnel d'admettre avec M. Rollet, que les pustules de cet enfant étaient syphilitiques, parce qu'elles contenaient le virus *non encore absorbé*, qui y avait été déposé lors de la vaccination? Nous ignorons si le sang est ou n'est pas contagieux pendant la durée de l'accident primitif. Ce dont nous sommes sûrs, c'est qu'il l'est pendant la période des plaques muqueuses et des accidents dits secondaires, sans pouvoir fixer toutefois la durée de cet état de choses. Enfin, il arrive un moment où le sang des syphilitiques ne donne aucun résultat à l'inoculation. C'est ce que démontrent les dix-sept expériences de M. Diday, faites avec du sang emprunté à un malade porteur de diverses périostoses

croûtes dans les cheveux, des adénopathies spécifiques, des plaques muqueuses gutturales, etc., etc. Je le soumis à un traitement hydrargyrique, et quand sa femme revint à Paris, vers la fin de février 1871, il n'existait plus aucune manifestation syphilitique sur la peau ni sur les muqueuses; l'induration chancreuse elle-même avait presque complètement disparu. Cet homme me demanda s'il pouvait cohabiter avec sa femme. Je lui énumérai tous les dangers auxquels il l'exposait et je lui fis observer que le sang lui-même était contagieux, et qu'il courrait risque d'infecter sa femme si, pendant les rapports sexuels, une écorchure laissait écouler quelques gouttes de sang.

J'étais loin de croire que le mode de contagion dont je faisais pressentir au malade la possibilité pour le rendre plus prudent, se réaliserait. C'est ce qui eut lieu cependant. Deux jours après avoir vu sa femme, cet homme vint, très alarmé, me dire que, pendant les rapports sexuels, il s'était écorché, et qu'il s'était écoulé du sang de cette écorchure. Je ne trouvai sur ses parties génitales aucune trace de plaques muqueuses ni d'une lésion syphilitique quelconque. Néanmoins, au bout de trois semaines, il me conduisit sa femme, chez laquelle je constatai, à l'entrée du vagin, l'existence d'un chancre syphilitique, qui fut suivi d'accidents consécutifs assez sérieux pour lesquels je l'ai traitée.

Il est évident, pour moi, que cette femme fut infectée par le sang de son mari, car j'ai la conviction, malgré les railleries auxquelles peut m'exposer ma crédulité, qu'elle n'avait eu de rapports qu'avec lui.

non suppurées. Dans toutes ces tentatives le résultat fut négatif. Je crois, toutefois, qu'il faut prendre en considération bien plus l'âge de la syphilis que la nature de ses lésions. Il existe des accidents vraiment tertiaires par leur nature, qui sont secondaires par leur date. Eh bien, il est probable que le sang reste contagieux et inoculable, malgré la précocité de ces lésions tertiaires, et qu'il l'est toujours, quelle que soit la modalité phénoménale, pendant les trois ou quatre premières années de la maladie constitutionnelle[1].

Les liquides physiologiques provenant d'une sécrétion normale chez les sujets infectés, ne possèdent point les propriétés contagieuses du sang pendant la phase virulente de la maladie, et ne sont pas susceptibles par eux-mêmes de transmettre la syphilis.

Examinons d'abord le *lait* qui est la plus importante de toutes les sécrétions au point de vue qui nous occupe. L'expérience a démontré d'une façon péremptoire, que le lait des femmes syphilitiques n'était pas inoculable. Les huit tentatives faites par M. Padova, en 1866, n'ont donné aucun résultat positif, malgré les modes variés d'inoculation qu'il a employés. M. Profeta est arrivé aux mêmes conclusions. Nous voilà déjà fondés à affirmer que le lait syphilitique, exempt de tout mélange avec le sang ou avec des liquides de sécrétion spécifique, ne peut jamais donner la syphilis lorsqu'il est inoculé. A plus forte raison doit-il en être ainsi lorsqu'il se trouve simplement en contact avec la peau ou avec les muqueuses, comme cela a lieu pendant l'allaitement. C'est en effet ce qui arrive, pourvu toutefois que les femmes contaminées n'aient aucune lésion syphilitique sur le mamelon. Des observations cliniques très précises ont été recueillies à ce sujet par MM. Profeta et Pellizarri. Chaque fois que les nourrices ont pris les précautions qui leur avaient été indiquées, elles ont pu allaiter impunément soit leurs propres enfants, soit des nourrissons étrangers et sains, sans leur communiquer la syphilis. Sur six enfants, cinq restèrent indemnes. Le sixième contracta un chancre au sourcil, parce que sa mère, l'ayant gardé auprès d'elle pendant la nuit, mit cette région en contact avec des plaques muqueuses qu'elle avait sur les

1. Il est infiniment probable que la lymphe est aussi bien et peut-être même plus que le sang, imprégnée de virus syphilitique pendant toute la période secondaire de la maladie. Comment n'en serait-il pas ainsi puisque les ganglions qui s'hyperplasient pendant la syphilis primitive et la syphilis secondaire sont autant de foyers où s'élabore et se multiplie le principe morbide? Ne sont-il pas avec le chancre les agents les plus actifs de l'intoxication? Si rationnelle que soit cette manière de voir, elle ne peut encore invoquer en sa faveur aucune preuve clinique ni expérimentale.

lèvres. On a prétendu que le lait ingéré était capable d'infecter l'organisme d'emblée, par sa seule absorption et sans produire préalablement la néoplasie primitive. Plusieurs auteurs et, entre autres, Melchior Robert, ont cité quelques observations de ce genre qui ne sont pas toutes dépourvues de valeur. En général, il faut se défier de ces syphilis qui se développent en l'absence de tout chancre infectant. La lésion initiale est si minime quelquefois, qu'elle peut bien échapper à l'examen même le plus minutieux. Nous en voyons des exemples tous les jours dans les contagions qui se font, suivant les modes les plus ordinaires, et nous ne nous croyons pas autorisés pour cela à conclure que l'intoxication s'est effectuée d'emblée et sans l'intermédiaire obligé de son accident primitif. On opposait aux partisans de l'empoisonnement par la seule absorption du lait syphilitique, l'impossibilité que le virus résistât à l'action destructive du suc gastrique pendant le travail digestif. Mais il faut renoncer à cet argument depuis que les expériences de M. Padova ont démontré que l'action du suc gastrique était insuffisante pour neutraliser le virus à la surface des lésions syphilitiques. Il est vrai que ce simple mélange n'est pas comparable de tous points à l'élaboration qui s'accomplit dans l'estomac pendant la digestion. Quoi qu'il en soit, il est admis aujourd'hui par presque tous les syphiliographes, que le lait des sujets infectés, lorsqu'il est à l'état de pureté, ne peut communiquer la syphilis, ni par son contact, ni par son inoculation, ni par son ingestion.

Il en est ainsi des autres liquides de sécrétion normale lorsqu'ils n'ont été souillés par aucun mélange virulent. Comme la syphilis se contracte souvent par la bouche et que les humeurs buccales servent de véhicule à la contagion, on supposait autrefois, avec quelque vraisemblance, que la salive pouvait transmettre la maladie. Mais il est surabondamment démontré que la salive à l'état de pureté n'est jamais virulente et qu'elle ne le devient que lorsqu'elle charrie les liquides morbides sécrétés par les lésions syphilitiques des lèvres, de la langue, des joues, des amygdales, du voile du palais ou des parties plus profondes de l'arrière-bouche ou des arrière-narines. M. Profeta, s'est inoculé sans succès, à plusieurs reprises, de la salive provenant de sujets syphilitiques en pleine période virulente, mais dont la muqueuse buccale était saine. Chez un de ses amis, l'inoculation faite avec de la salive provenant d'un malade affecté d'accidents tertiaires fut également négative. MM. Diday et Vidal ont inoculé des larmes de syphilitiques à des individus sains, sans rien obtenir. Sur la sueur nous n'avons pas d'expériences directes, mais il n'est pas douteux qu'elle possède la même inocuité que les autres sécrétions physiologiques.

Je vous ai dit dans une de mes leçons antérieures [1], que le sperme provenant de sujets syphilitiques n'était pas inoculable. A l'état de pureté, son contact avec les organes génitaux internes ou externes de la femme ne fait pas naître d'accident primitif. Donc, s'il est virulent, il ne l'est pas de la même manière que les produits syphilitiques provenant du chancre ou des plaques muqueuses, ou d'autres lésions de la période secondaire ; il ne l'est pas non plus comme le sang. Et pourtant il faut bien admettre qu'il est doué d'une virulence spéciale puisque le père peut, dans certaines conditions, procréer des enfants syphilitiques. « Le sperme, dit M. Rollet, contient, tout au plus en miniature les organes de l'être qu'il engendre, et ce n'est aussi qu'en miniature, sans doute, et sous une forme réduite, qu'il recèle les principes des maladies héréditaires. Le virus syphilitique peut donc exister matériellement dans cette humeur sans s'y trouver avec les mêmes caractères que dans les autres, c'est-à-dire qu'il peut y conserver son activité, mais en cessant d'être inoculable et transmissible à la manière ordinaire. » Est-il capable de contagionner aussi l'ovule, alors même qu'il ne le féconderait pas ? Cet ovule non fécondé, mais rendu virulent par le contact du sperme pourrait-il contagionner la femme ? Serait-ce ainsi que se produiraient les syphilis féminines sans accident primitif ? Ce sont là des hypothèses imaginées par M. Diday ; elles sont ingénieuses, mais ne reposent sur aucune donnée positive. Comment, d'ailleurs, le sperme qui n'est pas virulent à la manière ordinaire, créerait-il par son simple contact la virulence dans un ovule infécondé ? La seule syphilis d'emblée chez la femme, c'est-à-dire sans accident primitif, est celle qui lui vient du fœtus syphilitique par transmission paternelle. Et encore ce mode de contagion, quoique admis par un grand nombre de syphiliographes, est-il loin d'être indéniable.

De ce qui précède, il résulte : 1° que le sang des sujets syphilitiques contient du virus probablement à partir du début des accidents généraux, et qu'il en reste imprégné pendant les trois ou quatre premières années de la maladie constitutionnelle ; 2° qu'il perd sa virulence à la longue, et qu'il n'en conserve plus aucune trace dans les syphilis anciennes à accidents tertiaires ; 3° qu'aucun produit de sécrétions physiologiques, dans la phase secondaire ou dans la phase

1. Voyez p. 85-86.

tertiaire, n'est jamais, à l'état de pureté, ni inoculable ni contagieux.

Occupons-nous maintenant des liquides pathologiques chez les sujets atteints de syphilis. Ils proviennent de deux ordres de lésions : les unes sont une conséquence directe de la maladie et n'auraient jamais existé sans elle ; les autres se rattachent à des causes diverses internes ou externes qui lui sont étrangères.

Parmi les lésions d'origine syphilitique, le *chancre* est le premier en date et constitue le type sécréteur le plus complet et la source la plus abondante du virus. On le voit sourdre à sa surface, sous forme de gouttelettes transparentes, ambrées ou visqueuses, qui s'étalent et lui donnent un aspect vernissé. Ce liquide, qui contient très peu d'éléments figurés, est contagieux et inoculable au plus haut degré chez les sujets qui sont exempts de toute teinte syphilitique antérieure. Lorsqu'il est à l'état de pureté, c'est-à-dire sans mélange avec d'autres produits inoculables et contagieux comme lui, il donne naissance à une lésion absolument semblable comme nature, sinon comme configuration, à celle qui l'a sécrété. Le chancre syphilitique se transmet donc sous sa propre forme. La clinique en fournit tous les jours des preuves convaincantes, et je vous énumérerai tout à l'heure celles que nous devons à l'expérimentation.

Parmi les lésions d'origine syphilitique, les *plaques muqueuses* ou papules plates viennent en seconde ligne, comme date, après le chancre, et ne lui sont guère inférieures, si même elles le sont, ce qui est contestable, comme activité contagieuse. Le liquide qu'elles sécrètent est doué de propriétés virulentes qui le rendent à souhait inoculable et contagieux. Voilà un fait sur lequel il n'est plus permis aujourd'hui d'élever le moindre doute. Dès 1875 il était péremptoirement établi par les expériences de Wallace. Mais, en France, M. Ricord et son école s'obstinèrent longtemps à ne pas l'admettre, malgré la surabondance des preuves que leur fournissait l'observation clinique. Toutes les lésions syphilitiques qui se produisent pendant les trois ou quatre premières années de la maladie et peut-être même au delà, sont susceptibles de transmettre la syphilis par contagion ou inoculation, si elles sécrètent des produits morbides liquides. Il est probable aussi que les parties solides qui entrent dans leur structure sont douées des mêmes propriétés. Ce qu'il y a de remarquable dans la transmission des produits morbides provenant des lésions secondaires, c'est que le travail pathologique qu'ils suscitent sur le point contaminé ou inoculé, aboutit toujours à un chancre. Quelque diversité qu'il y ait comme forme, comme siège, comme date, dans les sources de la contagion syphilitique pendant la phase virulente de la maladie, sous quelque mode et en quelque lieu que se fasse la transmission, c'est toujours la néoplasie primitive, le chancre infectant qui en est la conséquence [1].

Il est extrêmement difficile de tracer une ligne de démarcation précise entre les lésions syphilitiques qui sont virulentes et celles qui ne le sont pas. Ce qui me paraît à peu près prouvé, c'est que les manifestations ultimes de la maladie ne peuvent se transmettre ni par la contagion, ni par l'inoculation. Le virus se tarit peu à peu et finit par disparaître. Les graves et profondes lésions de la syphilis tertiaire n'en contiennent pas. Sur ce point, comme sur les précédents, l'expérimentation et la clinique donnent des résultats qui sont concordants. Ainsi je ne crois pas qu'on ait jamais vu les horribles délabrements que la syphilis tertiaire produit sur les lèvres, à la voûte palatine, et dans la gorge, par exemple, transmettre la syphilis; tandis que la moindre petite plaque muqueuse, si les circonstances s'y prêtent, communiquera infailliblement un chancre. En 1878, M. Profeta a impunément inoculé la sécrétion d'un tubercule syphilitique. En 1865, M. Tanturri, de Naples, n'a pas mieux réussi avec les produits d'une énorme gomme sous-cutanée.

1. Ce point important de pathologie syphilitique a été surtout mis en lumière par MM. Langlebert et Rollet.

« Vers le milieu de l'année 1853, dit M. le docteur Langlebert, une jeune femme vint me consulter pour une syphilis constitutionnelle ; elle avait des plaques opalines et des ulcérations légères sur les amygdales. En 1854, je trouve sur ses grandes lèvres trois plaques muqueuses de la dimension d'une pièce de cinquante centimes. — La malade m'ayant demandé si elle pouvait les communiquer : « Non, lui répondis-je, vos boutons n'étant que des accidents secondaires ne sont pas contagieux. » Trois semaines après cette dernière consultation, un jeune homme entrait dans mon cabinet et me montrait sur le feuillet interne du prépuce, un chancre infectant caractéristique, et me rappelant les assurances données par moi à la malade précitée, m'accusait d'être la cause de son mal, car il jurait n'avoir vu d'autres femmes depuis plus de trois mois. Un tel fait n'a pas besoin de commentaires; il force la conviction (Langlebert, *Du chancre produit par la contagion des accidents secondaires de la syphilis*, p. 47. Paris, 1861). — Le 13 février 1856, l'habile syphiliographe que je viens de citer communiquait cet important résultat à la *Société médicale du Panthéon*. Et puis, en 1858, il exposait dans une publication les premiers faits confirmatifs de la découverte qu'il avait faite.

En 1859, M. Rollet publia dans les *Archives* un mémoire très remarquable où cette question est magistralement traitée, avec tous les développements pathologiques et toutes les preuves cliniques qu'elle comporte. Un pareil travail donne à la loi dont nous parlons une base inébranlable. Rollet : *Études cliniques sur le chancre produit par la contagion de la syphilis secondaire, et spécialement sur le chancre du menton et de la bouche. Archives générales de médecine*, 1859, tome Ier, p. 129, 306, 397.

Ces résultats sont trop positifs pour qu'on puisse les contester. Mais il ne faudrait pas cependant s'abandonner à une sécurité trop grande. Oui, ces lésions ne sont ni inoculables ni contagieuses, quand elles surviennent très tard, à une époque fort éloignée de l'accident primitif. Mais admettez qu'elles soient précoces, ce qui arrive quelquefois, par exemple dans les formes malignes de la maladie : croyez-vous qu'elles ne seraient pas dangereuses au point de vue de la transmission? Il y a donc là, comme je vous l'ai dit plusieurs fois, une question de date pour la virulence des lésions, plutôt peut-être qu'une question de forme et de processus.

Les opinions sont très divisées au sujet de la virulence et de la non-virulence des lésions qui se produisent chez les syphilitiques pendant la phase secondaire, mais qui n'émanent pas directement de la maladie. Supposons, par exemple, qu'il survienne chez eux un phlegmon suivi d'un abcès aigu, sur un point exempt de toute éruption spécifique; le pus de cet abcès sera-t-il ou ne sera-t-il pas contagieux et inoculable? Il est probable qu'il ne le sera point, s'il n'est pas mélangé avec du sang[1]. Voilà quelle est la réponse générale qu'il est permis de faire non seulement pour le pus des abcès aigus, mais pour celui de toute autre lésion de ce genre où il n'entre aucun élément spécifique. Parmi les expériences qui ont été tentées, on doit citer celles de MM. Rollet et Basset qui ont inoculé à plusieurs reprises, sans obtenir aucun résultat, des sujets vierges de syphilis, avec du muco-pus blennorrhagique qu'ils prenaient sur des sujets infectés. Ils avaient soin qu'il fût pur de tout mélange soit avec du sang, soit avec des liquides sécrétés par des plaques muqueuses ou des chancres. Des inoculations ont été faites par les mêmes observateurs avec du pus d'une chancrelle artificiellement produite chez des sujets syphilitiques. Les sujets non syphilitiques ainsi inoculés n'ont jamais eu qu'une chancrelle sans intoxication consécutive. M. Bidenkap n'a obtenu, comme eux, que des résultats négatifs. Est-il nécessaire de vous faire remarquer combien de pareilles tentatives sont dangereuses? Peut-on garantir qu'à la surface des muqueuses ou des plaies suppurantes il ne se fera pas une exsudation de sérosité sanguine ou un petit épanchement de sang, qui passeront inaperçus? Si donc on peut admettre théoriquement que de pareilles lésions, développées sans l'intervention de la syphilis, ne doivent pas

1. M. Diday ayant inoculé à une personne saine et exempte de toute syphilis actuelle ou antérieure, du pus puisé dans une pustule iodique survenue chez un syphilitique traité par l'iodure de potassium, n'obtint qu'un résultat négatif.

la communiquer, dans la pratique il est bon de s'en défier et de les tenir toujours pour suspectes. Dans bien des cas, il est vrai, de pareilles précautions sont inutiles, mais, dans d'autres, elles sont formellement indiquées. Ainsi vous fieriez-vous à des herpès, à des aphtes développés, chez des sujets syphilitiques, sur la muqueuse buccale ou sur la muqueuse génitale? Alors même que vous seriez intimement convaincus que de pareilles éruptions n'ont rien à voir avec les plaques muqueuses, ne les considéreriez-vous pas comme dangereuses, et n'interdiriez-vous pas leur contact avec des personnes non contaminées?

Ce que je viens de dire s'applique avec bien plus de force encore au liquide vaccinal dont la sécrétion s'est faite sur un terrain syphilitique en pleine période d'éruption secondaire. Je vous montrerai tout à l'heure quelle place considérable occupe la vaccination dans l'étiologie de la syphilis. C'était, il n'y a pas longtemps, une des questions les plus obscures et les plus embrouillées de la syphiliographie. Grâce aux remarquables travaux de M. Rollet et de M. Viennois, nous savons maintenant à quoi nous en tenir. Ici je ne veux m'occuper que des conditions qui président à la virulence ou à la non virulence du liquide contenu dans les pustules vaccinales d'un sujet syphilitique. Supposons que le liquide soit parfaitement pur, c'est-à-dire exempt de tous mélange avec le sang qui, lui, à cette période de la maladie, contient la contagium syphilitique. Eh bien, pourra-t-on l'inoculer impunément et n'obtenir que des pustules vaccinales légitimes, sur le vacciné sain, sans aucune néoplaisie primitive et, par conséquent, sans intoxication ultérieure? On serait tenté de répondre par l'affirmative en se basant sur l'innocuité prétendue des lésions dont la pathogénie chez les syphilitiques, n'a rien à démêler avec la maladie spécifique. Ici encore on a peut-être raison, du moins dans le domaine de la spéculation. Mais la confiance en des résultats aussi favorables serait-elle suffisamment justifiée, quand même on n'aurait pas eu à déplorer des cas de contagion syphilitique par le liquide vaccinal le plus limpide et le plus pur en apparence? Non, car la question est encore à l'étude et elle n'a pas fait un pas depuis des années. Du reste elle a beaucoup perdu de l'importance qu'on y attachait autrefois. Je crois, en effet, que maintenant on est unanime sur ce point, qu'il faut rejeter d'une manière absolue tout liquide vaccinal provenant d'un sujet syphilitique. Et puis avons-nous un réactif infaillible pour nous assurer que l'humeur vaccinale est ou n'est pas exempte de virus? Dès lors l'ombre d'un doute ne doit-elle pas suffire pour l'exclure rigoureusement de la pratique?

Pour résumer ce que je viens de vous dire sur les produits morbides qui se développent pendant la phase virulente de la syphilis, concluons : 1° que ceux qui procèdent d'une lésion syphilitique de nature secondaire ou tertiaire, dans les trois, quatre ou cinq premières années de la maladie sont contagieuses et inoculables ; 2° que ceux provenant d'une lésion d'ordre commun, s'ils ne sont pas virulents, peuvent très facilement le devenir par leur mélange avec le sang ; 3° que parmi eux, le liquide vaccinal, s'il n'est pas virulent au point de vue syphilitique lorsqu'il est à l'état de pureté, doit toujours être considéré comme tel et qu'il ne faut s'en servir dans aucun cas pour vacciner[1].

1. Il y a des syphiliographes qui supposent que le sang n'est point le seul véhicule du virus dans le liquide vaccinal. Ainsi MM. Blakeswel et Taylor attribuent ce rôle aux lamelles épidermiques, M. Carter aux leucocytes, M. Simonet à la lymphe. Ces hypothèses n'ont rien que de très rationnel, et, bien qu'elles ne reposent pas sur des faits précis, il est prudent de les admettre, parce qu'elles mettent en garde contre les dangers que peut faire courir l'inoculation du vaccin des syphilitiques.

On comprendra que je sois peu disposé à admettre la proposition suivante qui se trouve dans les Leçons de M. Henri Lee, sur *l'inoculation syphilitique :*

« *Il est bien évident, dit cet auteur, que la pure lymphe vaccinale produira seulement la maladie vaccinale, qu'elle soit prise sur un syphilitique ou sur un malade affecté de petite vérole.* » Rien n'est moins évident, selon moi. D'ailleurs quel est le critérium qui peut nous permettre d'affirmer que la lymphe vaccinale est pure ? — M. Lee raisonne en prenant pour base cette loi formulée par Hunter, que deux actions morbides ne peuvent marcher simultanément dans la même partie du corps et dans le même temps. Ce sont-là des aphorismes décevants et dont il faut se défier, surtout lorsqu'on considère les conséquences graves qu'ils pourraient avoir dans la pratique si on en faisait l'application. On invoque l'analogie ; mais c'est encore là un de ces arguments dont il ne faudrait pas abuser. M. Lee y a recours et il rapporte un cas dans lequel la vésicule vaccinale se développa chez une petite fille pendant l'incubation de la vraie fièvre varioleuse et cependant le produit de cette vésicule inoculé, deux jours avant la variole, à un autre enfant, ne fit pas naître chez lui la maladie vaccinale. « Or, dit M. Lee, comme le virus syphilitique n'est certainement pas plus contagieux que le virus varioleux, nous pouvons conclure que si le premier malade s'était trouvé sous l'influence de la syphilis en même temps que se développait la vésicule vaccinale, et si le fluide vaccinal avait été seulement pris de cette vésicule et inoculé sur l'autre malade, la maladie vaccinale seule lui aurait été communiquée. » — Je répondrai : c'est possible ; mais quel est aujourd'hui le praticien qui conseillerait de tenter l'aventure ? A une époque où on parle de rendre la vaccine obligatoire, on ne saurait trop insister sur les périls que feraient courir les sources impures où on puiserait le vaccin.

Henri Lee : *De l'inoculation syphilitique et de ses rapports avec la vaccination.* Leçons traduites par le docteur Émile Baudot, p. 83-86.

RÉSUMÉ HISTORIQUE DES IDÉES QUI ONT RÉGNÉ SUR LA CONTAGION DE LA SYPHILIS.

I

Je ne parlerai point de toutes les hypothèses étranges qu'on fit sur le développement de la syphilis, lors de son apparition. Quelques médecins contemporains de l'épidémie s'imaginèrent que la transmission de cette maladie pouvait avoir lieu à distance par l'intermédiaire de l'air ; mais une observation rigoureuse fit promptement justice de cette opinion qui n'eut jamais de partisans sérieux. On regardait plutôt, à cette époque, le

II

TOPOGRAPHIE DE LA CONTAGION SYPHILITIQUE DANS L'ORGANISME. — Principaux foyers de cette contagion sur la peau et sur les muqueuses.

Foyer génital : C'est le plus important. Il transmet la syphilis surtout par le chancre infectant, mais il la transmet aussi par les plaques muqueuses principalement chez les femmes.

Foyer anal : Par lui la transmission s'effectue de la femme à l'homme, et entre les individus du sexe masculin.

Foyer buccal : Il est très actif et fort dangereux chez les enfants atteints de syphilis héréditaire. Il occupe le second rang comme importance chez les adultes.

Foyer mammaire : Les seins reçoivent plus souvent la syphilis qu'ils ne la donnent.

Les lésions que je viens de vous signaler comme les sources les plus ordinaires du virus syphilitique ne se disséminent pas au hasard ni avec la même fréquence sur toutes les parties du corps. Elles ont pour certaines régions une préférence marquée, et elles s'y réunissent en foyers à peu près constants où vous serez sûrs de les toujours rencontrer. Aussi est-il nécessaire, après les avoir énumérées sans distinction de lieu, de décrire leur topographie dans l'organisme. Au premier

virus comme une humeur pathologique, une sorte de teinture qui, semblable à un poison, s'infiltrait au sein de l'économie et la viciait dans toutes ses parties constituantes (A. Benedictus). Aussi tout était tenu pour contagieux dans l'organisme des syphilitiques (N. Massa). On a vu que, sauf quelques restrictions, c'est aussi notre manière de voir, du moins quand il s'agit des accidents qui se développent pendant les quatre ou cinq premières années de la maladie constitutionnelle. D'après Astruc, toutes les humeurs pouvaient devenir virulentes : le lait, la salive, la sueur, la sanie séreuse, le pus, la semence et les autres humeurs séminales.

Hunter fut le premier qui s'éleva contre de pareilles idées. En se fondant sur les résultats de la réinoculation, il divisa les accidents syphilitiques en primitifs et secondaires. Les premiers seuls, pour lui, étaient contagieux. Cette erreur dangereuse a fait école et s'est perpétuée jusqu'à nos jours; mais elle est définitivement abandonnée. L'espèce de révolution que suscitèrent en syphiliographie les idées de Hunter ne détruisit pas complètement les saines doctrines, en matière de contagion, qui avaient eu cours avant l'apparition de son fameux Traité, en 1786. En Angleterre, B. Bell et Swédiaur; en France, Cullerier, Bosquillon, Delpech, Lallemand, continuèrent à considérer la syphilis comme virulente et contagieuse à toutes ses périodes. Hunter ne croyait pas à l'infection héréditaire ni à la transmission de la syphilis à la nourrice par l'enfant. Nisbett, Mahon et Bertin publièrent des mémoires ou des livres pour démontrer le contraire.

De 1831 à 1837, M. Ricord répéta les expériences de Hunter et il arriva comme lui à nier la contagion de la syphilis secondaire et du sang syphilitique. Mais il admit la transmission héréditaire, sans croire que la contagion de la syphilis héréditaire du nouveau-né à la nourrice fût possible. Cependant, à la même époque, l'expérimentation pratiquée par d'autres médecins donnait un flagrant démenti aux doctrines de Hunter et de Ricord. En 1835, Wallace démontrait par des expériences positives la contagion des plaques muqueuses et des éruptions syphilitiques pustuleuses, résultats qui furent confirmés par les inoculations que pratiquèrent Waller, Vidal, l'Anonyme du Palatinat, Rineker, Gibert, etc., etc. Tous ces expérimentateurs *inoculaient* des sujets vierges de

rang de ces foyers de virulence, chez les adultes, pendant la période active de la vie sexuelle, il faut placer les organes génitaux. C'est sur eux ou dans leur voisinage qu'on observe incomparablement le plus grand nombre de chancres syphilitiques. C'est par l'accident primitif surtout qu'ils sont dangereux. Plus tard, lorsque les accidents consécutifs se déterminent sous forme d'éruptions érythémateuses ou papuleuses sur les surfaces cutanées et muqueuses, les organes sexuels deviennent le siège de la lésion la plus contagieuse, après la néoplasie initiale. Cette lésion, c'est la plaque muqueuse. Mais à cet égard il y a une distinction à faire entre les deux sexes. Le foyer génital de la contagion syphilitique secondaire n'est ni aussi abondant ni aussi commun chez l'homme que chez la femme. J'en excepte cependant les cas dans lesquels le phimosis et la balano-posthite qui compliquent si souvent les chancres infectants chez l'homme, entretiennent sur les parois de la cavité glando-préputiale une irritation dont des poussées incessantes de plaques muqueuses sont la conséquence presque nécessaire. Au pourtour des organes génitaux rien n'est commun comme les éruptions papuleuses qui se transforment rapidement en plaques suintantes

syphilis avec des produits syphilitiques, tandis que Hunter et son école s'en tenaient à des *réinoculations* qui sont toujours négatives dans la syphilis.

II

Wallace et ceux qui marchèrent sur ses traces dans la voie de l'expérimentation laissèrent toujours planer une certaine obscurité sur la lésion que produisait l'inoculation des accidents secondaires. Dès 1844, Colles, au contraire, posait en principe « que, contrairement à l'opinion de Hunter, et conformément à celle de beaucoup d'auteurs, une affection syphilitique *secondaire* peut donner naissance à des symptômes primitifs chez une autre personne. » M. Langlebert, comme nous l'avons vu, démontra qu'elle *ne peut donner lieu,* quelle que soit sa nature, *qu'à l'accident primitif*, c'est-à-dire au chancre infectant. « Il n'est pas d'induration plus nettement accusée que celle qui occupe l'endroit contaminé par la communication de la syphilis par le produit des accidents secondaires, » avait dit Auzias Turenne, devant la Société médicale du Panthéon, le 14 novembre 1855. En 1858 et en 1859 parurent sur cette question les remarquables travaux de M. Rollet, dans lesquels il décrivit surtout deux grandes catégories de chancres syphilitiques, le *chancre céphalique* et le *chancre mammaire*, complètement méconnus auparavant, du moins en tant qu'accidents primitifs originaires de la contagion des lésions syphilitiques secondaires. Plus tard, en 1860 (Pluralité des maladies vénériennes), cet éminent syphiliographe compléta, par la détermination exacte du *chancre vaccino-syphilitique*, la série des chancres qui résultent le plus souvent de cette importante source de la contagion par les lésions secondaires. Les autres recherches du même auteur sur la *transmission de la syphilis entre nourrices et nourrissons au point de vue de la médecine légale* eurent encore pour résultat de ramener les esprits aux idées anciennement admises en matière de contagion, et c'est par l'ensemble de ces travaux que fut renoué le fil de la tradition interrompue depuis Hunter.

III

J'ai dit ce qu'on devait penser de la contagion des accidents tertiaires. Il y a de grandes probabilités pour qu'ils soient inoffensifs, à la condition toutefois d'être tardifs,

très dangereuses au point de vue de la contagion. Voilà donc une vaste région où s'élabore le virus pendant toute la durée de la syphilis primitive et ensuite plus tard dans la phase virulente des accidents consécutifs. Annexez aux organes génitaux, la région anale qui en est si voisine, et qui forme aussi un foyer dont la place pour être moindre dans topographie du contagium, n'en est pas moins fort importante. Les plaques muqueuses qui s'y développent sont d'une vie puissante et deviennent quelquefois d'énormes masses végétantes dont la surface laisse constamment suinter un liquide très contagieux. La transmission par ce foyer s'effectue surtout de la femme à l'homme, beaucoup plus que de l'homme à la femme, pour des raisons que vous devinerez aisément. La région génito-anale à tous les droits pour être mise au premier rang parmi les sources virulentes et c'est d'elle que procèdent presque toutes les syphilis vraiment vénériennes, c'est-à-dire contractées pendant l'exercice des fonctions génésiques.

Durant les premiers mois de la vie, chez les enfants atteints de syphilis héréditaire, le foyer le plus actif de la sécrétion virulente se trouve placé à l'autre extrémité du tube digestif, sur les lèvres,

car ceux qui sont précoces participent sans doute de la virulence propre à la période dite secondaire. — On s'est demandé si la syphilis à l'*état latent* était contagieuse. Nous ignorons encore si, pendant la période d'incubation, le virus syphilitique a suffisamment intoxiqué l'organisme pour lui permettre de transmettre la maladie par le sang ou autrement. On croit que le père et la mère, alors qu'ils sont guéris en apparence, dans l'intervalle des poussées, peuvent transmettre la syphilis au fœtus. L'enfant qui naît avec la syphilis héréditaire, mais qui ne présente aucune manifestation extérieure de la maladie, n'infecte pas, du moins en général, sa nourrice et les personnes saines qui sont en contact avec lui. Il passe pour inoffensif pendant cette sorte d'incubation dont la durée moyenne est de un ou deux mois après la naissance.

IV

La question de savoir si le lait des femmes syphilitiques est ou n'est pas contagieux a préoccupé tous les auteurs depuis le commencement du seizième siècle. Ainsi, en 1505, Catanée; en 1530, Fracastor; en 1536, Paracelse; en 1582, Nicolas Massa déclaraient nettement que la syphilis se transmettait aux nourrissons par le lait des femmes infectées. — Au dix-septième siècle, Eustache Rudius (1610) et Blagny (1647); au dix-huitième siècle, Astruc (1773) et Bell (1795), soutinrent la même opinion. — Mais, en 1788, Nisbett protesta contre elle ainsi que Fritze (1795) qui affirma que la transmission de la syphilis pendant l'allaitement ne pouvait s'effectuer qu'autant qu'il existait des lésions spécifiques sur les seins. Dans le dix-neuvième siècle, Mahon, Beaumès, Diday, Robert, Langlebert, Ricordi, Pfaite, Cerasi, croient que le lait des nourrices syphilitiques est virulent et contagieux. Il faut énumérer parmi ceux qui pensent le contraire : Bertin, Swediaur, Barbantini, Rollet, Pellizarri, Profeta, Geigel et Padova. Au nombre de ceux qui doutent nommons : Bumstead, Galligo, Belhomme et Martin, Davasse, Lancereaux et Scarenzio. — Je me range parmi eux, et je suis d'avis que dans le doute il serait indispensable de s'abstenir, à moins que l'enfant ne fût en imminence de mort prochaine si on ne lui donnait pas le lait d'une femme syphilitique et que, par un concours extraordinaire de circonstances, il fût impossible de lui trouver un autre aliment.

sur tous les points de la muqueuse buccale et de la gorge et de plus dans l'intérieur des narines qui sécrètent en abondance un liquide mucoso-purulent, donc des mêmes propriétés contagieuses que celui des plaques muqueuses puisqu'il provient de la même cause. — La région bucco-nasale est à cet âge l'équivalent de la région génito-anale chez l'adulte. L'immense majorité des syphilis transmises des nourrissons aux nourrices le sont par cette voie. On cite bien quelques cas dans lesquels ces petits êtres ont infecté ceux qui leur donnaient des soins, avec des lésions cutanées suintantes situées sur d'autres parties du corps et en particulier sur les fesses; mais ils sont insignifiants comme nombre si on les compare à ceux où la contagion provenait de la bouche ou des narines.

Chez les adultes, cette région occupe le second rang comme importance dans les sources de la contagion syphilitique. A partir du troisième mois de l'intoxication jusqu'à la troisième, la quatrième et même la cinquième année, il y a bien peu de malades qui ne soient atteints de nombreuses poussées de plaques sur les lèvres, sur la langue, sur différents points de la muqueuse buccale, et principalement sur l'isthme du gosier. Or, toutes ces plaques, même les plus minimes, les plus superficielles, les plus fugaces, sécrètent un liquide contagieux qui se mêle à la salive et lui communique des propriétés virulentes. Contrairement à ce qui a lieu pour la région génito-anale, ici c'est l'homme qui est plus dangereux que la femme, car chez lui les syphilides virulentes bucco-gutturtales sont beaucoup plus communes et récidivent bien plus fréquemment que dans l'autre sexe. On voyait autrefois, dans la transmission de la syphilis par la bouche, les preuves d'un libertinage raffiné. Rien n'est moins exact, et la plupart du temps c'est d'une façon fort innocente et même indirectement, par l'intermédiaire d'ustensiles de ménage ou d'instruments de travail, que s'effectue la contagion.

Un autre foyer virulent, bien inférieur à ceux qui précèdent, mais dont le rôle longtemps méconnu ou faussement interprété a été mis dans son vrai jour depuis plusieurs années, c'est la région mammaire. Le mamelon qui, pendant l'allaitement, se trouve en contact si intime avec la bouche du nourrisson, est placé dans les conditions les plus favorables à recevoir la transmission. C'est là l'origine la plus commune du chancre mammaire. Quant aux plaques muqueuses, elles y sont relativement rares; aussi le nourrisson risque-t-il beaucoup moins d'être infecté par les lésions secondaires du sein de sa nourrice, que la nourrice par celles de la bouche de son nourrisson. M. Rollet fait donc remarquer avec raison que la nourrice communique peut-être plus souvent la maladie au nourrisson, par les rapports directs de bouche à bouche, ou indirects, c'est-à-dire en le lavant avec sa salive, en lui donnant à boire ou à manger avec des ustensiles de ménage dont elle vient de se servir elle-même, que par l'allaitement. Quoi qu'il en soit, ne perdez pas de vue ce foyer, bien qu'il reçoive la maladie plus qu'il ne la donne, car, dans la pratique, vous aurez souvent l'occasion de l'observer sous ces deux aspects de l'étiologie syphilitique.

Tels sont les points de l'organisme où les lésions virulentes se développent pour ainsi dire systématiquement. N'est-ce pas une fatalité singulière que ce soient précisément ceux qui établissent entre les individus les rapports de contact les plus intimes et les plus fréquents dans le commerce ordinaire de la vie? Cherchez ailleurs et vous n'en trouverez pas qui puissent leur être comparés. En eux se résume la topographie de la contagion dans l'organisme. Elle y atteint la plénitude de son activité. Sans doute, on voit souvent la transmission se produire par l'intermédiaire des doigts; mais ce n'est qu'accidentellement et dans certaines professions. Il n'y a point sur ces organes de ces déterminations fixes qu'on peut prévoir et dont la virulence pendant de longues années ne fait jamais défaut.

III

Modes de la contagion syphilitique. — Circonstances qui la favorisent et la font naître. — Rôle protecteur de l'épiderme et des épithéliums; nécessité d'un *foramen contagiosum* des couches épidermo-épithéliales.

Classification des chancres infectants d'après leur provenance et leur topographie. 1° Chancres *génitaux;* chancres *génito-buccaux* et *bucco-génitaux;* chancres *ano-génitaux* et *génito-anaux.* — 2° Chancres *extra-génitaux :* ils sont beaucoup plus communs chez la femme que chez l'homme. A. chancres *buccaux* ou *labiaux ;* chancres *ano-buccaux* et *bucco-anaux ;* B. chancres *bucco-mammaires* et *mammaires-buccaux;* C. chancres *digitaux.*

Syphilis des souffleurs de verre : De la contagion syphilitique médiate. — Des parasites comme agents de contagion.

Syphilis vaccinale : Des divers modes de la contagion dans la syphilis vaccinale. — Elle peut provenir 1° du vaccinifère ; 2° du vacciné ; 3° du vaccinateur. — Vaccin en plaques ou en tubes teinté de sang. L'activité du virus syphilitique persiste longtemps après sa séparation de l'organisme qui l'a créé. — *Endo-épidémies vaccino-syphilitiques.*

Cas curieux de contagion syphilitique.

Pour compléter et pour terminer ce que j'ai à vous dire de la contagion syphilitique, il me reste maintenant, après vous avoir décrit ses sources et sa topographie, à vous parler de ses modes et des circonstances qui la favorisent ou la font naître. Il ne suffit pas que le virus soit déposé à la surface de la peau et des muqueuses pour que l'endroit souillé devienne le siège d'un chancre infectant. Si l'épiderme ou l'épithélium sont sains et intacts, aucune action morbide ne sera suscitée, et la contagion ne se produira point. Ce sont ces enduits qui forment le véritable obstacle à l'infection. C'est une erreur de croire, comme on le faisait autrefois, que l'échauffement des surfaces, leur congestion vasculaire, leur éréthisme nerveux, constituent des conditions nécessaires à la contagion. Il est inutile d'invoquer ici une action physiologique mystérieuse. La réceptivité n'est point liée à l'exercice fonctionnel de tel ou tel organe ; elle est subordonnée à son état d'intégrité. Tant que son vernis épidermique ne sera ni déchiré, ni éraillé, ni aminci outre mesure, *le virus* n'aura aucune prise sur lui ; mais, tout en admettant que la formation d'un *foramen contagiosum* est indispensable pour que la matière virulente pénètre dans l'économie, ne croyez pas qu'il vous sera toujours facile, ou même possible, de découvrir cette porte d'entrée. Maintes fois elle est imperceptible, microscopique et échappe à toute investigation. Il n'en faut pas moins supposer son existence, car on voit, dans un grand nombre de faits, que plusieurs points du corps étant également souillés, à la même époque, par le liquide virulent, ceux-là seuls où il y a des éraillures ou autres solutions de continuité deviennent contaminés. Cela posé, vous pouvez mettre au nombre des circonstances propres à la contagion tous les actes physiologiques, morbides ou traumatiques qui auront pour résultat de ramollir, de distendre, d'amincir, etc., les enduits épidermiques et épithéliaux.

Quoique des trois maladies vénériennes, la syphilis soit celle qui mérite le moins cette qualification, cependant c'est par les rapports sexuels que s'effectue le plus habituellement sa contagion directe. C'est donc là de beaucoup le mode prédominant, surtout chez l'homme. Et quand je dis rapports sexuels, je les prends, non seulement dans leur exercice normal et régulier, mais aussi dans toutes les aberrations auxquelles les entraînent l'instinct génésique perverti et la pratique du libertinage. Il est inutile, je pense, de m'étendre sur ce genre d'étiologie : vous me comprenez suffisamment. Mais nous pouvons classer, d'après les sources de la contagion, les chancres syphilitiques qui se développent sur les organes sexuels. Ainsi nous trouvons : 1° les *chancres génitaux* proprement dits, c'est-à-dire ceux qui, transmis ou reçus, restent confinés dans cette région ; 2° les *chancres génito-buccaux* et *bucco-génitaux*, qui ont leur point de départ tantôt à la bouche et tantôt aux organes génitaux. Ils ont à peu près la même fréquence dans les deux sexes; 3° les *chancres ano-génitaux*, que les organes génitaux contractent dans leurs rapports avec l'anus. On ne les rencontre que chez l'homme; les femmes en sont exemptes, car, par suite de leur conformation, leurs parties sexuelles ne peuvent pas se mettre en contact avec la région anale de l'un ou de l'autre sexe; 4° Les *chancres génito-anaux*, communiqués à l'anus par les parties génitales. Ce sont des chancres que la femme reçoit, mais qu'elle ne donne pas. On les observe très fréquemment chez elle. Ils résultent chez l'homme, comme les précédents, des pratiques de la pédérastie. — A ces chancres, qui sont immédiats ou directs, il faut ajouter tous ceux qui peuvent résulter du contact fortuit des parties de la génération avec des objets inertes ou des organes souillés par le virus syphilitique, tels que linges ou autres pièces de pansement, canules d'irrigateurs, spéculums, instruments de chirurgie, toucher ou attouchements avec les doigts, etc., etc.

La syphilis débute chez la femme, comme chez l'homme, par un chancre syphilitique, sauf dans quelques cas exceptionnels dont je vous parlerai tout à l'heure. La doctrine contraire n'a jamais été sérieusement soutenue. Le raisonnement suffirait à lui seul pour en faire justice. Pourquoi, en effet, la syphilis serait-elle gouvernée chez la femme par d'autres lois que chez l'homme? Est-ce que l'organisme n'est pas fondamentalement le même dans les deux sexes? Les autres maladies virulentes, aiguës ou chroniques, se comportent-elles autrement chez la femme que chez l'homme? Au surplus, l'observation de tous les jours prouve qu'on peut parvenir à découvrir le chancre syphilitique féminin quand on se donne la peine de le chercher. Mais il est indispensable pour y arriver d'explorer toutes les régions du corps, car chez la femme le chancre est extra-génital bien plus souvent que chez l'homme : 100 chancres génitaux contre 25 extra-génitaux (Clerc et Carrier); — 100 chancres des parties sexuelles contre 16 situés en dehors de ces régions (A. Fournier). Chez l'homme, au contraire, les chancres extra-génitaux ne sont, par rapport aux chancres des parties génitales, que dans la proportion 5 à 6 contre 94 ou 95 environ. La raison de cette fréquence relative du chancre extra-génital chez la femme est facile à trouver. N'existe-t-il pas, en effet, pour la contagion dans le sexe féminin, des voies qui ne lui sont pas ouvertes ou qui ne s'ouvrent qu'exceptionnellement chez nous? De ces voies de contagion, trois surtout sont à signaler : le sein, l'anus et les régions péri-génitales.

Quant aux chancres de la bouche et de l'isthme du gosier, leur proportion m'a semblé à peu de chose près la même dans les deux sexes. Il n'est pas nécessaire que le virus soit directement appliqué sur l'endroit qui deviendra le siège du chancre pour que la contagion s'effectue. La salive lui sert de véhicule, et c'est ce qui explique pourquoi l'on observe chez l'homme l'accident primitif sur les amygdales ou sur d'autres points de l'isthme. Chez la femme, ils peuvent résulter du contact immédiat de la partie contaminée avec l'organe (pénis) atteint de chancres ou de plaques muqueuses. En classant les chancres syphilitiques buccaux, d'après la source de la contagion, on trouve : 1° les chancres *buccaux ou labiaux*, qui résultent des rapports de bouche à bouche entre individus de même sexe, surtout chez la femme, ou entre individus de sexe différent, ce qui est le mode le plus commun ; 2° les chancres *génito-buccaux* et *bucco-génitaux* dont j'ai parlé précédemment ; 3° les chancres *buccaux*, *anaux* et *ano-buccaux*, dans les deux sexes ; 4° les chancres *buccaux* communiqués à n'importe quelle partie du corps par le contact des lèvres ou de la langue ; 5° enfin les chancres *bucco-mammaires* et *mammaires-buccaux*, qui forment une catégorie très importante. C'est un mode de contagion presque spécial à la femme et qui se produit pendant l'allaitement. On a observé cependant aussi des chancres au mamelon chez l'homme, qui avaient été communiqués par des lèvres de femmes infectées. Ce sont des cas très exceptionnels. Il est rare que le chancre syphilitique au mamelon, chez la femme, ait une autre origine que l'allaitement. D'où qu'il vienne, il est toujours un agent actif de la contagion dans cet acte, et voici comment : supposons qu'une nourrice à qui son nourrisson habituel a communiqué un chancre syphilitique mammaire, donne par occasion le sein à un nourrisson étranger ; le fait se voit très souvent. Qu'en résultera-t-il ? Ce nourrisson étranger contractera un chancre buccal et le communiquera au sein de sa nourrice habituelle, laquelle pourra contagionner d'autres enfants, grâce à l'habitude qu'ont les nourrices de se prêter mutuellement leurs nourrissons. Si la nourrice infectée est la mère du nourrisson, elle contractera elle-même la maladie, car celle-ci n'est pas une syphilis héréditaire, c'est-à-dire la seule qui crée une immunité en faveur des mères-nourrices. De cette façon, la loi de Colles, dont je vous ai parlé dans mes leçons sur la pathologie générale des maladies vénériennes, paraîtra se trouver en défaut. Il en est de même lorsque le nourrisson contracte la maladie par la vaccination ; il peut communiquer à sa mère cette syphilis acquise. Là encore ce serait une erreur de croire que de pareils faits infligent un démenti à la loi de Colles, puisqu'il ne s'agit point de la syphilis héréditaire. M. Amilcare Ricordi, dans son excellent travail : *Sifilide da Allattamento*, 1865, regarde la loi de Colles comme très générale, et ne lui trouve qu'une seule exception qui, du reste, n'est qu'hypothétique et n'a pas été prouvée par des faits : c'est lorsque l'enfant, syphilitique héréditairement du chef paternel, n'a pas infecté sa mère pendant la gestation, et pourrait plus tard l'infecter pendant l'allaitement. La syphilis infantile étant beaucoup plus fréquente que les lésions syphilitiques primitives ou secondaires du sein, c'est surtout la femme qui court le plus de risques dans l'allaitement. Aussi en voit-on un grand nombre qui sont infectées par leurs nourrissons. Remarquez que toutes les circonstances les plus favorables à la contagion se trouvent réunies dans l'acte que nous étudions : d'abord l'enfant est dangereux par le jetage nasal et par les plaques muqueuses de la bouche ; puis il est en contact répété et prolongé avec le sein ; il humecte de sa salive virulente des parties érectiles et d'une structure délicate, qui sont exposées aux gerçures, aux excoriations, aux fissures, etc. Pressions, tiraillements, aspirations, frottements répétés, voilà ce qu'ont à subir au plus haut degré les organes mis en jeu par l'allaitement. Aussi combien peu de nourrices échappent à l'infection, lorsqu'elles allaitent pendant un certain temps des nourrissons syphilitiques ! Cette syphilis, dont je viens d'indiquer l'origine et les modes de contagion, est presque fatalement condamnée à sortir de sa sphère habituelle et à se transmettre à des personnes étrangères, au mari de la nourrice, à ses enfants, à ceux du voisinage, aux personnes chargées de veiller sur ces enfants. Il en résulte de vrais foyers endo-épidémiques, semblables à ceux dont le pian de Nérac nous offre un exemple. Le même processus d'infection a été observé à différents degrés dans d'autres endo-épidémies, à Rivalta, à Lupara, à Bergame, à Casorezzo, à Uboldo, à Marcallo, etc.

Parmi les chancres syphilitiques bucco-mammaires il faut citer ceux qui résultent de la *succion du sein par un adulte*. Cette pratique, en usage surtout dans les campagnes, a pour but de *dégorger le sein des nourrices* ou de *faire le mamelon* des nouvelles accouchées. Ce sont des femmes adultes qui exercent cette profession. Lorsque l'une d'elles est affectée de syphilis buccale, elle ne peut manquer d'infecter ses clientes qui à leur tour contagionnent d'autres sujets. M. Rollet a cité un cas de ce genre. Il y en a un des plus intéressants dans le mémoire du docteur F. Bourgogne intitulé : *Considérations générales sur la contagion de la maladie vénérienne des enfants trouvés à leurs nourrices, suivies de la relation d'une affection syphilitique communiquée à plusieurs femmes par la succion des seins.* (Lille, 1825.)

Les chancres syphilitiques des lèvres, de la langue et des amygdales ou de l'isthme sont fréquemment transmis à ces parties par l'intermédiaire d'objets inanimés, surtout par des ustensiles de ménage, cuillers, fourchettes, verres, etc. Recommandez donc toujours à vos malades atteints de plaques muqueuses labiales ou linguales de faire grande attention à ne pas contagionner par ce procédé les personnes qui les entourent. Faites-leur sentir la nécessité de se servir d'ustensiles exclusivement consacrés à leur usage. J'ai vu un chancre labial produit à la lèvre supérieure par la coupure d'un rasoir. Les cas d'infection par les pipes sont très communs. Mais parmi les syphilis transmises à la bouche par l'intermédiaire de corps inertes il n'en est pas qui mérite d'être étudiée plus sérieusement que celle des ouvriers verriers. C'est à M. Rollet que revient le mérite d'avoir observé et décrit le premier, en 1858, la source importante de contagion syphilitique qui résulte du *soufflage du verre*. Les ouvriers qui exercent cette profession forment une série de trois et soufflent alternativement et sans intervalle dans un long tube de fer ayant la forme d'une queue de billard, qu'on appelle la *canne*. Le premier qui prend la canne est un enfant ou un tout jeune homme. On l'appelle le *gamin*. Il retire du four la canne chargée de verre en fusion et il y souffle quelquefois, mais pas toujours. Le second est plus âgé, c'est le *grand garçon*. Il donne au verre par l'insufflation la forme d'une ovoïde allongée et passe ensuite la canne au troisième souffleur, l'*ouvrier*, homme d'âge mûr qui imprime au verre sa forme définitive. La canne est ensuite reprise par le gamin et l'opération que nous avons décrite sommairement recommence. L'infection syphilitique peut donc se faire avec la plus grande facilité entre ces trois individus, abouchés à tour de rôle au même instrument qu'ils passent sur leurs lèvres, qu'ils humectent de salive, qu'ils font tourner en soufflant et dont l'embouchure est souvent rugueuse. Il suffit que l'un des trois ouvriers soit malade pour qu'il transmette la syphilis aux deux autres. Mais l'agent le plus ordinaire de la contagion c'est le grand garçon, son âge et ses habitudes l'exposant le plus à contracter la syphilis par les voies ordinaires. Ce mode de contagion, observé par M. Rollet sur des ouvriers appartenant aux importantes usines verrières de Rive-de-Gier, a sévi aussi dans d'autres centres industriels, et il a été fréquemment la cause d'endo-épidémies syphilitiques qui ont atteint un grand nombre d'individus, car la syphilis ne tarde pas à sortir de l'usine pour entrer dans les ménages et s'étendre non seulement à la femme, mais encore aux enfants et quelquefois plus loin [1].

Je vous ai dit que la syphilis avait fréquemment les doigts pour agents de transmission ou de réception. Les médecins et les sages-femmes sont exposés à la contracter par le toucher quand les précau-

1. SYPHILIS DES SOUFFLEURS DE VERRE. — Depuis quinze ans, époque à laquelle on a adopté, à Rive-de-Gier, chez MM. Richarme frères et Boichot, les fours Siemens, chauffés au gaz pour maintenir constamment le verre en fusion dans un seul et immense bassin qui a remplacé les anciens creusets, l'industrie verrière, déjà si florissante dans cette région, a pris un développement considérable. On distingue trois opérations dans la fabrication d'une bouteille : 1° le cueillage du verre fondu, au bout de la canne; 2° l'allongement du *cueillage*, le *moulage* ou la *paraison;* 3° le *soufflage* de la boule de verre. L'ouvrier qui est payé aux pièces, arrive, malgré la chaleur qui l'entoure, à souffler et à mouler soixante-quinze à quatre-vingt-cinq bouteilles à l'heure. Ce genre de travail expose à des accidents divers dont les principaux se localisent dans les yeux et dans la cavité buccale : ainsi l'éclat de la lumière blanche fatigue la vue et la cataracte s'observe plus fréquemment et plutôt chez les verriers que chez les forgerons. La compression de l'air dans la bouche, pendant le soufflage, provoque sur toute la muqueuse de cette cavité une inflammation chronique qui se concentre principalement vers la paroi médiane et supérieure des joues; elle consiste en plaques psoriasiques d'un blanc d'argent mat qu'on peut appeler professionnelles, parce qu'elles ne s'observent que chez les verriers, particulièrement chez les bouteillers qui remplissent depuis plusieurs années le rôle de *grand garçon* et d'*ouvrier*. Ces plaques psoriasiques, qu'il ne faut pas confondre avec les plaques syphilitiques, atteignent parfois la largeur d'une pièce de 5 francs et s'étendent du repli supérieur au repli inférieur des gencives, autour et au-dessus de l'ouverture du canal de Sténon. L'embouchure de ce dernier devient rouge et turgescente ; son sphincter cède quelquefois à la pression de l'air et le canal salivaire se dilate dans toute son étendue jusqu'à la parotide. Les joues perdent leur ressort et deviennent *cassées*, comme disent les ouvriers. Enfin, sur les lèvres il se produit aussi une lésion professionnelle par le frottement de la canne; c'est un durillon épithélial comparable aux durillons épidermiques des ouvriers ajusteurs qui manient le burin, par exemple. Toutes ces lésions ont été très bien décrites par M. le docteur Guinand qui vient de faire paraître récemment un excellent travail sur la *Syphilis des verriers* (G. Masson, édit., 1881). La société nationale de Lyon s'est livrée à une discussion fort instructive sur ce mémoire ; MM. Diday et Rollet ont prononcé d'importants discours. Grâce à tous ces travaux la question de la syphilis des verriers est aujourd'hui élucidée : nous avons dit que c'était à M. Rollet qu'appartenait le mérite de l'avoir le premier décrite en 1859.

La première épidémie eut lieu en 1862 dans l'usine Lanoir de Rive-de-Gier : un *grand garçon*, porteur de plaques muqueuses aux lèvres, communiqua le virus à trois *ouvriers* et à un autre *grand garçon*, lesquels, sans se douter de leur mal, devinrent le point de départ de nouveaux foyers d'infection. Il y eut environ vingt victimes parmi lesquelles plusieurs pères de famille qui transmirent la syphilis à leurs femmes et à leurs enfants. — En 1863, une petite épidémie semblable se produisit à Faymoreau en Vendée. Une troisième épidémie très bien décrite par M. le docteur Dechaux, en 1867, eut lieu à Montluçon. Les suites graves se prolongèrent pendant plusieurs années. Le porteur du contage recélait, paraît-il, le virus dans les fosses nasales. Il avait infecté déjà plusieurs de ses collègues à Chagny, à Blanzy, à Meaux et à Châlon. C'est en soufflant et en préparant la bouteille tantôt pour l'un, tantôt pour l'autre, qu'il sema le germe de l'épidémie. Douze à quinze hommes furent atteints, cinq à six femmes, plusieurs enfants, quatre nouveau-

tions convenables ne sont pas prises pour l'éviter. Dans le mal de Sainte-Euphémie, le point de départ de l'épidémie syphilitique fut une pustule survenue au doigt index d'une accoucheuse. Une autre épidémie observée à Limoges et décrite par M. le docteur Bardinet, fut produite par le même mode de contagion.

nés et trois ou quatre fœtus, soit plus de trente victimes. Cette épidémie qui commença en 1866, sévit toute l'année 1867, récidiva en 1868 et elle n'était pas encore terminée le 25 juin 1869. Beaucoup de cas isolés ou de petits foyers syphilitiques moins graves que les précédents ont été observés dans les différentes usines de France et surtout à Rive-de-Gier. Aussi s'est-on préoccupé longtemps de la question prophylactique. Grâce à l'initiative de M. Diday, en 1862, à la suite de l'épidémie survenue dans l'usine Lanoir, la *visite périodique* fut la première mesure de prophylaxie demandée par les ouvriers, conseillée par l'administration et employée par les patrons contre la propagation de la syphilis des verriers. La même année, M. le docteur Chassagny proposa un moyen de prophylaxie, qui consistait à placer, entre la canne à souffler et la bouche de l'ouvrier, un intermédiaire, un *embout*, dont chaque souffleur serait muni et qui lui servirait exclusivement. Mais les ouvriers qui avaient paru d'abord l'accepter avec le plus d'enthousiasme cessèrent bientôt de s'en servir, parce qu'il ralentissait leur travail. Aussi cette invention simple et ingénieuse n'a-t-elle eu aucun résultat pratique. La visite mensuelle régulière des ouvriers paraît suffisante à M. Guinand, quand elle est appuyée de la contre-visite rigoureuse de tous les nouveaux arrivants. Elle doit porter sur la bouche et les parties génitales, etc. La visite partielle et accidentelle est insuffisante. Pendant combien de temps faut-il suspendre le travail d'un souffleur syphilitique? Il est difficile de fixer un délai invariable. Celui de *deux* ou *trois* mois proposé par M. Dechaux est trop court; il fait remarquer du reste que ce délai n'est pas sans éventualités. Si un souffleur ne doit pas être visité fréquemment, il serait imprudent, d'après M. Guinand, de l'autoriser à reprendre son travail avant *huit* à *douze* mois. M. Dron pense que les visites ne peuvent pas être assez rapprochées pour faire éviter la contagion; que chez des femmes publiques, par exemple, des accidents se développent entre deux examens et que, pour être à l'abri de la contagion, il faudrait expulser les ouvriers syphilitiques. Sur la proposition de M. Diday, la Société nationale de médecine de Lyon, présidée par M. Rollet, émit dans la séance du 30 novembre 1880, le vœu suivant : 1° *Que les visites périodiques régulières des ouvriers verriers employés au soufflage soient instituées dans toutes les usines où l'on fabrique le verre ;* 2° *Que les ouvriers souffleurs, syphilitiques ou ayant eu la syphilis, ne soient plus admis à travailler sans faire usage de l'embout inventé par M. Chassagny, au moyen duquel la contagion entre compagnons de soufflage est sûrement évitée.*

Ce ne sont pas seulement des chancres labiaux qu'on observe chez les ouvriers verriers. M. Rollet leur en a trouvé plusieurs fois sur les amygdales, la salive ayant entraîné jusque-là le principe contagieux pendant la déglutition. Il y a donc chez ces ouvriers les chancres des lèvres, ceux des commissures labiales et ceux des amygdales. Chose curieuse cependant ! malgré les gerçures, les fendillements répétés, le psoriasis chronique avec plaque épithéliale desquamative de la face interne des joues, au pourtour de l'orifice du canal de Sténon, malgré toutes ces conditions favorables à l'implantation du principe contagieux, jamais on n'a observé de chancres dans cette région. M. Guinand, a décrit les plaques professionnelles des ouvriers sous le nom de *plaques opalines*. C'est une épithète consacrée pour désigner les plaques syphilitiques de la cavité buccale; elle pourrait donc prêter à une confusion fâcheuse. Les plaques géniennes professionnelles rappellent par leur aspect l'argent mat, l'argent bruni, la cautérisation récente au nitrate d'argent, tandis que les lésions muqueuses syphilitiques présentent la même opalinité que la vessie natatoire des poissons.

Les opérations chirurgicales doivent aussi trouver place parmi les agents de l'infection-syphilitique. Qu'il me suffise de vous signaler l'application de ventouses qui amenèrent la *maladie de Brun*, la transplantation des dents, opération aujourd'hui inusitée, mais en grande faveur à Londres, au siècle dernier, le cathétérisme de la trompe d'Eustache, la circoncision, surtout quand l'opérateur qui avait coupé le prépuce exerçait la succion sur l'organe saignant. — Si on ne prenait pas les soins de propreté convenables, rien ne serait plus aisé que de transmettre la syphilis avec le laryngoscope, le spéculum, le bistouri, la lancette, les serre-fines, les pinces, les pièces d'appareils, les linges de pansement, etc., etc.

Pendant longtemps on a considéré l'accouchement comme une cause d'infection syphilitique. Il est difficile, toutefois, que les organes génitaux de la mère, fussent-ils couverts de chancres ou de plaques muqueuses, puissent transmettre la syphilis à l'enfant, durant le passage, car le petit être vient au monde avec un enduit gras et épais qui le recouvre de la tête aux pieds. En outre, il est baigné par des liquides qui le protègent aussi, et il faudrait que son épiderme, habituellement intact, fùt lésé par un traumatisme quelconque, pour que le virus eùt quelque chance de s'inoculer sur lui. D'ailleurs, on n'a cité aucun exemple d'un pareil mode d'infection ; on a vu, au contraire, des enfants sortir intacts d'un accouchement, même laborieux, chez des femmes syphilitiques. — Si l'enfant était couvert d'ulcérations syphilitiques au moment de sa naissance, ce qui est très rare, pourrait-il infecter sa mère au passage ? Sans doute, si elle n'était déjà syphilitique. Mais il n'est guère admissible qu'elle ait échappé à l'infection pendant la grossesse, et que le fait d'avoir porté pendant neuf mois et nourri de son sang un enfant syphilitique, ne lui ait pas conféré l'immunité dont nous avons plusieurs fois parlé au sujet de la loi de Colles.

Parmi les cas de contagion médiate, les plus intéressants sont ceux qui se font par l'intermédiaire d'individus qui servent de véhicule au virus, sans être eux-mêmes infectés. Ils jouent le même rôle que les objets inertes. Nous verrons qu'un fait semblable peut se produire pour la blennorrhagie et pour le chancre simple. Dans les premiers jours de son mariage, un jeune homme pratique le coït avec une ancienne maîtresse qu'il rencontre ; puis immédiatement il renouvelle le coït avec sa femme. A quelques jours d'intervalle, un chancre se déclara chez cette dame et fut suivi d'une syphilis constitutionnelle des plus graves.

Le mari n'eut rien. De même que les organes génitaux, les mamelons, les lèvres, les doigts et d'autres parties du corps, pourraient servir de véhicule au virus, tout en ayant la chance de n'en être pas atteints.

Le parasitisme a été regardé par M. Diday comme une cause spéciale de contagion syphilitique. C'est surtout l'acarus de la gale qui a été accusé. Il n'agirait alors que comme un véhicule inerte en transportant le virus de l'organisme syphilitique, qu'il quitte, sur l'organisme sain où il vient s'implanter. La teigne, dépositaire du virus de la pustule maligne qui ne l'affecte pas, transmet cette dernière maladie. Pourquoi n'en serait-il pas ainsi de l'acarus? Mais, a objecté M. Rollet, comment cet insecte qui habite l'épiderme, qui se creuse des galeries entre ses différentes couches, mais n'entame jamais la peau jusqu'à la faire saigner, pourrait-il se charger de virus? Et, en admettant qu'il en fût chargé, comment l'inoculerait-il, puisqu'il ne quitte pas les couches épidermiques? Des faits vaudraient mieux que le raisonnement. En 1871, M. Profeta a observé un chancre interdigital de la main droite qui, d'après ses investigations les plus minutieuses, ne pouvait avoir été inoculé en ce point que par un acarus.

L'infection syphilitique peut s'effectuer suivant des modes si variés, si multiples et même si inattendus, que vous ne devez jamais vous arrêter aux impossibilités apparentes dans les questions d'étiologie. Maintes fois vous ne parviendrez pas à découvrir comment cette maladie a été contractée; mais, bien plus, vous la verrez surgir même dans les cas où vous aurez pris contre elle toutes les précautions imaginables! Aussi il est très rare qu'un mari ne communique pas la syphilis à sa femme, quoiqu'il soit averti et pénétré de tous les dangers auxquels l'expose sa cohabitation. Dernièrement encore j'ai vu deux cas semblables, et cependant il n'y avait pas eu d'imprudence commise, et je ne suis parvenu à découvrir, ni la lésion qui a infecté, ni le processus de l'infection. Ajoutez que l'accident initial échappe souvent en pareil cas; mais peu importe. Quelque obscurité qu'il y ait dans la transmission, formez votre jugement d'après les faits que vous constatez et n'attendez pas pour agir des éclaircissements qui font presque toujours défaut.

Il me reste à vous parler maintenant de l'infection syphilitique par la vaccine, dont on a été très longtemps à dissiper le mystère. Il y a vingt ans, les difficiles et nombreux problèmes qui se rattachent à ce mode d'intoxication furent le sujet de discussions sans fin; elles étaient devenues cependant inutiles depuis les beaux travaux de M. Rollet et de son élève, M. Viennois, publiés, ceux du maître en 1860, et ceux du disciple un peu plus tard, la même année, puis en 1862 et 1864. Ce qui paraissait si embrouillé autrefois a été rendu clair, et aujourd'hui que la lumière est faite, cette grosse question de la *syphilis vaccinale* a beaucoup perdu de son intérêt théorique [1]. Elle n'en reste pas moins toujours à l'ordre du jour, surtout dans le domaine de la prophylaxie. Je vous ai longuement parlé du vaccin chez les sujets syphilitiques; je n'ai donc pas à y revenir ici. Qu'il me suffise d'insister encore sur les dangers que peut faire courir même celui qui est en apparence le plus pur et le plus limpide. La première et la principale source de l'infection, c'est donc le *vaccinifère*, surtout si le

1. ENDO-ÉPIDÉMIES VACCINO-SYPHILITIQUES. — La question de la syphilis vaccinale a occupé et occupe encore une place importante dans la syphiliographie contemporaine. Elle était loin cependant d'être ignorée ou méconnue de nos prédécesseurs. En 1807, Moseley avait remarqué que parfois des éruptions générales qu'il désignait sous le nom de gale vaccinale (*cow-pox-itch*), survenaient à la suite de la vaccination. En 1814, Monteggia lut à l'Institut des sciences de Milan un mémoire tendant à prouver que la syphilis peut s'inoculer en même temps que la vaccine. La même année Marcolini constatait la réalité de cette double inoculation. En 1823, Omodéi écrivit que le sang mêlé au vaccin, recueilli sur un syphilitique, était seul l'agent de la contagion. Dans un mémoire du docteur Lee, on trouve réunies, les unes à côté des autres, les opinions de quelques éminents médecins, entre autres MM. Ackerly de Liverpool, Bamberger de Wurzbourg, Barber de Stamford, Complin, Douglas, Lever, etc., etc. Mais ce n'est réellement qu'à partir de 1850 que la syphilis vaccinale, par suite d'une série de faits exceptionnellement graves, s'empara de l'attention publique, et que les dangers auxquels elle expose furent étudiés d'une manière approfondie et soumis à des discussions savantes et complètes, dans les journaux de médecine et dans les sociétés savantes. On pourrait décrire un grand nombre d'endo-épidémies syphilitiques plus ou moins sérieuses produites par la vaccination; je m'en tiendrai ici aux principales, à celles qui sont pour ainsi dire historiques et que l'on doit connaître, du moins dans leurs circonstances les plus caractéristiques.

En 1852, les tribunaux de Berlin, condamnaient à deux mois de prison et à une amende de 50 thalers, un vétérinaire convaincu d'avoir transmis par la vaccination la syphilis à dix-neuf individus. Le virus avait été fourni par un enfant dont la bonne santé ne paraissait pas douteuse le 14 février 1852, mais qui, le 21, présentait la roséole spécifique la plus évidente.

La même année eut lieu le procès Hubner, au sujet des faits suivants que je vais résumer. Le 16 juin 1852, huit enfants de la commune de Freinfels furent vaccinés par le docteur Hubner, médecin sanitaire à Hollfeld (Bavière). Ces enfants étaient tous bien portants jusque-là, ainsi que leurs mères et leurs proches. Le vaccin fut pris sur l'enfant de Marguerite Keller, célibataire. Chez la plupart des vaccinés, au bout de quinze jours ou plus, les pustules vaccinales se changèrent en ulcères confluents de mauvais caractère, et, trois mois après, il survint sur diverses parties du corps des éruptions spécifiques. Ces huit enfants rendus syphilitiques infectèrent plusieurs personnes avec lesquelles ils étaient habituellement en contact, et, le 18 février, c'est-à-dire, huit mois après la vaccination, le foyer syphilitique comprenait seize personnes. Marguerite Keller, mère du vaccinifère, était syphilitique, et celui-ci âgé de trois mois était affecté de pustules aux jambes, aux pieds et à l'anus, d'ophtalmie, de suppuration de l'ombilic. Il succomba à

vaccin qu'on puise dans la pustule est souillé de sang. Rien de plus simple et de plus naturel. Mais vous allez voir combien dans quelques cas la question se complique. En effet, on a vu, dans certaines séries de vaccinations suspectes et malheureuses, un des vaccinifères communiquer, par son vaccin, la syphilis, avant d'avoir cette maladie. Ainsi, dans l'épidémie vaccino-syphilitique de Rivalta, l'enfant Manzone qui avait reçu son vaccin de l'enfant Chiabrera infecté de syphilis héréditaire, eut des pustules vaccinales légitimes, dans lesquelles on puisa, au huitième ou neuvième jour de leur durée, un vaccin qui infecta un grand nombre d'autres enfants. Or, Manzone, au huitième ou neuvième jour du vaccin, n'avait pas encore de chancre syphilitique, puisque l'incubation de ce chancre est en moyenne de 30 jours,

toutes ces lésions. Hubner fut condamné à six semaines de prison. Un fait curieux, dans cette épidémie, c'est que l'enfant Geiger, inoculé par le premier vaccinifère, resta toujours sain ainsi que sa mère, et cependant le vaccin qu'il fournit pour inoculer d'autres enfants communiqua la syphilis à l'un d'eux. Par contre, un autre enfant, Bloser, vacciné par l'enfant de Keller, devint syphilitique au bout de cinq mois et cependant son vaccin n'infecta aucun des vingt-cinq enfants auxquels il fut inoculé. Les chancres communiqués par les enfants syphilitiques se développèrent sur les seins, sur la bouche, sur la face et sur les avant-bras des femmes qui les allaitaient ou les soignaient.

En 1856, eut lieu l'épidémie vaccino-syphilitique de Lupara (province de Naples), observée et décrite par M. Marone. En novembre de cette année-là, M. le docteur Marone vaccina une petite fille Philomène Listorti, âgée de huit mois, avec du vaccin en tube venant de Campo-Basso et coloré par un peu de sang. Celle-ci servit à en vacciner d'autres. Vingt-trois de ces enfants, y compris le vaccinifère, furent atteints de syphilis; les accidents consécutifs cutanés et muqueux se montrèrent en général vers le milieu de janvier 1857, c'est-à-dire un mois et demi ou deux mois environ après la vaccination. Ces enfants communiquèrent des chancres indurés à leurs mères par l'allaitement et celles-ci infectèrent leurs maris; puis le mal s'étendit à d'autres personnes de la famille ou du voisinage. — Le vaccin pris sur les premiers inoculés infecta une seconde série de onze enfants qui, à leur tour, contagionnèrent leurs mères, et ce deuxième foyer s'agrandit comme le premier.

En 1861 eut lieu la grave endo-épidémie vaccino-syphilitique de Rivalta (province d'Alexandrie), si bien décrite par M. Pacchiotti dans son mémoire intitulé: *Sifilide trasmessa per mezzo della vaccinazione in Rivalta, presso Acqui.* M. Coggiola vaccina un enfant de onze mois, Chiabrera, avec un tube venu d'Acqui. Dix jours après, le 2 juin 1861, on prit du vaccin dans les pustules de cet enfant pour inoculer dans une seule séance quarante-six enfants. Le 12 du même mois, dix-sept autres enfants furent inoculés avec du vaccin recueilli au dixième jour sur l'enfant Manzone, un des quarante-six de la première série. Il y eut donc deux vaccinifères. Le premier, Chiabrera, avait été infecté, comme cela fut reconnu plus tard, deux ou trois mois avant sa vaccination, par le sein d'une nourrice qui l'avait allaité accidentellement. Quant à l'enfant Manzone il n'était pas encore syphilitique, ou du moins il ne présentait aucune trace de chancre infectant sous ses pustules vaccinales, lorsqu'on y puisa, au dixième jour de leur durée, le vaccin qui servit à la seconde série des vaccinations. Les résultats de ces opérations furent désastreux. En effet, le premier vaccinifère (Chiabrera), transmit par son vaccin la syphilis à trente-neuf enfants, et le second (Manzone), à sept enfants. Le premier vacci-

et, par le fait, il n'en fut atteint que plus tard. Comment expliquer, dès lors, qu'il ait pu transmettre la syphilis avant de l'avoir? Ici deux hypothèses se présentent : la première, c'est que le sang étant infecté avant l'apparition de l'accident primitif, peut-être y en avait-il de mélangé au vaccin; la deuxième, c'est que le virus contenu dans le vaccin de Chiabrera et inoculé à Manzone était resté sur place, et qu'une partie du moins n'avait pas encore pénétré dans la circulation; de telle sorte que Manzone en ce moment joua, par rapport aux autres enfants, le rôle d'un dépositaire du virus, d'un intermédiaire inerte. Malheureusement, il ne resta pas tel, puisque, lui aussi, eut plus tard la syphilis, mais ce n'est pas la sienne qu'il transmit, ce fut celle de Chiabrera.

nifère communiqua la maladie à sa mère, le second à sa nourrice. Trente mères ou nourrices furent contagionnées par ces quarante-six vaccinés et les deux vaccinifères syphilitiques. Trois mères communiquèrent la maladie à leurs maris et à des enfants bien portants jusque-là. Parmi les particularités les plus remarquables de cette fameuse épidémie il faut citer la virulence prématurée du vaccin chez l'enfant Manzone qui était parfaitement sain, ainsi que ses parents, avant la vaccination. M. Lee insiste sur cet autre fait que lorsque la maladie de Rivalta, jusqu'alors inconnue dans cette ville, se manifesta, on ne constata aucun intervalle entre l'apparition des accidents primitifs et celle des accidents secondaires et que la syphilis fut caractérisée là, comme dans d'autres grandes épidémies, par une éruption pustuleuse qu'on confondit avec la petite vérole. La lecture des observations ne m'a pas péremptoirement démontré que les choses se soient passées de la sorte. Certaines endo-épidémies syphilitiques très violentes seraient-elles caractérisées, comme évolution, par l'absence de tout intervalle entre l'apparition des accidents primitifs et celles des accidents secondaires? On dit qu'il en était ainsi au seizième siècle. Bowman a observé des faits identiques au Canada. « Lorsque la syphilis, dit M. Lee, apparaît dans un pays, elle est caractérisée par des symptômes très graves et dont l'intensité est encore plus grande quand elle est importée d'un pays chaud dans un pays froid. Après un certain laps de temps, la maladie devient moins grave, ses progrès moins rapides, ses symptômes moins intenses, et, à notre époque, il est certaines manifestations que nous n'observons pas. Peut-être même, dans des temps plus reculés, ne siégera-t-elle plus qu'aux organes génitaux?... » — L'inoculation d'un liquide vaccinal dont la fibrine ou le pus sont en voie de décomposition, peut donner lieu à des symptômes locaux et constitutionnels qui ont quelque analogie avec la syphilis. Mais une analyse attentive des phénomènes morbides permettra toujours de reconnaître la nature spécifique des lésions produites par la vérole. Quatre règles doivent être suivies pour que la vaccination ne soit suivie d'aucun accident : 1° se servir chaque fois d'une lancette propre; 2° ne pas employer de virus vaccin qui ait été recueilli au delà du huitième jour, depuis l'apparition de la vésicule vaccinale; 3° ne se servir que d'une lymphe vaccinale pure et non mélangée à du sang ou à tout autre sécrétion; 4° se servir de lymphe prise sur un sujet bien portant. — Un fait clinique qui ressort de l'étude de ces épidémies vaccino-syphilitiques, c'est que la modification imprimée à l'organisme par la vaccine précipite la venue des manifestations éruptives chez les sujets en puissance de syphilis. Ne serait-ce pas là ce qui a fait croire aux véroles sans deuxième incubation?

Parmi les nombreuses endo-épidémies vaccino-syphilitiques il faut citer celles de Torre di Busi, et d'Almé, près de Bergame en 1862 et 1863, et bien d'autres observées et décrites par M. Ceccaldi en 1845 ; par M. Viani en 1849 ; par M. Lecoq en 1858 ; en 1865 par M. Rodet, etc., etc.

Cette hypothèse me semble préférable à la première. Rien, en effet, n'est venu prouver que le sang fût chargé de virus pendant l'incubation du chancre. Faut-il admettre, comme le veut M. Diday, que dans les lésions communes non syphilitiques, mais que la syphilis est près d'envahir, il y a un moment où le pouvoir contagieux de la lésion est incontestable, bien que celle-ci n'ait pas encore de caractère spécifique prononcé? Voilà une troisième hypothèse que vous pouvez ajouter aux deux précédentes : « Fort souvent, dit M. Diday, la pustule vaccinale est cicatrisée, ou du moins elle est en desquamation, lorsque le chancre se manifeste sur la place qu'elle occupait. Mais d'autres fois le chancre naissant existe sous la pustule avant que celle-ci ait cessé de sécréter de la lymphe vaccinale. En pareil cas, la méprise est presque inévitable. Vous voyez une pustule régulière en apparence, vous croyez y prendre de la lymphe normale, et, malgré toutes vos précautions, votre lancette y trouve mêlée la sécrétion du chancre qui commence. » (*Gaz. méd. de Lyon*, fév. 1865.)

Une autre source de syphilis vaccinale moins fréquente que la première, mais tout aussi positive, ce sont les *vaccinés*. Supposez, ce qui est arrivé plusieurs fois, que parmi eux il y ait un syphilitique: la lancette qui lui inocule le vaccin du vaccinifère se souille de son sang. Eh bien, si on n'a pas soin d'essuyer l'instrument, celui-ci, au moyen du sang, transporte le virus dans les pustules du vaccinifère où on va puiser peut-être de nouveau vaccin pour les vaccinations ultérieures.

Voyez-vous les conséquences de ce fait? Le vaccinifère qui était sain pourra être infecté, et tous les vaccinés, venant après le vacciné syphilitique, courront également la chance de l'être. La conclusion pratique, c'est qu'il est indispensable de nettoyer avec grand soin la lancette après chaque vaccination, ou de se servir d'un instrument différent pour chaque vacciné. Ce mode de contagion, par un des vaccinés, vous explique comment on peut être infecté, même en se servant de vaccine animale ; c'est alors du vacciné, à la plaque de verre, que se font le transport et l'échange des liquides virulents.

Enfin, la contagion vaccino-syphilitique peut avoir pour agent le vaccinateur, s'il se sert d'un instrument malpropre, ou si ayant des plaques muqueuses dans la bouche, il emploie de sa salive pour délayer du vaccin desséché. Je n'ai pas besoin de vous dire que ce mode d'infection est très exceptionnel.

Ainsi, la syphilis vaccinale peut provenir : 1° du vaccinifère; 2° du vacciné ; 3° du vaccinateur. C'est surtout par l'intermédiaire du sang qu'elle s'effectue, mais peut-être aussi par la lymphe et les globules blancs[1].

Défiez-vous du vaccin en tubes ou en plaques teinté de rouge. Si ancien que soit le virus vaccin conservé, il peut contenir du virus syphilitique encore actif. C'est, en effet, un des caractères remarquables de ce virus de rester contagieux et inoculable longtemps après qu'il a été séparé de l'organisme où il s'est élaboré. Ce qui le prouve, ce sont les faits de contagion médiate à longue échéance, au moyen d'objets qui en avaient été imprégnés. Le vaccin syphilitique conservé entre des plaques ou dans des tubes de verre, a été la cause de plusieurs épidémies vaccino-syphilitiques. A quelle époque s'éteint la vitalité du virus syphilitique? Nous ne le savons pas d'une manière précise, mais il est prudent de croire qu'elle peut persister indéfiniment quand ce liquide est soustrait à la décomposition moléculaire qui détruit tous les produits organiques. Pour comble de danger, le virus syphilitique ne se laisse point neutraliser par les divers fluides physiologiques ou morbides de l'économie. Il résiste à l'urine, peut-être même au suc gastrique (Padova). La salive, le lait, le mucus, l'urine, le sérum, la lymphe, le pus, lui servent de véhicule, sans contrarier en rien son action. Au milieu du pus blennorrhagique, dans la sanie des syphilides pustuleuses, dans le pus des chancres simples, il conserve l'intégrité de ses propriétés contagieuses et inoculables. Je doute que la gangrène le tue sur place, comme elle le fait des virus chancreux par exemple, quand elle s'empare du foyer qui le sécrète. Vous voyez donc qu'on ne saurait s'armer contre lui de trop de précautions. C'est à ce précepte pratique qu'aboutissent toutes les considérations que je viens de vous présenter sur l'étiologie de la syphilis. Afin qu'il se grave mieux dans votre esprit, je vais vous citer quelques exemples curieux de contagion syphilitique.

Un malade à qui j'avais pratiqué la circoncision parce qu'il avait des chancres infectants sur le limbe, sortit de mon service pendant la période des premiers accidents consécutifs, et revint habiter avec sa femme. Quoiqu'il n'eût eu avec elle aucun rapport sexuel, cette dernière n'en contracta pas moins un chancre infectant qui occupait une position singulière : il siégeait en effet à la partie inférieure de la région lombaire.— Un vieillard âgé de 65 ans, que j'ai longtemps soigné dans mon service, contracta un chancre infectant à la pointe de la langue, pour avoir embrassé une seule fois, sur la bouche, une jeune fille, en passant dans la rue; il eut une syphilis ulcéreuse très grave. — J'ai observé

1. Lire sur cette question un intéressant article de mon collègue et ami M. le Dr Simonet, in : *Gazette des hôpitaux*, 15 mars 1869.

plusieurs cas de chancres de la joue consécutifs à une coupure de rasoir. — Un malade de M. Lallier, soumis au traitement de la gale le matin, contracta le soir dix-neuf chancres syphilitiques du pénis et des bourses, juste autant que la *frotte* lui avait ouvert de sillons sur ces organes quelques heures auparavant. — Un jeune homme fut atteint d'un chancre syphilitique sur la face antérieure de la cuisse, parce qu'il avait fait asseoir sur ses genoux une danseuse de vertu suspecte (A. Fournier). — Plusieurs religieuses d'un couvent, à Sorrente, contractèrent la syphilis en embrassant un enfant qui était nourri par une femme *gâtée* (Musitanus). — Des morsures faites sur les lèvres, la langue, le cou, les doigts, etc., ont souvent donné lieu sur ces parties à des chancres syphilitiques. — Un accoucheur qui avait sur les mains une éruption syphilitique secondaire infecta plusieurs des femmes qu'il assista dans leurs couches. — Une femme de 60 ans vit une ulcération chancreuse se développer sur son cou à l'endroit où, s'étant piquée avec une épingle, elle avait laissé appuyer la bouche d'un enfant syphilitique (Egan). — Une femme non syphilitique allaita un nourrisson né d'une femme infectée et atteint d'ophtalmie et de chancres à la bouche : huit jours après, son propre enfant qu'elle nourrissait dans le même temps, fut attaqué de chancres sur la langue et au palais; quant à elle, elle n'eut aucun accident primitif ou consécutif (Bertin). — Une jeune fille de 17 ans gagna la syphilis en portant une robe de peau dont s'était servie une femme vérolée (Fracantiano). — Un vieillard qui avait chez lui deux vérolés porteurs d'ulcères au fondement contracta une maladie par l'usage des mêmes latrines (Fallope). — Une femme de 70 ans contracta des tubercules ulcérés aux lèvres et sur les amygdales, pour avoir soigné et fait manger un nourrisson que sa fille, âgée de 33 ans, allaitait (Doyon et Dron). — Une femme de la campagne qui avait en sevrage un enfant devenu syphilitique, contracta, en buvant et en mangeant après lui, un chancre primitif sur chaque amygdale (Rollet). Le chancre de la bouche s'observe particulièrement chez les *sevreuses*. — Une dame qui avait l'habitude de porter à sa bouche la cuiller de sa cuisinière, contracta ainsi la syphilis (Rollet). — Malades infectés par des verres, des pipes, des cigares, une dragée (Hardy). — Une petite fille de 6 ans contracta la syphilis en se blottissant auprès de son père pour se garantir du froid (Violet). — Un militaire n'ayant pas vu de femme depuis longtemps, contracta un chancre du scrotum pour avoir fait usage d'un pantalon qu'il avait acheté d'occasion (Boudet). — Un vieillard de 70 ans, qui depuis longtemps n'avait eu aucun rapport sexuel, contracta au gland un chancre infectant qui provenait du frottement de l'organe contre un pantalon d'origine suspecte qu'il portait depuis deux mois (Clerc). — Une femme de 70 ans contracta la syphilis d'un nourrisson infecté et eut des chancres sur la joue gauche et au côté gauche du cou, point au contact duquel elle avait l'habitude de tenir l'enfant quand elle voulait l'apaiser ou l'endormir (Waller). — Dans les épidémies vaccino-syphilitiques, on a vu souvent des femmes et des jeunes filles contracter des chancres syphilitiques aux avant-bras sur lesquels elles portaient habituellement les enfants infectés.

IV

SYPHILIS EXPÉRIMENTALE OU INOCULÉE : 1° Inoculations du *liquide sécrété par des chancres syphilitiques*. Le résultat positif obtenu dans 11 cas a été un chancre syphilitique ; — 2° Inoculations du *sang* des sujets syphilitiques. Le résultat positif obtenu dans 14 cas a été un chancre syphilitique ; — 3° Inoculations du *liquide sécrété par des plaques muqueuses*. Le résultat positif obtenu dans 9 cas a été un chancre syphilitique ; — 4° Inoculations des *pus provenant de syphilides pustuleuses*. Le résultat positif obtenu dans 5 cas a été un chancre syphilitique.

RÉSUMÉ DES CAS POSITIFS DE SYPHILIS INOCULÉS : Effets immédiats de la lésion nuls ou insignifiants. — L'effet spécifique n'est survenu qu'après une *incubation* dont la durée moyenne a été de *vingt-cinq jours*. Résultats des inoculations *multiples*, *simultanées* ou *contemporaines* et *successives*. — Dans ces dernières les résultats sont moins souvent positifs que dans les autres : conclusions à en tirer au point de vue de l'immunité pendant l'incubation des chancres. Au vingt-deuxième jour de l'incubation, l'immunité n'existe pas encore.

Caractères de la lésion spécifique consécutive à l'inoculation : Papule, papulo-squame, néoplasme induré érosif, c'est-à-dire chancre syphilitique, quelles que soit la nature et la provenance du liquide virulent inoculé. — *Adénopathie.*

Deuxième inoculation : La durée moyenne a été de *quarante-sept jours.*

Accidents consécutifs ou généralisés : Ils n'ont jamais fait défaut et n'ont présenté aucun caractère grave au moins dans leurs premières phases.

Immunité : Le virus syphilitique d'un individu n'est *inoculable* ni à cet individu lui-même, ni à aucun autre sujet syphilitique. — L'immunité est-elle permanente ou temporaire ? — *Réinoculations syphilitiques :* elles peuvent être positives jusqu'au vingt-deuxième jour de la première incubation. — Elles sont toujours négatives pendant la période chancreuse, pendant la deuxième incubation et dans la phase des accidents secondaires. — *Pseudo-chancre d'inoculation syphilitique*, sans incubation, ni adénopathie. — Immunité très probable contre les réinoculations syphilitiques pendant la phase tertiaire de la maladie. — Conclusions.

Inoculations mixtes : Inoculations du virus syphilitique associé : A. au virus de la blennorrhagie ; B. au virus du chancre simple ; C. au virus vaccin.

Il me reste maintenant à vous parler de la syphilis expérimentale ou inoculée qui occupe une place importante dans la pathologie syphilitique. Quoiqu'elle soit loin d'avoir dit son dernier mot, on peut la considérer comme close, car je ne pense pas qu'aujourd'hui personne ait la pensée de recommencer des expériences aussi dangereuses, que réprouve la morale la plus élémentaire. Les inoculations syphilitiques seront donc à l'avenir accidentelles et non plus systématiques comme elles le furent dans un passé qui n'est pas loin de nous. C'est, en effet, de 1835 que datent les inoculations syphilitiques véritables, c'est-à-dire celles qui furent faites sur des individus sains, et opérées sans mélange du virus syphilitique avec aucune autre matière contagieuse. Certes, l'expérimentation syphilitique est beaucoup plus ancienne. Hunter en est le chef ; mais ses élèves et lui pratiquaient des réinoculations, c'est-à-dire qu'ils inoculaient le virus syphilitique pur ou mêlé à d'autres substances, sur des individus déjà en puissance de syphilis. Aussi n'obtenaient-ils que des résultats négatifs. Hunter fit sur lui-même, en 1767, une inoculation avec du pus blennorrhagique. Comme il était tombé par hasard sur un cas de coexistence de la blennorrhagie et de la syphilis, ce fut cette dernière maladie qui se développa chez lui. Voilà un exemple mémorable d'inoculation mixte dont fut victime l'illustre chef de l'école expérimentale.

Les faits d'inoculation syphilitique vraie ont donné des résultats si précis, si positifs, qu'il sera fort instructif pour vous d'en connaître les principales circontances. Prenons d'abord les cas où on a inoculé le liquide virulent sécrété par le chancre syphilitique primitif. J'insisterai peu sur le procédé opératoire, car, comme l'a dit avec raison M. Rollet, en pareille matière, le mode n'est rien et la méthode est tout. Application de la substance contagieuse sur la peau dénudée au moyen d'un vésicatoire ou par le frottement, insertion du virus sous l'épiderme avec une lancette : c'est tout un, et le résultat est le même quand il se produit.

Tous ces cas ont été réunis par M. Rollet dans un des chapitres les plus intéressants de son remarquable *Traité des maladies vénériennes*. Je vais vous en donner le résumé. L'inoculation du chancre syphilitique a été pratiquée onze fois avec succès.

1er *cas* (Puche). — Deux inoculations furent faites à 21 jours d'intervalle, sur le même individu, avec du pus de chancre syphilitique. Elles donnèrent toutes les deux un résultat positif, le même jour, sur les deux points inoculés ; 39 jours après la première inoculation et 17 jours après la seconde, on aperçut deux papules qui se convertirent en chancres syphilitiques à base indurée. Un mois après, roséole.

2e *cas* (Rinecker). — Du pus de chancre syphilitique fut appliqué sur la plaie d'un vésicatoire, ce qui ne l'empêcha pas de guérir très rapidement. Mais, 23 jours après l'inoculation, cette plaie rougit vivement, la peau devint dure, s'infiltra et il se manifesta plusieurs élevures résistantes, desquamatives, et plus tard croûteuses. — 54 à 60 jours après le début de l'affection locale, syphilide lenticulaire.

3e *cas* (Baerensprung). — Trois piqûres furent faites à la cuisse droite avec une lancette chargée de pus chancreux syphilitique. Pas de réaction à l'endroit piqué. Mais, au bout de 28 jours, tubercules qui se réunissent et donnent lieu à un chancre d'inoculation typique, sans suppuration, et couvert d'une couche diphtérique. — Deux mois après le début du chancre d'inoculation, plaques muqueuses et roséole.

4e *cas* (Lindwurm). — Quinze jours après l'inoculation du pus chancreux syphilitique, les piqûres présentèrent deux petites taches rouges qui insensiblement se transformèrent en petits tubercules d'un brun rougeâtre, puis présentèrent l'évolution typique des principales phases du chancre. — 18 jours seulement après l'apparition des chancres, exanthème papuleux, surtout aux organes génitaux. Vous voyez qu'ici la première et la deuxième incubation ont été très courtes. On observe peu de faits cliniques semblables ; cependant j'en ai vu deux autres cas.

5e *cas* (Lindwurm). — Deux inoculations furent faites avec le même pus chancreux syphilitique sur un seul individu, à deux jours d'intervalle. Les deux piqûres devinrent chancreuses, la première, après 19 jours d'incubation, la deuxième, après 24 jours. — Un mois et demi après l'apparition des chancres, accidents constitutionnels. — Rapprochez ce fait du premier cas (celui de Puche), où deux inoculations faites à 22 jours d'intervalle devinrent chancreuses au même moment. Dans ses inoculations vaccinales, Bryce avait remarqué que les piqûres faites à des époques différentes n'en donnaient pas moins un bouton vaccinal en même temps. Dans l'expérience de M. Lindwurm au contraire, il y a eu double éclosion de l'accident primitif et l'incubation des derniers chancres a été plus longue que celle des premiers.

6e *cas* (Gibert). — Résultat positif.

7e *cas* (Rollet). — L'incubation fut de 18 jours. L'accident primitif d'inoculation débuta là aussi par une papule. Cette inoculation faite en 1856, et que M. Rollet ne supposait pas devoir être positive, dissipa pour lui les obscurités dont la doctrine de la dualité chancreuse était encore enveloppée.

8e *cas* (Belhomme). — Deux premières inoculations furent faites à un jour d'intervalle, et une troisième cinq jours après la seconde. — 35 jours après la première inoculation, les papules chancreuses initiales se montrèrent, mais on ne dit pas sur quelles piqûres. Toujours est-il qu'un mois après le chancre d'inoculation les accidents consécutifs firent leur apparition. Il est à remarquer que 12 jours avant qu'ils se montrassent, le malade eut une érysipèle. Cette maladie ne prolongea donc pas la deuxième incubation, comme dans un fait que j'ai observé, où une fièvre typhoïde la poussa jusqu'au soixantième jour.

9e, 10e et 11e *cas* (Anonyme du Palatinat). — Trois inoculations de chancres syphilitiques primitifs furent comprises dans une série d'inoculations d'accidents syphilitiques secondaires et de sang syphilitique. 14 individus, 8 hommes et 6 femmes, acceptèrent l'expérimentation. La matière inoculable fut prise sur des plaques muqueuses de l'amygdale et sur une rhagade derrière l'oreille. Puis trois inoculations furent faites avec le pus chancreux du premier inoculé. La marche fut presque identique dans tous les cas de réussite. Le premier stade d'incubation ne fut jamais moindre de 15 jours ou de plus de 42 jours. Le deuxième varia entre 26 et 107 jours. Aucune nuance ne fit distinguer les chancres qui provenaient de l'inoculation des accidents secondaires des trois qui avaient été produits par l'inoculation du pus chancreux.

Tels sont les onze cas d'inoculation positive obtenue avec du pus de chancre syphilitique. On a fait avec succès sept inoculations de sang syphilitique. Je vous ai résumé au commencement de cette leçon le premier cas, le plus remarquable, celui du professeur Pellizarri de Florence. Voici les autres :

2e *cas* (Waller de Prague). — Le sang syphilitique était en grande partie coagulé lorsqu'on l'appliqua sur les incisions produites par un scarificateur. Au bout de trois jours, ces incisions furent cicatrisées. Mais, 34 jours après l'inoculation, deux tubercules chancreux distincts se montrèrent à leur niveau, et, 32 jours après l'apparition des tubercules, il survint une roséole confluente.

3e *cas* (Lindwurm). — L'inoculation fut faite à une femme de 71 ans au moyen d'une injection de sang pris sur une femme syphilitique, à une place où la peau était tout à fait saine. — Quatre semaines après l'injection, des tubercules rougeâtres se montrèrent sur le point piqué; 8 jours après leur apparition, engorgement des ganglions scapulaires, puis roséole papulo-squameuse. — La femme qui avait fourni le sang syphilitique était âgée de 22 ans et enceinte de huit mois; la syphilis avec exanthème papulo-maculeux était au troisième ou quatrième mois de son évolution. L'enfant de cette femme fut atteint de pemphigus à la face palmaire des mains et à la plante des pieds, cinq jours après sa naissance, puis de tubercules aux fesses et à l'anus. Il mourut au bout de cinq mois. On trouva un tubercule blanc de la grosseur d'un pois au sommet du poumon gauche, deux dans le foie, une méningite suppurée et deux foyers de ramollissement de la grandeur d'une noix, à la pointe des deux cornes frontales. Voilà un bel exemple des lésions que produit la syphilis héréditaire.

4e *cas* (Gibert). — Le sang fut pris au moyen d'une lancette enfoncée dans une large papuleuse squameuse du front. Ce sang était séreux. — 40 jours après l'inoculation au niveau de la piqûre de l'avant-bras, papule rougeâtre. La deuxième incubation n'aurait été que de 15 jours? puisqu'un commencement de syphilide squameuse se montrait au 55e jour de l'inoculation.

A ces quatre cas ajoutez les trois qui appartiennent à l'anonyme du Palatinat. Des neuf individus inoculés avec le sang, trois, est-il dit, le furent avec succès, et ceux-là seulement où une large surface absorbante avait été frictionnée.

Voici maintenant les cas où les inoculations furent faites avec le liquide sécrété par des plaques muqueuses.

1er *cas* (Wallace). — C'est celui dont je vous ai souvent parlé, parce qu'il a inauguré les expériences que l'on a faites avec la syphilis inoculée. L'inoculation fut pratiquée le 10 août 1835. Qu'il me suffise de vous dire qu'au bout de 28 jours d'incubation, la plaie d'inoculation devint tuberculeuse, puis se transforma en un chancre induré typique. — 47 jours après l'apparition du chancre, accidents consécutifs consistant en une éruption squameuse.

2e *cas* (Wallace). — Ablation de l'épiderme par frottements et application sur ce point d'un plumasseau de charpie imbibé du liquide d'une plaque muqueuse. — Une inoculation semblable fut faite sur le même point 12 jours après la première. Toutes deux furent positives. Pour la première, l'incubation fut de trois semaines, et de 15 jours pour la seconde. Quant à celle des accidents secondaires, elle dura cinq semaines.

3e *cas* (Wallace). — L'inoculation fut faite avec la même matière contagieuse prise sur le même individu qui l'avait fournie, pour l'inoculation précédente. L'incubation du chancre fut un peu moins d'un mois et la deuxième de 6 semaines environ. On voit que, dans ces deux cas provenant de la même source contagieuse, les effets primitifs ont été presque identiques. Quant aux accidents secondaires, ils différèrent très peu. Peut-être la prétendue plaque muqueuse à laquelle on a emprunté la matière contagieuse n'était-elle qu'un chancre au déclin. C'est du moins l'opinion de M. Rollet, qui fait remarquer avec raison qu'on en pourrait conclure que le virus syphilitique ne produit pas des effets bien différents, selon la période plus ou moins avancée du mal à laquelle on le recueille.

4e *cas* (Gibert). — Sur une surface du bras excoriée par un vésicatoire à l'ammoniaque, inoculation de la matière puriforme recueillie sur les plaques muqueuses de l'anus. — Chancre après 18 jours d'incubation; accidents consécutifs au 37e jour de l'accident primitif.

5e *cas* (Gibert). — L'inoculation faite avec du liquide de plaques muqueuses donne lieu, au bout de 25 jours, à un chancre syphilitique. La roséole se serait montrée sur le tronc 37 jours seulement après l'inoculation, ce qui réduirait l'incubation des accidents consécutifs à 12 *jours*. N'y a-t-il pas eu là erreur d'observation ?

6e *cas* (Wallace). — Les plaies furent faites par un scarificateur, et, sur elles, on appliqua du pus de plaques muqueuses. Le résultat fut positif : les tubercules chancreux se montrèrent après 25 jours d'incubation. La deuxième incubation, celle des accidents consécutifs, ne fut que de 27 jours. Cette observation est typique et d'une netteté parfaite dans tous ses détails.

7e *cas* (Guyennot, en présence de M. Rollet). — Inoculation de plaques muqueuses anales faite avec une lancette. Résultat positif : chancre après 28 jours d'incubation. La deuxième incubation fut de 54 jours.

8e *cas* (Baerensprung). — Chancre ayant les dimensions énormes d'une pièce de cinq francs en argent survenu après 30 jours d'incubation. N'est-ce pas une preuve que les lésions produites par l'inoculation des plaques muqueuses sont aussi graves que celles produites par le virus chancreux ?

9e *cas* (Lindwurm). — Résultat positif. Le chancre survint après une incubation de trois semaines.

On est aussi parvenu à inoculer la syphilis en employant la matière purulente fournie par des syphilides pustuleuses. Ces expériences sont au nombre de quatre. Dans l'une d'elles, le pus fut pris sur la syphilide purulente d'un enfant atteint de syphilis héréditaire. Les pustules qui ont fourni la substance contagieuse étaient de petit volume, sauf dans le cas de Vidal (de Cassis) où il s'agissait d'un ecthyma syphilitique.

1er *cas* (Wallace). — Piqûres sur lesquelles on applique du pus de pustules syphilitiques psydraciées datant d'environ 15 jours. Résultat : au bout de 29 jours, chancre papulo-squameux qui ne s'ulcéra pas quoique provenant d'une lésion ulcéreuse. — La deuxième incubation fut remarquablement courte puisque une éruption squameuse généralisée fit son apparition 37 jours après l'inoculation et 8 *jours seulement* après le début du chancre. Ce dernier fait est tellement extraordinaire que j'ai peine à y croire. Cependant les dates sont indiquées d'une façon très précise.

2e *cas* (Wallace). — Piqûres avec un instrument chargé de pus provenant de pustules syphilitiques psydraciées : première incubation, 28 jours, accident primitif constitué par une ulcération extrêmement superficielle ; deuxième incubation 27 jours. — Dans ces deux observations il y a donc une différence très grande entre la lésion qui fournit le virus et la lésion produite par lui. Je vous ferai remarquer aussi que la première poussée des accidents consécutifs appartenait aux formes sèches et non pustuleuses de la maladie. L'âge de la syphilis qui a fourni ce pus n'est pas spécifié et c'est regrettable. Je doute que la maladie fût très ancienne.

3e *cas* (Vidal). — Le malade auquel on emprunta la matière de l'inoculation n'en était qu'à la sixième semaine de sa syphilis. Il avait néanmoins déjà une éruption de pustules. L'inoculation du pus d'une de ces pustules fut pratiquée sur M. Boudeville, interne en pharmacie. Au bout de 35 jours d'incubation, il se produisit un chancre infectant précédé de pustules inflammatoires ordinaires qui se guérirent spontanément avant son apparition. L'incubation des accidents consécutifs fut de *quatre mois et demi*. Cette longueur est aussi extraordinaire que la brièveté dans le premier cas, dont je vous parlais tout à l'heure. N'y a-t-il pas eu erreur d'observation ?

4e *cas* (Rinecker). — Inoculation d'une syphilide pustuleuse congénitale. Le pus fut emprunté aux pustules d'acné frontales d'un enfant syphilitique né d'une mère syphilitique et qui avait déjà infecté sa bonne. — Ce pus fut appliqué sur un vésicatoire au bras. La première incubation dura 29 jours. Le résultat de l'inoculation fut un chancre très caractéristique. La deuxième incubation fut très longue, comme dans le cas précédent, puisqu'elle dura 130 jours. La syphilis consécutive fut très ordinaire.

A ces quatre cas on peut ajouter celui de Lindwurm. Le pus fut emprunté non pas à des ulcérations de la peau, mais à une ulcération syphilitique de l'amygdale. Au bout de 6 jours d'incubation, tubercules d'un rouge vif qui ne tarda pas à devenir un vrai chancre syphilitique. La deuxième incubation fut de 27 jours : roséole.

Résumons les résultats généraux que nous donne l'analyse des faits de syphilis inoculée [1]. C'est un chapitre qui sert de préambule naturel à l'histoire de la syphilis acquise et qui complète en même temps son étude. Et d'abord, ce qui apparaît de la façon la plus évidente, c'est qu'il a régné dans tous les cas, une grande uniformité, comme lésions provoquées par l'inoculation, malgré les différences dans le lieu et le mode choisi pour la pratiquer. Partout l'effet immédiat est à peu près nul ou appartient à l'ordre des réactions inflammatoires locales les plus simples et les plus insignifiantes, sans aucun phénomène qui puisse faire pressentir la spécificité des accidents ultérieurs. Toutes les lésions produites par les conséquences les plus prochaines de l'inoculation étaient guéries lorsque les lésions réellement spécifiques se sont manifestées. — Il a donc constamment existé, dans la syphilis inoculée, une période d'incubation, c'est-à-dire une période de calme patholo-

1. Ceux qui voudraient lire dans leur entier les observations de syphilis inoculée les trouveront dans le livre de M. Rollet sur les maladies vénériennes. Elles ont été supérieurement commentées par cet éminent observateur (voyez p. 492-535).

gique absolu entre le moment de l'insertion du virus, et celui où se sont produits ses résultats réels. La plus longue durée de cette incubation a été de 42 jours, la plus courte de 10 jours et la moyenne d'un peu plus de 25 *jours*. En classant ces incubations suivant la nature du liquide inoculé on trouve comme moyenne : 1° 24 jours après les inoculations du chancre primitif; — 2° 30 jours après l'inoculation du sang; — 3° 22 jours après l'inoculation des plaques muqueuses; — 4° 30 jours après celle des syphilides pustuleuses. — Dans les inoculations *multiples* et *simultanées* ou *contemporaines* faites sur divers points du corps qu'a-t-on constaté ? Un résultat presque toujours positif, quels que fussent le procédé opératoire et la distance des points inoculés. Une lésion spécifique s'est produite en même temps sur tous les points piqués et non ailleurs. Sur 26 piqûres faites sur 11 individus, 23 fois, résultat positif. Dans les inoculations *successives*, il y a eu des insuccès plus nombreux que dans les inoculations simultanées. Les incubations pour chacune des piqûres faites sur le même individu ont varié. Vous avez vu que dans l'expérience de M. Puche, l'incubation de la deuxième inoculation a été de 22 jours plus courte que celle de la première dont la durée a été de 39 jours. Dans les deux séries de Lindwurm, l'inverse a eu lieu, puisque les dernières inoculations, faites seulement 2 jours après les premières, ont produit leurs effets 7 jours plus tard, ce qui veut dire que leur incubation a été de 5 jours plus longue que l'incubation des premières qui avait été de 19 jours. Dans les deux inoculations successives de Wallace, à 7 jours d'intervalle, les effets locaux ont eu lieu simultanément. Quant les inoculations ont été faites avec la même matière contagieuse sur des individus différents, l'incubation comme les autres symptômes de la maladie ont été variables suivant les malades (cas de Wallace, Gibert). Dans les inoculations pratiquées au moyen de vésicatoires et surtout de scarifications, l'accident primitif a été multiple; puis il y a eu réunion ultérieure des tubercules en un seul néoplasme chancreux. Lorsqu'on voit ces lésions toujours locales par lesquelles débute la syphilis inoculée, se mouler pour ainsi dire exactement sur le traumatisme qui a servi de porte d'entrée au virus, on se prend à douter que l'infection de tout l'organisme ait eu lieu avant l'accident primitif. Comment en effet expliquer que cette intoxication générale n'aboutisse qu'à une lésion si restreinte et subordonnée constamment comme siège au lieu d'insertion du virus ? L'expérience de M. Puche ne vous semble-t-elle pas de nature à rendre cette intoxication générale très problématique, puisque 22 jours après la première inoculation, une deuxième a donné un résultat positif, le même jour que la première? Il n'y a donc pas eu d'immunité, et, en cela encore, cet empoisonnement de la phase d'incubation, si on l'admet, diffère de celui qui succède à l'accident primitif.

Vous avez vu que dans presque tous les cas, la première lésion qu'on a constatée sur le lieu de l'inoculation, a toujours été la même, c'est-à-dire une rougeur circonscrite, une légère saillie, une petite papule, puis un tubercule, une nodosité. Voilà le néoplasme primitif à l'état naissant. Puis la nodosité tuberculeuse grossit, devient d'un rouge brun, d'un rouge cuivreux, et se couvre de squames sèches, auxquelles succèdent des croûtes humides, ce qui veut dire que l'élevure s'excorie, s'ulcère et sécrète une humeur séro-sanguinolente concrescible. Mais s'il y a presque toujours à la surface du tubercule une ulcération, une surface suintante, elle reste constamment superficielle et ne fait qu'effleurer les tissus. Il y a des cas où l'érosion paraît avoir fait défaut. Il ne faudrait pas s'en étonner outre mesure. On trouve pour ces cas exceptionnels des analogues dans la syphilis naturelle. Babington les a décrits. J'ai vu un néoplasme se former sous la cicatrice d'une petite papule chancreuse excisée cinquante heures après son début, et rester sec, sans trace d'exulcération pendant toute sa durée. Peut-être, sont-ce de semblables lésions primitives, à forme sèche, qui passent inaperçues des malades et produisent ces syphilis dont on ne peut parvenir à trouver le point de départ. Quoi qu'il en soit, l'accident d'inoculation a été, dans presque tous les cas, pourvu de ses deux éléments constitutifs qui sont : 1° l'élément plastique, la papule, le tubercule, la nodosité, l'induration; 2° l'élément érosif ou ulcéreux. Ce dernier n'apparaît en moyenne que cinq jours, après le début du néoplasme. — Pendant les périodes de progrès et de réparation du néoplasme d'inoculation, les expérimentateurs ont constaté la plupart des phénomènes évolutifs dont je vous ai donné la description sommaire en vous parlant du chancre dans les leçons sur la pathologie générale des maladies vénériennes. Par conséquent, il est inutile de revenir sur ce sujet. Quant à l'adénopathie, dans 26 cas, elle a été notée 20 fois avec ses caractères d'indolence et d'aphlegmasie, etc. Elle s'est montrée 11 jours, en moyenne, après le début du chancre.

La deuxième incubation a été à peu près une fois plus longue que la première. On trouve comme maximum 130 jours, comme minimum 12 et comme moyenne 47. C'est aussi la durée ordinaire de la deuxième incubation dans la syphilis naturelle.

Les accidents secondaires, ou accidents vrais d'intoxication générale, parce qu'ils sont incontestablement constitutionnels, ont toujours été observés. C'est qu'ils ne manquent jamais quand la syphilis primitive est abandonnée à son processus naturel, et, on peut ajouter, même quand elle est traitée. Ils ont quelquefois été précédés de symptômes généraux prodromiques tels que courbature, fièvre, embarras gastrique, insomnie, douleurs rhumatoïdes, etc., et ils ont consisté : 16 fois en syphilides érythémateuses, 10 fois en syphilides papuleuses, et 6 fois en syphilides pustuleuses légères. Il y a eu, en outre, des pharyngopathies, des iritis, de l'alopécie, des adénopathies spécifiques, etc. En somme, toutes ces manifestations sont restées à la surface et n'ont présenté aucun caractère grave. Il serait intéressant de savoir si ces syphilis inoculées ont abouti à la phase tertiaire. Malheureusement les malades n'ont pas été suivis assez longtemps pour pouvoir affirmer qu'ils en ont été quittes au prix d'accidents aussi légers. Ce qui ressort toutefois de l'ensemble des cas, c'est la bénignité uniforme des premières manifestations malgré la diversité des sources où le virus avait été puisé, et malgré les circonstances variées et différentes se rattachant à l'étendue du chancre, à son siège, à son incubation, ainsi qu'à celle des accidents secondaires. Aussi serait-on tenté de croire que la syphilis inoculée est plus légère que la syphilis naturelle. Mais pourquoi ces deux syphilis ne seraient-elles pas exactement semblables ? Est-ce que la contagion syphilitique naturelle diffère essentiellement de l'inoculation artificielle ? Au fond, c'est toujours l'introduction forcée du virus dans l'économie. Peu importe de quelle manière elle a lieu. Il existe une bien autre différence entre la variole inoculée et la variole naturelle, puisque la seconde se contracte par infection. On aurait donc tort de conclure que la variole inoculée, étant moins grave que la variole acquise, il doit en être ainsi de la syphilis expérimentale par rapport à la syphilis naturelle.

Parmi les questions qui se rattachent à la syphilis expérimentale, il en est une fort intéressante, c'est celle de l'*immunité*. On désigne sous ce nom, en pathologie, l'inaptitude originelle ou acquise à contracter les maladies ou plutôt certaines maladies et en particulier les maladies contagieuses. J'ai déjà eu souvent l'occasion de vous dire que l'intoxication syphilitique, une fois qu'elle s'est emparée de l'organisme, lui confère cet état nouveau et général, et le met à l'abri de nouvelles infections de même nature. L'immunité syphilitique est un de ces faits que prouve l'observation clinique quotidienne et que l'expérimentation démontre d'une manière saisissante. Ici l'expérimentateur peut agir en toute sûreté de conscience. En inoculant du virus syphilitique à un malade qui a ou qui a eu la syphilis, il ne l'expose à aucun danger nouveau, car s'il est une loi solidement établie, c'est celle-ci, qu'on peut formuler de la manière suivante : *Le virus syphilitique d'un individu n'est inoculable ni à cet individu lui-même, ni à aucun autre sujet syphilitique.* Il est donc irréinoculable. C'est là un de ses caractères les plus importants, puisqu'il le distingue profondément du principe contagieux de la blennorrhagie et de celui du chancre simple. Hunter, qui n'avait aucune idée de la différence qui existe entre les deux chancres, prouva le premier l'irréinoculabilité du virus syphilitique emprunté aux accidents secondaires. Pour lui la syphilis primitive était réinéoculable, tandis que la syphilis secondaire ne l'était jamais.

Mais à quel moment commence l'immunité? Est-elle permanente ou temporaire? S'affaiblit-elle et finit-elle par disparaître avec le temps? Sans nous éclairer complètement sur tous ces points, les essais de réinoculation tentés fréquemment par les expérimentateurs vont nous fournir quelques données importantes.

Parlons d'abord des essais de réinoculation pendant la période primitive de la syphilis. A partir du moment où le chancre syphilitique est né, l'irréinoculabilité est la règle. L'immunité contre une nouvelle infection est donc acquise, et elle persistera indéfiniment. Mais ne commence-t-elle pas avant le début de l'accident primitif et durant sa période d'incubation? Rappelez-vous les inoculations successives de Wallace, de Puche, de Lindwurm. Elles ont donné des résultats positifs. La deuxième inoculation, faite 22 jours après la première, dans le cas de M. Puche, a fait naître un chancre, ce qui prouve péremptoirement que l'immunité n'existe pas dans les premiers jours de l'incubation. Elle n'est pas encore établie au bout de trois semaines, ou du moins elle est très incomplète. Il faut nous garder d'être trop absolus en pareille matière. Les faits qui pourraient décider la question sont insuffisants, et, comme il est peu probable qu'on expérimente de nouveau, nous sommes condamnés à l'incertitude pour longtemps, la clinique étant incapable de nous fournir, en pareille matière, des résultats précis et probants. Dans la période chancreuse de la syphilis primitive, nous avons aujourd'hui la certitude que le virus, à quelque source qu'il soit emprunté et de quelque façon qu'on tente de le faire pénétrer dans l'organisme, reste absolument inerte ou ne produit qu'une pustule inflammatoire dénuée de toute spécificité, qui est le résultat immédiat d'une irritation simple et n'est précédée, par conséquent, d'aucune incubation. C'est surtout la *réinoculation* du malade avec son propre pus qui a été pratiquée par les expérimentateurs. Je l'ai tentée bien des fois sans aucun succès. Je n'ai pas même pu obtenir ces lésions assez mal définies que MM. Diday, Bidenkap et surtout M. Lee, sont parvenus à faire naître quelquefois, lésions à incubation écourtée de 3 à 9 jours, quelquefois un peu ulcéreuses, qui ne sont que des pseudo-chancres et n'ont, pour moi, aucune signification pathologique. J'en dirai autant des ulcérations artificielles qui résultent de l'inoculation du liquide d'un chancre qu'on a irrité, enflammé avec des cantharides, de la poudre de Sabine, etc. Ce qui a toujours manqué à ces pseudo-chancres, ce sont les deux circonstances capitales de l'incubation et de l'adénopathie. Tenez donc pour certain que le chancre est irréinoculable à toutes ses périodes, même lorsqu'il vient à peine d'éclore, lorsqu'il est encore, pour ainsi dire, à l'état embryonnaire. L'immunité existe donc dès que se montrent les premiers vestiges de l'accident primitif. D'un autre côté, elle peut faire défaut jusqu'au 22e jour de l'incubation (cas de Puche). Notre incertitude se trouve circonscrite entre ces deux limites.

Pendant la période secondaire de la syphilis, des réinoculations innombrables ont été pratiquées par tous les expérimentateurs, depuis Hunter jusqu'à nos jours, et elles ont toujours donné des résultats négatifs. C'est là une des vérités les mieux démontrées et les plus incontestables. Aussi l'immunité à cette phase virulente de la maladie constitutionnelle est-elle absolue. Les exceptions à cette loi données par Cazenave, Vidal, Puche, Richet, n'ont aucune réalité pathologique sérieuse, car les pustules obtenues par réinoculation étaient purement traumatiques, avortées et sans incubation, sans caractère pathognomonique d'aucune sorte, sans conséquences ultérieures. La plupart du temps, les inoculations étaient faites avec des produits morbides provenant de l'individu lui-même. M. Rollet a souvent emprunté la matière contagieuse à d'autres syphilitiques que ceux qu'il inoculait, et il n'a jamais eu que des résultats négatifs. Wallace, au contraire, dit avoir réussi plusieurs fois en pareil cas, et entre autres, chez une femme qu'il inocula avec du virus recueilli sur son mari, après avoir essayé inutilement avec son propre pus. Le 26e jour de l'inoculation, le vésicatoire d'inoculation, après avoir été guéri de l'irritation traumatique immédiatement consécutive à l'application de la substance virulente, devint papulo-squameux. Le 35e jour, sa surface était lisse et guérie. — Dans ce cas-là encore, il n'est pas question de l'adénopathie inséparable du chancre ni des poussées ultérieures qui proviennent forcément d'une infection générale. On peut invoquer l'incubation. Je crois néanmoins que la lésion papulo-squameuse n'était qu'un pseudo-chancre, une lésion comme en peuvent provoquer les irritations cutanées sur la peau des sujets syphilitiques. M. Rollet trouve que c'est un fait incontestable de réinoculation syphilitique positive, opérée à la période secondaire de la syphilis avec un virus étranger au sujet inoculé. Je ne partage point cette manière de voir, parce que j'ai la conviction que de simples causes traumatiques ou des excitations locales physiologiques ou morbides peuvent susciter de pareilles lésions spécifiques ayant plus ou moins les apparences d'un chancre, comme toutes les grosses papules érodées ou excoriées. Wallace, lui, voit là l'effet d'un virus *moins épuisé*. Pourtant le virus de l'homme qui a fourni la matière de l'inoculation était plus ancien que celui de la femme dont on n'avait obtenu que des résultats négatifs. Le même expérimentateur rapporte d'autres faits du même genre tout en les présentant comme des exceptions. Ce sont là plutôt des syphiloïdes que des chancres, c'est-à-dire des lésions insignifiantes et véritablement abortives. — Donc, on peut considérer l'immunité comme absolue dans la période secondaire de la syphilis.

En est-il de même dans la période tertiaire? C'est dans cette période, si différente des deux autres à tant d'égards, qu'on aurait le plus de chance de réinoculer la syphilis. Pourtant, on n'y est pas encore parvenu. On a beaucoup parlé du résultat obtenu par M. le Dr Schenepf, en 1851, à Lourcine, dans le service de Bouley. Je ne l'ai pas trouvé aussi convaincant qu'on a bien voulu le dire. Vous allez en juger. Je résume l'observation :

Une femme âgée de 38 ans, syphilitique depuis 18 ans, ayant des gommes, une rhinopathie tertiaire, une nécrose de la voûte palatine, etc., fut inoculée le 29 juin 1851, avec un pus de plaques muqueuses appliqué sur un vésicatoire. La surface vésiquée se guérit vite, mais, le 12 juillet (22e jour de l'opération), deux papules lenticulaires, tirant sur la couleur du jambon fumé, sans prurit et indurées se produisirent, se couvrirent de croûtes et s'entourèrent d'une auréole. Elles s'ulcérèrent assez profondément, puisque Cazenave déclara que c'était de l'ecthyma syphilitique. — Un mois après l'inoculation, céphalée, malaise, grosse tumeur sur le mollet gauche, peu limitée, sous-cutanée, avec un peu de rougeur violacée de la peau et de la douleur à la palpation, adhérente à l'aponévrose jambière, indépendante des fibres musculaires du gastrocnémien. — Deux rougeurs avec un peu d'intumescence sous-cutanée au devant du genou gauche. — Disparition de ces phénomènes au bout de 15 à 20 jours.

Qu'a-t-on fait, en inoculant du virus syphilitique à cette femme en pleine période tertiaire active? On a produit chez elle une lésion qui, par son incubation, son processus et tous ses caractères, a sans doute une grande analogie avec le chancre. Mais, pour que ce fût une réinoculation véritable, ne faudrait-il pas qu'il y eût aussi infection des ganglions lymphatiques. A-t-elle eu lieu? On n'en dit rien. Ne faudrait-il pas aussi que la syphilis, recommençant par un chancre, continuât, d'après les lois de son évolution ordinaire, par des accidents véritablement secondaires? Il y en a bien eu quelques apparences, sous forme de ces tumeurs gommeuses semblables à l'érythème noueux, que j'ai décrites et dont je vous parlerai ultérieurement. Mais peut-être ces tumeurs dépendaient-elles plus de la syphilis tertiaire réellement existante, que d'une nouvelle infection très hypothétique. On peut donc dire aussi, au sujet de cette période de la maladie, que l'immunité ne s'y éteint pas et que les vieux syphilitiques guéris, ou que ceux qui ont la maladie en activité tertiaire, sont presque tous réfractaires à la réinoculation.

De tout ce qui précède, on peut conclure : 1° Que la réinoculation est possible avant l'apparition du chancre et pendant la première incubation, du moins jusqu'à son 22e jour; — 2° Qu'elle n'est plus possible dès que le chancre commence à poindre; — 3° Que pendant toute la durée de l'évolution chancreuse, l'immunité est un fait accompli; — 4° Que cette immunité persiste dans la syphilis secondaire au même degré que dans la syphilis primitive; — 5° Qu'on la retrouve aussi dans la syphilis tertiaire, et même chez les anciens syphilitiques, plusieurs années après la disparition de toute lésion apparente; — 6° Qu'il y a eu très exceptionnellement des réinoculations faites avec succès, mais, sans les adénopathies caractéristiques et la genèse des accidents cutanés, muqueux ou autres qui accompagnent toujours le vrai chancre syphilitique; — 7° Que l'immunité qui, *à priori*, semble devoir s'affaiblir avec le temps, paraîtrait, en effet, de par l'expérimentation (Schnepf), moindre pendant le tertiarisme que pendant la période secondaire; — 8° Que tel syphilitique irréinoculable avec son propre virus le serait plutôt avec le virus d'un individu arrivé à une période plus avancée et par cela même peut-être plus intense de la maladie; — 9° Mais qu'en somme ces prétendues réinoculations sont très hypothétiques et que l'immunité dans les expérimentations a toujours été la règle à toutes les phases de la syphilis [1].

1. IMMUNITÉS ET RÉINFECTIONS SYPHILITIQUES. — I. Outre les immunités conférées par une première intoxication syphilitique et qui, par conséquent, sont acquises, il en existe de naturelles, chez des sujets qui n'ont jamais eu cette maladie. Ainsi MM. Ratier,

Pour achever l'histoire de la syphilis expérimentale, je vais vous donner les résultats des inoculations pratiquées avec le virus syphilitique associé à celui d'autres maladies contagieuses. C'est ce qu'on appelle des *inoculations mixtes.*

A. *Inoculation du virus syphilitique associé à la matière contagieuse de la blennorrhagie.* Le principe contagieux de la blennorrhagie ne s'inocule que par son application à la surface de certaines muqueuses. Son insertion dans la trame des tissus ne produit aucun résultat. Il n'y a pas d'exemple d'inoculation *artificielle* de la blennorrhagie et de la syphilis opérée simultanément dans les conditions où chacune de ces maladies est apte à se développer. Il existe au con-

Cullerier et Sarrhos se sont inoculés à eux-mêmes inutilement du pus d'accidents secondaires. MM. Puche et Thiry ont inoculé, le premier trois fois, et le second une fois, sans succès, des sujets sains avec le pus du chancre induré. En 1857, M. Ouvry échoua dans une tentative semblable sur un jeune médecin. — Il y a des personnes qui s'exposent impunément à la contagton syphilitique. J'en ai observé un exemple frappant chez une femme qui, faussement accusée par son amant de lui avoir communiqué un chancre infectant, fit tout son possible pour le contracter avec lui afin de prouver son innocence. Plusieurs médecins l'examinèrent comme moi, à différentes reprises et pendant longtemps, sans parvenir à découvrir chez elle la moindre trace de syphilis ancienne ou récente. Il faut bien avouer que de pareils faits sont tout à fait exceptionnels. Ne tiendraient-ils pas, du moins quelques-uns, à ce que ces privilégiés ont eu la syphilis héréditaire? Une autre question qu'on peut se poser, c'est celle de savoir si la syphilis chez les parents communique aux enfants l'immunité syphilitique, alors même qu'ils n'ont eu aucune atteinte de la maladie.

II. Au sujet des *réinfections syphilitiques*, les avis toutefois sont encore très partagés. Si je m'en tenais à ma propre pratique, je les nierais formellement. Je n'ai pas pu, en effet, en découvrir un seul cas, dans les milliers de syphilis que j'ai soignées depuis douze ans. Et pourtant, je les ai recherchées avec soin. — En 1845, sous le nom de loi d'*unicité de la syphilis*, M. Ricord reconnut par l'observation clinique que le même individu ne pouvait avoir deux fois la syphilis. Mais, ajoutait-il, cette disposition acquise peut s'atténuer et finir par s'éteindre et une nouvelle infection générale devenue possible produira des accidents constitutionnels modifiés, des affections *syphiloïdes* qui seraient à la syphilis ce que la varioloïde est à la variole. — Il croyait, comme M. Clerc, que le chancre induré, lorsqu'on réussit à l'inoculer à un sujet syphilitique produit un chancre mou. — C'est là une erreur dont M. Rollet a fait justice en démontrant que dans de pareils cas on avait inoculé un *chancre mixte*.

Follin, MM. Puche, Rodet, Delestre ont publié des cas de réinfections syphilitiques plus ou moins probants. Tout le monde s'accordait à les considérer comme rares, lorsque M. Diday, dans un travail très important, en cita vingt-sept cas (*Archives générales de médecine*, juillet et août 1862). Voici quelles sont les conclusions du travail de cet éminent syphiliographe :

« En règle générale, le virus syphilitique, comme d'ailleurs tous les virus, n'exerce pas successivement deux fois sur le même individu la même action. Introduit (dans des conditions physiques qui en permettent l'absorption) chez un sujet syphilitique, ce virus ne produira aucun effet; introduit chez un sujet qui a eu, mais qui n'a plus actuellement la syphilis, il produira une syphilis modifiée. Plus la première syphilis aura été faible, plus l'époque où elle exista sera éloignée, au moment de la seconde introduction

traire, comme vous le verrez plus tard, un nombre très considérable d'observations cliniques de ce genre.

B. *Inoculation du virus syphilitique associé à la matière contagieuse du chancre simple.* — On a pratiqué ce genre d'inoculation de trois manières différentes, les trois seules possibles : 1° On a inoculé dans une même piqûre un mélange de virus syphilitique et de matière contagieuse du chancre simple ; — 2° On a inoculé du virus syphilitique à la surface d'un chancre simple ; — 3° On a inoculé du pus de chancre simple à la surface d'une lésion syphilitique, notamment d'un chancre syphilitique primitif. Dans le premier cas on obtint d'abord un chancre simple, puis sur le lieu même, au bout d'une incubation de 25, 30, 35 jours, un néoplasme primitif, avec ses adénopathies carac-

du virus, plus le virus mis en contact la seconde fois sera énergique (c'est-à-dire puisé à une lésion congénitale ou primitive plutôt que secondaire), et plus la seconde atteinte de syphilis sera forte ; et vice versa. L'expérience, d'accord avec ces données rationnelles, montre que les seuls sujets sur qui la seconde introduction du virus syphilitique ait produit quelque effet pathologique sont ceux qui étaient alors guéris de leur première vérole, ou qui, du moins, n'en avaient plus d'autres symptômes que ceux qui ne se transmettent ni par génération ni par contact. (Symptômes tertiaires.)

« Quant à la nature des effets de la seconde introduction du virus, opérée dans ces conditions, l'observation apprend qu'ils sont variables et consistent : — A. Dans plus de la moitié des cas, en un ulcère ayant tous les caractères du chancre induré, à part l'adénopathie indurée concomitante, lequel ulcère n'est pas suivi d'accidents constitutionnels. L'absence d'adénopathie permet au praticien de reconnaître d'avance les chancres indurés qui ne seront pas suivis d'accidents constitutionnels (chancroïdes). — B. Dans plus d'un quart des cas, en un chancre induré suivi d'accidents constitutionnels moins intenses que ceux de la première syphilis (véroloïdes). — C. Dans moins d'un demi-quart des cas, en un chancre induré suivi d'accidents constitutionnels plus intenses que ceux de la première syphilis (secondes véroles). — D. Dans moins d'un demi-quart des cas (où il n'avait eu pour première syphilis qu'un chancre induré sans suites constitutionnelles), en un chancre induré suivi d'accidents constitutionnels assez faibles.

« En comparant entre elles ces diverses séries sous le rapport de l'intervalle de temps qui a séparé les deux intoxications successives, on trouve que ce temps a été d'autant plus court que la seconde intoxication a eu des effets plus faibles. Il est au minimum dans les cas où il n'y a eu, la seconde fois, qu'un chancre ; au maximum, dans ceux où il y a eu, la seconde fois, une vérole plus forte que la première. L'impossibilité d'inoculer un chancre à un homme qui a la syphilis est un fait très réel. Mais ce résultat de l'expérimentation n'est point, quoi qu'on l'ait dit, en désaccord avec la possibilité des réinfections chez un homme qui a eu la syphilis ; il confirme au contraire cette possibilité par la plus forte présomption qui puisse fournir, en pathologie, une différence dans les effets s'expliquant par la différence des causes. Les vingt exemples de réinfection observés par moi en six ans, dans ma seule clientèle, donnent une idée de la fréquence avec laquelle ce cas se présente. Ces faits seraient depuis longtemps aussi connus qu'ils paraissent aujourd'hui nouveaux, si les praticiens ne s'étaient pas laissé fermer les yeux par une doctrine aussi juste que sincère au fond, mais inconséquente dans son absolutisme.

« La réinfection d'un homme qui avait eu la syphilis démontre qu'il en était guéri. Ce théorème a trois corollaires pratiques : — A. Il prouve qu'on peut guérir radicalement de la syphilis, fait nié par beaucoup d'auteurs, qui n'admettent que la cure des manifes-

téristiques et puis les accidents consécutifs de la syphilis. L'observation clinique fournit des exemples assez fréquents de ces chancres mixtes dont je vous donnerai plus tard une description détaillée. Il faut voir dans ce résultat une simple *coexistence* des deux maladies et non point, comme le prétendaient les partisans de l'unité chancreuse, une *filiation* avec *métamorphose*. Les deux virus conservent leur autonomie et produisent respectivement leurs effets qui se superposent tout en restant distincts. — Pour le second cas, nous n'avons qu'une seule expérience, celle de Lindwurm, qui transporta sur la pustule d'inoculation d'un chancre simple, du pus d'un chancre induré. Au bout de quatre semaines, le chancre simple pansé méthodiquement était guéri; mais, sur sa cicatrice, il se produisit alors une saillie rouge, une papule tuberculeuse qui se convertit en néoplasme pri-

tations, et qui professent la pérennité de l'empoisonnement constitutionnel, de la diathèse (nom qu'ils donnent à tort à l'intoxication syphilitique). — B. Il donne la mesure du laps de temps qui est ordinairement nécessaire pour que la guérison radicale ait lieu. D'après mes observations personnelles, le minimum de ce temps est en moyenne de vingt-deux mois. — C. Enfin il constitue, pour chaque ex-syphilitique en particulier, le meilleur criterium de la solidité de sa guérison. En effet, faites, je le suppose, à un homme qui a eu la syphilis l'inoculation de chancre induré : si elle échoue, cela prouve qu'il était encore malade; si elle réussit, cela prouve qu'il était guéri. Et bien que cette notion, jusqu'à nouvel ordre, ne doive pas sortir du domaine de la théorie, déjà l'on entrevoit toute l'importance de ses applications.

« Le traitement des réinfections syphilitiques est celui de la syphilis elle-même, sauf un point capital : comme, le plus souvent (16 fois sur 28), tout l'effet de la réinfection, abandonné à sa marche naturelle, se borne à un chancre non suivi de symptômes constitutionnels, le praticien, en présence d'un second chancre, devra toujours attendre, avant d'ordonner le mercure, que les symptômes constitutionnels aient apparu. L'administrer plus tôt, étant très souvent inutile, ne serait par conséquent jamais sans inconvénient. »

En 1863, M. Diday cita sept nouveaux cas du même genre tirés de sa propre pratique (*Histoire naturelle de la syphilis*, p. 243).

J'ai insisté plusieurs fois sur la facilité avec laquelle on prenait pour des chancres syphilitiques réinfectants des lésions secondaires et surtout des lésions tertiaires des organes génitaux, qui présentent absolument les mêmes caractères apparents que l'accident primitif. Aujourd'hui qu'on les connaît mieux qu'autrefois, on ne voit plus autant de prétendues réinfections. — Sans les nier d'une manière formelle, je suis de l'avis de M. Rollet qui, après avoir savamment discuté cette question, la résume ainsi : « Il n'est pas douteux qu'une première infection syphilitique ne mette à l'abri d'une infection ultérieure. C'est seulement par exception qu'on observe des doubles véroles, la première n'ayant pas suffi pour créer une immunité durable et complète. Et, même dans ce cas, si l'immunité n'est pas complète, elle est encore réelle, puisque la seconde vérole est généralement moins forte que la première, moins forte aussi qu'une vérole moyenne. — Cette disposition acquise de l'organisme, ajoute-t-il, est-elle simplement individuelle ou bien est-elle susceptible de se transmettre par hérédité? Question difficile, un peu nuageuse, mais dont la solution ne serait pas tout à fait stérile... » (*Traité des maladies vénériennes*, p. 669-70).

mitif chancreux, lequel fut suivi d'accidents secondaires. — Dans le quatrième cas on fait une opération inoffensive et que j'ai pratiquée plusieurs fois. Elle consiste à greffer un chancre simple sur un chancre syphilitique, sur une plaque muqueuse ou sur la peau saine d'un sujet syphilitique. On obtient une autre variété de chancre mixte dans lequel l'élément chancrelleux se développe avec son autonomie propre, sans rien donner à la syphilis et sans lui rien emprunter. Les effets immédiats consistent en une modification ulcéreuse du néoplasme primitif; cependant l'induration ne disparaît pas, l'adénopathie spécifique persiste, il peut survenir aussi des bubons chancrelleux suppurés. Le pus de l'ulcère est alors réinoculable, sans donner autre chose qu'un chancre simple.

C. *Inoculation du virus syphilitique associé au virus vaccin.* — Cette inoculation vaccino-syphilitique est une inoculation mixte. Il y a là aussi, comme je vous l'ai dit plus haut, superposition ou juxtaposition, mais non point combinaison des effets morbides. Les deux virus conservent leur autonomie et développent parallèlement leurs conséquences locales et générales sur le sujet inoculé.

SEPTIÈME LEÇON

SYPHILIS PRIMITIVE. — INCUBATION, FORMES, HISTOLOGIE, VARIÉTÉS DU CHANCRE SYPHILITIQUE.

SYPHILIS PRIMITIVE.

I. INCUBATION DU CHANCRE SYPHILITIQUE. — Sa durée moyenne de 34 à 35 jours dans 92 cas. — Les incubations très courtes sont les plus rares.

Importance de l'incubation, au point de vue du diagnostic. — Incertitude du pronostic de la syphilis fondé sur la durée de l'incubation.

II. DESCRIPTION GÉNÉRALE DU CHANCRE SYPHILITIQUE. — Ses périodes. — Son induration et son ulcération.

III. ANALYSE HISTOLOGIQUE DU CHANCRE SYPHILITIQUE. — Liquide qu'il sécrète. — Altérations des couches épidermiques et épithéliales, des papilles et du tissu conjonctif dermique. — Lésions des vaisseaux, des nerfs et des glandes du tégument.

IV. VARIÉTÉS DU CHANCRE SYPHILITIQUE.

V. NOMBRE DES CHANCRES SYPHILITIQUES SUR LE MÊME INDIVIDU. — Ils sont aussi souvent multiples qu'uniques. — Simultanéité de leur naissance et de leur évolution.

MESSIEURS,

La syphilis primitive dont je vais commencer aujourd'hui la description, comprend tout l'intervalle de temps qui s'écoule entre le moment précis de la contamination et l'époque où se montrent, sous la forme de troubles fonctionnels et de déterminations matérielles et visibles sur les téguments, les premiers signes positifs de l'intoxication générale. Les événements qui s'accomplissent dans cette période ne sont remarquables ni par leur nombre ni par leur variété. Tout se borne, en effet, à une lésion localisée, d'étendue médiocre, sans gravité apparente, qui évolue presque silencieusement sur les points de l'enveloppe mucoso-cutanée où le virus a été déposé. Quelquefois même elle est si bénigne, elle suscite si peu de réaction inflammatoire et si peu de douleur, qu'elle parcourt toutes ses phases sans qu'on soupçonne son existence. Les irradiations constantes sur le système lymphatique de la région qu'elle occupe présentent le même caractère d'indolence et d'aphlegmasie.

On voit bien, il est vrai, survenir, dans quelques cas exceptionnels, des complications sérieuses; mais, en général, la phénoménalité est sourde, éteinte et circonscrite dans d'étroites limites. Que ces apparences trompeuses ne vous abusent point sur la gravité de cet accident et sur son immense portée pathologique. Abordons son étude avec cette conviction qu'elle est digne d'être poursuivie dans tous les sens aussi loin que l'analyse pourra nous conduire.

I

INCUBATION DU CHANCRE SYPHILITIQUE.
Moyennes de sa durée fournies par diverses statistiques.
Durée de l'incubation dans 92 cas : Exemples d'incubations remarquables. *Sa longueur moyenne a été de 34 à 35 jours.*
Les incubations très courtes sont d'une rareté extrême. Les incubations de 50, de 60 jours et plus sont beaucoup moins exceptionnelles.
L'incubation du chancre syphilitique inoculé est plus courte de 10 jours environ que celle du chancre acquis par contagion.
Pathologie comparative des incubations dans diverses maladies virulentes.
Signification pathogénique de l'incubation.
Importance de l'incubation au point de vue du diagnostic.
Elle ne fournit que des données très incertaines sur le pronostic général de la syphilis.

J'ai déjà souvent appelé votre attention sur ce qu'on peut appeler la première phase de la syphilis primitive. Dans les inoculations dont je vous ai fait succinctement le récit, vous avez vu qu'il existait toujours une période d'incubation. Les premiers phénomènes spécifiques de la lésion ne se sont jamais montrés qu'après un laps de temps plus ou moins long suivant les cas, et dont la moyenne a été de 24 à 25 jours environ. Dans la contagion naturelle, cette période est aussi constante que lorsque le virus est artificiellement inséré sous l'épiderme ou sous l'épithélium. Sa durée, dont il importe de fixer les limites aussi exactement que possible, a été diversement estimée par les auteurs qui s'en sont occupés. Les statistiques de M. Diday ont donné une moyenne de 14 jours; celles de M. Clerc, de 14 à 16 ; celles de M. Léon Lefort, de 19 ; celles de M. Rollet, de 25 ; celles de M. Fournier, de 31 ; celles de M. Sigmund, de 28 à 35.

Avant de vous exposer les résultats auxquels je suis arrivé, je tiens à vous faire remarquer que les observations, où il est permis de se rendre compte de cette durée d'une façon rigoureuse et indiscutable, sont loin d'être communes. Ne faut-il pas, en effet, que la date du coït suspect soit exactement déterminée, que ce coït soit unique, qu'il soit précédé et suivi d'une continence absolue, et qu'il soit isolé et dégagé de toutes les circonstances qui auraient pu, sous un mode quelconque, favoriser la contagion syphilitique sans lui et en dehors lui? Ce que je dis du coït s'applique aussi à toutes les autres façons, infiniment variées, de contracter la syphilis. Un concours assez rare de conditions est donc indispensable, et c'est sans doute ce qui explique pourquoi cette période a été niée ou méconnue pendant si longtemps, même par ceux que leur vaste expérience mettait le mieux à même de la constater. Ainsi, M. Ricord la rejetait autrefois d'une manière absolue ; il la qualifiait de période d'inobservation, sans se douter qu'il serait un jour frappé par ce trait d'esprit qu'il dirigeait contre de plus clairvoyants que lui.

Pour mettre quelque ordre dans mes observations, je les ai divisées en plusieurs séries. La première comprend les cas où l'incubation a été moindre que 10 jours ; la seconde, ceux où elle a été de 10 à 20 jours ; la troisième, de 20 à 30 ; la quatrième, de 30 à 40 ; la cinquième, de 40 à 50, la sixième, de 50 à 60 ; et la septième de 60 et au-dessus. — Ces observations ont été prises sans parti pris de trouver des incubations minima ou maxima. Je les ai recueillies indifféremment quelle qu'en fût la durée ; je ne me laissais guider dans le choix que par le caractère net, précis et rigoureux des dates.

Première série : Cas où l'incubation a été moindre que 10 jours. Elle n'en comprend que *deux*, et, à cause de leur extrême rareté, ils sont dignes d'être résumés. L'incubation moyenne pour ces deux cas a été de 9 *jours :*

1. Après une continence de trois mois, le malade cohabita huit jours avec la même femme. — Huit ou dix jours après le premier coït, rougeur et gonflement du prépuce, érosion de toute la moitié antérieure du gland, chancre infectant typique. La seconde incubation fut aussi courte que la première, car un mois après le premier coït, il y avait déjà des croûtes du cuir chevelu et un commencement d'éruption papuleuse confluente. Ce fut une espèce d'intoxication d'emblée qui envahit tout l'organisme en trente jours, concentrant dans une subintrance remarquable l'accident primitif et les premiers accidents secondaires.

2. Continence depuis six mois. Un seul coït : huit ou dix jours après, deux papules sur le pubis, à la racine de la verge, qui se convertirent en un énorme chancre infectant. La deuxième incubation, fut aussi très courte, car les accidents consécutifs apparurent moins de trente jours après le début du chancre.

Deuxième série : Incubation de 10 à 20 jours. *Six* cas dont les incubations réunies donnent une moyenne de 15 *jours*. Voici un de ces cas :

Le malade n'avait pas vu de femme depuis plus d'un mois, lorsqu'il entra à l'hôpital de la Pitié, vers le milieu de septembre 1880, pour une plaie de la main droite; il en est sortit le 1er janvier 1881, sans avoir eu aucun rapport sexuel et sans s'être exposé dans cet établissement à aucun mode de contagion. Quatre jours après sa sortie, coït unique suivi, au bout de douze jours, d'un petit bouton dans le sillon balano-prèputial, bientôt converti en un chancre infectant typique que je constatai et soignai dans mon service.

Troisième série : Incubation de 20 à 30 jours. J'en ai observé *onze* cas. La moyenne, pour ces onze cas, a été de 23 *jours*.

Une de ces malades avait un chancre de la lèvre supérieure qui était urvenu de 21 à 25 jours après la coupure que lui avait faite, à cet endroit, un rasoir en glissant de bas en haut sur la lèvre inférieure. La deuxième incubation ne fut que de 35 jours.

Quatrième série : Incubation de 30 à 40 jours. — *Vingt-deux* cas, dont les incubations ont donné comme moyenne 35 *jours*.

Deux jeunes gens, n'ayant eu depuis longtemps aucun commerce sexuel, cohabitèrent le même jour, à Lille, au commencement de décembre 1876, avec la même femme. L'un vit apparaître sur la verge un chancre infectant, 32 jours, et l'autre seulement 38 jours après le coït suspect.

Cinquième série : Incubation de 40 à 50 *jours*. *Vingt-quatre* cas, dont les incubations ont donné comme moyenne 43 *jours*. Je ne vous en donnerai qu'un seul exemple.

Après une longue continence, un jeune homme eut commerce, le 28 septembre 1872, avec une femme en carte, à Reims. Le 2 octobre, blennorrhagie qui fut guérie en quatre semaines. Mais, le 9 du mois de novembre, sans qu'il y eût eu aucun autre coït, 43 jours après la contamination, petite papule grosse comme une tête d'épingle au niveau du filet, qui ne tarda pas à s'agrandir et à s'éroder. Adénopathie. Vers la fin de décembre, accidents consécutifs.

Sixième série : Incubation de 50 à 60 jours. *Huit* cas dont les incubations ont donné comme moyenne 52 *jours*. En voici un exemple :

Un jeune homme qui me fut envoyé par mon confrère et ami, le docteur Bodin, de Tours, eut commerce avec une femme de maison publique, le 8 octobre 1880, après plus de deux mois de continence absolue. — Continence également absolue à partir de ce coït. Malgré le soin avec lequel il examinait sa verge, ce ne fut que le 28 novembre, c'est-à-dire après 53 jours d'incubation, qu'il aperçut sur la muqueuse du prépuce une érosion insignifiante, qui devint bientôt un chancre infectant typique. En janvier 1881, roséole et plaques muqueuses.

Septième série : Incubation de 60 jours et plus. *Dix-neuf* cas dont les incubations ont donné, comme moyenne, 63 *jours* environ. Cette série contient des observations très intéressantes. Comme elles rentrent dans la catégorie des cas rares, je vais vous en donner quelques exemples en les résumant :

1. Une dame mariée, à qui je donne des soins, eut un dernier rapport avec son mari, en l'année 1880, le 22 novembre. Cinq jours après, le mari vint me consulter pour un chancre infectant, qu'il croyait n'avoir que de la veille ou de l'avant-veille, et qu'il avait contracté dans un ou plusieurs coïts suspects. Il espérait que ses parties génitales étaient intactes, lorsqu'il vit sa femme le 22 novembre. Plein d'anxiété, néanmoins, il la surveillait avec la plus grande attention. — Le 13 février 1881, celle-ci se plaignit de ressentir une petite douleur dans l'aine droite. Elle me fut aussitôt conduite, et je constatai sur la lèvre droite un chancre infectant, érosif, qui était au *plus* au 12e ou 15e jours. — L'incubation surveillée avec la plus grande attention a donc été chez cette dame de *soixante et onze jours*. La deuxième a duré quarante-cinq jours environ, et les accidents consécutifs cutanés et muqueux se sont montrés, jusqu'à présent, d'une grande bénignité. La syphilis du mari a été également très légère.

2. Après une longue continence, un malade eut commerce avec une cuisinière, et deux jours après, il entra à l'Hôtel-Dieu, où on le soigna pendant trente-trois jours pour une fièvre typhoïde légère. A sa sortie de l'Hôtel-Dieu, il fut envoyé à Vincennes, où il resta 18 jours. Dix jours après sa sortie de Vincennes, sans avoir eu aucun commerce sexuel depuis le coït avec la cuisinière, sans s'être exposé à aucun autre mode de contagion, la verge devint malade sur plusieurs points du prépuce, et ne tarda pas à se tuméfier énormément. Peu après, ce malade que j'ai soigné longtemps dans mon service, présentait un grand chancre érosif, cutané du prépuce, une induration complète de tout le prépuce, avec phimosis et balano-posthite, et une lymphopathie dorsale. Les accidents consécutifs survenus après une incubation de 40 jours environ furent assez sérieux. L'incubation du chancre syphilitique avait été chez lui de 63 jours. Peut-être la fièvre typhoïde survenue immédiatement après la contamination a-t-elle contribué à en retarder les effets. C'est le seul cas, parmi ceux que j'ai observés, où l'on puisse invoquer une cause morbide étrangère à la syphilis, pour expliquer la longue durée de la première incubation.

3. Chancre infectant typique du fourreau à gauche, vers la base de la verge, avec adénopathie énorme des deux aines, ayant débuté, le 2 mars 1876, par un petit bouton sec. — Le dernier coït remontait au 24 décembre 1875. Il y a donc eu une incubation de 69 jours. — Dans cet intervalle, aucun rapport sexuel, aucun attouchement, aucune cause d'infection autre que le coït du 24 décembre 1875. La femme avec laquelle il avait eu lieu était traitée à Lourcine pour la syphilis, en même temps que lui l'était par moi à l'hôpital du Midi. Cette observation est entourée de toutes les garanties qu'on peut exiger.

Je pourrais vous rapporter d'autres cas, mais je pense que ces trois suffiront pour vous démontrer la réalité des très longues incubations. Il arrive quelquefois que l'observation clinique peut avoir la précision d'un fait expérimental et c'est ce qui a eu lieu dans les séries des cas dont je viens de vous entretenir.

En prenant la moyenne générale de ces séries qui comprennent 92 cas, on arrive au chiffre de 34-35 jours, et comme durée ordinaire de l'incubation du chancre infectant dans la syphilis acquise. — Il y a 4 ou 5 ans, j'avais trouvé une moyenne un peu plus forte puisqu'elle allait de 37 à 40. Je n'attache pas une grande importance à de pareilles variations dans les résultats, parce qu'elles dépendent de quelques longues ou de quelques courtes incubations, en plus ou en moins, dues aux hasards de l'observation clinique. Ce que vous devez retenir et ce que prouvent rigoureusement ces relevés, c'est que l'incubation de l'accident primitif est toujours très prolongée, et que, quand les circonstances permettent d'en calculer la durée, il y a de grandes probabilités pour qu'on en trouve plus de longues que de courtes. N'est-il pas intéressant de constater à cet égard les différences énormes qui existent dans le nombre des cas que comprennent les séries extrêmes ? Dans la 1re série, deux cas seulement d'incubation au-dessous de 10 jours; dans la 2e, 6 cas au-dessous de 20 jours; tandis que nous avons 19 cas dans la 7e série où les incubations dépassent 63 jours. Les séries les plus nombreuses sont la 4e et la 5e, qui contiennent les cas d'incubations de 30 à 40 et de 40 à 50 jours [1].

1. PATHOLOGIE COMPARATIVE DES INCUBATIONS. — Pour compléter ce qui a trait à la durée de l'incubation du chancre syphilitique, je vais dire quelques mots des incubations qu'on observe dans les autres maladies virulentes et infectieuses. La plus curieuse, la plus étrange et la plus incompréhensible, c'est incontestablement celle de la *rage*. Sa durée moyenne passe pour être de 4 à 7 semaines. Par exception, on en a vu de 8 à 15 jours seulement. Mead rapporte le cas, peut-être unique dans la science, d'un jeune homme qui, mordu par un chien enragé, le matin de ses noces, s'étant excité à boire dans le jour et s'étant livré plus tard au coït avec ardeur, éprouva, *dans la nuit même*, les atteintes violentes de son mal. On croyait que le maximum de l'incubation rabique était de 12 à 18 mois. Mais MM. Féréol et Hémard ont démontré qu'il y en avait de 2 ans et demi. Enfin, voilà que, dans ces derniers temps, à l'Académie de médecine, M. Léon Colin est venu raconter l'histoire d'un malheureux sous-officier d'artillerie mordu en Algérie, il y a *quatre ans et demi au moins*, par un chien enragé, et qui est mort dernièrement au Val-de-Grâce. (*Observation de deux cas de rage humaine* in *Annales d'hygiène*, 1881, tome V, p. 408.) C'est donc un cas où la rage a couvé pendant près de cinq ans, et n'en a pas moins été mortelle, malgré la longueur extraordinaire de cette incubation. Ainsi la durée de l'incubation rabique oscille entre 24 heures et 5 ans ! L'âge abrège sa durée : 13 à 15 jours chez 9 nouveau-nés; 3 à 4 semaines chez 6 enfants âgés de moins de 14 ans. Lorsque plusieurs personnes sont mordues au même moment par un animal enragé, elles ne deviennent pas toutes malades à la fois. Ce fait a été constaté par Trolliet : 23 individus furent mordus dans l'espace de neuf heures par une louve enragée: 13 moururent hydrophobes, et la maladie éclata chez 6, entre 15 et 30 jours; chez 4, entre 30 et 40; chez 2, entre 40 et 53; chez le dernier, 3 mois et 18 jours après la morsure. Voilà des oscillations étonnantes. Malgré son irrégularité, l'incubation

Les incubations très courtes sont si exceptionnelles que j'ai douté pendant longtemps de leur existence. J'y crois parce que j'en ai constaté des exemples authentiques. Mais, en général, il faut se défier de pareils faits. Les chancres à incubation si lente ne sont pas d'ordinaire exclusivement syphilitiques ; presque tous résultent de l'action combinée des deux virus syphilitique et chancrelleux ; ce sont des chancres mixtes.

L'incubation de la syphilis inoculée donne une moyenne de 25 jours environ. Elle est donc plus courte que celle de la syphilis acquise.

syphilitique ne présente rien de semblable. Il est même remarquable que le chancre d'inoculation apparaît, en général, après le même intervalle de temps chez tous les individus. — Par ce qui précède, on peut s'assurer que la durée de l'incubation n'influe en rien sur la gravité de la maladie, puisqu'elle est mortelle dans tous les cas. — Les expériences de Rey sur le virus rabique, faites en 1842, ont montré qu'on pouvait expérimentalement augmenter la durée de l'incubation, de 15 jours à plusieurs mois, en créant six générations de virus rabique.

Dans la *morve* et le *farcin*, qui sont deux maladies identiques, la durée de l'incubation varie suivant les cas de transmission par inoculation ou infection. Lorsque l'inoculation a eu lieu, la maladie se développe avec rapidité ; elle est constituée en un temps très court, quelquefois en *vingt-quatre heures*, plus ordinairement en *quatre ou cinq jours*. Dans les cas d'infection, l'incubation peut être très longue, surtout pour la morve. On a trouvé une moyenne de 15 jours pour 6 cas.

L'incubation de la *pustule maligne* comprend un intervalle de temps qui varie entre 1 et 6 ou 7 jours. — Quelques auteurs donnent comme moyenne 22 jours. — Par le *charbon*, elle serait de 10 jours.

Dans la *variole* et la *rougeole*, qui se transmettent habituellement par infection, mais qui peuvent aussi s'inoculer, on observe une grande différence dans l'incubation, suivant que c'est par l'un ou l'autre de ces deux modes que la maladie a été communiquée. La durée a été plus courte dans les cas de contagion par inoculation que dans ceux de contagion par infection. Cette durée a été, pour la variole, de 7 à 8 jours dans le premier cas, de 10 à 12 dans le second (Home). Marsh a trouvé de 4 à 10 jours pour la variole inoculée, et de 6 à 21 pour la variole non inoculée. — Les recherches les plus récentes faites par Helmke limitent entre 11 et 14 jours l'incubation de la variole par infection.

L'inoculation du *virus-vaccin* ne donne de résultat qu'au commencement du quatrième jour ou à la fin du troisième, quelquefois un peu plus tard. Il y a des auteurs qui donnent 6 jours comme moyenne.

Dans le mode habituel de transmission par la rougeole, qui est l'infection, la durée ordinaire de l'incubation est de 9 à 11 jours. D'après Panum, qui a recueilli ses observations aux îles Féroé, l'incubation naturelle de cette maladie serait de 13 à 14 jours. En 1842, Michaël de Kotona inocula de l'humeur lacrymale et du sang puisé dans les taches rubéoliques au maximum de l'efflorescence. Sur 100 cas, il produisit 93 fois la rougeole, et l'incubation fut constamment de 7 jours.

Voici maintenant d'autres incubations qu'il est intéressant de connaître ; mais, relativement à la syphilis, elles ont moins d'importance que les précédentes, puisque les maladies dont il s'agit ne se transmettent que par infection.

Incubations : de la *scarlatine*, 3 à 7 jours ; — de la *fièvre typhoïde*, 24 heures à 15 jours ; — du *typhus*, 9 à 10 jours ; — de la *diphtérie*, 2 à 8 jours ; — du *choléra*, 3 à 5 jours ; — de la *fièvre jaune*, au minimum, 36 heures, au maximum, 8 et 14 jours ; — de la *peste*, 8 jours au maximum.

Pourquoi cette différence? Je crois qu'elle tient moins à des conditions vitales et à des idiosyncrasies mystérieuses, qu'à des particularités provenant de circonstances fortuites et matérielles. Mais je ne hasarde cette hypothèse qu'avec la plus grande réserve, parce que tout est obscur et étrange en fait de longues incubations. Si on voulait se mettre en frais de théories, l'imagination pourrait se donner libre carrière. Le sujet y prête. En somme, nous ne savons rien de positif sur ce point comme sur tant d'autres, où nous en sommes réduits à constater les faits sans qu'il soit possible de les interpréter.

Lorsque le virus syphilitique est déposé à la surface des tissus, il reste inerte à la condition qu'ils soient intacts. Si on l'y laisse séjourner et qu'au-dessous de lui se produise ultérieurement une éraillure, une solution de continuité quelconque, il pénétrera dans l'économie et produira l'intoxication, car il conserve très longtemps ses propriétés virulentes, même dans les points et sur les objets, où il n'est plus soumis à l'action fécondante de la vie. C'est là une particularité qui peut donner la clé de certaines longues incubations. On en pourrait invoquer quelques autres de même nature, qui ont toutes pour effet de neutraliser plus ou moins longtemps le virus en l'isolant des tissus sur lesquels il a pris, ou en retardant son acheminement vers les vaisseaux absorbants. Avec l'inoculation, nous savons à quel moment précis le principe toxique a été *introduit* dans le sang ; avec la contagion, nous ne pouvons fixer que le moment où ce principe a été *déposé* sur la peau ou sur les muqueuses. L'unicité et l'invariabilité du virus étant admises, il donnerait sans aucun doute les mêmes résultats chez le même individu, quel que fût son mode de pénétration, puisque le travail local n'est rien, qu'il n'est qu'un résultat et que tout se réduit à mettre ce virus en contact avec les capillaires et avec le sang ou la lymphe, seuls milieux où il se multiplie et devient apte à produire ses conséquences pathologiques. Je vous ait dit, dans les généralités sur la syphilis, combien il était difficile de comprendre son incubation. J'ai étudié de nouveau ce grand phénomène dans mon *Mémoire sur l'excision du chancre syphilitique*, et je suis arrivé à conclure que jusqu'à nouvel ordre, l'hypothèse la plus rationnelle était celle de l'empoisonnement d'emblée, dès l'inoculation ou la contagion, sans aucune lésion spécifique préalable, et par la seule absorption du virus déposé à la surface de la peau ou des muqueuses.

« Mais est-ce bien, dis-je, une véritable intoxication semblable à celle qui suit le chancre et aboutit fatalement à des accidents généraux? Comment l'organisme resterait-il silencieux, s'il en était ainsi? Pourquoi un seul point serait-il atteint, celui précisément où a été déposé le virus? Tout est obscur, inexplicable, mystérieux dans cette hypothèse que les faits nous forcent d'adopter. Mais, du moins, nous pouvons dire que l'empoisonnement de l'économie pendant l'incubation est incomplet, insuffisant, et que l'accident primitif qu'il suscite lui est indispensable pour aller plus avant dans les voies de l'infection progressive et de la diathèse. Aussi, tout en étant *résultat*, le chancre est-il de plus *cause* et une cause puissante, sans laquelle le premier empoisonnement n'aboutirait à rien. Il faut que ce foyer morbide crée de nouvelles particules virulentes, ou renforce celles qui existaient déjà, en leur communiquant des propriétés infectieuses plus actives et plus pénétrantes. »

Je n'ajouterai rien à ces réflexions. Mais, je vous le répète, ce que nous connaissons le moins dans la syphilis, c'est son commencement. Songez en outre aux immenses progrès que fait chaque jour la théorie parasitaire des maladies virulentes. N'est-il pas rationnel de supposer que dans toutes, comme on l'a déjà fait pour plusieurs, on découvrira le microbe générateur? Et qui nous dit que l'ayant découvert dans la syphilis, on n'ira pas plus loin, et qu'on ne créera pas un virus très atténué et inoffensif qui servira de vaccin contre la vraie syphilis et préservera le sujet vacciné de ses redoutables atteintes [1]? Mais, laissant de côté cet espoir qui est peut-être chimérique, voyez combien tout devient moins obscur, si on admet que la partie active du virus syphilitique est constituée par un microbe. Que de différences individuelles dont nous trouvons l'explication! Les parasites des virus doués d'une vie plus ou moins intense, ne diffèrent-ils pas, en effet, entre eux comme tous les êtres organiques dont la germination, la croissance, la santé, la vigueur subissent les influences favorables ou contraires du terrain et du milieu? Sur certains individus, leur premier travail tout local qui aboutit à la formation du chancre, sera lent, tandis que chez d'autres, il aboutira beaucoup plus promptement à ses effets spécifiques, etc... En se plaçant au point de vue parasitaire, il serait difficile d'admettre une intoxication d'emblée. La seule et la véritable

1. J'ai parlé, dans une de mes premières leçons, des hélico-nomades de Klebs. Il paraît qu'on a découvert, depuis, un nouveau parasite de la syphilis. M. Aufrecht (*Centralblatt für Med. Wissensch.* 1881) dit avoir trouvé dans le sang des syphilitiques des micrococcus qu'il n'a jamais rencontrés dans les autres maladies infectieuses. Les éléments isolés sont assez volumineux et d'ordinaire unis deux à deux (diplococcus), rarement au nombre de trois. La fuschine leur donne une coloration très foncée. Il faut choisir, pour les étudier, des papules syphilitiques en plein développement et non traitées, les scarifier, essuyer le premier sang et recueillir ensuite sur un verre la sérosité, faire dessécher le liquide sous une cloche et le traiter avec une solution de fuschine au demi-millième. On se servira de grossissements puissants (objectif à immersion) pour faire cette étude.

intoxication ne commencerait qu'au moment où apparaissent les premiers vestiges du chancre. Pourquoi son excision n'en préviendrait-elle pas les conséquences?...

Quoi qu'il en soit, l'incubation de l'accident primitif est une réalité incontestable, et, tout en reconnaissant que les explications qu'on en donne ne sont encore que des hypothèses, nous n'en devons pas moins chercher qu'elle est sa signification clinique. Il en a une très importante relativement au diagnostic. La voici : chaque fois que vous aurez des doutes sur la nature d'un chancre, si vous parvenez à établir indubitablement qu'il ne s'est manifesté qu'après une incubation de 15, 20, et à plus forte raison de 30, 40 jours, etc., vous pourrez affirmer, sans crainte de vous tromper, et même en l'absence de tous les autres signes, qu'il est syphilitique. — La valeur de l'incubation, au point de vue du pronostic est beaucoup plus incertaine. Peut-être au premier abord seriez-vous disposés à croire qu'il en est autrement. On se figure, en effet volontiers, que la prise de possession brusque et sans délai de l'organisme par une maladie est l'indice certain de sa violence et de sa gravité; tandis que les conditions opposées, c'est-à-dire une longue incubation, sont un présage d'indolence et de bénignité.

La pathologie générale des maladies virulentes et infectieuses confirmerait, peut-être, cette vue d'ensemble qui est admise par presque tous les pathologistes et qui paraît reposer, tout à la fois, sur les données de la raison et sur celles de l'expérience. Le danger des intoxications ne se mesure-t-il pas, en effet, à la promptitude de leur action? Dans l'histoire de la syphilis, on trouverait des arguments en faveur de cette manière de voir. On dit qu'autrefois son incubation était beaucoup moins longue qu'aujourd'hui. Or, il n'est pas douteux qu'aux quinzième, seizième et dix-septième siècles, les accidents immédiats étaient incomparablement plus sévères que maintenant. Sans recourir à l'histoire, l'observation de chaque jour justifierait peut-être, dans une certaine mesure, la prognose fondée sur la longueur ou la brièveté de l'incubation. Toutefois, ne vous y fiez pas : j'ai vu des accidents graves succéder à des chancres infectants dont l'incubation avait été très longue. On ne doit établir, à cet égard, aucune loi absolue et invariable. Ce qu'on peut affirmer, par exemple, c'est que, pendant toute la durée de l'incubation, il ne se produit jamais ni phénomènes locaux, ni troubles constitutionnels, si minimes que vous les supposiez, qui soient de nature à révéler un état morbide général commun ou spécifique. Dans la période d'imminence morbide, qui constitue l'incubation, toutes les fonctions s'exécutent régulièrement comme à l'état normal. Aussi l'intervention thérapeutique est-elle formellement contre-indiquée à cette phase de la maladie, même dans les cas où l'on aurait la certitude que l'intoxication est déjà un fait accompli. J'ai la certitude que les doses les plus élevées de mercure et d'iodure de potassium n'exerceraient aucune action sur l'accident primitif, ne le modifieraient en quoi que ce soit, et, bien loin de le prévenir, ne retarderaient ni n'avanceraient d'une minute l'époque de son apparition[1].

II

Description générale du chancre syphilitique. — Ses périodes de début, de progrès et d'état, de réparation.
Ulcération et induration du chancre infectant.

Après vous avoir exposé le peu que nous savons ou que nous supposons au sujet de l'incubation du chancre syphilitique, je vais vous décrire cette lésion.

On se tromperait étrangement si, pour définir l'accident primitif de la syphilis, on prenait le mot *chancre* dans son acception rigoureuse. Les tissus sur lesquels il s'implante ne sont, en effet, ni dévorés, ni détruits. La matière organique y est, au contraire, augmentée plutôt que diminuée. Supposez qu'on pesât, après l'avoir enlevée, la rondelle de peau ou de muqueuse sur laquelle repose le chancre infectant : on verrait qu'elle a plus de poids que la même quantité de peau saine correspondante. Il n'en serait point ainsi pour le *vrai chancre* ou *chancre simple*.

La première idée que vous devez vous faire de cette lésion, c'est donc celle d'une néoplasie, d'une hyperplasie, de quelque chose qui vient se surajouter aux éléments normaux. En me fondant sur ses caractères les

1. Afin d'édifier le lecteur sur la valeur pronostique de l'incubation du chancre syphilitique, je vais donner le résumé de quelques observations dans lesquelles le processus de la maladie a été suivi pendant longtemps. Ce sont des faits qui me sont personnels et qu'on trouvera décrits tout au long dans mes différents travaux sur la syphilis. — J'ai recueilli, comme on l'a vu, beaucoup de cas d'incubation précise, mais je n'ai pas toujours pu suivre les malades. Par contre, j'ai observé des cas extrêmement curieux de syphilis graves, dans lesquels il ne m'a pas été possible de déterminer exactement l'incubation. C'est là ce qui explique le peu de documents que je possède sur cette question.

Incubation de 2 mois : Accidents cutanés et muqueux superficiels, périostose crânienne et petite tumeur linguale syphilitique.

Incubation de 2 mois : Syphilose unilatérale et circonscrite de la base du crâne à

plus essentiels, je dirai que le chancre syphilitique est une sclérose en plaque ou en tumeur de la peau ou des muqueuses, qui s'érode ou s'ulcère presque exclusivement aux dépens de son tissu néoplasique, et sécrète une lymphe inoculable et contagieuse reproduisant toujours, chez les sujets vierges de syphilis ancienne ou récente, une lésion semblable à celle qui lui a donné naissance. Pour que cette définition fût complète, il faudrait y faire entrer les notions d'incubation et de pathogénie. Après ce que je vous ai dit plus haut, vous êtes fixés sur la première.

Quant à la seconde, vous savez aussi que le chancre syphilitique est le signe exclusivement local et primitif d'une maladie générale, virulente et constitutionnelle, la syphilis ; en même temps qu'il constitue le point de départ, le foyer, le laboratoire du principe qui va compléter

droite, survenue au quatrième mois de l'intoxication et ayant déterminé une hémiplégie et des névralgies faciales droites.

Incubation de 1 mois et demi : Tumeurs périostiques sterno-costales pendant les premiers mois d'une syphilis à accidents cutanés et muqueux légers.

Incubation de 1 mois et demi : Syphilis ulcéreuse grave; pharyngopathie des plus intenses.

Incubation de 1 mois et demi : Succession de pharyngopathies graves ; destruction d'une partie de l'isthme.

Incubation de 1 mois et demi : Premiers accidents consécutifs légers ; à la huitième année de cette syphilis, ozène et perforation du voile du palais.

Incubation de 5 semaines : Tumeur périostique des maxillaires inférieurs, dans les premiers mois d'une syphilis légère.

Incubation de 5 semaines : Syphilis sérieuse, érythème noueux syphilitique ; gommes résolutives.

Incubation de 5 semaines : Tumeurs crâniennes périostiques précoces ; albuminurie grave dans la première année de la syphilis.

Incubation de 1 mois : aphasie et hémiplégie droite syphilitiques au quatrième mois de la maladie.

Incubation de 1 mois : Syphilis légère ; affection syphilitique du biceps.

Incubation de 1 mois : Syphilis de moyenne intensité ; arthropathies.

Incubation de 1 mois : Syphilis légère ; affection syphilitique du biceps.

Incubation de 1 mois : Syphilis de moyenne intensité ; laryngopathie légère.

Incubation de 1 mois : Périostite maxillaire dans le deuxième mois de l'intoxication ; syphilis de moyenne intensité.

Incubation de 25 jours : Syphilis gommeuse d'emblée, très grave et réfractaire à l'iodure de potassium.

Incubation de 20 jours : Syphilis légère, comme accidents cutanés et muqueux, mais laryngopathie sérieuse avec plaques muqueuses ulcérées des cordes vocales.

Incubation de 15 jours : Syphilis légère ; laryngopathie avec plaques muqueuses.

Incubation de 15 jours : Syphilis sévère, avec plaques muqueuses confluentes partout et laryngopathie ulcéreuse.

Incubation de 10 jours : Syphilis sérieuse, exostose précoce du tibia.

On voit, d'après ces observations, qu'il est difficile de trouver dans la durée de l'incubation un élément de quelque certitude pour le pronostic général de la syphilis.

l'intoxication et la faire passer de l'état virtuel ou d'accident local, à l'état d'activité pathologique embrassant toute l'économie dans le vaste complexus de ses manifestations.

Pour vous décrire le chancre syphilitique, je commencerai par faire abstraction de son siège et des nombreuses circonstances qui sont susceptibles de modifier son type idéal. Dans l'ensemble de son processus, on peut distinguer trois périodes, comme dans la plupart des lésions qui sont destinées à une vie éphémère.

Période de début. — La néoplasie, quoique fondamentalement la même, depuis son apparition jusqu'à sa résolution définitive, affecte à son origine différentes formes qui se réduisent à quatre principales, mais entre lesquelles il n'existe souvent que des différences imperceptibles. 1° *Tache érythémateuse :* Elle est arrondie ou ovale, circonscrite, sèche, desquamative ; puis humide, et toujours sous-tendue par une lamelle scléreuse mince, superficielle, à peine appréciable. Rarement le chancre persiste à cet état pendant toute sa durée. — 2° *Papule ou tubercule :* La saillie papulo-tuberculeuse est peu proéminente au-dessus des parties voisines, mais plus cependant que la tache érythémateuse ; sèche au début pendant cinq ou six jours, elle devient ensuite humide, pseudo-membraneuse, croûteuse. Sa sécrétion toujours minime est concrescible et beaucoup plus séreuse que purulente. — 3° *Plaque ou papule plate, étalée :* Mêmes caractères et même évolution que la précédente pendant les cinq ou six premiers jours de sa durée. — 4° *Tumeur arrondie, globuleuse,* ou plutôt *hémisphérique,* desquamée, humide, puis érodée sur une étendue plus ou moins grande de sa superficie. — La période de début dure, en moyenne, quatre à cinq jours. L'induration ou la néoplasie est déjà, comme vous le voyez, un de ses caractères essentiels, et même quelquefois le seul. Mais, en général, l'épiderme et surtout l'épithélium se modifient dans leur sécrétion au point central et forment des squames. Dans des cas très exceptionnels, c'est l'unique changement qui s'opère à la surface de la néoplasie. Le chancre reste alors à peu près sec pendant toute sa durée.

Période de progrès et d'état. — Que l'accident primitif ait débuté par l'un ou l'autre des modes pathologiques précédents, il ne tarde pas à changer d'aspect et à prendre celui qu'on observe le plus habituellement. La tache érythémateuse devient une petite plaque ; la papule s'aplatit ; enfin le petit amas de matière néoplasique s'agrandit suivant tous ses diamètres, avec une prédominance plus grande toutefois dans le sens de la surface que dans celui de la profondeur des téguments. Le progrès du chancre est donc caractérisé par une augmentation de la sclérose en superficie et aussi en profondeur, si bien que dix ou quinze jours après le début, toute l'épaisseur des téguments paraît envahie. — En même temps que ce travail de prolifération s'effectue, un autre, en sens inverse, a lieu à la surface et plus rarement dans l'épaisseur de la plaque ou de la tumeur scléreuses. Les couches superficielles de l'épiderme et de l'épithélium disparaissent; il ne reste plus au centre que la couche de Malpighi, et puis en ce point les papilles du derme sont mises à nu. Il n'y a donc qu'une perte de substance très faible qui est loin d'être aussi considérable que la prolifération sous-jacente. Le chancre est alors constitué par une exulcération régulière, symétrique, diversement colorée, suppurant peu, à peine douloureuse, reposant sur une base plus ou moins dure et circonscrite, dont la surface élevée reste plane ou se déprime légèrement dans sa partie centrale. Aussi, alors même qu'elle est très exulcérée et creusée, si on regarde de profil la lésion dans son ensemble, on constate qu'elle fait une saillie, une tumeur au-dessus des parties voisines et que le fond lui-même est plus exhaussé que les tissus sains.

A ce moment, c'est-à-dire vers la fin du premier ou au commencement du second septenaire, il survient un événement d'une importance capitale. Les ganglions qui reçoivent les lymphatiques de la région où siège le chancre, parfois aussi ces lymphatiques eux-mêmes se tuméfient peu à peu, et s'indurent, sans susciter ni douleur vive, ni travail inflammatoire violent. Cette nouvelle lésion fait, pour ainsi dire, partie intégrante du chancre. Elle constitue un de ses symptômes ou de ses épiphénomènes les plus essentiels et les plus constants. Son importance exige une description à part. Qu'il me suffise ici de vous signaler le syndrome, chancre et lympho-adénopathie scléreuse syphilitiques.

La *configuration* de l'accident primitif est régulière depuis le commencement jusqu'à la fin du processus. Ses contours arrondis, oblongs ou ovalaires sont toujours remarquables par leur symétrie. On peut diviser le chancre en deux parties égales qui s'appliquent exactement l'une sur l'autre, comme cela se produit naturellement lorsque la lésion siège dans les plis de la peau ou des muqueuses. Il existe cependant des exceptions qu'expliquent des circonstances particulières. L'asymétrie de certains chancres reconnaît, en effet, pour cause : 1° La réunion de plusieurs d'entre eux : *chancres géminés*, *chancres herpéti-*

formes; et encore, dans ces plaques en apparences irrégulières, peut-on découvrir des éléments symétriques; 2° la diffusion de l'hyperplasie, constituée par une sclérose périphérique avec prolongements le long des vaisseaux lymphatiques, rougeur érysipélateuse diffuse, érosions semblables à celles que produit un vésicatoire. Même dans cette forme, on parvient toujours à trouver des foyers générateurs qui, eux, sont symétriques et se distinguent des parties voisines par leur coloration plus sombre, leur forme circulaire, leur aspect irisé, leur pointillé central ecchymotique, etc.

La *coloration* du néoplasme primitif est rouge, chair de jambon, livide, violacée, d'une teinte quelquefois tannique. Voici, du reste, à ce point de vue, le type le plus commun : couleur centrale d'un rouge sombre, ou lilas foncé, avec un piqueté ecchymotique; tout autour, zone d'une nuance plus pâle, grisâtre à la circonférence et plutôt jaune que rouge acajou; plus loin, auréole d'un rouge sombre, mais moins foncé que le centre. Toutes ces nuances affectent la forme circulaire, et leur disposition concentrique leur donne l'aspect d'une cocarde tricolore et d'une surface irisée.

La *sécrétion de l'érosion chancreuse* est séreuse, séro-purulente, séro-sanguinolente, et toujours un peu visqueuse et facilement concrescible. Au centre, dans le point où les papilles avec leurs vaisseaux dilatés sont mises à nu, la surface laisse échapper quelquefois des gouttelettes de sang. Elle se couvre très souvent d'une couche diphtéritique très adhérente, fibrineuse, à disposition aréolaire et gaufrée, quand elle n'est pas irrégulièrement disséminée un peu partout. Il ne se fait point de suppuration franche ; on ne l'observe qu'à la période de réparation. Les squames et les croûtes se forment principalement sur les chancres cutanés; la fausse membrane se produit de préférence sur les chancres des muqueuses. Dans les chancres muscoso-cutanés, il y a, d'un côté, l'exsudation diphtéritique, et du côté opposé, la croûte ou la squame.

L'*ulcération* du chancre syphilitique présente des dimensions qui varient depuis celles d'une pièce de vingt centimes et même moins, jusqu'à celles d'une pièce de cinq francs en argent et au delà. C'est au centre et non sur les bords qu'elle a le plus de tendance à détruire les tissus et à s'accroître dans le sens de leur épaisseur. Les bords ne sont pas taillés à pic, mais évidés, arrondis en pente douce, d'un côté jusqu'au fond de la dépression, de l'autre jusqu'aux parties environnantes. En général, l'ulcération s'agrandit un peu dans tous les sens; aussi les chancres les plus larges sont-ils, en même temps, les plus profonds. Deux exceptions se présentent cependant quelquefois : l'une pour les érosions très superficielles, et en même temps diffuses; l'autre pour les néoplasmes très ramassés sur eux-mêmes, globuleux, hémisphériques, qui, par leur base, plongent dans le tissu cellulaire sous-cutané. Chez eux l'ulcération se fait en profondeur, mais, comme vous le verrez tout à l'heure, par un mécanisme bien différent du processus qui préside à l'érosion ou à l'exulcération en surface.

L'*induration* est un des attributs les plus importants, les plus constants du chancre syphilitique. Elle ne manque jamais, à un moment ou à un autre, et à un degré quelconque, dans la lésion syphilitique primitive. Peut-être n'a-t-on jamais vu, d'une façon très authentique, un chancre essentiellement mou depuis son origine jusqu'à sa terminaison donner la syphilis. L'induration est d'une si haute valeur que vous la voyez déjà poindre dès les premières heures de la lésion et qu'elle survit longtemps à l'érosion chancreuse. Elle peut même réapparaître plus tard après la résolution du premier néoplasme, et se produire par poussées successives à toutes les périodes de la maladie, soit sur le siège même du chancre, soit à sa périphérie. N'avons-nous pas remarqué qu'elle précédait l'ulcération, qu'elle la débordait sur les côtés et qu'elle l'entourait aussi dans les variétés où la fonte du néoplasme creuse dans son sein des cavités ampullaires? Son étendue varie de quelques millimètres à deux ou trois centimètres carrés et même plus. On en observe parfois de monstrueuses, sur le menton, par exemple, ou sur la peau du pubis. Elle peut être totale ou partielle eu égard à la surface exulcérée qu'elle soustend. — Les formes qu'elle revêt doivent être étudiées avec soin. Quelquefois ce n'est qu'une simple lamelle très mince, foliacée, parcheminée, mais cependant de consistance résistante et d'une élasticité de caoutchouc. Ses contours sont toujours nets, et elle s'implante comme un corps étranger au sein des tissus, en restant arrondie et symétrique dans la plupart des cas. Mais il lui arrive aussi de pousser çà et là des prolongements, de se répandre, d'une façon diffuse, à sa périphérie et de se confondre alors avec la sclérose hypertrophique du tissu cellulaire, ou œdème dur qu'on observe si fréquemment autour d'elle, et dont elle n'est qu'un degré plus accentué. — D'autres fois, elle constitue un disque plus épais, cartilagineux et chondroïde, plat sur ses deux faces ou présentant la configuration, soit d'une lentille convexe ou concave sur sa surface libre, soit d'une lentille bi-concave, cerclée d'un rebord annulaire saillant et épais. — Enfin, d'autres fois, elle se condense en une tumeur plus ou moins régulièrement arrondie, et prend le plus habituellement alors la forme d'une demi-sphère. Quand il en est ainsi et que la masse néoplasique atteint des dimensions considérables, l'érosion reste rarement superficielle pendant toute la durée du processus. Vers la fin de la période de progrès, un travail de régression ou de nécrobiose s'effectue dans son sein; elle se ramollit en deux ou trois jours, se creuse d'une cavité centrale remplie de faisceaux grisâtres et mortifiés de tissu cellulaire, qui s'éliminent peu à peu par lambeaux. Ce profond changement s'accomplit sans travail inflammatoire ou congestif, sans réaction locale, sans fossé d'élimination pour séparer les parties saines des parties malades. La fonte du néoplasme n'en dépasse pas les limites pour envahir les tissus sains; il se borne à convertir la masse néoplasique en une coque cartilagineuse et élastique, qui ne perd rien de ses propriétés spécifiques, et reste nettement isolée au milieu des tissus, sans susciter d'empâtement œdémateux périphérique. La perte de substance subie par l'induration se répare avec une grande rapidité, presque aussi vite qu'elle a eu lieu. Vous le voyez, dans le processus que je viens de vous décrire, il ne s'agit point, comme dans l'érosion ou l'ulcération, d'une élimination moléculaire des produits morbides ou des tissus normaux; c'est une fonte qui a lieu, une modification en masse du néoplasme dont l'exubérance excessive détruit la vitalité.

A proprement parler, la période d'état n'existe pas, puisqu'il s'opère sans cesse dans le chancre quelques modifications; mais il arrive un moment où elles sont insensibles, même à une observation rigoureuse, et on peut dire alors que la lésion reste dans le *statu quo* pendant quelques jours. Elle ne le quitte que pour se guérir ou pour subir des complications qui la font dévier plus ou moins de son processus ordinaire.

Période de réparation. — Elle ressemble, comme durée, à la période de début : elle est ordinairement très courte, soit qu'elle survienne spontanément, soit qu'elle s'établisse avant l'heure sous l'influence des spécifiques. Le premier phénomène qui l'annonce est un changement de couleur sur la surface du chancre qui, de rouge violacé, jaune fauve irisé, devient rouge rose, et prend l'aspect d'une plaie simple de bonne nature en voie de cicatrisation. Puis la fausse membrane est éliminée; une sécrétion franchement purulente se fait sur la plaque bourgeonnante, finement granulée, et des bandes et des îlots cicatriciels apparaissent sur les bords et dans la partie centrale. Ces modifications précèdent et présagent sûrement la réparation dont les deux phénomènes principaux sont : 1° L'assouplissement et la fonte graduelle de l'induration ; 2° le retrait et la cicatrisation progressive de l'ulcération, principalement sur ses bords.

La pellicule qui en résulte est d'abord d'un rouge brunâtre, puis quelquefois tout à fait noire. Souvent la pigmentation se borne à une zone, à un liseré brun ou noir qui circonscrit une tache cicatricielle centrale blanche.

Dans beaucoup de cas, le chancre disparaît sans laisser aucune trace. Mais quand il a été très ulcéreux, il est remplacé par un tissu cicatriciel mou ou sans pigmentation, qui persiste indéfiniment sous cette forme.

Dans l'examen des sujets syphilitiques, on ne doit jamais négliger l'examen de la région où siégeait le chancre, parce que les stigmates qu'il a laissés peuvent nous fournir, à une époque même fort éloignée du début de l'intoxication, des renseignements précieux sur la variété de l'accident primitif et sur le caractère probable des manifestations ultérieures cutanées ou muqueuses. L'induration peut, elle aussi, persister très longtemps, cinq ou six ans, et même plus, sous forme d'une hypertrophie chéloïde mal circonscrite ou d'une sorte d'enkystement pseudo-cartilagineux autour de la cicatrice. On n'en peut rien conclure au point de vue des accidents consécutifs.

La *durée* moyenne du chancre syphilitique est de trois ou quatre septenaires environ. Quelques-uns, les plus superficiels, sont fugaces et n'ont qu'une existence éphémère. Par contre, il y en a qui se prolongent trois ou quatre mois, mais ces cas sont exceptionnels, surtout si le malade est soumis à un traitement spécifique. La première période dure cinq ou six jours ; la deuxième, deux septenaires ; la troisième, un septenaire. Le processus est abrégé par des pansements locaux et par une médication générale. Quant à la terminaison, elle est toujours favorable, à moins qu'il ne survienne des complications.

III

Analyse histologique du chancre syphilitique.
Liquide qu'il sécrète. — Fausse membrane diphtéritique.
Altérations des couches épidermiques et épithéliales. — Lésions des papilles et du tissu conjonctif dermique. — Lésions des artères, des veines et des lymphatiques. — Lésions des nerfs et des glandes tégumentaires.
Histologie comparée du chancre induré et du chancre mou.

Pour se rendre compte des diverses particularités symptomatologiques du chancre syphilitique, il est absolument indispensable d'avoir recours à l'histologie. Si l'on pratique la coupe de la lésion, on peut facilement constater qu'elle n'a pas, dans son ensemble, l'apparence d'une dépression, mais, au contraire, l'aspect d'une saillie papuleuse du derme. Sans doute son centre est déprimé et légèrement excavé en godet; mais ses bords sont plus épais et plus saillants que la peau saine avec laquelle elle se continue.

I. Liquide sécrété par le chancre. — C'est un liquide limpide, transparent, d'une teinte un peu jaunâtre, semblable à une faible solution de gomme arabique. Il contient : 1° Des globules de pus ou cellules lymphatiques, granuleuses, atrophiées, peu nombreuses, nageant dans un liquide à granulations fines. Ces cellules possèdent un ou deux noyaux; leur protoplasma est clair. Elles s'entourent quelquefois d'une substance grenue, coagulée qui paraît plus solide que le protoplasma; — 2° Des granulations fines, protéiques ou graisseuses, animées de mouvements browniens; — 3° Des éléments surajoutés, tels que des spores très petites, isolées ou réunies en chapelet; — 4° Des bâtonnets de bactéridies : de même que les précédents, ces éléments ne sont pas inhérents au virus, ce sont des produits surajoutés; — 5° Enfin, des cellules cornées ou des cellules du corps muqueux de Malpighi, en voie de destruction.

Les propriétés chimiques de ce liquide sont insignifiantes. C'est un liquide faiblement alcalin, ressemblant au sérum du sang, ne possédant pas de propriétés irritantes.

II. Fausse membrane diphtéritique. — Cette fausse membrane est constituée par un feutrage serré de fibrilles englobant dans leurs mailles des cellules lymphatiques et des cellules épithéliales altérées. Ces fibrilles sont gonflées et pâlies par l'acide acétique cristallisable. Elles partent parfois d'un centre commun où se trouve un noyau ovoïde. Leur fibrine est plus résistante que la fibrine ordinaire; mais on n'y trouve pas les grosses boules ovoïdes ou sphériques, un peu plus grosses que des cellules (boules de Boldcrew), qui contiennent le micrococcus de la diphtérie pharyngo-laryngée.

III. Histologie de la tumeur chancreuse elle-même. — Il faut étudier successivement ses diverses couches de dehors en dedans :

1° *Altérations des couches épidermiques et épithéliales* : La couche superficielle et la couche intermédiaire de l'épiderme cutané sont, au niveau du chancre, le siège d'une véritable infiltration de cellules lymphatiques. Ces globules de pus viennent là par diapédèse des vaisseaux des papilles, ou bien ils se forment dans les cellules épidermiques par une division du noyau préexistant, par une génération endogène. Le corps muqueux de Malpighi est beaucoup moins infiltré de pus. Il est augmenté d'épaisseur, principalement sur les bords du chancre, pour remplir les intervalles agrandis des papilles hypertrophiées. Les couches superficielles de l'épiderme se détachent et se détruisent; elles constituent la partie figurée du sérum chancreux. Quant au corps muqueux, il se conserve à peu près intact à la surface du chancre, ou bien il se désagrège partiellement ou en totalité. Dans ce dernier cas, la surface de l'exulcération est constituée par les papilles aplaties, recouvertes d'une couche de pus ou de la fausse membrane diphtéritique.

2° *Lésions des papilles et du tissu conjonctif dermique :* Les papilles sont augmentées de volume par l'infiltration de cellules lymphatiques dans leur épaisseur, principalement sur les bords. Au centre, elles sont aplaties ou détruites et gorgées de sang : c'est ce qui donne, à la partie moyenne du chancre, l'aspect piqueté et ecchymotique.

Au-dessous des papilles, les faisceaux du tissu conjonctif sont intacts. Mais, dans leurs intervalles, il existe une grande quantité de cellules lymphatiques à un seul noyau, des cytoblastions, disséminés ou réunis par couches superposées. On y voit, en outre, des cellules lymphatiques plus grosses, à plusieurs noyaux en voie de prolifération. Enfin, les cellules plates ou cellules fixes du tissu conjonctif présentent un noyau épaissi et une surabondance de protoplasma devenu granuleux.

3° *Lésions des artères et des veines :* L'épaississement scléreux et inflammatoire des tuniques artérielles et veineuses constitue un des caractères anatomiques les plus remarquables du chancre infectant. Cet épaississement porte principalement sur la membrane externe. Les veines deviennent épaisses et rigides comme des artères. Il en résulte, on le conçoit, une diminution tres grande du calibre des vaisseaux sanguins. La membrane musculaire n'est pas hypertrophiée. L'épaississement de la membrane externe et de la portion la plus extérieure de la membrane moyenne est constitué par une infiltration plus ou moins abondante de cellules lymphatiques entre les fibres de leur tissu conjonctif, dont les cellules plates sont également hypertrophiées. De plus, il existe une zone inflammatoire dans le tissu conjonctif qui entoure les vaisseaux.

La tunique interne des vaisseaux participe aussi à ce travail morbide. Il se fait une prolifération de cellules endothéliales ; de là, il résulte une oblitération ou du moins un encombrement du calibre des vaisseaux par l'accumulation des cellules endothéliales et des globules lymphatiques. Souvent la fibrine se coagule dans les vaisseaux ainsi altérés. La conséquence d'un pareil état de choses est la diminution ou l'interruption partielle de l'afflux sanguin, l'insuffisance de la nutrition, et, par suite, la destruction moléculaire, l'ulcération du néoplasme, ou sa nécrobiose en masse dans les cas d'ischémie portée à l'extrême. Le rôle de la sclérose vasculaire dans l'induration est très important. Elle s'unit à la conservation presque complète de la charpente solide du derme pour constituer le néoplasme. L'induration est superficielle ou profonde, suivant que le réseau superficiel est seul atteint de sclérose, ou bien que le réseau superficiel avec le réseau profond des vaisseaux cutanés ou muqueux, ainsi que les branches qui les font communiquer le sont également. On comprend comment se produisent tantôt l'induration parcheminée, foliacée, tantôt les indurations épaisses, globuleuses ressemblant à des gommes. La sclérose se poursuit sur la tunique vasculaire plus profondément que l'induration elle-même ; mais autour d'elle, le tissu conjonctif est normal au lieu d'être induré.

Le système vasculaire des papilles est, lui aussi, très modifié. Ses canaux sont assez souvent dilatés sous la fausse membrane, dans la partie centrale de la lésion exulcérée et remplie de globules blancs et de globules rouges. Ils se rompent d'autant plus facilement que leurs parois ne sont pas épaissies. Il résulte de leur rupture de petites hémorrhagies, des ecchymoses, un état pointillé. A la périphérie, les papilles sont infiltrées de cellules lymphatiques qui deviennent libres et se mélangent d'une petite quantité de liquide contenant de la fibrine, et venu du sang comme les cellules lymphatiques.

4° *Lésions des vaisseaux lymphatiques :* Ce sont des altérations semblables à celles des artères et des veines, se produisant dans leurs parois mêmes. Les vaisseaux et les fentes lymphatiques du derme sont remplis et distendus par des cellules embryonnaires. Leurs parois sont épaissies et indurées et le tissu cellulaire qui les entoure est sclérosé.

Les altérations des vaisseaux artériels, veineux et lymphatiques rendent compte de la sclérose diffuse qui accompagne assez fréquemment les chancres infectants et se propage quelquefois à une grande distance. Cet œdème dur reconnaît pour cause une gêne de la circulation lymphatique et de la circulation sanguine produite par l'épaississement des parois, l'encombrement ou l'oblitération de la lumière des vaisseaux, par la sclérose périphérique et aussi par une véritable difficulté qu'éprouve la lymphe à franchir les ganglions spécifiquement indurés ou enflammés.

5° *Les lésions des nerfs :* Elles consistent dans la sclérose de la gaine lamelleuse des ramuscules qui traversent le tissu induré, et dans l'induration du tissu conjonctif qui accompagne leurs vaisseaux. Les tubes nerveux restent normaux : leur substance médullaire et leurs cylindres d'axe ne sont pas modifiés ; c'est une sorte de névrite subaiguë qui n'occasionne aucune douleur.

6° *Lésions des poils, des glandes sébacées, des glandes sudoripares et des glandes muqueuses au niveau de l'induration :* Ces lésions sont constituées par la multiplication et l'hypertrophie par excès de nutrition de toutes les cellules épithéliales, et en même temps par l'infiltration de leur tissu conjonctif périphérique par de jeunes cellules ou cellules lymphatiques.

Telle est la constitution histologique du chancre infectant, du néoplasme chancreux, de la sclérose syphilitique primitive, du syphilome d'Ernest Wagner. Cette irritation spécifique de la syphilis ne se comporte pas autrement que l'irritation simple de l'inflammation chronique. Son autonomie clinique si fortement empreinte de spécificité n'est nullement expliquée par l'anatomie pathologique. On n'y a pas trouvé de tissu doué de caractères nettement définis. Ses éléments sont ceux de l'inflammation commune. Il serait impossible de le distinguer, sauf par la sclérose vasculaire, de beaucoup d'autres produits morbides appartenant à la syphilis ou à d'autres maladies communes ou virulentes. Cette remarque s'applique non seulement au chancre, mais à toutes les autres lésions syphilitiques ; l'analyse microscopique seule ne les ferait pas reconnaître. Le vague des notions banales qu'elle nous donne contraste avec la netteté des caractères symptomatologiques et de la spécificité du processus.

L'histologie du chancre syphilitique diffère profondément de celle du chancre simple. — Dans cette dernière lésion, la couche superficielle de l'épiderme et le corps muqueux contiennent un grand nombre de cellules cavitaires, comme dans toute inflammation dermo-papillaire, quelle qu'en soit la nature. Les papilles rapprochées de l'ulcération présentent un volume plus considérable qu'à l'état normal et sont chargées de cellules lymphatiques provenant des vaisseaux sanguins par diapédèse. — Au-dessus de ces papilles ainsi enflammées et hypertrophiées, les couches épidermiques se décollent et se renversent en dehors.

Dans toute la partie de la peau enflammée, dans ce qui reste de tissu dermo-papillaire, dans le derme et dans le tissu cellulaire sous-cutané, il y a infiltration de cellules rondes, interposées entre les éléments constitutifs du tissu conjonctif. Ces cellules sont plus nombreuses, plus voisines les unes des autres à la surface de l'ulcération, de sorte que là, le tissu des bourgeons charnus est granuleux, sans fibrilles. En effet, les fibres du tissu cellulaire étant dissociées, ramollies et détruites, les cellules de pus devenues libres forment une couche épaisse à la surface des bourgeons. Dans le chancre mou, les vaisseaux n'ont ni leurs parois sclérosées, ni leur calibre rétréci. Il y a une destruction rapide, complète des couches superficielles et profondes de l'épiderme, une fonte suppurative et progressive des couches papillaires et dermiques. Papilles, tissu conjonctif et tissu sous-dermique se transforment en un tissu de bourgeons charnus sans sclérose vasculaire, par dissociation et destruction de la charpente fibreuse. Enfin, l'infiltration cellulaire se poursuit dans le tissu voisin du chancre, le long des vaisseaux. La compression qu'elle détermine peut amener de l'ischémie consécutive, de la gangrène, etc.

IV

Variétés du chancre syphilitique : 1° Chancres érythémateux ; — 2° Chancres papulo-tuberculeux : leurs sous-variétés ; — 3° Chancres indurés proéminents ou bombés ; — 4° Chancres indurés ulcéreux : leurs sous-variétés ; — 5° Chancres très peu indurés et ulcéreux ; — 6° Chancres à érosion diffuse et érysipélateuse ; — 7° Chancres éléphantiasiques ; — 8° Chancres à sclérose volumineuse et profonde.

Avec les notions histologiques que je viens de vous exposer, vous pourrez facilement vous rendre compte de toutes les modifications que présentent, à leurs diverses périodes, les chancres syphilitiques. Quoiqu'ils soient fondamentalement constitués de la même façon, ils offrent une grande variété d'aspect, suivant leurs dimensions, leur configuration, l'étendue ou la profondeur de leur base scléreuse, la longueur ou la brièveté de leur processus, le caractère érosif ou ulcéreux de leur surface, l'intégrité ou le ramollissement en masse du néoplasme, leur nombre, leur confluence et les infiltrations scléreuses qui se produisent à leur périphérie. Voici les variétés que l'on peut admettre :

1° *Chancres érythémateux :* Très superficiels, à bords faiblement indurés, papyracés, foliacés, légèrement érosifs ou secs et squameux. C'est le chancre épithélial, desquamatif, chancre nain, chancre éphémère. Il est très souvent méconnu. Quand ces chancres siègent sur les muqueuses et qu'ils sont multiples, ils forment une éruption qui offre la plus grande ressemblance avec des plaques d'herpès. Ils s'en distinguent par une induration foliacée perceptible, quoique très légère, par leur pseudo-membrane, l'épaississement annulaire de leurs bords, la sclérose périphérique qui les unit, et s'étend quelquefois beaucoup plus loin qu'eux sur les parties voisines.

2° *Chancres papulo-tuberculeux :* Pisiformes et lenticulaires quand ils conservent leur forme primitivement arrondie, ils s'aplatissent presque toujours, s'étalent et se convertissent en un disque et une plaque scléreuse plus ou moins épaisse. Sous cette forme, ils présentent plusieurs variétés. Les chancres plats érosifs sont une des plus communes. Leur induration est un peu plus épaisse que dans les variétés foliacées; elle résiste à la pression latérale et présente une élasticité et une consistance cartilagineuses. Leur surface est unie, de niveau avec les parties voisines, d'un rouge sombre, violacé, souvent recouverte d'une production diphtéritique. C'est dans cette variété qu'on voit souvent des cercles concentriques, de coloration différente, autour d'une tache centrale plus sombre, pointillée ou ecchymotique. Leur sécrétion est peu abondante, séreuse ou sanguinolente.

3° *Chancres indurés proéminents* ou *bombés :* Tous les chancres sont proéminents, mais à des degrés divers. Quand la saillie est considérable, elle imprime à la lésion un caractère particulier : sa surface est légèrement convexe, presque plane ou hémisphérique; elle a une apparence papuleuse ou nummulaire, condylomateuse ou mamelonnée. La nodosité papulo-tuberculeuse du début persiste et s'accentue quelquefois sans s'ulcérer, mais presque toujours l'épithélium se détache de sa surface en allant du centre à la périphérie. Il y a rarement une ulcération profonde ; c'est une érosion qui surmonte la saillie papulo-tuberculeuse et qui la recouvre dans toute son étendue. L'induration est très prononcée surtout dans la forme mamelonnée, hémisphérique; sa consistance est chondroïde et ligneuse. Ce sont les chancres décrits par Carmichaël, sous le nom de *chancre élevé, ulcus elevatum*. Ce chancre peut être en même temps *annulaire*, c'est-à-dire avec un épaississement très prononcé de ses bords qui forment un cadre à l'érosion centrale et l'enchâssent.

4° *Chancres indurés ulcéreux :* Ces chancres débutent, comme les autres, par un tubercule, une saillie papulo-tuberculeuse qui s'élargit ou s'aplatit. Mais leur surface, au lieu de rester horizontale ou de se bomber, se creuse par le fait d'un travail d'exulcération qui dépasse la simple érosion. Les deux éléments du chancre, l'induration et l'ulcération font simultanément les mêmes progrès. Tous les chancres syphilitiques forment, du reste, une série continue et régulière, depuis les plus plats jusqu'aux plus bombés, et depuis les plus bombés jusqu'aux plus creux. Un chancre bombé peut devenir creux. Il en est de même d'un simple chancre érosif. La surface libre de la base indurée, au lieu de rester plane ou convexe, s'excave plus ou moins profondément aux dépens du néoplasme. Le derme cutané ou muqueux est rarement ulcéré dans toute son épaisseur. Les sous-variétés du chancre ulcéreux sont le chancre *cupuliforme*, si l'excavation est légère, le chancre *infundibuliforme*, si elle est plus profonde. Quelquefois l'entonnoir, figuré par le chancre, a sa tige en goulot formée par un lymphatique induré. Les autres sous-variétés sont le chancre *fissuraire*, le chancre en *rhagade* ou *linéaire*. Ces configurations dépendent du siège et de la disposition de la peau ou de la muqueuse à leur niveau.

5° *Chancres très peu indurés et ulcéreux :* Cette variété est assez rare ; on pourrait la confondre avec le chancre simple. Le travail destructeur ou ulcératif moléculaire l'emporte sur le travail néoplasique. L'induration scléreuse disparaît rapidement : la perte de substance s'étend même au delà du néoplasme et détruit la peau ou la muqueuse. La réparation ne se fait qu'à l'aide d'une cicatrice persistante. Un degré de plus dans ce travail ulcératif et on a le chancre *phagédénique infectant*, et même le chancre *serpigineux*. Quelques-uns de ces chancres paraissent même primitivement ulcéreux. En général, ils ne sont pas alors exclusivement syphilitiques, mais mixtes, c'est-à-dire provenant tout à la fois du virus du chancre simple et du virus syphilitique. Leurs bords, au lieu d'être évidés et arrondis, sont taillés à pic et décollés.

6° *Chancres à érosion diffuse et érysipélateuse, avec un ou plusieurs foyers d'induration, et une large zone de sclérose irrégulière.* On voit une vaste surface d'un rouge sombre, dépouillée de son épithélium comme la surface d'un vésicatoire, luisante, polie ou finement granuleuse, reposant sur un fond sclérosé ou induré et sécrétant un liquide séro-purulent. On distingue sur cette surface une ou deux taches d'une couleur plus foncée qui présentent quelquefois des zones concentriques, de coloration variée ou une teinte ecchymotique centrale, et des contours arrondis, contrastant avec la configuration irrégulière de la large plaque. Un pareil chancre qui s'éloigne du type habituel, tient probablement à l'irradiation du travail inflammatoire spécifique sur les réseaux lymphatiques de la région occupée par le chancre. Elle coïncide souvent, en effet, avec la lymphite des gros vaisseaux lymphatiques qui se traduit par un cordon dur et noueux se dirigeant du côté des ganglions.

7° Les *chancres éléphantiasiques*, c'est-à-dire accompagnés d'un œdème dur, hyperplasique qui peut s'étendre fort loin. Ils se rapprochent beaucoup des précédents dont ils ne diffèrent que par l'absence d'érosion diffuse et l'intégrité de l'épithélium ou de l'épiderme sur tous les points, sauf au niveau du chancre.

8° Les *chancres à sclérose volumineuse et profonde*, sous-cutanée ou sous-muqueuse. L'ulcération y reste parfois très superficielle, mais d'autres fois la tumeur globuleuse se ramollit, se vide et se convertit en une cavité ampullaire entourée d'une coque indurée.

On pourrait encore décrire d'autres variétés, comme la variété ecthymateuse, la variété hémorrhagique, diphtérique, etc. Mais il en sera question quand nous parlerons des caractères particuliers qu'imprime aux chancres la région du corps sur laquelle ils siègent ou les complications que nous décrirons plus tard.

V

NOMBRE DES CHANCRES SYPHILITIQUES SUR LE MÊME INDIVIDU. — Ils sont aussi souvent *multiples* qu'*uniques*.
Quand ils sont multiples, ils naissent et évoluent simultanément.
Intervalle de 7 jours constaté entre l'apparition de deux foyers chancreux.

La fréquence des chancres syphilitiques est une question de statistique dont les développements ne seraient pas à leur place dans une description purement clinique. Du reste, je vous en ai dit assez à cet égard dans mes leçons sur la contagion des maladies vénériennes envisagée au point de vue démographique.

Beaucoup de syphiliographes, même parmi les plus autorisés, trouvaient autrefois qu'un des principaux attributs du chancre infectant, c'était d'être unique chez un même malade, tandis que le chancre mou est habituellement multiple. Il y a dans la première proposition une erreur que la clinique démontre jusqu'à la dernière évidence. Vous n'avez qu'à parcourir mes salles pour voir des malades qui portent deux, trois, quatre et un plus grand nombre de chancres infectants. J'en ai constaté jusqu'à quatorze et seize chez le même individu. Les chancres multiples ne sont pas toujours confluents, c'est-à-dire groupés les uns à côté des autres sur la même région. Ils peuvent être disséminés sur les diverses régions du corps. Ainsi, le même malade en aura un au menton, un autre à l'abdomen, d'autres aux parties génitales. Sans doute cette multiplicité n'est pas comparable à celle du chancre mou qui peut s'inoculer fortuitement et à volonté sur toute la surface du corps, à toutes les phases de son évolution ; mais elle n'en constitue pas moins un fait démontré et fréquent, si bien que vous tomberiez dans une grande erreur en vous berçant de l'espoir qu'un malade n'aura pas la syphilis, parce que vous aurez trouvé sur sa peau ou ses muqueuses plusieurs ulcérations chancreuses.

Presque toujours les chancres syphilitiques multiples, confluents ou disséminés *naissent* à la même époque *et évoluent* simultanément. A cet égard, il y a entre eux et les chancres mous une grande différence, puisque ces derniers peuvent se reproduire pendant toute leur durée, et que, n'infectant point l'organisme, ils n'arrivent à créer tout au plus que certaines immunités locales momentanées, quand telle ou telle région a été imprégnée de leur virus local jusqu'à saturation. Le chancre syphilitique, au contraire, ou infecte l'économie ou traduit un état général d'infection latent jusqu'à lui, et dont il est la première expression. Quelle que soit, de ces deux interprétations, celle que l'on adopte, il n'en est pas moins certain que le chancre induré devient très rapidement irréinoculable, si même il ne l'est pas dès son apparition. C'est là un de ses grands caractères. Je vous en ai parlé assez longuement dans les leçons antérieures pour ne pas avoir à y revenir ici. Vous savez ce que l'expérimentation a répondu. Que nous dit la clinique sur cette intéressante question? Eh bien, en général les chancres syphilitiques, si multiples qu'ils soient, se développent presque en même temps ou à de très courts intervalles, en deux ou trois jours, si bien que nous avons très rarement l'occasion d'assister à la naissance de l'un d'eux, ce qui ne manquerait pas d'avoir lieu, si leur succession se faisait à de longs intervalles. Lorsqu'elle existe, c'est donc presque toujours dans des limites très restreintes que les malades précisent mal et qui, la plupart du temps, échappent aux médecins. Aussi n'avons-nous sur ce point que des notions fort incomplètes.

Dans un cas cependant j'ai surpris la succession des chancres infectants, et j'ai pu noter avec la plus rigoureuse exactitude l'intervalle qui les a séparés. Voici ce cas :

Le malade âgé de vingt-quatre ans, s'aperçut d'une érosion de la muqueuse préputiale, le lundi de Pâques 1876, 17 avril, trois jours après le dernier coït et dix-sept jours après l'avant-dernier qui avait été précédé d'une longue continence. Le 19, (deuxième jour) il vint me consulter. Je ne constatai qu'une érosion arrondie, sur la ligne médiane de la muqueuse préputiale, en haut, érosion sans caractères spécifiques bien accusés, ni aucun retentissement ganglionnaire. Le 21 (quatrième jour), base un peu parcheminée, mais pas d'adénopathie et rien que cette érosion unique sur la muqueuse ou ailleurs. Le 25 (neuvième jour), il existait sur le côté gauche du filet une large érosion extrêmement superficielle qui datait de deux jours et qui était survenue par conséquent *sept* jours après la première. Cette dernière était de plus en plus indurée et elle commençait déjà à se cicatriser. Quant à la seconde elle consistait moins en une érosion qu'en un chargement de coloration qui s'était produit sur une plaque de néoplasie. Sa surface laissait suinter un liquide parfaitement limpide qui fut examiné au microscope. Je n'y découvris aucune cellule de pus, il ne contenait que quelques globules de sang, des granulations en petit nombre et deux ou trois cellules épithéliales anciennes ou jeunes et en voie de formation. Quatre jours après, sur cette surface érodée, s'étaient creusées deux ulcérations à bords évidés, peu profondes, qui correspondaient à deux points d'induration condensée. La première ulcération était complètement cicatrisée. Pas de trace d'adénopathie. Le 3 mai, à leur douzième jour, les deux dernières ulcérations étaient à peu près cicatrisées; mais l'induration sous-jacente était devenue énorme et typique, large, épaisse cartilagineuse. Pas de douleurs, pas d'inflammation périphérique.

Rien dans les aines. — Les jours suivants les disques d'induration augmentèrent encore et il ne se produisit pourtant aucune adénopathie. Le malade, dès le début de son chancre prenait des pilules de proto-iodure. — Le 6 juin (quarante-septième jour à partir de l'apparition du premier chancre), larges papules plates sur le tronc, survenues sans aucun trouble constitutionnel. — Toujours rien dans les aines.

Cette curieuse observation montre que des chancres syphilitiques peuvent se développer sur le même individu, successivement et *à sept jours* d'intervalle. Il n'est pas douteux qu'un grand nombre de malades s'exposent à des contaminations successives ; tels sont ceux qui cohabitent avec la femme qui les infecte, pendant toute la durée de l'incubation chancreuse. Pourtant ils n'ont, en général, qu'un chancre, ou, s'ils en ont plusieurs, les poussées s'opèrent à peu près simultanément. Ne rappellent-ils pas ce patient chez lequel Puche inocula du liquide chancreux à 22 jours d'intervalle et qui eut deux chancres le même jour aux deux points d'inoculation? Vous voyez que la question est loin d'être élucidée d'une façon satisfaisante. Il faut éviter l'erreur qui consisterait à considérer comme des chancres toutes les indurations qui se manifestent à une période avancée de la néoplasie primitive. Ces néoplasmes pseudo-chancreux ne dépendent point d'une contamination distincte de celle qui a produit le premier chancre ; ils résultent d'une irradiation hyperplasique, soit dans le tissu cellulaire circonvoisin, soit dans un point circonscrit du réseau lymphatique superficiel. De semblables syphilomes, sous forme de plaques et de tumeurs, ont une affinité très grande, comme forme et comme processus, avec les chancres, les tubercules et la gomme. Ce sont ceux qui ont fait croire aux chancres de réinfection. Vous les observerez sur les organes génitaux à toutes les phases de la syphilis. Gardez-vous de les confondre avec l'accident primitif. On doit voir en eux des effets plus ou moins précoces ou plus ou moins tardifs de l'intoxication générale. Ils se résorbent ou s'ulcèrent suivant les mêmes tendances et d'après le même mode que les autres déterminations de la maladie constitutionnelle.

HUITIÈME LEÇON

DESCRIPTION DES CHANCRES SYPHILITIQUES SUIVANT LEUR SIÈGE SUR LES DIFFÉRENTES RÉGIONS DE L'ORGANISME

TOPOGRAPHIE DES CHANCRES SYPHILITIQUES. Leurs trois foyers principaux : foyer génital, foyer buccal, foyer mammaire.

CHANCRES INFECTANTS CUTANÉS : Chancres syphilitiques du sein ; — chancres syphilitiques des doigts.

CHANCRES SYPHILITIQUES DE LA TÊTE : Chancres des lèvres, de la langue, des gencives, de l'isthme du gosier, du nez, des paupières et de la conjonctive.

CHANCRES SYPHILITIQUES DES ORGANES GÉNITAUX CHEZ L'HOMME : Chancres syphilitiques du gland, de la couronne et du sillon, du méat, du filet.

Chancres syphilitiques du prépuce : balano-posthites infectantes avec phimosis.

Chancres syphilitiques du fourreau, du pubis, des bourses.

CHANCRES SYPHILITIQUES DES ORGANES GÉNITAUX CHEZ LA FEMME : Chancres syphilitiques de la vulve : de la fourchette, des grandes et des petites lèvres, du clitoris. — Chancres du vagin.

Chancres syphilitiques du col de l'utérus.

CHANCRES SYPHILITIQUES DE L'ANUS : Chancre péri-anal ; — chancre anal.

Chancre rectal.

Il n'est aucune région du tégument externe qui ne puisse devenir le siège d'un chancre syphilitique. On en a observé sur les parties les plus insolites et là où il y avait le moins de chance de les rencontrer, aux pieds, aux jambes, dans le dos, à la nuque, aux paupières, aux doigts, sur les membres supérieurs, etc. Aucune surface des muqueuses accessible à la contamination n'a été épargnée : amygdales, langue, lèvres, muqueuse anale, muqueuse uréthrale, etc. L'ubiquité est donc un des caractères de l'infection chancreuse syphilitique. Et cela est si vrai que vous vous tromperez rarement en supposant, abstraction faite de toute autre preuve, qu'un bouton érosif, une ulcération cutanée ou muqueuse, d'une certaine durée et quelque peu suspects, sont syphilitiques par cela même qu'ils occupent un siège insolite. Sans doute la grande majorité des chancres infectants se développent sur les organes génitaux ; mais le chancre syphilitique extra-génital est relativement très commun surtout si on le compare au chancre mou extra-génital. Ainsi sur 4055 chancres mous, il n'y en a que quelques-uns développés en dehors de la sphère génitale, tandis que sur 2107 chancres infectants on en a compté 126 qui étaient extra-génitaux. Cette différence si considérable dans la proportion des chancres mous et des chancres syphilitiques extra-génitaux prouve d'une manière irréfutable l'ubiquité des derniers.

On en trouve la cause très plausible dans les circonstances qui président à la contagion de la syphilis. Je vous ai démontré, dans une précédente leçon, qu'elles étaient si nombreuses, si variées, si imprévues, qu'on devait s'attendre à toutes les surprises dans cet ordre de faits, et que le chancre syphilitique se contractait de tant de façons différentes en dehors du congrès sexuel, qu'il fallait le considérer, comme infiniment moins vénérien, à ce point de vue, que le chancre non infectant. Qu'il me suffise de vous rappeler ici qu'envisagé dans sa topographie générale, l'accident primitif de la syphilis a trois grandes régions sur lesquelles on le rencontre le plus communément et qui jouent tour à tour le rôle de foyer ou de réceptacle, suivant les hasards de la contamination. Ces trois foyers sont les *organes génitaux*, la *bouche* et les *mamelles*. Ailleurs le chancre syphilitique est plus accidentel et plus rare. Sans entrer dans des détails statistiques que vous trouverez partout, occupons-nous maintenant de le décrire dans ses différents sièges.

Qu'ils se développent sur la peau ou sur les muqueuses, dans leurs foyers habituels ou sur des points insolites, les chancres infectants se manifestent toujours par leurs caractères fondamentaux, c'est-à-dire par un néoplasme en plaque ou en boule, d'une configuration à peu près régulièrement arrondie, présentant à sa surface libre une érosion ou une ulcération lubréfiée par une sécrétion séreuse et concrescible. Mais certaines conditions topographiques très accentuées les modifient un peu et donnent à leur physionomie des variétés d'expression dont un clinicien doit connaître toutes les nuances.

CHANCRES INFECTANTS CUTANÉS. — Sur certaines parties de la peau qui par leur finesse, leur ténuité et leur état habituellement ou accidentellement humide, se rapprochent des muqueuses, les chancres présentent les mêmes types que sur ces dernières. Mais lorsque le derme s'épaissit et que l'épiderme devient plus épais, quelques traits du néoplasme primitif s'altèrent, s'atténuent ou s'exagèrent. Ainsi en général ses bords sont d'un contour moins net et se noient un peu dans les parties voisines. La saillie papulo-tuberculeuse du début résiste plus longtemps à l'érosion et reste sèche et squameuse. Quand l'érosion s'est produite, la sécrétion se durcit en croûtes grises ou d'un jaune noirâtre et même quelquefois tout à fait noires, épaisses, stratifiées et bombées, qu'on prendrait pour des croûtes d'ecthyma. Mais lorsqu'on les enlève on voit au-dessous une surface élevée, arrondie, superficiellement érodée ou peu ulcéreuse, au lieu d'une excavation ulcéreuse à bords taillés à pic. L'épaississement des bords est assez fréquent dans le chancre cutané, surtout à son déclin. Il devient alors annulaire et offre sous cette forme la ressemblance la plus frappante avec certaines syphilides papuleuses plates. Les dimensions du néoplasme primitif sont très variables sur la peau. Ses proportions peuvent devenir monstrueuses. J'ai vu des chancres de l'hypogastre qui ne mesuraient pas moins de 7 ou 8 centimètres de longueur sur 5 ou 6 de largeur. Ces chancres géants sont généralement ulcéreux et leur induration est loin d'être en rapport avec leur étendue. Aussi pourrait-on les prendre pour des chancres simples. Ceux de petite dimension ou de dimension moyenne ressemblent quelquefois, au premier abord, à une pustule d'acné, à un bouton ordinaire devenu croûteux par irritation, à un furoncle au déclin. Mais cette fausse apparence ne résiste pas longtemps à une analyse minutieuse de la lésion, et on ne tarde pas à en démasquer les traits caractéristiques. L'adénopathie spécifique ne fait pas du reste plus défaut sur le tégument externe que sur les muqueuses.

Chancres syphilitiques du sein. — Parmi les chancres cutanés, celui du sein est incontestablement le plus fréquent. On l'a signalé sinon décrit dès les premières années de la syphilis. Fernel, Amatus Lusitanus, Brassavolle, Rondelet, Ambroise Paré, Trojan, Pétronius, Nicolas de Blégny, ont dit de la façon la plus explicite que les enfants atteints de syphilis héréditaire infectaient leurs nourrices par les mamelles. Fabre, au dix-huitième siècle, donna la description de l'ulcère syphilitique des mamelles et de l'adénopathie axillaire consécutive. Aujourd'hui c'est un des chancres les mieux étudiés. Il l'a été surtout par MM. Rollet, Diday, Langlebert et tous les médecins qui ont été témoins d'endo-épidémies vaccino-syphilitiques, Pacchioti, Quarlinghi, Amilcare Ricordi, Marone, Viennois, etc. Par cela même que le chancre mammaire est l'agent principal ou le résultat de la contagion dans un grand nombre d'épidémies, sa fréquence doit varier beaucoup suivant les circonstances étiologiques de temps et de lieu. Aussi les chiffres qu'on trouve dans les statistiques ne sauraient-ils en donner qu'une idée très incomplète. Sur 270 chancres chez la femme, il y a eu, d'après les statistiques réunies de MM. Martin, Carrier, Bureaux, 11 chancres du sein. Ces chancres sont souvent multiples et occupent quelquefois les deux seins. Sur 278 malades affectées de chancres mammaires, M. Rollet a trouvé des chancres multiples sur les deux seins, dans 26 cas; sur un seul sein, dans 13 cas; un chancre unique au sein gauche, 25 fois; et au sein droit, 14 fois. Dans 37 cas, toujours d'après M. Rollet, les chancres siégeaient sur le mamelon, 4 fois; sur la base du mamelon, 17 fois; sur la périphérie de l'organe, 17 fois.

La cause immédiate de ces chancres est, dans la majorité des cas, l'allaitement par un nourrisson, infecté de syphilis héréditaire. Les tiraillements du mamelon, son éréthisme, son état d'humidité, le contact étroit et prolongé avec les lèvres souillées des enfants, que lui inflige la succion, telles sont les circonstances qui expliquent l'infaillibilité à peu près constante de la contamination, à moins qu'il n'existe chez la nourrice une immunité originelle ou acquise par une infection antérieure. Ajoutez à la succion le contact de la peau du sein avec les mucosités virulentes qui s'écoulent des narines de l'enfant. Sans doute, en dehors de l'allaitement, les seins de la femme peuvent contracter des chancres infectants dans leur rapport direct ou immédiat avec la bouche des adultes, et même les organes génitaux; mais ces conséquences du libertinage sont beaucoup plus rares que ne le supposaient M. Ricord et ses disciples, lorsque, pour soutenir leurs doctrines erronées, ils assignaient facétieusement une origine vénérienne aux chancres des pauvres nourrices infectées par leurs nourrissons. Chez l'homme le chancre mammaire est des plus rares; cependant on en a observé quelques cas.

L'incubation du chancre mammaire est très importante à étudier et à fixer pour résoudre certaines questions de médecine légale. S'agit-il de savoir, par exemple, quel a été l'agent contagieux de la nourrice ou du nourrisson? Il faudra tenir compte de l'incubation respective du chancre chez l'un et l'autre sujet et considérer comme agent contagieux le sujet chez lequel le chancre est apparu le premier. Le cas est plus délicat qu'il ne le paraît au premier abord, et il présente surtout des complications difficiles à démêler. Ainsi une nourrice a été contaminée par un sujet qu'elle a allaité temporairement. Elle le quitte, et, se croyant saine, elle en prend un autre pendant l'incubation du chancre et avant qu'il se soit montré. Or, quand il apparaît, elle est tentée d'accuser son nouveau nourrisson. Mais le chancre qui, 2 ou 3 jours plus tard, éclot sur les lèvres de ce dernier, nous prouve son innocence.

Il ne faut pas accepter l'incubation à partir du début de l'allaitement. Elle ne commence en réalité que quand les premières lésions syphilitiques qui contaminent la nourrice se manifestent sur les lèvres et dans les fosses nasales du nourrisson. Sa durée ne diffère pas sensiblement de celle des chancres occupant un autre siège. Dans trois cas, M. Dron l'a trouvée de un mois. Quoique les chancres multiples s'observent plus communément aux seins que les chancres solitaires, les syphiliographes ne nous disent pas s'ils se développent successivement ou en même temps. Ce serait un point des plus intéressants à étudier, puisqu'il n'est pas douteux que dans l'allaitement les contaminations sont très fréquentes et successives. Mais le silence même des auteurs n'implique-t-il pas que là, comme ailleurs, les chancres multiples ne laissent aucun intervalle considérable entre leur apparition?

La période de début des chancres mammaires fournit l'occasion d'observer la papule initiale par laquelle commence généralement le chancre primitif. Plus tard, cette papule s'élargit et s'érode, et la lésion, aux périodes ultérieures de son évolution, ne diffère pas des autres chancres infectants de la peau.

Voici les types qu'on observe le plus ordinairement sur le sein : le *chancre fisssuraire* ou *rhagade*, qui occupe un ou plusieurs plis de l'aréole, quelquefois aussi le mamelon, et qui a la forme d'un ovale très allongé et pointu à ses deux extrémités; le *chancre circulaire* ou *demi-circulaire* qui circonscrit en totalité ou en partie la base du mamelon; le *chancre plat* ou *bombé*, c'est le plus fréquent; il ne diffère pas du chancre cutané ordinaire. La plaque d'induration sur laquelle il repose est ovoïde ou ronde, peu épaisse et de consistance cartilagineuse; ses dimensions ne dépassent pas la moyenne connue. Pourtant M. Rollet a observé sur la peau du sein un grand chancre plat qui mesurait quatre centimètres de diamètre. Quel que soit le siège qu'ils occupent sur le sein, les chancres indurés y deviennent rarement ulcéreux, cupuliformes ou infundibuliformes, et ils ne subissent pas d'ordinaire la déviation phagédénique. Hunter et quelques autres auteurs ont vu cependant des chancres mammaires détruire le mamelon par ulcération. En dehors de la lactation, ils se recouvrent d'une croûte; mais les lèvres du nourrisson, pendant l'allaitement, nettoient leur surface qui se présente à vif avec sa coloration d'un rouge sombre, son aspect lisse, sa sécrétion séreuse et ses bords à pentes adoucies.

L'induration y est toujours sensible, parcheminée ou chondroïde, étalée et très rarement profonde et globuleuse. Leur cicatrisation laisse persister plus ou moins longtemps un noyau dur, quelquefois une cicatrice et souvent une tache pigmentaire rougeâtre ou brune ne s'effaçant qu'à la longue, circonstance qui peut fournir au médecin des notions précieuses dans les questions médico-légales.

Lorsque les chancres mammaires sont larges, plats ou bombés et circulaires, leur diagnostic saute aux yeux. Mais on peut hésiter sur leur nature lorsqu'ils ne se traduisent que par d'étroites fentes fissuraires exulcérées ou par des excoriations irrégulières reposant sur un empâtement subinflammatoire. On les prendrait alors pour des gerçures irritées par la succion. Heureusement qu'en dehors de leurs caractères intrinsèques on trouve d'autres éléments de diagnostic. Le plus précieux, parce qu'il ne manque presque jamais, c'est l'adénopathie axillaire indolente, depuis longtemps signalée par Fabre. Il faut donc toujours la rechercher, non seulement dans la région de l'aisselle, mais aussi sous le grand pectoral. Elle évolue comme les adénopathies syphilitiques des autres régions, c'est-à-dire sourdement, sans inflammation périphérique, sans douleur ni réaction locale. Ce n'est que très exceptionnellement qu'on l'a vu suppurer.

Comme lésion locale, le chancre mammaire ne présente pas un pronostic sérieux quoiqu'on l'ait pris quelquefois pour une tumeur papillaire ou cancéreuse. Mais il devient une source de contagion d'autant plus dangereuse qu'elle est ignorée et inconsciente. On a remarqué aussi que la syphilis qui en dérive a une tendance marquée à devenir grave.

Chancres syphilitiques des doigts. — Les doigts se trouvant dans maintes circonstances en contact avec le virus syphilitique, deviendraient très fréquemment le siège de chancres, s'ils n'étaient protégés par un épiderme épais. C'est chez les accoucheurs ou les sages-femmes qu'on l'a surtout observé. Swédiaur prétend que des anatomistes ont pu le contracter en disséquant des cadavres de syphiliques. M. Daniel Mollière a observé trois chancres primitifs de la main chez un ouvrier qui avait été mordu pendant une rixe par un individu syphilitique. J'ai observé dans mon service un chancre péri-unguéal, siégeant sur le repli cutané qui recouvre la racine de l'ongle et s'étendant sur les côtés jusqu'à moitié de leur hauteur. Il ressemblait à une onyxis ; mais sa surface était simplement érodée et non ulcérée. Sa forme en fer à cheval était régulière, et il ne sécrétait que de la sérosité. Sa base, fortement indurée, ne se terminait pas par des contours bien nets. On aurait pu hésiter sur le diagnostic, si les antécédents, les commémoratifs, l'absence de toute autre lésion syphilitique et surtout l'existence du ganglion épitrochléen spécifiquement induré, n'avaient mis sur la voie. J'ai observé plusieurs autres cas de chancres syphilitiques des doigts à divers moments de leur durée, et je les ai reconnus facilement, soit d'après leurs caractères propres, soit surtout d'après d'autres circonstances, telles que la présence de chancres de même nature sur les organes génitaux, l'adénopathie épitrochléenne, etc. Ces chancres sont presque toujours recouverts d'une croûte et d'apparence ecthymateuse vers leur période moyenne. Ils sont ordinairement érosifs, mais ils peuvent devenir ulcéreux et végétants. Enfin, en raison des causes d'irritations auxquelles ils sont exposés, l'inflammation les envahit quelquefois et ils se compliquent de lymphangite et même de phlegmon. Swédiaur et quelques autres auteurs ont insisté sur ce fait. Peut-être l'ont-ils exagéré. Toujours est-il qu'une pareille éventualité est possible et même probable dans quelques cas. La sage-femme de Sainte-Euphémie, qui fut l'origine de l'épidémie connue sous ce nom, eut une inflammation violente du doigt indicateur, et, plus tard, une angiolencite considérable du membre thoracique correspondant.

Chancre infectant céphalique. — Il a joué un grand rôle dans les discussions sur la syphilis, à l'époque où la dualité chancreuse, si solidement établie sur des bases cliniques, par M. Bassereau, n'était pas encore acceptée ou comprise par les disciples de M. Ricord. Au bruit qui se fit à son sujet, on aurait pu croire qu'il venait d'être découvert. Il avait pourtant été signalé et décrit de la façon la plus explicite par Botal, Brassavolle, Fallope, Rondelet, Ambroise Paré, Nicolas de Blégny, Astruc et Favre. Ces deux derniers le classèrent même, par ordre d'importance, immédiatement après le chancre génital. Son histoire se rattache, par des liens étroits, à celle de la contagion des accidents secondaires. Du jour où cette contagion fut niée par Hunter, l'infection, par l'intermédiaire de la bouche, parut perdre presque toute sa valeur étiologique, malgré les protestations de Cullerier et les faits nombreux, précis, complets, rapportés par Delpech et surtout par Lallemand. Plus tard, quand on fut rentré dans la tradition vraie dont on s'était écarté pendant plus d'un siècle, quand on eût démontré que les lésions de la syphilis secondaire étaient éminemment contagieuses, l'interprétation pathogénique du chancre céphalique fut facile à donner. Sa grande fréquence trouva dans la fréquence des rapports buccaux, à tous les âges de la vie, mais surtout pendant l'allaitement, une explication claire et satisfaisante. Toutes les fausses théories relatives à la transformation du virus par le terrain de telle ou telle région du corps, s'évanouirent lorsqu'on eût démontré expérimentalement qu'il était aussi facile d'inoculer le chancre mou sur la tête que sur toute autre partie du corps. Si le chancre infectant s'y montre dans des proportions infiniment plus grandes que ce dernier, c'est qu'il y est implanté par les plaques muqueuses labiales ou linguales si communes pendant toute la durée des accidents secondaires.

En réunissant plusieurs statistiques des chancres infectants observés chez l'homme, on trouve que sur 1773 cas, il y a eu 50 chancres céphaliques ainsi répartis : 36 sur les lèvres, 8 sur la langue, 1 sur les gencives, 3 sur la joue, le nez, la pituitaire, 2 sur les paupières. Cette proportion peut être trop forte ou trop faible suivant les milieux et les hasards de la contagion buccale. Ainsi, M. Rollet fait remarquer qu'à l'Antiquaille, service des hommes, quand les verriers des usines du Gier furent admis dans les salles, la proportion des chancres céphaliques augmenta progressivement et monta à 5, 6 et 7 pour 100, et alla même jusqu'à 9 pour 100. La fréquence du chancre céphalique est plus grande chez les femmes que chez les hommes. Il en est de même chez les enfants, où, toutes proportions gardées, il y a beaucoup plus d'infections par la bouche que chez les adultes, puisque c'est là que siège presque toujours l'accident primitif de la syphilis contracté pendant l'allaitement. Il est commun aussi dans l'enfance, dans l'adolescence et jusqu'à la puberté. On l'observe également chez les vieillards, dans les endo-épidémies syphilitiques et en particulier chez les vieilles femmes préposées à la garde des enfants. Il l'emporte numériquement sur tous les autres chancres occupant un autre siège que la tête.

Le chancre céphalique comprend les chancres des lèvres, de la langue, de la muqueuse buccale, de l'isthme du gosier, du menton, du nez, des joues, des paupières, de la conjonctive, etc. Décrivons les variétés les plus communes.

Chancre syphilitique des lèvres. — De tous les chancres céphaliques c'est le plus fréquent et, par conséquent, celui qui se communique et se contracte avec le plus de facilité, surtout par la contagion des accidents secondaires. Il occupe tantôt la lèvre supérieure, tantôt l'inférieure, quelquefois l'une et l'autre. On l'a observé aussi aux commissures. Sa fréquence relative sur ces différents points ne me paraît pas mériter les honneurs des longues statistiques qui ont été consacrées à cette question. On dit que chez l'homme il y a égalité entre la lèvre supérieure et l'inférieure, que chez la femme la lèvre inférieure est plus souvent atteinte que la supérieure. Ces résultats, que de nouvelles recherches statistiques pourraient modifier sont d'un assez médiocre intérêt.

Les modes de contagion médiate ou immédiate du chancre labial ne m'arrêteront pas, puisqu'il en a été question dans l'étiologie générale de la syphilis. Tous les types de chancres infectants peuvent s'observer sur les lèvres. J'y ai vu des chancres nains de 1 centimètre, très superficiels, épithéliaux ou érosifs, semblables à une plaque herpétique, à peine indurés et dont le diagnostic eût été impossible sans l'adénopathie spécifique sous-maxillaire. Par contre, j'en ai observé de monstreux comme volume : deux entre autres siégeant sur la lèvre inférieure atteignirent, à leur période d'état, le volume d'une noix ou d'une pomme d'api. Les formes les plus communes, là comme ailleurs, sont les formes plates ou bombées, pseudo-membraneuses sur la muqueuse, et croûteuses du côté de la peau. Les gerçures des lèvres ou des commissures, si communes chez certaines personnes, s'inoculent facilement et se convertissent en chancres fissuraires. Cette variété est très fréquente sur la ligne médiane de la lèvre inférieure. J'ai recueilli l'observation d'un chancre infectant qui occupait presque toute l'étendue de cette lèvre et qui était devenu ulcéreux et même phagédénique, si bien qu'on aurait pu croire qu'il s'agissait d'un chancre simple plutôt que d'un chancre infectant. Mais l'adénopathie spécifique ne laissait aucun doute sur sa nature qui fut du reste trop démontrée par l'apparition des accidents consécutifs cutanés et muqueux. Les chancres des lèvres sont quelquefois douloureux; ils s'éraillent et saignent facilement; enfin ils ont une grande tendance à s'entourer d'une volumineuse hyperplasie qui tuméfie les lèvres dans toute leur épaisseur et par son poids produit quelquefois un prolapsus de la lèvre inférieure sur le menton. En pareil cas l'induration est un peu diffuse; mais l'empâtement périphérique est toujours plus dur que l'œdème purement inflammatoire, et la palpation y fait distinguer le noyau initial du syphilome d'une consistance caractéristique. Sur la face muqueuse des lèvres, le chancre est nummulaire, plat ou saillant et plus rarement ulcéreux.

Quels que soient leur forme et leur volume, les chancres des lèvres s'accompagnent toujours d'une adénopathie sous-maxillaire prononcée. Elle atteint même quelquefois des proportions considérables et produit une tuméfaction diffuse d'une partie ou de la totalité du plancher buccal. Aussi, au premier abord, les malades, avec leurs grosses lèvres indurées, leur mâchoire inférieure gonflée, ressemblent-ils à des scrofuleux.

J'ai vu des chancres infectants dans le sillon labio-mentonnier, et sur les saillies du menton. Ils ressemblent à tous les chancres cutanés, mais ils m'ont paru généralement plus volumineux. Ils se couvrent de croûtes épaisses stratifiées, bien qu'ils se bornent la plupart du temps à éroder ou à ulcérer superficiellement les tissus. Leur adénopathie est située de chaque côté de la ligne médiane, entre l'os hyoïde et le maxillaire inférieur. Celle des chancres de la lèvre supérieure est plus en dehors, du côté de l'angle de la mâchoire.

Leur processus ne diffère pas de celui des autres chancres. Peut-être leur durée est-elle un peu plus longue surtout quand l'hyperplasie atteint un gros volume. Cependant leur résolution est complète, et on est étonné de voir ces grosses masses à surface exulcéreuse disparaître peu à peu sans laisser d'autre trace qu'une cicatrice insignifiante. Les chancres nains et épithéliaux ont une durée éphémère; au bout de quelques jours rien n'atteste leur existence si ce n'est l'adénopathie sous-maxillaire toujours plus lente à disparaître.

Chancre syphilitique de la langue. — Papulo-tuberculeux et érosif, le chancre infectant de la langue siège habituellement sur la pointe de l'organe. Il se revêt souvent d'une pseudo-membrane opaline et provoque parfois une inflammation périphérique très douloureuse qui gène la mastication, la déglutition et détermine une salivation abondante. Ces phénomènes subjectifs peuvent atteindre un haut degré d'intensité. J'ai vu, dans mon service, un cas de chancre ulcéreux de la langue, qui finit par subir la déviation phagédénique; sa guérison fut très difficile à obtenir, elle n'eut lieu qu'au bout de plusieurs mois, après des souffrances atroces et une perte de substance considérable. L'induration est diffuse ou circonscrite, plate ou globuleuse, épaisse et toujours facile à percevoir au début et pendant la période d'état. L'adénopathie symptomatique de ce chancre se produit, comme celle des lèvres, dans les ganglions sous-maxillaires.

Chancre syphilitique des gencives. — C'est la variété plate qu'on y observe. L'ulcération y est rare excepté sur le bord libre, au niveau des dents. L'érosion se recouvre d'une pseudo-membrane grisâtre. L'induration se perçoit difficilement, elle s'entoure quelquefois d'une tuméfaction qui devient surtout prononcée dans le sillon gencivo-labial. Il faut étudier avec grande attention cet accident primitif pour le diagnostiquer. On y arrive par voie d'exclusion, en se fondant sur sa durée et aussi sur la présence de l'adénopathie spécifique sous-maxillaire.

Chancre syphilitique de l'isthme du gosier. — Il peut occuper les amygdales, les piliers ou la luette. MM. Rollet et Diday en ont observé plusieurs cas à l'Antiquaille, chez les verriers. Leurs symptômes sont ceux d'un mal de gorge chronique. Ils sont constitués par un néoplasme à dimensions variables qui, sur les amygdales, peut prendre de grandes proportions, tuméfier toute la glande et déterminer dans toute la région un œdème dur, derrière l'angle de la mâchoire. J'ai vu ce néoplasme primitif de l'amygdale devenir, dans un cas, pultacé et phagédénique et s'accompagner des troubles fonctionnels de l'angine la plus aiguë et la plus douloureuse. On apercevait, entre les deux piliers, une large surface d'un rouge foncé, anfractueuse, recouverte de lambeaux sphacélés, exhalant une odeur gangreneuse. En palpant extérieurement la région de l'amygdale et en portant intérieurement sur la glande l'index de l'autre main, on sentait une masse dure, ligneuse, immobilisée dans une atmosphère de tissu cellulaire infiltré. Les ganglions parotidiens étaient durs et volumineux. La guérison fut longue à obtenir et n'eut lieu que longtemps après l'apparition des phénomènes consécutifs de la maladie constitutionnelle. Mais les choses sont loin de se passer toujours ainsi. Bien des fois le chancre amygdalien ne suscite que des troubles fonctionnels insignifiants et qui attirent à peine l'attention des malades et du médecin. Ainsi je fus consulté il y a quelques jours par un malade qui avait une roséole érythémateuse maculeuse des plus confluentes. Il se perdait en conjectures pour savoir comment il avait pu contracter la syphilis, ne s'étant pas exposé à la contagion et n'ayant pas aperçu la plus petite trace de chancre infectant sur un point quelconque du corps. A force de l'interroger et de chercher, je finis par soupçonner qu'il avait eu quelques mois auparavant un chancre de l'amygdale gauche, et mes soupçons se convertirent en une certitude absolue lorsque l'exploration de la glande par le palper, en dedans et en dehors, me convainquit qu'elle était encore très indurée.

Chancre syphilitique du nez. — Il est très rare sur la muqueuse. Dans un cas rapporté par Nettleship le néoplasme avait déterminé l'obstruction de la narine par gonflement de la muqueuse, et la formation d'un abcès lacrymal. Dans un autre, observé par M. Jullien, la cloison avait été perforée. Sur la partie cutanée des ailes du nez, le chancre infectant peut acquérir un volume quelquefois énorme. C'est la forme bombée, l'ulcus elevatum qu'on y observe, ainsi qu'à la pointe. Sur le dos de l'organe c'est la forme plate, à dimension moyenne. Ces chancres cutanés sont rares. Leur adénopathie symptomatique est dans la région sous-maxillaire.

Chancre syphilitique des paupières et de la conjonctive. Quand il siège sur la surface cutanée de la paupière, il est aplati, étalé ou bombé, végétant, érosif et quelquefois ulcéreux du côté du bord ciliaire. Sa rigidité cartilagineuse s'oppose aux mouvements du voile palpébral, surtout lorsque la plaque a de grandes dimensions. Il peut susciter une inflammation de voisinage qui se propage sur la conjonctive jusqu'aux culs-de-sac palpébraux. Mais ces phénomènes se produisent surtout lorsque le néoplasme s'est développé primitivement sur la muqueuse ; ils peuvent même irradier du côté du globe oculaire et y déterminer la kératite et une iritis. Les caractères fondamentaux du chancre se retrouvent là comme ailleurs, et ils sont constitués par une induration en plaque ou en amande, nettement circonscrite, érodée ou ulcérée sur sa surface libre, et accompagnée d'une adénopathie spécifique des ganglions *pré-auriculaires*. Les *chancres palpébro-conjonctivaux* ont été observés par MM. Desmarre, Lawrence, Clerc, et surtout bien étudiés par M. Claude Savy dans un travail très complet sur cette question, publié en 1876.

Tels sont les principaux chancres infectants qu'on trouve dans la région céphalique. Nous n'avons décrit que ceux qui offrent le plus d'intérêt et qui rentrent dans le courant de l'observation quotidienne. Mais il y en a d'autres plus rares, tels que ceux du front, de la nuque, du cuir chevelu, de la joue. J'ai observé récemment un chancre de la joue consécutif à un coup de rasoir reçu chez un barbier de Paris. Quelques jours auparavant, j'avais vu une blessure de la lèvre supérieure faite également par un rasoir, chez un barbier de la banlieue, produire un chancre syphilitique.

CHANCRES SYPHILITIQUES DES ORGANES GÉNITAUX. — Quoique la syphilis ne soit pas une maladie aussi essentiellement vénérienne que la blennorrhagie et le chancre mou, et qu'elle puisse se contracter d'une infinité de manières, en dehors des rapports sexuels, les organes génitaux n'en constituent pas moins la région du corps sur laquelle son accident primitif se développe le plus fréquemment et sous les formes les plus variées. Nous l'étudierons séparément chez l'homme et chez la femme.

CHEZ L'HOMME. *Chancres syphilitiques du gland.* — Ils présentent sur cet organe les formes les plus insidieuses. Aussi faut-il les examiner quelquefois avec la plus minutieuse attention pour ne pas commettre d'erreur de diagnostic. Les formes qui y exposent le plus sont la *balanite spécifique primitive* et les *chancres herpétiformes*. La première est constituée par une rougeur diffuse d'une teinte sombre, sur la surface de laquelle l'épithélium macéré se détache, laissant ainsi à nu des plaques irrégulières d'érosion lisse, très finement granulée, piquetée de points ecchymotiques et toujours suintante lorsque le prépuce recouvre habituellement le gland. Chez les personnes dont la muqueuse balanique est toujours à découvert, la surface malade reste plus longtemps sèche et devient écailleuse avant de s'éroder, puis se couvre çà et là de lamelles croûteuses qui, lorsqu'elles tombent, mettent à nu des surfaces humides, violacées, qui saignent avec la plus grande facilité. Cette lésion, par son étendue, sa superficialité, le caractère vague et irrégulier de ses contours, ressemble à une balanite simple avec ses abrasions épithéliales ou à une inflammation eczémateuse suintante. Elle s'en distingue par sa teinte plus sombre, la viscosité plus grande de sa sécrétion qui ne contient pas de pus, et surtout par l'épaississement et l'induration de la muqueuse balanique. Mais il ne faut pas s'attendre à trouver une de ces scléroses que le doigt ne peut méconnaître. Souvent elle est à peine perceptible; il faut la deviner, du moins pendant les premiers jours. Plus tard, elle s'accuse davantage; enfin, il peut aussi se former, sur cette surface d'apparence uniforme, quelques foyers plus rouges, plus érodés ou plus saillants, d'une consistance élastique plus précise et moins vaguement étalée. L'adénopathie, ai-je besoin de le dire, est une ressource précieuse pour le diagnostic, et elle ne fait pas plus défaut dans cette variété que dans les autres.

Les *chancres herpétiformes* se produisent presque toujours sur la muqueuse du gland ou sur celle du prépuce, ou sur toutes les deux à la fois. Leur début peut d'autant mieux tromper que parfois l'éruption herpétique est simple et non virulente. C'est une sorte d'herpès prémonitoire qui apparaît peu de temps après le coït, et, par des poussées successives, se continue jusqu'au moment où la lésion qui couvait sous lui se manifeste et transforme l'herpès simple en herpès infectant. Or, cette transformation pour être profonde, n'en est pas moins insensible. Cependant, en y regardant de près, on voit quelques érosions herpétiques se couvrir d'une concrétion pseudo-membraneuse, s'épaissir sur leurs bords, se soulever un peu au-dessus des parties voisines, sécréter surtout de la sérosité visqueuse, s'élargir, se confondre, former des plaques, des espèces de petits *ulcus elevatum* cloisonnées à leur surface, etc. En même temps la muqueuse balanique devient rouge, épaisse, dans leurs intervalles; elle se sclérose et se dépouille de son épithélium, et puis les ganglions se prennent.

Les chancres herpétiformes sont disséminés ou confluents. J'en ai compté plus de vingt sur la muqueuse balanique. Il est rare qu'il n'y en ait qu'un ou deux. Leur multiplicité constitue un de leurs principaux caractères.

A côté de cette variété s'en trouve une autre qui s'en rapproche par la petitesse de l'érosion chancreuse. C'est le *chancre nain* ou *épithélial*, qu'on aperçoit à peine et qui ne consiste qu'en une abrasion épithéliale de un demi à un centimètre de diamètre, sur laquelle les lamelles épithéliales forment une mince squame. Au-dessous, existe un point d'érosion plus petit lui-même que la tache érythémateuse. J'en mets sous vos yeux un exemple remarquable. Vous voyez cette croûte à peine perceptible sur le gland, à un centimètre du méat, dont l'induration est si vague. Eh bien, c'est un chancre infectant. Le méat est également chancreux, mais bien peu, et ces deux petits foyers ont développé l'adénopathie spécifique qui ne nous laisse aucun doute sur leur nature syphilitique.

A la partie moyenne et dorsale ou latérale du gland, les chancres syphilitiques solitaires ou multiples présentent parfois des dimensions de un et demi à deux centimètres et une configuration régulière, arrondie ou ovalaire. Leur base est parcheminée et toujours peu épaisse, parce que la minceur de la muqueuse et l'absence de tissu cellulaire au-dessous d'elles se prêtent peu aux accumulations ovoïdes et globuleuses du tissu hyperplasique. Souvent leurs bords offrent la surélévation qui constitue la forme annulaire de l'accident primitif et toute la surface de la lésion se recouvre d'une pseudo-membrane grisâtre très adhérente. Ces chancres balaniques restent simplement érodés ou à demi cupuliformes pendant toute leur durée. Mais il arrive souvent qu'ils deviennent très vite ulcéreux, nettement entaillés dans l'épaisseur de la muqueuse sans que toutefois leurs bords se boursouflent et se décollent. En outre, leur fond pseudo-membraneux n'est pas labouré d'anfractuosités comme le chancre mou. Il faut reconnaître pourtant que leur ressemblance avec cette dernière espèce est, dans certains cas, si frappante, que si l'on n'avait pas la longueur de l'incubation et la présence de l'adénopathie pour établir le diagnostic, on resterait dans le doute jusqu'à l'apparition des accidents consécutifs. Quand l'ulcération envahit le néoplasme primitif du gland, elle le fait disparaître très vite et la base indurée fait défaut. Les pertes de substance occasionnées par les chancres balaniques ulcéreux sont généralement très superficielles. Mais il peut arriver qu'un véritable phagédénisme serpigineux ou térébrant s'empare du chancre, lui fasse perdre sa forme régulière, son allure indolente et subaiguë, et détruise en peu de jours une partie considérable de l'organe.

A mesure qu'on se rapproche de la *couronne*, on voit l'induration augmenter de volume et d'épaisseur. Elle prend souvent des proportions énormes dans le sillon balano-préputial qui présente, en vertu de sa structure cellulaire dense et de la quantité de ses vaisseaux lymphatiques, une aptitude si singulière à l'hyperplasie que les chancres mous, les érosions herpétiques elles-mêmes y reposent presque toujours sur une base dure. Mais ces pseudo-indurations ne sont comparables aux indurations vraiment syphilitiques ni comme forme, ni comme volume, ni surtout comme extension périphérique autour de l'érosion ou de l'ulcération. Il n'existe aucun point sur les organes génitaux où l'on observe des masses néoplasiques aussi profondes et aussi étendues. Leurs formes varient, du reste, infiniment. Souvent globuleuses, hémisphériques, et nettement circonscrites, elles restent isolées et distinctes. D'autres fois elles se réunissent au moyen de jetées hyperplasiques qui contournent la couronne ou s'étendent du gland au prépuce. On les voit former des disques, des demi-cercles pleins, perpendiculaires à leur surface d'implantation, des bandes aplaties qui font le tour de la verge et simulent un anneau, une sorte de bague unie, régulière, ou avec un ou plusieurs renflements qui ressemblent à des chatons. La surface extérieure de ces masses hyperplasiques est en général faiblement érodée. Le contraste entre la petitesse de l'érosion et le volume parfois extraordinaire du néoplasme constitue un des caractères les plus frappants des chancres balano-préputiaux. J'ai vu des érosions lenticulaires reposer sur une base grosse comme une noisette. J'en ai vu d'autres tout aussi petites projeter autour d'elles des anneaux indurés qui faisaient le tour de l'organe.

L'évolution de ces masses néoplasiques est lente et se fait d'ordinaire sans réaction locale inflammatoire, depuis leur début jusqu'à leur résolution. Mais il arrive aussi quelquefois qu'un travail de nécrobiose s'effectue sourdement dans leur intérieur, et l'on est étonné de voir, du jour au lendemain, et sans qu'aucun phénomène subjectif ait pu faire soupçonner l'événement, un trou, une excavation cratériforme, à la face de l'érosion plane et luisante qui existait la veille. Au fond de ce cratère existent des lambeaux de tissu cellulaire grisâtre, mortifié, qui n'exhalent aucune odeur gangreneuse. Le néoplasme devient, par suite de ce ramollissement, une sorte de coque à parois cartilagineuses, toujours nettement implantée dans les parties voisines, car ce travail nécrobiotique interne reste confiné au centre de la tumeur et ne suscite autour de lui aucun processus irritatif. Ces grandes excavations se comblent vite de bourgeons charnus lorsque les lambeaux mortifiés ont été éliminés, et leur cicatrisation s'effectue souvent avec une rapidité merveilleuse. Elles semblent parfois se continuer avec un cordon lymphatique spécifiquement induré. Ce processus diffère du processus véritablement gangreneux qui se produit assez fréquemment dans cette région et que nous étudierons plus tard. Il est spontané ; on dirait que les éléments plastiques de nouvelle formation sont doués d'une vitalité trop grande et que leur surabondance même les condamne à une existence éphémère et à une fin prématurée. Ici, c'est dans l'excès de la prolifération plutôt que dans des circonstances extérieures ou dans l'intensité de l'inflammation commune qui fait souvent défaut, qu'il faut chercher la cause de la régression destructive que subissent certains chancres balano-préputiaux.

Sous cette forme et avec ce processus, ces sortes de lésions peuvent être regardées comme une des plus fréquentes dans la région balanique. Mais à l'extrémité opposée de l'organe, c'est-à-dire sur les lèvres du méat, sur le filet ou dans ses sinus, le chancre syphilitique s'observe maintes fois et présente là aussi de grandes variétés de volume et de configuration.

Le *chancre du méat* a occupé jadis une grande place dans les discussions doctrinaires, la plupart du temps vaines, stériles et erronées, que suscitait la pratique de la réinoculation. Il a beaucoup perdu de son importance, à ce point de vue, depuis la découverte du dualisme. Mais, au point de vue clinique, il est bon de faire ressortir que son siège lui donne un intérêt très grand. Sur ce lieu, en effet, peuvent se produire les trois maladies vénériennes : le chancre mou, le chancre syphilitique et la blennorrhagie. Chacune d'elles altère sans doute à sa manière les lèvres du méat ; mais il survient parfois un ensemble de circonstances qui favorisent la confusion des symptômes, surtout si ces affections coexistent. Disons d'abord, pour n'avoir plus à revenir sur ces questions surannées, que les prétendues blennorrhagies qui se réinoculent ne sont nullement, comme le pensaient M. Ricord et ses élèves, des blennorrhagies compliquées de chancres syphilitiques. Les seules blennorrhagies réinoculables sont les blennorrhagies compliquées de chancres simples, occupant le méat ou la portion balanique du canal uréthral.

Le chancre du méat, qui passait autrefois pour le chancre larvé par excellence, celui auquel on rapportait les syphilis sans accident primitif dûment constaté, n'est pas le seul qui se dérobe aux investigations du médecin. Beaucoup d'autres peuvent lui échapper ou être méconnus: tels sont les chancres à siège insolite et ceux qui produisent les balano-posthites infectantes. Enfin, le chancre du méat est loin d'être aussi larvé qu'on l'a dit; dans bien des cas, il saute aux yeux et se manifeste au palper avec autant d'évidence que les autres chancres génitaux ou extra-génitaux. Il ne faudrait pas croire, en effet, que la lésion se développe profondément dans le canal, comme on l'a prétendu. Je ne l'ai jamais vue occuper la portion balanique de l'urèthre et la fosse naviculaire sans s'être préalablement établie sur le méat. Elle peut prendre quelquefois une grande extension du côté de l'urèthre, mais jamais, dans ces cas, le méat ne reste souple et intact. Mon expérience à cet égard concorde avec celles de MM. Rollet, Clerc et Bassereau. Dans sa forme la plus atténuée et la plus bénigne, en tant que lésion locale, le chancre du méat se présente sous la forme et sous l'aspect d'une tumeur pisiforme, très petite, qui occupe une des lèvres du méat. Cette fente se recourbe en croissant sur la saillie qui devient squameuse en dehors, et très superficiellement érosive à l'intérieur du canal. En écartant la lèvre saine du méat, on parvient presque toujours à constater cette petite érosion, d'un rouge foncé. Elle saigne facilement et sécrète une sérosité sanguinolente rarement mélangée d'une grande quantité de pus, à moins qu'il n'y ait coexistence de blennorrhagie. La saillie indurée se prolonge souvent en arrière en s'effilant, et éveille, quand on la presse, l'idée d'un petit lymphatique induré. Le chancre pisiforme et unilatéral du méat peut rester tel depuis le début jusqu'à la résolution définitive; mais il n'est pas rare de voir, au bout de quelques jours, une hyperplasie ou œdème dur dont il est le centre et le point de départ, irradier sur la lèvre du méat qui, jusqu'alors, avait conservé sa souplesse. Les deux lèvres de l'orifice, inégalement indurées, sont alors tuméfiées, d'un rouge sombre, renversées en dehors, recouvertes de petites pellicules squameuses, finement érodées, luisantes, mais sans inflammation vive autour d'elles. Au bout de quinze à vingt jours, cette lésion qui ne cause aucune douleur, ne sécrète plus aucun liquide, diminue de volume et ne laisse qu'une induration très petite, mais cependant bien accusée et nettement circonscrite.

Au lieu d'être unilatéral, le chancre infectant est quelquefois bilatéral et situé circulairement autour de l'orifice uréthral. C'est alors une sorte d'anneau marginal qui se prolonge en arrière, sous la forme d'un cône ou d'un cylindre, jusqu'à la fosse naviculaire, rarement au delà. En pareil cas, le méat paraît rond et reste béant, comme l'orifice d'un col utérin vierge, et ce qui complète la ressemblance, c'est la forme globuleuse, mousse, que prend la pointe du gland tuméfié. Dans ce chancre annulaire, l'hyperplasie est, en effet, généralement moins circonscrite que dans les chancres unilatéraux. Elle s'étend à tout le pourtour du méat, détermine un gonflement considérable de toute la partie antérieure qu'elle convertit en une sclérose d'une dureté ligneuse. Au centre de cette masse sclérosée, d'un rouge foncé, sèche, squameuse et même croûteuse, le méat s'enfonce en infundibulum. Il laisse suinter une sérosité louche, quelquefois grumeleuse et sanguinolente. Ses lèvres sont érodées et entourées de cercles concentriques de croûtes et de squames. Ce n'est plus seulement le méat qui est pris, mais une grande étendue du gland, dans toute son épaisseur, entre sa muqueuse et le canal. Je viens de décrire les deux points extrêmes de l'induration balano-uréthrale. Entre eux, il existe de nombreux degrés dont il est inutile de faire la description, puisque tous leurs traits se trouvent dans ce que je viens de dire. Le processus érosif, dans les cas non compliqués, se borne à produire des pertes de substance très superficielles qui ne dépassent pas la néoplasie ; mais il peut devenir ulcéro-gangreneux, surtout dans les grosses indurations balano-uréthrales.

Quelles que soient et la forme et l'étendue des néoplasmes syphilitiques du méat, ils sont presque toujours faciles à diagnostiquer, si on les découvre et si on se donne la peine de les étudier attentivement. L'adénopathie qu'ils suscitent dans les régions de l'aine est d'un grand secours. — Il y a des blennorrhagies et certaines affections profondes de l'urèthre qui œdématient et indurent les lèvres du méat. On pourrait confondre cet œdème dur avec l'induration syphilitique; mais cette dernière est plus limitée, d'une couleur plus sombre, d'une consistance plus ligneuse. Ajoutez à cela qu'elle altère plus profondément la muqueuse dans sa couche superficielle en l'érodant ou en exagérant sa sécrétion épithéliale. Il y a des indurations non spécifiques du méat qui sont comme transparentes ; celles du chancre infectant ne présentent jamais un pareil caractère. Dans les chancres mous du méat, beaucoup plus rares que les chancres syphilitiques, les lèvres de l'orifice sont déchiquetées et anfractueuses, et la sécrétion du pus est plus abondante. D'un autre côté, l'induration est moins prononcée. Mais il y a des cas où la ressemblance entre les deux lésions est telle, au moins à une certaine phase de leur durée, qu'on reste dans le doute si on se borne aux caractères intrinsèques de la lésion. Il faut se baser alors, pour établir le diagnostic, sur la durée de l'incubation, l'absence ou la présence de l'adénopathie, et, au besoin, s'il y a urgence d'être éclairé, sur l'inoculation. Ce dernier moyen pourrait induire en erreur si la lésion était un chancre mixte.

Les *chancres syphilitiques du filet* sont linéaires, globuleux ou en disques, enfin, diffus et plus ou moins largement étalés, soit sur un des côtés, soit sur les deux côtés de la ligne médiane. Une sorte de nid où se loge et se cache très fréquemment le chancre syphilitique, ce sont les sinus qui se trouvent de chaque côté du filet. La lésion se montre là sous la forme inoffensive d'une petite érosion qui reste quelquefois souple pendant cinq ou six jours et même plus. Son induration est très souvent équivoque. Ce chancre finit cependant par se sous-tendre d'un disque régulier qui reste circonscrit ou projette quelques irradiations hyperplasiques du côté du filet. Sa sécrétion est toujours peu abondante; il ne cause aucune douleur, et, comme il n'est pas en vue, il peut passer très facilement inaperçu. C'est un des chancres les plus insidieux. Celui du filet, au contraire, se manifeste par des symptômes qui attirent l'attention. D'abord, il est beaucoup moins indolent que d'autres chancres syphilitiques, puis il saigne facilement; enfin, s'il peut rester limité au frein et s'y concentrer sous forme de plaque arrondie, de petite tumeur pisiforme ou de rhagade fissuraire, il a une grande tendance, sans doute en raison de sa richesse vasculaire, à projeter de côté et d'autre des poussées d'hyperplasie, surtout du côté du méat et du prépuce. Là aussi, grandes variations dans le volume, parce que le frein est une sorte de point de jonction où se concentrent tous les liens organiques et fonctionnels qui unissent étroitement le prépuce, le gland et l'extrémité antérieure du canal. Les chancres résolutifs sont communs sur le filet et dans ses sinus; mais le chancre ulcéro-gangreneux peut s'y produire aussi dans certaines conditions qui seront spécifiées ultérieurement.

Tels sont les chancres du gland : on voit qu'ils présentent de grandes variétés dans leurs formes et leurs types. Ce qui leur donne encore une physionomie plus complexe, c'est leur coexistence, leur simultanéité sur divers points de l'organe. Très souvent, en effet, ces chancres sont multiples et disséminés en avant, en arrière et sur les côtés. De plus, ils peuvent se compliquer de balano-posthites, de phimosis et de paraphimosis, dont le mécanisme se comprendra facilement quand nous aurons étudié les chancres du prépuce.

Chancres syphilitiques du prépuce. — Ils peuvent occuper le limbe, la peau, la muqueuse ou les culs-de-sac de l'organe. Au limbe, ils sont moins fréquents que les chancres mous. Habituellement multiples, ils reposent alors sur un cercle d'induration plus ou moins complet qui rétrécit l'ouverture préputiale et ne lui permet plus de laisser passer le gland. Le phimosis est, en effet, presque toujours une de leurs premières conséquences. Ces chancres sont en petites masses arrondies, quelquefois très petites et pisiformes ou beaucoup plus volumineuses et grosses comme une noisette. Confluents ou isolés, ils donnent une grande rigidité à l'anneau préputial, le durcissent, le déforment et le diminuent au point qu'on a souvent de la peine à découvrir leur surface interne et qu'on ne les perçoit qu'à travers la peau. Ils ont de la tendance à prendre la forme fissuraire ou en rhagade et se creusent en une fente érodée, d'un rouge sombre, dont les deux faces symétriques sont régulièrement juxtaposées. D'autres fois, leur érosion est diffuse et envahit la peau de la partie antérieure du prépuce qui présente alors, sur une partie ou sur la totalité de son pourtour, une surface dépouillée d'épithélium, d'une coloration rouge foncé, laissant suinter une sérosité visqueuse qui se concrète. On y observe aussi la forme pseudo-ecthymateuse avec une croûte épaisse au-dessous de laquelle se montre une exulcération bombée. Le néoplasme induré envahit souvent la peau, le tissu cellulaire sous-cutané, la muqueuse et sclérose toute la partie antérieure du prépuce. Il peut même s'étendre plus loin, jusqu'à la base de l'organe, et convertir tout le capuchon préputial en une coque dure, rigide, élastique et tout à fait semblable à une boule creuse de caoutchouc, de façon qu'en la pressant et en la laissant se dilater alternativement, l'air qui entre et sort par l'orifice préputial forme des bulles dans le flux séro-purulent qui s'échappe de la cavité glando-préputiale. Cette vaste hyperplasie coïncide très souvent avec les gros chancres du filet qui s'unissent à ceux du limbe, à ceux du méat et à la sclérose de la partie antérieure du gland. Il en résulte que toute l'extrémité de la verge devient un gros chancre induré, d'une consistance ligneuse qui se trouve, par l'excès de sa prolifération et par l'espèce d'étranglement que les parties exercent les unes sur les autres, dans les conditions les plus propres à subir, pour peu que les circonstances s'y prêtent, la nécrobiose centrale, ou même des complications plus graves, telles que la gangrène et le phagédénisme.

Mais le processus n'aboutit que rarement à cette fâcheuse terminaison. On voit souvent de petits chancres du limbe, remarquables par leur bénignité et leur durée éphémère, qui ne consistent qu'en une petite induration arrondie, ou en un cordon très court, semblable à un lymphatique induré. Même dans ces cas légers, il existe toujours un certain degré de phimosis. Par contre, j'ai vu des chancres volumineux du limbe s'enflammer, s'étendre du côté de la muqueuse et se convertir en une ulcération phagédénique qui ronge rapidement le pourtour de l'orifice préputial. Il survient alors une abondante sécrétion de liquide séro-purulent, grumeleux, teinté de sang, qui provient tout à la fois de la surface de l'ulcération et de la balano-posthite consécutive qui s'est étendue à toute la muqueuse glando-préputiale. Le *phimosis*, la *balano-posthite*, l'*œdème* dur du prépuce, la *lymphopathie du canal lymphatique dorsal de la verge* : telles sont, en effet, les conséquences les plus ordinaires des chancres du limbe du prépuce, surtout quand ils coïncident avec ceux du gland et de la rainure.

La *balano-posthite infectante avec phimosis* doit être regardée comme une des manifestations les plus communes de l'accident primitif, lorsqu'il est multiple et qu'il occupe simultanément les parties qui constituent l'extrémité antérieure de la verge. Il y a longtemps que je l'ai décrite et que j'ai insisté sur son importance. Combien de fois ne l'a-t-on pas prise pour une balano-posthite simple? Il en est de *ces échauffements externes* comme des *échauffements internes*. Ils exposent trop souvent à cette surprise de les voir suivis, au bout de deux ou trois mois, des accidents consécutifs de la syphilis. On se tient en garde maintenant contre le chancre larvé uréthral qu'on a si longtemps confondu avec une blennorrhagie légère, un simple échauffement uréthral. Eh bien, il faut tout autant se défier de ces échauffements externes, de ces inflammations balano-préputiales si bénignes en apparence. On les attribue trop légèrement à quelque cause banale d'irritation, tandis qu'elles sont, dans bien des cas, un des premiers phénomènes de l'intoxication syphilitique. Quand on se trouve en présence d'une affection de ce genre, il faut toujours explorer avec le soin le plus minutieux le limbe, le sillon et les aines, se rendre compte de la nature de l'écoulement et supputer le plus exactement possible le temps qui s'est écoulé entre le coït infectant et l'apparition des premiers phénomènes de la balano-posthite et du phimosis.

Toutes les variétés des chancres balaniques que j'ai décrites plus haut peuvent se cacher sous le prépuce en état de phimosis et se compliquer de balano-posthite. Habituellement, on sent à travers l'enveloppe préputiale les noyaux ou les plaques d'induration sous-jacentes; mais quelquefois elles échappent au toucher, surtout quand il existe un œdème considérable et dur du prépuce. Néanmoins, malgré ces signes négatifs, on doit soupçonner et diagnostiquer la lésion primitive, parce que l'œdème scléreux de l'organe ne s'observe que dans les cas de chancres balano-préputiaux. Et puis la lymphopathie dorsale, l'adénopathie inguinale spécifique ne sont-elles pas là pour nous révéler la nature de la lésion?

Parmi les balano-posthites infectantes avec phimosis, une des plus insidieuses est celle qui est produite par une éruption d'herpès balano-préputial syphilitique. La pathogénie de cette lésion est facile à comprendre. L'herpès enflamme toute la muqueuse qui sécrète alors une grande quantité de pus; l'orifice se rétrécit et le gland reste couvert; les petites indurations foliacées de l'herpès ne peuvent pas se percevoir à travers la peau et le tissu cellulaire plus ou moins œdématié. Dans bien des cas, lorsqu'on n'a pas assisté au début des chancres herpétiformes devenus invisibles, le diagnostic est des plus obscurs, et on est obligé de suspendre son jugement. Mais, si cette réserve est forcée dans quelques cas exceptionnellement bénins, d'autres fois, au contraire, au bout d'un temps plus ou moins long, apparaissent quelques signes révélateurs tels qu'une induration générale ou circonscrite du limbe, un cordon induré dans l'épaisseur du prépuce, l'œdème dur et surtout l'adénopathie qui peut être énorme, bien que d'une provenance très légère; car, pour le dire en passant, il n'existe aucune relation entre la gravité du chancre infectant et le développement plus ou moins considérable de son adénopathie satellite. J'ai vu des chancres infectants et phagédéniques suivis des syphilis les plus malignes qui n'avaient eu sur les ganglions de l'aine qu'un retentissement insignifiant et tout à fait incapable à lui seul de mettre sur la voie du diagnostic.

Les chancres infectants de la portion moyenne de la peau et de la muqueuse du prépuce peuvent produire aussi, mais plus rarement, la balano-posthite avec phimosis. J'ai vu, en effet, quelquefois toute la partie moyenne du prépuce indurée. En pareil cas, le phimosis ne tient pas à l'étroitesse du limbe, quoiqu'elle existe presque toujours; il dépend de la solidification de l'organe qui ne lui permet pas de se déplisser. Ce n'est pas tout d'un coup, mais peu à peu que s'établit cette variété curieuse de l'accident primitif. Il y a d'abord une phase subinflammatoire caractérisée par la rougeur sombre des téguments et une suffusion plastique dans le tissu cellulaire sous-cutané. Si le chancre siège sur la muqueuse, on peut quelquefois l'y percevoir à travers la peau. S'il siège extérieurement sur le feuillet cutané, on voit en un ou plusieurs points des érosions très superficielles, légèrement granuleuses et ecchymotiques au centre, quelquefois formées de zones concentriques à nuances variées et vernies par le liquide séro-gommeux qui suinte à leur surface. Leurs bords ne sont pas toujours nettement circonscrits ; ils se perdent dans la gangue plastique qui constitue l'œdème dur si fréquent au pourtour de certains chancres syphilitiques. Ces indurations en plaque de la peau et de la muqueuse préputiale peuvent se résoudre sans s'ulcérer profondément et sans laisser de cicatrice à leur suite. Mais d'autres fois leur partie centrale se ramollit, se fend, s'ulcère, et il en résulte une sorte de fistule par perforation de la peau et de la muqueuse. Il faut bien distinguer cette petite perte de substance de celles qui proviennent d'une complication gangreneuse. Ici, il y a simplement destruction atrophique sur un point circonscrit, sans réaction inflammatoire, sans nécrobiose ou mortification en masse des tissus sclérosés.

Cette affection guérit facilement : la rigidité du prépuce s'efface peu à peu et l'organe récupère, à la longue, sa souplesse normale. Mais la fistule persiste. C'est la seule circonstance qui, en pareil cas, donne un peu de gravité, comme lésion locale, aux chancres cutanés et muqueux de la partie moyenne du prépuce. Ces chancres sont loin de présenter toujours des dimensions aussi considérables et de s'entourer de pareilles nappes hyperplasiques. Souvent, ils sont petits, isolés, bien circonscrits, et, comme alors ils n'altèrent que très partiellement la souplesse du prépuce, il ne se produit pas de phimosis. On rencontre la plupart des types chancreux, soit sur la peau du prépuce, soit sur la muqueuse. Sur la peau, ceux qui prédominent sont les petits chancres pseudo-ecthymateux, les chancres plats, bombés, à érosion plane ou infundibuliforme, plus rarement les chancres ulcéreux à base à peine indurée, qui ressemblent souvent d'une manière frappante à des chancres simples. Sur la muqueuse, ce sont les mêmes variétés, sauf toutefois les chancres croûteux ; mais on y voit en outre les chancres herpétiformes.

Lorsqu'il existe simultanément des chancres de la rainure, de la couronne, du reflet préputial et du limbe, le phimosis existe toujours et la balano-posthite est inévitable. Il semble que l'irritation inflammatoire de la muqueuse glando-préputiale se fait plus facilement d'arrière en avant que dans le sens opposé. Mais l'une des principales causes de la balano-posthite en pareil cas, c'est le contact incessant et forcé des deux feuillets muqueux avec les produits morbides plus ou moins irritants qui découlent des érosions et des ulcérations chancreuses. Il faut tenir compte aussi de l'entrave que la présence de ces masses indurées, au point de jonction du gland et du corps caverneux, apporte dans la circulation sanguine et lymphatique. Il existe toujours, quand le processus inflammatoire est un peu accentué, un flux plus ou moins copieux de pus qui se mêle aux produits séro-gommeux des chancres indurés sous-préputiaux. La balano-posthite, en pareil cas, peut arriver à produire les désordres les plus graves, comme on le verra au chapitre des complications. Du reste, sa durée, sa marche, sa terminaison dépendent, avant tout, de ce qu'on pourrait appeler le tempérament des chancres infectants. Or, rien n'est plus variable que le tempérament de ces chancres. Les uns resteront indolents et comme inertes, pendant toutes les phases de leur évolution, sans provoquer autour d'eux la moindre réaction locale un peu vive. Ils subiront la phase de régression ou de nécrobiose centrale, sans que le processus franchisse la masse indurée pour rayonner à sa périphérie. D'autres, plus aigus, montreront, dès leur naissance, une tendance plus marquée à l'irritabilité, et l'on verra peu à peu, se développer et grandir autour d'eux une zone d'inflammation qui pourra parcourir tous les degrés d'intensité, depuis les plus faibles jusqu'aux plus violents.

Chancres syphilitiques du fourreau. — Ils sont très fréquents sur toute son étendue et présentent toutes les variétés qui ont été décrites, sauf toutefois la forme globuleuse, hémisphérique ou gommeuse. Chancres plats, chancres bombés, chancres cupuliformes, plus rarement chancres ulcéreux, chancres érosifs, diffus, à forme érysipélateuse, chancres ecthymateux : tels sont les principaux types qui s'observent sur la peau de la verge. Ils rentrent dans la description générale des chancres syphilitiques qu'il est inutile de reproduire ici pour chacun d'eux. J'appellerai votre attention sur les *chancres diffus érysipélateux*, qui envahissent quelquefois toute la superficie du pénis, hyperplasient le tissu cellulaire sous-cutané dans une étendue considérable, et parfois, non seulement celui de la verge, mais aussi celui des bourses et des aines, de telle sorte que ces parties, ainsi gorgées du produit de la sclérose spécifique, ressemblent à de l'éléphantiasis. A la racine de l'organe, là où commencent les poils de la région pubienne, les chancres affectent la forme ecthymateuse. Ils se recouvrent de croûtes épaisses, d'un brun grisâtre ou tout à fait noir, qui agglutinent les poils au milieu desquels elles se cachent et sont difficiles à enlever. Quand la surface morbide est mise à nu, on trouve une érosion ou une ulcération qui sécrètent plus de pus que les chancres ordinaires. Leur base est en général peu indurée. La sclérose est là, comme ailleurs, en raison inverse de l'étendue et de la profondeur de l'ulcération.

Chancres syphilitiques du pubis. — Ils ressemblent beaucoup à ceux de la racine de la verge et ne présentent que la seule variété ulcéro-croûteuse ou ecthymateuse. Ils se dissimulent au milieu des poils, où on les découvre quelquefois difficilement. Leur forme est arrondie et ils sont plutôt ulcéreux qu'érosifs. Sur les limites de l'hypogastre et du pubis, j'ai souvent observé des chancres syphilitiques, remarquables par leurs dimensions, qui mesuraient 5 ou 6 centimètres de longueur, sur 3 ou 4 de largeur. Leur plus grand diamètre était horizontal et leur forme ovoïde. Tantôt l'ulcération les envahissait dans toute leur étendue, tantôt ils restaient plats et simplement érosifs. D'ordinaire l'induration de leur fond et de leurs bords était relativement beaucoup moins prononcée que l'érosion ou l'ulcération de leur surface. —J'ai vu aussi souvent, dans cette région, la variété végétante ou condylomateuse.

Chancres syphilitiques des bourses. — C'est cette dernière variété qu'on rencontre le plus fréquemment sur les bourses. Le chancre fait une saillie prononcée au-dessus des parties voisines; sa surface érosive est bombée, granuleuse, exubérante, quelquefois fongueuse, et, sur les points fournis de poils, elle se recouvre d'une croûte épaisse, noirâtre. Sa base est parcheminée et d'une dureté moyenne. Mais un chancre de cette région, qui mérite d'être signalé et décrit à part, c'est celui qui se développe assez souvent dans l'angle péno-scrotal. Comme la peau du scrotum et celle de la verge sont sur ce point toujours en contact, les surfaces envahies par l'hyperplasie chancreuse, en frottant l'une contre l'autre, s'irritent, s'excorient, s'érodent sur une étendue quelquefois considérable du côté de la verge et des bourses plutôt que latéralement. La configuration des chancres est donc diffuse et mal circonscrite dans son ensemble. Mais, au sommet de l'angle péno-scrotal, on sent toujours une masse sclérosée volumineuse, qui s'irradie de côté et d'autre, ou reste circonscrite, et qui, dans tous les cas, est toujours largement érodée et abondamment lubréfiée par la sécrétion séro-gommeuse spécifique. Quelquefois le néoplasme s'accuse, sur un ou plusieurs points, dans le sens transversal, et se creuse de fissures ou de rhagades dans les plis de la peau.

Les plaques muqueuses confluentes sont communes dans cet angle; il leur arrive, pour peu qu'elles s'irritent au contact de leurs sécrétions, de créer autour d'elles une herperplasie œdémato-inflammatoire sous-cutanée plus ou moins étendue. L'ensemble de cette lésion consécutive ressemble alors, d'une manière frappante, à l'accident primitif que je viens de décrire, et le diagnostic ne peut s'établir que par les commémoratifs, la date de l'affection générale et les coïncidences des autres accidents cutanés ou muqueux, de même âge et de même nature, qui font rarement défaut. Il en est ainsi, du reste, pour les chancres isolés ou confluents des bourses. Leur physionomie, surtout à leur déclin, ne se distingue de celle des plaques muqueuses que par des nuances imperceptibles.

Tels sont les chancres syphilitiques des organes génitaux chez l'homme. Ils sont, comme on a pu s'en convaincre, remarquables par leur polymorphisme et par les différences considérables qu'ils présentent au point de vue de leurs dimensions, de leur nombre et de leur apparition simultanée, sur des points plus ou moins distants ou rapprochés les uns des autres. Quelles que soient leurs dissemblances morphologiques apparentes, on arrive cependant à retrouver presque toujours leurs caractères fondamentaux; et, s'ils font défaut, on a pour se guider la durée de l'incubation lorsqu'on peut l'établir, l'adénopathie inguinale et l'irréinoculabilité de la sécrétion. Quant à leur processus, il est, en général, régulier et bénin; mais il peut devenir très grave dans certaines balano-posthites infectantes, ulcéro-gangreneuses dont nous nous occuperons ultérieurement.

Chez la femme. — L'accident primitif de la syphilis ne présente pas chez la femme la même variété d'aspect que chez l'homme. Il se compose pourtant des mêmes éléments fondamentaux.

C'est une erreur, en effet, de croire que l'induration fait défaut sur les organes sexuels féminins. On l'y découvre moins aisément, voilà tout. Du reste, le processus est le même, mais simplifié pour ainsi dire, et beaucoup moins sujet aux complications que sur les parties sexuelles de l'homme, ce qui tient à la configuration des organes, à l'étendue des surfaces, à la laxité des tissus et aux obstacles moindres, que rencontre le développement libre et régulier de l'évolution néoplasique. Le chancre génital de la femme ne s'offre pas à la vue comme chez l'homme. Il y est encore plus indolent; c'est ce qui explique pourquoi il passe si souvent inaperçu. Il faut le chercher, et le chercher avec soin dans bien des cas pour le découvrir; on y parvient toujours, pour peu qu'on veuille s'en donner la peine. En général, sa durée est moindre; il y en a même dont l'existence est tout à fait éphémère.

Chancres syphilitiques de la vulve. — Sur les *petites lèvres*, on observe souvent le chancre nain, le chancre épithélial, très superficiel, rudimentaire, foliacé, faiblement érosif, arrondi ou ovalaire, d'un rouge foncé, humide et vernissé, ou pseudo-membraneux. Quelquefois il s'exulcère ou s'ulcère et échancre le bord libre; d'autres fois, quoique d'une faible étendue, il s'entoure d'une atmosphère considérable d'œdème dur ou hyperplasique. La lèvre sur laquelle il siège est alors augmentée d'épaisseur, elle fait saillie entre les grandes lèvres et donne au toucher la sensation d'une lame cartilagineuse. Cette néoplasie diffuse envahit quelquefois les deux lèvres et s'accompagne de rougeur et d'un léger degré d'inflammation ; mais le fait est rare. Le disque d'induration est presque toujours très régulièrement arrondi, un peu bombé et même proéminent dans toute son étendue, au-dessus des parties voisines. Sous cette forme, qui est la plus commune, il est facile à diagnostiquer.

Au niveau de la fourchette, l'induration est plus épaisse et moins régulière que sur les petites lèvres ; l'érosion, d'une couleur chair musculaire, a plus de tendance à se creuser et à affecter la forme fissuraire, sans toutefois sortir des limites ordinaires, sauf dans les cas où se produit une complication.

Les petits chancres syphilitiques qui se développent sur les *caroncules mirtiformes*, à l'entrée du vagin, sont très superficiels, pisiformes ; et, comme ils se cachent au milieu des plis de la région, ils peuvent plus aisément que d'autres passer inaperçus ou être méconnus et pris pour une caroncule plus volumineuse que ses voisines.

Sur les grandes lèvres l'accident primitif de la syphilis est aussi généralement et aussi évidemment induré que celui des organes génitaux de l'homme. On y trouve le vrai chancre huntérien à induration épaisse et profonde, *l'ulcus elevatum*, la forme nummulaire et le condylome chancreux syphilitique, enfin sur la partie externe de l'organe, au milieu des poils, c'est la forme pseudo-ecthymateuse ou croûteuse qui prédomine.

Les chancres des *grandes lèvres* s'accompagnent fréquemment d'une lymphite diffuse qui œdématie, indure et tuméfie le tissu cellulaire sous-cutané et sous-muqueux. On peut sentir alors à la partie supérieure, du côté des aines, mais moins nettement accusés que chez l'homme, un ou plusieurs cordons lymphatiques sclérosés qui se rendent sur les ganglions inguinaux spécifiquement indurés.

Cet ensemble de lésions ayant pour point de départ et pour foyer d'irradiation un chancre infectant, rappelle l'œdème éléphantiasique du fourreau et des bourses, et procède du même mode pathogénique. Sur les grandes lèvres, à leur surface interne, on peut aussi rencontrer, mais plus rarement que chez l'homme, les chancres diffus érysipélateux qui érodent irrégulièrement une plus ou moins grande étendue de la muqueuse et présentent un ou deux centres d'induration plus accusés que la sclérose périphérique.

Les indurations, les lymphopathies spécifiques occupent le mont de Vénus et sclérosent en partie, rarement en totalité, son pannicule graisseux. Les chancres y affectent la forme pseudo-ecthymateuse.

Les chancres du *clitoris*, de son *capuchon* et du *méat urinaire* s'entourent souvent d'une induration volumineuse et profonde qui constitue, comme une sorte de tumeur chondroïde, à la partie supérieure de la vulve. Ils ne subissent point, malgré leur masse, le ramollissement nécrobiotique si commun dans les chancres balano-préputiaux profonds et étendus; mais ils s'ulcèrent quelquefois, végètent, deviennent douloureux, s'enflamment et saignent facilement. Aussi persistent-ils parfois très longtemps et leur longue durée contraste avec l'évolution si rapide qu'on observe dans les chancres des petites lèvres et surtout, au plus haut degré, dans les chancres du col de l'utérus. L'induration déforme l'orifice uréthral, le boursoufle, le rend béant, fongueux, et se prolonge quelquefois en arrière sur une grande étendue du canal. Le chancre syphilitique du vagin est des plus rares, aussi rare que le chancre simple du même organe (3 cas sur 292) [1].

1. M. le Dr Gardillon, dans sa thèse récemment soutenue (*Essai sur le chancre du vagin, chancre non infectant et chancre infectant*, juillet 1881), rapporte quatre observations de chancres syphilitiques vaginaux. — L'un d'eux occupait le cul-de-sac postérieur ; un autre le cul-de-sac droit ; le troisième siégeait derrière l'anneau vulvaire, sur la colonne postérieure du vagin ; le quatrième, à l'union du tiers postérieur avec le tiers moyen. — La forme du chancre vaginal est arrondie et circulaire ; ses dimensions sont de 1 à 2 centimètres de diamètre ; son aspect, sa couleur et sa sécrétion ne diffèrent point de ce qu'on observe ailleurs ; ses bords, légèrement surélevés, ne sont ni décollés, ni taillés à pic. Son induration ne fait jamais défaut ; elle est foliacée, parcheminée et persiste à peu près aussi longtemps que le chancre lui-même. — Le chancre syphilitique du vagin ne provoque ni douleur ni troubles fonctionnels ; il s'accompagne d'une adénopathie spécifique occupant les aines quand il siège dans le tiers antérieur du vagin, et le petit bassin quand il est situé dans les deux autres tiers du canal. Sa marche est rapide ; sa guérison s'effectue spontanément en un ou deux septenaires. Le diagnostic est facile, si on se donne la peine d'étudier attentivement la lésion. Le chancre simple, qui, comme le chancre syphilitique, n'a qu'une durée très courte, et se cicatrise sans médication topique, est, en général, multiple, non induré, et présente l'aspect d'un ulcère vrai, à fond inégal et anfractueux ; il sécrète du pus en abondance ; il peut s'inoculer et coïncide presque toujours avec des chancres vulvaires de même nature que lui. — Il faudra aussi distinguer le chancre vaginal des érosions herpétiques et des syphilides ulcéreuses ou érosives ; on y arrivera en se fondant sur les caractères de la lésion et principalement sur les circonstances qui l'ont précédée et qui l'accompagnent. M. Gardillon termine son travail par les conclusions suivantes : 1° Les chancres du vagin et surtout le chancre infectant, sont rares ; 2° Le chancre non infectant *primitif* est aussi rare que le chancre infectant ; 3° Ils se distinguent facilement l'un de l'autre ; 4° Tous deux ne présentent pas des complications et ont de la tendance à guérir spontanément et rapidement ; 5° Ils ne réclament pas de traitement actif.

Chancres syphilitiques du col de l'utérus. — Parmi les chancres syphilitiques des organes génitaux de la femme, les plus intéressants à étudier, parce qu'ils s'écartent, par quelques-uns de leurs caractères ordinaires du syphilome primitif, ce sont les chancres qui se développent sur le *col de l'utérus*. Cette variété a été très bien décrite par M. le docteur Schwartz, dans sa thèse inaugurale, en 1873, et on n'a rien ajouté depuis au tableau qu'il en a tracé. Par ordre de fréquence, ils viennent après les chancres des grandes et des petites lèvres, et ceux de la fourchette; leur infériorité numérique est néanmoins très grande par rapport aux chancres vulvaires. On peut même dire que le chancre du col est un chancre rare; mais parmi les rares, il est le plus fréquent. Son siège le plus constant est la partie centrale de l'organe, le pourtour de l'orifice qu'il occupe en totalité ou en partie et dans la profondeur duquel il semble pénétrer, et pénètre réellement, ainsi qu'on a pu le constater chez les femmes, dont l'orifice a été élargi par plusieurs accouchements. Peut-il même occuper exclusivement la cavité de l'organe? Rien ne s'y oppose. L'existence de ce chancre interne est même probable; mais comme il échappe à l'investigation directe, on ne peut la prouver d'une façon positive. Ici, en effet, l'on n'a pas, ainsi que pour le chancre mou de la cavité, la ressource de l'inoculation.

Les chancres excentriques du col sont très rares, surtout ceux qui n'ont aucune connexion avec l'orifice. Mais on en rencontre qui, tout en arrivant jusqu'à l'orifice, se développent principalement en dehors et avec une irrégularité, une asymétrie que n'ont pas les ulcérations communes. On ne voit le plus ordinairement sur le col qu'une seule ulcération primitive. M. Schwartz, sur 19 cas, a trouvé 3 fois un chancre double.

Ces chancres, qui se rapprochent de la forme ovalaire ou circulaire, ont environ les dimensions d'une pièce de 50 centimes ou d'une pièce de 1 franc. Ils sont rarement très petits, mais ils peuvent dépasser la moyenne de leur étendue et occuper une grande partie de l'organe, quand ils sont circulaires et s'irradient dans tous les sens autour de l'orifice. Leur teinte est d'un gris blanchâtre, pâle, jaunâtre, semblable à celle d'une fausse membrane diphtéritique, ou d'un épithélium longtemps macéré. Elle présente, du reste, des nuances variées sur quelques points de sa surface où l'on voit parfois de petites taches ecchymotiques, sur un fond lisse et vernissé. Les bords du néoplasme s'entourent d'une collerette purpurine qui les délimite nettement sur la totalité ou sur une partie de leur circonférence; mais leurs contours peuvent aussi se perdre dans les tissus voisins d'une façon invisible, tout en restant d'un rouge plus vif que le centre de la lésion. Quant au centre du chancre, il est variable, un peu cupuliforme dans les chancres excentriques, ou plat ; il proémine souvent au-dessus des tissus voisins et présente un aspect condylomateux, mamelonné, végétant et même pultacé. Sa sécrétion est nulle ou insensible ; il n'augmente pas la quantité des liquides utéro-vaginaux, sauf dans les cas exceptionnels où il pénètre profondément dans la cavité intra-cervicale.

Quoique le chancre syphilitique du col s'éloigne par quelques caractères superficiels de la physionomie ordinaire que présente l'accident primitif, il repose cependant sur une base néoplasique indurée. Mais sa situation peu accessible au toucher et la consistance dure du tissu cervical empêchent de la constater. Dans un cas de prolapsus utérin, M. Ricord aperçut très distinctement une masse sous-chancreuse, qui tranchait nettement, par sa résistance chondroïde presque ligneuse, sur le tissu dur du col utérin. M. Schwartz a pu s'assurer, dans deux cas, que le chancre offrait une induration très manifeste quand on le touchait avec le doigt ; elle était même assez prononcée pour être sensible aussi quand on le détergeait avec un pinceau. Le chancre du col de l'utérus ne reste pas toujours circonscrit ; là, comme ailleurs, il lui arrive quelquefois de provoquer autour de lui, dans tous les sens, une néoplasie diffuse qui hypertrophie l'organe, le déforme, fait proéminer, par exemple, l'une ou l'autre de ses lèvres et donne au toucher la même sensation, mais à un plus haut degré, que l'œdème scléreux symptomatique des chancres infectants.

L'indolence de ce syphilome primitif est encore plus grande là que dans les autres régions ; elle est même absolue. Aucune sensation douloureuse, spontanée ou provoquée, ne trahit son existence. Mais il existe une coïncidence pathologique qui ne doit pas être omise, parce qu'elle se rattache peut-être au chancre cervical par un lien de causalité : c'est l'*éruption herpétique de la vulve*. On la rencontre si fréquemment qu'il est permis de se demander si elle n'est pas un phénomène symptomatique. Quelle que soit l'opinion qu'on ait à ce sujet, il est toujours prudent, en pareil cas, de ne pas se borner à une exploration superficielle et de rechercher par le toucher et par l'examen au spéculum, s'il n'existe pas de chancres sur le col de l'utérus. Ici, comme dans les autres chancres, l'adénopathie qui en est inséparable, peut nous guider, nous mettre sur la voie du diagnostic. M. Rollet a vu l'engorgement des glandes inguinales causé par l'ulcère primitif du col de l'utérus. D'après lui, il se prononcerait au pli de l'aine, plutôt en dedans qu'en dehors de la ligne des vaisseaux fémoraux. Le bubon pré-utérin dont la recherche a été recommandée par MM. Lucas-Championnière et Gérhard, de Leipsick, s'indure-t-il, lorsqu'il existe un chancre du col? Jusqu'à présent, nous l'ignorons. Un fait bien certain, c'est que le chancre utérin coexiste très souvent avec d'autres chancres infectants situés sur la vulve. En pareil cas, l'adénopathie inguinale est la règle; mais sa constation ne nous est guère utile, puisqu'il importe assez peu de savoir alors s'il y a ou s'il n'y a pas aussi des chancres sur le col.

La guérison spontanée de ce chancre est si certaine, en effet, qu'il est inutile de le traiter. Du reste, son existence éphémère ne le permettrait pas toujours. Les transformations, dont il est le siège, s'effectuent quelquefois d'un jour à l'autre. Toutes ces circonstances se réunissant à celles qui dépendent de son siège, contribuent à faire du chancre cervical un des plus faciles à méconnaître. Quand sa pseudo-membrane a disparu, ce qui a lieu parfois avec une extrême rapidité, il ne reste à la surface du col qu'une érosion semblable à toutes celles qu'on rencontre si souvent sur cet organe. Sa cicatrisation ne laisse aucune trace, tout au plus une tache rouge ou une dépression grisâtre, à peine perceptible. Faut-il s'étonner qu'on ait cru pendant longtemps à la syphilis d'emblée chez la femme? La latence du chancre utérin donne la clé de cette erreur doctrinale.

La grossesse entraîne des modifications si considérables dans la circulation et même dans la nutrition des organes génitaux de la femme, que les chancres infectants qui se développent pendant la gestation devaient en subir l'influence. Il ne faudrait pourtant pas l'exagérer. Tout se réduit à une plus longue durée; c'est un fait analogue, quoique d'une moindre importance, à celui qui se produit lorsque les membres inférieurs variqueux deviennent le siège d'un ulcère. La fin de la grossesse, comme le repos du membre ou la section circulaire des veines à la périphérie de l'ulcère variqueux, décongestionne le chancre infectant, lui fait perdre sa teinte livide, brunâtre, parfois d'un violet foncé et hâte sa résolution ou sa cicatrisation retardée par la stase sanguine.

Chancres syphilitiques de l'anus. — Ils s'observent dans les deux sexes; mais ils sont beaucoup plus fréquents chez la femme que chez l'homme, approximativement dans la proportion de 10 à 1. Ils sont moins fréquents dans cette région que la chancrelle. On peut diviser les chancres de l'anus en trois catégories, d'après leur siège :

Le chancre péri-anal. — Il est en dehors de l'orifice, à une plus ou moins grande distance de sa marge ; mais il ne s'enfonce pas dans ses plis radiés. Ses caractères sont ceux d'un chancre cutané érosif, quelquefois cupuliforme, mais ordinairement bombé et même condylomateux. Cette configuration pourrait le faire confondre avec une plaque muqueuse végétante. Il s'en distingue par ses dimensions plus grandes, sa sécrétion plus abondante et surtout sa pseudo-membrane pultacée ; enfin, sa base néoplasique est plus épaisse, plus dure et d'une consistance chondroïde. Quelquefois il provoque autour de lui une inflammation érythémateuse, un intertrigo, avec rougeur rosée de la peau qui se couvre d'exulcérations plus ou moins étendues. Il n'est pas rare alors de voir le chancre, d'érosif, devenir ulcéreux. C'est ce qui arrive toujours dans le néoplasme infectant qui se chancrellise, soit par une contagion nouvelle, résultant de rapports anormaux, soit par une inoculation accidentelle de voisinage, lorsqu'il existe sur des parties voisines une ulcération chancrelleuse.

Chancre anal. — Ce chancre, situé dans les plis radiés de l'anus, ne se découvre que lorsqu'on écarte les tissus. Il se présente alors sous la forme d'une rhagade allongée, d'un rouge sombre, à surfaces lisses juxtaposées, laissant suinter un liquide incolore ou séro-purulent. Il repose sur une induration ovalaire généralement peu circonscrite. Mais son principal caractère, c'est l'absence à peu près complète de toute sensation douloureuse. Le fait est d'autant plus frappant, qu'il contraste avec la sensibilité excessive des fissures vulgaires, qui provoquent toujours le spasme réflexe du sphincter. Des papules primitives presque imperceptibles peuvent aussi se montrer sur la partie la plus proéminente des plis qu'elles indurent à un très faible degré. Leur diagnostic serait fort difficile, si elles ne s'accompagnaient, comme tous les chancres de l'anus, d'une adénopathie inguinale uni ou bilatérale, qui occupe la partie la plus externe de la région. J'en dirai autant des érosions chancreuses primitives, qui s'établissent sur des tumeurs hémorrhoïdales récentes ou anciennes. De pareilles lésions ressemblent beaucoup à celles que produisent les causes d'irritation les plus ordinaires ; aussi faut-t-il toujours avoir présente à l'esprit la possibilité d'une infection syphilitique. On ne se prononcera qu'après un examen scrupuleux de toutes les circonstances. Si la lésion est située profondément, on fera bien d'en compléter l'exploration au moyen d'un spéculum anal. Les chancres syphilitiques de l'orifice anal, quelles que soient leurs formes, ont habituellement une teinte sombre, livide et comme ecchymotique. Ils font naître quelquefois autour d'eux un œdème dur qui hypertrophie les plis radiés de l'anus. Ce développement exagéré des tissus, qui contraste avec la petitesse de la lésion qu'il supportent, est un signe dont il faut tenir grand compte.

3° *Chancre rectal.* — Il échappe la plupart du temps à l'observation. Mais son existence a été mise hors de doute par M. Ricord ; il constata par le toucher une induration caractéristique au rectum chez une femme qui accusait des rapports contre nature. Eu égard au mode de contagion, il faut faire remarquer que le chancre syphilitique anal est un signe de pédérastie beaucoup plus certain que le chancre simple, puisque étant irréinoculable, il ne peut pas provenir d'un chancre voisin, et qu'il résulte toujours de la transmission d'un individu à un autre.

La déviation phagédénique se produit rarement dans les chancres syphilitiques de l'anus, sauf quelquefois lorsqu'ils sont mixtes. Aussi se terminent-ils sans laisser de cicatrices. Cependant on les a accusés d'entraîner un rétrécissement inodulaire. Le fait est-il bien prouvé ? Nous ne connaissons qu'un cas qui confirme cette proposition : il est rapporté par M. Ricardo : une jeune femme à laquelle son mari communiqua la syphilis par des rapports sodomiques, eut un écoulement douloureux de pus par le rectum, puis un rétrécissement de l'organe.

Statistiques sur la topographie des chancres infectants :

CHEZ L'HOMME.		CHEZ LA FEMME.	
Prépuce et gland	1,343	Grandes lèvres	140
Fourreau	217	Petites lèvres	39
Méat	89	Fourchette	15
Urèthre	17	Capuchon	17
Scrotum	20	Clitoris	16
Base du pénis	10	Entrée du vagin	15
Anus	12	Méat uréthral	4
Abdomen	9	Col de l'utérus	22
Fesses	1	Commissure sup. de la vulve	2
Membres inférieurs	3	Anus	5
Doigts	2	Fesses	1
Lèvres	36	Bouche (lèvres)	9
Gencives	1	Voile du palais	1
Langue	8	Amygdales	1
Joue, nez, pituitaire	3	Mamelles	2
Paupières	2	Vagin	3
	1,773		292

(Statistiques réunies de MM. Basse-reau, Clerc, Le Fort, Fournier.)

(Statistiques réunies de MM. Martineau et Fournier.)

NEUVIÈME LEÇON

COINCIDENCES PATHOLOGIQUES ET COMPLICATIONS DU CHANCRE INFECTANT. — LYMPHO-ADÉNOPATHIES SYPHILITIQUES PRIMITIVES.

I. Coïncidences pathologiques du chancre infectant : Avec la blennorrhagie. — Avec le chancre simple : chancres mixtes vénéréo-syphilitiques ; leur mode de formation ; leurs variétés ; leurs complications. — Avec la vaccine : chancre mixte vaccino-syphilitique.

II. Complications du chancre syphilitique : Inflammation. — Douleurs. — Gangrène. — Balano-posthites infectantes gangreneuses. — Phagédénisme : sa bénignité relative.

III. Lympho-adénopathies symptomatiques du chancre infectant : Histologie. — Lymphopathies syphilitiques primitives : lymphopathie dorsale de la verge. — Adénopathies syphilitiques primitives : leur topographie ; leurs caractères ; leur processus. — Adénopathies mixtes, syphilitico-chancrelleuses et syphilitico-strumeuses.

Messieurs,

Je vais m'occuper aujourd'hui de trois points très importants de l'histoire des chancres syphilitiques : 1° de ses coïncidences pathologiques ; 2° de ses complications ; 3° des affections qu'il suscite dans le système lymphatique de la région sur laquelle il siège.

I

Coïncidences pathologiques du chancre infectant.

Coïncidence du chancre syphilitique et de la blennorrhagie. Epoques d'apparition de l'une et de l'autre affection. Difficultés du diagnostic dans les cas de chancres du méat.

Coïncidence du chancre syphilitique et du chancre simple : Chancre mixte vénéréo-syphilitique. Il n'y a point création d'un troisième virus, mais juxtaposition temporaire des deux virus qui ne perdent rien de leur autonomie.

Circonstances pathologiques qui président à sa formation : ulcère chancrello-syphilitique ; chancre syphilitico-chancrelleux.

S'il est un fait prouvé de la manière la plus évidente, c'est qu'il n'existe malheureusement aucune incompatibilité, aucun antagonisme entre les trois maladies vénériennes. Elles peuvent coexister sur le même individu, se développer et évoluer suivant le processus qui leur est propre, sans qu'il en résulte une aggravation ou une atténuation notables de leurs symptômes actuels ou de leurs conséquences ultérieures.

Coïncidence de la blennorrhagie et du chancre syphilitique. — On l'observe très fréquemment. La contagion des deux maladies peut se faire simultanément ou à des intervalles plus ou moins éloignés. Quand un individu contracte, avec la même femme, la blennorrhagie et la syphilis, voici ce qui arrive :

Deux ou trois jours après le coït, un écoulement purulent ou séro-purulent plus ou moins aigu se montre ; il augmente, puis diminue ou reste stationnaire ; il peut même guérir. Plus tard, au bout de quatre ou cinq semaines, le malade, qui croyait toucher au terme de son affection uréthrale, voit survenir une érosion chancreuse sur un point quelconque des organes génitaux ou même en dehors d'eux. Le phénomène le plus saillant en pareil cas, c'est l'apparition successive de chacune de ces maladies à un intervalle de temps qui donne la mesure exacte des deux incubations respectives. Celle de la blennorrhagie est de trente-six à quarante-huit heures ; celle du chancre syphilitique de trente-cinq à quarante jours. Chacune de ces affections suit son processus habituel sans donner le moindre prétexte à la confusion, lorsque le néoplasme primitif n'est pas développé sur le méat. Mais, s'il siège en ce point et qu'il se réduise à une petite induration insignifiante, il peut passer inaperçu ; il n'aggrave pas, en effet, les symptômes de la blennorrhagie ; il ne provoque aucune douleur. Le malade, à moins de s'examiner jour par jour avec la plus grande attention, ne s'aperçoit pas de l'événement grave qui vient de se produire. Le médecin lui-même ne s'en douterait pas s'il se contentait d'une exploration superficielle, s'il ne pressait le méat entre ses doigts et ne palpait les régions inguinales. L'intervalle entre l'apparition des deux maladies se trouve plus ou moins abrégé, lorsque la contamination a été successive. Mais dans l'immense majorité des cas la blennorrhagie précède le chancre, et, si elle le suit, c'est de très près ; car il est rare que celui qui vient de constater un chancre sur ses organes génitaux s'expose à la contagion blennorrhagique. Il peut se faire que l'écoulement coïncide avec l'apparition du chancre. S'il est peu abondant, séreux ou séro-sanguinolent, et que la néoplasie occupe le méat, c'est à elle qu'il faut le rapporter ; il n'est alors que le symptôme du chancre syphilitique.

Il n'est pas besoin de s'étendre plus longuement sur ce sujet pour deviner toutes les combinaisons qui peuvent se présenter. La question n'a un intérêt réel que dans les cas assez fréquents où les deux maladies occupent les mêmes points, c'est-à-dire lorsque le chancre est uréthral. Il faut alors faire la part de ce qui revient à la blennorrhagie et de ce qui revient au chancre. Comme le chancre prime à tous les points de vue la blennorrhagie, on recherchera avec le plus grand soin si l'induration du méat est le fait d'une néoplasie spécifique ou d'un simple engorgement inflammatoire. L'adénopathie est dans ces cas d'un grand secours pour éclairer le diagnostic. La coïncidence pathologique toute fortuite du chancre syphilitique et de la blennorrhagie n'implique aucune affinité et ne conduit à aucune combinaison intime des phénomènes.

Coïncidence du chancre syphilitique et du chancre simple.— Chancre mixte ou vénéréo-syphilitique. — Les réflexions qui précèdent s'appliquent à la coexistence sur le même individu du chancre syphilitique et du chancre simple. Ces deux chancres ne s'attirent ni ne se contrarient. Par suite des hasards de la contagion, ils se juxtaposent et se superposent. Comme ils sont tous les deux constitués par une ulcération, il semble qu'ils s'unissent plus étroitement que la blennorrhagie ne peut le faire avec chacun d'eux ; mais au fond il n'en est rien. Leurs virus respectifs ne perdent point leur autonomie ; ils ne créent nullement un troisième virus plus ou moins rapproché de ses générateurs et susceptible, une fois formé, de se transmettre indéfiniment dans ses moindres propriétés. Il n'y a point, en un mot, combinaison ni fusion indéfinie du virus chancrelleux avec le virus syphilitique. Non, ils se rapprochent momentanément. Mais, après avoir développé sur le même point le travail morbide qui révèle leur action particulière, plus ou moins altérée en pareil cas par la pénétration réciproque des phénomènes, et qu'il est cependant toujours possible de mettre en évidence, ils se dissocient, se quittent, et la fausse entité pathologique qu'ils avaient momentanément créée s'évanouit ou se reforme, si les circonstances pathogéniques lui sont favorables.

L'interprétation des faits multiples et complexes qui résultent fatalement de l'association des deux virus a donné lieu à des erreurs sans nombre et a arrêté, pendant de longues années, les progrès de la syphiliographie, même après que la doctrine de la dualité chancreuse eût été acceptée par l'universalité des médecins tant soit peu versés dans l'étude clinique des maladies vénériennes. On ne débrouillait pas aisément l'enchevêtrement des phénomènes ; on ne se rendait pas compte des contradictions apparentes. C'est à M. Rollet que revient le mérite d'avoir compris et expliqué le rôle que joue le chancre qui nous occupe, dans la pathologie des maladies vénériennes. Rien n'a été ajouté à la découverte de ce savant maître. Ses conclusions sont aussi rigoureuses aujourd'hui qu'à l'époque où il les a formulées pour la première fois. Sans doute nous avons bien moins souvent qu'alors l'occasion de rencontrer le chancre mixte dans la pratique. Mais quoi d'étonnant à cela ? Est-ce que l'un des facteurs, le chancre simple, n'a pas perdu la prépondérance numérique qu'il avait autrefois ? Il fut un temps où il était devenu d'une rareté si grande qu'on n'en voyait quelquefois qu'un ou deux par semaine à la consultation de l'hôpital du Midi. Jamais ou presque jamais alors nous ne rencontrions le chancre mixte. Quand plus tard, après 1875, la chancrelle se multiplia et devint presque aussi fréquente que le chancre infectant, les cas de chancres mixtes réapparurent. J'en ai observé quelques-uns dans ces derniers temps, à la fin de 1879 ; mais il faut reconnaître qu'ils restent toujours exceptionnels et sont loin d'être aujourd'hui, comme à l'époque où M. Rollet faisait ses belles recherches, dans la proportion de 7 p. 100.

On a reproché à M. Rollet d'avoir trop insisté sur la permanence de ces chancres mixtes. Il a affirmé que ce chancre se transmettait dans son espèce, ce qui est vrai ; mais cette espèce transitoire, momentanée, il n'a jamais eu la prétention, si je ne me trompe, d'en faire une quatrième espèce vénérienne.

Pour bien comprendre le chancre vénéréo-syphilitique, il faut énumérer et rigoureusement déterminer toutes les circonstances pathogéniques qui président à sa formation.

1° Un individu sain, exempt de toute teinte syphilitique, subit la double contagion chancrelleuse et infectante au même moment, ou à peu de jours d'intervalle sur le même point. Eh bien, que va-t-il arriver ? D'abord, au bout de trente-six ou quarante-huit heures, un chancre apparaîtra. Il aura toutes les propriétés du chancre mou, c'est-à-dire qu'il sera auto-inoculable, qu'il développera peut-être autour de lui de petites ulcérations chancrelleuses et plus loin des lymphites, des adénites virulentes, des bubons chancrelleux, etc. Mais, au bout de quatre ou cinq semaines, sa base s'indurera, et, à ses caractères propres, s'ajouteront ceux qui appartiennent au chancre syphilitique. A partir de ce moment, il transmettrait un chancre mixte, vénéréo-syphilitique à un individu qui n'aurait pas eu la syphilis ; mais il se dédoublerait et ne transmettrait qu'un chancre simple à un individu préalablement infecté. Inoculé au malade lui-même, il se dédoublerait également et ne produirait qu'un chancre sur une autre partie du corps de l'individu. Ainsi les deux chancres associés développent parallèlement toutes leurs conséquences et évoluent comme s'ils étaient seuls. Ils se séparent du moment qu'on essaye de les transmettre à un organisme déjà vicié par la syphilis, de telle sorte que l'unité momentanée de l'espèce se trouve brisée jusqu'à nouvel ordre. Voilà comment se forme un des principaux types du chancre mixte, l'ulcère *chancrello-syphilitique*. La chancrelle précède toujours en pareil cas le chancre infectant. Si l'intervalle entre leurs deux éclosions est très grand, on en peut induire que la contamination a été simultanée ou à peu près contemporaine. Si, au contraire, le chancre mou ne précède que de quelques jours le néoplasme primitif, on en concluera, en se basant sur la différence des deux incubations qui est de quatre à cinq semaines, que le chancre infectant a été contracté longtemps avant le chancre mou et que ce dernier est le résultat d'une contamination plus ou moins récente.

2° Un individu atteint de chancre syphilitique subit, à une période quelconque du néoplasme primitif, la contagion chancrelleuse. Un chancre mou se greffe alors sur lui et le convertit en un chancre mixte. Cette variété peut se rencontrer dans la pratique. Le chancre syphilitique, en effet, étant indolent, n'empêche pas toujours les rapports sexuels. Mais ce chancre *syphilitico-chancrelleux*, mixte, est surtout un chancre mixte expérimental. Il n'y a, en effet, aucun inconvénient grave à le créer, et c'est ce qui a été fait par beaucoup d'observateurs et par moi-même plusieurs fois. Il suffit d'appliquer à la surface de l'érosion chrancreuse du pus chancrelleux, et, au bout de deux ou trois jours, on la voit perdre son poli, se creuser, se déchiqueter, se ramollir, etc. Si sous cette nouvelle forme on l'inoculait à un sujet sain, on obtiendrait d'abord une chancrelle, et plus tard, en outre, la néoplasie syphilitique, et le chancre mixte serait constitué. En l'inoculant au malade, on ne reproduirait que la pustule chancrelleuse, etc.

3° Un individu atteint de chancre simple s'expose à la contagion syphilitique. Après l'incubation normale de quatre à six semaines, le chancre simple préexistant s'indurera et deviendra chancre mixte. Or, il peut arriver qu'il soit guéri avant l'apparition du néoplasme primitif. Il peut arriver, en outre, que ce chancre, étant guéri, ait laissé dans l'aine un bubon chancrelleux. C'est un cas que j'ai actuellement sous les yeux. La chancrelle a complètement disparu. Le bubon chancrelleux persiste, et sur la verge il existe de grands chancres indurés irréinoculables tandis que le bubon donne la pustule caractéristique. Ce mode de contagion est beaucoup plus exceptionnel que les deux autres, parce que le malade atteint d'un chancre douloureux, comme l'est le chancre mou, s'y expose moins que le malade atteint de chancre syphilitique et à plus forte raison que l'individu exempt de toute maladie.

Dans les trois cas précédents, nous avons fait intervenir le chancre syphilitique, mais il n'est pas indispensable pour constituer le chancre mixte ; il peut être suppléé par une des lésions secondaires contagieuses et par le sang d'un sujet atteint de syphilis. Ainsi : 1° Un individu atteint de plaques muqueuses s'expose à la contagion chancrelleuse et contracte sur ces lésions préexistantes un chancre mou : ce chancre sera un chancre mixte, c'est-à-dire contenant les deux virus et pouvant se transmettre à un individu sain sous l'espèce de chancre syphilitico-chancrelleux. 2° Un individu, en pleine période active de la syphilis, dans sa phase virulente, contracte un chancre mou : ce chancre est-il où n'est-il pas un chancre mixte ? Il est à craindre qu'il le soit dans la plupart des cas, à cause de la facilité avec laquelle le chancre mou laisse filtrer du sang à travers les anfractuosités fongueuses de sa base. Ce n'est pas lui qui sécrète, qui élabore le virus syphilitique. Il le reçoit tout formé par le sang. Aussi, à un moment, sera-t-il mixte, et, à un autre, non. Quoiqu'on ait affirmé que le chancre mou des syphilitiques, exempt de tout suintement sanguin, ne se transmettait que sous sa forme de chancre mou, il est prudent de rester à cet égard dans un doute méthodique. Les données fournies par la clinique sont loin d'être assez complètes pour résoudre la question d'une façon définitive. Est-il besoin d'ajouter que la seule possibilité d'inoculer la syphilis, en même temps que le chancre mou, doit faire rejeter toute tentative d'expérimentation ? Il est cependant permis de supposer que le chancre mou des syphilitiques expose beaucoup moins à la contagion mixte que les chancres syphilitico-chancrelleux qui résultent de la sécrétion des deux foyers où s'élaborent constamment, d'une part, le virus syphilitique, et, d'autre part, le virus chancrelleux.

J'ai vu des malades chez lesquels les chancrelles et le chancre syphilitique, séparés par des intervalles de peau ou de muqueuse saines, conservaient leur autonomie pendant quelques jours ; mais le néoplasme syphilitique, se trouvant, à un moment ou à l'autre, en contact avec le pus du chancre mou, se convertissait en chancre mixte. Les chancres simples, au contraire, quoique baignés par la sérosité syphilitique du néoplasme, ne subissaient aucune modification, cette sérosité virulente étant irréinoculable.

Étudions maintenant la *symptomatologie* du chancre mixte. Sa période de début, comme il est facile de le supposer d'après ce que nous avons dit de sa pathogénie, présente de grandes variétés. Elle n'offre jamais les caractères combinés de deux chancres ; on observe, pendant une phase plus ou moins longue, ou bien les symptômes du chancre mou ou bien ceux du chancre syphilitique. Pour qu'il y eût, dès la première heure, combinaison des deux chancres, il faudrait que les deux contagions eussent eu lieu à des intervalles correspondant exactement à la durée de chacune des incubations ; qu'un chancre simple, par exemple, eût été contracté la veille ou l'avant-veille du jour où doit apparaître le chancre infectant contracté, lui, depuis six ou sept semaines. Ce serait demander trop au hasard. — Quoi qu'il en soit, dans la plupart des cas, c'est par un chancre simple que le chancre vénéréo-syphilitique débute. C'est après une durée plus ou moins longue du processus chancrelleux que l'action syphilitique, à l'état latent d'incubation jusqu'alors, se développe derrière le chancre simple et vient, pour ainsi dire, le doubler, lui créer une base néoplasique sur laquelle il évoluera dorénavant et même à laquelle il pourra survivre. L'ulcération s'élève, à la suite de ce nouveau travail, au-dessus des parties voisines ; en même temps son fond se remplit et est moins anfractueux. Sa sécrétion diminue et devient moins purulente. Enfin le pourtour et la base présentent l'induration chondroïde ou élastique des chancres infectants, mais à un moindre degré que lorsque ce dernier est dégagé de toute coexistence avec la chancrelle. Toutefois, il faut tenir compte de l'époque à laquelle est arrivée la chancrelle, au moment où se forme le néoplasme sous-jacent. Si elle est en pleine activité, l'induration sera faible ; si elle est à son déclin, au contraire, le néoplasme pourra devenir exubérant et produira de grosses masses ou des plaques épaisses d'induration. L'énergie de l'ulcération et le volume du néoplasme sont en raison inverse l'un de l'autre.

La configuration du chancre mixte rappelle le chancre élevé de Carmichaël et le chancre induré ecthymateux de M. Ricord ; ces deux variétés ne sont, en effet, la plupart du temps que des chancres vénéréo-syphilitiques. « En général, dit M. Rollet, tous les chancres indurés, développés sans incubation, et dans lesquels l'induration n'apparaît qu'assez longtemps après l'ulcération et même quand celle-ci est déjà cicatrisée, sont des chancres mixtes, contractés à la suite d'une contagion unique, dans laquelle les deux virus se sont inoculés sur le même point. »

Lorsque le début du chancre mixte se fait par le néoplasme syphilitique primitif et que le chancre mou ne se greffe sur lui qu'ultérieurement, la transformation de la lésion en chancre mixte a lieu d'une façon plus insensible et moins marquée. Mais quelques douleurs plus ou moins vives viennent réveiller l'indolence habituelle du chancre ; il s'enflamme avec plus de facilité et sa néoplasie diminue sous l'action de la chancrelle, quoique l'ulcération ne présente pas un bourgeonnement cicatriciel et qu'elle prenne, au contraire, un mauvais aspect et fournisse un pus abondant, jaune grisâtre, sanguinolent, grumeleux. — On serait tenté de croire que le néoplasme syphilitique subit une déviation phagédénique. C'est une erreur qu'on a souvent commise. Le phagédénisme prétendu des chancres syphilitiques tient souvent à une contagion chancrelleuse. L'inoculation, du reste, est là pour nous éclairer si nous en avons besoin. Et puis ne survient-il pas quelquefois des bubons chancrelleux, qui nous montrent trop clairement que le chancre primitivement syphilitique s'est compliqué de chancre mou, etc. ? La surface entière du syphilome n'est pas toujours transformée dans sa totalité par le chancre mou. J'ai vu ce dernier creuser, en effet, des fossés profonds en zigzag d'où s'échappait une suppuration abondante ; sur un autre point, c'était un trou à bords déchiquetés, à fond pultacé. Quand de pareilles modifications se produisent dans un syphilome primitif, on peut affirmer presque à coup sûr qu'elles sont le résultat d'une contagion chancrelleuse et que le chancre est devenu mixte.

Que le chancre mixte ait débuté par la chancrelle ou par la néoplasie syphilitique, il manque rarement, lorsqu'il est constitué, de développer autour de lui, par séries successives, de petits chancres mous ; et, comme ces petites ulcérations n'accompagnent jamais le chancre infectant qui, lui, ne suscite à sa périphérie que des suffusions scléreuses, elles sont un indice à peu près certain du caractère mixte de la lésion. Ces petits chancres, simples satellites du chancre mixte et produits par réinoculation, persistent quelquefois longtemps et survivent même au chancre qui leur a donné naissance.

Tels sont les caractères intrinsèques que présente le chancre mixte. Mais il faut faire entrer aussi dans sa symptomatologie les *adénopathies et les lymphites*. Il n'y en a qu'une qui soit constante : c'est l'adénopathie indurée, indolente, compagne obligée du chancre infectant. Quand on la voit survenir pendant la durée d'un chancre mou jusqu'alors, on peut être à peu près certain que ce chancre se syphilise, car elle ne manque pas plus dans le chancre mixte que dans le chancre induré commun. On observe même quelquefois la lymphopathie dorsale, c'est-à-dire le cordon dur, volumineux, irrégulièrement renflé, qui part de la lésion et, le long de la verge, se dirige vers les ganglions inguinaux. Les lymphites et les bubons virulents peuvent se produire avant ou après la production du chancre mixte. Ils n'ont rien de fixe dans la date de leur apparition, et font même souvent défaut. Le bubon chancrelleux est moins fréquent dans le chancre mixte que dans le chancre mou. Tandis que, dans le chancre simple, le rapport entre lui et son bubon est de trois à un, il ne serait, d'après M. Rollet, que de huit ou dix à un dans le chancre mixte. Ce fait tiendrait-il à ce que l'obstruction ou l'oblitération des réseaux lymphatiques qui accompagnent toujours l'hyperplasie syphilitique mettrait obstacle à la pénétration du pus virulent dans les gros cordons et dans les ganglions?

Ces bubons virulents se présentent avec les mêmes caractères que dans le chancre simple, si l'adénopathie syphilitique ne s'est pas encore formée; mais, si elle existe déjà, ils se combinent avec elle pour former une lésion inguinale également mixte que nous étudierons plus tard.

L'évolution du chancre mixte est très variable et n'est soumise à aucune règle. Mais la plupart du temps ce chancre, qui a débuté sous forme de chancrelle, finit sous forme de chancre induré; sa surface se déterge, son pus cesse d'être réinoculable, et le néoplasme syphilitique revêt les caractères qui lui sont propres. Il peut arriver que le chancre mou se survive à lui-même par le bubon virulent qu'il a fait naître avant ou depuis sa syphilisation. Enfin, mais plus rarement, il traverse toute la phase d'induration et se continue après la guérison de son élément néoplasique. C'est ce qui a toujours lieu lorsque la chancrellisation s'est faite après l'induration. On peut dire que ce qu'il y a d'irrégulier, de bizarre, d'inattendu dans le processus et les complications est sous la dépendance de l'élément chancrelleux. L'évolution du néoplasme syphilitique n'est-elle pas, en effet, plus fixe et plus calculable que l'évolution du chancre simple? « Si, en vertu de leur caractère contagieux commun, dit M. Rollet, le chancre simple et le chancre syphilitique ont de la tendance à coexister, à se superposer; au contraire, grâce à leur différence d'évolution et d'âge, ils n'ont pas une moindre tendance à se séparer, à s'isoler l'un de l'autre; et, de même qu'il y a un courant qui les rapproche, il semble qu'il y ait un courant opposé qui les associe et les éloigne. Ainsi s'explique la rareté relative du chancre mixte pour ceux qui s'étonneraient, au premier abord, de ne pas le voir aussi répandu et aussi fréquent que les autres. » Le savant médecin qui a écrit ces lignes n'a jamais eu évidemment l'idée de faire, des chancres mixtes, une quatrième espèce vénérienne, comme on l'en a accusé.

On peut se demander, et c'est là une question qui n'est pas de simple curiosité, si le chancre, avant de devenir décidément mixte, c'est-à-dire pendant sa période chancrelleuse, serait susceptible de communiquer la syphilis par contagion ou inoculation. L'observation et l'expérimentation n'ont donné, jusqu'à présent, aucune réponse péremptoire. On dit que, selon toute probabilité, le chancre simple se transmettrait seul, s'il n'existait pas encore d'induration. Mais, à cet égard, il y a beaucoup de réserves à faire, et le cas de l'enfant Manzone à Rivalta, que nous allons rapporter tout à l'heure au sujet du chancre vaccino-syphilitique, est de nature à nous faire craindre que la transmission, même avant la syphilisation évidente du chancre simple, ne fût tout à la fois chancrelleuse et syphilitique.

Jusqu'ici nous n'avons parlé que du chancre mixte typique, de celui qui résulte de l'association ou de la superposition des deux chancres. Mais le *chancre mou des syphilitiques* est aussi un chancre mixte puisqu'il peut transmettre les deux affections. Sous ce rapport essentiel, le chancre mou des syphilitiques et le chancre mixte se ressemblent donc beaucoup. Cependant la constitution organique n'est pas tout à fait la même. Dans le chancre mou des syphilitiques on ne trouve jamais de néoplasme induré sous-jacent, à moins que la chancrelle ne se soit développée sur un groupe de plaques muqueuses végétantes et à base hyperplasiée. En outre, le chancre mou des syphilitique n'est jamais accompagné de l'adénopathie spécifique du chancre infectant.

On pourrait faire naître expérimentalement le chancre mixte sur toutes les parties du corps ; mais celui qui procède de la contagion naturelle est extrêmement rare hors de la sphère génitale. Semblable en cela au chancre simple, ce chancre mixte est donc essentiellement génital. Il se contracte à la suite des rapports sexuels et mérite le nom de *vénéréo-syphilitique* que lui ont donné les médecins italiens. On l'observe souvent au méat, sur tous les points de la muqueuse balano-préputiale, sur la peau de la verge, où Carmichaël plaçait le siège de prédilection de son chancre élevé qui, la plupart du temps, n'est qu'un chancre mixte ; plus rarement, on le rencontre au voisinage des organes génitaux. Chez la femme, où il est aussi fréquent que chez l'homme, il occupe les grandes et les petites lèvres, l'entrée du vagin, et même quelquefois le col de l'utérus. Il se rencontre aussi à l'anus. Bassereau cite le cas d'un chancre de la lèvre qui fut inoculé avec succès sous forme de pustule caractéristique, et suivi d'accidents secondaires. Évidemment c'était un chancre mixte. Disons, en terminant, que presque tous, sinon tous les chancres réinoculables qui ont produit la syphilis, étaient des chancres mixtes, et que la plupart des chancres phagédéniques appartenant à la variété serpigineuse, suivis d'infection constitutionnelle, sont également des chancres mixtes.

Coïncidence de la vaccine et du chancre infectant. — Chancre vaccino-syphilitique. — C'est encore à M. Rollet que revient l'honneur d'avoir débrouillé la question si complexe de la contagion vaccino-syphilitique. Ainsi, jusqu'à lui, quand le bras d'un vacciné devenait le siège d'un chancre, on croyait que ce chancre devait nécessairement provenir d'un chancre semblable à lui, caché sous la pustule vaccinale ou greffé sur elle. On ne comprenait pas qu'il pût dériver de la pustule vaccinale d'un individu affecté de syphilis héréditaire ou de syphilis acquise. Je n'étudierai pas ici tous les modes de la contagion syphilitique vaccinale. Qu'il me suffise de dire que, dans la grande majorité des cas, c'est par l'intermédiaire du sang mêlé au vaccin d'un vaccinifère héréditairement syphilitique, que se fait la transmission. Ce n'est qu'exceptionnellement que le vaccinifère infectant est atteint d'un chancre vaccino-syphilitique. Sa lésion est moins complexe; il n'a qu'une pustule vaccinale. Mais cette pustule analogue au chancre simple des syphilitiques, quoique n'étant pas mixte dans sa constitution organique, n'en est pas moins susceptible de transmettre le vaccin et la syphilis, s'il suinte du sang syphilitique à sa surface. Il en résulte que le chancre réellement vaccino-syphilitique est beaucoup plus fréquent chez les vaccinés que chez les vaccinifères. Mais il peut arriver qu'il soit inoculé à un vaccinifère sain et non syphilitique, par la lancette imprégnée du sang d'un des vaccinés atteints de syphilis.

Quoi qu'il en soit, ce chancre a son siège exclusif sur les bras, puisque c'est là que se font habituellement les vaccinations et que se sont faites, jusqu'à présent, toutes celles qui ont été suivies de syphilis. Les deux virus sont inoculés en même temps dans la même piqûre. Aussi le chancre vaccino-syphilitique est-il toujours le résultat d'une seule contagion. M. Ricord et son école expliquaient jadis les faits d'intoxication par une bizarre superposition accidentelle de deux lésions, vaccinale et syphilitique. Cette interprétation alambiquée, difficile à comprendre, de la transmission du chancre vaccino-syphilitique au moyen de deux contagions successives, a été complètement abandonnée depuis longtemps. Le chancre vaccino-syphilitique, quoique provenant dans la plupart des cas d'une simple pustule vaccinale souillée par le sang des syphilitiques, peut-être par leur lymphe, procède aussi quelquefois d'un chancre semblable à celui-ci. C'est ce qui eut lieu à Rivalta et à Lupara. Il peut donc se transmettre dans son espèce comme le chancre vénéréo-syphilitique. Il ne s'observe jamais, ou du moins il n'a jamais été observé à la suite de deux inoculations pratiquées inversement à l'ordre habituel, c'est-à-dire qu'il ne résulte pas de la vaccination faite sur un chancre induré. On choisit toujours pour la piqûre vaccinale des parties saines de la peau.

Les modes pathogéniques du chancre vaccino-syphilitique, quoique très complexes et fort difficiles à interpréter, surtout avant les travaux de M. Rollet et de M. Viennois, donnent lieu, comme lésion, à des résultats plus fixes dans leur processus, moins variables dans leur formation, que le chancre vénéréo-syphilitique. C'est, du reste, un fait facile à comprendre, puisqu'il ne peut pas se faire de contagions successives et que le mode de transmission est identique pour tous les cas, et a lieu par inoculation au même moment et sur le même point pour les deux virus. Pour que cette transmission puisse s'effectuer, il faut que le vacciné soit vierge de la vaccine et de la syphilis, à moins que l'immunité créée par une première infection ne soit épuisée. Il en résulte donc, ou bien que la double inoculation peut être négative, ou bien qu'elle peut être positive pour les deux virus, ou bien enfin qu'elle peut être positive pour l'un et négative pour l'autre, suivant qu'il s'agit d'un sujet syphilitique mais non vacciné, ou d'un sujet vacciné et non syphilitique. On voit donc par là que le chancre vaccino-syphilitique ne présente pas une combinaison plus fixe ni plus forte que le chancre vénéréo-syphilitique. Il se dédouble si l'état constitutionnel des sujets qui reçoivent les virus les rend réfractaires à l'un ou à l'autre, et dès lors il meurt, mais pour se reformer sur d'autres sujets, lorsque leur terrain organique offre à son développement des conditions plus favorables.

Comme les deux maladies sont inoculées dans la même piqûre et au même moment, le chancre vaccino-syphilitique débute toujours par une pustule vaccinale, la vaccine ayant une incubation qui n'est que de quatre jours en moyenne. Cette pustule suit son cours régulier; dans un grand nombre d'observations, on a noté qu'elle n'avait présenté aucune anomalie dans sa marche depuis son début jusqu'à sa terminaison. Chez les individus qu'on revaccine ou qui sont réfractaires à la vaccination, le début du chancre vaccino-syphilitique n'a pas lieu par une pustule vaccinale. Il se fait beaucoup plus tard sous forme de saillie papulo-tuberculeuse et ne diffère du chancre infectant cutané ordinaire que par son origine vaccinale.

Les irrégularités de la vaccine ne se produisent pas dans les premiers jours de la pustule, mais vers la fin de son évolution; et, comme c'est à ce moment que, dans les incubations courtes, l'induration de l'accident primitif apparaît sur la pustule vaccinale, c'est lui qui, la plupart du temps, cause ces irrégularités et transforme la lésion en chancre vaccino-syphilitique. L'irrégularité dans l'évolution est donc le symptôme avant-coureur de la syphilisation du petit foyer vaccinal. La lésion qui résulte des deux ulcérations réunies, de celle qui commence et de celle qui finit, constitue le vrai chancre vaccino-syphilitique.

Ses symptômes ressemblent beaucoup à ceux du chancre syphilitique; c'est un néoplasme induré, circonscrit, quelquefois diffus, servant de base à une érosion ou à une ulcération couleur rouge de chair musculaire, lisse, irisée, à centre ecchymotique, etc. Des complications inflammatoires ou phagédéniques peuvent altérer sa physionomie, mais la coexistence du travail morbide dû à la vaccine ne lui donne pas une empreinte caractéristique. A cet égard, il y a une grande différence entre les effets du vaccin et ceux de la chancrelle sur le chancre infectant. Du reste, presque toujours l'action vaccinale s'est éteinte, ou ne tarde pas à s'éteindre, quand le néoplasme primitif s'établit au-dessous de la pustule.

N'allez pas croire cependant que l'absence de tout signe apparent de néoplasie infectante soit une garantie que le liquide vaccinal contenu dans la pustule encore non altérée est exempt de la virulence syphilitique qui, plus tard, deviendra manifeste. Le virus syphilitique existe dans la pustule; il y sommeille, et il n'y produira qu'à son heure les lésions néoplasiques qui constitueront le chancre vaccino-syphilitique. Mais, avant que cette heure soit arrivée, il peut s'inoculer. C'est ce qui se produisit à Rivalta. L'enfant Manzone n'avait qu'une pustule vaccinale, sans aucune trace de chancre sous-jacent. Cette pustule s'était développée à la suite d'une inoculation faite avec le vaccin d'un enfant syphilitique. On l'ouvrit au dixième jour à partir de l'inoculation, et le liquide qu'on y puisa avait déjà des propriétés mixtes puisqu'il transmit à la fois à d'autres enfants la syphilis et la vaccination.

Ce fait est des plus remarquables. Quelle interprétation lui donner? Visiblement le chancre induré n'était pas encore formé. Du reste, il n'est point dans ses habitudes de n'incuber que dix jours. Il est donc probable que le virus syphilitique contenu dans la pustule à cette époque n'était pas le résultat d'une élaboration locale, qu'il n'avait pas été créé sur place, et qu'il provenait directement du premier vaccifère. S'il en était ainsi, on en pourrait conclure que le virus syphilitique n'est pas immédiatement absorbé et n'infecte pas d'emblée l'organisme, comme on le croit généralement; que le chancre n'est pas un effet local de cette intoxication, mais qu'il résulte d'un travail long, latent, très tardif, que le virus provoque sur le lieu même où il a été implanté, et que l'empoisonnement n'a lieu qu'après lui et par lui. Ce fait n'a-t-il pas quelque analogie avec l'expérience de Conheim injectant de la matière tuberculeuse dans la chambre antérieure de l'œil? Cette matière n'y développa qu'au bout de huit jours son action morbide locale. Peut-être que si on l'avait prise, pendant son incubation locale, dans le lieu où on l'avait injectée, elle aurait inoculé un autre organisme comme le fit le virus syphilitique, en dépôt encore plutôt qu'en activité, dans la pustule de l'enfant Manzone, quand il devint l'agent des vaccinations syphilitiques[1]. Un pareil fait ne justifie-t-il pas la crainte que nous exprimions plus haut au sujet de la période purement chancrelleuse du chancre mixte? Ne serait-il pas possible qu'un pareil chancre donnât la syphilis avant la production de son néoplasme syphilitique?

A quel intervalle de l'inoculation vaccino-syphilitique se développe le chancre infectant, seul, ou au milieu des pustules, sous les croûtes, et dans les cicatrices du vaccin? Dans le procès de Hubner, au bout de quinze jours au plus; à Rivalta, le vingtième jour et dans les limites extrêmes de un à deux mois; à Torre de Busi, le trentième jour; à Almé, le trente-cinquième.

Dans le chancre vaccino-syphilitique, comme dans tous les autres, on retrouve les caractères fondamentaux du néoplasme primitif, c'est-à-dire l'érosion ou l'ulcération, et, au-dessous et autour d'elles, une sclérose dure, ce qui donne à l'ensemble de la lésion l'aspect d'un ulcère calleux. Enfin l'adénopathie axillaire n'a jamais fait défaut dans les cas où on l'a recherchée. La durée de ce chancre est variable; en général, elle est longue et se prolonge de six semaines à deux, trois et même quatre mois. En somme, le chancre vaccino-syphilitique est beaucoup moins mixte que le chancre vénéréo-syphilitique, puisque l'élément vaccinal n'y est qu'éphémère, même dans les plus courtes incubations, et manque totalement dans les moyennes et à plus forte raison dans les longues. La plupart du temps, c'est un chancre induré vulgaire de la peau.

1. A propos de ce fait déjà cité, on peut voir dans les leçons antérieures la discussion des hypothèses qui ont été faites sur la pathogénie si obscure de la syphilis pendant la période d'inoculation chancreuse.

II

Complications du chancre syphilitique. — Elles sont plus fréquentes chez l'homme que chez la femme.
Chancres syphilitiques compliqués d'un *processus d'inflammation franche.*
Chancres syphilitiques compliqués de *douleurs.*
Chancres syphilitiques compliqués de *gangrène.* — Causes de cette complication : balano-posthite, phimosis.
Pathogénie du processus gangreneux dans le paraphimosis : étranglement des tissus sclérosés. — Extension du processus aux tissus sains.
Pathogénie du processus gangreneux dans les balano-posthites infectantes avec phimosis : la violence de l'inflammation est la cause la plus prochaine de la gangrène en pareil cas. — Destruction rapide du gland et du prépuce. — Hémorrhagies graves consécutives.
Causes générales de la gangrène : Vieillesse, cachexie, glucosurie, alcoolisme, fatigues excessives, cautérisations intempestives, etc.
Chancres syphilitiques compliqués de *phagédénisme.* — Rareté de cette complication. — Sa bénignité relative, eu égard surtout au phagédénisme chancrelleux. — Facilité avec laquelle le phagédénisme de l'accident primitif se limite, se guérit spontanément ou cède à l'action des spécifiques.

Complications du chancre syphilitique. — On a dit que le chancre syphilitique se compliquait beaucoup moins fréquemment que le chancre simple de phénomènes morbides intrinsèques graves, tels que la gangrène et le phagédénisme. Sans doute l'évolution du syphilome primitif est plus régulière, plus calme et moins exposée aux déviations que celle de la chancrelle. Ses phases se succédant et se subordonnant avec plus d'ordre, sa durée et sa terminaison sont susceptibles d'être plus rigoureusement calculées ; les irridiations locales, dans le district occupé par le chancre, ont moins d'imprévu, de violence et d'aptitude à la désorganisation rapide des tissus. En un mot, comme lésion locale, le chancre syphilitique est plus simple que le chancre simple lui-même, et certainement moins sérieux. Néanmoins, sous l'influence de causes générales ou de causes topographiques, et aussi par le fait du tempérament morbide dont il est originellement doué, le chancre infectant peut devenir le théâtre de désordres très graves qui compromettent l'organe atteint et vont même jusqu'à le détruire. Il m'a toujours semblé que c'était une partie trop négligée de son histoire, et je veux lui donner ici tous les développements qu'elle me paraît mériter. Les descriptions et les réflexions qui vont suivre ont en vue le chancre des organes génitaux de l'homme beaucoup plus que celui des organes génitaux de la femme. Chez elle, par suite de la disposition rentrante des organes, qui les soustrait aux causes d'irritation, le syphilome primitif évolue plus régulièrement et plus vite, et il est incomparablement moins exposé aux complications que celui de la verge. Et la preuve que l'influence topographique est celle qui prédomine dans l'étiologie des complications, c'est que les chancres, dont le siège est, en dehors de la sphère génitale, commun à l'homme et à la femme, ne présentent aucune différence dans les deux sexes.

Chancres syphilitiques compliqués d'un processus d'inflammation franche. — L'accident primitif, qui se concentre habituellement en lui-même et semble vivre d'une vie isolée au milieu de tissus, s'entoure quelquefois d'une zone inflammatoire plus ou moins aiguë. La peau ou les muqueuses deviennent d'un rouge vif, et cette coloration, dépassant l'auréole d'un rouge sombre qui circonscrit d'ordinaire l'induration, s'étend au loin d'une façon diffuse, en projetant çà et là des fusées qui suivent quelquefois la ligne des principaux troncs vasculaires. Le tissu cellulaire s'infiltre de sérosité, devient œdémateux et garde l'empreinte du doigt. C'est un empâtement d'irritation phlegmasique et non un œdème scléreux, qui se produit. La température des tissus envahis s'élève, et surtout leur sensibilité s'exalte et se manifeste par des douleurs spontanées ou que provoque le moindre contact. Ces phénomènes inflammatoires peuvent arriver à un état d'acuité et de tension par turgescence œdémato-sanguine tel, que la formation d'un abcès paraît devoir en être la crise naturelle. Cependant, la collection de pus ne se forme pas, ou du moins très rarement; la phlogose, après avoir persisté pendant quelques jours, diminue peu à peu, et tout rentre dans l'ordre du processus régulier. Quelquefois la résolution n'est pas franche; les tissus ne se dégorgent pas, et l'œdème se transforme en une sclérose diffuse qui semble porter au loin l'influence néoplasiante de l'accident primitif. Celui-ci se trouve d'abord perdu au milieu de l'empâtement général; mais sa dureté l'emporte toujours sur la consistance, si grande qu'elle soit, que peuvent acquérir les tissus qui l'entourent, et elle s'accuse de plus en plus à mesure que la turgescence inflammatoire périphérique diminue.

Dans les cas où le processus inflammatoire reste confiné sur le chancre et s'y concentre, l'aréole hypérémique seule devient plus rouge, mais ne s'étend pas, et les parties voisines restent saines. La douleur n'est vive spontanément, et surtout à la pression, que sur le néoplasme; sa surface change de couleur : elle devient d'un rouge foncé, violâtre et vineux, même noirâtre et ecchymotique par places; sa sécrétion augmente d'abondance et prend un caractère séro-sanguinolent. Un pas de plus, et la complication, d'inflammatoire, devient gangreneuse. Quand cette complication, qui est la plus faible et la moins dangereuse parmi celles qui peuvent atteindre le chancre syphilitique, s'élève à un haut degré d'intensité, les ganglions inguinaux, spécifiquement indurés, perdent leur indolence, leur aphlegmasie; ils deviennent douloureux et s'enflamment jusqu'à susciter dans leur intérieur et autour d'eux un abcès phlegmoneux franc qui se résout sans s'ouvrir ou se guérit après avoir suppuré pendant quelques jours.

Sur les muqueuses, l'inflammation périchancreuse provoque toujours une sécrétion très abondante de pus épais ou ichoreux qui contraste, par sa nature et sa quantité, avec le faible suintement séreux qui se faisait à la surface du syphilome primitif. L'épithélium ne résiste que rarement aux effets du processus inflammatoire ; sa surface envahie se présente tôt ou tard avec une ou plusieurs érosions irrégulières dégagées de toute connexion avec le chancre ou unies avec lui et n'en formant qu'une seule plus ou moins grande dont il est le centre. On observe cet agrandissement inflammatoire de l'accident primitif sur la muqueuse du gland, sur celle du prépuce et sur la face interne des grandes et petites lèvres. Lorsque l'inflammation se développe sur des surfaces libres où la turgescence ne rencontre pas d'entraves, elle parcourt régulièrement ses périodes ; mais, quand elle trouve des conditions opposées, elle peut prendre tout à coup une gravité exceptionnelle et se terminer par la gangrène ou aboutir au phagédénisme. Aussi est-elle presque toujours l'avant-coureur de ces deux graves complications. Les causes sont ici les mêmes que pour le chancre simple : irritations mécaniques, malpropreté, et surtout cautérisations violentes et intempestives ; excès de tout genre, principalement les excès alcooliques, fatigues excessives, tempérament sanguin, pléthore, etc., etc.

Chancres syphilitiques compliqués de douleurs. — L'indolence ainsi que l'aphlegmasie constitue un des principaux caractères du chancre. Mais on se tromperait étrangement si l'on croyait que la douleur fait toujours défaut. Je l'ai vue, dans quelques cas, atteindre un tel degré de violence, qu'elle constituait à elle seule une complication sérieuse. Ainsi, chez un malade de mes salles, un chancre sous-préputial du filet, qui, malgré la balano-posthite et le phimosis qui l'accompagnaient, évoluait assez régulièrement, devint le siège de douleurs si atroces, si continues, que tout sommeil se perdit et qu'il survint un état de faiblesse générale, d'amaigrissement et même de cachexie que ne justifiaient ni la gravité de la lésion ni celle des accidents constitutionnels ultérieurs. La douleur était si bien la seule cause de cet état, qu'il ne tarda pas à disparaître avec elle.

En général, ce phénomène accompagne l'inflammation et suit ses vicissitudes. Mais là, et dans d'autres cas analogues, on ne lui trouvait aucune cause appréciable, et, chose surprenante, les médications locales les plus variées, le traitement général appliqué à haute dose, n'avaient sur lui aucune prise. De pareils faits, qu'il est bon de connaître, sont très exceptionnels. Il est probable que la douleur dépend d'une activité plus grande dans le processus qui atteint toujours les nerfs de la peau ou de la muqueuse à l'endroit où siège le chancre. Cependant il n'existe pas forcément un rapport exact entre le phénomène douloureux et la lésion nerveuse. Ainsi, en 1878, j'enlevai un chancre du limbe préputial qui était resté indolent depuis son origine jusqu'au moment où la circoncision fut pratiquée, et qui n'avait provoqué ni inflammation sur la muqueuse préputiale ni aucune autre complication. Je le donnai à examiner à mon savant ami, le docteur Cornil, qui trouva sur les faisceaux des tubes nerveux des altérations très prononcées : gaine des faisceaux primitifs des tubes nerveux, dissociée et divisée en feuillets minces par des cellules fusiformes (cellules plates du tissu conjonctif) et par quelques cellules rondes ; dans l'intérieur même du faisceau, cellules de tissu conjonctif ou de la gaine de Schwann hypertrophiées, et cellules rondes. Tubes nerveux normaux. Quoi qu'il en soit, dans les chancres cachés qui se dérobent à l'exploration, il ne faut pas que l'élément douleur, en l'absence de tout autre signe diagnostique plus positif, fasse supposer, dans tous les cas, l'existence d'un chancre simple, puisque ce symptôme peut s'élever jusqu'au degré d'une complication dans le syphilome primitif.

Chancres syphilitiques compliqués de gangrène. — Cette grave complication est beaucoup plus fréquente chez l'homme que chez la femme. La plupart du temps, en effet, elle reconnaît pour cause immédiate une balano-posthite avec phimosis, ou un paraphimosis. Mais je l'ai vue survenir aussi sans l'intervention de ces accidents, qui ont, pour effet, de produire, dans les parties qui supportent le néoplasme et dans le néoplasme lui-même, une stase vasculaire, une ischémie finissant par éteindre toute vitalité dans les tissus malades. Les chancres gangreneux ont pour siège de prédilection, sur la verge, la couronne du gland. J'en ai observé deux, situés de chaque côté du filet, survenus en même temps, et qui, quinze jours après leur début, se mortifièrent en masse, de manière à creuser, entre la partie postérieure du gland et la partie antérieure des corps caverneux, deux grandes excavations que séparait le canal de l'urèthre mis à nu dans sa portion balanique. La seule cause qu'on pût assigner à cette gangrène, c'était cinq ou six cautérisations énergiques faites avec le crayon de nitrate d'argent. Ici, la lésion évolua au grand jour, car l'ouverture préputiale était large, et il n'y avait ni phimosis ni balano-posthite. Quel que soit le point de la couronne où ces chancres se développent, ils ont toujours pour résultat de détruire une portion du gland et de le détacher en partie ou en totalité des corps caverneux. J'ai vu cet organe réduit à un moignon presque informe qui ne tenait à la verge que par l'urèthre.

Quelquefois, le processus gangreneux se dirige d'avant en arrière et décolle une étendue plus ou moins considérable du fourreau de la verge. Il se forme, en pareil cas, une tuméfaction dure qui englobe tout l'organe; le tissu cellulaire et la peau se mortifient sur plusieurs points, et même, dans les cas les plus graves, les corps caverneux sont menacés, atteints et détruits. Quand le processus les envahit, toute la verge peut tomber en gangrène. C'est ce que j'ai vu dans un cas. Le diagnostic ne fut pas douteux, puisqu'une syphilis des plus sérieuses fut la conséquence de ce chancre gangreneux.

Les choses en arrivent plus rarement à cette extrémité dans le chancre syphilitique que dans le chancre mou. Plusieurs pathologistes seraient même disposés à croire que l'élément chancrelleux ne fait pas défaut en pareil cas, et que ce sont des chancres mixtes qui produisent de pareils ravages. Je puis affirmer qu'il est loin d'en être ainsi : dans les cas nombreux que j'ai observés, l'inoculation pratiquée avant la gangrène avait été négative. Je ne parle pas de celle qui est faite après, puisque cette complication éteint toute virulence chancrelleuse dans le foyer du mal.

Ces complications gangreneuses peuvent être le résultats d'ulcérations qui ne sont ni des chancres simples, ni des chancres syphilitiques. Je les ai décrites sous le nom d'*affections furonculeuses et anthracoïdes du gland*. Le diagnostic présente toujours de grandes difficultés, quand on n'a pas suivi la lésion dans les premières phases de son processus. La gangrène, en effet, détruit tout et ne laisse, la plupart du temps, aucun vestige pouvant indiquer ce qu'était le point de départ du processus nouveau. Il ne reste que des lambeaux noirâtres de sphacèle, entourés d'un fossé d'élimination qui bourgeonne et se cicatrise rapidement. L'adénopathie peut seule nous mettre sur la voie, mais elle manque quelquefois, plus souvent même dans ces sortes de chancres que dans les chancres ordinaires.

Étudions maintenant le chancre gangreneux dans ses rapports avec le paraphimosis, la balano-posthite et le phimosis. Ce sont les gros chancres globuleux, hémisphériques de la rainure et de la couronne, qui produisent le plus souvent le paraphimosis, par suite de l'augmentation de volume qu'ils déterminent en ce point. L'étranglement résultant de la constriction exercée, en arrière de ces lésions, par le limbe préputial, devenu trop étroit pour être ramené en avant, ne tarde pas à détruire, quand il est prononcé, le peu de vitalité qui existait encore dans ces masses, et la gangrène s'en empare. Et, à ce sujet, je ferai remarquer que les chancres balano-préputiaux sont plus prédisposés que d'autres à la destruction par gangrène. Ne les voit-on pas, par exemple, indépendamment de toute cause occasionnelle, tomber en déliquium, se fondre, par le fait de la nécrobiosie qui s'empare de leur partie centrale? Mais la gangrène est un processus qui ne se borne pas à attaquer telles ou telles parties du néoplasme; elle l'englobe de toutes parts, le sépare des parties saines et le réduit à l'état de masse noirâtre, informe, au milieu de laquelle on ne trouve aucune trace de la structure première. Il y a élimination complète, radicale, du néoplasme primitif. Toutefois, si l'action hyperplasiante s'éteint dans son principal foyer, elle semble se ranimer dans les parties voisines. Les paraphimosis accompagnés d'accidents syphilitiques primitifs présentent, en effet, un œdème ordinairement beaucoup plus dur que le simple œdème inflammatoire et mécanique. On dirait que, sous l'influence des érosions ou des chancres indurés, une infiltration diffuse de matière plastique envahit les mailles du tissu cellulaire préputial et du fourreau.

Dans les chancres syphilitiques gangreneux avec paraphimosis, le processus ne se borne pas au néoplasme; il se propage quelquefois plus ou moins loin dans les parties saines du côté de la base de la verge, et, après avoir détruit une partie du prépuce et entamé la peau du fourreau, il est possible qu'il attaque aussi les corps caverneux. Mais le fait est très rare, et habituellement les dégâts se réduisent à la perte du quart, du tiers ou de la moitié postérieure du gland et de la partie supérieure du prépuce.

Les chancres infectants compliqués de balano-posthite et de phimosis sont très exposés à devenir gangreneux, pour peu que l'inflammation de la muqueuse balano-préputiale soit violente. Ici, l'étranglement des parties intervient sans doute, mais pas au même degré que dans le paraphimosis. La complication est moins mécanique, plus vitale, et elle se rattache directement à la phlegmasie, qui peut en être regardée comme la cause la plus prochaine. Aussi, avant la phase gangreneuse, voit-on le prépuce se tuméfier, devenir rouge, luisant, tendu; un écoulement sanieux et sanguinolent révèle la part active que la muqueuse prend au processus. Les chancres plongés dans cette atmosphère inflammatoire ne tardent pas à se modifier ; ils augmentent de volume, eux aussi, emportés par le mouvement de prolifération morbide qu'ils ont suscité autour d'eux. Mais bientôt ils succombent par épuisement, et leur régression, puis leur gangrène se produisent avec une effrayante rapidité. Ainsi, dans un cas de néoplasme chancreux occupant toute la partie antérieure du gland, le filet et une partie du limbe, des phénomènes inflammatoires survenus inopinément, entraînèrent en quatre ou cinq jours une destruction complète des parties hyperplasiées. Il survint même une autre complication qui mit en danger les jours du malade; ce fut une hémorrhagie qu'on eut la plus grande peine à arrêter. Quand le malade fut guéri, son gland se réduisait à deux valves assez minces, séparées par une large entaille ouverte en avant, au fond de laquelle débouchait le canal de l'urèthre. Méat, fosse naviculaire, filet, partie médiane du gland, avaient été du coup détruits, puis éliminés, sans compter la partie inférieure et latérale du prépuce, dont il ne restait que quelque débris. Dans les balano-posthites infectantes gangreneuses, c'est surtout le gland qui est atteint. Le prépuce souffre moins; il durcit, se sclérose dans toute son étendue, reste intact, ou n'est entamé que dans une partie de son pourtour. Mais quelquefois il devient, à la suite de chancres infectants, le siège de lésions gangreneuses aussi graves, aussi étendues, aussi foudroyantes que celles qu'on observe si fréquemment dans les balano-posthites gangreneuses symptomatiques des chancres simples.

En décembre 1877, je reçus, salle 8 de mon hôpital, un homme âgé de 50 ans, qui présentait les symptômes les plus aigus d'une balano-posthite avec phimosis. Un mois auparavant, et 98 jours après le dernier coït, il lui était survenu un bouton derrière la couronne, qu'on avait fait panser avec des pommades irritantes. Bientôt après, paraphimosis qu'on réduisit, puis phimosis et balano-posthite. La gangrène, qui était imminente, ne tarda pas à se produire. Elle envahit en quelques heures la moitié antérieure du fourrau et toute la surface supérieure du prépuce située derrière le limbe. L'eschare étant tombée, il resta une grande ouverture à travers laquelle le gland fit hernie. La couronne était en partie détruite. Les corps caverneux, bien que mis à nu dans une grande étendue, restaient intact. La guérison fut assez rapide. Les ganglions inguinaux étaient peu développés. Je ne savais que penser de l'accident initial qui avait produit cette affection gangreneuse et qui était gangreneux lui aussi. Mais je ne tardai pas à être éclairé. Trente-cinq jours, en effet, après le début du chancre balano-préputial, une roséole papuleuse confluente se montra sur toute la surface du corps. Le malade était alcoolique; ses urines ne contenaient pas de sucre. L'œdème scléreux qui envahit le prépuce dans ces sortes de balano-posthites infectantes gangreneuses, ne reste pas toujours limité à l'organe et au fourreau de la verge. Je l'ai vu, dans un cas, s'étendre jusqu'à l'aine gauche et y former une vaste tumeur diffuse, mal circonscrite, très dure, d'un rouge sombre, qui se ramollit sur deux points et devint en grande partie gangreneuse. Les accidents syphilitiques généraux qui survinrent, après une courte incubation, furent des plus sérieux.

Parmi les causes de ces graves complications gangreneuses il faut compter, outre l'inflammation, la balano-posthite, le phimosis et le paraphimosis qui viennent en première ligne, la débilité, la vieillesse, les cachexies, la glucosurie, l'alcoolisme, les cautérisations, les pansements irritants, les fatigues excessives, les veilles prolongées, etc. Quand le processus gangreneux est vif, il provoque des symptômes généraux de cinq ou six jours de durée, qui consistent en fièvre, sueurs abondantes, inappétence, prostration très grande et même quelquefois délire. Les produits sécrétés deviennent séreux, séro-sanguinolents, ichoreux; il contiennent des débris mortifiés et exhalent l'odeur caractéristique de la gangrène.

Une complication fréquente qu'entraîne la gangrène symptomatique des chancres infectants c'est l'hémorrhagie. J'ai vu survenir en pareil cas, et surtout dans les balano-posthites infectantes gangreneuses, des pertes de sang alarmantes qu'on ne pouvait arrêter qu'en fendant le prépuce dans toute sa longueur, pour mettre à nu les parties sous-jacentes et attaquer l'hémorrhagie sur le point précis où elle se produisait.

J'ai pris soin plusieurs fois de marquer la différence qui existe entre la fonte nécrobiotique centrale du néoplasme primitif et le sphacèle à eschare noire qui s'empare de sa masse et trace en dehors de lui le fossé d'élimination. Je n'y reviendrai pas ici. Qu'il me suffise de dire que ces deux modes de processus se combinent, à des degrés variés, dans les complications gangreneuses du chancre infectant.

La gangrène qui détruit la virulence d'une manière si radicale dans les chancres simples, produit-elle le même effet sur le néoplasme primitif? La question serait dangereuse à résoudre expérimentalement et personne ne l'a tenté jusqu'ici. Voici ce qu'on peut conjecturer. Le foyer de sécrétion virulente syphilitique qui existait dans le chancre étant détruit, la plaie qui en résulte est une plaie simple. Elle se comporte comme telle, bourgeonne et se cicatrise rapidement. Eh bien, ce pus de bonne nature inoculé à un individu sain ne lui donnerait sans doute pas la syphilis, à la condition toutefois qu'il ne contînt aucune goutte de sang. Faut-il ajouter que la destruction gangreneuse du chancre n'empêche nullement l'intoxication générale, qui est alors un fait acquis, de produire ses manifestations habituelles?

En résumant ce qui précède, on voit :

1° Que la gangrène des chancres syphilitiques peut être produite par l'excès du processus inflammatoire dont ils deviennent le siège sous l'influence de causes diverses;

2° Qu'elle peut s'établir d'emblée sur des chancres qui semblent porter en eux les germes de la destruction gangreneuse;

3° Que, dans la grande majorité des cas, c'est l'inflammation combinée avec le paraphimosis ou le phimosis qui la provoque ;

4° Que cette complication est infiniment plus commune chez l'homme que chez la femme ;

5° Que les balano-posthites infectantes présentent tous les degrés possibles, depuis les plus légers jusqu'aux plus graves. Les plus graves entraînent quelquefois la perte du gland, du prépuce et même de la verge. Ils résultent du processus gangreneux qui s'empare tout à coup ou peu à peu des masses néoplasiques, et d'une partie plus ou moins étendue des parties qui les entourent et les supportent.

Chancres syphilitiques compliqués de phagédénisme. — Cette complication est plus rare encore que la précédente. Sans doute, quelques chancres syphilitiques s'étalent, se creusent, deviennent très ulcéreux et même envahissants ; mais on est tout étonné de voir ce phagédénisme menaçant s'arrêter tout à coup, soit spontanément, soit sous l'action des remèdes spécifiques, et guérir quelquefois avec une merveilleuse rapidité sans causer de pertes de substance considérables. De pareils chancres constituent une exception chez l'homme ; ils sont encore plus rares chez la femme. Quand on compare ce phagédénisme, en miniature pour ainsi dire, toujours passager et d'une durée très courte, avec celui qui complique la chancrelle, on doit être convaincu qu'une pareille déviation est beaucoup plus apte à se développer sous l'influence de cette dernière que sous l'influence du chancre infectant.

Dans le chancre simple, le phagédénisme est essentiellement chronique, rebelle, opiniâtre, indéfini comme extension et comme durée, inaccessible à la plupart des médications, et il poursuit ses ravages sur d'énormes surfaces, imperturbablement et malgré tous les moyens généraux ou locaux qu'on emploie pour l'arrêter. Ce phagédénisme se fait en outre toujours au détriment des tissus, tandis que celui du chancre infectant vit d'abord aux dépens du néoplasme. Il est vrai qu'il peut envahir ensuite les tissus sains et y produire des pertes de substance assez grandes; mais, je le répète, le fait est rare. Quand vous verrez des tissus profondément entamés à la suite de l'accident primitif de la syphilis, soyez sûrs que dans la grande majorité des cas c'est le processus gangreneux et non le phagédénisme qui est responsable de ces méfaits.

J'ai observé pourtant des cas non douteux où le phagédénisme, franchissant les limites du néoplasme, attaquait et rongeait les parties saines. Il m'a semblé que la déviation phagédénique se développait avec une assez grande facilité sur les chancres syphilitiques de l'hypogastre. Presque tous ceux que j'ai observés étaient remarquables par leurs grandes dimensions, leur nature ulcéro-phagédénique et l'extension qu'ils prenaient d'une manière continue, soit en surface, soit en profondeur, pendant les trois ou quatre premiers septénaires de leur durée. Puis, brusquement, le travail morbide s'arrêtait, et un processus en sens inverse, un processus réparateur, amenait en quelques jours une prompte cicatrisation. J'ai vu la même succession du processus destructif et réparateur se produire sur la lèvre inférieure. J'ai été témoin aussi d'un phagédénisme syphilitique primitif grave et extrêmement douloureux de la pointe de la langue qu'il détruisit en partie. Enfin j'ai soigné, pour une syphilis très sévère, un malade qui me fut envoyé par un médecin de province et dont le gland avait été rongé et troué de la façon la plus bizarre, sur tous les points de son étendue et dans tous les sens, par un chancre infectant phagédénique, tout à la fois perforant et serpigineux. Un chancre simple phagédénique n'aurait pas fait mieux. Je me demandai même si le pus chancrelleux n'avait pas été pour quelque chose dans ces singulières lésions. M. Rollet croit, en effet, que la plupart des cas de phagédénisme syphilitique primitif sont le résultat d'un chancre mixte. Peut-être le malade dont je parle en était-il un exemple. Il me semble cependant que le phagédénisme chancrelleux aurait persisté plus longtemps. Il n'y avait que cinq semaines que le chancre avait débuté, et il était cicatrisé lorsque je l'examinai pour la première fois, ce qui ne me permit pas de pratiquer l'inoculation.

Quoi qu'il en soit, si le phagédénisme se produit sur un chancre exclusivement syphilitique, on peut se rassurer : il n'ira pas loin et il ne durera pas. Que s'il devenait menaçant, on n'aurait qu'à le traiter énergiquement par le mercure et l'iodure de potassium. Ces deux spécifiques combinés en feraient promptement justice.

Telles sont les complications du chancre syphilitique. Si elles sont de la même nature que celles du chancre simple, si elles procèdent à peu près des mêmes causes et obéissent au même processus, elles ont au total des conséquences beaucoup moins sérieuses dans le premier que dans le second.

III

LYMPHO-ADÉNOPATHIES SYMPTOMATIQUES DU CHANCRE INFECTANT. — Leurs caractères généraux. — Leur anatomie pathologique.

Lymphopathies syphilitiques primitives : Lymphopathie dorsale de la verge. Tumeurs et fistules lymphatiques. — Œdèmes durs. — Indurations consécutives circonscrites.

Adénopathies syphilitiques primitives : Leurs principaux foyers : à la région inguino-crurale, à l'aisselle, au-dessus de l'épitrochlée, dans les régions sous-maxillaires et pré-auriculaires.— Pléiades ganglionnaires ; ganglion anatomique. — Degrés, étendue, profondeur de l'adénopathie. — Ses caractères : tuméfaction, indolence, aphlegmasie, dureté, multiplicité, mobilité des ganglions sclérosés. — Durée, processus, complications de l'adénopathie primitive.

Adénopathies chancrello-syphilitiques, syphilitico-chancrelleuses et syphilitico-strumeuses.

Le retentissement de la néoplasie primitive sur les vaisseaux et surtout sur les ganglions lymphatiques de la région où elle s'est implantée, est un fait si constant qu'on peut le considérer comme une loi, ou du moins comme une règle générale qui présente de très rares exceptions. Cette première irradiation morbide fait, pour ainsi dire, partie intégrante du processus chancreux syphilitique. Que le chancre soit muqueux ou cutané, petit ou volumineux, superficiel ou profond, il développe toujours son action sur le système lymphatique de son district. La lympho-adénopathie qui en est la conséquence se manifeste par un ensemble de caractères qui ne permettent de la confondre avec aucune autre. Elle est aussi spécifique par ses symptômes que par son origine. Le processus organique qui préside à son évolution est marqué, lui aussi, d'une empreinte particulière, même quand il s'éloigne de sa marche habituelle.

Il arrive fréquemment que les ganglions voisins du chancre s'engorgent, sans qu'on observe de changements appréciables dans les vaisseaux lymphatiques qui le mettent en communication avec l'adénopathie. Mais, d'autres fois, ils deviennent le siège d'une hypertrophie et d'une induration pathognonomiques qui partent du chancre pour aboutir au groupe des ganglions les plus rapprochés. Cette lymphopathie, qui se montre ordinairement dans le premier septenaire du chancre et en même temps que l'induration, précède quelquefois l'adénopathie. Elle peut aussi lui succéder. Elle en est donc indépendante jusqu'à un certain point, et paraît se rattacher beaucoup plus étroitement qu'elle aux phénomènes qui s'accomplissent dans la néoplasie syphilitique chancreuse. C'est là, en effet, qu'elle commence et c'est de là qu'elle part. Son plus grand développement a lieu, à son origine, autour du chancre, avec lequel elle ne fait qu'une seule masse et dont elle semble être le prolongement. Elle diminue, au contraire, à son extrémité centrale du côté des ganglions. Le cordon noueux qui la constitue est aussi dur que la néoplasie syphilitique. Il présente presque toujours sur son trajet des renflements qui peuvent acquérir des dimensions considérables. Il est indolent ou peu douloureux et n'irradie autour de lui aucune inflammation soit du côté de la peau, à laquelle il n'adhère pas, soit dans l'atmosphère de tissu cellulaire qui l'environne. Il reste donc indépendant et mobile. La sclérose spécifique est encore plus marquée dans les ganglions. Le processus qui les envahit progressivement dans le premier septenaire du chancre, et qui se manifeste quelquefois au bout de deux ou trois jours, les transforme en une masse ovoïde ou ronde, d'une dureté cartilagineuse ou chondroïde, peu sensible à la pression et même tout à fait indolente, sauf dans les cas de complication inflammatoire. Ces tumeurs, qui sont presque toujours multiples, constituent par leur réunion un groupe, une pléiade dans laquelle prédominent généralement un ou deux ganglions plus volumineux que les autres. Leurs dimensions varient depuis la grosseur d'un pois jusqu'à celle d'une noix et même plus. Elles roulent sous les doigts, ne contractent aucune adhérence ni avec la peau, ni avec le tissu cellulaire. Aussi leur *mobilité* constitue-t-elle avec leur *dureté* et leur *indolence* un de leurs trois principaux caractères.

Après une durée variable, elles diminuent peu à peu; mais elles survivent au chancre et attestent son existence, même quand il n'en reste plus aucune trace. Leur processus est uniforme dans la majorité des cas, depuis le début jusqu'à la terminaison. Cependant, on constate quelquefois dans leur masse une sorte de subinflammation qui se rattache à des phénomènes de nécrobiose centrale. Alors elles adhèrent à la peau, qu'elles rougissent un peu, et elles deviennent fluctuantes. Il ne faudrait pas confondre le ramollissement avec la suppuration franchement inflammatoire. De pareilles collections n'ont pas, en effet, de tendance à s'ouvrir, et elles se résorbent spontanément ou sous l'influence d'un traitement spécifique. Tels sont les caractères généraux de la lympho-adénopathie syphilitique primitive.

Avant d'entrer dans les détails de son étude, occupons-nous de son anatomie pathologique. C'est à M. Cornil que nous devons les notions les plus précises sur ce point intéressant de leur histoire. Mais il n'a décrit que l'adénopathie. Quant à la lymphopathie, on peut supposer qu'elle est constituée par les mêmes lésions que la sclérose vasculaire qui se montre constamment dans le chancre, c'est-à-dire par une hypertrophie subinflammatoire de la tunique externe et de la partie la plus extérieure de la tunique moyenne et par une prolifération endothéliale et une accumulation de cellules lymphatiques dans la lumière plus ou moins rétrécie et engorgée des vaisseaux lymphatiques. La lymphe circule difficilement dans leur intérieur, et c'est à cette stase mécanique et à la diffusion du processus sur les réseaux lymphatiques intra-cutanés qu'il faut rapporter l'œdème dur et les suffusions plastiques si communes dans la lymphopathie syphilitique, surtout à son début. Le processus qui est propre à l'adénopathie syphilitique se développe dans l'intérieur des ganglions; aussi la capsule fibreuse n'est-elle pas notablement épaissie; elle n'adhère pas au tissu conjonctif qui l'entoure, ni à la face profonde du derme. Les tractus qui partent de la face interne de la coque et qui accompagnent les vaisseaux, depuis la surface des ganglions jusqu'au hile, présentent, au contraire, un épaississement notable. Mais l'hyperplasie porte principalement sur les follicules qui forment des îlots dans la partie corticale de l'organe. Il en résulte des saillies lobulées qu'on ne remarque que lorsqu'on a enlevé la capsule fibreuse ou sur des coupes. Les follicules sont constitués par un tissu réticulé fin; c'est lui qui se tuméfie et détermine l'hypertrophie du follicule. — Outre les follicules, il entre dans la constitution d'un ganglion lymphatique un tissu réticulé à mailles plus larges que le tissu réticulé fin. Ce réseau réticulé à larges mailles, qui entoure de toutes parts le tissu réticulé fin, en formant des sinus autour des follicules, se remplit d'éléments embryonnaires, de cellules lymphatiques d'un volume ordinaire, et surtout de grosses cellules tuméfiées possédant un gros noyau ou plusieurs noyaux. Ainsi, hypertrophie du tissu des cloisons, tuméfaction du tissu réticulé fin des follicules, prolifération des éléments cellulaires dans les sinus lymphatiques du réseau réticulé à larges mailles : telles sont les lésions qui constituent l'adénopathie syphilitique.

Il est curieux et instructif de leur comparer les lésions que développe la scrofule dans les ganglions, d'autant plus qu'il n'est pas rare de voir le processus propre à cette dernière maladie constitutionnelle se combiner avec celui de la syphilis pour produire une adénopathie syphilitico-strumeuse. Dans la sclérose scrofuleuse, l'hypertrophie de la capsule atteint des proportions énormes et envoie des prolongements qui partagent toute la glande en îlots. Cette sclérose de la capsule se propage au tissu cellulaire sous-cutané, et c'est là ce qui produit l'empâtement qui englobe dans une seule masse et soude les uns aux autres les différents ganglions de la même région. Dans l'intérieur de l'organe, les fibres du réticulum tuméfié se ramollissent et se remplissent de cellules volumineuses à noyaux ovoïdes et à protoplasma granulo-graisseux.

Lymphopathies syphilitiques primitives. — Elles peuvent se développer sur toutes les régions du corps, dans la sphère lymphatique du chancre infectant; mais c'est sur les organes génitaux de l'homme qu'elles acquièrent les dimensions les plus considérables. C'est donc là qu'il faut les étudier. Elles surviennent souvent sans cause occasionnelle, et leur début, habituellement subaigu et même indolent, peut prendre quelquefois des allures plus vives. La peau qui entoure le chancre devient d'un rouge foncé et s'épaissit; le tissu cellulaire s'infiltre, et il se produit un œdème dur plus ou moins inflammatoire qui se propage au loin sur le fourreau et jusque dans les régions inguinales. A ce moment la lymphopathie paraît occuper les réseaux superficiels et profonds de la peau; elle envahit aussi le lymphatique dorsal de la verge, mais son augmentation de volume, qui est encore peu considérable, et son induration, sont masquées par l'engorgement du tissu cellulaire sous-cutané. Peu à peu ce processus demi-inflammatoire se dissipe en partie, du moins sur les points les plus éloignés du foyer chancreux, et en même temps l'hyperthrophie et l'induration du vaisseau lymphatique augmentent dans de très grandes proportions et restent en cet état jusqu'à la guérison complète de la néoplasie primitive et même au delà.

J'ai observé un grand nombre de ces lymphopathies dorsales, et j'en ai vu devenir d'un volume vraiment extraordinaire. Le cordon lympathique, plus gros en pareil cas qu'une plume d'oie, commence au chancre par un renflement aplati. De là il se dirige, en décrivant des flexuosités irrégulières, jusqu'à la racine de la verge. Mais en ce point, chose remarquable, il semble cesser brusquement, ou il ne se continue que par une sorte d'appendice filiforme qui se perd dans le tissu cellulo-graisseux du pubis. Il est rare qu'on puisse le suivre jusqu'à son entrée dans les ganglions. Quand il y a plusieurs chancres, il peut arriver que de chacun d'eux parte un cordon; mais ces cordons ne tardent pas à se réunir pour former, vers la partie moyenne de la verge, un cordon unique. J'ai vu des lymphopathies dorsales énormes aboutir à des adénopathies très petites.

Le calibre des vaisseaux ainsi hypertrophiés présente de grandes inégalités et des renflements ovoïdes, arrondis ou aplatis, qui peuvent acquérir le volume d'une amande et même d'une petite noix. Ils ont le même caractère d'indolence que le cordon, et comme lui restent libres dans le tissu cellulaire qui les entoure. Ils adhèrent rarement à la peau. Sur les côtés de la verge, à la partie inférieure du prépuce et sur le filet, dans les chancres du méat, on trouve souvent plusieurs cordons indurés flexueux et moniliformes qui contournent la base du gland et se jettent sur le cordon de la face dorsale. Il arrive quelquefois que les renflements lymphopathiques deviennent le siège d'un travail inflammatoire subaigu; on les voit alors adhérer avec la peau et avec la muqueuse, qui prennent une teinte rouge foncé à leur niveau et se dépouillent quelquefois de leur enduit épidermique, de manière à simuler une érosion chancreuse, reposant sur une plaque épaisse de néoplasie. La tumeur, arrivée à ce degré, se ramollit et s'ouvre quelquefois, puis elle s'ulcère ou ne laisse qu'une fistule à travers laquelle on peut pratiquer le cathétérisme du vaisseau malade, soit en avant, soit en arrière. Dans un cas semblable, M. Bassereau ayant fait l'autopsie du malade, constata la parfaite intégrité de l'artère et des veines dorsales du pénis. Le canal fistuleux était formé par un vaisseaux lymphatique hypertrophié, à parois dures et épaisses, diminuant de volume vers son extrémité pubienne, qui se perdait dans les ganglions inguinaux droits. Son extrémité antérieure se confondait avec ce qui restait du néoplasme syphilitique.

Plusieurs fois j'ai vu ces renflements former de grosses collections fluctuantes. J'ai toujours résisté à la tentation de les ouvrir, et bien m'en a pris, puisqu'elles se sont toujours résorbées spontanément. Les fistules sont exceptionnelles. Quant à ces prétendus abcès, ils sont formés par de la lymphe accumulée, contenant une grande quantité de cellules endothéliales ou de cellules embryonnaires granulo-graisseuses. La lymphopathie dorsale est une complication assez fréquente du chancre infectant. J'en ai eu quelquefois jusqu'à 5 ou 6 cas dans ma salle en même temps.

Ainsi, pour nous résumer, il y a dans les lymphopathies symptomatiques du chancre infectant une période de diffusion et une période de concentration. La première qui caractérise le début, se dissipe ou persiste et est généralement suivie de la seconde, qui est constituée par l'hypertrophie et l'induration du lymphatique dorsal. Cette dernière peut manquer et être très faible, tandis que l'œdème dur, la sclérose diffuse produits par la lymphopathie diffuse, prenant des proportions éléphantiasiques, se voient plus fréquemment. Par contre, on observe des lymphopathies dorsales circonscrites à un seul vaisseau, sur lequel se développent des renflements énormes, sans qu'il y ait d'induration œdémateuse diffuse du tissu cellulaire sous-cutané.

Faut-il rattacher à la lymphangite spécifique les indurations, les nodosités qui se forment souvent autour des chancres indurés? Quelquefois, mais pas toujours, et dans les cas seulement où il y a quelque apparence plus ou moins vague de cordon. Les tumeurs globuleuses indurées, les plaques ou même les masses plus irrégulières d'hyperplasie, toutes ces indurations satellites du néoplasme primitif se développent sans doute dans son épaisseur et dans le tissu cellulaire sous-cutané.

Le processus des lymphopathies syphilitiques primitives est toujours chronique; à peine se produit-il quelques sensations douloureuses au niveau du renflement qui s'enflamme d'une façon subaiguë et se ramollit ou s'ulcère. La résolution est la terminaison la plus fréquente; elle a lieu au bout de quatre ou cinq semaines. Mais la lymphopathie dorsale, lorsqu'elle est très prononcée, peut durer quatre ou cinq mois. Chez la femme, les lymphopathies, qui siègent habituellement aux grandes lèvres, s'accompagnent aussi d'un œdème considérable et de l'induration d'un cordon lymphatique, à masses noueuses, qu'on trouve au niveau du mont de Vénus ou dans le pli génito-crural.

En dehors des organes génitaux, la lymphopathie primitive est beaucoup plus rare. Je l'ai constatée sur les côtés du menton dans un cas de chancre induré de la lèvre inférieure. Elle a été observée aussi par d'autres auteurs, et entre autres par M. Bassereau, chez un malade atteint d'un chancre de la pommette et d'un bubon spécifique sous l'angle de la mâchoire.

Adénopathies syphilitiques primitives. — Pour comprendre l'importance de cette lésion, il suffira de dire qu'elle ne manque habituellement que deux fois sur cent. Elle joue donc un rôle considérable dans le processus général de la syphilis, pendant sa première période, et nous la retrouverons généralisée à l'époque où les accidents cutanés, muqueux et autres, attestent, d'une façon non douteuse, l'intoxication constitutionnelle. Ici nous nous bornerons à l'envisager au point de vue clinique, dans ses symptômes et son évolution.

Quand je me suis occupé du siège qu'occupait le chancre syphilitique sur les divers territoires du tégument, j'ai eu soin de noter l'endroit précis où se montrait l'adénopathie. Dans la région sous-ombilicale du corps, les ganglions inguinaux et cruraux sont le rendez-vous de tous les lymphatiques, soit des membres inférieurs, soit des organes génitaux de l'anus et des régions adjacentes. C'est donc là que se rencontre le retentissement de l'accident primitif sur tout le système lymphatique de la moitié inférieure du corps : chancres génitaux de l'homme et de la femme, chancres de l'anus, de l'extrémité inférieure du périnée, des fesses, du pubis, de l'hypogastre, font naître autour du pli de l'aine une adénopathie multiple, uni ou bilatérale. Au-dessus de l'ombilic, la topographie de cette affection est plus variée ; ses principaux centres sont le ganglion épitrochléen et les ganglions axillaires pour les mains, l'avant-bras et le bras ; l'aisselle et le bord antérieur du pectoral pour les chancres mammaires ; les ganglions sous-maxillaires pour les lèvres et le menton ; les sus-hyoïdiens pour la langue ; et enfin le ganglion pré-auriculaire pour les chancres des paupières et du nez. Telle est la distribution générale de l'adénopathie primitive. Les irrégularités fréquentes de la vascularisation lymphatique de telle ou telle région, rendent compte des rares anomalies de siège qui s'observent quelquefois, ainsi que des adénopathies croisées, c'est-à-dire situées sur les côtés du corps opposés à celui qu'occupe le chancre.

Les degrés de l'adénopathie présentent de très grandes variétés. Son développement comme volume et comme nombre des ganglions affectés n'est pas toujours, il s'en faut de beaucoup, en rapport avec l'étendue, la profondeur, la superficie, la petitesse, c'est-à-dire la gravité, ou la bénignité du chancre infectant. C'est à ce point qu'on courrait grand risque de se tromper, si l'on voulait juger d'après elle les principales circonstances pathologiques qui ont imprimé à la lésion initiale tel ou tel caractère comme symptômes et comme processus.. Ainsi, j'ai vu souvent de petits chancres épithéliaux, foliacés, à peine érosifs, développer une adénopathie bi-inguinale considérable. Par contre, il arrive encore plus fréquemment qu'un chancre très ulcéreux et même phagédénique ne détermine qu'une intumescence ganglionnaire à peine appréciable. Ce dernier fait était attribué par Baumès à la violence de la fluxion locale, qui attire, en quelque sorte, tout à elle et s'oppose à l'absorption. Peut-être serait-il plus exact de dire que l'énorme prolifération cellulaire qui se fait à la périphérie de ces sortes de chancres, autour des vaisseaux, obstrue les voies lymphatiques et s'oppose à la pénétration des produits morbides du chancre dans les ganglions.

Cette théorie est bien plus vraisemblable pour le chancre simple phagédénique que pour le chancre infectant. Et, en effet, dans la chancrelle, les conditions d'un apport matériel du pus virulent dans les ganglions sont indispensables à la production du bubon chancrelleux. Mais la genèse de l'adénopathie syphilitique n'obéit pas, entièrement du moins, au même processus. Du reste, le foyer chancreux syphilitique n'est jamais ulcéreux d'emblée ; dans sa première phase, si courte qu'elle soit, l'hyperplasie l'emporte sur la destruction moléculaire, et la circulation lymphatique n'est pas encore obstruée au moment précis où d'ordinaire la néoplasie ganglionnaire naît et se forme. Quelle que soit l'interprétation à laquelle on s'arrête pour se rendre compte du fait que je signale, il importe de ne pas perdre de vue sa signification et de ne pas déclarer à la légère qu'une ulcération qu'on est appelé à diagnostiquer est chancrelleuse, parce qu'elle est restée sans écho ganglionnaire.

Le tempérament, la constitution des sujets, ont-ils quelque influence sur le degré que peut atteindre l'adénopathie dans son développement? Sans aucun doute ; mais elle est difficile à déterminer. Les ganglions sont, en général, moins gros et surtout moins appréciables chez les sujets gras que chez les sujets maigres ; aussi l'adénopathie est-elle chez eux moins prononcée. Je ne l'ai jamais vu atteindre en pareil cas des proportions considérables. *A priori*, on devrait croire que le lymphatisme prédisposé à l'adénopathie primitive et lui imprime une activité hyperplasique qu'elle ne présente pas chez les sujets sanguins ou bilieux, etc. Je ne nie pas qu'il n'en soit ainsi ; mais, ce que je puis affirmer, c'est que, dans bien des cas, la raison du phénomène ne se justifie par aucun état antérieur de l'économie, constitutionnel ou acquis.

Parmi les ganglions qui forment un groupe ou une pléiade, il y en a toujours un qui l'emporte sur les autres par son volume ; c'est celui dans lequel se rendent plus directement les vaisseaux lymphatiques qui partent des chancres. On l'a nommé avec raison le *ganglion anatomique*. C'est toujours lui qui devient le siège de l'hyperplasie quand, chose rare, elle est monoganglionnaire.

Le degré, dans l'étendue de l'adénopathie, serait très intéressant à connaître. L'action morbide s'arrête-t-elle au premier groupe des ganglions, ou, de là, se propage-t-elle aux groupes de ganglions qui s'échelonnent sur le trajet des voies lymphatiques, depuis la périphérie jusqu'au centre? Je suis disposé à répondre par l'affirmative ; mais le fait est difficile à prouver. Et, en effet, quel moyen d'exploration s'offre à nous pour juger de l'état que présentent les ganglions internes pendant les premiers jours du processus? Aucun qui soit de nature à fournir des garanties. Les autopsies elles-mêmes qu'on a faites ne prouvent rien. On a dit : les ganglions iliaques étaient, aussi bien que les ganglions inguinaux, le siège du travail morbide; mais, pour l'affirmer, on se contente de parler de leur volume plus grand qu'à l'état normal. Les avait-on mesurés avant l'apparition du chancre? Les autopsies n'auraient donné des preuves certaines que si on avait fait l'étude histologique de ces ganglions, et démontré, par le microscope, la réalité d'un travail morbide, qu'on se bornait à déduire d'une augmentation de volume très hypothétique. Pour les ganglions externes, nous voyons du moins s'opérer sous nos yeux les changements de volume et de consistance ; mais, quand il s'agit des ganglions iliaques, lombaires, mésentériques, pancréatiques, etc., nous ne pouvons faire que des suppositions. Au plus fort de l'adénopathie chancreuse locale, les ganglions, éloignés du district où s'accomplissaient les premières phases du processus et accessibles à l'examen, ne présentent encore aucune modification. Ce n'est que plus tard, lorsque l'intoxication générale se manifeste par ses symptômes indéniables, que tous les ganglions externes, et surtout les ganglions cervicaux, entrent décidément dans le mouvement d'hyperplasie spécifique qui, du chancre, s'est irradié sur tout le système lymphatique. Mais alors, on est en pleine syphilis constitutionnelle.

Un des caractères, avons-nous dit, les plus remarquables de l'adénopathie primitive, c'est son *indolence aphlegmasique*. Il y a beaucoup de cas où elle est absolue, depuis le commencement jusqu'à la fin. La nouvelle lésion, qui se développe dans les aines ou ailleurs, ne cause même aucune gène sérieuse, et le malade ne la découvre qu'accidentellement; mais il arrive pourtant quelquefois que, pendant les premiers jours de leur intumescence, les ganglions présentent une douleur spontanée ou une sensibilité à la pression, alors même qu'ils ne sont le siège d'aucun travail inflammatoire évident, central ou périphérique. Ces phénomènes douloureux sont toujours éphémères et trouvent leur explication dans les excès, les fatigues, les pansements irritants, les vulvites, les uréthrites, les éruptions herpétiques, etc. Cependant, on ne peut pas toujours rapporter leur apparition à une cause occasionnelle ; ils dépendent alors du processus lui-même ; mais ils ne présagent rien au point de vue de ses tendances ultérieures, qui restent résolutives.

La *dureté de l'adénopathie* présente des degrés variables, suivant les individus et même suivant les ganglions d'un même groupe. Depuis l'induration chondroïde et ligneuse jusqu'à la consistance à peine plus grande que celle de l'état normal, elle offre toutes les nuances. Là, comme pour beaucoup d'autres caractères de l'adénopathie, on ne trouve pas de rapports constants, d'harmonie parfaite entre la lésion des ganglions et celle du chancre. J'ai observé de petits chancres foliacés avec des adénopathies très dures et multiples, et, par contre, on voit de gros chancres à forme gommeuse ne susciter qu'une néoplasie peu indurée dans les ganglions. Toutefois, dans la plupart des cas, l'adénopathie primitive offre la même résistance chondroïde, élastique et sèche, que l'induration chancreuse. Il se produit à la surface de quelques adénopathies syphilitiques, surtout de celles qui sont solitaires et très développées, des modifications que je n'ai vu décrites dans aucun ouvrage. Elles sont rares, et je ne les ai rencontrées que quatre ou cinq fois. Voici en quoi elles consistent : sans qu'il survienne de douleurs vives au niveau du bubon syphilitique, ni un changement notable dans la coloration de la peau, qui prend une teinte pourtant un peu rosée, la surface de la tumeur se ramollit, et, chose plus étrange, présente, au bout de vingt-quatre ou quarante-huit heures, une fluctuation manifeste. Eh bien, ce serait une erreur de croire qu'il s'est formé sous la peau une collection de liquide. Trompé par ces fausses apparences, j'ai pratiqué quelquefois une incision dans les parties où je percevais le mieux le phénomène trompeur, et, à ma grande surprise, il ne s'est jamais écoulé une goutte de pus ; du sang pur mêlé de sérosité, voilà tout ce qu'on évacuait. Au fond de la plaie, apparaît le ganglion induré qui vient faire hernie autour des lèvres de l'incision. A quoi est due cette pseudo-fluctuation ? Je ne m'en suis pas très bien rendu compte. Toujours est-il qu'elle se produit quelquefois, et il faut se garder avec soin de déférer à l'indication qu'elle suggère. L'incision d'une tumeur qui ne contient aucun produit morbide expose toujours, outre qu'elle est inutile, à des déceptions désagréables. Il ne faut pas confondre l'état de choses très exceptionnel que je décris avec la fonte nécrobiotique de l'hyperplasie ganglionnaire, dont il sera question dans un instant.

Le nombre des ganglions malades varie beaucoup. Leur *multiplicité* sur l'un des côtés du corps ou sur les deux, alors même que la lésion est unilatérale, doit être regardée comme un des meilleurs caractères de l'adénopathie syphilitique primitive. Quand il n'y a qu'un seul ganglion connu, aboutissant des lymphatiques en communication avec le chancre (ganglion épitrochléen, par exemple), il est clair que l'adénopathie est forcément monoganglionnaire; mais, dans les régions comme l'aine, l'aisselle, le plancher buccal, etc., où les ganglions abondent, le bubon du chancre syphilitique est presque toujours polyganglionnaire.

Dans les pléiades ou dans les groupes, les ganglions hyperplasiés forment, quand ils sont isolés, une série de tumeurs ovoïdes ou arrondies, pisiformes, olivaires, qui restent indépendantes les unes des autres et sont séparées par des intervalles plus ou moins considérables; mais souvent ces tumeurs, de volume inégal, se rapprochent, se touchent et semblent se confondre par une partie de leur surface, tout en restant distinctes. Elles forment là par leur tangence une sorte d'agglomération, dont la grosseur et la configuration varient dans de larges limites. On peut bien l'étudier chez l'homme, surtout chez des individus maigres. Du reste, en général, l'adénopathie est beaucoup moins développée chez la femme que chez l'homme. Les ganglions cohérents se développent, soit en pléiades ganglionnaires affectant la disposition en chapelet, soit en une seule masse globuleuse, bosselée, irrégulière à sa surface et dans ses contours, et sur laquelle proéminent deux ou trois ganglions plus volumineux et plus élevés. Quelquefois, les glandes sont réunies les unes aux autres par des vaisseaux lymphatiques interganglionnaires ou hypertrophiés : c'est un fait que M. Bassereau a pu constater par l'autopsie. Il y a tout à la fois lymphopathie et adénopathie, et la première peut faire acquérir aux cordons presque le même volume que celui qu'atteignent les ganglions. Dans de pareilles agglomérations, dont les éléments sont tous unis d'une façon si étroite, leur mobilité diminue, mais ils n'en restent pas moins indépendants de la peau qui les recouvre et du tissu cellulaire qui les entoure, excepté dans les cas que je spécifierai tout à l'heure.

L'époque du début et de la terminaison n'a rien de fixe; j'en dirai autant de la *durée*. Il n'est question ici que des adénopathies dont le processus est normal et ne présente aucune déviation. J'ai plusieurs fois constaté un développement ganglionnaire qui m'a semblé anormal dès le deuxième ou le troisième jour du chancre. En général, il ne se montre d'une façon très accentuée que vers le septième, le neuvième, le douzième jour; du quinzième au vingt-cinquième, il est rare qu'il n'atteigne pas, comme volume et comme dureté, toute sa plénitude. Les indurations adénopathiques très tardives, vers le trentième, quarantième, cinquantième jour, sont la preuve à peu près certaine que le chancre, avant de devenir infectant, était chancrelleux. C'est seulement dans les bubons chancrello-syphilitiques qu'on observe un aussi long retard dans l'apparition de l'adénopathie.

Elle commence progressivement et se termine de même, en diminuant peu à peu de volume et de consistance. La résolution est la règle. La suppuration se montre si exceptionnellement dans les bubons spécifiques, que vous pouvez déclarer hardiment, sans l'avoir examiné et en dehors de toute autre considération, qu'un chancre antérieur, sur lequel on vous demande votre avis, n'était pas syphilitique, par cela seul qu'il a provoqué dans l'aine une adénite qui s'est ouverte, ulcérée, et a longtemps et abondamment suppuré. La résolution complète est quelquefois très longue à se faire, surtout quand l'adénopathie a été multiple, cohérente, chondroïde et ligneuse. Elle ne disparaît alors que longtemps après la guérison du chancre, dans la première période des accidents consécutifs, et même plus tard. Elle reste là comme un témoin véridique de la lésion disparue qui lui a donné naissance. Quelquefois elle prend une activité nouvelle au moment de l'apparition des syphilides. Sa signification est donc très grande au point de vue du diagnostic. Mais il n'en est pas ainsi au point de vue du pronostic. J'ai vu souvent des syphilis bénignes, légères, qui avaient débuté par des néoplasies chancreuses et ganglionnaires très volumineuses, et, par contre, j'en ai observé de malignes, dans lesquelles l'accident primitif n'avait développé aucune intumescence ganglionnaire.

J'ai dit quelques mots des phénomènes inflammatoires qui surviennent au début de l'adénopathie. A toutes ses périodes ils peuvent prendre des proportions plus grandes sous l'influence de causes occasionnelles d'irritation, ou d'inflammations concomitantes, développées sur le même district que le chancre infectant. Le ganglion tuméfié, qui jusqu'alors était resté indolent, occasionne du malaise, de la gêne dans les mouvements, devient sensible à la pression et puis même très douloureux, comme une adénite aiguë. La peau adhère à la tumeur, s'épaissit, rougit dans une plus ou moins grande étendue qui dépasse, en général, la périphérie du chancre. Le tissu cellulaire sous-cutané s'infiltre et devient le siège d'un empâtement franchement phlegmoneux. Enfin, la tumeur perd sa mobilité primitive et son sommet ne tarde pas à être fluctuant. Comme on le voit, c'est le processus de l'adénite phlegmoneuse simple, dite sympathique. L'abcès s'ouvre spontanément, puis l'évacuation du pus ayant continué pendant quelques jours, la réparation commence et marche avec rapidité. La guérison a lieu un septenaire et demi ou deux après le début, quelquefois plus tôt, d'autres fois plus tard, quand l'abcès est considérable et que le ganglion, dénudé de toutes parts sur les côtés, vient faire saillie entre les lèvres de l'abcès. Le pus, en effet, ne se forme généralement pas en pareil cas dans l'intérieur du ganglion, mais dans l'atmosphère du tissu cellulaire qui l'entoure. Aucun processus d'ulcération ne s'établit dans le foyer, à moins que le chancre infectant ne soit mixte, c'est-à-dire chancrello-syphilitique. Ce pus, inoculé sur le malade lui-même, ne donne que des résultats négatifs; il a toutes les apparences d'un pus louable et de bonne nature. Inoculé à un malade vierge de syphilis, lui communiquerait-il cette maladie? Probablement non, s'il n'était pas souillé par du sang. Mais ce sont là des questions douteuses et sur lesquelles il serait téméraire de se prononcer d'une manière absolue.

L'inflammation n'est pas toujours *périphérique;* elle a quelquefois son point de départ dans un des ganglions hyperplasiés ; de là elle se propage au tissu cellulaire ambiant et à la peau. C'est une adénite simple greffée sur une adénopathie spécifique. Tout le groupe n'est pas envahi; à côté ou autour du ganglion enflammé, on trouve ceux qui, tout en étant indemnes, perdent un peu de leur mobilité par suite du travail phlegmasique qui les environne.

Un mode de processus qui s'éloigne beaucoup du précédent, quoiqu'il aboutisse aussi à une collection liquide et qu'il ait des allures demi inflammatoires, c'est cette espèce de ramollissement à marche lente, chronique, qui s'empare peu à peu d'un ou de plusieurs ganglions hyperplasiés, sans cause appréciable, où, à la suite d'une irritation quelconque dans le district lymphatique du chancre. L'adénopathie symptomatique devient un peu douloureuse; elle grossit et adhère à la peau, qui prend une teinte d'un rouge sombre, et, au bout de cinq ou six jours, elle est fluctuante. Tous ces phénomènes de réaction locale sont aussi atténués que possible et beaucoup moins aigus que ceux de l'adénite phlegmoneuse sympathique. Si on ouvre l'abcès, il en sort un pus séreux, froid, qui n'est pas du pus d'inflammation franche. Si, au lieu d'ouvrir l'abcès, on attend, ce qui vaut beaucoup mieux, on voit la tumeur liquide diminuer peu à peu de saillie et d'étendue, et disparaître sans laisser aucune trace. Elle se résorbe spontanément ; c'est la règle. Aussi je me garde bien d'y toucher.

Voilà un processus qui est éminemment syphilitique; il ne s'agit pas là, comme dans l'adénite phlegmoneuse sympathique, d'une inflammation commune, ajoutée à l'hyperplasie syphilitique ou provoquée par elle. Non, c'est l'hyperplasie elle-même qui se liquéfie par le fait d'une espèce de nécrobiose interne, semblable à celle qui envahit quelquefois la masse indurée des gros chancres et qui est si commune dans la gomme. Les éléments cellulaires proliférés sortent des mailles réticulaires, rompent les tractus qui les séparent, font craquer la coque du ganglion et se répandent dans le tissu cellulaire. Mais au lieu de créer autour d'eux une réaction violemment inflammatoire, ils restent dans les limites d'un processus subaigu qui devient bientôt régressif par dégénérescence granuleuse, et aboutit vite à la résorption des produits morbides.

Les *adénopathies symptomatiques des chancres mixtes* sont tantôt *chancrello-syphilitiques* et tantôt *syphilitico-chancrelleuses*, suivant que le processus a débuté par un bubon chancrelleux ou par une adénopathie syphilitique.

Dans le premier cas, qui est le plus commun, l'adénite présente les symptômes habituels du bubon chancrelleux : inflammation vive, rapide formation de pus dans toute l'étendue de la tumeur, conversion du foyer en une ulcération à pus virulent réinoculable, etc. Plus tard, quand le chancre infectant développe son adénopathie, il ne s'effectue pas grands changements dans le bubon chancreux. J'ai vu cependant ses bords devenir le siège d'un œdème dur, d'une vraie sclérose. A son pourtour se tuméfient les autres ganglions de la pléiade ou du groupe, qui peuvent être envahis par le processus chancrelleux, de dehors en dedans, contrairement à ce qui a lieu lorsque le pus virulent pénètre jusqu'à eux, par la voie des lymphatiques. Ainsi, *hyperplasie syphilitique périphérique et sous-jacente, développement de tumeurs ganglionnaires dans la pléiade ou dans le groupe, ulcération à pus chancrelleux auto-inoculable*: tels sont les principaux caractères du *bubon mixte*, après sa phase purement chancrelleuse. Si, à cette période, on inoculait le pus de ces bubons à un individu non syphilitique, lui communiquerait-il la maladie constitutionnelle? L'expérimentation et la clinique n'ont pas donné de réponse.

Le bubon mixte *syphilitico-chancrelleux* ne diffère du précédent que par le développement préalable de l'adénopathie polyganglionnaire. C'est sur un de ses ganglions que s'établit le bubon chancrelleux. Le fait est rare, mais il en existe des exemples très authentiques. La lésion est alors, comme dans toutes les lésions mixtes en général, une combinaison, dans des mesures variées, des deux processus.

Une autre association pathologique, qui est en dehors du cadre des maladies vénériennes, c'est celle qui résulte d'une détermination de la *scrofule* sur les ganglions spécifiquement hyperplasiés. Il se forme, sous la double action des deux maladies constitutionnelles, une adénopathie complexe dans laquelle il est souvent très difficile de déterminer la part qui revient à chacune des influences morbides. Le premier effet de la scrofule est d'hypertrophier la coque ganglionnaire et de lui faire pousser de tous les côtés des jetées d'hyperplasie amorphe qui envahissent le tissu cellulaire ambiant et le convertissent en une gangue pâteuse, diffuse, au milieu de laquelle sont enchâssées et immobilisées les masses ganglionnaires d'une même région. La tumeur qui en résulte varie de configuration et de volume, suivant les dispositions régionales. Dans l'aine, elle est allongée transversalement, oblique de haut en bas et de dehors en dedans, mamelonnée par des saillies irrégulières, dure à leur niveau, moins résistante dans leurs intervalles et à sa périphérie. Dans son ensemble et dans chacune de ses parties, elle est immobilisée. A l'aisselle elle est globuleuse; sous le maxillaire inférieure et dans la région sushyoïdienne, les masses, également globuleuses, forment des foyers médians et latéraux qui gonflent, hypertrophient toute la région et donnent à la partie inférieure de la face le cachet scrofuleux. Rien d'étonnant à ce qu'il en soit ainsi : des deux influences constitutionnelles, celle de la scrofule est beaucoup plus profonde, plus étendue et surtout plus longue que celle de la syphilis. Le processus de la lésion est donc surtout celui de l'*adénopathie strumeuse.* Il est même difficile de démêler l'élément spécifique. A peine peut-on percevoir au milieu des tissus gonflés, et à l'aide de la palpation, la dureté caractéristique des ganglions hyperplasiés par la syphilis.

Mais le processus scrofuleux ne se borne pas aux lésions précédentes. Il arrive souvent qu'un ou plusieurs points de la tumeur se ramollissent, qu'il se forme des trajets fistuleux, des cavités anfractueuses et fongueuses qui deviennent des sources intarissables du pus séreux. Ce sont alors de vraies écrouelles, dans lesquelles la syphilis finit par n'avoir aucune part, car son adénopathie, essentiellement résolutive à cette période de la maladie, disparaît pour laisser le champ libre à la scrofule. Il faut donc bien être pénétré de ce fait, que le *bubon syphilitico-strumeux*, quel qu'ait été son point de départ, finit tôt ou tard par devenir et par rester essentiellement strumeux, et que, s'il suppure et s'ulcère, c'est à la scrofule et non à la syphilis qu'il faut l'attribuer. Il n'en est pas ainsi à toutes les phases de la vérole. Mais alors il s'agit d'adénopathies tertiaires dont il ne doit pas être ici question.

Le pus qui s'écoule de ces tumeurs n'a aucun caractère virulent, sauf dans les cas où c'est un bubon mixte chancrello-syphilitique qui a suscité l'adénopathie strumeuse ou qui a été compliqué par elle. Reste toujours la question de savoir si le pus séreux du bubon syphilitico-strumeux, inoculé à un sujet vierge de syphilis, lui donnerait ou ne lui donnerait pas la syphilis ? La tumeur peut être primitivement strumeuse et se trouver augmentée par l'adénopathie que suscite un chancre infectant, situé dans le territoire lymphatique ; mais la plupart du temps c'est l'inverse qui se produit. Chez un sujet prédisposé qui n'a actuellement aucune détermination ganglionnaire strumeuse, le chancre en suscitera peut-être une par l'intermédiaire de son adénopathie symptomatique. Dans le premier cas, l'adénopathie syphilitique aggrave peu l'adénopathie strumeuse, tandis que cette dernière, dans le second cas, constitue pour elle une complication très sérieuse.

DIXIÈME LEÇON

DIAGNOSTIC. — PRONOSTIC. — TRAITEMENT DU CHANCRE SYPHILITIQUE.

I. Diagnostic du chancre syphilitique. Affections vulgaires non virulentes dont cette lésion revêt plus ou moins la physionomie et qui peuvent la simuler.
Diagnostic du chancre syphilitique sur les différentes régions du corps.
Diagnostic différentiel du chancre syphilitique et du chancre simple ou chancrelle.
II. Pronostic du chancre syphilitique : De la portée qu'il devrait avoir.
Pronostic du chance syphilitique comme lésion locale.
Pronostic du chancre syphilitique suivant ses rapports : 1° avec la maladie constitutionnelle dont il émane ; 2° avec la longueur ou la brièveté de son incubation ; 3° avec la maladie constitutionnelle dont il est la première manifestation.
Ce qu'il faut penser de la *loi dite de concordance* entre l'accident primitif et les accidents consécutifs.
L'*ulcération* du chancre fournit des données pronostiques plus importantes que son *induration.*
III. Traitement du chancre syphilitique. *Traitement abortif du chancre syphilitique.* Cautérisation, excision. Incertitude des résultats.
Traitement local du chancre syphilitique. Inutilité et danger des cautérisations. — Traitement des complications.
Traitement général : A quelle époque on doit y avoir recours.
Appendice : Observations relatives à l'excision du chancre syphilitique.

Messieurs,

Pour compléter et résumer en même temps ce que je vous ai dit dans les leçons précédentes sur la syphilis primitive, je vais étudier aujourd'hui le chancre syphilitique au triple point de vue du diagnostic, du pronostic et du traitement.

I

Diagnostic du chancre syphilitique. — Affections vulgaires non virulentes qui peuvent simuler le chancre syphilitique. — Erreurs provenant des lieux insolites qu'occupe quelquefois l'accident primitif, et de son apparence bénigne et commune. — Circonstances propres à le révéler sur la peau et sur les muqueuses.
Diagnostic du chancre syphilitique sur les différentes régions du corps. — *Diagnostic du chancre céphalique :* celui des lèvres est le plus commun et le plus facile à reconnaître. — Chancres de la langue, du nez, de l'isthme du gosier : ce dernier est un des plus difficiles à diagnostiquer. — *Diagnostic du chancre syphilitique des membres et du tronc :* chancre des doigts : c'est un des plus communs. — Chancre des mamelles. — Chancre hypogastrique.
Diagnostic du chancre syphilitique des organes génitaux : Induration artificielle par suite de cautéri-

sations ; indurations naturelles propres aux lésions du sillon balano-préputial et du limbe. — Difficulté de distinguer les balanites et les vulvites simples et herpétiques de certaines formes de l'accident primitif. — Valeur diagnostique des œdèmes durs.
Diagnostic différentiel du chancre syphilitique et du chancre simple ou chancrelle.
Diagnostic du chancre du méat, des balano-posthites syphilitiques, du chancre du col, des chancres mixtes, des chancres gangreneux et phagédéniques d'origine syphilitique.

Vous trouverez la plupart des éléments de ce diagnostic dans les descriptions que je vous ai faites précédemment ; mais je vais les rapprocher et les condenser pour mettre plus en relief et éclairer d'un jour plus vif l'autonomie clinique du néoplasme primitif.

Distinguons-le d'abord des *affections vulgaires non virulentes*. — Elles sont une source fréquente d'erreurs, surtout quand le chancre est extragénital. Combien de fois n'arrive-t-il pas qu'on prend cet accident pour un bouton, un herpès, une écorchure insignifiante, une plaie envenimée, un furoncle, une gerçure, etc. ! Aux lèvres et aux doigts qui sont des parties relativement exposées à la contagion, la méprise a souvent lieu. Bien plus, elle est fréquente, même sur les organes génitaux et les régions voisines. Que doit-il en être lorsque la lésion se développe sur des points tout à fait insolites ? L'erreur est alors fatale, à moins qu'on ne se tienne sur ses gardes, et qu'on n'ait toujours présente à l'esprit la possibilité de l'infection syphilitique sous n'importe quelle forme et dans n'importe quel lieu. Les circonstances qui doivent faire soupçonner des lésions cutanées ou muqueuses d'être des chancres, bien que leur aspect et leur siège ne suscitent pas au premier abord une pareille interprétation, sont les suivantes :

1° *Conditions qui se rattachent à la forme anatomique*. — Elles sont souvent trompeuses. Il faut se défier surtout des érosions herpétiformes des lèvres, des boutons sur la pointe de la langue, des petites ulcérations squameuses ou croûteuses de la peau affectant la forme d'une égratignure qui ne guérit pas, d'une tourniole chronique, d'un mal d'aventure.

2° *Indolence et absence de prurit*. — Ces deux signes négatifs doivent toujours porter à croire que la lésion cutanée ou muqueuse n'est pas de nature commune.

3° *Persistance sous le même aspect pendant trois ou quatre septénaires*. — Toute lésion cutanée ou muqueuse qui présentera à peu de chose près la même physionomie pendant plusieurs jours, sans qu'aucune cause occasionnelle puisse rendre compte de ce *statu quo* insolite, devra être suspectée, à plus forte raison si elle résiste aux pansements rationnels qui ont pour effet ordinaire de la dissiper très vite.

4° *Nature des produits morbides.* — S'ils sont peu abondants plutôt séreux que purulents, et très concrescibles sous forme de squames croûteuses ; s'ils forment des pseudo-membranes résistantes à la surface des érosions, il faudra soupçonner la lésion de n'être pas de provenance banale.

5° *Consistance de la base sur laquelle repose la lésion.* — C'est une des circonstances les plus importantes et on doit toujours en faire l'objet d'une exploration attentive. Il est clair que si, au lieu d'une dureté, d'un empâtement inflammatoire vulgaire, on trouvait, par la palpation, une résistance chondroïde, rénitente, élastique, il faudrait immédiatement penser au syphilome primitif, sans affirmer, toutefois d'une manière absolue, que la lésion est un chancre infectant, car ce signe, quoique d'une grande valeur, est loin d'être infaillible.

6° *Etat des ganglions.* — Si les ganglions sont simplement tuméfiés et douloureux, on restera dans le doute. On penchera même pour la négative, si cette adénite sympathique, vive au début, s'efface rapidement, comme cela a lieu dans les lésions cutanées et muqueuses d'origine commune, dont nous nous occupons. Mais si les ganglions, peu douloureux au début, deviennent indolents ; s'ils augmentent en même temps de volume et de dureté ; si au lieu qu'un seul soit pris comme dans l'adénite sympathique, tous le sont et constituent un groupe ou une pléiade, il faudra, au contraire, se prononcer pour l'affimative, tout en faisant encore de nombreuses réserves.

Voilà les principales circonstances qu'il faut passer en revue, examiner, comparer, associer, soumettre à toutes les combinaisons qu'un esprit quelque peu analytique ne doit jamais négliger, surtout dans les diagnostics obscurs et difficiles. A ces circonstances ajoutez celles que peuvent fournir les commémoratifs, et les données étiologiques quand on parvient à en préciser la date et la nature.

Les investigations minutieuses que je recommande doivent être faites méthodiquement, avec le plus grand soin, et à des intervalles rapprochés. Elles sont surtout indispensables à l'origine de la lésion, pendant le premier septénaire. Plus tard, les caractères spécifiques du chancre s'accentuent de plus en plus et les difficultés du diagnostic diminuent à mesure qu'on s'éloigne du début. Et puis le hasard, une idée qui surgit, quelquefois le moindre incident vous font entrevoir tout à coup la réalité. Mais ces diagnostics fortuits ne sont pas ceux d'un vrai médecin ; nous devons découvrir la vérité et non la surprendre. Parmi les circonstances que je viens d'énumérer, les deux plus importantes, sans aucun doute, sont celles qui se rapportent à la *base indurée de la lésion* et à l'*adénopathie symptomatique*, à cette dernière surtout. Par elle-même l'adénopathie est évidemment une lésion d'un intérêt assez médiocre ; mais sa signification au point de vue du diagnostic est capitale. Elle a une valeur énorme et, à chaque pas, dans la pathologie vénérienne, elle rend au médecin les services les plus signalés. Quelle que soit la certitude ou du moins le degré de probabilité auquel puisse conduire une pareille *instruction* clinique, le médecin prudent doit toujours faire des réserves, lorsqu'il s'agit d'affirmer catégoriquement l'existence d'un chancre syphilitique. Il y a des causes d'erreur auxquelles les plus expérimentés n'échappent pas. Aussi le seul critérium irrécusable se trouve-t-il dans l'apparition des accidents constitutionnels qui surviennent de quarante-cinq à soixante jours après l'apparition de l'accident primitif.

Ces généralités posées, occupons-nous maintenant des difficultés de diagnostic que présente le chancre syphilitique suivant les régions.

1° *Région céphalique.* — A la tête, les chancres du cuir chevelu, de la nuque, du front, des sourcils, de la barbe sont les plus insidieux. Comme ils affectent toujours la forme ecthymateuse et qu'en outre ils sont cachés sous les cheveux ou les poils, on ne peut pas juger de leur surface. Aussi est-il indispensable de la mettre à nu. Si au lieu de trouver une ulcération comme dans l'ecthyma vrai, on constate que la surface est unie, plate et même bombée, on soupçonnera que la lésion est chancreuse et, dès qu'on sera sur cette voie d'investigation, on ne manquera pas d'arriver tôt ou tard à un diagnostic positif ; mais ce ne sera jamais qu'au bout de huit ou dix jours au moins que les principaux éléments de conviction, c'est-à-dire l'adénopathie et l'état chondroïde de la base, seront mis en évidence. Toute coupure de rasoir sur le menton, la joue ou les lèvres, qui, après s'être guérie, se rouvrira au bout de quelques semaines et deviendra croûteuse, sera *à priori* considérée comme très suspecte[1]. On peut en dire autant du

1. J'ai observé récemment un très beau chancre syphilitique de la joue gauche, un peu au-dessus de l'angle de la mâchoire. Il était survenu à la suite d'une coupure de rasoir reçue chez un barbier de Rochefort-sur-Mer. On trouvait en lui le type accompli du chancre bombé : d'une régularité parfaitement elliptique, il mesurait trois centimètres de longueur sur deux de largeur et faisait une saillie mollement arrondie de près de un centimètre sur les parties voisines. Sa surface érodée, que débordait l'induration, était d'un rouge sombre, unie, luisante et sécrétait en abondance une sérosité séreuse. Un seul des ganglions sous-maxillaire du même côté était tuméfié et induré. — Ce chancre fut suivi d'accidents consécutifs de moyenne intensité.

J'ai observé aussi, vers la même époque, un chancre infectant assez rare. Il siégeait

pseudo-furoncle, des acnés, des gerçures du pourtour des narines et du lobe du nez, qui persistent sans causer de grandes douleurs, deviennent saillants, squameux, et s'entourent d'une atmosphère d'œdème hypertrophiant subinflammatoire. En pareil cas, on ne manquera pas d'interroger avec soin et journellement les ganglions préauriculaires, parotidiens, sous-maxillaires. Tout orgeolet qui s'éloigne de son allure habituelle, devient suintant et hyperplasie l'une ou l'autre paupière dans une certaine étendue ; toute conjonctivite qui se localise dans un point circonscrit des culs-de-sac et y détermine un gonflement insolite, sera l'objet d'une surveillance attentive.

Les erreurs de diagnostic devraient être moins fréquentes à la bouche que sur les autres points de la région céphalique, parce qu'il est surabondamment prouvé que les lèvres, la langue, l'isthme du gosier sont fréquemment souillés par le virus syphilitique et constituent un des principaux foyers d'infection. Mais le chancre prend ici comme ailleurs le masque de lésions communes sous lesquelles on ne soupçonne pas au premier abord l'existence de l'accident primitif. Ainsi aux lèvres, la gerçure de la ligne médiane, les fissures des angles, les petites érosions aphtheuses, la diphthérite, les écorchures, les herpès, les brûlures avec le cigare ou la cigarette, simulent, à s'y méprendre, les débuts du néoplasme primitif ; et, comme en général les malades sont disposés à ne voir là que les effets insignifiants des causes les plus vulgaires, ce n'est pas d'eux qu'il faut attendre d'être éclairé sur la nature possible de l'affection. Au bout du premier septénaire, les caractères du chancre labial s'accusent avec une exubérance telle qu'il serait bien difficile aujourd'hui, après toutes les descriptions qu'on en a faites, de le méconnaître. Pourtant les chancres volumineux et fortement hyperplasiés, qui sont les plus communs, ont été confondus avec le cancroïde ; on cite trois cas, et il y en a peut-être plus, où l'extirpation de la néoplasie syphilitique a été faite, parce qu'on l'avait prise pour un épithélioma. Il y a cependant, entre ces deux affections, des différences assez grandes pour que la seule inspection de la tumeur permette de les distinguer. Les ulcères épithélioma-

sur le bord libre et cutané de la cloison du nez, à égale distance de la lèvre et du lobule. Le malade avait eu dans la même séance des rapports sexuels et des rapports *ab ore* avec une femme qu'il voyait exclusivement. Trois semaines après ces rapports, balano-posthite infectante, puis, 5 ou 6 jours après, bouton dur et suintant sur le point de la cloison sus-indiqué, et, en même temps, chancre syphilitique de la lèvre supérieure près de la commissure droite. Adénopathie sous maxillaire. — Roséole et syphilide miliaire, plaques muqueuses, etc. La lésion de la cloison, qui ne guérit qu'au bout d'un mois, avait tous les caractères du chancre syphilitique.

teux sont plus déchiquetés, plus irrégulièrement configurés que le chancre syphilitique; leur surface est tomenteuse, violacée, parsemée de grains miliaires blanchâtres, entourée d'un bord élevé, dur et inégal; l'engorgement de leur base est moins chondroïde, moins circonscrit que celui du syphilome primitif et surtout plus étendu; enfin, dans le chancre syphilitique, les glandes s'engorgent toujours et presque immédiatement, tandis que dans le cancroïde l'envahissement épithéliomateux ne s'en empare qu'au bout de trois ou quatre mois. J'ai vu des chancres ulcéreux et phagédéniques des lèvres qui offraient en apparence tous les caractères du chancre mou; mais l'adénopathie sous-maxilliaire ne laissait aucun doute sur leur nature. Du reste, ils guérissaient avec une grande rapidité vers la fin du quatrième septénaire. Leur évolution seule permettrait de les reconnaître. Et puis la chancrelle est tellement rare à la région céphalique, qu'on pourrait presque n'en pas tenir compte dans la question du diagnostic.

A la langue, on a pris pour des chancres syphilitiques et traité comme tels des ulcères produits par le contact incessant de l'organe avec des dents cariées et rugueuses (Capuron). Il faut se tenir en garde contre cette cause d'erreur, mais elle n'est pas la plus insidieuse. Combien de fois n'est-il pas arrivé qu'on a regardé comme un bouton insignifiant le chancre qui commençait à s'implanter sur la pointe de la langue? Dans les cinq ou six premiers jours de son existence il est impossible de le diagnostiquer. Néanmoins, si la petite papule enflammée s'élargit et s'étale, tout en faisant saillie au-dessus des parties voisines; si elle se dépouille de son épithélium et devient diphthéritique; si les cautérisations superficielles au crayon de nitrate d'argent, qui guérissent si rapidement les petites papules douloureuses de la langue, n'ont aucune prise sur elle, il y aura déjà de fortes présomptions pour que l'affection soit un chancre syphilitique. Son induration et surtout l'adénopathie sous-maxillaire ne tarderont pas à les confirmer. Dans sa forme phagédénique maligne dont j'ai observé un cas, le chancre primitif n'aurait pas pu être confondu avec un cancroïde. Je ne veux pas faire entrer ici en ligne de compte les affections syphilitiques consécutives secondaires ou tertiaires, parce que j'aurai à m'en occuper ultérieurement.

De tous les chancres de la région céphalique, celui dont le diagnostic présente le plus de difficultés, c'est le chancre de l'isthme du gosier, surtout celui des amygdales. Ses caractères sont mal définis ou s'effacent au milieu de la turgescence inflammatoire qu'il suscite sur les parties voisines. Mais du moment qu'on croira à sa possibilité dans tel ou tel cas, on parviendra à le reconnaître en procédant par élimination. Tout mal de gorge qui se prolonge longtemps doit être suspecté. La plupart du temps, ces angines chroniques sont syphilitiques et causées par des éruptions successives de plaques muqueuses. Or, s'il est impossible, en l'absence de toute intoxication antérieure, qu'il existe dans la gorge des plaques muqueuses, et si pourtant on découvre quelques lésions qui s'en rapprochent plus ou moins, on songera immédiatement au chancre guttural. Dans les formes pultacées, on remarquera le contraste entre les lésions et les phénomènes généraux qui manquent presque toujours ou sont beaucoup moins prononcés que dans les angines de cette espèce. Enfin là, comme partout, on trouvera dans l'adénopathie un auxiliaire puissant et indispensable. La palpation, telle que je l'ai indiquée, sera aussi d'un grand secours.

2° *Membres supérieurs et inférieurs.* — Sur les mains, le chancre péri-unguéal est le plus difficile à reconnaître parce que, au début, et même plus tard, il ressemble trait pour trait à une simple tourniole. Sa longue durée, son extension, sa tendance à se recouvrir de croûtes, la consistance ligneuse des tissus, et surtout l'engorgement spécifique du ganglion épitrochléen le feront diagnostiquer. A la face dorsale des phalanges, l'accident primitif débute souvent comme une saillie papulo-furonculeuse ; mais il est moins douloureux, on n'en fait pas sortir de bourbillon; sa surface au lieu de se creuser en cratère se bombe, même lorsqu'il revêt l'aspect pseudo-ecthymateux commun à presque tous les chancres de la peau[1].

Il est bon de savoir que la face antérieure des avant-bras dans les deux sexes, mais surtout chez les femmes ; que la face antérieure de la cuisse chez les hommes, la face postérieure chez les femmes, sont les parties des membres les plus exposées à la contagion syphilitique. Quant au chancre vaccino-syphilitique, son siège d'élection est toujours

1. Voici un cas de chancre infectant situé sur la face dorsale de l'articulation de la phalange et de la phalangine du doigt indicateur droit. Je le relate surtout à cause de la façon singulière et peut-être unique dont il fut contracté. — G. Édouard, entré dans mon service à l'hôpital du Midi, salle 7, lit 4, le 26 août 1881, s'était battu, vers le 23 ou le 24 mai de la même année, avec un malade syphilitique qui était sorti huit jours auparavant de mes salles, avant d'être guéri de plaques muqueuses bucco-labiales et autres manifestations de la phase virulente, dont il était atteint. Dans la rixe, G. Édouard porta un vigoureux coup de poing sur la bouche de son adversaire, si bien qu'il s'éraîlla, sur les dents, la face dorsale de l'articulation digitale susdite. Cette plaie, paraît-il, ne se cicatrisa jamais complètement ; il arriva même un moment, dont le malade ne peut préciser la date, où elle s'envenima. C'est alors qu'il survint, dans l'aisselle du même côté, une tumeur dure, volumineuse et plutôt gênante que douloureuse. — Aucun rap-

la face externe du bras; il présente les caractères habituels du chancre induré, après l'évolution vaccinale ou dans sa dernière période. On ne pourrait le confondre qu'avec les ulcérations désignées par M. Blot sous le nom de phagédénisme vaccinal. Les ulcérations qui constituent ce phagédénisme sont arrondies, à bords nets, à base dure, et quelquefois avec engorgement des ganglions axillaires. Elles guérissent très vite au moyen de cataplasmes. Le diagnostic, fort embarrassant en pareil cas, devra se baser sur la durée et le processus de la lésion et rester dans les limites d'une prudente réserve.

3° *Tronc.* — Sur le tronc, les chancres syphilitiques sont rares, sauf à la région mammaire qui est un de leurs principaux foyers, et à la région hypogastrique où je les ai fréquemment rencontrés. Sur les seins, l'accident primitif pourrait être confondu avec les excoriations eczémateuses, les fissures, les aphtes, les tumeurs furonculeuses ou papillaires du sein. On se fondera sur ses caractères intrinsèques que j'ai longuement décrits, sur l'induration principalement et l'adénopathie polyganglionnaire des aisselles. Aujourd'hui que la contagion syphilitique par l'allaitement est si bien connue, le diagnostic ne présente que peu de difficultés, car les circonstances étiologiques ne peuvent pas rester ignorées ou méconnues, et, en outre, les confrontations sont presque toujours possibles.

Les chancres de la région hypogastrique sont, en général, vastes et ulcéreux. Quelquefois ils ressemblent beaucoup aux chancres simples, mais ils ne développent qu'une adénopathie indolente et polyganglionnaire qui ne suppure pas ; ils sont irréinoculables, et leur évolution, même dans leurs formes graves et envahissantes, s'arrête spontanément, ou sous l'influence d'une médication spécifique, au bout de quatre ou cinq semaines.

4° *Organes génitaux.* — Comme les organes génitaux chez l'homme et chez la femme sont le rendez-vous des trois maladies vénériennes, et leur foyer commun ; comme, en outre, d'autres lésions non viru-

port sexuel n'avait eu lieu depuis la rixe ; il n'était point survenu de lésion aux organes génitaux. — Quand j'examinai G. pour la première fois, il était au quinzième jour d'une roséole discrètement papuleuse qui avait fait son apparition vers le 10 août, c'est-à-dire 78 jours après la rixe. Ce laps de temps qui donne à peu près exactement la durée des deux incubations réunies (incubation chancreuse 30 à 35 jours ; incubation secondaire 40 à 50 jours), n'établissait-il pas d'une manière certaine, que l'intoxication avait été la conséquence du coup de poing sur une bouche souillée de plaques muqueuses ? Ajoutez à cela l'absence de toute autre mode de contagion, les caractères de la lésion primitive unguéale formant encore une petite tumeur élevée, dure, un peu érodée, squameuse, et l'existence d'une adénopathie spécifique très manifeste dans le creux axillaire correspondant. — Le ganglion épitrochléen était intact.

lentes peuvent s'y développer, il est indispensable de prêter une attention toute spéciale au diagnostic de leur chancre syphilitique. Avant d'entrer dans l'étude détaillée qu'exige cette importante question, je dois avertir qu'il existe des indurations factices, artificielles, qu'on peut créer à volonté. Ainsi les cautérisations avec le nitrate d'argent, mais surtout celles avec le nitrate acide de mercure et l'acide chromique, produisent une sclérose locale circonscrite, dure, ligneuse, si semblable au néoplasme primitif que les cliniciens les plus expérimentés pourraient s'y tromper. Donc, chaque fois qu'on se trouve en présence d'une lésion douteuse, il faut demander au malade si elle a été traitée et comment elle l'a été. Sa réponse est-elle affirmative ? l'induration perd, jusqu'à nouvel ordre, toute valeur diagnostique. On doit suspendre son jugement ou le faire reposer sur d'autres caractères. Ces indurations artificielles sont d'autant plus trompeuses, qu'elles résultent d'un traitement hâtif, prématuré, infligé à des lésions peut-être insignifiantes, et qui n'ont fait qu'apparaître. Elles s'effacent au bout de quelques jours sous l'influence d'un traitement antiphlogistique, ou bien elles diminuent peu à peu, tandis que l'induration chancreuse augmente constamment pendant les deux premières périodes du processus chancreux. Les effets en sens contraire de cette évolution respective ne peuvent se juger qu'au bout de quelques jours. Aussi faut-il attendre qu'ils soient nettement tranchés pour se prononcer.

Il existe sur les organes génitaux des points qui, par leur structure connective serrée et l'abondance de leurs réseaux capillaires, s'hyperplasient et s'indurent au moindre prétexte. Une éraillure, une écorchure, une simple érosion herpétique, et, à plus forte raison, un chancre simple, ne pourront pas s'y produire sans susciter un travail local, circonscrit à leur base, qui se traduit par une induration. Cette induration causerait bien des erreurs de diagnostic si on ne tenait pas compte de son caractère en quelque sorte physiologique. C'est au limbe du prépuce et surtout dans la rainure balano-préputiale qu'on l'observe constamment. Sans doute elle n'est pas tout à fait semblable à celle du néoplasme syphilitique, pendant sa période d'état ; mais, dans les premiers jours, elle pourrait faire croire à une spécificité qui n'existe pas.

Voilà donc deux espèces d'induration, l'une artificielle, l'autre naturelle contre lesquelles il faut se tenir en garde. Examinons maintenant les lésions exulcéreuses traumatiques ou érosives qui courent surtout risque d'être confondues avec le chancre. C'est là un des points les plus délicats et les plus difficiles du diagnostic. Il ne faut pas oublier, en effet, que l'accident primitif de la syphilis est beaucoup plus fréquemment érosif qu'ulcéreux et que, sous cette forme et dans les premiers jours de son existence, il a des caractères indécis, communs à d'autres affections, sur lesquels il est souvent impossible de se fonder pour porter un jugement définitif. On ne saurait croire combien de fois les malades et même le médecin inattentif ou sans expérience spéciale prennent pour une écorchure pendant le coït, pour une égratignure, pour des érosions produites par le frottement du pantalon, etc., une néoplasie syphilitique primitive. La petite lésion est si insignifiante par elle-même qu'ils ont peine à s'imaginer qu'elle est le premier signe ou l'origine d'une maladie aussi grave que la syphilis. La spécificité ne se révèle que par deux signes : l'induration de la base et l'adénopathie. Il faut donc toujours les rechercher et les étudier avec soin, car tous les autres sont illusoires.

Parmi les inflammations diffuses, provoquées ou spontanées, il en est deux qui, par les érosions dont elles s'accompagnent habituellement, se rapprochent de certaines formes des chancres infectants. Ce sont les *balanites* et les *vulvites*. La confusion peut d'autant mieux se faire qu'elles compliquent souvent la néoplasie, et que celle-ci, étalée sur une large surface, se révèle à peine au doigt qui l'explore. Les sécrétions abondantes de pus et de mucus masquent alors le suintement séreux propre au chancre. Les érosions, sous la violence ou la continuité de l'action morbide inflammatoire, prennent un caractère exulcéreux, tout à fait chancriforme. Comment formuler un diagnostic motivé en présence de tous ces éléments complexes, au milieu desquels il est impossible quelquefois de percevoir la moindre induration circonscrite ? Ici encore l'adénopathie vient à notre secours ; sans elle nous ne pourrions nous prononcer que pendant la dernière période de la maladie et encore en invoquant des signes souvent trompeurs. Il en est quelques-uns cependant sur lesquels on peut s'appuyer. Ainsi, en étudiant avec attention les surfaces érodées, on parviendra presque toujours à découvrir un, deux ou trois points d'un rouge plus sombre, d'une configuration régulière, dans lesquels les nuances diverses du gris, du rouge foncé, du rouge ecchymotique sont disposées par zones concentriques. Au palper on trouvera que leur base est plus épaisse et plus dure que les parties voisines. Si l'inflammation diminue et que les sécrétions se tarissent, il se formera sur ces petits centres d'induration des squames et des exfoliations épithéliales ; enfin le processus sera plus long et plus régulier que celui d'une simple inflammation catarrhale et ne se laissera pas arrêter comme lui par un traitement antiphlogistique ou de simples soins hygiéniques locaux.

De toutes les inflammations érosives des organes génitaux, l'*herpès* est la lésion avec laquelle le chancre syphilitique est le plus souvent confondu. Je serai bref sur ce sujet que j'ai déjà traité à propos des chancres herpétiformes. Qu'il me suffise de vous dire que parmi les herpès génitaux, ceux qui entament les premières couches du derme, qui durent longtemps et restent solitaires, sont les plus trompeurs. Mais il y a aussi les plaques herpétiques, formées par un groupe d'érosions contiguës, qui entrent pour une grande part dans les erreurs de diagnostic. C'est pendant les premiers jours surtout que les difficultés sont grandes. Voici les principaux signes différentiels :

Dans l'*herpès*, la base n'est pas indurée, sauf lorsque l'érosion siège sur la rainure, et là encore elle est moins sèche, moins élastique que celle de la néoplasie spécifique. L'engorgement ganglionnaire, s'il existe, est douloureux et se dissipe rapidement, sans laisser d'induration. Les bords des érosions s'effacent et se cicatrisent peu à peu sans changer de niveau. Dans le *chancre herpétiforme*, la base s'indure toujours plus ou moins et pour longtemps. L'adénopathie ganglionnaire, avec ses caractères spécifiques, ne fait jamais défaut. Les bords des érosions, au lieu de s'effacer, forment souvent de petits anneaux opalins indurés qui s'élèvent au-dessus des parties voisines. Il faut ajouter que la durée de l'herpès simple est plus courte que celle de l'herpès syphilitique ; que ses érosions sont habituellement plus nombreuses, plus superficielles, douées d'une sensibilité plus vive, et s'accompagnent quelquefois d'irradiations névralgiformes réflexes qu'on n'observe jamais dans le néoplasme syphilitique.

Quand les deux affections se trouvent réunies, ce qui est commun, surtout chez les femmes, on songera toujours au chancre et on le cherchera avec persévérance, pour peu qu'il y ait quelques indices de son existence. On ne doit se prononcer pour la négative qu'après avoir épuisé tous les modes d'investigation clinique. L'adénopathie est encore là notre suprême ressource. Si elle est indécise, il faut attendre, pour formuler le diagnostic, les résultats de l'évolution, et la suivre attentivement. Il est rare qu'on ne soit pas fixé avant l'apparition des accidents constitutionnels.

Les érosions syphilitiques primitives, plates ou bombées, qui reposent sur une base dure, chondroïde, élastique, ligneuse et nettement enchâssée dans l'épaisseur ou à la surface de la peau et des muqueuses, constituent le chancre infectant le plus facile à diagnostiquer. Il suffit d'avoir vu et palpé ces disques une seule fois pour ne plus les oublier. L'induration plus ou moins épaisse conserve toujours une configuration régulière, ovoïde ou circulaire. La sécrétion séreuse qui se fait à sa surface est typique ; elle communique à l'érosion cet aspect vernissé que ne présente aucune autre lésion des organes génitaux. Enfin, souvent la tache centrale piquetée et à teinte ecchymotique, les zones concentriques de nuances variées qui l'entourent, achèvent de donner la dernière touche à sa physionomie si originale. Quelles que soient les variétés que présentent ces chancres, dans leurs dimensions, dans la manière dont la néoplasie se distribue au centre ou sur les bords pour en faire les formes parcheminées, annulaires, convexes et concaves, ou biconvexes et biconcaves, etc., ils sont toujours faciles à reconnaître. Mais lorsqu'ils irradient autour d'eux des nappes hyperplasiques qui convertissent en œdème dur une grande étendue du tissu cellulaire ; lorsque, sur cette vaste surface, l'exfoliation épidermique dénude les papilles de la peau comme le ferait un vésicatoire, l'aspect insolite, irrégulier, diffus qu'ils prennent alors pourrait dérouter un observateur inexpérimenté. Avec un peu d'attention cependant on distinguera dans cette néoplasie primitive, que j'appelle *érysipélateuse*, un ou deux foyers générateurs à indurations plus accusées ; et puis on aura toujours pour se guider l'adénopathie spécifique. Parmi les chancres syphilitiques, ceux qui sont constitués par une masse néoplasique très volumineuse, arrondie, en demi-sphère, profonde et sous-cutanée ou sous-muqueuse, présentent rarement des difficultés diagnostiques. Tels sont les chancres balano-préputiaux. Et même, lorsque leur centre se nécrobiose, se creuse et s'ulcère, on peut toujours les reconnaître à la coque cartilagineuse qui les entoure.

L'œdème dur, qu'on retrouve si souvent à la suite de l'accident primitif, a une haute valeur diagnostique. Quand on ne voit pas la lésion, il doit toujours la faire soupçonner. Il se distingue des œdèmes communs par l'épaississement de la peau, par la rénitence du tissu cellulaire sous-cutané, où la partie solide résultant de l'hypertrophie des mailles du tissu cellulaire l'emporte sur la sérosité infiltrée, par sa durée, par son indolence, par son processus essentiellement calme et chronique, la plupart du temps, et qui ne revêt jamais les allures du phlegmon, même dans les cas où la fonte nécrobiotique détruit la peau et la couche conjonctive sous-jacente.

Lorsque le chancre syphilitique, au lieu de rester plat ou bombé, se creuse en cupule, en infundibulum, ou prend la forme décidément ulcéreuse, c'est avec le *chancre simple* qu'il offre le plus de ressemblance. Le diagnostic différentiel entre ces deux chancres est d'une importance capitale, non seulement au point de vue de la lésion considérée en elle-même, mais surtout au point de vue de l'avenir qui est réservé au malade. Le chancre simple, en effet, est une affection purement locale qui ne laisse après sa guérison aucune diathèse, aucune infection constitutionelle; tandis que le chancre syphilitique est l'accident initial d'une maladie grave à manifestations multiples et répétées, qui exigera pendant des années un traitement sévère, qui restera longtemps virulente et pourra se transmettre par contagion et par hérédité, etc. Malgré leurs analogies, plutôt apparentes que réelles, ces deux ulcères diffèrent profondément, et, dans la grande majorité des cas, il est facile de les distinguer l'un de l'autre. Quelquefois cependant on reste dans le doute, dans l'embarras, et il faut invoquer successivement pour se prononcer toutes les circonstances d'étiologie, de processus, de symptomatologie qui leur appartiennent respectivement. Passons-les donc en revue.

L'incubation, quand on peut la déterminer d'une façon rigoureuse, donne un des meilleurs éléments de diagnostic. Les chancres syphilitiques ne se manifestent que de 30 à 40 jours après la contamination, tandis que les chancres simples n'ont pour ainsi dire pas d'incubation; ils surviennent d'emblée.

Nul doute que si l'on pouvait assister au début des deux ulcères il ne fût possible et quelquefois facile de les différencier, même dans les premières vingt-quatre heures, car le chancre syphilitique commence par une *saillie papulo-tuberculeuse* qui, d'abord sèche, ne s'érode et ne devient squameuse ou croûteuse qu'ultérieurement. Le chancre simple, au contraire, est primitivement vésiculo-pustuleux et ulcérant.

Dans les caractères intrinsèques des deux lésions arrivées à leur entier développement, on trouve un ensemble de signes qui font tous bien rarement défaut. Ainsi :

Le chancre syphilitique n'est jamais aussi franchement ulcéré que le chancre simple, comme on peut s'en assurer par l'inspection des bords. Ceux du premier sont une espèce de saillie mollement inclinée d'une part vers le fond de l'ulcère, d'autre part vers les tissus sains; la transition, entre l'ulcère et la peau ou la muqueuse intacte à son pourtour, se fait insensiblement. Dans le second au contraire les bords sont taillés à pic et déchiquetés. Les bords du syphilome primitif ressemblent à une colline, ceux de la chancrelle à une falaise. Leur décollement est de règle dans la chancrelle, tandis qu'il est très rare dans le chancre induré.

La lésion qu'ils circonscrivent est arrondie, ovalaire, symétrique dans le chancre induré; anguleuse, irrégulière, festonnée dans le chancre mou.

Le fond de l'ulcère syphilitique est uni, lisse, vernissé, luisant, grisâtre ou d'un brun rouge, semblable à de la chair musculaire, ecchymotique souvent, irisé quelquefois; il sécrète habituellement peu et fournit surtout un liquide séreux, limpide, transparent, gommeux, séro-sanieux, et presque jamais purulent, sauf dans les cas de complications lorsqu'arrive la période du bourgeonnement cicatriciel.

Le fond de l'ulcère vénérien au contraire est excavé, anfractueux, déchiqueté, inégal, hérissé d'aspérités fongueuses, mamelonné, vermoulu et constamment baigné par une quantité très considérable de pus.

La base sur laquelle reposent le fond et les bords offre dans les deux ulcères les différences les plus frappantes: sous le chancre syphilitique il existe toujours un néoplasme d'une induration spéciale qui fournit aux doigts qui la palpent et la pressent la sensation d'une rénitence sèche, élastique, d'une dureté chondroïde ou ligneuse, finissant brusquement aux pourtours de la lésion ou un peu au delà, et se détachant des tissus qui l'environnent avec la netteté d'un corps étranger qui serait implanté au milieu d'eux.

La base du chancre simple reste habituellement souple et molle, comme celle d'une plaie ordinaire. Quelquefois elle s'enflamme, s'infiltre de sérosité et de produits plastiques, s'engorge et présente alors une dureté réelle, mais qui ne ressemble en rien à l'induration de la néoplasie syphilitique; elle est en effet diffuse et pâteuse, mate et sans élasticité.

En dehors des caractères intrinsèques que je viens d'énumérer, les irradiations morbides des deux ulcères sur les lymphatiques et les ganglions de leur district fournissent des caractères différentiels qui marchent de pair avec les précédents, s'ils ne leur sont supérieurs.

Ainsi, dans le chancre syphilitique il se produit toujours une adénopathie indolente, aphlegmasique, dure, constituée par le gonflement néoplasique de plusieurs ganglions qui restent libres de toute adhérence dans l'atmosphère de tissu cellulaire qui les entoure, roulent sous le doigt et forment des groupes ou des pléiades par leur réunion.

Dans le chancre simple, il peut ne se produire aucune complication du côté des ganglions. L'ulcère parcourt quelquefois toute ses phases sans susciter la moindre sensibilité ganglionnaire. L'adénopathie, quand elle le complique, est un fait fortuit et subordonné à certaines conditions physiques de rupture vasculaire, qui n'ont pas toujours lieu. Elle ne fait pas partie intégrante de son évolution ; ce n'est pas un de ses symptômes comme dans le chancre infectant.

Cette adénopathie chancrelleuse est tout l'opposé de l'adénopathie syphilitique primitive. Elle fournit le type du vrai bubon aigu ou suraigu, douloureux, très inflammatoire, n'attaquant qu'un seul ganglion qui devient immobile dans l'atmosphère phlegmoneuse dont il s'entoure, rougit la peau, suppure, s'ouvre, et convertit la cavité de l'abcès en une excavation chancrelleuse qui présente les mêmes symptômes et obéit au même processus que le chancre simple qui lui a donné naissance. — Les mêmes différences existent entre les lymphopathies provoquées par les deux chancres.

Nous en avons fini avec les éléments les plus serieux du diagnostic ; mais il en est d'autres qui viennent en seconde ligne, ainsi :

Le nombre des ulcères. Le chancre syphilitique est souvent solitaire ; il ne faudrait pas pourtant exagérer ce caractère auquel on a accordé beaucoup trop d'importance. Il n'est pas rare, en effet, de rencontrer des chancres syphilitiques multiples ; mais ils présentent cette particularité remarquable qu'ils apparaissent sur tous les points simultanément, ou à des intervalles très peu éloignés. Le chancre simple est rarement solitaire. La plupart du temps, surtout chez les femmes, il est multiple et dans des proportions beaucoup plus grandes que le néoplasme primitif. En outre, le développement se fait par séries successives, depuis le début du chancre jusqu'au moment extrême de sa cicatrisation définitive.

Le siège. Le chancre syphilitique siège plus particulièrement aux organes génitaux, à la bouche, au sein chez les nourrices, et au bras chez les sujets vaccinés. Le chancre simple a pour foyer presque exclusif les organes génitaux ou les régions voisines ; il ne s'implante sur d'autres organes que très exceptionnellement.

Le processus. Il est soumis à des règles beaucoup plus fixes dans le chancre syphilitique que dans le chancre simple, et sa tendance à la réparation, à la cicatrisation, s'y montre pour ainsi dire à une époque précise, calculable et ne se dément pas. Dans le chancre simple au contraire, la durée est presque indéfinie. Le processus plus capricieux, toujours à tendance ulcérative, moins continu, plus irrégulier, est plus difficile à supputer que dans le néoplasme primitif. L'évolution respective des deux chancres peut donc devenir la source de renseignements diagnostiques qui acquièrent dans certaines circonstances une haute valeur.

Quand tous les signes précédents sont effacés, confus, équivoques et laissent planer des doutes sur le diagnostic, on peut avoir recours au criterium expérimental sur l'individu lui-même. Les liquides sécrétés par les deux chancre offrent des différences profondes au point de vue de la réinoculabilité. Celui du chancre syphilitique est inapte à être inoculé de nouveau au même malade, tandis que le pus du chancre simple est indéfiniment réinoculable à celui qui le sécrète. Il ne faudrait cependant pas avoir une confiance absolue dans le criterium expérimental. Supposons, en effet, que l'inoculation donne un résultat positif. Qu'en conclurons-nous? Que le malade a une chancrelle. Mais ne devrons-nous pas toujours faire des réserves pour l'avenir?... Ne se pourrait-il pas qu'il y eût actuellement ou qu'il se developpât plus tard au-dessous du chancre simple un néoplasme syphilitique? L'inoculation négative exclut, par contre, l'existence d'un élément chancrelleux dans la lésion.

Le chancre syphilitique procède de la syphilis acquise ou héréditaire, qu'elle soit primitive ou secondaire, et aussi du sang syphilitique. Le chancre simple provient exclusivement du chancre simple, d'un abcès ou d'un bubon chancreux. On pourrait donc, en remontant à la source de la contagion, déterminer la nature de la lésion. Si un malade, présentant par exemple un chancre d'une nature douteuse, affirmait qu'il n'a eu depuis cinq ou six mois de rapports qu'avec la même personne, et si, sur cette personne, on trouvait un chancre syphilitique ou des plaques muqueuses, etc., on en devrait conclure que l'ulcère qu'il a contracté est, lui aussi, de nature syphilitique. De pareilles recherches sont toujours délicates et deviennent très compliquées, et même impossibles lorsque les individus se sont exposés, comme cela arrive très fréquemment, à des contaminations simultanées ou successives, avec différentes femmes, dans tel ou tel laps de temps. Néanmoins, si les circonstances s'y prêtent, la confrontation, reposant sur cette loi que la nature d'un chancre est subordonnée à la nature de la maladie dont il dérive, fournit une source très précieuse d'information.

Mais si tous ces éléments de diagnostic restent insuffisants, il faut attendre, pour se prononcer, l'apparition des poussées éruptives qui ne feront pas défaut lorsque le chancre est syphilitique. — Il y a même certains cas où, quelle que soit la conviction que puissent nous donner l'analyse et l'appréciation de tous les phénomènes du chancre relativement à sa nature syphilitique, nous ne devons nous prononcer d'une manière absolue, que lorsque l'éclosion des accidents généraux consécutifs est venue confirmer nos prévisions et donner la preuve irrécusable de l'intoxication. Tant de causes d'erreur sont capables d'altérer notre jugement et de fausser notre diagnostic, que quand il s'agit d'intérêts considérables où notre décision doit être d'un grand poids, il est indispensable que nous soyons dans la vérité absolue, et nous ne pouvons la garantir que si la syphilis s'est manifestée par ses symptômes constitutionnels. On ne doit pas se départir d'une pareille réserve dans les questions médico-légales, par exemple. L'apparition des premières manifestations cutanées et muqueuses ou des troubles constitutionnels symptomatiques de l'infection syphilitique a lieu de quarante-cinq à cinquante jours après le début du chancre, quelquefois plus tôt, assez fréquemment plus tard, si le malade a été soumis à un traitement spécifique. La limite extrême du retard est assez difficile à déterminer. On peut dire cependant que si, au bout de quatre ou cinq mois d'une surveillance attentive, on n'est parvenu à découvrir aucun indice de vérole sur n'importe quelle partie du corps, il y a de grandes probabilités pour que le chancre sur lequel on avait des doutes ne fût qu'un chancre simple.

Après avoir posé les données générales du diagnostic entre les deux chancres, nous allons étudier les particularités qu'ils présentent sur les organes génitaux suivant le siège, les coïncidences pathologiques et les complications.

Les *chancres du méat* sont beaucoup plus souvent syphilitiques que simples. L'induration dans le premier cas offre les caractères que nous avons indiqués précédemment et sur lesquels il est inutile de revenir. Les chancres mous du méat ne restent jamais limités à une seule lèvre ; celle qui n'avait pas été primitivement atteinte s'inocule toujours par la suite. Ils ne reposent pas sur une induration chondroïde et nettement circonscrite ; ils échancrent toujours irrégulièrement l'orifice uréthral. Quand il existe tout à la fois une ulcération déchiquetée et une induration qui ne ressemble pas à un engorgement inflammatoire des lèvres, on doit soupçonner un chancre mixte. J'en ai vu des exemples. L'adénopathie spécifique ne fait pas plus défaut là que dans les autres chancres syphilitique. L'ulcération chancrelleuse du méat envahit tôt ou tard le filet.

Le diagnostic entre le chancre infectant du méat et la blennorrhagie n'est pas toujours possible. Au début de la blennorrhagie et pendant sa période la plus aiguë, les lèvres du méat deviennent dures, d'un rouge vif, se tuméfient et se renversent en dehors. Mais ces phénomènes sont beaucoup plus inflammatoires, plus douloureux que dans le chancre uréthral, et quelques-uns d'entre eux, tels que l'induration et le gonflement des lèvres vont en diminuant, tandis que dans le chancre syphilitique ils s'accentuent de plus en plus. Le point important c'est de savoir si la blennorrhagie n'est pas compliquée de chancre syphilitique. On ne peut se prononcer que pour le moment actuel, et on doit réserver l'avenir, car il est fort possible qu'il y ait eu double contamination, et, en pareil cas, le chancre ne se déclare que longtemps après le début de l'écoulement. La sécrétion fournie par le chancre uréthral est toujours peu abondante, séreuse ou séro-sanguinolente et se distingue aisément du muco-pus blennorrhagique. Aussi peut-on dire, en général, que si, pendant le cours du chancre uréthral, il survient un flux purulent, c'est que le malade aura contracté une blennorrhagie quatre ou cinq jours auparavant.

On doit se garder de prendre pour des chancres indurés les petites tumeurs dures, pisiformes ou les petits abcès que la blennorrhagie produit sur les côtés du frein, ou derrière la fosse naviculaire, quand elle se localise dans les glandules ou les lacunes de la muqueuse uréthrale. Toute tumeur qui siège en arrière de la fosse naviculaire et qui est sans connexion avec le méat doit être considérée comme le résultat d'une blennorrhagie. Alors même qu'elle serait d'une dureté extrême, il ne faut pas voir en elle une induration néoplasique primitive. Le chancre syphilitique, en effet, occupe à peu près exclusivement le méat.

Les *balano-posthites syphilitiques* sont quelquefois difficiles à diagnostiquer. Au début et avant que la néoplasie chancreuse ait pris un grand développement, elles ressemblent beaucoup à la balano-posthite simple. Les commémoratifs et l'adénopathie mettront plus aisément sur la voie du diagnostic que les caractères de la lésion. Ainsi toute balano-posthite avec phimosis qui se produit à une époque éloignée du dernier coït doit être soupçonnée. Si ses allures sont calmes, si elle ne provoque qu'un œdème modéré mais rénitent et une sécrétion peu abondante, elle deviendra de plus en plus suspecte. On palpera avec soin tous les points du prépuce, surtout en avant, au limbe, et en arrière, du côté de la rainure balano-préputiale, pour découvrir les indurations spécifiques.

Le diagnostic entre les *balano-posthites infectantes et les balano-posthites chancrelleuses* se fondera sur les considérations pathologiques suivantes : 1° les phénomènes inflammatoires sont généralement moins vifs et moins rapides dans les premières que dans les secondes ; 2° l'œdème est plastique, sec et dur dans les balano-posthites syphilitiques, tandis qu'il est séreux, séro-purulent, érysipélato-phlegmoneux dans les balano-posthites chancrelleuses ; 3° si les produits purulents qui s'écoulent par l'orifice préputial différent peu par leur quantité ou leurs caractères extérieurs, ils se distinguent profondément l'un de l'autre par leurs propriétés inoculables. Ces propriétés donnent toujours des résultats positifs dans les balano-posthites chancrelleuses, et toujours négatifs dans les balano-posthites syphilitiques sur le malade lui-même. Le criterium expérimental est, la plupart du temps, inutile, car l'inoculation se fait toute seule sous nos yeux. Il est rare, en effet, que dans la balano-posthite chancrelleuse on ne voie pas se greffer successivement sur le limbe du prépuce une couronne de chancres simples. Pareil fait ne se produit jamais dans les balano-posthites syphilitiques, à moins que la cavité glando-préputiale ne contienne des chancres mixtes ; 4° dans les balano-posthites chancrelleuses, les doigts ne découvrent, en palpant le prépuce, aucune induration. La consistance des tissus est uniforme sur tous les points, sauf peut-être sur quelques-uns, tels que le limbe et la rainure glando-préputiale, et encore l'engorgement, s'il existe, au lieu d'être circonscrit, dur et élastique, cartilagineux, comme dans les chancres infectants, reste pâteux, diffus et sans ligne de démarcation bien tranchée. Dans les balano-posthites symptomatiques du chancre infectant, au contraire, on finit toujours par découvrir soit des noyaux, soit des cordons, soit des plaques, soit de grosses masses présentant l'induration caractéristique de l'accident primitif. Sans doute ces ulcérations ne sont pas toujours très sensibles, surtout quand les phénomènes inflammatoires deviennent phlegmoneux ou gangreneux ; mais avec le temps, elles se dégagent de l'engorgement périphérique qui empêchait de les percevoir, puis elles restent seules au sein des tissus revenus à leur état normal, et ne se résolvent que très lentement ; 5° les balano-posthites syphilitiques ne donnent pas lieu à des réinoculations sur le limbe du prépuce, ce qui est très fréquent et même immanquable dans les chancres simples sous-préputiaux ; 6° enfin, comme les chancres indurés, qu'ils soient intra ou extrapréputiaux, compliqués ou non compliqués, résolutifs, ulcéreux, phagédéniques ou gangreneux, provoquent toujours dans les ganglions de la région inguinale, l'adénopathie spécifique. Si celle-ci fait défaut complètement, pendant tout la durée de l'affection, on pourra supposer qu'elle est chancrelleuse plutôt que syphilitique.

Les *végétations communes*, qui n'ont rien de syphilitique, se développent quelquefois sous un prépuce dont l'orifice est trop étroit pour laisser passer le gland. Elles provoquent tôt ou tard une balano-posthite plus ou moins inflammatoire. Par leurs symptômes physiques, elles ont une grande ressemblance avec certaines balano-posthites infectantes. Mais les commémoratifs, le processus, l'absence de toute adénopathie, l'augmentation croissante dans le volume des végétations sous-préputiales, permettent de les en distinguer.

Les *chancres syphilitiques du col de l'utérus* doivent occuper la première place parmi les chancres larvés, difficiles à découvrir et à diagnostiquer. Je n'ajouterai rien à ce que j'en ai déjà dit. Je n'ai pas à revenir non plus sur le *chancre anal.*

La coexistence, et à plus forte raison la combinaison, la superposition des chancres simples et des chancres syphilitiques, complique quelquefois singulièrement le diagnostic. Cependant, avec beaucoup de patience dans l'analyse des phénomènes et une minutieuse investigation de toutes les circonstances qui ont accompagné ou suivi l'affection depuis son début jusqu'au moment où on l'étudie, il est possible de démêler ce qui appartient à chacun d'eux. Mais pour confirmer le diagnostic, il faudrait recourir à l'auto-inoculation expérimentale sur le malade ou constater ses effets accidentels sur telles ou telles parties en contact avec les produits virulents. L'adénopathie spécifique d'un autre côté, et surtout l'apparition des accidents constitutionnels, révèlent l'existence de l'élément syphilitique. Il importe aussi d'étudier, pour que le diagnostic soit complet, les contagions successives ou simultanées qui ont eu lieu, de supputer les incubations respectives et de déterminer le moment précis où se sont produits dans l'aspect de la lésion et dans ses symptômes, des changements inattendus qui ne font pas partie de son évolution ordinaire.

Les complications jettent également quelque obscurité sur le diagnostic. Ainsi, en l'absence de l'adénopathie, des commémoratifs, il serait presque impossible de déclarer qu'un *chancre gangreneux* est ou simple ou syphilitique. Aucun symptôme ne permet de reconnaître la lésion génératrice, du moment que le processus a épuisé sur ces chancres toute son action et les a réduits à une masse noirâtre, informe, séparée des parties saines par un fossé d'élimination. L'expérimentation, en pareil cas, ne pourrait être d'aucun secours, puisque la gangrène a pour résultat d'éteindre toute virulence dans le foyer chancrelleux. On en est donc réduit quelquefois à attendre et à suspendre son jugement jusqu'à l'époque où se montrent les accidents généraux de la maladie constitutionnelle.

Quant au *phagédénisme*, il est plus aisé de reconnaître s'il s'est développé sur un chancre mou, ou sur un chancre syphilitique, ou sur un chancre mixte. L'expérimention ne peut pas résoudre complètement le problème, puisque son résultat positif n'implique nullement qu'il n'existe pas un néoplasme syphilitique, en même temps que l'élément chancrelleux ; mais son résultat négatif démontre péremptoirement que cet élément fait défaut, et que le chancre atteint de phagédénisme est syphilitique.

Le diagnostic du chancre syphilitique serait incomplet, si on ne distinguait pas aussi les lymphites et les adénites qui sont une partie de lui-même, et une de ses manifestations essentielles, des lymphites et des adénites émanant d'une autre source. Rappelez-vous la description que je vous ai faite des lympho-adénopathies symptomatiques du chancre infectant. Il faudrait établir aussi le diagnostic différentiel entre le chancre infectant et les autres lésions syphilitiques qui peuvent se développer sur les organes génitaux à telle ou telle époque du processus de la vérole. Nous nous en occuperons ultérieurement.

II

PRONOSTIC DU CHANCRE SYPHILITIQUE : De la portée qu'il devrait avoir.

Pronostic du chancre syphilitique comme lésion locale : son peu de gravité. — Sa tendance naturelle à la guérison. — Parmi les complications, la gangrène en masse du néoplasme primitif est la plus à redouter au point de vue des effets immédiats. Le phagédénisme primitif est moins destructeur et plus facile à guérir que le phagédénisme chancrelleux. — Pronostic d'après le siège de la lésion.

Pronostic du chancre syphilitique dans ses rapports avec la maladie constitutionnelle dont il émane. Influence des sources du virus sur l'accident primitif. Son pronostic dépend plus du terrain que de la graine.

Pronostic du chancre syphilitique suivant la longueur ou la brièveté de l'incubation : son incertitude.

Pronostic des accidents consécutifs d'après la forme et les principaux caractères de l'accident primitif. — *Loi de concordance :* elle est loin d'être infaillible dans tous les cas, mais elle est souvent exacte pour les chancres phagédéniques. — L'élément ulcéreux du chancre fournit des données pronostiques plus importantes que l'élément induré. — La loi de concordance n'embrasse qu'une période restreinte de la syphilis. — Incertitude du pronostic fondé sur l'adénopathie.

On ne peut pas pronostiquer à longue échéance la maladie constitutionnelle en se fondant sur la syphilis primitive.

Si, dans la question du pronostic de la néoplasie syphilitique primitive, on devait se borner à apprécier ses symptômes, à calculer ses phases, à juger ses complications, à pressentir ses tendances, à fixer sa durée et sa terminaison ; si, en d'autres termes, nos prévisions ne devaient pas s'étendre par delà le petit horizon pathologique du chancre infectant, envisagé comme lésion locale, notre tâche serait des plus simples. Mais ce chancre est le premier foyer, l'exorde de la syphilis, c'est-à-dire d'une maladie générale, constitutionnelle, à manifestations multiples et successives, à durée indéfinie. Eh bien, il s'agit surtout de savoir quels sont les rapports qui existent entre toutes les circonstances pathologiques du syphilome primitif et toutes les conséquences variées à l'infini dont il est l'origine ou le point de départ. Ne serait-il pas, en effet, du plus haut intérêt scientifique et pratique tout à la fois, de pouvoir lire dans cet espèce de microcosme syphilitique l'avenir du malade, d'annoncer les péripéties et de prévoir le dénouement du drame compliqué qui va se dérouler? N'aurions-nous pas alors l'idéal du pronostic? Malheureusement on n'est pas encore parvenu à découvrir, je ne dis pas les lois, mais même les règles approximatives qui permettraient, un chancre étant donné, d'affirmer quels seront le nombre, la nature, le processus, la succession, les localisations, la durée, l'issue, etc., etc., des manifestations ultérieures. Il ne faut donc pas s'illusionner. Les nombreux problèmes de la prognose syphilitique restent trop souvent insolubles, dès le début de l'intoxication; et c'est à peine si l'induction, s'appuyant sur des faits vagues ou contradictoires, peut arriver à quelque probabilité.

Occupons-nous d'abord du chancre envisagé comme accident local. C'est une lésion qui, par elle-même, n'est pas grave. Quelles que soient l'étendue et la profondeur de ses éléments constitutifs, il existe dans l'ensemble de son processus une tendance à la guérison contre laquelle ne prévalent que momentanément les déviations ulcéreuses, phagédéniques ou gangreneuses. Combien de fois ne voit-on pas la lésion disparaître en quelques jours? Combien de fois même ne passe-t-elle pas inaperçue? Les chancres nains et épithéliaux, les chancres foliacés, parcheminés, bombés, sont de ce nombre. On voit aussi de gros syphilomes primitifs, hémisphériques et d'une induration ligneuse, se résoudre peu à peu sans présenter autre chose à leur surface qu'une érosion très superficielle, qui contraste avec leur volume. Quand ils s'ulcèrent ou se ramollissent, la perte de substance se fait en général au détriment de leur tissu néoplasique. Les chancres les plus sérieux sont ceux dans lesquels le processus ulcéreux s'accuse dès les premiers jours et qui acquièrent rapidement de grandes dimensions. Ils peuvent alors compromettre l'intégrité anatomique des organes, porter une atteinte profonde à leur fonctionnement et arriver même jusqu'à altérer la santé générale. Les désordres locaux les plus graves sont ceux qui résultent de la gangrène en masse, quand elle franchit les limites du néoplasme pour s'emparer des parties saines. Mais, comme elle dépend maintes fois en pareil cas de conditions physiques dont nous pourrions prévenir ou atténuer les effets, on ne doit pas toujours voir en elle les résultats d'une malignité originelle. Quoi qu'il en soit, c'est la complication la plus à redouter au point de vue de l'effet immédiat; c'est elle qui produit les grands délabrements de la verge, telles que la mutilation ou la destruction du gland et des corps caverneux, les fistules uréthrales, etc. Les chancres primitivement phagédéniques ne le cèdent guère aux chancres gangreneux ; il y a même en eux des tendances plus spontanément destructives, puisqu'elles se manifestent sans l'intervention d'aucune cause accessoire. Et pourtant ces tendances avortent ou sont facilement réprimées par un traitement spécifique.

Le siège du syphilome primitif doit occuper une large place dans la question du pronostic local. Il est évident, en effet, qu'un chancre de la conjonctive sera plus grave, toutes choses égales d'ailleurs, qu'un chancre de la joue, par exemple, puisqu'il enflamme l'œil et peut provoquer une ophthalmie profonde des plus graves. J'en dirai autant des chancres de la langue et de l'isthme du gosier. Là ce n'est pas le désordre local qui est le plus à craindre, mais la gêne de la mastication et de la déglutition, les troubles gastriques consécutifs et la débilité générale qui manque rarement de se produire. Il faut aussi faire entrer en ligne de compte la douleur, les suppurations abondantes, les hémorrhagies qu'on observe quelquefois dans les chancres infectants. Quant aux lympho-adénopathies qui font partie intégrante du chancre syphilitique, elles n'offrent aucun danger et deviennent même très rarement la source d'une incommodité quelconque. Elles se résolvent presque toujours ; si elles suppurent, la résorption se fait souvent, ou bien si l'abcès s'ouvre, une fois le pus évacué, il guérit très vite.

Tout l'intérêt du pronostic se concentre donc sur le chancre envisagé dans ses rapports avec la syphilis dont il est le foyer primitif.

1° *Quelle est l'influence de la source du virus sur la nature et la gravité du chancre?* — C'est une question des plus importantes et la première qui se présente parmi toutes celles qui demandent une réponse. Il n'est contesté par personne aujourd'hui que le virus syphilitique est doué d'une spécificité telle qu'il reste un et ne produit dans les organismes vierges de syphilis qu'un chancre également syphilitique et apte à reproduire, par inoculation ou contagion naturelle, des accidents empreints de la même spécificité que lui, et soumis en général au même processus. Mais il existe des variétés nombreuses dans les modalités symptomatiques du syphilome primitif, dans son étendue, sa profondeur, sa durée, etc. Il s'agit de savoir si toutes les circonstances pathologiques du chancre sont dépendantes ou indépendantes de la lésion qui les a causées. Ainsi, par exemple, un chancre syphilitique ulcéreux, phagédénique transmettra-t-il un chancre également ulcéreux et phagédénique? Y aura-t-il équation entre le chancre cause et le chancre effet? L'observation, qui est loin encore d'avoir dit son dernier mot sur un pareil sujet, semble prouver jusqu'à présent qu'il serait téméraire de conclure de la cause à l'effet, en ce qui concerne du moins la gravité de la lésion. Sans doute on retrouve dans tous les chancres les mêmes éléments constitutifs. Mais, par leurs proportions relatives, par leurs tendances et toutes les qualités d'ordre secondaire, qui leur donnent telle ou telle physionomie, il peuvent s'écarter dans de très larges limites du chancre générateur. Il en résulte qu'un chancre épithélial, ou érosif très petit et d'une durée éphémère, peut produire une sclérose primitive ulcéreuse très considérable et qui ne se cicatrisera qu'au bout de deux ou trois mois; de même qu'un chancre phagédénique se transmettra souvent sous forme d'un néoplasme foliacé à peine exulcéré, etc. On se tromperait donc, si on voulait pronostiquer ce que sera le chancre à naître en se fondant sur les caractères du chancre qui l'a communiqué.

Mais le chancre n'est pas la seule source du chancre ; cet accident peut provenir de toutes les lésions syphilitiques et du sang pendant la période virulente de la maladie constitutionnelle. Eh bien, ce chancre issu d'une semblable origine diffère-t-il du chancre engendré par le chancre ? Est-il plus grave, est-il moins grave que lui ? Parmi les syphiliographes modernes, M. Diday est celui qui s'est le plus préoccupé de déterminer quelle était l'action de la graine sur ses produits. Tout en tenant compte des dispositions individuelles, il est arrivé à cette conclusion que le virus différait d'énergie suivant le foyer qui l'élaborait ; que dans les érosions chancreuses et dans les lésions syphilitiques secondaires il était affaibli, et qu'ainsi affaibli il ne produisait qu'une simple érosion chancreuse légère et même une syphilis faible et bénigne elle aussi. Généralisant ses idées sur le virus syphilitique, cet habile médecin suppose que trois causes doivent l'atténuer. En premier lieu, la multiplicité de ses transmissions depuis le quinzième siècle, ce qui expliquerait la gravité moindre aujourd'hui qu'autrefois de la maladie constitutionnelle ; en second lieu, l'absorption par la peau ou les muqueuses des produits virulents, qui rendrait la syphilis des adultes plus bénigne que la syphilis héréditaire, et en troisième lieu la diffusion du virus dans l'organisme qui lui enlèverait un peu de son énergie originelle à la suite de chaque poussée des accidents.

Assurément ces idées sont ingénieuses et même rationnelles ; mais il faut bien le reconnaître, elles sont restées jusqu'à présent à l'état de pure hypothèse et elles ne reposent pas, comme devrait le faire toute assertion vraiment scientifique, sur une nombreuse série de faits rigoureusement et longtemps étudiés et observés. Bien plus, l'expérience vient trop souvent leur donner le démenti le plus formel. Ainsi, sans embrasser ici dans son ensemble (ce que nous ferons plus tard) la prognose générale de la syphilis, et en nous bornant à celle de l'accident primitif, nous pouvons affirmer que maintes fois les accidents secondaires engendrent, par contagion, d'énormes chancres, tout aussi sévères que ceux qui proviennent du syphilome primitif. On n'a qu'à parcourir le récit des faits d'inoculation syphilitique pour se convaincre de cette vérité. Du reste ne voit-on pas les chancres des lèvres et ceux des mamelles, presque tous engendrés par des lésions secondaires, ne le céder en rien comme étendue, comme intensité et comme durée, à ceux des autres régions ? Rien non plus ne nous permet d'affirmer que la gravité ou la bénignité du chancre provenant de lésions secondaires procèdent de la gravité ou de la bénignité de ces dernières. Donc, à supposer qu'on connût d'une façon positive qu'un chancre prèt d'éclore ou à peine éclos a pour générateur des accidents secondaires, on n'en pourrait tirer aucune conclusion relativement à son pronostic comme lésion locale.

Il résulte de ce qui précède que les nombreuses variétés de forme, d'étendue, de gravité que présente le chancre syphilitique dépendent beaucoup moins du virus lui-même que des prédispositions constitutionnelles de l'organisme, théâtre futur de son action morbide. Le virus, quelle que soit sa provenance, fournit une sorte de substratum, de matière immuable comme lui dans son unité spécifique; mais cette matière est façonnée par le terrain et c'est à lui qu'elle doit les principaux traits de sa physionomie morbide, son mode d'existence et ses aptitudes à être grave ou bénigne, éphémère ou longue, petite ou volumineuse, etc.

Les confrontations exactement faites seraient le meilleur moyen de dissiper toutes les incertitudes qui existent encore au sujet de la concordance ou de la discordance entre les lésions génératrices et les chancres qui en résultent. Mais l'observation dirigée dans cette voie rencontre à chaque pas des obstacles sans nombre. Aussi n'a-t-elle pas donné jusqu'ici ce qu'on pouvait attendre d'elle. On a dit que la plupart du temps les érosions chancreuses reproduisaient des érosions chancreuses. Le fait n'aurait rien d'étonnant, puisque, de toutes les formes que revêt l'accident primitif, la forme érosive est la plus commune. « Dans les confrontations que j'ai pu faire, dit M. Rollet, loin de trouver un air de parenté marqué, j'ai presque toujours vu, au contraire, des différences entre les chancres de même famille, soit qu'il m'ait été donné de comparer entre eux l'auteur et la victime de la contagion, soit que j'aie pu seulement établir la comparaison entre plusieurs individus infectés de la même source. Ces différences étaient souvent légères, peu tranchées, mais toujours suffisantes pour être appréciables. Dans quelques cas exceptionnels, il est vrai, elles étaient si frappantes qu'il semblait alors que les deux extrêmes fussent issus l'un de l'autre. C'est ainsi que j'en suis arrivé, et je crois que c'est l'avis qui finira par prévaloir, à tenir peu de compte de l'origine de la syphilis et à me préoccuper beaucoup plus du malade qui en est affecté que de celui qui l'a transmise. M. Diday, qui professe sur ce point des opinions différentes, n'a cité aucun fait à l'appui de sa manière de voir. »

Sur deux individus qui avaient contracté la syphilis avec la même femme, j'ai vu chez l'un, après une incubation de quatre semaines, un chancre étendu et très induré, qui dura six semaines et fut suivi d'une syphilis de moyenne intensité ; chez l'autre, après une incubation de cinq semaines, un chancre très petit, à peine induré, érosif et qui ne dura que dix ou quinze jours.

2° *Que faut-il penser, au point de vue du pronostic, de la longueur ou de la brièveté de l'incubation chancreuse ?* C'est encore là une de ces nombreuses questions sur lesquelles nous sommes loin d'être suffisamment édifiés. M. Diday, qui s'en est beaucoup occupé, croit qu'après une longue incubation il ne peut survenir qu'un chancre et une syphilis sans gravité. Sans doute cette manière de voir est rationnelle et elle est conforme aux données générales que fournit sur cette question l'étude comparée des virus. Il semble naturel de croire que l'intoxication rapide par le virus indique un manque de vitalité ou de résistance dans l'organisme dont elle s'empare, et que plus les effets en seront prompts, plus aussi ils devront être sévères. Cependant cette vue de l'esprit aurait besoin de preuves cliniques pour reposer sur une base solide, et jusqu'à présent elles ont été incomplètes ou défectueuses. En passant la revue des nombreuses observations de chancres que j'ai prises, où l'incubation a été notée d'une façon précise, j'ai constaté qu'à la suite de quelques rares incubations courtes, l'accident primitif avait été sérieux. Par contre, après des incubations de 60 jours et même plus, j'ai rencontré des chancres tantôt légers, tantôt graves, mais le plus souvent graves. Après des incubations de 35 à 45 jours, qui sont les incubations d'une durée moyenne, il y a aussi une grande variété de formes et de nombreux degrés dans l'intensité de la néoplasie primitive. Aussi suis-je arrivé à cette conclusion que la longueur de l'incubation n'a aucune action constante sur les principales circonstances pathologiques qui constituent le chancre, les incubations extrêmes et les moyennes donnant à peu près les mêmes résultats.

3° *Quels sont les rapports qui existent entre la forme du chancre initial et celle des accidents consécutifs ?* Bien que le syphilome primitif semble nous donner en miniature une image des principales lésions syphilitiques qui surviendront plus tard, il n'existe entre ses formes et celles des accidents consécutifs aucune loi fatale de concordance. Aussi un chancre érythémateux, résolutif, très superficiel, un chancre érosif, parcheminé ou foliacé ne sont-ils pas une garantie certaine que les manifestations cutanées et muqueuses des poussées successives de la syphilis seront toutes superficielles et résolutives. Sans doute il en est habituellement ainsi et pour des raisons que j'exposerai tout à l'heure ; mais il peut se faire que des chancres bénins soient suivis, sinon immédiatement, du moins plus tard, de syphilides graves ulcéreuses. Il n'est pas rare en effet de voir des syphilis dont l'accident primitif et les premières poussées consécutives ont été insignifiants ou même ont passé inaperçus, se traduire au bout de plusieurs années par de profondes ulcérations de la peau et des muqueuses. Le fait contraire n'est pas moins exact. J'ai observé quelquefois des chancres infectants dont la néoplasie était énorme et ressemblait à de grosses gommes ; ils évoluaient de la même façon et se terminaient tantôt par résolution, tantôt par ramollissement nécrobiotique. Eh bien, si la loi de concordance, dont on a fait tant de bruit, eût été exacte, un pareil syphilome aurait dû produire une syphilis caractérisée dès ses premières poussées par des gommes ou des tubercules cutanés, sous-cutanés ou sous-muqueux, par des suffusions plastiques précoces, par des accidents tertiaires périostiques ou viscéraux prématurés, etc., en un mot par une syphilis entrant d'emblée dans sa phase tertiaire. J'ai constaté au contraire plusieurs fois que ces énormes néoplasies primitives n'entraînaient ni immédiatement, ni même plus tard, des éventualités aussi fâcheuses. J'ai vu un chancre infectant, de forme commune et d'intensité moyenne, survenu après vingt jours d'incubation, déterminer d'abord un état cachectique grave, avec roséole papuleuse légère ; puis, au bout de dix semaines, le malade eut des tumeurs gommeuses qui se succédèrent sans interruption pendant plusieurs années et s'ulcérèrent toutes, malgré un traitement énergique avec l'iodure de potassium. D'un autre côté, j'ai observé un énorme chancre balano-préputial qui avait subi la fonte nécrobiotique ne produire, au bout de trois ou quatre mois, qu'une roséole érythémateuse discrète.

La concordance entre l'accident initial et les accidents consécutifs se trouve donc très souvent en défaut pour certaines formes de chancres. En est-il de même pour toutes ? Je crois qu'on doit faire des réserves au sujet des chancres infectants phagédéniques. Ce sont ceux qui donnent le plus exactement la mesure de la forme et de la gravité des accidents ultérieurs. Aussi leur pronostic me paraît-il, en général, moins aléatoire à cet égard que celui des autres formes chancreuses. Il est très fréquent, en effet, de voir une syphilide ulcéreuse survenir d'emblée, ou après une première poussée érythémateuse, à la suite d'un chancre infectant, ulcéreux ou phagédénique. C'est un fait qui a été mis en lumière surtout par M. Bassereau : « Le chancre, dit ce profond observateur, est la pierre de touche de la constitution. Par l'action qu'il exerce sur les tissus, il est permis de prévoir la marche des accidents consécutifs, soit prochains, soit éloignés, qui pourront se manifester. La bénignité du chancre annonce des symptômes constitutionnels peu graves ; sa malignité permettra au contraire de prévoir que le malade sera atteint de symptômes consécutifs d'une grande gravité. Après les chancres indurés bénins surviennent les éruptions syphilitiques bénignes ; après les chancres indurés phagédéniques surviennent les syphilides pustuleuses graves, les exostoses suppurées, les nécroses, les caries. Toutefois cette règle n'est pas sans présenter des exceptions dont on trouve, il est vrai, presque toujours la raison. Un traitement bien dirigé, par exemple, pendant la durée d'un chancre phagédénique, rend quelquefois les accidents consécutifs légers ; comme un traitement mal dirigé, pendant la duré d'un chancre bénin, peut rendre les accidents proportionnellement plus graves que le chancre. Une maladie survenant pendant que la disposition syphilitique existe encore peut remettre en activité cette disposition et reproduire des syphilides plus graves que les premières. Il en est de même de la misère et de la vieillesse, etc. »

On voit, par ce qui précède, qu'il ne faut pas se fonder uniquement sur les caractères du chancre infectant pour porter le pronostic de la syphilis pendant toute la durée de son processus. Des deux éléments essentiels du chancre, l'induration et l'ulcération, c'est le second qui doit être regardé comme le plus important, au point de vue du pronostic, parce que c'est lui qui détermine plus sûrement et plus constamment que le premier la forme grave ou maligne que prendra, dès ses premières manifestations, la maladie constitutionnelle. Cette sorte de loi qu'on nomme *loi de concordance* n'embrasse toutefois qu'une période restreinte de la syphilis, car il peut se faire que les dispositions organiques du malade se modifient et impriment de nouvelles formes aux manifestations à mesure qu'elles s'éloigneront de leur point de départ. En prenant la question à un autre point de vue, c'est-à-dire en remontant des lésions ultérieures à l'accident initial et aux accidents intermédiaires, M. le Dr Julien est arrivé aux conclusions suivantes : « Des chancres graves impliquent presque fatalement une vérole grave dans la suite, même alors que les premiers accidents qui les ont suivis se sont montrés bénins. Des chancres superficiels peuvent être suivis d'accidents tertiaires fort graves, même après les secondaires les plus légers. »

L'adénopathie spécifique occupe une si large place dans la syphilis primitive qu'il serait assez naturel de supposer qu'on peut faire quelque fondement sur elle au point de vue du pronostic. Eh bien, là plus encore que pour le chancre, on s'exposerait à de nombreuses déceptions si on croyait qu'il existât une corrélation exacte entre les engorgements ganglionnaires et les accidents consécutifs. J'ai souvent constaté, au contraire, un rapport inverse entre ces deux ordres de manifestations. Ainsi j'ai vu l'adénopathie manquer ou rester presque insignifiante, pendant toute la durée du chancre, chez des malades qui furent affectés ultérieurement de syphilides ulcéreuses et même malignes. Chaque jour il entre dans mes salles des malades dont l'adénopathie présente un développement très considérable et qui cependant n'ont que des troubles constitutionnels légers et des syphilides résolutives. Dans les syphilis graves, accompagnées de viscéropathies précoces, je n'ai pas remarqué que les ganglions fussent plus atteints que dans les syphilis bénignes.

Ce fait a lieu de surprendre, si l'on songe au rôle considérable que joue le système ganglionnaire dans la genèse et dans la diffusion du principe virulent. Il n'est pas douteux que c'est un des agents les plus actifs de l'intoxication. En outre, les ganglions sont des organes hématopoïétiques, et, à ce titre, leurs lésions doivent contribuer à produire l'altération du sang qui se montre chez beaucoup de sujets à la fin de la syphilis primitive et surtout pendant les premières phases de la période secondaire. Pour cette double raison, l'adénopathie devrait avoir une signification pronostique considérable ; mais les faits vont souvent à l'encontre des inductions les plus rationnelles, et en apparence les plus solidement appuyées sur la physiologie pathologique.

Des considérations qui précèdent, il résulte que la prognose de la syphilis ne peut être fondée pour toutes ses périodes sur les caractères seuls que revêt la syphilis primitive. Tout au plus peut-on prévoir, d'après le chancre et les adénopathies, ce que seront approximativement les premières poussées. Il est possible qu'ultérieurement la syphilis affecte une gravité ou une bénignité qu'elle n'avait pas dans les premiers jours de son existence. Il serait donc téméraire de *pronostiquer à longue échéance*, en ne tenant compte que des premières manifestations syphilitiques, soit primitives, soit secondaires. S'il existe assez fréquemment une sorte d'équation entre le chancre et les premières poussées, c'est que ces accidents sont presque contemporains; ils se produisent dans un organisme dont les dispositions morbides restent les mêmes au moins pendant quelques mois. Il peut se faire que l'aptitude à concevoir l'action syphilitique, faible au début, se développe plus tard et donne à la maladie constitutionnelle une tournure fâcheuse que rien ne décelait dans les premiers jours.

L'aptitude, la prédisposition, voilà à quoi nous sommes toujours ramenés quand nous cherchons à nous rendre compte de la bénignité ou de la gravité des manifestations syphilitiques. Mais en quoi consiste cet état de l'organisme ? Nous n'en savons rien, et il faut confesser notre ignorance à cet égard. Il est incontestable qu'une mauvaise santé, la vieillesse, la misère physiologique, les dyscrasies, la pauvreté du sang, etc., en un mot toutes les conditions morbides antérieures ou concomitantes peuvent aggraver la syphilis. Mais indépendamment de ces causes, il y a je ne sais quoi de mystérieux qui prémunit contre les atteintes sérieuses de la maladie constitutionnelle, ou qui, au contraire, permet à ses manifestations les plus variées d'éclore partout, à toutes les époques du processus, et d'aboutir avec une rapidité surprenante à la plénitude de leur développement. Ce qu'il y a de remarquable, c'est que les sujets les mieux portants en apparence sont aussi exposés à ces redoutables éventualités, que les sujets malingres et chez lesquels on pourrait croire *a priori* que la syphilis va devenir formidable. On est donc exposé à bien des surprises. Aussi le médecin prudent, tout en laissant entrevoir certaines probabilités pour l'avenir, devra-t-il toujours faire des réserves, surtout s'il s'agit de prévisions très éloignées.

Je résumerai ce qui précède en disant que la syphilis primitive permet, dans une certaine mesure, de pressentir ce que seront les premières poussées de la maladie constitutionnelle; mais qu'elle ne nous fournit aucune donnée sérieuse pour la prognose des périodes ultérieures, ni surtout pour celle des viscéropathies et de la phase tertiaire.

III

Traitement du chancre syphylitique. — Prophylaxie.

Traitement abortif du chancre syphilitique. Tentatives faites à différentes époques pour le détruire dès son apparition. — Résultats équivoques. — Aucun fait probant. — De l'excision du chancre syphilitique pratiquée par MM. Auspitz, Unna, Kölliker. Statistiques. Ce qu'il faut penser des conclusions : leur incertitude. — Procédés opératoires : cautérisation, excision. Cette dernière est préférable, mais ne peut pas toujours être appliquée.

Traitement local du chancre syphilitique : Topiques adoucissants et résolutifs. — Inutilité et danger des cautérisations. — Traitement des complications, des balano-posthites infectantes inflammatoires et gangreneuses. — Nécessité du traitement interne mercuriel et ioduré dans le phagédénisme de l'accident primitif. Traitement du chancre mixte. — Traitement du chancre syphilitique suivant la région qu'il occupe. — Il faut laisser les indurations chancreuses se résorber d'elles-mêmes et surtout ne pas les exciser. — Traitement des adénopathies simples et compliquées.

Traitement général. Il faut y recourir dès qu'on a la certitude absolue que le chancre est syphilitique : son action curative et préventive très probable sur les accidents qui se préparent, — son action curative certaine sur l'accident primitif.

Le traitement du chancre syphilitique ne serait pas long à exposer si l'on devait se borner à dire quels sont les moyens topiques les plus propres à hâter sa guérison. Mais il soulève des questions plus graves qu'il s'agit de discuter, parce que leur solution dans un sens ou dans un autre peut être d'une grande portée sur l'avenir de la maladie constitutionnelle.

Dans toutes les maladies vénériennes, le premier point dont il faut s'occuper, c'est la prophylaxie. Je serai bref sur ce sujet. Les moyens prophylactiques, du reste, sont les mêmes, qu'il s'agisse de blennorrhagies, de chancres simples ou de chancres syphilitiques. Le condom, des onctions avec des corps gras, des ablutions fréquentes avec de l'eau savonneuse, ou des liquides styptiques, l'usage des différents liquides composés pour la plupart de substances astringentes en proportions variables, etc.: tout cela est d'une efficacité contestable. Et puis de pareilles précautions sont-elles faciles à mettre en pratique? Pour empêcher la contamination syphilitique à laquelle les ouvriers sont si exposés dans les grandes verreries, M. Chassagny a inventé un embout dont devrait se munir chaque souffleur, et qui ne servirait qu'à lui seul; mais il paraît que ce moyen si simple est rejeté par ceux-mêmes qui auraient le plus d'intérêt à l'employer. — Relativement à la contagion vaccino-syphilitique, il est prescrit aujourd'hui de ne se servir que de vaccin ne laissant pas voir à travers les tubes qui le contiennent de traînées blanches ou rougeâtres. Comme le sang d'un vacciné syphilitique peut infecter le vaccinifère et les vaccinés suivants, l'opérateur aura soin de laver son instrument après chaque vaccination, et, pour plus de sûreté, il se servira d'alcool ou de tout autre liquide capable de neutraliser le virus contenu dans le sang. — Quant à l'hygiène sociale ou publique, nous n'avons pas ici à en tracer les règles, ni à nous prononcer sur les mesures les plus propres à diminuer et à assainir la prostitution.

Examinons maintenant s'il est possible de faire avorter le chancre et de prévenir par là l'intoxication. Ceux qui croient que le chancre n'est qu'un symptôme et la première manifestation locale de la syphilis doivent regarder le traitement abortif comme une chimère. C'est à peu près l'opinion générale aujourd'hui. Cependant une réaction qui ne peut manquer d'avoir quelque retentissement est en train de se faire. On revient aux conseils que donnaient et que mettaient en pratique des praticiens dont personne ne conteste la valeur. « De tous les chancres, disait M. Ricord, que j'ai vu cautériser ou que j'ai cautérisés moi-même, du premier au quatrième jour de la contagion, aucun n'a été suivi des symptômes propres à l'infection constitutionnelle. » On remarquera ici que la durée de l'incubation, indiquée par M. Ricord, doit faire supposer que la cautérisation abortive ne s'adressait qu'à des chancres simples. Les chancres syphilitiques, en effet, n'apparaissent jamais trois ou quatre jours après la contamination. Peut-être parmi ces chancres simples y en avait-il de mixtes; c'est tout ce qu'on peut accorder; mais, au surplus, rien ne le prouve.

M. Rollet, qui est loin d'être partisan de la méthode abortive, croit cependant que dans le cas de chancre mixte, il serait possible que la destruction de l'ulcère neutralisât le virus syphilitique encore à l'état d'incubation et prévînt ses effets ultérieurs. Mais comment le savoir? Ce qui, au contraire, est bien positif, c'est que des cautérisations sur des chancres qui étaient d'abord mous ne les ont pas empêchés de s'indurer plus tard. M. Diday, plus absolu encore que M. Rollet, déclare que dans aucun cas la cautérisation abortive ne peut s'opposer à l'empoisonnement syphilitique.

Cependant les expériences de M. Sigmund paraissent favorables à la méthode abortive. Le savant médecin de Vienne portait le caustique sur les lésions suspectes survenues un temps plus ou moins long après le coït impur, et voici les résultats auxquels il est arrivé : 1° sur 24 malades cautérisés du premier au troisième jour de la contagion, il n'y a eu que 3 syphilis consécutives; 2° sur 30 malades cautérisés du troisième au dixième jour, il y a eu 7 syphilis consécutives; 3° sur 22 malades abandonnés à eux-mêmes, il y a eu 11 syphilis. Malgré le vague dans lequel nous laissent ces faits, en ce qui concerne la nature précise ou même la nature probable de la lésion, on ne peut pas nier qu'ils ne donnent un résultat brut favorable à la méthode abortive. Si, aujourd'hui surtout que les chancres simples sont presque toujours numériquement inférieurs aux chancres syphilitiques, 54 ulcérations suspectes des organes génitaux ne donnaient lieu, après leur cautérisation abortive, qu'à 10 cas de syphilis, on y pourrait voir une preuve non équivoque de l'efficacité préventive des cautérisations. Quoi qu'il en soit, retenons ces documents qui, malgré ce qui leur manque, ne sont pas sans valeur. Il est bon de les placer à côté d'une nouvelle méthode abortive mise en pratique dans ces derniers temps. Si l'on croit utile de recourir aux cautérisations, on se servira du nitrate d'argent, mais mieux encore, comme pour le chancre simple, d'une solution de chlorure de zinc à saturation.

Il y a des médecins qui emploient systématiquement la méthode abortive, parce qu'ils ne considèrent pas le chancre comme un résultat de l'intoxication préalable déjà effectuée dans l'organisme lorsqu'il apparaît, mais comme son foyer, comme le laboratoire où se créent les matières virulentes qui, charriées par le sang et la lymphe, partent de là et vont infecter peu à peu l'économie. Or, en se plaçant à ce point de vue, ne serait-il pas rationnel de supposer que la destruction de ce foyer d'où procède tout le mal serait capable d'en arrêter les effets, si on la faisait à temps? Parmi les partisans de cette doctrine et de cette pratique, MM. Auspitz et Unna ont fait l'extirpation des chancres syphilitiques sur une grande échelle, puisque, à l'époque où ils ont publié leur statistique, elle comprenait déjà 33 cas. En retranchant de ce nombre 10 observations incomplètes, on a 23 cas de chancres syphilitiques excisés alors qu'il y avait déjà induration des ganglions inguinaux. Sur ces 23 malades, 14 n'eurent aucun accident constitutionnel, et chez les autres ces accidents furent très modérés. M. Ch. Kölliker a pratiqué l'excision du chancre syphilitique dans huit cas : les 7e, 9e, 10e et 14e (2 fois) jours, la troisième et la septième semaine; chez un malade, on n'a pas tenu compte du moment de l'opération. Quatre fois il y avait adénite inguinale. Sur ces 8 malades, 5 eurent la syphilis constitutionnelle, et 3 échappèrent à l'infection. Ne serait-on pas en droit de tirer d'un pareil ensemble de faits les conclusions suivantes : 1° dans quelques cas l'excision de l'ulcère primitif empêche le développement de la syphilis ; 2° pareil effet s'observe même quand les glandes du voisinage sont indurées ; 3° d'autre part, l'excision est souvent inutile, même quand elle est entreprise de bonne heure ; 4° quand l'excision n'empêche pas le développement de la syphilis constitutionnelle, elle rend cette maladie moins grave. Et, en outre, comme conclusion générale, on pourrait dire que l'induration du chancre n'est pas l'indice d'une infection de l'organisme.

M. Robert Paqvalin, médecin à Abo, en Finlande, avec qui je causais de cette question il y a quelque temps, me racontait qu'il avait fait des extirpations de chancres infectants chez 18 malades. Chez l'un d'eux, il avait même enlevé les ganglions inguinaux. Les chancres dataient en moyenne de une ou deux semaines. Dans aucun de ces 18 cas les accidents constitutionnels ne furent prévenus. M. Paqvalin observa deux hommes qui avaient eu des rapports avec la même femme syphilitique. L'un d'eux s'écorcha pendant le coït; au bout de huit jours on fit l'excision de cette écorchure qui n'était pas encore chancreuse; aucune infection n'eut lieu. L'autre, au contraire, eut un chancre infectant au bout de trente jours. — MM. Auspitz et Unna conseillent d'exciser le chancre, lorsque l'induration existe depuis peu de temps, et qu'elle n'est pas accompagnée d'une tuméfaction indolente des ganglions inguinaux. Enfin, il faut que le siège du chancre rende l'opération possible.

Un grand intérêt doctrinal et surtout pratique s'attache à cette expérimentation. Aussi quoiqu'elle n'ait pas encore donné des résultats d'une valeur incontestable, je crois qu'il est bon de ne pas la négliger. Malheureusement, la plupart des malades ne viennent demander nos conseils qu'à une époque où le chancre est en plein dans sa période de progrès. Presque tous ont, depuis plusieurs jours, l'adénopathie spécifique. Eh bien, même dans ces conditions qui indiquent une deuxième étape du processus syphilitique, puisque les ganglions inguinaux subissent eux aussi la néoplasie et deviennent autant de foyers où s'élabore la matière virulente, dans ces conditions défavorables faudrait-il opérer? Tout dépend du siège qu'occupe le chancre et de la forme qu'il affecte. Évidemment, il y en a qu'on ne doit pas tenter d'exciser : tels sont ces grands chancres diffus qui envahissent le tiers, la moitié ou même la totalité du fourreau : tels sont encore ces énormes syphilomes primitifs qui occupent la couronne, le sillon balano-préputial et s'enfoncent profondément dans le tissu cellulaire qui sépare la base du gland de la partie antérieure des corps caverneux. De ce nombre sont encore les chancres volumineux qui indurent le filet, le méat et toute la moitié antérieure du gland : chez la femme, les chancres du col, peut-être aussi ceux du mamelon, etc. Les contre-indications résultent de l'étendue de la perte de substance et du danger qu'il y aurait à la faire subir à certaine portion d'organe dont on compromettrait ainsi l'intégrité pour un résultat très incertain. Mais il y a toute une série de chancres, petits, très circonscrits, dont l'ablation est des plus faciles ; ceux du fourreau, de la muqueuse, de la peau et de l'orifice du prépuce, quelques-uns du filet ou de ses culs-de-sac latéraux, etc., sont de ce nombre.

L'excision des chancres syphilitiques constitue un procédé plus radical et plus sûr que la cautérisation abortive, cependant celle-ci, qui est d'une application plus générale et plus facile, pourrait aussi être essayée dans les cas favorables. Pour que les résultats de la méthode abortive fussent à l'abri de toute critique, il faudrait plusieurs conditions qu'on trouve rarement réunies chez la même personne. D'abord on devrait être sûr du diagnostic. Mais est-ce possible pendant les premiers jours du chancre et avant que soit survenue l'adénopathie spécifique? Et si cette dernière vient confirmer la nature syphilitique de l'accident sur laquelle on ne pouvait avoir, jusque-là, que des présomptions, n'est-il pas déjà trop tard? A l'époque où on inoculait si facilement le virus syphilitique, il eût été facile d'expérimenter très fructueusement la méthode abortive. Supposez qu'on eût inoculé le limbe préputial d'un patient ; au bout de vingt-cinq ou trente jours la piqûre serait devenue le siège d'une saillie papuleuse ; on l'aurait laissée se développer pendant un ou deux jours, de façon à n'avoir aucun doute sur son caractère syphilitique, et alors on aurait pratiqué la circoncision avant l'apparition de l'adénopathie. Si l'empoisonnement ultérieur avait été prévenu par cette méthode de traitement, quels doutes auraient pu rester dans l'esprit sur son efficacité?

Le traitement local du chancre syphilitique est aussi simple que possible. Il faut se contenter de topiques adoucissants et résolutifs, et surtout s'abstenir de cautérisations. Elles sont très nuisibles pendant la période de progrès et d'état. C'est à elles qu'il faut rapporter bon nombre de complications, telles que l'inflammation et même la gangrène. A l'époque où le chancre commence à bourgeonner, à présenter sur toute son étendue une surface rose, chagrinée, qui sécrète un pus de bonne nature, il sera utile de le toucher quelquefois très légèrement avec le crayon de nitrate d'argent pour hâter la cicatrisation. Pendant les autres périodes on se bornera à des soins de propreté ; on enlèvera ou on fera tomber les croûtes et les squames s'il y a lieu, et on pansera trois fois par jour l'érosion ou l'ulcération avec de la charpie enduite de la pommade suivante :

Cold cream.	20 grammes.
Calomel.	5 —

Si le chancre était douloureux, on emploierait du cérat opiacé ou on incorporerait à la pommade précédente 0,50 centigr. à 1 gramme d'extrait thébaïque. Dans les formes douloureuses du chancre, on pourrait aussi recourir à l'iodoforme qui n'a contre lui que son odeur pénétrante.

Le traitement des complications exige une médication topique plus variée et plus active; il est même nécessaire, dans plusieurs cas, de recourir à l'administration des spécifiques. On parvient assez aisément à éteindre l'inflammation lorsqu'elle s'est emparée d'un chancre syphilitique : il suffit de recouvrir les parties malades de cataplasmes émollients et de faire prendre des bains prolongés. S'il y a menace de gangrène ou même gangrène, et que le chancre soit à découvert, on emploira pour le panser de la charpie imbibée d'eau alcoolisée ou d'une solution d'acide phénique, de permanganate de potasse, ou même simplement de vin aromatique pur ou coupé d'eau par moitié. On n'interviendra point pour hâter l'élimination de la partie mortifiée; on ne cherchera pas à l'arracher de peur de provoquer une hémorrhagie par rupture des vaisseaux du pédicule. Lorsque la gangrène se déclare dans des chancres balano-préputiaux, compliqués de phimosis, il sera toujours prudent d'inciser le prépuce dans toute sa longueur sur la ligne médiane supérieure. Une pareille opération, qui ne présente aucun danger, n'offre pas le même degré d'urgence dans tous les cas. Elle est formellement indiquée par la violence de l'inflammation balano-préputiale, l'engorgement et la tension du tissu cellulaire sous-cutané et de la peau, et surtout par l'hémorrhagie qui se produit quelquefois en pareil cas. En incisant le prépuce, on fait disparaître l'étranglement et on limite dans la mesure du possible le processus lorsqu'il a pris une mauvaise tournure.

Les balano-posthites infectantes peu inflammatoires ne demandent, elles aussi, qu'une médication très simple : on fera plusieurs fois par jour, dans la cavité glando-préputiale, des injections à grande eau avec des liquides alcoolisés ou phéniqués, et, en outre, on injectera une fois toutes les vingt-quatre heures une solution de nitrate d'argent au 100e.

Les chancres infectants ulcéreux et, à plus forte raison, phagédéniques, ne doivent pas être traités par des cautérisations destructives destinées à arrêter leurs progrès. Ici la médication topique cédera le pas à la médication interne qui est d'une efficacité incontestable. Dès qu'on verra un chancre syphilitique prendre une marche envahissante, et se creuser ou s'étendre, il faudra, si on ne l'avait pas déjà fait auparavant, administrer les mercuriaux; on en donnera même plus que la dose habituelle, et on leur associera l'iodure de potassium ou le sirop de bi-iodure ioduré. C'est dans ce cas que je fais faire des pansements avec la pommade résolutive suivante :

Emplâtre de Vigo hydrargyrisé. . .	15 grammes.
Onguent napolitain	15 grammes.
Extrait thébaïque	1 gramme.

qui a l'avantage d'exercer une action topique très efficace, et de faire pénétrer du mercure dans l'économie. Dans les œdèmes durs du prépuce et de la verge qui accompagnent souvent les chancres sous-préputiaux compliqués de phimosis, les antiphlogistiques ne sont pas nécessaires; il faut recourir alors aux onctions avec l'onguent napolitain faites matin et soir sur toute l'étendue des parties envahies. — Les coïncidences pathologiques du chancre syphilitique nécessitent une médication un peu plus active, surtout lorsqu'il existe un chancre mixte. L'élément chancrelleux sera combattu dès le début par des cautérisations abortives; on touchera les ulcérations une fois tous les quatre jours avec un pinceau imbibé d'une solution saturée de chlorure de zinc. Si elles avaient une tendance phagédénique bien accusée, on les saupoudrerait de poudre d'iodoforme, et on pousserait activement le traitement interne. On pourrait aussi employer avec avantage les pansements au chloral; on se servirait d'une solution au 100ᵉ.

Le siège du chancre fournit quelques indications dans la région céphalique; les chancres de la paupière et de la conjonctive exigent l'usage des émissions sanguines, les instillations entre les paupières d'une solution de sulfate d'atropine, lorsque le néoplasme suscite une inflammation violente de la conjonctive et de l'iris. Aux lèvres, sur le bord libre, on fera des pansements avec la pommade au calomel; sur la langue on se bornera à quelques cautérisations et à des gargarismes détersifs fréquents. Même traitement est applicable aux chancres de l'isthme et de l'amygdale. A la région mammaire on cautérisera tous les deux jours avec le crayon de nitrate d'argent les chancres qui ont de la tendance à bourgeonner et dans l'intervalle de l'allaitement on saupoudrera les érosions ou les ulcères avec de la poudre de calomel ou avec une poudre composée de deux tiers de bismuth et d'un tiers d'oxyde de zinc. Aux mains et aux doigts, on devra veiller à ce qu'aucune cause irritante ne provoque des inflammations qui peuvent gagner les lymphatiques et donner lieu à des angioleucites.

Les chancres, une fois cicatrisés, laissent quelquefois de grosses indurations qui persistent longtemps. Les malades s'en inquiètent et voudraient s'en débarrasser, même au prix d'une excision ou d'une cautérisation destructives. On ne doit pas céder à leurs sollicitations. De pareilles opérations sont inutiles et dangereuses. Inutiles, car il n'est pas rare de voir la néoplasie se reformer au-dessous de la cicatrice; dangereuses, puisque les plaies ou les eschares peuvent être le point de départ d'une inflammation violente. J'ai vu une gangrène de la moitié du prépuce chez un malade qui voulut à toute force se débarrasser d'une semblable induration préputiale. J'avais refusé de faire l'opération; il s'adressa à un médecin de province qui cautérisa le néoplasme avec de la pâte de Canquoin; il en résulta une inflammation gangreneuse des plus vives qui détruisit non seulement l'induration, mais les parties voisines. Les chancres du méat produisent parfois, vers leur déclin, un rétrécissement qui gène la miction. Pour obvier à ce petit inconvénient qui disparaît de lui-même à la longue, je fais passer tous les jours dans la portion balanique du canal l'extrémité conique d'une bougie élastique, enduite d'onguent napolitain; on la laisse à demeure pendant deux ou trois heures.

Les adénopathies, même lorsqu'elles acquièrent un volume considérable, n'exigent aucune médication; elles diminuent peu à peu et se résolvent à la longue. Si elles se compliquaient d'inflammation périphérique, on les couvrirait de cataplasmes émollients après les avoir préalablement enduites d'onguent napolitain. S'il se forme une collection purulente, on s'abstiendra de l'ouvrir, parce qu'il y a de grandes probabilités que le pus se résorbera. On n'y porterait l'instrument tranchant que s'il devenait de la dernière évidence que l'accès va s'ouvrir spontanément. Les adénopathies mixtes seront traitées comme les bubons chancrelleux. Les adénopathie strumo-syphilitiques réclament un traitement général dirigé tout à la fois contre les deux maladies constitutionnelles. Si elles prenaient de grandes proportions, on les couvrirait de vésicatoires volants répétés, et on y ferait des badigeonnages avec de la teinture d'iode. Il y a des malades qui s'inquiètent beaucoup de leurs adénopathies syphilitiques quoiqu'ils n'en souffrent pas, et ils s'étonnent de voir que le médecin ne dirige contre elles aucune médication locale. Pour les rassurer et les satisfaire, on fera appliquer sur les ganglions engorgés un emplâtre de Vigo hydrargyrisé qu'on changera tous les deux jours.

Traitement général. — Un chancre syphilitique étant fatalement suivi des accidents constitutionnels, il y a lieu de se demander s'il n'est pas indiqué d'administrer dès son apparition les médicaments spécifiques. L'intoxication n'est pas douteuse, elle s'accentue même de plus en plus à mesure qu'on se rapproche du moment où les accidents consécutifs vont se manifester. En la combattant pendant sa période d'incubation, a-t-on quelque chance de ralentir sa marche, de neutraliser les effets du virus, d'atténuer les troubles constitutionnels et les déterminations de la maladie sur différents organes?

Le fait n'est pas douteux pour moi et beaucoup de syphiliographes, des plus autorisés, sont du même avis. Pourquoi, en effet, les spécifiques n'exerceraient-ils pas une action favorable sur la diathèse? Sans doute elle est encore en partie latente. Mais les adénopathies, le chancre lui-même, les modifications du sang dont je parlerai plus tard, certains troubles généraux de l'organisme ne manifestent-ils pas déjà l'action morbide? Il y a pendant la deuxième incubation plus qu'une diathèse en puissance; il existe en réalité un travail pathologique réel, grandissant de jour en jour et dont les conséquences générales apparaîtront forcément. Ces conséquences, en peut-on diminuer le nombre, l'étendue et la gravité par un traitement spécifique? J'avoue qu'il est difficile d'en donner une démonstration péremptoire, car ce malade que vous traitez par les mercuriaux, dès le début de son chancre, vous ne pouvez pas savoir ce qu'eussent été ses accidents consécutifs, si vous n'aviez pas employé d'emblée la médication spécifique. Parmi ceux qui ont combattu cette pratique, il faut citer, après les antimercurialistes radicaux qui ne traitent jamais la syphilis par le mercure, les demi-antimercurialistes, à la tête desquels je place M. Diday. D'après lui, la gravité des accidents secondaires paraît peu atténuée par le traitement mercuriel *ab initio*. Voici sur quoi repose cette proposition. Chez 49 sujets n'ayant pas pris de mercure pendant le chancre, la syphilis fut 17 fois faible, 27 fois moyenne et 5 fois forte. Chez 25 sujets ayant pris du mercure pendant le chancre, la syphilis ultérieure a été 6 fois faible, 14 fois moyenne et 5 fois forte. Évidemment de semblables statistiques ne prouvent pas l'inutilité du traitement *ab initio*. Elles ne reposent pas sur un nombre de faits suffisants et on peut toujours répondre que si la syphilis a été moyenne et forte chez les malades traités, elle eût probablement été forte ou très forte s'ils n'avaient pas été traités. Mais ce sont là des questions qui seront examinées et discutées ultérieurement.

Voici, du reste, quelle est la conduite qu'il me semble le plus rationnel de suivre dans le traitement général de la syphilis primitive : 1° pour peu qu'on conserve le moindre doute sur la nature du chancre infectant, il faut s'abstenir de donner des mercuriaux ; 2° si l'on a la certitude que le chancre est bien syphilitique, on commencera aussitôt que possible l'administration de l'hydrargyre, en le donnant à faibles doses, 6 centigrammes par exemple lorsque le chancre sera petit et parcheminé ; 3° si le chancre syphilitique est ulcéreux, on donnera une plus forte dose d'hydrargyre, 9 à 12 centigrammes ; 4° s'il a de la tendance à subir la déviation phagédénique, on ajoutera au traitement mercuriel le traitement ioduré et on donnera chaque jour 1 ou 2 grammes d'iodure de potassium.

Je crois que le traitement général a une influence curative et préventive très probable sur l'intoxication commençante et sur les accidents qui s'élaborent et qui vont apparaître, et j'affirme qu'il exerce en outre une action indéniable sur l'accident primitif lui-même. Telles sont les deux raisons qui me portent à prescrire les spécifiques, dès que j'ai la certitude absolue que le chancre est syphilitique.

APPENDICE

EXCISION DU CHANCRE SYPHILITIQUE[1].

Dans ces dernières années, les syphiliographes se sont émus et préoccupés, à juste titre, d'une question dont l'intérêt théorique est incontestable, mais dont les conséquences pratiques surtout, seraient de premier ordre, si on parvenait à la résoudre définitivement dans le sens positif. Elle est très simple en apparence, et il semble, au premier abord, que l'expérimentation n'aurait pas de grands efforts à faire pour lui donner une réponse. De quoi s'agit-il, en effet? De savoir si la destruction du chancre syphilitique, à une époque aussi rapprochée que possible de son début, est susceptible de prévenir l'intoxication et d'empêcher la maladie de se généraliser.

1. Depuis l'époque où cette leçon a été faite, j'ai pratiqué plusieurs fois l'excision du chancre syphilitique. J'en ai consigné les résultats dans un mémoire publié en 1881 par la *Gazette des hôpitaux*. Le dernier fait a paru dans les *Annales de Dermatologie et de syphiligraphie* de 1881, p. 532. Je résume dans cet appendice les résultats de mes expériences.

Pour que le résultat soit probant, il est de toute nécessité que le diagnostic de la lésion qu'on va détruire ne laisse aucun doute dans l'esprit. Or, qu'on ne s'y trompe pas, pendant les premiers jours, et à plus forte raison dès les premières heures d'une érosion ou d'une petite ulcération qui se présentent sous les apparences d'un chancre, il arrive fort souvent qu'on se trouve dans l'impossibilité de se prononcer d'une façon catégorique sur sa nature. Ajoutez à cette difficulté celle qui résulte de la ressemblance, quelquefois parfaite, de pareilles lésions avec une exulcération herpétique. Les conditions exigées pour une réussite indiscutable se rencontrent très rarement. Depuis que je m'occupe de les rechercher avec soin, je ne les ai trouvées réunies que trois fois, deux fois surtout, et cependant c'est par milliers que des chancres, de toute nature et à tous les âges, ont été soumis à mon observation.

Dans les tentatives que j'ai faites pour prévenir, par la destruction du chancre, le développement de la syphilis, j'ai toujours eu recours à l'excision. Cette méthode est infiniment préférable à la cautérisation parce qu'on la dirige mieux, et qu'en s'y prenant convenablement, lorsque les circonstances se prêtent à l'opération, on peut avoir la certitude d'enlever tout le foyer du mal.

Pour se bien pénétrer de la nécessité d'exciser de très bonne heure la lésion primitive, il ne faut pas oublier une de ses circonstances pathologiques les plus remarquables. Je veux parler du processus qui commence à se développer dans les ganglions du district qu'occupe le chancre, quelques jours après son apparition. Les adénopathies ganglionnaires dures, indolentes, aphlegmasiques, sont, en effet, non pas une complication fortuite, mais un phénomène constant, un symptôme inévitable qui fait pour ainsi dire partie intégrante de la syphilis primitive. Or, comme cette lésion est la seconde étape dans le processus d'envahissement, qui a le chancre pour premier foyer, il saute aux yeux que toute excision, faite après la production de l'adénopathie spécifique, n'aura aucune chance de réussite. N'est-il pas rationnel, en effet, de considérer les ganglions hyperplasiés comme autant de petits centres d'infection ou prolifèrent les particules virulentes qui, de là, par la voie des lymphatiques, vont se déverser dans la grande circulation sanguine et infecter tout l'organisme ?

Dans une première série d'excisions, qui comprenait six cas, l'insuccès de la méthode abortive fut aussi complet que possible. Il fallait s'y attendre. J'avais pris les cas qui se prêtaient le mieux à l'opération, mais elle avait été faite à une époque beaucoup trop avancée de la lésion primitive, c'est-à-dire aux quinzième, seizième, neuvième, dixième jours. Dans un seul cas, j'avais pu la pratiquer à un moment assez rapproché du début, au quatrième jour, alors qu'il n'existait pas encore d'adénopathie spécifique, et néanmoins les accidents consécutifs étaient survenus à leur date habituelle. — Voici ce cas.

I. *Excision d'un chancre syphilitique pratiquée quatre jours après son apparition. — Induration de la cicatrice. — Insuccès. — Accidents consécutifs.* — Un jeune homme âgé de vingt et un ans, élève à l'école d'Alfort, vint me consulter, le 27 février 1880, pour une petite érosion située sur la muqueuse préputiale, un peu à droite du filet et très près de lui. Quoiqu'elle ne datât que de quatre jours, sa base était un peu indurée. Quand on la saisissait avec une pince, elle glissait comme une lame de cartilage. Ses dimensions n'excédaient pas celles d'une lentille. Il n'existait point encore d'adénopathie inguinale. Le dernier coït remontait au 13 février et l'avant-dernier au milieu de janvier. Le

20 février, le malade avait ressenti une cuisson vague et mal limitée sur les parties génitales. Le 23, il s'était aperçu de la lésion. Elle était donc au quatrième jour quand je l'observai. Le diagnostic ne pouvait laisser aucune incertitude; c'était bien un chancre syphilitique. Comme il était très petit et se prêtait on ne peut mieux à l'excision, il fut enlevé d'un coup de ciseau, séance tenante, et avec lui une partie de la muqueuse saine qui l'entourait. — Sans doute il était déjà un peu tard pour faire l'opération; mais pourtant, comme les ganglions ne présentaient encore aucune trace d'hyperplasie, on pouvait, à bon droit, admettre que les conditions étaient favorables. Malheureusement, nos espérances furent déçues, car, lorsque le malade revint nous voir dans les premiers jours du mois de mars, la plaie, qui était à peu près cicatrisée, était sous-tendue par une plaque d'induration tout à fait semblable à celle d'un chancre infectant guéri. Indubitablement l'intoxication était un fait accompli. Aussi, à la fin de mars ou au commencement d'avril, c'est-à-dire quarante jours environ après le début du chancre, les accidents de la syphilis généralisée firent leur apparition: roséole érythémateuse avec plaques muqueuses de la gorge, du prépuce et du gland qui se reproduisirent en juillet.

Quoique j'eusse la certitude que le chancre, au moment de l'excision, était bien syphilitique, je priai mon collègue et savant ami, M. Cornil, d'en faire l'examen histologique, et voici la note qu'il eût l'obligeance de me remettre : « Dans les coupes pratiquées sur une moitié du chancre, après le durcissement par l'alcool, on voit que les couches superficielles de l'épithélium se terminent au bord de l'ulcération et sont remplacées dans toute leur étendue par une couche de tissu de granulation. La couche papillaire se trouve infiltrée de cellules, infiltration qui existe aussi dans le derme, s'étendant dans les parties latérales, au-dessous des couches épithéliales des bords de l'ulcération. Cette couche épithéliale se continue de la partie normale de la muqueuse, sur le bord du chancre, et puis elle s'amincit lorsqu'on arrive à l'érosion. Les lésions du tissu conjonctif du derme, dans la base du chancre, sont une infiltration de cellules entre les fibres du tissu conjonctif. Les vaisseaux, examinés sur une coupe transversale, montrent un épaississement de leurs tuniques qui sont infiltrées de cellules. La lumière des vaisseaux est remplie par des globules blancs et des cellules endothéliales. Les espaces lymphatiques se montrent très dilatés. »

Quoique l'anatomie pathologique du chancre infectant ne rentre point dans mon sujet, j'ai voulu donner cette excellente description histologique pour montrer qu'à son quatrième jour, la lésion si petite qu'elle soit, présente, à peu de chose près, les mêmes particularités de structure que la sclérose initiale, vers sa période moyenne ou son déclin. Aussi, dans le cas où l'on aurait excisé une érosion dont les caractères cliniques seraient insuffisants pour déterminer sa nature, il me semble que l'analyse histologique pourrait être d'un grand secours.

En présence de pareils résultats, la conclusion qui s'imposait d'elle-même, c'est que l'excision, pour avoir quelques chances de réussite, devait être pratiquée avant le quatrième jour de l'accident primitif. Quant aux conséquences locales, elles étaient encourageantes, puisque la cicatrisation de la plaie s'effectuait toujours très rapidement et sans entraîner aucun inconvénient fâcheux. La seule différence qu'il y avait entre la plaie de l'excision chancreuse et une plaie ordinaire, c'est que sa base et ses bords s'induraient et que la néoplasie se reproduisait, mais ne s'ulcérait pas. — L'induration qui s'empare, quelque temps après l'incision, de la base et des bords de la cicatrice, est un signe certain d'insuccès, et permet de pronostiquer à coup sûr la généralisation des accidents. Je n'ai vu qu'une seule exception apparente, mais je ne la compte pas, parce que le cas n'a été observé que pendant trois mois, et incomplètement. — Les adénopathies consécutives ne sont point modifiées par l'excision. Le processus local de la syphilis primitive s'accomplit comme si on avait adandonné le chancre à son évolution spontanée. — La deuxième incubation n'est ni abrégée, ni allongée; les premiers accidents de la syphilis consécutive surviennent à leur date habituelle. — Relativement à leur intensité, il est difficile et même impossible de se prononcer. Est-elle atténuée par l'excision ? Je ne le pense pas. Du reste comment savoir ce qu'elle eût été si le chancre n'avait pas été enlevé? Il est fort probable que les choses se seraient passées de la même façon.

J'arrive à deux faits qui se sont présentés dans des conditions si favorables de succès que le résultat devait être décisif pour résoudre l'importante question qui nous occupe.

II. *Excision d'un chancre syphilitique cinquante heures après son début. — Insuccès. — Accidents consécutifs.* — Un jeune homme fort intelligent et très au fait des maladies vénériennes, vint me consulter, en juin 1880, pour une petite papule presque imperceptible qui s'était produite depuis trente-six heures environ sur la muqueuse préputiale. Il craignait qu'elle ne fût syphilitique parce qu'il avait eu, quelques semaines auparavant, des rapports avec une personne qu'il avait su, depuis, être atteinte de syphilis. — Voici en quoi consistait cette lésion : c'était une saillie rouge de la grosseur d'une petite tête d'épingle, de forme ovalaire, située à droite sur la muqueuse du prépuce. En l'examinant à la loupe, on constatait que sa surface était régulièrement bombée, uniformément rouge et lisse. Autour d'elle existait un liséré épidermique blanchâtre. Elle était entourée d'une auréole d'un rouge violacé. Sa surface sécrétait un liquide parfaitement limpide qui se reproduisait aussitôt qu'elle avait été essuyée et lui donnait un aspect vernissé. En la pressant entre les doigts, on sentait qu'elle était un peu ferme, mais elle ne reposait point sur une base franchement indurée. — Il n'existait aucune trace d'adénopathie ganglionnaire. Comment affirmer qu'une pareille lésion était un chancre syphilitique, à l'état embryonnaire? Y avait-il les éléments nécessaires pour poser un tel diagnostic précis et formel? Assurément non, et j'aurais hésité à me prononcer sur la nature de cette lésion insignifiante en apparence, si je n'avais constaté, le même jour, sur la personne avec laquelle le malade avait eu des rapports, l'existence d'un chancre syphilitique et même les accidents consécutifs de la maladie constitutionnelle. — Cette circonstance étiologique capitale dissipait les doutes que laissait dans l'esprit l'insuffisance des caractères de la lésion, et il devenait, en effet, fort probable que les pressentiments du patient ne le trompaient pas et qu'il était sous le coup d'une infection imminente. Aussi je ne balançai pas à lui exposer la situation telle que je la comprenais et à lui proposer l'ablation de la petite papule pour en prévenir, si cela était possible, les conséquences ultérieures. L'offre fut acceptée, et d'un coup de ciseau j'excisai largement la papule, de manière à enlever avec elle une zone étendue de la muqueuse préputiale, bien au delà des limites de la sphère morbide. En admettant que le malade ne se fût pas aperçu de cette lésion aussitôt qu'elle était apparue, on ne pouvait guère compter plus de cinquante à cinquante-six heures, depuis son début jusqu'au moment de l'excision. Qu'on veuille bien noter qu'elle était exclusivement locale et qu'il n'existait encore aucun indice de l'irradiation du processus vers les vaisseaux ou les ganglions lymphatiques.

Toutes les conditions les plus favorables se trouvaient donc réunies pour empêcher, par l'ablation du petit foyer morbide, la maladie de suivre son cours et de se généraliser, si l'intoxication n'avait pas eu lieu avant l'apparition de l'accident primitif. Aussi, sans compter absolument sur le succès ni me faire de trop grandes illusions, je n'étais pas sans espoir. — Je crus même avoir réussi lorsque, quinze jours après l'ablation, le malade vint me revoir. La plaie, en effet, était cicatrisée et souple. Il n'existait aucune trace d'induration au-dessous de la cicatrice ni à sa périphérie. Les ganglions inguinaux n'étaient point hyperplasiés.

Malheureusement les choses ne restèrent pas longtemps dans cet état satisfaisant, car, le 10 juillet, je constatai qu'à la place de la cicatrice souple et exempte de toute induration qui existait le 5 juillet, il s'était formé, dans l'épaisseur de la muqueuse, une plaque large à peu près comme une pièce de 20 centimes, parcheminée, chondroïde, élastique, à contours nettement tranchés, sèche, lisse à sa surface et sans trace d'érosion. Il paraît que ce changement de mauvais augure avait commencé le 7 juillet (dix-septième jour de l'excision), qu'il était survenu sans douleur, sans suintement, sans érosion, sans aucun signe de processus inflammatoire sous la cicatrice ou autour d'elle. Cette plaque d'induration ressemblait à celle d'un chancre syphilitique cicatrisé. Aucune manifestation sur la peau ni sur les muqueuses.

Le 12 août (cinquante et unième jour de l'excision), il existait toujours, au-dessous de la cicatrice, un large disque induré, typique, ayant un centimètre et demi de diamètre, très nettement circonscrit, toujours sec et qui n'avait jamais ni suinté ni suppuré. Un peu, mais très peu d'adénopathie dans l'aine droite.

Sur la peau on trouvait quatre ou cinq grosses papules plates très caractéristiques, dont une annulaire. Pas de croûtes dans les cheveux ni d'adénopathie cervicale. L'éruption papuleuse avait débuté sur le scrotum le 31 juillet. Les autres papules étaient survenues peu de temps après. — [L'existence de la syphilis était donc incontestable.

III. *Excision d'un chancre syphilitique quarante-huit heures après son début. — Insuccès. — Plaques muqueuses gutturales.* — M. X..., étudiant en médecine, âgé de 21 ans, vint me consulter le 31 mars 1881, pour deux petites érosions de la muqueuse préputiale, grosses comme une tête d'épingle. Il m'affirmait que c'était des chancres syphilitiques à l'état naissant, qu'ils n'avaient que quarante-huit heures de durée, et que leur âge était aussi rigoureusement établi que possible, puisqu'il surveillait de jour en jour, et à chaque instant, leur apparition. Il était convaincu, en effet, que la dernière femme avec laquelle il avait eu commerce, le lundi gras, 28 février, l'avait infecté. Au jour, le matin, il s'était aperçu, mais trop tard, qu'elle avait la peau couverte d'une roséole syphilitique, et qu'il existait sur les deux grandes lèvres une éruption confluente de plaques muqueuses en pleine activité de sécrétion virulente. En outre, il y avait chez cette femme des adénopathies spécifiques multiples dans les aines et dans la région cervicale postérieure.

Deux ou trois jours après ces dangereux rapports sexuels, une blennorrhagie aiguë se déclara. Enfin, au bout de 29 jours, c'est-à-dire le 29 mars, dans l'après-midi, se montrèrent les premiers vestiges de l'accident primitif dont la venue était surveillée avec une si inquiète attention.

Quand je vis le patient pour la première fois, le 31 mars vers 3 ou 4 heures du soir, les deux érosions ne présentaient aucun caractère précis : c'était deux taches lenticulaires d'un rouge foncé, très finement granulées et un peu humides, rondes, plutôt élevées que déprimées par rapport aux parties voisines, indolentes, peu inflammatoires, sans aucun empâtement périphérique et à peine plus consistantes à leur base que la muqueuse saine. Absence complète d'adénopathie récente et spécifique. Les ganglions étaient un peu plus volumineux qu'à l'état normal, mais ils avaient toujours été ainsi.

Si on avait confiance dans l'excision, c'était bien le cas de la pratiquer. Mais je l'avais vue si constamment échouer, même dans des conditions à peu près aussi avantageuses, que je n'osai la proposer qu'avec timidité ; et, loin de l'imposer au malade, je lui fis remarquer qu'il y avait peu de chance qu'elle prévînt l'intoxication. Néanmoins, comme il penchait pour qu'elle fût faite, je la pratiquai séance tenante. La petite papule, de droite fut facile à enlever. Celle de gauche reposait sur une grosse veine ; les ménagements qu'il aurait fallu prendre pour respecter ce vaisseau, me faisaient craindre de n'enlever qu'imparfaitement la lésion. Aussi, sans tenir compte de cette malencontreuse disposition, j'incisai largement et profondément les tissus. L'écoulement sanguin fut un peu plus abondant que d'habitude, mais je m'en rendis maître très aisément avec de simples tampons de charpie imbibés d'eau froide. Quatre jours après l'excision, pendant que le travail de cicatrisation paraissait s'accomplir avec régularité, il survint une balano-posthite et un phimosis. Je crois que la blennorrhagie, encore à l'état aigu, n'y fut pas étrangère. Quoi qu'il en soit, le gland resta couvert pendant 10 ou 12 jours, et quand le malade put ramener le prépuce en arrière, il constata que les deux plaies de l'excision étaient en grande partie cicatrisées et non indurées, mais qu'il s'était produit, en avant de celle du côté gauche, une large érosion un peu saillante, autour et au-dessous de laquelle il ne semblait pas exister de néoplasie spécifique. Je ne pus pas constater la nature et le processus de cette lésion, parce que ce jeune homme était parti pour la campagne le lendemain de l'opération. Les choses restèrent dans cet état jusqu'au 1er juin. Toutefois, les ganglions inguinaux se tuméfièrent un peu. Enfin, le 1er juin (63e jours depuis l'apparition des deux papules excisées), il poussa dans le sillon balano-préputial cinq ou six plaques d'induration, qui ne s'érodèrent point et ne donnèrent lieu à aucune sécrétion.

Le 8 juin (71e jour des chancres), le malade vint me voir, et voici ce que je constatai : la cicatrice de l'excision faite à gauche, au-dessus de la grosse veine préputiale est parfaitement souple et normale ; celle de droite présente un peu d'induration. L'érosion consécutive à la balano-posthite existe encore et elle repose sur une base légèrement parcheminée. Mais les lésions les plus spécifiques sont celles qui se sont produites depuis huit jours. Elles consistent en effet en un cercle d'induration typique derrière la couronne, et en quatre ou cinq plaques, les unes isolées, les autres réunies, qui occupent toute l'épaisseur de la muqueuse, sont nettement circonscrites et présentent au plus haut degré la consistance et l'élasticité du néoplasme primitif. Leur surface est lisse, à peine érodée et humide. Elles ressemblent aussi exactement que possible à des chancres syphilitiques cicatrisés depuis quelques jours. Dans les aines il existe une double adénopathie spécifique. Malgré l'attention avec laquelle le malade explore toute la surface cutanée, il n'a pu y découvrir jusqu'à présent la moindre trace d'éruption; mais, depuis huit jours, il éprouve des douleurs et de la gêne dans la gorge. En examinant l'isthme, je constate sur les deux piliers antérieurs la présence de trois ou quatre plaques muqueuses opalines, sur l'origine et la nature desquelles il est impossible de se méprendre.

L'intoxication est donc un fait accompli. L'excision des deux petites papules chancreuses, quoique faite à la 48e heure de leur naissance, n'a pu prévenir les accidents consécutifs. Il est à remarquer que la santé générale n'a éprouvé aucune atteinte et qu'il n'est survenu aucun de ces troubles constitutionnels qui précèdent ou accompagnent quelquefois les premières manifestations de l'empoisonnement général. On trouvera peut-être qu'il n'y a rien d'étonnant à cela puisque ces manifestations se sont bornées jusqu'à présent à des indurations balano-préputiales et à quelques plaques muqueuses gutturales. J'ai vu cependant des cas dans lesquels il y avait un désaccord très frappant entre la bénignité des premières poussées et l'appareil menaçant des phénomènes fébriles et nerveux qui les annonçaient.

L'évolution de la syphilis primitive a été abandonnée à elle-même, et depuis l'excision rien n'est venu la contrarier. Dans les derniers quinze jours le malade a cru devoir prendre quelques pilules de protoiodure d'hydrargyre. Outre le fait capital de l'insuccès dans cette nouvelle tentative pour empêcher, par l'excision très précoce de l'accident primitif, l'intoxication syphilitique, nous trouvons à noter quelques particularités intéressantes. Ainsi :

1° Sur la muqueuse préputiale, une première plaque de néoplasie spécifique primitive s'est faite quelques jours après l'excision, mais en dehors de la sphère des papules excisées, si bien que l'une des cicatrices a toujours conservé sa souplesse et que l'autre ne s'est sclérosée que tardivement. Mais le phénomène le plus curieux dans cette région a été l'apparition, au 63e jour des chancres, d'indurations nombreuses et étendues offrant avec les néoplasies primitives cicatrisées, une identité absolue, comme consistance et configuration ;

2° Si l'excision n'a pas prévenu les accidents consécutifs, elle paraît les avoir retardés. Leur incubation a été en effet de 63 jours, tandis que dans la généralité des cas elle n'est que de 45. Non seulement elle a retardé l'apparition de ces accidents, mais elle les a circonscrits; elles les a empêchés de se généraliser, d'envahir de larges surfaces puisque jusqu'à présent ils n'ont attaqué que la gorge et la muqueuse balano-préputiale. L'opération n'aura donc pas été tout à fait inutile. Mais est-ce ainsi que les choses doivent être interprétées? Nous n'en sommes encore qu'aux premières phases de la maladie. Sait-on ce qu'elle deviendra? Sait-on ce qu'elle aurait été sans l'excision des deux papules primitives?

J'ai revu le malade le 20 septembre (173e jour du chancre). — Depuis sa dernière visite (30 juin), il n'a constaté ni roséole ni aucune autre éruption sur la peau. Il en a la certitude absolue, car il regarde toute la surface cutanée attentivement, matin et soir. — Pas de croûtes dans les cheveux, aucune douleur, aucun trouble dans la santé générale. — Le traitement a été à peu près nul, et rien n'a été changé au régime ordinaire.

Il y a dix jours, le malade fut pris subitement d'une amygdalite à gauche, qui gênait beaucoup la déglutition. — Quand il vint me voir, l'amygdale de ce côté était encore tuméfiée; le pilier antérieur correspondant était boursouflé, d'un rouge sombre, et présentait sur son bord et sa face antérieurs trois ou quatre plaques opalines évidemment syphilitiques. Pas d'alopécie, peu de ganglions cervicaux: adénopathie inguinale. Santé parfaite; peau intacte.

Nous pouvons maintenant nous faire une idée de cette syphilis dont l'accident primitif a été excisé 48 heures après son apparition. Elle a évolué pendant 5 mois et 21 jours, surveillée minutieusement par le patient, qui est médecin et n'a laissé échapper aucune manifestation. Quel est son bilan jusqu'ici? La phase chancreuse n'a guère été améliorée par l'excision, puisqu'il est survenu un phimosis, une balano-posthite et que des érosions parcheminées et de véritables indurations primitives se sont produites dans son cours et surtout vers sa terminaison, c'est-à-dire du 50e au 60e jour du chancre. — Quant à la phase des accidents consécutifs, elle a été aussi peu féconde en manifestations qu'on le pourrait souhaiter, car du 40e jour de la maladie à son 173e jour, c'est-à-dire en près de 4 mois, il n'y a eu que trois attaques très légères de pharyngopathie spécifique, à plaques muqueuses résolutives et éphémères. Cette particularité est certainement remarquable, d'autant plus que le malade s'étant traité très irrégulièrement, on peut regarder l'évolution de la syphilis comme spontanée.

Le malade est revenu me voir le 30 juin (93e jour depuis l'apparition du chancre). Il n'a pris en tout qu'une quarantaine de pilules de protoiodure d'hydrargyre de 3 centigrammes, et a été obligé d'en suspendre l'emploi à cause d'une assez vive stomatite mercurielle. — Les indurations balano-préputiales si proéminentes et si dures ont fondu comme par enchantement en 5 ou 6 jours. Aujourd'hui il n'en reste que des traces imperceptibles. — Il n'y avait aucune tache ni le plus petit bouton sur la peau. — Toujours quelques plaques sur les amygdales. — Santé générale, parfaite. La syphilis se trouve donc réduite actuellement à une seule manifestation sur la gorge, la même qu'il y a 22 jours. — Il n'est pas survenu un seul phénomène nouveau spécifique, et celui qui était le plus accusé, je veux parler des indurations balano-préputiales, a disparu. La maladie est jusqu'à présent aussi atténuée que possible.

Eh bien, les deux dernières expériences qu'on vient de lire paraîtront-elles concluantes ? Certes, en relatant ces faits, je suis loin de vouloir décourager ceux qui croient encore à la vertu abortive de la méthode. Je doute néanmoins qu'elle puisse être appliquée dans des circonstances plus propres à en assurer la réussite, si elle avait été possible. — Après deux insuccès aussi éclatants, les quelques illusions que j'avais sur la possibilité de prévenir la généralisation du mal, par la destruction de l'accident primitif à son début, se sont évanouies.

Ceux qui ont pratiqué l'excision sur une large échelle prétendent que, si elle ne prévient pas toujours l'intoxication, elle a du moins la propriété d'en atténuer les effets. Je doute que cette manière de voir repose sur des preuves sérieuses et indiscutables, car on ignore ce qu'aurait été la syphilis chez le malade, si on ne lui avait pas fait l'excision du chancre. On avance qu'elle eût été plus grave, plus confluente ; c'est une pure supposition. J'avoue cependant que mes deux dernières observations, et surtout la dernière, fournissent un argument considérable aux partisans de cette opinion. Mais une syphilis ne peut pas se pronostiquer sûrement et à longue échéance d'après ses premières manifestations. Les plus bénignes ne sont pas une garantie certaine qu'il ne surviendra pas plus tard des adénopathies redoutables. — Il ne faut donc pas faire intervenir ici, pour juger la méthode, une sorte d'action curative tout hypothétique. Prévient-elle ou ne prévient-elle pas la syphilis ? Voilà quelles sont les seules données du problème à résoudre.

Aussi que puis-je conclure, jusqu'à nouvel ordre, des faits qui me sont personnels, relativement à l'excision du chancre syphilitique ? C'est que cette opération n'empêche pas la maladie de se généraliser, même lorsqu'elle est pratiquée dans des circonstances exceptionnellement favorables pour en assurer la réussite[1].

OBSERVATIONS RÉSUMÉES DE CHANCRES SYPHILITIQUES

Comme complément aux Leçons sur la syphilis primitive, je vais relater brièvement les cas les plus curieux de chancres syphilitiques qu'il m'a été donné d'observer. Outre leurs traits les plus saillants, j'indiquerai aussi, quand il y aura lieu, leurs conséquences générales immédiates ou éloignées. — Pour mettre un peu d'ordre dans cette suite de faits, je les divise en catégories, suivant la prédominance de tel ou tel phénomène caractéristique. Ai-je besoin de

1. Note complémentaire sur l'excision du chancre syphilitique. — Le malade à qui j'avais fait l'excision d'un chancre syphilitique cinquante heures après son début, est revenu me consulter au dix-huitième mois de sa maladie. Je ne l'avais pas revu depuis l'apparition des premiers accidents généralisés qui n'avaient rien de menaçant. Mais, au bout de quelques mois, les manifestations cutanées, d'abord superficielles, sont devenues profondes et ulcéreuses. Il porte sur diverses parties du corps des cicatrices de syphilides ecthymateuses et tuberculeuses, une entre autres sur la nuque, d'une étendue de quatre centimètres carrés. Au dix-septième mois du chancre, il fut pris de douleurs névralgiques atroces dans la face du côté droit ; elles partaient du nez et irradiaient dans la joue ; puis il eut un écoulement nasal qui ne tarda pas à devenir fétide ; enfin un abcès se forma sur le plancher de la narine gauche et s'ouvrit, laissant après lui une fistule qui fait communiquer cette narine avec le sillon gingivo-labial. Les deux dents incisives gauches sont ébranlées ; il n'est pas douteux qu'une portion du maxillaire supérieur, à ce niveau, est nécrosée. Le malade est donc atteint d'une syphilose naso-palatine survenue moins de deux ans après l'excision du chancre. Je me demandais plus haut s'il ne serait pas possible que cette opération atténuât les conséquences prochaines ou éloignées de la syphilis qu'elle est impuissante à prévenir. Je restais dans le doute parce que je n'avais pas devers moi de faits pour la résoudre. Eh bien, en voilà un dont la réponse n'est que trop catégoriquement négative, car bien que l'excision ait été faite tout à fait au début, la syphilis n'en est pas moins devenue rapidement tertiaire sur la peau, sur les muqueuses, sur les os du nez et de la voûte palatine. Et ce qu'elle fait ici, pourquoi ne le produirait-elle pas chez d'autres sujets? J'en conclus que l'excision chancreuse est inutile : 1° parce qu'elle n'empêche pas la néoplasie locale et primitive de se reproduire ; 2° parce qu'elle ne prévient pas l'intoxication ; 3° parce qu'elle n'atténue point les conséquences prochaines ou éloignées de cette intoxication.

faire remarquer que cette classification n'a rien d'absolu, qu'elle est même souvent artificielle, puisque le même fait pourrait quelquefois figurer dans une autre catégorie que celle qu'il occupe?

I. — *Chancres syphilitiques graves et compliqués.*

1. Au cinquième ou sixième jour d'un chancre balano-préputial compliqué de phimosis : suffusion œdémato-plastique énorme de toute la région inguinale gauche et de la moitié correspondante du pubis ; peau rouge, tendue, luisante, peu douloureuse. — Cette complication, tout à fait insolite par son siège et son étendue, avait l'aspect d'un phlegmon subaigu. Au quinzième jour de sa durée, il se forma deux abcès, l'un dans l'aine, l'autre au-dessus du pubis, à la racine de la verge, contenant du pus épais, sanieux, et des débris sphacélés de tissu cellulaire. L'un fut ouvert, l'autre s'ouvrit spontanément ; œdème dur à leur périphérie. — Excavations remarquables par leur étendue et leur profondeur. Elles se comblèrent avec une grande rapidité et ne présentèrent nullement dans leur processus de formation et de guérison les allures d'une inflammation ordinaire. — Le chancre balano-préputial était devenu gangreneux. En deux mois, cette syphilis primitive si grave fut complètement guérie, avec des pertes de substance beaucoup moins considérables qu'on n'aurait pu le supposer ; mais la santé du malade fut fortement ébranlée par ces accidents : en six semaines, il diminua de 37 livres. La syphilis consécutive fut d'abord très sévère ; puis ses manifestations au bout d'un an allèrent en s'atténuant. Plus tard, il est vrai, survinrent des lésions tertiaires du côté des os des membres et de la face, qui persistaient et se reproduisaient huit années après le début du chancre.

2. Chancre infectant du sillon balano-préputial en haut, sur la ligne médiane, compliqué d'un paraphimosis irréductible. Au vingt-sixième jour du chancre, œdème inflammatoire des bourrelets du paraphimosis ; le chancre triple d'étendue et se couvre d'une eschare gangreneuse noire de la largeur d'une pièce de 2 francs. Guérison au bout d'un mois. Roséole papuleuse.

3. Chancre infectant balano-préputial avec paraphimosis, très large et à forme ulcéreuse, survenu après une incubation de deux mois. Dernier coït du 25 au 30 octobre après trente jours de continence. Vers les 3 ou 4 premiers jours de janvier, bouton dans la rainure qui s'est ouvert au bout de 24 heures et s'est converti en ulcère chancreux. Adénopathie bi-inguinale énorme. Roséole vers le 20 janvier. Ce fait et quelques autres semblables que j'ai observés, sembleraient démontrer qu'il existe un rapport inverse entre la longueur des deux incubations, c'est-à-dire que quand la première est très longue, la seconde est très courte.

4. Chancre phagédénique infectant survenu 9 jours après le dernier coït, un mois après l'avant-dernier. D'abord rougeur sur le prépuce, puis ulcération croûteuse, longtemps stationnaire et sans changement notable pendant deux mois. A partir du soixantième jour environ du chancre, sans cause appréciable, tout le filet, le méat ainsi qu'une partie de la couronne furent envahis par un processus phagédénique qui s'étendit rapidement et détruisit en quelques jours le gland, le prépuce et le quart antérieur des corps caverneux. On aurait cru qu'il s'agissait d'un chancre mou : bords épais et décollés, rouges et douloureux ; fond tomenteux, sécrétion purulente copieuse. Aucune induration. Pas d'adénopathie. — Inoculation négative. — A cette époque, éruption de grosses papules

disséminées sur le corps. Pustules d'ecthyma aux extrémités inférieures. Ce qu'il y a de remarquable dans ce cas, c'est que l'accident primitif n'a pas été phagédénique d'emblée. Il ne l'est devenu qu'à l'époque précise où ont commencé les accidents consécutifs et on peut le considérer plutôt comme secondaire que comme primitif. — Traitement mixte bien toléré. Etat cachectique. Toutefois guérison rapide des premiers accidents.

5. Chancre infectant phagédénique des plus graves aux parties génitales, qui exige quatre ou cinq mois de traitement. Syphilis maligne Plusieurs attaques de syphilides à ulcérations vastes et profondes. Sarcocèle double. Rupia hémorrhagique. Erysipèle très intense à la troisième ou quatrième attaque des syphilides, qui guérit rapidement les ulcérations.

6. Chancre infectant phagédénique de l'hypogastre. Début sous la forme d'un furoncle, après une incubation incertaine. Au bout de huit jours, c'était une vaste ulcération mesurant quatre ou cinq centimètres de longueur transversale, deux ou trois centimètres de largeur et deux centimètres de profondeur. Inflammation vive périphérique. Aspect d'un chancre mou. Très peu d'empâtement scléreux. Inoculation négative. Peu d'adénopathie. Au bout d'un mois, roséole et syphilide papuleuse. Aucun trouble de la santé générale. Accidents consécutifs de moyenne intensité. De pareils chancres sont loin d'être rares dans la région sous-ombilicale.

7. Chancre chez un alcoolique : Chancre gangreneux sous-préputial qui dénuda la moitié antérieure du corps caverneux, détruisit la moitié postérieure du gland et tout le prépuce, moins le limbe et un lambeau de la partie inférieure. — Roséole papuleuse. — Pas d'adénopathie inguinale.

II. — *Chancres syphilitiques à scléroses variées. — Œdèmes durs éléphantiasiques.*

1. Chancre infectant semblable à la plaie dénudée d'un vésicatoire, occupant tout le fourreau depuis les bourses jusqu'à 2 centimètres du limbe préputial, présentant une induration scléreuse assez mince sur toute son étendue, plus épaisse en deux points qui semblaient être les foyers de cette lésion diffuse. Superficie de 6 à 7 centimètres carrés. Adénopathie inguinale double. Syphilide papulo-érosive. — Les chancres de ce type, mais pas aussi considérables, sont très communs sur le fourreau de la verge.

2. Chancre infectant constitué par une sclérose d'une dureté ligneuse des deux tiers antérieurs du gland. Rougeur sombre et diffuse sur laquelle se détachent des érosions irrégulièrement et incomplètement circulaires, pointillées, ecchymotiques ou pseudo-membraneuses. — Larges érosions suintantes de chaque côté du filet. Méat intact. Adénopathie bi-inguinale énorme.

3. Sclérose primitive de la moitié droite du gland et du sillon balano-préputial érodé. — Guérison rapide. — Syphilide papulo-érosive grave et tromboses veineuses sur diverses régions des membres, au-dessous de la peau. Au troisième mois et demi du chancre, ulcération et fonte en masse de la sclérose primitive et destruction consécutive d'une partie du gland et du sillon. Accidents ultérieurs très graves.

4. Coït vers le 10 décembre 1878, après une longue continence. 12 à 15 jours après, apparition d'une érosion sur la couronne. Sclérose au-dessous qui prit des proportions énormes et devint une véritable tumeur balano-préputiale d'une

consistance cartilagineuse et plus grosse qu'une noisette. Très peu d'adénopathie. Traitement dès le début du chancre. — Malgré l'observation la plus minutieuse, je ne vis les premières traces des accidents consécutifs que le 20 avril, c'est-à-dire *quatre mois* révolus après le début du chancre : taches discrètes de roséole, quelques papules cutanées plates, plaques muqueuses labiales, douleurs bicipitales, etc. — Aucune altération de la santé générale. L'induration chancreuse persistait encore, mais elle avait beaucoup diminué. Le malade avait 53 ans. Il y a eu également un rapport inverse entre les deux incubations, la première n'ayant été que de quinze jours environ, et la seconde ayant duré quatre mois. Il faut, il est vrai, tenir compte du traitement; mais il ne prolonge pas dans tous les cas, tant s'en faut, la deuxième incubation.

5. Sclérose primitive du prépuce et de tout le fourreau. Après une incubation d'un mois au moins, érosion chancreuse du filet, rapidement suivie de phimosis. En très peu de temps, sans qu'il y eût balano-posthite, la verge tripla de volume et tout le fourreau devint, ainsi que le prépuce, d'une dureté ligneuse et d'un rouge sombre et luisant. Cet état de choses persista très longtemps sans aucune complication. — Syphilide papuleuse. — J'ai vu beaucoup de cas semblables.

6. Balano-posthite infectante, compliquée d'éléphantiasis tuberculeux de la verge. Œdème dur énorme de tout le fourreau et de la partie supérieure des bourses, survenu peu de temps après le début de la balano-posthite. Le caractère remarquable de cet éléphantiasis primitif fut une éruption confluente de tubercules superficiels qui, au bout d'un mois et demi seulement, vidèrent leur contenu par un petit pertuis et se cicatrisèrent rapidement. Quelques-uns se ramollirent sans se vider. Adénopathie spécifique. Guérison complète de cette singulière syphilis primitive au bout de deux mois et demi. Troubles constitutionnels légers, prodromiques d'une roséole maculeuse. J'ai vu souvent des papules plates confluentes et sèches se développer sur l'éléphantiasis symptomatique des chancres infectants. La forme tuberculeuse de l'éruption est beaucoup plus rare.

III. — *Chancres syphilitiques de différents types. — Chancres herpétiformes. Chancre mixte.*

1. Un chancre nain, très superficiel, à peine induré et qui guérit en 10 ou 15 jours fut accompagné d'une adénopathie inguinale double énorme.

2. Chancre infectant très léger, à l'extrémité du gland, guéri au bout de 8 ou 10 jours, survenu après une incubation d'un mois au moins. Accidents consécutifs graves et répétés : larges papules psoriasiques, puis syphilide ulcéreuse. — Pharyngopathie maligne et mort à la 5e année de la syphilis. (Obs. publiée dans mes *Leçons sur la syphilose pharyngo-nasale*, p. 56.)

3. Un mois après un coït suspect, ulcération du fourreau ne présentant aucun des caractères du chancre syphilitique. Incertitude forcée du diagnostic du 15 au 30 décembre. A cette époque, *en quatre jours*, transformation complète : sclérose cartilagineuse typique; cicatrisation et formation de l'adénopathie inguinale spécifique.

4. Chancres infectants développés sur des écorchures datant du dernier coït. Avant-dernier 12 jours auparavant, après une continence d'un mois. Je surveillais tous les jours ces écorchures qui conservèrent le caractère trauma-

tique pendant 18 à 20 jours. Elles étaient sur le point de se cicatriser quand sans cause appréciable, le malade y ressentit des douleurs assez vives : tuméfaction, réouverture des plaies, induration spécifique de tout le sillon, pseudo-membranes, puis ramollissement ulcéro-gangreneux de la sclérose, adénopathie inguinale, etc.

5. Chancre infectant herpétiforme. Sur la muqueuse préputiale au voisinage du sillon, érosions nombreuses d'un rouge sombre, vernissées, reposant chacune sur une petite lamelle parcheminée. Autour de ce premier groupe, sur une base pâteuse, plaque herpétique à plusieurs petits foyers. Çà et là, sur le gland et sur les autres points de la muqueuse préputiale, érosions herpétiformes chancreuses qui sont comme les satellites des deux foyers principaux. — Adénopathie inguinale spécifique très prononcée des deux côtés.

6. Chancre érosif du filet avec herpès confluent périphérique : sur le gland, dans la rainure et sur toute la muqueuse préputiale, il existait au moins *cent* petites érosions miliaires d'un rouge sombre avec point central fibrineux grisâtre presque imperceptible. A leur surface, suintement d'un liquide parfaitement clair. Sur le filet et autour de lui, érosions caractéristiques parcheminées. Adénopathie spécifique. — Toute la muqueuse sur laquelle reposait l'herpès confluent était vaguement indurée.

7. Chancre infectant ayant donné une inoculation positive. Il siégeait sur le fourreau et présentait tous les caractères du chancre infectant typique. Je ne l'inoculai qu'à la sixième ou septième semaine de sa durée, 22 jours avant sa guérison spontanée. Je ne soupçonnais point qu'il y eût en lui un élément chancrelleux. Cependant l'inoculation faite avec le plus grand soin, abritée par un verre de montre, donna un résultat positif, c'est-à-dire une pustule large, profonde à bords taillés à pic, à fond inégal et fongueux, recouverte d'une croûte noirâtre, entourée d'une auréole inflammatoire, etc., et qui ne guérit, à force de cautérisations, qu'au bout de trois semaines. Adénopathie bi-inguinale. Sclérose chancreuse d'une partie du gland avec balano-posthite légère. Roséole, plaques muqueuses, etc. Voilà une forme rare de chancre mixte. D'ordinaire, en effet, l'élément chancrelleux donne au néoplasme primitif un caractère ulcéro-fongueux nettement accusé.

IV. — *Chancres syphilitiques des lèvres, du menton, de la langue, des amygdales, des paupières. — Chancres multiples.*

1. Enorme chancre infectant ulcéreux de la lèvre inférieure présentant les apparences d'un chancre mou, ayant débuté sur le sillon médian. Agrandissement progressif de la fissure du début. A sa période d'état, le chancre labial était constitué par un ulcère creux et profond, occupant toute l'étendue de la lèvre inférieure. Il mesurait 4 ou 5 centimètres de longueur et 2 de largeur, était croûteux sur son bord inférieur et pseudo-membraneux sur le supérieur. Taillé à pic dans tout son pourtour. Tuméfaction inflammatoire et pâteuse de toute la lèvre pendante et renversée en avant. — Salivation abondante (non mercurielle). Fongosités au centre de l'ulcère. Inoculation négative. Très petits ganglions sous-maxillaires sans signification. Amaigrissement, pâleur, perte des forces. Guérison rapide. Perte de substance infiniment moins grande que ne l'aurait fait supposer le phagédénisme de ce chancre. Cicatrice fort petite et sans déformation de la lèvre. Syphilide papuleuse de moyenne intensité.

2. Chancre volumineux de la lèvre inférieure, compliqué d'une grosse exostose résolutive du maxillaire inférieur, au deuxième mois, et suivi d'une syphilis ulcéreuse grave.

3. Incubation de trente-quatre jours au moins. Rapports *ab ore*. Trois chancres très volumineux : un au menton, deux sur le fourreau, quatre sur le gland. Adénopathies maxillaires et inguinales. Accidents consécutifs immédiats très légers. — Roséole à peine visible. Bosse périostique à la partie supérieure du frontal, à gauche. — Quelques jours après, rhumatisme syphilitique subaigu aux poignets, aux cous-de-pieds, aux genoux ; fièvre et sueurs abondantes ; douleurs musculaires ; névralgies. — Aucun antécédent rhumatismal.

4. Incubation précise de quarante-cinq jours à partir des rapports *ab ore* sur les parties génitales. Début de l'accident primitif dans le sillon labio-mentonnier par deux boutons secs qui ne tardent pas à s'éroder, à s'agrandir, à se confondre et à se couvrir d'une énorme croûte irrégulièrement mamelonnée, sèche, noire, très adhérente, abaissant la lèvre inférieure et remplissant tout l'angle labio-mentonnier. Adénopathie sous-maxillaire peu prononcée. Au-dessous de la croûte, large plaque hyperplasique d'induration, saillante au-dessus des parties voisines, lisse, d'un rouge sombre, et sécrétant un liquide séro-purulent. Longueur d'un côté à l'autre, 5 centimètres ; largeur de haut en bas, 3 centimètres. Rien aux parties génitales. Guérison au bout de deux mois et demi. Accidents consécutifs bénins. Alopécie très prononcée.

5. Un individu ayant engagé un de ses camarades à dîner chez lui, lui donna, séance tenante, sa fille, âgée de quinze ans. Un mois après, l'imprudent, qui avait accepté ce cadeau et en avait fait usage, s'aperçut d'une petite cloque située sur la lèvre inférieure à gauche, qui se couvrit de croûtes et, en dix jours, se convertit peu à peu en une tumeur démesurée. Au bout de trente jours, quand je vis ce malade, il avait sur la lèvre inférieure, dans la moitié gauche, une tumeur arrondie ayant la configuration et le volume d'une pomme d'api, entraînant par son poids la lèvre inférieure et recouvrant la partie correspondante de la lèvre supérieure et la moitié supérieure du menton. Sa surface était d'un rouge sombre, granuleuse et saignante. Quelques jours avant, il s'en était écoulé un verre et demi de sang. — Engorgement spécifique de tous les ganglions sous-maxillaires du même côté. — Le malade prétendait n'avoir pas eu de rapports *ab ore*. Rien sur les parties génitales. Cette tumeur chancreuse ne disparut qu'au bout de trois ou quatre mois, malgré un traitement énergique. — Accidents consécutifs légers et tardifs.

6. Petit chancre infectant lingual, de la grosseur d'une tête d'épingle, survenu trois semaines environ après avoir embrassé sur la bouche une femme qui avait un bouton aux lèvres. Premiers accidents consécutifs légers : roséole, plaques muqueuses buccales, gutturales et nasales. Durée des premières poussées dix mois. Traitement méthodique pendant 6 ou 7 mois. — Huit années sans aucune manifestation. — A la 9e, par suite de privations, apparition d'une syphilide à ulcérations profondes et disposées en cercle sur les extrémités inférieures. — Guérison rapide dès qu'on eut recours au traitement mixte.

7. J'ai vu un petit chancre de la pointe de la langue contracté à la suite d'un seul baiser donné en passant dans la rue à une femme, par un vieillard de 66 ans. Guérison rapide. — Premières poussées peu graves ; mais au bout d'un an environ syphilides ulcéreuses, etc.

8. Sans aucun rapport *ab ore*, bouton sur la pointe de la langue un peu à gauche, qui, au bout de deux ou trois jours, s'agrandit et devient ulcéreux. Bientôt difficulté pour manger et pour parler; salivation. Adénopathie sous-maxillaire. Au bout de vingt-cinq jours, l'ulcération occupait toute la pointe de la langue; elle était ovalaire, recouverte d'une couche blanchâtre à travers laquelle perçaient des bourgeons charnus d'un rouge sombre. Les bords nettement délimités faisaient saillie sur les parties voisines. Malgré le traitement spécifique interne, ce chancre s'agrandit et atteignit une longueur de trois centimètres et demi sur deux de largeur, puis il devint décidément phagédénique et il fallut, pour arrêter ses progrès, pratiquer une cautérisation avec le fer rouge. A ce moment, sa surface était gris noirâtre, d'un aspect gangreneux. Haleine d'une fétidité repoussante. Mastication impossible. Impossibilité de manger autre chose que de la bouillie. Il est à remarquer que la malignité de la lésion se montra surtout à partir du quarantième jour, époque à laquelle se produisit une roséole papuleuse. L'iodure de potassium, aidé de la cautérisation, finit par arrêter ce chancre phagédénique de la langue. La syphilis consécutive ne fut pas aussi maligne que la primitive. Une grande partie de la pointe de la langue fut détruite. — En 1862 ou 1863, un jeune homme que je voyais quelquefois dans le monde se plaignait souvent d'un bouton de la langue pour lequel il ne me consulta point. Deux ou trois mois après, il vint me montrer un psoriasis syphilitique corné, confluent, dans la paume de chaque main. Roséole. Troubles constitutionnels assez sévères. Comme manifestation insolite, il eut une tuméfaction énorme de la thyroïde qui produisit de la gêne de la respiration et un peu de raucité de la voix. Après un traitement de trois années, il se maria. Les manifestations cutanées et muqueuses avaient disparu depuis longtemps. Il ne communiqua point la syphilis à sa femme. Il a eu des enfants très bien portants et lui-même a toujours joui d'une très bonne santé depuis la cessation des accidents cutanés et muqueux.

9. Chancres infectants ulcéreux de l'amygdale gauche. Mal de gorge sans cause appréciable, le premier mois; au bout de huit jours, petite ulcération sur l'amygdale gauche, rouge et tuméfiée. Elle augmente progressivement, et, au dix-neuvième jour de cette affection, je constatai l'existence d'une profonde ulcération, à bords taillés à pic, à fond grenu et grisâtre, ayant une étendue de trois centimètres à peu près en longueur sur un et demi en largeur. Elle n'avait point été précédée d'un abcès. Elle se couvrit ultérieurement d'une fausse membrane grisâtre. Amygdale gauche très tuméfiée et très rouge. Hyperhémie des autres parties de l'isthme. L'inoculation du pus séreux de l'ulcération amygdalienne ne donna aucun résultat. Ganglions sous-maxillaires gauches, tout à fait à l'angle de la mâchoire, volumineux, durs, mais peu douloureux. Aucune adénopathie cervicale. Œdème indolent et dur de toute la région amygdalo-maxillaire gauche. Dès le vingt-huitième jour, amélioration très grande. Guérison complète au bout d'un mois. Santé générale très bonne. Au quarante-sixième jour de la lésion amygdalienne, roséole confluente. Syphilis de moyenne intensité. J'ai observé d'autres chancres de l'amygdale dont quelques-uns, pultacés, étaient excessivement douloureux et gênaient la déglutition au point de rendre l'alimentation insuffisante [1].

1. Dans le tome II des *Annales de Dermatologie et de Syphiligraphie*, p. 673, M. le

10. Chancre infectant de la paupière inférieure droite. Au vingt-cinquième jour, la lésion chancreuse, située au-devant du sac lacrymal, dans l'angle de l'œil, avait une forme ovalaire, à grand axe dirigé obliquement de haut en bas et de dedans en dehors. Dimensions d'une pièce de cinquante centimes. Profondément creusé en forme de cratère, ce chancre sécrétait abondamment un liquide clair et séreux. Ses bords étaient d'un rouge foncé pointillé de sang, ses parois d'un blanc grisâtre pseudo-membraneux et son fond ecchymotique. Base dure. Rougeur et œdème périphériques. Tuméfaction dans des ganglions sous-maxillaires, des lymphatiques de la joue du même côté. Douleurs faciales névralgiformes du même côté. Ce chancre ne laissa qu'une cicatrice linéaire imperceptible, n'attaqua pas l'œil et fut suivi d'accidents secondaires bénins. Il était survenu à la suite d'une petite écorchure avec l'ongle que le malade s'était faite accidentellement. Sa maîtresse atteinte, croit-il, de plaques muqueuses aux lèvres, l'embrassait fréquemment sur les yeux. Pas de chancre aux parties génitales.

11. Chancres syphilitiques génitaux au nombre de vingt-trois : un sur la couronne, un sur les bourses et vingt et un sur le fourreau. Tous, au début, parfaitement distincts. Par la fusion de quelques-uns de ceux du fourreau, ils se réduisirent finalement à seize. Début sous forme de papules plates, de petits boutons secs, devenus humides en cinq ou six jours. Puis formation d'érosions chancreuses parcheminées, caractéristiques. Six semaines au moins d'incubation. Adénopathie inguinale. Vers le quarante-cinquième jour de ces chancres, roséole maculeuse, limitée aux épaules et à la partie antérieure de la poitrine, très confluente sur ces points où un thapsia avait été appliqué peu de temps auparavant, etc.

12. Chancres infectants au nombre de *treize*. Trois sur la région inférieure de l'abdomen ; six sur le fourreau et quatre dans le sillon. Tous ces chancres étaient parfaitement distincts et séparés les uns des autres. Chacun d'eux avait son induration propre. — Adénopathie inguinale double. Roséole érythémateuse.

V. — *Chancres syphilitiques des doigts, de la cuisse, de l'anus. — Cicatrice typique d'un chancre infectant.*

1. J'ai observé sur la face dorsale de la première phalange de l'annulaire gauche un énorme chancre infectant, qui mesurait 3 1/2 centimètres de haut en bas et 3 transversalement. Au-dessous de lui et sur ses côtés, le périoste et le tissu osseux de la phalange étaient hypertrophiés.

2. Chancre infectant du medius droit simulant un onyxis, et survenu en même temps qu'un chancre syphilitique de la verge. Le chancre infectant du médius était disposé en croissant autour de l'ongle ; il était d'un rouge vif pointillé, ecchymotique ; il sécrétait un liquide gommeux. Tout le reflet cutané autour

Dr Merklen a relaté un cas curieux de chancre de l'amygdale ayant simulé un épithélioma, chez une femme âgée de 64 ans. La lésion, au deuxième mois environ de son début, présentait les caractères suivants : Tuméfaction considérable, dure, lobulée, indolore, commençant derrière la branche montante du maxillaire inférieur gauche, au niveau du lobule de l'oreille, pour dépasser inférieurement l'angle maxillaire. — Dans la gorge, ulcération profonde, anfractueuse, à fond bourbillonneux, occupant l'amygdale gauche et paraissant l'avoir complètement détruite. Muqueuse des piliers tuméfiée et donnant au doigt la sensation d'une dureté ligneuse. — Douleur modérée et seulement au moment

de l'ongle était très épaissi et sclérosé, ainsi que la moitié inférieure du doigt. Douleur vive, adénopathie épitrochléenne et axillaire très volumineuse. Douleurs vives dans l'épaisseur du biceps et traînées rouges sur la peau à son niveau, en dedans, le long des vaisseaux. Le malade était boulanger et avait continué son métier malgré ce chancre du médius. Roséole papuleuse précédée d'une violente sternalgie vespérale et d'accès d'asthme nocturne allant jusqu'à l'orthopnée.

3. Chancre sur la face dorsale de la deuxième phalange du médius gauche, consécutif à une morsure. Cette morsure faite par un camarade du malade, dans une dispute, ne se guérit pas, devint très douloureuse et se compliqua d'adénopathie spécifique au-dessus de l'épitrochlée et dans l'aisselle. Guérison au bout de trois mois. Cicatrice large, d'un rouge foncé, couverte d'une abondante desquamation épithéliale, reposant sur une base très dure et entrecoupée de rhagades suintantes, au niveau des plis cutanés. — Syphilide papuleuse. — Aucun autre accident primitif.

4. Groupe de deux chancres infectants situés sur la partie externe de la cuisse droite, à 15 centimètres au-dessous de l'épine iliaque antéro-supérieure. L'un d'eux, d'une configuration circulaire, mesure 6 centimètres de diamètre et constitue une plaque d'induration épaisse de 1 centimètre, saillante au-dessus des parties voisines, à circonférence en bourrelets et cicatrisée, à partie centrale érodée, granuleuse, saignante et sécrétant un liquide séreux. Tout autour de cette grosse plaque de néoplasie primitive, œdème dur, diffus dans une zone de 15 centimètres de diamètre. — En arrière de cet énorme chancre, il y en avait de même configuration, mais qui n'avaient que 3 centimètres de diamètre. Adénopathie inguinale externe très grosse du même côté. La lésion datait de six semaines. Rien sur les parties génitales. Roséole papuleuse au début et papules érosives.

5. Cicatrice typique d'un chancre infectant cutané, ayant un an de date. Il existe sur le fourreau une tâche régulièrement circulaire ou ovalaire un peu chagrinée, mince, souple et sans aucune induration au-dessous d'elle. Sa couleur est encore d'un rouge cuivré. Elle a un centimètre et demi de diamètre. Son trait le plus saillant et le plus pathognomonique, c'est l'existence, tout autour d'elle, d'un zone d'une noir foncé pigmentaire qui a un demi-centimètre de largeur. — La zone se réduit souvent à un petit liséré noir. La cicatrice centrale avec le temps, perd sa couleur cuivrée et devient blanche. Au lieu de la macule précédente, on a alors une plaque blanche, mince et un peu chagrinée entourée par un liséré de pigment noir. La cicatrice est indélébile; le liséré se décolore et disparaît à la longue, mais il persiste souvent des années. — Le malade qui portait la macule ci-dessus décrite avait une syphilis dont il ne soupçonnait pas l'existence. Il avait pris, un an auparavant, son chancre du fourreau

de la déglutition qui est impossible pour les aliments solides. — Éruption papuleuse discrète, puis plaque muqueuse gutturale. — Guérison rapide par l'influence des spécifiques. — Voir aussi Diday (étude sur le chancre de l'amygdale, *Comptes rendus de la Société méd. de Lyon*, 1861-62) : Formes phagédéniques du chancre de l'amygdale, caractérisées par des ulcères pultacés, diphtéroïdes, profonds, avec douleurs vives et quelquefois mouvement fébrile. — M. Hulot a réuni quelques observations intéressantes de chancres extragénitaux, parmi lesquelles quatre de chancres de l'amygdale. (*Annales de Dermatologie et de Syphiligraphie*, 1re série, t. X, p. 29.)

pour une écorchure envenimée. Sa gorge était couverte de plaques muqueuses. Il y a beaucoup de chancres syphilitiques qui ne laissent aucune trace, surtout sur les muqueuses ou dont les cicatrices sont insignifiantes. C'est sur la peau qu'on trouve la macule cicatricielle et pigmentaire pathognomoniques.

6. Chancres syphilitiques de l'anus et des fesses. Sur la fesse droite, près du périnée, large plaque saillante de trois centimètres dans tous les sens, irrégulière, chagrinée, saillante, indurée, et couverte d'une pseudo-membrane. Au pourtour de l'anus, deux érosions distinctes reposant sur une sclérose spécifique. Tout autour de ces lésions, œdème dur et tuméfaction des plis radiés de l'anus. Éléphantiasis du périnée s'étendant jusqu'à la moitié postérieure des bourses dont la peau est épaissie, rouge et couverte de parties dures. Adénopathie inguinale externe. Tels étaient ces chancres, à la troisième semaine, probablement contractés par suite du contact des parties atteintes avec la langue d'une femme syphilitique. Accidents consécutifs de moyenne intensité.

VI. — *Incubation du chancre syphilitique.*

1. Incubation précise de soixante-huit jours. Coït, 15 août 1876, avec une coureuse, après une continence de trois mois. Aucune maladie vénérienne antérieure. Depuis ce coït, aucun rapport sexuel. Aucune autre cause de contagion directe ou indirecte. Le 22 octobre 1876, exulcération balano-préputiale, suivie d'un chancre infectant typique à grosse induration qui subit le ramollissement nécrobiotique. Traitement immédiat. Pendant neuf mois, il ne survint aucune manifestation. Ce malade s'observait avec la plus grande attention et était surveillé par moi, par ses amis et ses parents, tous médecins. Au dixième mois, roséole érythémato-papuleuse et noyau d'induration dans chaque épididyme, sans blennorrhagie, etc. Ici il n'y a pas eu rapport inverse entre les deux incubations, puisque l'une a été de soixante-huit jours et l'autre de dix mois.

2. Incubation précise de cinquante-cinq jours : coït suspect dans la nuit du 8 au 9 novembre. Continence absolue jusqu'au 2 janvier. Dans la nuit deux coïts avec sa femme ; écorchure qui est le début du chancre. Le malade marié s'observait avec la plus grande attention. C'était la première infidélité qu'il faisait à sa femme. A partir du 3 janvier, il se forma un gros chancre du filet composé de deux disques épais, repliés symétriquement l'un sur l'autre, de la largeur d'une pièce de cinquante centimes, dont l'inférieur, un peu plus grand que le supérieur, présenta un petit trou en son milieu. Adénopathie spécifique. Au quarante-cinquième jour du chancre, roséole maculeuse confluente, etc.

3. Incubation précise de deux mois : après une continence d'un mois, coït vers le 12 ou le 15 septembre : trois jours après, blennorrhagie. Le 15 novembre, sans autre cause de contamination, trois petits chancres se montrent dans le sillon balano-préputial. — Dans les derniers jours de décembre, roséole, plaques muqueuses, etc.

4. Incubation de trois mois. Un monsieur qui devait se marier dans quinze jours vint me consulter pour une érosion balano-préputiale remontant à dix jours et accompagnée d'adénopathie spécifique. Il n'avait pas eu de rapports sexuels depuis le 9 septembre et ne s'était exposé à aucun autre mode de contagion. Son chancre ne se manifesta que vers le 4 ou le 5 décembre. Accidents consécutifs légers.

ONZIÈME LEÇON

TROUBLES CONSTITUTIONNELS QUI PRÉCÈDENT ET ACCOMPAGNENT LES PREMIERS ACCIDENTS GÉNÉRALISÉS DE LA SYPHILIS. CARACTÈRES DES ACCIDENTS TERTIAIRES.

I. Deuxième incubation ou incubation constitutionnelle, incubation syphilitique. Elle commence avec le chancre et finit avec l'apparition des troubles constitutionnels prodromiques. — Sa durée est de 40 à 60 jours. — Circonstances qui la modifient: température, maladies intercurrentes, traitement.

II. Troubles constitutionnels qui se manifestent a la fin de la syphilis primitive, au début et pendant les premiers jours de la syphilis secondaire. — Altération du sang : anémie syphilitique.

Fièvre syphilitique. — Ses types : intermittent, rémittent. Formes irrégulières : névralgique et pseudo-pernicieuse ; continue et typique. — Intégrité des fonctions digestives. — Pronostic de la fièvre syphilitique.

III. Algies symptomatiques des premières atteintes de l'intoxication syphilitique. — Elles sont beaucoup plus violentes et plus communes chez la femme que chez l'homme. Foyer céphalique, foyer sternal. Douleurs ostéocopes; douleurs musculaires; arthralgies; troubles névropathiques hystériformes; troubles cardio-pulmonaires. — Troubles des fonctions digestives et plastiques. — Cachexie transitoire.

Pathogénie des accidents prodromiques. — Lésion spécifique du système lympathique. Lésions superficielles des autres organes de l'hématopoïèse.

IV. Considérations sur la nature de la syphilis. — Son analogie avec les fièvres exanthématiques virulentes. — Hypothèses sur les causes du tertiarisme.

Principaux caractères des accidents tertiaires. — Leur comparaison avec les accidents secondaires.

Messieurs,

En étudiant dans les séances antérieures le chancre infectant et ses premières irradiations morbides sur le système lympathique de la région qu'il occupe, je suis resté, à dessein, dans *la sphère des phénomènes purement locaux*, et j'ai laissé de côté tout ce qui, de près ou de loin, pouvait se rattacher à l'état général de l'organisme, envisagé dans ses rapports avec la syphilis primitive. Il me semblait, en effet, que cette importante question, qui fera l'objet de la conférence d'aujourd'hui, trouverait mieux sa place au moment précis où nous allons entrer dans la phase vraiment constitutionnelle de la syphilis. Vous voyez que je ne partage pas tout à fait l'opinion des auteurs qui, imbus de l'idée que l'intoxication s'est généralisée dès l'époque du coït infectant, se fatiguent l'esprit pour découvrir, ou mieux pour imaginer des troubles constitutionnels, même pendant la période d'incubation de la néoplasie primitive. Ceux qui dépensent cette ardeur à infecter l'organisme d'emblée, et aussitôt après la contamination, ne sont pas nombreux. Je veux vous mettre en garde contre les plus affirmatifs d'entre eux. N'y a-t-il pas une exagération manifeste dans ces paroles de Baumès (de Lyon) [1] ? « Si l'on était plus attentif, dit ce pathologiste, l'on verrait que chez certaines constitutions très irritables, chez certains individus favorablement disposés à contracter ce que l'on pourrait appeler le *tempérament syphilitique*, des prodromes, des symptômes généraux existent quelquefois avant l'apparition de tout symptôme local. L'on observe, en effet, dans ce cas, un malaise dans les parties génitales, un malaise général, des doulours vagues dans les plis de l'aine, des coliques, un mouvement fébrile, quelques symptômes nerveux, etc. C'est après ces manifestations que le phénomène de réaction locale, le chancre, paraît. »

Eh bien, je puis vous affirmer que cette description des prétendus troubles constitutionnels de la phase d'incubation chancreuse est de pure fantaisie. Interrogez les malades et ils vous répondront tous invariablement qu'ils n'ont rien éprouvé de semblable dans les cinq ou six semaines qui ont précédé l'apparition de leur chancre. Peut-être l'hypochondrie, s'ils en sont ou en deviennent atteints, leur fera-t-elle découvrir, à l'aide de vos interrogations, tout un passé pathologique dont ils avaient ignoré l'existence jusque-là. Mais les plus pessimistes eux-mêmes ne vous décriront pas spontanément, et en termes précis, telle ou telle perturbation topique ou générale qui serait le symptôme imaginaire d'un chancre dont l'existence n'est encore que virtuelle. Ainsi, pendant la période d'incubation, il ne se produit pas d'état général morbide. L'empoisonnement n'est peut-être pas un fait aussi fatalement accompli qu'on veut bien le dire. Du reste, parmi ceux même qui admettent l'empoisonnement d'emblée, la grande majorité ne croit plus à ces troubles constitutionnels prématurés.

Mais que se passe-t-il à ce point de vue dans la syphilis primitive ? L'organisme garde-t-il le silence pendant toute la durée de son processus, ou traduit-il par des symptômes constants, profonds, généralisés, l'invasion morbide grave dont il est le théâtre et qui va modifier pour tant d'années et peut-être pour toujours la régularité de sa vie.

1. Baumès, *Traité théorique et pratique des maladies vénériennes*. Lyon, 1840, t. I, p. 60.

plastique et fonctionnelle? Il n'est pas douteux qu'à partir du jour où un chancre syphilitique a fait son apparition sur un point quelconque du corps, les germes morbides, dont il est le foyer et le laboratoire, vont éclore, se multiplier et se répandre à profusion dans l'organisme. Quel que soit le point de vue théorique auquel vous vous placiez pour juger la néoplasie primitive : que vous l'admettiez comme le principe et la source de tout le mal, ou que vous ne voyez en elle qu'un premier résultat de l'intoxication, vous ne pouvez lui contester une immense valeur pathogénique. Les adénopathies multiples qui surviennent dès le début de l'accident primitif n'en sont-elles pas une première preuve? Sans doute, le processus toxique n'est pas visiblement généralisé, puisque l'irradiation ne dépasse pas encore les limites de la circonscription lymphatique où siège le chancre. Mais déjà, par leur caractère éminemment spécifique et par leur analogie frappante avec la lésion dont elles procèdent, ces adénopathies révèlent leur rôle dans la genèse des altérations que produit la maladie qui tout à l'heure, si elle ne l'est déjà, va devenir décidément constitutionnelle.

I

Deuxième incubation ou incubation constitutionnelle, incubation syphilitique.

Époque de son début et de sa terminaison : elle commence avec le chancre et finit avec l'apparition des troubles constitutionnels.

Sa durée moyenne, est de quarante-cinq à soixante jours. Rapport de cette durée avec la durée et les caractères du chancre syphilitique. Une courte incubation est en général un mauvais signe et s'observe plus fréquemment dans les chancres graves que dans les chancres bénins. — Ses limites extrêmes : vingt-cinq à trente jours ; quatre-vingt à quatre-vingt-dix. Au delà, incertitude sur l'intoxication.

Principales circonstances qui font varier la durée de l'incubation syphilitique. — Influence du traitement général : il recule probablement l'apparition des accidents constitutionnels. — Influence des climats : le froid allonge et la chaleur abrège les étapes de la syphilis et par conséquent les incubations. — Influence des maladies intercurrentes : les fièvres et les phlegmasies prolongent la durée de l'incubation syphilitique.

L'intervalle qui s'écoule entre l'apparition du chancre infectant et l'époque où se manifestent les premiers troubles de la santé générale doit être désigné sous le nom de deuxième incubation. On pourrait aussi l'appeler *incubation constitutionnelle*, ou *incubation syphilitique*, par opposition à l'*incubation chancreuse*. S'il n'y a aucune incertitude sur son début, puisqu'il est le même que celui du chancre, peut-être son terme est-il plus difficile à fixer. Ce terme, ce qui le marque et l'affirme le mieux, ce sont les manifestations cutanées et muqueuses. Néanmoins, je crois qu'il est plus rationnel et plus pathologique de dire que la deuxième incubation se termine lorsque font explosion les troubles constitutionnels multiples et variés qui ne sont, au surplus, que les prodromes certains des premières éruptions syphilitiques.

La durée de la deuxième incubation est loin d'être la même chez tous les sujets. En prenant la moyenne d'un nombre considérable de cas où la maladie a été abandonnée à sa marche naturelle, et où aucun événement pathologique n'est venu contrarier la régularité du processus, on arrive à une moyenne de 45 à 55 ou 60 jours. Quand on l'envisage dans ses rapports avec la durée du chancre infectant, on trouve qu'elle est beaucoup moins variable que cette dernière. Aussi se tromperait-on singulièrement si on voulait établir une équation entre les deux. Je serais plutôt tenté de croire qu'elles présentent un rapport inverse. Vous verrez, en effet, quelquefois de petits chancres éphémères n'être suivis qu'au bout de deux mois et plus des accidents constitutionnels, tandis que certains autres chancres graves, étendus ou profonds, persistent encore longtemps après l'éclosion des premières manifestations syphilitiques.

Il y a quelques jours, j'ai pu suivre le processus d'une incubation syphilitique pendant toute sa durée, qui n'a pas été moindre de soixante-huit jours. J'ai surveillé le malade avec la plus grande attention, et je ne suis parvenu à découvrir chez lui aucun symptôme, si minime qu'il fût, avant l'époque où deux plaques muqueuses de la gorge vinrent attester, de la façon la plus irrécusable, le fait de l'intoxication générale. Deux petits chancres à peine érosifs et aussi bénins que possible s'étaient complètement cicatrisés au bout de dix jours, et il y avait même longtemps que leur induration avait disparu, quand se montra l'angine spécifique. L'adénopathie inguinale, elle aussi, n'avait laissé que peu de traces. Il ne serait pas exact toutefois de rapporter ce contraste entre la longue durée de l'incubation et la brièveté des chancres aux seuls caractères de ces derniers, car j'instituai dès le début, au troisième ou quatrième jour de l'accident primitif, un traitement hydrargyrique qui a peut-être prolongé au delà de son terme habituel la phase prodromique de la syphilis confirmée.

J'ai observé par contre des néoplasies très volumineuses du sillon balano-préputial, qui, malgré leur gravité apparente et leur persistance, n'ont produit leurs effets constitutionnels qu'après un délai de deux mois ou deux mois et demi. Il est donc difficile, en se fondant sur les caractères intrinsèques d'un chancre, de calculer rigoureusement l'époque des manifestations générales. Il m'a semblé que, toutes choses égales d'ailleurs, les chancres syphilitiques à tendance ulcéreuse, et surtout les chancres phagédéniques, étaient suivis de l'incubation syphilitique la plus courte. Et comme, en général, la syphilis qui leur succède est grave ou maligne, du moins dans sa première phase, on ne s'éloignerait pas beaucoup de la vérité en disant que la courte durée de l'incubation syphilitique est la plupart du temps un signe de mauvais augure.

Je voudrais pouvoir vous fixer sur les limites extrêmes de cette durée. J'en ai vu de 25 à 30 jours : ce sont les plus courtes. Quant aux plus longues, elles peuvent aller jusqu'à 80, 90 jours ; mais c'est un fait exceptionnel ; je n'ai qu'une confiance médiocre dans celles qui se prolongent beaucoup au delà. Il est probable, en effet, que les premières poussées auront été méconnues ou seront passées inaperçues du malade et du médecin. Si après un chancre présumé syphilitique, mais d'une nature un peu équivoque, il ne survenait aucune manifestation générale, au bout de trois ou quatre mois, pourrait-on affirmer que le malade n'a pas la syphilis et qu'il est à l'abri de tout accident constitutionnel, prochainement ou dans un avenir éloigné ? Il est fort difficile de répondre péremptoirement à une pareille question. Tout dépend de la certitude plus ou moins grande qu'aura laissée dans votre esprit la nature du chancre que vous avez examiné ou soigné. S'il s'est présenté avec les caractères indéniables de la néoplasie primitive, et surtout s'il a été accompagné d'une adénopathie polyganglionnaire, ne renoncez pas aux prévisions qu'il vous avait d'abord suggérées, alors même que vous verriez la durée de l'incubation constitutionnelle dépasser les limites de sa plus longue durée. Mais si, au contraire, vous n'avez eu que des soupçons et que, par ses symptômes équivoques, l'ulcération primitive se soit dérobée à un diagnostic positif, exposez vos doutes et faites des réserves sur le pronostic, tout en vous montrant de plus en plus enclins à la négative, relativement à l'intoxication, à mesure que se prolongera la phase de la deuxième incubation.

Parmi les circonstances qui, en dehors de la variété du chancre syphilitique, peuvent hâter ou différer l'apparition des accidents généraux, il en est trois sur lesquelles je veux vous dire quelques mots. On a fait jouer un rôle considérable au traitement spécifique dans la durée de la deuxième incubation. On a prétendu qu'il l'augmentait en même temps qu'il atténuait les premières poussées cutanées et muqueuses, si même il ne les prévenait pas. Cette manière de voir est certainement exagérée. Combien de fois n'ai-je pas constaté, en dépit de la médication hydrargyrique instituée dès l'apparition du chancre, que l'incubation constitutionnelle ne dépassait pas sa durée moyenne. Et puis, comme cette durée est variable, qui peut affirmer, dans le cas où l'on intervient, qu'elle n'eût pas été aussi longue, si vous vous étiez abstenus de tout traitement? En général, du reste, les spécifiques ont beaucoup plus de prise sur les lésions actuelles que sur celles qui ne doivent apparaître qu'à une époque plus ou moins éloignée. Donc, tout en regardant comme une proposition assez rationnelle que le traitement dans la syphilis primitive doit reculer l'explosion constitutionnelle, je ne crois pas qu'on puisse l'établir sur un ensemble de faits suffisamment démonstratifs.

Il m'a semblé que les deux circonstances suivantes exerçaient une influence plus positive sur la deuxième incubation. Je veux parler des saisons et des maladies intercurrentes. Il y a longtemps qu'on a dit que dans les climats chauds les étapes de la syphilis étaient plus courtes et que ses périodes se succédaient à des intervalles plus rapprochés que dans les climats froids. Ce fait, constaté par un grand nombre d'observateurs, me paraît hors de doute. Mais il ne se produit sur une grande échelle et d'une façon très large que dans les régions où les différences de température sont excessives. Dans nos climats tempérés, les écarts thermométriques sont trop faibles pour faire varier sensiblement l'évolution de la maladie constitutionnelle. Il faudrait des saisons exceptionnellement chaudes ou froides pour en modifier la durée dans un sens ou dans l'autre. Je ne sais si je me trompe, mais l'hiver rigoureux (1879-80) que nous avons traversé n'en serait-il pas une preuve? Il m'a semblé que fréquemment l'incubation constitutionnelle avait été beaucoup plus longue qu'en d'autres saisons. Maintes fois j'ai vu chez les malades non traités et atteints de chancres sérieux, l'apparition des accidents secondaires ne se faire que 60, 70 jours après le début de l'accident primitif. Presque toujours, en décembre 1879, en janvier et février 1880, la durée de la deuxième incubation a dépassé sa moyenne. J'ignore si d'autres observateurs ont fait la même remarque.

Une assertion qui ne vous étonnera point, parce qu'elle repose sur les données fondamentales de la physiologie pathologique, c'est qu'un événement morbide violent, s'emparant de l'organisme pendant l'incubation syphilitique, ne peut manquer de la prolonger et de retarder plus ou moins longtemps l'apparition des accidents consécutifs. Et remarquez que ce n'est pas là une vue théorique de l'esprit; c'est un fait d'observation qui rentre dans le domaine trop restreint de ceux dont on peut donner une explication satisfaisante. J'aurai plusieurs fois à vous entretenir de l'action que les maladies intercurrentes exercent sur les manifestations de la syphilis et sur son processus. Je vous ajourne à cette époque pour l'interprétation d'un fait que je me borne aujourd'hui à constater. Parmi les maladies qui agissent le plus sûrement sur la durée de l'incubation pour la prolonger, il faut placer en première ligne la fièvre et les phlegmasies, c'est-à-dire les affections aiguës qui, mettant en jeu toutes les synergies fonctionnelles de l'organisme, l'emportent dans un mouvement de réaction si puissant et si concentré, que tout autre acte morbide, quelle que soit son imminence, est forcément ajourné jusqu'à la convalescence et même au delà.

II

TROUBLES CONSTITUTIONNELS QUI SE MANIFESTENT A LA FIN DE LA SYPHILIS PRIMITIVE, AU DÉBUT ET PENDANT LES PREMIERS JOURS DE LA SYPHILIS SECONDAIRE.

Altérations du sang causées par l'intoxication syphilitique : Diminution des globules rouges ; augmentation de l'albumine et des globules blancs.

Insuffisance des recherches sur la dyscrasie syphilitique. — Si l'anémie constitue le plus souvent son élément principal, il en existe d'autres : pléthore globuleuse, altérations de la fibrine.

Le principe virulent n'agit probablement sur le sang que par l'intermédiaire des organes hémato-poïétiques.

FIÈVRE SYPHILITIQUE : Sa place dans l'évolution de la maladie constitutionnelle. Elle se montre surtout pendant les premiers jours ou les premiers mois de la phase virulente. — Sa fréquence incomparablement plus grande chez la femme que chez l'homme. — Ses divers types.

A. *Type intermittent*, quotidien, vespéral et nocturne avec prédominance des stades de chaleur et de sueur ; c'est le plus commun. — Cas de fièvre syphilitique à type tierce complet. Rareté de ce type.

B. *Type rémittent.* — Irrégularité dans la composition des stades, le retour et la durée des paroxysmes. Troubles de la santé générale et des fonctions nerveuses.

C. *Formes irrégulières et variées* de la fièvre syphilitique : forme larvée avec prédominance d'accidents névralgiques ; forme pseudo-pernicieuse ; forme plus ou moins continue et typhique.

Intégrité presque complète des fonctions digestives pendant toute la durée de la fièvre syphilitique. Analogie de cette fièvre avec la fièvre nerveuse et la fièvre rhumatique. Quel que soit son type elle est *essentielle*, c'est-à-dire indépendante de toute lésion définie et locale. Elle constitue un effort de synergie réactionnelle contre l'intoxication générale.

Pronostic de la fièvre syphilitique : sa bénignité. Cette fièvre ne préjuge rien pour l'avenir ; elle tient beaucoup plus de l'individu que de la diathèse. Sa guérison spontanée. Efficacité contre elle du mercure et surtout de l'iodure de potassium.

Il ne faut pas séparer les troubles constitutionnels qui se manifestent dans la période d'incubation syphilitique de ceux qu'on observe pendant la première phase des accidents constitutionnels. L'état morbide général qui s'établit alors dans l'organisme forme un tout continu, malgré ses intermittences, un ensemble homogène procédant des mêmes causes, soumis aux mêmes vicissitudes, et qui sert comme de trait d'union entre la syphilis primitive et la syphilis secondaire. La part respective qui revient à l'une ou à l'autre de ces deux phases est difficile à fixer. Ce serait même une distinction très inutile et tout artificielle. Le retentissement du chancre sur l'état fonctionnel de l'économie est sans doute un événement capital dans l'ensemble du processus et fait partie de son histoire. Mais, d'un autre côté, remarquez que ce foyer s'éteignant à l'époque où tout l'organisme commence à souffrir, son rôle pathogénique est terminé. La phase du déclin est arrivée pour lui quand celle de la constitutionnalité commence à s'emparer de toute l'économie en élargissant le cadre de ses manifestations et en les multipliant à l'infini. Ces troubles généraux appartiennent donc plutôt à la syphilis secondaire qu'à la syphilis primitive; et la preuve, c'est que leur apparition ne se fait que dans les dernières semaines du chancre et même fréquemment, je vous le répète, à une époque où celui-ci a cessé d'exister.

Comme on pouvait s'y attendre, l'un des premiers effets de l'introduction du principe syphilitique dans l'organisme est une altération progressive du sang. Les analyses du liquide, faites il y a une quarantaine d'années par M. Grassi, dans le service de M. Ricord, ont mis le fait hors de doute. Il résulte de ces analyses que pendant l'évolution du chancre infectant, soit avant, soit plutôt après l'éclosion des manifestations cutanées ou muqueuses les plus précoces, l'albumine du sang augmente et les globules rouges diminuent. Ainsi la moyenne des globules rouges chez l'homme bien portant, qui est environ de 141, ne donna, durant la période chancreuse, que les chiffres 95, 94, 76, 55, 90, etc. D'un autre côté, l'albumine, dont la moyenne est de 69 à 70, atteignit la proportion considérable de 104, 106, 123, 126, 115, etc. Quant à la fibrine, elle resta normale.

Outre la diminution des globules rouges et l'augmentation de l'albumine, il se produit encore une autre lésion dans le liquide sanguin : c'est l'augmentation des globules blancs. Ce sont là évidemment des résultats précieux à enregistrer et ils l'ont été depuis 1844 par tous les auteurs qui ont écrit sur la syphilis. Mais ils remontent à une époque éloignée et peut-être auraient-ils besoin d'être contrôlés par des analyses et des numérations nouvelles. De plus, il serait indispensable, pour se rendre un compte exact du processus d'intoxication, de constater, par des recherches multipliées sur le même individu, le moment précis où commence l'altération du sang. Il est à croire qu'elle ne survient pas d'emblée et qu'elle n'atteint pas du premier coup toute son intensité. Elle doit se produire peu à peu, depuis le moment où le chancre irradie ses premiers effets toxiques sur les ganglions régionaux, jusqu'au moment où apparaissent les premières manifestations constitutionnelles. Il serait intéressant aussi d'étudier les altérations du liquide sanguin pendant la période de l'incubation chancreuse et de poursuivre ces recherches au delà des premières manifestations consécutives, et pendant toute la durée de la phase virulente. On peut donc affirmer que nous ne possédons encore que des notions très rudimentaires sur la dyscrasie syphilitique.

Et puis, cette dyscrasie est-elle aussi simple, aussi uniforme qu'on le suppose, chez tous les sujets? N'en verrez-vous pas quelquefois chez lesquels la chloro-anémie fait non seulement défaut, mais semble remplacée par un état tout contraire, par une sorte de pléthore globuleuse rouge, accompagnée de phénomènes qui se rapportent à une altération de l'élément fibrineux du sang? Il existe, suivant les cas, des modifications beaucoup plus complexes qu'on ne le suppose. Sans rien préjuger du résultat que donneront ultérieurement des analyses plus complètes et entreprises sur une plus large échelle, je ne crains pas de dire que la chloro-anémie n'est pas le dernier mot des altérations sanguines dans les premières phases de la maladie constitutionnelle. Quoi qu'il en soit, la pénurie des globules rouges, l'augmentation des globules blancs et de l'albumine, qui se montrent chez un grand nombre de malades, vers la fin de la syphilis primitive et au commencement de la syphilis secondaire, constituent un fait d'une importance capitale. Comment se produit une pareille lésion? Le principe virulent agit-il directement sur les globules et sur l'albumine, ou bien n'altère-t-il leurs proportions relatives que secondairement et par l'intermédiaire des organes hématopoïétiques? Cette dernière hypothèse est celle qui réunit en sa faveur la plus grande somme de probabilités, et je démontrerai plus tard, quand je m'occuperai de la pathogénie des troubles constitutionnels, qu'elle est la seule que nous puissions admettre, parce qu'elle est la seule qui soit conforme aux lois de la physiologie pathologique.

Parmi les troubles constitutionnels qui annoncent l'intoxication générale de l'organisme et présagent l'explosion prochaine des accidents consécutifs, cutanés, muqueux ou autres, appartenant au début de la période secondaire, il faut placer au premier rang la fièvre syphilitique. Quoique la syphilis, envisagée dans l'ensemble de son processus, soit une maladie essentiellement apyrétique, cependant son invasion provoque quelquefois une réaction fébrile, qui a des caractères propres et pour ainsi dire spécifiques. Plusieurs auteurs anciens, Jean de Vigo, Jacques de Béthencourt, Mathiole (de Sienne), les avaient indiqués plutôt que décrits. Mais c'est Hunter qui, le premier, en a donné un tableau magistral :

« Les altérations locales de la syphilis constitutionnelle, dit ce grand syphiliographe, s'accompagnent ordinairement de fièvre, d'agitation, d'insomnie, souvent de céphalalgie. Cette fièvre ressemble d'abord à la fièvre rhumatique, et, au bout d'un certain temps, elle participe beaucoup de la fièvre hectique. Les symptômes se manifestent souvent indépendamment de toute action locale et sans en être accompagnés ; il est très difficile alors de reconnaître la véritable nature de la maladie ; et, dans les cas qui ne sont pas susceptibles d'une démonstration bien claire, il faut rassembler et étudier avec soin toutes les circonstances. Plusieurs de ces symptômes cèdent à l'emploi du mercure, et c'est peut-être la seule circonstance qui puisse me porter à admettre qu'ils dépendent de la présence du virus syphilitique. »

Plus tard, Swédiaur en a tracé une très bonne esquisse, et c'est lui qui, le premier, considéra cette fièvre comme un des prodromes de la période secondaire :

« Avant, dit-il, que le virus syphilitique existant dans le système du corps produise des éruptions à la peau ou autres effets visibles, les malades sont attaqués d'une fièvre de l'espèce lente, avec un pouls faible et accéléré. »

De nos jours, cette manifestation a été étudiée par un grand nombre d'auteurs, parmi lesquels il faut nommer Guntz, Lancereaux, Courteaux, etc. Aussi est-elle très connue, et il est facile de la rapporter à sa véritable cause, même dans les cas où son diagnostic présente le plus d'obscurité. On a peut-être exagéré, dans ces derniers temps, la fréquence de la fièvre syphilique. Je puis vous affirmer que chez la plupart des malades qui entrent dans mon service, elle est exceptionnelle, ou bien, si elle se produit, c'est en général sous sa forme la plus atténuée. Elle est infiniment plus commune chez la femme que chez l'homme. On l'observerait même chez la femme, d'après M. Courteaux, pendant la période secondaire, dans la proportion de un sur trois. Chez l'homme, elle est, au contraire, presque exclusivement prodromique. Vous ne la verrez jamais se déclarer pendant les premières semaines du chancre. Elle n'éclate qu'au moment où l'intoxication générale se traduit par les premiers troubles constitutionnels de la syphilis. C'est donc habituellement vers le 35ᵉ ou 40ᵉ jour de l'accident primitif, c'est-à-dire 8 ou 15 jours avant l'apparition des syphilides, rarement plus tôt et souvent plus tard, qu'on la voit survenir. Aussi appartient-elle beaucoup moins à la syphilis primitive qu'à la syphilis secondaire.

Après avoir déterminé la place de la fièvre syphilitique dans l'évolution de la maladie constitutionnelle, occupons-nous de ses symptômes et surtout des divers types sous lesquels elle se formule. Et d'abord, sachez qu'elle est rarement continue. Dans la grande majorité des cas, elle affecte le type intermittent. Mais les accès se montrent à des intervalles irréguliers et ils sont loin d'être complets, c'est-à-dire de développer tous leurs symptômes dans l'ordre et avec la durée propres à chacun d'eux, qu'ils ont dans les intermittentes ou les rémittentes de cause paludéenne. Quelquefois l'invasion de la fièvre syphilitique est brusque et n'est annoncée par aucun trouble prodromique; d'autres fois elle est précédée par un ou deux jours de malaise général, de courbature et de céphalée.

A. Dans sa forme intermittente, elle se compose d'une série d'accès isolés, qui débutent presque toujours vers le soir, durent environ 8 ou 10 heures, cessent par conséquent dans la matinée, et sont séparés l'un de l'autre par des intervalles d'apyrexie complète. Vous voyez donc que ces accès offrent une grande ressemblance avec ceux de la fièvre palustre. Mais quand on étudie en détail chacun de leurs phénomènes, on aperçoit bientôt entre eux de grandes différences. Ainsi l'accès de la fièvre syphilitique est toujours vespéral et nocturne, et, à cet égard, il se rapproche beaucoup plus de la fièvre hectique que de la fièvre palustre, comme l'avait très bien vu Hunter. Le retour des accès, même dans les formes les plus franchement intermittentes, est loin d'avoir la régularité presque mathématique qu'on observe dans celui des fièvres paludéennes. Enfin, il arrive très fréquemment que la trilogie symptomatique est vague, à peine ébauchée ou même tronquée par l'absence complète de l'un des stades du paroxysme. Vous ne verrez que très exceptionnellement, par exemple, un frisson violent, continu, d'une durée de trois quarts d'heure ou d'une heure, accompagné de claquement de dents et de tremblement dans les membres : ce sont plutôt de petits frissons répétés qui précèdent la fièvre de quelques heures. Le stade de chaleur est beaucoup plus constant que le stade de froid; il est caractérisé par l'élévation de la température et la fréquence du pouls. Quant au stade de sueur, il fait très rarement défaut; j'ai même vu des malades chez lesquels il prédominait tellement, qu'il semblait constituer à lui seul tout l'accès et durait pendant toute la nuit. N'est-ce pas un autre caractère qui rapproche la fièvre syphilitique de la fièvre hectique et de la fièvre rhumatique?

Ainsi, la fièvre syphilitique, dans sa forme intermittente la plus franche, est quotidienne, vespérale et nocturne, généralement composée de trois stades, dont le dernier, celui de la diaphorèse, est presque toujours remarquable par sa prédominance. Si, méconnaissant l'origine d'une pareille fièvre, vous administriez le sulfate de quinine, vous n'obtiendriez aucun résultat curatif. Donnez du mercure et de l'iodure de potassium, et bientôt vous verrez les accès s'atténuer et disparaître complètement, même avant l'apparition des syphilides cutanées et muqueuses dont ils constituent un des principaux prodromes.

Quoique l'intermittence quotidienne vespérale soit la règle dans le retour des accès, cependant j'ai vu quelquefois la fièvre syphilitique se formuler sous le type tierce, comme dans le cas suivant :

Un jeune homme, âgé de dix-huit ans, couvreur, entra le 3 juin 1879 dans mon service (salle 8, n° 4), pour se faire soigner d'un grand nombre de chancres infectants qu'il portait sur le gland et le prépuce. Ces chancres duraient depuis quatre semaines et il n'existait encore aucune manifestation cutanée ou muqueuse, ni aucun trouble constitutionnel.

Le 26 juin, le malade fut pris tout à coup, sans cause appréciable, vers deux heures de l'après-midi, d'un violent accès de fièvre qui ne se termina qu'à dix heures du soir. Les trois stades furent très nettement marqués, et le premier, celui du froid, l'emporta sur les deux autres par son intensité.

Je ne voulus prescrire aucun médicament afin de mieux voir comment se comporterait cette fièvre abandonnée à sa marche naturelle. Contrairement à mon attente, le 27, il y eut apyrexie complète. Mais le 28, à la même heure, c'est-à-dire à deux heures de l'après-midi, apparut un second accès absolument semblable au premier comme symptômes et comme durée.

Bien que la fièvre syphilitique intermittente ne se déclare habituellement que vers cinq ou six heures du soir, j'avais annoncé, dès le premier accès, que celle-ci, malgré l'anomalie dans l'heure de son invasion, devait dépendre de la maladie constitutionnelle dont elle présageait les premiers accidents. Ma conviction fut un peu ébranlée quand je vis le deuxième accès ne revenir que *quarante-huit heures* exactement après le premier, et avec prédominance du stade de froid.

Je commençai à soupçonner quelque influence palustre et j'interrogeai le sujet dans ce sens. Mais j'appris qu'il était de Paris, qu'il n'avait jamais habité de pays marécageux, ni eu de fièvres intermittentes réglées. Il travaillait, quelques mois auparavant, du côté de la gare de l'Est, où il n'avait pas été exposé aux émanations des terrassements. Du reste, depuis cinq semaines, il avait cessé tout ouvrage.

Ces antécédents, négatifs au point de vue d'une intoxication palustre, me firent encore ajourner toute intervention thérapeutique. Mais le 30 juin, quand je vis un troisième accès, semblable aux deux premiers, survenir à deux heures précises de l'après-midi, je prescrivis le sulfate de quinine.

Eh bien, le sulfate de quinine ne coupa point la fièvre qui continua à se formuler sous le type tierce le plus régulier. Convaincu dès lors qu'elle était syphilitique, j'administrai deux grammes d'iodure de potassium qui en firent promptement justice. La durée totale de la crise fébrile fut de dix à douze jours. Après qu'elle eut cessé, apparurent des accidents cutanés et muqueux très superficiels.

Du reste, la santé du malade ne fut que médiocrement compromise par cette fièvre ; il conserva l'appétit, le sommeil et n'eut que très peu de céphalalgie.

C'est un des caractères les plus remarquables de cette espèce de pyrexie que son peu de retentissement sur les fonctions plastiques. Ainsi la langue reste souvent nette et humide, et ne présente que rarement les divers enduits saburraux dont elle se couvre si aisément dans les moindres fièvres communes, même dans les éphémères. La soif et l'appétit sont normaux, les digestions s'accomplissent facilement et il ne se produit aucun trouble notable, ni du côté de l'estomac, ni du côté des intestins.

On a indiqué la boulimie et la polydipsie comme une des bizarreries symptomatiques de ces sortes de fièvres. Je ne les ai point observées chez l'homme ; mais il est fort possible qu'elles se rencontrent quelquefois chez la femme. Ce sont alors des phénomènes d'ordre hystérique, comme tant d'autres qu'on observe chez elles et qui ne se rattachent pas directement à la syphilis, mais bien à une nervosité qu'elle suscite ou exaspère[1]. Chez les hommes, vous verrez assez fréquemment des boulimies se produire dans le cours de la maladie constitutionnelle, surtout quand les patients, après avoir subi les violentes atteintes d'une poussée, entrent en convalescence. Cette voracité qui provient d'un besoin impérieux de réparation est en général d'un excellent augure, et quand je le vois se produire, je pronostique la prompte guérison des accidents cutanés, muqueux ou autres et le rétablisse-

1. Chez la femme il se produit sous l'influence de la syphilis tout un ordre de phénomènes de nature névropathique qu'on aurait tort, selon moi, de faire rentrer dans la pathologie de la syphilis. Ils relèvent bien plutôt du tempérament nerveux et d'une forte prédisposition hystérogène qui ne demande que le moindre prétexte pour entrer en activité. Au nombre de ces manifestations pseudo-syphilitiques il faut ranger les anesthésies et analgésies irrégulièrement distribuées et ne s'accompagnant d'aucune paralysie connexe de la contractilité musculaire, les perversions de l'appétit telles que les boulimies qui surviennent en pleine crise fébrile, par exemple, c'est-à-dire qui sont déplacées dans leur apparition et ne se rattachent pas comme cela se produit après la défervescence à un besoin légitime de réparation, les bouffées de chaleur, les spasmes, les vapeurs, les énervements, les agacements de nerfs, les troubles de la caloricité tels que sensations générales ou partielles de chaleur et de froid, algidité et congestion périphériques, etc. — Nous reviendrons sur ces questions quand s'il s'agira des névropathies syphilitiques. Mais dès maintenant nous tenons à prémunir le lecteur contre l'interprétation qu'on a donnée à ces phénomènes morbides pseudo-syphilitiques. Certes il serait facile d'agrandir le domaine de la syphilis en y faisant entrer toute la pathologie nervosique des femmes. Il ne faut pas cependant la surcharger outre mesure ; il est plus pathologique de l'enfermer dans le cercle précis de son action spécifique, et pour cela l'étude de la syphilis chez l'homme et chez les femmes d'un tempérament bien équilibré, est le terrain le plus convenable et le plus propre à empêcher toute illusion.

ment de l'équilibre organique, s'il a été perturbé par l'intensité ou le nombre des déterminations locales.

B. Les irrégularités nombreuses que présente la fièvre intermittente syphilitique, soit dans l'heure du retour des accès, soit dans la durée de l'apyrexie, soit dans la composition symptomatique des stades, conduisent par des gradations insensibles à un autre type qui est le type rémittent continu avec exarcerbations. Dans cette variété, qui est moins commune que l'intermittente et dure comme elle un ou deux septenaires, la fièvre ne cesse jamais complètement, et à quelque heure du jour ou de la nuit que vous mesuriez la température, le thermomètre accusera toujours une élévation plus ou moins anormale. Les accès n'ont rien de régulier ; ils surviennent tantôt le matin et tantôt le soir, et sont en général plus incomplets et plus irréguliers dans leurs stades que ceux de l'intermittente franche. La rémission est toujours plus longue que l'accès. Très variable dans son intensité, elle oscille entre l'apyrexie complète et un état fébrile qui ne le cède que peu à celui du paroxysme. Cette forme de la fièvre syphilitique est plus sérieuse que la précédente et elle porte une atteinte beaucoup plus marquée à certaines fonctions. Ainsi elle s'accompagne presque toujours de céphalée violente, de malaise général, de brisement des membres, d'une prostration des forces qui peut aller jusqu'à l'asthénie typhoïde, de torpeur intellectuelle, d'insomnie, d'agitation, de soif vive, d'inappétence, etc., etc.

« Chez un de nos malades, dit M. Louis Jullien, la pyrexie qui s'accompagna d'une température supérieure à 40°, avec fréquence de pouls, rougeur extrême de la face, céphalée, rachialgie et prostration générale, présenta de tels rapports avec la fièvre prodromique de la variole, qu'en dépit d'un chancre induré, antérieurement reconnu, nous restâmes dans le doute jusqu'au quatrième jour. A ce moment, parut une éruption syphilitique papuleuse, et la défervescence se fit brusquement. » (Jullien, p. 611.)

Dans les manifestations, même sérieuses et multiples, de cette forme, il arrive fréquemment que les fonctions digestives ne sont pas beaucoup plus troublées que dans la forme précédente. La langue reste normale, les selles sont régulières, la soif très modérée, et, chose plus importante, l'analyse des dépôts urinaires, faite par Vajda, prouve que le mouvement de désassimilation dont ils sont l'indice n'est nullement en rapport avec l'élévation de la température.

Il y a une fièvre qui présente aussi une pareille absence de troubles plastiques et gastro-intestinaux, c'est la fièvre nerveuse. J'ai vu des personnes chez lesquelles une fièvre nerveuse survenue sous l'influence de causes morales ou autres a duré quatre ou cinq semaines, sans diminuer sensiblement l'appétit, sans augmenter la soif, sans entraîner la chute des forces ou l'amaigrissement. Aussi quand j'envisage la fièvre syphilitique dans ses particularités les plus remarquables et les plus constantes, je dis qu'elle tient tout à la fois de la fièvre rhumatique, de la fièvre nerveuse et quelquefois, mais très rarement et beaucoup moins, de la fièvre hectique, surtout à la première période de la syphilis. Remarquez ce point de contact avec la fièvre rhumatismale : n'est-elle pas vague et capricieuse comme elle? Ne provoque-t-elle pas, comme elle, des diaphorèses très abondantes ? Et est-ce que dans la fièvre rhumatismale, comme dans la nerveuse et la syphilitique, les fonctions plastiques et gastro-intestinales ne sont pas toujours beaucoup moins atteintes que dans les fièvres de toute autre provenance ?

C. On a décrit aussi une autre forme de fièvre syphilitique qu'on a appelée vague, capricieuse, hectique. Mais comme elle n'est autre chose que la combinaison des deux types précédents dans ce qu'ils ont de plus irrégulier et de plus anormal, il est inutile de nous en occuper. Elle est, du reste, moins fréquente que les deux autres.

Quelque prononcé que soit le type intermittent dans la fièvre syphilitique, la rate n'est pas touchée. Elle conserve ses dimensions normales, ou si elle présente une légère augmentation de volume, on ne peut pas la comparer à l'intumescence splénique qui s'observe toujours dans les fièvres palustres. Ce fait fournirait un élément de diagnostic, si les autres faisaient défaut. Vous connaissez aussi l'impuissance du sulfate de quinine pour couper les accès. Dans un cas de fièvre intermittente spécifique, Domenico Cappozzi (de Naples) a vu l'administration de ce sel perturber la périodicité des accès qui, de quotidiens qu'ils étaient au début, devinrent tierces, puis doubles tierces, puis redevinrent quotidiens et ne furent en définitive guéris que par un traitement mercuriel.

Si le diagnostic de la fièvre syphilitique intermittente et de la fièvre paludéenne est en général facile, surtout quand on connaît les antécédents des malades, il se produit des cas où la physionomie des deux affections est tellement semblable qu'il est impossible de les distinguer. Ce n'est pas dans leurs formes simples qu'il en est ainsi, mais bien plutôt dans les formes intermittentes qui se compliquent d'un autre symptôme s'élevant à un haut degré d'intensité. Je vous parlerai tout à l'heure des algies si communes au début de l'intoxication constitutionnelle. Parmi elles, il en est une qui s'associe fréquemment à la fièvre intermittente syphilitique, c'est la névralgie faciale et surtout l'occipito-pariéto-frontale. Chose remarquable, elle est paroxystique comme la fièvre, et les deux paroxysmes, dans leur coïncidence exacte, commencent et finissent à la même heure. Quand le retour de ces accès survient à des intervalles réguliers, on pourrait croire qu'il s'agit réellement d'une de ces névralgies fébriles d'origine paludéenne, qui sont si communes dans certains pays et qui font partie de la nombreuse catégorie des fièvres dites larvées. Il arrive même quelquefois que l'élément névralgique atteint un tel degré de violence que, pendant l'accès, le malade offre l'état inquiétant qu'on observe dans les fièvres pernicieuses, où l'intensité excessive d'un seul phénomène morbide paraît devoir mettre et met réellement dans l'imminence d'un danger sérieux l'existence des individus.

Ces sortes de fièvres syphilitiques intermittentes et avec déterminations algiques sur la tête ou d'autres parties du corps ne sont pas communes, surtout avec un pareil masque de perniciosité paludéenne. J'en ai pourtant observé quelques cas, et un, entre autres, où il y avait non seulement des douleurs céphaliques atroces, mais encore du délire et des irradiations névralgiformes dans le bras droit avec parésie pendant toute la durée du paroxysme. Ces horribles accès, dont la nature ne fut pas même soupçonnée, résistèrent à toutes les médications antipériodiques et calmantes qu'on dirigea contre eux, et ils cessèrent spontanément, lorsqu'au bout de huit ou dix jours apparut une roséole confluente qui révéla, mais un peu trop tard, la vraie cause d'un désordre fonctionnel aussi menaçant.

Lorsque la forme rémittente de la fièvre s'accompagne d'une grande asthénie musculaire, d'une faiblesse générale extrême et autres phénomènes de dépression propres aux états typhiques (ce qui ne s'observe jamais ou rarement chez l'homme), on pourrait croire qu'il existe ou qu'il va se produire une véritable fièvre typhoïde. L'erreur, à supposer qu'elle fût commise, ne serait pas de longue durée. Les éléments de diagnostic sont très nombreux et faciles à découvrir. Vous les trouverez dans l'intégrité des fonctions digestives, dans les commémoratifs et dans la différence très grande au point de vue de la gravité et du processus des deux affections, qui ne peut manquer de devenir évidente au bout de quelques jours. Ces pseudo-fièvres typhoïdes, d'origine syphilitique, sont, en effet, fort bénignes et guérissent très facilement quand on les traite par le mercure et l'iodure de potassium.

La fièvre syphilitique que je viens de vous décrire, dans ce qu'elle a d'essentiel et de caractéristique, n'est point le symptôme d'une lésion locale bien définie et limitée à tel ou tel organe. Les déterminations matérielles n'existent pas encore au moment où elle se produit. Elles n'apparaîtront que plus tard, et vous verrez que, malgré leur confluence et leur gravité, elles ne provoqueront pas en général de réaction fébrile. J'ai vu le pouls rester calme chez des individus dont toute la peau était rongée par des ulcérations serpigineuses phagédéniques. Les syphilides viscérales les plus redoutables ne provoquent pas de fièvre. Les premiers observateurs qui décrivirent la syphilis eurent donc raison de dire que cette maladie était essentiellement apyrétique. Si la fièvre syphilitique n'est pas l'expression d'une souffrance locale, n'est-il pas naturel de voir en elle une synergie réactionnelle de tout l'organisme contre sa prise de possession par le principe virulent? N'a-t-on pas eu raison de comparer cette fièvre à celle de la période d'invasion dans les fièvres éruptives? Et si l'on prend garde qu'elle cesse presque toujours lorsque l'éruption s'est faite sur la peau ou sur les muqueuses, ne serait-on pas tenté d'y voir, comme les vieux pathologistes, une sorte d'effort d'expulsion que tente l'économie pour pour se débarrasser de la matière morbifique?

Mais laissons là ces vues théoriques et occupons-nous surtout du côté pratique de la question. Un événement quelconque en pathologie doit toujours être jugé au point de vue du pronostic. Ne vous alarmez pas outre mesure de tout le tumulte fébrile que suscite dans certains organismes l'invasion de la maladie constitutionnelle. Par elle-même cette fièvre n'est pas grave, ni de longue durée; elle guérirait spontanément et sans laisser aucune trace profonde lors même que vous n'emploieriez contre elle ni le mercure ni l'iodure de potassium. Enfin, et c'est là côté capital du pronostic, elle ne préjuge pas formellement des accidents syphilitiques sévères. Il semble qu'elle tienne beaucoup plus de l'individu que de la diathèse et qu'elle n'ait avec elle qu'une corrélation accidentelle, momentanée, qui n'implique pour la suite rien de catégorique dans le sens de la bénignité ou de la malignité. Elle n'est donc pas d'un grand secours pour les prévisions prochaines, et à plus forte raison pour les prévisions éloignées. Tout ce que je puis vous dire à cet égard, c'est que dans les cas où j'ai constaté la fièvre syphilitique à son plus haut degré, les accidents qui l'ont immédiatement suivie, à peu d'exceptions près, ont été légers; tandis que j'ai vu les déterminations externes ou internes les plus sérieuses se développer après une période d'invasion complètement apyrétique[1].

Les malades atteints de cette espèce de fièvre n'ont pas besoin d'être soumis à une diététique rigoureuse. S'ils prennent déjà du mercure, augmentez-en un peu la dose. Ce médicament est efficace; mais son action étant lente, il en faudrait donner, afin d'obtenir un effet immédiat, des quantités trop considérables qui deviendraient dangereuses pour les intestins et la muqueuse buccale. L'iodure de potassium ne présente point ces inconvénients. Il agit très vite et il peut couper la fièvre dès le premier et le second jour de son administration. Avec deux ou trois grammes par jour, vous produirez une sédation circulatoire prompte, sans compter que du même coup vous ferez disparaître les phénomènes douloureux variés qui accompagnent si fréquemment la fièvre syphilitique.

1. La fréquence du pouls qui est un élément de pronostic si précieux dans les phlegmasies aiguës et dans les pyrexies ne fournit au sujet de la fièvre syphilitique que des notions fort peu importantes. On en comprendra facilement la raison si on considère combien sont, la plupart du temps, irréguliers et capricieux, dans leur retour, dans leur composition, dans leur intensité, les paroxysmes qui la constituent. Dans la forme continue ou dans celle dont les ondulations des mouvements fébriles sont très peu accentuées, la fréquence du pouls est souvent fort variable. Aussi ne peut-on fonder sur elle aucune prévision relativement à la persistance du type, à sa durée, à l'époque de la défervescence. N'en est-il pas ainsi dans la fièvre nerveuse et même dans certaines fièvres rhumatoïdes et dans les hectiques? — La température a été étudiée dans la fièvre syphilitique par plusieurs auteurs; elle a plus de valeur pronostique que la fréquence du pouls, mais elle est loin d'acquérir jamais ici la même importance que dans les pyrexies et les phlegmasies. Guntz a le plus souvent constaté 30°,4 Réaumur (38° c.) et 29°,9 (37°,5 c.) pendant la rémission du matin; dans les cas les plus violents le thermomètre monta jusqu'à 31°,7 (39° c.), le jour et 30°,9 (38°,2 c.), le matin. — On peut dire que la moyenne de la température axillaire est de 37° à 38° centigrades. Très exceptionnellement on a noté 40°, 41° et plus. Ses oscillations sont très variables, et dans les types les plus connus sa teneur est loin d'être aussi uniforme que celle des vraies pyrexies. Il faut s'attendre à la voir cesser souvent pour faire place à des frissons erratiques, à des diaphorèses générales ou partielles, à des refroidissements locaux, etc., etc., pendant lesquels, sans tomber au niveau de l'état normal, elle baisse d'une façon sensible.

La fièvre syphilitique continue et d'une longue durée a été observée uniquement chez la femme. C'est du reste chez elle qu'on peut le mieux étudier tous les types de cette curieuse manifestation de la syphilis dans ses premières phases. Chez les hommes on n'observe que les formes les plus communes et les plus courtes de l'intermittence quotidienne, vespérale et nocturne. N'est-ce pas là une raison sérieuse de rapprocher, comme je le fais, la fièvre syphilitique de la fièvre nerveuse?

III

Algies symptomatiques des premières atteintes de l'intoxication syphilitique. — Plus communes et plus violentes chez la femme que chez l'homme. Leur intermittence et leur rémittence vespérale et nocturne.

Principaux foyers des algies syphilitiques : *Foyer céphalique :* céphalalgie généralisée, circonscrite, névralgiforme, occipito-frontale, paroxystique et nocturne.

Foyer sternal : variétés des algies sterno-costales. — Sternalgies fixes et irradiantes. Les premières sont souvent symptomatiques d'ostéo-périostites.

Douleurs ostéocopes : Leur fréquence, leur siège, leurs caractères. — Paroxysmes nocturnes. — Douleurs au niveau des insertions tendineuses. — *Douleurs musculaires* lancinantes, crampoïdes ou rhumatoïdes : elles sont très communes au début de la syphilis consécutive.

Arthralgies superficielles et mobiles : Leur grande fréquence. Elles sont péri-articulaires plutôt qu'intra-articulaires et occupent les grandes articulatures plutôt que les petites.

Les différentes algies syphilitiques au début de l'intoxication ne sont pas incompatibles entre elles. Leur coexistence à des degrés divers chez le même individu. — Importance de l'idiosyncrasie dans leur production.

Troubles névropathiques hystériformes. La prédisposition y joue un plus grand rôle encore que dans les précédents. — Leur fréquence chez la femme. — Leur point de départ dans le grand sympathique. *Troubles cardio-pulmonaires :* attaques nocturnes d'asthme.

Troubles des fonctions digestives et plastiques. Pâleur, amaigrissement, chute des forces.

Combinaison de toutes ces manifestations morbides fonctionnelles pour constituer la *cachexie transitoire* au début de la syphilis. — Leur traitement par l'iodure de potassium et le mercure. Action respective de ces deux médicaments.

Pathogénie des accidents prodromiques de l'intoxication constitutionnelle : Lésions spécifiques du système lymphatique se généralisant peu à peu dans toute l'économie depuis le début du chancre. Lésions superficielles des autres organes de l'hématopoïèse. Résumé, sous forme de propositions, des troubles constitutionnels qui surviennent au début des accidents consécutifs.

Dans l'ensemble des troubles constitutionnels les algies occupent une des premières places par leur fréquence et aussi par la multiplicité de leur siège et la portée de leurs irradiations. Il y a bien peu de malades chez lesquels la généralisation de l'empoisonnement ne provoque pas des douleurs céphaliques, des névralgies, des souffrances diverses disséminées sur les tissus fibreux, musculaire ou osseux, etc. Elles ont pour caractère commun d'être fugaces, mobiles, disséminées, et de se produire sous formes intermittentes ou rémittentes, mais avec des accès dont le paroxysme atteint son plus haut degré pendant la nuit. Comme la fièvre syphilitique, elles sont beaucoup plus violentes et plus communes chez la femme que chez l'homme. Il n'y a pas lieu de s'en étonner, puisque le système nerveux chez la première est incomparablement plus impressionnable que chez le second. Un grand nombre de femmes, par le fait seul de leur constitution et de leur idiosyncrasie, portent en elles le germe d'une variété infinie de souffrances nerveuses qui n'attendent qu'un prétexte, une occasion favorable pour éclore. La syphilis met en jeu chez elles avec une merveilleuse facilité, cette déplorable prédisposition. Mais l'ébranlement du système qui en résulte n'est que momentané, et, en général, le premier orage passé, tout rentre dans l'ordre, de telle sorte que la maladie constitutionnelle n'est réellement perturbatrice du fonctionnement nerveux, central et périphérique ou organique, que dans la première phase de la période secondaire. Chez certains hommes, d'une nervosité exceptionnelle, les troubles nerveux peuvent se produire avec la même intensité que chez la femme ; mais, même alors, ils paraissent plus fixes, moins irradiants et moins complexes que chez elle.

La tête est le premier et le principal foyer des algies syphilitiques. Parmi elles, une des plus communes est la céphalée. La douleur peut occuper tout le crâne, une de ses moitiés latérales seulement ou même une région plus circonscrite, comme le front, les tempes, l'occiput. Elle présente des caractères très variables. Ceux qu'elle revêt le plus habituellement sont ceux de la névralgie avec irradiations saccadées le long des principales branches nerveuses du cuir chevelu. Parmi ces irradiations, celles qui vont de la région cervicale au front, ou réciproquement, en passant par les régions temporales ou pariétales, sont les plus fréquentes. Ces algies sont superficielles et mobiles ; leurs principaux paroxysmes ont lieu le soir et se prolongent plus ou moins avant dans la nuit, pour cesser le matin. Malgré leur acuité, ce ne sont peut-être pas ni les plus pénibles ni les plus énervantes. Celles dont les malades se plaignent surtout, ce sont les céphalées profondes dont le point de départ ou le principal foyer réside dans l'intérieur de la boîte crânienne et qui semblent étreindre et broyer les os. De pareilles douleurs troublent quelquefois les fonctions cérébrales jusqu'au point de produire une sorte de délire passager. Elles s'accompagnent d'une insomnie opiniâtre qui persiste souvent après qu'elles ont cessé et ne disparaît qu'à la longue. Les céphalées syphilitiques, dans la période d'invasion, se rattachent rarement à une lésion sérieuse et durable. Aussi n'ont-elles pas une signification aussi grave que celles qui surviennent dans les périodes ultérieures[1].

1. Sous tous leurs modes et toutes leurs formes, les céphalées persistantes ont une grande valeur diagnostique dans la syphilis, aussi bien à son début qu'à ses phases les plus reculées. Passé les premières semaines de la période virulente, elles sont rares et on ne les observe qu'exceptionnellement au début ou dans le cours des diverses poussées cutanées et muqueuses. — Elles ont une signification des plus graves plus tard et présagent les déterminations encéphaliques de la maladie. — M. Lancereaux a signalé avec raison l'analogie qui existe entre la céphalalgie liée à certaines altérations profondes des reins et la céphalée du début de la syphilis : dans un cas le médecin traitant avait employé sans succès tous les antisyphilitiques pour combattre une céphalée albuminurique qui céda rapidement à l'emploi de lavements purgatifs.

Après la tête, le centre le plus important des algies syphilitiques existe dans la partie antérieure de la poitrine au niveau du sternum. Cette sternalgie, fixe ou irradiante, présente de grandes variations dans son intensité et sa durée. Quelquefois ce ne sont que des douleurs rhumatoïdes vagues et fugaces qui se promènent sur les parois thoraciques; d'autres fois les points douloureux, avec ou sans irradiations paroxystiques, restent fixés sur telle ou telle région du sternum. En pareil cas, ils s'accompagnent ordinairement d'anxiété respiratoire et d'un sentiment très pénible de constriction dans la région précordiale. Quand il en est ainsi, la douleur est presque toujours symptomatique d'une altération du périoste, et nous aurons à nous en occuper plus tard.

Parmi les algies syphilitiques, celles qui siègent sur les os et qu'on a désignées sous le nom d'ostéoscopes ont toujours occupé une large place dans la symptomatologie de la syphilis. Si l'on s'en rapporte aux descriptions que nous en ont laissées les vieux syphiliographes, elles devaient être beaucoup plus violentes autrefois qu'aujourd'hui. Nous ne les observons que très rarement chez nos malades, dans la période d'invasion, sous la forme de ces épouvantables tortures qu'elles infligeaient aux malheureux syphilitiques du quinzième et du seizième siècle. En général, quand elles existent, ce qui n'est pas très commun, elles sont fort tolérables; elles n'impriment point aux membres des mouvements convulsifs, et bien qu'elles soient nocturnes, elles ne privent pas les malades de tout sommeil, comme elles le faisaient au temps passé. Vous les trouverez peut-être moins souvent dans la continuité des membres que sur les portions les plus saillantes du squelette, telles que l'épitrochlée, l'épicondyle, les tubérosités tibiales, etc.; elles siègent surtout au niveau des insertions tendineuses. Les véritables douleurs ostéocopes, avec leurs caractères classiques, s'observent plus rarement au début de la syphilis qu'à une phase avancée de son processus. Cependant les malades souffrent dans les membres et sur divers points des parois splanchniques, au niveau des principales pièces du squelette. Mais ces souffrances ont plutôt pour siège le système fibreux que le système osseux. Elles occupent aussi les masses musculaires. Tantôt ce sont de petites pointes lancinantes, tantôt des douleurs crampoïdes, fixes ou mobiles, toujours plus prononcées la nuit que le jour, localisées dans un seul muscle ou en envahissant plusieurs dans la même région, successivement ou simultanément. Cette sorte de rhumatisme musculaire, dans sa forme vague, erratique, est plus fréquent peut-être que les douleurs osseuses au début de la syphilis. Il se formule quelquefois sous le type net et circonscrit d'un lumbago, d'un torticolis, d'une pleurodynie, d'une affection du deltoïde. Le biceps est fréquemment atteint, mais plus tard et sous la forme de névralgie avec contracture.

A côté de ces douleurs qui ont leur siège dans le système musculaire, vous pouvez ranger, comme valeur séméiologique et comme fréquence dans la période d'invasion de la syphilis, les arthralgies superficielles et mobiles. C'est un des symptômes les plus communs. Les grandes articulations des genoux, des épaules, des coudes, etc., sont surtout touchées. La douleur dont il est difficile de préciser le siège m'a toujours semblé occuper plutôt les parties extérieures que les parties intérieures de l'articulation, les ligaments tendineux, par exemple, ainsi que le périoste des extrémités osseuses et les fibres d'insertion des grands muscles.

Les différentes manifestations douloureuses que je viens de vous décrire ne sont point incompatibles entre elles. Elles ne s'excluent pas; elles s'attireraient plutôt, puisqu'elles expriment une prédisposition individuelle. Mais il est rare pourtant de les rencontrer toutes chez le même sujet; et alors qu'elles coexistent, elles sont loin d'offrir une égale intensité. Il semble même que les unes prédominent au détriment des autres. Chez certains malades, et ce sont les plus nombreux, vous observerez surtout les céphalées et les névralgies crâniennes; chez les autres, les douleurs musculaires ou bien des douleurs fibreuses ou osseuses, et cela sans que vous en puissiez rien conclure au sujet des déterminations ultérieures; car, je vous le répète, ces désordres qui n'ont aucun substratum fixe autre que l'idiosyncrasie des malades, sont bien loin d'appartenir à la symptomatologie de la syphilis autant que n'importe laquelle de ses déterminations matérielles.

A ces troubles variés qui ont pour expression principale les céphalées, les névralgies, les douleurs rhumatoïdes musculaires, les arthralgies, les douleurs osseuses, ajoutez d'autres manifestations nerveuses plus rares, et qu'on ne rencontre guère que chez les femmes : les vertiges, les étourdissements, tout ce qui se rattache aux spasmes hystéro-épileptiformes, les raideurs musculaires, les paralysies momentanées de tel ou tel groupe de muscles, etc., et vous aurez un tableau à peu près complet des névropathies prodromiques de la syphilis.

Outre les phénomènes douloureux et les troubles fonctionnels qu'ils provoquent, il se produit dans l'invasion de la syphilis une autre série de désordres qui se rattachent moins directement qu'eux à l'action du poison sur le névraxe, et paraissent plutôt sous la dépendance d'une perturbation du grand sympathique et surtout des changements survenus dans la composition du sang. De ce nombre, et au premier rang, se placent les troubles de la grande fonction cardio-pulmonaire. On les observe au plus haut degré chez les femmes ou chez les hommes d'une santé déjà compromise par quelques autres maladies, chez les névropathiques, chez les jeunes gens délicats, surpris par la maladie à l'âge où l'organisme a besoin de toutes ses forces pour accomplir régulièrement sa tâche pendant la période d'évolution organique.

Les symptômes cardio-pulmonaire d'origine syphilitique ne diffèrent point de ceux que produit la chloro-anémie. Ce sont des palpitations de cœur, des malaises précordiaux, une certaine angoisse respiratoire survenant sous l'influence des moindres causes ; un resserrement pénible de la cage thoracique au niveau de la région précordiale, avec un besoin de respirer qui, quoique satisfait par l'introduction libre de l'air dans les voies respiratoires, ne fait pas disparaître la dyspnée habituelle ou ne prévient pas le retour de ses accès. Ces troubles cardio-pulmonaires ne sont pas, en effet, toujours continus ; ils présentent très fréquemment un paroxysme nocturne qui devient quelquefois une véritable attaque d'asthme. Quand ils se compliquent de la sternalgie dont je vous parlais plus haut, l'attaque peut devenir très violente. Mais ce fait se produit rarement. Chez la plupart des malades, les désordres cardio-pulmonaires se bornent à une gêne habituelle de la respiration, avec palpitations de cœur, qui s'exaspèrent presque toujours pendant la nuit. Chez la femme, il se joint souvent à ces phénomènes fondamentaux, des spasmes hystériformes et des constrictions nerveuses depuis l'épigastre jusqu'à la gorge. En auscultant le cœur, on trouve à sa base un bruit de souffle ou un ronflement qui se prolonge vers les vaisseaux du cou ; on constate aussi des bruits anormaux, des souffles continus avec redoublement, des bruits musicaux, en un mot les phénomènes stéthoscopiques propres à la pénurie globulique du sang.

Du côté du cerveau, les troubles qui se manifestent quelquefois en même temps que les phénomènes douloureux peuvent se rattacher aussi, en partie du moins, à l'altération du sang. Ce sont des vertiges, des étourdissements, des obnubilations, une grande paresse intellectuelle qui rend tout travail pénible ou impossible, une vive impressionnabilité ou une apathie profonde, des changements inattendus dans le caractère, des altérations passagères de la vue et de l'ouïe, etc. Mais ne croyez pas que vous trouverez chez tous les malades ces phénomènes d'asthénie encéphalique. Comme les autres troubles fonctionnels, ils sont surtout propres aux femmes déjà prédisposées à les éprouver par leur constitution névropathique. Et puis les traits de ces tableaux symptomatiques, que je suis obligé de concentrer pour vous les montrer dans leur ensemble, s'éparpillent capricieusement suivant les idiosyncrasies des sujets et ne se montrent qu'exceptionnellement réunis chez le même individu.

Les troubles digestifs, tels que l'inappétence, la paresse de l'estomac et des intestins avec ou sans état saburral des premières voies, s'observent communément dans les premières phases de la syphilis. Ils se réunissent à l'épuisement du sang, aux souffrances variées du système nerveux et à tous les désordres qui atteignent plus ou moins la plupart des grands appareils, pour produire une altération des fonctions nutritives. On n'en voit que le commencement dans la période d'invasion de la syphilis ; mais ce commencement présage les désordres plus sérieux qui pourront se produire ultérieurement. La peau se décolore, elle devient pâle ou prend une teinte plombée ou bistrée ; les yeux sont ternes, languissants et s'entourent d'un cercle bleuâtre ; l'expression de la physionomie est triste et maladive ; les traits s'étirent et la face maigrit ou se boursoufle. Le corps perd aussi de son poids ; mais ce n'est qu'à la longue qu'un pareil changement devient sensible. Quelquefois cependant j'ai observé chez des malades une très notable déperdition pendant les huit ou quinze jours qui ont précédé l'explosion des accidents cutanés et muqueux. La chute des forces musculaires, l'affaiblissement général sont d'ordinaire en rapport dans les troubles apparents de la nutrition. Mais vous les verrez quelquefois se produire sans que les fonctions plastiques paraissent avoir souffert. Ils proviennent alors d'une asthénie directe qui a sa source immédiate dans le mauvais fonctionnement du névraxe ou du grand sympathique.

Telles sont les principales manifestations morbides que vous observerez à un plus ou moins haut degré dans la phase prodromique de la syphilis[1]. Quelques-unes disparaîtront à mesure que la maladie con-

1. Parmi les auteurs anciens plusieurs ont décrit d'une façon remarquable, dans leurs particularités les plus saillantes et dans leur processus, les perturbations que produit le nouvel état pathologique au moment où il se généralise. Ils ont esquissé brièvement, mais avec une grande perspicacité clinique, la plupart des désordres que l'empoisonnement syphilitique suscite au début des accidents consécutifs dans quelques-unes des grandes fonctions de l'organisme. — « Maux de tête, visage livide, pesanteur des épaules, insomnie, rêvasseries, yeux cernés, lèvres sèches, inertie des membres, fatigue générale, nonchalance et troubles de la vision ; après l'invasion des pustules, douleurs articulaires multiples... » Tels sont d'après Villalobos, dans son poème sur la syphilis (1498) antérieur à celui de Fracastor, les perturbations qui annoncent la maladie produite par « une petite

stitutionnelle affirmera d'une manière plus saillante son existence et son activité par des déterminations matérielles. D'autres, au contraire, persisteront, s'aggraveront et finiront par constituer peu à peu un état cachectique. Ne vous effrayez pas de ce mot : sans doute l'asthénie nerveuse, la chloro-anémie, les troubles cardio-pulmonaires et digestifs constituent un état morbide sérieux, qui mérite l'épithète que je lui donne. Mais cette cachexie, sachez-le bien, est transitoire et curable ; elle disparaîtra dans la plupart des cas au bout de quelques mois, soit spontanément, soit surtout sous l'influence d'un traitement tout à la fois tonique et spécifique et d'une bonne hygiène.

Si cette cachexie persistait malgré l'emploi des moyens les plus propres à la faire disparaître, si dans sa longue durée elle présentait toujours un désaccord frappant entre ses symptômes propres et la bénignité des manifestations syphilitiques, il faudrait craindre une autre diathèse. La syphilis possède, en effet, la fâcheuse propriété de mettre en jeu, même lorsqu'elle est faible, des prédispositions morbides originelles ou acquises restées latentes jusqu'alors, et qui peut-être, sans elle, ne seraient jamais sorties de leur virtualité inoffensive. C'est ainsi que des sujets ayant toujours eu les apparences d'une bonne santé jusqu'au moment où ils ont contracté un chancre infectant

plaie au membre viril, de mauvais aspect, à bords indurés, indolente. » — « Au début, dit Schellig (seizième siècle), les individus infectés éprouvent des maux de tête, beaucoup de pesanteur et de douleurs dans les membres, surtout aux bras et aux jambes. Ils ont des sueurs copieuses, un peu fétides, un sommeil pénible entrecoupé d'insomnie. »

Voici de quelle main magistrale Ambroise Paré a tracé les désordres que produisait dans l'organisme les effets successifs de sa prise de possession par la syphilis : « Lorsque la vérole est récente, il apparaît ulcères à la verge, ou à la vulve, tumeurs aux aines, chaudepisse jetant quelquefois sanie puante et fort fétide, laquelle provient des parastates ou des ulcères qui sont au conduit de la verge. *Il ont aussi douleurs aux joinctures, teste, épaules et autres parties, avec une lassitude des bras et jambes, de façon que les malades disent que leur semblent avoir été battus de bâtons, ne pouvant cheminer ni porter leurs mains sur la teste sinon avec grande difficulté.* Il leur survient inflammation à la bouche... chute de poil (dite alopécie ou pelade) à la tête, aux sourcils et à la barbe, avec amaigrissement de tout le corps et grandes inquiétudes. Il faut ici noter que tous ces signes ne surviennent pas à chacun malade mais à aucuns d'iceux. Les plus certains sont quand le malade a quelque ulcère malin aux parties honteuses, *calleux, dur et difficile;* et encore que les ulcères soient consolidés et qu'il y reste certaine dureté, principalement à la verge, cela dénonce la vérole à curer et apparaissent *tumeurs aux aines qui s'en retournent dedans le corps sans suppurer.* » (Livre XIX, ch. IV.) D'après Matthiole, le mal français, dans sa forme bilieuse, s'accompagnait souvent d'une petite fièvre soit de *mode tierce*, soit de *mode étique.*

Dans 199 cas d'érythème syphilitique observés par M. Bassereau, cet excellent observateur a noté 143 fois l'existence des phénomènes prodromiques. Des cas de fièvre intermittente syphilitique quotidienne, tierce ou double tierce ont été rapportés par Werlhoff, Monro, Cardan, J. Frank, Baillou, Cazenave, etc.

peuvent, à partir de cette époque, voir se développer en eux les germes de la *scrofule*, de la *tuberculose* ou de l'*arthritisme*, dont il n'avaient auparavant subi aucune atteinte.

Quels que soient la forme, l'intensité, le type et les diverses combinaisons des troubles fonctionnels symptomatiques de la syphilis secondaire à son début, le même traitement doit lui être appliqué. L'iodure de potassium possède une efficacité et une promptitude d'action merveilleuses pour atténuer immédiatement et faire disparaître en peu de jours cet état pathologique. Mais il faut aussi administrer le mercure. Si sa vertu curative est moins rapide et le cède dans ses premiers effets à celle de l'iodure de potassium, elle est peut-être plus profonde, plus durable, en atteignant la diathèse dans le principe de ses manifestations plutôt que dans ses manifestations elles-mêmes. Cette remarque sur les différences dans le mode d'action des deux spécifiques s'applique surtout aux troubles superficiels qui nous occupent. En vingt-quatre ou quarante-huit heures, avec 2 ou 3 grammes d'iodure de potassium, vous éteindrez souvent les foyers douloureux et vous rétablirez le calme dans les fonctions les plus violemment perturbées. Mais quelquefois aussi vous trouverez plus de résistances, principalement dans les cas où les spécifiques sont mal tolérés et chez les malades qui, dès le début, présentent la forme cachectique des manifestations. Il faudra recourir alors à une médication tonique qui permettra plus tard aux spécifiques de développer toute leur influence curative.

Entre le moment où la néoplasie primitive fait son apparition et celui où se développent les premiers symptômes d'intoxication générale, se produit-il des altérations morbides appréciables et de nature à nous expliquer la genèse des accidents? Vous avez vu que pendant l'évolution chancreuse, le virus syphilitique s'introduisait certainement dans la circulation lymphatique et y suscitait, comme premier résultat, des adénopathies et des lympho-adénopathies régionales. Plus tard, ce processus local qui a pour siège le système lympathique se généralise. On peut s'en convaincre, dans quelques cas, en constatant, sur diverses parties du corps, une intumescence spécifique des ganglions sur lesquels le processus chancreux n'a aucune action directe. Cette adénopathie généralisée, bien qu'elle n'apparaisse parfois ou n'acquière son plus grand développement que par le fait des éruptions cutanées, dont on doit la considérer comme un symptôme, n'a pas en elles cependant sont unique raison d'être, puisqu'elle peut les précéder. Ainsi, entre le chancre et les troubles constitutionnels, voilà un premier lien : les altérations de système lymphatique. Ce n'est pas à dire que le virus syphilitique qu'on rencontre en nature dans le sang ne puisse s'y introduire par une autre voie. Il est probable, au contraire, que sa diffusion dans l'économie se fait suivant les lois ordinaires de l'absorption physiologique et que les veines y prennent une part considérable. Quoi qu'il en soit, ce sont les ganglions lymphatiques qui manifestent les premiers, d'une manière évidente, l'action matérielle et plastique du poison sur les organes. Or, comme ils jouent un rôle considérable dans la formation des globules, ils deviennent peut-être, ainsi que je vous le disais plus haut, les agents les plus actifs de l'altération du sang.

D'autres glandes hématopoïétiques s'altèrent aussi quelquefois pendant la période d'invasion de la syphilis. Weill et Werner n'ont-ils pas démontré que la rate pouvait être atteinte à cette époque, de la même manière que les ganglions? Son gonflement, d'après eux, se montrerait 7,5 sur 100. Je veux bien qu'il y ait là un peu d'exagération ; mais l'hypertrophie des tonsilles est un fait commun et qu'on observe même dans beaucoup de cas avant l'éruption des plaques muqueuses gutturales. J'ai constaté aussi parfois la tuméfaction de la glande thyroïde tout à fait au début de la syphilis. Dans un cas, dont j'ai été témoin, il survint un véritable goître syphilitique qui dura plusieurs semaines et fut assez volumineux pour comprimer la trachée et le larynx, et produire un peu de gêne de la respiration et de raucité dans la voix. Les recherches les plus modernes tendent à faire supposer que tous les organes de l'hématopoïèse sont intéressés à partir du moment où le poison se généralise, et qu'il contribuent pour une large part, soit à l'élaborer et à le multiplier, soit ce qui est plus certain, à produire la dyscrasie propre à la maladie constitutionnelle.

Mais à quoi bon disserter longuement sur une pathogénie qui est encore à peine ébauchée? Nous ne pouvons faire que des hypothèses plus ou moins probables sur son mécanisme. Les actions et les réactions entre l'organisme et le virus syphilitique nous échappent dans ce qu'elles ont de plus intime. Elles s'accomplissent mystérieusement au sein des tissus. Nous n'en voyons que les résultats, et ce sont eux surtout que je me suis efforcé de vous exposer aussi cliniquement que possible.

Afin que vous puissiez mieux vous en rendre compte et les apprécier dans leur ensemble, je vais résumer cette longue conférence sous forme de propositions :

1° Contrairement à ce qu'ont avancé quelques auteurs, les troubles généraux ne se développent pas durant la période active du chancre infectant. Aussi n'en sont-ils point les symptômes directs.

L'accident primitif a d'ordinaire terminé son rôle et accompli son évolution quand apparaissent les troubles généraux ou constitutionnels.

2° Ils sont les premiers effets de l'impression morbide que font naître dans l'organisme l'introduction et la multiplication du principe virulent.

3° Cette impression a pour siège électif les centres nerveux, les nerfs et plus rarement le grand sympathique.

4° Le principe toxique agit sur le système nerveux, soit directement, soit indirectement.

Il suscite directement l'action morbide lorsqu'on ne peut constater aucun intermédiaire pathologique entre le chancre et les névropathies prodromiques.

Il la suscite indirectement lorsqu'un état chloro-anémique progressif se manifeste vers le milieu ou la fin du processus chancreux.

La plupart du temps, ces deux modes pathogéniques se combinent. Il en résulte que les troubles névropathiques sont généralement en raison directe de l'altération du sang.

5° Dans la dyscrasie que doit nécessairement produire l'intoxication syphilitique, la diminution des globules rouges, l'augmentation des globules blancs et de l'albumine, sont jusqu'à présent les seules altérations sanguines qui aient été constatées. Mais il est probable qu'il en existe d'autres, et, sur cet important sujet, de nouvelles recherches sont nécessaires.

6° Le principe toxique dont nous ne connaissons que les effets doit attaquer l'organisme par plusieurs procédés pathogéniques qui nous échappent dans ce que leur mécanisme à de plus intime.

Le seul dont nous puissions nous rendre compte, c'est celui qui produit l'altération du sang. Et, en effet, pendant la période chancreuse, il survient des lésions ganglionnaires qui, d'abord locales, se généralisent peu à peu et envahissent aussi les autres organes de l'hématopoïèse, tels que la rate, les amygdales, les follicules des muqueuses, le corps thyroïde, etc.

7° Les symptômes constitutionnels, dans la période prodromique de la syphilis secondaire, sont :

a. La fièvre syphilitique avec toutes ses variétés de type, de durée, d'intensité.

b. Les algies, telles que céphalées nocturnes, névralgies diverses, douleurs musculaires rhumatoïdes, arthralgies, douleurs ostéocopes, pleurodynies, sternalgies, lumbagos, etc., etc.

c. Les troubles encéphaliques.

d. Les troubles cardio-pulmonaires.

e. Les troubles nutritifs avec ou sans asthénie des fonctions du grand sympathique.

8° Ces symptômes sont beaucoup plus fréquents chez la femme que chez l'homme. Chez l'homme, la plupart du temps la syphilis produit ses premiers effets cutanés, muqueux ou autres sans troubler en rien les grandes fonctions et sans altérer la santé générale. Il en est de même chez quelques femmes privilégiées. De légères attaques de céphalée nocturne, de la courbature, des douleurs rhumatoïdes, des sueurs pendant la nuit, tels sont les prodromes les plus ordinaires des manifestations matérielles de la syphilis.

9° Les troubles constitutionnels cessent ordinairement à l'époque où les éruptions se montrent; mais ils persistent quelquefois et s'accentuent pendant la période secondaire au point de constituer une sorte d'état cachectique qui n'est pas toujours en rapport avec la gravité des déterminations syphilitiques.

10° Dans la plupart des cas, ils ne sont pas graves par eux-mêmes et ils guérissent spontanément ou à l'aide d'une médication spécifique et reconstituante. En outre, on ne peut pas juger exclusivement d'après eux ce que seront les manifestations ultérieures plus imprégnées de spécificité, car on voit parfois des syphilis faibles précédées de désordres généraux sérieux, tandis que des syphilis graves ou même malignes ne suscitent à leur début aucune perturbation plastique ou fonctionnelle.

IV

Considérations sur la nature de la syphilis. — Son analogie avec les fièvres exanthématiques virulentes. — Hypothèses sur la genèse des accidents tertiaires. Théorie des germes morbides déposés dans les tissus et passant de l'état d'inertie à l'état d'activité pour produire des intoxications successives.

Notre ignorance sur les causes du tertiarisme.

Caractères des accidents tertiaires. — Insidiosité qui est le propre de leur début. État perpétuel d'imminence morbide; impossibilité d'en déterminer la date et la localisation. — Ils sont discrets, solitaires, profonds, lents dans leur développement et désorganisateurs des tissus. Ils ne s'accusent en général que par des symptômes d'ordre commun. — Difficultés que présente leur diagnostic. Tableau comparatif des accidents secondaires et des accidents tertiaires.

Lorsque la syphilis évolue sans être contrariée, dès le début de l'accident primitif, par une médication hydrargyrique préventive, et surtout lorsque l'intoxication généralisée suscite dans l'organisme les troubles constitutionnels variés dont je viens de vous tracer le tableau, il est difficile de ne pas lui trouver quelque air de ressemblance avec les fièvres éruptives. Presque tous les syphiliographes en ont été frappés. Quelques-uns, on pourrait même dire le plus grand nombre, n'y ont attaché aucune importance; d'autres, au contraire, en ont fait la base de leurs théories sur la nature de la maladie constitutionnelle. Ce sont là des spéculations qui ne sont point absolument vaines, puisque l'analogie entre des états morbides plus ou moins rapprochés, mais inégalement connus, sert toujours à dissiper quelque peu l'obscurité de ceux dont nous ne pouvons pénétrer les lois mystérieuses. Il ne faudrait pas cependant aller trop loin dans cette voie, car on courrait risque de n'aboutir qu'à des subtilités insignifiantes sinon dangereuses. Je ne vois pas, en effet, quel grand profit il y a à dire que la syphilis est une *fièvre spécifique*, à périodes prolongées, mais nettement définies, comme celles de la variole, de la rougeole, de la scarlatine, etc. Une pareille définition ne peut s'appliquer qu'à la phase virulente de la maladie, et encore ne faut-il pas oublier que la fièvre est un de ses éléments les plus transitoires et les moins importants, et que les étapes, quand elles sont bien tranchées, se comptent par années et non plus par jours comme dans les exanthèmes spécifiques. Mais j'admets que l'analogie puisse aller jusque-là et qu'il n'y ait rien de choquant, malgré de nombreuses restrictions, à assimiler la syphilis aux fièvres éruptives virulentes. Tiendrez-vous ce langage lorsque la maladie sera d'emblée tertiaire, et lorsqu'elle le deviendra promptement après ses premières manifestations exanthématiques, ou beaucoup plus tard, après un sommeil diathésique qui n'est trop souvent que l'image trompeuse d'une guérison définitive. Voilà, messieurs, la pierre d'achoppement. C'est par sa constitutionnalité, c'est-à-dire par la partie la plus intime de son essence, que la syphilis déjoue, dans la théorie et dans la pratique, les vues systématiques basées sur une analogie superficielle.

Mais ces ulcérations à tendance si constamment phagédénique, ces hyperplasies diffuses ou circonscrites qui peuvent envahir la trame cellulaire de tous les organes, toutes ces lésions gommeuses, si variées dans leurs formes et dans leurs déterminations, quoiqu'elles émanent de la même source et obéissent au même processus, en un mot, les accidents tertiaires résultent-ils de l'éclosion plus ou moins prématurée ou tardive de germes laissés dans les tissus par les premières manifestations de la maladie pendant sa phase virulente? Telle est encore une de ces questions que les théoriciens de la syphilis ont longuement discutée, sans la résoudre. Elle fut suggéré sans aucun doute par les idées de M. le professeur Virchow sur les récidives ou les poussées successives des lésions dans les maladies chroniques. D'après lui, ces rechutes proviennent toujours d'un stock de cellules toxiques qui, restées plus ou moins longtemps à l'état de latence et d'inertie, dans diverses parties de l'organisme, spécialement dans les glandes lymphatiques, se réveillent tout à coup, entrent en activité et produisent une nouvelle infection du sang. En est-il ainsi pour la syphilis ? Une gomme du foie ou du cerveau, par exemple, résulte-t-elle de produits morbides déposés là où ailleurs pendant la période chancreuse et la période exanthématique ? Sans le nier d'une manière absolue, il est difficile cependant de l'admettre. Les objections à cette manière de voir se présentent en foule à l'esprit. Et d'abord pourquoi les germes morbides s'arrêteraient-ils dans leur évolution ? Est-ce parce que le malade a été soumis à l'action des spécifiques et que les cellules toxiques ont été entravées dans leur action avant qu'elle fût épuisée ? Mais alors le traitement, au lieu d'être salutaire, serait dangereux, et, loin de prévenir le tertiarisme, il le favoriserait. D'un autre côté, il faut avoir une foi robuste dans l'intensité de vie des germes morbides, pour croire qu'après vingt, trente, cinquante années et même plus, d'un sommeil innocent et paisible au sein des tissus, ils seront capables de déployer une malignité d'action qu'ils étaient loin d'avoir dans un âge moins avancé. Je sais bien que des graines soustraites à leur milieu fécondant et abritées contre les causes qui les pouvaient détruire, conservent pendant des siècles leur force germinative. Mais peut-on comparer un pareil fait à celui qui nous occupe ? Comment admettre que des cellules toxiques vivant au sein de l'organisme, y conserveront tout à la fois leur structure moléculaire et leurs propriétés spécifiques ? Par quel privilège étrange d'immunité résisteraient-elles aux mutations incessantes que le mouvement de la vie imprime à tous nos tissus ? Et ce sont ces reliquats avortés qui d'abord impuissants dans la phase des manifestations bénignes, acquerraient de nouvelles forces en vieillissant, et, après avoir bravé pendant des années les forces saines et réactives de l'économie, l'infecteraient de nouveau et lui infligeraient des altérations morbides incomparablement plus profondes et plus irrémédiables qu'aux premiers jours de la maladie constitutionnelle ! Je ne crois pas qu'il y ait, du moins jusqu'à présent, des raisons sérieuses en faveur d'une semblable hypothèse. Je n'aurais même pas soulevé ces questions stériles qui ne servent qu'à nous montrer notre ignorance, si je ne me proposais, en terminant cette leçon, de vous dire quelques mots sur les caractères qui appartiennent en propre à la syphilis tertiaire et qui la distinguent si nettement dans la plupart des cas, de la syphilis secondaire. Ce tableau, bien que je vous en aie déjà donné un aperçu dans les généralités sur les maladies vénériennes, trouve sa place ici et exige quelques développements. Dans les leçons suivantes je ne décrirai pas, en effet, séparément, comme le font la plupart des auteurs, d'une part toutes les manifestations secondaires, et d'autre part toutes les manifestations tertiaires. Il me semble plus rationnel et plus instructif, de poursuivre dans les mêmes tissus et les mêmes organes, sans aucune interruption, l'ensemble des troubles fonctionnels et des lésions que la syphilis peut y produire depuis son début jusqu'à sa terminaison, si tant est qu'elle en ait une et s'éteigne pour toujours dans les organismes qu'elle a infectés. Il faut donc, pour simplifier leur étude, que vous sachiez d'avance à quoi vous en tenir sur les accidents qui appartiennent à la phase tertiaire.

La cause des phénomènes morbides qui sont propres à la phase virulente de la syphilis est indiscutable et n'expose à aucune surprise, puisque, à partir du chancre infectant, le processus de généralisation devient inéluctable et se déroule avec une continuité qui n'est interrompue que par des entr'actes plus ou moins courts dont nous pouvons toujours approximativement calculer la durée. Il est permis de prévoir aussi, dans une mesure à peu près exacte, quelles seront la nature et la portée pathologique des poussées qui vont se succéder pendant les deux ou trois premières années de l'intoxication. Mais au delà et pour les phénomènes ultérieurs qui relèvent du tertiarisme, l'étiologie dans ce qu'elle a de particulier et d'intime devient fort obscure. Sans doute, c'est toujours à l'infection de l'économie par le virus syphilitique qu'il faut rattacher tous les accidents, quels que soient leurs caractères et l'époque de leur apparition. Cette notion de la cause première est-elle suffisante? Ne faudrait-il pas aussi déterminer les causes intermédiaires qui transforment une syphilis secondaire en syphilis tertiaire? Certes elles existent et il serait bon de la connaître, car, malgré leur subordination à la cause primitive, il est incontestable qu'elles jouent un rôle important dans la genèse de ces redoutables manifestations, et, si elles ne nous échappaient pas, peut-être pourrions-nous arriver à prévenir ou à atténuer leurs conséquences. Malheureusement il n'en est pas ainsi. Il y a des syphilis qui d'emblée aboutissent au tertiarisme, sont malignes et galopantes dès leur origine, et accumulent sur le même individu et en fort peu de temps, toutes les calamités qu'elles sont susceptibles de produire. Pourquoi? Nous l'ignorons. Mais ce n'est pas là l'éventualité la plus surprenante, ni la plus commune. Une syphilis très bénigne, de courte durée et soumise à un traitement méthodique dans sa phase toxique, une syphilis qu'on avait toutes raisons de croire guérie, pourra produire, après dix, vingt, cinquante ans, d'une santé parfaite en apparence et exempte de toute teinte spécifique, des exostoses, des gommes, des encéphalopathies, des lésions profondes du foie, des reins, des poumons, etc. Voilà qui est plus étrange, et ce fait vulgaire ne prouve-t-il pas encore mieux que le tertiarisme d'emblée combien sont bornées et même nulles nos connaissances étiologiques? — On invoque les conditions nuisibles qui diminuent la résistance de l'organisme. Sans doute il faut en tenir compte; mais ne voit-on pas les accidents tertiaires survenir chez des individus robustes, exempts de tout vice organique, soumis à une excellente hygiène, etc.? Par contre ne la voit-on pas aussi épargner ceux qui, par des circonstances diamétralement opposées, sembleraient condamnés aux atteintes les plus sérieuses de la diathèse? Le traitement le mieux institué, le plus longtemps suivi, depuis le début jusqu'à une période avancée, est loin, il faut bien l'avouer, de prévenir les accidents tertiaires à courte et surtout à longue échéance. Loin de moi la pensée de dire qu'il est inutile et n'a de prise que sur les manifestations actuelles. Je me borne à avancer ce fait dont j'ai été témoin bien des fois, c'est que son action préventive s'épuise vite chez certains individus ou reste insuffisante.

Si notre ignorance est grande et presque absolue au sujet de l'étiologie du tertiarisme, elle ne l'est pas moins relativement à l'époque de son invasion. Ici nous sommes exposés à toutes les surprises parce que la durée de la syphilis en tant que diathèse latente ou en puissance, est à peu près indéfinie. Combien de fois ne voit-on pas des accidents de l'ordre tertiaire survenir vingt, trente, quarante ans et plus, après le chancre! Aussi, quelle que soit l'affection dont souffre un syphilitique, à quelque époque qu'il en soit atteint, il ne faut jamais perdre de vue la possibilité de son origine diathésique.

Je vous ai déjà dit que la syphilis secondaire avait un terme, qu'elle ne se reproduisait pas indéfiniment et qu'elle disparaissait en général au bout de trois ou quatre ans. Le propre de la syphilis tertiaire est de placer au contraire le malade qui en est atteint, dans un état d'imminence morbide tel qu'il n'existe pour elle aucune échéance fixe et limitée. Sous toutes leurs formes, à n'importe quel moment, ici ou là, sur chaque point de l'organisme, au sein des tissus comme à la surface des téguments, les lésions tertiaires peuvent surgir. Et n'allez pas croire que la santé générale en sera profondément troublée. Non ; c'est presque toujours en pleine santé qu'elles éclosent et évoluent. Aucune affection n'est plus insidieuse. Ne vous attendez donc pas à la voir précédée de prodromes ; ils font très souvent défaut ou bien ils sont méconnus et échappent à la surveillance la plus attentive. Je pourrais vous en citer de nombreux exemples. En voici deux : dernièrement je fus consulté par un médecin atteint d'une syphilose pharyngo-nasale qui avait débuté à la sixième année de la syphilis d'une façon fort inattendue. Sans avoir en effet rien éprouvé préalablement du côté du nez ou du palais, le malade en dînant s'aperçut que l'air et les liquides passaient de la cavité buccale dans les fosses nasales. C'était une petite fissure qui s'était faite absolument à son insu ; elle s'est fermée depuis, mais beaucoup de fragments osseux nécrosés du nez et de la cloison ont été éliminés. — Un jeune homme, à la deuxième année d'une syphilis de moyenne intensité, fut pris il y a quelques jours, en pleine santé apparente, d'une hémiplégie de tout le côté gauche qui survint sans perte de connaissance et comme il descendait de cheval, après une promenade de deux heures. — Sans doute, en pareil cas, l'absence complète de tout phénomène précurseur est rare, mais l'insidiosité de l'attaque n'en existe pas moins, puisque la manifestation se produit brusquement, sans aucune raison plausible, au sein d'un organisme qui ne laissait apercevoir, dans son fonctionnement vital ou plastique, aucune anomalie.

Un autre caractère des déterminations de la syphilis tertiaire, est d'être presque toujours solitaires et discrètes. Sauf dans les cas où elles sont très précoces et surviennent immédiatement après le chancre, vous ne les verrez jamais affecter la généralisation des éruptions exanthématiques de la période secondaire. Elles poussent tantôt d'un côté du corps, tantôt de l'autre. Il arrive quelquefois cependant qu'elles sont symétriques. J'ai signalé ce fait depuis longtemps et j'y ai même insisté parce que quelques pathologistes ont voulu, à tort selon moi, faire de l'asymétrie un signe pathognomonique du tertiarisme.

C'est dans le tissu conjonctif qui sert de trame aux tissus, soutient et réunit leurs éléments propres et actifs, que se développent lentement et sourdement les lésions de la syphilis tertiaire. Leur processus toujours identique à lui-même aboutit, comme je vous l'ai dit, soit à la sclérose, soit à la gomme. Beaucoup d'autres maladies produisent des altérations à peu près semblables, du moins dans leur action morbide sur les éléments actifs des organes. Qu'en résulte-t-il ? C'est que la syphilis, à mesure qu'elle vieillit, se confond dans la plupart de ses manifestations avec les maladies communes. Il semble que ce qu'elle gagne en profondeur, elle le perd en spécificité. C'est là une des causes qui contribuent le plus à obscurcir son diagnostic. Ajoutez-y l'éloignement de l'accident primitif, l'absence de tout accident depuis de longues années, l'ignorance réelle des malades ou leurs incertitudes sur l'existence de la syphilis chez eux, leur dissimulation, etc. ; et en pesant toutes ces circonstances, vous vous rendrez compte des difficultés cliniques souvent insurmontables que présente le diagnostic de la syphilis tertiaire. Aussi ne négligez aucun moyen d'information : fouillez les antécédents avec un soin minutieux et une patience infatigable, cherchez sur tous les points du corps les traces d'accidents spécifiques anciens ou la coexistence d'accidents spécifiques de fraîche date, étudiez les lésions si elles sont accessibles à votre investigation et découvrez-y ce qu'elles ont de caractéristique ; surtout par une analyse poussée aussi loin que possible de tous les symptômes de la maladie, efforcez-vous de découvrir, au milieu de phénomènes d'ordre commun, les particularités, la teinte diathésiques. Enfin, si peu que vous restiez dans le doute, donnez de l'iodure de potassium à hautes doses. Quoique, pour des raisons diverses, il soit loin d'être infaillible, on le voit cependant améliorer ou guérir les manifestations tertiaires dans un si grand nombre de cas, qu'il est formellement indiqué de l'administrer tout à la fois comme moyen de diagnostic et comme agent curatif incomparablement supérieur à tous les autres en pareille occurrence.

Pour terminer ce que j'avais à vous dire sur ce sujet je vais résumer sous forme de propositions et mettre en regard les caractères de la syphilis secondaire ou virulente et ceux de la syphilis tertiaire :

1° Les accidents qui appartiennent à la période secondaire ou virulente de la syphilis sont une conséquence fatale du chancre infectant ; sous une forme ou sous une autre ils ne font jamais et partout complètement défaut. — Les accidents tertiaires sont loin d'être une conséquence forcée de l'intoxication ; ils manquent souvent et ne sont un corollaire obligé ni de la syphilis primitive, ni de la syphilis secondaire.

2° Semblables à des maladies accidentelles, aux fièvres exanthématiques par exemple, dont elles se rapprochent le plus, les manifestations secondaires ont un début fixe, un processus déterminé, une terminaison certaine. Elles apparaissent un mois et demi, deux ou trois mois après le chancre et évoluent pendant une période restreinte de deux ou trois ans en moyenne. Elles ne se reproduisent pas indéfiniment. Après un certain nombre de poussées successives elles disparaissent pour toujours. — Semblables à ceux des autres maladies constitutionnelles ou personnelles, les accidents tertiaires, lorsqu'ils surviennent, apparaissent à des époques variables et qu'on ne peut calculer. Ils n'ont aucun début fixe. Très rares peu de temps après le chancre et dans la phase secondaire, on les voit naître et récidiver indéfiniment, sans aucune régularité, sans aucune échéance limitée. On n'a jamais la certitude d'en être quitte avec eux. Ils sont essentiellement insidieux.

3° Les lésions secondaires sont généralisées, diffuses et multiples ; elles s'accumulent simultanément et en grand nombre sur le même individu. Elles suscitent quelquefois, à leur début, comme les maladies accidentelles, une réaction synergique de l'organisme, qui se traduit par des troubles généraux. — Les lésions tertiaires sont discrètes, isolées, solitaires ; elles ne se généralisent que dans les formes précoces, malignes et galopantes. Elles surgissent inopinément, en pleine santé, et sans être annoncées par aucun effort réactionnel de l'organisme contre leur invasion.

4° Les manifestations secondaires sont superficielles, apparentes, et d'une durée relativement courte ; elles sont résolutives et ne compromettent en général que momentanément la structure des tissus. Douées d'une grande spécificité, elles sont si expressives dans leur physionomie, si particulières dans leurs poussées, leurs localisations, leur processus, leurs coïncidences, etc., qu'il est difficile de ne pas les rattacher à leur véritable cause. — Les manifestations tertiaires sont latentes, d'une très longue durée, profondes et désorganisatrices. Elles attaquent et détruisent les parenchymes sans donner lieu à des phénomènes morbides portant en eux-mêmes l'empreinte de leur origine diathésique. Leurs symptômes sont pour la plupart d'ordre commun ; aussi est-il souvent impossible de fonder sur eux seuls le diagnostic. Il faut remonter aux antécédents, rechercher partout les traces anciennes ou récentes d'accidents plus spécifiques, et enfin tenter l'action curative de l'iodure de potassium, pour s'assurer de leur provenance.

En présence de caractères aussi tranchés[1], est-il étonnant qu'on ait

1. Dans les généralités, j'ai parlé assez longuement pour n'y plus revenir de la contagiosité des produits morbides et de la transmission héréditaire qui appartiennent à peu près exclusivement à la phase virulente de la syphilis.

regardé la syphilis secondaire et la syphilis tertiaire comme deux maladies distinctes ? Et cependant les accidents qui leur sont propres, si différents qu'ils paraissent, émanent bien de la même source. Mais les premiers semblent être le résultat d'une intoxication qui ne s'est emparée qu'imparfaitement et pour un temps limité de l'organisme, tandis que les seconds attestent une prise de possession profonde et définitive qui, en viciant pour toujours la vie plastique, condamne l'économie aux éventualités sans terme des manifestations constitutionnelles.

DOUZIÈME LEÇON

CONSIDÉRATIONS GÉNÉRALES SUR LES SYPHILIDES. — SYPHILIDE ÉRYTHÉMATEUSE.

CLASSIFICATION DES SYPHILIDES.

I. CONSIDÉRATIONS GÉNÉRALES SUR LES SYPHILODERMIES.

Étiologie : Spontanéité toute-puissante de l'action diathésique. — Influence très restreinte des causes occasionnelles. Causes inhérentes et causes étrangères à l'organisme. — Substances irritantes; — climats; — maladies intercurrentes; — traumatisme.

Symptomatologie : En quoi consiste la spécificité des syphilides. — Leurs caractères généraux.

Processus : Chronicité, aphlegmasie des syphilides. — Evolution de chacun de leurs éléments générateurs.

Anatomie pathologique : Absence de spécificité dans la constitution histologique des lésions syphilitiques.

Coïncidences pathologiques : accidentelles, constitutionnelles.

Diagnostic, pronostic et traitement des syphilodermies.

II. SYPHILIDES ÉRYTHÉMATEUSES. — ROSÉOLE SYPHILITIQUE.

Date de la roséole dans l'évolution diathésique. — *Causes.* - *Symptômes.* — *Variétés :* Roséole rubéolique, roséole maculeuse, roséole érythémato-papuleuse. — Roséoles tardives et roséoles de retour. — Macules érythémateuses : tachetées, en cocarde, annulaires. — Disposition circinée des macules. — *Coïncidences pathologiques :* elles sont très nombreuses. — *Anatomie pathologique :* Hyperhémie et pigmentation. — *Diagnostic et pronostic* des roséoles syphilitiques.

MESSIEURS,

Parmi les nombreuses déterminations de la syphilis, celles qui s'effectuent sur la peau et sur les muqueuses, sont non seulement les premières en date, mais peut-être les plus importantes. En effet, par leur nombre et par leur fréquence, par la variété de leurs formes et par leur aptitude à se développer sous des modes multiples, depuis le début de la maladie jusqu'à ses périodes plus ultimes, elles surpassent toutes les autres manifestations. La spécificité de leurs lésions les plus légères ou les plus graves, se révèle presque toujours par des particularités morphologiques, des groupements, des localisations si caractéristiques, qu'un simple coup d'œil suffit souvent pour les reconnaître. Aussi, grâce à leur coexistence avec des altérations plus profondes et de même origine, mais moins tranchées dans leurs symptômes et plus inaccessibles à nos moyens d'investigation, nous sont-elles maintes fois d'un grand secours pour le diagnostic de la syphilis viscérale. Dans le champ si vaste et trop fécond de cette diathèse, vous verrez les syphilides pousser en toute saison et sur tous les points. Et ce n'est pas d'aujourd'hui qu'il en est ainsi : les contemporains de l'endo-épidémie syphilitique du quizième siècle décrivirent tous la maladie nouvelle comme ayant pour symptômes principaux des éruptions cutanées qu'ils appelaient des *pustules*. Sous ce nom de pustules, ils englobaient des formes d'éruptions dissemblables, même les formes sèches. Néanmoins, à cette époque, les syphilides ulcéreuses et destructives étaient prédominantes et elles ne commencèrent à perdre de leur malignité qu'à partir de la vingtième année de l'endo-épidémie. Je ne vous décrirai point les phases successives par lesquelles a passé la dermatologie syphilitique[1]. Ce serait une étude inutile et fastidieuse. Il y a régné

1. HISTORIQUE DES SYPHILIDES.— Les affections syphilitiques de la peau commencèrent à être décrites dès les premières années du seizième siècle. Quelques tentatives de classification peu raisonnées et peu méthodiques, dont il est inutile de parler, furent faites par Gaspard Torrella, Beniveni, Fallope et Nicolas Massa. Fernel classa ces manifestations d'une façon plus scientifique. Il en admettait, d'après Hafeurefer qui l'a copié, quatre espèces : 1° la *pelade et l'onglade ;* 2° *les taches et les boutons secs ;* 3° *les boutons humides, les croûtes et les ulcères ;* 4° *les affections plus profondes* intéressant les os, les muscles, le système fibreux et les nerfs. Le dix-septième ainsi que le dix-huitième siècles furent à peu près stériles en dermographie syphilitique. Les classifications de Plenck, de Trappe, de Cullerier l'ancien, de Lagneau ne firent faire aucun progrès à cette science. Swédiaur admettait une teigne syphilitique. On n'était pas encore parvenu à distinguer nettement les syphilodermies des affections cutanées d'une autre provenance. En 1838, Alibert créa le nom de *syphilide* qui a eu l'heureuse fortune qu'il méritait. Il divisa les syphilides en trois groupes : 1° *syphilide pustulante ;* 2° *syphilide végétante ;* 3° *syphilide ulcérante.* Pour démontrer l'abus des divisions, des subdivisions et la stérilité des efforts qu'elles ont demandés, il suffira de dire que la syphilide pustulante à elle seule comprenait douze variétés : *squameuse, crustacée, pemphigoïde, lenticulaire, en grappe, merisée, miliaire, ortiée, serpigineuse, scabioïde, varioloïde, tuberculeuse ;* que la syphilide végétante n'en comptait pas moins de six : *framboisée, en choux-fleurs, en crêtes, en poireaux, en verrues, en condylomes ;* que la syphilide ulcérante en avait trois : *serpigineuse, en profondeur, en fente* (rhagade).

Biett classa les syphilides d'après la méthode de Willan et il en admit six ordres : 1° la *syphilide exanthématique* constituée par la roséole et par l'érythème papuleux syphilitique; 2° la *syphilide vésiculeuse* qui comprend l'eczéma, la varicelle et l'herpès ; 3° la *syphilide pustuleuse* dont il existe trois genres : l'acné, l'impétigo, l'ecthyma ; 4° la *syphilide papuleuse* qui se divise en lichen à petites papules et en lichen à larges papules ; 5° la *syphilide squameuse* qui se compose de deux genres : le psoriasis et la lèpre syphilitique ; 6° la *syphilide tuberculeuse* divisée en S. tuberculeuse disséminée, S. tuberculeuse en groupes, S. tuberculeuse perforante, S. tuberculo-crustacée ulcéreuse et tuberculo-crustacée serpigineuse. Cette classification est loin d'être irréprochable, mais elle constitue un véritable progrès et ce ne sont que des changements de détail qui y ont été apportés par MM. Cazenave, Gibert, Bayer, Bassereau, Devergie, Hardy. Ce dernier décrivit en outre sous le nom de syphilide pigmentaire ou maculeuse, une affection dyschromateuse de

pendant longtemps une exubérance si encombrante, que nous devons nous efforcer d'élaguer et de simplifier. C'est ce que j'ai déjà tenté de faire dans mes premières leçons sur la pathologie générale des maladies vénériennes [1]. Je vous disais que la description des syphilides, tant de fois faite depuis le seizième siècle, laissait maintenant peu à désirer, qu'elle était même trop surchargée parce que, sans motifs cliniques sérieux, on avait multiplié les divisions et les subdivisions. Je vous ai proposé la classification suivante que je reproduis ici, sans vous exposer de nouveau les raisons qui la justifient.

la peau que Bazin regardait comme un véritable vitiligo spécifique. Plus tard, M. Hardy changea les bases de sa classification des syphilides. Quittant le point de vue anatomique et s'appuyant sur ce fait que la syphilis a une marche régulière et que ses manifestations varient selon ses périodes, il adopta pour classer les syphilides l'époque de leur apparition et les rangea d'après l'âge de la maladie en trois groupes qui sont : les syphilides précoces, les syphilides intermédiaires et les syphilides tardives. Bazin avait déjà insisté sur la nécessité de prendre en considération le processus général de la syphilis et l'époque d'apparition de ses accidents cutanés, pour en donner une classification plus compréhensive et plus médicale que la classification exclusivement anatomique. Il refusa d'admettre, comme affections génériques, les formes squameuses et maculeuses, et en cela il eut raison. Mais il eut certainement tort de créer une catégorie spéciale pour les *plaques syphilitiques* ou *éruptions discoïdes*. Ces lésions, en effet, malgré leur grande spécificité morphologique, procèdent de la papule et ne sont qu'une de ses nombreuses métamorphoses. Il est vrai que c'est la plus importante et qu'on ne l'observe que dans la syphilis. Bazin nota aussi avec grand soin le caractère résolutif et ulcéreux des syphilides, leur généralisation et leur circonscription, etc.

Voici dans son ensemble et dans ses détails cette classification : A. PLAQUES SYPHILITIQUES OU ÉRUPTIONS DISCOÏDES (affections propres) : a, *Plaques nées de la transformation des chancres;* b, *plaques génito-anales;* c, *bucco-pharyngiennes;* d, *faciales;* e, *de l'ombilic, des aisselles, etc.;* f, *génito-anales, buccales, palmaires et plantaires;* g, *généralisées.* — B. SYPHILIDES A ÉRUPTIONS COMMUNES OU GÉNÉRIQUES : 1° *Forme commune de la syphilis.* 1re section, *syphilides exanthématiques ou généralisées :* a, *exanthèmes purs; syphilide érythémateuse* (*roséole*), *papulo-tuberculeuse* (*lichen*), *pustuleuse, vésiculeuse,* b, *exanthèmes modifiés par le mercure : annulaires, en groupes, en grappes, en corymbes,* qu'ils soient érythémateux, papulo-tuberculeux, pustuleux ou vésiculeux. 2e section. *syphilides circonscrites résolutives : syphilides pustulo-crustacée, tuberculeuse, papulo-vésiculeuse.* 3e section, *syphilides circonscrites ulcéreuses : syphilides pustulo-ulcéreuse, tuberculo-ulcéreuse, gommeuse* (*hydrosadénite syphilitique*). 2° *Forme maligne de la syphilis : syphilides puro-vésiculeuse, tuberculo-ulcéreuse, tuberculo-ulcérante, gangreneuse.* — C. SYPHILIDES POLYMORPHES : *plaques et syphilide, plaques et syphilides multiples, plaques entremêlées de syphilides, plaques avec satellites* (*forme irisée de M. Ricord*). — D. AFFECTIONS DÉVELOPPÉES SOUS LA DOUBLE INFLUENCE DE LA SYPHILIS ET D'UNE CAUSE EXTÉRIEURE : *végétations, vitiligo, éphélides syphilitiques.* — Cette classification, malgré les progrès qu'elle consacre en dermatologie syphilitique, est trop compliquée. En la simplifiant, on la rendrait tout à la fois plus claire et plus exacte. On attache aujourd'hui beaucoup moins d'importance qu'autrefois à toutes ces subtilités dermatologiques qui dégénéraient trop souvent en puérilités. La science, à cet égard, est devenue moins doctrinaire, j'allais dire moins byzantine; en revanche, elle est plus simple, plus pratique et plus vraie.

1. P. 57-64.

Toutes les éruptions syphilitiques cutanées et muqueuses peuvent être ramenées aux quatre types fondamentaux suivants :

1° Le type érythémateux ;

2° Le type papuleux ;

3° Le type pustulo-ulcéreux ou ulcéro-crustacé ;

4° Le type tuberculo-gommeux.

Ces quatre types forment deux grands groupes. Le premier comprend les types érythémateux et papuleux, le deuxième, les types pustulo-ulcéreux et tuberculo-gommeux. Les syphilides du premier groupe qui sont les plus communes ont pour caractères principaux d'être précoces, superficielles, généralisées, diffuses et résolutives. Elles occupent une place chronologique fixe, c'est-à-dire qu'elles surviennent après la lésion initiale, se reproduisent par poussées successives, puis disparaissent pour toujours au bout de trois ou quatre ans. Quelques-unes de leurs variétés, les papuleuses érosives ou ulcéreuses, sont les plus tardives ; elles possèdent certaines propriétés du second groupe et servent comme de transition entre lui et le premier, entre les accidents secondaires et les tertiaires. — Les syphilides du deuxième groupe ont pour caractères principaux d'être tardives, c'est-à-dire de ne se montrer en général que trois ou quatre ans après le chancre ou beaucoup plus tard ; d'être profondes, c'est-à-dire d'intéresser une partie considérable ou la totalité du derme cutané et muqueux ; de ne point disparaître sans laisser de cicatrice, par conséquent d'être destructives ; enfin de ne se montrer, sauf dans les formes précoces et malignes, que successivement, sur des points circonscrits du tégument. C'est dans ces dermatopathies qu'on observe toutes les variétés et tous les degrés du phagédénisme syphilitique et qu'on trouve cet état d'imminence morbide insidieuse, illimitée, indéfinie, qui appartient à toutes les lésions de l'ordre tertiaire.

Entre ces deux groupes de syphilides, il faut placer les formes vésiculeuses et bulleuses. Je n'en fais point un type distinct parce qu'il est fort rare de les trouver à l'état de pureté. La vésicule et la bulle ne sont en effet, la plupart du temps, qu'un élément surajouté à la lésion génératrice, papule ou pustule, par conséquent accessoire et toujours éphémère. D'ailleurs, ces formes sont exceptionnelles et il y a tout avantage à annexer les vésiculeuses au groupe érythémato-papuleux, les bulleuses au groupe ulcéro-gommeux.

Tout en restant le même dans ce qu'il a de fondamental, l'élément générateur de chaque type présente fréquemment des variétés de formes, de groupement, de processus et de terminaison qui permettent de créer des subdivisions. Là aussi on les a multipliées sans nécessité. Il faut en être sobre et n'admettre que celles qui reposent sur des différences tranchées et durables. Le type papuleux qui embrasse une si grande étendue de la dermatopathie syphilitique se prête mieux que les autres à ces subdivisions et vous verrez que là elles sont indispensables. Pour ne vous en donner qu'une preuve, remarquez quelles modifications subit la papule sur les muqueuses et sur les parties fines et humides de la peau, pour devenir la plaque muqueuse qui est après le chancre la lésion la plus spécifique de la syphilis, et qui caractérise toute sa phase virulente. Outre cette cause intrinsèque de diversité pour les syphilides, il y en a d'autres qui expliquent pourquoi la physionomie de ces éruptions est si multiple malgré la permanence des mêmes éléments générateurs. Parmi ces causes, une des plus communes c'est la combinaison de deux types différents, tels que le papuleux, par exemple, et l'érythémateux; une autre, c'est leur juxtaposition, leur simultanéité; une troisième, c'est leur fusion. Ai-je besoin d'entrer à ce sujet dans de grands développements? Le nom même que je donne à ces causes n'explique-t-il pas leur mode d'action et les conséquences qui en peuvent résulter? Il ne faut pas, du reste, enfermer toutes ces variétés dans le cadre étroit d'une classification systématique. Les nuances si nombreuses, les transitions d'une forme à une autre, les particularités infinies de la morphologie dermatopathique perdent plus qu'elles ne gagnent à être exprimées par les traits rigides d'une nomenclature invariable. J'ai toujours trouvé dans ces vieux procédés dogmatiques une telle sécheresse et une si ennuyeuse monotonie que je veux vous en éviter les inconvénients. Je m'en tiens donc à ce que je viens de vous dire sur les divisions et subdivisions des syphilides, me réservant d'y revenir et de le compléter dans les descriptions particulières.

I

Considérations générales sur les syphilides. — *Etiologie :* la spontanéité de l'action diathésique suffit pour produire les syphilides dans un ordre et sous une forme déterminés par l'âge de la maladie constitutionnelle. L'influence des causes occasionnelles est très restreinte. — Causes inhérentes à l'organisme : âge, sexe, constitution et tempérament, évolution physiologique, etc. — Causes étrangères à l'organisme : substances exerçant une action toxique et irritante sur les téguments : crustacés, balsamiques, alcool, sulfureux, etc. — Climats. — Causes provenant de maladies aiguës ou chroniques autres que la syphilis. — Incompatibilité de l'action syphilitique avec les pyrexies et les inflammations accompagnées de fièvre générale. — Causes irritantes et traumatiques locales : leur influence incontestable.

Symptomatologie. — En quoi consiste la spécificité des syphilides. — Caractères généraux des syphilides : 1° dimorphie; 2° polymorphie; 3° coloration et pigmentation; 4° configuration;

5o symétrie ; 6o topographie ; 7o caractères des squames et des croûtes syphilitiques ; 8o ulcération ; 9o absence de douleur, de démangeaison et de fièvre.

Processus. — Chronicité, aphlegmasie, longue durée des syphilodermies. Processus propre à chaque élément générateur : tache érythémateuse, papule, ulcération d'emblée, tubercule et gomme.

Anatomie pathologique. — Absence de spécificité dans la constitution histologique des lésions syphilitiques. Hyperhémie et infiltration de cellules embryonnaires.

Coïncidences pathologiques : accidentelles, constitutionnelles.

Diagnostic, pronostic et *traitement.*

Vous venez de voir quelles sont les principales déterminations de la syphilis sur la peau et sur les muqueuses, comment elles se groupent et à quelle date de l'évolution diathésique elles se produisent. Étudions maintenant, dans ce qu'elles ont de plus général, les questions qui se rapportent à l'étiologie, aux symptômes, au processus, à l'anatomie pathologique, au diagnostic, au pronostic et au traitement de ces manifestations.

Étiologie. — A proprement parler, la cause des syphilides est unique, et cette cause consiste dans l'envahissement de l'économie par le virus syphilitique. On a fait depuis longtemps justice de l'erreur qui les rattachait aussi soit au chancre simple, soit à la blennorrhagie. Toute éruption de cette nature a pour antécédent obligé la néoplasie primitive chancreuse ou l'infection héréditaire. Mais, au-dessous de cette condition étiologique primordiale et essentielle, il existe des causes de second ordre inhérentes à l'organisme ou indépendantes de lui, et un grand nombre de circonstances accidentelles, locales ou générales, qui favorisent l'apparition des dermatopathies spécifiques, qui les aggravent, les multiplient, les font dévier de leur évolution normale et troublent, en l'éveillant ou en l'excitant, la spontanéité de l'action diathésique dans ses rapports avec la peau et les muqueuses. — L'*âge* des malades n'a pas d'influence décisive sur le développement des syphilides. Cependant vous verrez que certaines formes éruptives, telles que les plaques muqueuses, sont plus communes chez les enfants, tandis que les éruptions pustuleuses et surtout phagédéniques s'observent plus fréquemment dans l'âge mûr et chez les vieillards. — Le *sexe* ne possède aussi qu'une influence très restreinte : peut-être les femmes sont-elles, comme les enfants, plus sujettes aux plaques muqueuses que les hommes ; elles ne sont pas épargnées non plus par les formes profondes et graves des dermatopathies spécifiques. — La *constitution* et le *tempérament* jouent un rôle plus important ; il ne faudrait cependant pas l'exagérer. Le lymphatisme, la débilité organique, la faiblesse de la résistance vitale, l'inertie de la plasticité, etc., sont sans doute des causes puissantes d'aggravation et même de malignité. Toutefois ce ne sont pas les seules, et elles n'agissent dans leurs rapports avec l'action syphilitique que de la même façon banale qu'avec toutes les autres actions morbides locales ou générales, en puissance ou en activité, sans avoir rien d'effectif ou de spécial en ce qui concerne la peau et les muqueuses. Parmi les événements physiologiques, ceux qui perturbent l'évolution ou le fonctionnement normal ont quelquefois une influence dont la dentition chez les enfants, la puberté dans les deux sexes, la grossesse, la parturition, la lactation, la ménopause chez les femmes, fournissent quelquefois des exemples. On en doit dire autant des émotions morales et de toutes les secousses nerveuses brusques qui dérangent l'équilibre et l'harmonie des fonctions organiques.

Les substances qui possèdent la propriété de provoquer sur la peau et sur les muqueuses une excitation spéciale sont très aptes à favoriser l'apparition des dermatopathies de toute espèce. Il y en a qui se comportent comme de véritables toxiques de l'appareil tégumentaire : tels sont certains crustacés, les moules et autres coquilles, par exemple les huîtres d'une certaine saison, etc. ; tels sont encore les résineux, le copahu, le cubèbe, etc. L'ingestion de ces substances ferait-elle éclore des syphilides qui sans elle ne seraient pas survenues? C'est possible ; mais je fais toutefois des réserves, surtout en ce qui concerne les balsamiques. Je les ai administrés souvent, sans aucun dommage pour la peau, chez des syphilitiques atteints de blennorrhagie. — On a aussi accusé l'alcool ; on prétend qu'il joue un rôle important dans l'étiologie des syphilides parce qu'il excite les centres nerveux et circulatoires et qu'il s'élimine en partie par la surface tégumentaire. Sans nier son action pathogénique et tout en lui faisant une part assez large, je crois qu'on l'a exagérée, car je ne vois pas fréquemment dans mon service, où les alcooliques ne manquent pas, des syphilides qu'on puisse uniquement attribuer à cette cause. Il n'en est pas moins vrai que les excès de toute sorte, ceux de la table surtout, que de grandes fatigues, que les excitations des téguments par les bains froids, les bains de mer, les bains de vapeur, les douches, les frictions, l'électrisation, etc., sont susceptibles de devenir, à un moment donné, des causes occasionnelles de syphilides qui peut-être ne se seraient produites que plus tard et sous une forme plus bénigne. — Parmi les excitants cutanés, les sulfureux méritent une mention à part, car ils possèdent incontestablement la propriété de faire naître les manifestations syphilitiques cutanées et muqueuses ou de les exaspérer quand elles existent. Aussi conseille-t-on aux malades qui veulent être fixés sur leur état diathésique, de faire une saison aux thermes sulfureux des Pyrénées, d'Aix (en Savoie), etc. C'est une pierre de touche à laquelle il ne faudrait pas trop se fier ; mais on est en droit cependant de supposer que si une médication sulfureuse externe et interne bien instituée ne provoque aucune poussée de syphilides, c'est que la maladie constitutionnelle est dans un état de torpeur inoffensif pour le présent et rassurant pour l'avenir.

Les climats ont aussi une influence marquée sur les déterminations tégumentaires de la syphilis. Je vous l'ai montré au sujet des endo-épidémies exotiques ; vous avez vu qu'elles sont moins graves dans les climats doux que dans les pays à température extrême du nord et du sud. — Je n'ai pas à m'en occuper de nouveau. Du reste il me tarde d'en finir avec l'étiologie, car je suis convaincu que nos connaissances sont et resteront toujours vagues, indécises, incomplètes sur cette question. Des causes occasionnelles qui ont une action très positive et incontestable sur les manifestations tégumentaires de la dartre, de l'arthritisme et même de la scrofule, n'en possèdent la plupart du temps qu'une fort hypothétique sur celles de la syphilis. Cette maladie subit peut-être moins que les autres l'influence du dehors ; on dirait que c'est en elle seule, dans son génie particulier, et aussi dans la nature des terrains qu'elle a infectés, que réside le grand et presque l'unique principe qui gouverne le mode, l'époque et la topographie de ses manifestations.

Si l'étiologie qui sort des limites de l'organisme est imparfaite et condamnée à des banalités sans intérêt ni importance, il n'en est pas ainsi de celle qui a pour base le conflit entre la diathèse et les états morbides spontanés ou provoqués et accidentels. Lorsque je vous aurai décrit toutes les syphilides, je m'occuperai de l'influence curative transitoire qu'exercent sur elles certaines maladies aiguës et fébriles. Je ne veux m'occuper ici que des maladies en général, envisagées comme causes provocatrices des manifestations syphilitiques. A ce point de vue il importe de distinguer celles qui sont aiguës de celles qui sont chroniques. Les premières, en effet, lorsqu'elles sont inflammatoires ou pyrétiques et qu'elles entraînent violemment tout l'organisme dans le cercle de leur action, absorbent tellement son énergie vitale, que tout autre travail pathologique ne peut s'établir. Bien loin de là, les états morbides qui existaient auparavant sont subjugués et s'éteignent momentanément. Aussi ne verrez-vous jamais une syphilide apparaître, par exemple, en pleine pneumonie ou en pleine fièvre typhoïde, ou à un moment quelconque des fièvres éruptives avant l'époque de la défervescence. Il y a incompatiblilité entre ces actes ou mieux il y a impuissance de l'économie à les concevoir et à les subir ensuite simultanément. — Mais lorsque l'organisme a repris possession de lui-même et qu'une convalescence franche s'est établie, l'aptitude aux manifestations tégumentaires de la syphilis est-elle plus prononcée qu'auparavant? Je crois que cette question n'a point été soulevée et je n'ai devers moi aucun document pour la resoudre. Il est probable que la plupart des maladies fébriles n'agissent que comme le font, en général, toutes les autres causes dépressives et sans qu'il y ait rien de spécial dans leur manière d'être vis-à-vis de la diathèse. Il faudrait en excepter cependant les fièvres éruptives dont quelques-unes laissent peut-être la peau dans un état d'imminence morbide bien propre à favoriser l'invasion des syphilides [1]. M. Bamberger cite le cas d'une syphilitique chez laquelle la variole, après avoir évolué normalement, fut suivie, pendant la période de dessiccation, d'une métamorphose des pustules en efflorescences papuleuses et végétantes qui finirent par devenir de larges plaques humides syphilitiques avec adénopathies et cédèrent très rapidement à un traitement mercuriel. — On a constaté fréquemment des poussées de syphilides à la suite de la vaccination, sans qu'on pût accuser celle-ci d'avoir communiqué la maladie. Enfin on a cité aussi les fièvres intermittentes parmi les causes occasionnelles des affections spécifiques de la peau et des muqueuses. Quant à l'influence des maladies chroniques elle est encore plus obscure que celles des maladies aiguës. On voit souvent la syphilis susciter l'action scrofuleuse sur la peau, dans les glandes lympha-

1. J'ai eu récemment la preuve de ce fait : — X..., âgé de vingt-huit ans, entra dans mon service le 14 février 1882, pour deux chancres syphilitiques siégeant, l'un sur le prépuce, l'autre sur le filet. Ils étaient survenus vers le 24 janvier et s'étaient compliqués huit jours après d'une adénite très volumineuse à droite, aiguë et fort douloureuse. — Le 18 février (20e jour des chancres), le malade, qui éprouvait depuis quelques jours du malaise général, de l'anorexie et de la courbature, fut pris d'une fièvre vive, et, le soir même, il s'aperçut que sa poitrine était couverte d'une multitude de taches rouges très petites; en outre, il avait du larmoiement, du catarrhe nasal et des éternuements. — Le 15 février, à ma visite du matin, je constatai chez lui tous les symptômes de la rougeole : voix rauque, yeux injectés et larmoyants, écoulement nasal très copieux; toux fréquente, pénible et retentissante, râles et rhonchus abondants disséminés dans les bronches des deux côtés; pouls 100 ; taches rubéoliques, petites et confluentes sur la face, le tronc et les membres, avec congestion prononcée dans leurs interstices, etc. Cette rougeole suivit son cours normal : au 4e jour de sa durée, la fièvre tomba, tous les symptômes s'amendèrent à la suite d'une défervescence franche, et la desquamation commença à se produire.

Vers le 20 février (27e jour des chancres, 7e de la rougeole), pendant que l'éruption rubéolique était en pleine période de desquamation, une syphilide papuleuse plate, génétiques, sur les viscères, mettre en jeu la prédisposition rhumatismale ou dartreuse. Eh bien, il est assez naturel de supposer qu'un effet étiologique inverse doit se produire, et que parfois des poussées syphilitiques peuvent être suscitées sur la peau et sur les muqueuses par une excitation qui a son point de départ dans une autre maladie constitutionnelle.

Les causes locales des syphilides sont mieux connues, plus précises et moins difficiles à contrôler que les causes générales et constitutionnelles. Ainsi toute irritation un peu vive de la peau peut faire naître sur le point qu'elle occupe et autour d'elle une éruption syphilitique. J'ai vu de nombreux exemples de ce fait en appliquant des vésicatoires. A leur surface les syphilides deviennent promptement confluentes, tandis que partout ailleurs elles manquent ou restent discrètes. Les irritations locales ou générales sur le tégument externe seront presque toujours suivies de mêmes effets, surtout pendant la période des syphilides érythémateuses et papuleuses. Ne sont-ce pas elles qui font pulluler et qui perpétuent indéfiniment sur certains points les éruptions de plaques muqueuses, à la bouche et à la gorge chez les fumeurs, à la région génito-anale chez les femmes, dans les points de la peau que le frottement et la chaleur excitent et congestionnent? — Une autre cause très commune d'éruptions syphilitiques de toute nature, qui a été très bien mise en lumière par M. le professeur Verneuil, ce sont les lésions traumatiques. On trouve dans divers auteurs plusieurs exemples de syphilides localisées que des violences extérieures ont

ralisée et confluente, fit son apparition, sans avoir été annoncée par aucun phénomène avant-coureur. — Les chancres, à ce moment-là et même depuis quelques jours, étaient guéris et l'adénite inflammatoire qu'ils avaient suscitée à droite s'était dissipée comme par enchantement, sans suppurer, dès les premières heures de la rougeole, mais l'adénopathie inguinale spécifique persistait. — Le 27 février (7e jour de la syphilide, 34e jour des chancres), voici quel était l'état du malade : papules lenticulaires de moyenne grosseur, confluentes et rouges sur la partie antérieure des jambes, discrètes sur les cuisses et sur le ventre, très confluentes et violacées dans le dos, sur les épaules et à la base du cou, encore plus confluentes à la face, sur le front et dans la barbe, où elles commencent à se couvrir de squames grises, abondantes aussi sur les extrémités supérieures; rien aux mains ni aux pieds. Voix encore rauque, pas de plaques muqueuses, yeux clairs, toux moindre, peu de fièvre, langue nette, appétit.

L'invasion d'une rougeole, au 20e jour de l'accident primitif a donc eu pour résultats : 1° de hâter la guérison des chancres et de faire disparaître très vite le bubon inflammatoire qui les compliquait; 2° d'abréger considérablement la durée de la deuxième incubation, puisque la syphilis généralisée s'est déclarée le 27e jour des chancres, au lieu de survenir vers le 45e ou le 50e, comme c'est l'ordinaire. N'est-il pas naturel, en outre, de supposer que la rougeole qui, sans aucun doute, a fait éclore prématurément la syphilodermie, a eu aussi quelque influence sur sa forme et surtout sur sa confluence?

provoquées de toute pièce. Parmi les plus curieux je vous citerai celui que rapporte M. Petit qui a étudié de concert avec son maître, M. Verneuil, la question qui nous occupe : chez un vieillard, âgé de quatre-vingt-huit ans, une syphilis, restée latente pendant soixante-sept ans, fut réveillée par une luxation de l'épaule et se manifesta sous le mode ulcéreux, par quelques pustules de rupia sur la région deltoïdienne. — Des pustules ecthymateuses survinrent au voisinage de deux écorchures de la jambe chez un syphilitique (Bazin). — Une légère plaie du dos du nez s'entoura d'une zone de tubercules (Cazenave), etc. Les syphilides localisées produites par une excitation traumatique présentent en général la même tendance ulcéreuse et destructive que les syphilides localisées survenues spontanément. Ces sortes de déterminations gagnent en effet presque toujours en profondeur ce qu'elles perdent en surface.

Telles sont les principales circonstances qui, de près ou de loin, en dehors de l'organisme ou dans son sein, paraissent provoquer ou favoriser l'apparition des syphilides. Mais, je vous le répète, elles sont avant tout, comme les autres accidents de la syphilis, une émanation spontanée de la diathèse, aidée par des prédispositions individuelles souvent inexplicables. — Passons à un ordre de considérations moins hypothétiques.

Symptomatologie. — Toutes les dermatoses, malgré la diversité de leur origine, sont constituées par les mêmes lésions élémentaires. Qu'elles soient accidentelles et transitoires ou constitutionnelles et chroniques, vous les verrez toujours se formuler sous les principaux modes morphologiques que je vous ai énumérés. La dartre, l'arthritis, la scrofule, par exemple, pour ne citer que les principaux groupes nosologiques, produisent sur la peau, comme la syphilis, des érythèmes, des papules, des ulcérations, des vésicules, des bulles, des tubercules, etc. Elles ne créent rien en dehors de ces lésions génératrices communes. Aussi a-t-on pu dire, avec quelque apparence de raison, qu'il n'existait point de spécificité indéniable dans la morphologie dermatopathique. Cette assertion est plus rigoureuse que vraie et ici, comme dans beaucoup de cas, l'absolu conduirait à l'erreur. Si au lieu d'envisager les dermatoses dans ce qu'elles ont d'abstrait et de général, on les étudie dans l'ensemble de leurs manifestations ; si on choisit et si on groupe les particularités qui leur sont communes, on arrive à leur composer avec ces traits épars, de valeur différente mais constante et concourant tous au même but, une physionomie originale et douée de caractères généraux suffisamment pathognomoniques pour les besoins de la clinique. Voici pour la dermatologie de la syphilis quels sont ces principaux caractères généraux.

1° *Dimorphie.* — Vous verrez par la suite que la tache érythémateuse, la papule, la vésicule, la bulle, le tubercule, la squame, etc., ne sont pas absolument les mêmes dans les éruptions syphilitiques et dans les éruptions d'ordre commun. C'est cette différence qu'on nomme dimorphie. A quel degré existe-t-elle? Dans quels types se montre-t-elle le plus accentuée? Quelquefois elle est faible, mais souvent elle devient si tranchée dans quelques espèces de syphilides, qu'elle constitue un signe diagnostique presque infaillible. La plaque muqueuse en est un exemple. Aucune affection commune de la peau ne produit une espèce analogue. La papule dont elle dérive est transformée par la syphilis en un produit morbide dont l'autonomie est si accentuée qu'elle s'élève jusqu'au type. Dans les dermatopathies qui procèdent des tumeurs ou des suffusions dermiques et hypodermiques tuberculo-gommeuses, vous trouverez aussi très souvent le dimorphisme porté à un très haut degré.

2° *Polymorphie.* — Il faut entendre par là une tendance constante des éruptions syphilitiques précoces de diverses formes, à se rencontrer et à s'associer sur le même individu. La simultanéité de plusieurs types générateurs et de leurs variétés dans la même poussée éruptive est un caractère fort remarquable des syphilides et sur lequel on peut s'appuyer avec assurance pour le diagnostic. Trois causes produisent le polymorphisme spécifique: le processus chronique des syphilides, leur aptitude aux récidives et les métamorphoses diverses que subit la lésion élémentaire. Cette dernière cause ne joue, il est vrai, qu'un rôle accessoire dont les effets s'observent aussi dans les éruptions d'ordre commun. Mais vous n'y verrez jamais, comme dans les syphilides, surgir une nouvelle forme typique, bien longtemps avant que celle qui l'avait précédée ait disparu. Quoique le polymorphisme se produise principalement dans la phase des dermatopathies généralisées, on la constate encore pendant la période de transition et même plus tard en plein tertiarisme cutané [1].

3° *Coloration et pigmentation.* — Les syphilides ont une coloration qui leur appartient presque exclusivement. Elle avait frappé les pre-

1. Il ne faut pas confondre le polymorphisme syphilitique avec celui qui résulte de la coexistence d'éruptions spécifiques et d'éruptions d'ordre commun. Pour qu'il y ait polymorphisme vrai, il faut que les divers éléments générateurs qui coexistent, procèdent tous de la même cause générale qui est ici la syphilis.

miers témoins de la syphilis au seizième siècle. N. Massa (1532) leur trouvait une *mauvaise couleur*. Fallope (1601) eut l'heureuse idée de comparer la couleur des éruptions syphilitiques avec celle de la *chair de jambon*. On n'a rien trouvé de mieux ; la coloration cuivrée, inventée par Swédiaur et devenue classique, est beaucoup moins exacte. Les nuances, les teintes du rouge particulier aux éruptions syphilitiques sont du reste assez difficiles à définir, et puis elles varient suivant la période de la maladie. Toutes, à peu d'exceptions près, se tiennent dans la gamme sombre. Les syphilides récentes sont roses, puis rouges et c'est surtout vers la fin qu'elles prennent la teinte spécifique. Dans les exanthèmes généralisés du début, la roséole et les papules, par exemple, la coloration est moins foncée que dans les syphilides tardives et circonscrites, tuberculeuses ou papulo-tuberculeuses. C'est à elles surtout que s'applique rigoureusement l'expression de couleur chair de jambon. Suivant Bazin, la teinte sombre très foncée d'une éruption syphilitique est un indice de sa tendance à l'ulcération[1]. Dans les saillies pleines, comme les papules et les tubercules, toute la surface de la lésion présente la teinte syphilitique; elle est au contraire disposée en auréole autour des vésicules, des ulcérations ou des groupes qu'elles forment. — Chez les sanguins cette teinte est d'un rouge terne et tourne au violet sombre; elle est pâle et effacée chez les anémiques, livide et bleuâtre chez les cachectiques, grise ou brune chez les vieillards.

La pression du doigt la fait souvent disparaître, mais quelquefois pas complètement, et il reste, après l'évacuation des vaisseaux, une teinte comme ecchymotique. Presque toujours alors succède à la rougeur une macule de nuance allant du gris ou du jaune clair jusqu'au brun et même au noir. Cette pigmentation constitue un des traits les plus remarquables des syphilides. Je vous l'ai montrée autour de la cicatrice du chancre infectant ou sur toute l'étendue du point qu'il occupait. Vous aurez fréquemment l'occasion de la constater dans les éruptions anciennes et profondes beaucoup plus que dans celles qui sont récentes et superficielles. Elle résulte d'une coagulation du sang dans les vaisseaux ou d'un épanchement de la matière colorante entre les faisceaux du tissu conjonctif, ou mieux encore d'une augmentation et d'un mode de distribution nouveau de la matière pigmentaire normale dans les cellules cylindriques du réseau de Malpighi. Ces anoma-

1. D'après ce célèbre dermatologiste, les arthritides présentent une coloration d'un rouge vineux; les scrofulides, une coloration d'un rouge ocreux; et les herpétides, une coloration rosée.

lies de pigmentation s'observent aussi dans certaines variétés de lichen et dans de vieilles dermatopathies qui n'ont rien de syphilitique[1].

4° *Configuration.* — Les éruptions syphilitiques précoces sont souvent distribuées sur toute la surface du tégument, sans ordre et comme au hasard ; mais en général elles affectent plus tard la forme circulaire ou demi circulaire, non seulement dans chacun de leurs éléments générateurs, mais aussi dans les divers modes de groupement qu'ils constituent. Il en résulte des cercles complets, des arcs de cercle isolés, tangents ou entremêlés, des ovales, des fers à cheval, des contours polycycliques, etc., et tous les dessins variés que peuvent produire des combinaisons de lignes courbes[2].

5° *Symétrie.* — Elle est une conséquence de la configuration : chaque lésion éruptive isolée ou chaque groupe, est susceptible, en effet, comme nous l'avons déjà vu pour la néoplasie primitive, d'être divisé par la pensée en deux moitiés égales et à peu près superposables. — Mais il y a une autre espèce de symétrie qui consiste dans ce fait qu'une éruption syphilitique est à peu près également répartie sur chaque moitié du corps, des deux côtés de la ligne médiane. — Elle s'observe invariablement dans les éruptions précoces et généralisées, et cette disposition n'est jamais plus frappante que dans les régions affectées de plaques muqueuses. — Dans les syphilides intermédiaires et surtout dans les syphilides tardives, profondes et circonscrites, la symétrie est beaucoup moins fréquente. Elle fait même très souvent défaut. Mais il ne faut point élever cette particularité à la hauteur d'un caractère pathognomonique des lésions tertiaires, comme le veut M. Hutchinson.

6° *Topographie.* — La distribution des syphilides sur les diverses régions du corps présente souvent des particularités qu'on ne trouve pas dans les autres affections cutanées. La syphilide érythémateuse se développe principalement sur le tronc et sur les flancs, à la partie interne

1. On pourrait parler aussi de l'odeur qu'exhalent certaines syphilides. C'est une fétidité *sui generis* qui est d'un grand secours pour le diagnostic. Les papules muqueuses humides de l'anus, du scrotum, de la vulve, du pli génito-crural, celles des espaces interdigitaux des orteils, peuvent se reconnaître à distance, rien qu'avec le secours de l'odorat. Il est douteux que tout syphilitique soit constamment, comme on l'a dit, un foyer d'émanations spéciales, quelle que soit la nature des accidents qu'il éprouve.

2. A quoi tient la tendance fréquente des éruptions à affecter la forme circulaire? Sans doute à la disposition anatomique des vaisseaux cutanés qui semblent rayonner autour de petits centres d'irrigation. Et, en effet, que voit-on lorsqu'on les injecte? d'abord un point de matière colorante, puis, tout autour, la suffusion uniforme de cette matière qui finit par former un îlot circulaire. Mais pourquoi la configuration est-elle plus prononcée dans les éruptions syphilitiques que dans celles de tout autre cause?...

des membres et dans le sens de la flexion plutôt que dans celui de l'extension. La syphilide papuleuse a pour siège de prédilection, sur la face, les ailes du nez et le front à la racine des cheveux, la partie postérieure du cou, le tronc et les membres dans tous les sens. Les formes squameuses avec toutes leurs variétés envahissent surtout les faces palmaires et plantaires des pieds et des mains. Les syphilides pustuleuses superficielles et impétigineuses affectent le cuir chevelu, la barbe et en général les régions couvertes de poils. Les ecthymas et les rupias attaquent de préférence les membres, principalement les inférieurs. Quant aux éruptions tuberculeuses, elles se disséminent partout. — Ainsi les déterminations syphilitiques peuvent s'effectuer sur toutes les régions du tégument. Quelques-unes cependant semblent y être réfractaires telles que, par exemple, les régions claviculaire et sternale où les éruptions simples et parasitaires sont si communes. On en peut dire autant du dos des mains. Cette remarque s'applique surtout aux exanthèmes. Vous ne verrez presque jamais les formes papulo-squameuses se localiser, du moins systématiquement, sur les membres du côté de l'extension, comme cela a lieu pour une des formes les plus communes et les plus typiques des éruptions non syphilitiques, le psoriasis. Par contre, les orifices naturels, commissures des lèvres, isthme du gosier, entrée des narines, vulve, région anale, sont le siège de prédilection des éruptions syphilitiques précoces et entre autres des plaques muqueuses. Les formes annulaires de l'érythème simple peuvent survenir sur toutes les parties du corps, tandis que les mêmes formes des syphilides érythémato-papuleuses affectent de préférence le menton, les joues, le front, le voisinage de la partie antérieure et interne des extrémités et les régions fessières. — Les syphilides tardives et profondes sont généralement situées sur le nez, les lèvres, le cuir chevelu, les régions sternale et claviculaire, les fesses et bien plus souvent sur les jambes, près des articulations, que sur les cuisses.

7° *Caractères des squames et des croûtes syphilitiques.*—Les squames des éruptions spécifiques sont plus minces, moins nombreuses, moins luisantes que celles des éruptions communes et elles ne présentent jamais une imbrication compliquée ; souvent même elles n'en ont pas du tout et elle ne recouvrent qu'incomplètement la saillie éruptive. Elles se distinguent de celles du psoriasis par leur peu d'adhérence et de saillie et leur couleur grisâtre, blanchâtre, ambrée plutôt que blanche. Les écailles de l'exfoliation sont petites et n'ont aucune tendance prononcée à s'entasser et à se condenser regulièrement en largeur et en épaisseur. Vous observerez fréquemment autour des papules, à leur base, un petit liseré épidermique blanchâtre, en forme de collerette, auquel Biett attachait une importance fort exagérée. Les squames blanchâtres sont constituées par des écailles épidermiques; celles qui présentent une teinte brune ou ambrée résultent d'un mélange de sérum concrété et d'écailles épidermiques. — Les *croûtes* des pustules et des ulcérations syphilitiques ont des formes, des teintes et des dispositions caractéristiques. Dans les pustules superficielles, la sécrétion purulente se dessèche rapidement et forme une croûte également superficielle qui recouvre une base indurée (syphilide papulo-crustacée). Dans l'impétigo et surtout dans l'ecthyma la croûte s'enfonce un peu dans la peau enflammée et présente des nuances sombres et sales qui vont du jaune grisâtre au vert foncé et au noir. Les croûtes syphilitiques ont une propension constante à l'épaississement conique par stratification, qui s'accuse en raison directe de l'étendue et surtout de la profondeur des ulcérations sous-jacentes. Ces conditions se trouvent réunies au plus haut degré dans la rupia. Les croûtes qui résultent de cette grave lésion cutanée n'ont pas d'analogues dans les autres dermatoses. Leur couleur est d'un brun noirâtre ou vert, leur forme conique, leur stratification très accusée par des rebords et des sillons concentriques de leur base à leur sommet. Elles sont enchâssées dans le derme détruit et reposent sur une surface liquide, sur une sorte de mare remplie d'un pus ichoreux dont la viscosité concrescible fournit sans cesse des matériaux à la stratification crustacée. Aussi M. Zeissel a-t-il dit avec raison qu'elles «nagent et sont tenues à flot par le pus.» La régularité de leur forme et de leur structure est due en partie à la lenteur de leur formation. Toutes les croûtes des syphilides tardives et profondes, tuberculo-gommeuses, sont d'une coloration brune, noire ou vert foncé; leur surface est toujours inégale, rugueuse et ressemble à une coquille d'huître boueuse. Les croûtes du lupus scrofuleux sont d'un brun bleuâtre mêlé de jaune.

8° *Ulcérations.* — Leur forme est arrondie, circulaire ou en fer à cheval; leurs bords sont nets et taillés à pic, non décollés. Leur fond est grisâtre et pseudo-membraneux. Elles reposent souvent sur une base néoplasique dure qu'elles envahissent peu à peu et qui, se renouvelant autour d'elles, leur fournit un aliment continuel. Aussi s'étendent-elles toujours dans le sens centrifuge, et pourtant elles ne s'agrandissent pas à l'infini parce qu'à mesure qu'elles élargissent le cercle de leur action, leur centre se cicatrise. C'est là un de leurs caractères les plus remarquables. Leur pus est sanieux, fétide, très plastique et souvent mélangé de sang. L'aréole qui les entoure est d'un rouge très foncé qui tourne au brun et au noir pigmentaire. — Les ulcérations sont disséminées (rupia, ecthyma) ou groupées suivant des lignes courbes (tubercules) et séparées par des intervalles de peau saine ou par des infiltrations néoplasiques fragmentées ou en larges plaques continues. — A ces ulcérations succèdent des cicatrices arrondies moins grandes qu'elles et dont la dépression centrale est en rapport avec la perte de substance du tégument. — La membrane cicatricielle est unie et très fine ou plissée et ridée. Dans les premiers temps elle est d'une coloration brune et violacée qui disparaît peu à peu pour faire place à la teinte blanche que présentent toutes les cicatrices. Autour de cette cicatrice il y a souvent une aréole pigmentaire d'un vert brun foncé ou tout à fait noir, qui tranche sur la surface blanche qu'elle circonscrit et sur la peau saine périphérique. Cette aréole est très longue à disparaître. D'après la forme et la disposition des cicatrices on peut quelquefois porter un diagnostic rétrospectif, reconnaître par exemple qu'une syphilide tuberculeuse a été circonscrite et serpigineuse suivant la dissémination, le groupement, la forme spéciale et l'étendue des cicatrices.

Je viens de vous décrire cette partie de la symptomatologie générale des syphilides qui comprend leurs caractères objectifs. Je serai plus bref sur leurs caractères subjectifs, car leur peu de développement ou même leur absence complète est une des particularités les plus remarquables de ces sortes de dermatopathies.

9° *Absence de douleur, de démangeaison et de fièvre.* — Grâce à l'indolence de leur nature et de leur processus, les éruptions syphilitiques ne causent, en général, aucune irritation de la peau. Sans doute, un faible degré de prurit peut se montrer dans quelques éruptions généralisées et précoces dont l'évolution est exceptionnellement aiguë; mais le fait est rare et la sensation prurigineuse est toujours beaucoup moins intense et plus éphémère que dans les mêmes éruptions d'ordre commun. La démangeaison, quand elle existe, est peut-être plus prononcée au cuir chevelu qu'ailleurs, et lorsqu'elle accompagne les éruptions précoces, elle se limite aux extrémités supérieures. Son absence dans les éruptions est d'une grande importance pour le diagnostic et doit faire penser immédiatement à la syphilis. Cependant il faut tenir compte des circonstances qui la peuvent provoquer dans les syphilodermies où elle fait habituellement défaut. Ces circonstances sont: le lymphatisme, une peau fine et naturellement irritable, les pressions, les tiraillements, l'abondance des sécrétions cutanées sur les points envahis, certaines professions comme celles des ouvriers qui travaillent au milieu de poussières, la constitution dartreuse ou arthritique, le tempérament bilieux, la faiblesse, l'âge avancé et l'irritabilité nerveuse des malades, la malpropreté, une mauvaise hygiène, etc.[1]. — La douleur est encore plus rare que la démangeaison dans les éruptions précoces ; mais il faut noter pourtant que les plaques muqueuses des commissures labiales, de l'entrée des narines, de l'anus, des orteils, causent, lorsqu'elles s'ulcèrent ou deviennent fissuraires, de très violentes cuissons. — Dans les formes ulcéreuses, surtout dans celles qui sont précoces, confluentes et malignes, les ulcérations serpigineuses qui labourent la surface cutanée sont parfois très douloureuses. La lenteur de l'évolution est en général une garantie d'indolence. — Quant à la fièvre, vous ne l'observerez que dans deux circonstances, au début de l'intoxication comme prodrome ou conséquence des premières poussées exanthématiques généralisées, et plus tard à la suite de graves syphilodermies qui ont jeté les malades dans un état de cachexie profonde. C'est alors une fièvre hectique, une fièvre de suppuration qui manque dans les formes discrètes et lentes, mais qui se manifeste presque toujours tôt ou tard dans les syphilides malignes, précoces, confluentes et serpigineuses.

Processus. — Pour compléter le tableau que je viens de vous tracer à grands traits, il me reste à vous parler du processus des syphilides. C'est un chapitre important de leur histoire, et peut-être doit-on le mettre, comme valeur séméiotique générale, sur la même ligne que celui des caractères spécifiques. Vous me verrez, du reste, dans le cours de ces leçons donner toujours une grande place aux questions qui se rattachent à la marche, à la durée et à la terminaison des affections syphilitiques. Dans l'évolution, en effet, se concentrent tous les traits de physionomie, toutes les variétés d'expression symptomatique qu'amène fatalement dans une même maladie la succession des temps.

La chronicité et l'aphlegmasie constituent, vous le savez, une des circonstances phénoménales les plus constantes des syphilides. Eh bien,

1. Les complications prurigineuses si rares, surtout à un degré intense, dans les dermatoses syphilitiques, doivent toujours éveiller l'attention et faire songer à la coexistence d'une autre éruption. — D'après le professeur Gamberini, la démangeaison, d'origine purement syphilitique, présenterait ce caractère remarquable de résister au mercure, à l'iodure de potassium et aux arsénicaux administrés séparément, et d'être combattue au contraire avec succès par la liqueur de Denowan, où ces trois spécifiques sont réunis.

on les retrouve invariablement dans la façon dont les éléments éruptifs en particulier et les poussées générales dans leur ensemble évoluent depuis leur naissance jusqu'à leur disparition. La lenteur du développement tient à plusieurs causes. Une première cause c'est la nature de la diathèse elle-même qui s'emparant peu à peu de l'économie ne procède point par violence et par brusques assauts, comme les intoxications morbides des fièvres exanthématiques virulentes, par exemple. Aussi les événements ne se précipitent-ils point; la lutte est sourde comme l'invasion et il ne se fait aucune dépense instantanée de synergie réactionnelle vigoureuse contre les effets de l'empoisonnement. Deux autres causes contribuent à imprimer une marche lente aux déterminations syphilitiques cutanées et muqueuses. Ce sont, d'une part, le processus propre à chaque élément générateur, et, d'autre part, le mode successif qui préside à la formation d'une syphilide quelconque. Prenez la lésion élémentaire, tache érythémateuse, papule, tubercule, gomme, pustule : elle met toujours un temps considérable pour parcourir chacune de ses phases. Quand elle finit à la longue par acquérir sa plénitude d'efflorescence, elle y persiste, ne se flétrit pas, ne se précipite point dans la régression, et lorsque celle-ci commence, on en peut suivre les étapes pendant des semaines et même des mois. Remarquez en outre que la lésion élémentaire, dans les syphilides, est fixe et ne présente ni la facilité de déplacement, ni la tendance à la délitescence qu'on observe dans beaucoup d'autres dermatoses.— Le mode successif de l'éruption est une cause de longue durée bien particulière aux syphilodermies. Voici ce qu'il faut entendre par là : dans beaucoup d'affections cutanées, le mouvement éruptif fait éclore partout et simultanément les érythèmes, les papules, les vésicules, etc. Dans la syphilis, les lésions similaires ou différentes qui constituent une même poussée, n'entrent en scène que les unes après les autres. Vous trouverez donc souvent à côté d'une papule affaissée, pâle, flétrie et en pleine décadence, une jeune papule qui pointe à peine, une autre qui grandit encore, une autre qui reste stationnaire. — Ou bien vous verrez des taches érythémateuses de roséole, près d'atteindre leur période de déclin, se couvrir d'un semis de papules miliaires et reprendre une nouvelle vie, etc., etc. La même poussée de syphilides ne se compose donc pas comme étapes de celles qui appartiennent à chacun de ses éléments. Elle est constituée par une série de petites poussées subordonnées à la poussée générale qui la rajeunissent sans cesse et prolongent singulièrement son existence. Aussi est-il difficile de distinguer nettement des périodes dans une même attaque de syphilide. Sans doute, comme toutes les autres affections, celles-ci commencent, grandissent, persistent, puis diminuent et disparaissent. Mais les lignes de démarcation entre l'augment, l'état et le déclin sont souvent fort indécises. Il faut ici, pour apprécier la phase de la détermination, tenir compte du nombre et de l'intensité de vie des nouveaux produits morbides. Quand leur éclosion se fait sans cesse et partout, quand chacun d'eux est robuste et paraît résolu, comme ses devanciers, à parcourir le cercle entier de son évolution, on doit s'attendre à une longue durée ou à une de ces terminaisons équivoques, incomplètes qui ne sont trop souvent que le prélude d'une nouvelle poussée. La rareté, l'état malingre, la vie courte et précaire des nouveaux éléments qui s'entremêlent aux premier-nés de l'éruption et les renforcent, sont au contraire le signe d'une durée relativement courte et d'une terminaison prochaine. — Outre que les éruptions syphilitiques sont fixes et ne voyagent pas comme les éruptions dartreuses, elles ne récidivent jamais, du moins dans les mêmes formes, et c'est là un excellent caractère distinctif entre les manifestations tégumentaires des deux diathèses, pour le dire en passant. Cette remarque s'applique surtout aux grandes poussées; elle est vraie aussi pour les éruptions successives de la même poussée, et cette circonstance contribue pour une bonne part à prolonger la durée des syphilides. Aussi ne faut-il pas tenir compte seulement, pour la calculer, du nombre et de l'énergie des nouvelles éclosions, mais de la nature des lésions qui se produisent. Il y a, par exemple, beaucoup plus de chances, pour qu'une roséole érythémateuse se prolonge au delà de son terme habituel, si au lieu que ce soient des taches qui se reproduisent, ce sont des papules qui se mêlent ou se superposent à l'érythème qui existait déjà.

Comme il est essentiel que vous connaissiez l'évolution de chaque élément générateur pour comprendre le processus général des syphilodermies, je vais vous l'exposer ici en quelques mots.

Tache érythémateuse. — Elle est très variable comme configuration, mais toujours constituée par une congestion vasculaire plus ou moins intense des couches les plus superficielles du derme, qui met trois ou quatre jours, et souvent plus, à atteindre tout son développement. Arrivée là, elle y persiste pendant une ou deux semaines et même plus; ce qui contribue à augmenter sa durée, c'est que la congestion a de la tendance à se compliquer d'extravasation sanguine et à devenir pigmentaire, à se convertir en ces macules cuivrées, bronzées, brunes ou noirâtres, qui se résorbent et s'effacent si lentement. — La tache érythémateuse est parmi les éléments primitifs des syphilodermies, celui qui a le plus de propension à se reproduire, soit dans la même poussée, soit dans des poussées postérieures et d'une autre nature, soit même beaucoup plus tard pour constituer les roséoles de retour.

Papule. — L'évolution de la papule est beaucoup plus lente que celle de la tache érythémateuse; ses trois étapes comptent chacune deux ou trois semaines et quelquefois plus. Sa durée est moins facile à calculer que celle de la tache érythémateuse, parce que de tous les éléments générateurs des syphilodermies, la papule est le plus élastique et le plus susceptible de se modifier. Cette aptitude aux transformations morphologiques a pour conséquence naturelle une grande variété dans l'évolution. Aussi la papule présente-t-elle à peu près tous les modes de marche, de durée et de terminaison. La résolution peut s'y faire au bout de trois ou quatre semaines par résorption progressive et sans qu'il se soit produit aucun changement notable à sa surface. Mais cette persistance du type à l'état de pureté idéale depuis le début jusqu'à la fin, n'est pas le fait le plus ordinaire. Vers la phase moyenne et surtout vers le déclin, quelquefois même dès l'origine, la papule, qu'elle soit isolée ou qu'elle constitue des groupes, revêt un caractère de desquamation plus ou moins accentué ou persistant, qui se formule de différentes manières. — Rien de semblable dans l'érythème qui ne desquame pas ou ne se couvre que d'une exfoliation insignifiante. — Collerette épidermique autour de la base de la papule, écailles minces à son sommet et sur ses flancs, squames irrégulières, rugueuses, disséminées sur des agglomérations de papules, squame unique sur le plateau d'une papule étalée, avec rebord annulaire plus saillant qui l'enchâsse, etc., etc., voilà les principales variétés que présente l'hypersécrétion épidermique provoquée par la papule. Ce phénomène, accessoire ou essentiel suivant les cas, implique toujours une longue durée de l'affection, une évolution plus lente que dans les formes simples, une terminaison plus laborieuse. — A un degré plus avancé et dans une variété plus sévère, la papule devient humide, s'érode et même s'ulcère. Là, ce n'est plus seulement une squame qui la recouvre, mais une croûte. L'évolution est plus compliquée, et partant, plus longue. Une simple résorption des éléments morbides ne suffit plus pour faire disparaître la lésion; il faut qu'ils soient éliminés au dehors. Les érosions et les ulcérations papuleuses ne se font, en général, qu'aux dépens de la néoplasie et n'entament pas les tissus sains; mais encore faut-il un travail de réparation, de cicatrisation, qui contribue aussi à augmenter la longueur de la syphilide et à entraver sa terminaison.

Vous voyez donc combien les causes de chronicité se multiplient à mesure que nous nous éloignons de l'érythème et de la papule simple des premières poussées. Nous ne sommes cependant encore que dans le premier groupe des syphilodermies, dans la phase secondaire de la diathèse où presque toutes les lésions sont résolutives.

Dans le deuxième groupe qui appartient à la phase tertiaire, la tendance à la chronicité s'accuse de plus en plus et le temps que chacun des éléments met à évoluer se calcule non plus par semaines ni par mois, mais par trimestres, même par semestres et par années.

Tubercule. — Dans le deuxième groupe des syphilides, l'élément qui se rapproche le plus de ceux du premier, c'est le tubercule. Par le fait, le tubercule n'est autre chose qu'une papule qui ne s'établit plus, il est vrai, à fleur du derme et seulement dans sa couche dermo-papillaire, mais qui occupe tout d'abord ou envahit peu à peu toute son épaisseur et plonge même par sa base jusque dans le tissu cellulaire sous-cutané. Entre les papules érosives, ulcéreuses et les tubercules bénins et discrets, il existe une grande affinité de forme, de tendance et une contemporanéité qui ajoute encore à leur ressemblance. Les deux éléments générateurs semblent se rapprocher, se confondre pour servir de transition aux deux groupes, et former des syphilides mixtes papulo-tuberculeuses intermédiaires. Et cependant, si étroite que soit leur parenté, la papule et le tubercule diffèrent profondément l'un de l'autre par leur évolution. C'est là le point de leur histoire qu'il est essentiel de mettre en relief et dans tout son jour. Tandis que la papule se résout ou ne subit qu'une élimination incomplète de ses éléments constitutifs, le tubercule, dans son mouvement d'involution plus profond et plus radical, est totalement détruit et sa débâcle entraîne les parties organiques au sein desquelles il s'est établi. Aussi ne disparaît-il jamais sans laisser une cicatrice. Chose curieuse, vous la verrez se former même dans les cas où le tubercule reste sec pendant toute sa durée, c'est-à-dire lorsqu'il se résorbe insensiblement sans éliminer au dehors ses produits morbides par ulcération. — Mais c'est surtout dans les poussées tardives que le mode évolutif propre au tubercule s'accentue et aboutit fatalement à la perte de substance par évacuation et à la réparation cicatricielle.

Le tubercule passe donc par des phases plus nombreuses que la papule. Ces phases sont au nombre de quatre : 1° Phase de formation ; 2° phase de désagrégation ou de ramollissement ; 3° phase d'élimination ou d'ulcération ; 4° phase de réparation ou de cicatrisation. Quand la seconde est très prononcée et que le travail ulcéreux trouve à sa périphérie ou au-dessous de lui de nouveaux produits néoplasiques en voie incessante de renouvellement, il s'en empare, les suit pas à pas et dégénère en phagédénisme. Avec une pareille marche il est difficile que la durée totale de l'évolution pour chaque tubercule ne soit pas très longue. Elle varie suivant les cas, et aussi suivant l'âge de la diathèse. Dans les formes précoces et confluentes qui constituent une variété des syphilides malignes, le processus se précipite; il aboutit rapidement à la destruction phagédénique; il va même au delà et on le voit quelquefois, mais rarement, se terminer par une nécrobiose en masse, c'est-à-dire par gangrène. Il existe comme un état subaigu dans les deux premières phases; mais la troisième et la quatrième, celle d'élimination phagédénique ou gangréneuse et de réparation, peuvent devenir interminables, surtout si tout le système tombe dans le collapsus cachectique. La lenteur de la phase formative, l'état stationnaire et prolongé de la phase de ramollissement s'observent surtout dans la période tertiaire. Une remarque importante à faire c'est que l'évolution du tubercule est beaucoup plus rapide sur les muqueuses que sur la peau. Et maintenant pour vous faire une idée de la marche, de la durée et de la terminaison d'une syphilide tuberculeuse, voyez ce que doit produire une éruption, même discrète, de la lésion élémentaire, lorsqu'elle entasse sur le même point un grand nombre de tubercules; lorsqu'elle les étale en nappes continues, ou les groupe suivant des lignes courbes; lorsqu'au lieu de s'en tenir à une seule poussée, elle en produit sans cesse de nouvelles qui commencent à évoluer quand les autres finissent, enfin lorsque le phagédenisme s'emparant de tous ces produits néoplasiques les dévore tour à tour, et creuse ou laboure sans relâche les surfaces tégumentaires. N'avais-je pas raison de dire, que c'était par mois et par années qu'il fallait compter en pareil cas la durée de la lésion?

Syphilide ulcéreuse d'emblée. — Par cette expression je n'entends pas dire que l'ulcération va se produire tout à coup et sans aucun autre travail morbide préparatoire; si rapide que soit sa formation, elle est toujours précédée d'une autre lésion. Mais ici, ce n'est plus comme dans le tubercule et la papule une néoplasie concrète et figurée qu'on voit apparaître; c'est une simple congestion, une tache rouge, de niveau avec les parties voisines ou à peine élevée au-dessus d'elles, d'autrefois une tuméfaction diffuse semblable à celle du furoncle. Toujours est-il que les éléments qui la constituent prolifèrent avec une rapidité excessive qui leur fait perdre en fort peu de temps toute cohérence, et les rend mobiles les uns sur les autres, de telle sorte qu'ils passent presque sans transition de la phase formative à la phase d'élimination, par voie ulcéreuse. Ce qui caractérise ce processus c'est donc la courte durée de ses premières phases. Quand aux dernières, c'est-à-dire à l'ulcération et à la réparation, elle n'ont rien de fixe à cet égard, sont toujours fort longues et peuvent être indéfiniment prolongées ou ajournées. L'ulcération est souvent précédée par la formation d'une phlyctène, d'une vésicule, d'une bulle dont la durée est très éphémère, si bien qu'il est rare de les constater. — Au-dessous d'elles les couches superficielles du derme mises à nu s'érodent, se creusent, et la destruction moléculaire se fait tout à la fois en surface et en profondeur. Entre les cas les plus graves et les plus légers, il y a bien des degrés qui font varier dans de larges limites la durée de l'évolution. Les formes les plus atténuées, mais aussi les plus rares, se traduisent par une vésicule plus ou moins persistante qui ne se rompt ou ne se dessèche que tard. L'érosion ou l'ulcération est superficielle, insignifiante et éphémère. La vésicule est le phénomène dominant ou bien le plus souvent elle n'est que l'accessoire d'une autre lésion, de la papule, par exemple. Aussi je ne pense pas qu'il soit nécessaire d'en faire un genre particulier, puisque la plupart du temps il n'est pas autonome et s'absorbe soit dans les formes papuleuses, soit dans les ulcéreuses. L'impétigo est un peu plus élevé dans la hiérarchie des syphilodermies ulcéreuses; mais là encore l'ulcération ne joue pas un rôle capital. Il faut arriver à l'ecthyma et surtout au rupia pour voir apparaître dans toute son énergie destructive le mode ulcéreux d'emblée, c'est-à-dire sans intermédiaire néoplasique figuré. — Là, comme dans les autres types, l'éruption se fait en une seule fois ou par poussées successives. Les ulcérations sont discrètes ou confluentes, bénignes ou phagédéniques, isolées ou généralisées. Quand elles sont tout à la fois généralisées et phagédéniques, elles indiquent un haut degré de malignité et la marche présente des allures aiguës ou subaiguës qui appartiennent en propre aux syphilides ulcéreuses précoces de la phase virulente. Dans beaucoup de cas, il est impossible de savoir si les ulcérations se sont produites suivant le mode que je viens d'indiquer ou si elles ont été précédées de la néoplasie tuberculeuse. La coexistence de ces deux ordres d'ulcérations est loin d'être rare. Sur les muqueuses toutefois, le mode ulcéreux consécutif à la suffusion néoplasique diffuse ou circonscrite est à peu près le seul qui se produise, du moins dans la phase avancée dont nous nous occupons. Je ne vous ai rien dit des croûtes, parce qu'elles sont subordonnées à l'ulcération et ne jouent aucun rôle dans le processus.

Gomme. — Elle a la plus grande analogie avec le tubercule dont elle n'est qu'un degré plus avancé. Je ne me lasserai pas de vous faire remarquer l'étroite parenté de toutes ces lésions ; c'est en rapprochant, bien plus qu'en divisant et subdivisant à l'infini, qu'on peut se former une idée exacte de la syphilis dans son ensemble et rattacher au même travail primordial et pour ainsi dire unique, les nombreuses variétés des manifestations tégumentaires. — Suivez la filiation des effets morbides, leur enchaînement naturel depuis la papule jusqu'à la gomme, rendez-vous compte de l'évolution générale de ces lésions, de ses particularités suivant les types et les groupes, et vous serez fort avancés dans la connaissance d'une des branches les plus touffues et les plus enchevêtrées en apparence de la pathologie syphilitique. — La gomme n'est qu'un gros tubercule; au lieu d'occuper l'épaisseur du derme, elle siège d'ordinaire primitivement dans le tissu cellulaire sous-cutané. Mais elle ne tarde pas à contracter des adhérences avec la peau qui la recouvre ; elle l'envahit, la ramollit, l'ulcère et enfin elle produit à sa surface une vaste cavité ulcéreuse, à orifice d'abord étroit et comme fistuleux, puis à large ouverture qui met à nu tout son intérieur. L'envahissement de la peau constitue une étape que vous ne trouvez pas dans le tubercule. Mais pour les autres phases de la lésion il y a similitude parfaite entre le tubercule et la gomme : 1° phase de formation; 2° phase de désagrégation ou de ramollissement ; 3° phase d'élimination ou d'ulcération; 4° phase de réparation ou de cicatrisation. Les produits évacués diffèrent un peu. Comme la gomme est plus volumineuse, elle englobe une quantité plus ou moins notable de tractus celluleux, les presse, les étouffe, les prive de vie et les élimine avec les produits qui lui sont propres, sous la forme d'un bourbillon grisâtre. — Dans les petites gommes on ne trouve pas toujours ce bourbillon ; en pareil cas il est fort difficile et même impossible de dire si la lésion est un tubercule ou une tumeur gommeuse, d'autant plus que le siège est à peu près le même, dans les parties les plus profondes du derme ou dans l'hypoderme. Il y a même des gommes primitivement intra-dermiques.

A côté du type classique de la gomme sous forme de tumeur circonscrite, arrondie, nettement isolée dans le tissu qu'elle occupe, il faut placer les suffusions néoplasiques sans contours précis, sans configuration régulière et toujours identique à elle-même, étalées en nappes diffuses ou formant des plaques distinctes, allongées, arrondies, ovalaires, discrètes ou confluentes, etc. Lorsqu'elles se produisent dans les périodes avancées de la maladie constitutionnelle, elles passent par les mêmes péripéties évolutives que la tumeur gommeuse. A une époque rapprochée du chancre, leur tendance est au contraire résolutive. C'est que l'âge de la maladie constitutionnelle exerce une influence prépondérante dans le processus de ses lésions. Les gommes précoces évoluent beaucoup plus vite que les gommes vraiment tertiaires. J'en ai vu de bénignes parcourir toutes leurs phases en deux ou trois septenaires, dans la première ou la seconde année de la maladie générale. Plus tard leurs étapes s'allongent indéfiniment, et chacune d'elles peut demander deux ou trois mois. Il y a des gommes qui mettent plus de six mois à évoluer; et comme ici encore le mode d'éruption par poussées successives est le plus commun, vous voyez avec quelle lenteur procédera dans toutes ses phases une attaque de dermatopathie gommeuse.

Anatomie pathologique. — Les lésions si variées et si nombreuses de la syphilose tégumentaire procèdent de la même source, sont constituées par les mêmes éléments histologiques et obéissent au même principe de développement organo-pathologique. On ne peut s'empêcher d'être frappé du contraste qui existe entre la simplicité des moyens et la multiplicité, la complexité des résultats. Remarquez, en outre, que la syphilis n'emploie pas d'éléments morbides nouveaux et sans analogues dans l'économie. Elle se sert des éléments morbides communs. Aussi leur étude histologique serait-elle incapable de nous révéler la spécificité de leurs effets. Cette spécificité réside surtout dans la morphologie et la manière d'être des lésions; elle est essentiellement clinique et pas du tout anatomo-pathologique. Les dermatopathies syphilitiques proviennent toutes de deux processus morbides distincts: l'hyperhémie et la prolifération des cellules embryonnaires. Ils sont essentiellement chroniques. L'hyperhémie simple occupe une place beaucoup moins importante que l'infiltration cellulaire et on ne l'observe à l'état isolé que dans la phase virulente de la syphilis. C'est elle qui produit toutes les variétés de la syphilide érythémateuse. Il n'est pas rare de la voir se compliquer d'un certain degré de développement cellulaire, dans les formes érythémato-papuleuses par exemple. Plus tard, réduite au rôle de phénomène précurseur, elle précède et prépare la prolifération des cellules embryonnaires.

Les cellules morbides qui constituent les lésions syphilodermiques sont rondes, granuleuses, semblables aux corpuscules blancs du liquide sanguin et parfaitement identiques à elles-mêmes, soit dans la lésion initiale, soit dans les gommes les plus tardives de la syphilis. En général, l'intensité, le volume, la concentration et la profondeur de l'infiltration cellulaire dans les téguments, sont en rapport direct avec l'âge de la syphilis. Ainsi, dans la période secondaire, l'infiltration n'occupe que les interstices de la couche superficielle dermo-papillaire et elle n'est pas assez abondante pour en étouffer les éléments constitutifs. Plus tard elle se condense, envahit l'épaisseur du derme et le détruit. Dans le premier cas vous aviez la papule; dans le second, c'est le tubercule. Il n'y a, vous le voyez, en anatomie comme en clinique, aucune ligne de démarcation tranchée entre les deux lésions; aussi trouve-t-on fréquemment des degrés intermédiaires qui forment la lésion mixte papulo-tuberculeuse. Agrandissez le champ de l'infiltration cellulaire, multipliez-en les produits, vous aurez la gomme et les suffusions gommeuses, etc. — Dans tous ces cas les éléments cellulaires de l'infiltration sont doués d'une assez grande résistance vitale pour s'agglomérer sous forme de lésion figurée, autonome, douée d'une existence propre qui parcourt plus ou moins régulièrement les phases d'une évolution déterminée. — Mais supposez sur un point une prolifération effrénée de ces mêmes cellules, sans la cohésion qui les unit, sans aucune des conditions de solidarité qui les vouent à la même destinée, et vous aurez le désordre, la désorganisation, la dissociation rapides des éléments sains envahis, et par suite l'ulcération éliminatrice à brève échéance. C'est par ce mode ataxique d'infiltration presque foudroyante et incessamment renouvelée, que se produisent les syphilides ulcéreuses d'emblée. — Les vésicules et les bulles, les croûtes et les squames ne sont en anatomie pathologique, de même qu'en clinique, que des phénomènes subordonnés; par conséquent nous n'avons pas à nous en occuper.

Coïncidences dermatopathiques des syphilides. — Le tégument, comme tous les autres organes, est apte à concevoir simultanément plusieurs actions morbides et en développer les effets. Il n'existe pas d'incompatibilité absolue entre les syphilodermies et d'autres affections d'origine différente.

Parmi les coïncidences pathologiques des syphilides sur le même théâtre tégumentaire, il faut distinguer celles qui sont accidentelles, de celles qui sont constitutionnelles. Au nombre des premières vous trouverez souvent la gale, le prurigo, l'intertrigo, quelquefois des éruptions saisonnières, puis des dermites d'intoxication comme l'eczéma rubrum mercuriel, l'urticaire produit par l'ingestion des crustacés et surtout l'érythème cubébo-copahique qui ressemble d'une manière si frappante à certaines variétés de roséole. Avec un peu d'attention il est facile de démêler ce qui appartient en propre à chaque affection. Cette tâche est plus délicate dans les coïncidences d'ordre constitutionnel ou dans celles des dermatopathies à évolution lente et à poussées successives comme la syphilis. Ce qui complique encore la question, c'est que ces dermatopathies présentent souvent les mêmes affinités topographiques que les syphilides ; ainsi la dartre, l'arthritis attaquent comme la syphilis la paume des mains, la plante des pieds et la langue. La scrofule se localise sur la région naso-labiale de la face, sur le voile du palais, les piliers, les fosses nasales et y produit des scrofuloses qui ont la plus grande analogie avec les syphiloses des mêmes parties.

Diagnostic et pronostic. — Il faut toujours avoir présente à l'esprit la possibilité de ces coïncidences sur lesquelles je reviendrai au sujet de chaque syphilide. Elles compliquent la question du diagnostic et le rendent quelquefois impossible. — Cependant, en analysant minutieusement toutes les circonstances présentes ou passées des dermatopathies sur lesquelles on doit porter un jugement, on arrive presque toujours à déterminer leur véritable provenance. Les éléments du diagnostic des syphilodermies se trouvent dans la séméiotique générale que je vous en ai tracée. Qu'il me suffise ici de vous énumérer leurs principaux caractères : indolence, aphlegmasie, couleur, chronicité, polymorphisme, éruptions variées et d'âges différents dans la même poussée ; lieux d'élection ou topographie spécifique : commissures labiales, ailes du nez, région frontale à la naissance des cheveux, cuir chevelu, langue, isthme du gosier, ongles, région génito-anale ; particularités de forme et d'évolution, etc., etc. Enfin les coïncidences de lésions manifestement syphilitiques sur d'autres organes que la peau ou les muqueuses peuvent éclairer d'une lumière décisive le diagnostic dans les cas équivoques, obscurs ou compliqués. — Quant au pronostic général, pour l'instituer sur des bases solides, on prendra surtout en considération : 1° la forme, le nombre, le volume et les tendances de chaque élément générateur : tache érythémateuse, papule, tubercule, gomme ; 2° leur association et dans cette association la nature et le processus de l'élément qui prédomine ; 3° l'âge de la diathèse c'est-à-dire la période de son évolution générale à laquelle apparaît telle ou telle espèce de syphilodermie ; 4° la régularité ou l'irrégularité chronologiques des éruptions : ainsi les syphilides d'ordre tertiaire ulcéro-tuberculeuses qui se manifestent exceptionnellement aussitôt après le chancre sont douées d'une malignité que n'ont pas ces mêmes syphilides quand elles apparaissent dans la saison qui leur est propre, c'est-à-dire dans la phase tertiaire ; 5° l'intervalle des poussées et leur intensité croissante ou décroissante à mesure qu'elles se succèdent ; 6° la localisation, les récidives sur place atténuées ou aggravées, la diffusion ou la concentration des lésions, l'importance topographique ou fonctionnelle des organes atteints, etc. Voilà quelles sont les principales circonstances dont il faut tenir compte dans le pronostic.

Traitement. — Une première question se présente et je ne veux pas l'éluder, quoiqu'il ne soit pas ordinaire, en syphiliographie, qu'on la pose et qu'on la résolve. Faut-il traiter les syphilides exanthématiques? Je n'entends point par là, les entourer de soins hygiéniques convenables et propres à faciliter ou à hâter leur guérison spontanée, ni écarter les causes susceptibles de les aggraver ou de les perpétuer, etc. Tout cela est élémentaire et d'une évidence qui exclut toute discussion. Je veux dire : faut-il administrer les spécifiques que nous possédons contre elles, à doses assez élevées pour les interrompre brusquement dans leur processus, les juguler pour ainsi dire et en faire justice le plus promptement possible ? On a comparé les premières poussées érythémateuses des syphilides à celles d'un exanthème fébrile virulent et je vous ai dit que cette analogie n'était pas dépourvue de tout fondement. Eh bien, supposez que vous fussiez en possession d'un spécifique puissant contre la variole, la rougeole ou la scarlatine ; oseriez-vous l'employer pour arrêter, en pleine crise réactionnelle, l'une de ces pyrexies dans ses manifestations tégumentaires? Ne craindriez-vous pas de placer les malades dans l'imminence d'un danger prochain ou éloigné en troublant ainsi l'ordre évolutif ? Garantiriez-vous que ce travail d'élimination, de dépuration qui se fait à la surface de la peau et des muqueuses ne va pas se porter ailleurs si vous l'interrompez dans ses opérations salutaires ? Ne voit-on pas des enfants dont l'éruption, pour une cause ou pour une autre, n'a pas pu atteindre la plénitude de son efflorescence tomber dans la cachexie ou passer d'une maladie aiguë et accidentelle à une maladie constitutionnelle et chronique qui a pris naissance dans les germes momentanément avortés de la pyrexie dermique?... C'est ici que l'analogie entre les fièvres éruptives et la syphilis, légitime sur certains points, se trouve en défaut ou du moins n'est pas rigoureusement exacte. Et en effet, une fièvre virulente est une intoxication accidentelle qui n'a point de tendance à devenir permanente et qui, par cela même, suscite une synergie réactionnelle d'autant plus puissante qu'elle doit être de moindre durée. Malgré qu'un ordre parfait préside à l'évolution dans les formes régulières de ces sortes de fièvres, les fonctions organiques sont trop fortement surexcitées pour rester en état d'équilibre stable. Aussi les rétrocessions, les délitescences dangereuses peuvent-elles se produire, et quand la détermination cutanée s'évanouit, le mouvement morbide qui la produisait se déplace et va s'effectuer sur un organe interne. En est-il ainsi pour la syphilis? Non, messieurs. Sans doute, dans les formes généralisées et aiguës de ses premières poussées, elle manifeste bien quelque velléité de réaction fébrile; mais quelle insignifiance dans cette tentative, quand on la compare aux effets tenaces, prolongés, et toujours sur la récidive, ici ou là, à un moment ou à un autre, des syphilodermies de la phase virulente! Je crois donc qu'en attaquant ces syphilodermies, en les faisant disparaître, à n'importe quelle date de leur évolution, en les guérissant ou en les prévenant, on améliore la situation générale des malades bien loin de l'aggraver. On a dit que les manifestations viscérales de la syphilis devenaient plus communes depuis que les manifestations cutanées diminuaient de nombre et de gravité. Cette assertion est-elle bien exacte? N'est-il pas plus naturel de croire que si les viscéropathies spécifiques sont plus fréquentes, c'est que l'on sait mieux les découvrir et les reconnaître. — Le balancement morbide entre les déterminations cutanées et les déterminations internes de la syphilis est loin d'être aussi bien établi que dans les pyrexies exanthématiques ou même que dans les accidents propres à la dartre et surtout au rhumatisme et à la goutte. — A cet égard la scrofule et la syphilis se ressemblent; elles sont plus fixes, moins mobiles que les autres maladies constitutionnelles dans leurs déterminations cutanées et muqueuses.

Il est utile de traiter les dermatopathies précoces de la syphilis; mais est-ce indispensable? Ici encore je répondrai négativement. Les formes érythémateuses superficielles et généralisées, telles que les roséoles rubéolique, maculeuse ou papuleuse, tendent à guérir spontanément. Il n'est donc pas nécessaire de recourir à un traitement énergique pour les faire disparaître. Quand on l'administre en pareille occurrence, on vise plus les manifestations ultérieures que la détermination actuelle. Cette spontanéité curative est moins prononcée sur les muqueuses que sur la peau. Les plaques muqueuses contemporaines de la roséole sont beaucoup plus tenaces; c'est qu'elles appartiennent à l'ordre papuleux. Or les syphilides papuleuses exigent, elles, une médication spécifique vigoureusement conduite, et encore ne suffit-elle pas toujours pour en venir facilement à bout. Plus on avance dans la diathèse et plus ses manifestations réclament l'emploi des spécifiques. Dans les formes ecthymateuses, tuberculeuses et gommeuses, ils sont impérieusement indiqués. Le mercure, sous tous ses modes d'administration, possède une vertu curative qui trouve son application dans le premier groupe des syphilides, c'est-à-dire dans les formes érythémateuses et papuleuses. Sans doute, il agit aussi sur celles du deuxième groupe ulcéro-gommeux, mais avec moins de promptitude et d'efficacité. Pour les combattre il faut avoir recours à l'iodure de potassium seul ou combiné avec l'hydrargyre. Souvent, mais pas toujours, on obtient des résultats merveilleux de l'emploi des spécifiques dans le traitement des syphilodermies. N'ayez pas cependant une foi trop absolue dans leur infaillibilité. Il faut pour le développement de leurs vertus curatives (je ne parle point de leurs vertus préventives) que l'organisme ne se montre pas réfractaire, qu'il consente, et qu'il ne leur fournisse pas un terrain trop inerte ou trop épuisé pour y laisser germer et grandir l'action thérapeutique. En pareil cas, et vous verrez que cette éventualité n'est pas rare dans les syphilodermies malignes précoces, ou dans les tardives et les cachectiques, la tâche du médecin ne doit pas être de gorger à saturation son malade de mercure et d'iodure de potassium, mais de relever ses forces, de donner un peu de résistance et d'énergie à son organisme et de le rendre apte, s'il le peut, à se laisser impressionner par l'intervention spécifique de façon à en développer et à en féconder les effets curatifs.

II

SYPHILIDES ÉRYTHÉMATEUSES. — ROSÉOLE SYPHILITIQUE. — *Date* de la roséole dans l'évolution diathésique : la roséole est la première manifestation cutanée de la syphilis. — Roséoles précoces, roséoles tardives et roséoles de retour.

Causes : Elles ont plus de prise sur elle que sur d'autres syphilodermies.

Symptômes : Couleur et configuration des taches de la roséole. Leur distribution sur la surface cutanée.

Variétés : Elles sont au nombre de trois : la *roséole rubéolique*, la *roséole maculeuse* et la *roséole érythémato-papuleuse*. — Description de chacune d'elles. — Importance de la variété maculeuse : c'est elle qui constitue les *roséoles tardives* et les *roséoles de retour*. Disposition circinée des macules. Macules tachetées, macules en cocarde, macules annulaires. — *Roséole érythémato-papuleuse ;* ses sous-variétés : forme lichénoïde, forme annulaire avec ou sans papule centrale, forme stellaire ou en corymbe.

Coïncidences pathologiques. — Elles sont très nombreuses : adénopathie cervicale ; — croûtes dans les cheveux ; — engorgement spécifique des vaisseaux lymphatiques ; — plaques muqueuses ; — érythème spécifique des muqueuses ; — troubles constitutionnels, périostoses, etc.

Anatomie pathologique : Congestion superficielle des vaisseaux dermo-papillaires ; — Dilatation des capillaires des papilles; — Extravasation globulaire rouge; — Accroissement de la pigmentation au niveau de la tache hyperhémique.

Diagnostic et pronostic : Diagnostic de la roséole syphilitique avec la rougeole, la scarlatine, les érythèmes cubébo-copahique et mercuriels, la roséole simple et arthritique, le pityriasis versicolor, la teigne circinée.

Bénignité du pronostic de la roséole. Elle attaque moins souvent que d'autres syphilodermies les parties découvertes du corps, la face et les mains.

Enumération des circonstances qu'on doit rechercher pour diagnostiquer les syphilodermies et déterminer leur importance pronostique.

Traitement : Est-il nuisible au début? — Prédispose-t-il aux viscéropathies spécifiques? — Tendance des syphilides exanthématiques à la guérison spontanée. — Indications du mercure et de l'iodure de potassium.

Après ces généralités sur les syphilides, je vais entreprendre l'histoire de chacune d'elles en particulier. Afin de mettre de l'ordre et de la clarté dans des descriptions minutieuses surchargées de détails et souvent si compliquées qu'il est facile de s'y égarer ou de revenir sur ses pas, j'adopterai une méthode d'exposition invariable et qui sera la même pour toutes. C'est au reste celle que j'ai suivie dans les considérations qui précèdent. Voici les points que je traiterai successivement et qui formeront les divisions logiques de l'exposition : 1° la place et la date de la syphilide dans l'évolution générale de la diathèse; 2° son étiologie; 3° ses symptômes d'ensemble; 4° ses variétés; 5° son processus; 6° ses coïncidences morbides; 7° son anatomie pathologique; 8° son diagnostic et son pronostic. La question du traitement sera exposée et discutée plus tard, après la description de toutes les syphilodermies.

Commençons par la *roséole*, qui est la syphilide érythémateuse typique. Parmi toutes les manifestations tégumentaires de la syphilis, il n'en est aucune qui soit plus fréquente. Il est même probable qu'elle ne manque dans aucun cas; mais comme elle est souvent fort légère et qu'elle ne cause ni fièvre, ni prurit, et ne s'accompagne d'aucun malaise général, elle court risque de passer inaperçue. Il arrive aussi qu'elle peut se perdre au milieu d'éruptions papuleuses ou pustuleuses plus importantes, surtout si elle est discrète et pâle.

Date. — Sa place dans l'évolution syphilitique ne peut faire l'objet d'aucun doute, puisque c'est elle qui la première donne d'une façon sensible et incontestable la preuve que l'intoxication s'est généralisée. — Elle est donc la première en date, la plus précoce de toutes les manifestations tégumentaires et même de toutes les autres déterminations matérielles de la syphilis. Mais une particularité remarquable de sa chronologie, c'est qu'elle est sujette à récidiver et même à survenir quelquefois tardivement, quand elle a fait défaut au début ou a été insignifiante. Chez certains malades vous verrez, par exemple, des roséoles de retour huit ou dix mois, un an, deux ans et même plus après le chancre. Passé trois ans j'en ai rarement constaté[1]. Chez d'autres qui en avaient été ou qui passaient pour en avoir été exempts au début, la roséole apparaîtra quelquefois inopinément entre deux éruptions plus avancées qu'elle dans le processus. — Au point de vue chronologique il y a donc : les roséoles précoces qui forment l'immense majorité et qu'on peut regarder comme constantes, les roséoles tardives qui sont très exceptionnelles et les roséoles de retour qui sont un peu moins rares que les roséoles tardives. — La roséole précoce ordinaire fait son apparition quarante-cinq jours environ après le chancre. Le traitement mercuriel institué pendant la syphilis primitive ajourne quelquefois son éclosion au delà de ce terme. Je l'ai vue ne se montrer qu'au quatre-vingtième ou quatre-vingt-dixième jour du chancre et constituer alors la première manifestation généralisée de la syphilis.

Causes. — La fatalité qui fait de la roséole l'accident d'intoxication générale le premier en date et le plus constant, relègue bien loin toutes les conditions étiologiques accessoires. Du reste vous avez dû pressentir, d'après ce que je vous ai dit à propos de l'étiologie dans les généralités, que ce chapitre de l'histoire des syphilides sera toujours peu étendu. Une excitation générale, mais surtout une excitation cutanée directe ou indirecte peut hâter l'apparition de la roséole, la rendre confluente partout ou sur certains points seulement et provoquer son retour. Je viens d'être témoin de ce fait chez un syphilitique arrivé au douzième mois de sa maladie. Chez lui la roséole, s'il

1. J'ai observé un cas de roséole de retour trois ans après l'accident primitif. J'avais soigné le malade dès le début de sa syphilis survenue bien malencontreusement quelques mois avant un mariage qu'il ne pouvait ni rompre, ni ajourner. Grâce au traitement et aux précautions qu'il ne cessa de prendre, la syphilis ne fut pas communiquée à sa femme. Dix-huit mois après son mariage, il eut une petite fille qui a toujours été très bien portante et qui n'a présenté aucun accident syphilitique. Elle a été allaitée par une nourrice étrangère sans la contagionner. — Le 21 décembre 1881 (3e année révolue de la syphilis), ce malade vint me consulter pour une roséole circinée qui s'était développée principalement sur le tronc. Elle était typique et constituée par des macules érythémato-pigmentaires, d'un rouge brun, sans saillie, sans desquamation, annulaires et disposées en cercles complets ou incomplets. Pas de fièvre, pas de démangeaison. L'éruption, parfaitement indolente et chronique, dura plus de six semaines. Depuis très longtemps, le malade n'avait eu aucun accident syphilitique, et il n'en présenta aucun autre pendant toute la durée de cette roséole de retour.

en avait eu au début, avait été bien faible, puisque ni lui, ni moi n'avions pu la découvrir. Dernièrement l'application d'un thapsia a été suivie, au bout de quatre ou cinq jours, d'une roséole maculeuse circinée très belle, qui s'est rapidement généralisée et a duré pendant plusieurs semaines. — Les causes qui peuvent influencer une syphilide dans l'époque de son apparition, l'avancer, la retarder ou provoquer son retour, qui peuvent aussi la restreindre ou l'étendre, en un mot la modifier en quoi que ce soit, ont plus de prise sur la roséole que sur beaucoup d'autres, sans doute parce qu'elle est plus superficielle et qu'elle n'est produite, à peu de chose près, que par une simple stagnation sanguine dans les capillaires.

Symptômes. — Ses lésions, en effet, qui sont aussi ses symptômes et même les seuls, puisque le prurit manque là comme dans toutes les autres syphilides, sont constituées par des taches hyperhémiques, de dimensions variables, à contours ronds, ovales, plus ou moins réguliers. La couleur de ces taches n'est pas constamment la même pendant toute la durée de l'éruption : d'abord d'un rose clair ou de ce rouge effacé qu'on observe dans les marbrures de beaucoup de peaux saines, elles prennent peu à peu des teintes plus accusées, mais qui au lieu d'être vives deviennent de plus en plus sombres et éteintes, et finissent par aboutir souvent au rouge violacé ou au brun pigmentaire. Quand on les presse, au début, avec la pulpe du doigt, elle disparaissent complètement; plus tard elles ne s'effacent qu'en partie, parce qu'il y a en elles une nuance bleuâtre et comme ecchymotique de plus en plus fixe et accusée vers le déclin de l'éruption. Leur saillie, au-dessus des parties voisines, est faible ou même insensible; mais parfois, dans certaines variétés, elle arrive à être moins vague, plus précise, plus arrêtée dans ses contours. Au début de l'éruption, l'épiderme n'est point modifié à la surface des taches; plus tard il est assez ordinaire de voir sa couche superficielle s'exfolier sous forme de furfures très minces. L'exposition au froid donne tout leur relief aux principaux caractères de la tache roséolique, tandis que la chaleur semble les atténuer. Aussi, quand on surveille l'apparition de la roséole, est-il utile de laisser découvertes et exposées à l'air, pendant quelques minutes, les parties du corps que l'on examine. — Celles où il faut chercher les premières traces de l'affection, parce que c'est là qu'elles ont l'habitude de se montrer tout d'abord, sont les régions antérieure et inférieure du thorax, le ventre et les flancs. Le tronc est donc d'abord envahi; puis l'éruption, qui se fait rarement en une seule fois va du centre aux extrémités. Elles diminue progressivement, du moins presque toujours, à mesure qu'elle s'éloigne, si bien qu'elle est nulle ou à peu près sur les mains et les pieds, peu prononcée sur les avant-bras et les jambes, un peu plus sur les bras et les cuisses ainsi que sur le cou. Mais c'est toujours sur le tronc qu'elle atteint, dans les formes régulières, la plénitude de ses effets. — Aux membres elle est plus prononcée dans le sens de la flexion que dans celui de l'extension. Vague, discrète, effacée sur la figure, on en voit cependant colorer parfois de teintes suspectes la région frontale à la racine des cheveux, marbrer les joues et surtout le pourtour de la bouche et des narines. La roséole, comme toutes les éruptions du premier groupe des syphilodermies, est symétrique, c'est-à-dire, également répartie de chaque côté de la ligne médiane, et diffuse, car elle tend toujours à se généraliser même dans les cas où elle est le plus discrète et le moins apparente. La topographie générale varie suivant certaines prédominances phénoménales, dont je vais m'occuper.

Variétés. — Sur cette prédominance se fondent les divisions de la roséole. Je les multiplierai aussi peu que possible. Il me paraît cependant indispensable d'admettre trois variétés : la première est la *roséole* que j'appelle *rubéolique* à cause de sa ressemblance avec la rougeole ; la deuxième est la *roséole maculeuse*, dans laquelle la tache, par sa forme, ses dimensions, sa durée, sa couleur, ses groupements, etc., acquiert une haute valeur spécifique ; enfin la troisième est la *roséole papuleuse*, qui mérite cette qualification parce que la saillie vague de la tache se prononce et surtout se systématise, en devenant plus ou moins une petite papule soumise à certaines modes de distribution sur la surface érythémateuse. — Cette variété est une syphilide de transition entre les éruptions à type érythémateux et celles à type papuleux.

Roséole rubéolique. — Il y a beaucoup de roséoles syphilitiques qui ressemblent, d'une manière si frappante, à une éruption de rougeole ou même à certains rashs varioleux, qu'on a vu les praticiens les plus expérimentés hésiter ou se tromper, pour peu que les troubles constitutionnels prodromiques de la syphilis vinssent donner à sa première manifestation cutanée les apparences générales d'une fièvre éruptive. Cette variété est formée par des taches rouges, irrégulièrement arrondies, petites et ne mesurant que 8 à 10 millimètres de diamètre, isolées et distinctes, ou bien réunies en groupes qui dessinent vaguement des demi-cercles, des losanges incomplets, des croissants, etc. Lorsque ces taches sont très confluentes, elles s'étalent parfois sur de larges surfaces, en nappes continues, très montées de ton et tirant sur le rouge pourpre. L'éruption prend alors l'aspect d'une éruption scarlatiniforme; mais il est très rare qu'elle le conserve longtemps, parce qu'elle se fragmente en groupes plus ou moins distincts, à mesure que disparaît la congestion intermédiaire et transitoire. — La saillie des taches à la surface de la peau est presque toujours très peu prononcée et même insensible ; quelquefois, cependant, elle s'accuse dans le centre et simule une papule, sans atteindre en pareil cas la netteté de contour et la régularité de formes propres à cette lésion. Il y a là, comme dans toutes les autres particularités d'une éruption quelconque, une infinité de nuances très délicates qu'on discerne facilement quand on a un peu d'expérience, mais qui n'ont aucune importance nosologique ou pratique et qu'il est inutile de décrire. — La couleur des taches dans la roséole rubéolique parcourt une gamme moins étendue que dans la variété maculeuse. La teinte va du rose clair, pâle et anémique au rouge éteint tirant sur le violet ecchymotique. Quand elle en arrive à cette nuance, la pression du doigt ne l'efface pas complètement, parce qu'elle est produite par une petite suffusion sanguine sous-épidermique. — La durée de l'éruption est au moins de deux ou trois semaines dans les cas les plus légers et du double dans les autres, surtout si on l'abandonne à sa marche naturelle. C'est cependant la moins longue des syphilodermies, la plus superficielle, la plus résolutive, la plus apte à disparaître rapidement, quand on emploie le mercure à doses convenables. Ce qui prouve bien sa bénignité, c'est que l'épiderme ne se desquame pas ou ne se desquame qu'à peine et exceptionnellement au-dessus des taches, sous forme de lamelles très fines ou de furfures. — Les lamelles sont surtout sensibles lorsque l'éruption se fait sous l'épiderme épais de la paume des mains et de la plante des pieds. Mais même alors l'exfoliation est à peu près insignifiante.

Roséole maculeuse. — Elle occupe dans la hiérarchie de la spécificité une place plus élevée que la variété précédente. C'est une des syphilides les plus caractéristiques. Aussi, quand ses taches atteignent toute leur expression phénoménale, il me paraît difficile de la confondre avec aucune autre éruption. L'épithète de maculeuse lui convient pour plusieurs raisons: d'abord, parce que la tache hyperhémique est beaucoup plus large et plus foncée que dans la roséole rubéolique et surtout parce que le mouvement congestif tend à l'extravasation sanguine ou à l'hypercrinie pigmentaire qui convertit la tache en une véritable macule. Si vous voulez vous faire une idée de l'aspect que onne à la peau cette syphilodermie, représentez-vous sa surface parsmée de taches lisses, plates, arrondies ou ovalaires, d'un diamètre e 5 à 20 millimètres, à contours plus ou moins effacés et irréguliers, iais très distincts, répandues sans ordre ou systématiquement grouées en lignes circulaires et constituant des tatouages hyperhémiques ariés, frustes ou complets, confluents ou discrets et toujours plus rononcés sur le tronc que sur les autres parties du corps. Je ne sauais mieux comparer ces taches qu'à celles que produirait sur le téguent l'éclaboussure d'un petit pinceau de blaireau imbibé d'une iatière colorante rouge dans les nuances sombres et éteintes.

Après cette esquisse entrons plus avant dans les détails. La variété aculeuse de l'érythème se développe, comme la précédente, cinq ou ix semaines après l'accident primitif; elle est donc une des manifesations cutanées les plus précoces de la syphilis. Mais plus tard, dans es intervalles des poussées de syphilides plus avancées, même tout fait au déclin de la phase virulente, on la voit se reproduire, soit sponanément, soit sous l'influence de causes saisonnières ou autres. C'est lonc elle qui constitue *les roséoles de retour et les roséoles tardives*. Le raitement hydrargyrique semble aussi quelquefois modifier dans ce ens les roséoles rubéoliques. Au surplus quelle que soit la date d'apiarition de cette variété, quelles que soient les circonstances étiologiques ccessoires qui la suscitent, elle se formule toujours à peu près sous e même mode exanthématique.

Lorsque les taches sont isolées et éloignées les unes des autres, a peau, dans les intervalles qui les séparent, conserve sa coloration iormale. Quand elles sont très rapprochées, il n'est pas rare de voir ine teinte hyperhémique générale diffuse et comme scarlatiniforme se épandre en larges nappes sur lesquelles les plaques maculeuses se létachent par leurs teintes plus sombres. Ce phénomène se remarque urtout chez les personnes dont la peau est naturellement très vascuarisée, dans les pléthores sanguines par exemple. Au lieu de la teinte iniforme intermédiaire, on voit aussi quelquefois des traînées rouges éunir les taches voisines et compléter les cercles qu'elles forment iar leur groupement. Dans ces courbes, les macules sont séparées iu bien elles se touchent et se pénètrent suivant le degré de la conluence. Il y a à cet égard tant de combinaisons de toute sorte qu'il erait trop long de les décrire. Qu'il me suffise de dire que la dispoition circinée n'est pas commune dans la roséole maculeuse préoce, tandis qu'elle ne fait presque jamais défaut dans celle qui est ardive ou qui récidive. Cependant j'en ai observé un cas très curieux dans lequel l'éruption survint quarante-cinq jours après le début du chancre infectant. Cette roséole maculeuse était constituée par des groupes composés de huit ou dix taches, et ces taches étaient disposées de la façon suivante : au centre existait une grosse macule ecchymotique de 15 millimètres de diamètre; autour d'elle, sur une circonférence régulière, d'un rayon de 3 ou 4 centimètres, étaient rangées régulièrement et à des intervalles égaux six ou sept macules plus petites et d'une teinte moins prononcée qui semblaient les satellites de la macule centrale. Il y avait sur le ventre et la poitrine huit ou dix petits systèmes maculeux semblables. Aux membres, les taches étaient irrégulièrement dispersées. Je ne crois pas que le mercure, comme le supposait Bazin, ait quelque action sur ce mode de groupement. J'ai vu en effet bon nombre de roséoles maculeuses précoces dont les éléments restaient irrégulièrement disséminés sur tous les points du corps, quoique le traitement hydrargyrique eût été institué dès le début de l'accident primitif[1].

Dans la roséole maculeuse, les saillies, quand elles existent, sont presque toujours vagues et insignifiantes. Cependant si de larges taches maculeuses occupent une région pourvue de poils, il n'est pas rare de voir se développer autour de leur base des rugosités très fines, d'une couleur plus sombre que celle de l'érythème. Elles sont formées soit par une vascularisation excessive des orifices folliculaires, soit par des papules miliaires. Dans la dernière phase de l'affection ces rugosités subissent une imperceptible desquamation furfuracée, s'aplanissent

1. A ce propos, voici un cas bien curieux de tatouage hyperhémique que j'ai observé chez un de mes malades qui, atteint de blennorrhagie et, en outre, de chancres infectants datant de quatre à cinq semaines, était à la veille des accidents cutanés et muqueux de la syphilis. — En attendant que ceux-ci fissent leur première explosion, je pensai qu'il serait bon de débarrasser le patient de sa blennorrhagie et je lui fis prendre de l'opiat avant de le soumettre au traitement hydrargyrique. Cinq ou six jours après, sa peau se couvrit d'une rougeur d'un rose uniforme sur laquelle se détachaient, en teinte plus sombre, des arcs de cercle, des huit de chiffre, des arcades, des cercles complets ou incomplets. A la vue de ce bariolage circiné, je crus qu'il s'agissait d'une roséole maculeuse annulaire; mais je ne tardai pas à me convaincre que j'étais dans l'erreur. L'éruption, il est vrai, était à peu près aprurigineuse; toutefois son processus, loin d'être lent et chronique comme celui de la roséole syphilitique, fut remarquable par sa rapidité. Au bout de trois ou quatre jours, en effet, la peau avait repris sa coloration normale et il ne restait plus que quelques vestiges disséminés de cette éruption confluente; le léger mouvement fébrile, sans malaise général ni courbature, qui l'avait accompagnée dès le premier jour de son apparition, n'existait plus au bout de quarante-huit heures. Quelques semaines après, la véritable roséole syphilitique se manifesta avec ses allures habituelles; elle fut très modérée, sans aucun caractère spécial, et n'affecta aucune forme circinée dans la disposition de ses éléments.

et se changent en petits points noirs ou bruns qui donnent à l'ensemble de la plaque une apparence ponctuée ou gaufrée, *roséole maculeuse tachetée*. La plaque est généralement lisse ; aussi le principal caractère de l'éruption provient-il des nuances de la couleur, de sa distribution, du groupement des taches. Dans la plupart des cas la teinte est uniforme et décroît insensiblement du centre à la circonférence. Quelquefois le centre est plus foncé et ressemble à une ecchymose, puis, autour de lui se dessinent deux ou trois zones d'une nuance de moins en moins sombre jusqu'à la circonférence, et alors la macule offre dans son ensemble l'aspect d'une *cocarde*. D'autres fois, au contraire, c'est le centre qui est décoloré, tandis que le bord est formé par une zone d'un rouge éteint ou violacé. Cette sous-variété constitue la *syphilide maculeuse annulaire* qui se formule sous ce mode dès le début ou ne le prend que plus tard par suite de la décoloration progressive du centre de la tache. Vous verrez souvent ce dernier fait se produire en dermatologie syphilitique. Je vous l'ai déjà signalé dans les généralités. C'est un des effets de la tendance centrifuge qui porte les syphilodermies, quels que soient leur genre, leur espèce, leur époque d'apparition, leur gravité, etc., etc., à s'étendre ou à s'accentuer vers la périphérie des éléments générateurs eux-mêmes et aussi vers celle des groupes, réguliers ou irréguliers, qu'ils forment par leur agglomération. — Dans la macule annulaire, il y a simplement accentuation de l'érythème à la périphérie, sans agrandissement de son diamètre. Ces cercles, d'une nuance plus ou moins foncée, sont peu ou point saillants au-dessus du niveau de la peau ; ils ne se couvrent ni de squames, ni de croûtes ; une fois formés, ils conservent leurs dimensions primitives qui sont de un à deux centimètres au plus. Le siège habituel de cette curieuse roséole est à la face interne des avant-bras, près des poignets, sur la poitrine et les flancs principalement, sur les fesses et à la partie interne et supérieure des cuisses.

Lorsque de larges surfaces sont envahies par la roséole annulaire, il y a une complication de lignes polycycliques, un enchevêtrement de cercles, un pêle-mêle de courbes fragmentées dont les débris gisent dans tous les sens, une telle richesse de bariolage comme lignes et comme couleurs, que cette éruption est une des plus pittoresques de toutes les dermatoses syphilitiques. Elle est moins précoce que la roséole commune, rubéolique ou maculeuse. On la voit même survenir quelquefois six, dix, quinze mois après l'accident primitif. Suivant Bazin, elle serait une éruption de récidive et ne se produirait que chez les malades qui ont déjà pris du mercure.

Roséoles tardives et roséoles de retour. Il est très exact de dire que le groupement systématique des taches s'observe plus souvent dans les roséoles tardives que dans les précoces. Mais le mode linéaire qui me paraît appartenir en propre à celles-là et à celles de récidive, c'est le groupement circiné qu'il ne faut pas confondre avec la disposition annulaire. Voici un fait, dont je vous ai déjà parlé au sujet de l'étiologie, qui vous donnera une idée de ces sortes de roséoles. Le malade fut soigné par moi dès le début de l'accident primitif et les premières manifestations furent si légères qu'elles n'existèrent pas sur la peau ou du moins passèrent inaperçues. Au douzième mois de la syphilis, une grippe nécessita l'application d'un thapsia. Quatre ou cinq jours après, le corps se couvrit de rougeurs foncées sous forme de plaques dessinant de grandes courbes; ce ne fut que par hasard que le patient les aperçut. Il prenait des boissons iodurées depuis trois mois. Quand je le vis, il y avait trois semaines que l'éruption s'était produite sans fièvre ni prurit : les macules, uniformément colorées d'un rouge foncé, se juxtaposaient de manière à dessiner sur les flancs, le ventre et la poitrine des cercles complets, de sept ou huit centimètres de diamètre, des fragments de courbes, des huit de chiffre, etc. Ces dessins se voyaient aussi sur les cuisses et sur les bras. Ils s'étendaient même jusqu'aux avant-bras et au dos des mains, en devenant de plus en plus vagues, mais toujours sous le mode de groupement circiné. Les macules prises isolément n'étaient point annulaires, mais en se réunissant elles dessinaient des anneaux complets ou des fragments d'anneaux.

Vous voyez la différence qui sépare ces deux modes de disposition curviligne. Ils procèdent de la même tendance centrifuge qu'on retrouve dans toutes les syphilides et sont si loin de s'exclure qu'ils sont souvent réunis chez le même malade et dans le même groupe éruptif. Les roséoles tardives et de retour paraissent avoir plus de prédilection pour le mode circiné que pour l'annulaire; mais c'est là un fait de peu d'importance. En général, ces roséoles survenant chez des sujets dont la diathèse a été déjà modifiée et atténuée par un traitement hydrargyrique, sont plus pâles et moins confluentes que les roséoles primitives. Elles se bornent quelquefois à dix, quinze, vingt taches disséminées çà et là sur le tronc, d'un rose pâle ou légèrement teinté de violet clair, sans contours précis et fondues avec la peau saine. Leur diamètre, toujours considérable, varie de deux à cinq centimètres. — En présence d'une pareille éruption et à plus forte raison quand les éléments affectent le groupement linéaire, on peut dire que le malade a eu la syphilis, mais qu'il n'en est plus aux premiers mois et qu'il a déjà parcouru une partie de la phase virulente. J'ai vu quelquefois ces sortes de roséoles persister pendant quatre ou cinq semaines sans être accompagnées d'aucune autre manifestation de même nature, pas même du côté de la gorge.

Roséole papuleuse. — Avec elle nous sommes aux confins des éruptions qui procèdent de l'érythème et nous empiétons sur le domaine de la papule. Dans quelle mesure? C'est ce qu'il est difficile d'établir, non seulement pour cette variété, mais pour beaucoup d'autres appartenant à des syphilodermies plus avancées. C'est le propre des affections intermédiaires. La nature ne fait pas de sauts brusques; aussi s'éloigne-t-on de la vérité quand on veut enfermer ses actes dans des classifications inflexibles. Vous en verrez la preuve à chaque instant. Il ne faut pas considérer comme roséole papuleuse la simultanéité sur le même individu, de taches érythémateuses d'une part et de papules d'autre part, séparées, distinctes et évoluant chacune de leur côté. Ce qui constitue cette variété, c'est le mélange des deux lésions qui se combinent pour ne plus former qu'un seul élément composite. Vous en avez déjà vu un spécimen dans la roséole piquetée. Voici maintenant quelles sont les principales formes de la roséole papuleuse. Elles résultent de la disposition des papules sur la tache érythémateuse et de la façon dont se groupent les éléments pris dans leur ensemble. Mais d'abord, quelle physionomie présente la papule dans cette variété? Elle ne possède que le minimum de son expression phénoménale, c'est-à-dire, qu'elle est toujours très petite, à peine perceptible à la vue et au toucher, d'une teinte légèrement plus foncée que celle de la tache et couverte à son déclin d'une mince desquamation blanchâtre et éphémère. En somme c'est surtout la tache érythémateuse qui attire le regard; il faut parfois se servir de la loupe pour distinguer les papules microscopiques de sa surface. Mais il arrive aussi, dans les formes plus sévères, que la papule occupe une plus large place, qu'elle domine même au point que l'éruption a plutôt les caractères du type papuleux que ceux du type érythémateux.

1° Sur de larges taches roséoliques on voit pointer çà et là de petites éminences coniques plus foncées, brillantes à leur sommet, et en nombre variable. Quand elles sont confluentes et que les taches se touchent, la peau présente un aspect chagriné; elle est finement rugueuse et paraît un peu épaissie. Sa teinte est d'un rouge sombre, avec des nuances plus claires dans les interstices des taches papuleuses et des points plus foncés au niveau des papules. Elle devient ensuite légèrement furfuracée, reprend à peu près sa couleur normale, mais le piqueté pigmentaire brun des papules persiste plus longtemps que la teinte érythémateuse, et sa disparition est toujours très lente. Voilà une de ces éruptions à laquelle pourrait s'appliquer la dénomination de *lichen*, qu'on a prodiguée à tort dans la pathologie syphilitique de la peau et qui devrait décidément disparaître pour toujours de la dermatologie générale et spéciale. Je vous décrirai plus tard d'autres lichens; celui-ci est un lichen embryonnaire.

2° Au lieu d'être irrégulièrement répandues sur les taches, les petites papules se groupent à leur circonférence dont elles accusent les limites par une ligne très mince, à peine proéminente au-dessus des parties voisines. On dirait un trait au crayon sans aucune discontinuité; mais, en y regardant de près, on le trouve formé par un collier de très petites papules très rapprochées les unes des autres. Sa teinte est un peu plus foncée que celle de la tache; on le distingue mieux lorsqu'il subit vers la fin de l'éruption une légère desquamation blanche furfuracée. C'est la forme annulaire de la roséole papuleuse, qu'il serait très facile de confondre avec la même forme de la roséole maculeuse. Ici l'anneau est moins large et plus proéminent. Les taches érythémato-papuleuses affectent dans leur groupement la disposition curviligne; elles se rapprochent, deviennent tangentes, se pénètrent deux à deux, trois à trois ou même en plus grand nombre, et on voit de larges surfaces lisses et d'un rouge éteint, circonscrites nettement par de minces lignes polycycliques, à peine saillantes au-dessus de la peau saine, et un peu plus foncées que l'érythème auquel elles survivent toujours. On ne trouve plus alors sur la peau que ces lignes papuleuses qui y tracent des dessins variés d'un rouge pâle saupoudré de furfures, dont la courbe est la génératrice. J'ai vu de ces dessins très curieux sur le menton, au pourtour de la bouche, sur les joues et le front, etc. C'est peut-être à la face que cette variété est la plus commune. J'insiste sur ce point que les lignes polycycliques, les anneaux, les arcs de cercles, etc., sont toujours d'une teinte plus sombre que la tache, à peine saillants et la plupart du temps constitués par une seule rangée de petites plaques juxtaposées.

3° Parfois, au centre de la tache érythémateuse il se forme une papule un peu plus proéminente et plus grosse que les précédentes. Rarement elle est seule; d'autres papules microscopiques se groupent linéairement à la circonférence, on dirait une roue avec son moyeu, mais sans rayons. Il arrive aussi que l'anneau papuleux au lieu d'être continu est fragmenté, ce qui fait que cinq ou six papules ou plus mblent graviter autour de la papule centrale plus volumineuse ı'elle. C'est une disposition stellaire ou en corymbe qui est très comune dans les syphilides. Lorsque de pareilles taches érythématoıpuleuses sont confluentes et s'enchevêtrent, sur le fond rouge se ɩtachent des papules de dimensions variables qui semblent irréguɜrement disséminées. Mais pour peu qu'on se donne la peine d'exainer l'éruption de près, on pourra reconstituer les groupes et rattacher chaque papule centrale les petites papules satellites qui lui apparennent. Cette forme est plus rare que les précédentes ; on la trouve ırtout dans les syphilides franchement papuleuses.

La roséole papuleuse est un degré d'éruption plus avancé que les ɔséoles rubéolique et maculeuse. Aussi est-elle d'une durée plus ngue, surtout par son élément papuleux. Elle est également moins énéralisée. Sa première forme lichénoïde s'observe un peu partout, ans le dos, sur le devant de la poitrine, sur tout le tronc et le premier ɜgment des membres. La forme annulaire est plus discrète et elle ɜ localise souvent sur la face. Quant à la troisième, elle a la même istribution que la seconde dont elle n'est quelquefois qu'une conséuence ; car il arrive qu'au déclin de l'éruption l'anneau papuleux se agmente parce que quelques papules disparaissent plus vite les unes ue les autres.

Processus. — De même que les symptômes, il est essentiellement hronique. N'est-il pas naturel, en effet, qu'une éruption indolente et ans prurit, sans chaleur locale ni raptus violent, sans fièvre généıle persistante, évolue sourdement et avec une grande lenteur? C'est e qui a lieu dans tous les cas. Il est très rare que la durée soit moindre ue trois semaines ; j'ai vu cependant des roséoles très pâles et fort iscrètes s'évanouir en quinze jours. La durée est en rapport à peu rès direct avec le nombre, les dimensions et peut-être aussi avec le ıode de groupement des taches. Elles ne se montrent pas toutes simulınément en vingt-quatre ou quarante-huit heures ; leur apparition se ıit successivement du tronc et de la ceinture en particulier, vers les xtrémités, et l'éruption n'arrive guère à sa période d'état que du ixième au quinzième jour. Lorsqu'elle a acquis la plénitude de son éveloppement, elle reste stationnaire pendant deux ou trois semaines ; uis elle rétrograde par l'effacement et la disparition successive des ıches. Quand elle est longtemps sans subir aucune modification, est commun de voir un degré plus ou moins prononcé de pigmenıtion succéder à la congestion vasculaire de l'érythème. Cette transformation est habituelle dans les roséoles maculeuses confluentes.

Parmi les variétés, la rubéolique est relativement la plus courte, et c'est celle qui tend le plus spontanément à la guérison. La durée des autres variétés diffère beaucoup suivant qu'on les traite ou qu'on les abandonne à leur marche naturelle. Celles qui se prolongent le plus sont les maculeuses, parce que du moment que la tache est devenue pigmentaire, la médication spécifique a beaucoup moins de prise sur elle. J'ai vu disparaître avec une assez grande rapidité des roséoles papuleuses circinées ou annulaires.

Coïncidences pathologiques. — Elles sont très nombreuses surtout dans les roséoles primitives. Le processus général de la syphilis présente en effet peu de moments où les phénomènes se multiplient et s'entassent avec autant de profusion et d'exubérance. Sans parler des troubles constitutionnels sur lesquels il est inutile de revenir, on voit, en même temps que les premières poussées cutanées et muqueuses, un grand mouvement de prolifération se produire dans le système lymphatique. Peut-être, serait-il plus exact de dire qu'il précède les syphilodermies roséoliques. Je crois, en effet, avoir constaté la tuméfaction des ganglions cervicaux avant l'apparition de l'exanthème. Toujours est-il que ce mouvement d'hypertrophie spécifique l'accompagne constamment. Comme il n'est pas souvent en rapport avec l'étendue et la confluence de l'éruption, on est en droit de supposer qu'il en est jusqu'à un certain point indépendant. C'est à la région cervicale postérieure, derrière le bord postérieur du sterno-cléido-mastoïdien, sur l'apophyse mastoïde elle-même, à la racine des cheveux et sur le cuir chevelu jusqu'à la ligne courbe occipitale supérieure, qu'on sent avec le doigt et qu'on voit se dessiner sous la peau, des tumeurs dures, indolentes, isolées et libres dans le tissu cellulaire qui les entoure. C'est une adénopathie semblable de tous points à l'adénopathie inguinale symptomatique du chancre infectant. Très difficile à percevoir dans quelques cas, il lui arrive de prendre, chez certains sujets, des proportions énormes. — C'est pendant la durée des érythèmes syphilitiques qu'elle atteint son entier développement; elle leur survit durant des mois, mais en diminuant peu à peu.

Cette coïncidence pathologique est en corrélation étroite avec une autre, presque aussi significative, je veux parler des croûtes dans les cheveux. Cette lésion qui appartient aux premières manifestations est constituée par une saillie plus ou moins large, ordinairement étroite et dont la couleur est variable, puisqu'elle dépend de la croûte qui se forme au sommet. Quand la croûte tombe ou est arrachée, la papule saigne quelquefois et devient ensuite noirâtre. Mais est-ce bien une papule? Il est assez difficile de définir anatomiquement cette lésion et c'est sans doute à cause de cela qu'on lui a donné et laissé le nom de *croûte du cuir chevelu*. La sécrétion qui se concrète ainsi est sébacée et épithéliale plus que purulente ; elle se produit à la racine des cheveux auxquels elle adhère.—Les croûtes du cuir chevelu procèdent plus tard d'érosions ou d'ulcérations bien nettes; mais, au début, la lésion génératrice n'attaque que bien superficiellement le derme. Elles n'en persistent pas moins fort longtemps, poussant çà et là sous la même forme et devenant fréquemment prurigineuses. Il y a des sujets chez lesquels elles durent pendant trois ou quatre années sans se modifier ni s'agrandir. Elles sont en général discrètes. On en voit se développer avec les mêmes caractères de concrétion sébacée et épidermique, dans la barbe et dans les moustaches, mais là elles ont plus de tendance à s'agrandir; leur surface est jaunâtre, granulée, irrégulière comme dans l'impétigo. Nous nous en occuperons plus tard. Pour le moment je me borne à vous dire que les croûtes du cuir chevelu s'observent presque toujours en même temps que les roséoles syphilitiques. L'alopécie est aussi très commune à cette époque.

Revenons aux lymphopathies syphilitiques. Elles ne consistent pas toujours uniquement en adénopathies; quelquefois aussi les lymphatiques qui aboutissent aux ganglions se tuméfient et s'indurent. L'engorgement spécifique de ces vaisseaux est constitué de la même façon et subit le même processus que celui des ganglions, c'est-à-dire qu'il est indolent, aphlegmasique et n'aboutit pas de lui-même à la suppuration. C'est la règle; mais elle présente des exceptions plus nombreuses que dans l'adénopathie. J'ai vu souvent des lymphangites qu'on ne pouvait rattacher qu'à la syphilis, causer de la gêne, de la douleur, produire un engorgement subinflammatoire du tissu cellulaire périphérique, adhérer à la peau et y déterminer même une traînée rose congestive le long de leur trajet. Le siège principal de ces lymphopathies, ce sont les membres, particulièrement les membres inférieurs, et surtout la cuisse. Dans quelques cas j'ai pu suivre le cordon dur et noueux, depuis le pied jusqu'à l'aine. Lorsque le processus est chronique, le cordon est mobile au-dessous de la peau. Dans les cas subaigus, avec suffusion plastique périphérique et adhérence cutanée, il y a toujours des points au-dessus et au-dessous de l'engorgement adventice où l'on trouve le cordon avec les caractères d'induration noueuse, d'indolence et de mobilité. En pleine roséole j'ai vu ces sortes de lymphopathies se généraliser sans causer d'autre préjudice aux malades que du malaise, de la pesanteur, de la gêne dans les mouvements et un peu de douleur à la pression. Ces lésions sont exceptionnelles et incomparablement moins fréquentes que les adénopathies. Celles-ci manquent rarement à la nuque ou sur l'apophyse mastoïde. Elles ne suppurent jamais dans cette région; mais autour du maxillaire inférieur le fait peut se produire même pendant la durée des roséoles. Il dépend alors d'une influence strumeuse latente mise en action par la syphilis.

Parmi les coïncidences pathologiques de la roséole, celles qui dépendent d'une autre éruption cutanée syphilitique sont très communes. Des papules, des papulo-squames, des papulo-vésicules, des impétigos très superficiels poussent dans l'intervalle des taches érythémateuses, évoluent à côté d'elles et leur survivent. C'est le résultat de la polymorphie. D'autres éruptions plus intéressantes à étudier, ce sont celles qui se montrent sur les muqueuses pendant les syphilodermies roséoliques. Il y en a une qui est pathognomonique, c'est la plaque muqueuse. Rien de plus fréquent que de constater sa présence sur l'isthme du gosier, sur les lèvres, la langue, aux parties génitales et anales, dès les premières semaines de l'éruption. Elle ne la précède jamais; elle lui est toujours consécutive et même, sous sa forme parfaite, elle ne se développe que vers sa période moyenne ou à son déclin. Je vous en parlerai ultérieurement. Ici j'ai surtout en vue les éruptions des muqueuses qui se manifestent dès le début de la roséole et qui lui appartiennent d'autant plus légitimement qu'elles sont produites par le même élément générateur, c'est-à-dire par les taches érythémateuses. Avant l'apparition des papules ou plaques muqueuses, vous constaterez fréquemment l'existence de maux de gorge qui dépendent d'une congestion répandue uniformément sur les piliers, la luette, la partie inférieure du voile, la paroi postérieure du pharynx. Il y a aussi tuméfaction notable des amygdales. Dans les roséoles annulaires et circinées, érythémateuses ou erythémato-papuleuses, il existe des cercles, des demi-cercles, des lignes polycycliques brisées qui se dessinent sur la voûte palatine, se prolongent sur les piliers, envahissent le pharynx et se perdent là dans une rougeur diffuse non figurée. Le caractère roséolique de ces lésions est indiscutable. De petites traînées pseudo-membraneuses se montrent vers la fin de l'éruption, comme le font les squames furfuracées sur la peau, etc. Ce n'est donc pas là à proprement parler une coïncidence pathologique, c'est la syphilide érythémateuse elle-même développée sur les muqueuses. Elle est plus fréquente à l'isthme du gosier et dans la bouche qu'ailleurs ; mais on l'observe aussi quelquefois sur la muqueuse vulvaire et dans la cavité glando-préputiale.

Telles sont les principales coïncidences pathologiques de la roséole. Il y en a beaucoup d'autres ; seulement comme elles sont plus rares et qu'elles seront décrites plus tard, je me borne à les énumérer : D'abord les troubles constitutionnels prodromiques dont quelques-uns, entre autres les douleurs musculaires et sternalgiques, se prolongent ou se développent au delà du début de l'éruption, puis les arthralgies et les arthropathies subaiguës, les périostoses du crâne et des membres, les suffusions néoplasiques diffuses du tissu cellulaire sous-cutané, l'iritis, les engorgements de l'épididyme, les encéphalopathies, les myopathies. Ces dernières affections surviennent très exceptionnellement.

Anatomie pathologique. — Les lésions de la roséole sont purement vasculaires : elles consistent dans la congestion superficielle de petits territoires cutanés, plus ou moins rapprochés les uns des autres. Le mouvement hyperhémique présente, comme caractère à peu près constant, l'extravasation de quelques globules rouges en dehors des vaisseaux. Leur matière colorante se dissémine dans le corps muqueux et se convertit en matière pigmentaire qui donne aux macules leur teinte grise, cuivrée ou ardoisée, et les empêche de disparaître sous la pression du doigt. — Dans la variété papuleuse il s'établit une hyperhémie plus forte au sein de quelques groupes de papules et c'est ce qui produit les saillies centrales de la tache érythémateuse ; là aussi l'extravasation globulaire rouge est plus considérable, d'où la couleur chair de jambon ou brun rougeâtre. La lésion vasculaire agit sur la nutrition de l'épiderme et il en résulte la desquamation des parties les plus superficielles de la couche cornée.

Dans quelques cas de roséole maculeuse, l'extravasation des globules rouges arrive quelquefois jusqu'à produire une véritable ecchymose, une tache de purpura, dès le début de l'éruption. Les macules, quand il en est ainsi, persistent longtemps. L'altération de l'élément globulaire et de l'élément fibrineux du liquide sanguin prend sans doute une part aussi considérable que l'hyperhémie à la production de ces macules ecchymotiques [1].

1. Voici, d'après M. Biesiadecki, quelles sont les lésions qu'on trouve dans la roséole syphilitique : « Les parois des capillaires en ce point sont parsemées de noyaux nombreux

Diagnostic et pronostic. — Le diagnostic est en général facile, surtout si l'accident primitif existe encore ou s'il se trouve ailleurs que sur la peau et les muqueuses des manifestations d'un caractère spécifique incontestable. La variété qui expose le plus à l'erreur, c'est la roséole rubéoliforme. On peut la confondre avec la rougeole, la scarlatine, les érythèmes cubébo-copahiques et mercuriels, et la roséole simple. Le mode lent et successif de l'invasion, l'absence de symptômes généraux graves et le caractère indolent de l'éruption qui n'élève point la température de la peau et ne suscite aucun effort réactionnel synergique se traduisant par une fièvre vive et continue, telles sont les principales circonstances qui permettront habituellement de distinguer la roséole syphilitique de la rougeole et de la scarlatine. Ajoutez que le catarrhe de la conjonctive dans la première de ces pyrexies éruptives, les maux de gorge et les phénomènes gastriques dans la seconde, seront d'un grand secours, si l'éruption cutanée est équivoque. — L'ingestion des résineux, l'application d'onguents mercuriels sur la peau, doivent, indépendamment de tout caractère différentiel des éruptions, faire soupçonner qu'une éruption roséoliforme pourrait bien dépendre de ces substances. Dans l'érythème résineux les taches se montrent avec une confluence marquée au niveau des jointures du côté de l'extension, sur les genoux, les coudes, les poignets, la face dorsale des pieds et des mains ; l'éruption est quelquefois plus violacée et plus rouge que celle de la roséole syphilitique ; elle apparaît plus brusquement, cause parfois un prurit assez fort, de la fièvre, un peu d'embarras gastro-intestinal et n'a qu'une durée de quelques jours [1]. — L'eczéma rubrum hydrargyrique causé par l'usage interne ou externe du mercure, surtout par le dernier, apparaît subi-

faisant saillie dans leur intérieur et à leur surface externe ; elles sont aussi entourées d'une rangée de cellules çà et là interrompue. Ces cellules ressemblent exactement, comme forme et structure, aux corpuscules blancs ou aux cellules de la dermite. Elles sont situées dans un espace clair et limité autour des vaisseaux. La tunique adventice dans le lieu qu'occupe la macule contient des cellules rondes et fusiformes. L'exubérance des cellules est très marquée dans l'adventice des vaisseaux qui se dirigent vers les papilles. Le calibre de ces vaisseaux est diminué, tandis que celui des capillaires dans la papille est quelquefois dilaté. Les cellules et les fibres du tissu conjonctif ne montrent aucun changement appréciable, seulement des granulations de pigment d'un jaune brun sont répandues çà et là. Les macules syphilitiques doivent donc être regardées comme une maladie des vaisseaux sanguins, ainsi que le démontre l'accroissement de leurs éléments granuleux et cellulaires. »

1. J'ai vu des cas d'érythèmes cubébo-copahiques fort singuliers et très curieux. J'ai publié une note sur leurs formes les plus insolites (*Annales de dermatologie et de syphiliographie*, 2e série, 1880, p. 510). — Les taches de ces érythèmes sont larges, quelquefois œdémateuses, scarlatiniformes, ortiées.

tement, forme un érythème très serré de petites taches d'une couleur rouge qui s'assombrissent rapidement avec ou sans desquamation et ne laissent aucune trace. L'érythème a pour foyer le lieu même où a été faite l'application hydrargyrique. Il diminue progressivement et disparaît à partir de ce point. — Dans la roséole simple, qui assez habituellement est aprurigineuse comme la syphilitique, il y a des symptômes fébriles et gastro-intestinaux ; la durée de l'éruption est éphémère ; et puis on ne trouve nulle part ailleurs aucune manifestation spécifique. Néanmoins le diagnostic présente parfois de très grandes difficultés et j'ai vu des praticiens fort expérimentés hésiter, rester dans le doute ou diverger complètement d'opinion dans des cas de roséoles d'une origine équivoque. On cherchera les éléments du diagnostic dans l'éruption elle-même et dans ses coïncidences pathologiques. Il faudra passer en revue toutes les parties du corps, voir s'il n'y a pas de petites taches furfuracées et fendillées au fond des replis de l'oreille, par exemple, ce qui arrive dans la syphilis et ne s'observe pas dans la roséole commune; ne pas oublier l'examen de la région mastoïdienne pour y rechercher l'adénopathie qui y manque rarement; interroger les antécédents arthritiques en même temps que les antécédents syphilitiques, etc., etc. Heureusement les cas de cette espèce sont fort rares; mais quand on les rencontre on ne saurait montrer trop de circonspection et de prudence avant de se prononcer catégoriquement, surtout s'il s'agit de graves intérêts comme d'une question de mariage. Le *oui* ou le *non* prononcé par le médecin, ne doit l'être qu'avec la certitude absolue qu'il est l'expression de la vérité.

Au déclin de la roséole syphilitique, les taches pigmentaires cuivrées ou jaunâtres qu'elle laisse sont fréquemment confondues avec le pityriasis versicolor. Sans doute, la nuance de leurs macules respectives n'est pas sans analogie, mais celle du pityriasis est plus jaune, quelques-unes de ses taches sont très grandes, tandis qu'à côté on en voit de très petites. On les trouve sur le sternum où celles de la syphilis sont rares; elles sont beaucoup plus disséminées qu'elles et sans disposition curviligne systématique; enfin leurs écailles épidermiques contiennent le *microsporon furfur*.

Les variétés maculeuses de la roséole soit diffuse, soit annulaire et circinée, sont certainement les plus faciles à diagnostiquer. J'ai insisté sur le caractère pathognomonique qu'elles présentent dans tous leurs phénomènes, depuis le début jusqu'au terme de l'éruption. — Certaines roséoles papuleuses annulaires ou circinées, lorsque les cercles papuleux sont saillants et squameux, pourraient être confondues avec la teigne circinée; mais les cercles papuleux sont plus nombreux dans la syphilis, ils augmentent moins de diamètre, et leurs squames ne contiennent jamais le *tricophyton tonsurans* de la teigne.

La roséole étant une des manifestations les plus bénignes de la syphilis, son pronostic est simple et présente peu d'intérêt. Quand elle n'envahit ni la face, ni les mains, ni les bras, les épaules et la gorge, on peut dire qu'elle n'a presque aucun inconvénient pour le malade. De toutes les syphilodermies elle est la moins compromettante, car ce n'est que dans des cas très exceptionnels que ses variétés maculeuse et papuleuse couvrent le front, les joues et le menton de ces bigarrures et de ces arabesques dont la signification n'est que trop évidente. Il est vrai que pour des yeux quelque peu clairvoyants de simples taches à la racine des cheveux, sur le front, revélent suffisamment la nature de l'affection. Ici, comme du reste pour toutes les déterminations de la syphilis sur la peau, la question du siège occupe une grande place dans le pronostic. Les syphilodermies de la figure et des parties qu'on ne peut soustraire aux regards par les vêtements, sont, toutes choses égales d'ailleurs, beaucoup plus gênantes et plus sérieuses, au point de vue des malades surtout, que celles du tronc par exemple. — Vous avez dû voir d'après la description des trois variétés de la roséole syphilitique, que la plus légère et la plus courte était la rubéolique. Les deux autres en tant qu'érythème peuvent bien dans quelques cas ne pas durer beaucoup plus; mais après que la tache congestive s'est effacée, la macule persiste pendant des semaines, et lorsqu'elle est visible et qu'elle forme des anneaux et des arcs de cercle elle est plus révélatrice encore que l'éruption en pleine efflorescence. Tout élément plus avancé dans l'évolution syphilitique qui vient s'ajouter à un autre ou se combiner avec lui, comme le fait la papule dans les variétés érythémato-papuleuses, est une cause sérieuse d'aggravation pour le pronostic. — Je vous ai déjà dit et je vous démontrerai plus tard que le traitement fait assez promptement justice de la roséole. — Ainsi, de quelque façon qu'on l'envisage, cette affection cutanée n'a rien d'inquiétant en elle-même. Si je vous l'ai décrite si longuement, c'est afin de vous initier à quelques détails spéciaux de la dermographie syphilitique, que nous retrouverons partout et sur lesquels, à l'avenir, je n'aurai plus besoin d'insister.

TREIZIÈME LEÇON

SYPHILIDES PAPULEUSES DE LA PEAU

IMPORTANCE DES PAPULODERMIES DANS LES MANIFESTATIONS TÉGUMENTAIRES DE LA SYPHILIS. — Nécessité de les étudier séparément sur la peau et sur les muqueuses ou sur les surfaces mucoso-cutanées. — Étendue, profondeur, portée pathologique, durée des syphilodermies papuleuses. — Leur élasticité morphologique, leurs transformations, leurs affinités avec le tubercule.

I. CHRONOLOGIE DES SYPHILIDES PAPULEUSES. — Époque de leur apparition. — Leur aptitude à récidiver peut se prolonger bien au delà de la période virulente.

II. ÉTIOLOGIE. — Action incontestable des causes occasionnelles. — Les irritations locales sont capables, en temps opportun, de susciter, d'activer les syphilides papuleuses cutanées et muqueuses et de transformer les premières dans les secondes. — Prédispositions régionales à la papulation.

III. SYMPTÔMES. — Caractères cliniques de la papule. — Résorption de son centre, prolifération de sa périphérie : ombilication, forme annulaire. — Rapports constants entre la forme et le volume des papules. — Papules miliaires, coniques, hémisphériques, plates, lenticulaires et nummulaires. — Rapport inverse entre le nombre et le volume des papules. — Papulodermies généralisées. — Leur tendance à se circonscrire vers une période avancée de l'évolution et même quelquefois à son début.

IV. VARIÉTÉS. — Sur quoi se fondent-elles? Sur les changements que subit la lésion originelle pendant son évolution.

Syphilides papuleuses proprement dites. — Elles sont précoces, généralisées, exanthématiques, symétriques, sans groupement systématique, sauf dans leurs récidives tardives.

Syphilides papuleuses saillantes. — Deux sous-divisions :

A. *Papules coniques: Syphilide papuleuse miliaire* ou *lichénoïde.* — Diffuse, confluente, en plaques, en groupes circinés, avec ou sans érythème, etc.

B. *Papules hémisphériques.* — Elles sont généralisées ou localisées. — Elles conservent leur type à l'état de pureté pendant leur période de début et d'état, mais elles tendent vers leur déclin à devenir squameuses. — Inégalité de volume des papules d'une même poussée, tenant à leur éruption successive.

Syphilides papuleuses plates. Deux sous-divisions :

A. *Syphilide à petites papules plates* ou *syphilide lenticulaire.* — Précoce, généralisée. — Sa localisation, quand elle se circonscrit. Sur le front elle forme une des variétés de la *Couronne de Vénus.* — Dimensions et couleur des papules lenticulaires. — Papulodermie plate et confluente de la face : *Léontiasis lenticulaire.* — Fréquence de la syphilide lenticulaire. — Ses récidives. — Groupement circulaire de ses papules.

B. *Syphilide à larges papules ou syphilide nummulaire.* — Dimensions des papules. — Leur épaisseur. — Leur couleur caractéristique chair de jambon. — Leur tendance à devenir annulaire, circinée, squameuse. — Comment se forme la *papule annulaire.* — Forme *irisée ou en cocarde :* elle est constituée non par une papule unique, mais par un groupe de papules. — Forme *stellaire ou corymbique:* Elle ne diffère de la forme irisée que par la dimension des papules qui sont plus volumineuses et par la régularité moins systématique du groupement des papules satellites. — Rubans papuleux circinés : cercles complets, arcs de cercles, courbes variées, etc., etc.

Syphilide papulo-squameuse. — Elle comprend toutes les variétés précédentes modifiées par un processus constant de prolifération épidermique à la surface de leurs papules. — Elle constitue les éruptions syphilitiques psoriasiformes. — Des prédispositions individuelles à la forme squameuse d'emblée ou consécutive. — Importance, fréquence, sévérité de cette syphilodermie.

Ses variétés suivant les régions. — Papules squamo-granuleuses cornées, impétigineuses, végétantes de la face. — Rubans circinés. — Formes stellaires sur le tronc et les membres, etc.

Ce qu'il faut entendre par *plaque cutanée.* — Comment elle est constituée: plaque cutanée formée par une seule large papule plate ou annulaire. Plaque cutanée résultant de l'agglomération et de la fusion de plusieurs papules plates squameuses. — Nappes d'hyperplasie dermo-papillaire sous forme papulo-squameuse : ce sont des plaques confluentes. — *Léontiasis papulo-squameux.* — Éléphantiasis papuleux des organes génitaux. — Les vastes nappes papuleuses sont moins et plus tardivement squameuses que les plaques circonscrites.

Syphilides palmaires et plantaires. — Leur importance au point de vue du diagnostic. — Lésions analogues produites sur les mêmes régions par d'autres maladies constitutionnelles. — Érythème spécifique palmaire et plantaire.

La syphilide papuleuse est celle qui est la plus fréquente dans la paume des mains et à la plante des pieds. On la désigne sous le nom de *Psoriasis syphilitique palmaire et plantaire.* — La papule ne fait pas de saillie dans ces régions; elle est constituée par une tache dure, rénitente, parcheminée. — Prolifération épidermique à sa surface, caractère des squames palmaires et plantaires; leur épaisseur, leur dureté. — Squames *cornées.* — Plaques fissuraires. — L'éruption papulo-squameuse peut être discrète, isolée, confluente et sans ordre ou disposée suivant des groupes stellaires imparfaits ou des rubans circinés. — Larges plaques palmaires. — A la main, l'éruption papulo-squameuse est toujours plus accusée qu'au pied ; mais à la plante des pieds il y a plus de prédisposition aux fissures, aux rhagades et à la papulation végétante. — Durée et récidives indéfinies des syphilides palmaires et plantaires. — Elles sont souvent réfractaires au traitement spécifique. — Incertitude fréquente sur leur origine réelle, à une époque avancée de la syphilis.

Syphilide papuleuse végétante. — Elle résulte de l'hyperplasie exagérée des papilles. — *Frambœsia.* — On observe cette syphilide surtout dans les régions pourvues de poils. — Concrétions grenues et jaunâtres ou squames à la surface des papules végétantes. — Par leur confluence les papules hypertrophiques forment des plaques végétantes — Les papillomes syphilitiques sont rares au tronc.

Syphilide papulo-érosive. — L'érosion n'attaque pas le tissu dermo-papillaire; elle est produite par la chute des couches superficielles de l'épiderme qui mettent à nu le corps muqueux de Malpighi. — Croûtes séro-sanguinolentes. — L'érosion est plus commune dans les papules plates et surtout dans les annulaires que dans les autres variétés. — L'érosion n'envahit pas en général toutes les papules; elle est quelquefois partielle à la surface d'une même papule. — Les papules érosives forment rarement des plaques ou des nappes. — Leur transformation en plaques muqueuses.

Syphilide papulo-ulcéreuse. — Ne sont qu'un degré plus avancé des précédentes. Elles constituent en partie les formes intermédiaires papulo-tuberculeuses.

Syphilide papulo-vésiculeuse. — Sa rareté. — Variétés qu'il faut admettre : 1° Forme papulo-vésiculeuse, typique, ombiliquée et varicelliforme ; 2° Forme eczémateuse (problématique); 3° Forme herpétique à tendance circinée ; 4° Forme impétigineuse ; 5° Forme acnéique.

V. Processus. — Sa régularité dans les papulodermies généralisées et précoces. — Plus tard il est moins fixe et moins susceptible d'être calculé. — Longue durée des syphilides papuleuses, surtout des papulo-squameuses. — Le mode successif dans les éruptions est la règle. — Fréquence des récidives : elles sont plus à craindre dans les éruptions tardives que dans les précoces.

Coïncidences pathologiques. — Érythèmes, tubercules syphilitiques. — L'iritis est ne des coïncidences les plus fréquentes. — Sarcocèle. — Plaques muqueuses. — ériostites, plus rarement viscéropathies spécifiques.

. Anatomie pathologique.

I. Diagnostic. — Nécessité de ne pas le chercher toujours dans les seuls caractères itrinsèques de la papule, et de tenir compte des coïncidences, de la topographie, des ntécédents, etc. — Diagnostic différentiel de la syphilide lichénoïde et du *psoriasis onctué*, du *lichen ruber*. — Diagnostic différentiel des syphilides papulo-squameuses t du *psoriasis commun*. — Difficultés que présente le diagnostic du *psoriasis palaire* — Ses causes constitutionnelles, ses coïncidences. — On le trouve associé au *soriasis de la langue*. Il est fréquemment arthritique. — Diagnostic différentiel des yphilides papulo-vésiculeuses de l'*herpès*, de l'*acné vulgaire*, etc. — Diagnostic différentiel des papulodermies syphilitiques et des éruptions érythémateuses et tubercueuses de même nature, de la *gale* et du *prurigo*. — *Pronostic*. Il est sérieux dans es formes confluentes, squameuses et ulcéreuses.

Messieurs,

Je vous ai déjà laissé entrevoir quelle est la place considérable et ème prépondérante que la papule occupe dans l'ensemble des déternations de la syphilis sur les téguments. Aujourd'hui vous en verrez preuve à chaque pas, en suivant la description que je vais vous faire s nombreuses syphilodermies dont elle est l'élément générateur. n action se déroule sur un champ beaucoup plus vaste que celui de rythème spécifique. Ce dernier, en effet, n'effleure que les mueuses; la papule, au contraire, s'en empare et s'y localise avec une édilection particulière. Dans la leçon précédente, quelques mots ont ffi pour vous donner une idée des rougeurs diffuses ou circonscrites i se développent quelquefois sur les muqueuses de la bouche, de la rge et des organes génitaux, en même temps que les taches de rythème couvrent la surface cutanée. Ici, au contraire, j'aurai besoin entrer dans des détails descriptifs minutieux pour vous montrer ıtes les formes, toutes les variétés que la syphilide papuleuse revêt r le tégument interne, au niveau des orifices, principalement dans s régions bucco-pharyngienne et génito-anale. Il est donc nécessaire, cause de l'importance du sujet, d'étudier séparément, bien qu'elles océdent du même élément, les syphilides papuleuses de la peau et s syphilides papuleuses des muqueuses, ainsi que celles des parties la surface cutanée qui ont pris accidentellement les caractères de s dernières.

Si l'action de la papule est plus étendue que celle de l'érythème, e est aussi plus prolongée et plus profonde. Sa portée pathologique contestablement supérieure, est encore accrue par la fréquence des terminations dont elle est le type. Ajoutez qu'elle possède une souplesse, une élasticité morphologiques qui lui permettent de revêtir partout et à tous les moments de sa durée, les aspects les plus variés et les plus inattendus. Par leur généralisation, leur précocité, leur début fixe dans l'évolution générale, la superficialité de leur siège et leurs allures d'exanthème, les syphilides papuleuses ne diffèrent que peu des syphilides érythémateuses. Elles en sont du moins très proches parentes et contemporaines. Mais d'une autre part, grâce à leur longévité et à leur aptitude à se transformer tout en restant identiques dans le fond, on les retrouve plus tard sur les confins les plus reculés de la période secondaire. Elles empiètent même sur la phase tertiaire, et alors, au lieu de se généraliser, elles se circonscrivent. Leur lésion fondamentale devient large et s'enfonce dans l'épaisseur du derme; elle n'est plus franchement résolutive comme autrefois; elle manifeste quelque tendance à éliminer par érosion ou ulcération non seulement sa substance propre, mais aussi les tissus au milieu desquels elle s'est développée. Il est vrai que cette tendance est en général plus apparente que réelle, et que les couches épidermiques seules sont successivement détruites, sans que la surface dermo-papillaire soit atteinte. Il n'en est pas moins vrai que le mouvement d'involution dans les grosses papules tardives ressemble déjà à celui qui s'empare toujours du tubercule. Un degré de plus et cette lésion au lieu de rester résolutive deviendrait tout à fait ulcéreuse et s'accompagnerait d'une perte réelle et persistante de substance comme les syphilodermies du deuxième groupe. Il y a donc une parenté très étroite, à une période avancée de l'évolution syphilitique, entre la papule et le tubercule, et les déterminations tégumentaires qui en dérivent forment, par leurs caractères indécis, des syphilides intermédiaires et de transition.

Les syphilides papuleuses de la peau dont je vais m'occuper en premier lieu sont extrêmement communes dans les deux sexes, mais peut-être plus encore chez la femme que chez l'homme. Leur richesse en espèces, en variétés, sous-espèces, etc., dépasse tout ce qu'on observe à cet égard dans les autres syphilides. Je les décrirai en suivant le même ordre que pour les syphilides exanthématiques.

I

Chronologie. — Les syphilides papuleuses cutanées surviennent très fréquemment aussitôt après la deuxième incubation. Elles constituent alors la première manifestation extérieure de l'empoisonnement général, car il est rare que l'éruption s'effectue sur les muqueuses plutôt que sur la peau. Quelquefois ce n'est qu'après une première poussée d'érythème que ces syphilodermies se montrent, vers le quatrième ou sixième mois de l'intoxication. Elles n'en sont pas moins alors aussi généralisées que les précédentes et c'est un caractère qu'elles conservent pendant la première année ; mais déjà dans la deuxième, elles se circonscrivent. — Aucune manifestation cutanée n'est aussi sujette à récidiver. On n'est pas d'accord sur la durée de cette aptitude. Il est difficile, en effet, de fixer d'une façon précise la date au delà de laquelle la syphilis ne peut plus se formuler sous ce mode dermatopathique. Ce que l'on peut dire de plus exact, c'est que l'opportunité de la papule décroît à partir de la troisième année, qu'elle est rare dans les suivantes jusqu'à la septième ou huitième, et tout à fait exceptionnelle plus tard ; qu'elle peut persister toutefois pendant la première décade et même au delà. Les éruptions qui dépassent la deuxième ou la troisième année, ne sont presque jamais généralisées; quel que soit leur nombre, les éléments éruptifs ne se dispersent point çà et là irrégulièrement. Ils se groupent constamment suivant des lignes courbes, et affectent certaines localisations spéciales. En se fondant sur la généralisation, le groupement, la distribution et la forme des papules, on peut évaluer approximativement l'époque de l'infection.

II

Étiologie. — Les causes occasionnelles dont l'action est si problématique dans la plupart des syphilides, en ont une incontestable dans la syphilide papuleuse. Elles multiplient, accroissent et transforment la lésion élémentaire. Sur les points de la peau qui ont été irrités d'une façon quelconque par des plaies, des contusions, des vésicatoires, les papules deviennent plus nombreuses et plus grosses. Dans les plis où les surfaces cutanées sont en contact, il suffit que des frottements répétés ou une inflammation accidentelle amincissent l'épiderme et congestionnent la couche dermo-papillaire, pour qu'une éruption papuleuse locale se produise, alors même que la poussée générale est éteinte ou épuisée. Si à ces causes s'ajoutent le ramollissement et l'imbibition des tissus par la sueur ou des sécrétions smegmateuses abondantes et âcres, la papule se transforme : elle s'aplatit en s'élargissant, se dépouille de ses couches cornées épidermiques, devient rouge, suintante, diphtéritique, ulcéreuse, hypertrophique, etc. C'est ainsi qu'on voit souvent de larges surfaces de la peau, placées dans les conditions que j'indique, se couvrir de plaques muqueuses qui se pressent, se confondent, forment de vastes nappes végétantes, s'excorient et passent par une série de métamorphoses qui altèrent profondément la lésion originelle. Dans la région ano-génitale, surtout chez les femmes, on trouve des exemples fréquents de l'exubérance papuleuse spécifique produite, entretenue et activée sans cesse par les hypersécrétions malsaines, la malpropreté, l'incurie et toutes les causes d'irritation si communes en pareil lieu.

On pourrait presque, par une intervention étiologique dirigée en temps opportun sur certaines régions, obtenir des produits papuleux à volonté, et, par une culture artificielle, augmenter leur nombre et leur volume, et les faire passer par tous les modes de transformation si variés qu'ils sont susceptibles de donner spontanément. Mais tous les terrains ne sont pas propices à une pareille végétation. Il existe à cet égard des différences individuelles dont l'écart est si grand qu'on est forcé d'admettre des prédispositions pour ainsi dire régionales, qui résident dans une manière de vivre particulière à la peau, à tel ou tel moment, tantôt sur un point de l'organisme, tantôt sur un autre. Ainsi, j'ai vu quelquefois des plaques cutanées et muqueuses pulluler et se reproduire invariablement sur le même lieu pendant des années. Le fait était d'autant plus curieux que le reste de la peau ou des muqueuses ne présentait aucune trace d'éruption et que l'action des causes accidentelles n'était même pas nécessaire pour provoquer de pareilles poussées. Ces exemples d'affinités électives localisées et permanentes, dans un département circonscrit de l'organisme, en dehors de toute manifestation spécifique générale, ne sont pas rares pendant la phase tertiaire de la syphilis ; ils sont exceptionnels pendant la période secondaire ; mais la syphilide papuleuse, si compréhensive, si élastique et si longue ne pouvait manquer d'en fournir.

III

Symptômes. — Voici quels sont les caractères cliniques de la papule : Elle est constituée par une élevure de la peau plus ou moins large et saillante, mais toujours circonscrite. Cette élevure est solide, résistante, et ne renferme pas de liquide, du moins dans sa partie centrale; la pression du doigt ne la fait pas disparaître. Sa surface est luisante à cause de la tension de son revêtement épidermique; sa couleur rose ou rouge au début devient de plus en plus foncée et tourne au brun rougeâtre et au violet par suite de la présence du pigment sanguin produit par la stagnation du sang dans les vaisseaux comprimés. Pendant

métamorphose régressive, la résorption commence toujours par la ırtie la plus ancienne, c'est-à-dire par le centre qui disparaît d'abord. ır ce point l'infiltrat papuleux se déprime ; l'épiderme qui le recouvre, abord tendu et en partie proliféré, se plisse, se divise et se détache ı petites squames. La périphérie de la papule conserve plus longmps que le centre sa résistance, son aspect tendu et luisant, sa colotion rouge brun. Il arrive toujours un moment où elle est entourée une petite collerette épidermique blanche ou d'un gris clair. N'ouiez pas ce mode de régression propre à toutes les papules ; il vous ınnera la clef de certaines formes très spécifiques de l'éruption, de ses rmes annulaires. C'est ce qui explique pourquoi une squame déprié ou une fossette due à la résorption des parties centrales existe peu près constamment au sommet de ces petites tumeurs, tandis ı'à son pourtour l'infiltration s'accroît ou du moins reste longtemps ›aisse, dense, luisante et d'un rouge sombre. De la combinaison de ›s deux mouvements contraires, atrophie centrale, d'une part, et roliferation périphérique, d'autre part, résulte une sorte d'ombiliıtion qui, en grandissant de plus en plus, conduit à la forme annuire de la lésion.

La forme et le volume des papules présentent des différences très ›nsidérables qui ont servi de base à de nombreuses divisions et ıbdivisions ; mais dans chacune des variétés leurs rapports sont ›nstants, c'est-à-dire que la même forme de papule correspond ›ujours à un volume déterminé, et, à peu de chose près le même, ›ndant toute la durée de l'affection.

Il y a des papules petites, d'autres moyennes, d'autres volumi›uses. Les papules les plus petites ou papules miliaires sont acumi›es et coniques ; les papules moyennes, saillantes aussi, arrondies à ›ur sommet et hémisphériques, sont deux ou trois fois plus grosses ›e les précédentes, elles excèdent rarement le volume d'un petit ›is. Les papules qui méritent la qualification de volumineuses la ›ivent plus à la largeur de leur base qu'à leur élévation. Toutes, en fet, sont des papules plates qui s'étalent et perdent en hauteur ce u'elles gagnent en superficie. Parmi elles il y en a de lenticulaires, de ummulaires, et, au-dessus, de beaucoup plus étendues qui résultent 'une modification de plus en plus profonde de l'élément papuleux ›imitif. — Le nombre de papules est généralement en raison inverse › leur volume. Là, comme dans toutes les syphilodermies, il existe ›s formes confluentes et des formes discrètes. — Le caractère inflammatoire des papules se juge d'après leur couleur et surtout d'après l'auréole congestive qui entoure leur base. On observe à cet égard de nombreux degrés depuis les éruptions pâles, affaissées et flétries dès leur apparition, jusqu'à celles qui restent pendant des semaines d'une couleur rouge intense et projettent autour d'elles des rayons ou des cercles hyperhémiques, ou congestionnent même toutes les parties intermédiaires de peau saine, comme on le voit dans les formes très confluentes généralisées ou localisées. L'état d'acuité ou de subacuité inflammatoire ne suscite aucun phénomène subjectif propre à le révéler. Quelle que soit l'intensité de l'éruption, elle est toujours indolente, aphlegmasique, aprurigineuse.

Dans la distribution topographique des papules à la surface cutanée on observe des variations beaucoup plus grandes que dans celle des taches roséoliques. Sans doute cette syphilodermie a presque constamment le caractère de généralisation propre aux exanthèmes, c'est-à-dire qu'elle se dissémine sur toutes les parties du corps; mais vous observerez déjà en elle, dans quelques cas qui ne sont pas rares même au début de l'intoxication, une tendance à se circonscrire ou à se déterminer avec une prédilection marquée sur telle ou telle région. Il en résulte qu'ici elle sera confluente, tandis qu'ailleurs elle restera discrète ou ne se montrera même pas du tout.

IV

Variétés. — La division des syphilodermies papuleuses repose sur les changements que subit la lésion originelle pendant son évolution. Vous les connaissez en partie par l'aperçu sommaire que je vous en ai déjà donné en vous parlant du processus propre à chaque élément générateur. Il vous sera donc facile de comprendre la raison des différences que présentent les caractères objectifs dont je vais maintenant vous faire une description détaillée. Il y a des papules qui ne subissent dans leur aspect aucune modification notable. Elles conservent leur type à l'état de pureté pendant toute leur durée. D'autres ne tardent pas à se couvrir de squames plus ou moins grosses qui altèrent leur physionomie papuleuse et deviennent assez prédominantes pour que l'affection mérite d'être qualifiée de papulo-squameuse. — Dans ces deux variétés, la *papuleuse pure* et la *papulo-squameuse*, il ne se fait aucune sécrétion liquide. Mais dans quelques cas la lésion devient humide, suintante et présente une abrasion des couches les plus superficielles de l'épiderme, qui la constitue à l'état d'érosion ; c'est la variété *papuleuse humide* ou *papulo-érosive*. Que la perte de substance soit plus accusée et la sécrétion plus purulente, vous aurez alors la variété *papulo-ulcéreuse* ou *papulo-croûteuse*. Enfin la papule s'hypertrophie quelquefois, ce qui donne lieu à la *syphilide végétante*.

Telles sont les principales divisions qu'on peut établir dans la grande classe des syphilides papuleuses. — J'y joindrai la forme *papulo-vésiculeuse* dont beaucoup d'auteurs font, à tort je crois, une espèce distincte de syphilide, la *syphilide vésiculeuse*. Avant d'aller plus loin, je vous répéterai que, malgré la multiplicité de ses aspects, la lésion fondamentale est et reste toujours la papule, aussi inattaquable dans son essence qu'elle est fertile en transformations de toutes sortes.

Je vous ferai remarquer aussi que les lignes de démarcation entre les diverses variétés sont loin d'être toujours très tranchées, et qu'il existe là, comme dans les syphilides en général, des formes intermédiaires ou de transition. Cette classification des syphilides papuleuses n'a donc rien d'absolu, mais elle part d'un principe sérieux : celui du processus, et elle permet en outre de mettre de l'ordre et de la clarté dans une question compliquée et souvent obscure.

Syphilides papuleuses proprement dites. — Ce sont celles dans lesquelles l'élément papuleux reste à *l'état typique* depuis le début jusqu'à la terminaison. Elles sont toujours précoces, généralisées, exanthématiques et distribuées à peu près symétriquement de chaque côté du corps, mais sans affecter alors aucun groupement systématique et figuré. Plus tard, lorsqu'elles récidivent, ce qui leur arrive quelquefois, leurs papules sont moins nombreuses, se réunissent en lignes courbes et ont plus de tendance à se couvrir de squames. On aurait tort du reste de croire que la desquamation est toujours nulle dans cette variété. On en trouve souvent quelques traces, mais ce ne sont que des lamelles très minces, furfuracées, éphémères ou bien la simple collerette épidermique de la base.

La forme des papules est *saillante* ou *plate*. Quelques éruptions sont exclusivement constituées par les premières, d'autres exclusivement par les secondes. Plus fréquemment peut-être on trouve un mélange des deux, en proportions variables.

Syphilides papuleuses saillantes. — Les papilles qui la constituent sont très petites et coniques ou un peu plus volumineuses et hémisphériques.

A. Lorsque les papules coniques sont seules ou prédominent, on désigne l'affection sous le nom de *syphilide papuleuse miliaire*, de *syphilide lichénoïde*. Les éléments qui la constituent ne présentent pas tous les mêmes dimensions. Quand ils sont très petits, presque microscopiques et qu'ils ne dépassent pas le volume d'une tête d'épingle, ils sont d'ordinaire très rapprochés les uns des autres et sans aucune régularité apparente. Ils s'étendent sur de larges surfaces d'une façon uniforme ou constituent des îlots plus ou moins rapprochés les uns des autres.

Cette sous-variété de syphilide papuleuse mérite bien la qualification de miliaire. Nous avons vu dans la précédente leçon qu'elle se combinait souvent avec la roséole, mais elle peut exister seule et sans érythème sous-jacent ou intermédiaire. Dans ce cas les papules coniques sont un peu plus volumineuses. Elles laissent au doigt la sensation d'un petit corps arrondi ou acuminé, d'une élevure du derme pleine, rénitente, nettement délimitée.

Par leur confluence elles produisent des nappes lichénoïdes dont la surface est finement granulée. Quelquefois leur sommet présente une ombilication qui tient à ce qu'elles sont traversées par un poil. Rosées au début, elles deviennent bientôt d'un rouge sombre sur lequel se détachent de petites lamelles épidermiques très fines qui, une fois tombées, ne se renouvellent pas. Dans leur période de déclin elles s'affaissent, perdent de leur résistance, deviennent de plus en plus foncées en couleur et se convertissent en macules d'un brun rougeâtre, de la dimension de leur base, et au centre desquelles se distingue un point plus brun qui correspond à l'orifice du bulbe pilifère. Quand cette syphilide miliaire apparaît comme première manifestation cutanée de l'empoisonnement, elle se disperse sur toute la surface du corps, mais prédomine dans le dos, sur les côtés de la poitrine et sur les fesses. Je l'ai observée plus rarement sur la figure, sauf lorsqu'elle se combine avec l'érythème roséolique pour former la variété érythémato-papuleuse du menton et des joues que je vous ai décrite dans la dernière leçon. Lorsqu'au lieu d'être précoce elle se montre tardivement, c'est-à-dire au bout de six mois, d'un an et plus, les papules coniques se réunissent en groupes circonscrits, se rapprochent au point de se fusionner, et elles dessinent alors des cercles, des demi-cercles, des courbes semblables à la lettre S ou à des 8 de chiffre, etc. Il est fréquent en pareil cas d'observer sur ces lignes étroites et saillantes des squames permanentes, ou bien des érosions humides ou même des ulcérations qui remplacent par des sillons ulcéro-croûteux ou superficiels les anneaux primitifs. Ce mode évolutif est assez fréquent sur le scrotum. Vous le rencontrerez aussi sur le menton, sur les côtés du cou et à la nuque.

B. Les papules plus volumineuses que les précédentes et ayant les dimensions d'une grosse tête d'épingle, quelquefois même celles d'un pois, sont arrondies, tendues, luisantes, très résistantes, roses au début, mais bientôt d'un rouge foncé couleur de jambon. Il est rare que les couches les plus superficielles de l'épiderme restent complètement intactes jusqu'à la fin; elles se détachent en lamelles blanchâtres, minces, fines, squameuses qui disparaissent vite en laissant une surface unie, brillante et vernie. Le contour si net de chaque papule est alors dessiné par une circonférence blanchâtre, en collerette, qui est le seul vestige de l'exfoliation. — Les papules globuleuses sont discrètes ou confluentes. Quelquefois on n'en découvre que quelques-unes disséminées çà et là sur le tronc et le premier segment des membres, etc.; tandis que d'autres fois elles sont tellement rapprochées qu'elles se touchent et forment des nappes plus ou moins étendues. Leur distribution topographique, bien que semblable dans la majorité des cas à celle de la roséole, présente cependant quelques particularités qu'on ne retrouve pas dans cette dernière. Ainsi vous rencontrerez des syphilides papuleuses très confluentes qui ne se généralisent pas et restent confinées dans certaines régions, telles que la face, les organes génitaux, le tronc. Chez des malades j'ai vu la face couverte de papules, tandis qu'il y en avait à peine quelques-unes sur le thorax, sur l'abdomen et dans le dos. L'inverse est plus commun et la figure a quelquefois le privilège de rester intacte, tandis que l'éruption est fort abondante partout ailleurs. — Les papules arrondies parcourent très souvent toutes les phases de leur évolution en conservant leur type à l'état de pureté. Il en est ainsi principalement sur le tronc et sur les membres; mais à la face et sur les organes génitaux, aux mains et aux pieds, elles deviennent fréquemment squameuses, sébacées, granuleuses, végétantes, érosives, etc. Je vous les décrirai ultérieurement. — Dans une syphilide papuleuse tous les éléments qui composent l'éruption sont loin d'avoir le même volume, ce qui tient à ce qu'ils ne naissent pas simultanément, mais par poussées successives. A part quelque cas où l'évolution dans son ensemble est rapide, surtout au début, et affecte des allures subaiguës, la chronicité est le caractère de la syphilide papuleuse bien plus encore que de la roséole. Abandonnée à elle-même, elle persiste pendant plusieurs mois sans présenter de notables modifications. Lorsqu'on la traite vigoureusement par le mercure, elle peut disparaître en quelques semaines; mais souvent elle est rebelle et on arrive difficilement à un pareil résultat. La résolution s'annonce par l'affaissement, la diminution de résistance et de volume des papules, leur couleur plus terne et plus sombre, en un mot par leur transformation progressive en une macule. — Les macules consécutives aux papules persistent quelquefois longtemps et permettent de faire un diagnostic rétrospectif, quand les autres éléments d'information manquent ou sont insuffisants.

Syphilides papuleuses plates. — Ici encore, c'est en tenant compte de la dimension des éléments qu'on peut établir deux sous-divisions.

A. *Syphilide à petites papules plates* ou *syphilide lenticulaire.* — Elle se montre presque toujours sous la forme d'une éruption généralisée, obéissant en cela à la règle à peu près invariable qui établit un rapport inverse entre le nombre et le volume des éléments éruptifs. Elle est précoce et survient au début même de l'intoxication ou pendant ses premiers mois. Dans ses récidives plus ou moins tardives, qui sont relativement exceptionnelles, elle est moins exanthématique, c'est-à-dire plus circonscrite, et en même temps ses papules affectent le groupement circulaire. Elles ont le diamètre et la configuration d'une lentille, ou mieux d'une petite pastille : rondes ou ovalaires, elles se détachent nettement des parties saines et forment une élevure discoïde, arrondie ou presque plate, saillante de 1^{mm} à 1^{mm} 1/2 au-dessus de la peau. Leur plateau présente quelquefois, mais rarement, une légère dépression dans sa partie centrale. A leur surface, toujours sèche, il ne se fait qu'une desquamation très superficielle et éphémère qui la laisse à nu et dépouillée. Leur couleur, rosée au début, devient bientôt d'un rouge brun foncé ou cuivré. Aucune syphilide ne présente à un plus haut degré la teinte rouge sombre de la chair de jambon. Chez les anémiques à peau fine, la coloration est d'un jaune pâle teinté de brun. Aux extrémités inférieures, dans certaines altérations scorbutiques du sang, elles deviennent pourpres par suite de la stase et de l'infiltration sanguines. Dans quelques cas rares, sur la face, leur couleur ne diffère pas sensiblement de celle de la peau.

Quoique l'exanthème à petites papules plates soit généralisé et puisse envahir toutes les régions du tégument, il y en a pour lesquelles il montre une prédilection particulière. C'est la face, surtout au front, à la racine des cheveux, où les papules forment une variété de ce qu'on a désigné sous le nom de *Couronne de Vénus*, sur les ailes du nez, au pourtour des lèvres, sur les joues et le menton. Quelquefois elles se pressent en si grand nombre sur tous ces points, qu'elles tuméfient la figure et lui donnent une expression semblable à celle qu'on lui voit dans certains cas la lèpre vraie; c'est pour cela que plusieurs auteurs décrivent cette syphilide faciale sous le nom de *Léontiasis syphilitique*. Ces papules ont aussi une grande affinité pour la nuque et pour la région occipitale, spécialement chez les femmes. Je les ai rencontrées très souvent à l'état de confluence fort serrée sur toute l'étendue du fourreau et sur les bourses. En ce dernier point, il est rare qu'elles restent sèches jusqu'à leur terminaison; elles deviennent rapidement humides et érosives. Dans le dos, elles sont plus nombreuses que sur la partie antérieure du tronc. Fréquentes sur les épaules et à l'hypogastre, elles sont rares dans les régions claviculaire et sternale. On les observe souvent aussi à la saignée, au jarret, à la face interne et supérieure des cuisses, surtout chez les femmes, au périnée chez l'homme, et dans les rainures interfessières.

La syphilide lenticulaire est une des affections cutanées les plus communes et les plus caractéristiques de la syphilis. Aussi faut-il que vous la connaissiez sous tous ses aspects. Quoique les papules soient assez uniformes, on en voit cependant qui s'écartent un peu du type régulier soit par leur dimension, soit par leur forme, soit par les phénomènes qui s'accomplissent à leur surface. Dans une même éruption, les éléments varient de volume. Les uns sont un peu plus petits, les autres un peu plus grands qu'une lentille. Leur pourtour n'est pas toujours parfaitement circulaire; on en trouve dans le nombre qui sont irrégulièrement arrondis, ovalaires, allongés, étoilés ou sans aucune forme géométrique. Chez quelques-uns, la surface est plus squameuse que d'habitude, surtout chez ceux dont la forme est irrégulière. Dans des cas exceptionnels, on en voit se couvrir d'une petite croûte noirâtre formée en partie de sang coagulé, ou plus rarement d'une sorte d'exsudation pseudo-membraneuse, au-dessous de laquelle existe une surface plate, finement granulée et sanguinolente. Comme dans toutes les syphilides, chaque éruption lenticulaire se compose de poussées successives, ce qui fait qu'on y trouve des papules de tout âge. Son apparition est moins rapide que celle des syphilides miliaires; il faut dix à quinze jours pour qu'elle arrive à son entier développement. Ses récidives peuvent se produire en tout temps, pendant les deux premières années de l'infection. Après les six premiers mois, les papules sont limitées comme nombre, et leur couleur est généralement plus sombre que celle des poussées précoces. Quelques-unes se montrent alors sur le tronc, sur la face, à la partie interne des membres, dans le pli des articulations, aux coudes, aux genoux. Quand plusieurs se trouvent réunies sur le même point, elles affectent presque toujours la disposition circulaire. Vous verrez cette tendance se prononcer beaucoup plus dans la syphilide à larges papules. Il est vrai que ces deux formes se ressemblent tellement à une période avancée de la phase secondaire, qu'elles ne font qu'une seule et même éruption et qu'il est inutile de les distinguer. Les petites papules sont communes dans la paume des mains et à la plante des pieds. Mais je ne vous en parle pas ici, parce que je décrirai à part les syphilides palmaire et plantaire. La disparition des papules laisse toujours à sa suite une macule pigmentaire qui est d'autant plus brune et plus tenace que l'éruption a été plus tardive.

B. *Syphilide à larges papules* ou *syphilide nummulaire.* — Les papules peuvent acquérir des dimensions très considérables, sans éprouver dans leur processus des changements notables ; mais il est vrai de dire que la plupart du temps elles subissent déjà un commencement de transformation squameuse ou érosive. En moyenne, elles ont la largeur d'une pièce de 20 ou de 50 centimes, plus rarement de 1 franc et de 2 francs, exceptionnellement de 5 francs en argent. Elles débutent par une petite tache rouge qui augmente rapidement, s'élève au-dessus des parties voisines, et conserve dans son agrandissement un contour circulaire ou ovalaire très régulier et nettement délimité[1]. Leur surface

1. L'épaisseur des grandes papules varie beaucoup. Quelquefois elles forment des ménisques intra-cutanés rénitents et élastiques à la pression comme les chancres cutanés syphilitiques. J'ai vu de grosses papules très bombées et comme boursouflées qui s'éloignaient beaucoup par là de leur forme habituelle; par contre il y en a de tellement plates que leur relief est presque imperceptible; ce sont des taches plutôt que des saillies. Les papules épaisses et dures se fendillent très facilement quand elles sont situées sur des parties mobiles, par exemple dans le pli des petites articulations digitales. Il en résulte des fissures douloureuses par lesquelles se fait un suintement séro-sanguinolent concrescible qui forme à la surface de la papule des croûtes linéaires. J'ai vu sur de larges papules bombées ou annulaires se produire, à la périphérie, de petites fissures radiées, sans aucune cause de tiraillement et comme par la seule force de leur expansion centrifuge. Les papules les plus fissurées se guérissent sans laisser de cicatrice. C'est que les éruptions papuleuses, de même que les érythémateuses sont essentiellement résolutives. Les seuls vestiges qui restent après leur résorption, ce sont des macules qui s'effacent à la longue. Cependant, suivant M. Rollet, après que l'éruption a disparu, la place occupée par les papules paraît souvent gaufrée, parsemée d'éraillures ou de cicatrices, bien qu'il n'y ait eu ni ulcération, ni suppuration. Cela tiendrait à ce que le tissu de la papule écartait les fibres du derme, lesquelles sont restées dissociées après la résorption de ce tissu, comme dans les vergetures par distension de la peau. Les syphilodermies papuleuses sont apruriginenses autant et peut-être plus que les

plate ou bombée a de la tendance à se déprimer vers son centre ; elle présente de petites squames et quelquefois, à son pourtour, une frange épidermique. Leur couleur a les mêmes caractères que dans la syphilide lenticulaire ; elle est éminemment spécifique, d'un rouge de chair de jambon, qui devient de plus en plus foncé et aboutit à une pigmentation bronzée ou brune.

La syphilide nummulaire survient quelquefois comme première manifestation cutanée de l'empoisonnement généralisé, mais c'est rare ; elle se comporte alors comme la sous-variété précédente, tout en restant plus discrète et plus disposée au groupement curviligne. Souvent quelques papules nummulaires se mêlent à une syphilide érythémateuse ou à des papules plates plus petites et poussent sur le front, sur la nuque, aux parties génitales, et plus fréquemment encore dans la paume des mains et à la plante des pieds. Presque toujours c'est pendant la période moyenne ou au déclin de la période virulente que la lésion se développe. Plus elle est tardive, moins nombreux sont les éléments qui la constituent. Ses récidives sont fréquentes durant les quatre ou cinq premières années de la syphilis. A mesure qu'on s'éloigne du début de l'intoxication, elle quitte sa pureté de papule typique pour devenir papule squameuse. Toutes ces variétés et sous-variétés se mêlent et se transforment les unes dans les autres. Ne prenez donc pas dans un sens trop absolu les divisions que je vous décris séparément ; ces sortes de syphilodermies sont si protéiformes, qu'elles deviendraient insaisissables pour la description, si on ne les plaçait, même au prix de quelques artifices, dans des cadres distincts, pour mieux faire ressortir ce que leur physionomie peut avoir de plus original à tel ou tel moment de leur évolution.

Jusqu'ici nous n'avons trouvé dans les éléments papuleux qu'une tendance très peu marquée à la dépression centrale. Dans les papules larges, cette tendance s'accuse formellement, et elle se prononce souvent au point de constituer une forme particulière de papule d'un type extrêmement spécifique, la *papule annulaire*. Cette papule n'est pas d'abord annulaire, elle le devient peu à peu, et voici comment : Les parties centrales de son plateau ou de sa surface bombée se résorbent peu à peu, deviennent plus sombres que le pourtour, subissent une involution plus hâtive, et par conséquent perdent de leur volume

érythémateuses. Cependant, chez une dame, j'ai vu, quarante jours après l'accident primitif, une éruption à larges papules plates et légèrement psoriasiforme, ne siégeant que sur la face, les bras et la partie supérieure du tronc, produire des démangeaisons atroces.

et s'affaissent. Les parties périphériques, au contraire, restent rouges, élevées, dures, et progressent même, tandis que le centre se guérit. Au bout de quelques jours, il résulte de ce mouvement inverse une lésion dont vous pouvez avoir déjà une idée, par ce que je vous ai dit du chancre syphilitique annulaire. En général, le centre ne se déprime pas sans subir la transformation squameuse. Il devient même souvent érosif et se couvre d'une croûte noirâtre, au-dessous de laquelle existe une surface suintante. Croûte et squame sont enchâssées dans l'anneau qui, lui aussi, se desquame à la longue, s'affaisse et finit par disparaître en laissant une macule noirâtre.

Vous trouverez quelquefois dans la syphilide papuleuse plate une autre forme de lésion qui se rappoche beaucoup de la forme annulaire et qui, comme elle, possède une grande spécificité morphologique ; c'est la forme *irisée* ou en *cocarde.* Trois parties la constituent : 1° une papule centrale régulière, d'un rouge chair de jambon, mesurant 6 ou 7 millimètres de diamètre ; 2° autour de cette papule une maculature d'un brun rougeâtre, non saillante, large de 2 ou 3 centimètres ; 3° un cercle linéaire très mince, finement écailleux, grisâtre, s'élevant un peu au-dessus des parties voisines. Vous avez déjà vu une pareille disposition dans la roséole maculeuse. Malgré la régularité de cette lésion considérée dans son ensemble et dans ses détails, on ne peut pas dire qu'elle soit constituée par un seul élément. Et en effet, quand on y regarde de près, on s'aperçoit que le cercle linéaire périphérique se compose d'une multitude de petites papules si rapprochées, qu'elles se pénètrent par leur base de manière à produire une saillie continue et homogène. Par le fait c'est une papule centrale dans l'orbite de laquelle se tient à la même distance tout un système de papules miliaires dont elle est séparée par une sorte d'atmosphère maculeuse constituant la zone intermédiaire. Et la preuve qu'il en est ainsi, c'est que dans la période de régression le cercle périphérique se fragmente en plusieurs groupes ; l'anneau ne conserve plus sa continuité apparente, et en cela, comme aussi par sa minceur et son peu de saillie, il diffère de celui qui est propre à la papule annulaire.

Élargissez la papule centrale ; autour d'elle, dans un cercle dont le rayon varie de longueur, disséminez à peu près à la même distance les unes des autres, d'autres papules plates plus petites, et vous aurez la forme *stellaire* ou en *corymbe.* C'est un mode de groupement qui se rapproche beaucoup des précédents, mais qui se fait sur une plus grande échelle et couvre une surface de la peau beaucoup plus considérable. Il est moins homogène, moins régulier et présente de grandes variations dans son étendue totale, ainsi que dans le nombre et les dimensions de ses parties constituantes. Quelquefois toutes ces parties se touchent et ne semblent former qu'une seule plaque à surface bosselée et à contour polycyclique; mais examinez-la attentivement et vous verrez qu'au centre il existe toujours une élevure plus grande autour de laquelle se pressent d'autres papules moins volumineuses. Plus elles sont près du centre, plus elles sont entassées les unes sur les autres; à la périphérie, au contraire, on en voit d'éparpillées çà et là qui gravitent isolément. C'est là une des formes les plus irrégulières du groupement stellaire, et peut-être celle qu'on observe le plus fréquemment. Quant à la forme d'une régularité géométrique dans laquelle le rayon du système est partout le même ainsi que la distance qui sépare chacune des papules satellites, vous l'observerez plus rarement. Entre cette forme parfaite et la précédente, il en existe une multitude d'autres avec des variations qu'il serait trop long de décrire et que vous pouvez facilement imaginer. La superficie totale de ce groupement papuleux est toujours considérable et varie de 4 à 8 ou 10 centimètres de diamètre. La peau qui sépare les papules est saine, contrairement à ce qui a lieu dans la forme irisée. Lorsque l'éruption est confluente, plusieurs systèmes stellaires se touchent, se confondent, deviennent subintrants et forment un semis de papules de dimensions variées, sans ordre apparent, où il est possible cependant de grouper autour des papules les plus volumineuses les papules plus petites que chacune d'elles tient sous sa dépendance.

En se juxtaposant à la suite les unes des autres, les larges papules plates décrivent des cercles complets, des fragments de cercle, des ovales, des fers à cheval, des S, des 8 de chiffre, etc., en un mot toutes les courbes qui constituent la forme circinée des éruptions syphilitiques. La peau qu'elles circonscrivent est ordinairement intacte. Quand ces courbes s'entre-croisent, elles dessinent des arabesques très curieuses et quelquefois fort compliquées, surtout si l'éruption est confluente. Mais, en général, l'enchevêtrement, le pêle-mêle des lignes entrecoupées et brisées est beaucoup moins confus que dans les roséoles maculeuses circinées.

Ainsi les éruptions à larges papules présentent comme les éruptions érythémateuses : 1° la transformation annulaire de l'élément générateur; 2° la disposition irisée ou en cocarde; 3° l'agglomération stellaire ou en corymbe; 4° la juxtaposition linéaire suivant des courbes.

Syphilide papulo-squameuse. — Elle comprend les variétés précédentes avec toutes leurs sous-variétés ; aussi les descriptions détaillées que je viens de vous faire simplifieront-elles grandement l'étude de cette importante éruption. En quoi consiste-t-elle ? Quel est son caractère prédominant ? Vous le savez déjà, c'est le processus de prolifération épidermique à la surface de la papule. Il ne s'agit plus là d'une desquamation transitoire, d'une exfoliation éphémère des couches les plus superficielles de l'épiderme. La lésion est plus profonde et surtout plus persistante. Les produits morbides au lieu de s'éliminer restent sur place, s'entassent les uns sur les autres et couvrent l'élément générateur, toujours actif au-dessous d'eux, d'une sorte de carapace squameuse adhérente, sèche, écailleuse, plus ou moins épaisse, friable ou compacte, et quelquefois dure et même cornée. Une syphilide papuleuse peut être primitivement et d'emblée squameuse, ou bien le devenir à la longue et seulement dans ses dernières phases. En général, l'intensité de la prolifération squameuse, sa durée, sa persistance ainsi que l'épaisseur, la dureté et l'adhérence des squames sont en raison directe de la largeur des papules, de leur tendance à se circonscrire, de leur apparition tardive, de la fréquence de leurs récidives et enfin de leur siège ; car certaines régions comme la face, la paume des mains et la plante des pieds prédisposent singulièrement à ce mode d'éruption. Mais, en dehors de ces circonstances générales communes à tous les malades, il y a certainement des causes particulières, des idiosyncrasies qui font que chez tels ou tels individus la papule, quels que soient son âge, sa forme, ses dimensions, s'accentuera toujours dans le sens squameux. C'est par suite de telles conditions que les syphilodermies de cette espèce sont vraiment *psoriasiformes.* Je vous ai montré plusieurs malades chez lesquels de petites papules isolées, hémisphériques ou plates, du tronc et des membres étaient couvertes d'une squame blanchâtre et adhérente. Vous en avez vu d'autres, et ce sont les plus nombreux, qui avaient des syphilides papuleuses circonscrites et agglomérées, de larges nappes d'hyperplasie dermo-papillaire, dont toute la surface était parsemée de rugosités écailleuses, etc. Les exemples de cette dermatopathie abondent, car c'est une des plus fréquentes. Elle est le type des manisfestations de la syphilis sévère qui, sans être ni grave ni maligne, va jusqu'aux accidents intermédiaires, mais ne les franchit pas et s'en tient, du moins en ce qui concerne la peau et les muqueuses, aux lésions superficielles et résolutives.

Sur la face, et principalement au menton, dans la barbe et dans le sillon naso-labial, les papules deviennent presque toujours squameuses.

Aux ailes du nez, elles forment des saillies pisiformes, d'un blanc jaunâtre, à surface irrégulière et grenue. Examinons-les attentivement, car elles sont pathognomoniques. Ces petites élevures, d'aspect verruqueux, papillaire, ces sortes de végétations, grisâtres, granulo-squameuses, qui se concentrent dans le sillon naso-labial et s'éparpillent quelquefois autour de la bouche, toutes ces lésions, si minimes en apparence, sont, en effet, d'une haute valeur diagnostique, car elles donnent la certitude à peu près complète de l'intoxication syphilitique. Souvent ces papules se fendillent au niveau des plis, surtout aux commissures labiales, à l'aile du nez et au sillon mentonnier ; il en résulte des sillons érosifs, des gerçures et des crevasses qui, après avoir un peu suinté, se recouvrent de petites croûtes. En général, sur toutes les parties du corps, abondamment pourvues de follicules sébacés, les papules acuminées ou plates se recouvrent d'une couche squamo-croûteuse, jaunâtre, peu adhérente, friable et grenue. Cette sécrétion s'accumule et se concrète quelquefois à la périphérie des larges papules de la barbe et du menton, et forme des croûtes annulaires d'une teinte jaune si prononcée, qu'on serait tenté de croire qu'elles sont formées de pus ; mais, quand on les enlève, on trouve au-dessous d'elles une surface papuleuse parfaitement sèche. Il arrive cependant que les papules de ces régions s'érodent et même s'ulcèrent ; alors ce sont de véritables croûtes puro-sanguinolentes et d'un rouge noirâtre, qui se condensent au-dessus d'elles. Le caractère prédominant de la syphilide papuleuse, dans les points de la face que je viens de vous indiquer et aussi dans les sourcils, est donc constitué par la prolifération granulo-squameuse de leur surface. Il y a des cas, exceptionnels il est vrai, où la squame devient tout à fait cornée[1]. Enfin,

1. Voici un type de *syphilide papuleuse de la face, cornée et précoce*. Le malade avait encore sur la verge des chancres infectants multiples, largement papuleux, érosifs et non cicatrisés qui dataient de sept semaines. Les premières manifestations cutanées s'étaient montrées sur la face. Elles dataient de dix jours et voici en quoi elles consistaient : papules plates et confluentes sur le front, entremêlées de taches érythémateuses ; à côté des ailes du nez, autour des lèvres et sur le menton, *papules très saillantes, plus grosses qu'un pois, et toutes surmontées d'une concrétion cornée, dure, sèche, lisse et très homogène, d'une couleur grise et un peu ambrée*. Les papules coniques ou étalées présentaient une surface rouge et sanguinolente quand on en arrachait les productions cornées qui les recouvraient. — Une de ces squames cornées avait 1 centimètre de longueur. En tout, 50 papules environ, de forme, d'âge et de dimensions variées, sur la figure ; adénopathie péri-maxillaire. Larges croûtes sèches et granuleuses dans les cheveux. Encore rien sur les muqueuses. Cinq jours après l'apparition des papules de la face, le corps s'était couvert d'une roséole rubéoliforme, entremêlée de nombreuses papules miliaires. Aucun trouble constitutionnel. L'incubation chancreuse avait été de près de deux mois.

comme dernier trait de physionomie, ajoutons que ces papules se montrent souvent très disposées à devenir végétantes, c'est-à-dire à former de grosses saillies qui dépassent le volume ordinaire des papules, et qui résultent d'un excès de développement et dans la squame et dans l'hyperplasie dermo-papillaire. Sur le front, les papules plates subissent aisément la transformation, surtout si elles s'agglomèrent en larges plaques régulières ou irrégulières, ce qui arrive fréquemment. Dans les replis de la conque, dans le sillon auriculo-mastoïdien, on trouve souvent des papules squameuses qui restent telles pendant toute leur durée, ou qui finissent par suinter, soit parce qu'elles se crevassent, soit parce qu'elles se transforment en plaques muqueuses.

La syphilide à larges papules est celle qui se transforme le plus vite avec le plus de facilité en papulo-squames, quand elle n'a pas ce caractère dès son début. Dans celle qui est d'emblée papulo-squameuse, la prolifération épidermique est toujours beaucoup plus prononcée que dans celle qui le devient. Quoi qu'il en soit, l'éruption présente alors une physionomie très caractéristique, mais qui varie un peu suivant les régions. Sur le tronc et sur les membres, vous verrez fréquemment les formes circinées. En voici un exemple frappant : Ce jeune malade a la syphilis depuis un an. Un mois après le début de l'accident primitif, tout le corps, sauf la face, se couvrit de papules petites et confluentes. Il fut traité longtemps dans cet hôpital, et il en sortit à peu près guéri de la première poussée. Mais une seconde poussée ne tarda pas à se produire. C'est celle que vous avez sous les yeux ; elle date de quatre ou cinq mois. Sur le tronc et sur la figure il n'y a rien ; mais voyez sur les extrémités supérieures, à leur surface externe principalement, depuis l'épaule jusqu'au poignet, les dessins bizarres et variés formés par les papules plates tangentes et juxtaposées linéairement. Ce sont des rubans squameux, d'un gris terne, recouverts d'écailles minces, dont les plus superficielles se détachent aisément; ils ont environ 5 ou 6 millimètres de largeur. Par leur disposition cerclée, ils donnent naissance, sur la seule région des membres supérieurs, à tous les types, annulaires, circinés, stellaires, corymbiques. Vous trouvez là, écrits en caractères frappants, tout ce que je vous disais sur les formes des larges papules, et sur les combinaisons, les enchevêtrements linéaires que produit leur groupement systématique figuré suivant le mode curviligne. Ici c'est un grand 8 de chiffre; plus loin, c'est un 3, un S, un fer à cheval, un croissant, un rein que dessinent ces rubans papulo-squameux. Là, voyez ce groupe complexe qui ressemble à une fleur :

le centre est formé par une grosse papule; tout autour vous avez de petites papules satellites, et, un peu plus loin, une grande courbe polycyclique qui simule une corolle polypétale. Ailleurs, ce sont des agglomérations moins régulières de papules circinées, des cercles de rayons variés, qui sont rapprochés, se touchent ou se pénètrent, etc. Au centre des cercles complets ou incomplets, vous trouvez presque toujours une papule plus élevée, plus large et plus squameuse que celles qui l'entourent et qui sont sous sa dépendance. Sur les membres inférieurs, même forme d'éruption papulo-squameuse, mais beaucoup moins riche en arabesques. N'est-il pas curieux que la plante des pieds et la paume des mains soient exemptes de toute éruption papuleuse quand les membres en sont couverts? N'est-ce pas la confirmation de ce que je vous disais au sujet des localisations capricieuses de cette syphilodermie?

Une expression qui est entrée dans le vocabulaire de la dermatologie syphilitique, c'est celle de *Plaque cutanée*. Bazin l'a inventée et vulgarisée. Je ne l'approuve pas, parce qu'elle est vague et ne donne aucune idée de l'élément générateur. Vous pouvez l'employer cependant, si bon vous semble, et si vous sous-entendez qu'elle correspond aux lésions suivantes, que je vais vous décrire. La large papule plate, nummulaire, à grande surface courbe ou plane, la papule annulaire constituent ce qu'on peut appeler des plaques cutanées à l'état de simplicité et isolées. Supposez, ce qui arrive souvent, que ces larges papules se touchent, se pénètrent, s'enchevêtrent sur le même point, vous aurez une vaste surface surélevée, de 4 ou 5 centimètres de diamètre et même plus, à contours découpés en petites courbes, à surface inégale, parsemée de saillies curvilignes et plus ou moins recouverte de squames. Eh bien, cette agglomération de papules forme une grande nappe d'hyperplasie dermo-papillaire squameuse ou non, que vous pourrez qualifier également de plaque cutanée. Les groupes corymbiques ou stellaires, lorsque leurs papules sont tangentes ou subintrantes, ne sont-ils pas également des plaques cutanées, autour desquelles s'éparpillent quelquefois çà et là de petites papules isolées qui ne se sont pas laissé englober dans la masse principale? En somme, la plaque cutanée est ou bien une large papule plate et annulaire, ou bien une agglomération plus ou moins nettement circonscrite d'un seul ou de plusieurs groupes stellaires à papules confluentes. Ces plaques, vous les trouverez un peu partout. Quelquefois une grande partie du front en est couverte;

on les observe aussi sur le tronc et sur les membres, plus rarement aux inférieurs qu'aux supérieurs. Quelques-unes sont à peine squameuses, et seulement à leur déclin; mais, dans la plupart, la prolifération épidermique est si active et si persistante, qu'elles constituent un des types les plus frappants de la syphilide papulo-squameuse, surtout de celle qui se développe pendant la phase la plus reculée de la période secondaire. Quand l'hyperplasie dermo-papillaire n'est pas circonscrite et se produit d'une manière diffuse sur une grande étendue, il en résulte une éruption papuleuse en nappe, qui s'étale parfois sur des surfaces très étendues, au point de recouvrir toute une région. Vous en rencontrerez des exemples sur la face, sur les organes génitaux, les bourses, la vulve, l'anus, le périnée, le mont de Vénus. Les parties envahies présentent un gonflement général résistant, d'une consistance presque lardacée, et d'une coloration d'un rose sombre, sur laquelle se détache le rouge encore plus terne des papules. La surface de ces nappes est mamelonnée, et leurs contours plus ou moins vagues se perdent insensiblement dans la peau saine périphérique, ou bien s'accusent çà et là par des lignes polycycliques autour desquelles sont disséminées quelques papules lenticulaires isolées. Chez un de nos malades, quatre mois après le début d'un gros chancre balano-préputial, toute la peau du front, principalement au-dessus des sourcils, devint épaisse, hypertrophiée, mamelonnée et d'un rouge sombre, sans squames. La même lésion s'étendit bientôt à toute la face; elle grossit et déforma les traits, en leur donnant un aspect léonien. C'est ce qu'on nomme le *Léontiasis*. Au bout de dix jours de traitement spécifique, la nappe papuleuse, uniformément étalée sur la figure, se fragmenta, et il fut aisé de voir qu'elle était formée par l'agglomération de plusieurs groupes stellaires très confluents, au centre desquels proéminait une papule plus saillante et plus volumineuse que les autres. Lorsque les organes génitaux sont envahis de la même façon dans toute leur étendue, il en résulte un véritable *Eléphantiasis papuleux*. Il est à remarquer que la prolifération squameuse est toujours beaucoup moins prononcée et beaucoup plus tardive sur les nappes papuleuses diffuses que sur les plaques ou nappes circonscrites, et que les premières surviennent aussi à une époque moins éloignée de l'accident primitif.

Parmi les syphilides papulo-squameuses, celles qui se développent à la paume des mains et à la plante des pieds occupent une place importante dans la dermatopathie syphilitique. Elles offrent un intérêt particulier à cause de leur ressemblance avec des lésions analogues ue produisent dans ces régions d'autres maladies constitutionnelles. ›n les désigne sous le nom de *Psoriasis syphilitique palmaire et plan- aire.* Le psoriasis palmaire est toujours plus développé et d'une hysionomie plus accentuée que le psoriasis plantaire. Il me suffira le décrire le premier; vous n'aurez qu'à en atténuer les traits pour ous rendre compte du second. — Mais disons d'abord quelques mots le la syphilide palmaire érythémateuse qui coïncide souvent avec la apuleuse ou qui la prépare et la précède. Elle se montre dans a paume des mains sous forme de taches dissiminées, d'une teinte ouge sombre, à peine élevée au-dessus des parties voisines, lisses, ouples et sans altération notable de l'épiderme dans leur période l'augment et d'état. Pendant leur régression elles se couvrent d'une nince desquamation épidermique qui disparaît à leur centre au fur et . mesure qu'elle se forme et laisse sur leur pourtour quelques petits ambeaux flottants d'épiderme sous forme de liseré circulaire. — La ouleur de la tache s'efface peu à peu et au bout de quelques semaines a peau a repris son apparence normale. Les macules érythémateuses ont irrégulièrement disséminées, isolées ou confluentes, ou bien elles ffectent la disposition circinée, plus rarement le groupement corym- ique; quelquefois elles sont annulaires et irisées; enfin elles peuvent aisser des macules pigmentaires plus ou moins persistantes[1].

1. J'ai observé un beau cas de *syphilide pigmentaire annulaire, irisée et circinée de la aume des mains*, survenue vers le troisième mois de l'intoxication. La lésion était si iperficielle que le derme ne paraissait pas atteint : il y avait simplement exfoliation es couches les plus superficielles de l'enduit épidermique, quelque chose d'analogue u pelage de la langue dans les plaques lisses de cet organe. Mais l'altération la plus urieuse de l'épiderme, c'était sa pigmentation sous forme de cercles de diverses nuances, solés, tangents ou subintrants. La régularité des dessins était parfaite. Chaque nacule était constituée par un petit centre blanchâtre autour duquel existaient : 1° une one brune; 2° une zone blanche; 3° tout à fait à la périphérie une troisième zone brune troite. Chaque macule pigmentaire mesurait environ 1 centimètre. Il y en avait un roupe de 3 ou 4 au centre de la paume ; une était isolée, les autres par leur pénétration éciproque formaient un dessin à lignes courbes, très compliqué.

Chez un autre malade que je soignais depuis le début du chancre, j'ai vu des macules yphilitiques de la plante des pieds qui ressemblaient à des taches de nitrate d'argent. u douzième mois, après deux poussées d'accidents cutanés et muqueux superficiels, il ui survint de nouveau des plaques dans la gorge et dans la bouche; mais ce qui le appa le plus ce fut le changement de coloration de la plante des pieds dont il s'a- erçut à la suite de quelques fourmillements légers qu'il y éprouvait. Cette région était ouverte de macules couleur chocolat foncé. Leur contour était irrégulier; on aurait dit u'elles avaient été faites par l'éclaboussure d'un pinceau. Leur surface était pointillée e petites taches presque noires. La peau était souple à leur niveau et ne présentait ucune desquamation.

Au septième mois de la syphilis, chez un malade qui avait une syphilide papulo- quameuse discrète et deux ou trois plaques psoriasiques dans la paume des mains et

Elles appartiennent aux premiers mois de l'intoxication ; plus tard, la desquamation très superficielle qui se fait à leur surface s'épaissit, devient de plus en plus écailleuse et se transforme en une véritable lésion papulo-squameuse. Chez quelques malades très prédisposés aux syphilides palmaires et qui en sont affectés non seulement dans la période secondaire, mais bien au delà, on peut assister aux modifications que subissent les différentes poussées de l'éruption à mesure qu'on s'éloigne de l'accident primitif. Dans la plupart des cas cependant la syphilide papuleuse palmaire s'établit d'emblée, soit tout à fait au début des manifestations cutanées, soit le plus souvent vers sa période moyenne. Ultérieurement, à des époques indéterminées qui empiètent sur la période tertiaire, on voit fréquemment se reproduire de nouvelles attaques. Les syphilides palmaires sont en effet au nombre des affections les plus aptes à récidiver, les plus opiniâtres et les plus réfractaires au traitement spécifique. Ce serait une erreur de croire qu'il existe une étroite solidarité entre elles et les éruptions de même nature qui se font sur d'autres parties du corps. Maintes fois j'ai vu les pieds et les mains rester indemnes pendant toute la durée des syphilodermies papuleuses les plus confluentes. L'inverse est vrai : certains malades n'ont sur le tronc, les membres et la tête que des papules insignifiantes, tandis que la paume de leurs mains se couvre de papulo-squames qui ne la quittent plus ou s'y reproduisent sans cesse avec une facilité désespérante.

Contrairement à ce qui se voit ailleurs, la papule ne débute jamais par une saillie dans la paume des mains et sur la plante des pieds, mais bien par une tache arrondie, rougeâtre, qui s'élargit peu à peu et finit par devenir très légèrement saillante. C'est l'épaisseur et la résistance de l'épiderme qui s'opposent à son développement en hauteur et la forcent à s'étaler. — On la prendrait d'abord pour une simple tache érythémateuse. Mais dès les premiers jours le toucher plutôt que la vue la fait reconnaître. La peau en effet perd toujours sa souplesse à cet endroit. En pressant avec le doigt on trouve de la résistance et on perçoit distinctement que sur un point circonscrit, du

sur la plante des pieds, la peau de ces deux régions devint sans cause appréciable le siège d'un érythème syphilitique scarlatiniforme. Elle resta pendant trois semaines d'un rouge uniforme foncé sur lequel se détachaient des milliers de petits points gros comme la tête d'une épingle et d'un bleu foncé d'ecchymose. Cette congestion érythémateuse diffuse était tout à fait indolente ; elle ne disparaissait qu'en partie sous la pression du doigt. Une desquamation par larges lambeaux épidermiques, semblable à celle de la scarlatine, se produisit au bout de vingt à vingt-cinq jours et la lésion disparut peu à peu sans laisser aucune trace pigmentaire.

olume d'une lentille ou un peu plus, il existe une sorte de petite umeur dure qui est comme enchâssée dans l'épaisseur de la peau. La ésion n'en reste pas là. Bientôt, à son niveau, l'épiderme se soulève, 'écaille, se détache dans ses couches superficielles et laisse apparaître, travers les plus profondes, la papule plate qui semble dénudée et qui résente une teinte d'un rouge sombre. Les débris de l'épiderme risé par l'extension centrifuge de l'hyperplasie dermo-papillaire orment autour d'elle un rebord circulaire écailleux. Aucun suintement ne se produit à la surface de la lésion. La sécheresse et la dureté ont ses caractères principaux. Mais quand elle siège au niveau des illons et des plis articulaires, ce qui a toujours lieu sur la face palmaire des doigts, il lui arrive fréquemment de se crevasser, et la fente rofonde et douloureuse qui en résulte donne une sécrétion concrescible qui se mêle aux squames et les agglutine. Arrivées à leur complet développement les papules palmaires, dont le diamètre varie de elui d'une lentille à celui d'une pièce de 20 centimes, constituent une ruption discrète ou confluente qui a son centre principal au milieu le la paume de la main, mais qui s'étend de là à la face extérieure les doigts et du poignet. Cette éruption à peine saillante ou même out à fait plane, sèche, rugueuse et écailleuse, est toujours symétrique, c'est-à-dire qu'elle occupe les deux mains et cela à peu de hose près sous la même forme et dans les mêmes proportions. — Tels ont les caractères élémentaires et généraux du psoriasis palmaire et plantaire.

Occupons-nous maintenant de ses variétés. Une des plus communes est celle qu'on appelle le *Psoriasis palmaire corné.* Elle est constituée par un nombre plus ou moins considérable de petites élevures coniques extrêmement dures qui, d'abord rouges ou violacées à leur base, deviennent, à mesure qu'elles s'accroissent, brunes ou d'un jaune grisâtre. La saillie est exclusivement épidermique ; la squame cornée non seulement proémine, mais encore s'enfonce dans l'épaisseur de la peau, si bien que quand elle tombe elle laisse un petit cratère entouré d'épiderme sec au fond duquel apparaît la lésion dermo-papillaire avec sa teinte d'un rouge sombre. Cette variété est plus fréquente à la main qu'au pied.

Au lieu de se produire sous forme de papules lenticulaires isolées, la lésion s'étale parfois sur de larges surfaces et dessine dans la paume de la main des plaques irrégulières, susceptibles d'affecter toutes les dispositions que je vous ai décrites précédemment. Ainsi vous trouverez des plaques disséminées çà et là sans aucun ordre, depuis le poignet jusqu'à l'extrémité des doigts. Elles sont discrètes ou confluentes; dans ce dernier cas elles se réunissent en suivant la direction des plis de la peau. C'est là déjà un commencement de juxtaposition régulière faite, il est vrai, un peu au hasard. Mais il arrive fréquemment qu'elle est systématique, et alors des anneaux, des arcs de cercle, des lignes courbes d'un rayon plus ou moins grand, sont dessinés par les papules squameuses sur les surfaces envahies. Comme l'espace est restreint et divisé, les anneaux se fragmentent et on peut suivre leurs débris depuis le centre palmaire jusque sur les diverses sections des doigts et la partie inférieure du poignet. — Au lieu de se placer à la suite les unes des autres, les papules palmaires se groupent et forment, lorsqu'elles sont confluentes, des nappes presque continues. Ici l'on ne retrouve que très exceptionnellement la disposition stellaire ou corymbique. La fusion plus ou moins intime de tous les éléments générateurs convertit parfois la paume entière de la main en une surface d'un rouge sombre dont l'uniformité est interrompue çà et là par des taches un peu saillantes d'une teinte plus accusée. Quelques îlots ou des traînées de squames écailleuses se détachent sur la peau devenue lisse, luisante, sèche et d'une consistance parcheminée. Tous les petits plis sont effacés et les grands sillons se comblent de squames qui se crevassent; il en résulte des fissures ou rhagades constamment entretenues par les mouvements, souvent gênantes et même fort douloureuses. L'aspect des parties malades est loin de rester toujours le même, ce qui tient à la prolifération sans cesse en activité de l'épiderme. Quelquefois la stratification morbide de ses couches superficielles amoncèle sur le même point de larges plaques ou des courbes à grands rayons, tandis que, sur d'autres, on dirait qu'une simple couche de vernis très sec, cassant et toujours disposé à se fendiller, à se rayer de hâchures blanchâtres, s'étale au-dessus du derme épaissi et induré par le néoplasme papuleux. Dans les psoriasis palmaires en nappe la lésion ne s'arrête pas ordinairement au bord des plaques, elle va un peu au delà et se montre sur le poignet en avant, sur la face interne des doigts, au voisinage des ongles, sous forme de papules ou de rubans écailleux.

Au pied, la lésion psoriasique, sauf quelques particularités de peu d'importance, présente la même physionomie qu'à la paume de la main. Les deux affections coexistent presque constamment. Toutefois le psoriasis palmaire est plus fréquent que le plantaire. Dans ce dernier les papules sont en général plus aplaties, et sans proéminences coniques et ponctuées. Le centre de quelques-unes offre un point jaunâtre et un prolongement pédiculé qui s'enfonce dans l'épaisseur de l'épiderme jusqu'aux couches dermo-papillaires. Les plaques sont d'un rouge terne plus pâle qu'à la main, quelquefois violacées, puis d'une nuance de cuivre jaune. Leur carapace squameuse ne s'exfolie que tardivement sous forme de lambeaux très épais.

Lorsque la syphilide plantaire se prolonge entre les orteils, sa surface s'ulcère et sécrète une humeur mucoso-purulente fétide. Les papules se développent rarement au talon; on y observe parfois des taches violacées, visibles à travers la transparence de l'épiderme corné. Le siège de prédilection du néoplasme squameux, c'est le centre de la région plantaire. Les fissures et les rhagades sont moins fréquentes au pied qu'à la main; mais en revanche il s'y produit parfois une lésion beaucoup plus grave, la *papule végétante*. L'épiderme ne peut pas résister à la force d'expansion de la néoplasie dermo-papillaire; il se rompt et à travers sa déchirure les tissus sous-jacents font hernie sous forme d'une masse rouge, granuleuse, suintante qui peut acquérir de grandes proportions et devient fongueuse, saignante et même gangreneuse lorsque son pédicule s'étrangle sur les bords déchiquetés de la crevasse épidermique. La masse des papillomes exubérants peut acquérir le volume d'une noix. J'en ai vu deux ou trois sur la même surface plantaire, au talon et à la racine des orteils. C'est une lésion sérieuse qui condamne le malade au repos et guérit difficilement. En cela du reste elle ne diffère pas des formes communes.

Le psoriasis palmaire ou plantaire est remarquable par son opiniâtreté et par sa durée. Il faut des mois pour le guérir, même en employant un traitement énergique, et encore n'y arrive-t-on pas toujours. Si on l'abandonne à lui-même, il se prolonge indéfiniment et subsiste pendant des années. Ajoutez à cela qu'il récidive avec la plus grande facilité. Tant de mauvaises conditions se réunissent dans les psoriasis profonds et tardifs qui survivent à toutes les autres manifestations de la syphilis et se montrent si réfractaires à la médication spécifique, qu'on se demande avec raison s'ils dépendent uniquement de la syphilis. Bien des fois je me suis posé cette question sur laquelle je reviendrai à propos du diagnostic. Je puis vous dire d'avance que je suis loin de partager l'opinion des syphiliographes qui voient en lui un véritable certificat de syphilis contre lequel il n'est pas de protestation possible et qui déclarent qu'aucune autre maladie n'est capable de produire une lésion identique. C'est l'inverse qui est plutôt vrai; car là, comme à la langue dont le psoriasis coïncide souvent avec celui des pieds et des mains, la syphilis ne joue souvent que le rôle d'une cause occasionnelle qui excite et met en jeu des dispositions psoriasigènes appartenant à une autre maladie constitutionnelle.

Syphilide papuleuse végétante. — C'est une variété moins commune que les précédentes. Elle est produite par l'hypertrophie dans tous les sens de l'élément générateur qui devient tout à la fois plus large et plus proéminent. La lésion ressemble alors à une framboise (*Frambœsia*). Le mouvement hyperplasique s'empare surtout des papilles, et c'est leur développement extraordinaire qui donne à la tumeur l'aspect mamelonné. Toutes les régions du corps sont loin de présenter la même aptitude à ce genre d'éruption. On l'observe principalement sur celles qui sont pourvues de poils : à la barbe, au cuir chevelu, dans les aisselles, au pourtour des organes génitaux. La surface des papules végétantes se couvre presque toujours de squames et de concrétions grenues et jaunâtres qui résultent de la solidification de ce suintement sébacé si commun dans toutes les éruptions qui englobent des bulbes pilifères. — Chez un de mes malades, trois ou quatre mois après l'accident primitif, une tumeur végétante du volume d'un œuf de pigeon, faisant une saillie de 2 ou 3 centimètres au-dessus des parties voisines, se développa dans la région occipitale du cuir chevelu. La surface était rouge, mamelonnée et recouverte par places de croûtes épaisses et jaunâtres. Sur la lèvre supérieure, au milieu des poils de la moustache, il y avait de chaque côté de la ligne médiane, deux tumeurs semblables. Toutes étaient indolentes; mais ce qui rend ce cas curieux, c'est qu'il existait de grosses papules végétantes aux mains et aux pieds, entre les doigts et les orteils. L'une d'elles, plus volumineuse que les autres, s'était développée sur la plante du pied droit et sa base était en partie circonscrite par une érosion circulaire. — En se réunissant, les papules végétantes constituent des plaques de même nature. J'en ai vu une très large, faisant une saillie de 1 centimètre, qui avait poussé sur la face interne de la cuisse droite. Sa surface, profondément mamelonnée, était entaillée par une érosion qui dessinait un 9 de chiffre. Ces productions verruqueuses ou papillomes syphilitiques sont très rares sur le tronc. Après les parties pourvues de poils, celles qu'ils préfèrent et où leur exubérance devient souvent prodigieuse, ce sont les régions de la peau minces, humides et à moitié muqueuses comme celles qui entourent les orifices. Aussi retrouverons-nous ces lésions quand nous nous occuperons des plaques muqueuses. Si on enlève la calotte granulo-squameuse qui recouvre habituellement les papillomes syphilitiques cutanées, on met à découvert une surface rouge, hérissée de villosités saignantes. Le sommet peut devenir érosif et même ulcéreux. On voit alors la végétation s'affaisser peu à peu et, par le fait de ce processus ulcéro-croûteux, se convertir graduellement en ulcération. J'ai constaté parfois, dans de grosses masses végétantes des sourcils, une fonte nécrobiotique qui les convertissait du jour au lendemain en une vaste ulcération. On aurait cru qu'il s'agissait d'une tumeur gommeuse toute en saillie, qui se ramollissait par évacuation d'un bourbillon central sphacélé. Il y a donc des papillomes cutanés syphilitiques, érosifs, ulcéro-croûteux et ulcéro-gangreneux.

Syphilide papulo-érosive. — Lorsque la desquamation fait tomber toutes les couches cornées de l'épiderme, le corps muqueux est mis à nu et laisse voir par transparence la partie dermo-papillaire de la papule. Si les squames ne se reforment pas immédiatement, une sécrétion séro-sanguinolente suinte à la surface de la saillie dénudée et se concrète sous forme d'une lamelle mince, uniforme, homogène, non stratifiée, qui recouvre le centre de la lésion dont les bords restent épidermiques. Il y a donc là, dans ce nouveau processus, d'abord une érosion qui ne pénètre pas au delà du corps muqueux et puis une croûte ou plutôt une lamelle de concrétion séro-sanguinolente qui ne ressemble pas aux véritables croûtes dans lesquelles le pus entre comme élément principal. Toutes les papules ne sont pas susceptibles à un égal degré de subir cette modification. Elle est rare dans les papules acuminées et hémisphériques, un peu moins dans les lenticulaires, et elle devient commune dans les nummulaires et surtout dans les annulaires. Sur le plateau de ces disques papuleux la croûte d'un brun rouge, tirant sur le noir et semblable comme teinte à celle du prurigo, recouvre exactement tous les points qui ont été dépouillés des couches cornées épidermiques. Quelquefois c'est la surface entière, d'autres fois une partie seulement de la papule qui est croûteuse. Dans les formes annulaires tout le centre, devenu érosif, est occupé par la croûte qui se trouve là comme enchâssée par l'anneau périphérique. La croûte noire séro-sanguinolente adhère assez étroitement aux parties sous-jacentes dans les premières phases de la lésion. Quand on l'arrache, on trouve au-dessous d'elle une surface d'un rouge vif, unie, saillante au-dessus des parties voisines, intacte dans sa forme papuleuse, et piquetée de gouttelettes de sang qui sortent des vaisseaux papillaires. — Plus tard la croûte se détache d'elle-même ou s'enlève facilement, et le sommet de la papule se montre recouvert de quelques couches d'épiderme corné ; puis la saillie s'affaisse, l'épiderme se reforme partout et la lésion se guérit sans aucune perte de substance même de son propre tissu. — Dans une éruption papuleuse généralisée, toutes les papules ne deviennent pas érosives. Leur nombre varie suivant les cas. A la racine des cheveux, sur le front, elles forment une des variétes les plus riches et les plus compromettantes de la *Couronne de Vénus.* Il y en a sur la face au voisinage du nez, au pourtour des lèvres, qui ressemblent à des éraflures en voie de guérison. Elles sont communes sur les épaules et dans le dos ; on en trouve aussi partout ailleurs, au milieu de papules ordinaires de toutes formes et de toutes dimensions. Isolées plutôt que confluentes, il est rare qu'elles forment, du moins en totalité, une plaque cutanée. Celle-ci est surtout squameuse, et ce n'est que partiellement qu'elle s'érode et devient croûteuse. — Il y a des papules qui restent érosives pendant toute leur durée et ne se recouvrent à aucun moment de croûtes séro-sanguinolentes. Leur sécrétion, qui est souvent très abondante, ne se concrète pas. Ce sont les *papules humides* que je vous décrirai plus tard avec les plaques muqueuses dont elles sont une variété. Elles ne se développent que sur les parties de la peau, qui se rapprochent des muqueuses ou qui sont voisines des orifices.

Syphilide papulo-ulcéreuse. — Le processus d'élimination peut aller plus loin que dans la variété précédente, sans attaquer toutefois les parties constituantes de la couche dermo-papillaire. Lorsqu'il dépasse le corps muqueux et qu'il se forme une sécrétion de pus et une véritable croûte purulente, la papule est ulcéreuse. — Nous arrivons ici aux limites extrêmes du type papuleux. Les papules qui subissent ce travail de destruction partielle sont-elles bien des papules ? Ne devrait-on pas plutôt les regarder comme des tubercules ? La ligne de démarcation est difficile à établir, et quelques syphiliographes, pour sortir d'embarras, n'ont trouvé rien de mieux que de créer une variété *papulo-tuberculeuse.* Au point où nous en sommes arrivés, c'est-à-dire à la période la plus reculée de la phase secondaire, il y a souvent imminence de lésions plus graves que la papule des premières périodes de l'intoxication. Le type devient moins fixe dans sa forme, plus indécis dans ses tendances résolutives ; il pénètre plus profondément dans l'épaisseur du derme et subit en effet, dans une mesure qu'il est difficile d'évaluer, la transformation tuberculeuse. Quel critérium avons-nous en pareil cas pour juger qu'une éruption est papuleuse ou tuberculeuse ? Je n'en vois qu'un, mais il vient trop tard pour nous aider dans le diagnostic et le pronostic. Ce criterium après coup, ce sont les traces que laisse la lésion sur le point de la peau qu'elle occupait. S'il y a perte de substance et cicatrice, la lésion était tuberculeuse; s'il n'y a que macule pigmentaire sans cicatrice, la lésion était papuleuse. Il faut ajouter cependant que dans la papule ulcéreuse, il n'y a aucune tendance à l'extension périphérique, ni phagédénisme en surface ou en profondeur, ce qui est fréquent au contraire dans les tubercules [1].

Quoi qu'il en soit, voici quelles sont les principales formes qu'on trouve dans la syphilide papulo-ulcéreuse. La forme linéaire et circinée, qui est en même temps le degré le plus faible de la lésion, s'observe assez fréquemment. C'est un petit fossé circulaire, très étroit et de même largeur partout, qui entoure complètement ou incomplètement la base

1. *Syphilide papulo-croûteuse* ou *tuberculo-papuleuse* ou *papulo-tuberculeuse.*— Ce cas peut donner une idée du caractère mixte que présentent les éruptions papuleuses syphilitiques lorsqu'elles deviennent profondes et que leur processus, résolutif sur quelques papules et ulcéreux sur d'autres, rend leur nature indécise et équivoque au point qu'elles sont tout autant tuberculeuses que papuleuses. — Le malade, d'une bonne santé générale, affirmait n'avoir jamais eu de chancre ni aux parties génitales ni ailleurs. Il lui survint pour la première fois des croûtes dans la tête à la fin de janvier 1882, puis il se fit une éruption large, saillante et croûteuse en avant des oreilles, dans la barbe, sur le front, les lèvres et enfin sur le tronc. Au deuxième mois de sa durée, cette dermatopathie grave était ainsi constituée : sur le front, au-dessus du sourcil droit, monticule d'un rouge chair de jambon, faisant une saillie de 1 centimètre et ayant à sa base 3 centimètres de diamètre. Ses flancs étaient mamelonnés et non squameux. Son sommet était occupé par une croûte épaisse, noirâtre, non stratifiée, très adhérente, qui recouvrait une ulcération superficielle, non taillée à pic, déprimée à son centre, d'un rouge sanguinolent, et sécrétant avec abondance un liquide séro-purulent. — Papules ou néoplasies semblables, mais moins larges et moins ulcéreuses sur les autres points de la face, au nombre de 8 ou 10. Une, très volumineuse et fort dure, ulcéro-croûteuse, occupait le bord libre de la lèvre inférieure et ressemblait tellement à un chancre que je la supposai *à priori* très antérieure aux autres; mais il paraît au contraire qu'elle avait poussé après celles du front et ne s'était accompagnée d'aucune adénopathie péri-maxillaire. — Grosse papule granuleuse creusée d'une rhagade profonde à la commissure labiale gauche. — Sur le tronc, en arrière, larges plaques mamelonnées, peu saillantes, croûteuses à leur centre, et papules plates, très régulières, isolées, nummulaires, dures et s'enfonçant profondément dans le derme. Presque toutes étaient résolutives et ne suppuraient pas; sur quelques-unes, squames peu épaisses. — Cette syphilide papulo-croûteuse ou simplement papuleuse par places était discrète dans le dos, à peu près nulle en avant et sur les membres. C'est à la tête qu'elle était la plus prononcée. — Sur la partie la plus saillante de la fesse gauche elle était décidément tuberculeuse et se montrait là sous la forme d'une néoplasie diffuse, épaisse, de 10 à 15 centimètres de longueur sur 3 ou 4 de largeur, irrégulière dans ses contours et creusée profondément sur un de ses points d'une vaste ulcération à bords taillés à pic, sécrétant en abondance du pus qui ne se concrétait pas. Maux de tête violents depuis le début de l'éruption. Plaques muqueuses très superficielles sur la muqueuse balano-préputiale — ulcération de l'amygdale gauche qu'on aurait pu prendre pour un chancre, mais qui était postérieure, au dire du malade, à la syphilide papulo-tuberculeuse de la peau.

des larges papules. Le liquide qu'il sécrète est séreux, concrescible et forme une croûte d'un brun jaunâtre peu épaisse. Quand on l'enlève, on trouve au-dessous une entaille d'un rouge foncé, suintante, qui paraît assez profonde parce qu'elle est creusée dans des parties tuméfiées, mais qui, par le fait, ne dépasse pas le corps muqueux de Malpighi, et ne va qu'exceptionnellement jusqu'à la couche dermo-papillaire. J'ai vu de ces entailles, non seulement à la base des larges papules, mais aussi sur leur plateau où elles dessinaient des courbes variées. Cette forme circinée décrit parfois de grands arcs de cercle, sur les bourses, par exemple, ou sur la figure. Elle suit exactement dans ses dessins ceux que trace sur la peau la syphilide papuleuse circinée à petites papules dont elle n'est que la transformation ulcéreuse. — Dans la forme arrondie et non plus linéaire, l'ulcération s'empare d'une partie ou même quelquefois de toute la papule; ce n'est là, en somme, qu'un degré très prononcé d'érosion, qui va jusqu'aux papilles et donne naissance à une croûte. Le fait suivant en donnera une idée.

Deux mois environ après un chancre bénin et résolutif, il se fit sur toute la surface du corps une éruption papuleuse, composée d'abord de papules petites et discrètes qui ne tardèrent pas à se multiplier, à s'élargir et qui de sèches finirent par devenir ulcéro-crustacées. Voici quel était l'état du malade, quatre mois après le début du chancre, deux mois après celui de la syphilide: Ce qui domine sur la peau, ce sont des croûtes sèches et épaisses. Quelques-unes sont tombées, et, à leur place, il reste des plaques de 2 ou 3 centimètres carrés, d'un rouge de jambon, dont quelques-unes sont simples, tandis que d'autres résultent de l'agglomération de plusieurs papules plates. L'éruption est surtout croûteuse dans le dos. Les croûtes paraissent indiquer, jusqu'à un certain point, la nature de la lésion qui les a produites, car bien que saillantes, stratifiées et même crustacées, elles ont une teinte grise squameuse. L'extrémité seule est noirâtre. Quelques-unes sont grenues, poreuses, friables comme celles de l'impétigo. Quand on enlève ces croûtes, on trouve au-dessous d'elles une surface humide et d'un rouge sanguinolent, sans ulcération profonde ni perte de substance. Une couche gélatiniforme est même parfois interposée entre la papule et sa calotte crustacée; elle résulte du ramollissement des couches cornées les plus profondes. Tout autour de la croûte stratifiée et conique, règne un bourrelet épidermique qui l'enchâsse. Dans les mains, éruption papuleuse psoriasiforme et squamo-croûteuse au plus haut degré; papules isolées avec un monceau d'épiderme corné au-dessus d'elles, larges plaques confluentes parcheminées et creusées de profondes rhagades suintantes dont les produits concrétés sous forme de croûtes se mêlent aux squames, etc. Presque rien sur la plante des pieds. Phlegmon du plancher buccal et de la région parotidienne. L'état général du malade était assez sérieux. Néanmoins il fut promptement guéri de son éruption papulo-crustacée, qui était confluente dans le dos et sur les membres supérieurs, discrète sur les inférieurs.

Syphilide papulo-vésiculeuse. — Cette variété est une des plus rares. Je n'en ai observé qu'une dizaine de cas. Dans son remarquable Traité des syphilides [1], M. Bassereau, qui fait une classe à part des dermatopathies vésiculeuses, n'a pu en réunir que 12 observations personnelles, tandis qu'il recueillait dans le même temps 153 faits de syphilides érythémateuses et 50 de syphilides papuleuses. Et encore les syphilides vésiculeuses relatées par M. Bassereau sont-elles loin d'être identiques entre elles, puisqu'il en donne quatre variétés qui sont : 1° la syphilide vésiculeuse à forme de varicelle ; 2° la syphilide vésiculeuse eczémateuse ; 3° la syphilide vésiculeuse herpétique ; 4° la syphilide vésiculeuse à base papuleuse. — Faut-il les admettre toutes ? Je ne le pense pas. Mais d'abord j'insiste sur un point essentiel, selon moi, c'est que ces sortes d'éruptions, si variées qu'elles soient dans leurs formes, ont toutes pour élément fondamental une papule. Dans les cas qu'il m'a été permis d'observer, je n'ai pas trouvé une seule exception à ce fait général. Il est aussi vrai et peut-être plus pour les grandes vésicules que pour les petites. Du moment que les vésicules n'ont pas pour base une papule, mais une surface plane, érodée ou ulcérée, elles doivent être rangées dans la catégorie des pustules bénignes. Revenons aux quatre variétés de M. Bassereau. La première et la quatrième n'en font qu'une, les syphilides d'aspect varicelleux sont en effet constituées comme les autres, par une papule ; elles n'en diffèrent que par l'étendue de la vésicule qui, au lieu de recouvrir seulement le sommet de la papule, l'englobe dans sa totalité. Ainsi, première variété : syphilide papulo-vésiculeuse simple, ou ombiliquée et varicelliforme. — La syphilide vésiculeuse eczémateuse existe-t-elle ? L'eczéma ne doit point être rangé au nombre des manifestations de la syphilis. De toutes les formes de dermatopathies, c'est celle pour laquelle la maladie constitutionnelle semble avoir le moins d'affinité. On peut même avancer que jamais il ne faut mettre sur son compte une éruption eczémateuse typique. Mais parfois de larges plaques érythémateuses confluentes, parsemées d'un grand nombre de papulo-vésicules miliaires, peuvent le simuler. Il y a un moment où la surface devient humide et suintante, fort peu, il est vrai, et d'une façon très éphémère ; c'est celui où les petites vésicules se rompent. Au bout de quelques heures, toute la surface devient sèche, grenue, furfuracée. Vous voyez qu'il y a loin de là à la sécrétion si

1. Léon Bassereau, *Traité des affections de la peau symptomatiques de la syphilis.* Paris, 1852.

persistante de l'eczéma. C'est seulement dans ces limites, sous cette forme et avec ces restrictions, que j'admets la syphilide eczématiforme. Elle n'est autre chose qu'une syphilide érythémateuse couverte de papulo-vésicules miliaires, à la surface de laquelle se fait accidentellement une sécrétion séreuse très peu abondante et de courte durée. — La syphilide vésiculeuse herpétique est moins rare que la précédente dont elle ne diffère du reste que par sa tendance presque constante à la disposition circinée. Quelquefois cependant elle forme des groupes irréguliers. Elle est constituée par de petites papulo-vésicules du volume d'un grain de millet, à base d'un rouge foncé, qui se développent lentement et sans causer aucune démangeaison, caractères déjà suffisants pour la distinguer de l'herpès commun dont elle diffère encore par sa rénitence due à sa base papuleuse. Les vésicules herpétiformes ne se rompent qu'au bout de huit ou dix jours; la surface sous-jacente ne reste pas longtemps à nu; elle se couvre aussitôt d'une petite squame d'abord un peu croûteuse, et qui bientôt devient purement épidermique. L'éruption ne diffère pas alors de la syphilide papuleuse ordinaire miliaire, à papules groupées sans ordre ou affectant la disposition linéaire en cercles complets, demi-lune, fer à cheval, 8 de chiffre, etc. Cette maladie a son siège principal sur la face et sur le cou, où elle s'entretient longtemps par des poussées successives, ce qui permet d'observer les différentes périodes de son évolution sur le même sujet. La période vésiculeuse et la période suintante, surtout la dernière, sont toujours très courtes; l'éruption devient très vite papulo-furfuracée[1].

1. Il est très rare qu'une syphilide vésiculeuse reste telle depuis son début jusqu'à sa terminaison. Vers sa période moyenne et même avant, elle change de caractère; on la voit se dessécher, s'exfolier, se couvrir d'une squame, etc. Voici le résumé d'un cas où j'ai pu suivre pas à pas les étapes et les transformations de la papulo-vésicule.

Syphilide d'abord papulo-vésiculeuse, puis papulo-squameuse et enfin papulo-ulcéreuse. — Balano-posthite infectante, et en même temps, chancre du creux poplité; quelques jours après, deux chancres infectants dans la région pubienne. Au bout de trente-cinq jours, maux de tête, inappétence, insomnie, amaigrissement, myalgies et arthralgies qui précédèrent de sept ou huit jours l'invasion d'une syphilide papuleuse confluente. A la deuxième semaine révolue de cette éruption, on constatait les poussées successives qui s'étaient faites depuis le début et celles qui étaient en voie de s'accomplir, et qui, par conséquent, étaient à l'état naissant. Sur ces dernières on pouvait aisément suivre l'évolution et les métamorphoses de l'élément générateur. 1er *degré :* aréole rouge avec point blanc au milieu, produit par un soulèvement de l'épiderme; en l'enlevant, il s'écoulait un peu de liquide séreux et le derme mis à nu formait un soulèvement papuleux. — 2e *degré :* les deux parties constituantes de la lésion, c'est-à-dire la saillie et la vésicule étaient agrandies; le centre de la vésicule paraissait ombiliqué, mais c'était une fausse ombilication qui résultait de l'épaississement et de la couleur plus foncée de l'épiderme en ce point. La cavité vésiculaire était plus spacieuse; elle contenait peu de sérosité; sa

Ainsi dans la variété papulo-vésiculeuse, il faut admettre : 1° la *forme papulo-vésiculeuse typique* qui n'est autre chose qu'une éruption habituellement discrète et disséminée de papules surmontées ou entièrement recouvertes d'une vésicule dont le trait caractéristique est de se dessécher très vite et de se convertir en squame, soit qu'elle s'ouvre, soit qu'elle se résorbe ; 2° *une forme eczémateuse* problématique ; 3° une *forme herpétique* à tendance circinée. — A ces formes j'en ajouterai deux autres, quoique je sois cependant fort peu enclin aux divisions et subdivisions multipliées. — Ce sont : 4° la *forme impétigineuse* et la *forme acnéique*. Dans les régions pourvues de poils, j'ai vu fréquemment des papules à large base se couvrir sur toute leur surface d'une énorme vésicule, d'une sorte de bulle éphémère qui se concrétait en une croûte jaunâtre, poreuse, friable et grenue. Est-ce là de l'impétigo pur ? Non, car il y a toujours en pareil cas, comme élément fondamental et générateur, une papule ; seulement cette papule au lieu d'être petite et acuminée ainsi que dans les formes précédentes, s'étale, ce qui fait que sa vésicule est, elle aussi, large, aplatie, impétigineuse. J'ai observé sur le corps de larges papules qui se recouvraient d'une couche épidermique épaisse, flasque, comme macérée, semblable à une vésicule vidée, ce qui leur donnait pendant quelques jours un aspect *gélatiniforme*. Ce fait est très rare.

Quant à l'*acné syphilitique*, n'est-il pas plutôt une papule qu'une pustule, par suite de la composition et de l'évolution de son bouton ? Il a la même forme, la même couleur et le même volume que la papule miliaire ou granuleuse. A son sommet se montre un soulèvement très léger de l'épiderme par un liquide en petite quantité,

partie inférieure était formée par une papule rouge, lisse, humide et un peu glutineuse. — 3e *degré* : l'élargissement du faux ombilic ou squame centrale de la poche vésiculeuse qui s'épaississait en même temps, prenait le caractère squamo-crustacé et recouvrait peu à peu toute la lésion, de telle sorte que la zone constituée par l'épiderme soulevé se rétrécissait de plus en plus et finissait par constituer un bourrelet puis un liseré sec et détaché autour de la croûte centrale. Au-dessous de la croûte, saillie arrondie, non ulcérée, recouverte d'une sécrétion jaune, visqueuse, gélatiniforme et comme pseudo-membraneuse. C'était elle dont les couches superficielles se desséchaient peu à peu pour alimenter la croûte. — 4e *degré* : la croûte était plus étalée, et devenait d'un noir de sang desséché. Au-dessous, surface dermo-papillaire sanguinolente affaissée, presque plane et même un peu déprimée. C'était le commencement de la syphilide papulo-ulcéreuse. L'ulcération ne se faisait qu'aux dépens de la néoplasie papuleuse et la guérison eut lieu sans cicatrice. Il en fut ainsi du moins pour la première poussée. Mais peut-être cette syphilide papuleuse sévère était-elle l'avant-coureur d'autres plus graves et ulcéreuses. Ecthyma de la barbe et du cuir chevelu, plaques muqueuses de l'isthme, etc., etc. Guérison très rapide.

qui devient rapidement trouble et puriforme. La durée de la pustule est éphémère ; à sa place se forme bientôt une petite croûte, puis une squame. La papule s'affaisse peu à peu et ne laisse qu'une macule grise ou ecchymotique sans cicatrice. L'éruption acnéique se fait par poussées successives sur les épaules, sur le tronc, sur la face, sur les cuisses où les pustules sont parfois confluentes. Ailleurs, elle est discrète. Comme la pustule se transforme vite en squame, il y a dans une même éruption pour le moins autant de papules pleines que de papules surmontées d'une pustule et véritablement acnéiformes. C'est donc de plein droit que l'acné syphilitique rentre dans la classe des affections papuleuses.

V

Processus. — Dans les syphilides papuleuses généralisées qui surviennent comme première manifestation cutanée de l'empoisonnement, la marche, la durée et la terminaison présentent une régularité semblable à celle des exanthèmes érythémateux. On peut y distinguer les trois périodes d'augment, d'état et de déclin. Plus tard l'évolution devient moins fixe et par conséquent moins susceptible d'être calculée. Ce qu'on remarque en elle dans toutes les variétés et à toutes les époques de la diathèse, c'est sa longue durée. Si légère que soit une syphilide papuleuse, vous devez compter que sa disparition spontanée demandera au moins six semaines. Deux mois et demi, trois mois sont le terme des éruptions de moyenne intensité. J'en ai vu beaucoup qui se prolongeaient au delà du quatrième et du sixième mois, quand elles n'avaient pas été traitées. Il y a, du reste, à cet égard, de grandes différences qui tiennent soit à l'individu, soit à la forme de la dermatopathie. — Les variétés squameuses sont les plus longues et aussi les plus rebelles. Une garantie de durée relativement courte, c'est la simultanéité dans l'apparition de toutes les papules qui constituent une même poussée. Cette simultanéité est exceptionnelle; on ne la trouve que dans les syphilides papuleuses miliaires les plus précoces, qui ont l'allure d'un exanthème subaigu. Le mode successif dans l'éruption papuleuse est, au contraire, la règle. Une même poussée se compose donc presque toujours d'un plus ou moins grand nombre d'éléments papuleux qui n'ont ni le même âge, ni souvent la même forme et dont l'évolution individuelle présente des écarts considérables. C'est là une des causes qui rendent le processus général de cette syphilodermie plus complexe et plus difficile à fixer que celui des syphilides érythémateuses. — Une autre cause qui contribue encore à augmenter notre incertitude sur ce point, c'est la fréquence des récidives. Elles ont lieu souvent, malgré la médication hydrargyrique et pendant qu'on l'administre. Vous en avez un exemple dans ce malade qui, arrivé au quatrième mois de la syphilis, présentait sur la figure, autour des lèvres et du nez, sur le menton et dans la barbe, ces petits rubans papuleux dont les courbes intersectées formaient des dessins polycycliques si curieux. Au bout d'un mois, nous étions parvenus à le guérir et à le rendre présentable. Il se hâta de nous quitter. Mais quinze jours après il dut rentrer pour une éruption de même nature beaucoup plus étendue, puisque les rubans papuleux circinés couvrent maintenant toute la face interne des extrémités supérieures depuis le poignet jusqu'aux épaules. On en trouve aussi dans le dos, sur le cou, sur les cuisses, etc. Les récidives sont donc la règle. Elles sont plus à craindre dans les éruptions tardives que dans les éruptions précoces, dans celles qui se circonscrivent que dans celles qui sont généralisées dès leur invasion. En un mot, plus une syphilodermie papuleuse se rapprochera par son mode éruptif et par le processus propre à chacun de ses éléments des syphilodermies ulcéreuses et tuberculeuses de la phase tertiaire, plus l'imminence des récidives sera grande; plus longue par conséquent et moins calculable deviendra son évolution générale. Il faut tenir compte aussi de l'action du traitement, car il abrège beaucoup la durée de l'affection; il ne réussit pas toujours cependant aussi vite qu'on aurait lieu de le croire. Il y a à cet égard de grandes différences individuelles. Quand il reste à peu près inerte, il faut le changer. On obtient quelquefois par là de bons résultats. Mais certaines syphilides papuleuses très tenaces ne veulent s'affaisser et disparaître qu'à leur heure, et si à ce moment on donne des spécifiques, on leur attribuera le mérite d'une guérison spontanée dont ils n'ont le droit de revendiquer qu'une bien faible part.

VI

Coïncidences pathologiques. — Il y en a toujours un grand nombre. Citons d'abord les éruptions spécifiques qui, dans l'évolution générale, précèdent et suivent la syphilodermie papuleuse : les érythèmes, d'une part; les tubercules, de l'autre. Par sa fréquence, l'iritis occupe une place exceptionnelle dans ces coïncidences. Il est incontestable que, sans être fatale comme on l'a prétendu, lorsque la peau se couvre de papules, il y a plus à craindre qu'elle survienne dans ce type éruptif que dans les autres. Notez aussi les troubles constitutionnels généraux dans les syphilides papuleuses précoces, les plaques muqueuses, le sarcocèle, les périostoses résolutives, les suffusions néoplasiques sous-cutanées et enfin, mais plus rarement, les déterminations sur le névraxe ou sur d'autres viscères. J'en ai vu et relaté des exemples. Un malade atteint de syphilide squameuse en plaque, que j'ai soigné longtemps dans mes salles, fut atteint d'arthropathies subaiguës, puis d'une affection spécifique du foie avec jaunisse, qui fut très grave.

VII

Anatomie pathologique. — Toutes les papules résultent d'un processus inflammatoire chronique, dont le foyer le plus actif est situé dans la couche papillaire du derme. Ce processus subit une régression qui n'est pas destructive dans le chorion; mais il produit dans les diverses couches de l'épiderme ou de l'épithélium des altérations qui aboutissent à son hypersécrétion, à sa desquamation, à sa séparation des couches papillaires, à la formation de vésicules, de pustules superficielles, à sa chute, sous forme de squames et même de croûtes, à la dénudation du derme papillaire, etc. C'est le retentissement de l'inflammation dermo-papillaire sur l'épiderme et l'épithélium, au-dessus de la lésion, qui imprime aux papules des différences quelquefois si tranchées dans leur physionomie. De là les noms de papulo-squames, papulo-vésicules, papulo-pustules, etc. — Le processus inflammatoire est, d'ordinaire, directement en rapport, comme intensité et comme profondeur, avec les dimensions des papules. Aussi, quoique fondamentalement le même dans toutes, il est plus complexe dans les grandes que dans les petites. Les altérations de l'épiderme et de l'épithélium sont aussi en raison directe des dimensions qu'acquièrent les papules. Étudions maintenant leur histologie pathologique.

I. — Je commencerai par vous décrire celle des petites papules. — La petite tumeur cutanée est formée, dans cette variété, par l'épaississement des couches épidermiques et du réseau papillaire. Presque toujours, surtout à la période d'état et de déclin, l'épiderme corné se desquame dans ses couches superficielles au sommet de la papule, et, comme il persiste à sa base, il y forme une collerette ou un liseré mince. Les sections minces faites suivant l'axe de ces papules et étudiées à divers grossissements ont montré les lésions suivantes :

Dans le derme : 1° Augmentation de volume des papilles dermiques dont les vaisseaux sont dilatés et gorgés de sang, ainsi que ceux qui entourent les glandes sudoripares. — 2° Cellules lymphatiques épanchées autour des vaisseaux capillaires hyperhémiés; intégrité du tissu conjonctif des papilles. — 3° Même infiltration de cellules lymphatiques plus profondément, autour des vaisseaux du derme, mais seulement dans les fibres du tissu conjonctif qui les entoure. Partout ailleurs, disposition et entre-croisement normaux des faisceaux de fibres du tissu conjonctif, qui ne sont nullement altérés. — 4° Intégrité des cellules plates du tissu conjonctif. Dans cette variété de dermite papuleuse, il n'existe donc du côté du derme qu'une inflammation peu intense. Quoique cette inflammation ait son principal foyer dans les papilles, elle pénètre au-dessous d'elles plus profondément, jusqu'aux glandes sudoripares et au tissu cellulo-adipeux sous-cutané. — L'hyperhémie vasculaire est accompagnée d'une diapédèse ou transsudation de globules blancs à travers les parois des capillaires; la migration de ces globules est pour ainsi dire nulle, puisqu'elle reste circonscrite autour des vaisseaux sanguins. Enfin, le tissu conjonctif n'est pas dissocié et ses cellules restent indemnes.

Dans l'épiderme : 1° Augmentation d'épaisseur peu prononcée dans le corps muqueux de Malpighi et dans la couche cornée. — 2° Au point le plus culminant de la papule, absence des couches les plus superficielles de l'épiderme corné qui se sont desquamées, et à sa base, cercle épidermique, à arête saillante formant le liseré de Biett.

Telles sont les lésions de la papule dans son plus grand état de simplicité. Vous voyez qu'elles consistent surtout en un mouvement vasculaire hyperhémique des papilles. Aussi, leur couleur rosée ou rouge foncé disparaît-elle, en général, sous la pression du doigt. Quelquefois elle persiste et on observe une couleur jaune ou ecchymotique. Ce phénomène est dû, comme dans la roséole, à ce qu'il y a eu diapédèse de quelques globules rouges. Leur matière colorante imbibe les papilles, puis pénètre, sous forme de pigment, dans les cellules du corps de Malpighi qui ne l'élimine que peu à peu et à la longue sous forme de macules. C'est à la transsudation extra-vasculaire des globules rouges qu'il faut attribuer la coloration spéciale jaune cuivre ou chair de jambon, puis brune et pigmentée, que présentent beaucoup de syphilides papuleuses. Il arrive souvent, surtout dans les papules qui occupent des régions abondamment pourvues de poils, que le processus inflammatoire envahit les follicules pileux et les glandes sébacées. Ce n'est là qu'un phénomène accessoire auquel on attribuait autrefois un rôle trop considérable. Les cellules épidermiques de la gaine des poils, les cellules épithéliales des glandes sudoripares, le tissu conjonctif et les vaisseaux qui entourent ces organes sont modifiés comme les cellules du corps muqueux, les vaisseaux et le tissu conjonctif des papules et du derme. La lésion fondamentale existe toujours dans le tissu dermo-papillaire et y a son point de départ.

II. — Lorsque les papules, au lieu d'être petites et coniques, sont larges, plates, discoïdes, nummulaires, elles constituent une deuxième variété de syphilides papuleuses, à laquelle on a donné les noms de syphilide papuleuse plate, syphilide papulo-squameuse, syphilide papulo-tuberculeuse, etc. C'est elle qui comprend la lésion décrite par Bazin sous le nom de *plaques cutanées*. Si l'on ne s'en tient qu'aux apparences de la lésion, tous ces termes s'expliquent et se justifient; mais nous allons voir que les principales circonstances accessoires qui servent de base aux dénominations se rattachent à l'évolution d'une papule semblable, en tout ce qu'elle a d'essentiel, à la papule conique et qui n'en diffère que par l'étendue et la profondeur de la lésion, ainsi que par une migration plus abondante et plus lointaine des cellules embryonnaires et par des altérations plus avancées des couches épidermiques. Les papules plates ou discoïdes, larges comme une pièce de 50 centimes, de un franc et même de deux francs, ont un contour régulièrement circulaire, et elles forment à la surface de la peau une saillie arrondie à courbure d'un large rayon. Sur une coupe perpendiculaire à leur surface, lorsqu'elles sont en plein développement, on constate les lésions suivantes :

Dans le derme : 1° Les papules sont considérablement augmentées de volume; elles peuvent même s'hypertrophier dans des proportions telles que la lésion devient végétante. Nous parlerons plus tard de cette variété. Bornons-nous à nous occuper de la tuméfaction papulaire dans les cas ordinaires. Elle résulte de deux causes: de l'hypérémie vasculaire et de la dilatation des capillaires; de l'inondation de cellules rondes ou lymphatiques qui s'est faite dans leur tissu conjonctif. Les fibrilles de ce tissu sont, en effet, dissociées par les éléments cellulaires qui, au lieu de rester cantonnés autour des vaisseaux, se sont répandus partout. — 2° Toute la portion du derme et de son tissu cellulo-adipeux située au-dessous des papules enflammées subit le processus de la même façon et presque dans une égale mesure. Il y a donc là migration diffuse et abondante des cellules embryonnaires dans les mailles du tissu conjonctif dermique, dont les faisceaux sont séparés par des rangées des cellules rondes. Plus profondément, mêmes rangées de cellules lymphatiques autour des vésicules adipeuses, dont quelques-unes perdent leur graisse et deviennent des îlots de cellules inflammatoires. — Un autre fait pathologique se produit, qui n'existe pas dans les petites papules : les cellules plates du tissu conjonctif s'enflamment, elles aussi, et se tuméfient[1].

1. Dans un cas de *Syphilodermie papulo-tuberculeuse nummulaire, confluente, compliquée d'iritis et d'engorgement épididymaire spécifique bilatéral*, etc., un de nos savants confrères d'Italie, M. Tommaso de Amicis, directeur et professeur de la clinique dermo-syphilopathique de Naples, put faire l'examen histologique d'une papule plate hypertrophique excisée sur la face interne du bras gauche. Voici quelques particularités intéressantes de sa structure : l'infiltration embryonnaire n'était pas uniformément distribuée dans le corps papillaire, ni dans le derme ; elle était constituée par des agglomérations distinctes dans chacune desquelles ces éléments embryonnaires étaient plus ou moins pressés. Au milieu ou à la périphérie de ces lobules separés par des faisceaux de tissu conjonctif, on voyait une ou plusieurs *cellules géantes*, à contour net et précis ; elles étaient polynucléaires et quelques-unes contenaient de 20 à 30 noyaux et même plus dans leur intérieur. Cette disposition, fait remarquer l'éminent professeur, ne se rencontre pas dans la syphilodermie papuleuse ordinaire. Quelle signification faut-il attribuer à la présence des cellules géantes ? Faut-il croire à l'existence d'une affection tuberculeuse de la peau qui se serait produite en même temps que la lésion syphilitique ? MM. Bizzozero, Köster, Griffini, Brodowski, Colomiatti, Baumgarten, Browicz, De Luca ont mis hors de doute l'existence des cellules géantes dans les ulcérations tardives de la syphilose cutanée, dans les altérations, syphilitiques des parenchymes : orchite, hépatite gommeuses, gommes des poumons, méningite syphilitique. — Les avis sont partagés sur l'interprétation qu'il faut donner à la présence des cellules géantes. Les uns croient qu'elle est l'indice de la tuberculose ; d'autres, au contraire, lui refusent cette attribution exclusive et pensent que, quelle que soit la ressemblance qui existe entre le processus du virus tuberculeux et le processus du virus syphilitique, il ne suffit pas de trouver des cellules géantes dans une néoformation pour affirmer qu'elle est tuberculeuse. Telle est l'opinion du professeur Tommaso de Amicis. D'ailleurs des recherches récentes qui, il est vrai, n'ont pas encore dit leur dernier mot, prouvent que les cellules géantes sont un produit inflammatoire non spécifique, mais générique, qui naît dans des conditions très diverses, et qui n'a aucune valeur propre au point de vue de la détermination d'une

Dans l'épiderme : Toutes les couches de l'épiderme présentent un épaississement considérable, et voici quelles sont les lésions qu'on observe dans chacune d'elles. Procédons, pour les étudier, de dedans en dehors : 1° Corps muqueux de Malpighi : On le voit envoyer, entre les papules tuméfiées, des prolongements plus épais, plus allongés qu'à l'état normal, et qui résultent d'une prolifération cellulaire en rapport avec l'étendue et la profondeur de l'intervalle que les papilles laissent entre elles. Dans les cellules crénelées du corps muqueux, on constate par places l'état cavitaire, c'est-à-dire de larges cellules ou des espaces formés par la réunion de plusieurs cellules, contenant des noyaux qui se divisent, des granulations graisseuses et des éléments embryonnaires. — 2° *Couche granuleuse.* Le même état cavitaire s'observe au milieu des cellules de la couche granuleuse. — 3° *Épiderme corné :* Son épaisseur augmente dans des proportions énormes. La partie superficielle formée de squames cohérentes se détache facilement des couches sous-jacentes, auxquelles elle ne reste unie que par les prolongements épidermiques qui s'enfoncent dans la gaine du poil et dans les conduits secréteurs des glandes sébacées et des glandes sudoripares. Tant que cette partie hypertrophiée et squameuse de l'épiderme corné ne tombe pas, la lésion mérite le nom de *papulo-squameuse*. Pendant tout leur processus, les papules peuvent rester recouvertes de ces couches épaisses et superposées d'épiderme corné qu'on appelle des squames; mais lorsque les squames tombent, ce qui arrive dans un grand nombre de syphilides à larges papules, la surface de la petite tumeur change d'aspect : de rugueuse elle devient lisse, unie et s'entoure d'un bourrelet épidermique. On dit alors qu'elle est érosive; pourtant les papules, remarquez-le bien, je vous prie, sont encore loin d'être dépouillées de toutes leurs couches épidermiques protectrices, puisqu'il reste encore au-dessus d'elles le corps muqueux de Malpighi, la couche granuleuse et même une portion, faible il est vrai, des couches les plus profondes de l'épiderme corné. Comme ces couches sont transparentes, on voit au-dessous d'elles les papules gorgées de sang, et on pourrait croire qu'il y a érosion ou ulcération. Il n'en est rien, et la preuve, c'est que la guérison se fait sans qu'il y ait eu perte de substance, et il ne se produit pas de cicatrice, parce que le corps dermo-papillaire n'a pas été désorganisé, ni détruit, même partiellement. — Le corps papillaire adhère donc solidement à son corps muqueux et ne s'en sépare pas. Néanmoins, on voit sur certaines préparations des fentes, des vides, çà et là, entre le sommet de quelques papilles et la gaine que leur forme le corps muqueux. Mais la dissociation reste partielle et limitée. Ces petits espaces sont remplis de sérosité contenant une grande quantité de globules rouges et blancs. — Il y a donc, là aussi, comme dans les petites papules et les taches roséoliques, même à un plus haut degré, une diapédèse des globules rouges, sous forme d'infiltration, et des foyers hémorrhagiques. C'est à l'extravasation de l'élément globulaire rouge du sang qu'il faut rapporter la couleur spécifique rouge sombre de ces éruptions et les teintes successives qu'elles prennent à mesure qu'elles guérissent, teintes qui vont de la nuance ecchymotique à la coloration pigmentaire.

Nous venons d'étudier les lésions élémentaires des papules dans l'évolution

maladie. Tout au plus indique-t-il un certain mode de morbiformation momentanément exubérante dans le tissu connectif, etc., etc. (*La cellula gigante ed i prodotti sifilitici*, pel professore Tommaso de Amicis. Napoli, 1882.)

de leurs diverses formes, et nous pouvons nous rendre compte du mode pathogénique d'après lequel se produit la syphilide qu'on a désignée sous le nom de lichénoïde, conique, papulo-squameuse et papulo-érosive.

La syphilide papulo-tuberculeuse de Villan n'est autre chose qu'une syphilide papuleuse plate, à larges papules dans lesquelles il y a congestion, et où l'infiltration embryonnaire des couches profondes du derme et de la couche cellulo-graisseuse sous-cutanée est plus accusée et plus étendue en tout sens que dans les autres variétés de syphilides papuleuses. Elle n'en conserve pas moins son caractère résolutif.

Occupons-nous maintenant de la *papulo-vésicule* et de la *vésicule* d'origine syphilitique. Je vous ai dit qu'il fallait faire entrer ces lésions dans la classe des papules; elles ne sont, en effet, qu'une déviation du processus habituel de l'élément papuleux générateur. La vésicule est constituée par un soulèvement de la couche la plus superficielle de l'épiderme, résultant de l'épanchement en ce point d'un liquide d'abord citrin qui devient par la suite louche et puriforme lorsque les cellules lymphatiques s'y jettent en abondance ou y prolifèrent. A un moment donné, et dans la plupart des cas, cette vésicule crève; son liquide se solidifie et, s'unissant aux débris épidermiques de la petite poche, forme des squames qui tombent et se reforment jusqu'à ce que les parties sous-jacentes soient revenues à leur état normal. — Ces couches sous-jacentes sont formées par un soulèvement papuleux du derme qui présente les mêmes lésions et la même évolution que la papule typique. C'est de lui que, par diapédèse ou migration, filtre le liquide à cellules embryonnaires qui vient s'accumuler au-dessus du corps de Malpighi, dans les cellules et les cavités épithéliales de la couche cornée et de la couche granuleuse. Lorsque le processus atteint un haut degré d'intensité et gagne en largeur comme en profondeur, la vésicule augmente de volume et devient une vésico-pustule. Le corps muqueux de Malpighi est alors envahi dans sa presque totalité par l'infiltration des cellules de pus. Sa chute partielle ou même sa désintégration totale n'entraînent pas de perte de substance ni de cicatrice apparente. Ce fait n'a lieu que si les papules ont été détruites par la suppuration. Mais la lésion n'est plus alors une papulo-vésicule, c'est un ecthyma superficiel. Vous voyez par quelles transitions insensibles une lésion peut passer d'un type à un autre, de papuleuse par exemple, devenir, en subissant l'état vésiculeux, une véritable syphilide pustulo-ulcéreuse. Ces métamorphoses ne prouvent-elles pas que nos classifications n'ont rien d'absolu? La nature ne les respecte point. Aussi les tendances de tel ou tel processus dans les éléments générateurs sont-elles infiniment plus utiles à étudier, au point de vue clinique, que les configurations souvent éphémères des dermatopathies[1].

VIII

Diagnostic et Pronostic. — Quoique le diagnostic de la sypbilide papuleuse soit en général facile, il sera prudent de ne pas le fonder

1. J'engage ceux qui voudraient étudier d'une manière approfondie l'histologie des lésions syphilitiques à lire l'excellent ouvrage du professeur Cornil: *Leçons sur la syphilis*, 1879, où l'anatomie pathologique est remarquablement traitée.

trop exclusivement sur les seuls caractères objectifs de la lésion. Sans doute ils fournissent des notions solides et précieuses dans la plupart des cas, surtout dans ceux où leur spécificité morphologique atteint sa plus haute expression ; mais il leur arrive aussi quelquefois de perdre presque toute leur valeur diagnostique par suite de leur ressemblance avec les éruptions d'ordre commun qu'ils simulent à s'y méprendre. En pareil cas, les coïncidences spécifiques, la topographie, les antécédents, etc., sont d'un grand secours. Telle ou telle circonstance, minime au premier abord, peut devenir plus significative que la lésion prédominante. Il ne faut donc pas se borner à l'étude de la seule manifestation cutanée. Les autres, qui font rarement défaut pendant toute la durée de la syphilodermie papuleuse, doivent aussi être recherchées et examinées avec soin, d'abord parce qu'elles aident à apprécier la maladie dans son ensemble, et puis parce qu'elles préviennent et empêchent des jugements erronés. Ce n'est parfois qu'en dehors de l'éruption qu'on trouve les éléments du diagnostic.

Comme la variété papuleuse miliaire ou lichénoïde est ordinairement très précoce, on constate encore sur les organes génitaux ou ailleurs l'existence de l'accident primitif, du moins sous cette forme d'induration globuleuse ou parcheminée qui persiste longtemps après sa guérison. Les adénopathies spécifiques des aines et de la région cervicale, les croûtes dans les cheveux, les plaques muqueuses de la bouche et de l'isthme coexistent avec la lésion cutanée et révèlent son origine. Du reste son diagnostic présente rarement de grandes difficultés. On ne pourrait confondre cette éruption qu'avec certaines formes de *psoriasis ponctué* ou avec le *lichen ruber plan*. Dans le psoriasis les papules sont recouvertes d'écailles abondantes imbriquées et argentées. Dans le lichen ruber plan les papules sont plus plates, moins uniformes, plus ombiliquées et plus disposées à perdre par leur confluence leur caractère originel[1].

1. Le *lichen ruber* est une maladie de la peau qu'Hébra, le premier, a reconnue comme affection particulière. Elle présente deux formes : le *lichen ruber acuminé* et le *lichen ruber plan*. Le premier est caractérisé par des papules disséminées, très dures, de la grosseur d'un grain de millet, rouges, coniques, ayant à leur sommet une petite squame épidermique épaisse. Dans l'espace de trois à quatre mois, toute la surface cutanée est recouverte de papules toujours de plus en plus confluentes qui forment des plaques diffuses sur lesquelles la peau épaissie d'une manière uniforme est rouge, squameuse, fendillée, traversée par des sillons profonds, et paraît sèche et semblable à un eczéma squameux ancien. Cette dermatopathie peut, en une ou plusieurs années, se généraliser. Dans le lichen ruber généralisé, la peau est rouge de la tête aux pieds, épaissie, creusée de plis nombreux, squameuse, privée de poils, etc. L'affection est alors des plus graves et entraîne la mort. Sous cette forme elle est fort rare à Paris. — On ne

Les variétés psoriasiformes de la syphilide papuleuse présentent quelquefois une ressemblance décevante avec le psoriasis commun. Voici quelques-uns de leurs caractères distinctifs. Dans la syphilide papulo-squameuse, les squames n'existent jamais à la fois sur toute l'éruption comme cela a lieu dans le psoriasis vulgaire. Ce fait tient à ce que les squames syphilitiques sont plus caduques, moins aptes à se reproduire que celles du psoriasis, et laissent à nu tôt ou tard la surface qu'elles recouvraient. Or, la papule ainsi dépouillée présente une forme et surtout une coloration très caractéristiques. Outre qu'elle est caduque, la squame syphilitique ne recouvre qu'une partie de la papule; elle est mince, superficielle, grisâtre. Celle du psoriasis recouvre, au contraire, complètement toute la surface de la lésion; elle est épaisse, large, formée de feuillets imbriqués qui constituent une carapace épidermique blanche, nacrée, argentée. Les parties sous-jacentes n'offrent pas moins de différences, la plupart du temps, dans les deux affections. Ainsi, la coloration de la saillie est d'un rouge moins sombre dans le psoriasis que dans la syphilis, la peau y est plus épaisse et présente (sauf dans la forme ponctuée) des nappes plus étendues qui ont moins de tendance que dans la syphilis à la configuration cerclée. — Ajoutez à ces signes que les localisations du psoriasis sont caractéristiques, qu'il envahit surtout les coudes et les genoux du côté de

pourrait la confondre avec le lichen syphilitique que tout à fait à son début. — Dans le lichen ruber plan, les papules, petites, plates, non squameuses, d'un brillant particulier analogue à celui de la cire, ombiliquées, ont dès l'invasion une tendance à se réunir par groupes et à former des plaques. Ces papules sont extrêmement petites au début, à peine grosses comme un grain de millet. Elles se disposent de très bonne heure en rangées linéaires ou en lignes circulaires sur le tronc. Plus tard, elles se serrent les unes contre les autres comme une mosaïque. « En même temps les papules les plus anciennes, situées au centre, s'affaissent et prennent une couleur brun foncé, pendant qu'il se produit à la périphérie une nouvelle couronne de papules plates, brillantes comme de la cire, ombiliquées, qui arrivent à constituer des plaques de la grandeur d'une lentille, d'un centime ou d'une pièce de cinq francs en argent, offrant l'aspect tout particulier d'une pierre sombre entourée de perles. (*Kaposi.*) » — La marche et la durée de la maladie sont essentiellement chroniques. Le lichen ruber plan reste quelquefois pendant un ou deux ans limité à certaines parties du corps. Il n'a qu'un retentissement modéré sur la santé générale; il est fort peu squameux, excepté lorsqu'il est très ancien. Il s'accompagne d'un prurit parfois modéré, mais qui peut devenir aussi très intense. — Dans le lichen ruber, surtout dans l'acuminé, il ne se produit pas de régression spontanée, etc. (Voyez *les Leçons sur les maladies de la peau de Maurice Kaposi, traduites et annotées par Ernest Besnier et Adrien Doyon*, tome Ier, p. 528-539.)

D'après cette description très sommaire on voit qu'il existe des différences profondes, à tous les points de vue, entre la syphilide lichénoïde et le lichen ruber. C'est au début seulement que les deux affections pourraient être confondues; mais, outre leurs caractères respectifs, n'a-t-on pas pour se guider les coïncidences pathologiques et les différences du processus, etc., etc. ?

l'extension, qu'il a une durée beaucoup plus longue, un processus plus chronique que la syphilide papulo-squameuse, que le mercure n'exerce sur lui aucune action curative, qu'il est précédé ou accompagné d'accidents arthritiques ou dartreux, et ne présente point ce cortège de manifestations syphilitiques variées, qui ne manque presque jamais dans la syphilide papulo-squameuse, surtout lorsqu'elle est précoce.

Si par un concours de circonstances qui se rencontre bien rarement, on ne trouvait pas dans les signes différentiels des deux affections une base assez large ou assez ferme de diagnostic, on pourrait recourir à l'anatomie pathologique de la lésion. Vous savez que les squames minces et grisâtres de la papule syphilitique psoriasiforme recouvrent toujours une saillie néoplasique plus ou moins proéminente, sèche et d'une couleur chair de jambon ; on la retrouve au-dessous d'elles par le grattage, quand elle n'est pas mise à nu par la desquamation spontanée. Dans le psoriasis commun, quand on enlève la squame blanche et crayeuse avec l'ongle, ce qui est très facile, on aperçoit sur une base rouge de nombreux points saignants qui correspondent aux petits vaisseaux des papilles gonflés par l'hyperhémie. Les formes si variables de la maladie dérivent de petites élevures congestives d'un rouge brun très minimes, qui, dès leur apparition, sont recouvertes d'une squame. — Une semblable structure est exceptionnelle dans la papule squameuse ; la surface saignante s'y observe quelquefois, mais c'est dans les papules érosives recouvertes d'une croûte brune de sang coagulé, et la lésion est alors si pathognomonique qu'elle ne pourrait être confondue ni avec le psoriasis, ni avec aucune autre affection cutanée.

La topographie peut fournir des notions utiles ; il ne faudrait cependant pas avoir en elle une confiance exagérée. Les dermatologistes s'accordent à dire que les genoux et les coudes dans le sens de l'extension, le cuir chevelu et le sacrum, puis la face, le tronc et les membres sont, par ordre de fréquence, les points d'élection pour les efflorescences psoriasiques vraies, et que, *seules, la paume des mains et la plante des pieds* restent régulièrement indemnes de psoriasis ou n'en sont atteintes que très exceptionnellement, même lorsque l'affection est généralisée. Dans la syphilis, au contraire, ces régions, vous le savez, sont très fréquemment envahies par la variété squameuse de la papulodermie. Cette opposition entre le psoriasis et les syphilides comme localisation palmoplantaire est-elle aussi absolue qu'on le croit généralement ?

Outre que quelques observateurs ont vu du psoriasis accumulé sur le dos des doigts et même aux surfaces palmaire et plantaire, alors qu'il était discret ailleurs ou qu'il n'y en avait pas, il est incontestable que des affections cutanées psoriasiformes, indépendantes de la syphilis comme émanation directe, quoique peut-être provoquées par elle, se produisent à la paume des mains et à la plante des pieds, non seulement pendant la période secondaire, mais aussi beaucoup plus tard dans la phase tertiaire. Je vous ai fait pressentir déjà que c'était là une des questions de diagnostic les plus embarrassantes. On n'est pas d'accord sur l'élément générateur dans l'affection psoriasiforme des mains autre que celle de cause syphilitique. Elle est, en effet, fort complexe et tient plus de l'eczéma que du psoriasis. Quant à sa cause constitutionnelle, je me range à l'opinion de Bazin, qui la place dans l'arthritisme. Enfin je lui ai trouvé une affinité singulière avec le psoriasis de la langue. C'est une coïncidence dont je pourrais vous citer de nombreux exemples. Plusieurs auteurs nient cependant que le psoriasis vrai se complique de psoriasis buccal. Eh bien, si ce n'est pas le psoriasis typique, soit des mains, soit d'autres parties du corps qui coexiste souvent avec celui de la langue, c'est du moins une affection cutanée qui présente avec lui la plus grande analogie. Quoi qu'il en soit, il importerait beaucoup au point de vue pratique de pouvoir distinguer sûrement les affections squameuses des mains et des pieds qui sont syphilitiques, de celles qui ne le sont pas. Que ces dernières proviennent de l'eczéma, de l'herpès, du psoriasis vrai, ou qu'elles soient, comme le veut Bazin, un mélange de psoriasis, de pityriasis et d'eczéma, voici quelques traits cliniques qui leur appartiennent en commun. Elles sont souvent prurigineuses ; elles ont moins de tendance que le psoriasis syphilitique à la disposition circinée ou annulaire ; leurs squames sont moins cornées et leur base dermo-papillaire moins néoplasique, enfin leur physionomie est plus mobile, plus variable que celle du psoriasis syphilitique dont le type éruptif est unique et permanent. Malgré ces différences, vous serez maintes fois très embarrassés pour poser un diagnostic précis et positif. J'affirme même qu'un pareil diagnostic est impossible, à aucune phase de l'affection, dans certains cas qui, il est vrai, sont très exceptionnels[1].

1. Voici, dans ce genre, un cas bien intéressant qui me fut adressé par mon ami le professeur Péter.

Psoriasis palmaire survenu à la 7e année d'une syphilis bénigne. — Affection granulo-

Il arrive parfois que la papulodermie squameuse du cuir chevelu prend des proportions considérables et forme sur quelques points des

squameuse du voile du palais. — Traînées opalines sur la langue. — Affection psoriasiforme sur la peau. — Chronicité et opiniâtreté de cette affection à sièges multiples.

C'est environ quatre ou cinq ans après un chancre syphilitique suivi d'accidents secondaires très superficiels dont un traitement méthodique vint facilement à bout, que la paume des mains commença à devenir sensible aux changements de saison et à se couvrir de rougeurs pendant l'hiver et au commencement du printemps. Sept ans après le début de la syphilis, une brûlure légère et sans cloque dans la paume de la main droite fut la cause occasionnelle de l'affection psoriasiforme palmaire qui couvait depuis deux ans. La surface palmaire, les sillons des doigts devinrent épais, secs, parcheminés et couverts de squames qui se creusèrent de rhagades. (Traitement spécifique repris sans aucun bénéfice.) Quand le malade me consulta un an après le psoriasis palmaire déclaré, je ne lui trouvai comme antécédent diathésique que la syphilis, et j'appris que pendant la roséole qui suivit le chancre, l'affection érythémateuse s'était concentrée sur la paume des deux mains, plus à droite qu'à gauche, qu'il s'y était produit quelque chose d'un peu analogue à ce qui était survenu sept ans plus tard, mais que tout avait été guéri au bout de cinq ou six mois, et que deux autres récidives presque insignifiantes avaient eu lieu durant les deux premières années de l'intoxication. Dans la main droite je trouvai, à la paume et sur la face palmaire des doigts, de larges plaques confluentes, irrégulières, diffuses, sans contour net, cornées sur quelques points, épaisses, sèches, parcheminées, squameuses partout. Les plaques débutaient par *un point d'anesthésie* sur lequel poussait une squame cornée, laquelle s'étalait et, s'unissant à ses voisines, contribuait à former les larges plaques. Ongles écailleux, épaississement épidermique de leur matrice. Affection semblable mais moins prononcée à gauche. — La luette, le bord libre du voile et une partie de la face antérieure étaient tuméfiés, épaissis et recouverts d'une couche d'un blanc, grisâtre, comme grenue, semblant formée par un épaississement de l'épithélium et striée de fissures dont une profonde à la base de la luette. Sur la langue, traînées opalines. — Rien sur les autres parties du corps. — Trois mois plus tard (8ᵉ année de la syphilis), malgré un traitement spécifique et arsenical, la dermatopathie palmaire, après s'être un peu améliorée, avait repris de plus belle et envahissait le dos des doigts. Les squames se fendillaient dans tous les plis et il en résultait des fissures douloureuses et suintantes. Sur les bras et sur les cuisses cinq ou six plaques psoriasiformes d'un rouge sombre, très peu squameuses et d'un aspect plutôt syphilitique que dartreux. — Luette très volumineuse à large base comme infiltrée, fendillement du bord libre du voile et état granuleux de sa face antérieure, se prolongeant sur les amygdales et les piliers et donnant à toutes ces parties une apparence lichénoïde. — Aucune ulcération. — Je revis plusieurs fois ce malade et je pus constater que les plaques palmaires se guérissaient dans leur centre et qu'elles envahissaient les parties voisines par expansion circinée et centrifuge. Il y eut dans la paume des mains de fréquentes alternatives de mieux et de plus mal. Chaque poussée nouvelle était annoncée par une sensation de brûlure qui persistait et qui devenait insupportable au point que le malade était obligé de plonger ses mains dans l'eau froide. L'éruption du tronc et des membres augmenta; elle était constituée par des taches d'un rouge clair, non inflammatoires, à rebord circulaire peu saillant, à desquamation blanchâtre et écailleuse. C'était une sorte de psoriasis nummulaire, un peu prurigineux, à plaques de diamètre varié, très superficielles, sans squames argentées, sans localisation systématique aux coudes et aux genoux, etc., arthritique plutôt que dartreux, un peu semblable aux taches érythémato-papuleuses des premiers mois de la syphilis, mais *tout à fait hors de saison à sa huitième année.* Je tentai toutes les médications possibles: hydrargyrique, iodurée, arsénicale, alcaline sans obtenir d'autre résultat qu'une amélioration factice bientôt suivie de recrudescences désespérantes. L'affection granulo-

amas insolites de squames croûteuses. On ne la confondra pas avec le psoriasis vrai du cuir chevelu, dont les squames s'accumulent en monticules plus épais, blanchâtres et semblables à du mortier ou du plâtre. — Ainsi, en quelques points du corps qu'on le considère, le psoriasis ordinaire peut se distinguer de la syphilide papulo-squameuse, soit par ses caractères intrinsèques, soit par d'autres circonstances étrangères à sa constitution anatomique. Il n'en est pas moins vrai qu'on est quelquefois embarrassé. Les psoriasis non syphilitiques qui exposent le plus à l'erreur sont ceux de nature arthritique. Ils ont une ressemblance beaucoup plus grande avec la syphilodermie

mamelonnée de l'isthme et en particulier du voile diminua peu à peu. Malgré quelque ressemblance avec l'infiltration tuberculo-gommeuse en nappe, elle ne s'ulcéra point, et d'un autre côté, elle fut peu influencée par la médication hydrargyrique et iodurée. Aussi, tout bien considéré et pesé, je crois que l'affection n'était pas syphilitique, mais peut-être le lecteur serait-il aussi embarrassé que je le fus pour poser un *diagnostic affirmatif*.

Affection psoriasiforme de la paume des mains, de la langue, des bourses, des bras et du tronc, survenue dix-huit ans après le début de la syphilis. — La maladie constitutionnelle avait été peu sévère dans ses premières manifestations qui s'étaient bornées à des plaques muqueuses et à quelques éruptions cutanées superficielles. Aucun accident pendant dix-huit années. Au bout de ce long intervalle, affection linguale contre laquelle M. Ricord employa la liqueur de Van Swieten. Quand le malade vint me consulter pour la première fois, je lui trouvai un psoriasis corné de la langue qui ne me parut avoir aucune teinte syphilitique. Rien sur les autres parties du corps. Mais un an après, l'affection s'était généralisée : dans la paume des mains, surtout à droite, larges plaques rouges parsemées d'amas d'épiderme corné, affectant la disposition circinée sur quelques points ; — aux commissures des lèvres, masses psoriasiques et énormes plaques végétantes cornées, creusées d'une profonde rhagade. Langue toujours dans le même état, épaissie, dure, coriace. Salivation abondante. — Sur le tronc et sur les bras, larges cercles rouges érythémato-papuleux sans sécrétion épidermique (psoriasis circiné dans sa première période), ne ressemblant point au psoriasis argenté de la dartre. Il était peu probable cependant que cette lésion fut syphilitique, car dans sa vingtième année la syphilis ne s'arrête pas à de pareilles bagatelles. Elle produit alors des dermatopathies profondes et ulcéreuses.— Les bourses étaient également couvertes de plaques psoriasiques cornées et confluentes. — Santé générale très bonne. Tempérament sanguin; dyscrasie hémorrhoïdale. Excès de tabac autrefois. Voilà encore un cas où le diagnostic était des plus difficiles. On peut faire des conjectures plus ou moins probables sur la nature de l'affection sans arriver à une certitude absolue. Le traitement ne nous fournit malheureusement aucune donnée; car quel que soit celui qu'on emploie, arsenic, alcalins ou médication hydrargyrique et iodurée, il est de règle qu'il échoue ou ne donne que des résultats insignifiants et éphémères. J'ai vu beaucoup de cas semblables au précédent. Je crois qu'ils ne dépendent pas exclusivement de la syphilis ou même qu'ils n'en dépendent point du tout.

J'ai soigné pendant des années avec du mercure et de l'iodure de potassium des malades qui plus ou moins longtemps après le début de la syphilis qu'ils avaient eue incontestablement, étaient atteints de l'*affection palmaire psoriasiforme*. Jamais ou presque jamais je n'ai obtenu de succès franc, rapide, ou démonstratif. Cette affection est avec le psoriasis de la langue, une des plus réfractaires. Quand elle est bien nettement syphilitique, il est fort difficile d'en venir à bout et à plus forte raison lorsqu'il entre dans son étiologie un autre élément constitutionnel, ce qui est le cas le plus commun.

squameuse que le psoriasis typique ou dartreux. Leurs écailles sont plus minces, moins crayeuses, d'une teinte tirant sur le jaune gris; leurs localisations affectent des sièges moins exclusifs ou bien choisissent les mêmes que la syphilis. Ajoutez qu'à l'époque où la confusion est possible, cette dernière maladie est éloignée de son début et qu'elle rétrécit, au fur et à mesure qu'elle s'engage plus avant dans la période tertiaire, le champ de ces manifestations qui, par leur coïncidence avec la papulodermie, sont d'un secours si efficace pour son diagnostic dans les cas équivoques.

Parmi les sous-variétés de la syphilide papulo-vésiculeuse, il y en a deux qu'on pourrait prendre pour des éruptions communes, ce sont les plaques papulo-vésiculeuses circinées et érythémateuses et la syphilide acnéiforme. L'érythème exsudatif multiforme, qu'on désigne à tort sous le nom d'herpès, donne lieu comme la syphilis à des formes irisées, circinées, annulaires, corymbiformes, stellaires, etc. Il faut les étudier de près pour les distinguer de celles qui sont spécifiques. Dans ces dernières, la vésicule est transitoire, l'exsudation à peu près nulle et l'exfoliation squameuse ne tarde pas à devenir prédominante. Ici encore, dans le doute, des lésions muqueuses, glandulaires ou autres plus caractéristiques que l'affection cutanée et manifestement syphilitiques, ne laissent pas longtemps dans l'incertitude. — Quant à l'acné vulgaire, elle se distingue de la syphilide acnéiforme : 1° par son siège : elle affecte avec une prédilection marquée les épaules, le dos, le front et la partie supérieure et antérieure du thorax ; 2° par son début et sa chronicité : elle commence souvent dans la jeunesse, et avec des allures essentiellement chroniques, elle se prolonge indéfiniment jusque dans l'âge mûr et au delà; il en résulte que parmi les éléments qui composent une éruption, les uns sont en pleine vigueur, tandis que les autres sont en voie de résolution ou arrivés à l'état de cicatrice; 3° par les cicatrices qu'elle laisse : le dos des malades est souvent constellé de ces petites cicatrices étoilées et blanches. L'acné syphilitique est toujours résolutive et disparaît sans laisser de traces.

Dans une syphilodermie des premières phases de la syphilis il faut faire la part de ce qui revient à chaque type, puisque généralement les éruptions sont complexes à cette époque. Cette tâche est aisée en ce qui concerne l'érythème qu'on trouve si souvent au-dessous ou à côté des papules. Un diagnostic plus délicat, c'est celui de la papule et du tubercule quand il y a coïncidence de ces deux éléments dans les papulodermies tardives. Le processus seul peut nous éclairer: toute néoplasie formée de mamelons isolés ou bien confluents et en plaque, qui s'enfonce dans l'épaisseur de la peau et qui devient franchement ulcéreuse, doit être considérée comme tuberculeuse, alors même qu'elle aurait autour d'elle des papules résolutives. Aux limites extrêmes de la syphilide papuleuse, ses formes mixtes se confondent souvent avec l'érythème et les tubercules. Il n'est pas nécessaire de pousser très loin le diagnostic différentiel de ces éruptions, puisqu'elles procèdent de la même origine constitutionnelle. Cependant il est utile d'avoir une idée aussi nette que possible sur la composition des syphilodermies papulo-tuberculeuses ou tuberculo-papuleuses, parce que la prédominance de l'un ou de l'autre des éléments qui les constituent fournit des indications thérapeutiques importantes.

Dans le mélange assez fréquent des papulodermies spécifiques et des éruptions ordinaires, on devra trier avec soin ce qui appartient en propre à la syphilis. Une rougeur plus vive, et des démangeaisons continuelles, vous avertiront presque toujours de l'existence d'un élément surajouté et accessoire. La gale et le prurigo sont les affections cutanées qui compliquent le plus souvent les syphilodermies papuleuses. Le second avec ses petites croûtes de sang caillé qui surmontent les papules pourrait en imposer au premier abord pour une syphilide papuleuse très superficiellement érosive ; mais dans cette dernière les papules sont beaucoup plus larges, plus saillantes, moins pressées les unes contre les autres, plus squameuses à leur périphérie, et enfin complètement aprurigineuses.

La question du pronostic se trouve implicitement traitée dans ce que je vous ai dit sur les variétés et sur le processus des syphilides papuleuses. Ces éruptions sont sérieuses et même graves quelquefois, à cause de leur confluence, de leur longue durée, de leurs localisations habituelles sur la face, de leur aptitude à récidiver pendant une moyenne de trois ou quatre années et même plus, des macules qu'elles laissent, et de la résistance qu'elles opposent parfois à l'action curative des spécifiques[1]. Comme pronostic aussi bien que comme date elles tiennent

1. Dans la question du pronostic comme dans celle du processus, il faut faire entrer en ligne de compte la résistance ou la docilité des diverses syphilodermies papuleuses à l'action des spécifiques. Ce côté du pronostic n'est pas toujours d'accord avec les notions que fournissent à cet égard la date, la forme et les tendances des éruptions papuleuses. Ainsi j'ai souvent observé que certaines papulodermies coniques, lichénoïdes ou hémisphériques, duraient très longtemps et se montraient réfractaires à tous les modes de traitement, tandis qu'au contraire des papulodermies érosives, par exemple,

le milieu entre les syphilides érythémateuses, et les syphilides tuberculeuses; mais elles sont bien souvent plus voisines des secondes que des premières. Leur action sur la santé générale est à peu près nulle et se borne à quelques troubles constitutionnels assez sévères, lorsqu'elles surviennent comme première manifestation cutanée de l'intoxication.

APPENDICE

I

SYPHILIDE PIGMENTAIRE, MACULEUSE OU ÉPHÉLIQUE

Elle est très rare; on ne l'observe presque jamais chez l'homme; c'est un type qui paraît appartenir exclusivement au sexe féminin. Elle a été bien décrite par Monneret et surtout par M. Hardy. Il faut bien se garder de la confondre avec les traces plus ou moins permanentes de pigment que toutes les syphilides, à peu d'exceptions près, laissent sur la peau. On voit en effet des macules bronzées, cuivrées, brunes, survivre aux syphilodermies érythémateuses, squameuses, papulo-vésiculeuses, etc., et occuper la même place que la lésion originelle. J'ai eu soin dans les leçons précédentes de signaler cette phase ultime du processus dans toutes les variétés d'éruptions spécifiques qui se terminent par résolution. Nous retrouverons les macules plus tard lorsqu'il s'agira des syphilides ulcéreuses qui entament le derme; mais alors elles ne formeront qu'une auréole d'une teinte plus ou moins bistrée qui entourera la cicatrice centrale. La dyschromie consécutive provient de la diapédèse des globules rouges qui émigrent vers l'épiderme en même temps que les globules blancs. Elle résulte de la transformation en granulations pigmentaires, que subit la matière colorante du sang lorsqu'elle quitte les papilles pour pénétrer dans les cellules du corps muqueux de Malpighi. Au fur et à mesure que les couches inférieures de l'épiderme se rapprochent de la surface, poussées qu'elles sont par la croissance centrifuge des cellules nouvelles, celles qui sont pigmentées arrivent dans l'épiderme corné et constituent les taches maculeuses. Dans la syphilide pigmentaire *primitive*, la dyschromie n'est précédée d'aucune autre lésion. Elle est pour ainsi dire essentielle, ou du moins la congestion dermo-papillaire antérieure, s'il en existe une, est éphémère et si légère qu'elle passe inaperçue[1].

étaient beaucoup plus promptement influencées par les spécifiques. Certaines syphilides papulo-ulcéreuses et même ulcéreuses d'emblée sont guéries quelquefois avec une rapidité surprenante par le mercure et l'iodure, tandis que des éruptions à petites papules résistent pendant des mois à leur administration, bien que pathologiquement parlant elles soient beaucoup moins graves.

1. La dyschromie syphilitique a été décrite d'abord par Monneret et Michaelis, puis par MM. Hardy et Pillon. Bazin l'appelait à tort vitiligo, et M. Tanturri l'a désignée sous le nom d'hyperchromie. La pathogénie de cette singulière affection, dont plusieurs patho-

Elle se développe pendant la première année de l'intoxication ou au commencement de la seconde. On l'observe presque exclusivement sur le cou. Je l'ai vue à un très faible degré, il est vrai, chez quelques malades du sexe masculin ; elle était localisée sur le front au-dessus des sourcils, sur les pommettes, au pourtour du nez et des lèvres, et un peu sur toute la face dont la peau prenait çà et là une teinte légèrement bistrée. Peut-être, en y regardant de très près, la trouverait-on aussi en d'autres points où la peau est fine et exposée à l'air ; mais, chez l'homme elle n'est qu'à l'état rudimentaire et disparaît rapidement. Aussi ne peut-on l'admettre en tant que variété de syphilide distincte.

Il n'en est pas de même chez la femme où le cou est son siège de prédilection. Elle consiste en taches, en marbrures jaunâtres ou bistrées, irrégulièrement disposées les unes à côté des autres, isolées ou confluentes, semblables aux maculatures que ferait un pinceau chargé de matière ocreuse et grisâtre si on l'éclaboussait çà et là, par coups plus ou moins pressés, sur la surface cutanée. Le contour des taches n'a aucune netteté ; il se fond insensiblement avec les parties saines qui, par contraste, paraissent plus blanches, plus décolorées qu'à l'état normal, si bien qu'on serait tenté de les croire affectées de *vitiligo*. Mais y a-t-il réellement, à côté de l'hyperchromie sur certains points, une achromie vitiligineuse sur d'autres, comme le pensent quelques auteurs ? C'est peu probable, du moins dans la pigmentation syphilitique primitive. Le fait peut exister cependant dans les maculatures consécutives. On trouve, en effet, parfois au centre d'une papule guérie, une coloration plus blanche qu'à son pourtour. « La lésion inflammatoire, dit le professeur Cornil, est suivie d'une rétraction des papilles après sa guérison ; le tissu conjonctif peut, comme dans un tissu de cicatrice, devenir plus fibreux et ses vaisseaux diminuer de volume, d'où la couleur blanche de certaines papules guéries qui font paraître plus pigmentée encore la peau qui les entoure. » — L'étendue de la syphilide pigmentaire cervicale est variable ; restreinte quelquefois aux parties latérales de la région, elle l'entoure d'autres fois complètement, lui forme un collier et s'étale de là sur les régions sus-claviculaires et sternales. Les taches très différentes de forme, de dimensions et de teinte, forment une sorte de guipure bigarrée qui persiste indéfiniment, ne s'efface qu'à la longue et oppose une résistance absolue à l'action des spécifiques. Elles ne sont jamais ni squameuses, ni prurigineuses. Leur durée peut être de plusieurs mois et même de plusieurs années. — Il sera toujours facile de distinguer la syphilide pigmentaire primitive des dyschromies cachectiques, tuberculeuses ou autres, de la mélanodermie d'Addison, des

logistes ont contesté la nature syphilitique, a été diversement interprétée : M. Gamberini m'attribuait à une faculté chromotogène du sang produite par l'infection dès son début, et M. Pasquale Piocchi à une perversion de la nutrition nerveuse survenue sous l'influence de la syphilis. M. L. Jullien a émis une hypothèse plus ingénieuse et plus probable. Il pense que l'hyperchromie, qui, pour une cause ou pour une autre, se manifeste à des époques indéterminées pendant les deux ou trois premières années de la syphilis, pourrait bien dépendre d'une lésion des *capsules surrénales*, dont la couche corticale, qui n'est qu'un amas de follicules lymphatiques, serait atteinte, comme tous les organes analogues le sont, à un plus ou moins haut degré pendant la période virulente de la maladie. Les capsules surrénales, et peut-être aussi le corps thyroïde, ne sont-ils pas les organes dont les lésions sont le plus fréquemment en rapport avec les troubles de la pigmentation cutanée ?

éphélides et des macules consécutives. Le pityriasis versicolore avec lequel elle présente de grandes analogies s'en différencie par la fine desquamation furfuracée qui se fait à sa surface, par sa teinte plus ocreuse, par le léger prurit dont il est le siège, par sa localisation sur d'autres points que le cou, et par la présence dans ses squames d'un champignon spécial, le *microsporon furfur*.

Existe-t-il une *syphilide squameuse*, indépendante de toute lésion dermo-papillaire préalable, érythémateuse ou papuleuse? Non. On rencontre quelquefois des taches ou des cercles furfuracés, d'une teinte brunâtre ou jaune sale ne faisant aucune saillie, ne causant aucun prurit et présentant une grande ressemblance avec le pityriasis. Mais ces lésions ne sont point *primitives*. Elles ont été précédées presque toujours par une éruption érythémateuse. Seulement l'hyperhémie au lieu de persister à l'état de pureté, pendant un temps plus ou moins long, s'est rapidement évanouie, ne laissant après elle qu'une efflorescence qui par sa durée paraît être la lésion essentielle, et ne mérite pas cependant d'être élevée au rang de *syphilide pityriasiforme*.

II

RÉSUMÉ D'OBSERVATIONS DE SYPHILIDES PAPULEUSES

Comme les syphilides exanthématiques, érythémateuses et papuleuses se rencontrent à chaque pas dans la pratique des maladies vénériennes, je crois utile d'en mettre ici sous les yeux du lecteur quelques spécimens. Parmi les nombreuses observations que j'ai prises sur toutes les formes et toutes les variétés possibles de ces dermatopathies, je choisis, en les résumant, celles qui me paraissent les plus typiques ou les plus curieuses. Pour quelques-unes je me contenterai de donner des sommaires.

Roséoles de retour. — Elles sont plus communes qu'on ne le croit et constituent une des éruptions syphilitiques les plus remarquables par la couleur et les arabesques compliquées de leurs rubans annulaires et circinés.

Roséole de retour au huitième mois de la syphilis. — Elle était annulaire polycyclique, avec toutes les variétés de courbes rubanées. Elle avait une teinte sombre caractéristique, siégeait sur le tronc, et paraissait être complémentaire de la première attaque de roséole qui avait été extrêmement discrète.

Roséole de retour au dixième mois d'une syphilis bénigne, dont les premiers accidents avaient été une roséole rubéolique discrète. Apparition de taches bleues confluentes sur le ventre, et semblables aux taches bleues de la fièvre typhoïde; puis roséole maculeuse de retour ne s'effaçant qu'imparfaitement sous la pression du doigt, sans disposition annulaire ou circinée bien prononcée.

J'ai observé plusieurs fois, avant les éruptions syphilitiques ou dans leurs intervalles, quelques *taches bleues* sur le ventre et la partie inférieure du thorax en avant. Je ne sais pas au juste à quoi les rattacher. C'est du reste un phénomène de peu d'importance qui ne me paraît avoir aucune signification diagnostique ni pronostique et qui est relativement si rare qu'il dépend sans doute de quelque prédisposition individuelle. — J'en dirai autant de l'*urticaire* que j'ai vu survenir quelquefois comme prodrome de certains exanthèmes spécifiques.

Taches bleues syphilitiques. — Chez un jeune homme de dix-huit ans, chancre infectant et accidents consécutifs légers : roséole, plaques muqueuses labio-buccales. — Traitement dès le début. — Tempérament lymphatique. — Un an après le début de l'intoxication, apparition de taches bleuâtres semblables à des pétéchies, siégeant sur la base de la poitrine en avant et sur toute la paroi abdominale, ayant présenté la lenteur d'évolution des syphilides, sans aucune saillie, *ni aucune piqûre d'insecte*. Elles atteignirent toute leur efflorescence en quinze jours. — Plaques gutturales, mais aucune manifestation cutanée spécifique. — Santé générale excellente. — Aucune cause occasionnelle. — Diminution, mais non effacement des taches par la pression. — Aucune trace d'injection vasculaire sous-jacente.

Récidive de roséole au dix-septième mois de la syphilis, malgré la continuité méthodique du traitement spécifique. — Première poussée constituée par une roséole rubéolique, une laryngopathie légère, des plaques muqueuses, etc. — Vers le dix-septième mois de l'intoxication, démangeaisons et *urticaire* à grosses cloques. Cette éruption ne tarda pas à se dissiper et elle fut remplacée par une roséole de retour, maculeuse, annulaire, circinée, occupant le tronc et un peu les membres.

Deux récidives de roséole : — Accident primitif le 8 octobre 1872. — Roséole rubéolique au début et éruptions successives de plaques muqueuses interminables. — En janvier 1874, première récidive de roséole avec plaques muqueuses. — En juin de la même année, deuxième récidive de roséole maculeuse d'un rouge cuivré, avec anneaux, rubans circinés, etc., siégeant sur le ventre et la poitrine.

Deux récidives de roséole erythémato-maculeuse. — Chancre infectant des bourses en mai 1872. Traitement. — *Quatre ou cinq mois seulement après le chancre,* roséole rubéolique limitée aux épaules. — Vers la fin de 1872, deux mois environ après cette première roséole partielle, apparition d'une roséole confluente, érythémateuse, superficielle, maculeuse. Une saison à Luchon, en 1873. A la fin de cette année-là, roséole maculeuse confluente qui *dura trois mois.* Pas d'autres manifestations. Traitement spécifique toujours ponctuellement suivi. Les roséoles de retour sont rarement fugaces; presque toujours elles durent très longtemps, beaucoup plus que la roséole du début et elles sont plus réfractaires au traitement spécifique.

Syphilide érythémato-papuleuse miliaire et macules consécutives. — Vers le deuxième mois d'un chancre infectant érosif, plaques érythémato-papuleuses irrégulièrement disséminées sur le dos et sur la face postérieure des deux membres supérieurs; rien aux inférieurs ; presque rien sur le tronc en avant. Les plaques érythémateuses avaient deux ou trois centimètres de diamètre et étaient irrégulièrement circulaires. Leur surface, d'un rouge sombre, était parsemée d'un nombre variable de petites papules grosses à peine comme une tête d'épingle, d'un rouge de jambon, brillantes, et sans squames ni vésicules à leur sommet. Elles restèrent telles pendant trois semaines, puis elles se desquamèrent; en même temps la rougeur érythémateuse, de rouge devenait pigmentaire, du moins pour un grand nombre de taches. — A la fin du premier mois il ne restait plus de papules. Sur chacune des macules, qui étaient d'un brun noirâtre, se détachait un pointillé de petites taches beaucoup plus foncées, légèrement déprimées, dont quelques-unes affectaient la forme circinée complète ou incomplète ; les autres étaient irrégulièrement disséminées sur la macule. Quand la macule érythémateuse s'était effacée, le piqueté persistait par groupes de quinze à vingt points noirs ayant à leur centre un petit point blanc imperceptible. Dans les points où les plaques érythémato-papuleuses étaient confluentes, au dos par exemple, la surface envahie était chagrinée, avec épaississement et résistance légère de la peau. C'était une vraie surface lichénoïde un peu squameuse dans la phase de déclin de l'éruption. Comme coïncidence, plaques muqueuses gutturales.

Syphilis circinée squameuse du menton, des lèvres et du front, annulaire, à rubans très minces, survenue au troisième mois d'une syphilis bénigne. — Deux mois après un chancre infectant superficiel, roséole, plaques muqueuses, buccales, linguales et gutturales. — Un mois après le début de la roséole et à son déclin, apparition sur le menton, sur les lèvres et sur le front d'une syphilide rubanée, formant des anneaux complets ou incomplets, des arcs de cercle, des ellipses isolées ou confluentes. Les rubans squameux, très étroits, étaient constitués par la juxtaposition de petites papules psoriasiformes et desquamatives. Démangeaison assez vive sur les points envahis. Aucune autre manifestation cutanée, sauf quelques macules effacées, débris de la roséole. Sur la langue, disques de desquamation.

Évolution d'une syphilide circinée de la face et du cou. — Quarante jours après un chancre infectant balano-préputial, syphilide papuleuse plate, siégeant principalement sur la face qu'elle ne quitta pas de longtemps, car, malgré le traitement, au bout de cinq mois, il existait encore sur le front, le menton, au pourtour des lèvres et sur le cou, de nombreux cercles psoriasiformes. — Après la première poussée des papules plates disséminées, il s'était fait une éruption de rubans squameux, formant des anneaux complets sur les points sus-indiqués. — A la longue, cette syphilide circinée se guérit, et la guérison s'annonça par la *fragmentation des anneaux*. D'abord, rupture de continuité dans les rubans, puis fragmentation en arcs de cercle, enfin, diminution progressive des arcs de cercle qui se réduisirent à de petites papules disséminées çà et là. La peau était intacte dans l'intérieur du cercle. — Sur la langue, à la pointe, plaque ovalaire de un centimètre et demi de diamètre, à centre grisâtre déprimé, à rebord saillant d'un blanc opalin. — Cercles opalins, fragmentés et irréguliers sur le voile et sur les piliers.

Type de syphilide polymorphe. — Les éruptions spécifiques commencèrent à se produire deux mois environ après une balano-posthite infectante bénigne dont l'incubation avait été de trente jours. Il se fit successivement et presque sans interruption des poussées de formes variées qui, cinq mois après le début de l'accident primitif, constituaient une éruption complexe dans laquelle on trouvait : 1° une roséole rubéoliforme au déclin ; 2° de petites papules coniques isolées, disséminées un peu partout ; 3° des papules miliaires et très confluentes au milieu du dos, où elles formaient des nappes ; 4° des papules plates très larges dont quelques-unes étaient érosives et croûteuses et dont les autres étaient sèches et annulaires ; à la racine des cheveux, en avant, les papules couvertes d'une croûte noire, mince, formaient une couronne de Vénus très caractéristique. Sur le front, papules confluentes de toute forme, de tout âge, de toutes dimensions ; 5° impétigo confluent à l'occiput et dans toute la moitié postérieure du cuir chevelu ; 6° dans la barbe, papules acnéiformes, et surtout papules granuleuses confluentes; 7° plaques muqueuses opalines sur les piliers. La syphilodermie n'occupait que le front et la tête; elle était très discrète et nulle sur les membres. — Peu de troubles constitutionnels, si ce n'est un peu de fièvre vespérale, des sueurs nocturnes et de la faiblesse musculaire. — Guérison rapide.

Syphilide érythémato-papuleuse circinée sur la face et le cou, papuleuse plate sur le tronc et les membres. — Au sixième mois du chancre infectant, l'éruption est ainsi constituée : 1° sur la face, larges taches arrondies, isolées ou confluentes, de 2 ou 3 centimètres de diamètre, d'une teinte rougeâtre nuancée de jaune, unies, sans saillie, sauf sur leurs bords polycycliques qui sont formés par une ligne furfuracée de petites papules miliaires. Ces cercles occupent le front, les joues et surtout le menton et le pourtour des lèvres et des narines ; 2° disposition circinée semblable, mais à bords plus élevés sur le cou, où se trouvent aussi des papules plates réunies en une seule plaque ; 3° sur les bras, sur les membres inférieurs et sur le tronc, larges papules étalées, plates et squameuses : les unes sont isolées, les autres se fusionnent et forment des plaques lisses ou squameuses. Papules fissuraires sur les oreilles. Croûtes impétigineuses dans la tête.

Syphilide papuleuse du cuir chevelu remarquable par sa confluence et par sa forme circinée. — Elle se voit d'autant mieux que la syphilide a dépouillé le crâne à peu près de tous ses cheveux. Les éléments de cette éruption typique sont : des cercles complets de soulèvements papuleux, très réguliers, squameux, larges comme une pièce de cinq francs en argent et avec une papule plate au milieu; des cercles ébauchés incomplets, également papulo-squameux; des cercles confluents de même nature enchevêtrés et formant, par leurs intersections sur le front, des lignes onduleuses ou festonnées; enfin, de larges papules annulaires avec dépression centrale squameuse. — Rien sur la figure, rien dans la gorge. Syphylide extrêmement discrète sur le reste du corps, formée d'un groupe papuleux corymbiforme ou stellaire sur le bras gauche, et d'un autre sur l'abdomen. — Le contraste entre la confluence de l'éruption du cuir chevelu et sa discrétion partout ailleurs est remarquable. — Cinquième mois du chancre, troisième de la syphilis généralisée.

Syphilide papuleuse confluente, précédée de troubles constitutionnels graves, survenue cinq semaines après un chancre infectant très superficiel, guéri en dix jours. — Maux de tête violents, fièvre vespérale, sueurs nocturnes, faiblesse générale, état constitutionnel assez sérieux pour forcer le malade à s'aliter pendant huit jours. — Il ne restait aucune trace du chancre, sauf une adénopathie inguinale très volumineuse, lorsque le tronc, les organes génitaux, les cuisses et les membres supérieurs se couvrirent d'une éruption confluente de papules peu saillantes entremêlées de taches érythémateuses. — Impétigo du cuir chevelu, plaques à l'entrée des narines. Aucune tendance ulcéreuse dans l'éruption, qui était faiblement squameuse. Guérison au bout de deux mois.

Syphilide papuleuse psoriasiforme chez un malade qui avait été affecté, sept ans auparavant, d'un psoriasis ordinaire dont il était guéri depuis trois ans. — Un mois environ après le début de deux chancres infectants balano-préputiaux, apparition de taches rouges sur les points où avait siégé autrefois le psoriasis; puis conversion de ces taches en plaques psoriasiformes. En outre, plaques muqueuses labiales et génitales. L'éruption psoriasique était superficielle, pâle, confluente, avec des squames argentées. Elle était aprurigineuse, disséminée un peu partout, et ne présentait pas plus de confluence aux coudes et aux genoux que sur les autres points. De plus, sous l'influence de la syphilis, il était survenu un psoriasis palmaire, ce qui n'avait pas eu lieu dans l'attaque du psoriasis non syphilitique. — Jamais de rhumatisme, ni aucune affection diathésique apparente, autre que la syphilis. Son père, encore vivant, avait eu un psoriasis typique récidivant des coudes.

Type de papulodermie annulaire généralisée. — Le malade ignorait qu'il eût eu un chancre infectant. On trouvait un peu d'induration sur le filet. La syphilide avait été annoncée par quelques démangeaisons dans le dos et était survenue sans troubles constitutionnels. Voici quel était son état au deuxième mois de son affection cutanée : Le tronc, les membres, les mains et les pieds étaient couverts d'une roséole maculeuse, confluente, en voie de disparition. — Dans le dos, au bas des reins, groupe de trois grandes papules plates, ovalaires, mesurant trois centimètres dans leur grand axe, très régulières, annulaires, c'est-à-dire à bords saillants et squameux, tandis que le centre était rouge et déprimé. On aurait dit que chacune de ces grandes plaques annulaires était constituée par un seul élément papuleux, mais, en y regardant de près, on voyait un peu de segmentation dans l'anneau ; il était formé par la juxtaposition de plusieurs papules. — Autour de ces trois plaques, papules petites, disséminées sans aucun ordre. — A la nuque, papules plates, annulaires, croûteuses au centre ; chacune d'elle était formée d'un seul élément papuleux. Elles avaient un centimètre de diamètre et étaient au nombre de huit ou dix, irrégulièrement disséminées, et s'étendant jusque sur les épaules. L'une d'elles, qui n'avait pas plus de diamètre que les autres, était composite, c'est-à-dire formée par une papule centrale autour de laquelle existait un cercle polypapuleux et squameux. — Dans les aisselles, groupe de papules remarquablement rouges et circinées, sur le point de devenir humides et muqueuses. — Sur le scrotum et la face interne des cuisses, papules plates confluentes, les unes simples, les autres composites, toutes annulaires, quelques-unes squameuses, les autres suintantes et tout à fait muqueuses. — Dans les mains, grandes plaques de desquamation sans rougeur, petites ampoules blanches, entourées d'une zone brune, sur le point de se rompre et de se desquamer. Mêmes lésions à la plante des pieds. — Dans la barbe, papules végétantes et granuleuses ; sur le crâne, au sinciput, cercles complets de deux centimètres de diamètre, à centre net, à bords formés par une squame jaune, épaisse, *grasse*, ressemblant à une croûte d'impétigo, mais sans ulcérations ni érosions au-dessous.

Ecthyma syphilitique ayant précédé de quelques jours une syphilide papulo-squameuse confluente. — Chancre ulcéro-gangreneux infectant suivi, au bout d'un mois, d'ecthyma sur les deux bras et sur le cou. Cette éruption, ulcéreuse d'emblée, était constituée par cinq ou six ulcérations crustacées — Ce n'est que quelques jours après son apparition qu'il se fit une éruption papulo-squameuse confluente sur toute la surface du corps. La santé générale fut très gravement éprouvée par cette syphilis.

Syphilide papuleuse confluente de la face, du tronc et des membres à deux poussées successives, réfractaire pendant des mois au protoiodure d'hydrargyre et aux frictions mercurielles, et guérie en quinze jours par le bi-iodure de mercure ioduré.

Papulodermie très prurigineuse. — Une dame atteinte d'un chancre infectant, dont l'incubation avait été d'une cinquantaine de jours, fut prise, quarante jours après le début de ce chancre, d'une syphilide papuleuse plate, à larges disques secs psoriasiformes, n'occupant que la face, la partie supérieure du tronc et le premier segment des membres supérieurs. Cette éruption, quoique très spécifique, détermina, pendant plusieurs jours, des *démangeaisons atroces*, que je n'ai jamais observées au même degré dans les syphilides.

Syphilide papuleuse généralisée et formant de larges plaques cutanées sur la face et sur le tronc. — Durée de sept à huit mois. — Rupia sur les extrémités inférieures. — Deux mois après un chancre non ulcéreux, d'une incubation de six semaines, apparition d'une syphilide à papules larges, élevées et squameuses. État stationnaire, puis agrandissement des papules. Plaques muqueuses. — Santé générale intacte. Vers le sixième mois de la syphilis : Sur le front, dans toute son étendue, éruption confluente de papules, quelques-unes coniques et isolées, presque toutes plates et fusionnées en *plaques* à contours polycycliques irréguliers. La surface des plaques, qui faisait une saillie de 5 à 6 millimètres, était mamelonnée, et chaque mamelon représentait la papule formative principale. — Couleur d'un rouge jambon, squames peu épaisses. A la base du front, au-dessus des arcades sourcilières et entre les sourcils, trois ou quatre larges plaques confluentes, dont l'une mesurant 5 centimètres de longueur sur 3 de largeur, était finement mamelonnée, un peu squameuse et ovoïde dans son ensemble. Cette lésion et d'autres semblables, plus petites ou plus grandes, qui siégeaient sur le tronc et sur les extrémités supérieures et les cuisses, occupaient les couches superficielles du derme et ne paraissaient pas l'hyperplasier dans toute son épaisseur. Elles étaient plus étalées que profondes. A mesure qu'elles guérissaient, elles se fragmentaient comme par la dissociation des éléments qui les avaient formées par leur réunion. Elles s'affaissèrent peu à peu et disparurent au bout de six mois de traitement, sans laisser aucune cicatrice. L'éruption resta toujours sèche et squameuse. Rhagades sur les petites plaques des oreilles. Larges plaques concrètes de furfures amoncelées sur le cuir chevelu. Sur le tronc, l'éruption occupait presque exclusivement le dos. Sur les jambes, ulcérations rondes ou ovalaires, taillées à pic, profondes et crustacées.

Syphilide circinée des bourses sous forme d'érosions linéaires très étroites et polycycliques. — Chez un malade qui disait n'avoir jamais eu de chancre, mais dont la région anale était couverte de plaques muqueuses, il existait sur le scrotum, à droite, un cercle parfait, de trois centimètres de diamètre, constitué par une érosion superficielle linéaire, c'est-à-dire très étroite et de même largeur en tous ses points. A cette érosion circinée étaient tangentes d'autres érosions plus petites et incomplètes. Peu d'inflammation, peu de douleur. Peau saine dans l'intérieur des courbes; suintement séreux conscrescible formant de petites croûtes d'un jaune brun. L'affection datait de quinze mois. Aucun traitement. Pas d'autres lésions. — Chez un autre de mes malades, trois mois après un chancre très petit et cependant annulaire de l'extrémité du gland, le scrotum, à gauche, se couvrit de papules plates confluentes, dont quelques-unes se fusionnaient en plaques. Les papules et les groupes étaient circonscrits par d'étroits fossés érosifs circulaires ou en fer à cheval. Une de ces lignes érosives et la nappe papuleuse qu'elle entourait avaient exactement la forme d'une oreille humaine. Roséole sur le tronc et les membres.

Syphilide papulo-ulcéreuse en plaques, survenue cinq semaines après un chancre ulcéreux très grave du gland et du prépuce, compliqué d'un bubon suppuré, mais non inoculable de la cuisse. — Longtemps avant la cicatrisation de l'accident primitif, éruption papuleuse plate et confluente. Dès son début, les papules, sur le front et sur les épaules, furent larges, annulaires, à centre déprimé, ulcéreux et croûteux. Presque toutes ont d'emblée le caractère érosif. — Leur tendance ulcéreuse s'accusa de plus en plus, au bout de un ou deux septenaires, et elles finirent par ressembler à des pustules d'ecthyma et de rupia, moins toutefois l'abondance de la suppuration, et la déchiqueture et le décollement des bords. L'ulcération, en effet, fut toujours circonscrite par un bourrelet annulaire. Les croûtes restèrent peu épaisses, sans stratification crustacée et d'une couleur d'un rouge noir sanguinolent. Tous les degrés de l'érosion et de l'ulcération papuleuses s'observèrent, chez ce malade, pendant la durée de cette première poussée. Sa santé générale fut très éprouvée : sueurs profuses, amaigrissement, fièvre, insomnie, etc. Malgré la gravité de son état, il fut cependant guéri très rapidement; car, au bout d'un mois, à partir du début de l'éruption, les forces revenaient, l'appétit était féroce et toutes les papules étaient en voie de disparition. Elles ne laissèrent point de cicatrice. Les plaques de la gorge furent éphémères et très superficielles. Le chancre balano-préputial avait entraîné une perte de substance considérable.

Syphilide papulo-squameuse confluente, plaques cutanées, coïncidant avec une syphilide hépatique grave. — Chancre infectant à forme ulcéreuse très étendu simulant un chancre simple et compliqué d'une adénite suppurée. Inoculations négatives. Un mois et demi après roséole rubéolique entremêlée de papules. Accidents constitutionnels d'invasion très sérieux. — Au dixième jour de la syphilis généralisée, arthropathies sévères dans la plupart des articulations: elles durèrent trois semaines. — Deux mois et demi après le début du chancre, ictère et syphilose hépatique grave. — En même temps éruption d'une syphilide plate ulcéro-squameuse, disséminée sur toutes les parties du corps et constituée par des disques nummulaires et de larges plaques. Squames épaisses sur toutes les papules. Sur quelques-unes, outre la squame périphérique, croûte noire sanguinolente au centre, etc. Quelques papules étaient entourées d'un fossé circulaire ulcéreux. Au bout de trois mois, guérison de tous les accidents.

Syphilide papuleuse. Iritis et irido-choroïdite grave. — Rien n'est commun comme l'iritis dans les papulo-dermies. En général, elle guérit facilement. Quelquefois cependant elle se complique de choroïdite et aboutit aux formes les plus graves de l'ophthalmie syphilitique. C'est ce qui arriva chez ce malade. Il avait eu, peu de temps après la guérison du chancre infectant, une syphilide papuleuse et une iritis double. Traité à l'hôpital de New-York. Trois mois après il revint en France et entra dans mon service pour une deuxième poussée de syphilide. Elle était constituée par de larges taches saillantes. Avec elle l'iritis se reproduisit, mais avec un degré de gravité qu'elle n'avait pas eu la première fois : vision presque abolie. — Périostose sur la crête du tibia gauche, etc., etc.

Chancre gangreneux et phagédénique des plus graves suivi d'une syphilide papuleuse très discrète, non squameuse. — Un chancre balanique, survenu après vingt-six jours d'incubation, se compliqua d'une gangrène et d'un phagédénisme très douloureux, qui détruisirent les trois quarts du gland. Les accidents cutanés consécutifs, furent cependant très bénins et se bornèrent à quelques taches érythémateuses, puis, au bout de cinq mois, à cinq ou sept grosses papules boursouflées, irrégulières, violacées, non squameuses, siégeant sur la figure, et trois ou quatre plaques stellaires sur les épaules, le dos et les extrémités supérieures. Guérison rapide des accidents cutanés. Celle du chancre avait été très longue et fort laborieuse.

Syphilide confluente constituée par des papules de toutes formes, répandues sur tout le corps, sauf sur la plante des pieds et dans la paume des mains. — Quelques semaines après le début d'un chancre balano-préputial non ulcéreux, boutons et taches sur la figure seulement. A la fin du deuxième mois de l'intoxication chancreuse, syphilide papuleuse confluente répandue sur tout le corps. Le front est couvert de papules nummulaires qui se touchent et sont un peu squameuses. Ailleurs, elles présentent toutes les dimensions, depuis les miliaires jusqu'aux plaques cutanées, en passant par les papules lenticulaires et par les papules larges. Il n'y a nulle part de plaque cutanée constituée par une lésion unique, s'agrandissant du centre à la circonférence. Toutes résultent de la fusion en nappe de plusieurs papules plates; aussi leurs contours sont-ils irrégulièrement polycycliques. — Impétigo dans la barbe et dans les cheveux, plaques opalines dans la cavité bucco-pharyngienne. Chose curieuse, rien dans la paume des mains, ni à la plante des pieds. Ce sont les seules parties du corps qui furent respectées. La santé générale était parfaite. Des frictions mercurielles firent assez rapidement justice de cette syphilide papuleuse, qui devint un peu squameuse, mais seulement à son déclin.

Affection syphilitique plantaire scarlatiniforme. — Aucun antécédent constitutionnel. Balano-posthite infectante, puis roséole et plaques muqueuses gutturales. Peu de temps après, plaques d'un rouge brun, lenticulaires et indolentes sur la plante des pieds, qui restèrent réfractaires au traitement et devinrent même de plus en plus confluentes, si bien qu'un mois après le début de la roséole, elles se touchaient et toute la plante des pieds était d'un rouge brun uniforme. En même temps le derme et l'épiderme s'étaient tellement épaissis que la nappe papuleuse formait une sorte de semelle s'élevant en rebords festonnés au-dessus des parties voisines. Indolente au début, cette affection devint douloureuse au point d'empêcher la marche. Deux mois après son début elle avait tellement tuméfié les deux plantes que la voûte plantaire était effacée et que le pied paraissait absolument plat. Sensibilité à la pression. Station debout très pénible; rougeur vineuse et uniforme débordant un peu la plante des pieds, se terminant brusquement par une saillie polycyclique. Au bout de trois semaines de repos au lit et de traitement spécifique et local, la douleur, la tuméfaction et la teinte violacée disparurent peu à peu et il se fit une desquamation de la plante des pieds par larges lambeaux épidermiques comme dans la scarlatine; — rien du côté des mains. Comme cause occasionnelle de cette affection plantaire, on ne pouvait invoquer que la nécessité où se trouvait le malade de rester longtemps debout.

Affection psoriasiforme, puis ulcéreuse de la langue. Coexistence d'un psoriasis palmaire et d'une éruption squameuse et circinée sur le tronc. — Le malade, âgé de soixante et un ans, s'était toujours très bien porté et n'avait jamais eu de rhumatismes. Il prétendait avoir eu la syphilis à l'âge de vingt ans, mais rien n'était moins sûr, car tout s'était borné à une blennorrhagie et à un chancre non suivi d'accidents constitutionnels. Quoi qu'il en soit, c'était à cette maladie qu'il attribuait une affection psoriasiforme de la langue dont je le soignais sans succès depuis deux ans. Tout avait été employé, même la médication spécifique iodurée et hydrargyrique dont le malade avait abusé fort inutilement pour son affection linguale. — Aucune mauvaise condition hygiénique. — Si enfants grands et bien portants. N'en a perdu aucun. — Un jour ce malade vint me trouver pour des lésions qui ressemblaient à s'y méprendre à quelques-unes de celles que produit la syphilis. Il avait, en effet, deux plaques très ulcerées sur la langue, situées presque symétriquement de chaque côté de la ligne médiane; les deux éminences thénar et la base du pouce étaient le siège d'une éruption parcheminée creusée de fissures ou rhagades; sur la peau de l'abdomen, plaques et rubans papulo-squameux formant des groupes irréguliers ou dessinant de grandes courbes en arc de cercle, en demi-lune, en 3 ou 8 de chiffre, etc. Cette éruption était survenue depuis un mois. — Je ne l'attribuai point à la syphilis, non plus que le psoriasis de la langue. A la quarantième année de la syphilis, les lésions qui dépendent de cette maladie ne se bornent pas à des éruptions érythémato-papuleuses, à des papules, à des affections psoriasiformes. Elles consistent alors en tubercules ou en gommes cutanées, et ne sont jamais résolutives.

Affection circonscrite de la face dorsale et de la paume des mains, constituée par de larges plaques pemphygoïdales, sans autre accident sur le reste du corps. — Blennorrhagie et balano-posthite de nature incertaine. Pendant les cinq premiers mois qui suivirent ces deux affections génitales, rien du côté de la peau, des muqueuses, ni des autres organes. Au bout de cinq mois, la paume et la face dorsale des mains se couvrirent de larges boutons plats, secs et squameux qui laissèrent après leur disparition des taches violacées. — Trois mois après, deuxième poussée sur les mêmes points, sans aucune autre détermination ailleurs. Voici en quoi elle consistait : sur la face dorsale de la main droite où elle était plus prononcée qu'à gauche, quatre ou cinq plaques dont la plus grande avait trois centimètres de diamètre, les unes ovalaires, les autres parfaitement circulaires, d'autres en arcs, en fer à cheval. Leur partie centrale était d'un rouge foncé, entourée d'un bourrelet épidermique, d'un gris clair, semblable à celui qu'aurait produit un vésicatoire. Au-dessous de l'épiderme, liquide séreux clair et couche dermo-papillaire d'un rouge sanguinolent. Dans la paume, plaques faisant peu de saillie et régulièrement formées d'une tache centrale d'un rouge foncé et d'un bourrelet épidermique d'un gris clair, les unes rondes, les autres réniformes. Peu d'épaississement épidermique. L'affection avait un aspect pemphygoïde et ne ressemblait pas aux véritables affections syphilitiques de la main. Je ne la jugeai pas comme telle. Il n'y avait du reste aucune trace de cette maladie partout ailleurs. Guérison assez lente. Pas d'autres récidives, quatre mois après. — J'ai vu l'affection syphilitique de la paume de la main débuter par une ampoule purulente, pemphygoïdale. Chez le malade, il survint au vingt-sixième mois d'un chancre labial et après quelques poussées d'accidents syphilitiques légers, deux larges plaques symétriques dans chaque main, formées d'un soulèvement de l'épiderme. Peu de sérosité au-dessous. Elles restèrent longtemps sans percer, puis se desséchèrent et se convertirent en papulo-squames psoriasiformes.

Syphilide miliaire papulo-vésiculeuse. — Elle se montra vers le deuxième mois d'un chancre infectant superficiel, après quelques prodromes fébriles et une violente attaque de névralgie sus-orbitaire. Vers sa période moyenne elle était constituée de la façon suivante : 1° papules ordinaires, acuminées ou plates non squameuses, au nombre d'une vingtaine seulement; 2° sur les bras, éruption miliaire-discrète formée de papules isolées ou réunies en groupes. Chaque papule est rouge à sa base et blanche à son sommet. Sur les plus anciennes, l'épiderme recouvre le sommet sec de la saillie ; sur les autres il en est séparé par un peu de pus. Le sommet de la papule dépouillée de sa vésicule est cratériforme. Chaque élément papulo-vésiculeux est moins gros qu'une tête d'épingle; 3° sur le menton et au pourtour des lèvres, l'éruption est confluente et affecte la forme circinée; presque toutes ces vésicules sont vides. Quelques-unes forment une petite croûte de pus concrété. En général, les papules sont coiffées d'un petit bonnet épidermique; 4° éruption miliaire confluente et pityrisiaque dans le cuir chevelu avec desquamation furfuracée abondante; quelques croûtes d'impétigo.

Syphilide varioliforme discrète. — Sept semaines après le début de deux chancres infectants de la rainure, éruption discrète sur tous les points du corps de petits boutons peu saillants et vésiculeux. — Au bout d'une semaine, deuxième poussée de boutons semblables, également discrets. Quelques-unes des vésicules étaient nettement ombiliquées. Leur volume variait de celui d'une tête d'épingle à celui d'un gros pois. Toutes étaient entourées d'une auréole inflammatoire d'un rouge vif. Sur quelques-unes l'épiderme s'épaississait en squame ; sur d'autres le soulèvement de l'épiderme épaissi, blanchâtre et ombiliqué faisait croire à l'existence d'un liquide sous-jacent, quoiqu'il n'y en eût point. — En général quand on enlevait l'épiderme de la vésicule on ne trouvait au-dessus que très peu de sérosité. Toute sa cavité était remplie par une papule ronde, aplatie et d'un rouge sombre caractéristique. — La macule qui succédait à chaque papulo-vésicule était constituée par une tache brune centrale, entourée d'une zone pigmenteuse moins sombre.

Syphilide papulo-varioliforme. — Deux mois après une balano-postite infectante avec phimosis, éruption confluente de papules plates ou acuminées. La plupart de ces papules sont surmontées d'une vésicule séro-purulente, ombiliquée. Quand on enlève leur calotte épidermique, on trouve au-dessous une saillie discoïde avec une petite dépression centrale. Les papules sont inégales en volume, irrégulièrement distribuées et surtout très différentes d'âge. Sur beaucoup, la dessiccation a déjà eu lieu, et il n'existe plus aucun liquide entre l'épiderme et le derme. Elles n'ont aucune tendance à l'ulcération et semblent tenir le milieu entre la papule sèche et l'impétigo le plus superficiel. Les papules jeunes sont entourées d'une aréole inflammatoire très vive. L'éruption est partout indolente. Dans la paume des mains, elle se borne à des dessiccations de l'épiderme, à un épaississement, à une état parcheminé et flétri de ses couches les plus superficielles, sous forme de plaques rondes, isolées ou confluentes. Guérison rapide sans cicatrices.

Syphilide à forme végétante dans la région occipitale du cuir chevelu. Ulcération des pieds et des mains. — Deux mois après le début de l'accident primitif, plaques muqueuses buccales ; trois mois et demi après, malgré le traitement, ulcérations des orteils aux deux pieds et du talon. Elles furent rapidement guéries mais elles réapparurent plus profondes un mois après. — Au neuvième mois de la syphilis, poussée plus complexe, malgré la continuation du traitement. Jusqu'alors le malade n'avait eu ni taches ni boutons sur la surface cutanée ; tout s'était réduit à des plaques muqueuses gutturales et aux ulcérations des pieds. A cette époque il lui survint : 1° sur le cuir chevelu, au niveau de la crête occipitale, une papule végétante de 3 centimètres de diamètre sur une hauteur de 7 ou 8 millimètres recouverte d'une croûte peu épaisse. Deux autres végétations semblables mais moins volumineuses existaient non loin de là dans la même région. Ces trois tumeurs étaient dures, résistantes et ulcéreuses dans leur partie culminante. — Petites croûtes dans le reste du cuir chevelu. — 2° Au-dessous du gros orteil droit, ulcération profonde taillée à pic de 3 centimètres de diamètre, à centre un peu sphacélé; même lésion au talon correspondant. — Plaques exulcérées dans les mains. — Rien ailleurs. — Le traitement local et le traitement général (biiodure ioduré, emplâtre de Vigo, etc.), firent rapidement justice de cette poussée en trois semaines, les papillomes du cuir chevelu disparurent à peu près complètement.

Syphilide végétante, érosive et ulcéreuse.— C'est un degré plus avancé que dans l'observation précédente. Quatre semaines environ après un chancre superficiel, la face interne des cuisses se couvrit de papules humides qui, peu à peu, devinrent végétantes, ce qui n'a rien d'extraordinaire dans cette région. Mais le même fait se généralisa sur le reste du corps. Partout s'élevaient çà et là des papules hypertrophiques remarquables par leur hauteur, et recouvertes d'une squame ou d'une croûte. Sur quelques-unes la croûte s'épaississait et se stratifiait à mesure que les tissus sous-jacents se fondaient et devenaient ulcéreux; mais sur d'autres, et c'était le plus grand nombre, le papillome conservait sa forme exubérante, et, quand on le dépouillait de sa coiffure squameuse, on le trouvait constitué par des faisceaux de papilles hypertrophiques sécrétant chacune de l'épiderme un liquide séro-purulent. — Il y avait en outre sur quelques points des ulcérations qui se formaient d'emblée, c'est-à-dire qui débutaient, soit par une pustule unique, soit par un groupe de petites vésicules purulentes. — Plaques muqueuses ulcérées sur les lèvres et dans la gorge. — Guérison en un mois par le sirop de biiodure ioduré.

Syphilide végétante circonscrite, ulcéro-gangreneuse. — C'est un degré encore plus avancé du processus. Après un chancre de moyenne intensité, la poussée constituée par une syphilodermie papulo-squameuse à papules isolées, à rubans circinés, à groupes corymbiques, siégeait uniquement sur les bras. Plaques muqueuses de la cavité buccale. — Cinq mois après, éruption de cinq ou six grosses papules végétantes sur le front et dans les sourcils. L'une d'elles, située à l'extrémité interne du sourcil droit, persista à l'état de tumeur volumineuse, très saillante, pendant trois semaines; son sommet était exulcéré et un peu fongueux. Tout à coup, il sortit de l'érosion, qui couronnait le papillome ulcéro-végétant, un gros bourbillon de tissu cellulaire sphacélé. Du jour au lendemain la lésion s'aplatit et fut convertie en une vaste ulcération un peu plus large que la base de la tumeur. J'ai vu trois ou quatre fois pareil fait se produire dans le sourcil. On dirait une tumeur gommeuse tout en saillie qu subit la nécrobiose centrale. — Les autres végétations de la région fronto-sourcilière s'affaissèrent peu à peu et se convertirent en ulcérations crustacées. — Il y avait sur les bourses trois ou quatre larges ulcérations superficielles, douloureuses, reposant sur une base empâtée. Rien ailleurs. Grande résistance au traitement mixte.

QUATORZIÈME LEÇON

SYPHILIDES RÉSOLUTIVES DES MEMBRANES MUQUEUSES ET DES SURFACES MUCOSO-CUTANÉES

I. Pathologie générale des syphilides propres aux muqueuses et aux surfaces mucoso-cutanées.

Chronologie. — Début très précoce et récidives tardives.

Étiologie. — Spontanéité diathésique et causes irritantes.

Symptomes. — Caractères très spécifiques de la lésion muqueuse. — Papules mucoso-cutanées.

Variétés. — A. Syphilides muqueuses : plaques opalines, érosives, diphthéroïdes. — B. Syphilides mucoso-cutanées : papule suintante. — Formes annulaires, végétantes, ulcéreuses, gangreneuses.

Processus. — Sa souplesse, sa malléabilité, c'est-à-dire facilité de faire naître et de faire disparaître rapidement les plaques muqueuses.

Coïncidences pathologiques. — Elles sont nombreuses

Anatomie pathologique. — Semblable à celles des papules cutanées.

Diagnostic et pronostic. — Faciles.

II. Topographie des syphilides muqueuses sur la peau et les muqueuses.

Syphilides muqueuses de la bouche. — 1° de l'isthme du gosier ; 2° des lèvres, des joues et des gencives ; 3° de la langue ou glossopathies secondaires.

Syphilides muqueuses des narines. — Leur rareté relative.

Syphilides muqueuses oculo-palpébrales et auriculaires. — Leur rareté ; plaques de la conjonctive oculaire ; plaques du conduit auditif externe et de la trompe d'Eustache.

Messieurs,

Avant d'entreprendre l'étude des syphilodermies destructives ou tertiaires, je vais m'occuper d'une question considérable et même de premier ordre dans l'histoire de la syphilis, pendant sa phase virulente. Cette question, c'est celle des déterminations spécifiques qui se produisent à cette époque sur les muqueuses ou sur les parties de la peau qui leur ressemblent. On les a englobées sous une dénomination commune qui, comme beaucoup de mauvaises choses, a eu plus de bonheur qu'elle n'en méritait, car elle est devenue populaire, et, malgré toutes les critiques qu'on en a faites, elle est restée dans le langage courant de la syphiliographie. Qui de vous n'a entendu parler des *plaques muqueuses?* C'est peut-être le mot qui, avec celui de chancre induré, est le plus inséparable de l'idée qu'on se fait de la syphilis. Je ne vois pas grand inconvénient à le conserver. Du reste, les tentatives que je ferais pour le rayer du vocabulaire scientifique seraient sans doute aussi vaines que celles de mes prédécesseurs. Comme cette expression est extrêmement vague et ne met ni en saillie, ni en lumière aucune des nombreuses lésions qu'elle prétend désigner, il faut avant tout déterminer sa portée et sa signification. Eh bien, les plaques muqueuses comprennent toutes les éruptions superficielles et résolutives qui se développent sur le tégument interne et sur la peau transformée en muqueuse. Elles ne sont autre chose que les syphilides érythémateuses et papuleuses dont je vous ai fait la description dans les deux leçons précédentes, mais des syphilides modifiées dans leur forme, dans leur processus, dans toute leur manière d'être, par les conditions anatomo-physiologiques du terrain sur lequel elles se sont développées. Ce sont des syphilides dans lesquels les deux éléments originels, tache érythémateuse et papule, tout en étant histologiquement identiques à ce qu'ils sont sur la peau, subissent cependant des modifications morphologiques assez grandes pour leur donner une physionomie originale qui les éloigne des types dermatopathiques connus, et en fait des individualités morbides sans analogues dans le domaine des maladies cutanées. Ces syphilides, quelle que soit leur lésion génératrice, portent donc en elles-mêmes une profonde empreinte de spécificité. Elles sont, avec l'accident primitif, la lésion la plus éminemment spécifique ; aussi occupent-elles une place capitale et presque à part dans la hiérarchie des manifestations de la syphilis. Certes, vous en trouverez d'autres dont la portée pathologique est incomparablement plus profonde et la sphère d'action plus compréhensive, les gommes, par exemple, qui ont pour théâtre la trame du tissu conjonctif interne ou externe, c'est-à-dire l'organisme dans sa totalité. Voilà des lésions très spécifiques aussi, et pourtant elles le sont peut-être moins que les plaques muqueuses. Il serait plus facile de leur trouver des analogues dans la pathologie commune.

Est-ce seulement à leurs caractères extérieurs que les syphilodermies muqueuses sont redevables de leur haute position dans le domaine de la syphilis ? Non. Il y a bien d'autres circonstances plus ou moins importantes qui contribuent à la leur donner.

Mettez en tête leurs *propriétés contagieuses*. Toutes ces syphilides, pendant la phase secondaire et même au delà, peuvent communiquer la syphilis, soit par contagion, soit par inoculation. Elles doivent ces propriétés à ce qu'elles sont *humides* au lieu d'être sèches comme presque toutes les syphilides cutanées, érythémateuses et papuleuses. A leur surface se fait une sécrétion incessante de produits morbides, liquides ou demi-liquides, tout aussi dangereux que ceux qui émanent du néoplasme primitif. — La lésion qui résulte de leur contagion ou de leur inoculation, chez les sujets vierges de syphilis, est toujours un chancre et non point une plaque muqueuse. Comme le chancre, les syphilides muqueuses ne sont pas *auto-inoculables*, c'est-à-dire que le résultat de leur inoculation est toujours négatif, quand elle est faite sur le sujet qui la porte. Vous verrez quelquefois, il est vrai, ces lésions se produire symétriquement sur des surfaces opposées et en contact; vous serez peut-être tentés de croire alors que celles qui ont poussé les premières, ont engendré les secondes. Il n'en est rien : d'abord, elles naissent quelquefois simultanément, et puis, quand elles se produisent successivement dans les mêmes lieux, il n'y a point propagation par le fait de leur contagiosité. Leur coexistence tient à d'autres causes et, entre autres, à toutes ces conditions de terrain, d'humidité, d'irritation par frottement, etc., qui favorisent à un si haut degré la spontanéité d'éclosion qu'elles portent en elles-mêmes. Je vous ai parlé plusieurs fois du rôle si important des syphilides muqueuses, dans l'étiologie de la syphilis. Le sujet vaut la peine qu'on y revienne souvent, et aujourd'hui, je vous répète que : *Les syphilides muqueuses sont un agent de contagion syphilitique aussi énergique, aussi actif et beaucoup plus commun que l'accident primitif lui-même; c'est par elles, plus que par toute autre lésion de la phase primitive ou de la phase secondaire que la syphilis se propage et se perpétue.* Pour vous en convaincre, rappelez-vous que presque toutes les contagions qui se produisent pendant l'allaitement, dans les rapports réciproques de la nourrice et du nourrisson, n'ont d'autre agent que la plaque muqueuse de la bouche et du sein; que l'infection syphilitique dans le mariage, qui est loin d'être rare, procède de la même source; qu'il en est ainsi pour celle qui se produit en dehors du mariage dans toutes les classes de la population, et que les nombreux cas de syphilis contractés médiatement se font par l'intermédiaire d'ustensiles de ménage ou d'objets quelconques qu'a souillés le liquide sécrété par ces lésions virulentes, etc. Qu'y a-t-il d'étonnant à cela? Est-ce que les plaques muqueuses ne sont pas infiniment plus nombreuses que les chancres? Est-ce que la durée souvent éphémère de ces derniers peut être comparée à la longue durée des syphilodermies muqueuses qui ne disparaissent un moment que pour repulluler plus tard avec une opiniâtreté, une persistance dont les médications spécifiques les mieux instituées, le traitement local le plus énergique ne peuvent triompher que momentanément.

C'est, en effet, un des caractères les plus remarquables de ces manifestations que leur aptitude étonnante à récidiver. Par elles chaque individu devient un foyer de contagion qui, s'il s'éteint quelquefois, se rallume aussitôt, foyer peu dangereux pour celui qui le porte et qui l'alimente, mais d'autant plus pour ceux avec lesquels des rapports fortuits ou habituels le mettent en contact.

Par leur indolence, leur insidiosité, leur état latent ignoré ou méconnu, leur insignifiance en tant que lésion, les plaques muqueuses déjouent trop souvent toutes nos précautions. Combien de fois n'ai-je pas vu des gens avertis qui se tenaient sur leurs gardes et qui surveillaient toutes leurs muqueuses avec la plus minutieuse attention, infecter ceux qui les entouraient! Ne cherchez pas ailleurs que dans les syphilodermies des muqueuses, la source de ces contagions mystérieuses, inexplicables, qui se font, pendant toute la période virulente de la syphilis et même à une époque très reculée de son début. J'ai vu des malades que des accidents profonds, destructifs ou viscéraux avaient fait entrer en plein dans la phase tertiaire, réputée non contagieuse, communiquer néanmoins la syphilis au moyen de petites plaques muqueuses qui survivaient encore et dépassaient le terme ordinaire de leur aptitude à se reproduire.

Leur chronologie doit entrer en ligne de compte pour donner la mesure de leur importance. Parmi toutes les lésions secondaires, ce sont elles qu'on retrouve le plus fréquemment sous les formes les plus variées, et dans les lieux les plus favorables à la contagion. Elles sont les premières à apparaître ; elles précèdent même quelquefois les syphilides cutanées les plus précoces. Et puis, tandis que celles-ci s'effacent pour faire place à d'autres, ou que l'action morbide paraît s'être épuisée sur le tégument externe, l'éruption muqueuse repullule et son activité ne s'éteint qu'à la longue, quelquefois trois ou quatre ans après le début de l'accident primitif.

Toutes les circonstances précédentes leur confèrent une bien haute signification spécifique. Ajoutez-y la fatalité qui condamne tous les individus à en être atteints, quels que soient leur âge, leur sexe, leur tempérament, leur constitution, la gravité ou la bénignité de leur maladie constitutionnelle. Dans le vaste ensemble des manifestations générales, ce sont les seules qui, peut-être ne font jamais défaut. Vous pourrez rencontrer quelques individus privilégiés, chez lesquels, après un chancre infectant dûment constaté et indiscutable, la peau et les autres organes resteront indemnes de tout accident spécifique pendant plusieurs années et même toujours. Mais, je doute qu'il y en ait un seul chez lequel l'intoxication générale ne se traduise pas tôt ou tard par quelque syphilodermie muqueuse, pendant les deux ou trois premières années de la diathèse. C'est un minimum qui est inéluctable.

Des considérations que je viens de vous exposer, il résulte que les syphilides muqueuses ne reproduisent pas fidèlement, comme on l'a soutenu, l'image des syphilides cutanées. Peu importe, qu'elles procèdent comme ces dernières d'éléments générateurs identiques. Il n'en est pas moins vrai qu'on trouve en elles un ensemble de conditions cliniques tellement accentuées qu'on est forcé de leur reconnaître une autonomie puissante. Elles sont, avec le chancre, depuis le début jusqu'à la fin de leur existence, l'expression la plus concentrée, la plus active et la plus féconde de la spécificité syphilitique. Cette autonomie, quoiqu'elle ne se démente point, a cependant des degrés. Elle atteint toute sa plénitude sur les vraies muqueuses. Elle diminue un peu sur les parties de la peau qui ont revêtu momentanément le caractère des membranes muqueuses; elle s'efface peu à peu et finit par s'éteindre, lorsque l'éruption se fait sur les zones qui servent de limites à ces deux espèces de téguments et va se perdre peu à peu au milieu des syphilodermies franchement cutanées. Il y a là une série de nuances et de transitions insensibles que vous pourrez constater et suivre facilement sur une même région, celles des organes génitaux, par exemple, et en particulier dans le sexe féminin.

Ces préliminaires posés, je vais vous faire l'histoire des syphilodermies muqueuses, pendant la période secondaire. Elle est vaste et complexe, et afin de mettre de la méthode et de la clarté dans l'exposition, je diviserai mon sujet en deux parties. Dans la première, je m'occuperai de ces éruptions envisagées en elles-mêmes, dans leur ensemble, et abstraction faite de leur siège; dans la seconde, je les étudierai sur les lieux mêmes où elles se développent, afin de vous faire connaître toutes les particularités qui dérivent de leur topographie.

I

PATHOLOGIE GÉNÉRALE des syphilides propres aux muqueuses et aux surfaces mucoso-cutanées.

Synonymie des plaques muqueuses. — Toutes les désignations de ces variétés de syphilides sont défectueuses.

Chronologie. — Début très précoce. — Possibilité des récidives pendant cinq ou six ans.

Étiologie. — Spontanéité diathésique. — Causes irritantes. — Prédispositions individuelles.

Symptômes. — Mouvement congestif et hyperplasique de la couche dermo-papillaire. — L'érythème prédomine sur les muqueuses, l'hyperplasie sur la peau.

Caractères très spécifiques de la lésion muqueuse. — Elle est sans analogue dans la dermatologie. Sa description.
Caractères des syphilides sur la peau transformée en muqueuse. — Papules mucoso-cutanées : leur humidité, exubérance de leur sève, leur nombre, leur volume, leurs déviations, leurs complications, etc.
Variétés. — A. Variétés des syphilides muqueuses proprement dites : *Plaques opalines*, plaques érosives, diphthéritiques, hypertrophiques.
B. Variétés des syphilides propres aux surfaces mucoso-cutanées : leur type est la papule érosive ou suintante. — Ses formes. — Ses dimensions. — Forme annulaire. — Forme végétante ; c'est la plus importante. — Ulcération. — Gangrène.
Processus. — Il est toujours chronique. Ce qui le distingue de celui des autres syphilides, c'est sa souplesse et sa malléabilité. — Facilité d'activer la végétation des papules et aussi de les faire disparaître en très peu de temps à l'aide de moyens locaux. — Fréquence et opiniâtreté des récidives.
Coïncidences pathologiques. — Leur grand nombre en rapport avec la longue durée et les récidives incessantes des syphilodermies muqueuses.
Anatomie pathologique. — Elle diffère fort peu de celle des papules cutanées.
Diagnostic et pronostic. — Ils ne présentent aucune difficulté sérieuse.

Le mot *plaque muqueuse* qui a prévalu et qui est encore aujourd'hui le plus usuel, bien que tout le monde soit d'accord pour le trouver défectueux, n'est pas le seul dont on ait désigné les syphilodermies muqueuses. Leur synonymie est très riche et fort variée. On les trouve décrites, dans différents auteurs, sous le nom de *pustules plates*, *pustules humides*, *condylomes*, *tumeurs condylomateuses*, *tubercules humides ou muqueux*, *tubercules plats*, etc. Toutes ces dénominations, dont plusieurs sont tombées en désuétude, ne méritent guère d'être conservées. Elles appartiennent à une époque où on n'avait encore qu'une notion confuse des nombreuses variétés que présentent les lésions secondaires des muqueuses. Si on y a recours quelquefois pour la facilité du discours, il ne faut pas les prendre dans leur sens absolu, mais comme une désignation générale embrassant tous les modes éruptifs qui peuvent se produire sur les surfaces muqueuses ou mucoso-cutanées, pendant la phase virulente de la syphilis.

Chronologie. — Je vous l'ai dit, les syphilides muqueuses sont un des accidents les plus précoces de l'intoxication généralisée. D'ordinaire, elles ne surviennent que quelques jours après l'apparition des exanthèmes spécifiques, mais quelquefois aussi elles les précèdent. Leur début est donc facile à fixer, c'est à peu de chose près celui même de la syphilis secondaire. Il n'est pas aussi aisé de dire à quelle époque précise elles deviennent incapables de se reproduire. En mettant deux ans et demi ou trois ans comme durée moyenne de leur existence on est à peu près dans le vrai. Mais il y a des cas où leurs récidives s'étendent au delà et surviennent dans le cours de la quatrième, de la cinquième et peut-être même de la sixième année, à partir du début de l'intoxication. De pareils faits sont exceptionnels [1].

ÉTIOLOGIE. — Comme, dans toutes les manifestations syphilitiques, il y a, dans les lésions secondaires mucoso-cutanées, une spontanéité qui relègue bien loin toutes les causes accessoires ou occasionnelles. Les irritations pathologiques ou mécaniques, lorsqu'elles se concentrent sur certaines muqueuses ou sur certaines surfaces cutanées, peuvent à la longue et par leur action répétée, préparer le terrain, le transformer, le rendre fécond et mettre en jeu des germes morbides qui sommeillaient pour le moment ou attendaient pour éclore des circonstances favorables. Vous verrez des malades qui sont eux-mêmes les artisans de la repullulation incessante de plaques muqueuses, qui se fait chez eux sur tel ou tel point du corps. Mais, par contre, vous en rencontrerez d'autres qui évitent soigneusement tout ce qui pourrait provoquer ces sortes d'éruptions, et qui, cependant, ne sont pas plus épargnés que les imprudents. Indépendamment de la diathèse, il y a aussi la prédisposition individuelle qui joue un rôle considérable. Le sexe féminin, par exemple, toutes choses égales d'ailleurs, est beaucoup plus sujet que le nôtre aux syphilodermies mucoso-cutanées.

SYMPTOMES. — Les lésions fondamentales de toutes les syphilides muqueuses résolutives consistent, comme dans la peau, en un mouvement congestif et hyperplasique qui occupe la couche dermo-papillaire et la pénètre plus ou moins profondément. Nous devons donc retrouver sur les membranes envahies les caractères objectifs de l'érythème et de la papule. De ces deux types générateurs, c'est le second qui prédomine dans la genèse des plaques muqueuses. Il règne même exclusivement sur les surfaces cutanées qui ont un caractère semi-muqueux ou qui ont subi accidentellement la transformation muqueuse. L'érythème, au contraire, se développe de préférence sur les muqueuses

1. Je donne des soins à un malade qui a contracté un chancre infectant, au mois de septembre 1878. Les accidents cutanés ont été à peu près nuls; mais il a presque toujours souffert de la gorge, malgré le traitement spécifique qu'il a suivi avec exactitude et les soins qu'il a pris d'éviter toute excitation de ce côté-là. Au mois de janvier 1882, après être resté cinq ou six mois sans éprouver aucun accident, il lui est survenu une large plaque opaline typique de la grandeur d'une pièce de un franc sur le pilier antérieur droit. — Guérison au bout de deux ou trois semaines. — Au commencement de mai, même année, *trois ans et demi* après le chancre, nouvelle plaque opaline dans le même point; — aucune douleur, aucun trouble fonctionnel. — Rien sur les autres parties du corps. Santé très florissante.

vraies. Ne vous attendez pas toutefois à le trouver là avec tous les attributs qu'il a sur la peau. La délicatesse du tissu dermo-papillaire, son abondante irrigation sanguine et lymphatique, la minceur et la finesse de l'épithélium lui font subir quelques modifications superficielles. Mais ce qui lui imprime surtout le cachet de spécificité qui rend sa physionomie si saisissante, c'est qu'il se combine avec un certain degré d'hyperplasie ; il devient érythémato-papuleux et, ainsi constitué, il forme des lésions circonscrites, diffuses ou figurées dont la surface opaline, pseudo-membraneuse ou érosive, plane, légèrement bombée ou déprimée à son centre et un peu saillante sur ses bords sécrète sans cesse des produits virulents liquides ou demi-solides. Cette étrange lésion n'a sur la peau rien qui lui ressemble. On peut dire que son originalité est complète, son autonomie absolue. Quoiqu'elle ait été l'objet de nombreuses recherches, je crois qu'on n'a pas encore dit le dernier mot sur sa constitution intime. Je vois en elle l'amalgame de la tache érythémateuse et de la papule plate ; mais dans quelle mesure ? Voilà ce qu'il est difficile de déterminer. Si j'avais à lui trouver une lésion analogue dans la dermatopathie cutanée, je choisirais la tache de roséole maculeuse et surtout celle dans laquelle les nuances de l'érythème se groupent autour du centre proéminant sous forme de zones concentriques.

Je tenais à vous marquer la différence qui existe entre les syphilides des muqueuses proprement dites et celles des surfaces mucoso-cutanées. On a tort de trop les confondre. Si transformée que soit la peau par l'humidité, la chaleur, la macération de son épiderme et toutes les causes pathologiques ou mécaniques susceptibles de l'irriter et de l'hyperhémier, elle n'en reste pas moins un tégument externe, et aucune de ses lésions ne reproduit exactement la vraie plaque érythémato-papuleuse des muqueuses proprement dites.— La pathologie des surfaces, mucoso-cutanées [1] n'est à vrai dire qu'une annexe des dermatopathies papuleuses que nous avons décrites dans la leçon précédente. — Les symptômes doivent donc être étudiés séparément sur les muqueuses et sur les surfaces mucoso-cutanées.

1° Sur les muqueuses la lésion débute insensiblement et presque toujours sans causer aucune sensation douloureuse, par une tache d'un rouge sombre au centre, un peu moins foncé à la circonférence. Ses contours sont arrondis, circulaires ou elliptiques ; un peu vagues au début,

1. J'appelle ainsi, pour abréger, les parties de la peau qui subissent accidentellement des modifications par suite desquelles elles se rapprochent plus ou moins de la constitution des muqueuses.

ils s'accusent de plus en plus, mais sans former toutefois un contour linéaire tranchant d'une façon très nette sur les parties voisines. A mesure que la tache se constitue, elle semble prendre un peu de corps, c'est-à-dire qu'elle tuméfie les tissus qui sont au-dessous d'elle et leur fait faire une saillie diffuse. En même temps sa surface, de rouge qu'elle était primitivement, devient blanchâtre, d'un gris clair, *opaline*[1]. C'est cette dernière épithète qui rend le mieux la nuance de la teinte ; aussi a-t-elle été adoptée par tout le monde. L'opalinité est générale ou partielle, permanente ou temporaire. Ordinairement, elle persiste et constitue un caractère si prédominant de la lésion qu'on l'a désignée sous le nom de *plaque opaline*. Il y a des taches érythémato-papuleuses qui restent rouges, lisses, brillantes, comme vernissées et nuancées de zones à teintes variées qui leur donnent un aspect irisé. Ces zones alternent quelquefois avec des cercles d'opalinité ; d'autrefois cette opalinité au lieu d'être circulaire forme à la surface un réseau réticulé, une sorte de dentelle à travers les interstices de laquelle on voit le fond rouge érythémateux. La tache peut se bomber en manière de pastille et devenir une véritable papule à surface rouge sanguinolente, à base nettement circonscrite et entourée d'un liséré d'épithélium opalinisé. — Il lui arrive aussi de former une saillie étalée dont il est difficile de déterminer les contours. Il n'est pas rare en pareil cas de voir le centre se déprimer, tandis qu'une molle ondulation annulaire se forme à la périphérie. Vous voyez là des ébauches de papules avec un fond constant d'érythème. C'est cette combinaison, en proportion variable, qui explique la physionomie générale de la plaque et les nuances si nombreuses qu'elle présente durant son processus. Dénudée, dépouillée de son revêtement opalin, vous la verrez finement granulée et érosive. D'emblée aussi, elle pourra prendre ce dernier caractère et rester érosive, depuis son début jusqu'à sa disparition. Parfois sa surface au lieu d'être opaline sera grisâtre et pseudo-membraneuse. Il arrivera que son centre deviendra franchement ulcéreux, sans toutefois se creuser bien profondément, etc. Nous reviendrons tout à l'heure sur toutes ces variétés. Je vous ai montré la plaque érythémato-papuleuse isolée. Mais habituellement l'éruption spécifique fait pousser plusieurs lésions semblables sur le même point. Il y en a même qui en sont littéralement couverts. Les plaques, en devenant confluentes, tangentes, en se pénétrant l'une l'autre, changent d'aspect et n'en demeurent pas moins foncièrement les mêmes. Quelquefois, pourtant, elles affectent

1. Nous devons cette épithète si exacte à M. le Dr Bassereau.

dans leur juxtaposition cette forme circinée qu'on trouve à peu près invariablement dans toutes les dermatopathies cutanées et muqueuses d'origine spécifique. Je vous ai dit précédemment que l'érythème des muqueuses, à son degré le plus élémentaire, dessinait des rubans rouges, en arc, en ellipse, en fer à cheval, en cercle, en 8 de chiffre, etc., sur certaines surfaces où il trouvait assez de place pour se développer. J'ai souvent observé ces rubans rouges parsemés d'opalinité sur la voûte palatine et le voile du palais, plus rarement sur la face interne des joues et des lèvres.

2° Les syphilides des surfaces mucoso-cutanées ne ressemblent nullement à la lésion que je viens de vous décrire. La papule, sous sa forme la plus accentuée, s'y établit à peu près exclusivement. L'érythème n'y figure que comme tache transitoire, servant de prélude à l'exanthème dermo-papillaire. Sans doute vous trouverez fréquemment, soit autour des papules, soit dans leurs intervalles et en particulier au fond du sillon cutané, des rougeurs diffuses, une véritable hyperhémie inflammatoire sèche ou suintante, avec ou sans abrasion épithéliale, etc.; mais ne croyez point que ce soit là une altération spécifique: c'est le résultat d'une irritation d'ordre commun. Cette irritation diffuse ne se fragmentera pas en taches permanentes d'érythème syphilitique, mais elle constituera un terrain ramolli, arrosé de ses sucs, hersé pour ainsi dire de son épiderme par les frottements, et merveilleusement approprié à la végétation papuleuse qui va l'envahir.

Ce qui caractérise les papules des surfaces mucoso-cutanées c'est, en effet, l'exubérance de la sève. L'hyperplasie dermo-papillaire n'étant plus bridée par un épithélium dont les couches cornées ont été détruites, amincies ou macérées, se donne libre carrière et tend à l'hypertrophie centrifuge. La poussée se fait en dehors dans chaque papule. Ses racines restent à fleur de peau ; elles ne s'enfoncent pas dans l'épaisseur du derme ; elles ne gagnent pas en profondeur. C'est là ce qui explique pourquoi ces produits condylomateux, malgré le volume monstrueux qu'ils peuvent acquérir lorsque rien ne vient contrarier leur élan, sont si faciles à réprimer et à détruire, quand on les soustrait aux conditions où ils puisaient leur activité végétative.

Outre qu'elles tendent naturellement à l'hyperplasie, les papules des surfaces mucoso-cutanées sont remarquables par leur nombre. Elles deviennent facilement confluentes et couvrent des régions entières de tumeurs touffues, pressées les unes contre les autres, qui font assaut de croissance et constituent d'épaisses nappes mamelonnées sous lesquelles s'efface la configuration naturelle des parties envahies.

Isolées ou confluentes, petites ou volumineuses, plates ou saillantes, ces sortes de papules présentent un caractère essentiel et qui ne leur fait jamais complètement défaut pendant toute leur durée : elles sont humides, c'est-à-dire que leur surface, dépouillée des couches cornées de l'épiderme qui pourraient s'opposer à leur sécrétion, laisse incessamment transsuder un liquide d'un jaune clair, visqueux, qui empèse et tache le linge en gris comme la sérosité d'un vésicatoire.

Ces papules humides sont susceptibles de subir certaines déviations morbides qui altèrent leur physionomie sans rien changer à leur essence. Vous en trouverez sur les confins de la surface mucoso-cutanée du côté de la peau, qui deviennent momentanément squameuses, tandis que sur les confins du côté des muqueuses, elles s'aplatissent, s'étalent et se lubréfient comme la vraie plaque des membranes muqueuses. — Quelques-unes s'érodent et saignent alors facilement ; d'autres se détruisent par ulcération; enfin, dans la masse compacte des tumeurs condylomateuses exubérantes, le combat pour cette vie surmenée que chacune est obligée de soutenir n'est pas également favorable pour toutes. On en voit qui meurent étouffées, et ça et là des taches de sphacèle annoncent une existence qui s'éteint faute d'aliments pour la soutenir.

La peau sur laquelle s'implantent les papules humides ne conserve pas toujours son intégrité. Il arrive fréquemment qu'elle s'épaissit, s'indure et se sclérose, surtout lorsque la pullulation est confluente et très active. Le tissu cellulaire s'œdématie, s'enflamme parfois, devient phlegmoneux. Il est rare qu'il n'existe pas autour de la base des plaques une auréole d'hyperhémie plus ou moins aiguë qui envahit dans quelques cas toute la région et dégénère même en une phlegmasie érysipélateuse. Ce sont là les complications les plus fréquentes; elles naissent spontanément, ou bien, ce qui est le plus ordinaire, sont provoquées par la malpropreté, l'incurie, les froissements répétés des surfaces tégumentaires en contact. Alors apparaissent les phénomènes subjectifs dont je ne vous ai point parlé jusqu'ici parce qu'ils font presque toujours défaut, quand aucune cause d'irritation n'intervient pour exaspérer le processus. Ces phénomènes consistent en douleurs plus ou moins vives ou en démangeaisons ; mais ils n'ont aucun retentissement sur la santé générale à moins qu'ils ne troublent quelque fonction importante comme celle de la déglutition, ou que la lésion ne subisse les déviations soit phlegmoneuses, soit ulcéro-gangreneuses.

Variétés. — Elles sont nombreuses et reposent sur des différences morphologiques et sur certaines particularités accessoires ou surajoutées qui se rattachent au nombre, au volume, à la discrétion ou à la confluence des lésions, aux produits de sécrétion qui se font à leur surface, etc. Ici, comme dans la symptomatologie générale, il est nécessaire d'envisager à part les syphilides muqueuses proprement dites et celles des surfaces mucoso-cutanées.

A. Dans les premières, la lésion présente presque toujours le même aspect. En laissant de côté les éruptions exclusivement érythémateuses, diffuses ou à disposition cerclée, que trouve-t-on ? La tache ou plaque érythémato-papuleuse dans laquelle l'hyperplasie dermo-papillaire se formule par un faible épaississement des couches les plus superficielles de la muqueuse, par des changements de coloration, par une chute partielle de l'épithélium et une transformation de celui qui reste à leur surface en un revêtement opalin caractéristique. Telle est la lésion dans ce qu'elle a de fondamental, la vraie plaque opaline, la plus fréquente et la plus caractéristique de toutes.

Que sa surface au lieu de rester plate ou légèrement bombée, se déprime à son centre et s'épaississe sur ses bords, vous aurez la forme annulaire telle que je vous l'ai décrite à propos des papules cutanées, mais avec un caractère très atteuué ; car il n'y a pas là d'accumulation de squames possible pour accentuer le contraste avec la dépression du centre et la surélévation de la circonférence. Ces modifications dans la forme n'entraînent pas nécessairement une altération dans les produits sécrétés par la surface. Elle reste couverte d'une couche opaline dans tous ses points et pendant toute sa durée ; mais quelquefois son centre devient érosif.

Dans le cas où la plaque est à vif, rouge, saignante, granuleuse depuis son début jusqu'à sa terminaison, elle mérite le nom d'érosive. C'est un caractère qui chez elle est d'ordinaire accidentel plutôt que permanent. J'en dirai de même de l'ulcération. Quand elle est très accusée, elle résulte plus souvent d'une complication que d'un mode particulier de l'évolution. Dans quelques cas cependant elle paraît se développer en vertu d'un idiosyncrasie qu'on dit être plus commune chez la femme que chez l'homme. On doit toujours se défier des plaques muqueuses qui s'ulcèrent. Si le fait se produit dans les premiers temps de l'intoxication, il n'a pas en général beaucoup de gravité ; mais s'il survient plus tard vers la deuxième ou la troisième année, il est probable que la lésion qui lui donne lieu est une néoplasie tuberculeuse plutôt qu'une plaque muqueuse.

Aux variétés précédentes, il faut ajouter la variété diphthéritique qui se combine souvent avec l'érosive et l'ulcéreuse et qu'on pourrait ranger au nombre des complications. Enfin la variété hypertrophique, beaucoup plus rare sur les muqueuses que sur les surfaces mucoso-cutanées et qui consiste en une saillie anormale de la plaque. On ne la trouve qu'exceptionnellement dans les plaques isolées, sauf sur quelques points; elle résulte presque toujours d'une agglomération de plusieurs plaques qui semblent se renforcer les unes les autres pour élever à l'état papuleux une partie ou la totalité de la nappe qu'elles forment. Dans ces sortes de plaques agminées on observe parfois des fissures profondes et ulcéro-érosives qui entament toute leur épaisseur.

B. Les syphilodermies papuleuses des surfaces mucoso-cutanées présentent dans leur aspect, leurs changements de forme et de volume, leur nombre et leur mode de processus, des différences beaucoup plus tranchées que les syphilodermies des muqueuses. Le type de ces sortes d'éruption, c'est la papule érosive. Elle est toujours arrondie, circulaire, convexe, semblable à une pastille adhérente aux tissus sous-jacents, régulière dans sa forme cerclée et ne s'en écartant que pour devenir elliptique ou allongée. Ses dimensions varient entre celles d'une lentille et celles d'une pièce de 50 centimes. Toujours beaucoup plus large que haute, elle mérite la qualification de papule plate ; sa surface est dénudée, lisse ou granuleuse et toujours suintante.

Cette papule se déprime quelquefois dans ses parties centrales, tandis que ses bords conservent ou même accentuent leur saillie. Vous avez alors une papule annulaire humide ou suintante. Mais ce n'est là qu'une variété insignifiante et qui n'a rien de particulier à ces sortes de syphilodermies, puisqu'on la retrouve dans toutes les papules quel que soit leur siège. La variété vraiment importante et qui appartient en propre aux surfaces mucoso-cutanées, c'est la variété hypertrophique dont la sous-variété végétante n'est que la plus haute expression. Il y a bien des degrés dans cette exubérance hyperplasique qui s'empare des papilles. Quelquefois la papule s'agrandit dans tous les sens et devient une vraie tubérosité condylomateuse, à large base, à surface régulièrement bombée ; d'autres fois elle s'épanouit dans ses parties supérieures et sur ses bords qui dépassent sa base ; elle présente alors la configuration d'un champignon. Mais quelle que soit la forme que revêt la papule, à mesure qu'elle s'hypertrophie, sa surface reste constamment humide et suintante, ou tend à le redevenir si quelque cause accidentelle a tari momentanément sa sécrétion. De plus sa surface qui était grenue passe à l'état mamelonné par suite du développement inégal de l'hyperplasie papillaire ou de l'individualité que tend à prendre dans l'ensemble chaque groupe de papilles. A mesure que le développement hypertrophique s'accuse, les sillons qui séparent les mamelons se creusent, tandis que ces derniers s'accentuent de plus en plus et forment une végétation plus ou moins touffue, qui n'atteint cependant jamais le degré de fragmentation profonde et si multipliée qu'on observe dans les végétations communes et non syphilitiques. Ces papules végétantes peuvent devenir monstrueuses. Il y en a qui mesurent 5 et 10 cent. de largeur, sur 1 ou 2 cent. d'élévation. Jugez du résultat que doit donner leur confluence sur une même région ! N'est-ce pas un véritable éléphantiasis ?

Toutes les papules mucoso-cutanées sont érosives. Il y en a qui deviennent ulcéreuses. Cette variété ne s'établit pas d'emblée à moins que ce mode de processus ne soit favorisé par de mauvaises conditions de santé ou d'hygiène. Habituellement elle est une conséquence de l'exubérance hyperplasique et vous la verrez se produire dans les vastes plaques condylomateuses qui résultent de l'agglomération sur le même point d'un grand nombre de papules hypertrophiques ou végétantes. C'est ainsi qu'en pareille circonstance vous trouverez des points de mortification, ou des fausses membranes diphthéritiques, ou bien encore de profondes raghades. Beaucoup d'auteurs se fondent sur ces phénomènes irréguliers de l'évolution pour admettre des variétés grangreneuse, diphthéritique, fissuraire. Je n'y vois aucun inconvénient; il importe toutefois de faire remarquer que dans ces variétés la lésion sur laquelle on se fonde pour les établir n'est pas originelle, mais acquise, qu'elle ne survient pas d'emblée, mais après coup et à titre de complication.

Dans les syphilodermies muqueuses ou mucoso-cutanées, la muqueuse et la peau conservent ordinairement leur souplesse, ou bien si elles s'épaississent c'est d'une façon diffuse et leur tissu ne devient que rénitent. Mais quelquefois il se produit à la base des plaques ou des papules une induration limitée, une sclérose circonscrite qui offre avec celle du chancre une ressemblance frappante. Ajoutez que des plaques muqueuses peuvent succéder *in situ* à l'accident primitif. On faisait grand bruit autrefois de cette transformation du chancre en plaque muqueuse. On y rattachait des questions de doctrine qui n'ont plus aujourd'hui aucun intérêt. Vous rencontrerez bien souvent sur les muqueuses et même sur la peau des papules humides qui simulent de tout point la néoplasie primitive. C'est un simple problème de diagnostic, qui n'est pas fort difficile à résoudre.

Processus. — Comme toutes les dermatopathies syphilitiques, les éruptions secondaires des muqueuses et des surfaces mucoso-cutanées sont essentiellement chroniques dans leur évolution et toujours d'une longue durée quand on ne les soumet à aucun traitement. L'acuité qu'elles présentent parfois à leur début, les douleurs et les phénomènes inflammatoires qui les compliquent dans quelques cas, ne sauraient leur enlever ce caractère. Il n'est pas rare de voir chez des malades insouciants de leur personne et qui ne se soignent pas, de pareilles éruptions persister indéfiniment, six mois et même un an, sans subir aucun changement. Cependant la résolution spontanée s'effectue à la longue et, à mesure qu'elle se produit, la saillie papuleuse s'affaisse, la couche opaline se résorbe, la surface hyperhémiée pâlit et la sécrétion morbide se tarit peu à peu. — Dans les grandes nappes papuleuses comme dans les plaques cutanées, la fragmentation de la masse est un des premiers indices de la guérison. Dans les larges papules plates le centre s'affaisse souvent avant les bords et l'anneau qui reste se fragmente lui aussi avant de disparaître.

Si le processus se bornait à ce que je viens de vous en dire, il ne différerait guère de celui qui est commun à toutes les syphilides cutanées exanthématiques. Et cependant il possède un caractère original qui lui donne une place à part parmi toutes les manifestations de la syphilis. En quoi consiste-t-il? En ce fait que vous voyez pour la première fois et que vous ne trouverez plus, à savoir, que le processus de ces lésions est doué d'une souplesse et d'une malléabilité telles que nous sommes jusqu'à un certain point capables de le susciter, de l'accroître, de l'accélérer et absolument maîtres de l'arrêter à tel moment de sa durée qu'il nous plaira de choisir. Voici ce qu'il faut entendre par là : choisissez chez un syphilitique un endroit à peau fine, soumettez-le à une sorte de culture réunissant toutes les conditions étiologiques que vous connaissez, employez systématiquement pendant quelques jours l'ensemble de ces moyens, et il y a de grandes probabilités que vous obtiendrez une poussée de papules humides, surtout si la diathèse est dans une de ses périodes d'activité. Persévérez après leur naissance et continuez à infliger aux téguments ce même régime d'excitation et vous verrez bientôt la végétation papuleuse devenir exubérante. Et maintenant voulez-vous détruire aussi rapidement que possible cette œuvre pathologique que vous avez créée artificiellement? Écartez des surfaces malades toutes les causes capables de les irriter, isolez-les, recouvrez-les de topiques adoucissants et desséchants, suivez une méthode diamétralement opposée à celle dont vous vous êtes servi pour produire leur éclosion. Qu'arrivera-t-il? C'est qu'en peu de temps, ces monstrueuses végétations vont s'étioler s'amoindrir, se fondre, s'enfoncer pour ainsi dire à vue d'œil dans le terrain d'où elles avaient émergé naguère avec une si étonnante puissance de floraison. Leur sort est donc entre nos mains et nous n'avons pas de grands efforts à faire pour en triompher, pourvu toutefois que nous les attaquions directement et sur place avec une médication topique bien entendue. Chose curieuse, les spécifiques n'ont presque aucune prise sur ces syphilodermies ; vous auriez beau gorger vos malades de mercure et d'iodure de potassium, vous n'obtiendriez que des résultats insignifiants. Vingt-quatre heures d'un traitement local approprié avancent plus la guérison qu'un mois de médication interne. Cet étrange contraste, d'une part entre la docilité des papules humides quand notre action sur elles est immédiate et circonscrite, d'autre part entre leur tempérament réfractaire lorsque nous sortons de leur domaine pour les attaquer indirectement par l'intermédiaire de l'organisme, ce contraste n'est-il pas un des côtés les plus intéressants de leur histoire? Ajoutez à ce trait saisissant de caractère, un autre qui ne l'est pas moins et qui consiste en ceci que leurs récidives sont aussi opiniâtres, aussi inévitables que leur résolution est facile. Ce sont de mauvaises herbes qui repullulent sans trêve dans les mêmes lieux, et dont les germes bien difficiles à extirper radicalement ne s'épuisent d'eux-mêmes que bien tard dans le décours de la diathèse. Il est une autre remarque à faire au sujet de leur processus. Il est presque indépendant du processus général de la syphilis, de celui qui préside aux grandes manifestations d'ensemble. On dirait que les syphilides muqueuses et mucoso-cutanées constituent une sorte de syphilis locale, qui s'est créée une autonomie réelle et durable dans la maladie constitutionnelle à laquelle ne les rattache plus qu'un faible lien fédératif. Elle a ses lois, son gouvernement, sa vitalité morbide autochthone et régionale qui lui donne des mœurs à part qu'on ne retrouve pas dans les autres processus de même origine.

Coïncidences pathologiques. — Ce phénomène est d'autant plus frappant qu'on a sans cesse sous les yeux, pendant les trois ou quatre premières années de la syphilis, la preuve de la différence qui sépare à tant d'égards les syphilodermies muqueuses des syphilodermies cutanées. Leur coïncidence, en effet, est fréquente et même habituelle. Mais ce n'est pas à dire qu'elles ne puissent bien se produire les unes sans les autres. Pendant une seule poussée de syphilides papuleuses de la peau, par exemple, vous aurez le temps de voir trois ou quatre poussées successives de syphilides muqueuses et de les guérir. Dans l'intervalle des accidents cutanés, les plaques muqueuses repulluleront. Il y a même de grandes chances pour qu'elles survivent à toutes les lésions que peut engendrer la syphilis secondaire. Bien plus, vous les trouverez mêlées à des manifestations tertiaires précoces et elles n'en conserveront pas moins la physionomie et le processus qui leur appartiennent en propre, tant est profonde leur individualité. Comme elles constituent l'expression la plus commune de la syphilis, il est tout naturel que leurs coïncidences soient nombreuses. Elles entrent dans toutes les combinaisons, elles ont leur place marquée dans tous ces cortèges de phénomènes morbides spécifiques qui apparaissent çà et là avec une régularité presque mathématique pendant la période virulente L'affection pustulo-croûteuse du cuir chevelu que Fallope regardait comme un signe certain d'infection syphilitique ne le cède guère en fréquence aux syphilides muqueuses. Aussi coïncident-elles très souvent avec les croûtes de la tête.

Anatomie pathologique. — Les syphilides des muqueuses présentent un grand nombre de variétés dont l'anatomie pathologique explique la genèse. Je vais vous exposer d'abord les caractères histologiques communs à toutes ces lésions; ils sont fondamentalement les mêmes que dans les papules cutanées. Ainsi on trouve :

Dans le derme : 1° Une hypertrophie congestive et cellulaire des papilles. Leurs vaisseaux augmentés de volume présentent entre les fibres conjonctives de leur tunique externe une interposition de cellules rondes ou embryonnaires. Leurs cellules endothéliales sont en outre tuméfiées et en voie de prolifération. — Le tissu cellulaire qui forme la charpente des papilles présente lui aussi un épanchement de cellules lymphatiques entre ses fibres. Il s'agit donc là d'une véritable inflammation, comme dans la papule ; et ce qui le prouve bien, c'est que les cellules fixes du tissu conjonctif sont elles-mêmes tuméfiées, soit par la migration dans leur intérieur de cellules rondes, soit par leur prolifération endogène.

2° La même hypertrophie congestive et cellulaire s'observe aussi dans une étendue plus ou moins considérable du derme situé au-dessous des papilles. C'est elle qui produit l'épaississement et l'espèce d'induration inflammatoire de la muqueuse dans certaines éruptions de plaques muqueuses confluentes et persistantes. Malgré la grande accumulation des cellules embryonnaires dans les mailles du tissu dermo-papillaire, ce tissu ne subit pas une dissociation destructive. — En outre les parois de ses vaisseaux ne présentent pas l'état sclérotique si remarquable qu'on observe dans le chancre infectant. — Le processus des plaques muqueuses est presque toujours résolutif. Les produits morbides se résorbent et il ne se fait point de cicatrice parce qu'il n'y a aucune perte de substance irréparable.

Dans l'épithélium. — Il existe toujours une augmentation d'épaisseur régulière et à grande courbe de toutes les parties qui constituent l'épithélium. — Les cellules de la couche cornée et du corps muqueux présentent les mêmes altérations que dans le chancre et dans les larges papules cutanées, c'est-à-dire l'état cavitaire des cellules avec atrophie de leur noyau et infiltration de corpuscules de pus dans ces espaces. — Les cellules cornées se desquament et le liquide que contiennent les espaces cavitaires est versé à la surface de la lésion. C'est ce qui explique pourquoi cette surface est tout à la fois lisse et humide. L'état cavitaire et la desquamation sont deux phénomènes qui se développent d'une manière constante dans la couche cornée. Mais les cellules du corps muqueux subissent aussi, dans une certaine mesure et partiellement, une lésion analogue qui ne va pas toutefois, excepté dans des processus très actifs, jusqu'à la chute du corps muqueux de Malpighi.

Certaines particularités du processus rendent compte des différences que les plaques muqueuses présentent dans leur aspect et leur configuration. Les principales variétés qui en résultent sont :

1° *Les plaques muqueuses opalines.* Elles sont très communes et forment sur les muqueuses une surface légèrement saillante, ovoïde ou circulaire dont la couleur grise ou blanchâtre est caractéristique. Tout autour de cette coque blanchâtre existe une zone rouge foncé d'inflammation périphérique. — Le disque opalin n'est pas un élément surajouté à la lésion : il se continue avec l'épithélium des parties saines et il provient des altérations suivantes qui se produisent au niveau de la plaque dans les couches cornées les plus superficielles. Ces couches, creusées de cavités cellulaires, s'emplissent de plasma qui, transsudé par les papilles, filtre à travers le corps muqueux de Malpighi ; ce plasma est très riche en corpuscules de pus dont il se charge en traversant l'épithélium ; aussi les cellules cavitaires de la couche superficielle sont-elles de véritables petits abcès plus ou moins confluents, qui s'ouvrent et déversent leur contenu à la surface de la lésion. Les cellules flétries s'éliminent peu à peu et se retrouvent dans le produit de la sécrétion.

Malgré l'apparence contraire la plaque n'est pas érodée. Les couches les plus inférieures de son épithélium plus ou moins conservées sont devenues opalines parce qu'elles se sont imprégnées de plasma chargé de globules purulents.

2° *Plaques muqueuses diphthéritiques.* Ce sont des plaques dont la surface dépouillée des couches superficielles et même quelquefois des couches profondes de l'épithélium est recouverte d'une fausse membrane blanche ou grisâtre. Elles présentent souvent une grande ressemblance avec les plaques opalines. L'exsudat se détache difficilement des parties sous-jacentes et est doué d'une grande élasticité. Sa structure est analogue à celle de l'exsudat diphthérique qui se développe sur le chancre infectant. C'est vous dire qu'il diffère de celui de la diphthérie vraie. Vous vous rappelez sans doute en effet qu'on ne trouve pas dans la fausse membrane du néoplasme primitif les parasites spéciaux, les boules de Bolderew, c'est-à-dire de grosses boules ovoïdes ou sphériques, un peu plus volumineuses que les cellules et dans lesquelles sont renfermés les microbes de la lésion, des micrococus ou de petits bâtonnets. — Cette fausse membrane est constituée par un feutrage de fibrilles fibrineuses dans les mailles desquelles on trouve des cellules épidermiques, des globules de pus, des cellules à prolongements rameux enchevêtrés avec les fibrilles et de fines spores d'algues microscopiques arrondies.

Le centre de la plaque est souvent excavé et entouré d'un rebord saillant épidermique. Cette excavation centrale tient à la chute des couches épithéliales remplacées par la fausse membrane et à la diminution de hauteur des papilles au niveau de l'érosion. — Dans les papilles et dans le derme les lésions sont semblables du reste à celles de la papule muqueuse simple.

3° *Plaques muqueuses érosives.* L'érosion, comme je vous l'ai dit souvent, n'est autre chose que la chute des couches de l'épiderme corné. La plupart du temps la couche intermédiaire ou granuleuse, et la couche du corps muqueux de Malpighi restent en place. Il y a des plaques muqueuses qui sont érosives d'emblée, en ce sens que, dès qu'elles apparaissent, leur surface se dépouille de toutes les couches épidermiques superficielles ou cornées. Il y en a d'autres qui deviennent érosives vers leur déclin, soit spontanément, soit surtout parce qu'elles ont été soumises à des causes d'irritation qui ont activé le processus inflammatoire. La portion centrale érodée est d'un rouge foncé quelquefois ecchymotique on l'aperçoit par transparence à travers le vernis que forme au-dessus des papilles le corps muqueux de Malpighi conservé. Cette dépression centrale est quelquefois rendue très sensible par le bourrelet hypertrophique circulaire que constituent autour d'elle les couches non desquamées de l'épiderme. L'ensemble de la lésion a une apparence cupuliforme.

4° *Papule muqueuse annulaire.* — Cette disposition cupuliforme est plus prononcée et plus caractéristique dans la variété annulaire ; au centre de la plaque, le processus loin d'être érosif est réparateur, tandis que sur les bords il conserve son activité et produit un cercle d'hypertrophie, qui, comme celui de la plaque elle-même, comprend l'épithélium et le tissu dermo-papillaire.

5° *Plaques muqueuses à base indurée.* Ce sont celles qui siègent sur une surface altérée par la présence d'un chancre antérieur et qui est restée œdématiée et scléreuse. Comme dans cette dernière lésion il existe un état de sclérose et d'engorgement dans les vaisseaux sanguins et lymphatiques qui produit la permanence de l'œdème, non seulement au niveau de la plaque, mais aussi beaucoup au delà. — Il y a identité *presque complète* entre la constitution histologique de cette variété et de la néoplasie primitive.

6° *Plaques muqueuses hypertrophiques.* — Elles sont constituées par les mêmes lésions que la papule muqueuse simple, seulement ces lésions y sont infiniment plus développées. Examinées dans leur ensemble les papules hypertrophiques présentent un aspect moins régulier que les papules simples, parce qu'il y a des inégalités dans le développement hyperplasique des papilles ou des groupes de papilles. De là une surface inégale et bourgeonnante. — Les papilles sont très allongées; il en est de même de leurs vaisseaux dont les parois sont embryonnaires. La trame dermo-papillaire est infiltrée d'une grande quantité de cellules rondes emprisonnées dans ses mailles. On constate une épaisseur très considérable dans les couches du corps muqueux de Malpighi, la couche granuleuse et l'épiderme superficiel. La disposition épidermique n'est pas modifiée. Les cellules les plus superficielles se desquament régulièrement et sont entraînées par le liquide qui passe à travers toutes ces couches hypertrophiées.

7° *Plaques muqueuses végétantes.* — Elles ne sont que l'exagération du type précédent. Les papilles dont l'hypertrophie est excessive dans toutes leurs parties constituantes dermiques et épidermiques, s'isolent par groupe pour former des bourgeons séparés. Il en résulte de véritables papillomes en choux-fleur. Entre ces lésions à ramifications multiples et les plaques hypertrophiques il n'y a aucune différence comme origine et processus. L'allongement des papilles ne fait qu'entraîner la segmentation de la plaque secondaire, coiffée séparément d'un revêtement épidermique.

Diagnostic et pronostic. — De toutes les éruptions spécifiques, les plaques muqueuses et les papules humides sont les plus faciles à reconnaître. Il suffit de les avoir observées quelquefois pour les diagnostiquer. On est aidé dans cette tâche par leur aspect si caractéristique et par leurs localisations qui sont toujours les mêmes. Je vous ai dit que le diagnostic entre certaines plaques muqueuses indurées et le chancre infectant pouvait mettre quelquefois dans l'embarras. On se fondera pour l'établir sur une supputation exacte, non seulement de la lésion elle-même, mais aussi et surtout de celles qui coïncideraient avec elle. On tiendra grand compte des ganglions régionaux. A elle seule, la plaque muqueuse ne produit point d'adénopathie comparable à celle qui accompagne constamment la néoplasie primitive. Tout au plus, quand elle se complique de phénomènes inflammatoires, suscite-t-elle une tuméfaction irritative dans les glandes lymphatiques. Cette tuméfaction douloureuse et éphémère est beaucoup moins dure que la sclérose ganglionnaire produite par le chancre. Quand une plaque muqueuse se développe sur une néoplasie primitive, guérie depuis un temps plus ou moins long, elle ne fait autre chose que la raviver et la faire reculer au point où elle se trouvait quelques semaines auparavant. Il n'y a aucun intérêt à porter dans ce cas un diagnostic précis, puisque les deux lésions présentent le même danger au point de vue de la contagion, suivent la même marche, ont la même terminaison, et ne sont, par le fait, que la succession de deux actes morbides identiques dans leurs effets sinon dans leur origine.

Le pronostic présente une bénignité constante. S'il y a des exceptions à cette règle, elles dépendent des individus plutôt que de l'affection elle-même. J'en dirai autant des complications. Les plus fâcheuses sont l'ulcération et la gangrène. Elles se produisent rarement d'une façon spontanée ; nous pourrions les prévenir. La plupart du temps, nous sommes capables de les atténuer, de les limiter et de les guérir. Cette puissance d'action curative que nous avons dans les syphilodermies muqueuses et mucoso-cutanées doit entrer en ligne de compte dans le pronostic, bien qu'elle soit contrebalancée par la facilité et l'opiniâtreté des récidives. En somme, si la syphilis se bornait à ces sortes de manifestations, elle serait peu redoutable et elle ne justifierait guère les griefs si légitimes que nous avons contre elle.

II

TOPOGRAPHIE DES SYPHILIDES MUQUEUSES. — Sur la peau : organes génitaux et régions adjacentes, plis cutanés, mamelles, espaces interdigitaux des orteils, etc.; — Sur les muqueuses : pourtour des orifices naturels, cavité buccale, isthme du gosier, muqueuse des organes génitaux surtout chez la femme.

SYPHILIDES MUQUEUSES DE LA BOUCHE. — Plus communes chez l'homme que chez la femme :

1° *Syphilides de l'isthme du gosier.* — Maux de gorge des syphilitiques. A quelles causes il faut les rattacher. — Pharyngopathies muqueuses secondaires. — Hypertrophie des amygdales : leurs plaques opalines, érosives, ulcéreuses. — Angines syphilitiques subaiguës, pultacées, diphtéroïdes. — Pharyngopathies syphilitiques chroniques : plaques opalines des piliers, du voile du palais, de la luette. — Rhagades, érosions. — Rareté des plaques hypertrophiques sur l'isthme. — Rareté des plaques muqueuses sur la paroi postérieure du pharynx. — Chronicité et tendance aux récidives que présentent les pharyngopathies secondaires.

2° *Syphilides muqueuses des lèvres, des joues et des gencives.* — Plaques muqueuses du bord libre, de la face interne et de la commissure des lèvres : opalines, érosives, ulcéro-croûteuses, fissuraires. — La syphilide labiale présente un spécimen de toutes les variétés de plaques muqueuses. — Plaques muqueuses de la face interne des joues et des gencives.

3° *Syphilides muqueuses de la langue ou glossopathies secondaires.* — Leur importance. — Difficulté du diagnostic dans un grand nombre de cas. — Lésions érythémateuses et papuleuses de la langue. Plaques opalines simples ou fissuraires. — Fréquence de ces dernières et des plaques ulcéreuses sur les bords de la langue qu'elles finissent par déformer. — Mamelonnement de l'organe. — Plaques hypertrophiques et végétantes. — Disques de desquamation : leur importance et leur fréquence. — Parallèle entre la glossopathie syphilitique secondaire et le psoriasis lingual produit par une cause autre que la syphilis. — Caractères généraux des syphilides pharyngo-buccales.

SYPHILIDES MUQUEUSES DES NARINES. — Leur rareté. — Elles sont érosives, fissuraires et douloureuses.

SYPHILIDES MUQUEUSES OCULO-PALPÉBRALES ET AURICULAIRES. — Rareté des plaques muqueuses oculo-palpébrales. — Plaques érosives du bord libre des paupières. — Plaques de la conjontive oculaire.

Plaques muqueuses du conduit auditif externe et du sillon auriculo-mastoïdien. — Troubles de l'audition pendant la phase secondaire de la syphilis.

Occupons-nous, maintenant, de la topographie des syphilides muqueuses, et décrivons-les sur les diverses régions où elles ont coutume de se développer. Les points de la peau où on les observe le plus communément sont le pourtour des organes génitaux et de l'anus, le périnée et son raphé, les plis périnéo-crural, génito-crural, inguinal, surtout chez les personnes obèses, le pli inférieur des mamelles, lorsque ces glandes sont volumineuses, lourdes et pendantes, les aisselles, l'ombilic, le sillon auriculo-mastoïdien, les circonvolutions de l'oreille. Mais c'est principalement sur les organes génitaux de l'homme, et encore plus sur ceux de la femme, qu'elles poussent avec une prédilection particulière. Le mamelon et son aréole sont aussi un de leurs foyers les plus actifs pendant la lactation. Notons également les espaces interdigitaux des orteils où on les trouve souvent sous la forme ulcéreuse. Les doigts eux-mêmes en sont affectés, mais bien plus rarement que d'autres points, et c'est alors, au pourtour des ongles, qu'elles se localisent. Enfin, certaines conditions de chaleur, d'humidité, d'irritation sécrétoire ou autres qui ont pour effet de macérer, d'exfolier l'épiderme, de lui donner la minceur, la délicatesse et presque la structure de l'épithélium, sont capables de créer, sur telle ou telle partie du tégument externe, des foyers insolites et accidentels qui ne persistent pas et s'éteignent lorsque n'existent plus les causes qui leur avaient donné naissance. M. Rollet a vu des plaques accolées les unes aux autres former, notamment au cuir chevelu et dans la barbe, des éruptions très étendues occupant une bonne partie de ces régions, avec l'apparence de papules plates, les unes rosées, les autres opalines, grisâtres, fournissant toutes abondamment une humeur âcre, d'odeur nauséabonde. Un fait relaté par M. Pingault met en évidence l'action du traumatisme dans la pathogénie des syphilodermies sécrétantes. Un officier nouvellement infecté, ayant eu à faire une très longue route à pied, eut des plaques muqueuses : 1° sur la face externe des cuisses, au point où frottaient les objets contenus dans les poches de son pantalon; 2° à chaque mollet, au niveau où s'arrêtaient les tiges de ses bottes; 3° à la ceinture par suite du poids et du frottement du sabre; 4° à la nuque et au front, comme conséquence de la pression du shako. Toutes ces lésions disparurent en peu de temps, après son arrivée, sous la seule influence du repos et de bains.

Les points des muqueuses où se reproduit le plus fréquemment l'éruption érythémato-papuleuse qui leur est propre et qui est d'un aspect si caractéristique, sont le pourtour des orifices naturels sur les muqueuses vraies et les demi-muqueuses qui les bordent. Leurs deux foyers les plus considérables et les plus féconds résident dans la cavité buccale et l'isthme du gosier d'une part, et, d'autre part, dans la partie muqueuse des organes génitaux, surtout chez la femme. Les enfants nouveau-nés syphilitiques sont très exposés à avoir des plaques humides sur toute la surface du tégument externe, par suite de la finesse et de l'humidité de leur peau. Les éruptions de cette nature présentent chez eux, comme chez les adultes, une grande tendance aux récidives et leur poussées successives se prolongent beaucoup au delà du terme moyen de deux ou trois années.

Syphilides muqueuses de la bouche. — Elles sont beaucoup plus fréquentes chez l'homme que chez la femme, parce que la muqueuse de cette cavité est exposée, dans notre sexe, à plus de causes d'irritation. Parmi elles, les plus actives sont l'abus des liqueurs fortes et surtout celui du tabac à fumer. Mais, là comme partout, il y a souvent des prédispositions qui effacent ces différences. Ainsi, j'ai vu des femmes mariées, dont l'hygiène buccale était irréprochable, présenter dans la gorge des poussées de plaques muqueuses, plus confluentes, plus tenaces et plus prolongées que celles de leurs maris qui fumaient incessamment.

Les formes ou variétés qu'on observe le plus habituellement, depuis les lèvres jusqu'au pharynx, sont, par ordre de fréquence, les opalines qui l'emportent de beaucoup sur toutes les autres, les érosives, les ulcéreuses ; les hypertrophiques et les végétantes sont les plus rares. Sur la langue on en voit quelquefois ; mais cet organe fournit une espèce qui n'appartient qu'à lui, c'est la plaque de desquamation.

1° *Syphilides de l'isthme du gosier.* — C'est à elles qu'il faut rapporter presque tous les maux de gorge dont les syphilitiques sont atteints pendant les deux ou trois premières années de l'intoxication. Il y a néanmoins quelques pharyngopathies dans lesquelles il est impossible de découvrir des plaques muqueuses ; je crois qu'elles tiennent à des douleurs rhumatoïdes développées sous l'influence de la syphilis dans l'appareil musculaire constricteur du pharynx. Peut-être aussi, l'érythème diffus, l'hypertrophie des follicules muqueux qui coïncide avec celle de l'amygdale, ne sont-ils pas étrangers à ces souffrances gutturales. Quoi qu'il en soit, c'est sur les amygdales, sur les piliers, sur le bord libre et la face antérieure du voile du palais, sur la luette que vous découvrirez la véritable cause organique des pharyngopathies secondaires. Ces diverses parties constituantes de l'isthme peuvent devenir le siège de plaques opalines sans subir une tuméfaction préalable. Mais il arrive souvent aussi qu'elles se gonflent avant ou immédiatement après la poussée des syphilides. Les amygdales et les piliers sont les plus exposés aux complications hypertrophiques et inflammatoires.

L'augmentation de volume des amygdales est un phénomène presque constant ; elle prend quelquefois des proportions telles que les deux organes deviennent presque contigus dans leur tiers supérieur ou dans leur tiers inférieur. Il en résulte une sorte d'aplatissement qui les fait paraître tronqués. Lorsqu'ils sont en cet état, ils se couvrent facilement de plaques qui, d'abord opalines, ne gardent pas ce caractère pendant longtemps, parce que le contact réitéré des deux glandes et le passage du bord alimentaire décollent la plus grande partie de la couche plastique qui les recouvre. Elles deviennent ainsi érosives, sanguinolentes et même ulcéreuses. C'est en pareil cas, et pour peu qu'il y ait d'acuité dans ces phénomènes d'ordinaire subaigus et surtout chroniques, que des troubles fonctionnels assez sérieux peuvent gêner la déglutition. Ajoutez à cela que la tuméfaction des piliers, celle de la luette, coïncident très fréquemment avec l'hypertrophie active de l'amygdale, que le processus franchit quelquefois les limites de l'isthme, qu'il s'étend des piliers postérieurs à la trompe d'Eustache, et que les malades éprouvent de vives souffrances dans l'oreille, en même temps que dans la gorge. Si vous examinez les parties malades, vous les trouverez gonflées, tendues, couvertes d'une rougeur érythémateuse générale, sur laquelle se détachent, aux bords de l'isthme et à la surface des amygdales, un nombre plus ou moins considérable de plaques, les unes opalines, les autres érosives ou fissuraires, d'autres sanguinolentes. Telle est l'expression la plus aiguë de la pharyngopathie syphilitique secondaire. Parfois même, elle va plus loin, lorsque les piliers se recouvrent dans toute leur hauteur d'une couche blanche diphthéroïde formée par la réunion de plusieurs plaques opalines. J'ai vu des cas très sérieux où le diagnostic entre ces angines syphilitiques et les angines pultacées, eût été très difficile, si les antécédents des malades et les coïncidences spécifiques de la peau ne l'eussent éclairé. L'haleine devient fétide, le sinus où se cachent les amygdales, agrandi par la tuméfaction des piliers, ressemble parfois à une ulcération profonde, enfin, les deux côtes du cou, au niveau du maxillaire inférieur, deviennent durs et œdémateux, comme dans les angines malignes. Il est vrai de dire que l'état général des malades n'est pas compromis dans ces pharyngopathies spécifiques d'une gravité plus apparente que réelle. C'est encore là une circonstance importante qui vient en aide au diagnostic. Les pharyngopathies précoces les plus sérieuses que j'aie observées sont celles qui s'étaient développées sous la forme confluente d'éruptions pultacées survenues au déclin d'un chancre infectant de l'amygdale [1].

1. Voici un exemple de pharyngopathie secondaire grave et réfractaire au traitement: — Un jeune homme très bien portant contracta un chancre infectant des organes génitaux, qui apparut vers le commencement de février 1882 et guérit sans laisser de cicatrice. Les premières manifestations survenues cinq ou six semaines après furent remarquables par leur localisation exclusive sur l'isthme. La peau a été dès le début et est toujours restée nette. — Les piliers, le voile, les amygdales furent tout d'abord couverts de plaques opalines confluentes qui persistèrent malgré les cautérisations et un traitement mercuriel énergique. Au bout d'un mois, quelques-unes de ces plaques devinrent érosives, diphthéroïdes et douloureuses. Bien que la santé générale fût excellente,

Heureusement que les choses ne se passent pas ainsi dans la grande majorité des cas. Presque toutes les angines syphilitiques à plaques muqueuses sont indolentes et chroniques. Il y en a beaucoup qui ne causent qu'une gêne insignifiante pendant la déglutition. Dans d'autres il y a absence complète de symptômes objectifs et elles restent inaperçues des malades. Le médecin ne les découvre qu'en examinant directement la gorge. Que trouve-t-on alors? Quelques plaques opalines, ou à peine érosives, disséminées çà et là sur les piliers antérieurs, sur le bord libre du voile, à la base de la luette. La muqueuse ne présente qu'un peu de rougeur et n'est pas tuméfiée. Quelquefois les piliers postérieurs sont plus proéminents que d'habitude. La paroi postérieure du pharynx est intacte ou médiocrement congestionnée. — Les plaques des piliers sont elliptiques, allongées, blanchâtres, grises, cendrées et ne proéminent que par la couche qui les recouvre. Quand elles sont confluentes, cette couche s'épaissit, s'élève en saillie au point de contact et festonne le bord interne des piliers, surtout de l'antérieur. Cette disposition est encore plus marquée sur le bord libre du voile qui devient, après plusieurs éruptions successives, irrégulièrement dentelé par des saillies et des fissures. J'ai vu des rhagades profondes à la base de la luette. — Sur la face antérieure du voile du palais, les plaques, tout en restant plates, proéminent en général un peu plus que sur les piliers et les amygdales. C'est là qu'on en trouve de franchement annulaires. La disposition circinée, sous forme d'arcs de cercles ébauchés, y est fréquente également. Les courbes se prolongent jusque sur la partie dure de la voûte palatine où l'on retrouve aussi les formes annulaires circinées, saillantes, appartenant toutes ou à peu près à la variété opaline, très peu à l'érosive ou à l'ulcéreuse.

Vous voyez donc que dans les angines syphilitiques secondaires, il existe plusieurs éléments : l'érythème diffus, la tuméfaction des organes

cette pharyngopathie s'aggrava progressivement et, vers les premiers jours de mai, (4e mois de la syphilis) elle était manifestement ulcéreuse sur plusieurs points. Déglutition extrêmement douloureuse ; impossibilité d'avaler d'autres aliments que des potages ou des substances réduites en bouillie. — Déchiquetures des piliers et des bords du voile. Rougeur, tuméfaction, érosion des amygdales. — Sur toutes ces parties, concrétions opalines ou diphthéroïdes. — La langue, vers son tiers postérieur, s'ulcéra profondément dans le sens transversal, ce qui apporta un trouble encore plus considérable aux fonctions de la déglutition. Elle était creusée d'un fossé déchiqueté, tortueux, à bords taillés à pic, qui s'étendait d'un côté à l'autre. Traitement mixte, applications topiques, bonne hygiène. — Rien ne fut négligé pour guérir promptement cette pharyngopathie qui resta, pendant trois mois, réfractaire à tous les moyens thérapeutiques dirigés contre elle. Chose curieuse, elle fut pendant tout ce laps de temps la seule manifestation syphilitique. Elle s'est toujours accompagnée de douleurs de plus en plus vives qui ont donné pour ainsi dire la mesure exacte de son aggravation. — Guérison à la fin de juin.

glandulaires, et, en particulier, l'hypertrophie des amygdales, la myopathie des constricteurs, et, comme lésion constante, inévitable, les plaques opalines. Les modifications qu'elles subissent sont insignifiantes lorsqu'elles se bornent à devenir érosives ; elles sont plus graves lorsqu'elles se couvrent de pseudo-membranes diphthéroïdes ou pultacées ; enfin elles seraient plus sérieuses si la gangrène s'en emparait, mais ce fait se produit très rarement. Leur hypertrophie n'est pas à craindre ; elles restent toujours plates. Quant à leur ulcération, il faut s'en défier, surtout s'il y a au-dessous des nappes d'hyperplasie confluente. La lésion est alors plutôt tuberculeuse que secondaire.

L'éruption syphilitique de l'isthme a une localisation précise. Les piliers postérieurs sont une limite qu'elle ne franchit point, sinon pour se propager jusqu'à la trompe d'Eustache. Mais le pharynx est respecté. On a même avancé que jamais sa paroi postérieure ne devenait le siège de plaques muqueuses. Cette proposition est vraie pour les plaques opalines[1]. Cependant j'ai vu l'organe envahi par des plaques diphthé-

1. L'immunité du pharynx vis-à-vis de la plaque muqueuse provient sans doute de ce que cet organe est à peu près dépourvu de papilles. Or, la plaque muqueuse est essentiellement une lésion des papilles. L'isthme du gosier est donc une barrière pour les syphilides superficielles et ses piliers en sont comme les colonnes d'Hercule. J'ai cependant observé un cas incontestable de plaques muqueuses siégeant sur la paroi postérieure du pharynx. En voici le résumé. Le malade avait contracté un chancre infectant quatre mois avant l'époque où je lui donnai des soins. Au moment où je l'examinai pour la première fois, il avait : 1° de petites plaques confluentes à base indurée sur la muqueuse préputiale ; — 2° sur la face externe du bord libre des lèvres, de grandes plaques muqueuses également confluentes, dont les unes étaient arrondies, les autres de forme ovalaire allongée, se bifurquant aux commissures, etc., etc. Elles étaient recouvertes d'une pseudo-membrane d'un blanc grisâtre, mince au centre, épaisse à la circonférence, où elle se renflait en bourrelet, ce qui donnait à la lésion l'aspect cupuliforme. Sur quelques-unes la production cancéreuse présentait un centre qui était rouge, ecchymotique, saignant et finement grenu. Mêmes lésions sur les bords de la langue ; — 3° sur la paroi postérieure du pharynx on voyait une véritable *mosaïque* constituée par une multitude de petites plaques opalines, grises, très minces semi-transparentes, sans plaques d'érosions, peu saillantes au-dessus de la muqueuse, irrégulièrement arrondies, séparées par les lignes rouges sombres que dessinait entre leurs interstices la muqueuse sous-jacente.

Ce ne sont habituellement que les parois latérales du pharynx, derrière le pilier postérieur et au niveau de la trompe d'Eustache, qui sont envahies par les plaques muqueuses. Jusqu'où peuvent-elles monter dans le conduit auditif interne ? Nous l'ignorons. Toujours est-il que c'est à elles, à l'hyperhémie, à la tuméfaction qui les accompagne, qu'il faut rapporter les troubles fonctionnels de l'audition pendant la période secondaire, tels que sifflements, bourdonnements continus ou intermittents, élancements douloureux du pharynx à l'oreille, et enfin surdité ou dureté de l'ouïe. — Cette surdité est ordinairement transitoire ; mais je l'ai vue quelquefois persister. Est-ce que l'oreille interne serait attaquée en pareil cas ?

roïdes et pultacées confluentes. Je ne crois pas que l'éruption spécifique gagne ou attaque la face supérieure de la luette, ni de l'arrière-cavité du pharynx. Nous verrons plus tard que les régions rétro-pharyngiennes ne sont point respectées par les lésions tertiaires.

Les plaques muqueuses de l'isthme sont d'un grand secours pour le diagnostic dans les cas assez fréquents où les autres manifestations sont indécises, incomplètes ou même manquent absolument. Je les ai vues plusieurs fois constituer le seul accident spécifique pendant les deux ou trois premières années de l'intoxication. Elles ont une physionomie si caractéristique qu'il serait difficile de les confondre avec les lésions qui s'en rapprochent plus ou moins. Dans l'angine herpétique on trouve bien de petites érosions qui se recouvrent rapidement d'une fausse membrane blanchâtre; mais, outre que cette fausse membrane est moins concrète et d'une autre nuance que l'opalinité pure et sans ses teintes nacrées, l'affection pharyngienne a les allures d'une inflammation franche qui est précédée et accompagnée d'un appareil fébrile plus ou moins intense, cause de vives douleurs et parcourt toutes ses périodes en un septenaire. Le propre de l'angine spécifique secondaire, quand elle est abandonnée à elle-même, est de durer fort longtemps, un mois en moyenne et souvent beaucoup plus. En général, il faut se défier des maux de gorge qui persistent. En dehors de l'angine granuleuse, il n'y a que la syphilis à laquelle on puisse sûrement les rattacher. Le pronostic est toujours bénin ; mais les récidives sont inévitables, et, quelquefois, comme on l'a vu plus haut, la pharyngopathie devient sérieuse par elle-même lorsqu'il y a, tout à la fois, confluence et transformation diphthéroïde des plaques. Les angines spécifiques qui sont subintrantes et qui s'aggravent progressivement, à mesure qu'on s'éloigne du début de l'intoxication, sont trop souvent les avant-coureurs d'une syphilose pharyngo-nasale tuberculo-gommeuse.

2° *Syphilides muqueuses des lèvres, des joues et des gencives.* — Sur les lèvres les plaques muqueuses varient d'aspect et de configuration suivant qu'elles occupent la face interne, le bord libre ou les commissures. C'est là que l'on peut bien observer la transition qui se fait insensiblement entre la plaque érythémato-papuleuse opaline des muqueuses et la papule humide des surfaces mucoso-cutanées. A la face interne des lèvres depuis le sillon gingivo-labial qu'elles occupent quelquefois jusqu'au bord libre, les éruptions syphilitiques, discrètes où confluentes, se formulent la plupart du temps sous le mode opalin. Les plaques opalines, rondes, ovalaires, allongées sont blanches lorsqu'elles n'ont que de petites dimensions; mais pour peu qu'elles deviennent larges et étalées, leur enduit blanchâtre s'épaissit à la circonférence et forme un bourrelet plus ou moins saillant, continu ou intersecté, tandis qu'il s'amincit au centre en une pellicule transparente ou se découpe en une fine résille à travers laquelle on aperçoit la tache rouge, ecchymotique, violacée, sanguinolente du centre de la lésion. — La plaque tout en restant opaline à sa périphérie s'érode donc à son centre. — L'érosion peut s'étendre, gagner toute la surface et faire disparaître le bourrelet opalin. Il est rare cependant qu'il n'en reste par quelques vestiges. Lorsque de pareilles plaques sont confluentes, la face interne de lèvres présente l'aspect suivant : sur un fond rouge sombre d'hyperhémie diffuse, font saillie çà et là des traînées plus ou moins larges de substance opaline, disposées en arcs de cercle incomplets, fragmentés en lignes courbes qui empiètent sur le bord libre et y dessinent des festons épais. Quelquefois on voit la matière opaline se mouler sur les dents et s'élever en crêtes qui s'emboîtent dans leurs interstices. D'autrefois elle forme des aréoles ou bien de longues traînées qui suivent le bord libre et se bifurquent au niveau des commissures pour passer d'une lèvre sur l'autre. Là on la voit s'anastomoser avec des lésions semblables de la joue. Dans les intervalles des saillies opalines, la muqueuse est d'un rouge ecchymotique, finement granulée, érosive. Elle devient même tout à fait ulcéreuse, et il n'est pas rare qu'en même temps sa saillie s'accentue et que la plaque muqueuse se change en une large papule annulaire saillante, hypertrophique et même végétante. Les exsudations diphthéroïdes sont la complication la plus fréquente des plaques labiales confluentes. La syphilide m'a toujours semblé beaucoup plus prononcée à la lèvre inférieure qu'à la supérieure.

Sur le bord libre, en dedans, on observe surtout la plaque muqueuse opalino-érosive. Elle y devient aisément fissuraire. En dehors, l'opalinité disparaît et fait place à une croûte d'un noir foncé au-dessous de laquelle on trouve une surface exulcérée, d'un rouge sombre, couverte de granulations saignantes. Il y a de grandes papules qui sont pour ainsi dire à cheval sur le bord libre des lèvres et qui présentent dans leur composition deux parties distinctes qui correspondent chacune à la différence de structure de l'enduit épidermique. En dedans, sur la portion épithéliale, la lésion est opaline; en dehors, sur la portion épidermique, elle est croûteuse et érosive. Que la lésion franchisse la ligne mucoso-cutanée, qu'elle envahisse la face antérieure de la lèvre, et elle se couvrira de squames ou de concrétions crustacées.

Cette transformation est très sensible aux commissures labiales. Rien de plus fréquent que les plaques muqueuses en ce point. C'est un nid où on en trouve presque toujours. Elles y forment de grosses papules qui s'hypertrophient, s'épanouissent en dehors où elles sont squameuses, grenues, croûteuses, impétigineuses et ne ressemblent nullement à la plaque muqueuse typique. Mais écartez les lèvres et vous verrez que ces grosses papules sont creusées d'une profonde fissure dont les parois sont tapissées d'une couche opaline, dont le fond est ulcéreux et à vif. Cette lésion se trouve à tous les degrés et avec une prédominance plus ou moins marquée d'un des éléments qui la constituent. Parfois ce n'est qu'une étroite fissure parsemée sur ses bords de petites granulations croûteuses ; d'autrefois au contraire, l'excroissance, sur l'angle cutané, tourne à la forme végétante et devient un véritable papillome squamo-croûteux, qui se prolonge en dedans sous forme de plaque opaline et est creusé à son centre d'une profonde rhagade ulcéreuse.— Les fissures sont très communes au bord libre des lèvres. On les rencontre principalement sur la ligne médiane de la lèvre inférieure et aux commissures; chez les fumeurs, le contact irritant du tuyau de pipe fait pousser des plaques opalino-croûteuses qui se transforment aisément en plaques érosives ou fissuraires. — Vous observerez fréquemment sur la surface labiale mucoso-cutanée de vraies papules humides, saillantes, arrondies, érosives, entourées d'un petit liséré épithélial et tout à fait semblables à celles qui se développent sur la peau modifiée. Elles se couvrent de pseudo-membranes ou de croûtes, suivant qu'elles sont plus ou moins éloignées ou rapprochées de la ligne cutanée, ou bien elles restent à nu, s'érodent de plus en plus et deviennent ulcéreuses.

La syphilide labiale présente donc un spécimen de toutes les variétés de plaques muqueuses. C'est leur foyer le plus actif et le plus dangereux.

Il y a de nombreux degrés, dans l'étendue et l'intensité de l'éruption. Les symptômes subjectifs se réduisent habituellement à de la gêne dans les mouvements prononcés des lèvres. Mais dans les formes ulcéreuses, hypertrophiques et confluentes, il existe de la douleur et il se produit aussi un afflux considérable de salive provoquée par l'irritation des glandules labiales. Les variétés fissuraires sont les plus pénibles. Le diagnostic d'une éruption aussi caractéristique ne présente point de difficultés[1]. Il y a cependant des érosions aphteuses

1. L'*Hydroa* qui est une affection cutanée érythémato-phlycténoïde, avec des lésions œdémateuses de la peau, s'accompagne souvent d'altérations de la bouche que l'on pour-

chroniques de la lèvre inférieure qui ressemblent beaucoup aux plaques muqueuses érosives. Ici, comme dans toutes les questions de diagnostic, il ne faut point s'obstiner à chercher des signes différentiels entre les lésions. Ces signes font défaut ou sont trop incertains. Remontez aux antécédents, étudiez la maladie dans son processus et dans l'ensemble de ses manifestations si multiples à cette période. Il serait bien extraordinaire que dans les cas douteux vous ne parvinssiez pas à découvrir quelque coïncidence d'une spécificité syphilitique indiscutable. Le pronostic de la syphilide labiale est bénin au point de vue de l'individu, mais très sérieux au point de vue

rait confondre avec des lésions syphilitiques, commissurales, linguales et labiales de la période secondaire. Mon savant collègue et ami, M. le Dr Quinquaud, a donné de l'*Hydroa buccal* une excellente description à laquelle j'emprunte les points qui se rapportent au sujet que je traite. (Voy. *Annales de Dermatologie et de Syphiligraphie*, 2e série, mai 1882, p. 269-274.)

Les érythèmes hydroatiques des muqueuses s'observent sur celles de la bouche, du gland, des petites lèvres et des narines. Chez les jeunes enfants où ces érythèmes ne sont pas rares au printemps et à l'automne, les organes génitaux et le pourtour de l'anus se couvrent d'éruptions hydroatiques qui présentent l'aspect de syphilides pustuleuses, vésiculeuses, varioliformes ou bien de plaques syphilitiques.

Aux lèvres, la lésion qui est essentiellement superficielle débute par une rougeur intense sur la ligne médiane, plus rarement au niveau des commissures, ce qui la distingue de certaines syphilides. L'érythème occupe la muqueuse seule ou celle-ci et la peau. La rougeur est lie de vin. Au bout de 36 heures, opalescence assez analogue à celles des plaques syphilitiques, puis exulcération et suintement sanguinolent, enfin croûtelles et concrétions brunâtres circonscrivant des espaces opalino-blanchâtres et humides.— Les lésions peuvent se développer sur le frein de la lèvre inférieure, sur celui de la langue, sur les gencives ; sur les côtés, le dos et la face inférieure de la langue, à la voûte palatine.

L'évolution comprend : 1° une période érythémateuse ; 2° une période érythémato-phlycténoïde ; 3° une période d'exulcération ; 4° une période de réparation.

L'éruption dans son ensemble est plus vive, plus aiguë, plus douloureuse et beaucoup plus courte que l'éruption des plaques muqueuses syphilitiques. Cependant il y a entre elles de grandes analogies d'aspect qui pourraient induire en erreur si l'on n'était prévenu. Voici quelques signes différentiels sur lesquels repose le diagnostic : Les plaques de l'hydroa sont plus diffuses que les syphilides. — La circonscription exacte, le peu de réaction phlegmasique sont en faveur de la syphilis.— Dans la syphilis, les commissures sont divisées en deux segments par une crevasse excoriée, sanguinolente, entourée d'une collerette croûteuse ; dans l'hydroa, on rencontre rarement cet envahissement spécial des lèvres. — Les lésions cutanées aident aussi au diagnostic.

Sur la langue, les syphilides allongées, fissuraires, les plaques lisses n'ont pas d'analogue dans l'hydroa ; les érosives seules pourraient induire en erreur. L'hydroa, en effet, détermine des points, de petites surfaces blanchâtres dans les mêmes lieux d'élection que les syphilides, mais la marche en est différente : lente dans la syphilis, chronique dans l'hydroa. La guérison se fait spontanément et vite dans l'hydroa, elle est beaucoup plus tardive dans la syphilis. La coïncidence avec des manifestations siégeant ailleurs permet d'établir le diagnostic. — A la voûte palatine les altérations ressemblent à celles de la syphilis, mais l'évolution rapide est en faveur de l'hydroa, et surtout la coexistence des lésions érythémato-vésiculeuses sur les poignets, aux jambes vient lever les doutes.

social, puisque c'est par elle que se fait un si grand nombre de contagions.

Les plaques muqueuses de la face interne des joues sont beaucoup moins communes que celles des lèvres. C'est la variété opalino-érosive qui y prédomine. Les lésions se développent surtout en arrière des commissures, au niveau des dents gâtées ou cassées qui irritent la muqueuse, et sur une ligne antéro-postérieure qui correspond à la séparation des deux arcades dentaires. En arrière on en trouve aussi quelquefois, et là elles se réunissent souvent à celles des gencives.

Parmi les plaques muqueuses des gencives, qui ne sont pas communes, il en est une qu'on observe moins rarement que les autres : c'est celle qui se développe au niveau de la dent de sagesse inférieure. La muqueuse se boursoufle, s'érode, se couvre de concrétions opalines et finit par se convertir en une ulcération fongueuse et saignante. Des plaques muqueuses nacrées et érosives poussent sur le bord libre des gencives au niveau des dents gâtées ou couvertes de tartre ; elles se logent quelquefois dans le sillon labio-gingival, principalement sur la ligne médiane en haut et en bas, mais surtout en bas. — Le diagnostic de toutes ces lésions est facile. On ne pourrait les confondre qu'avec les érosions diffuses et pultacées de la stomatite mercurielle Mais ces dernières ont une configuration moins régulière ; elles sont plus douloureuses, s'accompagnent d'une salivation abondante et exhalent une odeur fétide *sui generis*. Quant à la stomatite ulcéro-membraneuse, elle est rare et caractérisée par des ulcérations gingivo-labiales fongueuses et pultacées, par un gonflement considérable des parties adjacentes et une grosse tuméfaction douloureuse des ganglions maxillaires correspondants. — La syphilide des lèvres, des joues, des gencives, de même que celle du pharynx et en général celle de toutes les autres muqueuses, ne provoque pas d'adénopathie. Aussi lorsque vous trouverez des ganglions indurés et volumineux au voisinage de la mâchoire inférieure, songez au chancre infectant des lèvres, plutôt qu'à la plaque muqueuse. Ces deux lésions se ressemblent quelquefois beaucoup dans les cas où la dernière produit au-dessous d'elle une hyperplasie indurée.

3° *Syphilides muqueuses de la langue ou glossopathies secondaires.* — Les éruptions syphilitiques de la langue pendant la phase virulente de la syphilis, diffèrent sensiblement de celles que je vous ai décrites jusqu'à présent. Il importe de les étudier avec le plus grand soin, car elles ressemblent souvent d'une manière frappante à d'autres lésions d'une nature différente. Il serait dangereux de les confondre, surtout au point de vue du traitement. A tous les moments de la période secondaire, pendant les deux ou trois premières années de la syphilis, des déterminations spécifiques peuvent s'effectuer sur la langue. Est-il besoin de dire qu'elles sont plus sérieuses et plus profondes à mesure qu'on s'éloigne du début de la diathèse? Du reste, on n'a qu'à regarder les déformations successives qui s'accomplissent sur l'organe pour s'en convaincre. Les récidives répétées, bien que résolutives dans les premiers temps et même plus tard, finissent néanmoins par laisser leur empreinte sur la muqueuse linguale et c'est ainsi que peu à peu la transition se fait entre les glossopathies bénignes et les glossopathies graves. Nulle part peut-être la ligne de démarcation n'est plus difficile à tracer. Cette circonstance et beaucoup d'autres contribuent à compliquer et à embrouiller singulièrement la pathologie de la langue.

Procédons suivant l'ordre chronologique. — Pendant que les éruptions érythémateuses s'effectuent sur la peau, la langue est quelquefois touchée. Le fait est rare, mais je l'ai observé et il a été signalé par d'autres. La roséole de la langue se traduit par des taches rouges arrondies, légèrement desquamatives, très superficielles et qui sont isolées ou confluentes. Dans ce dernier cas j'ai vu se dessiner des ébauches de lignes courbes, circulaires ou elliptiques. De vraies papules peuvent aussi pousser sur la muqueuse linguale pendant le cours des syphilides papuleuses cutanées. Ce sont de petites élevures rondes, hémisphériques, sans grand relief, recouvertes d'un épithélium dépoli et s'enlevant en gris clair sur le fond rouge des parties voisines. Entre ces papules et les vraies plaques muqueuses il n'existe que des différences de peu de valeur et sur lesquelles il est inutile d'insister, car il y a transformation fréquente des premières dans les secondes. L'éruption syphilitique de la langue ne se modèle donc que bien rarement et d'une façon fort incomplète sur les éruptions cutanées contemporaines. Elle ne tarde guère à prendre une spécificité morphologique, à aspects multiformes, qui l'éloigne de plus en plus des syphilodermies cutanées. Avant d'aller plus loin, disons que le siège de toutes les lésions, quelles que soient leurs formes et leurs variétés, a des limites précises qui sont en arrière le V lingual, sur les côtés et en avant les bords de la langue. Tout ce qui est au-dessus de ces bords, c'est-à-dire la face supérieure, est susceptible à un haut degré de concevoir l'action syphilitique, tandis que la face inférieure y est complètement réfractaire, sauf toutefois le filet et les parties voisines de son point d'attache supérieur.

Les plaques opalines s'observent dans tous les points sus-indiqués; mais elles sont plus fréquentes sur les bords, à la pointe et sur le filet que sur le dos de l'organe, ou du moins elles s'y montrent avec un caractère plus accentué. Rondes ou ovalaires, isolées ou confluentes, elles restent opalines depuis leur début jusqu'à leur résolution, ou bien elles s'érodent et plus fréquemment encore elle deviennent fissuraires. Ces fissures si communes sur les bords sont d'ordinaire dirigées de haut en bas perpendiculairement à l'organe ; mais on en voit aussi d'antéro-postérieures. Elles sont souvent cachées dans les touffes de l'épithélium, et difficiles à découvrir lorsque l'opalinité qui les entoure a disparu. Le malade sait mieux les trouver que le médecin parce qu'il est renseigné sur leur siège par une sensation douloureuse plus ou moins vive. En se répétant ces plaques fissuraires deviennent plus profondes; elles tuméfient et sclérosent les bords, élargisssent l'organe qui trop à l'étroit s'applique fortement contre les arcades dentaires et reçoit l'empreinte de leurs dents. Cette empreinte est transitoire et s'efface peu à peu; mais ce qui ne l'est pas, ce sont les traces des fissures. A la longue elles entament le tissu dermique et leur cicatrice s'accuse par un sillon indélébile ou qui persiste pendant des années. Il en résulte qu'à la suite d'attaques répétées de glossopathie muqueuse, les bords sont déchiquetés, dentelés comme s'ils avaient été attaqués par des lésions tertiaires. Vous verrez fréquemment cette disposition dentelée se produire peu à peu pendant la première et la seconde année de la diathèse, même dans les syphilis les plus bénignes. En pressant entre les doigts les bords ainsi découpés, on leur trouve une souplesse normale; à peine sent-on un peu d'induration dans le creux des sillons. Les parties saillantes de la dentelure ont leur couleur naturelle, les parties profondes sont blanchâtres ou nacrées. Telles sont les lésions qui résultent d'éruptions réitérées de plaques marginales confluentes. Lorsque ces plaques sont discrètes, petites, éphémères, elles disparaissent sans laisser aucune trace. A la pointe et sur le filet, la suffusion nacrée, diffuse, en plaques ou en stries linéaires, est commune. Elle est sujette à s'éroder ou à se crevasser irrégulièrement; mais la lésion est toujours superficielle et tourne moins à l'ulcération que sur les bords.

A la face supérieure de la langue les déterminations syphilitiques sont plus polymorphes que sur ses bords et à sa pointe. Notons d'abord que les papilles caliciformes du V lingual, très développées normalement chez certains sujets sont souvent prises par eux et même par des médecins pour des végétations syphilitiques. Il est vrai de dire qu'elles s'hypertrophient quelquefois au début de la maladie. N'en est-il pas ainsi également des glandes marginales de la racine de l'organe, situées au même niveau que les papilles caliciformes ? Ne subissent-elles pas la même augmentation que les amygdales et les glandules du pharynx ? Je serais disposé à répondre par l'affirmative. Quoi qu'il en soit, il n'y a pas là néoplasie. C'est surtout en avant du V lingual que se produisent les plaques muqueuses.

A. Les plaques opalines, petites ou larges, arrondies, ovalaires se disséminent çà et là de la pointe à la base. Elles sont isolées ou confluentes. Dans ce dernier cas elles se juxtaposent quelquefois de manière à former des stries, des rubans qui dessinent des fragments de cercle ; car là, comme sur toutes les surfaces tégumentaires, vous verrez se manifester à un plus ou moins haut degré, dans toutes les lésions, surtout dans celles qui sont superficielles, la tendance aux dispositions circinées. Loin de faire saillie, les plaques et les rubans opalins paraissent quelquefois un peu déprimés parce que l'épithélium qui les entoure conserve toute sa longueur.

B. Pour peu qu'elles soient étendues ou conglomérées, les plaques opalines se dépouillent de leur enduit sur quelques points et deviennent érosives, ou bien elles se fendillent et se creusent de fissures. On ne doit pas confondre les fissures vraies, ulcéreuses ou érosives avec les sillons normaux de la langue. Ces sillons, très développés à l'état ordinaire chez certaines personnes, s'exagèrent quand la langue se tuméfie. Dans les glossopathies secondaires ils semblent se multiplier et devenir plus profonds. Ils s'insinuent entre les plaques et simulent des rhagades. On les observe surtout de chaque côté de la ligne médiane, vers le milieu de l'organe.

C. L'ulcération s'empare quelquefois des plaques opalines ou érosives et creuse de petites dépressions granuleuses ou diphthéroïdes, fongueuses, sanguinolentes qui causent des douleurs vives au contact des aliments et gênent les mouvements de l'organe. Ces plaques ulcéreuses ne prennent pas d'ordinaire un grand développement et ne causent aucune perte de substance.

D. Les papules rondes ou ovalaires d'avant en arrière, à surface arrondie, hémisphérique, lisse, rouge et dépouillée de touffes épidermiques, constituent par leur nombre et leur confluence une des éruptions spécifiques les plus importantes de la langue. Leurs bosselures leur donnent l'aspect d'un dos de crapaud. Quand elles se réunissent, elles forment des nappes mamelonnées plus ou moins volumineuses et épaisses qui sont sillonnées ou entourées de rhagades. En pareil cas, la physionomie de la langue s'éloigne de plus en plus de l'état normal. Son mamelonnement qui est ébauché chez certains individus s'accuse encore plus, même sur les points où il n'y a pas de papules. Tout le chevelu épidermique se raccourcit ou tombe, et la surface inégale, comme capitonnée et labourée de sillons, devient rouge, lisse et parsemée çà et là de plaques ou de traînées opalines.

E. Ajoutez que les papules s'ulcèrent, s'hypertrophient ou se convertissent en végétations. — Leur ulcération reste toujours superficielle. Si toute une papule subissait la fonte nécrobiotique, ce ne serait plus une papule mais un tubercule. La limite entre les deux lésions est difficile à fixer, surtout à la fin de la période secondaire. — Il y a des papules qui s'hypertrophient, soit en grossissant dans tous les sens et en formant de petites tumeurs muriformes, soit en s'étalant plus qu'elles ne s'élèvent. Dans ce dernier cas, elles prennent quelquefois la forme de grands disques annulaires. J'ai vu un exemple bien remarquable de papule hypertrophique de la langue, chez un individu arrivé au cinquième mois d'une syphilis à accidents consécutifs superficiels. Vers la partie moyenne de la langue et sur sa face supérieure, s'élevait, à quelques millimètres au-dessus des parties voisines, une plaque parfaitement circulaire, rouge, lisse, dépouillée d'épithélium, de deux centimètres de diamètre, douloureuse, circonscrite par une sorte de fossé régulier comme elle et assez profondément creusé dans l'épaisseur de la muqueuse. Sur d'autres points, la langue présentait de nombreux disques de desquamation. — Les formes végétantes des papules ne sont pas communes dans la syphilis. Elles s'observent plus fréquemment dans le psoriasis de l'organe [1].

1. Les plaques hypertrophiques de la langue peuvent acquérir quelquefois un volume énorme. Chez un malade arrivé au 6e mois de la syphilis, j'en ai constaté une située sur la ligne médiane, en avant du V lingual, qui avait à sa base 2 centimètres de diamètre et faisait une saillie de 1 centimètre. Elle était régulièrement hémisphérique, muriforme, c'est-à-dire hérissée de petits mamelons également hémisphériques, du volume d'un grain de blé, et tous recouverts d'une couche opaline. — Le reste du papillome était d'un rouge sombre. — Cette tumeur fut guérie au bout de 15 jours ou 3 semaines.

Chez un autre de mes malades, j'ai vu survenir au 5e ou 6e mois de la syphilis, quatre énormes papules condylomateuses, violacées et framboisées sur la moitié ou le tiers postérieur de la langue. — Elles étaient rouges, indolentes et parsemées de taches opalines sur leurs petits mamelons. Cette affection linguale qui ne présenta aucune gravité, coïncidait avec des plaques opalines confluentes de l'isthme et des lèvres, avec des plaques cutanées sur le front et sur le menton, et avec une éruption de plaques muriformes au pourtour de l'anus. Elle fut guérie en un mois. — Le malade avait une plaque muqueuse sur le bord libre de la paupière supérieure d'un œil artificiel en verre; cette plaque développa autour d'elles une zone inflammatoire qui envahit peu à peu toute la cavité conjonctivale.

F. Je viens de parler des *disques de desquamation*. C'est une lésion syphilitique qui appartient en propre à la langue et qu'on n'observe que là. Voici en quoi elle consiste : çà et là, sur le dos de l'organe, des surfaces plus ou moins grandes, arrondies, ovalaires, isolées ou confluentes, se dépouillent complètement de leur chevelu épidermique et deviennent *lisses*, comme polies ou vernies, formant contraste en cela avec l'apparence touffue des parties voisines. Aussi, les a-t-on nommées *plaques lisses de la langue* (A. Fournier). Je les appelle *disques de desquamation* ou plaques de desquamation pour montrer qu'elles résultent principalement de la chute de l'épithélium. Je ne saurais mieux comparer cette lésion qu'à une *alopécie de la langue*. N'est-ce pas, en effet, une vraie chevelure que forment sur les papilles coniques ou filiformes, les cellules épithéliales qui les recouvrent? Ces cellules se divisent en un certain nombre de filaments longs et fins, terminés en pointe et subdivisés à leur tour. Ils peuvent atteindre jusqu'à $1^{mm},5$, et donnent à l'ensemble de la papille la forme d'un pinceau très mince. La partie épithéliale cornée, implantée sur une papille à peine saillante, a donc une très grande longueur ; ajoutez-y les algues qui y végètent. Eh bien, c'est cette herbe, cette chevelure épithéliale qui perd son adhérence aux parties sous-jacentes, devient caduque, se détache spontanément, ou est arrachée et entraînée par le frottement et le passage des aliments et des boissons. A sa place, il ne reste qu'une surface lisse, plane, recouverte simplement par les couches stratifiées du corps muqueux. Ne vous imaginez pas que la syphilis secondaire produise seule cette desquamation. Cette apparence de la langue dépapillée, au niveau des lésions syphilitiques de la première époque, se retrouve dans les syphilides tertiaires en plaques de la langue. Mais la syphilis seule n'a pas le privilège de desquamer les papilles. Toutes les lésions dermo-papillaires, quelle que soit leur cause locale ou leur origine constitutionnelle, aboutissent là. Aussi, l'état lisse est-il un des phénomènes morbides les plus communs dans ces glossopathies si complexes et si obscures qu'on a englobées sous la dénomination commune, peu rigoureuse mais acceptée, de *Psoriasis de langue*. Ce que ces disques de desquamation ont de remarquable pendant la phase secondaire de la syphilis, c'est leur contour arrondi, ovalaire, leur forme, leur disposition systématiquement circulaire et même circinée[1].

1. Le nombre et la grandeur des disques de desquamation sont généralement dans des rapports inverses. Dans un cas j'en ai compté plus de cinquante sur le dos de la langue. Chacun d'eux, parfaitement distinct de ses voisins, avait à peine le diamètre d'une lentille. Leur couleur était d'un rouge sombre ; ils présentaient à leur centre une

Au niveau de ces tonsures, le tissu dermo-papillaire ne paraît pas altéré, mais il n'en est pas moins le siège d'une tuméfaction inflammatoire, d'un véritable épaississement du chorion, produit là comme dans toutes les plaques que nous avons étudiées précédemment par une infiltration embryonnaire et des papilles et de leur couche sous-jacente. C'est sans doute aux troubles de la circulation papillaire qui résultent d'un pareil état, qu'il faut attribuer l'insuffisance de nutrition du chevelu épithélial et sa caducité. Au-dessous des points desquamés, il y a donc un mince *disque* d'hyperplasie. Il peut être très petit ou large ; on en voit de deux centimètres de diamètre et plus. Quand ils sont confluents et se pénètrent, ils sont limités par des contours polycycliques. Leur couleur est d'un rouge foncé, mais quelquefois aussi pâle et blanchâtre. Ils ne sont jamais érosifs. Les couches du corps muqueux qui les recouvrent et ne font jamais défaut à leur surface, peuvent s'amincir ou s'épaissir, c'est ce qui explique leur différence de coloration [1].

petite tache opaline. De configuration régulièrement ovalaire, ils avaient leur grand diamètre dirigé d'avant en arrière. — Quelquefois les larges disques de desquamation couvrent, en se réunissant, toute la surface de l'organe et ne laissent çà et là que quelques petits îlots de touffes épithéliales. — La langue est alors aussi complètement desquamée que dans la scarlatine.

1. La syphilis desquamative de la langue existe aussi chez les enfants. Signalée dès 1854, par un médecin allemand Santler de Hadamar, elle a été décrite pour la première fois, en 1872, par M. Bridou dans sa thèse inaugurale *sur une affection innomée de la muqueuse linguale*. Gubler et M. Barthez la regardaient comme parasitaire. M. Parrot a rattaché à la syphilis héréditaire cette glossopathie dont la nature avait été complètement méconnue. — Voici la description qu'il en a donnée :

« A la pointe de la langue ou sur les bords, on voit apparaître une tache d'un demi-millimètre à un millimètre de diamètre ; blanche, arrondie, au niveau de laquelle l'épithélium est plus épais et plus blanc qu'à l'état normal. Puis, très rapidement, en 24 ou 26 heures, à la place de ce disque laiteux, se montre un anneau blanc circonscrivant une surface rouge, qui est le centre de la tache dont l'épithélium est tombé et où l'on voit les papilles. A partir de ce moment, l'affection s'étend avec une rapidité surprenante, soit vers la région postérieure, soit vers le centre de la langue. Les cercles se tranforment bientôt en croissants ou en lignes courbes irrégulières, dont l'ouverture ou la concavité est presque invariablement antérieure. Cette modification dans la forme du mal est due tantôt à son développement au voisinage des bords qui arrêtent sa marche excentrique et rompent les zones épithéliales, car la face inférieure n'est que très rarement envahie ; tantôt à la rencontre de plusieurs cercles et à leur inosculation. Dans ce dernier cas, les surfaces récemment desquamées sont limitées par de véritables festons.

« Chaque circonscription malade présente quelques particularités qui méritent d'être signalées. Tout à fait à la périphérie et la bordant, au moins dans une partie de son étendue, on voit une zone d'un blanc mat, qui tranche nettement, par sa couleur et sa saillie, sur la portion de l'organe qui n'a pas encore été envahie ; mais bien plus encore sur celle qui vient de l'être. Cette zone peut avoir de un à deux millimètres de large et un relief d'un demi-millimètre au moins, quand on l'examine du côté de la surface

Cette lésion si caractéristique se reproduit et dure quelquefois bien longtemps. Je l'ai vue persister jusqu'au delà de la troisième année et survivre à toutes les autres manifestations de la période secondaire. Quand il en est ainsi, il est à craindre qu'une autre affection non spécifique envahisse l'organe. C'est ainsi, en effet, que débute souvent le psoriasis lingual non spécifique. Sur ces plaques de desquamation qui se prolongent indéfiniment et deviennent irrégulières dans leur contour, il se fait à la longue une sécrétion épidermique d'un blanc d'argent, sous forme de taches, de stries, de bandes, de petites tumeurs cornées, etc. En même temps le mamelonnement de l'organe s'accuse : son derme se durcit, ses bords se festonnent, il s'ulcère, devient papillomateux, etc. ; le psoriasis est constitué. Dans cette période intermédiaire de la transformation il est bien difficile

desquamée. Celle-ci n'est pas identique dans tous ses points. Tout près de la zone épithéliale, c'est-à-dire là où elle est la plus récente, elle est très lisse et d'un rouge vif. Plus en dehors et en avant, cette apparence, bien qu'elle soit encore très manifeste, s'atténue, et les parties primitivement atteintes reprennent peu à peu leur physionomie primitive.

« Quelles que soient la rapidité et l'activité de l'affection, il est bien rare que la surface tout entière de la langue soit desquamée par une de ces atteintes partielles ; presque toujours il reste, en arrière et au centre, quelques points qui ne sont pas touchés. Mais souvent aussi, avant que l'une d'elles ait terminé sa marche, une autre se manifeste qui prend la même direction qu'elle, et de la sorte il m'est arrivé, comme à M. Bridou, de voir en même temps trois séries de zones desquamatives s'étendre progressivement de la pointe vers la région postérieure de l'organe, comparables à ces ondulations successives qui rident concentriquement une surface liquide, quand des chocs répétés atteignent l'un de ses points.

« La durée de l'affection, considérée dans son ensemble ou dans chacune de ses atteintes, est difficile à déterminer ; ces dernières dépassent rarement cinq ou six jours. Elle peut sommeiller durant quelques mois, peut-être même plusieurs années, pour se montrer de nouveau pendant une nouvelle période d'activité et sous des influences que, jusqu'ici, il m'a été impossible de découvrir. » (*Progrès médical*, 1881, p. 192.)

L'étude histologique de la glossopathie desquamative chez les enfants atteints de syphilis héréditaire, a été faite sur des coupes par MM. Parrot et H. Martin. Elle a donné les résultats suivants :

Au niveau des points malades, tuméfaction et épaississement de l'épithélium. — Augmentation de volume des cellules de la couche cornée, ainsi que de celles du corps de Malpighi qui sont en outre le siège d'une prolifération plus active. — Dans les papilles et dans les portions sous-jacentes du derme, autour des vaisseaux, grand nombre de corpuscules lymphoïdes, disséminés ou en groupes plus ou moins compacts, ce qui prouve bien que le derme est le siège principal et primitif de l'affection.

Il sera toujours facile de distinguer cette affection de celles, également desquamatives, qui produisent sur la langue la scarlatine, le muguet et les aphtes. — Elle est plus fréquente de 6 mois à 3 ans que de 3 ans à 6 ans, parce que la syphilis héréditaire est surtout active durant les trois premières années de la vie. — M. Parrot ne pense pas qu'elle soit contagieuse parce qu'elle ne s'accompagne ni d'érosion ni de suintement, et que la plupart des sujets qui en sont atteints ont passé l'âge où la maladie est communicable.

et même impossible d'établir la part qui revient à la syphilis ou aux causes morbigènes qui lui sont étrangères et qu'elle n'a fait que mettre en jeu. En général, dans la syphilis, le mamelonnement, l'état capitonné de la langue, l'épaississement et la résistance du derme lingual ne sont pas aussi prononcés que dans le psoriasis. Mais, comme je vous le disais plus haut, les attaques répétées de glossopathie secondaire finissent par entraîner une sclérose diffuse du dos et des bords de la langue, qui ne diffère point sensiblement de celle du psoriasis, ni des lésions de la phase tertiaire. Ce sont toutes ces circonstances qui rendent parfois si difficile le diagnostic des glossopathies vers la 3ᵉ, la 4ᵉ ou la 5ᵉ année de la syphilis et plus tard.

Il y a une remarque générale à faire au sujet du psoriasis lingual non syphilitique. Les lésions qui le caractérisent ne franchissent pas en arrière la base de la langue ; elles ne se répandent point sur la muqueuse des piliers, des amygdales, du voile du palais. Dans les glossopathies spécifiques au contraire, surtout pendant la période secondaire, on trouve presque constamment sur l'isthme la même éruption papuleuse que sur la langue. Cette coïncidence, sans compter les autres, est décisive dans la question du diagnostic. Si on n'interrogeait pas les antécédents, si on ne tenait pas compte de la durée du psoriasis non syphilitique qui est toujours très longue et presque indéfinie, de son innocuité au point de vue de la contagion, etc., en un mot de toutes les circonstances actuelles ou antérieures, principales ou accessoires de l'affection bucco-linguale, dans bien des cas il ne serait pas possible, d'après la seule inspection des parties atteintes, de diagnostiquer sa nature.

Les squames du psoriasis bucco-lingual non spécifique sont disposées sous forme de nappes, de bandelettes, de stries, de plaques, etc. Contrairement à ce qui arrive quelquefois dans les plaques opalines syphilitiques, elles n'affectent aucune configuration spéciale. Ces squames peuvent devenir véritablement cornées et se détacher sous forme de folioles blanchâtres, à contours minces, unis ou dentelés. La nappe qu'elles forment arrive parfois à recouvrir les parties sous-jacentes d'une carapace inégale, blanche, nacrée, dont la surface supérieure est rugueuse et parsemée de mamelons plus ou moins volumineux. Ce fait ne se produit point dans la syphilis. Même condensation squameuse sur la commissure des lèvres, sur les lèvres et les joues, mais moins fréquemment que sur la langue. — La teinte que présente l'épithélium induré n'est pas opaline, mais plutôt d'un blanc cru, éclatant, comme celui du lait ou du chlorure d'argent. Cette blancheur lactée de l'épithélium est tellement remarquable qu'elle me paraît constituer l'un des caractères les plus frappants, les plus pathognomoniques de certains psoriasis herpétiques, arthritiques ou pathogénétiques.

Les érosions plus ou moins arrondies qu'on observe assez souvent dans le psoriasis bucco-lingual pourraient en imposer facilement pour des plaques muqueuses; mais, outre qu'elles coexistent avec les squames lactées, leur surface ne se recouvre pas habituellement de productions couenneuses diphthéritiques si communes dans les syphilides muqueuses de la bouche et de la langue. — Les érosions spécifiques affectent une forme circulaire plus régulière; elles sont quelquefois irisées et à zones concentriques de nuances rouges variées, plus sombres en général à leur centre, où elles paraissent et sont parfois ecchymotiques. On sent qu'il y a là une lésion qui forme un tout à elle seule; c'est un véritable foyer morbide auquel rien ne manque, pas même la virulence. Il ne s'agit plus, en effet, comme dans le psoriasis commun de la mise à nu fortuite, accidentelle et pour ainsi dire traumatique du derme, par suite de la chute spontanée ou de l'arrachement d'un épithélium malade. Notez aussi que dans le psoriasis commun l'état congestif de la muqueuse bucco-linguale est plus prononcé que dans les syphilides, que les veines et les capillaires veineux deviennent variqueux, que les glandes mucipares s'hypertrophient, que la végétation des papilles s'élève quelquefois jusqu'à la formation de papillomes, que l'état capitonné, mamelonné est plus accusé et surtout plus permanent, que la sclérose est plus parcheminée, etc., etc. Je reviendrai sur ces questions de diagnostic différentiel au sujet des glossopathies tertiaires. Je les ai longuement traitées dans mon ouvrage sur le *Psoriasis de la langue et de la muqueuse buccale*[1]. Je terminerai en vous faisant remarquer que le retentissement ganglionnaire étant nul dans les deux affections ne peut nous venir en aide que dans les cas graves où le psoriasis commun se transforme en épithélioma.

Dans toutes les glossopathies, même dans les plus superficielles, il faut explorer la langue avec la palpation sur tous ses points pour juger de sa souplesse ou de sa dureté, de son homogénéité ou de la présence de tumeurs dans ses parties profondes et au-dessous de sa muqueuse, etc. Vous y sentirez quelquefois de petites nodosités,

1. Adrien Delahaye, libraire-éditeur. Paris, 1875.

même pendant la période secondaire; ce ne sont pas toujours des gommes. Cependant j'ai vu ces dernières lésions survenir dans la langue à une époque très rapprochée de l'accident primitif, se ramollir, suppurer et se convertir en ulcérations profondes et anfractueuses, etc.

Les glossopathies secondaires présentent de nombreux degrés. Il y en a beaucoup qui sont insignifiantes; mais il faut se défier de celles qui se répètent fréquemment, qui deviennent envahissantes en surface et en profondeur, qui dépassent le terme habituel de la période virulente, qui se reproduisent sans cause occasionnelle évidente au bout de 3 ou 4 ans, en dehors de toute autre manifestation constitutionnelle. On doit craindre alors ou bien un psoriasis chronique et interminable ou bien une glossopathie tuberculo-gommeuse.

En recherchant dans les syphilides pharyngo-buccales qui surviennent pendant les 2 ou 3 premières années de la syphilis, les caractères qui leur sont communs, nous en trouvons sur lesquels il est important d'insister : 1° toutes donnent lieu à des lésions éminemment contagieuses; aussi sont-elles, quoique bénignes pour le porteur, pleines de dangers pour ceux qui l'entourent; 2° elles présentent une aptitude à récidiver qui ne s'épuise que très tard et qui survit à beaucoup d'autres manifestations; c'est ce qui fait qu'elles semblent un peu en dehors du mouvement diathésique général et que le traitement spécifique interne a peu de prise sur elles; 3° elles forment de petits foyers d'opalinité, d'érosions, d'ulcérations, d'hypertrophie, etc., arrondis ou annulaires et qui, dans leur juxtaposition quand ils ne restent pas isolés, affectent toujours la forme circinée; 4° leurs symptômes et leur processus sont chroniques. Indolentes la plupart du temps, elles ne provoquent de la gène, de la douleur, des souffrances vives, des troubles fonctionnels sérieux que lorsqu'elles se compliquent de phénomènes inflammatoires, soit spontanés, soit le plus ordinairement provoqués pas des causes accessoires d'irritation.

Syphilides muqueuses des narines. — Le peu d'affinité des syphilides muqueuses pour certaines régions se montre ici avec la dernière évidence. Ainsi la muqueuse des fosses nasales n'est jamais envahie par elles, tandis qu'elle est un foyer des plus actifs pour les lésions tertiaires. Les plaques muqueuses, quand elles attaquent le nez, restent confinées dans une zone très étroite aux deux orifices antérieurs des narines. Elles sont plutôt cutanées que muqueuses. Quoiqu'elles ne remontent jamais bien haut, elles sont difficiles à découvrir parce qu'elles sont recouvertes de croûtes et de mucus nasal desséché. Mais le malade s'aperçoit bien de leur présence, attendu qu'elles sont souvent fort douloureuses, soit spontanément, soit par la pression ou le contact. Allongées d'avant en arrière, sur la cloison et à la face interne des ailes du nez, elles s'érodent, s'ulcèrent et deviennent fissuraires de très bonne heure. Leur durée est longue. Elles guérissent très bien par un traitement local et ne causent aucune perte de substance.

SYPHILIDES MUQUEUSES OCULO-PALPÉBRALES ET AURICULAIRES. — Sous quelque forme que ce soit, elles sont extrêmement rares. Pendant les éruptions érythémateuses qui respectent habituellement la face, il ne se produit point de conjonctivite ayant un caractère roséolique. Plus tard on trouve quelquefois des plaques muqueuses sur le bord libre des paupières, au niveau des commissures palpébrales et même sur la caroncule. Elles sont presque toujours érosives et s'accompagnent de la chute des cils. Quelquefois même elles deviennent ulcéreuses et j'en ai vu sur lesquelles j'avais porté d'abord un pronostic bénin, ronger insensiblement le bord libre, l'échancrer et produire une perte de substance définitive. Au niveau du grand angle de l'œil, elles peuvent, quand il en est ainsi, rétrécir, obstruer et dévier les points lacrymaux. Les plaques muqueuses palpébrales envahissent quelquefois toute la face interne des paupières et provoquent autour d'elles, par leur confluence, une inflammation conjonctivale plus ou moins intense avec sécrétion purulente et gonflement. Comme toutes les productions semblables, elles sont sujettes à devenir lardacées et diphthéroïdes. L'appareil symptomatique qui les accompagne alors pourrait faire craindre une ophthalmie blennorrhagique si on n'en découvrait aisément la cause en inspectant les voiles palpébraux.

Les déterminations syphilitiques les plus intéressantes sont celles qui s'effectuent sur la conjonctive oculaire. Elles ont été très bien décrites dans un excellent travail de M. Savy (Claude)[1]. Il en rapporte un cas remarquable. La malade avait une syphilide lenticulaire rebelle; les paupières étaient rouges, l'espace intersourcilier couvert de gros éléments cuivrés. Des papules s'avançaient jusque sous les paupières. Sur la conjonctive de l'œil droit, en haut, à 3 millimètres au-dessus du limbe cornéen, se voyait un bouton plat, d'un rouge caractéristique, absolument circulaire et de 1 centimètre et demi de diamètre. Il faisait

1. *Contribution à l'étude des éruptions de la conjonctive*, 1876. Thèse couronnée par la Faculté de médecine.

une saillie assez prononcée et entourée d'une zone congestive. Ce sont donc des papules, des plaques muqueuses qui se développent. M. Sichel fils en a publié un fait fort curieux[1]. Nous en devons un autre à M. Galvani[2], un troisième à M. Smée. Dans ce dernier cas, la femme infectée depuis trois ans avait, outre des taches cuivrées sur la peau, une papule conjonctivale de même teinte formant relief au-dessous de la cornée, sans vascularisation et un peu moins grosse qu'un penny. — La coloration des papules conjonctivales est jaune, rougeâtre ou opaline; elles ne provoquent pas de douleur et n'occasionnent qu'un peu de gêne comme un corps étranger. Il n'existe point de lésion de la cornée. — Leur forme est arrondie ou en arc de cercle, leur saillie peu considérable. — Ces manifestations conjonctivales sont bénignes, elles ne provoquent que des troubles fonctionnels peu importants qui disparaissent avec elles[3].

J'en dirai autant des déterminations de la syphilis sur l'appareil auditif externe pendant la phase secondaire. Elles se réduisent à des éruptions discrètes ou confluentes de papules, dans le conduit auditif externe, à son entrée plutôt que dans sa profondeur, sur les circonvolutions du pavillon, et dans le sillon auriculo-mastoïdien. En tous ces points, les papules sont tantôt squameuses et tantôt érosives ou bien deviennent érosives après avoir été squameuses. Il n'y a aucune règle à cet égard. Ce sont les prédispositions individuelles et des circonstances accessoires qui en décident. J'ai vu des sujets dont le conduit auditif était bourré de plaques suintantes qui tuméfiaient ses parois, rétrécissaient son calibre et produisaient un écoulement séro-purulent fétide; chez d'autres, au contraire, les papules restaient sèches pendant toute leur durée. La transformation muqueuse se fait avec une grande facilité. Sur la face interne du pavillon, dans le sillon qui le sépare de la région mastoïdienne et sur la peau qui recouvre

1. *Gaz. hebd.*, 1880, nº 17.
2. *Idem*, 1880, nº 21.
3. « J'ai eu la bonne fortune, dit M. le Dr L. Jullien, de voir dans le service de Laillier, à Saint-Louis, une éruption très caractéristique de papulo-pustules. Sur la face conjonctivale de la paupière supérieure gauche s'était développé un groupe de trois ou quatre papules à base large, proéminente, d'un rouge groseille foncé. Chacune mesurait en moyenne un demi-centimètre de diamètre. Leur sommet se terminait par trois points blancs d'aspect purulent. Je fus frappé, dans ce cas, de la ressemblance de cette éruption muqueuse avec celle que portait le malade sur le front. Un peu au-dessus des sourcils s'étalaient, en effet, quelques gros éléments quasi tuberculeux portant tous à leur centre une petite collection purulente recouverte d'une croûte. » — L. JULLIEN, *Traité des maladies vénériennes*, p. 712.

l'apophyse, les plaques sont larges, rouges, humides, granuleuses ou pseudo-membraneuses et s'enflamment aisément. Autour d'elles se produit alors une sorte d'intertrigo douloureux. Elles se crevassent aussi avec une grande facilité dans la profondeur du sillon et sont alors divisées en deux parties égales par une rhagade ulcéreuse. — Dans les circonvolutions du pavillon, les papules sont habituellement croûteuses ou squameuses, quelquefois fissuraires, plus rarement suintantes et muqueuses. — Le seul trouble fonctionnel qui se produise consiste en une diminution très faible de l'ouïe lorsque l'éruption des conduits est assez confluente pour le rétrécir et assez vive pour l'enflammer. Les fonctions auditives sont toujours plus compromises par les érythèmes ou les plaques syphilitiques de la trompe que par les mêmes lésions du conduit auditif externe. Dans les pharyngopathies secondaires des piliers postérieurs, rien n'est plus commun que des douleurs assez vives qui se propagent du pharynx jusque dans l'oreille et s'accompagnent d'un peu de surdité [1].

Le traitement des syphilides muqueuses que je viens de vous décrire mérite toute votre sollicitude, surtout celui des plaques qui se développent sur les lèvres, sur la langue et sur l'isthme du gosier. Il faut que vous vous efforciez de les faire disparaître le plus tôt possible. En agissant ainsi, vous devez avoir en vue moins le syphilitique lui-même que les personnes avec lesquelles il peut avoir des rapports fortuits ou plus ou moins intimes. N'oubliez jamais que chacune de ces

1. On observe quelquefois, du côté de l'oreille, des manifestations syphilitiques plus sérieuses et qui ne se révèlent que par des troubles fonctionnels. Il est probable que ces troubles résultent d'une lésion; mais cette lésion n'est pas visible et son anatomie pathologique est encore à faire. Elle siège sans doute dans le labyrinthe, car les symptômes observés en pareil cas ne diffèrent guère de ceux de l'otite labyrinthique, due à une autre diathèse. Quelquefois des otalgies nocturnes éveillent l'attention sur la nature de la cause spécifique; mais il n'existe aucun signe caractéristique.

Ces symptômes sont :

1° Un affaiblissement sensoriel considérable;

2° Des bourdonnements à timbres musicaux;

3° L'incohérence de la marche et le vertige;

4° Des douleurs ayant pour siège la région de l'oreille.

Ajoutons à ces symptômes l'action bienfaisante rapide de l'iodure de potassium à hautes doses.

La surdité, qui ne manque jamais en pareil cas, permet de distinguer la syphilis du labyrinthe, de la syphilose cérébrale et des tumeurs gommeuses de la base du crâne.

Mon ami M. le Dr Ladreit de la Charrière, qui a bien voulu me donner des renseignements sur cette obscure question, m'a dit avoir soigné un assez grand nombre de malades atteints de ces sortes d'otopathies secondaires. Cette affection survient à une époque peu éloignée de l'accident primitif ou dans la période qui sépare les accidents secondaires des accidents tertiaires.

lésions, si minime qu'elle soit, est un foyer actif de contagion qu'il est toujours urgent d'éteindre. Vous n'arriveriez pas à ce but, ou vous l'atteindriez trop tard, si vous vous borniez à la médication interne. Prescrivez-la toujours, mais n'en attendez que des résultats très lents et souvent incertains. C'est principalement le mercure qu'il faut administrer à une dose qui varie suivant l'étendue et la confluence des lésions. On doit aussi tenir compte des tendances de leur processus. Si elles deviennent ulcéreuses et hypertrophiques, donnez un traitement mixte dans lequel vous ferez entrer l'iodure de potassium suivant des proportions dont vous chercherez la mesure dans l'activité plus ou moins prononcée du processus papulo-ulcéreux.

Une question que vous ne devez pas négliger, c'est celle de l'hygiène. Dans toutes les affections syphilitiques de la bouche et du pharynx, il faut interdire formellement à vos malades l'usage du tabac à fumer. Le cigare, la cigarette et la pipe sont la cause la plus ordinaire de la persistance indéfinie des plaques muqueuses et de leurs récidives si fréquentes. Proscrivez aussi le tabac à chiquer, l'usage des aliments fortement épicés et des liqueurs irritantes. Recommandez les plus grands soins de propreté pour la bouche. Passez les dents en revue; si elles sont couvertes de tartre, cassées, gâtées et dans un état tel qu'elles soient susceptibles de provoquer et d'entretenir un état habituel d'irritation sur la muqueuse buccale, que votre malade les fasse immédiatement soigner par un dentiste. Je conseille de se servir d'une brosse douce, saupoudrée d'une poudre dentifrice composée à parties égales de poudre de charbon et de quinquina, et, comme gargarisme pour la toilette de la bouche, d'une solution de dix grammes de chlorate de potasse dans un litre d'eau.

Le traitement local l'emporte de beaucoup comme efficacité et promptitude sur le traitement général. Il est donc absolument indiqué dans tous les cas. Toutefois certaines circonstances accidentelles et transitoires doivent en faire différer l'emploi. Ainsi vous n'aurez pas recours aux caustiques qui forment la base de la médication locale, s'il existe au-dessous et autour des plaques muqueuses une violente inflammation. Dans les pharyngopathies spécifiques subaiguës, par exemple, et, à plus forte raison, dans celles qui s'accompagnent d'une violente douleur et d'une turgescence considérable de toutes les parties constituantes de l'isthme, avant de cautériser les plaques, il sera prudent de recourir pendant quelques jours à un traitement antiphlogistique modéré, jusqu'à ce que les phénomènes inflammatoires, surajoutés à l'affection spécifique, se soient dissipés.

J'ai l'habitude de toucher les plaques muqueuses tous les deux jours avec un crayon de nitrate d'argent. Quoique la cautérisation ainsi obtenue soit très superficielle, elle suffit dans la plupart des cas. Lorsque les plaques sont indolentes, très opiniâtres et d'une guérison difficile, j'ai recours au nitrate acide de mercure qu'on vante beaucoup comme ayant une action vraiment spécifique contre ces accidents. C'est un caustique liquide dont le maniement est dangereux à l'isthme du gosier et demande beaucoup de prudence. S'il en tombait une goutte dans le larynx, il pourrait survenir des accidents de suffocation très graves ; je crois même que dans un cas la mort en fut la suite presque instantanée. Aussi gardez-vous bien d'employer une baguette de verre pour porter le nitrate acide sur les plaques gutturales. Ce qui convient le mieux c'est un morceau de bois effilé parce qu'il s'imbibe du liquide. Quand on a la certitude qu'il ne peut en laisser tomber aucune goutte, on le promène sur la surface des plaques. Si le crayon de nitrate d'argent se rompait, ce qui peut arriver, et qu'un fragment fût avalé par le malade, il ne faudrait pas trop s'en alarmer; les chlorures de l'estomac le neutralisent rapidement et on leur vient en aide en faisant avaler aussitôt au patient un grand verre d'eau très salée avec du sel marin.—La cautérisation des plaques muqueuses situées sur les lèvres, la langue, les joues exige beaucoup moins de précautions que celle de l'isthme. On a vanté aussi comme caustiques le sulfate de cuivre solide et le chlorure d'or dans une quantité d'eau strictement nécessaire pour le rendre liquide. Sous l'influence des cautérisations pratiquées comme je viens de le dire, on obtient presque toujours des résultats curatifs très rapides, surtout si le malade se conforme aux prescriptions précédemment indiquées[1].

1. Bumstead préfère, pour la gorge, à toutes les cautérisations avec le crayon de nitrate d'argent ou avec le nitrate acide de mercure, un jet à l'état de pulvérisation, sur ces parties, d'une solution concentrée de nitrate d'argent. Il se sert pour cela d'un appareil pulvérisateur qui permet de diriger ce jet en haut et en bas pour cautériser non seulement l'isthme, mais aussi les arrières-narines et le larynx. — Comme gargarisme je me contente d'une solution de chlorate de potasse ou de borate de soude. Les traités sur la syphilis abondent en formules de toute sorte sur la médication interne et externe des affections syphilitiques. Je crois qu'il est avantageux de la simplifier autant que possible, de ne pas multiplier les préparations et de ne recourir qu'à celles dont l'efficacité est incontestable. Qu'on se défie surtout, quand il s'agit de la bouche, des substances qui noircissent les dents. Aussi, quoique les douches en pulvérisation de nitrate d'argent répondent à certaines indications, j'aimerais mieux ne cautériser que les seules parties atteintes. On recommande les gargarismes au bichlorure d'hydrargyre; leurs inconvénients sont plus grands que leurs avantages. Si on dépasse une certaine dose, on noircit les dents; pour les rendre à leur blancheur première, il faut se servir

d'acide chlorhydrique très dilué, ce qui altère toujours leur émail. On pourrait peut-être employer sans danger le sublimé en gargarisme à la dose suivante :

℞ Eau distillée....................	400	grammes
Sublimé........................	0,20	centigrammes
Alcool de menthe.............	10	grammes

Je ne me sers jamais des gargarismes au bichlorure de mercure. J'ai vu des malades dont toutes les dents ont été noircies par une solution de 40 centigrammes de ce sel dans 450 grammes d'eau.

Il est utile parfois de badigeonner une fois par jour les plaques muqueuses avec un pinceau imbibé de teinture d'iode et, quand elles se couvrent de pseudo-membranes, avec un collutoire à parties égales de borax et de miel rosat. Dans les pharyngopathies spécifiques pultacées, on aura recours à des gargarismes fréquents, composés d'une solution faible soit d'acide phénique soit de permanganate de potasse, soit de créosote (créosote 50 centigrammes, eau 200 grammes), soit de la liqueur de Labarraque : 50 grammes pour 200 grammes d'eau.

Une méthode de cautérisation inventée et préconisée dans ces derniers temps (Thorel, Aubert et Chéron) consiste à placer une lamelle de zinc sur la plaque muqueuse qu'on vient de toucher avec le crayon de nitrate d'argent. Il se forme du nitrate de zinc qui est très caustique. Ce procédé cause une vive douleur.

Lorsque les plaques muqueuses de la bouche et de l'isthme ne se guérissent pas malgré la médication générale et topique, lorsqu'elles se reproduisent à de courts intervalles et indéfiniment, il en faut chercher la cause dans quelques habitudes nuisibles à la santé de la bouche. J'ai vu pendant deux ans des plaques muqueuses rester presque à demeure sur la langue et le pharynx chez un malade dont la profession était de déguster des vins et en particulier des vins d'Espagne et de Portugal.

On cautérisera aussi les plaques muqueuses de l'entrée des narines avec le crayon de nitrate d'argent. Mais il faut préalablement enlever les croûtes qui les recouvrent. Cette cautérisation est très douloureuse et cause du larmoiement. — On fera enduire les parties malades avec du cérat opiacé au calomel et à l'oxyde de zinc : 2 ou 3 gros de chaque pour 20 grammes de cérat opiacé. — Même traitement pour les syphilides humides de l'oreille externe. — Enfin, pour les plaques de la conjonctive on pourra recourir également à la cautérisation au nitrate d'argent, mais en apportant là une grande prudence dans cette petite opération; on aura soin de faire immédiatement après un lavage à grande eau salée sur les parties cautérisées.

QUINZIÈME LEÇON

SYPHILIDES RÉSOLUTIVES DES MEMBRANES MUQUEUSES ET DES SURFACES MUCOSO-CUTANÉES (*suite.*)

I. Laryngopathies secondaires. — Historique. — Résumé d'observations : laryngopathies avec plaques muqueuses ; laryngopathies sans plaques muqueuses.

Fréquence, causes, chronologie des laryngopathies secondaires.

Symptômes : ils ne sont que phonétiques et pas respiratoires. Ces derniers ne s'observent que dans les laryngopathies tertiaires. — Le symptôme principal et presque unique des laryngopathies secondaires c'est l'enrouement à tous ses degrés, depuis une dysphonie légère jusqu'à l'aphonie la plus complète. — Ses variations, d'un moment à l'autre, dans la première période (hyperhémique) de l'affection. Il devient plus fixe lorsqu'il y a hypertrophie et érosion de la muqueuse. — Absence de douleurs et de quintes. — Chronicité de l'affection.

Anatomie pathologique faite au laryngoscope. — Hyperhémie diffuse ayant de la tendance à se circonscrire. — Tuméfaction de la muqueuse et du tissu sous-jacent. — Hypertrophie de la muqueuse laryngée : elle se circonscrit, et aboutit parfois à des végétations et à des polypes. — Plaques muqueuses du larynx : elles sont la seule lésion absolument spécifique des laryngopathies secondaires.

Pronostic et diagnostic des laryngopathies secondaires.

Traitement général et local.

II. Syphilides muqueuses des membres supérieurs des mamelles et de l'ombilic. — Rareté des plaques muqueuses des membres supérieurs. — Fréquence et danger, au point de vue de la contagion, des plaques muqueuses mammaires. — Plaques de l'aréole, du mamelon, du sillon pectoro-mammaire.

III. Syphilides muqueuses des organes génitaux. — Leur fréquence et leur importance.

A. *Chez l'homme.* — Plaques érythémateuses et papules du gland. — Plaques syphilitiques indurées et fissuraires du limbe. — Phimosis et balano-posthites syphilitiques secondaires. — Plaques du fourreau, des bourses, leur tendance à la confluence hypertrophique. — Éléphantiasis papulo-muqueux des organes génitaux. — Plaques périgénitales.

B. *Chez la femme.* — Plus fréquentes et plus hypertrophiques que chez l'homme. — Plaques érythématheuses de la vulve. — Vulvites spécifiques : leur diagnostic. — Plaques papuleuses : elles sont plus communes que les précédentes.

1° Papules muqueuses des grandes lèvres et des régions péri-vulvaires. — Leur hypertrophie végétante. — Éléphantiasis spécifique des organes génitaux de la femme. — Complications.

2° Plaques muqueuses des petites lèvres. — Polypes papulo-muqueux.

3° Affections syphilitiques secondaires du capuchon, du clitoris, de la fourchette, de l'anneau vulvaire.

4° Plaques muqueuses du vagin : très rares. — N'existent que dans les culs-de-sac.

5° Plaques du col : érythémateuses, papuleuses. Leur durée éphémère.

IV. Syphilides muqueuses de la région anale. — Plus fréquentes chez la femme que chez l'homme. — Plaques péri-anales. — Plaques anales : elles sont érosives et fissuraires. — Fissure syphilitique et spasmodique de l'anus.

V. SYPHILIDES MUQUEUSES DES ORTEILS. — Érosives, ulcéreuses, végétantes, fongueuses. — Fissures des plis articulaires des orteils et ulcérations de la région métatarso-phalangienne.

VI. ALOPÉCIE — Elle n'est jamais permanente et guérit toujours. — Elle se produit directement par le fait de la diathèse et sans l'intermédiaire d'une lésion visible. — *Alopécie cranienne:* diffuse, en plaques. Dépilation complète. — Cheveux cassants et ternes. — *Alopécies de la face et des organes génitaux.*

ONYXIS et PÉRIONYXIS. — 1° *Onyxis:* état de sécheresse de l'ongle, son fendillement, son épaississement. — Alopécie unguéale. — Psoriasis syphilitique de l'ongle. — 2° *Périonyxis* : forme squameuse, forme inflammatoire ou *tourniole syphilitique;* forme ulcéreuse : *ongle incarné syphilitique :* forme ulcéro-fongueuse, végétante, hyperplasique. — Longue durée et gravité du *périonyxis du gros orteil.* — Traitement.

MESSIEURS,

Je suis loin d'avoir épuisé la question des syphilides muqueuses. Je lui consacrerai encore la leçon d'aujourd'hui. Pour terminer la description des syphilodermies secondaires, j'aurai aussi à vous entretenir de quelques accidents que la maladie constitutionnelle suscite pendant ses premières phases sur le système pileux et sur les ongles.

I

LARYNGOPATHIES PENDANT LES PREMIÈRES PHASES DE LA SYPHILIS. — Avant la découverte du laryngoscope, l'étude des lésions syphilitiques du larynx était condamnée à rester dans le vague et l'incertitude. L'anatomie pathologique n'avait fourni de notions précises que sur les altérations profondes qui désorganisent, déforment et détruisent les parties molles et le squelette de l'appareil vocal à une époque avancée du processus de la maladie constitutionnelle. — Quant aux lésions superficielles et résolutives de la muqueuse laryngée, survenues peu de temps après le chancre infectant, c'est-à-dire pendant la première période de la syphilis, on en était réduit sur leur compte à des hypothèses. — Il est vrai que l'analogie donnait à ces hypothèses un certain caractère de probabilité. — N'était-il pas, en effet, naturel et logique de conclure à l'identité de toutes les lésions de la surface cutanée et des muqueuses, accessibles ou non à la vue, lorsqu'on les voyait procéder de la même cause générale, subir les mêmes impressions morbides, évoluer simultanément sur les tissus voisins et de même nature, ressentir les mêmes influences thérapeutiques, etc., etc.? — On supposait donc que la muqueuse laryngée reproduisait, sur une petite échelle et avec le mode réactionnel qui lui est propre, la plupart des éruptions simples et bénignes qui constituent, dans la très grande majorité des cas, les premiers accidents consécutifs de la syphilis. Sur la foi de ce raisonnement, on décrivait les hyperhémies, les érythèmes, les papules, les plaques muqueuses des cordes vocales, des ventricules, des éminences aryténoïdes, de l'épiglotte, etc., avec autant de confiance que si on avait pu les étudier *de visu*, comme celle de la cavité buccale et de l'isthme du gosier.

Après la découverte du laryngoscope, Türck et Czermak, puis M. le Dr Dance, MM. Gerhardt et Roth, reprirent l'étude des laryngopathies syphilitiques. Ce nouveau moyen d'exploration ne fit que confirmer, en la précisant, l'idée qu'on s'en était faite jusqu'alors. — Mais bientôt d'autres observateurs, s'appuyant, eux aussi, sur l'observation directe, à l'aide du laryngoscope, attaquèrent la conception pathologique des maladies syphilitiques du larynx, fondée sur la solidarité des lésions de la peau et des lésions des muqueuses, quand elles émanent de la même source constitutionnelle.

Cette nouvelle manière de voir a été exposée et soutenue par M. le docteur Ferras, dans sa thèse inaugurale parue en 1872. — Le désaccord qui semble exister aujourd'hui entre ces observateurs nous a déterminé à faire des recherches personnelles. Nous nous sommes occupé principalement des lésions qui appartiennent à la première période de la syphilis. — Quoique les laryngopathies syphilitiques ne soient pas communes, surtout si on les compare aux affections de même nature qui surviennent si facilement et avec tant de fréquence sur les lèvres, sur la muqueuse buccale et sur l'isthme du gosier, j'ai pu cependant en observer un grand nombre dans mon service à l'hôpital du Midi, pendant l'hiver de 1872-1873[1].

1. Dans mes recherches sur les laryngopathies syphilitiques j'ai eu pour collaborateur mon savant confrère et ami, M. le Dr M. Krishaber. Je vais donner quelques extraits du travail que nous avons publié sur cette question dans les *Annales des maladies de l'oreille et du larynx*, en 1876, intitulé : *Des laryngopathies pendant les premières phases de la syphilis*. Il a été tiré à part et édité par G. Masson.

Les manifestations syphilitiques du larynx ont été étudiées, décrites et même figurées parfois par les anciens, et leur histoire a été établie longtemps avant l'apparition du laryngoscope. Les observations de ces auteurs sont basées d'une part sur des autopsies relativement nombreuses d'individus ayant succombé, les uns à la suite de grosses lésions dans les voies aériennes, et les autres à la suite d'affections indépendantes de la syphilis. Le plus grand nombre de ces faits se rapporte aux laryngopathies ultimes de la syphilis, avec ravages considérables, ulcérations, nécroses et œdèmes, ayant produit des accidents asphyxiques. Il est très peu question, chez les anciens auteurs, de manifestations laryngées secondaires, dont les traces n'auraient peut-être pas été retrouvées sur le cadavre, si même l'attention des observateurs eût été tournée de ce côté.

Toutefois les laryngopathies sont relativement rares pendant la phase virulente de la syphilis; elles ne font point partie de ce cortège habi-

Morgagni, Astruc, Cheyne, Jos. Frank étudient cette question en s'appuyant sur des examens nécroscopiques. César Hawkins et Porter les décrivent plus minutieusement et essayent de leur assigner certaines divisions. Ces deux derniers auteurs émettent aussi l'opinion que le larynx est envahi par propagation, le pharynx étant toujours le premier atteint. Il est difficile de comprendre pourquoi ces auteurs, après cette affirmation, attribuent ensuite au traitement mercuriel les accidents respiratoires de la syphilis. Ne faudrait-il pas voir dans cette étrange opinion comme le reflet de croyances populaires qui existent dans tous les pays et dont l'Angleterre n'est pas exempte? Nous voyons Desruelles s'associer à cette interprétation, mais il ajoute qu'à côté du mercure, les refroidissements et les efforts vocaux jouent un certain rôle dans les accidents laryngés syphilitiques. Trousseau et Belloc, et Baumès citent quelques exemples d'affections syphilitiques du larynx, mais on peut se demander si le dernier de ces auteurs ne les a pas confondues avec des manifestations d'une autre diathèse, tant il insiste sur la coïncidence des manifestations laryngées avec celles des poumons. A la même époque, Carmichaël appuie beaucoup sur la gravité toute particulière de la syphilis laryngée qu'il faut combattre, dit-il, par la trachéotomie, si l'on veut mettre la vie des malades à l'abri de grands dangers. Il admet que les manifestations syphilitiques du larynx peuvent survenir indépendamment de celles du pharynx, et décrit très bien les symptômes auxquels on peut juger de leur degré de gravité. Dans une étude spéciale (Souhanek) de Prague, publie 21 observations de laryngopathies syphilitiques chez des femmes, coïncidant toujours avec des ulcérations pharyngées, celles-ci étant consécutives à celles-là. Dans treize cas, Souhanek a constaté, au moyen de la palpation digitale, la destruction plus ou moins complète de l'épiglotte et des replis aryténo-épiglottiques. — Nous mentionnerons encore les observations de Lebert, de Larrey, de Lawrence, de Ricord, de Sestier, celles appuyées sur les examens *post mortem* de Cruveilhier, de Rokitansky et de Virchow. Ce dernier auteur insiste particulièrement sur la tendance des ulcérations syphilitiques du larynx à produire des cicatrices végétantes, et il entre à ce sujet dans des détails histologiques très circonstanciés.

Notre intention n'étant nullement de faire ici une étude historique complète, nous n'avons fait que mentionner ces travaux, pour montrer que, jusque dans ces derniers temps, les auteurs avaient à peine fait mention des accidents précoces de la syphilis dans les voies respiratoires. — C'est Czermak, l'inventeur du laryngoscope, qui, le premier, a fait l'examen sur le vivant d'individus atteints de laryngopathies syphilitiques, et il mentionne déjà les plaques muqueuses. Les recherches de Türck, de Stoerck, de Voltolini, de Mackenzie, de Mandl, de Moura, les nôtres propres, et d'ailleurs les publications si nombreuses de tous les auteurs qui, dans les derniers temps, ont écrit sur le larynx, notamment Ruehle, Tobold, Kohn, ont de plus en plus étendu le nombre des observations. Nous avons dit, au début de cette étude, que la question qui nous occupe a été particulièrement étudiée par MM. Gerhardt et Roth, par M. Dance et M. Ferras.

Avec l'apparition du laryngoscope, toute la question changea de face : le cadre des accidents ultimes de la syphilis fut notablement élargi par l'étude sur le vivant de faits qu'on n'avait jusque-là observés qu'à l'autopsie. Quant aux premières manifestations laryngées de la syphilis, leur histoire a en quelque sorte commencé avec le laryngoscope, qui est venu fournir des données entièrement nouvelles, certaines et précises. Les interprétations sur quelques côtés de la question n'ont pas, il est vrai, toujours été les mêmes, mais il n'en peut guère être autrement d'une étude qui est à ses débuts, et nous ne doutons pas que l'accord ne s'établisse parmi les observateurs à mesure que le nombre des observations augmentera. Les laryngopathies précoces de la syphilis ne sont pas fréquentes. Pendant plusieurs mois nous avons recherché les cas de *raucedo syphilitica* parmi tous les malades entrés dans nos salles à l'hôpital du Midi et parmi tous ceux,

tuel de symptômes qui se montrent presque fatalement chez tous les malades. Sur cent syphilitiques, vous n'en trouverez peut-être pas,

bien autrement nombreux, qui se présentent à la consultation. Si nous n'avons réussi qu'à recueillir un nombre aussi restreint d'observations, c'est que certainement les accidents laryngés dans les premiers stades de la syphilis sont rares.

La première partie est consacrée à l'exposition des faits. Comme elle ne pouvait pas trouver place dans ma leçon, j'en donne ici le résumé. Le seul sommaire des observations suffira pour se faire une idée des investigations cliniques qui ont servi de base à notre mémoire.

SECTION I. — *Laryngopathies avec plaques muqueuses.*

La plaque muqueuse, cette lésion si spécifique, si propre à la syphilis, qui se développe sur tous les points de la surface cutanée, qui a une prédilection si marquée pour les muqueuses voisines de la peau, ferait-elle défaut dans le larynx? La muqueuse laryngée posséderait-elle une sorte d'immunité contre une pareille lésion? Non, quoi qu'en disent M. Ferras et les observateurs distingués dont il invoque l'autorité. Et, en effet, dans 14 cas de laryngopathies syphilitiques secondaires, nous avons trouvé dix fois des plaques muqueuses sur la muqueuse laryngée.

1. *Laryngopathie, avec dysphonie progressive, survenue à la fin du 2e mois d'une syphilis légère. Constatation, au 5e mois de la laryngopathie, des lésions suivantes: hypertrophie des cordes vocales inférieures avec plaques opalines; plaque muqueuse ulcérée sur la corde vocale droite, puis sur la gauche.*

2. *Laryngopathie progressive et indolente, survenue sans cause occasionnelle appréciable, au 10e mois d'une syphilis légère. Plaques muqueuses de l'isthme du gosier. Sur le bord libre de la corde vocale inférieure gauche, plaque muqueuse caractéristique, saillante et non érodée, semblable à celles de l'isthme. Petits îlots d'un blanc mat disséminés sur les deux cordes vocales.*

3. *Laryngopathie indolente et à marche irrégulière, survenue deux mois et demi après l'accident primitif, en même temps que d'autres manisfestations syphilitiques de moyenne intensité, et présentant au bout de 15 jours une plaque muqueuse caractéristique sur la corde vocale inférieure gauche. Au bout de 45 jours, trois plaques muqueuses non ulcérées, une sur la corde vocale gauche, deux plus petites sur la droite.*

4. *Vers le 4e mois d'une syphilis légère, laryngopathie provoquée par des excès alcooliques, etc., présentant, comme lésion, après trois semaines de durée, sur les cordes vocales inférieures, de l'épaississement, des rougeurs partielles et deux plaques muqueuses érodées.*

5. *Au 5e mois d'une syphilis légère, laryngopathie indolente, présentant après 4 semaines de durée les lésions suivantes : épaississement et rougeur des cordes vocales inférieures, plaque muqueuse végétante de la corde vocale droite.*

6. *Au 4e mois d'une syphilis de moyenne intensité, laryngopathie présentant, après 7 mois de durée, les lésions suivantes : rougeur, épaississement, congestion de l'épiglotte et de la portion sus-glottique du larynx, épaississement de la corde vocale inférieure gauche, plaques muqueuses érodées et plaque végétante sur la corde vocale inférieure droite.*

7. *Sept semaines après l'accident primitif, apparition d'une laryngopathie légère et indolente, au milieu de troubles constitutionnels sévères, caractérisée à son 20e jour par les lésions suivantes: rougeur et épaississement de l'épiglotte et du bord adhérent des cordes vocales; plaque muqueuse érodée sur la face supérieure et sur le bord libre de la corde vocale gauche; condylome syphilitique dans l'angle des deux cordes.*

8. *Au 65e jour du chancre infectant, laryngopathie légère et indolente survenue en*

chez les hommes, quinze ou vingt qui présentent du côté du larynx, des troubles fonctionnels durables, qu'on soit en droit de rattacher à la

même temps que des accidents syphilitiques cutanés et muqueux de moyenne intensité. Lésions constatées vers le 10e jour de la laryngopathie : hypertrophie et inflammation des deux cordes vocales supérieures, surtout de la gauche; rugosités et aspect ulcéreux des deux cordes vocales inférieures.

9. *Au 4e mois d'une syphilis sévère, caractérisée par la confluence et l'opiniâtreté des plaques muqueuses de l'anus, des bourses, de la gorge et de la bouche, apparition d'une laryngopathie indolente, avec aphonie, présentant au 30e jour de sa durée: rougeur foncée uniforme de toute la portion sus-glottique du larynx; épaississement et marbrures des deux cordes vocales inférieures; ulcération de la corde vocale inférieure gauche. Guérison complète de cette laryngopathie en quelques jours par une violente angine inflammatoire avec fièvre.*

10. *Au 6e mois d'une syphilis très grave, à forme ulcéreuse, apparition progressive d'une laryngopathie indolente, au milieu d'une poussée d'accidents consécutifs variés, siégeant sur la peau et les muqueuses. — Au 28e jour de sa durée, cette laryngopathie était constituée par les lésions suivantes : plaques muqueuses, confluentes, dont quelques-unes profondément exulcérées, sur les deux cordes vocales inférieures. — Au 48e jour de la laryngopathie, érysipèle fébrile grave qui guérit, en un ou deux septenaires, toutes les lésions syphilitiques y compris les plaques muqueuses des cordes vocales.*

Section II. — *Laryngopathies sans plaques muqueuses.*

Les déterminations de la syphilis sur le larynx et ses annexes se traduisent par les mêmes lésions que dans le pharynx et la cavité buccale. La première catégorie de nos observations le prouve en ce qui concerne la plaque muqueuse. — Mais, quoique la plaque muqueuse soit l'expression la plus nette et la plus caractéristique de la maladie constitutionnelle, dans la première phase de son évolution, elle est loin d'être la seule. A un degré moindre, dans l'échelle des modifications anatomiques nées sous l'influence diathésique à l'époque dont nous parlons, s'observent les divers troubles de la circulation capillaire, c'est-à-dire les hyperhémies ou les subinflammations. Ces hyperhémies ou ces subinflammations, qui évoluent toujours avec lenteur, se maintiennent pendant toute leur durée dans les limites d'un simple mouvement vasculaire anormal; elles ne projettent point de produits plastiques en dehors des vaisseaux et ne provoquent aucune prolifération cellulaire dans leur voisinage; elles bornent en un mot leur action à quelques irrégularités dans les phénomènes de l'irrigation sanguine, et peut-être aussi de l'irrigation lymphatique. — Les points de la muqueuse où se produisent ces sortes d'hyperhémies présentent à peu près le même aspect que dans les formes communes, c'est-à-dire qu'ils sont, d'une manière générale, rouges et tuméfiés. Toutefois on peut observer quelques nuances dans la couleur, quelques particularités dans la forme et dans la distribution du gonflement hyperhémique, assez permanentes et assez accentuées pour déceler l'origine syphilitique de l'affection. Et puis, l'épithélium se flétrit et tombe ou s'épaissit et se condense en points, en plaques, en bandelettes blanchâtres, et on aperçoit des surfaces dépolies, ternes, finement granuleuses, sur lesquelles se détachent quelques points ecchymotiques, etc., etc. — Sur les lèvres, dans l'intérieur de la cavité buccale, à l'isthme du gosier, on peut facilement voir naître et suivre pas à pas toutes les formes, toutes les variétés de l'hyperhémie des muqueuses propre à la syphilis. A l'aide du laryngoscope, nous nous sommes assuré, par des examens réitérés, que le processus était le même dans la cavité laryngienne.

L'hyperhémie syphilitique des lèvres, des joues ou de l'isthme persiste rarement, depuis son début jusqu'à sa terminaison, à l'état de simple trouble vasculaire; elle se complique presque toujours de plaques muqueuses. — Dans le larynx il n'en est pas de même. On

syphilis. Chez les femmes, la proportion est encore moins grande et tout au plus de quatre ou cinq sur cent. Comparez cette rareté à la fréquence des déterminations qui s'effectuent sur l'isthme du gosier. Les deux régions sont bien voisines, elles présentent même une sorte de parenté physiologique, et néanmoins elles ne sont point solidaires dans leur aptitude à subir l'action syphilitique. D'où vient cette différence qu'à *priori* le raisonnement ne ferait point soupçonner? Nous l'ignorons et ici, comme dans tant d'autres cas, il faut se contenter d'enregistrer le fait sans chercher inutilement à l'expliquer.

Si la syphilis n'attaque le larynx qu'accidentellement, obéit-elle au moins en cela aux caprices de sa spontanéité, ou bien lui faut-il la contrainte de conditions étiologiques placées en dehors de sa sphère? Eh bien, là encore, c'est la maladie constitutionnelle qui est presque toujours seule en jeu. Les causes ordinaires d'irritation laryngée n'entrent que pour une faible part dans l'étiologie des laryngopathies spécifiques. Elles sont les mêmes que celles des accidents pharyngiens. Parmi elles se place en première ligne le refroidissement. Les malades ne manquent jamais de lui rapporter tout leur mal. N'est-ce pas sur son compte aussi que les tuberculeux, dont le larynx se prend, mettent leurs rhumes négligés? Il est juste toutefois de reconnaître à l'influence du froid et de l'humidité une part notable d'influence dans la produc-

a eu tort sans doute de ne pas voir ou de méconnaître les laryngopathies avec plaques muqueuses; mais les laryngopathies syphilitiques constituées pendant toute leur durée par une hyperhémie spéciale, dégagée de toute autre lésion, sont plus communes dans le larynx que sur les autres muqueuses.

11. *Au sixième mois d'une syphilis de moyenne intensité, laryngopathie asthénique et progressive, survenue sans cause appréciable, accompagnée au bout d'un mois de plaques muqueuses confluentes buccales. — Au 2ᵉ mois de sa durée, l'examen du larynx fait constater une rougeur sombre et uniforme de l'épiglotte, de toute la portion sus-glottique du larynx et de la face antérieure de la trachée; les cordes vocales sont rugueuses, inégales, finement dentelées sur leur bord libre, mais non ulcérées.*

12. *Vers le 35ᵉ jour d'une syphilis de moyenne intensité, apparition, sans causes occasionnelles appréciables, d'une laryngopathie indolente, présentant de grandes variations dans ses symptômes, suivant l'état de l'atmosphère, etc., caractérisée anatomiquement par l'injection, l'épaississement des cordes vocales inférieures, et la présence, sur la gauche, d'une tuméfaction hyperplasique circonscrite. — Persistance des accidents laryngopathiques pendant plus de 4 mois, malgré le traitement spécifique interne.*

13. *Laryngopathie indolente survenue subitement et sans cause appréciable, au 2ᵉ mois d'une syphilis légère. Marche continue de l'affection. Persistance des accidents malgré le traitement interne spécifique. — Deux mois après le début de la laryngopathie, on constate: rougeur vineuse, boursouflements, augmentation de densité avec aspect lisse des cordes vocales inférieures.*

14. *Au 10ᵉ mois d'une syphilis légère, laryngopathie consécutive à une grippe, avec aphonie et indolence des phénomènes, sans traitement antérieur à son invasion, présentant au bout d'un mois et demi les lésions suivantes: hyperhémie et hypertrophie glandulaire de l'épiglotte. Épaississement et vascularisation anormale des cordes vocales inférieures.*

tion des accidents laryngés chez les syphilitiques. C'est pendant un hiver assez rigoureux que le docteur Krishaber et moi avons pu recueillir dans mon service un nombre relativement considérable d'observations sur ce sujet. L'abus du tabac et des alcools, la vie déréglée avec tout ce qu'elle comporte d'antihygiénique, les efforts de la voix, etc., sont encore des causes à prendre en considération. N'est-ce pas à elles en effet qu'il faut attribuer la fréquence plus grande des laryngopathies spécifiques chez l'homme que chez la femme?

Quant à leur chronologie dans l'ensemble de l'évolution diathésique, voici ce que nous avons trouvé : les plus précoces sont survenues du quarantième au soixante-quinzième jour à partir de l'apparition du chancre infectant; les plus tardives entre le sixième et le dixième mois à partir du même moment. Les autres cas se sont montrés entre le deuxième et le cinquième mois. Vous voyez donc que là encore il n'y a aucune fixité.

Les symptômes de laryngopathies pendant les premières phases de la syphilis sont purement vocaux, c'est-à-dire que le larynx n'est atteint que dans ses fonctions phonétiques. En tant qu'organe respiratoire il n'est pas ou il est à peine touché. Retenez, je vous prie, cette particularité phénoménale qui est fort importante au point de vue du pronostic. Vous n'aurez pas en effet à vous préoccuper des troubles respiratoires que pourrait entraîner l'affection syphilitique du larynx, pendant les deux premières années de la syphilis. Ces troubles ne sont pas à craindre; ils sont nuls ou à peine sensibles. C'est l'instrument vocal seul qui est en souffrance. Plus tard, au contraire, passé la troisième année de la diathèse, il faut toujours songer à la possibilité d'accidents graves, soudains ou progressifs, du côté de la respiration, par le fait d'une laryngopathie spécifique. C'est qu'alors les lésions ne sont plus superficielles ; elles pénètrent profondément dans les parties constituantes de l'organe, les tuméfient, les ulcèrent, les détruisent, les transforment en tissu cicatriciel et aboutissent à une sténose laryngée, aiguë comme dans l'œdème de l'organe, ou plus communément subaiguë et chronique, qui place les malades dans l'imminence de la suffocation. Cet ordre de phénomènes, je n'ai pas à m'en occuper pour le moment. Qu'il me suffise de vous signaler leur nature et leur date.

Les troubles de la phonation qui surviennent sous l'influence de la syphilis secondaire, se rapprochent beaucoup de la dysphonie simple non syphilitique. Tout en étant persistants, ils ne sont point uniformes et vous ne manquerez pas d'être frappés des différences et des variations qu'ils présentent chez le même malade, non seulement suivant le degré probable des lésions laryngées, mais aussi en raison de certaines influences plus ou moins faciles à déterminer. Ainsi dans la même journée vous trouverez votre patient aphone le matin; vers le milieu de la journée il pourra récupérer une partie de sa voix ; le soir, sa presque intégrité, ou la perdre au contraire de nouveau comme le matin. Ce cycle se renouvellera le lendemain, mais peut-être avec un type tout différent, comme il peut se faire aussi que pendant plusieurs jours le trouble vocal affecte une certaine constance. Une grande variabilité est donc de règle dans les laryngopathies syphilitiques secondaires. Leurs phénomènes n'ont presque aucune teinte spécifique. Aussi ne puis-je être tout à fait du même avis que M. Diday, au sujet d'une certaine aphonie secondaire qui, pour lui, a un caractère pathognomonique. Non, ce n'est point dans le trouble vocal lui-même qu'il faut chercher la nature de sa cause. Toutes les subtilités d'analyse concernant le timbre, le diapason, la souplesse, l'intensité, la diminution de la voix, ne vous serviraient à rien. Les catégories de descriptions plus ou moins nettement tranchées qui reposent sur elles ne s'appliquent pas plus aux laryngites syphilitiques qu'aux laryngites simples, tuberculeuses, exanthématiques. Tout ce qu'on peut dire, en se bornant à une sobre appréciation du phénomène morbide, c'est que la voix est altérée dans sa totalité, dans tous les caractères qui font sa force, sa qualité et pour ainsi dire son individualité. Chez les syphilitiques, toutes les nuances de la phonation anormale se confondent en un seul phénomène brutal et sommaire qui est la *raucité* quand ce n'est pas l'aphonie complète.

La variabilité dans les altérations de la voix, dont je vous parlais tout à l'heure, se remarque surtout pendant les premières phases de l'inflammation catarrhale spécifique. Plus tard, lorsque cette inflammation s'est calmée et qu'il reste dans le larynx des modifications plus fixes que celle de l'hyperhémie active, les troubles vocaux deviennent, eux aussi, plus constants, mais, en même temps, ils s'atténuent et sont de moins en moins accusés. L'intensité des troubles vocaux est plutôt en relation avec l'acuité de la rougeur inflammatoire qu'avec l'étendue de lésions en apparence plus prononcées, telles que gonflement, inflammation et hypertrophie ou érosion de la muqueuse, etc.

Pour expliquer la variabilité des troubles phonétiques dans les laryngopathies secondaires, il faut tenir compte aussi des perturbations d'innervation et de contraction musculaire du larynx, qui se produisent probablement au début du catarrhe spécifique. C'est ainsi qu'on peut s'expliquer pourquoi des individus qui, dès les premiers jours de l'affection, et avec des lésions peu prononcées ont perdu la voix, la recouvrent en partie plus tard, quoique leurs cordes vocales soient alors épaissies et bien autrement atteintes que pendant les premières phases de la laryngopathie.

Ainsi, l'enrouement avec toutes les nuances qu'il peut présenter depuis l'asynergie vocale la plus insignifiante jusqu'à la raucité la plus voisine de l'aphonie et jusqu'à l'aphonie elle-même ; l'enrouement avec toutes les variations capricieuses propres aux affections catarrhales, tel est le phénomène dominant des laryngopathies secondaires. Dans les périodes plus avancées de la syphilis, alors que les lésions sont profondes et destructives, les troubles de la voix présentent au contraire un caractère de constance et d'uniformité tout particulier. C'est alors que l'on constate, surtout lorsque l'abus des alcooliques et du tabac vient renforcer l'action de la maladie spécifique, cette raucité chronique, cette voix étrange, flétrie sous le nom de *voix crapuleuse.* Vous ne l'observerez jamais, du moins d'une façon permanente et avec ses caractères les plus accusés, pendant les deux premières années de la diathèse.

Dans toutes les laryngopathies, quelles que soient leur cause et leur nature, il survient habituellement d'autres phénomènes morbides que ceux qui se rattachent aux troubles de la phonation. Quels sont-ils dans les laryngopathies secondaires ? — Prenons d'abord la douleur. Je ne vous en ai point parlé jusqu'ici, et vous devez en conclure qu'elle n'occupe qu'une place très médiocre dans la symptomatologie. C'est qu'en effet la plupart du temps elle n'existe pas. Les laryngopathies secondaires sont indolentes. C'est même là un de leurs traits de physionomie les plus remarquables. Ce caractère négatif a la valeur d'un phénomène pathognomonique. Lorsque vous verrez un enrouement, tel que je vous l'ai décrit plus haut, ne s'accompagner dès son début, d'aucune titillation laryngienne, d'aucun de ces chatouillements si agaçants qui provoquent les quintes interminables de toux, d'aucune sensation pénible, soit spontanée, soit provoquée par la pression au niveau du larynx ; lorsque vous ne constaterez aucun signe d'acuité, en dehors des troubles phonétiques, songez tout d'abord à une détermination de la syphilis sur le larynx.

A cette indolence il faut ajouter l'absence de la toux et de l'expectoration. C'est là aussi un caractère négatif d'une bien grande valeur, car, toutes lésions égales d'ailleurs, les laryngites non spécifiques, provoquent incomparablement plus la toux et l'expectoration que les laryngopathies secondaires, même les plus aiguës, par l'intensité de leurs phénomènes phonétiques [1]. La gêne de la déglutition est en général nulle ou très peu marquée, et quand elle existe, on trouve presque toujours pour l'expliquer une lésion concomitante du pharynx. Ce fait n'est pas propre seulement aux laryngopathies secondaires. Dans celles qui se produisent aux phases ultimes de la syphilis, alors même que l'épiglotte profondément exulcérée est constamment en contact avec les aliments, ceux-ci passent le plus souvent sans provoquer de douleur.

Vous voyez que peu à peu la physionomie des laryngopathies secondaires se dégage de l'ensemble phénoménal que présentent la plupart des affections du larynx se rattachant à une autre cause. Mais ce qui contribue encore à l'accentuer et à lui donner une haute valeur spécifique, c'est le *processus*. Il est essentiellement chronique ; c'est par semaines et par mois que se compte sa durée. On se tromperait dans son évaluation approximative si on la basait sur l'intensité de l'enrouement. J'ai vu des raucités, des dysphonies très légères, intermittentes ou rémittentes, se prolonger indéfiniment. L'aphonie au contraire, peut être et est même ordinairement transitoire. La continuité sans modifications brusques, sans violence dans les troubles phonétiques, indique presque toujours que l'affection durera au moins pendant un ou deux mois.

L'étude des lésions laryngées spécifiques faite au moyen du laryngoscope, sur un nombre considerable de cas, nous a permis à M. le Dr Krishaber et à moi de rectifier quelques erreurs qui s'étaient trop facilement accréditées. Voici les résultats auxquels nous sommes arrivés :

A. De toutes les manifestations secondaires, la plus fréquente dans le larynx

1. Sur quatorze de nos malades, la toux avec expectoration s'est présentée deux fois comme phénomène digne d'être signalé. Les autres n'en parlaient point spontanément, et, lorsqu'on les questionnait, quelques-uns accusaient seulement des besoins d'expectoration, le matin avec une toux légère ou sans toux. Une fois nous avons constaté des stries hémoptoïques sur un individu non suspect de tubercules. Gerhardt et Roth signalent également un cas d'hémoptysie qu'ils font provenir des plaques muqueuses. Nous ne saurions être aussi affirmatifs, et nous admettrions volontiers que les stries de sang se forment, comme dans la laryngite simple, par rupture vasculaire due à l'inflammation, ce qui n'est pas d'une rareté extrême dans les lésions non diathésiques des voies aériennes quelles qu'elles soient.

est la rougeur. Depuis la simple congestion superficielle, caractérisée par une coloration rosée, jusqu'à l'inflammation intense couleur lie de vin, l'injection des tissus s'observe à tous les degrés. En prenant les faits tels que nous les avons observés nous-même, il faut dire que très souvent la rougeur de la muqueuse laryngée se rencontre sur le même individu à divers degrés en même temps : à côté des signes physiques d'une inflammation profonde dans telle partie du larynx, on observe sur d'autres une légère injection ; parfois ce sont des marbrures rouges et roses que l'on constate, entremêlées de points livides. M. Dance a vu de la rougeur piquetée. Ce qui pour la coloration nous a paru le plus caractéristique, c'est sa constance et sa durée.

Le catarrhe laryngé de la syphilis peut devenir fort intense, mais le plus souvent la rougeur très vive est limitée sur des points circonscrits. Peu d'auteurs signalent l'existence des traînées d'arborisation; nous les avons parfaitement constatées sur quelques-uns de nos malades. Lorsqu'elles existaient sur les cordes vocales, les vaisseaux distendus étaient parallèles à ces organes. On peut dire qu'en général, l'hyperhémie catarrhale de la syphilis a une tendance à se localiser, et à se créer des foyers de prédilection. Sur les onze fois que nous l'avons constatée, les cordes vocales inférieures étaient atteintes six fois, les cordes vocales supérieures, une fois, l'épiglotte et les cordes vocales inférieures en même temps, deux fois.

MM. Gerhardt et Roth admettent que les parties du larynx qui, pendant la phonation, arrivent le plus souvent au contact, sont celles que les lésions syphilitiques atteignent le plus fréquemment. Cette règle est exacte pour les cordes vocales inférieures ; elle ne se confirme pas sur les autres parties du larynx, notamment les aryténoïdes, qui cependant viennent au contact l'un de l'autre aux mêmes moments que les cordes vocales.

M. Ferras a trouvé que la rougeur se localise plus particulièrement au niveau de la face postérieure de l'épiglotte, de la face antéro-supérieure des éminences aryténoïdes et des cordes vocales supérieures. L'absence d'arborisation paraît à cet auteur un signe distinctif d'avec la laryngite tuberculeuse ; il a été déjà dit plus haut que nous avons, quant à nous, constaté cette arborisation dans la syphilis. Même dans les cas où la rougeur est limitée, la coloration totale de la muqueuse du larynx a cessé d'être complètement normale.

C'est à dessein que nous n'avons pas adopté ici la division usitée en hyperhémie et inflammation. En prenant les faits dans leur ensemble, il est impossible de méconnaître que ces deux formes se confondent constamment : tel individu qui présente une légère congestion le premier jour, sera atteint le lendemain de tous les signes physiques d'une inflammation beaucoup plus intense, qui à son tour peut s'amender et réapparaître plus tard. Ces oscillations fréquentes et rapprochées ne permettent guère d'établir des divisions suivant l'intensité de la coloration. En général, le catarrhe laryngé des syphilitiques est très durable, mais peu uniforme, et la rougeur, qui est constante, ne se laisse point influencer par le traitement local, et même très peu par le traitement général. Elle finit cependant par disparaître en obéissant à une loi d'évolution naturelle qui relève de la diathèse, cédant sans doute aussi au traitement général, mais sans qu'il soit facile de saisir jusqu'à quel point et à quel moment on pourrait admettre une relation entre la disparition du catarrhe et le traitement qui s'y attaque.

Une sécrétion plus ou moins abondante recouvre d'une couche en général mince la muqueuse, et lui donne un aspect visqueux, et par instants trouble et louche. Les cordes vocales inférieures notamment sont ternes et ont perdu leur aspect nacré. Türck fait observer que dans quelques cas on constate sur diverses parties du larynx une teinte qui rappelle celle de la muqueuse recouverte d'une légère couche d'un soluté de nitrate d'argent. C'est cet aspect opalin qui aurait, suivant M. Ferras, induit en erreur M. Dance en lui faisant croire à l'existence de plaques muqueuses.

B. L'œdème n'a guère été signalé parmi les lésions précoces; il appartient aux ulcérations du larynx, et on n'ignore pas qu'il constitue une complication de la plus haute gravité. Les anciens observateurs ne l'ont point constaté *post mortem*, et Trousseau et Belloc font remarquer judicieusement que ce phénomène doit disparaître après la mort. Ces auteurs paraissent avoir observé toutefois le seul cas d'œdème sans ulcération qui ait été publié.

Des gouttelettes de pus ou des mucosités purulentes s'attachent fréquemment aux cordes vocales et contribuent puissamment à entraver la sonorité de la voix. Il est à remarquer que l'exspuition est peu abondante dans le catarrhe syphilitique du larynx.

La trachée, qui n'a pas été trouvée souvent impliquée dans l'inflammation catarrhale, est assez fréquemment le siège de mucosités visqueuses et adhérentes.

La pharyngite est, à son tour, une des complications les plus fréquentes. C'est souvent par le pharynx que débutent les accidents; les voies respiratoires sont prises consécutivement. Il y a néanmoins beaucoup de cas où le processus pathologique débute d'emblée par le larynx. Les amygdales, le voile du palais la muqueuse palatine et buccale sont rarement indemnes d'accidents secondaires, lorsqu'il en existe dans les voies respiratoires. Les faits observés jusqu'à ce jour ne sont pas assez nombreux pour permettre de distinguer le mode d'évolution du mal, suivant qu'il a envahi le larynx d'emblée, ou par extension venant du pharynx.

La rougeur du catarrhe laryngé syphilitique est accompagnée de gonflement de la muqueuse, qui semble avoir lieu de préférence dans les parties de l'organe doublées d'un tissu cellulaire plus abondant et plus lâche, comme les replis thyro-aryténoïdiens supérieurs, les aryténoïdes, les bords de l'épiglotte et les replis aryténo-épiglottiques. Il est vrai que dans les faits que nous avons observés nous-même, ce sont les cordes vocales inférieures qui étaient le plus souvent le siège de cet épaississement; mais le nombre restreint de nos observations ne saurait infirmer ce qui résulte de la totalité des faits en général, et nous avons soin de tenir compte, dans toute cette description, de l'ensemble des observations publiées de divers côtés.

Lorsque les cordes vocales sont tuméfiées, elles cessent d'avoir leur aspect lisse; leur surface est inégale et elle est parfois comme veloutée. A mesure que le gonflement augmente, leur fonction est visiblement entravée : pendant l'émission du son on voit deux gros bourrelets rubanés s'approcher lourdement l'un de l'autre, et au lieu de se toucher par des points précis selon la qualité des sons que le malade essayera, du reste, en vain, de produire, les cordes vocales semblent chevaucher l'une sur l'autre, pour peu que l'une d'elles soit plus gonflée que l'autre, ce qui arrive presque toujours. De même elles s'écartent mal pendant les inspirations, sans que toutefois il arrive que leur gonflement inflammatoire seul produise de véritables difficultés respiratoires. C'est que l'ouverture de la glotte est largement calculée pour les besoins de la respiration; aussi sa lumière peut elle être impunément rétrécie dans une forte proportion, au moins chez l'adulte. Quand les replis thyro-aryténoïdiens supérieurs sont tuméfiés, ils tendent à cacher les cordes vocales et l'ouverture du ventricule. Cette tuméfaction est le plus souvent unilatérale. Le bourrelet de l'épiglotte prend facilement un volume qui empêche l'inspection de la partie antérieure des cordes vocales, et l'épiglotte peut se tuméfier au point de paraître multilobée. Ces gonflements inflammatoires se forment et disparaissent plus lentement que cela n'a lieu dans la laryngite simple non diathésique.

C. Lorsque le catarrhe syphilitique date de quelque temps (et nous savons qu'il est durable), les points particulièrement envahis par l'inflammation ont une tendance presque fatale à s'hypertrophier. Entre ce gonflement de la muqueuse par suite d'inflammation, et son hypertrophie, la limite exacte n'est pas facile à tracer, et il y a certainement des états intermédiaires qui relèvent en même temps du gonflement inflammatoire subaigu et de l'augmentation de volume par hyperplasie des éléments. Le gonflement des tissus du larynx survient très fréquemment, mais on ne devrait y voir de l'hypertrophie que lorsque l'épaississement prend des proportions qui ne sont pas en relation avec le degré de l'inflammation, et lorsque surtout cet épaississement devient persistant. Nous ne pouvons chercher à donner ici qu'une définition telle qu'elle ressort de l'inspection laryngoscopique, car les éléments d'appréciation plus précis font défaut dans les observations sur le vivant. Nous ne présumerons rien par conséquent sur la nature histologique des productions que l'on observe. Il nous sera permis, cependant, de faire une division purement clinique entre le gonflement inflammatoire, même lorsqu'il est durable, et l'hypertrophie proprement dite. Tant que l'épaississement inflammatoire du larynx est accompagné des autres caractères de la laryngite, notamment la rougeur et la production de muco-pus, le gonflement des tissus si persistant qu'il soit, peut disparaître, et disparaît en effet, quoique tardivement parfois. Les tissus hypertrophiés, au contraire, ne régressent plus. Le plus souvent, ils tendent à s'accroître progressivement, et c'est ainsi que se produit la végétation syphilitique dans le larynx. Celles de ces productions végétantes qui sont liées aux ulcérations ne doivent pas nous occuper ici; leur formation a lieu, comme dans les ulcérations tuberculeuses, autour des pertes de substances, par la condensation de la prolifération des éléments qui constituent leurs bords. Mais bon nombre d'auteurs (Trousseau et Belloc, Verneuil, Czermak, Türck) ont signalé aussi l'existence de polypes se rattachant à la laryngite syphilitique non ulcéreuse. Virchow, MM. Cornil et Ranvier acceptent et expliquent le mode de formation de ces polypes.

Dans nos observations, l'épaississement des tissus a été constaté fréquemment. Nous n'avons pas vu de polype proprement dit, mais l'hypertrophie circonscrite, persistante, déjà dépourvue des caractères d'une inflammation franche, ne nous a pas fait défaut. Tantôt elle existait sur la muqueuse qui, en ce point, ne présentait pas d'autres lésions, tantôt elle se formait autour d'une érosion en forme de plaque muqueuse, dont les bords épais devenaient le point de départ d'un travail hyperplasique.

Si portés que nous soyons à admettre que dans ces conditions il peut se former de véritables polypes du larynx, dont l'origine syphilitique est incontestable, nous sommes cependant obligé de faire quelques réserves. Chez des individus atteints de polypes laryngés et qui avouent avoir eu la syphilis, il peut facilement se faire qu'il n'y ait que simple coïncidence. Nous avons souvenir d'un malade sur lequel nous avions constaté des végétations laryngées, qui pendant longtemps avaient été considérées et traitées comme se rattachant à la syphilis, dont cet individu était réellement atteint; et cependant, renseignements pris d'une manière attentive, nous apprîmes que les accidents laryngés avaient de longtemps précédé la syphilis.

Ce que nous disons-là de la syphilis s'applique dans une mesure bien plus large à l'épaississement glandulaire du larynx, affection commune entre toutes et qui doit, chez un bon nombre de syphilitiques, préexister aux manifestations spécifiques du larynx. Nous n'avons constaté chez nos syphilitiques qu'un seule fois la forme granuleuse de la laryngite, et nous serions assez porté à admettre que le gonflement des glandules, dans ce cas, ne se rattachait pas à la maladie constitutionnelle. Ne serait-ce pas pour n'avoir pas tenu un compte suffisant des antécédents des malades, que chez d'autres auteurs les granulations laryngées ont été beaucoup plus fréquemment constatées que par nous dans la syphilis? Tout le monde sait que ce sont les aryténoïdes et l'épiglotte qui sont le plus souvent le siège de la laryngite glanduleuse, et c'est en effet dans ces mêmes parties que les auteurs les ont constatés dans la syphilis. Sans trancher la question de la spécificité, nous croyons utile de poser cette réserve.

D. De toutes les manifestations syphilitiques du larynx, la plus intéressante et la plus rare est la *plaque muqueuse;* nous avons dit déjà que son existence même a été mise en doute.

Nous ferons bon marché de l'affirmation des auteurs qui diagnostiquaient l'existence des plaques muqueuses par simple induction, parce que les malades étaient aphones et avaient des plaques muqueuses dans le pharynx; mais, lorsque des auteurs qui pratiquent l'inspection directe constatent *de visu*, sur la muqueuse laryngée, l'existence de lésions en tous points identiques aux plaques muqueuses des tonsilles et de la bouche, avec lesquelles elles coïncident, les nier, c'est dépasser les limites d'une critique autorisée. Or, M. Ferras, dont la thèse mérite d'ailleurs les plus grands éloges tant elle est consciencieusement faite, n'accepte pas l'affirmation de Czermak. Il met en doute l'exactitude d'interprétation de Türck, de M. Cusco et de M. Dance, de Gerhardt et Roth. Il va jusqu'à douter de ses propres observations, car ayant examiné dans les hôpitaux spéciaux près de cent syphilitiques, il a trouvé un cas où, à la face interne des éminences aryténoïdes, il a « bien cru voir une plaque muqueuse. » M. Ferras, prévoyant l'objection d'une expérience insuffisante, s'abrite derrière l'autorité de MM. Isambert, A. Fournier et Duplay, auxquels il ne manque, dit-il judicieusement, ni l'habileté, ni l'occasion d'observer; et cependant, ajoute M. Ferras, « nous pouvons affirmer qu'ils ont très rarement noté l'existence de plaques muqueuses bien définies. »

A tout prendre, l'impression qui nous reste du travail de M. Ferras, c'est qu'il est parti du principe, très justifié d'ailleurs, qu'on avait fait une classification artificielle des manifestations syphilitiques du larynx, dont il s'agissait de démontrer la fausseté. Dans l'ardeur de la lutte pour une bonne cause,

M. Ferras a rencontré quelques faits qui contrariaient sa négation, et il n'a pas voulu s'y arrêter. Il ne veut admettre, pour toute division, que deux états : la laryngite sans ulcération et la laryngite avec ulcération. Ce n'est pas là une division, en vérité. Ne pourrait-on tout aussi bien mettre d'autres lésions à la place des ulcérations et établir alors des différences à l'infini, diviser les laryngites en celles avec œdème et sans œdème, avec nécrose et sans nécrose, avec ou sans polype, et ainsi de suite pour chaque lésion en particulier?

La question est évidemment mal posée de cette façon. Existe-t-il dans le larynx des lésions secondaires caractéristiques? Voilà ce qu'il s'agit de savoir. Toutes les lésions que nous avons signalées jusqu'ici : l'inflammation catarrhale superficielle ou intense, le gonflement aigu ou l'hypertrophie, les érosions épithéliales, peuvent aussi bien appartenir aux derniers stades de la syphilis qu'à sa première période. Mais le caractère qui ne peut être qu'une manifestation secondaire, c'est la *plaque muqueuse*. Celle-ci existe, nous l'affirmons absolument. Elle est rare, et en cela nous partageons l'opinion des autorités invoquées par M. Ferras; mais il suffit de la chercher sur un grand champ d'observation pour la rencontrer. Qu'on choisisse des individus plus ou moins enroués et portant des plaques muqueuses dans le pharynx, sur les joues et les lèvres, qu'on les examine avec un bon éclairage, pendant plusieurs semaines chacun, tous les trois ou quatre jours, et on trouvera dans le nombre de ces malades, à certains moments, des plaques muqueuses évoluant sur la muqueuse laryngée. Elles se présentent le plus souvent sous forme de petites exfoliations ovalaires de la muqueuse, de trois à cinq millimètres, à bords unis ou dentelés, et parfois épais ou même végétants, ou bien formant une zone opaline autour d'une érosion. Nous ne les avons rencontrées que sur les cordes vocales, jamais dans l'entrée du larynx, ce qui permettrait de supposer peut-être que si les plaques muqueuses du larynx coïncident le plus souvent avec celles du pharynx, leur évolution n'en est pas moins indépendante.

Eu égard aux diverses lésions de voisinage, il faut citer surtout l'angine pharyngée, avec ou sans gonflement du cou et des glandes correspondantes. Parmi les manifestations éloignées coïncidant avec celles du larynx, nous avons rencontré des adénopathies multiples, des papules, des macules, des pustules d'ecthyma et des plaques de psoriasis sur le front et les membres, diverses formes de névralgie, de l'alopécie, et, une fois, un amaigrissement notable survenu rapidement.

Vous voyez que ces lésions procédent d'un mode pathologique très simple, et que si elles occupent parfois une grande partie de la surface interne du larynx, elles ne dépassent jamais les couches les plus superficielles de la muqueuse. Elles sont donc résolutives comme toutes celles qui appartiennent à cette période de la diathèse ; tout au plus produisent-elles quelquefois des pertes de substance insignifiantes. Quoique peu nombreuses, elles le sont néanmoins beaucoup plus que les symptômes auxquels elles donnent lieu, puisque ces symptômes se réduisent presque à un seul qui est l'enrouement. Aussi les auteurs qui ont cru nécessaire d'établir des variétés et des formes dans les laryngopathies secondaires, ont-il été obligés de prendre pour base de leur division, l'anatomie pathologique. On a donc décrit : l'*érythème ou catarrhe laryngien spécifique*, les *papules* et les *plaques muqueuses*, les *érosions*, et enfin la *laryngite syphilitique hyperplasique.* Pour nous, qui mettons toujours au premier plan dans notre enseignement le côté clinique de chaque affection, nous n'adopterons point ces formes, parce que leur lésions s'entremêlent, se succèdent, se combinent et restent rarement identiques à elles-mêmes depuis leur début jusqu'à leur terminaison. Qu'il me suffise de vous répéter que, dans l'érythème ou catarrhe laryngien, il y a grandes variations dans les caractères et l'intensité de la dysphonie, que dans les laryngopathies hyperplasiques ou papuleuses, l'étouffement de la voix est plus prononcé, plus continu et aboutit parfois à une aphonie de plus ou moins longue durée, et enfin que, dans les formes végétantes qui sont si exceptionnelles, il pourrait y avoir de la dyspnée et un bruit de soupape pendant les expirations violentes. Un point essentiel c'est que les laryngopathies secondaires sont toujours indolentes et ne portent aucune atteinte aux fonctions respiratoires.

Ce dernier fait établit, au point de vue du pronostic, une différence immense entre les laryngopathies secondaires et les laryngopathies tertiaires. Les catarrhes laryngés, simples et bénins en apparence, peuvent rapidement se compliquer d'œdème de la glotte, lorsque le larynx est atteint à une période avancée de la syphilis. Il y a toujours alors imminence d'accidents dyspnéiques plus ou moins graves. Dans les laryngopathies secondaires la voix seule est en souffrance, et encore n'est-ce pas pour toujours. A la longue, en effet, elle reprend non seulement sa sonorité, mais aussi la tonalité et le timbre qu'elle avait avant la maladie et jusqu'aux qualités musicales du chant. Ces dernières toutefois sont les plus compromises et leurs troubles persistent plus longtemps. En cela la syphilis n'imprime pas à la laryngite un caractère distinctif, car en général tout individu dont les fonctions laryngées sont troublées par une cause quelconque, récupérera toujours l'intégralité de la voix parlée bien avant celle de la voix chantée, non seulement parce que le chant s'exerce sur une étendue de registre beaucoup plus considérable que le langage parlé, mais surtout parce que chaque note chantée, ne s'agit-il que d'une seule, exige une justesse d'expression que les cordes vocales ne produisent pas tant que la moindre trace de lésion persiste sur elles. Aussi arrive-t-il fréquemment que le larynx paraît revenir à son état normal, sans que l'artiste ait pu encore retrouver toute l'intégrité du chant ou de la déclamation. Cette réserve posée, on observera la guérison s'effectuer dans un laps de temps qui, tout en étant variable, suivant les cas, n'excède guère quelques mois. Parmi les faits qui se sont présentés à nous, nous avons vu la guérison, ou l'amélioration qui précédait la guérison, survenir en général à une époque du début des accidents laryngés qui variait entre six semaines et deux mois; une fois cependant après quatre mois seulement ; par contre une fois après douze jours. Quant aux cas où la terminaison favorable ne fut pas directement constatée, les malades n'étant pas restés assez longtemps en observation, on peut admettre, d'après l'amélioration déjà produite, que la guérison ne s'est pas fait attendre longtemps. Nous n'avons vu en somme que deux cas défavorables, l'un avec persistance au même degré des troubles vocaux après huit mois, et l'autre après six mois. Chez le premier, sur lequel l'altération de la voix avait été très prononcée, les notes élevées restèrent définitivement éteintes ; le second qui avait été tour à tour dysphone et aphone en était encore au même point après six mois, alors que toutes les autres manifestations de la syphilis avaient disparu. Dans les deux cas, à côté d'autres lésions qui pouvaient se guérir, nous avons constaté une hypertrophie circonscrite sur les cordes vocales, qui expliquait suffisamment la persistance des troubles vocaux. La marche de l'affection n'avait pas été la même dans les deux cas ; uniforme et continue pour le premier, elle avait présenté de nombreuses alternatives pour le second. Dans deux cas la guérison fut très rapide et la voix revint d'emblée avec la disparition des lesions matérielles. Les deux fois, la guérison fut produite par l'apparition d'affections aiguës indépendantes de la syphilis : un érysipèle dans un cas, et une angine inflammatoire violente dans l'autre.

En général, chez nos malades, les troubles fonctionnels affectaient un type variable, pendant que les lésions, elles, gardaient une sorte de constance et de régularité dans leur évolution. On ne pourrait certes pas admettre qu'il n'y ait pas de relation intime entre les modifications matérielles et les modifications fonctionnelles survenues dans l'organe ; il est certain toutefois que cette relation nous échappe assez souvent. Il faut admettre que de très légers changements dans l'état matériel du larynx malade peuvent influer profondément sur ses fonctions, car nous avons constaté chez nos malades des oscillations dans les troubles vocaux que l'inspection directe des cordes vocales ne pouvait pas toujours justifier.

Il est des cas de laryngite syphilitique qui, au point de vue du diagnostic, ne pourraient laisser aucun doute dans l'esprit de l'observateur. Nous n'avons pas à nous occuper ici des ulcérations qui appartiennent à la période ultime, et nous nous bornerons à dire que leur siège, leur mode d'évolution, surtout leur indolence, servent en dehors de tous les commémoratifs, à établir une distinction presque toujours possible, pour ne pas dire toujours facile. Quant aux manifestations laryngées de la première phase de la syphilis, il n'en est pas absolument de même. Lorsqu'il n'existe que l'hyperhémie, et même l'injection inflammatoire avec gonflement, il n'y a nulle différence péremptoire d'avec une laryngite simple, dont l'invasion, la marche et la durée peuvent bien être différentes, sans l'être dans des proportions telles que les phénomènes observés ne puissent à la rigueur appartenir à l'affection diathésique aussi bien qu'à l'affection simple.

Nous avons suffisamment fait ressortir que l'indolence est la règle dans la laryngite syphilitique; nous ajouterons pour le diagnostic différentiel que les troubles vocaux nous ont paru, toutes choses égales d'ailleurs, en général plus persistants que ceux qui se rattachent au catarrhe simple de l'organe, tandis qu'au contraire la toux et l'expectoration font défaut, ou à peu près, dans la laryngite spécifique. Nous rappellerons aussi que dans la maladie qui nous occupe, les lésions sont le plus souvent plus nettement circonscrites que dans l'inflammation non spécifique, et qu'il survient fréquemment un épaississement des tissus qui persiste. On a mentionné aussi une certaine différence dans la coloration de la muqueuse enflammée qui, dans les affections du larynx relevant de la syphilis, serait plus foncée.

A tout prendre cependant, cet ensemble de signes distinctifs reste insuffisant pour établir un diagnostic précis, lorsque la laryngite précoce des syphilitiques ne présente pas la seule lésion nettement caractéristique : la plaque muqueuse. Comme cette lésion n'est pas fréquente, le diagnostic ne pourra être établi que sur les doubles données, d'une part, de l'état local de l'organe affecté, et de l'autre, des phénomènes généraux que présente le malade. Lorsque sur un individu atteint des manifestations secondaires de la syphilis, on constatera l'existence d'une laryngite peu ou point sensible, à évolution insidieuse, à marche progressive, à durée persistante; lorsqu'on constatera au laryngoscope une ou plusieurs des lésions que nous venons de décrire, on pourra arrêter le diagnostic qui sera absolu, si l'on constate l'existence d'une plaque muqueuse et, qui, en dehors de celle-ci, aura des caractères de probabilité se rapprochant plus ou moins de la certitude. On conçoit que nous considérerions comme oiseux d'énumérer, à l'exemple des anciens auteurs, auxquels l'inspection directe faisait défaut, toutes les affections du larynx avec lesquelles on pourrait confondre la laryngite syphilitique ; la simple vue de l'organe élimine radicalement un certain nombre de suppositions soulevées par les auteurs, à une époque où seul le diagnostic raisonné pouvait être établi avec plus ou moins de vraisemblance.

Le traitement est celui de toutes les autres manifestations syphilitiques. Nous avons tenté, il est vrai, au début, quelques applications astringentes ou cathérétiques, mais bientôt nous nous sommes convaincu que le traitement général seul était de mise. Toutefois, dans le cas d'hypertrophie persistante, nous n'aurions pas hésité à employer des moyens locaux, si les individus auxquels nous avions affaire ne s'étaient pas montrés si insouciants de récupérer l'intégrité de leur voix, et si peu disposés à subir un traitement quelque peu désagréable. En effet, l'épaississement hypertrophique des tissus ne cède pas au traitement spécifique général ; pour le combattre, il faut intervenir directement et localement. On peut alors employer, suivant le siège, le volume, l'étendue et la consistance de la tumeur, soit des caustiques solides, soit l'acide chromique, ou bien encore le galvano-cautère ou les instruments contondants, notamment la pince pour écraser et arracher les tissus hypertrophiés. A ce point de vue la situation est en somme la même que dans le cas de végétations non syphilitiques.

Quant au traitement général, il est d'autant plus indiqué qu'il existe ordinairement soit sur la peau, soit sur d'autres muqueuses que celles du larynx, des accidents syphilitiques faisant partie de la même poussée et réclamant l'usage des mêmes moyens thérapeutiques internes. Mais on s'abuserait étrangement si on supposait qu'il suffit toujours d'administrer une certaine dose de mercure et d'iodure de potassium pour faire prompte justice d'une laryngopathie syphilitique. Ce n'est pas du jour au lendemain qu'on peut constater un amendement sérieux et persistant des troubles fonctionnels. L'expérience à cet égard nous a enlevé bien des illusions. Il y a même des laryngopathies qui, sans qu'on sache pourquoi, se montrent aussi rebelles à l'action curative des spécifiques que les angines avec plaques muqueuses, dont on ne vient à bout qu'à l'aide de cautérisations répétées deux ou trois fois par semaine. Et qu'on ne s'imagine pas qu'il suffirait de doubler, de tripler les doses pour obtenir l'effet voulu. C'est une expérience que nous avons quelquefois tentée sans succès : elle réussissait sur la peau et échouait sur le larynx. Du reste, en général, les affections cutanées syphilitiques sont plus rapidement touchées et guéries par le mercure que les affections syphilitiques des muqueuses. Nous faisons ces remarques pour empêcher l'abus qu'on serait tenté de faire de la médication hydrargyrique, si on voulait en mesurer les doses à l'inertie que lui oppose trop souvent la laryngopathie syphilitique. La préparation dont nous nous servons le plus habituellement est le protoiodure d'hydrargyre sous forme de pilules de 0,03 centigrammes. Nous en donnons de 2 à 4 par jour.

Quant à l'iodure de potassium, il est rare que nous y ayons recours à cette phase de la maladie constitutionnelle. Il trouve son opportunité plus tard, quand le pharynx est atteint de ces graves ulcérations qui détruisent les parties molles et attaquent même la charpente de l'organe. Dans les laryngopathies précoces et superficielles, il est rarement indiqué ; nous pourrions même ajouter qu'il est quelquefois nuisible quand il développe outre mesure ses effets physiologiques, c'est-à-dire cette hyperhémie sécrétoire de la conjonctive, de la pituitaire, qui s'étend jusqu'aux muqueuses de la gorge et du larynx.

Lorsque les laryngopathies ne cèdent pas au mercure, ou que les lésions qui les constituent ont de la tendance à s'ulcérer, nous avons recours à l'iodure de potassium combiné avec le biiodure d'hydrargyre et nous varions suivant les cas la dose respective de chacun de ces sels. La formule suivante est celle que nous employons de préférence : biiodure d'hydrargyre 0,10 centigrammes ; iodure de potassium, 5 grammes ; sirop de quinquina, 300 grammes ; deux ou trois cuillerées à soupe, par jour dans une tasse d'infusion de tilleul aromatisée avec de l'eau de fleurs d'orangers. Si ces laryngopathies, qui sont presque toujours bénignes, prenaient des proportions sérieuses, et qu'il devînt urgent d'agir vite et énergiquement, on pourrait tenter les frictions mercurielles sur la partie antérieure du cou, au niveau de l'organe malade. Cette pratique serait indiquée également par l'intolérance de l'estomac ou le mauvais état des voies digestives.

Il est tout un côté du traitement général qu'on aurait grand tort de négliger, sous le prétexte que l'affection est spécifique et ne peut guérir qu'avec des spécifiques. Nous voulons parler de la médication commune, de celle qu'on emploie dans les catarrhes ordinaires du larynx. Ainsi, quand le processus est vif et que la forme inflammatoire prédomine, il faut recourir aux émollients, prescrire une diète plus ou moins sévère, écarter toutes les causes qui pourraient agir directement ou indirectement sur l'organe malade, et exaspérer les accidents dont il souffre. Dans les formes indolentes qui sont les plus communes, on peut être moins sévère; mais il est indispensable de soumettre le larynx à un régime rigoureux. Il faut interdire les efforts de voix et tout ce qui, dans le régime, pourrait exciter la muqueuse du pharynx, l'épiglotte et l'ouverture supérieure du larynx, entre autres choses les liqueurs alcooliques et la fumée du tabac. Ce sont des mesures de rigueur pénibles pour les malades dont la santé générale n'est pas altérée; il sont peu disposés à se faire les esclaves de leur larynx et à se plier aux exigences que réclame son hygiène bien entendue. Ils aiment mieux avaler des pilules ou des sirops. Mais que feront ces pilules et ces sirops qui ont déjà bien du mal à venir à bout de l'affection, s'il leur faut encore neutraliser les effets déplorables d'un régime et d'une hygiène mal compris?

Donc l'usage, mais pas l'abus des spécifiques d'une part, et d'autre part l'emploi des médications communes applicables aux affections catarrhales du larynx, et sourtout l'hygiène et le régime; tel est le résumé de nos conseils en ce qui concerne le traitement général[1].

II

SYPHILIDES MUQUEUSES DES MEMBRES SUPÉRIEURS, DES MAMELLES ET DE L'OMBILIC. — En songeant à l'activité incessante que déploient les membres supérieurs chez la plupart des malades qui entrent dans nos salles, j'ai été étonné de ne pas les trouver souvent affectés de syphilides muqueuses. — Ces manifestations sont, en effet, extrêmement rares chez l'homme. C'est à peine si je puis vous montrer chaque année trois ou quatre cas de plaques muqueuses de l'aisselle. Et remarquez que l'aisselle est la seule partie des membres supérieurs où

1. Le traitement local direct n'est pas aussi avantageux qu'on pourrait se l'imaginer et nous n'y avons recours que lorsqu'il existe des lésions profondes et de longue durée et que la muqueuse hypertrophiée, ou érodée depuis longtemps par des plaques muqueuses interminables, a besoin d'être modifiée par des topiques. On a recours alors à des liquides astringents ou légèrement caustiques, dont on badigeonne la cavité laryngée au moyen d'une baleine courbe munie d'une petite éponge et guidée par le laryngoscope. Voici les liquides qu'on pourra employer suivant les cas: glycérine 30 g., extrait thébaïque 0,10 c., iode métallique 1 g., iodure de potas. 1 g. (Isambert); — Nitrate d'argent en solution au 20e ou au 30e; — Nitr. acide de mercure en solution au 100e; — chlorure de zinc en solution au 50e; acide chromique en solution au 5e. — On peut aussi se servir du crayon de nitrate d'argent, etc.

on les observe. Ailleurs, vous n'en constaterez jamais ni au pli du coude, ni au poignet, ni dans les espaces interdigitaux. Les membres inférieurs sont infiniment moins privilégiés, comme vous le verrez plus tard. Dans l'aisselle, ainsi que sur d'autres points du corps, les syphilides muqueuses sont isolées ou confluentes. A leur état le plus simple et le plus discret, elles sont constituées par des papules plus ou moins saillantes, à contours irréguliers, érosives, humides ou croûteuses. Quant elles s'agminent, elles forment des nappes mamelonnées, bourgeonnantes, creusées de sillons qui tendent à devenir fissuraires au niveau des plis. Quelquefois elles arrivent à être végétantes. Alors même qu'elles acquièrent un grand développement comme nombre et comme volume, elles sont très bénignes et guérissent vite. Elles ont beaucoup moins de tendance que celles d'autres parties du corps à sécréter abondamment; elles exhalent une odeur moins infecte et sont, la plupart du temps, exemptes de complications.

Les syphilides muqueuses du sein ont une bien autre importance que les précédentes. Ce n'est pas qu'elles présentent des caractères particuliers de durée et de gravité. En tant que lésions, elles sont aussi bénignes que celles des autres régions. Mais là elles créent une source continuelle d'infection pour l'enfant pendant la lactation, seule période à peu près où elles se développent chez la femme et prennent le caractère de plaques humides qui les rend si dangereuses. Sur l'auréole, autour du mamelon et à sa base, sur le mamelon lui-même, de larges papules isolées ou confluentes, à surface lisse, suintante et d'un rouge foncé, forment une sorte de couronne irrégulière. Ce sont des papules lenticulaires ou des fissures, des gerçures allongées, des crevasses humides et sanguinolentes qu'il serait très facile de prendre pour des lésions communes. Chez les femmes qui ont les mamelles volumineuses, lourdes et pendantes, la face inférieure du sein se couvre de papules. Ces papules trouvent là toutes les conditions requises pour se convertir rapidement en plaques muqueuses : chaleur, humidité, contact et frottement de surfaces adossées, finesse de la peau, etc. Elles s'étalent, se multiplient, se touchent, se confondent et constituent bientôt de grandes nappes d'hyperplasie mucoso-cutanée, qui envahissent, non seulement toute la moitié inférieure du sein, mais aussi la paroi correspondante de la poitrine. L'intertrigo et les fissures viennent les compliquer. Quelquefois la lésion est limitée au pli pectoro-mammaire ou au sillon qui sépare des deux seins.

J'ai observé fréquemment chez l'homme des plaques muqueuses à l'ombilic. Ce sont des papules plates plus ou moins saillantes et assez volumineuses parfois pour constituer une masse hypertrophique, une tumeur informe, au milieu de laquelle disparaît la cicatrice ombilicale. En pareil cas, elle sont toujours rouges ou opalines, quelquefois érosives, et sécrètent avec abondance un liquide séreux à odeur infecte. Quand elles sont isolées et discrètes, les papules peuvent rester sèches et squameuses sur les bords de l'ombilic, tandis que, dans le fond, on les trouve toujours suintantes.

III

SYPHILIDES MUQUEUSES DES ORGANES GÉNITAUX. — Il n'existe pas de région dans l'organisme où ces sortes de syphilodermies pullulent avec une pareille exubérance. Et c'est non seulement sur les organes génitaux eux-mêmes qu'elles trouvent le terrain qui leur plaît, mais aussi sur les districts adjacents, au périnée, dans le sillon périnéo-crural, fémoro-scrotal, au pli de l'aine, à la partie interne et supérieure des cuisses, etc. Chez la femme surtout, leur prolifération arrive souvent à produire des résultats monstrueux. On observe, en pareil cas, toutes les formes, toutes les variétés, toutes les déviations morbides que présente et que produit la papulation sans frein s'entassant dans un espace circonscrit où se réunissent et se combinent toutes les conditions étiologiques les plus favorables à la transformation suintante. Nulle part, on ne peut mieux étudier cette dermopathie mucoso-cutanée, douée d'une si puissante spécificité et d'une physionomie si originale. Il convient de la décrire séparément chez l'homme et chez la femme, ainsi que nous l'avons fait pour l'accident primitif.

A. *Chez l'homme.* — La muqueuse du gland peut présenter à peu près toutes les éruptions cutanées de la phase secondaire. Ainsi, vous y observerez quelquefois des taches de roséole disséminées ou confluentes, amorphes ou avec des contours circulaires complets ou incomplets, etc. Il se produit aussi sur cet organe de véritables éruptions érythémateuses, diffuses, qui donnent lieu à des balano-posthites spécifiques aiguës ou subaiguës.

Toutes ces lésions prennent souvent de grandes proportions chez les individus dont le prépuce est long et muni d'un limbe étroit, et qui à l'état normal sont en état de phimosis incomplet. Toute éruption roséolique ou papuleuse, même discrète, expose alors à la balano-posthite et au phimosis. — Chez les personnes circoncites ou dont le prépuce ne recouvre pas le gland, l'affection reste toujours sèche et devient furfuracée ou squameuse. — Les rougeurs balaniques de cause syphilitique sont d'un nuance sombre et à contours circulaires. Isolées et subaiguës, elles restent sèches ou sont peu humides, pendant quelques jours ; mais, pour peu qu'elles soient confluentes et développent autour d'elles une irradiation inflammatoire, leur surface se desquame, s'érode et sécrète avec abondance un liquide séro-purulent d'une odeur désagréable. Ces îlots, ces rubans de desquamation érosive ressemblent beaucoup aux lésions produites par la balano-posthite vulgaire ou blennorrhagique. Ils s'en distinguent par un épaississement épithélial de couleur opaline qu'on trouve souvent sur leurs bords découpés en feston, et aussi quelquefois par leur configuration systématiquement circulaire. Du reste, il n'est pas rare de rencontrer au milieu de cette roséole érythémateuse du gland, des papules dont la spécificité morphologique ne peut laisser aucun doute.

Les papules balaniques sont plates, opalines, érosives, rondes, annulaires, etc. Il y en à qui ressemblent exactement au chancre érosif, avec leur tache centrale d'un rouge ecchymotique violacé, et leur deux ou trois zones périphériques alternativement grises et rosées. D'autres sont d'un aspect plus simple : on dirait des groupes d'érosions herpétiques, ou mieux, des chancres indurés herpétiformes. Dans ces variétés de plaques muqueuses, la base est souple et ne présente pas la lamelle parcheminée de l'accident primitif. La papule balanique est très sujette à l'hyperplasie ; elle forme alors une saillie plus ou moins considérable au-dessus des parties voisines. Ses contours sont courbes, en cercle fermé ou en demi-cercle et avec des lignes polycycliques, quand l'éruption est confluente. Ces grosses papules constituent par leur hypertrophie des plaques à bords saillants et à fond déprimé, recouvertes d'un épithélium épaissi, imbibé de liquide, et de couleur gris sale. Quand cette couche tombe, elles deviennent érosives et saignent facilement ; elles peuvent aussi se couvrir d'une fausse membrane diphthéritique. On en voit qui sont relativement sèches ou du moins peu humides ; d'autres, au contraire, suintent abondamment, surtout quand elles deviennent érosives. Ces plaques balaniques, végétantes et annulaires, ressemblent trait pour trait à certaines variétés de chancres syphilitiques et entre autres à l'*ulcus elevatum*. Elles s'en distinguent par une induration moins prononcée et moins nettement circonscrite de leur base. Retenez aussi ce fait qui est d'un grand secours pour le diagnostic entre les éruptions secondaires du gland et son accident primitif : jamais les plaques muqueuses balaniques ou papuleuses n'ont de retentissement sur les ganglions de l'aine.

L'éruption que je viens de vous décrire peut se développer sur la muqueuse du prépuce comme sur celle du gland. Toutefois, les grosses papules y sont rares. C'est au limbe qu'on trouve le plus souvent la plaque syphilitique ; elle y affecte invariablement la forme fissuraire et érosive. La confluence sur ce point produit fatalement un phimosis. Le limbe perd sa souplesse, se rétrécit et s'indure, mais beaucoup moins que dans les cas de chancre syphilitique. Les *balano-posthites syphilitiques secondaires*, produites par les éruptions roséoliques ou papuleuses du gland et du prépuce, sont extrêmement communes. Il importe que vous les connaissiez exactement, parce qu'elles ressemblent à beaucoup d'autres d'une nature différente, avec lesquelles il serait dangereux de les confondre. Voici quelques circonstances qui, indépendamment des commémoratifs, vous permettront de les reconnaître : elles sont peu inflammatoires et presque indolentes ; elles s'accompagnent d'un empâtement scléreux du prépuce plutôt que d'un véritable œdème inflammatoire ; les sécrétions qui sortent de la cavité glando-préputiale sont généralement peu abondantes, séro-purulentes et médiocrement chargées de pus, à moins qu'il existe une balano-posthite inflammatoire qui vient se surajouter à la balano-posthite spécifique ; le processus est subaigu et même chronique ; à l'époque où ces lésions balano-préputiales se produisent, c'est-à-dire dans les cinq ou six premiers mois de la syphilis, l'adénopathie spécifique de l'accident primitif persiste encore et peut fournir une indication diagnostique importante, en l'absence de toute autre coïncidence spécifique cutanée ou muqueuse. Les complications gangreneuses sont très rares et, par conséquent, beaucoup moins à craindre dans les syphilides balano-préputiales que dans les balano-posthites chancrelleuses ou même dans quelques lésions non virulentes de la couronne ou de la muqueuse préputiale. Cependant, j'ai observé tous les degrés de la gangrène dans cette affection, depuis la simple perforation de la moitié supérieure du prépuce jusqu'à sa destruction complète. J'ai même observé deux ou trois fois, en pareil cas, le sphacèle de toute la verge dont il ne restait plus qu'un moignon au ras du pubis. De pareilles complications, qui dépendent plus de l'idiosyncrasie du malade que de l'éruption, sont si rares qu'elles ne doivent point assombrir le pronostic. La balano-posthite symptomatique de plaques muqueuses est bénigne, et il est très facile de la guérir. Des soins de propreté, des lavages fréquents de la cavité glando-préputiale avec des liquides astringents, des cautérisations superficielles au nitrate d'argent en font promptement justice. Le phimosis résiste quelquefois, mais le limbe finit par reprendre sa souplesse et son calibre, parce que les plaques muqueuses n'entament pas son tissu et ne s'érodent qu'aux dépens de leur propre substance. Quand il n'y a ni phimosis, ni balano-posthite, le traitement des plaques muqueuses balano-préputiales est encore plus simple. Séparez les surfaces malades avec de la charpie imbibée d'une solution légèrement astringente, ou saupoudrez-les avec un mélange à parties égales d'oxyde de zinc et de calomel; cautérisez les papules tous les trois ou quatre jours avec un crayon de nitrate d'argent, et quelquefois, en moins d'un septenaire, vous aurez obtenu la guérison. Ici, comme dans toutes les syphilides muqueuses qui semblent procéder beaucoup plus du sol sur lequel elles se développent que d'un mouvement diathésique général, le traitement interne mercuriel et ioduré a beaucoup moins d'efficacité que la médication topique. Ce n'est pas une raison pour s'en abstenir; il faut, au contraire, l'administrer, le reprendre ou l'augmenter, parce que la maladie constitutionnelle l'exige, même quand elle se traduit par des accidents régionaux que leur autonomie semble devoir soustraire en partie à son influence.

Sur le fourreau, les papules sont en général plates, minces, souples sèches et squameuses ou plutôt furfuracées. Elles ne deviennent plaques muqueuses que dans l'angle péno-scrotal. En ce point vous trouverez fréquemment une érosion large, diffuse, opaline ou érosive, reposant sur une base empâtée ou indurée. Si elle était seule et que les antécédents fissent défaut, il serait fort difficile de la distinguer du chancre infectant de cette région; mais presque toujours elle coïncide avec les plaques muqueuses des *bourses*. La papulation scrotale est très commune; parmi les lésions d'ordre secondaire des organes génitaux, c'est elle qu'on observe le plus souvent. Elle se présente sous des aspects très variés. Quelquefois les papules sont à peine saillantes, furfuracées à leur centre ou entourées d'un petit soulèvement annulaire et squameux. Mais la plupart du temps elles deviennent suintantes, opalines, diphthéritiques; elles s'hypertrophient, se réunissent en nappes hyperplasiques irrégulières ou cerclées, se creusent d'érosions linéaires ou s'ulcèrent plus ou moins profondément, s'entourent de zones inflammatoires érythémateuses qui desquament les couches superficielles de l'épithélium, et sécrètent toujours en pareil cas, avec grande abondance, un liquide visqueux, jaunâtre ou séro-purulent qui exhale un odeur infecte. Les bourses présentent alors un aspect hideux : au plus haut degré de la papulation muqueuse confluente, elles s'hypertrophient dans leur totalité; leur tissu cellulaire s'infiltre de produits plastiques; leur peau s'épaissit ; elles deviennent éléphantiasiques. Sur leur surface mamelonnée, tendue, luisante, d'un rouge sale parsemé de tâches grises opalines ou diphthéritiques, se creusent des sillons ulcéreux, s'étalent des ulcérations superficielles diffuses ou en coup d'ongle, en fer à cheval, en arcades; etc. Les produits morbides déposent incessamment sur tout cela des couches d'un vernis gluant qui se concrète en quelques points sous forme de croûtes jaunâtres ou sanguinolentes. Enfin dans les cas les plus graves il peut aussi se former de petites plaques de gangrène, mais le fait est très rare. Ce qui est loin de de l'être, c'est l'envahissement des parties voisines par cette papulation muqueuse des bourses. Sur les côtés, les plaques muqueuses isolées ou confluentes et en nappes ou en chapelet s'étendent dans le sillon scroto-fémoral, remontent du côté des aines et se propagent sur la face correspondante des cuisses ; j'en ai vu descendre jusque vers leur partie moyenne. A mesure qu'elles s'éloignent du foyer principal elles sont de moins en moins humides ; les plus excentriques sont même tout à fait sèches et squameuses. Dans le sillon scroto-fémoral la papulation humide et confluente se complique souvent d'intertrigo érosif et ulcéreux et de rhagades fort douloureuses. Du côté du périnée et surtout dans les sillons fémoro-périnéaux, vous observerez à tous les degrés et sous leurs formes les plus variées, des syphilides muqueuses qui vont souvent se réunir à celles de la région anale. Il y a là une lésion très caractéristique en pareil cas : c'est l'hypertrophie du raphé périnéal. Elle existe toujours, pour peu que la région so i touchée par l'influence syphilitique ; elle se produit même en dehors de la papulation. Je l'ai vue former quelquefois une crête monstrueuse rouge, suintante, érodée, fissurée qui ne mesurait pas moins de 1/2 à 1 centimètre d'épaisseur et 2 centimètres 1/2 de hauteur.

Tels sont les effets de la détermination spécifique sur les bourses et les régions adjacentes pendant la phase virulente de la syphilis. Je n'ai pas besoin de vous dire que toutes ces lésions sont contagieuses au plus haut degré, ce qui les rend plus dangereuses pour les autres que pour l'individu qui les porte. En effet, si monstrueuses qu'elles soient vous en viendrez à bout en très peu de temps avec le repos, des soins minutieux de propreté, des pansements isolants, des ablutions astringentes et désinfectantes, des saupoudrements d'oxyde de zinc et de calomel ou de bismuth, des cautérisations répétées, des bains, etc.

B. *Chez la femme.* — C'est sur ses organes génitaux qu'on trouve l'expression la plus complète des syphilides muqueuses. Tous les types, toutes les variétés s'y rencontrent sous forme discrète ou confluente, et parfois avec une telle surabondance, que la néoplasie inonde les tissus de suffusions diffuses, comme si elle n'avait ni la place ni le temps nécessaires pour grouper ses éléments en papules distinctes. Avec une aussi prodigieuse prolifération il est impossible que, dans les cas graves qui sont loin d'être exceptionnels, le processus reste simple et régulier. Presque toujours surviennent alors des épiphénomènes qui compliquent l'affection ou la font dévier de sa marche ordinaire. Sur la muqueuse de la vulve on observe les plaques érythémateuses et les papules humides. Vous vous rappelez que les premières procèdent d'une hyperhémie circonscrite et que l'hyperplasie y est moins abondante et moins concentrée que dans les papules. Reportez-vous aux considérations générales que je vous ai exposées dans la dernière leçon ; elles s'appliquent rigoureusement et dans tous leurs détails à ce que je vais vous dire. — Ces plaques d'érythème qui sont d'un rouge foncé se dépouillent rapidement de leur épithélium et deviennent des érosions si superficielles qu'elles ne font qu'effleurer la muqueuse. Ovalaires, elliptiques, rondes, irrégulières, allongées et fissuraires elles sont ordinairement petites, d'un diamètre moyen de 1/2 à 1 centimètre et restent toujours plates et de niveau avec les parties voisines. Malgré leur physionomie inflammatoire et leur teinte rouge, elles sont indolentes, aprurigineuses et passent souvent inaperçues ou sont regardées par les malades comme la plus insignifiante de toutes les lésions. Elles le sont, en effet, puisqu'elles guérissent avec une extrême facilité, mais la sérosité jaunâtre, pyoïde qu'elles sécrètent n'en possède pas moins les propriétés contagieuses les plus pénétrantes. A cet égard elles ne le cèdent en rien aux syphilides muqueuses humides les plus exubérantes. Par cela même qu'elles sont très élémentaires dans leur structure, elles ne possèdent pas une bien grande spécificité morphologique et il est souvent fort difficile de les distinguer des éruptions érythémateuses vulgaires qui deviennent érosives et même des érosions traumatiques. Les commémoratifs et les coïncidences avec d'autres lésions manifestement syphilitiques seront d'un grand secours. — Ces plaques sont plus arrondies, plus nombreuses, plus disséminées, plus indolentes que les érosions inflammatoires ; elles peuvent occuper des points de la vulve qui ne sont pas sujets à être froissés ou déchirés pendant les rapports sexuels ; elles n'irradient pas autour d'elles de jetées inflammatoires douloureuses. L'herpès qui présente avec elles tant d'analogie s'en distingue par les sensations douloureuses qui le précèdent et l'accompagnent, par le prurit qu'il suscite, par le caractère miliaire de ses érosions qui forment çà et là des groupes à contours polycycliques, etc.

Cette syphilide peut occuper tous les points de la muqueuse vulvaire; on la trouve principalement à la face interne des petites lèvres, au voisinage de la fourchette, sur le capuchon, sur les surfaces contiguës des deux lèvres et dans le sillon qui les sépare. Elle appartient aux manifestations les plus précoces de la syphilis, mais, comme elle est très sujette à récidiver, on peut aussi l'observer plus tard dans la période moyenne de la phase virulente. Elle coïncide avec les éruptions roséoliques et tous les accidents superficiels et généralisés des premiers mois. Elle se guérit avec une grande rapidité sous l'influence des soins de propreté et par le seul isolément des surfaces atteintes.

Les syphilides muqueuses qui résultent d'une papulation nettement formulée sont plus communes que les précédentes, sur les organes génitaux de la femme. Elles y occupent un champ beaucoup plus vaste, puisqu'elles se développent non seulement sur la muqueuse, mais aussi sur la peau de la vulve, et qu'elles envahissent de là les régions adjacentes. C'est certainement une des manifestations syphilitiques les plus fréquentes; elle est presque inévitable. Les grandes lèvres en sont plus souvent atteintes que les petites, mais aucune des parties constituantes de la vulve ne leur échappe. A leur état de simplicité, les papules vulvaires forment une saillie dermique régulièrement circulaire, à surface convexe, semblable à une pastille, ou à surface plus souvent plate, discoïde, un peu saillante sur ses bords et déprimée à son centre. Cette surface, quelle que soit sa forme, est toujours humide et suintante, et je n'ai pas besoin de vous dire que la sérosité qu'elle sécrète est éminemment contagieuse. La papule génitale varie beaucoup dans ses dimensions, depuis celles d'une lentille jusqu'à celles d'une pièce de cinquante centimes. Il est très rare qu'elle soit unique. C'est par demi-douzaine, par douzaines et plus qu'on compte les éléments éruptifs. Ils sont quelquefois si nombreux que toutes les parties externes de la génération en sont couvertes, et qu'à peine voit-on çà et là des interstices intacts de la peau et de la muqueuse. L'éruption se fait souvent d'une façon symétrique sur chaque moitié de la vulve, sans que ce fait implique en quoi que ce soit l'auto-inoculabilité de ces lésions. Au surplus, elles sont souvent asymétriques.

La surface de la papule est habituellement lisse, d'un rouge sombre et comme vernissé par sa sécrétion visqueuse. Quelquefois elle devient grenue et chagrinée ; d'autres fois elle se recouvre d'un réseau ou d'une couche continue blanchâtre, opaline, ou d'une véritable pseudo-membrane diphthéritique. L'érosion qui n'est autre chose que la mise à nu du corps muqueux de Malpighi, par suite de l'abrasion des couches épithéliales superficielles, devient quelquefois ulcéreuse. Enfin, le mouvement hyperplasique a une grande tendance à s'accroître sans cesse, et à s'étaler en nappes continues qui forment un substratum scléreux, sur lequel reposent les larges bases des papules hypertrophiques. En tenant compte de toutes les circonstances de forme, de volume, de processus que présentent les papules vulvaires, on pourrait les diviser en un grand nombre de variétés. Ainsi nous aurions les papules typiques, à surface convexe et rouge, les papules plates discoïdes, les papules plates annulaires. Ces trois ordres de papules seraient simplement érosives ou ulcéreuses, opalines ou diphthéritiques, de volume moyen ou hypertrophiques et même végétantes, etc. Je crois inutile d'insister plus longuement sur ces variétés. Qu'il me suffise de vous les avoir signalées.

Les syphilides papuleuses des organes génitaux sont de toute saison chez la femme, pendant les deux ou trois premières années de la syphilis. Presque aussi précoces que la plaque érythémateuse, elles ont plus d'aptitude qu'elle à se reproduire indéfiniment et leur opportunité se montre jusqu'à une période fort avancée de l'évolution diathésique. Il est vrai de dire qu'alors elles dévient aisément de leur type primitif et sont plus souvent ulcéreuses qu'érosives, par exemple. Du reste, il ne faut pas croire qu'elles résultent uniquement de la spontanéité morbide ; elles sont un produit artificiel de la malpropreté, de l'incurie, des excitations de toute sorte, de la débauche, de l'ivrognerie et de la misère. Aussi n'atteignent-elles toute la plénitude de leur monstrueux développement, que chez les femmes de la plus basse classe, qui descendent tous les degrés de la dégradation physique et morale. — Placez ces femmes dans d'autres conditions hygiéniques; contentez-vous simplement de déterger, de panser et d'isoler leurs syphilides vulvaires et vous les guérirez en quelques jours, car ainsi que je vous l'ai souvent dit, un des caractères les plus remarquables de la papule muqueuse, c'est la facilité, la promptitude avec laquelle elle se résout et disparaît par la *résorption* moléculaire excessivement rapide des éléments qui la constituent.

Passons en revue les effets de la papulation muqueuse sur chaque partie constituante des organes génitaux de la femme.

1° *Grandes lèvres* et *régions péri-vulvaires :* Sur la portion cutanée des grandes lèvres, les papules habituellement plates et lenticulaires ne sont pas aussi constamment humides que celles de la muqueuse vulvaire. Une légère couche squameuse recouvre souvent leur surface. Quelquefois elles sont croûteuses et même impétigineuses. Isolées lorsqu'elles sont discrètes, elles se réunissent en plaques agminées, pour peu qu'elles soient confluentes ; mais, quel que soit leur nombre, elles n'affectent que rarement une disposition curviligne. Très souvent au contraire on les trouve disposées linéairement en chapelet sur le bord antérieur de la grande lèvre. Les plus larges y sont comme à cheval et participent tout à la fois de la plaque muqueuse et de la plaque cutanée, c'est-à-dire qu'elles sont squameuses et croûteuses du côté de la peau, érosives et humides du côté de la muqueuse. On comprend qu'il doit y avoir de nombreux degrés dans l'étendue et les dimensions de ces éruptions papuleuses. Quand elles sont agminées, pressées les unes contre les autres, il semble que leur force d'expansion devienne plus grande ; elles franchissent alors les limites de la grande lèvre, s'entassent en masses épaisses dans le sillon fémoro-génital, se répandent sur la région périnéale et sur la face interne et supérieure des cuisses, remontent même jusque dans la région inguinale et se réunissent à celles qui recouvrent aussi toujours en pareil cas la face muqueuse de la lèvre et qui, elles, présentent tous les caractères des vraies papules humides, plates, discoïdes, annulaires, érosives, ulcéreuses, etc., etc.

La papulation des régions péri-vulvaires est étroitement liée à celle des organes génitaux. Elle trouve en ces points toutes les circonstances les plus propres à la faire naître et à favoriser son exubérance végétative et sa puissance d'expansion : finesse de la peau, humidité, chaleur, frottements, adossement des surfaces, contact de liquides irritants normaux ou physiologiques.

Dans les éruptions confluentes de papules humides, les plaques agminées des grandes lèvres sont en contact continuel avec celles des régions adjacentes. Il en résulte qu'elles s'excorient mutuellement, deviennent très facilement érosives et même ulcéreuses et fournissent en grande quantité une sécrétion séro-pyoide qui empèse le linge, le tache comme le liquide d'un vésicatoire, et exhale une odeur infecte. — C'est aussi en pareil cas que les papules s'hypertrophient, décuplent quelquefois de volume et se convertissent en véritables tumeurs sessiles, à surface grenue, muriforme, qui ne diffère des végétations ordinaires que par l'absence de forme ramifiée et de structure arborescente. Figurez-vous les déformations que sont susceptibles de produire ces papules éléphantiasiques lorsqu'elles sont très confluentes et pressées les unes contre les autres, et que chacune d'elles, écrasée en champignon, mesure quatre ou cinq centimètres et plus de largeur, sur un ou deux d'élévation. — Toute la région monstrueusement hypertrophiée présente de vastes surfaces rouges, violacées, vineuses, irrégulièrement mamelonnées et creusées de sillons qui correspondent aux points de fusion de chacun des éléments dans la masse commune. C'est en pareil cas que tous les phénomènes propres à ces lésions se montrent et atteignent leur maximum d'intensité. Ainsi, les surfaces érosives s'excorient, se fendillent, s'érodent, s'enflamment, deviennent douloureuses, sécrètent des liquides ichoreux, sanguinolents, de plus en plus fétides, dont une partie se concrète en croûtes et dont l'autre, baignant les parties voisines les rougit, les rend prurigineuses, turgescentes, et y provoque l'éclosion de nouvelles poussées papuleuses, etc. Quelques-unes des plus grosses papules non seulement s'excorient à leur surface, mais s'ulcèrent encore profondément et se convertissent en anfractuosités irrégulières, remplies de pus grisâtre de mauvaise nature. Un autre mode de destruction plus rare, c'est la gangrène qui s'empare d'une partie ou de la totalité de quelques papules soit par ischémie et insuffisance nutritive, soit par excès d'inflammation. De pareils épiphénomènes constituent de véritables complications et ce ne sont pas les seules. Une des plus communes et des plus simples en même temps, c'est l'érythème périphérique qui envahit autour des syphilides papuleuses de la vulve, une étendue plus ou moins considérable de peau saine et se traduit par une aréole d'un rouge vif ou foncé. Puis vient l'intertrigo qui n'est, à proprement parler, qu'un degré plus avancé du même processus aigu ou subinflammatoire. Il peut envahir toute la vulve, le haut des cuisses, les aines, le pubis et le périnée. Il cause une sensation désagréable de tension, de prurit et même de douleur vive, lorsque des plaques d'érosion, des fissures et des rhagades se produisent à sa surface et dans les plis de la peau. Un pas de plus et vous aurez une véritable inflammation érysipélateuse. Certes elle n'est pas à souhaiter, car il est difficile de calculer la portée nuisible d'un érysipèle ; mais à côté du mal qu'il peut faire, il produit à coup sûr une action salutaire et rapidement curative sur les tumeurs papuleuses qui, sous son influence, se fondent à vue d'œil et disparaissent comme par enchantement. Notez aussi, parmi les complications, le retentissement du processus phlegmasique sur le tissu cellulaire, c'est-à-dire l'*œdème*, les *phlegmons circonscrits*, les *abcès tubériformes*.

Je ne mentionne que pour mémoire les lymphangites et les adénopathies indolentes et subaiguës de la région inguinale, parce qu'elles sont très exceptionnelles. Elles ressemblent beaucoup à celles que suscite infailliblement l'accident primitif.

Je vous ai dit plus haut un mot des suffusions néoplasiques diffuses qui infiltraient souvent l'épaisseur de la peau et le tissu sous-dermique, dans les syphilides papuleuses confluentes de la vulve. Vous les observerez partout, mais c'est aux grandes et aux petites lèvres qu'elles prennent le plus grand développement. Ce sont de vraies scléroses subaiguës qui durcissent les tissus, les rendent élastiques, parcheminés, et diffèrent complètement de l'œdème et de l'empâtement inflammatoire. Des infiltrations scléreuses semblables à celles qu'on observe aussi quelquefois dans l'accident primitif et que je vous ai décrites sous le nom d'œdème dur, d'éléphantiasis primitif, doublent, triplent ou quadruplent le volume des parties qu'elles ont envahies; elles sont jusqu'à un certain point indépendantes de l'éruption papuleuse dont elles dépassent souvent les limites. On en trouve de considérables avec une papulation minime et réciproquement. Toutefois il y a en général concordance entre la forme figurée et la forme diffuse de la néoplasie. Comme les papules, l'infiltration dermo-cellulaire est indolente et aphlegmasique. Il est probable que l'action morbide se développe dans les réseaux lymphatiques, superficiels et profonds de la peau ou des muqueuses.

Toujours est-il que les grandes lèvres ainsi hyperplasiées à leur surface et dans leur profondeur peuvent acquérir, par le fait des papules végétantes entassées les unes sur les autres, par le fait des suffusions diffuses de la peau et du tissu cellulaire, des proportions colossales et se convertir en d'énormes tumeurs mamelonnées qui obturent l'entrée de la vulve, chevauchent l'un sur l'autre, quand les deux côtés sont envahis, se compriment, s'aplatissent, s'exulcèrent et donnent aux organes génitaux un aspect effrayant. A les voir, on s'imaginerait que l'instrument tranchant, l'écraseur linéaire seraient seul capables d'en débarrasser les patientes. Eh bien, en quelques jours d'une médication topique toujours très simple, on en viendra facilement à bout et on verra leur masse se résoudre sans élimination extérieure des produits morbides et par leur seule résorption progressive. Les papules disparaissent surtout avec une promptitude merveilleuse en un ou deux septenaires et même moins. Les infiltrations scléreuses sont plus réfractaires au traitement interne et aux pansements ; elles ne s'effacent quelquefois complètement qu'au bout de trois ou quatre mois. Mais, quelque temps qu'elles y mettent, elles ne laissent après elles, non plus que les papules, aucune perte de substance, bien différentes en cela des suffusions néoplasiques qui se développent au-dessous des tubercules[1].

2° *Petites lèvres.* — Sur elles toutes les papules sont humides, plates, discoïdes ou annulaires, érosives ou opalines, etc. La description que je viens de vous faire des syphilides muqueuses des grandes lèvres leur est applicable à peu de chose près. C'est une papulation bien typique que celle qui s'effectue là : diffuse, confluente et disséminée ou groupée sans ordre, il lui arrive quelquefois d'affecter systématiquement la configuration circulaire dans la disposition de ses éléments qui en se juxtaposant décrivent des anneaux complets, des demi-anneaux, des arcs de cercle, des fers à cheval, etc. On trouve la ligne courbe principalement dans les formes érosives : tantôt c'est un petit fossé circulaire qui entoure une papule intacte à son centre, tantôt c'est une éraflure en coup d'ongle qui décrit une demi-lune, tantôt ce sont des arcs fragmentés, des 8 de chiffres complets ou incomplets que le processus ulcératif entaille dans l'épaisseur des masses néoplasiques. Ces érosions circinées sont tellement pathognomoniques qu'on peut affirmer à coup sûr qu'elles proviennent de la syphilis, car je ne sache pas qu'aucune autre maladie locale ou générale puisse en produire de semblables. La disposition des papules en chapelet est fréquente sur le bord libre des nymphes qu'elles épaississent et indurent. Mais une cause plus active et plus générale d'épaississement et d'induration pour ces organes, c'est la suffusion scléreuse intra-dermique et sous-dermique. Elle se produit sur les petites comme sur les grandes lèvres, mais moins souvent que sur ces dernières. Ajoutez-y aussi l'infiltration séreuse du tissu cellulaire. Lorsque, à la papulation confluente, hypertrophique et végétante, s'ajoutent ces nouvelles causes d'augmentation de volume, les petites lèvres deviennent rigides, proéminent hors de la vulve sous la forme de crêtes, de boudins turgescents quelquefois énormes

1. La syphilis peut affecter les follicules de la vulve. M. le Dr A. Fournier a décrit deux variétés de folliculites spécifiques; 1° *Folliculite hypertrophique sèche :* elle forme sur la face externe des grandes lèvres de petites tumeurs pisiformes, solides, dures, multiples, se distinguant des papules par une petite dépression punctiforme que traverse un poil. — 2° *Folliculite abcédée et ulcéreuse :* elle est constituée par une très petite ulcération cratériforme que recouvre une croûte jaunâtre. Quand plusieurs follicules abcédés se réunissent, il en résulte une ulcération qui peut avoir les dimensions d'une pièce de 50 centimes. Ces folliculites sont une sorte d'acné un peu semblable à celui qui forme certaines *croûtes* du cuir chevelu pendant la période secondaire.

qui pendent entre les cuisses, ou bien se gonflent en tumeurs polypiformes gigantesques qui ferment absolument la vulve et masquent les grandes lèvres. Cette dernière déformation à peine croyable est cependant très authentique; elle a été observée par MM. Churchill, Fournier et Spilmann.

3° *Clitoris, capuchon du clitoris, fourchette, anneau vulvaire.* — La production des papules muqueuses est beaucoup moins prononcée sur ces parties que sur les grandes et les petites lèvres. Le clitoris et le capuchon s'hyperplasient quelquefois, doublent ou triplent de volume et prennent une dureté cartilagineuse. Sur la fourchette on en trouve surtout de fissuraires. A l'anneau vulvo-vaginal, la papulation est très effacée et même nulle. Ce qu'on voit en ce point, ce sont des plaques érythémateuses, érosives et ulcéreuses qui n'ont qu'une spécificité de forme fort équivoque et ressemblent souvent beaucoup à des chancres simples. Elles s'en distinguent par leurs contours plus régulièrement circulaires, par l'absence de déchiquetures sur leurs bords qui ne sont pas taillés à pic, ni décollés et qui se fondent insensiblement en une pente douce avec les parties centrales de l'érosion, par leur caractère moins inflammatoire, leur sécrétion qui est séreuse au lieu d'être purulente, leur peu de tendance à s'étendre, par le caractère négatif de l'auto-inoculation, etc. Ajoutez que ces érosions reposent quelquefois sur une infiltration scléreuse diffuse, qu'elles ne retentissent point sur les ganglions ni les lymphatiques, tandis que les chancres simples peuvent susciter à un moment ou à un autre, suivant les caprices de l'absorption, des lympho-adénopathies aiguës, des abcès et des bubons chancrelleux, etc.

Avant de franchir l'anneau vulvo-vaginal et de pénétrer dans l'intérieur des organes génitaux, résumons sous forme de propositions les caractères les plus saillants des papulodermies muqueuses et mucoso-cutanées de la vulve et des régions péri-vulvaires [1] :

a. Sur les organes génitaux externes de la femme, la papulation syphilitique présente une fréquence, une intensité, une exubérance qu'on n'observe sur aucun autre point de l'organisme au même degré.

1. La grossesse imprime une activité très grande à la nutrition des plaques muqueuses de la vulve; sous son influence elles pullulent et s'hypertrophient. Il en est ainsi du reste de toutes les causes qui favorisent la pléthore sanguine de cette région et y maintiennent ou y attirent une quantité de liquide sanguin supérieure à celle de l'irrigation normale (tumeurs abdominales, présence de corps étrangers dans le vagin, abus des plaisirs sexuels, etc., etc.). Cette hypernutrition cesse ordinairement avec les causes qui l'ont provoquée. Ainsi, après l'accouchement, les papules syphilitiques des organes génitaux s'affaissent et se résorbent avec une rapidité très grande.

Son foyer le plus actif, ce sont les grandes lèvres et les régions périvulvaires, puis les petites lèvres.

b. La papulation mucoso-cutanée et muqueuse des lèvres vulvaires présente tous les types, toutes les variétés et toutes les transformations de l'élément générateur ; la prolifération, l'accroissement dans tous les sens, l'hypertrophie simple ou végétante sont une de ses tendances constantes et un de ses caractères les plus remarquables.

c. Outre l'éruption papuleuse il se forme dans la base dermique et sous-dermique qui la sous-tend une infiltration scléreuse diffuse, étendue, qui en dépasse la limite et contribue à créer une sorte d'éléphantiasis spécifique monstrueux de toute cette région.

d. Les complications inflammatoires, ulcéreuses et même gangréneuses sont communes dans les papulodermies vulvaires végétantes. Mais quels que soient le volume, l'activité proliférante, l'intensité de vie de ces produits morbides, leur résolution rapide est une règle invariable. Ils se résorbent avec une promptitude étonnante et sans laisser de traces, dès qu'on les soustrait aux causes occasionnelles qui leur avaient donné naissance. Ils meurent au sein de la propreté et de la bonne hygiène, comme ils vivent et pullulent dans les conditions opposées.

e. L'activité de la papulation mucoso-cutanée diminue de la périphérie au centre de la vulve. Au pourtour de l'orifice uréthral et sur l'anneau vulvo-vaginal et la muqueuse qui l'entoure, la forme érythémato-érosive des plaques muqueuses prédomine, tandis qu'on n'y voit presque jamais de papules saillantes.

4° *Canal vaginal.* — Dans le vagin, les syphilides papuleuses sont d'une rareté excessive. Vous vous rappelez qu'il en est de même pour les chancres. Ce canal semble jouir d'une véritable immunité contre les manifestations de la syphilis. L'anneau vulvo-vaginal, de même que l'isthme du gosier, forme une sorte de barrière que les éruptions papuleuses les plus envahissantes ne franchissent guère. Cependant il survient quelquefois, très exceptionnellement il est vrai, des syphilides dans l'intérieur des organes génitaux de la femme, mais elles n'occupent point les parties inférieures du vagin ; elles ne se développent que dans son ampoule et sur le col de l'utérus[1].

1. La statistique suivante, donnée par M. le Dr A. Fournier, établit la fréquence relative des éruptions spécifiques génitales, externes et internes chez la femme :

Syphilides muqueuses de la vulve..........	522 cas.
Syphilides du col utérin..................	25
Syphilides du vagin......................	9

Les syphilides de l'ampoule vaginale sont papuleuses et constituées par des papules aplaties, rondes, lenticulaires comme forme et comme volume, érosives ou opalines, entourées d'un liséré rouge, isolées ou groupées sans ordre, nombreuses ou discrètes, mais le plus souvent discrètes et toujours essentiellement résolutives et éphémères. Elles coïncident assez souvent avec des lésions analogues qui se produisent sur le col de l'utérus.

7° *Col de l'utérus.* — La papulation syphilitique du col est opaline érosive ou ulcéreuse. Mais, outre les papules, on trouve aussi sur le col comme dans la cavité buccale et au centre de la vulve, la véritable plaque muqueuse érythémato-érosive, l'exfoliation épithéliale superficielle sans aucune saillie visible sous-jacente. L'érosion érythémateuse spécifique du col ressemble beaucoup à celle de cause commune et le diagnostic entre les deux est souvent fort délicat. Quand elles dépendent uniquement de la syphilis, les érosions ne siègent pas sur l'orifice, au centre du museau de tanche ; elles ne rayonnent pas de ce point comme les érosions ordinaires, catarrhales ou autres, qui semblent sortir de la cavité du col pour s'épandre au dehors sans discontinuité. Les érosions syphilitiques sont excentriques par rapport à l'orifice et disséminées çà et là sur la surface de l'organe jusqu'aux culs-de-sac vaginaux. De plus il arrive parfois que ces érosions affectent une configuration cerclée ou demi annulaire qu'on ne voit jamais au même degré dans les érosions ordinaires. Petites, lenticulaires, d'un rouge assez vif, elles sont rarement grisâtres et opalines.

Il n'en est pas ainsi des plaques papuleuses. Sur le col elles ressemblent à celles des autres régions. Ce sont de petits disques peu saillants, cerclés, ovalaires, elliptiques, du diamètre d'une lentille ou d'une pièce de vingt centimes, isolés ou confluents, qui présentent comme caractère remarquable d'être opalins. Aussi leur teinte gris perle, blanc bleuâtre, tranche-t-elle avec la couleur rosée du col. Quand cette teinte qui est due à la macération et à l'infiltration séro-purulente des couches superficielles de l'épithélium disparaît, la surface de la papule devenue érosive est finement granuleuse et d'un rouge plus ou moins vif. Lorsqu'elles sont nombreuses, les papules cervicales se groupent quelquefois en anneaux et en demi-cercles ou forment des nappes continues [1]. En dehors de l'orifice du col, elles sont faciles à

1. D'après M. Chéron les papules syphilitiques du col utérin auraient souvent la forme d'une étoile à trois branches ou d'une surface triangulaire. La spécificité morphologique de ces lésions est rarement assez prononcée pour qu'on puisse d'après *elle seule*

reconnaître ; dans l'intérieur de l'orifice ou sur ses bords elles se confondent avec les érosions, les granulations de la métrite cervicale. Qu'elles soient érosives ou papuleuses, les syphilides du col guérissent spontanément avec une rapidité étonnante. Aussi sont-elles éphémères et, comme cela ne les empêche pas d'être contagieuses, il est fort possible qu'on ne trouve aucune trace de leur existence, alors que se montrent sur la verge les effets de la contamination qui leur est due. Leur curabilité est si facile qu'en 24 ou 36 heures une cautérisation très superficielle ou un simple pansement avec une poudre isolante peuvent les faire disparaître.

IV

Syphilides muqueuses de la région anale. — Chez l'homme et chez la femme, mais plus fréquemment chez cette dernière, l'anus devient très souvent le siège d'une éruption érythémateuse et surtout d'une éruption papuleuse qui prend d'emblée le caractère des plaques humides mucoso-cutanées. Quelquefois la détermination spécifique ne se traduit que par des érosions irrégulières sur un fond érythémateux. Mais presque toujours elle se formule en papules qui sont les unes plates et peu saillantes, les autres condylomateuses, hypertrophiques, muriformes et végétantes. Ici, comme dans la région génitale, la prolifération de ces produits morbides atteint parfois des proportions extraordinaires. Par leur physionomie d'ensemble, par leur évolution, leur durée et leurs complications, les papules anales se rapprochent beaucoup des papules génitales. Elles coïncident du reste et se combinent fréquemment avec elles, si bien qu'elles semblent procéder des mêmes causes et appartenir à la même poussée. Il me semble donc inutile de les décrire longuement. Mais il est un point de leur histoire qu'il faut signaler dès maintenant : loin d'être indolentes comme la plupart des autres syphilides muqueuses, celles de l'anus sont habituellement douloureuses. Aussi n'aurez-vous pas besoin de les chercher; les malades ne manqueront pas d'appeler votre attention sur elles. Ce caractère est d'autant plus accusé que les lésions sont plus rapprochée de l'orifice anal; il atteint son maximum d'intensité quand elles siègent dans l'orifice lui-même. A cet égard et à quelques autres aussi, il existe d'assez grandes différences entre les syphilides *anales* proprement dites et les syphilides *peri-anales*.

affirmer qu'une femme est syphilitique. Les commémoratifs et les coïncidences donnent des notions plus positives.

Les syphilides papuleuses péri-anales sont mucoso-cutanées, toujours humides, excepté les plus excentriques qui restent pendant toute leur durée, sèches, squameuses, granuleuses, à moins qu'elles ne soient violemment irritées. — Ces papules sont isolées ou confluentes. Quand l'éruption est considérable, les papules deviennent tangentes, subintrantes et forment des plaques, des plateaux, des nappes mamelonnées, rugueuses, sillonnées d'interstices, de fissures, de rhagades, creusées d'ulcérations plus ou moins profondes, humectées sans cesse de cette sérosité pyoïde qui exhale une odeur infecte *sui generis*. — Ces agglomérations papuleuses sont rarement unilatérales; on les trouve toujours à peu près symétriques sur les deux fesses; elles se correspondent et exercent l'une sur l'autre des pressions et des frottements qui sont la cause principale de leur accroissement continu et de leurs complications. Quand ces papules deviennent hypertrophiques et végétantes, ce qui est leur tendance naturelle, elles prennent l'aspect de grosses mûres, se renflent et s'aplatissent en champignons, s'entassent les unes sur les autres de manière à former de véritables tumeurs, comme sur les grandes lèvres. Là aussi on trouve au-dessous des plaques papuleuses agminées des infiltrations scléreuses diffuses intra et sous-dermiques qui leur servent de substratum.

Une circonstance qui prouve combien les causes occasionnelles et les particularités topographiques ont d'influence sur la production de cette papulodermie régionale, c'est qu'elle ne va pas au delà des surfaces qui sont en contact. Vous la verrez dans sa plus grande exubérance cesser brusquement par un bourrelet au niveau où le sillon interfessier s'ouvre et s'élargit par l'incurvation en dehors de ses deux parois. Le bourrelet papuleux qui forme en arrière la limite de l'éruption est convexe, sec et squameux, tandis que la masse avec laquelle il se continue est opaline ou érosive et toujours imbibée d'une abondante sécrétion.

Dans les syphilides péri-anales confluentes, on trouve quelquefois, au lieu d'une agglomération informe des papules, la juxtaposition circulaire. Il n'est pas rare de les voir former de chaque côté des arcs de cercle à concavité dirigée en avant et en bas; quand on écarte les fesses, ces arcs de cercle symétriques dessinent un cercle presque complet sur la région fessière ainsi étalée. J'ai même vu des arcs de cercle et des cercles disposés concentriquement.

A mesure qu'on se rapproche de l'orifice anal, la papulation diminue comme nombre et comme volume. Les saillies sont à peine sensibles et s'étalent isolément; mais la peau qui les sépare est ordinairement rouge, érythémateuse, très disposée à devenir érosive et même à s'ulcérer. Et en effet, tout à fait au voisinage de l'orifice, il est commun de trouver des abrasions épithéliales d'un rouge vif, qui se présentent sous forme de petites érosions isolées ou confluentes, finement granuleuses, ou peu déchiquetées quand l'ulcération succède à l'érosion.

Au delà de la marge de l'anus, sur la muqueuse anale elle-même, le mode érosif domine exclusivement ; mais les érosions ne sont plus étalées et plus ou moins arrondies ; elles se montrent toujours sous la forme de *fissures*, d'ulcérations plus ou moins profondes, de rhagades qui entament le derme muqueux et qui s'enfoncent plus ou moins loin dans l'orifice. Irritées et enflammées par le passage des matières fécales, les fissures syphilitiques sont toujours très douloureuses et les malades s'en plaignent vivement. Elles déterminent parfois des contractions spasmodiques du sphincter comme la vraie fissure anale. Il est rare cependant que les souffrances qu'elles causent s'élèvent jusqu'aux angoisses atroces de cette dernière affection.—On ne parvient pas toujours à les découvrir aisément, parce qu'elles sont cachées dans les plis radiés de l'anus. Or ces plis sont devenus profonds par suite de l'infiltration diffuse qui se produit tout autour de l'orifice anal et qui en déforme la configuration. Il est entouré de saillies, de mamelons, de crêtes qui résultent du boursouflement hyperplasique du derme muqueux et du tissu cellulaire sous-jacent. — Ces crêtes et ces mamelons sclérosés sont durs presque cartilagineux ; leur surface se couvre quelquefois d'érosions à vif ou opalines. En les écartant, on découvre dans leurs interstices la fissure spécifique qui est la cause des douleurs cuisantes dont se plaignent les patients. Si on parvient à l'étaler, à la déplisser, on voit qu'elle est constituée par deux segments érosifs ou ulcéreux rouges, violacés, livides, ou gris et jaunâtres.

Malgré leur gravité apparente les syphilides secondaires anales et péri-anales ne sont pas dangereuses. Elles se terminent toujours par résolution, par conséquent sans perte de substance, sans substitution de tissu cicatriciel au tissu sain. C'est là un grand point. D'un autre côté elles ne pénètrent pas profondément dans le rectum[1]. Elles ne font donc courir aucun danger de rétrécissement ni à cet organe ni à l'anus. Il n'en est pas ainsi, comme nous le verrons plus tard, des

1. S'il ne se produit pas d'éruptions syphilitiques secondaires dans le rectum, c'est que la muqueuse de cet organe est dépourvue de papilles. Il en est à peu près ainsi de la muqueuse du pharynx. — Je n'ai jamais constaté non plus aucun symptôme qui me permît de supposer que des plaques s'étaient formées sur la muqueuse uréthrale. Je crois contrairement à ce qu'affirme M. Lee, qu'elles ne franchissent pas le méat urinaire.

syphilides tertiaires. Ce qui augmente encore la bénignité du pronostic, c'est que la syphilodermie anale, pendant les deux ou trois premières années de la syphilis, guérit avec une grande facilité et même sans le secours de la médication spécifique interne. Il suffit de recourir à des soins de propreté, à des pansements isolants, à des cautérisations au nitrate d'argent tous les deux ou trois jours, pour en faire promptement justice, surtout si on condamne le malade au repos absolu. — La fissure syphilitique est la lésion qui résiste le plus, ainsi que l'hyperplasie radiée des plis de l'anus.

Sa cautérisation avec le crayon de nitrate est excessivement douloureuse. Quoiqu'elle soit fort utile et presque indispensable dans quelques cas, j'hésite à l'infliger aux malades peu courageux. Je me borne alors à prescrire des pansements deux fois par jour avec une mèche qu'on introduit dans l'anus après l'avoir préalablement enduite d'une pommade à l'extrait de belladonne, au calomel et à l'oxyde de zinc. (Cold cream 30 gr., extrait de belladone 6 gr., calomel et oxyde de zinc, de chaque 3 gr.)

V

Syphilides muqueuses des orteils. — Sur les extrémités inférieures, les orteils et les espaces qui les séparent sont fréquemment atteints de lésions syphilitiques d'ordre papuleux. L'aspect que présentent ces lésions est très variable et se modifie suivant leur période. Au début, la papule ordinairement placée sur la face interne des orteils, forme une saillie nettement circonscrite, ronde, convexe, mais le plus souvent aplatie; ses bords un peu plus élevés que son centre la rendent annulaire. Sa consistance est ferme, dure, comme cornée. Aussi ressemble-t-elle beaucoup à un cor. A peine sensible elle ne produit qu'une gêne peu prononcée. Bientôt les couches les plus superficielles de l'épiderme se ramollissent et tombent, laissant à nu le corps muqueux dont la transparence laisse voir la teinte rouge de la papule sous-jacente. C'est à ce moment que la lésion qui jusqu'alors était restée sèche, devient humide et secrète un liquide jaunâtre, trouble et visqueux qui exhale une odeur peut-être plus infecte que les plaques muqueuses des autres régions du corps. Le processus est très simple et ne diffère pas de celui qu'on observe ailleurs. A ce degré la lésion d'abord gênante ne cause ensuite qu'une douleur modérée. Elle serait facile à guérir si le malade gardait le repos et si on faisait des pansements isolants. Mais sur les pieds, qui portent le poids du corps et sont si souvent en mouvement, les causes d'irritation abondent. Aussi, est-il rare qu'une papule des orteils devenue érosive reste à cet état de bénignité. D'érosive elle ne tarde pas à devenir ulcéreuse ; les tissus sur lesquels elle repose se tuméfient et s'enflamment. Les mêmes conditions morbides qui lui ont donné naissance en font pousser d'autres à côté ou en face d'elle. Plusieurs orteils sont attaqués ; les mouvements qui étaient pénibles deviennent douloureux et il arrive un moment où la marche et même la station debout sont impossibles. Cette affection des orteils, quoique peu sérieuse par elle-même, peut donc devenir grave lorsqu'on la néglige, car il faut bien reconnaître que dans la grande majorité des cas c'est par suite de l'incurie, de la malpropreté et des excès de marche, qu'elle arrive à prendre des proportions qui réduisent le pied à une incapacité fonctionnelle presque absolue.

Les papules siègent à la face interne des orteils ; c'est là leur lieu d'élection. Mais elles se développent aussi sur leur surface inférieure au niveau du pli articulaire. Le pli métatarso-phalangien est celui qu'elles envahissent le plus communément. L'épaississement épidermique et la tuméfaction sous-jacente ont une forme allongée dans le sens transversal. Bientôt les couches superficielles de l'épiderme dont l'imbibition diminue la résistance, se rompent. Il se forme une crevasse au fond de laquelle on aperçoit la lésion dermo-papillaire. C'est la forme fissuraire dont le principal caractère est de causer une douleur très vive. Cette variété se combine souvent avec l'érosion annulaire des plaques interdigitales ; il en résulte des érosions ou rhagades qui, après avoir labouré la face interne des orteils, gagnent leur base, la contournent inférieurement et se dirigent transversalement d'un côté à l'autre au niveau des plis articulaires. C'est toujours du côté de la flexion que se fait le processus. La surface supérieure des orteils reste intacte ou n'est lésée que consécutivement.

Le nombre des plaques muqueuses des orteils est très variable. Quelquefois un seul est attaqué, mais en général il y a au moins deux plaques qui sont symétriques et se font face sur les deux orteils juxtaposés. Dans quelques cas j'ai vu l'affection papuleuse attaquer tous les orteils, envahir les espaces interdigitaux, s'étendre sans discontinuité d'un orteil à l'autre, fissurer tous leurs plis articulaires et même gagner la partie antérieure de la plante du pied. Quand l'affection en arrive à ce degré, il y a un autre élément que la papule qui intervient dans sa genèse. Cet élément, c'est l'infiltration scléreuse intra et sous-dermique que je vous ai signalée dans toutes les papulodermies muqueuses d'une grande exubérance. Elle ne fait pas défaut ici et elle se traduit d'abord par une tuméfaction diffuse et dure de la peau, puis par des érosions irrégulières, auxquelles succèdent de véritables ulcérations. Ces ulcérations présentent une physionomie particulière : elles ne sont point taillées à pic; leurs bords se confondent avec les parties voisines par une pente douce; elles paraissent beaucoup plus profondes qu'elles ne le sont en réalité, à cause de l'épaisseur que présente l'épiderme qui les entoure; leur fond est lisse mais peut devenir fongueux et même végétant; toute leur surface est d'un rouge sombre, livide, violacé presque noir; elles saignent aisément et sécrètent une sérosité purulente, ichoreuse sanguinolente qui exhale une odeur infecte et se concrète parfois sur leurs bords en croûtes noirâtres non stratifiées. Au niveau des plis, ces ulcérations se fendillent par déchirure si les orteils ne sont pas réduits à l'immobilité. Il se fait aussi des fissures et des crevasses qui rendent l'affection extrêmement douloureuse et en perpétuent indéfiniment la durée.

Malgré tout elles guérissent à la longue et même on en triomphe assez vite avec un bon traitement local. Ce qu'il y a de remarquable, c'est qu'il ne se produit pas de tissu cicatriciel à leur suite et qu'elles ne laissent aucune perte de substance. C'est à cela qu'on reconnaît qu'elles sont secondaires, car, comme aspect, elles ressemblent quelquefois beaucoup à des ulcérations tertiaires phagédéniques. Elles s'alimentent aux dépens de la néoplasie papulo-scléreuse qui les précède et les accompagne. Par leur configuration annulaire ou en arc de cercle, qui ne fait que bien rarement défaut, elles révéleraient leur origine syphilitique, si tant d'autres circonstances ne permettaient de les diagnostiquer avec la dernière évidence. Les plaques des orteils qui dans leur processus s'étendent jusqu'à la partie antérieure de la plante des pieds, et qui sont tout à la fois ulcéreuses et végétantes ou mieux fongueuses, présentent une gravité plus grande que les autres formes. Parmi les complications, la plus fréquente est l'inflammation. Elle se traduit par de la rougeur, du gonflement et de la douleur. L'œdème gagne souvent la face supérieure des orteils dont la peau est tendue, rouge, luisante. A la gêne et au gonflement des articulations phalangiennes on pourrait croire aussi que l'inflammation les a envahies; mais il n'en est rien et je n'ai pas vu d'ankylose consécutive à ces lésions secondaires.

Leur époque d'apparition n'a rien de fixe. Ce n'est pas ordinairement pendant la première poussée des syphilides qu'elles se produisent, mais au bout de cinq ou six mois. Plus on s'éloigne du début de la maladie constitutionnelle, plus il est à craindre que les plaques des orteils soient ulcéreuses. Il y a des individus chez lesquels elles ne font jamais défaut; elles s'établissent à l'état permanent ou récidivent à tout propos sur un ou plusieurs orteils. Outre les causes occasionnelles d'irritation, il faut faire entrer en ligne de compte dans l'étiologie la sueur des pieds dont sont affligées certaines personnes.

Le repos, le membre étant étendu dans la position horizontale, des cataplasmes arrosés d'eau-de-vie camphrée et, s'il y a de l'inflammation, la séparation des surfaces malades avec des linges fins ou de la charpie imbibée soit de vin aromatique, soit de liqueur de Labarraque coupée d'eau (eau ordinaire 200 gr., liqueur de Labarraque 50 gr.), quelques cautérisations tous les deux ou trois jours avec le crayon de nitrate d'argent, etc.; tels sont les moyens qui réussissent le mieux. — Si les plaques sont fongueuses et saignantes on les réprimera vigoureusement avec des cautérisations répétées au nitrate d'argent. Quand les ulcérations causent de vives douleurs il faut les saupoudrer une fois par jour avec de la poudre d'iodoforme. En même temps on administrera le traitement hydrargyrique, auquel on associera l'iodure de potassium à la dose de deux ou trois grammes par jour, s'il existe une tendance prononcée à l'ulcération.

VI

Alopécie. — La chute des poils du corps et particulièrement celle des cheveux, peut figurer parmi les symptômes les plus communs de la syphilis, du moins pendant sa phase virulente. L'alopécie crânienne est surtout extrêmement fréquente, aussi bien chez la femme que chez l'homme; comme elle est compromettante, elle inquiète et afflige les malades. Ils vous accableront de questions à son sujet. Rassurez-les en toute conscience. Les cheveux qui tombent par le fait seul de la syphilis, repoussent spontanément au bout de quelques mois. Essayez aussi de persuader à vos clients, si vous le pouvez, que le mercure qu'ils prennent n'est pour rien dans la disgrâce de leur cuir chevelu.

L'affection syphilitique du système pileux, envisagée dans son ensemble, présente de grandes variétés comme étendue et comme degrés. Parfois elle est insignifiante et il faut y regarder de très près pour s'apercevoir que quelques cheveux ou quelques poils tombent en plus grand nombre que d'habitude. D'autres fois, elle est très accusée un peu partout mais principalement à la tête qui est toujours, ou à peu d'exceptions près, la partie la plus attaquée. Enfin, il y a des cas, assez rares de nos jours, où la dépilation diathésique est si radicale que non seulement le crâne, mais la figure, les sourcils, les paupières, les aisselles, les organes génitaux, en un mot tous les points de la surface cutanée où s'implante un poil, en sont dépouillés. Eh bien, même à ce degré extrême, l'affection est curable ; c'est une affaire de temps. — Comme beaucoup d'autres déterminations syphilitiques, l'alopécie des cheveux et des poils est indolente, aphlegmasique et insidieuse. Elle n'est précédée ni accompagnée d'aucun symptôme subjectif tel que chaleur ou démangeaison. La peau ne présente point de lésion bien marquée à ce niveau ; il est même souvent impossible d'y découvrir la moindre éruption. La plupart des syphilides qui coexistent avec l'alopécie pendant la période secondaire sont insuffisantes pour la produire, et n'en sont tout au plus qu'une cause accessoire. Je parle, bien entendu, des affections cutanées visibles qui se formulent par des taches, des boutons, des croûtes, etc., car il n'est pas douteux que la peau est atteinte dans quelques-unes de ses parties constituantes, dans l'appareil sécréteur des poils en particulier. Mais c'est une altération qui échappe à nos regards. — Voilà en quelques mots l'espèce d'alopécie qu'on observe le plus ordinairement. Il y en a une autre beaucoup plus rare qui résulte d'affections ulcéreuses du cuir chevelu. Elle est tertiaire par sa date et par sa cause et ne presente rien de mystérieux dans son étiologie. N'est-il pas naturel, en effet, que des syphilides qui rongent le cuir chevelu, qui le détruisent dans une partie ou la totalité de son épaisseur, qui lui substituent du tissu cicatriciel, fassent disparaître les cheveux qui s'y implantent? En pareil cas l'alopécie, tout en étant diathésique, l'est moins directement que celle dont nous allons nous occuper, puisqu'elle se fait par l'intermédiaire d'une grosse lésion destructive. Ajoutez qu'elle ne va pas au delà de cette lésion et qu'elle est permanente et irrémédiable.

L'alopécie secondaire que l'on pourrait aussi nommer *diathésique*, *essentielle*, puisqu'elle n'est subordonnée à aucune lésion fixe apparente de la peau se montre pendant les premiers mois de l'intoxication. Vous l'observerez surtout vers la fin du premier semestre, et au commencement du second. Elle devient plus rare au bout d'un an. Elle a donc une date précise dans l'évolution spontanée de la maladie constitutionnelle et, en cela, elle ressemble aux syphilides érythémateuses et papuleuses généralisées dont elle est contemporaine. On ne la retrouve plus au delà de la période virulente. Elle disparaît définitivement pour ne plus se reproduire. Nous sommes loin de la croyance vulgaire qui rattache la plupart des calvities de l'âge mûr à la syphilis contractée pendant la jeunesse.

En dehors de la diathèse qui est la cause incontestable et directe de l'alopécie, il est difficile d'être affirmatif sur les influences de second ordre qui peuvent la favoriser. Ni le sexe, ni l'âge, ni le tempérament n'y prédisposent manifestement. Je serais tenté d'en dire autant de la santé générale, quoiqu'on prétende que la chute des cheveux est ordinairement le résultat de l'action anémiante de la syphilis. J'ai vu des malades qui n'avaient éprouvé aucun trouble constitutionnel et chez lesquels les lésions matérielles cutanées ou muqueuses provoquées par la maladie étaient très bénignes ou même insignifiantes, devenir momentanément presque chauves. Par contre, vous en rencontrerez souvent qui, bien que très fortement touchés par des syphilodermies confluentes et même malignes, ne perdent que très peu de cheveux. La cachexie syphilitique n'est donc pas une condition étiologique nécessaire. Notre ignorance, il faut bien le reconnaître, est à peu près complète sur ce point de pathogénie spécifique. Dire que l'alopécie est le résultat de la nutrition insuffisante des follicules pileux, qu'elle dépend d'un trouble de sécrétion ou d'une altération de texture de ces organes, c'est rester dans le vague. En examinant au microscope les bulbes pilifères, on les a trouvés flétris, desséchés, aplatis et sans cette forme arrondie qu'ils possèdent quand ils sont sains.

Le cuir chevelu et les régions de la peau pourvues de poils ne présentent dans la grande majorité des cas aucune lésion locale pendant que se fait la dépilation. Mais quelquefois on y trouve des éruptions diverses, de nature spécifique. Dans quelle mesure contribuaient-elles à l'alopécie? Quelques-unes, telles que les croûtes par exemple, n'ont aucune action sur elle, du moins quand elles sont très petites, grosses comme une tête d'épingle et disséminées. Les éruptions papulo-impétigineuses à larges croûtes, les syphilides roséoliques du cuir chevelu avec desquamation furfuracée, sont peut-être, surtout les dernières, celles qui retentissent le plus sur la nutrition du système pileux. Mais, je vous le répète, le cas de beaucoup le plus habituel, c'est l'alopécie sans cause locale apparente.

Étudions maintenant les symptômes de l'alopécie et commençons par la plus commune : l'*alopécie cranienne*. — Elle présente deux formes principales et plusieurs degrés. Mais, quelles que soient les différences dans le mode et l'activité de la dépilation diathésique, il n'existe jamais qu'un symptôme unique, c'est-à-dire la chute des cheveux. Ni ardeur, ni prurit; indolence complète, telle est la règle. Les deux formes sont : l'alopécie diffuse et l'alopécie en plaques. La première consiste dans un éclaircissement plus ou moins prononcé de la chevelure qui se fait çà et là un peu partout et n'offre aucune configuration spéciale. La seconde résulte de la chute en masse sur un ou plusieurs points qui restent complètement dénudés, tandis qu'autour d'eux la chevelure est à peu près intacte. La plaque d'alopécie ainsi constituée est d'ordinaire assez régulièrement arrondie. Plusieurs peuvent coexister sur des régions rapprochées, se toucher, se confondre même, ce qui donne à leurs contours une disposition polycyclique. Cette tendance à la forme circulaire propre à presque toutes les manifestations syphilitiques imprime à l'alopécie en plaques un cachet de spécificité que ne possède pas au même degré l'alopécie diffuse. Les dimensions des plaques sont très variables, et habituellement de deux ou trois centimètres de diamètre. Il y en a qui sont aussi grandes que la paume de la main. A leur niveau, le cuir chevelu conserve son apparence normale; il est sec et quelquefois un peu furfuracé. Quelques cheveux isolés, quelques maigres touffes lui restent encore; ou bien il est entièrement dépouillé, jusqu'au moment où il se couvrira d'un duvet régénérateur. Les deux formes de l'alopécie sont souvent associées chez le même individu. Elles n'ont rien de fixe, de systématique dans leur localisation. J'ai vu cependant des cas où les tempes et l'occiput étaient plus décimés que les autres régions du cuir chevelu, de sorte que le crâne était entouré à sa base d'une zone d'alopécie. Mais il y a loin de là à la régularité, à la symétrie avec laquelle procèdent certaines alopécies qui se concentrent toujours sur une portion déterminée du crâne et la dépilent constamment de la même façon. La calvitie sénile par exemple n'atteint que les parties antéro-supérieures du crâne et respecte les régions latérates et postérieures. Il en est de même de ces calvities précoces si communes chez les individus de race arthritique et qui se transmettent par hérédité.

Les degrés de l'alopécie sont nombreux et il est inutile de les compter. Combien n'en pourrait-on pas établir depuis la dépilation insensible, éphémère et presque invisible, jusqu'à l'alopécie radicale qui dénude absolument tout le crâne. Ici le cuir chevelu devient visible à travers les cheveux raréfiés; là il se forme des clairières. Chez les uns, les cheveux tombent au moindre contact et c'est par poignées qu'on pourrait les arracher sans effort; chez d'autres, ils résistent, se cassent et s'accrochent aux dents du peigne, en nombre de plus en plus considérable. J'ai observé quelques cas d'alopécie radicale. Nous avions récemment dans nos salles un jeune malade atteint d'une syphilis assez sérieuse et, entre autres accidents, de périostoses frontales, dont tout le crâne avait été dénudé vers le cinquième ou le sixième mois de l'intoxication. On n'y voyait que quelques cheveux égarés çà et là, blafards, tordus, rabougris, tristes vestiges d'une chevelure dont ils ne pouvaient donner aucune idée. Chez une jeune femme qui avait eu des manifestations cutanées et muqueuses bénignes et qui en était guérie au moment où elle me consulta, tout le système pileux avait été atteint; il ne restait ni cheveux, ni sourcils, ni cils, ni poils dans les aisselles et au pubis. Son amant, qui lui avait communiqué ou qui tenait d'elle la syphilis, avait au contraire sa chevelure et ses poils intacts. La malade mourut phthisique à la deuxième année de la syphilis. L'amant, sauf quelques accidents, s'est, je crois, toujours bien porté.

Avant de tomber, les cheveux sont malades : ils deviennent ternes, raides, cassants. Ils perdent leur physionomie vivante, et ressemblent à ceux d'une perruque. Ceux qui sont ainsi atteints ne tombent pas tous; ils se rétablissent peu à peu, à mesure que les autres repoussent.

L'alopécie de la barbe et des moustaches vient après celle des cheveux, comme fréquence. Elle s'effectue suivant les mêmes modes, c'est-à-dire d'une manière diffuse, ou sous forme de plaques isolées ou confluentes. Elle coïncide toujours, à un plus ou moins haut degré, avec la dépilation du crâne, tout en se maintenant au-dessous d'elle comme abondance. Dans les calvities d'une autre provenance que la syphilis, on voit souvent des barbes plantureuses qui semblent compenser la perte prématurée des cheveux. Il n'en est pas ainsi dans la calvitie spécifique : la barbe est ordinairement décimée en même temps que le crâne. Elle l'est sans localisation systématique, sans symétrie et comme capricieusement, tantôt sous le nez, tantôt vers la pointe de la moustache, au menton ou sur les joues, etc. Ces ravages dans la barbe et dans la chevelure, quand ils sont considérables, et à plus forte raison lorsqu'ils ne laissent que des ruines, donnent à la physionomie un aspect étrange, ridicule et caractéristique, auquel on ne peut remédier qu'en se faisant raser et en portant perruque.

Bien plus extraordinaire encore est le changement, quand l'alopécie atteint aussi les *sourcils* et les *cils*. Celle des cils est plus rare que celle des sourcils et toutes les deux viennent comme fréquence après celle de la barbe. Elles ont une signification encore plus spécifique que les autres alopécies de la tête. Tantôt pour les sourcils la raréfaction est diffuse et générale, tantôt elle se fait par îlots qui rompent la continuité de l'arcade. Pour les cils, la chute est limitée, partielle, ou tout à fait exceptionnellement complète et absolue.

Après les alopécies de la tête, il faut placer celle des *organes génitaux*. Chez l'homme, elle n'a aucune importance; chez certaines femmes, elle a plus d'inconvénients et leur cause de grandes tribulations. Elle occupe surtout le mont de Vénus et se montre plus rarement aux grandes lèvres. Comme ailleurs, elle est partielle ou totale. — Quant aux alopécies *axillaires* et *pectorales* qu'on observe aussi quelquefois, elles n'ont rien de particulier et se perdent dans la débâcle générale de tout le système pileux. — Pour terminer ce qui a trait à la symptomatologie, j'ajouterai que les alopécies de la face et du tronc sont comme celle de la tête, indolentes, diathésiques et sans intermédiaire de cause organique locale apparente. D'autres n'ayant plus le même caractère sont produites par des ulcérations tertiaires; c'est ce qu'on voit assez fréquemment sur les sourcils et sur le bord libre des paupières.

Le processus des alopécies secondaires ressemble à celui des manifestations cutanées et muqueuses contemporaines; il procède par poussées successives. Mais d'autres fois il se fait avec une certaine continuité et sans intermittences bien marquées. Il y a des cas où il est presque foudroyant, en ce sens que la dépilation qui est d'ordinaire assez lente et progressive, peut s'effectuer en peu de jours. Les cheveux et les poils tombent pendant quelques semaines, quelques mois, une année au plus; puis leur chute qui est toujours temporaire s'arrête définitivement, après s'être modérée peu à peu. Les malades arrivent à récupérer toute leur chevelure en pleine syphilis et spontanément, c'est-à-dire, alors même que d'autres accidents syphilitiques non traités continuent à évoluer ou apparaissent sur d'autres parties du corps. La syphilis ne rend donc pas chauve. Mais peut-être, favorise-t-elle des calvities d'une autre nature, telle que la calvitie arthritique, par exemple, qui, sans elle, ne se seraient produites que plus tard.

Les coïncidences spécifiques abondent à la période où les alopécies secondaires se produisent; ce sont toutes les manifestations propres à la période virulente. Aussi, le diagnostic est-il toujours facile. La chute des cheveux produite par le pityriasis de la tête ne s'effectue pas aussi vite que dans l'alopécie syphilitique; elle est moins indolente et s'accompagne de prurit et d'une desquamation furfuracée très abondante. Les alopécies de l'âge mûr, de la vieillesse, les alopécies arthritiques sont régulières, symétriques, occupent le front, le sommet de la tête et laissent une zone de cheveux sur les tempes et à l'occiput, etc. — L'alopécie en aires est plus commune chez les enfants que chez les adultes; elle se produit sous forme de disques dépilatoires ronds ou ovales, ou sous forme de rubans serpigineux. Les surfaces sont dépouillées de cheveux ou de poils sans que le malade s'en aperçoive, et avec une grande rapidité, en une semaine par exemple, ce qui constitue un excellent signe diagnostique. Elles sont pâles, avec ou sans achromie, lisses, un peu empâtées et même légèrement œdématiées. Il y a certaines analogies entre cette alopécie et l'alopécie en plaques de la syphilis; mais, avec un peu d'attention on ne les confondra pas. La dépilation diffuse se montre toujours plus ou moins avec la chute par plaques dans la syphilis; la plupart des cheveux sont et restent malades; enfin il existe ici ou là sur la surface du corps des manifestations spécifiques actuelles ou des traces de manifestations anciennes qui ne peuvent laisser aucun doute sur la nature de l'affection.

L'alopécie syphilitique ne devenant jamais permanente et étant susceptible de se guérir sans laisser aucune marque persistante de son passage, doit être considérée comme un des accidents les moins graves de la syphilis. En outre, elle appartient à un groupe de manifestations qui ne récidivent jamais au delà des deux ou trois premières années de la maladie. Son pronostic dépend de son degré, de sa généralisation, du sexe et d'une infinité de considérations qui se rattachent au milieu social et n'ont rien de pathologique. Vous les devinez, sans que je vous les décrive. Mais sortons de l'accident pris en lui-même pour le juger. Eh bien quelle est sa signification au point de vue du pronostic diathésique? Elle semble fort incertaine. On ne peut point prendre l'alopécie, si généralisée et si complète qu'elle soit, pour base de prévisions en fait d'éventualités futures graves. Sans doute c'est un accident fâcheux, mais il n'est pas aussi menaçant pour l'avenir, que le serait par exemple une ecthyma des jambes ou un groupe de papules devenant décidément tuberculo-ulcéreuses, etc., etc.

Quant au traitement, il ne diffère pas de celui qui s'applique aux accidents de la période secondaire. Vous administrerez donc le mercure. Ce ne sera pas sans une forte opposition que vous parviendrez à le faire accepter par vos malades. Le préjugé qui le rend responsable de la chute des cheveux est encore très répandu. Donnez aussi de l'iodure de potassium, à la dose de un ou deux grammes par jour, pour peu que vous trouviez sur la peau ou sur les muqueuses des manifestations à tendance ulcéreuse. Prescrivez aussi des toniques et une bonne hygiène. Il est inutile de faire couper la chevelure, surtout chez les femmes, car ce moyen pour la fortifier est fort aléatoire. Recommandez de la ménager dans la toilette de la tête et de n'employer ni peigne fin ni brosse dure. Enfin, quoique le traitement local, si impérieusement exigé par beaucoup de malades, ne soit pas toujours d'une grande efficacité, il ne faut pas le négliger, ne fût-ce que pour leur donner satisfaction (1).

1. MM. Bumstead et Taylor se prononcent très catégoriquement en faveur du traitement local. Ils conseillent d'imbiber la tête avec de l'eau chaude et de la frotter ensuite avec une éponge contenant 8 gr. de teinture de savon vert allemand, ainsi préparée:

♃ Savon vert	64	grammes	
Eau de Cologne	124	»	(filtrez)

Après avoir lavé et bien séché la chevelure frottée avec cette teinture, on la frictionnera avec le tonique suivant:

♃ Teinture de cantharides }	àâ 45	grammes
Huile de ricin }		
Alcool	250	»
Parfum	1	»

Bazin prescrivait contre l'alopécie la pommade suivante:

♃ Axonge	30	grammes
Turbith minéral	0,50	
Sulfate de quinine	0,20	

On recommande aussi des onctions avec des pommades contenant du tanin, de la teinture de cantharides, du piment, de la vératrine, de l'huile éthérée, du précipité blanc, etc. Voici la formule de la célèbre pommade de Dupuytren : *Moelle de bœuf 75 grammes, extrait de quinquina préparé à froid* 10 *grammes, teinture de cantharides jus de citron, ââ* 5 *grammes, huile de cèdre, bergamotte ââ* 10 *gouttes.* — Dans ces derniers temps M. Schmitz a beaucoup préconisé la pilocarpine muriatique, en injections sous-cutanées.

VII

Onyxis et périonyxis. — Les déterminations de la syphilis sur les ongles sont fréquentes pendant toute la durée de la phase virulente. Quoiqu'elles tourmentent les malades beaucoup moins que l'alopécie, elles sont plus sérieuses ; elles peuvent même devenir graves par suite de l'incapacité fonctionnelle qu'elles infligent parfois aux extrémités inférieures. Les lésions qu'elles produisent sont de deux ordres : les unes se concentrent sur l'ongle lui-même qui paraît seul atteint ; les autres attaquent les parties molles qui entourent l'ongle et ne l'affectent que consécutivement.

Dans l'*onyxis* qui constitue le premier groupe de ces lésions, il ne se produit ni ulcérations ni fongosités ; la peau avoisinante semble intacte ou simplement atteinte d'une déviation momentanée de sa sécrétion épithéliale. Il est à remarquer cependant que la syphilis ne frappe jamais directement les épidermes, les épithéliums et leurs annexes ; c'est par l'intermédiaire d'altérations très superficielles, à peine apparentes et de nature hyperhémique, qu'elle agit sourdement sur leur nutrition. Tel est le mode pathogénique des affections purement squameuses à tous les degrés, des plaques de desquamation de la langue, des alopécies capillaires et pilifères, et enfin des variétés les plus bénignes de l'onyxis. Ainsi affecté dans les sources de sa sécrétion régulière l'ongle s'exfolie, se dessèche, s'épaissit, se fendille et finit même par tomber comme le font les cheveux. Il y a divers degrés dans ce processus, quoiqu'il soit toujours à peu près identique dans le fond. Les déformations, les dépouillements partiels de l'ongle et son alopécie (*alopécie unguéale*) dépendent de l'étendue des parties atteintes. L'affection siège également aux pieds et aux mains, elle atteint un ou plusieurs doigts ou orteils, rarement tous à la fois, surtout au même degré et sous le même mode. Voici ce que l'on constate : L'extrémité de l'ongle perd peu à peu son brillant, sa transparence et la netteté de son bord libre qui se fendille et s'écaille au moindre choc ; sa couleur tourne au jaune terne. L'affection reste limitée au quart, à la moitié antérieure de l'organe ou l'envahit tout entier. Quelquefois la ligne de démarcation entre les parties saines et les parties malades est nettement indiquée par un rebord onduleux et saillant. A un degré plus avancé, mais aussi beaucoup plus rare de l'altération unguéale, son extrémité libre qui est toujours la plus affectée, s'épaissit, double, triple ou quadruple de volume par le fait de stratifications irrégulières et écailleuses qui se détachent ou se brisent. C'est un véritable *psoriasis unguéal spécifique*. — Le décollement de l'ongle s'effectue d'avant en arrière, et se traduit par un changement de coloration et la possibilité d'introduire entre l'ongle et la peau sous-jacente un petit corps étranger. Il n'atteint ordinairement que le quart, la moitié ou le tiers de l'organe, puis il s'arrête et s'efface peu à peu. Mais, quand il est progressif et qu'il arrive à détacher toutes les adhérences de l'ongle avec la matrice unguéale, il n'y a plus de réparation possible et la chute a lieu. Elle se fait sans douleur et souvent à l'insu des malades. Avant que cette chute arrive, un ongle nouveau naît et se développe d'arrière en avant, s'insinue entre la matrice unguéale et l'ancien qu'il soulève et finit par expulser. Ce nouvel ongle peut être régulier ou subir diverses vicissitudes avant d'atteindre à la régularité de l'état normal. Quelquefois il s'arrête en route, s'étiole, s'incurve devient crochu et finit par tomber. Il est alors remplacé par un autre, plus heureux que lui, qui le remplace définitivement. La faculté régénératrice unguéale peut-être en pareil cas complètement détruite, mais le fait doit être excessivement rare [1].

L'affection syphilitique de la peau qui enchâsse l'ongle et sur laquelle il repose forme une affection bien distincte de la précédente; toutefois elle se combine avec elle dans une certaine mesure et sous sa forme sèche et squameuse. On voit, en effet, souvent la pulpe du doigt, au-dessous du bord libre de l'ongle malade devenir épaisse et squameuse. Il en est de même des replis cutanés péri-unguéaux. Il y a alors, à un degré qu'il n'est pas toujours aisé de déterminer, combinaison d'onyxis et de périonyxis. Qu'importe du reste que l'ongle soit attaqué primitivement ou consécutivement, dans les formes sèches qui se terminent constamment par résolution, c'est-à-dire sans s'ulcérer? Gardons-nous de faire en tout cela des distinctions trop catégoriques et de créer des formes artificielles qui ne reposent que sur des subtilités et ne servent de rien dans la pratique.

Quoi qu'il en soit, la syphilis se détermine fréquemment et de prime abord sur le tégument qui environne l'ongle, et elle le fait

1. « Il y a aussi une affection que nous n'avons vue d'une façon bien marquée que dans deux cas et chez les hommes affectés de cachexie syphilitique. C'était une *nécrose locale de l'ongle*. Cet organe devint opaque et blanc par points de la grosseur d'une tête d'épingle. Ces tâches dont le nombre variait de deux à dix étaient formées par une dépression de la surface de l'ongle, qui finalement atteignait la matrice, laissant de petits trous taillés à pic. » (Bumstead et Taylor.)

de deux façons ; soit par une néoplasie sèche, soit par une néoplasie primitivement ulcéreuse ou qui le devient rapidement. — De ces deux modes de processus, le second, ai-je besoin de vous le dire? est incomparablement plus sérieux que le premier.

Dans la forme résolutive, non ulcérative, sèche et squameuse du *périonyxis*, l'extrémité de la pulpe sous le bord libre et les replis latéreaux de l'ongle deviennent en partie ou en totalité épais, durs, cornés, rugueux, semblables à des durillons. C'est, comme je vous le disais plus haut, la variété qu'on trouve le plus souvent associée à l'onyxis. Comme lui, elle est indolente et ne devient sensible que lorsqu'elle s'excorie et que la chute de l'épiderme squameux met à nu la surface dermo-papillaire hyperplasiée. Quelquefois les replis cutanés, autour de l'ongle, principalement sur ses parties latérales, se tuméfient, deviennent tendus, luisants et d'un rouge foncé. Leur consistance est ferme, leur surface lisse ou à peine squameuse. C'est un état subinflammatoire qui s'établit là, une véritable *tourniole syphilitique*, moins aiguë, moins douloureuse que la tourniole commune et surtout d'une durée beaucoup plus longue. En outre, elle ne suppure jamais et se résorbe sur place dans les cas non compliqués. Mais aux pieds où les causes d'irritation sont si communes, plus rarement aux doigts, la peau s'irrite, s'enflamme et finit par s'ulcérer dans son angle de réflexion autour de l'ongle. Il en résulte une crevasse longitudinale profondément située, qui suppure et se couvre de croûtes. L'ulcération contourne quelquefois l'ongle sur un point de sa circonférence, s'insinue au-dessous de lui, l'ébranle quand elle est étendue, et peut même déterminer sa chute totale ou partielle. D'ordinaire sa nutrition n'est que peu modifiée ; il en résulte quelques changements momentanés de coloration et un ou plusieurs de ces sillons transversaux si communs dans toutes les maladies de l'ongle. N'est-ce pas là une forme d'ongle incarné? C'est en effet à *l'ongle incarné* qu'aboutit toujours la tourniole syphilitique compliquée d'inflammation vive et d'ulcération. Aux doigts l'affection reste bénigne et se guérit d'elle-même à la longue. Mais au gros orteil il n'en est pas ainsi. La pression des bords de l'ongle irrite sans cesse le fond des replis cutanés, exaspère le processus ulcératif, et alors il en résulte, ou bien un ongle incarné douloureux, qui suppure, saigne, devient fongueux et s'aggrave progressivement, ou bien un périonyxis envahissant et décidément ulcéreux dans toutes ses parties.

Le *périonyxis ulcéreux*, la plus grave de toutes les lésions qui nous occupent, peut donc être consécutif. Mais habituellement il est primitif et il provient d'une syphilodermie papulo-tuberculeuse ou ulcéreuse qui, sous une forme circonscrite ou diffuse, envahit d'emblée une partie ou la totalité de la peau qui entoure l'ongle. Il en résulte, autour de celui-ci, et à très brève échéance, un encadrement de tissus très tuméfiés, difformes, d'un rouge livide, qui se confond insensiblement à la périphérie du foyer morbide avec les parties voisines, tandis qu'il se creuse en dedans d'une ulcération à bords découpés à pic, irrégulièrement entamés, minés en dessous et décollés, à fond sanieux, grisâtre, d'un mauvais aspect, à sécrétion ichoreuse, purulente et souvent infecte. Cette ulcération en forme de fer à cheval quand tout le pourtour de l'ongle est envahi, gagne la matrice de l'organe qui ne tarde pas à perdre sa transparence et à se détacher des parties sous-jacentes dans une étendue plus ou moins considérable. C'est ainsi que l'ongle peut être miné peu à peu et finit par devenir un corps étranger enseveli dans les fongosités exubérantes qui l'entourent de tous les côtés. Si le processus ulcératif est modéré et qu'il laisse aux parties devenues ou restées saines quelque répit pour procéder à leur œuvre de réparation, un nouvel ongle s'ébauche au-dessous du premier et contribue à son élimination définitive.

Le principal foyer du périonyxis ulcéreux s'établit presque toujours dans les cas les plus intenses, au niveau de la lunule. Il y a là une tranchée ulcéreuse, profonde, abrupte, déchiquetée, fongueuse, d'où le processus rayonne latéralement le long des sillons et aussi entre eux jusqu'à l'extrémité de l'ongle. La matrice unguéale dans sa totalité s'ulcère et bientôt l'ongle soulevé, ébranlé, devenu mobile et réduit à l'état d'une écaille brunâtre, tombe de lui-même ou est facilement exhumé des fongosités qui le recouvrent. Cette ulcération étendue à toutes les parties molles péri et sous-unguéales, montre bientôt de la tendance à se localiser à la base, tandis que la surface de la matrice se déterge et se couvre d'un tissu épithélial gris, jaunâtre, dur et inégal. C'est l'ébauche informe de l'ongle futur, ébauche souvent imparfaite et éphémère qui disparaît quelquefois sous de nouvelles pressées ulcéreuses de la matrice pour se reproduire de nouveau. Quand les replis latéraux ne sont pas entièrement ulcérés, de minces lamelles d'ongle se sécrètent aussi au fond de leur sillon et vont rejoindre les parties du centre en voie de formation. C'est ainsi que l'ongle se régénère peu à peu et après de nombreuses vicissitudes, dans les cas où la matrice et les replis ont été fortement compromis, mais non totalement détruits par l'ulcération. Le nouvel ongle n'atteint pas du premier coup sa configuration naturelle ; il est et reste souvent incomplet et crochu. Sa difformité peut même aller plus loin et on le trouve réduit à des lamelles stratifiées, à de petits mamelons épars de matière cornée. Enfin quand toutes les parties sécrétantes de l'ongle ont été détruites, l'extrémité du doigt ou de l'orteil ne forme plus qu'un moignon irrégulier, à surface sèche et dure, sur laquelle existent à peine quelques vestiges informes de débris unguéaux. Le pouvoir de régénération que possède la matrice de l'ongle à sa base est très considérable et résiste à des périonyxis ulcéreux qui semblaient devoir la détruire pour toujours. Aussi ne faut-il jamais désespérer, même dans les cas les plus graves, de voir un nouvel ongle se reproduire. Seulement ne vous attendez pas à lui trouver toujours les dimensions, les formes et la couleur de l'ancien. Les périonyxis qui n'attaquent que les parties latérales et qui ressemblent à l'ongle incarné sont les moins sérieux, surtout s'ils détruisent vite la portion de l'ongle correspondante et déterminent sa chute, parce que alors on peut appliquer en toute liberté les topiques convenables. C'est toujours une condition très favorable que la chute de l'ongle dans les périonyxis généraux ou partiels. Elle est inévitable, mais elle se fait quelquefois attendre longtemps et vous ne sauriez croire combien la présence de ce corps étranger contribue à aggraver la situation.

C'est au pied et surtout au gros orteil que le périonyxis ulcéreux arrive à produire une affection véritablement grave, douloureuse, de longue durée qui condamne les malades à l'immobilité et dont il est difficile d'obtenir rapidement la guérison. C'est aussi sur le gros orteil que le périonyxis présente plusieurs complications dont la plus commune est le gonflement inflammatoire de l'ulcération et des parties voisines. Ce gonflement produit par une hyperplasie diffuse qui infiltre toutes les parties molles peut atteindre des proportions gigantesques. L'orteil doublé ou triplé de volume s'étale en spatule, s'arrondit en massue et constitue une tumeur aussi volumineuse à elle seule que tous les autres orteils réunis. Une autre complication qui accompagne presque toujours la précédente, c'est le bourgeonnement morbide de l'ulcération péri et sous-unguéale, sa dégénérescence en tissu fougueux, en champignon mollasse, qui recouvre une partie de l'ongle ou le submerge presque totalement. En pareil cas les douleurs sont toujours très vives et la marche impossible; l'ulcération devient violacée, sanguinolente et ne sécrète plus qu'un ichor fétide. Enfin j'ai vu plusieurs fois une complication qui semble être le terme de deux autres portées à leur plus haute intensité, c'est la gangrène d'une partie ou de la totalité des tissus fongueux.

Cette gangrène reste superficielle ; elle ne pénètre pas vers les parties profondes et je ne l'ai pas vue attaquer les articulations, nécroser les phalanges et amputer les orteils.

Aux doigts, le périonyxis ulcéreux est beaucoup plus simple qu'aux orteils. Chez les personnes dont les mains sont exposées à des causes d'irritation, il commence sur le bord libre de l'ongle, du médius ou de l'index presque toujours. L'attention du patient est éveillée par une petite douleur et il trouve au-dessous de l'ongle une croûte brune qui recouvre une ulcération fissuraire, étendue transversalement. A ce degré qui est le plus léger, un traitement approprié guérit rapidement l'ulcération. Mais, si l'affection est négligée, elle s'étend avec rapidité à toute la matrice, rampe le long des parties latérales dans les sillons, altère la nutrition de l'ongle qui devient épais et brunâtre, et enfin gagne la lunule, se généralise et produit toutes ses conséquences.

La date de l'onyxis et du périonyxis dans l'évolution diathésique n'a rien de fixe. On voit des ongles touchés dès les premières poussées ; d'autrefois ce n'est qu'au bout de huit ou dix mois ; enfin, il arrive souvent que le périonyxis ulcéreux grave, dont la nature et les allures sont celles des affections tertiaires, ne se développe qu'au milieu ou à la fin de la seconde année et même dans la troisième et plus tard.

Le diagnostic est presque toujours facile parce que l'affection en elle-même est très spécifique, et puis parce qu'elle coïncide souvent avec des lésions syphilitiques manifestes qui occupent d'autres parties du corps. L'éczema chronique et le psoriasis de la main rendent quelquefois les ongles secs, épais, friables et cassants. Ce sont les commémoratifs qui éclaireront dans les cas douteux. J'ai vu des chancres syphilitiques de l'extrémité des doigts ressembler trait pour trait à la tourniole spécifique ou au périonyxis ulcéreux L'adénopathie épitrochlénne et axillaire qui les accompagne fixe le diagnostic, etc. On dit qu'il survient chez les sujets cachectiques des périonyxis ulcéreux graves ; il est prudent de les rattacher à la syphilis. — Le pronostic ressort de la description que je vous ai faite. Entre des onyxis insignifiants par eux-mêmes et le périonyxis ulcéro-gangreneux, il y a tous les degrés de gravité d'une lésion locale, sans compter la signification diathésique de la manifestation. Les affections unguéales sont toujours beaucoup plus sérieuses aux pieds qu'aux mains. Celles du gros orteil sont les plus à redouter. Il y en a qui se limitent à un seul doigt ou à un seul orteil ; d'autres les attaquent presque tous ; quelques-unes s'éteignent après une première attaque, tandis que d'autres procèdent par récidives plus ou moins nombreuses. Toutes sont des lésions avec lesquelles il faut compter quand elles s'ulcèrent, parce qu'alors leur durée est toujours fort longue. J'ai été obligé de garder quelquefois des malades dans mon service pendant cinq ou six mois pour des périonyxis du gros orteil. Il y en a qui possèdent une sorte de malignité locale et qui déjouent pendant des semaines tous les efforts qu'on fait pour les guérir.

Toutefois, soumis à un traitement général et surtout local bien institué et poursuivi avec persévérance, le périonyxis ulcéreux finit par céder et il est guéri au bout d'un mois ou deux. Il n'y a pas à s'occuper de l'onyxis ; la médication interne suffit pour le guérir. — La médication topique occupe, au contraire, une grande place quand il s'agit du périonyxis. Elle est même plus importante que l'interne. Il faut d'abord placer les parties malades dans une situation convenable, les soustraire aux causes d'irritation et les condamner au repos. Ces simples précautions hygiéniques sont d'une grande efficacité. Dans les formes sèches on protégera les doigts et les orteils avec un doigtier en caoutchouc, un pansement au diachylon, des bandelettes agglutinées avec du collodion. Dans la forme inflammatoire on aura recours au traitement antiphlogistique local : cataplasmes émollients, bains locaux et généraux, onctions avec de l'onguent napolitain, puis pansement par occlusion avec des bandelettes d'emplâtre de Vigo hydrargyrisé. — Dans la forme ulcéreuse, s'il existe une vive inflammation, on emploiera un traitement antiphlogistique local. Lorsque la plaie deviendra fongueuse, il faudra la cautériser vigoureusement et dans toutes ses parties avec un crayon de nitrate d'argent, tous les jours ou tous les deux jours. Je n'ai pas recours à d'autres caustiques tels que le nitrate acide de mercure ou le chlorure de zinc. Ce dernier trouverait pourtant son indication dans les formes extrêmement bourgeonnantes. Quand l'ulcération a été réprimée et modifiée par des cautérisations répétées, si elle s'arrête et prend un bon aspect, on pourra la recouvrir d'un pansement par occlusion avec l'emplâtre de Vigo, ou la saupoudrer tous les jours de poudre d'iodoforme. Les pansements faits trois fois par jour avec de la charpie imbibée d'une solution de nitrate d'argent au 20e ont été préconisés par M. Diday et sont aussi très efficaces[1].

1. *Traitement du périonyxis ulcéro-fongueux par le nitrate de plomb.* Les médecins italiens ont beaucoup préconisé dans ces derniers temps l'emploi du *nitrate de plomb* dans le traitement du périonyxis ulcéro-fongueux syphilitique. C'est M. Moerloose qui a le premier fait l'application de cet agent contre l'affection qui nous occupe. Il a été

Un point délicat de pratique, c'est de savoir s'il faut toucher à l'ongle et à quel moment. Sa présence au milieu des parties ulcérées est toujours nuisible. Du moment que sa chute est inévitable, il ne faut pas attendre qu'il tombe. On doit l'arracher, ce qui est facile. Mais dans les périonyxis à forme d'ongle incarné est-il nécessaire d'enlever prématurément la portion d'ongle qui est menacée et qui est quelquefois très longue à tomber? Tout dépend du degré de l'affection, de la tournure qu'elle prend, de ses progrès, de sa durée, etc., etc. En général, plus tôt les parties ulcérées seront mises à découvert, et mieux cela vaudra, car rien n'empêchera dès lors d'agir énergiquement sur l'ulcération. L'opération de l'ongle incarné est donc indiquée dans tous les cas de quelques gravité et surtout lorsque l'ulcération quitte le fond des replis latéraux pour attaquer la matrice de l'ongle.

APPENDICE

I

PLAQUES MUQUEUSES TARDIVES.

On n'est pas très bien fixé sur l'époque où la diathèse n'a plus rien à voir avec les éruptions de plaques muqueuses. Il serait utile cependant d'être édifié sur ce point, car on saurait par là à quelle époque la syphilis cesse d'être virulente et par conséquent contagieuse. En général, passé deux ans et demi et trois ans, les plaques muqueuses sont exceptionnelles, surtout chez les malades qui ont été soumis à un traitement convenable comme activité et comme durée. Voici deux cas de *plaques muqueuses tardives*. — Un malade qui s'était très bien soigné et n'avait eu que des accidents fort légers me consulta plusieurs fois pour des plaques muqueuses de la bouche, après la troisième année révolue de la syphilis. Le chancre était apparu le 3 février 1879 ; le 28 juin 1882, je constatai une plaque muqueuse typique sur la face interne de l'une des joues, au niveau de la commissure. Il en avait eu quelques-unes sur la verge un peu auparavant, et prétendait avoir récemment communiqué la syphilis à sa maîtresse. Ainsi, *plaques muqueuses trois ans et cinq mois après le début de l'accident primitif*. — Un autre malade qui me consulta le 16 septembre 1882, avait une plaque muqueuse érosive typique sur la

expérimenté ensuite avec grand succès par le professeur Vanzetti de Padoue, par le professeur de Amicis de Naples et enfin par le Dr Tortora qui, dans un très bon travail sur ce sujet, a rapporté six cas de guérison rapide (Napoli 1881). On applique le nitrate de plomb sous forme de poudre sur les fongosites, qui au bout de deux ou trois jours sont escharifiées et tombent, laissant au-dessous d'elles un bourgeonnement de bonne nature. Si toutes n'ont pas été détruites du premier coup, on fait une seconde application. Puis, pour activer la cicatrisation l'on panse la plaie avec du glycérolé d'iodoforme.

langue, depuis quinze jours. Sa santé était parfaite. Il n'avait eu que des accidents très légers et superficiels, ne fumait pas et pourtant éprouvait toujours quelque chose du côté de la bouche. Ainsi, *plaques muqueuses trois ans et trois mois après le début de la syphilis.* — Ces syphilitiques sont très dangereux pour ceux qui sont en rapport avec eux. J'ai relaté ces deux cas parce que les lésions étaient très caractéristiques. Chez les personnes qui fument beaucoup, il survient tardivement aussi des affections bucco-linguales, mais elles ne sont pas toujours exclusivement syphilitiques. J'en ai même observé qui ne l'étaient pas du tout, au bout de trois ou quatre ans, malgré les apparences contraires. Elles ne l'étaient pas, puisque ces malades ne transmettaient pas la syphilis à leurs femmes, etc. C'est un point de diagnostic et de pronostic bien délicat que celui-là. Il y a des exemples de contagion syphilitique, à la cinquième ou sixième année, par le fait d'individus qui avaient sans doute encore des plaques muqueuses. De pareils cas sont extrêmement rares, et, je le répète, après trois ans, trois ans et demi, j'en ai vu bien peu de très authentiques. Ce sont eux qui doivent nous rendre très prudents quand il s'agit de se prononcer sur l'admissibilité d'un syphilitique au mariage. Je discuterai plus tard cette grave question. Qu'il me suffise de dire aujourd'hui — et c'est là une conséquence pratique qui ressort des deux faits précédents — que l'on n'évite pas absolument tout danger de contagion, même dans les syphilis les mieux traitées, en autorisant le mariage au bout de *trois ans et demi.*

II

DURÉE EXCESSIVE DE LA DEUXIÈME INCUBATION.

Chez un jeune malade que je soigne et que je n'ai pas perdu de vue, plus de six ou sept jours consécutifs, j'ai constaté que le premier accident d'intoxication, constitué par une *seule plaque* muqueuse sur la lèvre inférieure, n'apparut que *cent vingt jours* après le début du chancre (chancre du méat, balano-posthite avec adénopathie). — Traitement dès le début du chancre. — Depuis, il est apparu une plaque très caractéristique d'érythème cutané syphilitique. Quand on voit d'aussi longues incubations, on se prend quelquefois à douter de son diagnostic. Le malade lui-même semble n'être pas satisfait de cette absence d'accidents! Il est certain que s'il n'en survenait absolument aucun, la situation serait équivoque, et on pourrait se demander s'il y a eu ou s'il n'y a pas eu intoxication.

III

SYPHILIDE PIGMENTAIRE DU FRONT SURVENUE TROIS MOIS APRÈS LE DÉBUT DU CHANCRE ET PERSISTANT AU BOUT DE DEUX ANNÉES.

Chez un jeune médecin qui vint me consulter vers le soixante-dixième jour d'un accident primitif complètement méconnu, l'intoxication débuta par des attaques de névralgie faciale intermittente quotidienne, revenant tous les soirs, à onze heures précises. — Éruption superficielle et manifestations très bénignes. L'accident consécutif le plus original fut un masque pigmentaire sur le front, survenu d'emblée sans éruption antérieure et tout à fait semblable à celui d'une femme enceinte. — Eh bien, *au bout de deux ans*, cette sorte de *couronne pigmentaire de Vénus* n'avait subi aucun changement. Elle était telle que les premiers jours de son apparition, c'est-à-dire qu'elle commençait par une ligne nette, à deux ou trois centimètres de la racine des cheveux, se perdait insensiblement au bas et sur les côtés, et avait une teinte d'un jaune sale assez clair, qui n'avait pas changé. La zone de peau qui la séparait de la racine des cheveux était blanche et paraissait vitiligineuse. — Le traitement spécifique qui avait fait disparaître comme par enchantement toutes les autres manifestations, n'avait eu aucune action sur cette couronne frontale pigmentaire.

IV

HERPÈS ET PLAQUES MUQUEUSES.

Les éruptions herpétiques s'associent très souvent aux plaques muqueuses sur les organes génitaux chez l'homme et chez la femme, surtout chez la femme. On ne saurait trop se tenir en garde contre ces sortes d'éruptions, même quand elles paraissent exemptes de toute teinte spécifique. Le fait suivant en est une preuve.

Le 10 août 1875, une dame que j'avais traitée cinq ou six mois auparavant pour une vaginite virulente, vint me consulter de nouveau. Elle se plaignait d'éprouver dans les parties génitales des démangeaisons atroces qui la privaient de tout sommeil. Les deux grandes lèvres étaient tuméfiées, la droite surtout, qui avait 5 ou 6 fois le volume de l'état normal. La tuméfaction était constituée par un œdème inflammatoire. Sur la face interne de cette grande lèvre, il existait une quantité innombrable de petites taches blanches, percées à leur centre d'un étroit pertuis produit par la rupture d'une vésicule. A leur niveau l'épiderme était conservé, soulevé et il semblait y avoir au-dessous de lui une lame mince de concrétion couenneuse. — Processus inflammatoire très vif. — Douleurs violentes. — Ganglions inguinaux tuméfiés et sensibles. — Sur quelques points agglomérations irrégulières de ces vésicules. — Un peu de fièvre. — Douleur en urinant. — Écoulement muqueux et purulent sans odeur. La dame n'avait eu aucun rapport sexuel depuis deux mois. Pas trace d'accident primitif.

Certes il y avait lieu de croire qu'il s'agissait là d'un herpès simple. Eh bien, un mois après, la malade revint me consulter ; mais cette fois des plaques muqueuses confluentes typiques et indolentes existaient sur les grandes lèvres dures et hyperplasiées. En outre syphilide papuleuse palmaire des mieux caractérisées. L'herpès génital n'avait été que l'avant-coureur de la syphilodermie mucoso-cutanée des organes génitaux.

Les éruptions eczématiformes ont moins d'affinité pour la syphilis que les éruptions herpétiques. Cependant, j'ai observé quelques cas d'eczéma de la verge chez les syphilitiques, qui ont disparu très vite par la seule influence du traitement spécifique.

V

HYPERTROPHIE AMYGDALIENNE SYPHILITIQUE.

Voici les conclusions d'un mémoire publié sur cette affection par M. Paul Hamonic. (*Annales de dermatologie et de syphiligraphie*, 1882.)

« 1° Il existe une hypertrophie syphilitique amygdalienne, indépendante de toute manifestation locale spécifique. Elle est analogue à l'adénopathie secondaire syphilitique. Elle survient en même temps qu'elle dans les trois premiers mois de la contagion syphilitique;

« 2° Cette hypertrophie amygdalienne peut être simple, isolée; ou bien elle est combinée à une angine spéciale (angine syphilitique) ou à des syphilides du voile du palais, des amygdales;

« 3° Dans l'évolution normale de ces diverses lésions, on constate d'abord l'angine et l'hypertrophie syphilitiques marchant de front, ou se succédant. Plus rarement elles restent isolées. Les syphilides éclatent secondairement à elles dans la majorité des circonstances;

« 4° Il est fréquent de voir les syphilides guérir. Alors l'hypertrophie amygdalienne et l'angine syphilitiques (isolées ou combinées) reprennent leur aspect primitif;

« 5° L'hypertrophie scrofuleuse des amygdales subit, par le fait de la syphilis, une sorte de poussée aiguë qui produit des caractères cliniques et anatomiques mixtes, par suite d'une sorte de combinaison des deux diathèses. (Scrofulate de vérole.)

« 6° L'hypertrophie amygdalienne syphilitique rétrocède souvent, et les tonsilles reprennent leur volume normal sous l'influence du traitement général. (Comme les ganglions lymphatiques.)

« 7° L'hypertrophie syphilitique peut se compliquer de poussée phlegmasique aiguë qui porte principalement son action sur le tissu cellulaire périamygdalien. S'il y a abcédation, il s'agit d'une *cellulite périamygdalienne suppurée.* Mais l'amygdale syphilitique ne suppure pas;

« 8° Le diagnostic est basé sur les caractères cliniques et la marche de l'affection, et sur la notion des antécédents et de la période d'évolution de la syphilis.

« 9° Ordinairement le pronostic n'est pas grave.

« 10° Cette hypertrophie amygdalienne est de nature syphilitique. La lésion est une hyperplasie lamineuse.

« 11° La scrofule semble porter surtout son action sur les cellules. Si la syphilis survient chez un scrofuleux, les lésions de sclérose se combinent aux lésions cellulaires, et on a un type mixte, au point de vue anatomo-pathologique.

« 12° Ordinairement l'angine et l'hypertrophie syphilitiques préparent le terrain où vont éclore les syphilides (érosives la plupart du temps); celles-ci sont produites par une irritation locale quelconque (fumée, alcool et bol alimentaire).

« 13° Le traitement doit être général et local. Il ne faut pas hésiter à faire l'amygdalotomie, dans les cas où il n'y a pas chance de voir reprendre aux amygdales leur volume normal. »

VI

LARYNGITE SYPHILITIQUE.

Communication sur la laryngite syphilitique grave, secondaire grave, secondaire tardive ou tertiaire précoce, faite par M. le Dr Gouguenheim à la Société du IXe arrondissement. (*Annales de dermatologie et de syphiligraphie,* 1882.)

« C'est une forme grave qui peut survenir à la fin de la période secondaire ou au commencement de la période tertiaire. Cette variété de laryngite peut éclater rapidement et arriver en peu de jours à son summum d'intensité, ou bien elle peut évoluer avec lenteur et d'une façon insidieuse. Dans les premiers cas, elle met les jours du malade en danger et peut nécessiter l'opération de la trachéotomie, opération qui pourrait même échouer si l'affection s'étendait en même temps dans la région sous-glottique.

« Voici ce qu'on observe : l'épiglotte et toute la partie sus-glottique sont l'objet d'une tuméfaction excessivement prononcée, tuméfaction pouvant oblitérer presque le calibre de l'organe. Les parties tuméfiées sont d'une couleur rouge sombre, et à leur surface peuvent se montrer des exulcérations grisâtres irrégulières.

« La dyspnée est excessive, la dysphagie peut aussi se montrer dans les cas exulcérés dont je viens de parler. Impossible avec le laryngoscope de faire pénétrer la lumière au delà de cet orifice extrêmement tuméfié. Sous l'influence d'un traitement énergique, le gonflement diminue progressivement, et, en quelques jours, il est possible d'explorer tout l'organe et de constater l'existence de la tuméfaction interne. Quelquefois, les cordes vocales sont normales, d'autres fois elles participent à l'affection, sont gonflées, rouges et parsemées ou non d'ulcérations arrondies.

« Cette forme de laryngite hypertrophique rappelle à s'y méprendre cette variété grave de phthisie laryngée, que j'ai dénommée variété hypertrophique diffuse, forme qui peut tuer rapidement les malades. La seule différence qui existe entre les deux états est la gravité de l'état général et l'envahissement rapide des poumons dans la tuberculose. Au début toutefois, on pourrait être perplexe, d'autant plus que cette forme de laryngite ne coïncide pas toujours avec l'existence d'une angine syphilitique et qu'elle peut se montrer après l'effacement des syphilides.

« Le médecin appelé en pareil cas et qui ignorerait l'existence de syphilides antérieures, pourrait méconnaître ces accidents et ne pas instituer le traitement indispensable.

« Le but de cette présentation est de vous avertir de la possibilité de ces cas excessivement graves, dont il est très excusable, du reste, de ne pas suspecter l'origine et qu'on pourrait attribuer à des causes bien différentes.

« Le plus souvent, la cause de la variété rapide est un refroidissement subit.

« Le traitement consiste en l'emploi de l'iodure de potassium ; on commencera par 3 grammes par jour, en trois fois, au commencement de son repas ; on augmentera la dose de 1 gramme chaque jour jusqu'à ce que l'on arrive à 8 grammes. On pourrait même élever la dose. Naturellement, dès que les accidents s'amenderont, il faudra diminuer la dose, mais avec lenteur ; quand le malade sera à peu près guéri, il sera bon de maintenir l'emploi de l'iodure à la dose de 2 à 1 gramme, pendant un ou deux mois.

« Je proscris l'administration du mercure ; car si le diagnostic était erroné et s'il s'agissait d'une tuberculose, rien ne serait plus défavorable que l'usage du mercure. Même quand le diagnostic n'est pas indécis, je donne encore là préférence à l'iodure. »

VII

ANGINES SYPHILITIQUES SECONDAIRES AIGUES ET PULTACÉES.

La plupart des angines syphilitiques secondaires sont indolentes ou ne causent qu'un peu de gêne, un sentiment de sécheresse pendant la déglutition de la salive et des aliments. On est quelquefois étonné de découvrir de grandes nappes de plaques opalines épaisses et proéminentes, étalées sur les piliers et les bords du voile, chez des malades qui ne se doutaient pas de leur existence. Par contre, il arrive quelquefois que la pharyngopathie prend les allures d'une angine aiguë, cause de vives souffrances et ne permet que l'ingestion d'aliments liquides. Cette forme s'observe dans la période secondaire et aussi dans la période tertiaire. On est plus d'une fois embarrassé pour décider s'il s'agit d'une pharyngopathie résolutive ou d'une infiltration néoplasique tuberculeuse aiguë, condamnée à l'ulcération et à une destruction plus ou moins étendue des points envahis. Malgré leur acuité, ces angines spécifiques aiguës durent très longtemps si on ne les soigne pas. Elles méritent toute l'attention du médecin et nécessitent une médication énergique. Quoique j'en aie parlé dans ce livre (voy. p. 622), j'y reviens. En voici un cas typique.

X..., 21 ans, entré le 12 avril 1880 dans mon service, salle 8, lit 3. — Chancre ulcéreux du méat, 14 mois auparavant, en janvier 1879. — Première poussée d'accidents consécutifs, sans troubles constitutionnels. Traité par M. le docteur Simonnet. Plus tard, quelques plaques muqueuses sur le gland et à l'anus.

Lorsqu'il entra une première fois dans mon service, le 16 janvier 1880 (12e mois de la syphilis), il avait aux organes génitaux des plaques muqueuses reposant sur une base indurée, des macules sur les extrémités inférieures et des périostoses sur le tibia droit, qui dataient d'un mois. Sortit très amélioré au bout d'un mois. — Vers le milieu de mars 1880, mal de gorge vif, douloureux dès le début, et qui empêcha la déglutition des solides au bout de 15 jours. Douleur sur la partie supérieure et externe de la jambe gauche. Il rentra le 14 avril, dans l'état suivant : Voix nasonnée et gutturale. Toux, chatouillement laryngien. Impossibilité d'avaler des substances solides. Fièvre le soir. Insomnie. Salivation et sputation continuelles. Amaigrissement, pâleur (habituellement il se porte bien). — Rougeur et épaississement de la partie inférieure du voile du palais, surtout de la luette. Ulcération pultacée occupant tout le bord libre du voile, à gauche, depuis la base de la luette jusque sur le pilier antérieur correspondant, et gagnant de là une vaste ulcération qui s'étalait sur toute la paroi postérieure du pharynx. — L'ulcération était très superficielle ; ce qui dominait, c'était la sécrétion blanche pultacée (sans mauvaise odeur) et la vivacité de l'inflammation. — Tuméfaction douloureuse des ganglions latéraux du cou. — Douleur dans l'oreille gauche. Ganglion indolent et dur dans la région maxillaire.

Déformation de la partie antérieure du gland par le chancre du méat cicatrisé et les scléroses secondaires, adénopathie inguinale. — Nombreuses macules sur les membres inférieurs, consécutives à des syphilides anciennes.

Périostose peu volumineuse de la tête du péroné gauche. Les périostoses du tibia droit avaient disparu. (3 cuillerées de sirop de biiodure ioduré ; gargarisme boraté.)

Le 21 avril, le malade allait déjà beaucoup mieux, mais il restait encore quelques plaques pultacées. Il sortit complètement guéri et sans aucune perte de substance des piliers, du voile et du pharynx, dans les premiers jours de mai, après trois semaines de traitement.

Cette syphilis était grave, ainsi que l'attestaient les macules des jambes et les périostoses. Il était à craindre que l'angine fût ulcéreuse; mais malgré son acuité elle resta érosive et pultacée. En pareil cas, il existe une inflammation diffuse au milieu de laquelle se perdent les plaques muqueuses, si tant est qu'il en existe. L'angine n'en est pas moins spécifique. Pour agir plus vite, j'ai recours au traitement mixte ioduré et hydrargyrique. Je prescris des gargarismes au borax et je ne touche les érosions avec le nitrate d'argent qu'après la diminution des phénomènes inflammatoires.

VIII

SYPHILIDE HERPÉTIFORME.

Mon savant collègue et ami, M. le docteur Guibout, médecin de l'hôpital Saint-Louis, a publié un cas très intéressant de cette affection cutanée (*Union médicale*, 1878, p. 645). En voici le résumé :

Chancre infectant en janvier 1878, chez un jeune homme âgé de 27 ans. Quelques semaines après, éruption abondante de vésicules disposées en groupes sur toute la surface du corps. (Bains de sublimé; pilules de protoiodure.) — Six mois après (juillet 1878), l'éruption qui s'était à peu près guérie, reprit une plus grande intensité. Il existait alors sur les membres, le tronc et la face, des vésicules distribuées en groupes plus ou moins rapprochés et à divers degrés de leur évolution. Ces vésicules, disposées en cercle, formaient des groupes qui, assez espacés sur la poitrine et l'abdomen, étaient beaucoup plus rapprochés sur le dos et les membres inférieurs, et se rapprochaient encore davantage sur les avant-bras, où elles formaient des plaques assez étendues. La surface de la peau sur laquelle ces vésicules étaient groupées présentait une teinte cuivrée. Leur développement avait été indolent; elles laissèrent une macule brune. — Douleurs ostéocopes; céphalalgie.

A cette époque (6e mois de la syphilis), le malade fut pris d'une rétention d'urine, de constipation, puis de faiblesse des extrémités inférieures partielles, surtout et même presque exclusivement du côté droit. — Troubles de la sensibilité dans la jambe gauche. Douleurs dans la colonne vertébrale, spontanées et par la pression, au niveau des apophyses épineuses des vertèbres lombaires. Il s'agissait d'une paraplégie incomplète, qu'on ne pouvait attribuer qu'au développement d'une tumeur gommeuse des enveloppes de la moelle, ou de la moelle elle-même, ou à une exostose des vertèbres lombaires venant comprimer la partie terminale de ce centre nerveux. Le malade fut traité par l'iodure de potassium et le mercure. Après trois mois de cette médication, il fut guéri.

SEIZIÈME LEÇON

SYPHILOSE CUTANÉE OU AFFECTIONS TERTIAIRES DE LA PEAU : SYPHILIDES PUSTULO-ULCÉREUSES; — SYPHILIDES TUBERCULO-GOMMEUSES

GROUPE ULCÉRO-GOMMEUX DES SYPHILODERMIES, type *pustulo-ulcéreux;* type *tuberculo-ulcéreux.*—Les dermatopathies de ce groupe sont destructives, circonscrites et tardives. Elles sont susceptibles de récidiver indéfiniment.

. SYPHILIDES APPARTENANT AU GROUPE PUSTULO-ULCÉREUX OU ULCÉRO-CRUSTACÉ. — Trois variétés : l'impétigo, l'ecthyma, le rupia.

Syphilides impétigineuses : impétigo bénin; impétigo rodens ou phagédénique.

Syphilides ecthymateuses : Ecthyma bénin ou superficiel, — Ecthyma profond : il tient le le milieu entre l'impétigo et le rupia et représente le type des syphilodermies ulcéreuses d'emblée. — *Rupia :* c'est un degré plus avancé que l'ecthyma. — *Pemphigus :* c'est une syphilide papuleuse plutôt qu'ulcéreuse qui appartient en propre aux enfants nouveau-nés.

II. SYPHILOSE CUTANÉE A TYPE TUBERCULO-ULCÉREUX. — Sa fréquence sur la peau et sur les muqueuses. — Signification du mot *tubercule* en dermatologie syphilitique. Il est synonyme de *gomme intra-dermique.* — Constitution histologique de la gomme. — Tubercules isolés. — Tubercules engagés dans une nappe d'infiltration néoplasique diffuse du derme. — Tubercules atrophiques. — Tubercules ulcéreux.

Syphilodermies tuberculeuses atrophiques : atrophie cicatricielle de la peau.

Syphilodermies tuberculo-ulcéreuses : Périodes de crudité, de ramollissement, d'ulcération. Processus centrifuge de l'ulcération par courbes concentriques. — Réparation centrale. — Nappes d'infiltration tuberculo-ulcéreuses. Phagédénisme. Léontiasis syphilitique.

MESSIEURS,

J'ai terminé dans la dernière leçon l'histoire des syphilides du premier groupe, c'est-à-dire des syphilides érythémato-papuleuses. Je vais commencer aujourd'hui celles du deuxième groupe ou groupe ulcéro-gommeux. Vous vous rappelez que ce groupe comprend deux types : le type pustulo-ulcéreux et le type tuberculo-ulcéreux. Les généralités que je vous ai exposées autrefois me dispensent d'insister sur les caractères de chacun d'eux [1]. Qu'il me suffise de vous tracer en quelques mots les principaux traits de ce nouvel ordre de syphilodermies. Avec elles nous entrons dans la phase tertiaire de la syphilis. Nous n'aurons plus affaire à ces éruptions superficielles, généralisées qui disparaissent pour ne plus se reproduire, un peu à la manière des éruptions accidentelles ; mais à des dermatopa-

1. 12e leçon, p. 488 et suiv.

thies profondes, tenaces, qui sont dans l'imminence de récidives incessantes et qui présentent au plus haut degré l'expression d'un état constitutionnel à échéances morbides illimitées. Il y a un mot dont je me sers très fréquemment quoiqu'il ne se trouve pas dans les dictionnaires ; c'est le mot *Syphilose*. Je l'emploie pour désigner l'ensemble des affections particulières qui sont produites par la syphilis passée à l'état constitutionnel, à l'état tertiaire. Eh bien, les dermatopathies que je vais vous décrire constituent dans leur ensemble la *syphilose cutanée*.

C'est vous dire qu'elles sont presque toujours tardives et ne commencent guère que trois ou quatre ans après l'accident primitif; — qu'elles présentent un processus très lent et essentiellement chronique; — qu'elles ont une signification toujours sérieuse et une portée pathologique profonde et lointaine; — qu'elles entament et détruisent la peau et les muqueuses et laissent après elles des cicatrices indélébiles; — qu'elles ne sont probablement pas contagieuses.

A ces caractères ajoutez les suivants : 1° elles sont *circonscrites :* au lieu de se répandre, de se disséminer sur une grande étendue ou sur la totalité de l'enveloppe tégumentaire, elles n'en attaquent qu'une partie relativement restreinte. — 2° Elles sont habituellement *homogènes*, c'est-à-dire que chacune de leurs poussées est formée par le même élément générateur. Les types se mêlent moins fréquemment que dans les syphilides érythémato-papuleuses dont le polymorphisme est un des principaux attributs[1]. — Ces deux caractères ne sont pas absolus. On ne les retrouve pas dans les syphilides malignes précoces qui participent beaucoup des syphilides du premier groupe.

Enfin, ce qui complète leur physionomie, c'est que la configuration

1. Il ne faut pas attacher une grande importance à ce caractère. Sans doute le polymorphisme est loin d'être aussi fréquent dans le groupe ulcéro-gommeux que dans le groupe érythémato-papuleux ; mais on trouve encore dans un grand nombre de cas, des mélanges, sur le même individu, d'ecthymas, d'impétigos, de tubercules, de gommes. — Il y a des auteurs qui insistent beaucoup sur l'*absence de symétrie* dans les lésions tertiaires de la peau, c'est-à-dire sur leur inégale répartition de chaque côté de la ligne médiane. Ces lésions sont, il est vrai, moins symétriques que les éruptions généralisées, érythémateuses ou papuleuses de la phase virulente. On n'en trouve quelquefois que d'un seul côté. Mais il arrive souvent néanmoins que des éruptions tuberculeuses, que des ecthymas, que des gommes sont tout aussi symétriques qu'une éruption roséolique ou que des plaques muqueuses. Donc, ce caractère d'asymétrie n'a rien d'absolu, pas plus que le précédent, etc. — La simultanéité ou la succession des éléments générateurs propre à la syphilose cutanée, jette souvent de l'obscurité sur le diagnostic anatomique de telle ou telle syphilodermie. — Comme on pourra le voir en parcourant l'appendice de la leçon 19, il y a nombre de faits dans lesquels se trouvent réunies, à une certaine période de l'affection cutanée, des lésions ecthymateuses, des lésions tuberculo-ulcéreuses, sans compter les néoplasies de l'hypoderme.

circulaire, si commune dans toutes les manifestations syphilitiques et tégumentaires, de tout âge et de tout type, ne leur fait jamais défaut et se traduit par la forme arrondie de chaque élément générateur et par la juxtaposition en lignes courbes des groupes éruptifs.

I

SYPHILOSES CUTANÉES A TYPE PUSTULO-ULCÉREUX.

TROIS VARIÉTÉS : *l'impétigo, l'ecthyma,* le *rupia.*

Syphilides impétigineuses : impétigo bénin. Il survient souvent dans la phase secondaire. — Impétigo serpigineux ou *impetigo rodens :* son affinité pour la face et le cuir chevelu.

SYPHILIDES ECTHYMATEUSES. — Importance et fréquence de l'ecthyma.

Ecthyma bénin ou *superficiel.* C'est une syphilodermie de transition.

Ecthyma profond. Il constitue une des formes les plus fréquentes et les plus sérieuses de la syphilose cutanée. — *Pustule* initiale, éphémère. — *Ulcération :* son étendue, sa profondeur. Elle s'établit d'emblée sans néoplasie préalable. — *Croûte :* elle est sèche, conique, stratifiée, d'un noir verdâtre. — *Cicatrice :* déprimée, circulaire, unie et d'un blanc nacré.

Rupia. Ce n'est qu'une variété de l'ecthyma avec exagération de tous ses caractères. — Analogies de forme, de chronologie, de symptômes, de processus entre l'impetigo, l'ecthyma et le rupia. — L'ecthyma, qui tient le milieu entre l'impétigo et le rupia, représente le type des syphilodermies ulcéreuses d'emblée.

Anatomie pathologique : Dissociation, fragmentation et destruction de la charpente du derme par l'inondation rapide des éléments embryonnaires. — Altération et oblitération des vaisseaux.

Pemphigus. Il ne se montre que chez les nouveau-nés et appartient aux éruptions papuleuses plutôt qu'aux éruptions ulcéreuses.

Les éruptions qui appartiennent au type *pustulo-ulcéreux* ou *ulcéro-crustacé* sont avant tout ulcéreuses d'emblée. La pustule du début, la croûte qui lui succède et qui recouvre toujours l'ulcération ne sont que des circonstances accessoires. Je vous renvoie pour le processus intime de la lésion à ce que je vous en ai dit précédemment[1]. Cette syphilose cutanée présente des degrés plutôt que des formes différentes. On est dans l'habitude de décrire séparément sous les noms d'*impétigo*, d'*ecthyma* et de *rupia* ses trois variétés, quoiqu'elles n'offrent souvent que des lignes de démarcation presque imperceptibles. N'attachez donc pas à ces mots l'idée d'une individualité toujours très accentuée. Là, comme dans toutes les affections cutanées syphilitiques, il y a de nombreuses nuances; elles effacent insensiblement les distances qui séparent les types. Pour les suivre et les exprimer dans leurs modes changeants et de transition, il ne faut pas se placer à un point dogmatique comme sont forcément amenés à le faire ceux qui abusent des divisions et des subdivisions. Ici il n'y a rien d'absolu: tout se lie, se succède, se fond en dermatologie, comme dans les autres

1. 12e Leçon, p. 507, 511.

sciences biologiques. Ne faisons donc pas des entités trop rigides; et, si nous voulons être et rester cliniciens, suivons la nature dans toutes ses fluctuations et ses sinuosités.

SYPHILIDES IMPÉTIGINEUSES. — IMPÉTIGO BÉNIN ET CIRCONSCRIT. IMPÉTIGO SERPIGINEUX.

De toutes les syphilodermies, l'impétigo est celle qui explique et qui justifie le mieux cette remarque. Il présente même tant d'indécision et d'ambiguïté dans ses caractères que quelques dermatologistes ont proposé de le faire disparaître en l'annexant aux espèces dont il se rapproche le plus.

Par beaucoup de points il appartient à la phase secondaire de la syphilis; il se combine souvent alors avec les éruptions papuleuses. D'autres fois on ne le voit apparaître que beaucoup plus tard, prendre les allures d'une véritable syphilide tertiaire et même aboutir au phagédénisme. — Il ressemble beaucoup à l'impétigo simple; comme lui, il débute par des pustules ordinairement petites qui se groupent en nombre plus ou moins considérable sur une même aréole rouge. Ces pustules se réunissent, se rompent et forment des croûtes poreuses, granulées, sèches, cassantes, d'une couleur jaunâtre ou d'un brun clair et ambré, qui dépassent l'ulcération sous-jacente, lui adhèrent peu et ne sont jamais enchâssées comme celles de l'ecthyma et de l'impétigo dans la perte de substances du derme.

Chronologie. — L'impétigo syphilitique n'a pas de date fixe dans l'évolution de la diathèse. Il est rare de le voir apparaître et surtout prendre un développement considérable à l'époque des premières manifestations mucoso-cutanées. Il survient plutôt sous une forme discrète vers la fin de la première année. Mais c'est surtout à la fin de la seconde et pendant la troisième, qu'il peut prendre des proportions assez grandes pour constituer l'éruption unique ou du moins prépondérante, sur les limites indécises de la période secondaire et de la période tertiaire. C'est principalement une syphilide de transition. On ne l'observe jamais dans les phases ultimes de la maladie constitutionnelle; mais il constitue quelquefois une des manifestations de la cachexie syphilitique précoce.

Causes. — Elles n'ont rien de particulier ou mieux elles se réduisent à une seule qui est la syphilis. Plus nous avancerons dans l'histoire de cette diathèse et plus nous verrons les dermatopathies se soustraire, dans leur étiologie, aux influences accessoires et occasionnelles pour devenir une émanation directe et spontanée de la grande cause constitutionnelle.

Symptômes. — L'affection débute par une plaque rouge, érythémateuse, non saillante, sur laquelle ne tardent pas à s'élever de petites pustules remplies d'un pus jaunâtre. Au-dessous de l'épiderme ainsi soulevé, il existe sous chaque pustule une ulcération superficielle qui entame les parties les plus extérieures de la couche dermo-papillaire et n'attaque pas la charpente du derme. — On ne voit ces ulcérations qu'en détachant les croûtes qui se forment avec une très grande rapidité, dès que le pus est mis en liberté par la rupture de la poche épidermique. La durée de la pustule est très éphémère, celle de la croûte au contraire persiste presque aussi longtemps que l'éruption. Les croûtes grenues, jaunâtres, poreuses et friables se réunissent quand elles sont très voisines, de manière à former des masses mamelonnées, inégales, sillonnées par des lignes plus ou moins profondes, à leur point de fusion. Elles ne sont pas formées de couches stratifiées, restent en général plates dans leur ensemble et ne s'élèvent pas en masses coniques. Tout autour d'elles règne une aréole étroite et plus ou moins rouge. — L'ulcération ou mieux l'érosion sous-jacente est quelquefois bombée, convexe, au lieu d'être au-dessous du niveau des parties saines. Il s'agit alors non plus d'un *impétigo vrai*, mais d'une *papule impétigineuse*. Du reste il existe une grande affinité entre la papule et l'impétigo sur les régions pourvues de cheveux ou de poils. Il est souvent fort difficile d'affirmer que telle ou telle de ces élevures granulées, poreuses et jaunes qu'on rencontre si fréquemment dans la barbe, les moustaches, les sourcils, à la racine des cheveux, sur le front et à la nuque, résulte primitivement soit d'une papule soit d'un impétigo. Le siège de prédilection pour l'impétigo, c'est la tête, surtout la barbe, les ailes du nez, le sillon mentonnier, les commissures des lèvres et le cuir chevelu. On le trouve aussi sur le tronc, à l'hypogastre, au pubis, à la région sternale. Il est très rare aux membres, surtout aux inférieurs. Chaque élément éruptif est peu étendu; mais par leur réunion les pustules et les croûtes couvrent quelquefois une superficie de 2 ou 3 centimètres de diamètre. Quand la résolution doit avoir lieu, les croûtes se détachent facilement, l'aréole pâlit et l'érosion se répare peu à peu ou quelquefois avec une grande rapidité, si bien que la cicatrisation est effectuée avant que la surface croûteuse soit tombée. On trouve sur le lieu qu'occupait l'impétigo une macule brunâtre et une ou plusieurs cicatrices plus ou moins marquées qui deviennent blanches, disparaissent souvent à la longue ou persistent indéfiniment. — L'impétigo est donc tantôt résolutif et tantôt cicatriciel.

VARIÉTÉS. — Elles ne résultent ni des formes de l'éruption qui restent toujours arrondies, ni du groupement des éléments éruptifs qui n'affecte en général aucune configuration systématique. C'est dans le processus qu'il faut les chercher. En général l'impétigo est une syphilide bénigne discrète et même un peu effacée et comme perdue dans l'ensemble de manifestations cutanées plus importantes. Mais quelquefois, chez les sujets débiles, lymphatiques, épuisés, et qui n'ont subi aucun traitement pendant les premières phases de la maladie, l'éruption impétigineuse, au lieu de rester superficielle et de se disséminer un peu partout sur les régions pilifères de la peau, se concentre sur une région, principalement sur la face, et là devient envahissante, destructive, serpigineuse. C'est alors une véritable syphilodermie tertiaire. Voici quels sont ses caractères : Les croûtes se modifient, et au lieu de ressembler aux concrétions grenues, flavescentes et peu épaisses de l'impétigo vulgaire, elles se rapprochent plus de celles de l'ecthyma, c'est-à-dire qu'elles se condensent, deviennent plus fermes, plus unies, et prennent une teinte brunâtre. L'aréole inflammatoire plus large, plus foncée, tourne au rouge violacé, livide et vineux, ce qui est toujours un mauvais signe dans les éruptions pustuleuses. Au dessous des croûtes, il existe non plus une érosion, mais un ulcère véritable qui tend à creuser et à s'élargir, qui a des bords entaillés, un fond jaunâtre et fongueux comme le chancre mou et sécrète en abondance un pus très concrescible. Quand la peau est ainsi entamée profondément par l'impétigo, le processus de la lésion tourne infailliblement au phagédénisme, à moins qu'on ne parvienne à en arrêter à temps les progrès par un traitement énergique. L'envahissement s'effectue de la façon suivante : Autour de la croûte, sur l'aréole d'un rouge livide, l'épiderme est soulevé par de la sérosité purulente. Il en résulte un *bourrelet pustuleux annulaire.* Ce bourrelet ne reste pas longtemps liquide; son contenu se concrète et s'ajoute à la croûte primitive. — Au delà, une nouvelle aréole se forme, puis un nouveau bourrelet pustuleux, et ainsi de suite. Au-dessous, le derme est attaqué par des zones d'ulcération régulièrement concentriques et circulaires, etc. Que plusieurs pustules d'impétigo s'étendent de la sorte et se trouvent juxtaposées sur une même région, elles ne tarderont pas à se réunir et à former une vaste nappe d'ulcération serpigineuse, à contours polycycliques, s'élargissant et se multipliant du centre vers la circonférence. Ce mode d'extension se traduit au dehors par la formation des bourrelets pustuleux et par la surface onduleuse plutôt que stratifiée des croûtes. Dans les éruptions confluentes de cette variété d'impétigo, le fusionnement des ulcères serpigineux produit des nappes impétigineuses qui s'accroissent sans cesse à leur périphérie et arrivent à des diamètres de 10, 15 centimètres et plus dans tous les sens. On en a vu ronger toute une moitié de la face et du cuir chevelu. Cet impétigo qu'on a désigné sous le nom d'*impétigo rodens*, a un caractère de malignité locale qui le rend très dangereux, surtout lorsque, ne se contentant pas de s'étendre en surface, comme il le fait la plupart du temps, il creuse et attaque les parties les plus profondes de la peau.

Entre l'*impétigo bénin* presque insignifiant qui reste discret, disséminé et effleure à peine la surface de la couche dermo-papillaire; entre cet impétigo qui heureusement est le plus ordinaire, et l'impétigo ulcéreux, phagédénique, concentré sur une région qu'il ronge en surface et en profondeur, il semble qu'il y ait plus que des différences de degrés, qu'il y en ait aussi de nature. Sur la même espèce éruptive vous pouvez mesurer l'abîme qui sépare la syphilis secondaire de la syphilis tertiaire. L'impétigo rodens affecte une prédilection marquée pour la face et pour le cuir chevelu; il laboure toutes ces régions et détruit quelquefois complètement les ailes du nez. C'est une éruption essentiellement cutanée et qui n'attaque pas les muqueuses. Il fait partie des lésions ulcéreuses qui s'accumulent et se généralisent dans les syphilides malignes précoces.

Processus. — Je viens de vous le décrire en partie à propos de la tendance envahissante que présente l'impétigo rodens. Envisageons-le maintenant pour l'éruption prise dans son ensemble. Il est toujours chronique et ne devient aigu que, lorsque se trouvant mêlé à d'autres syphilides graves et rapides dans leur évolution, il est emporté comme elles par la malignité aussi rapide que générale de l'affection. Dans ses formes ordinaires et bénignes, l'impétigo peut s'espacer sur un long intervalle de temps; il se borne à quelques pustules croûteuses qui poussent tantôt d'un côté, tantôt d'un autre, disparaissent pour ne plus se reproduire ou récidivent deux ou trois fois pendant la seconde ou la troisième année de la syphilis. Mais quelquefois, obéissant à une impulsion diathésique plus concentrée, il la traduit à lui seul et au même moment sur plusieurs parties du corps. C'est dans les périodes de transition que ce fait se produit. La durée de pareilles éruptions est toujours longue, beaucoup moins cependant que celle des syphilodermies papuleuses. Il y a même des impétigos qui n'ont qu'une durée de

15 jours ou trois semaines, et encore peut-on l'abréger, car le traitement a sur ces éruptions une grande action curative.

Coïncidences pathologiques. — Elles sont très nombreuses, puisque l'impétigo appartient tout à la fois à la période secondaire et à la période tertiaire de la syphilis. On le rencontre surtout associé à certaines éruptions papuleuses tardives ; il n'est pas très rare non plus de l'observer à la fin des seconde ou troisième poussées des syphilides érythémateuses. Des plaques muqueuses occupent très fréquemment les mêmes régions que lui, sur la limite de la peau et des muqueuses, autour de la bouche, à l'orifice des narines, sur les parties velues des organes génitaux. Dans la catégorie des accidents tertiaires, nous trouvons en même temps que lui, des ecthymas superficiels, plus rarement des éruptions tuberculo-gommeuses.

Diagnostic et pronostic.—Le caractère spécifique de l'impétigo ne se manifeste pas toujours d'une façon bien évidente : ses croûtes, d'un ton ocreux, sont d'un aspect plus sale, plus terne que celles de l'impétigo vulgaire ; elles n'en ont pas les teintes flavescentes et dorées ; elles sont plus disséminées et moins en nappes. Leur consistance est plus sèche, plus dure, plus poreuse ; enfin, leur configuration est plus circulaire. L'impétigo syphilitique est beaucoup plus lent dans son évolution que l'impétigo commun, et il ne cause ni fièvre, ni démangeaisons, ni douleurs. Au surplus, si les éléments de diagnostic fournis par l'éruption sont insuffisants, on en trouve de nombreux et de plus positifs dans les commémoratifs et les coïncidences pathologiques. Je ne vois aucune nécessité de chercher des distinctions subtiles entre l'impétigo et certaines variétés très superficielles de l'ecthyma.

Le pronostic varie beaucoup. Lorsque l'éruption est discrète et ne semble que l'accessoire des syphilides secondaires, il ne faut lui attribuer aucune signification pronostique. Cependant si les sujets sont blonds, débiles, lymphatiques ; si l'impétigo se reproduit et augmente d'étendue à toutes les poussées pendant la seconde année de la syphilis, il est d'un fâcheux augure, parce qu'il annonce que la maladie a des velléités de devenir ulcéreuse et suppurative dans ses manifestations. Il faut alors craindre qu'elle passe décidément à l'état tertiaire. Dans les formes confluentes et extensives, le pronostic est très grave ; d'autres éruptions pustuleuses ne tardent pas à se montrer en même temps et la syphilide dans son ensemble devient maligne et quelquefois mortelle. L'impétigo serpigineux ne compromet point l'existence, mais il peut acquérir un haut degré de malignité locale qui rend son pronostic redoutable, d'autant plus que le traitement spécifique mixte qui vient si facilement à bout des variétés bénignes, échoue souvent contre le phagédénisme impétigineux. Il y a des impétigos qui sont sérieux et rebelles moins par eux-mêmes que par l'état de santé précaire, par la cachexie des sujets qui en sont atteints. Mais ce serait une erreur de supposer que derrière l'impétigo malin il existe toujours une constitution affaiblie, un tempérament lymphatique et scrofuleux, des débilités organiques héréditaires ou acquises, un collapsus profond des forces vitales, etc. On voit au contraire quelquefois cette syphilide, dans sa forme de malignité locale, atteindre des sujets d'une santé florissante et qui ne paraissent entachés d'aucun vice constitutionnel autre que la syphilis. Nous trouverons dans le cours de la syphilose cutanée bien des cas où le phagédénisme tertiaire ne repose sur aucun fond cachectique et dévore des chairs saines, vivaces et bien nourries. Ne voit-on pas ce fait se produire aussi dans le phagédénisme chancrelleux ?

SYPHILIDES ECTHYMATEUSES. — ECTHYMA SUPERFICIEL ET BÉNIN. — ECTHYMA PROFOND ET GRAVE. — RUPIA.

L'ecthyma est une forme de syphilide pustulo-ulcéreuse plus profonde et plus grave que la précédente. Il occupe un rang élevé dans la hiérarchie de la syphilose cutanée et constitue une des expressions les plus communes de la maladie constitutionnelle. Quand il apparaît, on ne peut plus avoir aucun doute sur l'existence d'un état tertiaire qui, selon toute probabilité, ne s'en tiendra pas à une seule poussée de cette lésion et ira même plus loin qu'elle dans ses déterminations, soit comme néoplasie destructive, soit comme localisation, non plus seulement tégumentaire, mais aussi osseuse et viscérale.

Son aspect général se rapproche beaucoup de celui de l'ecthyma vulgaire, si bien que si on s'en tenait à la physionomie seule de la lésion, il serait souvent difficile de deviner quelle est son origine. Il y a en lui deux variétés ou plutôt deux natures distinctes. L'une qui se montre à une époque peu éloignée de l'intoxication, vers la fin de la période secondaire : elle est bénigne, discrète, s'associe à des éruptions papuleuses, n'est qu'accessoire et ne peut pas être considérée comme l'indice positif d'un tertiarisme établi et irrévocable. L'autre qui ne survient en général que plus tard, après la deuxième ou la troisième année de l'intoxication, excepté dans les syphilides malignes et précoces : elle est toujours grave, à tendance extensive et sa signification pronostique n'est jamais équivoque. Entre ces deux ecthymas, dont le dernier est le vrai et le plus imprégné de spécificité constitutionnelle, il y a autre chose qu'une différence de degré. Vous agrandiriez l'ecthyma bénin que vous n'en feriez pas un ecthyma malin ; ce serait une lésion plus considérable, voilà tout ; une fois formée, elle guérirait et ne se reproduirait peut-être pas. L'ecthyma de la syphilose cutanée, au contraire, si petit qu'il soit à son début, s'élargira, creusera les tissus, se multipliera, récidivera à l'infini et pourra devenir un des agents les plus redoutables du phagédénisme tertiaire.

La *syphilodermie ecthymateuse superficielle* est assez commune dans la deuxième année de la syphilis. Quoiqu'elle se montre à cette période où toutes les éruptions tendent à se généraliser comme les exanthèmes, il est rare qu'on l'observe sur la totalité des téguments. Elle a des points de localisation particuliers. De plus, elle est rarement seule, isolée, et, dans ses associations, elle ne joue pas le rôle le plus important. En cela elle ressemble à l'impétigo bénin. Enfin elle ne fait ordinairement qu'effleurer la superficie de la couche dermo-papillaire et est érosive plutôt qu'ulcéreuse. C'est une syphilide de transition et sans fixité dans sa date. Toutefois elle appartient peut-être plutôt à la phase virulente qu'à la phase tertiaire, puisqu'on ne l'observe presque jamais dans les syphilis qui ont dépassé la quatrième année.

L'ecthyma superficiel et bénin est constitué par des pustules petites, lenticulaires, aplaties, s'élevant sur une aréole d'un rouge sombre. Leur base est peu ou pas indurée. Elles ressemblent beaucoup à des boutons de variole. Leur durée est éphémère. Le liquide purulent qu'elles contiennent se concrète et forme une croûte adhérente, brunâtre et mince, au-dessous de laquelle existe une érosion superficielle du derme. Peu à peu la lésion s'agrandit en conservant la forme circulaire, mais elle n'arrive jamais à des dimensions considérables et n'excède pas en général le diamètre d'une pièce de 50 centimes. A mesure qu'elle s'élargit, sa croûte devient plus épaisse et plus foncée qu'au début ; mais elle reste plate, n'affecte pas la forme conique stratifiée et est même quelquefois au contraire déprimée dans sa partie centrale. Peu à peu, spontanément ou sous l'influence de la médication spécifique, la lésion cesse de croître, reste quelques jours stationnaire, puis son aréole devient d'un rouge moins sombre et se rétrécit ; la croûte se dessèche, durcit, se contracte, se détache sur ses bords, reste longtemps adhérente à son centre, et, quand on la détache, on trouve au-dessous d'elle une surface cicatrisée ou humide encore, finement granuleuse qui se guérit très promptement. Une tache maculeuse, fortement pigmentée surtout à sa périphérie et entremêlée, au milieu, de quelques taches blanches cicatricielles, succède à l'érosion croûteuse. Elle s'efface lentement et finit par disparaître sans laisser aucune trace, sauf quelques petits points blancs de cicatrice quand elle a été plutôt ulcéreuse qu'érosive.

On rencontre l'ecthyma bénin principalement aux membres inférieurs, sur leur partie antérieure, quelquefois aux membres supérieurs. Il est assez commun aussi sur le front, où il donne lieu à une des variétés de la *couronne de Vénus*. Vous le trouverez également sur la nuque, sur les faces latérales du cou, au milieu des poils du pubis, sur les bourses, dans le dos et dans la raînure interfessière. Son éruption est disséminée et distribuée un peu partout, sans aucun ordre et comme au hasard. Ce n'est qu'exceptionnellement que les éléments éruptifs se groupent en demi-cercle, en fer à cheval, en cercles complets ou incomplets. L'ecthyma n'attaque pas les muqueuses.

Le processus atteste la bénignité de l'éruption. Chaque pustule, en effet, se guérit relativement assez vite, se limite d'elle-même et se résout sans récidiver sur place ou plus loin. Même tendance dans la marche générale de l'éruption. Durée définie et calculable d'un ou deux mois et même moins dans les cas très légers. Il ne faut pas toutefois se fier absolument à ces apparences ; elles peuvent tromper quelquefois pendant les sept ou huit premiers jours. C'est ce qui arrive dans les syphilides de la phase virulente, qui deviennent plus ou moins rapidement malignes. Les petites pustules d'ecthyma se multiplient de jour en jour, s'agrandissent, se fusionnent, couvrent de vastes surfaces, et, en deux ou trois semaines, envahissent toute la superficie du tégument.

Les coïncidences dermatopathiques font rarement défaut à l'ecthyma bénin. Ce sont surtout des éruptions papuleuses qui le précèdent ou l'accompagnent. Il est alors comme l'expression un peu plus avancée, mais néanmoins peu sévère d'une intoxication qui rétrocédera ou avancera, et dont les tendances, quoique indécises, doivent laisser beaucoup d'espoir. Mais il arrive aussi que l'ecthyma, au lieu d'être une fin est un commencement, un avant-coureur d'éruptions beaucoup plus graves que lui. Dès qu'on les voit poindre et à plus forte raison quand son association avec elles est déjà un fait accompli, l'organisme est exposé à toutes les éventualités du tertiarisme.

Le diagnostic de l'ecthyma bénin est facile. On ne pourrait le confondre qu'avec l'impétigo, ce qui n'aurait du reste aucun inconvénient, car, il faut bien le reconnaître, ces deux espèces sont très voisines et ne diffèrent pas beaucoup l'une de l'autre par leur date, par leur signification diathésique et par leur portée comme lésion locale. L'ecthyma est plus circonscrit, mais aussi moins superficiel que l'impétigo ; ses localisations sont moins exclusives ; la croûte qui le recouvre est plus sèche, plus condensée, plus dure et d'une couleur beaucoup plus foncée que celle de l'impétigo. Tous les deux réclament le même traitement interne mixte qui en fait presque toujours très promptement justice.

Occupons-nous maintenant des syphilides ecthymateuses vraiment tertiaires qui constituent une des formes les plus fréquentes et les plus sérieuses de la syphilose cutanée.

Chronologie. — Leur élément générateur propre, l'*ecthyma profond*, est beaucoup plus tardif que le précédent. Comme il appartient essentiellement à l'ordre tertiaire, il est difficile de lui fixer une date précise dans l'évolution de la maladie constitutionnelle. Tout ce qu'on peut dire, c'est qu'il ne se montre que dans la seconde année au plus tôt. D'ordinaire ce n'est qu'après la phase virulente, à une époque éloignée des éruptions papuleuses et muqueuses, qu'il trouve son opportunité ; dès lors il peut se produire à tous les âges de la période tertiaire.

Symptômes. — Comme lésion élémentaire il ne diffère pas de l'ecthyma bénin ; seulement les dimensions de la pustule sont plus grandes ; par suite, la croûte est plus large, plus épaisse, plus élevée et d'une autre forme. Ces différences morphologiques superficielles tiennent à la partie essentielle de la lésion, c'est-à-dire à l'ulcération qui est plus vaste, plus profonde et surtout plus envahissante. Le premier changement qu'on observe sur le point de la peau qu'occupera l'ecthyma profond, c'est une tache érythémateuse d'un rouge foncé, reposant sur une base de tuméfaction diffuse, dure, légèrement empâtée et peu saillante au-dessus des parties voisines. Dès le premier ou le second jour, au centre de cette tache, l'épiderme est soulevé par une sérosité d'un blanc rougeâtre qui devient rapidement purulente ou ichoreuse. La pustule est formée ; c'est une grosse ampoule régulièrement circulaire, aplatie, flasque ou remplie de liquide et entourée par la partie la plus extérieure de la tache rouge initiale qui lui forme une aréole dont les teintes toujours sombres deviennent violacées, livides ou bleuâtres dans les formes les plus malignes. Cette phlyctène se rompt au bout de deux ou trois jours et quelquefois plus tôt, car elle est très éphémère comme les pustules de l'impétigo et de l'ecthyma bénin, mais un peu moins cependant. Au-dessous d'elle, au moment précis où elle se vide, on peut constater sur le derme dépouillé des couches superficielles de son épithélium, une, quelquefois deux ou trois petites ulcérations déjà taillées à pic, comme l'est celle du chancre mou d'inoculation au bout de 24 ou 36 heures. Ces petites ulcérations s'agrandissent à vue d'œil en superficie et en profondeur; mais bientôt on ne peut plus assister à leur évolution, parce que le pus qu'elles sécrètent, se solidifie à leur surface et se condense en une croûte qui les recouvre complètement.

Cette croûte, par sa forme, par sa couleur, par son étendue va nous donner désormais la mesure des progrès que fera l'ulcération qu'elle masque. Étudions-la donc avec soin. Elle est arrondie régulièrement. Son diamètre varie de celui d'une pièce de 20 centimes à celui d'une pièce de 5 francs en argent. Sa consistance est compacte, rigide, uniforme et montre qu'elle est constituée d'une seule pièce. Sa forme est convexe et plus ou moins conique. A sa surface on voit des stratifications irrégulières dont les cercles vont en se rétrécissant de la base au sommet, ce qui lui donne l'apparence de certains coquillages et en particulier de l'écaille d'huître. Sa couleur est brune, presque noire et avec des reflets verdâtres. Elle adhère très solidement aux tissus sous-jacents et est comme enchâssée dans l'ulcération qu'elle recouvre. Quelquefois cette adhérence diminue, surtout lorsque l'ecthyma devient phagédénique; les bords de l'ulcération dépassent alors, dans leur marche centrifuge, ceux de la croûte qui, sans se détacher, devient mobile et semble flotter sur le pus ichoreux sécrété avec surabondance au-dessous d'elle.

L'ulcération qui est la lésion capitale de l'ecthyma entame et détruit le derme d'emblée, sans indécision et d'une façon progressive, dans une partie ou la totalité de son épaisseur. Du premier coup elle fait une entaillure à pic, comme à l'emporte-pièce. Aussi ses bords sont-ils nettement découpés, abrupts et perpendiculaires à la peau. Il en résulte, au bout de peu de temps, une perte de substance profonde, creuse, circulaire, escarpée, à fond inégal et déchiqueté, grisâtre, pultacé, jaunâtre, livide, quelquefois noirâtre et gangreniforme. Dans cette cavité il se fait sans cesse une sécrétion très copieuse de sérosité purulente, mêlée de débris organiques et de sang, qui a la propriété de se concréter au fur et mesure qu'elle se forme et d'ajouter de nouvelles couches stratifiées à la carapace ostréacée qui s'accroît et se rajeunit ainsi constamment par sa base.

Au début, sous la pustule, il existait une espèce d'empâtement, une tuméfaction diffuse et dure qu'on a eu tort de comparer à un furoncle ou à une tumeur papulo-tuberculeuse. Cette tuméfaction est éphémère; elle ne tarde pas à disparaître et les bords de la lésion se trouvent de niveau avec les parties voisines qui ne présentent d'autre changement qu'une zone de coloration erythémato-pigmentaire tournant au violacé et au noir dans les formes les plus graves de la maladie.

La peau ne se régénère point au niveau de l'ecthyma. La perte de substance est remplacée par du tissu cicatriciel. Quand la guérison doit avoir lieu, les bord s'affaissent, le fond s'élève, se déterge, se couvre de bourgeons charnus de bonne nature, qui sécrètent un pus louable non concrescible. Puis la cicatrisation s'effectue sur plusieurs points à la fois, quand l'ulcération est très large ou s'étend progressivement du centre à la circonférence. La cicatrice qui en résulte est un stigmate indélébile, d'une physionomie caractéristique. On la reconnaît aisément à sa forme régulièrement circulaire, à sa dépression au-dessous des tissus voisins, conséquence naturelle de la perte de substance partielle ou totale de l'épaisseur du derme en ce point, à sa coloration brunâtre et même quelquefois tout à fait noire. Cette macule si remarquable persiste pendant plusieurs années, mais en subissant certaines modifications; ainsi le centre se décolore et laisse la cicatrice, avec sa couleur d'un blanc nacré, sa gaufrure, ses plis, comme si elle était trop au large dans son cercle de peau saine. Mais la pigmentation dure quelquefois indéfiniment sous forme d'un liséré d'une teinte bistrée ou noire qui trace une zone complète ou incomplète sur les limites des parties intactes de la peau et de la cicatrice centrale.

Le nombre des éléments éruptifs dans une même poussée est très variable. En général l'éruption prise en son ensemble est discrète. Quelquefois il n'y a que deux ou trois pustules ecthymateuses, d'autres fois dix, vingt-cinq, trente à quarante au plus. Elles sont fort inégalement réparties sur la surface du corps. Dans beaucoup de points on n'en voit presque jamais, tandis que sur d'autres elles ne font jamais défaut. Sur les membres inférieurs, en avant des tibias, vous les trouverez toujours; n'y en eût-il qu'une, c'est là qu'elle sera. Cette prédilection si marquée pour les jambes se traduit non seulement par la présence constante de la lésion, mais aussi par sa confluence. Dans ce dernier cas, les parties envahies présentent parfois, depuis le genou jusqu'au pied, un aspect hideux : les vastes ulcères dont elles sont couvertes déversent sans cesse une sanie ichoreuse; ils se réunissent souvent pour ne former qu'une ou deux plaies de mine suspecte, au-dessous et autour desquelles les tissus deviennent œdémateux, tuméfiés, ce qui rend la peau tendue, luisante et même fendillée. De plus, elle est rouge et parfois écailleuse et rugueuse. Cette syphilodermie régionale présente comme aspect, à certains moments, une grande analogie avec des ulcères variqueux de mauvaise nature.

Les éléments éruptifs de l'ecthyma syphilitique restent souvent isolés et on les voit se disséminer çà et là ou se réunir sans aucun ordre. Mais il arrive aussi qu'ils se fusionnent et se juxtaposent systématiquement, suivant des lignes courbes, comme le font toutes les syphilides. Les surfaces ulcérées qui résultent de leur réunion peuvent être très étendues dans tous les sens. Leurs contours sont polycycliques au début. Mais si le phagédénisme s'en empare, ce qui est la règle en pareil cas, ils deviennent irréguliers et la lésion se déforme et perd ses proportions premières. Elle s'allonge en longues traînées croûteuses ou bien laboure en zigzag les tissus, lorsque la destruction s'effectue sous le mode serpigineux. Dans les juxtapositions circulaires, il y a quelquefois une régularité bien extraordinaire et presque mathématique. J'ai vu des ulcérations ecthymateuses creuser des fossés continus et de même largeur qui décrivaient de grands 8 de chiffre sur la partie antérieure des jambes[1]. Grave par elle-même et dans tous les cas, la syphilodermie ecthymateuse devient d'une malignité extrême lorsque le phagédénisme s'en empare et que les pustules se multipliant prennent le caractère d'une éruption générale. C'est ce qui a lieu dans une des formes les plus fréquentes et les plus dangereuses des syphilides malignes précoces.

L'état général dont il faut toujours se préoccuper, surtout dans la syphilose cutanée, est loin d'être le même chez tous les individus et à toutes les périodes de la maladie. Vous verrez beaucoup de malades conserver pendant des mois plusieurs pustules d'ecthyma sur les jambes, sans que leur santé en soit altérée. Mais, à la longue, si l'affection locale est grave et si elle se multiplie ou récidive incessamment, les forces organiques décroissent peu à peu, s'affaissent et finissent par

1. La disposition circulaire des éléments éruptifs, avec cette régularité systématique, est plus marquée et plus fréquente dans les syphilodermies tuberculeuses que dans les syphilodermies ecthymateuses. On pourra s'en convaincre en parcourant l'appendice de la 19e leçon, dans lequel je réunirai les cas les plus intéressants de syphilose cutanée qu'il m'a été donné d'observer. En présence d'ulcérations à leur période d'état, il est presque toujours très difficile de dire par quel mode éruptif elles ont débuté. Dans le fait auquel je fais allusion, et que je donnerai dans l'appendice, il s'agissait plutôt, comme on le verra, d'une syphilide tuberculeuse que d'une syphilide echtymateuse. J'ai observé souvent simultanément, sur le même individu, des tubercules et de l'ecthyma, ce qui prouve que le polymorphisme dans la syphilose cutanée n'est pas aussi rare qu'on le prétend.

tomber dans le collapsus cachectique. L'abondance d'une suppuration sanieuse où le sang se trouve parfois en grande quantité épuise l'économie. La maigreur, la faiblesse, la fièvre hectique en sont les conséquences lentes ou rapides, suivant le processus de l'affection cutanée. Mais, je le répète, ni avant, ni pendant, ni après l'éruption ecthymateuse, dans beaucoup de cas, la santé ne subit aucune atteinte. J'ai vu nombre de sujets chez lesquels elle était et restait très florissante.

Si l'ecthyma dans ses formes graves et malignes peut produire quelquefois la cachexie syphilitique, il arrive aussi, d'un autre côté, qu'au lieu d'être une cause, il est une conséquence, un effet d'une cachexie spécifique ou autre qui lui était antérieure. Du reste, la dermatopathie ecthymateuse n'a-t-elle pas une tendance marquée à se produire chez les sujets qui ont été affaiblis et épuisés jusqu'au marasme? L'ecthyma cachectique est une forme bien connue qui complique un grand nombre d'états morbides dans leur période terminale et qu'on retrouve aussi dans les syphilis graves.

VARIÉTÉS. — Vers leur période moyenne et dans leur phase réparatrice, les ecthymas syphilitiques ne diffèrent pas les uns des autres. Cependant quand on les étudie à leurs débuts, on voit qu'ils présentent quelques différences. Ainsi, la base rouge sur laquelle se développe la pustule prend quelquefois un développement considérable; elle fait une saillie convexe, conique, semblable à celle du furoncle. Pendant quelques jours, l'ecthyma syphilitique ressemble à cette dernière lésion; c'est un *ecthyma furonculiforme*. Mais bientôt l'ulcération ronge la saillie et la fait même disparaître complètement. Il n'est pas facile de surprendre l'ecthyma au moment de sa naissance; néanmoins j'ai eu plusieurs fois l'occasion d'en voir se produire sous mes yeux et de suivre attentivement les péripéties de leur première phase [1].

1. Comme les occasions d'assister aux débuts d'une syphilide ulcéreuse ne sont pas aussi fréquentes qu'on pourrait le croire, je me suis toujours attaché à constater et à noter toutes les particularités que présentent les pustules *à l'état naissant*. Plus tard, quelle que soit leur provenance, les ulcérations syphilitiques se ressemblent. C'est dans les premiers jours et même quelquefois dans les premières heures seulement, lorsque le processus est rapide, que leur physionomie diffère.

Syphilide ulcéreuse survenue au 2e mois de l'accident primitif, très bénigne et limitée aux jambes. — Description des ulcérations vésiculo-bulleuses, à leur état naissant. — X..., 20 ans, bonne santé habituelle. Entré dans mon service, salle 7, lit 8, le 9 janvier 1880. Balano-posthite infectante, qui avait débuté vers le commencement de novembre 1879, n'avait duré que 11 jours et avait été traitée dans la même salle, quelques jours auparavant, par une médication interne et locale.—Aucune manifestation jusqu'au 1er janvier 1880. A cette époque (50e jour environ de l'accident primitif), démangeaisons sur les jambes, excoriations par le grattage et ulcérations superficielles croûteuses. — Pas de troubles constitutionnels.

Il y a une autre variété qui mériterait presque d'être appelée phlegmoneuse, ou du moins inflammatoire, à cause de la vivacité du processus congestif préparatoire. La peau sur laquelle va se développer la pustule est en effet d'un rouge vif, douloureuse, chaude, tendue, très tuméfiée et empâtée, jusque dans le tissu cellulaire sous-jacent. L'ulcération éteint en partie, mais pas complètement, ce processus inflammatoire au début; pendant toute la durée de l'ecthyma, les tissus périphériques et sous-jacents sont dans un état constant de turgescence active qui peut s'étendre plus ou moins loin, au pourtour de la lésion.

Un grand nombre d'auteurs décrivent à part, sous le nom de *rupia*, une syphilide pustulo-ulcéreuse qui présente avec l'ecthyma une telle ressemblance, que je me suis vainement efforcé de leur trouver des caractères distinctifs. Aussi je ne vois dans le rupia qu'une variété de l'ecthyma. Sa lésion est fondamentalement la même, sauf quelques nuances de forme et de processus. Sur une large plaque d'érythème peu ou pas saillante au-dessus des parties voisines, il se forme, au lieu d'une vésico-pustule ou d'une pustule, une véritable bulle, une phlyctène remplie d'une sérosité louche et sanguinolente qui se concrète et forme une croûte sèche et presque noire. Au-dessous de cette croûte, le derme infiltré d'une façon diffuse s'ulcère rapidement en surface et en profondeur. La croûte noire s'accroît sans cesse et par sa

État le 13 janvier 1880. Aucune trace de l'accident primitif, sauf l'adénopathie inguinale. — Adénopathie cervicale, bien qu'il n'y ait ni croûtes, ni boutons à la tête et sur le tronc. — L'éruption est limitée aux jambes. Elle consiste en ulcérations superficielles reposant sur une base d'un rouge foncé, très inflammatoire. Elles sont recouvertes de croûtes noirâtres, moitié purulentes, moitié squameuses. Elles sont confluentes et à diverses phases d'évolution : les unes en voie de guérison, les autres au début. Ce début se fait par une vésicule purulente *ombiliquée*, reposant sur une surface rouge qui n'est nullement *papulo-tuberculeuse*. L'ombilication n'est qu'apparente, car elle ne consiste pas en une dépression, mais au contraire en une petite croûte noirâtre proéminente. L'épiderme se décolle rapidement autour de la vésicule, qui se convertit en *bulle*. Son contenu ne tarde pas à se concréter en croûte, au-dessous de laquelle les couches superficielles du derme s'ulcèrent. — L'érosion est d'un rouge foncé et entourée d'une aréole très inflammatoire. — Sécrétion sanieuse abondante.

Ces vésiculo-bulles ulcéreuses sont comme le premier degré de l'ecthyma. Elles forment trois ou quatre groupes, d'âge varié, sur les jambes, principalement sur la droite. Elles sont douloureuses.

Santé générale très bonne. — Rien sur les muqueuses; aucun trouble constitutionnel. — Traitement par le sirop de biiodure. — Repos.

La guérison, qui avait de la tendance à se faire spontanément, fut très rapide et à peu près terminée dans les premiers jours de février. — Il s'agissait là d'une syphilide ulcéreuse précoce et néanmoins circonscrite, à forme vésiculo-bulleuse et érosive, plutôt qu'ulcéreuse. Un pas de plus et c'était de l'ecthyma. Celui-ci, dans ses formes ordinaires, ne débute pas autrement, mais le processus ulcéreux est beaucoup plus profond et plus précipité.

base et par sa périphérie. Il en résulte que sa surface est très accidentée. Quelquefois le processus ulcéreux la dépasse ; elle se trouve entourée d'un fossé circulaire qui s'élargit toujours et qu'elle a peine à combler. Elle flotte alors à la surface du pus sous-jacent. En réalité, comme vous le voyez, le rupia n'est autre chose qu'un ecthyma qui s'étale, qui marche rapidement et dont le pus ichoreux, contenant une forte proportion de sang, donne lieu à une croûte noire, particulièrement sale (d'où son nom dérivé du grec) et tout à fait semblable à une écaille d'huître noire et boueuse. Ainsi constituée, la lésion se montre un peu partout, sur la face, sur les parties interne et externe des bras, sur le tronc, sur les extrémités inférieures. J'ai vu une énorme pustule de rupia juste au milieu du front ; on aurait dit un œil de cyclope. J'en ai observé une très large et très saillante sur la partie antérieure du prépuce. Le nombre des pustules est fort variable ; la plupart du temps elles sont rares et disséminées. Quand elles se réunissent en grand nombre sur la même région, sur la figure par exemple, elles constituent une des éruptions les plus pittoresques de la syphilis. C'est que ces croûtes peuvent atteindre des dimensions vraiment extraordinaires. Il y en a dont la saillie est encore plus grande que le diamètre de leur base. Jugez de l'effet que doivent produire ces croûtes noires, striées d'un vert sale, quand elles s'accumulent sur le front, sur le nez, sur les joues, sur le menton !

Les localisations du rupia sont moins exclusives que celles de l'ecthyma. Il n'a pour aucun district du tégument de prédilection marquée. On l'observe moins fréquemment aux extrémités inférieures qu'aux supérieures. Il forme sur certains points des groupes irréguliers dans lesquels les éléments éruptifs se produisent simultanément ou se succèdent, restent distincts ou se réunissent. De la fusion des croûtes résulte une grande carapace dont la surface hérissée de saillies coniques, creusée de profondes vallées, ressemble à un pays de montagnes. Il est rare que le rupia se groupe suivant des lignes courbes. Tels sont les principaux traits qui donnent au rupia une physionomie originale parmi les autres éruptions ecthymateuses. Il fait quelquefois partie des lésions pustulo-ulcéreuses qui pullulent dans les syphilides malignes précoces. Quand ses pustules sont larges, nombreuses, phagédéniques, il est d'une gravité très grande.

Complications. — Mettons de côté le phagédénisme, qui est un des modes de processus de l'ecthyma plutôt qu'une complication. Envisageons les circonstances morbides, accidentelles ou constitutionnelles qui peuvent se surajouter à la lésion principale. Il y a d'abord l'inflammation périphérique qui va parfois jusqu'à l'érythème diffus, avec infiltration œdémateuse des tissus sous-jacents, puis l'érysipèle dont je vous exposerai plus tard le rôle quelquefois curatif dans les dermatopathies syphilitiques, enfin plus rarement le phlegmon. — Mais les complications les plus à craindre en dehors du phagédénisme, ce sont la gangrène et surtout les hémorrhagies. La gangrène reste toujours partielle, localisée sur certains points, n'attaquant que quelques lambeaux isolés de la peau entre les pustules. L'hémorrhagie se traduit par un suintement de sang pur ou mélangé de pus, qui se produit au-dessous des croûtes. Quelquefois il est incessant et il se fait même avec une telle abondance, qu'on est obligé de l'arrêter. Mais, quoique insensible la plupart du temps sur chaque pustule, la déperdition générale n'en devient pas moins considérable, à cause de leur nombre et aussi à cause de la durée interminable de l'affection.

Coïncidences pathologiques. — Ce sont toutes les lésions externes ou internes qu'est susceptible de produire la syphilis tertiaire : exostoses, périostoses, affections musculaires, viscéropathies telles que la syphilose du foie, par exemple, celle des reins et du névraxe, les tumeurs gommeuses du tissu cellulaire sous-cutané, les affections nécrosiques des cavités nasales et du voile du palais tuberculo-ulcéreuses, les syphilides des membranes muqueuses etc. Quoique l'ecthyma et le rupia soient des syphilodermies essentiellement tertiaires, on les voit cependant coexister quelquefois sur la peau avec des éruptions papuleuses et sur les muqueuses avec des plaques. Elles n'attaquent pas d'ordinaire ces dernières membranes ; la plupart des ulcérations qui les rongent et les détruisent appartiennent aux néoplasies tuberculeuses circonscrites ou en nappe. Cependant j'ai observé parfois au voile du palais et sur la muqueuse buccale, des pertes de substances survenues d'emblée et sans qu'il eût été possible de constater, avant leur production presque instantanée, le travail de suffusion intra et hypodermique qui les précède et qui les cause[1].

Processus. — Vous connaissez celui de l'élément pustulo-ulcéreux. Quant à celui de l'éruption, prise dans son ensemble, il est toujours chronique et de longue durée. La détermination se fait en une fois ou par poussées successives. Ce dernier mode est peut-être le plus ordinaire. Ajoutez à cela qu'elle récidive avec une facilité extrême pendant des années et qu'il n'existe aucun indice qui nous permette d'en présager le terme. Dans les cas les plus graves, le processus se précipite

1. Voyez l'appendice de la 19e leçon, obs. 6.

comme celui de toutes les autres lésions concomitantes, et c'est alors que la syphilis mérite le nom de *galopante*. L'ecthyma, sous ses formes variées et les plus malignes, en fait presque toujours partie et y occupe même très souvent une place prépondérante.

ANATOMIE PATHOLOGIQUE. — Ce que je vais vous en dire s'applique également à l'impétigo ulcéreux. Et en effet, l'ecthyma profond, le rupia, l'impétigo dans ses formes malignes ont un grand air de parenté. Au point de vue clinique et encore plus au point de vue anatomo-pathologique, ils ne constituent qu'une seule et même lésion. Cette lésion peut varier de formes, de degrés, de dimensions et même de tendances suivant les cas; mais elle n'en reste pas moins toujours identique à elle-même dans tout le groupe des syphilodermies pustulo-ulcéro-crustacées. Quand on examine la croûte au microscope, on y trouve un mélange de cellules épidermiques et de cellules lymphatiques. Elles présentent de grandes cavités qui sont remplies de pus et dont les parois sont formées de cellules cornées aplaties. Ces cavités plus ou moins volumineuses ont leur grand diamètre parallèle à la surface de la peau. — Outre ces grandes cavités, il y en a de petites creusées dans les cellules épidermiques elles-mêmes. Toutes ces cavités s'étagent et se superposent en zones creuses avec des échancrures et des saillies rameuses, comme dans toutes les suppurations qui se font au milieu des cellules épidermiques. Au centre de la pustule, l'épiderme est détruit et les papilles sont mises à nu. Elles se confondent; leurs extrémités ne s'isolent plus; elles forment une couche qui se termine par un plateau à sa surface libre, et elles laissent filtrer au dehors les cellules lymphatiques dont elles sont imbibées. C'est le pus formé par ces cellules qui vient, en se desséchant, former les concrétions qui s'imbriquent dans les parties inférieures de la croûte ecthymateuse — Au bord de la pustule, les papilles sont hypertrophiées, plus volumineuses qu'à l'état normal; leurs vaisseaux sont dilatés et remplis de sang. Elles sont séparées par des prolongements du corps muqueux qui s'interpose entre elles. Leur charpente fibreuse cesse bientôt d'exister et l'on ne voit plus que des globules rouges et des cellules lymphatiques dans leur intérieur. Bientôt les papilles du centre ne font plus aucun relief; elles se désagrègent complètement et disparaissent; à leur place on ne trouve que du tissu conjonctif enflammé dont les fibrilles minces sont séparées par une grande quantité de cellules de pus accumulé.

Dans ce tissu conjonctif dont la trame se raréfie et se fragmente, rampent des capillaires énormes qui se rompent çà et là et versent dans les produits de secrétion les globules rouges qui donnent à la croûte ses teintes brunes, verdâtres et noires. — Les parties profondes du derme sont altérées de la même façon que les papilles et comme submergées par l'inondation des cellules lymphatiques qui s'infiltrent partout entre les fibrilles et les faisceaux du tissu conjonctif et du tissu élastique, autour des faisceaux des fibres musculaires lisses, dans les lobules de graisse, à la périphérie des vaisseaux. C'est par cette incessante inondation que s'effectue plus ou moins vite dans tous les sens la dissociation, la désagrégation de la charpente dermique. C'est par elle aussi que se produit la mort par gangrène, lorsque les vaisseaux qu'elle entoure sont comprimés au point de ne plus fournir aux tissus qu'une quantité insuffisante d'éléments nutritifs. Le sens dans lequel s'établit le courant leucocytique explique la marche et la direction du phagédénisme qui reste superficiel et s'étale ou creuse plus ou moins profondément ou encore le plus souvent détruit tout à la fois en surface et en profondeur. N'est-ce pas là, comme je vous le disais plus haut, le processus anatomo-pathologique du chancre mou? Et n'est-il pas remarquable de voir que des lésions d'origine si différente sont produites par le même mode de destruction moléculaire? Aussi, jusqu'à présent, l'histologie ne nous a pas donné de notions bien précises sur ce qui constitue la spécificité clinique constitutionnelle des lésions. Elle nous en explique le mécanisme; elle nous fait assister aux transformations moléculaires des tissus, voilà tout. En fin de compte, nous constatons que la nature si variée et si féconde dans la multiplicité des formes cliniques, des affections et des maladies, est très monotone dans son processus anatomo-pathologique, puisqu'il est toujours le même, si dissemblable que soit la nature des affections.

Diagnostic. — La plupart du temps il est très facile. Si la lésion elle-même laissait dans le doute, on aurait les commémoratifs et les accidents concomitants, en un mot la *maladie*, qu'il faut toujours reconstituer dans son ensemble afin de connaître son passé, de juger son état actuel et de présager son avenir. Du moment qu'on arrive à être certain que le malade a eu la vérole, il n'est pas douteux que la syphilodermie ecthymateuse soit sous sa dépendance. Il y a pourtant deux circonstances dans lesquelles il est souvent malaisé de se prononcer sur la nature des ulcérations. Ainsi on voit survenir chez les gens débilités profondément, chez des vieillards tombés dans un grand état de misère organique, des ecthymas qui, par la forme et le processus de leur pustule, par leur concentration sur les extrémités inférieures, offrent une ressemblance frappante avec l'ecthyma syphilitique. Comment établir le diagnostic en pareil cas? On devra par une analyse attentive rechercher quelles sont les causes de la cachexie, et si parmi ces causes on trouve une syphilis ancienne, il faudra déterminer la part probable qui lui revient dans la pathogénie des accidents. Cette part, ne fût-elle pas très évidente, il importera d'en tenir grand compte dans le traitement et on administrera les doses actives d'iodure de potassium que le malade pourra tolérer. S'il est manifeste qu'une maladie constitutionnelle ou locale autre que la syphilis a produit la cachexie et que la cachexie a été la cause de l'éruption ecthymateuse, on tiendra moins compte de la syphilis, surtout si son existence est problématique. J'ai vu des cas où il était fort difficile de se prononcer. L'autre circonstance, qui devient quelquefois aussi une source d'embarras, c'est la production de vastes ulcères chez des individus variqueux qui ont eu la syphilis. Ces ulcères dépendent-ils de l'état local des membres inférieurs, ou bien de la diathèse? Souvent les deux influences sont réunies, et dans les cas nombreux de cette sorte que j'ai eu à traiter, je me suis toujours fort bien trouvé d'administrer une médication mixte spécifique alors même que la lésion me semblait plutôt variqueuse que syphilitique[1].

Le diagnostic différentiel entre les éléments éruptifs des syphiloses pustulo-ulcéreuses n'offre pas une grande importance au point de vue pratique. Qu'importe, après tout, qu'une face ou une jambe, par exemple, soient rongées par un impétigo rodens, un ecthyma serpigineux ou un rupia? Les résultats ne sont-ils pas à peu près les mêmes? N'est-ce pas aux mêmes agents thérapeutiques qu'il faut s'adresser? Si vous tenez à ces subtilités de diagnostic, étudiez les croûtes qui présentent certaines différences, suivant qu'il s'agit d'un impétigo, d'un ecthyma ou d'un rupia. Reportez-vous aux descriptions que je vous en ai données et qu'il est inutile de répéter ici. On trouve, principalement sur les extrémités inférieures, des ulcérations arrondies et profondes qui, à un moment donné, présentent à peu de chose près les mêmes caractères, soit qu'elles proviennent de gommes ramollies, soit qu'elles résultent d'un ecthyma. Ici encore, le diagnostic différentiel entre les deux lésions ne doit pas trop vous préoccuper. Presque toujours quand l'ulcération est gommeuse, on trouve à côté ou sur d'autres parties du corps des gommes encore solides ou ramollies, sans s'être ouvertes. Et puis l'ulcère ecthymateux est plus à pic, il sécrète du pus en plus grande abondance, et il se recouvre plus constamment d'une croûte stratifiée, etc. Nous nous occuperons plus tard du diagnostic entre les ulcérations ecthymateuses et les ulcérations tuberculeuses. Je terminerai en vous faisant remarquer, au sujet de l'ecthyma superficiel, qu'on pourrait confondre avec l'ecthyma commun, que ce dernier est plus inflammatoire, plus douloureux, qu'il cause du prurit, creuse moins et surtout a une durée beaucoup plus courte, etc.

Pronostic. — Je l'ai suffisamment traité à diverses reprises dans le cours de cette leçon, pour n'avoir plus à m'en occuper. Je vous ai montré sous toutes ses faces la gravité qu'implique une lésion toujours sérieuse par elle-même, qui se jette si facilement dans le phagédénisme,

1. Mon savant et très honorable ami, M. le docteur Fiefield (de Boston) me disait au sujet de cette question de diagnostic parfois très embarrassante, que neuf fois sur dix, les ulcérations de la moitié supérieure de la jambe étaient syphilitiques, et que neuf fois sur dix, les ulcérations de la moitié inférieure ne l'étaient pas. Cette remarque est très exacte. Les ulcérations qui siègent à la partie postérieure de la jambe, sur la portion la plus épaisse du mollet, sont presque toujours syphilitiques. On en observe fréquemment aussi de même nature au pourtour des malléoles, au-dessous d'elles, et de la malléole interne en particulier.

récidive sans cesse, s'éternise et est éminemment destructive. Elle possède en outre une signification diathésique alarmante, puisque la cause constitutionnelle dont elle est une émanation directe peut, une fois créée et mise en activité, devenir sur tous les points de l'organisme une source féconde de désordres irrémédiables. Pour rester dans le vrai, cependant, il ne faudrait pas trop assombrir le tableau. L'ecthyma superficiel n'est pas dangereux et, parmi les ecthymas profonds, il y en a qui tendent à guérir spontanément. On en trouve surtout un grand nombre qui cèdent avec une facilité merveilleuse à l'action curative de l'iodure de potassium, seul ou combiné avec le mercure. J'ai vu des ecthymas profonds des extrémités inférieures et des autres parties du corps, se combler et se cicatriser en quinze jours, en trois semaines et même moins, sous l'influence d'une bonne hygiène, du repos et surtout d'une médication spécifique vigoureusement conduite.

Pemphigus. — Il a régné pendant longtemps des idées très erronées sur cette affection. On en faisait une des manifestations de la syphilose cutanée chez l'adulte et il est prouvé aujourd'hui que la lésion ne se produit point chez lui systématiquement sous cette influence. Ce n'est pas à dire que vous ne verrez jamais rien qui lui ressemble : dans toutes les éruptions syphilitiques il peut se former exceptionnellement, et par le fait de circonstances individuelles et locales, des soulèvements phlycténoïdes de l'épiderme qui ressemblent au pemphigus; mais ce n'est là qu'un accident. J'ai vu des éruptions papuleuses pemphigoïdales. La phlyctène initiale du rupia ressemble parfois beaucoup à du pemphigus. Ces apparences superficielles sont elles suffisantes pour constituer une classe de *syphilides bulleuses* dont le pemphigus serait le type? Non assurément. Le soulèvement épidermique n'est qu'un épiphénomène dans la dermatopathie syphilitique.

En est-il ainsi chez l'enfant nouveau-né? Ici les avis sont partagés et la vérité se trouve, comme il arrive presque toujours, entre les opinions extrêmes qui attribuent et qui refusent au pemphigus tout caractère syphilitique[1]. Eh bien, cette lésion chez les nouveau-nés survient souvent sous la seule influence de la vérole et en est un des premiers et des meilleurs signes; mais il y a d'autres maladies qui peuvent la produire surtout quand elles aboutissent à la cachexie. Comme les ecthymas cachectiques et syphilitiques. les pemphigus également cachectiques et syphilitiques ont entre eux une grande ressemblance. Voici en quelques mots la description du pemphigus syphilitique des nouveau-nés. La lésion consiste en un soulèvement de l'épiderme par de la sérosité claire ou teintée de sang. Il en résulte une bulle plus ou moins saillante, large de cinq

1. Trousseau, Lasègue, Gibert, Diday, Bazin ne voyaient dans le pemphigus des nouveau-nés qu'un signe de cachexie ; — Cazenave, Danyau, Bouchut, Vidal, Ollivier, Ranvier et Parrot le considéraient comme toujours syphilitique. Ricord, Gubler, Cornil en font un signe tantôt de cachexie, tantôt de syphilis.

à huit millimètres ou d'un centimètre, siégeant surtout à la paume des mains et à la plante des pieds, à la face antérieure des avant-bras, sur la face palmaire et plantaire des doigts et des orteils. Cette éruption bulleuse circonscrite aux pieds ou aux mains, ou bien généralisée, est un des premiers symptômes de la syphilis héréditaire. Elle se montre avant toutes les autres manifestations, quelques jours après la naissance. Son diagnostic est très important; il se fonde principalement sur la localisation des bulles qui se fait surtout aux pieds, aux mains, aux avant-bras. Vous voyez que par sa date, le pemphigus n'est pas tertiaire. L'est-il par sa constitution anatomique? Pas davantage. Nous en devons une bonne description histologique à M. Cornil. Je vous la résume. Dans l'épiderme soulevé il y a deux poches remplies de liquide et placées l'une au-dessus de l'autre. La première, située entre la couche cornée de l'épiderme et le corps muqueux de Malpighi, contient une grande quantité de liquide pyoïde et sanguinolent; la deuxième, située entre le corps de Malpighi et les papilles, renferme le même liquide, mais en moindre quantité. Dans la couche dermo-papillaire il n'existe qu'une tuméfaction hyperhémique superficielle, se traduisant par la réplétion des vaisseaux et une très faible infiltration embryonnaire. Si les couches épidermiques sont soulevées, cela tient surtout à leur peu de résistance, à leur finesse, à leur imprégnation antérieure par le liquide amniotique, à des conditions qui sont en rapport avec la structure de la peau aussitôt après la naissance. Le pemphigus syphilitique des nouveau-nés appartient aux éruptions papuleuses plutôt qu'aux éruptions bulleuses. Il précède presque toujours la roséole et les papules cutanées ou muqueuses qui le suivent de près ou l'accompagnent. On observe souvent, en même temps que lui, le coryza spécifique si fréquent chez les nouveau-nés.

II

SYPHILOSES CUTANÉES A TYPE TUBERCULO-ULCÉREUX.

Les dermatopathies tuberculo-gommeuses constituent la syphilose cutanée la plus fréquente, la plus variée et la plus importante. — Leur tendance au phagédénisme. — Elles envahissent les muqueuses aussi bien que la peau, contrairement aux syphilides ecthymateuses qui sont presque exclusivement cutanées. — Signification du mot *tubercule* en dermatologie syphilitique. Il est synonyme de gomme intra-dermique.

Constitution histologique de la gomme.

Tubercules isolés. — Tubercules engagés dans une plaque ou une nappe d'infiltration néoplasique diffuse du derme. — Tubercules atrophiques. — Tubercules ulcéreux.

SYPHILODERMIES TUBERCULEUSES ATROPHIQUES. *Symptômes :* Tubercules atrophiques disséminés et en groupes. — Éléphantiasis tuberculeux. — Léontiasis atrophique. — Processus. — Diagnostic et pronostic.

SYPHILODERMIES TUBERCULO-ULCÉREUSES : *Chronologie.* — *Étiologie.* — *Symptômes :* périodes de crudité, de ramollissement, d'ulcération. — Caractères de l'ulcération : son agrandissement par zones concentriques. — Réparation cicatricielle dans le centre de la lésion. — Fossé circulaire ulcéreux formant des cercles complets ou incomplets. — Ulcérations serpigineuses. — Nappes d'infiltration tuberculo-ulcéreuse.

Complications : inflammation, érysipèle, gangrène, phagédénisme. — *Processus.* — Diagnostic et pronostic. — Appendice : Léontiasis syphilitique.

Le second groupe des éruptions de la syphilose cutanée est constitué par les dermatopathies tuberculeuses. C'est le plus important par sa fréquence, par la variété et la profondeur des lésions, par leur tendance au phagédénisme et par leur aptitude à se développer partout, non seulement sur la peau, mais aussi sur les muqueuses. Dans les généralités sur les syphilodermies, je vous ai dit ce qu'il fallait entendre par le mot tubercule en pathologie syphilitique. Vous savez déjà quel est son siège et comment il évolue. Avant de vous décrire les désordres qu'il produit sur les surfaces tégumentaires externe et interne, il me semble nécessaire de pénétrer plus avant que nous ne l'avons fait jusqu'ici, dans l'étude intime de sa constitution histologique. Vous m'entendrez employer indistinctement les mots *tubercule* et *gomme*. C'est que ces deux mots représentent une lésion absolument identique. Le tubercule, en effet, n'est autre chose qu'une petite gomme développée dans l'épaisseur du derme. Sa signification en dermatologie syphilitique est très précise. Je tiens à ce qu'il ne reste à son sujet aucune équivoque. Les tubercules de la phthisie pulmonaire et de la scrofulose ne doivent point être confondus avec lui ; ils entraînent, du reste, l'idée d'une toute autre localisation, beaucoup plus large et moins exclusive que celle du tubercule syphilitique. Remarquez que je ne justifie pas l'expression *tubercule syphilitique;* elle existe, je l'accepte et je l'explique. Si vous disiez tubercule syphilitique du poumon, du foie, des reins, du cerveau, vous commettriez une hérésie de langage et vous ne seriez pas coupable d'une erreur de fait, car les petites gommes semées dans ces organes sont absolument identiques comme volume, comme forme, comme structure, aux tubercules de la peau. Mais il est dans l'usage de dire *gommes* du poumon, du cerveau, etc., *tubercules* de la peau et des muqueuses. Les mots ont quelquefois des tyrannies de vieille date qu'il est presque inutile de secouer et pour lesquelles il est de bon goût d'avoir un peu d'indulgence.

La gomme est la lésion par excellence de la syphilis tertiaire. Elle est susceptible de se développer dans tous les points de l'organisme. En elle, la maladie tertiaire, arrivée à sa phase constitutionnelle, trouve l'agent dont elle se sert pour produire tous les désordres si nombreux, et je serais tenté de dire si nouveaux, dont s'enrichit chaque jour sa pathologie. La matière dont elle est formée montre une élasticité morphologique qui lui permet tantôt de s'étaler, de s'infiltrer un peu partout, tantôt de se condenser en tumeurs. On se ferait une idée fausse de la gomme si on ne voyait en elle qu'un amas circonscrit de produits morbides. Ces produits morbides qui restent toujours les mêmes, qui sont condamnés au même processus, aux mêmes transformations et subissent souvent la même fatalité nécrobiotique, se réunissent sous forme de masses plus ou moins volumineuses ou s'épandent en nappes plus ou moins épaisses au sein des organes, dans la trame cellulaire sous-cutanée, dans l'épaisseur de la peau et des muqueuses, etc. Pourquoi la matière gommeuse de la syphilis tertiaire envahit-elle les tissus tantôt sous le mode diffus d'infiltration, tantôt sous le mode condensé de tumeur? Nous ne le savons pas ; mais le fait existe et vous en verrez de nombreux exemples. L'étude histologique de la matière gommeuse vous donnera la clef des métamorphoses par lesquelles elle passe pour se substituer aux éléments sains qu'elle envahit et pour arriver à les détruire. Elle a pour théâtre exclusif la trame du tissu conjonctif. C'est là seulement que vous la trouverez sous forme de tumeurs ou d'infiltrations en nappe.

Je pense que, pour l'intelligence des nombreuses lésions que je vais avoir à vous décrire, il est bon de commencer par l'anatomie pathologique de la gomme, qui est aussi celle du tubercule et celle des infiltrations spécifiques. Le tissu de ces productions morbides a été étudié depuis vingt ou trente ans, avec beaucoup de soin, par tous les anatomo-pathologistes. MM. Lebert, Verneuil et Robin constatèrent, dès le début des applications du microscope à l'étude des tumeurs, qu'il n'y avait pas dans la matière gommeuse d'éléments cellulaires spéciaux. Les examens qu'en a faits M. Ch. Robin ont été consignés dans une excellente thèse de M. Van Oordt (*des Tumeurs gommeuses*, thèse de Paris, 1859). Depuis, la question a été reprise et approfondie par MM. Virchow, Lancereaux, Cornil et Ranvier. Dans le livre de M. Cornil, que je vous ai cité fréquemment, vous trouverez une description fort bonne et très claire des tumeurs gommeuses, comme du reste de toutes les lésions de la syphilis.

Anatomie pathologique des tumeurs tuberculo-gommeuses. — Ce sont des tumeurs inflammatoires qui se développent dans l'épaisseur du derme, dans l'hypoderme, le tissu conjonctif sous-cutané et celui de tous les organes. Quel que soit leur siège, elles sont fondamentalement les mêmes et ne diffèrent que par quelques détails accessoires. Prenons pour type la gomme du tissu conjonctif sous-cutané et tenons-nous en à son histologie. Nous ferons plus tard son histoire clinique. Il y a trois phases dans l'évolution de la tumeur gommeuse : une phase de crudité, une phase de ramollissement et une phase de réparation. On pourrait en ajouter deux autres : phases d'évacuation et d'ulcération qui se placeraient naturellement entre la phase de ramollissement et celle de réparation. C'est inutile pour la description histologique. A. *Phase de crudité.* En étudiant la tumeur gommeuse de sa périphérie à son centre, on trouve les faisceaux du tissu conjonctif séparés par des rangées de cellules rondes embryonnaires. Plus profondément, dans toute l'étendue du tissu gommeux, ces faisceaux de fibres sont isolés par des masses de cellules qui les entourent avec une certaine régularité. Les fibres élastiques ne sont pas modifiées. Quant aux vaisseaux, il existe autour d'eux une infiltration abondante de cellules lymphatiques, qui les isole. Vous voyez par là que tout le tissu cellulo-vasculaire, au milieu duquel se développe la tumeur gommeuse, est bourré de cellules. Qu'en résulte-t-il ? C'est que leur énorme quantité doit finir par étouffer les éléments propres du tissu et par entraver sa circulation. Et c'est en effet ce qui arrive. — Bientôt il se produit dans les parois et dans l'intérieur des vaisseaux des modifications qui aboutissent à l'ischémie complète ou incomplète. Les parois vasculaires s'infiltrent, elles aussi, de cellules, et subissent, sans qu'on sache trop comment, des altérations qui rendent inévitable la coagulation du sang. Aussi ne tarde-t-on pas à voir se produire dans l'intérieur des vaisseaux capillaires et des veinules, des accumulations de cellules rondes et de cellules endothéliales, gonflées et détachées de la paroi interne. Autour de ces accumulations il se fait des coagulations fibrillaires ou granuleuses de fibrine et le calibre se trouve obstrué ou bouché complètement. — Là, comme dans toutes les inflammations intenses et destructives, les coagulations sont amenées par les modifications de la paroi vasculaire. Les parois altérées laissent passer les globules blancs ; leurs cellules endothéliales se gonflent, la circulation se fait mal, les cellules lymphatiques s'arrêtent et il y a engorgement du tuyau d'abord, puis coagulation de la fibrine. Ces coagulations sont rarement visibles dans la gomme si ce n'est au moment où se fait la mortification du néoplasme qui précède son élimination. — B. *Phase de ramollissement.* Dans la deuxième période de la tumeur gommeuse, ses éléments embryonnaires deviennent souvent granulo-graisseux. Les faisceaux de fibres du tissu conjonctif se dissocient et laissent en liberté les cellules morbides qu'ils enserraient d'abord dans leurs réseaux. C'est alors que celles-ci deviennent mobiles, se déplacent plus facilement les unes par rapport aux autres et que la tumeur passe de l'état solide à l'état liquide. — Quand la gomme est située au-dessous de la peau ou d'une muqueuse, le tégument s'enflamme, se laisse pénétrer par les éléments cellulaires et se perfore. L'évacuation de la matière gommeuse se fait très lentement et peut durer un mois et même deux mois après la perforation de la tumeur. Ce qui la rend si longue, c'est la présence d'un bourbillon analogue à celui du furoncle, et qui est formé de faisceaux du tissu conjonctif plus ou moins dissociés et étouffés par l'infiltration cellulaire. Il s'en va peu à peu par débris filamenteux et se désagrège lentement sous l'action des liquides provenant des parois de la caverne gommeuse. — Dans les petites tumeurs tuberculo-gommeuses, il n'y pas formation de bourbillon soit parce que les faisceaux de tissu conjonctif sont trop fragmentés et trop dissociés ; soit parce que le volume minime de la néoplasie les laisse trop courts et ne leur permet de s'éliminer qu'insensiblement ou de se résorber. — C. *Phase de réparation.* Elle consiste dans un simple bourgeonnement du tissu conjonctif embryonnaire partant de toute la surface de la caverne et qui la comble en général rapidement.

Je viens de vous tracer l'évolution complète d'une gomme qui parcourt toutes ses périodes et aboutit à l'expulsion de son contenu, c'est-à-dire à l'ulcération. C'est ainsi que se comportent les petites tumeurs syphilitiques de la peau et des muqueuses qu'on appelle *tubercules*. Cette description sommaire suffit donc pour faire comprendre leur processus intime et pour expliquer les lésions nombreuses et variées qui en dérivent sur les surfaces tégumentaires. Mais il y a des gommes qui n'arrivent pas au terme de leur existence morbide et qui restent en chemin. Vous en verrez de nombreux exemples quand nous étudierons la syphilose du tissu cellulaire sous-cutané. Les unes se résorbent lorsqu'elles se sont liquéfiées, sans s'ouvrir à l'extérieur; d'autres disparaissent et se fondent pendant leur phase de crudité. Dans les deux cas, il n'en reste plus aucune trace lorsque la peau qui les recouvre n'a pas été touchée. Un semblable processus incomplet s'observe aussi dans les tubercules cutanés et muqueux. On en voit fréquemment qui restent secs et à l'état de tumeur solide, pendant toute leur durée; ils s'effacent et guérissent sans avoir suppuré. Mais, à l'inverse des tumeurs gommeuses hypodermiques, ils laissent une trace ineffaçable de leur existence. Ils atrophient le point du tégument dans lequel ils étaient enchâssés. La peau et la muqueuse n'y conservent pas leur structure normale. Les éléments normaux de leur charpente sont remplacés par du tissu inodulaire. Cela veut-il dire qu'entre les tubercules et les gommes qui ne parcourent pas tout le cycle de leur évolution, il y ait une différence de nature et de processus? Point du tout. Si les résultats ne paraissent pas les mêmes, cela tient à la trame des tissus, à leur complexité relative. Dans l'épaisseur d'un organe comme la peau, dont la structure est dense, compliquée et riche en éléments variés, une infiltration abondante d'éléments embryonnaires ne peut pas se faire impunément, même quand ils se résorbent. La nutrition des parties envahies devient à la longue précaire, insuffisante, et l'atrophie inodulaire se produit. Mais dans les réseaux aréolaires et lâches du tissu cellulaire sous-cutané, les parties constituantes résistent mieux par le fait même de leur vitalité moins délicate et par conséquent moins exigeante. Et, alors même que l'atrophie se produirait, elle ne laisserait aucune trace appréciable dans les couches mobiles du tissu conjonctif. Quand la peau a été englobée partiellement et par ses seules couches inférieures dans la sphère d'activité de la gomme hypodermique, des adhérences s'établissent quelquefois, mais elles sont rarement durables, et l'hypoderme reprend sa souplesse et son élasticité.

J'aurai bien souvent dans la suite de ces conférences l'occasion de vous parler des gommes. Je vous décrirai toutes les particularités qu'elles présentent, suivant qu'elles constituent la syphilose de tel ou tel organe. Ces préliminaires sont suffisants pour aborder l'histoire des syphilodermies tuberculeuses.

Elles sont par excellence, et encore plus que les éruptions ecthymateuses, l'affection syphilitique tertiaire de la peau ou plutôt des téguments ; car elles ont autant d'aptitude à attaquer les muqueuses que la peau. En cela elles ressemblent aux syphilodermies papuleuses dont l'ubiquité sur tous ces tissus est un des attributs. Entre la papule et le tubercule il y a du reste une grande ressemblance de forme et même de constitution anatomique, puisque tous les deux résultent d'une accumulation subinflammatoire de cellules embryonnaires dans un point circonscrit du tégument. Le siège et l'évolution seuls diffèrent. La papule n'attaque en général que la couche dermo-papillaire, tandis que le tubercule est une petite tumeur infiltrée dans toute l'épaisseur de la peau ou de la muqueuse. Mais c'est surtout l'évolution qui les sépare profondément : celle du tubercule est toujours destructive ou, pour le moins, atrophique ; celle de la papule, au contraire, est résolutive et laisse aux tissus leur intégrité anatomique. Dans la syphilis comme dans beaucoup d'autres maladies constitutionnelles et locales, la gravité ou la bénignité se résument en une question de processus, c'est-à-dire qu'elles dépendent de la tendance qu'ont les mêmes éléments morbides à prendre, sous une influence mystérieuse dont nous constatons les effets sans pénétrer la nature, telle ou telle allure accélérée ou lente ; à se modérer dans leur prolifération ou à la rendre effrénée, indomptable, indéfinie ; à rester sur place et à se résoudre ou à progresser sans cesse et à tout détruire autour d'eux, en se détruisant eux-mêmes par une auto-nécrobiose hâtive qui les condamne à l'élimination.

Dans les syphilodermies tuberculeuses, la lésion cutanée ou muqueuse ne se borne pas toujours à la petite tumeur intradermique. Celle-ci, une fois formée, on voit à mesure qu'elle évolue et se convertit en ulcération, une infiltration dure de matière tuberculo-gommeuse se faire autour et au-dessous d'elle. Or cette infiltration étant condamnée comme la tumeur tuberculeuse à une nécrose rapide, fournit un aliment continuel à l'ulcération primitive qui s'agrandit sans cesse et devient phagédénique. Supposez que plusieurs tubercules soient groupés et entassés sur un même point, ce qui arrive presque toujours, et que leur périphérie s'infiltre. Qu'en résultera-t-il ? Une tuméfaction, un épaississement, une sorte d'hypertrophie éléphantiasique du district cutané ou muqueux. Toute la partie envahie sera convertie en une *plaque tuberculeuse* presque homogène, dans laquelle les tubercules enfouis se distingueront à peine. Des régions entières pourront être ainsi transformées en une vaste carapace épaisse, dure et condamnée la plupart du temps à être labourée par des ulcérations ou même complètement détruite par le phagédénisme. Dans les syphilodermies papuleuses, vous avez déjà vu quelque chose d'analogue. Certaines plaques cutanées ne sont-elles pas constituées non seulement par une agglomération de papules, mais aussi par une infiltration néoplasique qui s'étale en nappes et soude entre elles toutes les petites tumeurs dermo-papillaires ? Ici, la nappe d'infiltration est plus épaisse, plus profonde et surtout douée d'une déplorable aptitude à se désagréger et à devenir ulcéreuse et phagédénique.

Ce fait que certains tubercules s'ulcèrent constamment, tandis que d'autres restent secs, se résolvent et disparaissent sans évacuer au dehors leurs éléments morbides, ce fait est assez important pour légitimer deux grandes divisions dans les syphilodermies tuberculeuses. Je décrirai donc séparément celles qui sont sèches et atrophiques et celles qui sont ulcéreuses et phagédéniques.

SYPHILODERMIES TUBERCULEUSES ATROPHIQUES.

Les éruptions formées par des tubercules qui se résolvent sont infiniment moins graves que celles qui résultent de tubercules ulcéreux. Elles sont moins tertiaires. Aussi apparaissent-elles en général à une époque moins éloignée de l'accident primitif. Elles constituent un accident de transition. Ce sont elles qui, vers la fin de la période secondaire, se combinent quelquefois avec les tubercules pour former des dermatopathies mixtes papulo-tuberculeuses. C'est alors que la limite du tubercule et de la papule est difficile et même impossible à établir. La papule devient un tubercule à évolution imparfaite, et le tubercule, de son côté, n'est qu'une papule amplifiée et incomplètement résolutive. L'époque d'apparition de cette syphilodermie peut aussi se faire beaucoup plus tard, et alors elle est dégagée de tout élément papuleux et constitue bien un accident tertiaire.

Symptômes. — La syphilide tuberculeuse atrophique attaque la peau et les muqueuses. Sur ces dernières elle produit des rétractions cicatricielles et des sténoses graves. Elle est constituée par de petites tumeurs enchâssées dans l'épaisseur du derme ; ces tumeurs font une saillie arrondie, globuleuse à son sommet, parfois un peu déprimée en plateau. Leur consistance est ferme ; leur volume varie de celui d'un grain de millet à celui d'une petite noisette ; leur couleur, d'un rouge sombre plus ou moins accentué, tranche nettement sur la couleur des parties saines. Leur surface est tendue et lisse dans les premières phases, puis elle se ride un peu et devient légèrement squameuse pendant la résolution. — Il est remarquable de voir que l'éruption de ces tubercules ne développe aucun phénomène de réaction générale et ne suscite même ni douleur, ni cuisson, ni prurit, ni le moindre trouble local. — Il y a certains points du tégument qu'elle attaque avec prédilection ; c'est surtout à la face qu'on la rencontre le plus fréquemment, sur les ailes du nez et sur le front, à la naissance des cheveux, sur la région sourcilière, les oreilles, la barbe, le cuir chevelu, où elle forme une des nombreuses variétés de la *couronne de Vénus*, et quelquefois une des plus riches en éléments éruptifs. Les lèvres sont encore moins épargnées peut-être que le reste de la face. Je vous ai montré un de nos malades qui est atteint depuis deux ans d'une affection tuberculeuse de la lèvre inférieure, survenue à la deuxième année de la syphilis. Nous ne parvenons à le guérir qu'imparfaitement : sa lèvre, doublée d'épaisseur, rouge, mamelonnée, dure, et comme lardacée, ne suppure pas, ne s'ulcère pas ; mais son infiltration persiste avec des alternatives d'augmentation et de diminution[1]. Vous trouverez aussi les tubercules atrophiques dans la région de l'omoplate qui a le triste privilège d'attirer, je ne sais pourquoi, toutes les syphilodermies tuberculeuses, et qui vient peut-être immédiatement après la face dans l'ordre de leurs affinités topographiques. Le cou, le dos, la région deltoïdienne, la face postérieure des avant-bras, la face dorsale de la main, les membres inférieurs, en un mot, à peu près tous les points de la surface tégumentaire peuvent être atteints.

L'éruption est discrète ou confluente, localisée ou généralisée. Il est rare, sauf lorsqu'elle est très précoce, qu'elle se fasse sur toutes les parties du corps, en une même poussée, comme les exanthèmes secondaires. Elle se disperse plutôt, se dissémine sous forme discrète et ressemble beaucoup alors à une éruption papuleuse. Dans cette variété de *Syphilide tuberculeuse sèche, disséminée*, les nodosités cutanées sont généralement d'une plénitude de configuration globuleuse et d'un gros volume qu'elles n'ont pas dans les variétés confluentes. J'ai vu des syphilides tuberculeuses atrophiques si discrètes qu'on ne

1. Voyez l'appendice de la 19e leçon, obs. 18.

comptait en tout, sur la surface du corps, que cinq ou six éléments éruptifs. Je viens même d'observer un cas où il n'y a eu *qu'un seul tubercule* qui a envahi peu à peu, sans provoquer aucune sensation anormale, la commissure supérieure du méat urinaire. Il y avait deux ans et demi que le malade, jeune et très bien portant, avait contracté un chancre infectant des plus bénins, suivi de déterminations très superficielles et éphémères du côté de la peau et des muqueuses. Je l'avais toujours soigné dès le début de sa syphilis ; il y avait près d'un an qu'il n'avait eu aucune manifestation spécifique, lorsque ce tubercule s'est montré. Il ressemblait trait pour trait à un chancre induré, sauf que l'adénopathie faisait défaut. Sa durée a été de deux mois malgré le traitement mixte. Il est resté presque toujours sec, s'est amoindri peu à peu, laissant à sa place une perte de substance atrophique qui a émoussé, dans l'étendue d'un gros pois, la partie antéro-supérieure du gland. Rien, absolument rien ailleurs, et, depuis la guérison, pas d'autre accident de même nature.

Lorsque les éléments éruptifs se concentrent sur quelques points, et deviennent confluents, ils sont peu volumineux. C'est alors qu'ils s'entourent d'une infiltration néoplasique diffuse qui leur sert de substratum et au sein de laquelle ils paraissent plongés. La lèvre du malade que je vous ai montré tout à l'heure est un bel exemple; mais il est bien faible pourtant en comparaison de ce que peut produire cette néoplasie lorsqu'elle acquiert tout son développement qui est presque illimité en surface et en épaisseur. Supposez que toutes les parties de la face soient hypertrophiées, chez notre malade, comme la lèvre inférieure : vous aurez une figure monstrueuse et déformée par l'*éléphantiasis tuberculeux*. Vous aurez une des variétés du *Léontiasis*. Vous connaissez déjà celui qui est produit par les papules. Dans les cas les plus graves, mais aussi les plus exceptionnels, la confluence de la syphilo-néoplasie éléphantiasique peut se généraliser et envahir tout le corps[1].

1. Voici un cas remarquable de syphilide tuberculeuse, atrophique et confluente, rapporté par Cazenave. Elle durait depuis sept ans et avait fini par envahir la presque totalité du corps. On aurait pu croire à un éléphantiasis des Grecs. « La figure notamment était tellement tuméfiée qu'elle était méconnaissable et avait l'aspect de la face d'un lion. Les joues étaient fortement saillantes ; le nez était profondément caché dans un sillon que lui laissaient entre elles les joues ; les lèvres étaient épaisses et allongées ; les paupières tuméfiées comme dans certains érysipèles ne permettaient qu'à peine aux yeux de s'entr'ouvrir ; les sourcils étaient fortement hypertrophiés ; le front était couvert d'énormes plaques tuberculeuses ; les oreilles déformées présentaient trois fois leur volume, etc. Toute la surface du corps était semblablement hypertrophiée. Néanmoins, guérison complète en huit mois par le traitement spécifique. »

Dans la *syphilide tuberculeuse atrophique* en groupes, il n'y a pas toujours confluence sans ordre, au milieu d'une gangue néoplasique diffuse. Les éléments éruptifs très rapprochés, tangents ou subintrants, se juxtaposent systématiquemnt suivant le mode circulaire et forment : 1° des cercles complets ou incomplets, isolés, tangents, subintrants; ces derniers dessinent des 8 de chiffre ou des lignes polycycliques, etc., etc. Ce sont les mêmes dessins, à génératrice courbe, les mêmes arabesques que dans les syphilodermies érythémato-papuleuses, mais avec moins de variétés et de fantaisie ; — 2° des groupes stellaires avec un ou plusieurs tubercules au centre, et un ou plusieurs cercles concentriques de tubercules plus jeunes et plus petits qui gravitent tout autour. Cette disposition stellaire ou corymbiforme s'efface ou devient moins apparente quand les éléments éruptifs sont entassés les uns sur les autres, et, à plus forte raison, quand plusieurs groupes corymbiformes sont réunis On a alors la disposition en grappes de raisin (syphilis pustuleuse racémiforme d'Alibert). Je me borne à vous indiquer ces curieuses configurations parce qu'elles sont les mêmes que pour les éruptions secondaires et se produisent suivant des modes identiques. Je vous les ai autrefois assez longuement décrites pour n'avoir plus à y revenir.

Processus. — Après une période quelquefois très longue de tension et de plénitude, le tubercule se flétrit et s'affaisse. En le pressant on sent qu'une certaine mollesse a succédé à sa fermeté. La peau pâlit et se desquame un peu à sa surface; puis elle se déprime, s'amincit et devient à la longue un peu blanchâtre. Elle s'atrophie et se convertit en tissu inodulaire à mesure que le tubercule disparaît. Cette évolution complète dure plusieurs mois au minimum. — Mais ce qui prolonge surtout la durée d'une syphilodermie tuberculeuse atrophique, c'est la récidive sur place des éléments éruptifs ou l'invasion par eux d'autres points de la peau qui étaient restés intacts. M. Bassereau a vu une lésion de ce genre qui durait depuis plus de dix ans. « Nous avons observé deux cas, disent MM. Bumstead et Taylor, dans lesquels plus de six cents tubercules se formèrent pendant une période d'au moins dix années, laissant des cicatrices permanentes sur la face et sur le corps, particulièrement dans le dos et aux extrémités. Quoique les ailes du nez et les lobes des oreilles eussent été détruits, il n'y avait jamais eu la moindre trace d'ulcération. L'atrophie qui est la conséquence de ces éruptions résulte probablement de quelque changement occulte produit dans les cellules normales par la présence des cellules d'infiltration. Il est certain que l'infiltration et la charpente organique qui la supporte régressent et sont absorbées en même temps. » — Dans les récidives qui sont très fréquentes, les tubercules se groupent sur quelques régions, tandis que lors de la première éruption, surtout si elle se fait à une époque peu éloignée de l'accident primitif, par exemple vers la fin de la deuxième année, les éléments éruptifs sont dispersés çà et là, un peu partout et d'une façon symétrique sur chaque moitié du corps. La face, le dos et les avant-bras sont le siège le plus fréquent des récidives. Quelquefois la face et plus rarement le cuir chevelu sont incessament attaqués par les retours offensifs de la syphilodermie, jusqu'à ce que leur peau ait été presque entièrement convertie en tissu cicatriciel. — Dans les groupes de tubercules agglomérés, comme dans les plaques cutanées de papules agminées, la fragmentation est un bon signe de résolution. Les éléments éruptifs fusionnés deviennent distincts. Ce sont les plus anciens qui se résolvent les premiers, et, comme ils siègent au centre du groupe, c'est d'abord au centre que disparaît l'éruption qui est alors convertie en un anneau circulaire, lequel se fragmente à son tour, etc. Abandonnés à eux-mêmes, les tubercules atrophiques restent comme immobiles et stationnaires pendant des mois ; puis ils se flétrissent peu à peu en laissant à leur place une dépression et une macule pigmentaire parsemée de points ou recouverte d'un petit réseau blanc cicatriciel. Quand on soumet le malade à un traitement rigoureux, dès les premières phases, le processus s'arrête et rétrograde en général. Il y a pourtant des cas réfractaires et on voit parfois sur la face principalement, des tubercules poursuivre imperturbablement leur marche pendant trois ou quatre mois, jusqu'à ce qu'ils aient accompli leur œuvre de transformation cicatricielle. Cette œuvre peut-elle être prévenue et empêchée ? Il est difficile de répondre à cette question parce qu'on peut toujours objecter que les tubercules qui se résolvent sans laisser de trace n'étaient pas des tubercules, mais des papules.

Diagnostic et pronostic. — C'est qu'en effet ces deux éléments sont bien difficiles à distinguer l'un de l'autre quand ils surviennent à la même date. — Vers la fin de la deuxième année, comment affirmer qu'un groupe d'éruption, rouge, mamelonné, dur, plus ou moins saillant, avec ou sans configuration circulaire, est une plaque tuberculeuse ou papuleuse ? — Dans les syphilodermies papuleuses circonscrites de cette période, la papule n'est presque jamais ou reste rarement à l'état de pureté : elle s'érode ou surtout se couvre de squames psoriasiformes, tandis que le tubercule conserve, jusqu'à sa résorption, ses caractères de petite tumeur intracutanée, lisse, rouge, arrondie, uniforme et ferme. Quelquefois, il est vrai, des squames se forment à sa surface et même des croûtes, quand sa superficie s'érode. En pareil cas le diagnostic est fort difficile. Nous y reviendrons au sujet de la syphilide tuberculo-ulcéreuse. — Quant au pronostic, il résulte des considérations que je vous ai exposées. Il faut tenir compte de la date de l'éruption, du nombre et du siège de ses éléments, de leur tendance et leur aptitude à subir l'action curative des spécifiques, de leur facilité à récidiver. Des prévisions fondées et complètes ne peuvent pas se porter en un jour. Je vous parlais tout à l'heure de ce jeune homme, d'une santé magnifique, frais, rose et gras, qui, deux ans et demi après une syphilis insignifiante dans ses débuts, a eu sur le méat urinaire un tubercule atrophique qui y a creusé une dépression cicatricielle semblable à celle d'un cautère. Depuis quatre mois il n'est rien survenu de nouveau. Croyez-vous qu'en pareil cas il soit facile de préjuger l'avenir? Ce tubercule unique qui a évolué malgré le traitement doit-il faire craindre les éventualités plus graves de syphilodermie tuberculo-ulcéreuse, de gommes sous-cutanées, de viscéropathie tertiaire? La syphilis constitutionnelle se réduira-t-elle chez lui à ce minimum d'un tubercule atrophique, sera-t-elle bénigne et fugace comme l'ont été le chancre et les manifestations secondaires? Une réponse catégorique est fort embarrassante. Il faut craindre plutôt qu'espérer et traiter en conséquence.

SYPHILODERMIES TUBERCULO-ULCÉREUSES.

Chronologie. — Comme cette syphilide est essentiellement constitutionnelle, à un plus haut degré encore que la précédente, elle se manifeste plus tard, en moyenne 4 ou 5 ans après le début de la maladie et parfois après 20, 30, 40 ans d'infection silencieuse ou active. Quand elle survient dans la deuxième et surtout dans la première année, ce qui est rare, il y a de grandes probabilités pour qu'elle se généralise sur les deux moitiés du corps comme un exanthème, qu'elle soit confluente et d'un processus particulièrement malin et destructeur.

Étiologie. — Toutes les causes dépressives, physiques ou morales, la faiblesse originelle ou acquise de la constitution, les excès, les veilles, l'alcoolisme, etc., peuvent provoquer cette éruption, ou du moins placer l'organisme dans des conditions telles que ses forces saines deviennent incapables de maîtriser les forces morbides latentes et d'empêcher l'éclosion de germes jusqu'alors neutralisés.

Il en est de même, vous le savez, pour toutes les manifestations non pas seulement de la syphilis, mais aussi des autres maladies constitutionnelles. J'en ai observé un exemple récemment chez un jeune homme d'une fort belle santé, syphilitique depuis trois ans, qui a vu survenir sur diverses parties du corps, une éruption de 10 à 15 gommes intra et sous-cutanées, tout à fait inattendues, car il n'avait eu au début de la maladie que des accidents superficiels et fugaces dont il était exempt depuis dix-huit mois au moins. Eh bien, cette syphilose a certainement été suscitée chez lui par les chagrins profonds que lui ont causé des désastres financiers. Le système nerveux fut soumis pendant deux mois à de rudes secousses ; les fonctions plastiques n'en furent pas atteintes, du moins en apparence, mais la vérole, bénigne et latente jusque-là, devint tout à coup gommeuse. Dans la majorité des cas vous ne trouverez, il est vrai, que la spontanéité de l'action diathésique[1].

SYMPTÔMES. — Ils ne diffèrent que peu, pendant les premiers jours, de ceux que je viens de vous décrire au sujet de la forme atrophique : Nodosités intradermiques du volume d'un grain de millet à celui d'une noisette, fermes, tendues, luisantes, arrondies; mêmes affinités topographiques, mêmes modes de groupement, sans disposition aucune ou suivant des lignes courbes, des corymbes, des grappes de raisin, etc. L'agglomération des éléments éruptifs tuberculo-ulcéreux est presque constante. Vous ne les trouverez jamais disséminés à l'état d'isolement sur les diverses parties de la peau, surtout lorsqu'ils se produisent à une période avancée de la syphilis. Sauf cette circonstance, analogie parfaite ou plutôt identité absolue entre les deux modes de la syphilodermie tuberculeuse. Par le fait c'est une seule et même affection dont l'une ne paraît être que la continuation, la dernière étape de l'autre. Cela est si vrai que la première, longtemps restée sèche, devient quelquefois ulcéreuse.

Après une période de crudité dont la durée varie beaucoup suivant les cas, la nodosité intradermique diminue de consistance, se ramollit plus ou moins vite, s'ouvre et se convertit en une ulcération. Le processus de ramollissement peut se suivre pas à pas ; la peau s'amincit peu à peu au sommet de la tumeur, jusqu'à laisser voir par transparence le pus sous-jacent; puis elle se crevasse et disparaît progressivement par une nécrobiose moléculaire qui, au bout de trois ou quatre jours et même moins, laisse largement ouverte et béante la cavité tuberculeuse. La matière évacuée est un liquide jaune, purulent, mêlé de détritus organiques qui ne sont autre chose qu'un petit bourbillon

1. Voyez l'appendice de la leçon 19, obs. 8.

dissocié. Ce pus se concrète et forme une croûte d'un brun foncé tirant sur le noir et veinée de tons verdâtres ou d'un jaune sale. Elle est compacte, irrégulièrement convexe, stratifiée, rocheuse et enchâssée dans l'ulcération qu'elle recouvre ; en un mot elle ne diffère point fondamentalement de la croûte de l'ecthyma et de celle du rupia.

Du moment que la perte de substance s'est formée, elle tend à s'agrandir. C'est que la prolifération embryonnaire qui a formé le tubercule ne s'éteint pas, après l'évacuation des produits nécrosés. Il semble que la tumeur n'était qu'un centre qui, bien que destiné à périr, devait irradier autour de lui la vie morbide qui l'abandonnait. Et en effet, une infiltration par zones concentriques s'établit autour de la cavité tuberculeuse, régresse à mesure qu'elle se forme et détruit progressivement les tissus sains. Aussi les dimensions de la nodosité initiale sont-elles toujours dépassées par l'ulcération qui lui succède. Les bords de cette ulcération sont durs, épais et soulevés, parce qu'ils sont infiltrés de néoplasie ; ils sont taillés à pic et circonscrivent un fond grisâtre, inégal, lardacé, sur lequel gisent pêle-mêle des détritus organiques escharifiés par menus fragments. Le liquide sécrété est un pus jaunâtre de mauvaise mine, ichoreux, mal lié et quelquefois fétide. Autour de l'ulcération règne une zone d'un rouge sombre, devenant violacée quand il y a menace de phagédénisme.

Cette perte de substance, si nette et si radicale, s'effectue sans susciter autour d'elle aucun phénomène de réaction locale. Les tissus sains se laissent dévorer sans rien dire, et, s'ils sortent de leur silence et de leur torpeur, c'est sous le coup d'irritations locales, d'excitations générales, celles de l'alcoolisme par exemple, de brusques variations de température (Bassereau), et d'autres causes accidentelles n'émanant pas de l'action diathésique. L'organisme, lui aussi, reste impassible comme les régions atteintes, et la santé générale ne souffre nullement dans la plupart des cas, surtout si l'éruption est discrète et circonscrite. Il n'en est pas ainsi dans les formes malignes, précoces et généralisées.

Le nombre des éléments éruptifs est très variable, comme dans la forme sèche. Le tubercule solitaire est une rareté. La plupart du temps, c'est une cohorte de 20, 30 et plus qui s'empare d'un district cutané, s'y installe et y vit jusqu'à ce qu'il n'en reste plus rien.

Dans la description générale que je viens de vous faire, vous avez dû remarquer combien l'ulcération, qui est le terme auquel aboutit fatalement le tubercule, ressemble à celle que produisent d'emblée l'ecthyma et le rupia. Entre les pertes de substance qui résultent de ces deux processus ulcéreux, il n'existe à un moment donné aucune différence : mêmes bords taillés à pic, même fond pultacé et chargé de détritus, même sécrétion ichoreuse et concrescible, enfin même croûte. La réparation dans les deux cas est identique : les bords s'affaissent et se ramollissent, le fond s'élève et bourgeonne et il se forme une cicatrice profonde, d'un brun rouge foncé, qui blanchit peu à peu du centre à la circonférence et conserve longtemps, sur les limites de l'ulcération, une zone pigmentaire noirâtre, etc. Quelle que soit la gravité de la lésion, elle ne développe point d'adénopathie inflammatoire ou indolente. Je vous montre les analogies entre la syphilodermie ecthymateuse et la syphilodermie tuberculo-ulcéreuse. Nous verrons plus tard par quelles nuances elles se distinguent.

Variétés. Pour bien comprendre les physionomies multiples de la syphilide tuberculo-ulcéreuse, pour vous rendre compte des changements qui surviennent avec le temps dans ses principaux traits, il faut que vous vous pénétriez de cette idée, que l'ulcération est essentiellement ambulante, c'est-à-dire qu'elle reste rarement en place, que son foyer se déplace en laissant derrière lui la plupart du temps une traînée ou une zone de cicatrisation. Je vous disais tout à l'heure qu'il continuait à se faire une infiltration dans les parties saines, autour du tubercule, après l'évacuation de son contenu. Cette néoplasie régresse, se nécrobiose et l'ulcération s'élargit circulairement, en zones concentriques, par suite d'un processus régulier qui va du centre à la périphérie. Mais, en même temps que l'ulcération agrandit ainsi son rayon dans tous les sens, il se fait à sa partie centrale un processus inverse, c'est-à-dire un travail de réparation. Un îlot de bourgeons charnus se montre, le fond s'élève, et, au bout de quelques semaines, vous voyez à la place qu'occupait primitivement le tubercule ulcéré, une lésion complexe constituée de la façon suivante : 1° au centre, *îlot de substance cicatricielle*, sèche, d'un rouge foncé, unie ou un peu squameuse ; 2° autour de cet îlot, *fossé d'ulcération*, sécrétant toujours le même liquide puro-ichoreux qui se convertit en croûtes noires stratifiées. Enlevez les croûtes et vous trouverez que ce fossé ulcéreux n'a pas ordinairement partout la même profondeur. Du côté de la peau saine ses bords élevés et durs sont taillés à pic; du côté opposé ils s'inclinent en pente moins abrupte vers les parties centrales en voie de réparation. C'est donc au point le plus extrême du rayon de la plaque tuberculeuse que l'ulcération déploie le plus d'activité et a le plus de profondeur.

Un seul tubercule donne rarement à lui seul un fossé circulaire ulcéreux de grande dimension. Mais supposez que plusieurs tubercules soient agglomérés en groupe, ce qui est le cas le plus commun, et vous aurez le même résultat. Dans les groupes corymbiques ou stellaires, c'est en effet le tubercule central qui s'ulcère le premier, parce qu'il est le plus ancien et le plus volumineux. Sa circonférence ulcéreuse s'élargit en même temps que son centre se cicatrise. Le même fait s'accomplit dans les tubercules satellites : leurs centres cicatriciels finissent par se réunir entre eux et à l'îlot du premier tubercule ; leurs fossés ulcéreux se joignent et alors on a une vaste lésion qui est formée : 1° par une grande plaque d'îlots cicatriciels, chagrinée, couturée à sa surface, et d'une couleur d'un rouge foncé ; 2° par un fossé ulcéreux à grand rayon et aspect polycyclique.

Ces ulcérations circulaires qui progressent sans cesse du centre à la périphérie, ne sont pas toujours continues. Elles se fragmentent souvent, deviennent incomplètes, séparées par des parties de peau saine ou de peau cicatrisée. De là leurs formes en fer à cheval, en arc de cercle, en rein, etc. Les combinaisons de cercles ulcéreux, tangents et subintrants, donnent lieu à des huit de chiffre et à ces courbes enchevêtrées dont on reconstitue aisément les lésions génératrices, quand on sait comment elles procèdent dans leur marche centrifuge. On observe quelquefois des ulcérations concentriques qui proviennent d'une nouvelle poussée de tubercules soit sur la peau saine qui environne la lésion, soit sur la partie centrale de la plaque qui a été ulcérée peu de temps auparavant.

Certes on ne trouve pas toujours sur les plaques tuberculeuses des lésions aussi régulières que les précédentes ; cependant, lorsque ces syphilodermies évoluent lentement, l'ulcération circulaire se montre toujours çà et là, et, avec ce qui en reste, on peut retracer par la pensée le cercle complet. Il arrive parfois qu'un très petit fragment de cercle se forme ou survit seul et n'en avance pas moins, soit en décrivant une sorte de parabole, soit en creusant un fossé sinueux, onduleux, qui se comble au fur et à mesure de sa formation et laisse après lui une traînée cicatricielle. C'est l'un des modes les plus communs du phagédénisme serpigineux qu'on a comparé à un serpent dont la tête serait représentée par l'ulcération et le corps et la queue par le sillon onduleux cicatriciel que cette ulcération ambulante laisse à sa suite.

Quand l'éruption tuberculeuse est circonscrite et formée d'éléments éruptifs très rapprochés, chacun d'eux s'entoure fréquemment d'une zone de néoplasie, et comme ces zones se touchent et se confondent, il en résulte une *nappe d'infiltration continue*, dans l'épaisseur de laquelle sont enchâssées les nodosités tuberculeuses. La peau est épaisse, dure, tuméfiée, mamelonnée à sa surface et d'un rouge sombre sur lequel tranche le rouge encore plus sombre des tubercules.

L'hypoderme est quelquefois envahi ; il en résulte de véritables tumeurs aplaties, de dimensions plus ou moins considérables, qui forment çà et là des jetées de suffusion gommeuse soit au-dessous des téguments, soit dans les interstices, ou même au sein des organes profondément situés. Que l'ulcération s'empare de ces masses et qu'elle prenne les allures du phagédénisme, ce qui est fréquent en pareil cas, qu'arrivera-t-il? C'est que la perte de substance se fera rapidement et par blocs, d'une façon brutale, irrégulière, et sans qu'aucun ordre systématique préside à la destruction des tissus.

Sur les muqueuses, l'envahissement du derme et de l'hypoderme par de la matière tuberculeuse condamnée à la fonte moléculaire est très commun. Dans le nez, dans la gorge, sur la voûte palatine osseuse et membraneuse, à l'anus et dans le rectum, on en voit de nombreux exemples. Les nodosités tuberculeuses ne s'aperçoivent pas, tant elles sont profondément plongées dans la gangue néoplasique, à la surface de laquelle elles donnent tout au plus un aspect chagriné ou mamelonné[1].

Topographie. — La face est peut-être de toutes les régions du corps celle qui possède au plus haut degré la triste propriété d'être envahie par la matière tuberculeuse. Sur le front, les plaques qui occupent ordinairement la racine des cheveux, peuvent se réunir à celles du cuir chevelu et à celle des sourcils. Leur ulcération, disséminée et irrégulière ou suivant des lignes courbes, complète la riche variété des *Couronnes de Vénus*. Il est rare que chez les individus qui ont eu à souffrir pendant de longues années des atteintes cutanées de la syphilide tertiaire, le front ne soit pas criblé d'une multitude de cicatrices ponctuées ou linéaires qui se détachent plus ou moins crûment par leur teinte blanche ou grise sur le fond bruni et rougeâtre de la peau demeurée saine. Mais il reste si peu de ces parties, que le front n'est qu'une cicatrice où la structure du derme a été partout profondément altérée. La fonte des tubercules et de la nappe néoplasique se fait quelquefois très vite et sur une grande étendue ; il en résulte de vastes ulcérations frontales déchiquetées, à bords taillés à pic, hideuses d'aspect, au-dessous desquelles le périoste et les os du crâne peuvent être attaqués par le même processus de suffusion gommeuse nécrobiotique. — De toutes les régions de la face, le nez, les lèvres et les oreilles sont les plus rava-

1. La syphilose tuberculo-ulcéreuse des muqueuses produit presque toujours des désordres plus graves et plus irréparables que celle la peau. Je la décrirai avec tout le soin qu'elle mérite quand je m'occuperai de la syphilis viscérale.

gés. D'abord c'est une tuméfaction qui triple ou quadruple leur volume; puis, quand la phase de régression arrive, des lambeaux des ailes du nez, du lobule, des lèvres et des oreilles sont emportés par l'ulcération en très peu de temps, ou bien sont lentement rongés par elle.

La confluence de cette éruption tuberculeuse sur la face, lorsqu'il se produit en même temps une infiltration néoplasique autour des petites tumeurs et au-dessous d'elles, donne lieu à des déformations quelquefois monstreuses qui impriment à la physionomie un aspect léonin. L'affection mérite le nom de *Léontiasis* sous lequel on l'a décrite. C'est un nom qui ne vous est pas étranger, puisque c'est par lui que j'ai désigné les éléphantiasis du visage qui sont produits par la papulo-sclérodermie hypertrophique et aussi ceux qui résultent de la tuberculo-sclérodermie qui bien souvent commence par tuméfier, hypertrophier les tissus avant de devenir atrophique. — Mais le léontiasis syphilitique susceptible de produire, soit pendant sa période d'état, soit pendant sa période de régression, les déformations et les pertes de substance les plus considérables, c'est peut-être le léontiasis tuberculo-ulcéreux[1].

Sur la région des omoplates, on trouve aussi très fréquemment la tuberculisation spécifique des téguments sous forme d'une syphilo-sclérodermie qui peut durer plusieurs années consécutives. J'ai donné des soins à un malade qui en était atteint depuis quatre ou cinq ans. La peau du dos, depuis la nuque jusqu'au-dessous des épaules, et, en avant, celle de la poitrine, depuis les clavicules jusqu'aux mamelons, y compris les aisselles, toutes ces parties étaient tuméfiées, dures, scléreuses, ponctuées partout de cicatrices et labourées à leur périphérie par de grands fossés ulcéreux circulaires qui ne mesuraient pas moins de quinze à vingt centimètres de rayon et qu'on pouvait suivre, malgré quelques interruptions, sur les deux moitiés du dos et même sur la poitrine[2]. — Les avant-bras sur leur partie antérieure, les cuisses, les jambes, quoique souvent moins atteints que la face et les épaules, sont loin d'être épargnés. — J'ai pu vous montrer dernièrement un homme qui avait deux grands huit de chiffre complets et ulcéreux de trente centimètres de hauteur, creusés sur la partie antéro-interne de chaque jambe. Les fossés ulcéreux avaient partout la même largeur. On aurait dit qu'on les avait creusés avec une gouge au milieu d'une suffusion néoplasique qui avait épaissi et induré toute la peau, ainsi que le tissu cellulaire sous-cutané. La partie circonscrite par les boucles

1. Voyez pour plus de détails la description que je donne du léontiasis dans l'appendice de cette leçon.

2. Voyez l'appendice de la leçon 19, obs. 20.

des huit de chiffre était couturée de cicatrices [1]. Les organes génitaux dans les deux sexes sont si fréquemment atteints, que leur syphilose cutanée et muqueuse mérite d'être traitée à part, et c'est ce que je ferai ultérieurement. Il en sera de même de la syphilose pharyngo-nasale et de la syphilose laryngienne.

COMPLICATIONS. Elles sont au nombre de quatre. Je ne m'occuperai aujourd'hui que des trois premières.

1° *Inflammation*. Elle survient sous l'influence de causes occasionnelles dans les parties qui sont le siège d'une éruption tuberculeuse. On l'observe surtout aux extrémités inférieures, où elle se combine parfois avec des engorgements variqueux. Les jambes deviennent alors énormes et éléphantiasiques, rouges, tendues, dures, et c'est sur ce mauvais terrain que de vastes ulcérations tuberculeuses se développent et évoluent, soit très rapidement, soit avec la torpeur propre aux lésions dont la circulation veineuse est entravée. Les causes locales de l'inflammation sont la saleté, les mauvais pansements, les cautérisations intempestives, la fatigue locale. Parmi les causes générales, mettez au premier rang l'alcoolisme, les excès, les fatigues, etc. Douleur locale avec ou sans irradiations névralgiformes, empâtement périphérique avec œdème au delà des surfaces ulcérées, extension et teinte plus vive de l'aréole : tels sont les principaux symptômes de cette complication. Ajoutez-y les troubles fonctionnels propres aux régions attaquées : pour les membres inférieurs, par exemple, la difficulté ou l'impossibilité de marcher quand, autour d'ulcères violacés, vineux, fétides et quelquefois gangreniformes, s'établit une vaste et violente tuméfaction inflammatoire.

2° *Erysipèle*. Il est assez rare, et ce qui est bien remarquable, c'est que dans beaucoup de cas il guérit très vite des éruptions tuberculeuses invétérées qui avaient été ou étaient devenues réfractaires à toute médication spécifique interne ou externe. Je m'occuperai de cette intéressante question à propos du traitement.

3° *Gangrène*. Elle est souvent consécutive à l'inflammation et dépend de ce processus porté à l'extrême. En pareil cas, sur le fond ou sur les bords turgides de l'ulcère, on voit des points ou des plaques d'escharification, bruns ou verdâtres, et l'ichor sécrété devient d'une fétidité particulière. — Mais la variété de gangrène la plus curieuse, c'est celle qui survient d'emblée sans l'intermédiaire d'aucune autre cause que l'évolution tuberculeuse elle-même. En pareil cas, dès le

1. Voyez l'appendice de la leçon 19, obs. 23.

début, et avant que la nodosité se soit ulcérée, il se forme à sa surface une véritable eschare qui s'élimine en laissant un ulcère cutané. C'est une variété d'éruption qui peut se généraliser; elle a été très bien étudiée par MM. Bazin et Dubuc, et décrite par eux sous le nom de syphilide tuberculo-gangreneuse. — Nous la trouverons dans les syphilides malignes précoces[1].

Quant au *phagédénisme*, qui est la plus haute expression du génie destructeur propre aux syphilodermies tuberculo-ulcéreuses, nous nous en occuperons quand nous aurons terminé la description de la syphilose cutanée et de la syphilose sous-cutanée[2].

Processus. — Alors même que l'évolution de chacun des éléments éruptifs est rapide, c'est-à-dire aboutit promptement à l'ulcération, puis à la réparation, la marche de la syphilodermie, prise dans son ensemble, est d'une lenteur remarquable. Aussi faut-il, dans la plupart des cas, s'attendre à une durée non pas de quelques mois, mais parfois de plusieurs années. Il y a même des sujets chez lesquels l'affection qui ne les quitte plus, fait pour ainsi dire partie intégrante de la peau et passe par toutes les vicissitudes d'atténuation, de guérison apparente, de recrudescence, d'envahissement progressif ou de diminution pas à pas. Elle ne finit jamais et recommence toujours. Les recrudescences et les récidives sont de règle dans son processus et ne font presque jamais défaut, même dans les cas les moins sévères. A peine, par exemple, la cicatrisation sur un point est-elle faite que le travail ulcéreux s'éveille et reprend ailleurs avec une nouvelle activité. Toutes les affections susceptibles de phagédénisme en sont là. N'est-ce pas ce que l'on voit trop souvent dans le phagédénisme chancrelleux? Les récidives ne sont pas moins fréquentes. Les intervalles de temps qui les séparent sont quelquefois nuls et il y a subintrance, ou bien une période de calme absolu, d'une durée plus ou moins longue, sépare les

1. Pour se rendre compte de cette complication, il ne faut pas oublier que, parmi les altérations de la gomme et du tubercule, celles des vaisseaux de la partie atteinte sont constantes et toujours très prononcées. L'infiltration de cellules embryonnaires qui se fait autour des vaisseaux, dans leur épaisseur, à leur surface interne, aboutit plus ou moins vite et plus ou moins complètement à l'obstruction et à l'oblitération de leur calibre. Et bien, que cette infiltration et l'ischémie qui en est la conséquence, au lieu d'être partielles, lentes, incomplètes, se produisent brusquement et dans tous les points de la tumeur, celle-ci ne pourra manquer de tomber très vite en gangrène. — La complication gangreneuse, qu'elle soit primitive et généralisée comme dans la syphilide maligne tuberculo-gangreneuse, qu'elle soit tardive, circonscrite, accidentelle comme dans la syphilide tuberculo-ulcéreuse commune; cette complication est toujours le fait d'une concentration très prononcée du processus d'infiltration sur le système vasculaire de la néoplasie.

2. Voyez la Leçon 9.

retours offensifs de la syphilodermie. C'est sur un endroit sain de la peau ou sur la cicatrice de l'éruption qui vient de finir, que la nouvelle poussée se produit. Les récidives *in situ* sont très communes. Il y a des régions, comme la face et les omoplates, sur lesquelles la syphilide ne cesse de sévir sous tous ces modes, et cela pendant des années et à l'exclusion de tous les autres districts cutanés ou muqueux. Ces affinités régionales sont très singulières et inexplicables dans une maladie aussi générale que la syphilis. — Un autre caractère qu'il ne faut pas omettre, sur lequel il est au contraire essentiel d'insister, c'est l'indolence de la tuberculose cutanée syphilitique, et par suite l'insidiosité de son développement. J'ai observé plusieurs malades chez lesquels un petit tubercule du voile du palais arrivait à l'ulcération et à la perforation, avant qu'ils se fussent doutés de son existence. Combien d'autres qui croient n'avoir sur les ailes du nez, par exemple, qu'un léger relief éruptif, sans portée et d'aventure, comme on en voit tant, et qui sont stupéfaits au bout de quelques jours, quand ce bouton s'ouvre et met à découvert une ulcération qui traverse de part en part les parties atteintes, les ronge, les mutile et y produit toutes sortes de délabrements inopinés et imprévus ! Cette latence dans le processus, cette mise à nu soudaine d'une destruction insidieusement préparée de longue date, ont si souvent causé les surprises les plus désagréables aux médecins, et surtout aux malades, qu'il y a un grand intérêt pratique à connaître le fait pour en prévenir ou du moins en atténuer les conséquences par un traitement dès le début du mal.

Diagnostic et pronostic. — En présence d'une éruption tuberculeuse récente et encore à l'état de crudité, il est difficile de dire si c'est à la forme sèche ou à la forme ulcéreuse que l'on a affaire. Même, plus tard, quand une partie de la lésion s'est ramollie et est devenue un peu squamo-croûteuse, on ne peut pas se prononcer catégoriquement sur le caractère résolutif ou franchement ulcéreux, car les deux formes, à certains moments, sont si voisines l'une de l'autre, qu'elles se confondent et ne font qu'une seule affection susceptible, suivant les circonstances, d'obéir à tel ou tel processus. Mais, peu importe, puisque le traitement est le même dans tous les cas. — J'en dirai autant de l'impossibilité où on se trouve fréquemment de distinguer les ulcérations syphilitiques ecthymateuses et tuberculeuses. Il faut en prendre son parti. Toutes les syphilodermies tertiaires aboutissent à la destruction des tissus. Quand on assiste au début et aux progrès de ce travail, il est possible d'en fixer le mode pathogénique ; mais quand il a accompli le plus fort de son œuvre et qu'il ne fait que la parachever, il use des mêmes procédés et donne lieu à des lésions ulcéreuses identiques qui ne conservent, ni dans leur forme, ni dans leur marche, aucune trace de leur première origine.

Ce qu'il y a de plus important, c'est d'être fixé sur la nature diathésique des lésions cutanées ou muqueuses. Ici, comme dans toutes les autres syphilodermies, vous aurez les commémoratifs, les coïncidences pathologiques qui sont nombreuses et presque toutes d'ordre tertiaire : exostoses, périostoses, lésions testiculaires, affections viscérales, syphilose des muqueuses. Vous aurez, en outre, à moins que vous n'ayez affaire à une première poussée, les cicatrices si caractéristiques laissées sur la peau par les attaques antérieures de la même syphilodermie ou d'une autre syphilodermie tertiaire. Certaines maladies constitutionnelles telles que la scrofule produisent des déterminations cutanées qui se formulent souvent sous le mode tuberculeux et présentent la plus grande analogie avec la syphilide tuberculo-ulcéreuse. Le *lupus scrofuleux* de la face ronge les ailes du nez, le lobule, la cloison, ouvre largement les fosses nasales en avant, détruit les lèvres et les joues, etc., tout comme certaines syphilides malignes tuberculeuses de la même région qu'on a désignées aussi sous le même nom de *lupus*. Comment établir le diagnostic de la cause? Il faut d'abord étudier la constitution, remonter aux antécédents, réédifier, s'il est possible, tout le fond pathologique du malade depuis sa naissance. Et puis on cherchera et on ne manquera pas de trouver presque toujours des signes distinctifs dans la lésion elle-même. Ainsi, dans l'ulcération scrofuleuse, les contours sont plus irréguliers que dans l'ulcération syphilitique et n'offrent pas ce tracé circulaire ou demi-circulaire si frappant dans toutes les déterminations cutanées de la vérole. La teinte générale est rosée plutôt que rouge sombre. Les liquides sécrétés présentent moins d'aptitude à la concrétion rapide, et les croûtes qu'ils forment sont plus molles plus jaunes et moins stratifiées que celles de la syphilis. Les bords de l'ulcère sont moins à pic. Les cicatrices laissées par le lupus scrofuleux ne sont pas minces, souples, unies ou à peine ponctuées et gaufrées, comme celles des ulcérations syphilitiques, mais dures, couturées, plissées, traversées par des brides entrecroisées et plus adhérentes aux tissus sous-cutanés.

Je vous ai fait pressentir les difficultés que présente souvent le diagnostic des ulcérations syphilitiques sur les jambes. Les mauvais ulcères variqueux qui reposent sur des tissus sclérosés et qui sont entourés d'une peau rouge, épaisse, mamelonnée, devenue éléphantiasique, ne diffèrent des ulcères syphilitiques tertiaires que par des nuances et des détails graphiques si effacés et si peu caractéristiques qu'il faut chercher dans les commémoratifs, dans les vestiges laissés par d'anciennes affections cutanées spécifiques, un élément de diagnostic plus solide et plus positif. Dans le doute ne craignez pas de donner de l'iodure de potassium, tout en instituant le traitement topique le mieux approprié à ces deux sortes d'ulcérations [1].

Les ulcères syphilitiques de vieille date, lorsqu'ils sont depuis longtemps la seule manifestation de la maladie, peuvent être pris pour un cancroïde, surtout s'ils siègent dans les points où cette dernière lésion a l'habitude de se produire. J'ai observé un cas semblable d'un diagnostic fort difficile sur la verge. Le gland, le sillon et une partie du prépuce étaient le siège d'une ulcération très ancienne, de forme irrégulière, à fond granuleux, à bords durs, renversés, calleux, etc. Les antécédents étaient équivoques. Je fis administrer journellement de fortes doses d'iodure de potassium et j'eus la satisfaction de guérir rapidement cette ulcération génitale syphilitique qu'on aurait pu prendre aisément pour un cancroïde. Plus d'une fois, dit Bazin, on a opéré, notamment à la face, de ces prétendus cancroïdes dont l'iodure de potassium aurait fait promptement justice. Dans le cancroïde, le bouton du début est verruqueux, lent à s'ulcérer, peu croûteux, et l'ulcération à fond inégal et violacé, à bords durs, calleux, renversés, repose sur une véritable tumeur qui fait défaut ou est beaucoup moins prononcée dans les ulcères tuberculeux. Ajoutez que ces derniers n'affectent jamais les ganglions comme l'épithélioma ne manque pas de le faire au bout de quelque temps.

On a été jusqu'à prendre quelquefois pour un cancer lui-même certaines ulcérations tuberculeuses, profondes, bourgeonnantes et de mauvais aspect. Biett, avec 5 à 20 centigrammes de potassium administrés progressivement pendant 25 jours, guérit un malade affecté d'une vaste ulcération du nez et de la lèvre supérieure qu'on supposait cancéreuse et qu'un chirurgien célèbre de Paris allait enlever. Une vaste ulcération, profonde, anfractueuse, saignante, phagédénique du talon, des bords du pied et des chevilles fut sauvée du bistouri par le docteur Sénapian (de Constantinople), qui fit différer l'amputation, donna de l'iodure et guérit le malade. On trouve beaucoup de faits semblables dans les recueils scientifiques. Je

1. Voyez plus haut pages 730 et 731.

crois que maintenant de pareilles erreurs ne seraient pas commises[1].

Le pronostic des syphilodermies tuberculo-ulcéreuses est des plus grave comme signification diathésique et comme lésion cutanée. Il varie suivant l'étendue, la marche, etc., de l'éruption. Il faut tenir compte aussi des effets curatifs du traitement, qui sont loin d'être les mêmes dans tous les cas. Quelquefois la guérison au moyen d'une médication mixte est rapide ; d'autres fois on ne l'obtient que très laborieusement et au bout de plusieurs mois. Enfin on doit prendre en considération les tendances de certaines syphilides, à s'éterniser sur la même région et à s'y reproduire sans cesse.

Traitement. — Je me propose de consacrer une conférence entière au traitement de la syphilis et de ses déterminations sur la peau et sur les muqueuses. Je ne vous en ai donc point parlé jusqu'à présent. Néanmoins, avant de terminer cette leçon, je puis dès aujourd'hui vous en indiquer les points les plus essentiels. Dans les syphilodermies du premier groupe, des deux spécifiques de la syphilis, le mercure est celui qui donne les meilleurs résultats. Vous aurez donc recours à lui pendant les deux ou trois premières années de la maladie, mais vous lui associerez l'iodure, pour peu qu'il existe des troubles constitutionnels ou que les dermatopathies tendent à devenir érosives et ulcéreuses. — Dans les syphilodermies du deuxième groupe dont je viens de vous faire l'histoire, l'iodure de potassium au contraire, seul ou associé au mercure, est formellement indiqué. Il est le spécifique par excellence des affections syphilitiques destructives d'emblée ou de celles dont la néoplasie tourne fatalement à la nécrobiose. Plus le processus des lésions est phagédénique, plus il faut être exclusif et absolu dans l'administration de l'iodure.

1. Aujourd'hui, on attache moins d'importance qu'autrefois à diagnostiquer, quand même et à toutes les périodes d'une affection cutanée ulcéreuse, son élément générateur. Ce diagnostic est souvent impossible et toujours inutile. Il importe peu, en effet, au point de vue du traitement, qu'une syphilide qui ronge les tissus ait commencé par un ecthyma ou par un tubercule. A leur début et dans leur phase d'augment ces deux lésions peuvent se distinguer l'une de l'autre : l'ulcération ecthymateuse est plus régulièrement circulaire que l'ulcération tuberculeuse ; cette dernière présente souvent des cercles incomplets, une configuration polycyclique, et des îlots ou des promontoires de peau saine ou cicatrisée. — Les bords de l'ulcération ecthymateuse sont plus plats, plus mous, moins relevés, moins saillants et moins durs que ceux de l'ulcération tuberculeuse. — La croûte qui la recouvre est plus épaisse, plus régulièrement conique, plus compacte, moins rocailleuse, mieux stratifiée que celle de l'ucération tuberculeuse.

Dans la lèpre vraie, il y a des tubercules qui, comme volume, comme forme et comme couleur, ressemblent à ceux de la syphilis ; mais ils sont ordinairement accompagnés de plaques blanches et anesthésiées, de grandes taches de pigmentation brune, de sensations anormales, de larges infiltrations noueuses, d'ulcérations et autres manifestations caractéristiques de la lèpre vraie.

Vous donnerez donc ce sel dans les syphilodermies ecthymateuses profondes et dans toutes les variétés de la syphilose cutanée tuberculeuse, principalement dans la syphilose tuberculo-ulcéreuse. Son association au mercure fournit de bons résultats dans les formes bénignes et superficielles, telles que l'impétigo, l'ecthyma de transition. les syphilides tuberculeuses atrophiques discrètes. Les préparations hydrargyriques, même à faibles doses, sont toujours contre-indiquées par la faiblesse, la détérioriation des forces organiques et à plus forte raison par l'état cachectique, qu'il provienne de la syphilis ou d'une autre cause. — Le traitement local occupe une grande place dans les syphilodermies destructives et je vous en entretiendrai longuement. Qu'il me suffise de vous dire que les ulcérations doivent être mises à nu en les débarrassant de leurs croûtes; qu'il est indispensable de les déterger, de les nettoyer, de les panser avec soin et de les placer dans les conditions de propreté, de désinfection et de modification locale les plus propres à provoquer et à hâter le processus de réparation.

APPENDICE

LÉONTIASIS SYPHILITIQUE.

Je vais revenir ici sur une question que je n'ai fait qu'effleurer dans la leçon précédente, parce qu'elle n'entre pas dans le courant de la pathologie syphilitique ordinaire et n'offre, par conséquent, qu'un intérêt pratique secondaire; mais elle présente un grand intérêt de curiosité et elle conduit à placer le diagnostic sur les terrains si rapprochés et souvent si semblables de la syphilis et de la scrofule. Combien de fois ne voit-on pas ces deux humus morbigènes si féconds produire des fruits presque identiques! C'est à la face surtout et dans la région pharyngo-nasale que les deux maladies constitutionnelles semblent se confondre, si on ne considère que l'apparence extérieure de leurs lésions respectives. Les affections rongeantes du nez, des joues et des lèvres, du pharynx, de l'isthme et du voile du palais, les *lupus* de la face, ainsi qu'on les appelle, offrent entre eux une grande analogie, qu'ils soient syphilitiques ou scrofuleux. Il en est de même d'une autre affection dont je vais m'occuper, de celle qu'on a désignée sous le nom de *Léontiasis*, à cause de l'aspect léonin qu'elle donne à la figure. Cette dénomination, plus pittoresque que scientifique, est fort ancienne, puisque, au onzième siècle, Constantin l'Africain, s'occupant des variétés de la lèpre, les divisait en lepra leonina, elephantia, alopetia, tyria. L'éléphant, le lion, le loup, tels sont les trois animaux qui ont fourni des points de comparaison aux vieux dermatologistes avant que la syphilis fût connue en Europe.

Bazin introduisit le mot *léontiasis* dans le domaine de la scrofule et l'employa pour désigner la *scrofulide tuberculeuse hypertrophique*. Eh bien, il peut s'appliquer avec tout autant de raison à certaines variétés rares de syphilodermies qui, prenant un accroissement énorme sur la face, lui impriment une physionomie qu'avec beaucoup de bonne volonté on peut comparer à celle du lion. Cet animal, l'éléphant et le loup ont donc été mis à contribution pour la syphilis, comme ils l'avaient été, pour la lèpre et la scrofule, par les dermatographes naïvement imaginatifs. Cela prouve qu'il y a des affinités étroites entre ces affections, surtout entre celles qui procèdent de la scrofule et de la syphilis.

Le léontiasis syphilitique, dans son expression la plus complète, est produit par une infiltration diffuse de néoplasie tuberculo-gommeuse dans l'épaisseur de la peau du visage, et probablement aussi dans l'hypoderme de cette région ; il en résulte une déformation hypertrophique qui présente de nombreux degrés et des aspects variés, suivant l'étendue des points envahis. Pour donner une idée de cette affection, voici un cas que j'ai récemment observé :

Léontiasis syphilitique tuberculo-gommeux. *A la huitième année d'une syphilis ulcéreuse dès le début, hypertrophie monstrueuse des deux lèvres, avec excroissances végétantes sur les commissures et la face interne des lèvres et des joues. — Infiltration néoplasique du voile et de l'isthme. — Sclérose de la langue. — Plaques tuberculeuses hypertrophiques sur le front. — Ecthyma et tubercules des extrémités inférieures. — Syphilide papulo-ulcéreuse des bourses.* — Le malade, âgé de 29 ans, entra dans mon service le 6 juillet 1882. C'était un homme d'une bonne constitution, d'une excellente santé et qui n'avait jamais été malade jusqu'à l'époque où, après une incubation de un mois, en septembre 1873, un chancre balano-préputial ulcéreux se déclara et produisit une perte de substance encore visible. — Traitement spécifique dès le début. — L'intoxication générale s'annonça par des troubles constitutionnels assez sérieux : céphalée, étourdissements, fièvre et faiblesse générale qui l'empêcha de travailler à son métier de tourneur, maux de gorge et éruptions cutanées bénignes dans les premiers mois. Mais, en 1874, syphilides ulcéreuses des extrémités inférieures, qui laissèrent de larges cicatrices blanches, nacrées, pointillées, dont quelques-unes ont près de 10 centim. de diamètre. Plus tard, en 1878, le malade entra dans mon service pour des accidents tertiaires de la bouche, de la face et du cuir chevelu, qui dataient alors de plusieurs années. A la fin de 1879 et au commencement de 1880 (7e année révolue de la maladie), les deux lèvres commencèrent à s'hypertrophier progressivement, et elles arrivèrent bientôt, surtout l'inférieure, à devenir trois ou quatre fois plus épaisses qu'à l'état normal. En même temps, il se produisit aux commissures et à la face interne des lèvres et des joues, un énorme bourgeonnement néoplasique irrégulier. Sur tous ces points, la peau et la muqueuse se fendillaient, s'érodaient fréquemment, s'ulcéraient même quelquefois, mais seulement par points isolés et sans grand dommage pour les parties atteintes. Jusqu'alors il y avait eu peu de maux de gorge. Le processus s'était concentré sur le visage, qu'il déformait de plus en plus.

Dans les commencements de l'année 1882 (8e année), la situation devint plus sérieuse : maux de tête, accroissement progressif du processus hypertrophique de la face, troubles de la déglutition, nasonnement de la voix. Le malade se décida enfin à se faire traiter, ce qu'il avait négligé ou fait imparfaitement jusqu'alors, et il entra dans mon service. — L'infiltration néoplasique diffuse de produits tuberculo-gommeux s'était effectuée surtout aux lèvres et sur le voile du palais. La luette était doublée de volume et de longueur; le voile était épaissi et tendu ainsi que les piliers antérieurs; mais aucune de ces parties n'était ulcérée. Quant au visage, il était complètement déformé, surtout dans sa partie inférieure, par la monstrueuse hypertrophie des lèvres, dont l'inférieure pendait sur le menton. Le nez, au contraire, intact et naturellement petit, n'occupait qu'une place insignifiante et ridicule dans l'ensemble de la physionomie, d'autant plus que la région frontale, elle aussi, était hypertrophiée. Voici, du reste, quel était l'état du malade pendant la première semaine de son séjour dans mon service :

Il existait sur les extrémités inférieures des ulcérations considérables et d'apparence ecthymateuse, qui commençaient à se guérir. Le front était couvert de plaques tuberculeuses étalées, épaisses, dures, qui se résorbaient sans suppurer; dans leurs intervalles, la peau était ponctuée de petites dépressions blanches, cicatricielles, confluentes et sans disposition systématique. La lésion la plus curieuse était l'hypertrophie tuberculeuse des lèvres qui avaient au moins trois ou quatre fois leur volume et leur grosseur ordinaires. Sur la commissure droite, deux gros mamelons charnus et durs avaient poussé; sur la face interne des lèvres et des joues, s'élevaient de larges plateaux d'hyperplasie séparés par des sillons profonds, non ulcérés.—Ni sur la muqueuse, ni sur la peau, il n'existait un processus franchement ulcéreux. — La langue, sclérosée, dure, ratatinée, était bossuée de mamelons, labourée de sillons, mais homogène dans sa consistance et sans tumeur circonscrite.—Sur l'isthme et le voile, infiltration néoplasique non ulcéreuse. — Ce qu'il y avait de remarquable c'est que, à côté de ces productions manifestement tuberculeuses et d'ordre tertiaire, on voyait çà et là des éruptions qui semblaient d'ordre secondaire ou de transition : ainsi, sur le front, il y avait de petites plaques circinées d'aspect papuleux et même quelques papules isolées; sur les bourses, on trouvait des plaques mucoso-cutanées papulo-érosives. — Aucune détermination viscérale et osseuse. Santé générale un peu éprouvée.

L'iodure de potassium, administré à hautes doses, produisit une amélioration très rapide. Le malade se sentant beaucoup mieux au bout de quelques semaines, quitta l'hôpital le 17 juillet.

Dans un cas pareil, le diagnostic était la chose du monde la plus facile, puisque, à partir d'un accident primitif incontestable, il y avait eu des manifestations spécifiques qui avaient laissé sur la peau des marques indélébiles de leur spécificité. C'est donc un cas de léontiasis syphilitique typique, dans lequel la néoplasie tuberculeuse, comme cela arrive presque toujours, hypertrophie surtout les lèvres, leur muqueuse et celle des joues ainsi que la peau du front. — Les antécédents auraient fait défaut, que nous aurions eu comme élément de diagnostic l'action curative de l'iodure de potassium, qui s'est manifestée dès les premiers jours et a fait fondre le léontiasis presque à vue d'œil. Malheureusement, il n'en est pas ainsi dans tous les cas. Le malade, dont j'ai dit quelques mots dans la leçon précédente, en est une preuve. Ses lèvres étaient loin d'être aussi hypertrophiées que celles du malade précédent, mais la médication spécifique n'avait presque aucune prise sur elles; il fallut, pour faire justice de l'hyperplasie tuberculeuse, un érysipèle de la face. (Voyez l'Appendice de la XIXe leçon, obs. 18.)

Le diagnostic présente quelquefois de l'incertitude, ou du moins n'offre pas toutes les garanties qu'on pourrait souhaiter. Le fait suivant, qui est des plus curieux et qui a servi de base à une très bonne thèse sur le léontiasis syphilitique faite par M. le docteur Goutard, va nous en fournir une preuve. (*Thèse de Paris* 1878[1]).

La malade, âgée de 59 ans, fut prise, sans cause appréciable, en décembre 1876, de mal de gorge, de douleurs pendant la déglutition des aliments solides et de raucité de la voix. En même temps apparurent, sur plusieurs points du corps, de petites tumeurs rondes, solides, qui augmentèrent progressivement de volume et finirent par atteindre celui d'un œuf de pigeon en quinze jours; puis elles diminuèrent rapidement, si bien que, cinq semaines après leur début, elles avaient complètement disparu, sans suppuration ni ulcération, ni même exulcération. — On faisait prendre à cette femme 3 grammes d'iodure de potassium chaque jour, car il était à présumer que ces accidents étaient syphilitiques. Cependant on ne découvrit, dans ses antécédents, aucun vestige ancien ou récent de syphilis.

Six mois environ après cette poussée, de nouvelles manifestations se produisirent : maux de tête très violents, surtout le soir, insomnie, maux de gorge, etc. Mais ce qu'il y eut de plus remarquable, c'est que la face devint rouge et augmenta insensiblement de volume. Voici quel était l'état de la patiente lorsqu'elle entra, le 15 avril 1877, dans le service de notre regretté collègue et ami Maurice Reynaud :

Hypertrophie considérable des téguments de la partie inférieure de la face, commençant au-dessous des yeux, respectant le nez, s'accentuant sur les joues et surtout aux lèvres et au menton. Cette augmentation de volume donnait au visage l'aspect léonin, caractéristique d'une des formes de la lèpre des Grecs. Vue de profil, la face paraissait très allongée suivant l'axe antéro-postérieur de la tête, à cause de la procidence des lèvres, qui avaient de la peine à se rejoindre et restaient constamment béantes. Vue de face, la figure avait une expression triste et idiote, et elle était décomposée en lobes informes qui semblaient autant de pièces surajoutées; ces lobes étaient parcourus par des plis verticaux en forme de fissures; coloration d'un brun cuivré, terne, sans luisants ni reflets. — Sensibilité intacte. — Consistance homogène, au milieu de laquelle on sentait quelques petites nodosités.

Outre ces lésions, il y avait sur la face des *cicatrices* nombreuses : une le long du maxillaire inférieur droit, depuis son angle jusqu'à l'os hyoïde; une autre à la région temporale droite; une troisième à la région sourcilière du même côté, puis d'autres encore à la racine du nez, sur le cou, en arrière des sterno-mastoïdiens, etc.; elles étaient blanches, profondes, déprimées, entourées de plis. La première adhérait au périoste du maxillaire, et on sentait sur cet os quelques petites tumeurs.

Ulcérations taillées à pic sur la voûte palatine. — Trois perforations dans le voile; raccourcissement par rétraction d'un des piliers antérieurs.

Sur le côté droit du thorax, au niveau de la deuxième côte, cicatrice elliptique de 3 à 4 centimètres sur deux, profonde, déprimée, variqueuse sur ses bords, etc. La malade affirmait que sur ce point ainsi que sur la face il s'était

1. Paris, librairie J.-B. Baillière.

d'abord développé une tumeur grosse comme un œuf de poule qui, au bout de deux mois, avait commencé à diminuer de volume, sans jamais s'ulcérer et avait été remplacée par la cicatrice. — Cicatrices semblables sur d'autres parties du corps; toutes avaient succédé à de grosses tumeurs, qui avaient produit, sans s'ouvrir ni suppurer, une atrophie cicatricielle.

Le traitement mixte et ioduré produisit à la longue quelque amélioration, mais il fut loin d'être décisif.

M. Goutard a fait suivre ce cas, dont je ne donne qu'un résumé, de commentaires très judicieux. Comme lui, je pense que, malgré l'obscurité des antécédents et quelques circonstances insolites, il faut attribuer ce léontiasis à la syphilis. Les raisons qu'on peut invoquer sont les suivantes : 1° Les cicatrices et leur mode de formation, qui est analogue à celui des cicatrices produites par le tubercule atrophique. Mais ici, au lieu d'un tubercule, ce sont de véritables tumeurs gommeuses, dont quelques-unes énormes, qui se sont fondues sans suppurer et ont pourtant détruit les tissus par atrophie. J'avoue que c'est là un fait bien étonnant. Pour ma part, je n'en ai jamais vu de semblable. Je m'en occuperai dans ma leçon sur les gommes de l'hypoderme; — 2° l'évolution rapide des lésions beaucoup plus grande que celle des lésions scrofuleuses; — 3° l'âge de la malade, qui n'était plus depuis longtemps celui des scrofulides malignes. Quant au traitement, quoiqu'il eût produit quelque amélioration, son efficacité n'avait pas été assez grande pour qu'on pût l'invoquer en faveur de la syphilis.

Mettons maintenant en regard du léontiasis syphilitique celui de la lèpre et de la scrofule. Je ne saurais mieux faire que d'en prendre la description dans les écrits d'un maître tel que Bazin.

Lèpre. « Lorsque les tubercules siègent à la face, celle-ci présente un aspect bizarre et caractéristique. Les téguments forment une couche épaisse et proéminente, sur laquelle se détachent confusément des nodosités profondes, des tubercules d'une teinte brune ou violacée, où sont creusés des sillons et des rides; les régions sourcilières, dégarnies de poils, se tuméfient énormément et se projettent au devant des globes oculaires plus ou moins altérés eux-mêmes; le nez est écrasé, élargi, réduit parfois à un moignon informe; les lèvres sont épaisses, chargées de tubercules; les pommettes saillantes, mamelonnées, rougeâtres; les oreilles monstrueuses. Si le malade ouvre la bouche, la muqueuse apparaît semée de granulations ou de macules ecchymotiques. On note en outre l'absence de cils, de chevelure, l'aspect huileux de la peau, la fétidité de l'haleine et une expression de souffrance et d'hébétude répandue sur toute la face. C'est pour retracer sans doute ces hideuses métamorphoses que les anciens avaient employé ces dénominations de satyriasis, de léontiasis... tirées de comparaisons avec les satyres fabuleux, les lions et autres animaux féroces. »

Dans le léontiasis de la lèpre, il y a des taches fauves ou blanches, anesthésiques, du vitiligo, un stéatome éléphantiasique du tissu cellulaire.

Scrofule. Deux de ses formes peuvent présenter quelque analogie avec la syphilide léontiasique, ce sont la *scrofulide érythémateuse* et la *scrofulide tuberculeuse.* La première (érysipèle chronique de quelques auteurs) a son siège de prédilection sur le nez, les joues, les lèvres; sa couleur est d'un rouge vineux, permanente, analogue à celle de l'érysipèle, ou livide et jaunâtre. La tuméfaction, peu saillante, s'étale en une seule plaque uniforme ou en plusieurs plaques plates de forme et de dimensions variables. La peau ainsi modifiée présente souvent une sorte de demi-transparence. — Durée toujours très longue de l'affection. — La deuxième, dans sa variété hypertrophique, donne lieu aux lésions suivantes : « La face, dit Bazin, acquiert un volume monstrueux, qui lui a fait donner le nom de léontiasis. Les traits disparaissent, les joues forment deux masses flasques et pendantes, donnant, au doigt qui les presse, une sensation d'empâtement ou mieux de rénitence élastique analogue à celui que donne la pression des tubercules du lupus; les paupières sont énormément tuméfiées et les yeux, semblant relégués au fond des orbites, s'aperçoivent à peine; l'ouverture de la bouche semble rétrécie par l'intumescence énorme des lèvres; les oreilles ont un volume double de celui qu'elles présentent à l'état normal.

« L'extension progressive des tubercules a lieu dans cette forme tuberculeuse simple par l'addition successive de nouveaux groupes tuberculeux, ou par des bourrelets de plus en plus éloignés du centre, à la manière de l'herpès tonsurant.

« La scrofulide tuberculeuse simple et la scrofulide hypertrophique sont deux espèces assurément très voisines dans l'ordre nosologique; mais elles diffèrent complètement par leur marche et le genre d'altérations qu'elles font subir aux tissus. Tout se réduit au tubercule dans le premier cas, tandis qu'il s'y joint dans le deuxième, une sorte d'hypertrophie générale des divers éléments constitutifs de la peau, papilles, glandes sébacées, follicules pileux; de là, une lésion complète *sui generis*, tout à fait spéciale à la scrofule et, par conséquent, dépourvue de ces caractères sur lesquels repose l'analogie des genres...

« Les affections tuberculeuses de la syphilis et de la scrofule ne diffèrent essentiellement que par le cachet particulier que chacune de ces maladies leur imprime. Supprimez par la pensée ce puissant modificateur, la maladie. et toute la ligne de démarcation s'efface entre les unes et les autres. » (Bazin, *Article Lupus, in Dictionnaire des sciences médicales.*)

Rhinosclérome. — Cette affection qui a été décrite par l'école de Vienne, est considérée par quelques dermatologistes comme syphilitique, et par d'autres, avec Hébra, comme une dégénérescence spéciale qu'on ne saurait rapporter à cette maladie. — Elle a pour siège à peu près constant le nez et les parties environnantes, y compris les joues et le front. Elle se présente sous forme de nodosités plus ou moins volumineuses ou même d'une simple induration à limites bien nettes, à surface lisse plus ou moins brillante, avec coloration normale parfois d'un rouge brun de la peau. Le processus débute en un point quelconque de la cavité nasale; il s'étend de là en avant vers les parties extérieures du nez et, quelquefois, en arrière vers le phaynx. — L'étiologie du rhinosclérome est obscure, mais il est vraisemblable qu'il procède de la syphilis. D'après M. Mikuliez, qui en a fait l'analyse histologique, il résulterait d'un processus inflammatoire chronique à marche extrêmement lente, ce qui n'exclurait pas son origine syphilitique. — « Nous aussi, dit M. Goutard dans son excellente thèse que je résume, nous sommes loin de la contester, mais nous ne saurions établir entre cette manifestation et le léontiasis aucune analogie.

Le rhinosclérome est une sclérose de la peau, et cette affection ne saurait être rangée dans les formes gommeuses des syphilides; elle devra être assimilée aux lésions du tissu cellulaire que l'on rencontre dans les viscères, dans le foie et dans le rein, par exemple : c'est une véritable cirrhose de la peau, due à une prolifération conjonctive. La période des productions gommeuses est déjà loin lorsque ces affections doivent se montrer. C'est à la période tertiaire avancée, à la période quaternaire de Bazin qu'il faudrait les rattacher. »

« Le processus, dit M. Mikuliez, débute par une infiltration cellulaire. Les cellules infiltrées subissent dans le cours de l'affection des modifications variables, les unes se transforment en cellules fusiformes et ultérieurement en tissu conjonctif; celui-ci constitue un réseau plus ou moins serré qui emprisonne, dans ses mailles, les cellules restantes. Ces dernières restent un certain temps intactes, puis dégenèrent peu à peu, de telle sorte qu'il ne subsiste plus que du tissu conjonctif rétracté...

« L'un des malades chez qui l'affection remontait à 16 ans, après avoir employé inutilement les traitements les plus variés et, en particulier, la médication antisyphilitique, entra à l'hôpital avec les particularités qui suivent : tout le squelette cartilagineux du nez, les parties avoisinantes des joues, toute la lèvre supérieure et les deux tiers externes de la lèvre inférieure sont envahies par la dégénérescence. Non seulement les deux narines sont oblitérées, mais, en outre, le nez et les lèvres ont subi une déformation complète; à leur place, on voit une masse aplatie, d'un rouge brun, ayant la dureté du cartilage, et dont la surface, creusée en entonnoir, constitue l'ouverture buccale petite et arrondie. De la pointe du nez il ne reste plus de traces; à sa place, on trouve, à un niveau plus élevé, une saillie émoussée qui provient de la moitié supérieure du dos du nez. La partie qui représente la lèvre supérieure est rétractée en arrière et en haut et constitue le point le plus déclive de l'entonnoir.

« Il existe entre les parties saines et les parties altérées une ligne de démarcation bien nette.

« A sa surface, la néoplasie présente des élevures séparées par des sillons peu profonds. L'orifice buccal est réduit à un trou arrondi dans lequel on a de la peine à faire entrer le petit doigt. Les bords en sont excoriés et présentent une grande résistance, excepté dans la partie inférieure où l'orifice se laisse un peu dilater. Le professeur Billroth arriva à rendre à l'orifice buccal ses dimensions habituelles en taillant, de chaque côté, dans les parties altérées, un lambeau triangulaire. Pour rétablir la libre communication des fosses nasales avec l'extérieur, il fut obligé d'exciser dans les points où devaient se trouver antérieurement les narines, deux segments coniques de 5 millimètres environ.

« L'opération eut, d'ailleurs, un plein succès, et huit semaines plus tard le patient respirait librement par le nez, et il pouvait, sans difficulté aucune, introduire par la bouche toutes sortes d'aliments. » (*Archives générales de médecine*, décembre 1877 [1].)

1. La cause vraie du rhinosclérome n'est pas connue. Son origine syphilitique, admise par Weinlechner, considérée seulement comme vraisemblable par Mikuliez, est formellement rejetée par Hebra et Kaposi. — Les faits observés récemment par M. A.-V. Frisch, de Vienne, en mettant en évidence une cause irritative locale et spécifique présidant à la néoformation cellulaire, permettront peut-être d'élucider l'étiologie encore obscure du rhinosclérome. L'étude de M. A.-V. Frisch est basée sur l'examen histologique de

Mycosis. — Cette affection cutanée que MM. Demange et Gillot ont rattachée à la leucémie, et qu'ils ont appelée *lymphadélie* présente, trois phases : une *première* simplement congestive; une *deuxième* dans laquelle, au niveau des taches congestives ou dans leurs intervalles, la peau se gonfle, s'épaissit, devient saillante, rude au toucher et forme ensuite des plaques rugueuses, mamelonnées, parsemées de squames blanches très adhérentes, quelquefois sillonnées de fissures qui entament le derme plus ou moins profondément (période des plaques lichénoïdes, Bazin); — une troisième caractérisée par des excroissances, verruqueuses et molluscoïdes.

La deuxième phase du mycosis peut seule être mise en parallèle avec le léontiasis syphilitique. — *Caractères différentiels.* Le lieu de prédilection des éruptions lymphadéniques est le tronc, la surface interne des cuisses et le cuir chevelu. — A mesure que l'éruption progresse elle s'accompagne de *démangeaisons.* — Les lésions mycositiques s'aggravent pendant l'été. — Sur les plaques lichénoïdes il y a quelquefois de l'anesthésie. — Dans le mycosis il se produit des hypertrophies ganglionnaires, mais il n'y a jamais de lésions du côté des muqueuses.

Il résulte de ce qui précède que le léontiasis syphilitique, même dans les cas les plus obscurs, présente soit par lui-même, soit surtout par la maladie dont il est une des manifestations, des caractères assez tranchés pour qu'on puisse toujours le distinguer des affections cutanées qui offrent avec lui plus ou moins d'analogie.

douze cas; les tissus malades ont été excisés sur le vivant et durcis par l'alcool ou examinés à l'état frais.

L'auteur a tiré de ses observations les conclusions suivantes :

1° Il existe constamment dans le tissu du rhinosclérome une forme particulière de bactéries;

2° Ces bactéries ont leur siège de prédilection dans les cellules;

3° La métamorphose régressive de ces cellules est sous la dépendance des bactéries. Cette dégénérescence se manifeste par la disparition du noyau, la tuméfaction de la cellule coïncidant avec la transformation de son protoplasma granuleux en un liquide, probablement en eau. Quant à la production nouvelle du tissu conjonctif, elle est elle-même déterminée par l'irritation inflammatoire chronique qui résulte de la présence des bactéries, et elle peut être comparée au processus de sclérose que l'on observe autour des masses caséeuses du tubercule. On sait que les tissus infiltrés du rhinosclérome n'aboutissent pas à la nécrobiose; mais à la formation d'un tissu conjonctif fibreux et dense. La nature du processus est donc celle d'une inflammation chronique.

La longue durée de la maladie, la formation de nodosités à la surface de la peau, l'existence des bactéries dans les cellules, enfin l'apparition de cicatrices atrophiques succédant aux nodosités cutanées, font songer à la lèpre. Mais bien que, dans les deux maladies, l'habitat des bactéries soit dans les cellules, leur rôle est différent et le rhinosclérome est absolument distinct de la lèpre.

Ces recherches sont encore imparfaites sur bien des points, mais l'auteur se réserve de les compléter et de publier prochainement de nouveaux documents sur ce sujet. *Annales de dermatologie et de syphiligraphie,* 1882, p. 590-593).

DIX-SEPTIÈME LEÇON

SYPHILIDES MALIGNES PRÉCOCES

CARACTÈRES GÉNÉRAUX DES SYPHILIDES MALIGNES PRÉCOCES. — Fait qui les résume et qui s'est terminé par la mort.

CHRONOLOGIE.— La malignité se montre dès les premières poussées, cinq ou six semaines après l'accident primitif.

ÉTIOLOGIE — La malignité ne dépend pas d'un virus spécial, mais du terrain qui le reçoit. Influence des conditions étiologiques générales sur la malignité. Elles ne la créent pas toujours. — *Prédisposition* à la malignité chez des sujets en apparence bien portants.

SYMPTOMES. — Troubles constitutionnels graves qui précèdent et accompagnent les syphilides malignes précoces. — Polymorphisme du début. — Éruptions successives. — Tous les éléments éruptifs deviennent ulcéreux. — Phagédénisme. — Douleurs. — Absence ou bénignité des accidents sur les muqueuses. La muqueuse nasale fait quelquefois exception. — Adénopathies peu volumineuses. — Gravité de l'état général. — Cachexie. — Troubles nerveux ; adynamie, etc.

VARIÉTÉS. — Les deux éléments générateurs des syphilides malignes sont l'*ecthyma* et le *tubercule*. De là deux grandes variétés. Le tubercule peut devenir d'emblée gangreneux ; c'est une forme de la malignité tuberculeuse.

Syphilides malignes précoces ecthymateuses. — Elles sont constituées par l'impétigo, l'ecthyma, le rupia, qui s'entremêlent, se succèdent et se confondent. C'est la variété la plus commune, la plus précoce et la plus aiguë. — Symptômes : Prodromes. État général. — Éruption. — Topographie. — Rapidité et violence du processus ; sa durée ; sa terminaison.

Syphilides malignes précoces tuberculo-ulcéreuses et tuberculo-gangreneuses. — Rareté de cette variété. — Ses trois périodes : 1° période tuberculeuse ; 2° période ulcéreuse ; 3° période cicatricielle ou psoriasique.

Syphilide maligne tuberculo-gangreneuse. — Mêmes périodes que dans la forme tuberculo-ulcéreuse. — Zone sclérosée psoriasiforme, squamo-croûteuse, autour des ulcérations.

PROCESSUS. — Il est en même temps aigu et chronique dans toutes les syphilides malignes. — Durée très longue à cause des récidives. — Terminaisons.

COÏNCIDENCES PATHOLOGIQUES. — Troubles nerveux spécifiques. — Viscéropathies, etc.

COMPLICATIONS. — Cachexie, fièvre hectique, pneumonie, érysipèle, diarrhée colliquative.

DIAGNOSTIC. — Morve aiguë, lèpre, rupia scrofuleux. — Ecthyma cachectique confluent.

PRONOSTIC.

TRAITEMENT. — Dangers du mercure. — L'iodure de potassium est le spécifique de la malignité. — Nécessité d'un traitement tonique. — Traitement local.

MESSIEURS,

Nous avons vu jusqu'ici chacun des agents ulcéreux de la syphilose cutanée naître et évoluer sous le mode chronique, circonscrire le champ de son action dans tel ou tel département de la surface tégumentaire, rester seul en possession du terrain conquis jusqu'à l'épuisement progressif de la force morbide qui résidait en lui et laisser à peu près dans leur intégrité les forces générales de l'économie. Je vais vous décrire maintenant des syphilodermies bien autrement dangereuses. En elles vous retrouverez une image de la syphilis qui épouvanta l'Europe à l'époque de la Renaissance, lorsqu'elle apparut pour la première fois sur notre continent. Ici ce n'est plus un seul élément éruptif qui entre en jeu; tous se donnent rendez-vous sur la peau et se prêtent main-forte pour accomplir plus vite et plus sûrement leur œuvre de destruction. Par la furie de leur processus local, par leur aptitude incroyable à se multiplier, à s'étendre, à envahir toutes les régions cutanées, par leur résistance aux efforts synergiques de l'organisme pour arrêter leur marche, par l'impuissance souvent radicale de la médication spécifique et enfin par la cachexie rapide, profonde et parfois irrémédiable qu'elles provoquent, ces syphilodermies à la fois aiguës, générales, ulcéreuses, toxiques, précoces et néanmoins constitutionnelles, sont une des manifestations les plus redoutables de la syphilis. En elles se concentre tout ce qu'implique la *malignité* dans ce qu'elle a de brusque et d'insidieux, de terrible dans la détente inopinée de la force latente, et d'infatigable dans son action que rien ne lasse et ne subjugue. Un seul fait, mieux que des mots, vous en donnera une idée. Je vais vous résumer l'histoire d'un malade atteint de syphilide maligne précoce qui succomba dans mon service en 1870.

C'était un jeune homme de 21 ans, grand, bien constitué, de peu d'embonpoint, d'un tempérament lymphatique, qui jouissait habituellement d'une très bonne santé, ne faisait pas d'excès, ne présentait dans ses antécédents aucune souillure constitutionnelle, et vivait dans de bonnes conditions hygiéniques. Rien en lui ne pouvait faire pressentir les épouvantables conséquences de la maladie qu'il devait contracter. Ce fut vers le 8 juillet 1869, dix ou douze jours après le dernier coït, trois ou quatre semaines après l'avant-dernier, qu'il s'aperçut de l'existence d'un chancre placé à l'extrémité de la verge, au pourtour du méat. La seconde incubation fut remarquablement courte, car vingt-cinq à trente jours après le début de l'accident primitif, le tronc et les membres se couvrirent d'une éruption papulo-squameuse. En même temps, des troubles constitutionnels profonds survinrent et persistèrent sous une forme qui indiquait déjà la grave atteinte portée par l'intoxication aux forces radicales de l'économie. Aussi, le malade maigrit rapidement, perdit ses forces, devint pâle et anémique, sans éprouver néanmoins aucun dérangement spécial du côté des principales fonctions organiques.

Le lendemain de son entrée dans mon service, salle 8, n° 27 (40e jour environ de l'accident primitif), je constatai chez lui l'état suivant : Balano-posthite infectante, phimosis incomplet, induration de l'extrémité du gland, adénopathie spécifique dans l'aine gauche. — Chloro-anémie très prononcée, pâleur de toute la surface cutanée, amaigrissement. — Syphilide à éléments éruptifs multiples, constituée sur la face par une dizaine de boutons volumineux, recouverts de croûtes et par une large pustule de rupia siégeant à l'un des angles de la mâchoire inférieure. Peu d'adénopathie cervicale. Sur le tronc, larges papules aplaties et réunies en plaques. Sur les extrémités inférieures, pustules d'ecthyma de dimensions variables, entourées d'une large aréole d'un rouge violacé. Sur le pied droit, les pustules d'ecthyma avaient produit un œdème inflammatoire considérable. Pustules moins volumineuses sur les membres supérieurs. — Appétit, aucun trouble des grandes fonctions. — Aucun phénomène nerveux.

Cette syphilis avait, comme vous le voyez, par le nombre, la variété, la nature et la généralisation de ses éléments éruptifs, une grande tendance à devenir maligne. Remarquez que cette malignité était d'emblée tout à la fois générale et locale, car déjà, de prime abord, quelques semaines après le chancre, et avant que les lésions fussent devenues capables d'épuiser l'organisme, le patient était cachectisé. Il l'était sans fracas, sans désordre organique viscéral, sans troubles nerveux; il l'était, comme si on lui eût dérobé subrepticement les forces et les matériaux qui animent et entretiennent le foyer de la vie.

Les traitements spécifiques les plus variés restèrent inactifs, ou du moins n'eurent qu'une efficacité incertaine et éphémère; ils finirent même par aggraver la situation. Les toniques ne relevaient point les forces qui déclinaient de jour en jour, sans qu'aucune réaction salutaire de l'organisme vînt nous apporter quelque espoir. Il n'existait pas de fièvre hectique : c'était une dissolution lente, silencieuse, mais impitoyablement progressive.

Au bout d'un mois et demi de traitement, quelques ulcérations de rupia semblèrent vouloir se cicatriser; voici qu'aussitôt d'autres apparurent, taillées à pic, à bords comme gangreneux, à base fongueuse, scorbutique, déversant des flots d'une sanie sanguinolente infecte.

Dès le troisième mois révolu depuis l'intoxication (octobre 1869), la malignité, loin de s'arrêter, se montra de plus en plus menaçante non seulement au point de vue de la guérison, mais pour l'existence même du malade. En même temps que la cachexie s'accusait de jour en jour, les pustules étaient devenues phagédéniques et elles s'élargissaient d'une manière continue. Sur les extrémités inférieures, elles avaient détruit toute l'épaisseur de la peau et quelques-unes mesuraient huit à dix centimètres de superficie. Elles étaient recouvertes de grosses croûtes noirâtres, sèches, stratifiées, au-dessous desquelles filtrait avec le pus une quantité considérable de sang. Il se produisait même de temps en temps de véritables hémorrhagies. De plus, ces ulcérations étaient fort douloureuses et exhalaient une odeur infecte. Epuisé par les souffrances, par les hémorrhagies, par la suppuration, le malade maigrissait de jour en jour et ne quittait presque plus le lit depuis son entrée dans mes salles. Il avait de l'appétit et ses digestions se faisaient bien. Dans la ruine de tout le reste, les fonctions de l'estomac et des intestins restèrent à peu près intactes jusqu'au bout. Je crois que c'est là ce qui lui permit de résister si longtemps. Il ne se produisit du reste aucune lésion du côté des organes internes ni du système locomoteur. Chose remarquable et que nous constaterons dans presque toutes les syphilides malignes, les muqueuses ne furent pas touchées.

Voici quelle était sa situation à la fin du troisième mois de la maladie (8 octobre 1869) : Pâleur, émaciation, peau fraîche, pouls 100, dépressible. Appétit, digestions faciles, selles régulières. Grande faiblesse ; impossibilité presque complète de se lever. Rien du côté du système nerveux.

Le phimosis avait disparu. Le chancre de l'extrémité du gland, qui était ulcéreux (notez cette circonstance), s'était guéri en causant une perte de substance assez considérable.

Sur la peau du tronc il n'y avait point alors d'ulcération. On n'y trouvait que les macules pigmentaires, les cicatrices déprimées de l'echtyma généralisé qui avait constitué la première poussée de la maladie. — Sur les bras, larges papules plates, sèches et recouvertes de petites écailles épidermiques; quelques pustules de rupia, dont l'une sur l'avant-bras droit mesurait trois centimètres de diamètre. — Dans la barbe et sur d'autres parties de la face, croûtes jaunâtres d'impétigo.

C'était principalement sur les extrémités inférieures qu'existaient les lésions les plus graves. Elles consistaient en ulcérations larges et profondes, au nombre d'une vingtaine, disséminées sur les cuisses et les jambes des deux côtés. Ces ulcérations, dont les bords étaient épais et taillés à pic, ne paraissaient pas provenir d'une infiltration tuberculeuse ramollie. Elles avaient été et étaient restées ecthymateuses. Le phagédénisme qui s'en était emparé n'avait pu être arrêté par aucun traitement général et local. Sous les croûtes qu'on détachait et qui se reformaient aussitôt, il y avait des pertes de substance de mine scorbutique qui donnèrent lieu plusieurs fois à des hémorrhagies inquiétantes qu'on fut obligé d'arrêter avec du perchlorure de fer.

Sur l'une de ces ulcérations, la plus grande, qui mesurait dix à douze centimètres dans tous les sens et occupait la partie externe et supérieure de la cuisse gauche, la partie centrale se releva et un îlot cicatriciel sembla vouloir se former; mais ce travail de réparation ne fut pas de longue durée et le phagédénisme poursuivit son cours.

Cet état de choses resta longtemps stationnaire. Arrivée à ce degré, la maladie progressa peu et n'éprouva aucune amélioration. La peau resta toujours le théâtre exclusif des lésions. Je ne vous raconterai point les derniers mois de la vie du malade; ils ne furent signalés par aucun événement. Rien ne put s'opposer au processus de cette syphilide maligne. La mort eut lieu par épuisement seize mois environ après le début du chancre infectant ulcéreux. — L'autopsie fut faite; toutes les muqueuses, tous les viscères étaient intacts; pas d'autres lésions que celles de la peau.

Dans l'histoire de ce malade nous trouvons tous les caractères des syphilides malignes : 1° la précocité d'une éruption qui d'emblée est ulcéreuse sur beaucoup de points et le devient rapidement sur d'autres ; 2° son apparition sur toute l'étendue de la surface cutanée ; 3° l'atteinte profonde que subissent, dès l'invasion, les forces générales de l'organisme ; 4° la marche rapide, phagédénique des lésions cutanées ; 5° l'absence de toute réaction salutaire et les tentatives faibles et avortées de réparation ; 6° l'aggravation progressive de l'état cachectique; 7° l'impuissance de la thérapeutique; 8° enfin la terminaison fatale au bout de seize mois, ce qui est une durée très courte pour une maladie comme la syphilis dont les étapes se comptent par années et qui ne menace la vie à brève échéance que dans des cas exceptionnels [1].

Chronologie. — C'est ordinairement à une époque très rapprochée de l'accident primitif que se manifeste la malignité d'une syphilide. Six semaines ou deux mois après le début du chancre, rarement plus tard, on peut constater déjà quelques indices d'une tendance ulcéreuse dans les éléments éruptifs, sur toutes les parties du corps. Quand ce ne sont pas des pustules ecthymateuses qui se produisent d'emblée, ce sont de larges papules qui deviennent rapidement croûteuses puis qui se convertissent en ulcères ou bien des tubercules dont la phase de régression est si précipitée, qu'on a à peine le temps de les voir à l'état de nodosités. Quand une syphilis ne donne lieu pendant la première année à aucune poussée ulcéreuse généralisée, qu'elle évolue d'une façon normale, qu'elle est bénigne dans ses manifestations successives, on peut compter qu'elle ne deviendra pas maligne dans le sens où nous l'entendons, la deuxième et à plus forte raison la troisième année.

Étiologie. — En présence d'une intoxication qui présente dès ses premières phases des accidents si graves par leur généralisation et la rapidité de leur processus destructif, on est tenté de croire que le virus dont elle dépend est doué lui-même de qualités extraordinairement actives et d'une énergie insolite, qui le placent à part, très au-dessus et presque en dehors du virus des syphilis ordinaires. Eh bien il n'en est point ainsi. La malignité est indépendante des qualités du virus, elle ne procède pas de lui. C'est par le terrain sur lequel elle se développe qu'elle est créée, loin de lui être apportée toute faite, à l'état de germe. Et la preuve, c'est que les syphilides malignes précoces ne se succèdent pas et ne se transmettent pas par contagion. Qu'un individu qui en est atteint contamine une autre personne, il est possible, il est même fort probable que la syphilis communiquée ne sortira pas de la catégorie heureusement fort nombreuse des syphilis vulgaires et bénignes. C'est une question que j'ai déjà traitée à propos des conditions étiologiques générales de la syphilis.

Un médecin distingué, M. le docteur Ory, a fait sur ce sujet une

1. La question des syphilides malignes précoces a été supérieurement traitée par mon ami, M. le Dr Dubuc, dans sa remarquable thèse inaugurale (Paris, 1861). On n'a rien ajouté depuis à cette monographie complète; aussi, lui ferai-je de nombreux emprunts.

excellente thèse[1]. D'après lui les syphilides malignes précoces ne se rencontrent que chez des gens dont l'organisme est débilité. Le lymphatisme, la scrofule, l'allaitement, la grossesse, la débauche, le chagrin, l'âge avancé, la misère au moment de la contamination ou peu de temps après, l'*alcoolisme surtout*, sont les causes fréquentes de la précocité des accidents ulcéreux de la peau chez les syphilitiques et, cela, quelle que soit l'origine du virus et quel qu'ait été le mode de la contamination. Quand les mêmes causes surviennent dans le cours de la syphilis, elles en aggravent le pronostic et font apparaître les manifestations ulcéreuses. L'auteur en conclut fort judicieusement qu'il faut se préoccuper beaucoup de l'hygiène des malades atteints de syphilis et ce qui le prouve c'est qu'on a obtenu des succès incontestables avec le traitement tonique, à l'exclusion de tout traitement spécifique.

Je suis d'accord avec M. le docteur Ory sur tous ces points. Oui, les mauvaises conditions hygiéniques, la misère, l'âge, les excès, jouent un rôle considérable dans l'étiologie de la syphilis grave et maligne, comme du reste dans l'étiologie de toutes les autres maladies constitutionnelles. Mais, au delà de ces conditions, il y a autre chose. Il y a ce je ne sais quoi que nous ne pouvons pas définir, pas plus que nous ne pouvons le deviner, une prédisposition particulière qui nous échappe, une manière d'être qui n'est pas incompatible avec toutes les apparences de la vie saine et qui fait cependant qu'un virus introduit dans un organisme semblable à tous les autres par ses attributs extérieurs, va y développer, dans toute leur plénitude et jusqu'au bout, ses conséquences les plus redoutables. J'ai vu souvent des individus soumis à toutes les misères du corps, de l'esprit et de la vie matérielle échapper à la malignité et au phagédénisme syphilitique, tandis que d'autres bien nourris, vigoureux et sains en étaient attaqués, à l'encontre de toutes nos prévisions. Je crois qu'on ne pourrait pas créer la malignité à volonté si les sujets y étaient réfractaires, tandis qu'elle naît spontanément chez ceux qu'une fatalité mystérieuse, innée et indépendante des circonstances extérieures, y prédispose.

Symptômes. — L'invasion des syphilides malignes précoces ne se fait pas sourdement et silencieusement, comme celle des syphilides ulcéreuses circonscrites et tardives. L'organisme ne reste pas neutre, impassible et indifférent à l'approche du grand acte morbide qui se prépare et qui s'accomplit. Presque toujours l'éruption est annoncée par des pro-

1. *Recherches cliniques sur l'étiologie des syphilides malignes précoces*, par Eugène Ory. Paris, J.-B. Baillière (1875).

dromes dont l'intensité est ordinairement plus grande que dans les formes exanthématiques vulgaires de la syphilis bénigne. Ce sont des céphalées intenses, atroces, névralgiformes, nocturnes, des douleurs crampoïdales dans les muscles des membres, ou bien un malaise général et une lassitude énervante, une fièvre plus ou moins véhémente qui se formule d'ordinaire sous le type intermittent quoditien, vespéral et qui se termine par des sueurs profuses nocturnes, etc. Les troubles constitutionnels vont souvent plus loin, ainsi que vous l'avez vu chez le malade dont je vous ai rapporté le cas. La vie plastique est attaquée; la nutrition devient languissante; un amaigrissement pour ainsi dire aigu se produit, les téguments pâlissent, les forces s'affaissent. L'esprit et le corps tombent dans un état d'abattement et de collapsus général de plus en plus profond. Au milieu de cet appareil prodromique d'un mauvaise augure, qui est assez grave quelquefois pour forcer les malades à garder la chambre et le lit, l'éruption se montre. Dans les cas de syphilis bénigne, la plupart des troubles constitutionnels, avant-coureurs des premières manifestations, s'atténuent et disparaissent même très vite, dès que l'exanthème spécifique commence à poindre. Ici rien de semblable. Quelle que soit la forme des premiers éléments éruptifs, la cachexie s'accentue et se complète. Elle devance presque toujours et surpasse la gravité des déterminations locales. On dirait même qu'elle la prépare et se hâte de faire tourner à l'ulcération toute syphilide qui aurait quelque velléité de rester exanthématique ou papuleuse. Par contre il y a des cas où les phénomènes de l'invasion sont peu sérieux; ils ne présentent même rien d'extraordinaire dans les premiers jours; mais ils ne manquent guère de s'aggraver, lorsque l'éruption s'est faite; ils augmentent avec elle et semblent, en pareil cas, la suivre et rester sous sa dépendance.

Vous verrez souvent les premières poussées de la syphilose maligne précoce présenter le polymorphisme propre à la phase virulente de la vérole. On trouve disséminés sous toute l'étendue de la surface cutanée, en nombre et en proportion variables, la plupart des éléments éruptifs : l'érythème, la papule, le tubercule et l'ecthyma. Mais les deux premiers, l'érythème surtout, sont en minorité, et si la papule se montre fréquemment, elle devient très vite plaque squameuse, puis ulcéro-crustacée. C'est une règle invariable que, quelle que soit la lésion élémentaire par laquelle ait débuté l'éruption, papule, tubercule ou pustule, cette lésion élémentaire marche fatalement et très vite à l'ulcération.

Bien que toujours généralisée la syphilide maligne précoce ne recouvre pas d'emblée toute la surface du corps, et elle se compose habituellement d'un nombre assez restreint de boutons. Le visage et le cuir chevelu sont d'abord envahis, puis le tronc et les membres.

Contrairement à ce qui a lieu dans beaucoup de déterminations cutanées, surtout parmi les tardives et les circonscrites, les éléments éruptifs n'affectent aucun mode de groupement régulier.

Dans les syphilides malignes précoces les ulcérations ne diffèrent pas de ce qu'elles sont dans les syphilides circonscrites tardives ecthymateuses ou tuberculeuses. Elles présentent les mêmes caractères : bords taillés à pic et relevés, fond pultacé, sécrétion plastique se concrétant en croûtes stratifiées, etc. Je n'ai pas besoin de vous en reproduire la description. Le phagédénisme se fait en surface surtout, plus rarement en profondeur, sous le mode serpigineux et sous le mode perforant, c'est-à-dire par l'agrandissement en tous les sens d'une même ulcération. D'autres fois il procède d'une ou de plusieurs poussées d'éléments éruptifs ulcéreux qui se réunissent sur une même région, au voisinage d'une ulcération ancienne en voie de cicatrisation et dont il ravive le foyer presque éteint, etc. La réparation s'effectue comme dans les formes tardives et les cicatrices qui en résultent sont blanches, lisses, régulières, entourées d'un liséré pigmentaire brun ou noir. Habituellement déprimées, elles deviennent quelquefois saillantes, chéloïdiennes et avec brides inodulaires, quand elles succèdent à des pertes de substances très profondes.

Contrairement aux syphilides ordinaires, celles qui sont malignes, précoces et galopantes, causent souvent de vives souffrances. Vous vous rappelez que notre malade avait éprouvé des douleurs très vives, mais ce ne fut qu'au bout de cinq ou six mois et surtout dans la dernière période de sa maladie, quand les ulcérations devinrent très phagédéniques. — Au début, c'est un sentiment de cuisson et de chaleur mordicante plutôt qu'une vraie douleur. L'adhérence des croûtes aux linges et les tiraillements qui en résultent sont aussi pour beaucoup de malades une source continuelle de souffrances. Elles deviennent quelquefois atroces dans certains cas de phagédénisme très aigus.

Autant l'action morbide acquiert de malignité sur la peau, autant elle est et reste bénigne sur les muqueuses quand elle s'y produit, ce qui n'a pas toujours lieu. N'est-ce pas là une particularité bien étrange? Ne dirait-on pas qu'il existe en pareil cas une sorte de balancement entre la détermination sur le tégument externe et celle sur le tégument interne, qui active la première et atténue ou annule la seconde? Quelle qu'en soit l'explication, le fait est constant. C'est la peau qui devient et qui reste jusqu'au terme de l'affection maligne le théâtre exclusif de ses méfaits. Sans doute vous observerez bien quelquefois dans la gorge, de l'érythème, une hypertrophie plus ou moins prononcée des amygdales, des plaques opalines ou pultacées avec ou sans exulcérations sous-jacentes; mais rien autre chose, du moins de ce côté-là. N'est-ce pas insignifiant, si on le compare aux ulcérations serpigineuses qui labourent la peau? La membrane pituitaire semble cependant moins privilégiée que celles de l'isthme et de la bouche. Le coryza spécifique sous forme d'hyperhémie, avec écoulement limpide, n'y est pas rare; c'est encore là une affection peu importante. Elle ne devient sérieuse que quand il y a production de croûtes épaisses dans les narines, ulcérations profondes semblables à celles de la peau, dénudation, carie des os, destruction de la cloison des fosses nasales, etc. On a noté quelquefois ces sortes de rhinopathies tertiaires à marche plus ou moins aiguë, pendant l'évolution des syphilides malignes précoces[1].

Au début ou dans le cours des syphilides malignes, les ganglions lymphatiques s'engorgent comme dans les syphilides exanthématiques superficielles. C'est un fait qui n'a rien d'étonnant. Il dépend beaucoup plus, selon moi, de l'intoxication générale que de la détermination cutanée. Maintes fois j'ai constaté l'indépendance dans laquelle se tiennent vis-à-vis l'une de l'autre les adénopathies généralisées et les syphilodermies de la période virulente. S'il y avait des rapports de cause à effet entre ces deux manifestations, les adénopathies cervicales, axillaires, maxillaires, etc., devraient prendre des proportions énormes dans les syphilides malignes et même subir la régression nécrobiotique, pour mieux se conformer au processus général de l'affection. Il n'en est rien; l'engorgement des ganglions reste indolent, résolutif, n'irradie point de poussées néoplasiques autour de lui et ne dépasse pas les limites qu'il atteint dans les cas les plus ordinaires. Il n'y a donc point une étroite solidarité, comme on est porté à le croire, entre les dermatopathies et les adénopathies spécifiques. J'ai vu fréquemment des hyperplasies ganglionnaires très volumineuses et généralisées chez des sujets qui n'avaient que des roséoles pâles, discrètes et éphémères.

1. Après la pituitaire, c'est peut-être la muqueuse laryngée qui souffre le plus. M. Dubuc constata chez un de ses malades une laryngopathie grave: la cavité du larynx était anfractueuse et irrégulière, avec rougeur, épaississement et boursouflement des cordes vocales. — Le pavillon auriculaire et le conduit auditif externe peuvent être envahis par les ulcérations impétigineuses du cuir chevelu ou être attaqués directement par des éruptions de nature ulcéreuse.

Dans la syphilose cutanée, nous n'avons point eu à nous préoccuper beaucoup jusqu'à présent de l'état général des malades, puisque la plupart des syphilodermies ordinaires sont loin d'être incompatibles avec une bonne santé. Il n'en est pas ainsi pour les syphilides malignes. Les symptômes prodromiques quelquefois si graves et si alarmants, même avant que l'éruption soit devenue maligne, persistent et s'aggravent pendant sa durée. Les malades maigrissent, pâlissent de plus en plus, prennent une apparence cachectique et finissent par tomber dans le marasme. La fièvre hectique ne fait presque jamais défaut; mais quelquefois la circulation reste calme et ne s'émeut que le soir et pendant la nuit.

Les fonctions digestives s'exécutent assez régulièrement, et c'est à cela que quelques malades doivent leur salut. Aussi faut-il éviter de pousser trop loin les médications spécifiques qui pourraient susciter des troubles gastriques et intestinaux, provoquer par exemple des vomissements et de la diarrhée. C'est un bon signe quand l'appétit se conserve et surtout quand il devient vorace. J'ai observé souvent que la boulimie précédait et accompagnait, dans beaucoup de manifestations syphilitiques graves, la période de réparation et de guérison.

Les désordres du système nerveux occupent une grande place dans la séméiologie des syphilides malignes. Les céphalalgies sont quelquefois atroces et présentent des recrudescences nocturnes qui empêchent tout sommeil. La prostration, la faiblesse du système musculaire peuvent aller jusqu'à une sorte de demi-paralysie, d'engourdissement général ou partiel des membres. M. Dubuc rapporte le cas d'un malade qui eut vingt-deux attaques épileptiformes dans l'espace de vingt-quatre heures et qui resta toute la journée du lendemain dans un coma imparfait, si bien qu'on craignit pour sa vie. « Les phénomènes de ce genre, dit l'auteur, peuvent être raisonnablement expliqués par le développement prématuré d'exostoses intracraniennes et intra-rachidiennes. On n'accusera pas le mercure d'avoir produit ces accidents, puisque mes malades n'en avaient pas encore pris au moment de l'apparition de la complication nerveuse. » — Je reviendrai sur ces manifestations quand je traiterai la question si vaste et si importante des syphiloses du névraxe. Dans les syphilides malignes on trouve quelquefois, comme dans les fièvres graves, des phénomènes d'adynamie et même d'ataxie portés très loin. Chez quelques malades il existe un état de mélancolie noire qui leur donne des idées de suicide. Les fonctions génitales sont à peu près abolies momentanément, malgré l'intégrité apparente des glandes séminales.

Variétés. — Fidèle à mon système de simplification en fait de dermatologie syphilitique, je n'admets que deux variétés dans les syphilides malignes précoces, et ces deux variétés correspondent aux deux types éruptifs de la syphilose cutanée, c'est-à-dire du groupe ulcéro-tuberculeux.

La première variété se compose des syphilides précoces dans lesquelles l'ecthyma, le rupia et l'impétigo constituent, dès le début, la lésion essentielle, celle qui se multipliera sans cesse sous toutes ses formes, s'agrandira constamment et persistera jusqu'à la fin. L'histoire de mon malade est un type parfait de cette variété. Je n'ai jamais constaté chez lui aucune trace de tubercules isolés ou confluents, ni de nappes néoplasiques intra et hypodermiques. Comme l'ecthyma est le type de l'ulcération d'emblée, on pourrait appeler cette variété *syphilide maligne précoce ecthymateuse*. Elle correspond à la *syphilide maligne précoce puro-crustacée ulcéreuse* de M. Dubuc *puro-vésiculeuse* de Bazin. Le mot *ecthyma* n'implique-t-il pas tout à la fois : ulcération, sécrétion purulente, croûte, etc. ?

La seconde variété que M. le docteur Dubuc a eu le mérite de décrire le premier et que Bazin lui-même n'avait pas signalée, est constituée, lors de son apparition, par des boutons croûteux qui ne sont autre chose que des tubercules. Ces tubercules s'ulcèrent rapidement ; lorsque le processus phadégénique s'en est emparé, l'affection cutanée maligne ne diffère pas beaucoup, comme aspect et comme marche, de la variété ecthymateuse. On peut appeler cette seconde variété de syphilide maligne précoce *tuberculo-ulcéreuse* (*tuberculo-crustacée ulcéreuse* de M. Dubuc).

Dans les syphilides tuberculeuses malignes, il arrive quelquefois, mais très rarement, que l'élément générateur, le tubercule, est frappé de gangrène presque aussitôt après sa formation. Au lieu de devenir ulcéreux suivant son processus ordinaire, il se nécrose en masse et se convertit en une escharpe noirâtre. Cette forme, désignée par Bazin sous le nom de *tuberculo-ulcéreuse gangreneuse*, est infiniment rare. Ce célèbre dermatologiste, à l'époque où il la décrivit, n'en avait rencontré que cinq ou six cas dans sa pratique. Elle ne se trouvait mentionnée dans aucun auteur ancien ou moderne. Il me paraît inutile d'en faire une variété. Est-elle autre chose, après tout, qu'une syphilodermie tuberculeuse maligne ? La gangrène qui s'en empare ne change pas sa nature ; c'est une complication qui augmente sa malignité, voilà tout.

Cela posé, étudions séparément les variétés ecthymateuses et tuberculeuses des syphilides malignes précoces.

SYPHILIDES MALIGNES PRÉCOCES ECTHYMATEUSES

Ce n'est pas l'ecthyma seul qui est l'élément générateur de ces syphiloses cutanées ; mais c'est lui qu'on y observe le plus fréquemment. Et puis, selon moi, il tient le milieu entre l'impétigo dont il est un degré en plus et le rupia dont il est un degré en moins. Il est placé entre les deux extrêmes du processus ulcéreux d'emblée et doit en être considéré comme l'expression la plus ordinaire. Du reste, ces trois affections génériques sont si voisines et si foncièrement de même nature, qu'elles se mêlent, se confondent, se métamorphosent l'une dans l'autre et sont presque toujours réunies chez le même individu dans la variété de syphilose maligne qui nous occupe.

La syphilide maligne ecthymateuse est beaucoup plus fréquente et en général plus précoce que la syphilide maligne tuberculeuse. Elle envahit la peau d'une façon peut-être plus brutale, et accuse mieux, dès le début, ses tendances à devenir rapidement ulcéreuse, même lorsque au lieu de se montrer d'emblée sur les différentes régions du corps, elle ne fait son apparition que par poussées successives et subintrantes, ce qui a lieu le plus ordinairement.

Comme les lésions ne diffèrent point de celles que je vous ai décrites à propos de la syphilose cutanée pustulo-ulcéreuse, je n'y reviendrai pas. Qu'il me suffise de vous dire qu'elles sont plus vastes, plus aiguës, plus confluentes et plus rapides dans leur processus. Les phénomènes avant-coureurs font rarement défaut. Aussi, lorsque vous verrez survenir 30 ou 40 jours après le début d'un chancre, surtout d'un chancre ulcéreux, de la céphalalgie nocturne, de la fièvre le soir, une abondante diaphorèse la nuit, un état général de faiblesse et de prostration des forces, attendez-vous à des événements graves du côté de la peau. Ce ne sont pas là sans doute des indices certains et immanquables de malignité ; ils causent quelquefois des déceptions heureuses puisque, comme je vous le disais au sujet des troubles constitutionnels prodromiques, on voit fréquemment chez les personnes nerveuses et d'une délicate impressionnabilité organique, la généralisation de l'empoisonnement syphilitique susciter un tumulte de symptômes généraux qui s'apaisent vite, ne laissent aucune trace et ne sont suivis que d'éruptions bénignes. Les femmes nous offrent souvent l'exemple de cette crise relativement heureuse. Mais chez les hommes entachés de quelque vice constitutionnel antérieur, ou placés dans de mauvaises conditions hygiéniques, une pareille atteinte aux forces vives de l'économie est presque toujours le signe précurseur de déterminations redoutables, et, chose à remarquer, ce n'est pas pour les muqueuses ou pour les viscères qu'il faut craindre, mais pour le tégument externe. Je serais même tenté d'avancer, quoiqu'il soit téméraire de trop préciser en fait de pronostic, que c'est par la forme ecthymateuse qu'en pareil cas s'effectue la détermination.

La syphilide maligne précoce ecthymateuse (*puro-crustacée ulcéreuse*) est donc précédée habituellement de troubles constitutionnels graves et constituée soit par de l'impétigo confluent, soit par de l'ecthyma profond, soit par du rupia, affections génériques qui se trouvent souvent réunies sur le même individu et qui consistent en une destruction directe et rapide des tissus, sans l'intermédiaire préalable d'une néoplasie diffuse ou circonscrite.

Dans la symptomatologie de cette syphilide, les prodromes occupent une grande place. Ils se formulent d'après différents modes suivant les individus : les uns éprouveront surtout de la céphalalgie gravative diurne et nocturne qui pourra devenir atroce ; d'autres souffriront de douleurs musculaires ou articulaires, d'oppressions sterno-costales ou diaphragmatiques ; d'autres subiront tous les soirs de violents accès de fièvre intermittente et transpireront abondamment pendant la nuit ; tous ressentiront une faiblesse et une courbature excessives et deviendront incapables de se livrer à leurs travaux manuels ou intellectuels ordinaires. Presque toujours les malades sont obligés de garder le lit comme s'ils étaient atteints d'une maladie aiguë. Cet appareil symptomatique éclate quelquefois brusquement et de toutes pièces ou se complète et s'aggrave peu à peu. Il se déclare d'habitude plusieurs jours et même deux ou trois septénaires avant la sortie de l'éruption et persiste plus ou moins longtemps après celle-ci. Lorsqu'au lieu de diminuer il s'accentue et tourne à la fièvre hectique en dépit de la médication spécifique, la terminaison fatale est à redouter dans un délai assez rapproché, surtout s'il survient des complications viscérales et le délabrement colliquatif des fonctions intestinales.

Toutes les régions du tégument externe sont susceptibles d'être attaquées d'emblée et simultanément par l'éruption ulcéreuse ; d'ordinaire elles le sont peu à peu, successivement, mais toujours dans un bref délai. Les points où le processus s'établit avec le plus de prédilection et donne, dès les premiers jours, les signes les plus caractéristiques de sa malignité, sont : la figure, le cuir chevelu et les membres inférieurs, puis le tronc et les membres supérieurs. La rapidité avec laquelle se forme la lésion puro-ulcéro-crustacée est vraiment extraordinaire. Il est rare qu'on en puisse suivre les étapes tant elles sont rapprochées. En vingt-quatre heures et même en moins, j'ai vu de grosses pustules d'impétigo d'ecthyma et de rupia se former avec leurs croûtes, leurs ulcérations, leurs aréoles, leurs sécrétions abondantes, sur des points de la peau qui la veille étaient intacts. Pour vous faire une idée de ce que sont ces dermatopathies, réunissez sur le même individu, du sommet de la tête à la plante des pieds, toutes les lésions que je vous ai décrites à propos de l'impétigo, de l'ecthyma et du rupia. A quoi vous serviraient maintenant des descriptions minutieuses qui ne seraient que des répétitions? Est-il nécessaire d'établir deux variétés dans la forme puro-crustacée : la *variété simple* et la *variété proéminente*, comme l'a fait Bazin, la première répondant à l'impétigo confluent dont les croûtes sont peu saillantes, la seconde constituée par l'ecthyma profond et le rupia dont les croûtes au contraire sont épaisses, bombées, formées de couches superposées et offrent dans toute sa plénitude le type crustacé? Non. Qu'ils soient étalés ou profonds, tous ces modes ulcéreux aboutissent au même résultat : une vaste destruction de la peau plus ou moins inégalement répartie, mais généralisée, rapide, progressive et presque toujours sans aucun mode régulier de groupement.

Pendant la période d'état, l'abondance de la sécrétion puro-sanguinolente devient quelquefois très considérable. On en voit les produits sourdre sous les bords des croûtes ou suinter sans cesse à la surface des ulcérations mises à découvert. Ils répandent une odeur désagréable *sui generis*. La cuisson et même la douleur autour des ulcérations sont souvent très vives et assez intenses pour priver les patients de tout repos pendant la nuit. — Dans cette variété, les hémorrhagies sont loin d'être rares; elles résultent de la destruction des vaisseaux qui sont envahis par le phagédénisme comme les autres parties constituantes de la peau. Elles se rattachent aussi assez fréquemment à l'altération du sang et à la disposition scorbutique qui s'établit peu à peu dans les cas les plus graves, à mesure que la cachexie fait des progrès.

Les cicatrices dans cette variété n'ont rien de particulier : gaufrées et réticulées quand l'ulcération a été superficielle, elles sont déprimées et formées d'une pellicule cicatricielle blanche et mince quand toute l'épaisseur de la peau a été détruite. Quelquefois, elles sont traversées en tout sens par des brides inodulaires comme celles de brûlures du troisième et du quatrième degré.

Le diamètre des ulcérations est très variable. De 3 ou 4 centimètres en moyenne, il double ou triple quand le phagédénisme s'accentue ou que les lésions se réunissent. Mais c'est surtout par fusion des éléments éruptifs qu'a lieu l'agrandissement des pertes de substance. Le processus serpigineux, en effet, s'observe bien quelquefois dans la syphilodermie ecthymateuse maligne ; toutefois, il est beaucoup plus commun dans les formes tuberculeuses que dans les formes ulcéreuses d'emblée. En outre, vous ne le verrez jamais s'établir dès la première poussée ; il ne se développe que pendant les phases ultimes de l'affection.

Envisagée dans son ensemble, la marche de la syphilide maligne ecthymateuse est tout à la fois aiguë et chronique, continue et rémittente. Elle est aiguë par la rapidité du processus ulcéreux, chronique à cause de sa longue durée qui se compte par mois. Elle est continue en ce sens qu'il n'y a jamais cessation complète de l'action morbide ; mais elle est en même temps rémittente, car elle procède toujours par poussées successives. Avant que l'une soit terminée, une autre recommence ici ou là, sans compter qu'il se présente sur chaque poussée des recrudescences qui ajournent indéfiniment la guérison. Cette guérison finit cependant par arriver la plupart du temps ; mais ses chances sont bien faibles dans les organismes compromis ou ruinés. Et puis, outre l'éruption, il faut tenir compte des épiphénomènes qui peuvent survenir et des complications viscérales accidentelles ou spécifiques dont l'invasion est toujours à craindre à une période plus ou moins avancée de la syphilodermie maligne. — La mort est donc une terminaison dont la possibilité est plus ou moins probable dans quelques cas et presque certaine dans d'autres qui fort heureusement sont très exceptionnels.

SYPHILIDE MALIGNE PRÉCOCE TUBERCULO-ULCÉREUSE ET TUBERCULO-GANGRENEUSE.

C'est mon ami, M. le Dr Dubuc, qui a décrit le premier, dans sa remarquable thèse, la *Syphilide maligne précoce tuberculo-ulcéreuse*. Avant lui, les auteurs ne s'étaient occupés que de la forme tardive et circonscrite de cette grave syphilose cutanée. Cette variété de syphilide maligne est beaucoup plus rare que la précédente, mais son existence ne laisse aujourd'hui aucun doute.

Sa chronologie et son étiologie ne présentent aucune particularité. Quant à ses symptômes, ils sont à peu près les mêmes que ceux de la syphilide tuberculo-ulcéreuse circonscrite, du moins en ce qui concerne chacun des éléments éruptifs en particulier. On peut distinguer trois périodes dans cette syphilodermie maligne : une période tuberculeuse, une période ulcéreuse ou ulcéro-croûteuse et une période cicatricielle.

1° *Période tuberculeuse*. Comme dans la variété ecthymateuse, des troubles constitutionnels plus ou moins graves et nombreux précèdent de quelques jours l'éruption. Celle-ci s'effectue d'emblée sur toutes les parties du corps ou successivement sur le visage, le tronc et les membres, sous forme de petites tumeurs tuberculeuses ordinairement confluentes et n'affectant dans leur groupement aucun mode de juxtaposition régulière. Ce sont d'abord de petits boutons coniques semblables à ceux du début de la variole, puis des papules, et enfin de vrais tubercules, les uns plats, d'autres coniques, d'autres hémisphériques, d'une couleur rouge sombre ou d'un violet d'autant plus noir que l'ulcération devient plus imminente. Tendus, lisses et luisants quelquefois, les tubercules sont le plus souvent recouverts d'une couche squameuse blanchâtre et épaisse.

2° *Période ulcéreuse*. Elle succède très rapidement à la première et est annoncée par des douleurs assez vives et par l'engorgement du système lymphatique. La fonte ne se fait pas à ciel ouvert, mais au dessous des squames qui se transforment en croûtes d'un jaune verdâtre ou noir, quand l'ulcération laisse suinter du sang. Ces croûtes sont moins épaisses que dans la variété ecthymateuse : elles dépassent à peine le niveau des téguments, parce qu'elles s'enfoncent dans l'excavation qu'elles recouvrent. Quelquefois elles présentent une dépression centrale et sont cupuliformes. — Les ulcérations sont profondes, taillées à pic, à bords indurés d'une teinte violacée et à fond pultacé. Elles sécrètent avec abondance un pus sanieux très concrescible qui leur forme un couvercle crustacé, dès le moment où elles commencent à se creuser. Il est rare qu'elles soient à nu même à leur début. Leurs dimensions en largeur varient de 1 à 5 ou 6 centimètres. Elles sont toujours profondes et attaquent la peau dans toute son épaisseur. Après s'être agrandies en tous sens, elles restent stationnaires, puis se cicatrisent, soit que leur marche ait été enrayée par le traitement, soit qu'elles tendent spontanément à la guérison, ce qui est exceptionnel. Quoi qu'il en soit c'est dans la première poussée surtout qu'on observe cette terminaison relativement favorable. Dans les poussées ultérieures, le phagédénisme serpigineux s'empare quelquefois de la lésion.

3° *Période cicatricielle ou psoriasique*. On lui donne cette dernière qualification parce qu'il reste autour des ulcérations cicatrisées une zone d'induration qui sécrète longtemps des croûtes minces, blanchâtres, foliacées, très abondantes, qui donnent à la lésion un faux air de psoriasis dartreux. Quant à la cicatrice en elle-même, elle ne diffère pas de ce qu'elle est dans la syphilide tuberculeuse circonscrite : longtemps d'un rouge sombre ou violet, elle finit par devenir d'un blanc mat du centre à la circonférence et reste longtemps ou toujours entourée d'un liséré pigmentaire noir.

Relativement à la durée, à la marche, à la terminaison, je ne pourrais que vous répéter ce que je vous ai dit au sujet de la variété ecthymateuse. Si rapide, si aigu que soit le processus dans chaque élément éruptif, l'affection n'en est pas moins chronique, puisqu'elle demande au moins cinq ou six mois pour être complètement guérie et qu'il est ordinaire, en outre, de voir se succéder plusieurs poussées subintrantes qui prolongent indéfiniment sa durée.

SYPHILIDE MALIGNE TUBERCULO-GANGRENEUSE. — Bazin a désigné sous le nom de *Syphilide tuberculo-ulcérante-gangreneuse*, une forme de syphilide tuberculeuse maligne, plus rare encore que la précédente, qui est caractérisée par une rapide escharification des éléments tuberculeux. L'éruption papulo-tuberculeuse disséminée sur toute la surface du corps s'effectue d'emblée ou successivement sous forme de boutons durs, saillants, cuivrés, coniques ou aplatis. A peine arrivés à leur développement, ces boutons sont subitement frappés de gangrène, c'est-à-dire qu'ils se convertissent entièrement en une eschare noirâtre excavée à son centre. Au-dessous de l'eschare il y a une ulcération profonde, taillée à pic, qui se comporte comme dans la forme précédente.

Là aussi on peut donc distinguer trois périodes :

1° *Période papulo-tuberculeuse.* Elle est précédée et accompagnée de troubles constitutionnels très accentués. L'éruption, qu'elle se fasse en une fois ou par poussées successives, est toujours répartie avec abondance sur le visage, la face postérieure du tronc, la partie supérieure des bras et des cuisses, sans aucun mode de groupement systématique. Les boutons sont coniques, durs, d'un rouge cuivré, du volume d'un pois à celui d'une noisette, ou bien ils s'étalent sous forme de plaque plane ou déprimée à son centre, large comme une pièce de cinquante centimes à un franc. Cette première période dure environ un ou deux septenaires.

2° *Période gangreneuse.* Le travail de mortification commence au centre de ces boutons ou de ces plaques qui, à ce moment-là, deviennent douloureux. L'eschare centrale, noire et sèche, augmente rapidement de largeur par zones concentriques et s'excave en forme de cupule. Au lieu de la croûte ordinaire, c'est donc un eschare qui remplace la néoplasie et recouvre la perte de substance. Chaque eschare est circonscrite par un bourrelet dur, saillant, cuivré, de deux ou trois millimètres d'étendue, qui fait corps avec elle, avant la période d'élimination et se perd insensiblement dans les téguments voisins. Ce bourrelet de néoplasie est condamné à la nécrobiose et c'est à ses dépens que se produit sans cesse le travail de mortification centrifuge qui agrandit par zones concentriques la perte de substance et peut lui donner la dimension d'une pièce de cinq francs en argent. Quand le processus s'arrête et rétrograde, il se forme comme premier indice une séparation entre le bourrelet néoplasique et l'eschare. C'est le fossé d'élimination qui se creuse de plus en plus entre les parties saines et les parties mortes et finit par détacher complètement ces dernières. L'ulcération sous-jacente, arrondie, grisâtre et taillée à pic, d'une profondeur qui n'est pas toujours très considérable, est entourée d'une sorte de sclérose qui lui donne la consistance chondroïde du chancre induré.

3° *Période cicatricielle ou psoriasique.* La production squameuse, sous forme de lames croûteuses, minces, blanchâtres, foliacées, se fait avec une grande abondance à la surface des ulcérations qui se cicatrisent, et même de celles qui sont à peine exulcérées. Elle peut durer plusieurs semaines ou plusieurs mois. On dirait que c'est par ces squames que s'effectue l'élimination des produits morbides qui constituent l'atmosphère sclérosée. Cette induration consécutive qui s'atténue peu à peu et la cicatrice centrale ne permettront pas de confondre la lésion avec le psoriasis dartreux. Après que l'élimination squamo-croûteuse a cessé de se produire, la surface cicatricielle apparaît avec tous ses caractères : elle est arrondie, déprimée, violacée, entourée d'une zone cuivrée assez étendue qui répond au bourrelet induré, maintenant devenu souple. Au bout de trois mois environ, la teinte rouge sombre et violacée est remplacée par la blancheur mate de la cicatrice qui est lisse et rarement parcourue par des brides inodulaires.

« Un point digne de fixer l'attention, c'est que la syphilide tuberculo-ulcérante gangreneuse, se composant habituellement, comme les autres syphilides malignes précoces, de plusieurs poussées éruptives successives, prend presque toujours l'apparence d'une éruption polymorphe ; le fait seul que la gangrène ne frappe pas tous les boutons de la première poussée, suffit déjà à lui donner cette apparence.

« Quoi qu'il en soit, voici la manière dont se passent ordinairement les choses, au point de vue de l'évolution des poussées successives. Au milieu des boutons gangreneux ou déjà même convertis en ulcères, on voit surgir d'autres boutons, pleins, durs, saillants, cuivrés, qui offrent réunis, en un mot, tous les caractères que nous avons assignés aux éléments du début de l'éruption. Ces boutons, à leur tour, peuvent être frappés consécutivement de gangrène et subir les mêmes phases d'évolution que ceux de la première poussée. Mais lorsqu'on a fait intervenir à temps un traitement approprié, les choses se passent plus simplement : les boutons avortent ; chacun d'eux, entouré d'un liséré épidermique bien caractérisé, se recouvre au bout de quelques jours d'une abondante production squameuse, foliacée, au-dessus de laquelle on trouve une surface rouge et humide, à peine exulcérée ; puis la résolution de ces boutons s'opère peu à peu, et, à leur place, il reste des maculatures cuivrées, qui, temporaires dans certains cas, sont remplacées dans d'autres par des cicatrices superficielles indélébiles. Il est à remarquer que les boutons qui appartiennent à ces poussées nouvelles se développent de préférence sur la limite et dans l'atmosphère de ceux qui constituaient les poussées antérieures, de façon à en devenir pour ainsi dire les satellites.

« Les détails qui précèdent montrent qu'au fond l'éruption appartient au mode tuberculeux, que la complication gangreneuse ne joue là que le rôle d'un épiphénomène, mais d'un épiphénomène suffisant pour donner à l'affection un cachet tout particulier de gravité, en ce sens qu'il révèle la profonde atteinte portée aux forces vitales par le principe syphilitique.

« L'état général des malades peut rester longtemps favorable, et toutes les fonctions s'accomplissent alors avec une régularité parfaite, mais c'est l'exception. Presque toujours il existe une fièvre continue, avec redoublement le soir, de l'inappétence, de l'amaigrissement, de l'insomnie occasionnée tantôt par les vives souffrances qu'éprouvent les malades au niveau des points frappés de gangrène et d'ulcération, tantôt par des douleurs gravatives qui occupent la tête, le front et les tempes en particulier. A ces symptômes il convient d'ajouter, dans certains cas, les douleurs ostéocopes, qu'on a surtout occasion d'observer le long de la face interne des tibias et du bord postérieur des cubitus, et qui accompagnent l'apparition précoce d'exostoses sur ces régions.

« Une dernière particularité, propre aussi bien à la forme puro-vésiculeuse qu'à la forme tuberculo-ulcéreuse et tuberculo-gangreneuse, c'est l'engorgement du système lymphatique, qui fait toujours défaut dans les syphilides ulcéreuses circonscrites et tardives.

« On peut dire de la syphilide tuberculo-ulcérante gangreneuse, comme des autres syphilides malignes précoces, qu'elle est aiguë par ses symptômes et chronique par sa durée. Abandonnée à elle-même, elle peut persister indéfiniment, ce qui tient à l'apparition successive de ces poussées éruptives multiples, dont nous avons déjà parlé.

« De ce que l'éruption a disparu, on n'est pas autorisé à en conclure que l'individu soit complètement guéri, car, ainsi qu'on le verra par l'histoire détaillée des deux malades que nous rapportons plus loin, il peut survenir à de courts intervalles, des récidives d'une extrême gravité. Chez ces deux individus, malgré un traitement régulier, commencé pour l'un en mai et pour l'autre en septembre 1863 et des intervalles de guérison apparente, il survenait encore des poussées ulcéreuses au milieu de l'année 1865.

« La guérison radicale est possible, au prix toutefois de cicatrices indélébiles, qui ne constituent pas une grande difformité, parce qu'elles sont habituellement superficielles et régulières. Mais cette terminaison favorable pour être la règle n'en est pas moins très difficile à obtenir.

« Nul doute que la mort ne puisse être la conséquence de la syphilide tuberculo-ulcérante gangreneuse, soit qu'elle arrive par suite d'une maladie intercurrente, comme un érysipèle, une pneumonie, soit qu'elle résulte de la marche naturelle de la syphilis, qui finit par provoquer l'état cachectique et des complications viscérales incompatibles avec le maintien de la vie. » (Bazin et Dubuc, *Leçons sur les syphilides*, p. 389-91).

Processus. — Acuité dans la lésion élémentaire, chronicité dans l'ensemble du développement éruptif, tels sont les deux caractères prédominants du processus. La durée des syphilides malignes est toujours très longue, même lorsqu'elles sont énergiquement traitées dès leur début. Il faut compter que les malades n'en seront débarrassés qu'au bout de plusieurs mois, d'une année et même plus. M. Dubuc rapporte le cas d'un malade qui ayant contracté un chancre en décembre 1859, ne cessa depuis cette époque d'avoir le corps couvert de syphilides tuberculo-ulcéreuses, malgré les soins des médecins les plus expérimentés et qui finit par succomber quatre ans après à une pneumonie double contractée au milieu de la cachexie syphilitique la plus évidente. — Abandonnées à elles-mêmes les syphilides malignes précoces manifestent très rarement une tendance décidée à la guérison spontanée. Il est donc indispensable de les traiter et de les traiter pendant longtemps, six mois au moins, une année entière et même davantage. Quand elles n'ont pas résisté aux moyens thérapeutiques employés contre elles, faut-il compter sur leur guérison définitive? Malheureusement non, d'une façon absolue, car, dans bien des cas, de nouvelles poussées toujours ulcéreuses surviennent à des intervalles plus ou moins éloignés et prolongent indéfiniment l'affection. Il est vrai qu'elles sont moins graves et moins généralisées que la première et qu'elles finissent par se réduire à quelques ulcérations isolées.

Quelle que soit sa forme, la lésion élémentaire des syphilides malignes est essentiellement destructive; mais en général il arrive un moment où son processus ulcéreux s'arrête, reste stationnaire ou rétrograde. Le phagédénisme serpigineux ou térébrant se montre beaucoup plus fréquemment dans les formes circonscrites et tardives de la syphilose cutanée que dans ses formes précoces et généralisées. Aussi est-il rare qu'il s'accuse pendant la première poussée des syphilides malignes.

Il serait plutôt à craindre pendant les poussées qui lui succèdent quelquefois et qui sont comme une transition entre la malignité précoce et les formes graves du tertiarisme cutané chronique et limité.

Coïncidences pathologiques. — En dehors de la peau et des muqueuses, il se produit parfois d'autres manifestations syphilitiques dans le cours des syphilides malignes précoces. Les troubles nerveux sont peut-être les plus fréquents. La céphalalgie, les douleurs dans les membres, l'insomnie manquent rarement au début. Mais on a vu survenir aussi des phénomènes névropathiques d'une bien autre gravité. Ainsi un malade atteint de syphilide maligne eut dans la même journée vingt-deux attaques épileptiformes, suivies le lendemain d'un coma qui fit craindre pour sa vie. D'autres éprouvent des demi-paralysies, des engourdissements dans les membres, des phénomènes ataxo-adynamiques, comme dans les fièvres graves., etc. Des iritis graves, des périostoses sur le crâne, les tibias, le sternum et les côtes ; des affections de la rate, du foie et du testicule ont aussi été signalées et doivent prendre place parmi les coïncidences spécifiques possibles des syphilides malignes précoces.

Complications. — L'intensité des troubles constitutionnels prodromiques et de ceux qui accompagnent l'éruption peut devenir assez grande pour constituer une véritable complication. La résistance de l'économie est très variable chez les différents sujets. Quelques-uns sont très vite épuisés par des lésions cutanées qui n'amèneraient aucune perturbation dans la santé générale d'autres mieux doués qu'eux. Ce qu'il faut craindre surtout, c'est la chronicité des troubles généraux qui conduit infailliblement à la fièvre hectique. La faiblesse générale, l'amaigrissement, la couleur terreuse, plombée, feuille morte de la peau, la pâleur et l'anxiété du visage, la fièvre quotidienne vespérale, et les sueurs profuses, forment un cortège de symptômes menaçants qui compliquent singulièrement la syphilodermie, surtout quand ils sont hors de proportion avec les accidents cutanés. Parmi les maladies intercurrentes il faut noter la pneumonie, l'érysipèle et les affections gastro-intestinales, principalement la diarrhée qui fait rarement défaut dans les fièvres hectiques syphilitiques.

Diagnostic. — Lorsqu'une syphilide maligne débute avec un grand appareil de phénomènes généraux, il arrive assez fréquemment qu'on se trompe sur la signification des premiers éléments éruptifs au moment où ils apparaissent. Je vous ai dit, au sujet de la roséole, qu'on la prenait parfois pour une rougeole. Ici l'intensité des prodromes fait plutôt croire à une variole ou à une varioloïde, surtout lorsqu'il y a confluence de boutons sur la figure. Il est inutile de vous avertir que l'erreur ne peut être de longue durée et qu'il serait facile de l'éviter si on prenait, en pareil cas, la précaution de rechercher l'accident primitif. On le retrouverait aisément ; car, à cette période de la diathèse, il existe encore ou il a laissé des traces fraîches sur la nature desquelles on ne peut pas se tromper.

Il y a des circonstances où les incertitudes du diagnostic peuvent se prolonger plus longtemps. C'est lorsque les antécédents font complètement défaut et que la maladie, dans son ensemble et dans ses détails, ressemble à une affection morveuse. Pour vous donner une idée des difficultés qui se présentent alors, je vais vous rapporter un cas de syphilide maligne que j'ai observé dans ses premières phases, pendant que je faisais, comme médecin du bureau central, un intérim à l'hôpital Cochin.

Le malade, âgé de 21 ans, exerçait la profession de maréchal ferrant. Il était grand, robuste, bien musclé et n'avait jamais été malade, jusqu'au moment où le 28 novembre, il fut pris tout à coup, sans cause appréciable, de frissons, de fièvre et de mal de gorge. Il entra dans mon service sept jours après, le 2 décembre 1862. A ce moment-là, l'angine était assez forte, sans aucun caractère particulier, sauf une douleur inusitée au niveau des attaches des muscles trapèzes, à la région postérieure du cou. Huit jours après, cette douleur rhumatismale avait disparu. Il n'existait plus de fièvre ; cependant le mal de gorge persistait et même la déglutition était devenue plus pénible.

Du 18 au 20 décembre (23e jour de la maladie), retour de la fièvre et apparition, sur toute la surface du corps, d'une éruption discrète de papules rouges, saillantes, dont quelques-unes étaient surmontées de vésicules ou de simples squames épidermiques. Les jours suivants, persistance de la fièvre. D'abord on aurait pu croire à une varioloïde ; mais bientôt les papules augmentèrent de volume, s'étalèrent, devinrent saillantes, s'ulcérèrent à leur sommet qui se couvrit de croûtes minces, jaunâtres, comme formées de sérosité citrine concrète. En même temps augmentation du mal de gorge. Les amygdales, les piliers et la paroi postérieure du pharynx se couvraient de fausses membranes grisâtres.

Le 25 décembre (27e jour de la maladie), un flux abondant de mucus épais, jaunâtre, d'une odeur nauséuse commença à se produire dans les fosses nasales dont la muqueuse devint rouge, boursouflée et parsemée de petites ulcérations superficielles. En même temps l'éruption devint plus confluente, les ulcérations s'étendirent et les fausses membranes de la gorge furent remplacées par des érosions à fond grisâtre.

En présence de cet appareil symptomatique et surtout de ce *jetage*, chez un malade journellement en contact avec un grand nombre de chevaux dont quelques-uns, disait-il, lui avaient paru malade, n'était-il pas naturel de penser à la morve aiguë? Oui, d'autant plus qu'il déclarait n'avoir jamais eu d'accidents syphilitiques et qu'il vivait dans la continence la plus absolue depuis quatre ans, époque où il avait eu, pour la première et la seule fois de sa vie, des rapports avec une jeune fille de son pays.

Du 25 décembre au 5 janvier, toutes les papules se convertirent en ulcérations profondes, nettement taillées à pic, du diamètre d'une pièce de 0,50 centimes à 2 francs. — Continuation du jetage; douleur vives dans le nez. — Pâleur, amaigrissement, inappétence, diarrhée, fièvre.

Pendant la dernière quinzaine de janvier (7e et 8e semaine de l'affection), un mieux notable se produisit spontanément et sans qu'on eût administré aucun spécifique. On constata une large perforation de la cloison nasale. — Céphalalgie très vive surtout en arrière du crâne. — Disparition progressive des troubles constitutionnels et processus continu de réparation pendant tout le mois de février. Appétit vorace.

Dans les premiers jours de mars (2e mois révolu de l'affection) il n'existait plus que quelques larges croûtes sur le cuir chevelu et au devant des tibias; partout ailleurs les croûtes étaient tombées et la cicatrisation s'était faite. Mais, malgré cette guérison, les maux de tête persistaient. Ils devinrent de plus en plus violents vers le 14. En même temps fièvre violente. Deux jours après, tuméfaction douloureuse du bras droit, sans chaleur, ni rougeur, ni œdème.

Le 21 mars *convulsions épileptiformes générales*, avec écume à la bouche et coma. Elles se répétèrent 22 fois dans les 24 heures et furent suivies d'un coma profond dont le malade ne sortit que le 23, sans aucun souvenir de ce qui s'était passé, mais avec intégrité complète de la motricité et de la sensibilité. Les jours suivants tout rentra dans l'ordre et la tuméfaction du bras diminua rapidement.

Croyant qu'il s'agissait d'un cas de morve aiguë, nous mandâmes M. Michel Lévy. La question entre cette maladie et la syphilis galopante fut agitée et résolue dans le sens de la syphilis. L'iodure de potassium fut donc administré dès le 25 mars, et il produisit, en très peu de jours, une amélioration vraiment extraordinaire. Le malade se sentait renaître. La céphalalgie disparut, comme par enchantement, et au commencement d'avril (4e mois révolu de l'affection), la guérison de tous les accidents était à peu près complète. On envoya le malade terminer sa convalescence à l'asile de Vincennes.

Le 25 mai (7e mois révolu de la maladie) quoique l'état général se fut amélioré et que les forces fussent revenues, le patient rentra dans mon service parce que les ulcères des jambes s'étaient rouverts et avaient acquis des dimensions assez considérables. Les cicatrices des autres régions étaient le siège d'une desquamation abondante. — Iodure de potassium. — Le 6 juillet on l'envoya de nouveau à Vincennes. — Le 27 du même mois il entra à l'hôpital Saint-Louis, dans le service de M. Bazin, où son observation fut prise par M. le Dr Dubuc qui l'a donnée dans sa thèse avec beaucoup de détails.

A ce moment (9e mois) toutes les lésions étaient extrêmement caractéristiques : cicatrices régulières, arrondies, déprimées, blanchâtres ou violacées, de la largeur d'une lentille à celle d'une pièce de 5 francs en argent, sur les membres, le cuir chevelu, les sourcils et toute la partie postérieure du tronc. — A la circonférence de beaucoup d'entre elles, bourrelet saillant, cuivré, *tuberculeux*, d'une largeur de 2 à 3 millimètres couvert de croûtes blanchâtres, foliacées, donnant à la lésion l'aspect d'un psoriasis dartreux. — Sur les pieds (plante et face dorsale) sur le pourtour des articulations tibio-tarsiennes, sur la partie inférieure des jambes, boutons bulleux, noirâtres, du volume d'un pois ou d'une noisette, constitués par une mince enveloppe épidermique qui renfermait un mélange sanieux de sang et de pus. — A côté, ulcérations recouvertes de croûtes noires et épaisses qui représentaient une phase plus avancée des mêmes lésions. — Perforation de la cloison. — Aucune autre manifestation syphilitique. État général très satisfaisant, constitution robuste. — Pas de traces de l'accident primitif sur les organes génitaux ou ailleurs. — Sirop de biiodure ioduré, toniques, etc. — Le 21 octobre (12e mois révolu de la maladie) cet homme, alors en pleine santé, sortit complètement guéri de toutes les lésions cutanées pour lesquelles il était entré à l'hôpital.

Ce cas de syphilide est exceptionnel ; les symptômes très intenses de coryza avec jetage abondant et ulcération des fosses nasales, la fièvre, la prostration des forces, les troubles constitutionnels si graves et si aigus de l'invasion, devaient évidemment faire songer à la morve. Mais l'évolution lente des accidents aurait dû faire renoncer à cette hypothèse, puisque le jetage n'apparut qu'un mois après le début. Or, un mois c'est à peu près la durée totale de la morve aiguë. Dans cette dernière maladie, outre le jetage qui est extrêmement rare au même degré dans les syphilides malignes, il y a un mélange d'abcès, de pustules, de bulles, de plaques érysipélateuses et gangreneuses, d'angioleucites suppuratives qui n'ont point la physionomie des ulcérations syphilitiques. Et puis l'excessive intensité des symptômes généraux, imprime, dès l'origine, aux affections farcino-morveuses un caractère de gravité qui doit faire présager la mort à brève échéance. La terminaison fatale a lieu en effet au bout de quatre ou cinq semaines, ce qu'on ne voit jamais dans la syphilis galopante sans complications du névraxe ou des autres viscères. — Lorsque le cas est douteux, l'efficacité souveraine de l'iodure de potassium, si l'affection est syphilitique, sera d'un grand secours pour le diagnostic.

Dans les faits très rares où la lèpre à forme tuberculeuse prend un caractère aigu et détermine en quelques semaines des ulcérations qui exigent habituellement plusieurs années pour se produire, on pourrait songer aux syphilides malignes. Mais, outre que les déformations sont beaucoup plus hideuses dans la lèpre, l'*insensibilité* propre à cette dernière maladie permettra toujours de la reconnaître.

Il est très facile de distinguer la syphilide maligne précoce des syphilides ulcéreuses circonscrites et tardives. On a d'abord la date de l'affection qu'il est presque toujours possible de déterminer. Très souvent, en effet, il existe encore des traces récentes et très tranchées de l'accident primitif, lequel est presque toujours ulcéreux et doué lui-même d'une certaine malignité locale. N'a-t-on pas aussi l'intensité des symptômes généraux, la généralisation et l'absence de groupement des éléments éruptifs?

Le diagnostic différentiel entre les deux variétés ecthymateuses et tuberculeuses des syphilides malignes est facile au début, puisque la lésion de la première est constituée par un bouton purulent, tandis que la lésion de la seconde est une petite tumeur pleine, dure, saillante, cuivrée. — Dans la période d'état, les ulcères ecthymateux sont recouverts d'une croûte plus épaisse et plus saillante que les ulcères tuberculeux et ceux-ci sont entourés d'une zone d'induration néoplasique que ne présentent jamais les lésions ecthymateuses. — Pendant la période cicatricielle, c'est cette zone néoplasique devenue psoriasiforme qui fera distinguer les deux variétés. Plus tard, après la guérison complète, il sera bien difficile d'établir le diagnostic d'après leurs seules cicatrices : celles de la syphilide ecthymateuse sont peut-être plus déprimées et plus profondes que celles de la tuberculeuse.

Les eschares cupuliformes et sans saillie de la forme tuberculo-gangreneuse, ne laissent aucun doute sur la nature si particulière de cette rare affection.

Le *rupia scrofuleux* lorsqu'il est généralisé, pourrait en imposer pour une syphilide puro-vésiculeuse; mais son aréole est d'un rouge bleuâtre au lieu d'être cuivrée, ses croûtes sont plus saillantes et de couleur brun jaunâtre, ses ulcérations sont granuleuses et fongueuses, à bords moins taillés à pic; il se localise plus fréquemment sur les régions antérieures du thorax et sur les membres supérieurs.

Il faut signaler parmi les affections qu'on pourrait confondre avec la syphilide maligne ecthymateuse, l'*ecthyma cachectique* généralisé. J'en ai observé un cas chez un vieillard de Bicêtre ; de la tête aux pieds, existaient partout des ulcérations crustacées, semblables, à part quelques nuances de détail, aux ulcérations spécifiques. En pareille occurence la lésion serait peut-être insuffisante à elle seule pour établir la nature de l'affection. Mais on trouve les éléments du diagnostic dans la circonstance pathogénique.

Au début de la variété tuberculeuse, l'éruption ressemble à celle d'une syphilide papuleuse exanthématique ou d'une poussée générale de plaques syphilitiques. Mais les éléments éruptifs sont plus volumineux, plus consistants et d'une couleur cuivre rouge plus foncée. Au surplus leur conversion rapide en ulcères crustacés ou en eschares noires révèle bientôt la malignité de la syphilodermie.

Pronostic. — Je vous ai parlé si souvent, dans le cours de cette leçon, des graves accidents auxquels expose la syphilide galopante maligne, qu'il est presque inutile d'y revenir. La mort peut en être la conséquence. Elle est produite alors soit, comme chez mon malade, par les progrès incessants de la cachexie, soit, comme dans un cas de M. Dubuc, par une lésion viscérale : la malade, âgée de cinquante-trois ans, fut emportée, moins de deux mois après le début d'une syphilide maligne tout à la fois ecthymateuse et tuberculeuse, par une cirrhose hépatique lobulaire ou cirrhose à gros grains, manifestement spécifique et très différente de l'induration granulée des ivrognes ou induration à petits grains.

Il faut faire entrer en ligne de compte dans le pronostic : l'état général de l'organisme ; — les troubles constitutionnels qui précèdent et surtout ceux qui accompagnent l'éruption et qui reviennent dans ses phases ultimes après avoir cessé ou s'être atténués ; — le nombre, la tendance extensive des éléments éruptifs ; — le caractère des sécrétions morbides ; quand il s'y mêle beaucoup de sang, le fait est d'un mauvais présage ; — les récidives et le court intervalle qui les sépare ; — les complications viscérales ou autres ; etc., — enfin la façon dont le malade supporte la médication spécifique, suivant qu'il en développe ou en contrarie les effets salutaires, etc.

Traitement. — Dans toutes les maladies, quelle que soit leur spécificité, on ne doit jamais faire abstraction de l'individu, lorsqu'il s'agit de déterminer les indications et d'y déférer. Les syphilides malignes précoces nous fournissent trop souvent la preuve qu'il ne faut pas prendre pour mesure de la médication la forme et la nature des modalités phénoménales. On serait tenté *a priori* de croire qu'il est nécessaire de saturer un malade de mercure et d'iodure de potasium quand les lésions précoces de la syphilis se multiplient et font rage sur la surface cutanée. Eh bien, en maintes circonstances, une pareille manière de voir, mise en pratique, produirait des effets désastreux. N'oubliez pas, en effet, qu'avant l'explosion des accidents et pendant les trois périodes de début, d'état et de déclin, la santé générale est profondément atteinte. Or, quand il en est ainsi, les spécifiques sont mal tolérés ; l'organisme se montre réfractaire à leur action curative ; les forces réactionnelles saines sont trop faibles ou trop opprimées pour être mises en jeu, même par les agents les plus propres à les susciter. Bien plus, vous verrez trop souvent un effet nuisible et même toxique se montrer à la place des effets salutaires que vous attendiez. Le mercure surtout expose à de pareilles déceptions dans la malignité syphilitique précoce. Ne l'employez donc jamais qu'avec une extrême circonspection. Je serais presque tenté de vous dire, ne l'employez jamais seul et à hautes doses. Tâtez toujours le terrain ; et si vous voyez le protoiodure et le sublimé susciter le moindre trouble physiologique du côté de l'estomac et des intestins, gardez-vous avec soin d'en continuer l'usage.

Il est permis d'être moins circonspect avec l'iodure de potassium. C'est lui qui est le vrai spécifique dans la malignité. Mais il n'agit qu'autant qu'on le donne à des doses élevées que ne tolère pas toujours l'économie, lorsqu'elle est débilitée par les troubles constitutionnels prodromiques ou par la cachexie des dernières phases. Néanmoins il est impérieusement indiqué de l'administrer. S'il échoue dans des cas exceptionnellement malheureux, presque toujours il améliore la situation avec une merveilleuse rapidité. Quand il ne développe pas son action curative dès les premiers jours ou qu'il ne le fait que d'une façon incomplète et indécise, il est inutile de forcer les doses et de persévérer pendant longtemps dans son emploi. Ayez la patience et la prudence d'attendre un moment plus opportun. Au bout de quelques semaines, on obtient quelquefois de meilleurs résultats, parce que l'organisme est devenu soit spontanément, soit à la suite d'un traitement tonique, plus disposé à concevoir l'action thérapeutique.

Dans le traitement spécifique de la malignité précoce l'iodure de potassium occupe incontestablement la première place. Son association avec le biiodure d'hydrargyre donne aussi parfois d'excellents résultats. Je reviendrai sur toutes ces questions et je les étudierai en détail dans la leçon que je consacrerai au traitement de la syphilis.

Quant au traitement local, on doit d'autant moins le négliger que c'est à lui seul qu'on est réduit dans les cas très graves ou la malignité et l'intolérance pour les spécifiques semblent marcher de pair. Des soins minutieux de propreté, des lotions désinfectantes, des pansements fréquents pour empêcher la stagnation du pus, des topiques adoucissants, des bains amidonnés et un peu alcalinisés, etc., tels sont les principaux moyens auxquels il faut recourir.

Dans la syphilide maligne précoce, plus encore que dans toutes les autres manifestations de la maladie constitutionnelle, il faut rechercher les indications que fournit l'état général. Elles sont fort nombreuses et très faciles à découvrir dans la plupart des cas. Les malades sont en effet faibles, adynamiques, épuisés. Vous releverez leurs forces par une médication tonique dans laquelle le quinquina et les préparations ferrugineuses occuperont la première place ; mais surtout vous les nourrirez bien et vous leur donnerez un bon air à respirer. Le traitement hygiénique est d'une importance capitale, principalement dans les cas où toutes les tentatives d'une amélioration rapide par les spécifiques ont échoué ou ont été éphémères et incomplètes.

APPENDICE

CAS DE SYPHILIDES MALIGNES PRÉCOCES

On n'observe pas tous les jours, dans la pratique des maladies vénériennes, des cas de syphilides malignes; ils sont même relativement assez rares. Je serais porté à croire que leur nombre a beaucoup diminué depuis quarante ou cinquante ans. M. Hardy en recevait, il y a dix ou quinze ans, cinq ou six par an dans son service à l'hôpital Saint-Louis.

Autrefois, et surtout au seizième siècle, ces horribles syphilides étaient très communes, et celles que nous observons aujourd'hui peuvent donner l'image exacte de ce que fut l'épidémie au quinzième siècle pendant ses premières années. A ce titre il y a, selon moi, grand intérêt à décrire les cas particuliers, intérêt de curiosité et intérêt pratique tout à la fois. Aussi je vais donner un résumé de ceux qui se trouvent rapportés tout au long dans la remarquable thèse de M. Dubuc. Ce supplément clinique offrira à ceux qui voudront prendre la peine de le lire des détails individuels qui ne peuvent trouver place dans une description générale.

1. *Syphilis maligne précoce consécutive à un chancre serpigineux du fourreau, à base molle. Éruption en trois poussées d'une syphilide généralisée, ulcéreuse d'emblée, ecthymato-rupiacée. Inefficacité du mercure. — Guérison rapide par l'iodure de potassium. — Durée totale de l'affection, un an environ. — Pas de récidive au bout de trois ans.*

M. X..., âgé de 25 ans, habituellement bien portant, fut atteint, après quelques semaines d'excès de veilles, de femmes et de bonne chère, d'un chancre du fourreau, qui devint rapidement phagédénique en superficie, fut pris par Cellerius pour un chancre simple, s'accompagna d'adénopathie indolente, résista à beaucoup de traitements et ne fut guéri qu'au bout de 4 ou 5 mois. Bien avant sa guérison, vers le 32e jour de sa durée, céphalalgie, mal de gorge et coryza sérieux, qui persista longtemps et s'accompagna de croûtes épaisses des fosses nasales. — Le 42e jour, éruption sur le visage et le cuir chevelu de boutons purulents varioliformes; fièvre vespérale, sueurs nocturnes, anémie, amaigrissement. — Le 57e jour du chancre, éruption semblable sur les bras et le tronc. Tous les boutons pustuleux s'élargirent vite, devinrent crustacés et se convertirent en larges ulcérations ecthymateuses. — Le 75e jour du chancre, l'éruption pustulo-crustacée envahit aussi les extrémités inférieures. Traitement mercuriel : aucune amélioration. On y renonça au bout d'un mois et demi pour l'iodure de potassium, qui produisit une *amélioration d'une rapidité surprenante à la dose de 3 ou 4 grammes*. Au bout de 20 jours, presque toutes les ulcérations étaient cicatrisées ou en voie de l'être. Les ulcères des jambes s'améliorèrent moins rapidement. Retour des forces et de la santé. — En dehors de la syphilose cutanée maligne, le malade n'eut que le coryza sans altération osseuse et des douleurs très vives dans les tibias, sans exostose et, de plus, des troubles constitutionnels graves.

En un an, tout fut terminé. Le malade, si réfractaire au mercure et si sensible à l'action de l'iodure, continua l'usage de ce remède pendant longtemps. Trois ans après, il n'avait pas eu la moindre récidive et il se portait très bien, mais tout son corps était couvert de cicatrices blanches, déprimées, rondes de 1 à 3 ou 4 centimètres de diamètre, réticulées, pigmenteuses à leur circonférence sur les extrémités inférieures. La cicatrice blanche et superficielle de ce chancre infectant, serpigineux et non induré qui avait persisté si longtemps, occupait presque tout le fourreau. La source de cette syphilis maligne resta inconnue, parce que le malade avait vu plusieurs femmes.

2. *Syphilis maligne. — Chancre phagédénique et bubon suppuré non chancrelleux. — Syphilide ecthymateuse généralisée. — État général grave. — Demi-paralysie du bras gauche. — Périexostoses tibiales au 5e mois. — Guérison en deux mois par un traitement mixte. — Récidive sous forme tuberculeuse psoriasiforme un an après le début de la maladie.*

D..., 30 ans, robuste, sanguin, sans aucun antécédent morbide, contracta un chancre du prépuce, qui devint phagédénique et se compliqua d'un bubon dans l'aîne gauche, qui suppura, qu'on ouvrit, et dont il fut guéri en 10 jours, ce qui prouve bien qu'il n'était pas chancrelleux. Le chancre persista pendant 3 mois. Un mois avant sa guérison, maux de gorge, boutons purulents sur la tête, le dos et les membres, qui se couvrirent rapidement de croûtes crustacées, s'étendirent et suppurèrent avec abondance, causant des souffrances très vives par leur adhérence aux linges. Dix jours après la première poussée, il en survint une deuxième partout, mais principalement aux membres supérieurs et sur les cuisses. Elle était semblable à la précédente, c'est-à-dire ulcéreuse d'emblée. A partir de ce moment, accès de fièvre, revenant surtout le soir, engourdissement dans la tête, faiblesse générale, tristesse, abattement.

En août (5e mois de la maladie), demi-paralysie du membre supérieur gauche, douleurs intolérables et nocturnes, spontanées et à la pression sur la face interne des tibias, qui devint le siège d'une tuméfaction notable. — Inappétence, amaigrissement.

A cette époque, le malade entra à l'hôpital Saint-Louis. Son état était le suivant : cicatrice du chancre et du bubon; amygdales tuméfiées et parsemées de quelques plaques opalines; adénopathie cervicale; ulcérations ecthymateuses et rupiacées typiques, de 1 à 3 centimètres de diamètre, sur toute la surface tégumentaire, très confluente sur le dos et les membres supérieurs, discrètes en avant sur la poitrine, nulles aux pieds, aux mains, à l'abdomen, très larges sur le front, abondantes sur la figure, etc.; Périexostoses tibiales; perte de la mémoire. Mauvais état plastique et moral. — Traitement par le sublimé, l'iodure, les toniques. — Au bout d'un mois grande amélioration. — Guérison au bout de 60 à 80 jours.

La fille publique qui l'avait contaminé n'avait qu'une vérole bénigne.

13 mois après le début de sa maladie, 5 mois environ après sa guérison, récidive, mais cette fois sous forme de tubercules syphilitiques larges, non ulcérés, et d'une squamosité blanchâtre psoriasiforme. Son histoire n'est pas poursuivie plus loin. Il fut soigné par M. Hillairet.

3. *Syphilide maligne tuberculo-serpigineuse consécutive à un chancre phagédénique. — Récidives incessantes pendant quatre années. — Iritis. — Laryngite chronique. — Perforation de la cloison des fosses nasales. — Cachexie. — Récidive suscitée par un érysipèle. — Gonflement énorme du foie et de la rate. — Mort par pneumo-péricardite aiguë. — Lésions hépatiques et spléniques de nature douteuse.*

Un jeune homme de 25 ans, lymphatique, ayant eu des gourmes dans son enfance et d'une santé un peu chétive, contracta, en décembre 1859, un chancre induré, qui devint phagédénique et produisit des pertes de substance permanente sur le méat et dans la rainure glando-préputiale. — Trois semaines après le début de ce chancre, syphilide papuleuse compliquée, au bout de 15 jours, d'une iritis de l'œil gauche, qui laissa, dans le champ de la pupille, une membrane blanchâtre feutrée, s'opposant presque complètement au passage des rayons lumineux. (Traitement mercuriel dès le début de la maladie.)

Vers le 4e mois du chancre, après sa guérison et celle de la première poussée, syphilide tuberculo-ulcéreuse généralisée et serpigineuse, qui fut traitée, pendant 13 mois, dans le service de M. Bazin. Les ulcérations se produisaient par cercles concentriques de plus en plus grands, à mesure que les parties centrales se cicatrisaient. Une grosse pustule se développa sur la partie externe et supérieure de la cornée de l'œil gauche, et laissa un point cicatriciel déprimé. — Guérison vers le mois de mai 1861.

Malgré la continuation du traitement ioduré, 3 mois après (20e mois de la maladie) troisième poussée sous forme d'ulcérations crustacées sur la figure et la poitrine; épistaxis, hématémèses, douleurs, surtout nocturnes, dans les grosses articulations. — Cinq mois de traitement à l'hôpital Saint-Louis.

En août 1862 (32e mois de la maladie), quatrième poussée de syphilide tuberculo-ulcéreuse, dont il ne fut guéri qu'en mai 1863. C'est alors qu'il fut atteint d'un érysipèle phlycténoïde, à marche erratique, qui envahit progressivement presque toute la surface du corps. Cette grave complication réveilla la diathèse syphilitique, momentanément assoupie et, par suite, une nouvelle poussée se montra à la peau, devint générale et suscita des troubles fonctionnels assez graves pour obliger le malade à garder le lit pendant six semaines. Ces graves accidents s'amendèrent avec beaucoup de lenteur et, pendant leur processus de guérison, furent compliqués, en novembre 1863, d'une nouvelle poussée.

Voici quel était l'état du malade à la fin de décembre 1863 (4e année révolue de la maladie) : nez, joues et front labourés par des cicatrices et déformés par des pertes de substances; sur le thorax, cercles et surfaces cicatriciels de 24 centimètres de diamètre, parsemés de marbrures violacées et de cicatrices inégales et blanchâtres, terminées par un bourrelet saillant croûteux et ulcéreux; ces lésions, au nombre de 3 ou 4 sur les diverses régions de la poitrine, étaient isolées ou tangentes; mêmes plaques arrondies cicatricielles, avec bordure saillante ulcéro-crustacée sur les membres supérieurs et inférieurs. Élargissement considérable de la base du thorax produit par une énorme hypertrophie du foie et de la rate. Cette affection des viscères des hypochondres avait débuté en même temps que la syphilis, mais s'était accentuée surtout depuis deux ans. Le malade n'avait pourtant jamais eu de fièvres palustres. — Rien du côté des autres viscères. — Large perforation de la cloison des fosses nasales; amaigrissement, état cachectique très prononcé; crampes, surtout nocturnes, dans les mollets. Voix enrouée, quelquefois aphone, provenant de ce que toute la partie supérieure de la cavité laryngienne, y compris la face postérieure de l'épiglotte et les cordes vocales inférieures, était anfractueuse, irrégulière et recouverte d'une muqueuse rouge et épaissie. Jamais de plaques muqueuses, de tumeurs gommeuses ni d'exostoses. — A plusieurs reprises, le malade avait eu de l'alopécie, mais les cheveux avaient toujours repoussé. — Une pneumonie double l'emporta en janvier 1864, après quatre années de cette terrible syphilis.

Autopsie. — Péricardite aiguë et double pneumonie aiguë. Le larynx présentait un des types de la laryngite chronique syphilitique : muqueuse épaissie, boursouflée, avec des ulcérations et des anfractuosités; elle était rouge, très vasculaire; cordes vocales érodées à leurs bords inférieurs et épaissies comme toute la muqueuse; l'altération était prononcée surtout à l'épiglotte et à la moitié supérieure du larynx.— Les lésions du foie et celle de la rate ne présentaient, d'après M. Cornil, rien de spécifique; celles du foie appartenaient à la première période de la cirrhose, mais de la cirrhose non syphilitique. Il n'existait cependant aucune autre cause qui eût pu la produire, de telle sorte qu'il était assez rationnel, au point de vue clinique, de supposer que la syphilis n'avait pas été étrangère à la production des altérations du foie et de la rate, qui avaient acquis un grand développement, surtout à la deuxième année de la maladie constitutionnelle.

4. *Syphilide maligne tuberculo-ulcérante gangreneuse. — Récidives nombreuses avec complications serpigineuses. — Gravité de l'état général, etc.*

Chez C... (Nicolas), âgé de 29 ans, les investigations les plus minutieuses ne parvinrent jamais à faire découvrir la plus petite trace de l'accident primitif. Il contracta, au commencement de janvier 1853, une blennorrhagie, à la suite de laquelle il eut une tuméfaction indolente de tous les ganglions de l'aine, dont un même se convertit en abcès en avril. Ce ne fut toutefois que pendant la deuxième quinzaine d'avril que se manifestèrent les premiers symptômes de l'intoxication syphilitique : courbature, malaise général, mouvement fébrile continu, avec redoublement tous les deux jours dans la soirée, constituant des accès de fièvre tierce avec leurs trois stades. — Le 1er mai, une éruption se déclara; elle était disséminée sur toute la surface du corps, discrète et composée de petits boutons pleins, qui devinrent bientôt gros comme une lentille. — Continuation des troubles constitutionnels après l'éruption. — Douze jours après, le malade entra à l'hôpital Saint-Louis. Son éruption ne présentait alors rien d'extraordinaire; elle ressemblait assez bien à une syphilide papulo-tuberculeuse exanthématique discrète, mais on y trouvait déjà une autre forme éruptive d'un cachet spécial. Ainsi, au milieu du thorax, sur la ligne médiane, existait une plaque rouge, étalée, de la dimension totale d'une pièce de 5 centimes, constituée, à son centre, par une large eschare noire, sèche, arrondie, encadrée par un bourrelet circulaire induré, avec lequel elle faisait corps, et fortement déprimée en cupule, en godet comme dans le favus ulcéolaire typique. D'autres plaques, absolument semblables à celles-là, existaient sur d'autres parties du corps; sur quelques-unes, l'eschare centrale, détachée du bourrelet circonférentiel et recourbée vers le centre, présentait une disposition en cupule encore plus accentuée que la précédente. — Toujours courbature excessive et fièvre, qui obligent le malade à garder le lit. — Inappétence. — Amaigrissement.

Plus tard, les tubercules restés pleins jusque-là, se couvrirent d'une croûte et s'ulcérèrent; sur la plupart, la croûte était brunâtre et manifestement constituée par les parties superficielles du derme mortifiées; sur d'autres, la lésion gangreneuse était plus avancée; on voyait que l'eschare était formée de zones concentriques accolées les unes aux autres, ce qui prouvait bien que la destruction se faisait sur tout le pourtour, du centre à la circonférence. — Les boutons frappés de gangrène étaient le siège de douleurs assez vives.

Peu à peu, les eschares séparées des parties saines par un fossé d'élimination, tombaient et laissaient à nu des ulcères d'une médiocre profondeur, arrondis, taillés à pic, à fond grisâtre, peu suintants.

Vers la fin de mai (3e mois environ de la maladie), nouvelle poussée tuberculeuse constituée par des tumeurs de la grosseur d'une noisette, dures, saillantes, coniques, d'un rouge sombre cuivré, sans aucun groupement régulier, et presque toutes surmontées d'une petite croûte jaunâtre. Cette seconde poussée entra en résolution sans devenir gangreneuse, et l'état général du malade s'améliora rapidement. — Vers le milieu de juillet (5e mois), la guérison des deux poussées éruptives était complète. Le malade avait été traité par des toniques et du biiodure ioduré.

Malheureusement, cet état de choses ne fut pas de longue durée. Vers la fin d'août et au commencement de septembre (7e mois), troubles constitutionnels, accès de fièvre, bientôt suivis d'une éruption tuberculeuse sur le tronc et sur les membres, qui devint rapidement gangreneuse. — État général très sérieux.

Le malade rentra à l'hôpital en novembre (9e mois). — Anémie cachectique profonde. — Rien du côté des viscères. La peau seule est atteinte. — Deux grands ulcères sur le tronc, arrondis, à circonférence constituée par des segments de cercle, en partie cicatrisés dans leur centre, à bords ulcéreux en forme de bandes arquées, laissant échapper un pus séreux, mal lié et fétide. Même ulcération sur une des cuisses. Toutes étaient très douloureuses. — Tubercules avec eschare sur diverses parties du corps.

Guérison au bout d'un mois. Mais presque aussitôt après nouvelle récidive et retour des troubles constitutionnels. Au bout de quatre ou cinq mois, le malade n'était pas encore complètement guéri de cette éruption, qui se combinait avec les précédentes, mais n'était pas aussi gangreneuse qu'elles. Les tubercules, sous forme de plaques, s'étaient surtout concentrés sur la tête et avaient rendu le malade presque méconnaissable. Un érysipèle du visage, survenu sur le déclin de l'éruption, n'y produisit aucun changement. L'état général resta très précaire pendant longtemps; l'action morbide resta toujours confinée sur la peau.

5. *Syphilide maligne tuberculo-ulcérante gangreneuse, consécutive à un chancre sec. — Malignité seulement dans la première poussée. — Caractère mixte des poussées ultérieures, qui prirent l'aspect du psoriasis dartreux et furent bénignes.*

Le malade, âgé de 29 ans, avait toujours joui d'une excellente santé, lorsqu'il contracta un chancre syphilitique à la partie supérieure de la région pubienne dans les premiers jours d'août 1863. Quinze jours après l'apparition de ce chancre, qui resta sec, éruption sur les épaules, puis sur le visage et enfin sur la totalité de la surface du corps; elle était constituée par des papules plates et des plaques cutanées, déprimées à leur centre et recouvertes d'une croûte sèche, lamelleuse, blanchâtre, comme enchâssée dans un bourrelet circonférentiel à contours bien limités. — Rien sur les muqueuses. — État général satisfaisant. — Traitement spécifique dès le début des accidents.

La syphilide n'en poursuivit pas moins son cours, et même elle s'aggrava notablement vers la fin de septembre (2e mois de la maladie). En effet, toutes les plaques s'élargirent, devinrent croûteuses, très douloureuses, et la plupart furent converties à leur centre en une eschare brunâtre, sèche et excavée, qui s'agrandissait par l'addition à son pourtour de nouvelles couches mortifiées, sans augmenter d'épaisseur; au-dessous des eschares il y avait une petite quantité de pus jaunâtre, sanieux, qu'on pouvait faire sourdre par la pression. Leur dia être variait de celui d'une pièce de 20 centimes à celui d'une pièce de 1 franc.

Les plaques escharifiées étaient très nombreuses sur le tronc, principalement sur la face postérieure, sur les épaules; très nombreuses aussi sur le visage et sur la nuque, mais peu sur les membres inférieurs et les avant-bras.

Vers le commencement d'octobre, deuxième poussée d'éléments papulo-tuberculeux saillants, arrondis, cuivrés, lenticulaires. — Fièvre vespérale, mais appétit, embonpoint; état général très satisfaisant.

L'élimination des eschares se fit assez vite, et la syphilide s'améliora très promptement dès qu'on eut substitué le traitement mixte et ioduré au traitement hydrargyrique.

Dans les trois derniers mois de 1863 il se fit de nouvelles poussées papulo-tuberculeuses, dont les éléments ne se mortifièrent point, mais se couvrirent d'une abondante production de croûtes blanchâtres, foliacées, assez épaisses, qui donnaient à l'ensemble de l'éruption l'aspect d'un *psoriasis dartreux*. M. Bazin pensa que la syphilis avait provoqué une véritable manifestation dartreuse, et fit administrer en conséquence de l'arséniate de fer, qui produisit un très bon résultat.

La dermatopathie complexe resta papulo-squameuse et persista longtemps. Elle n'était pas encore guérie au mois d'avril 1864 (9e mois de la maladie).

Dans ce cas, la syphilide fut peu maligne, excepté dans sa première poussée, et ne garda pas ce caractère dans les poussées ultérieures; en outre, la santé générale ne fut pas sérieusement compromise. — Aucune détermination sur les muqueuses.

6. *Syphilis maligne : éruption pustulo-ulcéreuse et tuberculo-ulcéreuse généralisée. — Lésions viscérales syphilitiques. — Ascite. — Mort sept semaines après le début des première smanifestations constitutionnelles* (Communication de M. Frarier à la Société anatomique).

La malade âgée de cinquante-trois ans, domestique, était bien constituée et d'une santé excellente lorsque, sans s'être aperçue de l'existence d'un chancre quelconque, elle fut prise d'une éruption générale d'élevures rouge cuivré, les unes farineuses et squameuses à leur surface, les autres surmontées de croûtes en parties desséchées, c'était une syphilide papuleuse, tuberculeuse, tuberculo-crustacée et ecthymateuse, par conséquent très polymorphe, mais grave et généralisée. — Malaise général, lassitude, crampes, sans fièvre.

Les croûtes abondaient surtout à la partie inférieure du visage et sur le cuir chevelu. — Les papules et les tubercules dominaient sur le tronc et sur les membres. — Quelques plaques muqueuses opalines et érosives, sur les parties génitales et à l'isthme. Alopécie, état général assez bon. — Aucune trace de l'accident primitif. — Amélioration rapide sous l'influence d'un traitement spécifique.

Deuxième poussée de pustules larges saillantes recouvertes de croûtes brunâtres très épaisses.

Il y avait environ trois semaines que cette malade était à l'hôpital et peut-être deux ou trois mois qu'elle avait la syphilis lorsqu'il lui survint de l'œdème des extrémités inférieures, de l'ascite qui augmenta rapidement et nécessita la ponction. En même temps amaigrissement, rapide cachexie, perte des forces, inappétence, troubles gastro-intestinaux, alternation d'amélioration et d'aggravation, etc. En moins d'un mois on fut obligé de pratiquer trois fois la ponction de l'abdomen. — Mort six ou sept semaines après le début de la syphilide, et trois ou quatre après le début de l'ascite.

Autopsie. Les principales lésions siégeaient dans le foie et dans la rate. — Rien du côté des autres viscères. — Le volume du foie était un peu moindre qu'à l'état normal. — Sa consistance très ferme, comme fibreuse, rappelait celle du cuir. Teinte générale, grisâtre avec des traînées plus blanches qui le sillonnaient en divers sens. Il semblait composé de deux masses principales d'égal volume à peu près, situées de chaque côté du sillon longitudinal supérieur et d'une sorte d'appendice formé par l'extrémité recourbée et comme redressée du lobe gauche. — Adhérences cellulo-fibreuses bien organisées du foie au diaphragme, à l'estomac et au colon.

Saillies et dépressions de l'organe lui donnant un aspect lobulé des plus remarquables. — Les sillons fibreux, profonds, diversement ramifiés, rectilignes ou courbes labouraient tout le foie et circonscrivaient des îlots saillants et arrondis de substance hépatique. — Par place l'isolement des îlots était complet et plusieurs étaient même entièrement détachés de l'organe et ressemblaient à une sorte de ganglion ou d'organe surnuméraire relié à la masse du foie par du tisssu cellulo-fibreux. — Rien d'anormal dans les vaisseaux ni dans les voies hépatiques. — A la coupe le tissu du foie était dur et offrait une coloration fondamentale rouge brun, sur laquelle tranchait une substance d'un rouge clair disposée en réseau.

Les cloisons étaient formées d'un tissu fibreux très serré, à fibres grosses et parallèles, contenant des noyaux fibro-plastiques et des corps fusiformes en nombre relativement considérable. — Tissu propre du foie très granulo-graisseux.

Rate hypertrophiée et soudée aux organes voisins par des adhérences organisées. — Consistance fibreuse de son tissu.

Cette observation est un exemple de syphilis dont la malignité ne se concentre pas sur la peau, comme il arrive dans la grande majorité des cas. Ici les viscères des hypochondres ont été atteints presque dès le début de la maladie et leur syphilose a marché avec une très grande rapidité. Je partage l'avis de ceux qui dans une discussion à la Société anatomique où les pièces furent présentées, jugèrent que les lésions étaient d'origine syphilitique quoiqu'il y eût absence de cicatrices étalées à la surface du foie et de tumeurs gommeuses dans son épaisseur.

Cette syphilis mortelle était-elle récente ou ancienne? Voilà le point qui n'est pas aussi catégoriquement établi qu'on le pourrait désirer. Comme chez beaucoup de femmes, en effet, on n'a découvert aucune trace de l'accident primitif. Or, le chancre quand il existe, donne une certitude mathématique sur la date de la maladie.

Cette femme s'était toujours très bien portée. Elle tomba malade en septembre 1863, tout à coup, et la surface entière du corps fut envahie par une syphilide généralisée, polymorphe et maligne dans ses tendances ulcéreuses.

Évidemment ce n'est pas ainsi que procède une vieille syphilis lorsqu'elle produit des lésions cutanées tertiaires. Il y a donc de grandes probabilités que cette femme n'avait été contaminée que vers le mois de juillet ou d'août 1863.

Le processus se déroula avec une promptitude presque foudroyante les premières manifestations eurent lieu à la fin de septembre, l'œdème et l'ascite commencèrent le 18 octobre et la mort survint le 18 novembre. — Durée totale *deux mois et demi ou trois mois*, et quatre mois environ si l'on suppute à partir de l'apparition probable du chancre au commencement d'août.

Ce fait prouve qu'il y a des cas dans lesquels la malignité de la syphilis se localise et s'exerce sur d'autres organes que la peau. — J'aurai l'occasion d'en montrer des exemples lorsque je décrirai la syphilis tertiaire.

En attendant, voici un cas de même nature que le précédent, quoique ces déterminations aient été tout autres.

Il s'agit d'un jeune homme de vingt-trois ans, bien portant d'habitude, chez qui apparut, après quatre semaines d'incubation, un chancre à la lèvre inférieure. Deux mois après cet accident le malade était devenu cachectique, maigre à un degré extrême, faible à ne pouvoir se tenir debout sans éprouver une syncope. De plus il éprouvait des douleurs tellement intenses dans les hypochondres qu'on lui avait appliqué des vesicatoires à ce niveau. Détail remarquable: le malade n'avait eu aucune trace d'adénopathie.—Trois mois après le chancre, roséole maculeuse, alopécie. — *Quatre mois après*, périostose gommeuse du frontal suivie de nouvelles périostoses du même os, avec perte de substance, et de périostite du tibia gauche dans les deux mois suivants. — Influence rapide du traitement spécifique. — (*Observation de syphilis maligne précoce*, par M. A. Cayla, *France médicale*, 1881.)

Ce fait dont j'ai donné le résumé très sommaire présente plusieurs particularités d'un haut intérêt :

1° L'état général prodromique d'une gravité si exceptionnelle qui se manifesta au deuxième mois du chancre et ne dura pas moins de *un mois* sans aucune détermination cutanée ou autre.

2° La bénignité inattendue de la détermination cutanée (roséole maculeuse, alopécie). — Son apparition seulement trois mois après le début du chancre.

3° L'apparition au quatrième mois du chancre, de périostoses non résolutives, comme elles le sont d'habitude à cette période, mais au contraire avec une perte de substance.

C'est dans cette détermination osseuse et dans l'état général prodromique qu'à consisté la malignité de cette syphilis qui a été en même temps irrégulière dans son évolution et dans le contraste qu'ont présenté ses accidents[1].

1. Voir à la fin de la 19e leçon, un cas fort intéressant de syphilide précoce maligne, très généralisée, d'abord papuleuse, puis papulo-tuberculeuse et enfin tuberculo-phagédénique.

DIX-HUITIÈME LEÇON

AFFECTIONS SYPHILITIQUES DU TISSU CELLULAIRE SOUS-CUTANÉ

NODOSITÉS ET TUMEURS DE L'HYPODERME OU GOMMES DU TISSU CELLULAIRE SOUS-CUTANÉ. — Coup d'œil général sur les néoplasies spécifiques de l'hypoderme. — Insuffisance des descriptions. — Variétés des productions gommeuses. — Formes bénignes et résolutives. — Gommes tertiaires et nécrobiotiques.

I. AFFECTIONS SYPHILITIQUES TARDIVES, TERTIAIRES ET NON RÉSOLUTIVES DU TISSU CELLULAIRE SOUS-CUTANÉ.

II. AFFECTIONS SYPHILITIQUES PRÉCOCES DU TISSU CELLULAIRE SOUS-CUTANÉ. — Description de l'*érythème noueux* syphilitique.

APPENDICE. Observations de néoplasies précoces de l'hypoderme.

Note sur un cas de syphilis gommeuse précoce et réfractaire à l'iodure de potassium.

MESSIEURS,

Les déterminations de la syphilis qui s'effectuent dans l'hypoderme, c'est-à-dire dans le tissu cellulaire sous-cutané, sont considérées par tous les auteurs comme le type des affections tertiaires. Elles sont constituées, en effet, par une néoplasie condensée sous forme de tumeur arrondie qui n'apparaît ordinairement qu'après la phase virulente de la maladie, dans sa période constitutionnelle. Cette production morbide, dont je vous ai donné une esquisse dans la leçon précédente, est douée, au point de vue clinique plus encore qu'au point de vue de sa structure et de ses éléments histologiques, d'un caractère de spécificité presque absolu, quand elle atteint son entier développement et parcourt toutes les phases de son évolution. Elle est connue et elle a été décrite dès le quinzième siècle. Les médecins qui observèrent la grande épidémie syphilitique dès les premières années de son apparition, constatèrent l'existence de nodosités dans le tissu cellulaire sous-cutané, ce qui prouverait que cet accident n'est pas aussi tardif qu'on se plaît à le dire. Ils donnèrent à ces nodosités le nom singulier de *gommes*. Je vous avoue qu'il m'a toujours été impossible de découvrir et de justifier le sens de cette dénomination. Avaient-ils en vue, comme le suggère Fallope, une ressemblance vague entre la gomme des arbres et ces tumeurs qui laissent écouler quelquefois, mais pas toujours, quand elles s'ouvrent et s'ulcèrent, une certaine exsudation jaunâtre et visqueuse? Je l'ignore, et je me soucie assez peu de pénétrer plus avant dans l'interprétation mystérieuse de ce vocable, devenu si usuel dans le langage syphiliographique, qu'on l'emploie sans songer à la bizarrerie et à l'obscurité de son origine.

Les gommes qui vont nous occcuper consistent donc en des tumeurs arrondies et circonscrites qui se développent au sein du tissu cellulaire sous-cutané. Isolées, mobiles dans leur gangue conjonctive, et primitivement sans attache avec les parties voisines, elles appartiennent exclusivement à l'hypoderme pendant leur première phase. Un de leurs principaux caractères, c'est d'être dures, solides, aphlegmasiques et à peu près indolentes durant les premiers jours de leur existence, et de rester telles plus ou moins longtemps. Plus tard, elles subissent des vicissitudes diverses qui résultent de conditions que nous ne connaissons pas toutes, mais dont les principales sont le génie propre à chaque syphilis et surtout son âge à l'époque où apparaissent les gommes. Lorsque la maladie, prise dans l'ensemble de ses manifestations, depuis son accident primitif, suscite partout et en tous temps des lésions graves qui attaquent, détruisent les tissus et présentent un haut degré de malignité locale, les nodosités gommeuses sous-cutanées subissent le même processus, c'est-à-dire qu'elles arrivent plus ou moins vite, mais fatalement, si la médication spécifique n'intervient pas, à accomplir toute leur évolution et à produire au complet, sur elles-mêmes et dans les parties adjacentes, leurs effets désorganisateurs. Qu'arrive-t-il alors? Un travail de régression, d'inflammation sourde s'opère dans leur intérieur, s'avance du centre à la périphérie vers la peau ou les muqueuses, et englobe dans son processus ultérieur la portion de ces téguments qui recouvre la tumeur. Celle-ci se ramollit, de solide devient molle et fluctuante, contracte des adhérences avec la peau, l'enflamme, l'amincit, la perfore, puis l'ulcère et évacue ainsi à sa surface les produits morbides contenus dans sa cavité. De ces produits les uns sont liquides et s'écoulent librement, au dehors, les autres sont solides, adhèrent au fond de la caverne gommeuse et sont constitués par une matière bourbillonneuse, blanchâtre, qui n'est autre chose que du tissu cellulaire escharifié comme celui du bourbillon furonculeux.

Telle est la gomme sous-cutanée dans toute la plénitude de son développement. C'est celle qu'on pourrait appeler *classique* et dont vous trouverez la description dans tous les auteurs. Agent capital du tertiarisme, non seulement dans le tissu cellulaire, mais dans tous les viscères, elle se développe surtout dans les syphilis qui passent de l'état virulent à l'état constitutionnel, et on la voit dès lors apparaître jusqu'aux phases les plus reculées de la maladie.

Vous n'auriez qu'une idée fort incomplète, selon moi, des affections syphilitiques de l'hypoderme, si vous ne considériez en elles que la tumeur gommeuse isolée, arrondie, circonscrite et passant fatalement par ses trois phases de crudité, de ramollissement et d'ulcération. Sans doute, elle en est alors l'expression la plus haute et la plus complète. Mais à côté d'elle, il survient dans le tissu cellulaire des néoplasies de même nature, d'une forme moins condensée, d'une variété plus grande dans leur configuration, qui se montrent parfois sous forme d'éruptions généralisées, comme les syphilides secondaires dont elles sont contemporaines, qui ne vont que rarement jusqu'au bout de leur processus, n'ont qu'une durée relativement très courte et tendent à guérir spontanément. Quoique leur destinée soit plus modeste et moins tragique que celle des gommes nécrobiotiques, ces néoplasies n'en sont pas moins fort intéressantes à étudier. Comme lésions de même espèce, vous trouverez entre les termes extrêmes de la néoplasie hypodermique, c'est-à-dire entre les suffusions et les nodosités résolutives et entre la gomme vraiment tertiaire, tous les degrés possibles de processus. C'est ce côté peu connu des affections spécifiques sous-cutanées que je me suis efforcé d'élucider. Je vous donnerai, dans la seconde partie de cette leçon, le résumé de mes recherches sur cette question.

La pathologie du tissu cellulaire sous-tégumentaire est plus riche, plus variée, et est moins simple qu'on ne le croit communément. Sans doute, il ne faut pas vous attendre à trouver ici l'exubérance si pittoresque et si multiple des lésions que produisent, sur le vaste théâtre de la surface cutanée et muqueuse, les dermatopathies spécifiques. Les néoplasies sous-cutanées sont, en comparaison, fort monotones. Elles ne donnent lieu qu'à des troubles fonctionnels insignifiants, à moins qu'elles ne siègent sur le trajet de vaisseaux ou de nerfs et qu'elles les compriment. — Elles semblent en outre pousser au hasard, un peu partout et sans aucun ordre soit dans leur groupement, soit dans leur succession. Ainsi, elles ne se juxtaposent jamais systématiquement, suivant des lignes curvilignes, comme le font les éléments générateurs de toutes les syphilodermies, depuis la tache érythémateuse jusqu'au tubercule ulcéreux de la peau. Pourquoi cette différence entre le tubercule cutané, par exemple, et la gomme sous-cutanée qui sont d'une nature identique? C'est qu'apparemment, dans les téguments dont l'organisation est si complexe, il existe des particularités de circulation et d'innervation qui ne se trouvent pas dans l'hypoderme, et ce sont sans doute ces particularités, beaucoup plus que la nature propre des éléments générateurs, qui leur imposent la juxtaposition circulaire. Quoi qu'il en soit, le fait est constant. Du reste, bien qu'il existe des liens étroits de structure, d'irrigation sanguine et d'innervation entre les téguments et leur hypoderme, leurs lésions spécifiques sont presque toujours primitivement et peuvent rester longtemps indépendantes. Il n'y a point entre elles de solidarité forcée et permanente. Cela est presque toujours vrai, dans les formes bénignes résolutives de leurs affections respectives. Au contraire, et dans les syphilodermies papuleuses graves, et surtout dans les syphilodermies tuberculeuses, il arrive quelquefois qu'une néoplasie diffuse devient si abondante, qu'elle déborde et se répand dans les couches les plus superficielles de l'hypoderme, sous forme de larges plaques qui envahissent une partie plus ou moins considérable de son épaisseur. De même dans les néoplasies gommeuses circonscrites ou diffuses du tissu cellulaire sous-cutané, dans celles surtout qui sont condamnées à passer par toutes les phases de leur évolution, presque toujours la peau ou les muqueuses finissent par être envahies. Bien plus, les produits gommeux, dans leur prolifération maligne, franchissent parfois de tous les côtés les limites étroites de leur point d'origine et s'infiltrent vers les parties sous-jacentes, en même temps qu'ils s'emparent des téguments. Le tissu cellulaire sert alors d'intermédiaire entre les dermatopathies destructives et les syphiloses plus profondes qui attaquent et détruisent les aponévroses, les muscles, les vaisseaux, le périoste, les os, etc. C'est ainsi que se produit le phagédénisme térébrant, la plus épouvantable et la plus hideuse, sinon la plus grave des innombrables manifestations de la syphilis.

I

AFFECTIONS SYPHILITIQUES TARDIVES DU TISSU CELLULAIRE SOUS-CUTANÉ OU GOMMES TERTIAIRES.
Chronologie, étiologie de la syphilose hypodermique.
Symptômes des gommes. — Premier stade : Insidiosité, aphlegmasie et indolence, mobilité de la tumeur. — Deuxième stade : Ramollissement de la tumeur gommeuse à son centre. — Fausse fluctuation. — Processus inflammatoire périphérique. — Adhérences aux parties voisines et en particulier à la peau. — Contenu de la gomme. — Bourbillon gommeux. — Son élimination. — Troisième stade : Caverne gommeuse. — Elle se convertit en ulcère par l'agrandissement de son orifice. — Caractères de l'ulcération gommeuse. — Quatrième stade : Réparation et cicatrisation de l'ulcération gommeuse.
Nombre ; — volume, — configuration des gommes. — Nappes de matière gommeuse dans le tissu cellulaire sous-cutané.

Troubles fonctionnels de voisinage ou par compression : Névralgies, gêne de la circulation, de la respiration, de la déglutition, etc.
Distribution topographique des tumeurs gommeuses dans l'hypoderme. -Modifications qui résultent de leur siège. — Gommes des jambes, des aines, des fesses, du tronc, des mamelles, du cuir chevelu, de la face.— Cicatrices des gommes.
Complications. Inflammation phlegmoneuse périphérique. — Érysipèle. — Phagédénisme. Gangrène.
Coïncidences pathologiques.
Processus. — Marche, durée, terminaison.
Anatomie pathologique. — Gommes scrofuleuses.
Diagnostic et pronostic.
Traitement.

Pour vous faire mieux comprendre les affections syphilitiques de l'hypoderme, je commencerai par décrire celles qui sont le plus connues, c'est-à-dire les tumeurs gommeuses de l'ordre tertiaire, qui se montrent à une phase plus ou moins avancée de la diathèse et parcourent habituellement toutes leurs étapes.

Chronologie. — Il n'y a pas de date fixe dans l'époque de leur apparition ; mais ce n'est guère qu'au bout de trois ou quatre ans qu'elles surviennent. Du moment que la maladie est devenue constitutionnelle, les gommes sous-cutanées, de même que les syphilodermies tuberculo-gommeuses, n'ont plus aucune échéance fixe. Elles peuvent se développer 10, 20, 30, 40 ans et plus après le début de la syphilis[1]. Il y en a donc d'extrêmement tardives. — Par contre, on en observe, fort rarement, il est vrai, de très précoces, qui se montrent d'emblée avec le caractère tertiaire, à une époque tout à fait insolite de la diathèse, puisqu'elles coïncident avec ses premières manifestations érythémateuses. J'ai rapporté un cas dans lequel une première poussée de gommes survint presque aussitôt après la guérison du chancre infectant. Il ne s'agissait pas là de nodosités résolutives secondaires de quelques jours de durée, mais de vraies néoplasies sous-cutanées tertiaires qui toutes se ramollissaient et se convertissaient en profondes cavernes ulcéreuses. Je ne fais que vous indiquer ce fait curieux, dont je vous raconterai bientôt toutes les particularités intéressantes parce qu'il est le type de la syphilis hypodermique.

Étiologie. — Si les syphilodermies naissent la plupart du temps sans l'intervention plausible de causes occasionnelles, il en est de

1. Dans un cas rapporté par M. le docteur Fournier, une gomme se produisit cinquante-cinq ans après le début de la syphilis, chez un vieillard de 72 ans, qui avait contracté un chancre infectant à l'âge de 17 ans. A 69 ans il fut pris d'une carie du maxillaire inférieur, à 72 ans il fut affecté d'une énorme gomme de la cuisse, laquelle guérit très rapidement sous l'influence de l'iodure de potassium.

même et à plus forte raison, des affections du tissu cellulaire sous-cutané, moins exposé que la peau à subir l'action des causes extérieures et infiniment moins bien partagé qu'elle au point de vue de la circulation et de l'innervation. Dans cette trame d'une organisation élémentaire et d'une vitalité intérieure, les actes morbides naissent et se développent avec une spontanéité qu'aucune circonstance de structure ou de fonctionnement ne vient entraver. C'est le milieu le plus neutre, le plus passif de l'économie; aussi l'étiologie de la syphilose hypodermique est-elle plus insignifiante et plus obscure que celle des autres manifestations de la diathèse.

Symptômes. — Prenons d'abord une tumeur gommeuse isolée et voyons quels sont les phénomènes qu'elle présente depuis sa naissance jusqu'à sa mort. Sur un point quelconque du corps, au milieu de la trame cellulaire plus ou moins lâche du tissu conjonctif sous-cutané, il se forme, sans aucun prodrome, une nodosité petite, dure, nettement circonscrite et mobile, c'est-à-dire dépourvue de toute adhérence, soit avec la peau, soit avec les tissus sous-jacents. Au début, elle a le volume d'un grain de millet ou de blé; puis elle s'accroît peu à peu et devient grosse comme un pois, une cerise, une petite noix. En elle et autour d'elle, il ne se produit, dans la plupart des cas, aucun phénomène d'inflammation. Elle est essentiellement aphlegmasique; c'est là un de ses principaux caractères. Elle l'est d'autant plus qu'elle est plus tardive. Dans les nodosités gommeuses précoces, on observe fréquemment quelques signes d'irritation qui font défaut plus tard. Une conséquence de cette aphlegmasie, c'est l'indolence. Non seulement il n'existe aucune douleur spontanée au niveau de la tumeur, mais on peut l'explorer dans tous les sens et la presser sans provoquer aucune souffrance. Ces deux attributs négatifs qui sont les corollaires l'un de l'autre, l'aphlegmasie et l'indolence, dérobent au malade le début de ces productions morbides. On ne s'aperçoit de leur existence que par hasard, quand la vue ou le toucher font constater une tuméfaction insolite au-dessous de la peau. L'atmosphère du tissu cellulaire qui entoure la gomme reste intacte et ne présente ni œdème, ni symptôme phlegmasique. La peau glisse sur elle et ne subit à son niveau aucun changement de coloration.

A cette période, la tumeur est régulièrement globuleuse, ovoïde, arrondie, et quelquefois aussi un peu déprimée et aplatie, surtout dans les parties où un tissu cellulaire condensé unit étroitement la peau avec les tissus sous-jacents. — Sa consistance est ferme, résistante, son élasticité chondroïde est assez semblable à celle d'un ganglion. Aussi, lorsque la gomme se développe dans une région pourvue de ganglions lympathiques, on est quelquefois fort embarrassé pour la distinguer au milieu d'eux.

Je viens de vous décrire le premier stade de la gomme. Vous voyez que sa symptomatologie est peu compliquée, puisque, isolée et sans connexions avec le tissu conjonctif, elle y vit d'une vie obscure, silencieuse, presque inerte, qui se borne à accroître peu à peu son volume. Combien de temps dure cette augmentation progressive de sa masse? Des mois et quelquefois des années. Il ne s'agit ici, ne l'oubliez pas, que des gommes tardives et tertiaires. Eh bien, comme l'indolence et l'aphlegmasie, la lenteur de l'évolution est un de leurs caractères les plus constants. Dans les gommes précoces, le processus est beaucoup plus rapide.

Cette tumeur sous-cutanée, solide et aphlegmasique à son début, ne reste pas toujours telle indéfiniment. Elle finit par se ramollir, par se liquéfier comme la plupart des tumeurs, comme les phlegmons qui se convertissent en abcès. C'est à son centre que commence le processus de ramollissement. En ce point, la consistance diminue de fermeté; un tissu mollasse et pâteux succède au tissu solide, lequel est bientôt remplacé par un liquide qui donne au palper une sensation vraie ou fausse de fluctuation. Je dis fausse, parce que souvent, dans les tumeurs gommeuses comme dans certaines adénopathies secondaires, dont je vous ai parlé à l'occasion du chancre infectant, on est trompé par les apparences. Là où le doigt semblait sentir un liquide se mouvoir sous sa pression dans un espace circonscrit, il n'en existe pas encore. Combien de fois n'a-t-on pas ouvert prématurément, et sans en rien faire sortir, des tumeurs qu'on croyait complètement tuméfiées? Cette raison et d'autres plus importantes interdisent de porter le bistouri sur les gommes. — Avant que toute la masse néoplasique ait été transformée en une collection liquide, il s'éveille et se produit peu à peu à sa périphérie, dans le tissu cellulaire ambiant jusque-là intact, un processus subinflammatoire qui rayonne dans tous les sens, mais principalement du côté de la peau, où il ne tarde pas à se manifester par les signes les plus évidents. D'abord la tumeur perd sa mobilité; elle contracte des adhérences avec les tissus sur lesquels elle repose et qui la recouvrent. Ses contours deviennent moins nets et s'empâtent. A son niveau, les téguments se teintent de rose sur son point le plus culminant, puis d'une coloration d'un rouge de plus en plus foncé qui s'étale sur toute sa surface. La production gommeuse ainsi transformée présente l'aspect d'un petit phlegmon très subaigu, d'allure chronique, dans lequel il y a prédominance de la poche centrale purulente sur la coque solide qui l'enferme et sur l'empâtement périphérique. Ajoutez que l'indolence absolue du début fait place alors à une douleur sourde et vague qui se traduit par de la gêne, de la tension, des élancements.

Peu à peu, la peau tendue et rougie qui recouvre la gomme s'amincit par l'usure progressive de ses parties profondes, se réduit à une membrane de plus en plus frêle, dépourvue de charpente solide, résistante, et bientôt réduite à une pellicule épidermique qui laisse parfois apercevoir par transparence le pus jaunâtre du foyer sous-jacent. Sur le point culminant de cette fragile enveloppe, une crevasse, un pertuis se forment spontanément ou par accident, à la suite d'une brusque pression, par exemple, et la cavité évacue son contenu.

Ce contenu est moins complètement liquide que ne le faisait prévoir la fluctuation. Le fond de la caverne est en effet rempli par un lambeau parenchymateux d'un blanc gris ou jaunâtre, semblable à de la chair de morue, véritable bourbillon constitué par les lames sphacélées du tissu conjonctif que la néoplasie avait englobées dans sa masse. On l'aperçoit de plus en plus distinctement, à mesure que s'agrandit l'ouverture de la cavité gommeuse. Cette eschare spéciale qui empêche la tumeur de s'affaisser dès qu'elle communique avec l'extérieur, est indolente. Elle se désagrège peu à peu, s'émiette, s'en va en lambeaux ou en fragments insensibles. Comme elle adhère très fortement au fond du cratère, on ne pourrait point l'arracher, et du reste cette opération serait absolument inutile. — Quant au liquide enfermé primitivement dans la caverne gommeuse, il est d'aspect purulent, jaune, verdâtre ou rouge. Il ressemble surtout à un pus mal lié, souvent sanieux et au milieu duquel flottent des détritus organiques et des grumeaux de sphacèle. Il contient beaucoup de granulations graisseuses, des gouttelettes huileuses, des globules rouges et des leucocytes. Il est rare que ce liquide soit transparent, visqueux et ambré comme une solution de gomme. C'est peut-être pourtant ce caractère exceptionnel qui, ayant frappé les premiers syphiliographes leur a fait donner à ces tumeurs le nom de *gommes*. La quantité du liquide pyoïde sécrété par la caverne augmente peu à peu à mesure que le bourbillon diminue. C'est même ce liquide qui contribue à dissocier, à fragmenter et à dissoudre définitivement la masse sphacélée. Quand ce résultat est produit et que la cavité est détergée et nettoyée, elle ne tarde pas à se convertir en une ulcération profonde, mais largement ouverte par suite de l'agrandissement progressif de son orifice, et de la destruction d'une grande partie ou de la totalité de la peau qui la recouvrait encore.

L'ulcération qui succède à la caverne gommeuse est fort creuse, et généralement, du moins au début, plus profonde que large. Ses bords épais, durs, infiltrés de néoplasie, souvent relevés et proéminents, sont nettement entaillés, et ils s'avancent vers le fond par une pente abrupte, formée parfois de stratifications superposées et de gradins à pic. Le fond reste longtemps inégal, anfractueux et parsemé de débris encore adhérents du bourbillon, qui sont comme des racines mortifiées et putrilagineuses dont l'expulsion complète ne s'effectuera que quand le terrain gommeux sera remplacé par un terrain de bonne nature où pousseront les bourgeons charnus réparateurs. La mine suspecte, le mauvais aspect que présentent les ulcères gommeux dans leur étage inférieur ne dure pas longtemps, car le stade du processus d'ulcération, d'élimination, de nettoyage est beaucoup moins lent que les stades de crudité et de ramollissement, surtout que le premier.

Je viens de vous décrire les trois phases capitales que présente l'évolution d'une tumeur gommeuse ; résumons-les en quelques mots :

1° *Phase de formation ou de crudité :* Naissance et développement graduel et lent d'une nodosité dure, solide, indolente, aphlegmasique et mobile dans le tissu cellulaire sous-cutané.

2° *Phase de ramollissement :* Liquéfaction centrale et progressivement centrifuge de la tumeur, sans douleur ni inflammation ; puis, phénomènes subinflammatoires périphériques dans tous les sens, surtout du côté de la peau qui devient adhérente à la tumeur, fait corps avec elle, s'amincit peu à peu et s'ouvre.

3° *Phase d'ulcération :* Élimination du contenu liquide et du contenu solide du bourbillon ; par suite de l'agrandissement progressif de l'ouverture cutanée, conversion de la caverne gommeuse en une ulcération de même nature, profonde, anfractueuse se détergeant par l'élimination successive de la néoplasie qui lui constitue un fond et une coque.

Il y a une quatrième période, c'est celle de réparation dont le processus s'effectue de la même façon que dans toutes les syphilodermies qui entraînent une perte de substance. Elle s'annonce et se traduit d'abord par l'élimination complète de tous les tissus mortifiés de la néoplasie, puis par l'affaissement des bords et l'exhaussement du fond. Ces deux derniers résultats, qui ont lieu simultanément, s'accompagnent d'un bourgeonnement de bonne nature. La suppuration devient jaune, épaisse, louable, et bientôt se produisent des îlots et des zones de cicatrisation. Cette réparation marche quelquefois avec une rapidité surprenante, et sa période est généralement beaucoup moins longue que les précédentes.

Maintenant que vous connaissez ce que présente de fondamental et de typique la symptomatologie de la tumeur gommeuse, nous allons étudier l'éruption dans son ensemble et décrire les particularités qui résultent du nombre, du volume, de la distribution topographique des gommes et des phénomènes morbides qu'elles peuvent susciter autour d'elles par le seul fait de leur présence et de leur développement.

Il arrive assez souvent que la syphilose sous-cutanée s'exprime par une seule tumeur gommeuse. Habituellement il y en a plusieurs disséminées çà et là. La moyenne, si tant est qu'on en puisse établir une, est de cinq à douze. Mais il y a des cas exceptionnels dans lesquels ces productions morbides pullulent sur tout le corps et présentent la même dissémination et la même confluence que certaines éruptions papuleuses de la phase virulente. Au lieu d'être disséminées, elles se groupent parfois sur certaines régions, mais sans aucun ordre. Le nombre des gommes dans cette sorte de diathèse gommeuse, est ordinairement en rapport avec leur précocité, c'est-à-dire qu'il y en a d'autant plus qu'elles surviennent à une époque plus rapprochée de l'accident primitif. En pareil cas aussi leur processus est rapide, presque aigu et leur développement se fait comme celui des érythèmes spécifiques, symétriquement sur chaque côté du corps. Ce n'est pas là une règle absolue[1]. Dans un cas rapporté par Cazenave, les deux avant-bras et les

1. En voici la preuve :

Éruption de neuf tumeurs gommeuses sous-cutanées, à la 10e année d'une syphilis à accident primitif bénin. 1re poussée : syphilide papuleuse; 2e, à la 3e année, syphilide ulcéreuse profonde. — Aucune altération de la santé générale. — Disposition symétrique *de quelques-unes de ces tumeurs.*

Aucune trace cicatricielle ou maculeuse de l'accident primitif contracté en mars 1870. Au bout de 4 ou 5 semaines, éruption papuleuse généralisée qui dura 2 mois et fut soignée à la maison de santé. En 1871 et 1872, rien. — En 1873, exulcération sur les organes génitaux et syphilide ulcéreuse. — De 1874 à 1879, aucune manifestation. En mai 1880, sans cause appréciable et quoique le malade se fût très bien soigné dans les trois ou quatre premières années de sa maladie, il se produisit neuf tumeurs gommeuses dans le tissu cellulaire sous-cutané. Elles évoluèrent lentement et spontanément car elles ne furent point traitées à leur début. Elles existaient depuis quatre mois, quand le malade entra dans mon service. Sur la partie externe de chaque fesse, il y avait trois grosses cavernes gommeuses, disposées *symétriquement* de chaque côté. Leur ramollissement datait de quelques semaines. — Trois autres occupaient la surface externe de l'avant-bras gauche. L'une d'elles, ramollie et fluctuante n'était pas encore ouverte et elle ne

épaules étaient criblés de plus de cinquante tumeurs gommeuses dont quelques-unes creusées d'ulcérations caractéristiques. Lisfranc en constata 160 sur les bras, les avant-bras et les cuisses; les moins volumineuses avaient le volume d'une petite noix, et les plus grosses celui d'une poire. L'iodure de potassium fut administré, et au bout de huit mois il ne restait plus que 40 de ces tumeurs; les 120 autres s'étaient résorbées. (*Bulletin de thérapeutique* de 1845.)

Le volume des tumeurs gommeuses ne varie pas moins que leur nombre. En moyenne elles atteignent la grosseur d'une noix. Beaucoup s'arrêtent en chemin et restent pisiformes. Par contre il y en a qui deviennent monstrueuses et qui dépassent tellement les dimensions qu'on est accoutumé de leur voir, qu'on pense, de premier abord, à une tumeur d'une autre nature, sarcome, cancer, lipome, etc. Il est bon d'être averti de ce fait et des méprises fâcheuses auxquelles il pourrait donner lieu. Au Val-de-Grace, le Dr Mendeville a observé une gomme de la tête qui descendait de l'orbite au cou, qu'elle avait envahi sur une hauteur de 5 à 6 centimètres et qui se prolongeait horizontalement depuis le nez jusqu'à l'occiput, de telle sorte que toute la moitié supérieure de la face, une partie du cou et toute la moitié inférieure du crâne étaient couvertes par cette gigantesque production gommeuse[1].

Quand les gommes se développent dans les districts de l'hypoderme constitués par un tissu cellulaire dont les mailles sont minces, lâches et adipeuses, leur accroissement s'effectue sous une forme à peu près régulièrement sphérique. Mais il n'en est plus ainsi sur les régions où le tissu conjonctif sous-cutané fibreux et serré fait adhérer la peau aux tissus sous-jacents. La néoplasie s'étale alors et donne lieu à des tumeurs en plaques plutôt qu'en boule. Ce n'est pas toujours une cause mécanique qui imprime cette forme aplatie aux productions gommeuses. Dans l'hypoderme comme dans la peau, la néoplasie s'épanche parfois en nappes diffuses qui s'éloignent beaucoup comme configuration de la gomme typique, bien qu'elles soient constituées de la même manière et obéissent au même processus. On trouve ces suffusions principalement dans les affections syphilitiques précoces de l'hypoderme. Lorsque de pareils épanchements en nappe de matière gommeuse s'effectuent sous la peau, ils ont de la

s'ouvrit pas, car le traitement avec 8 grammes par jour d'iodure, arrêta le processus de ces lésions et les guérit presque complètement en 25 jours.

1. M. le docteur Fournier a vu une gomme de la cuisse qui mesurait de 8 à 10 cent. dans son diamètre horizontal et 14 dans son diamètre vertical, avec une épaisseur variant de 2 à 6 centimètres.

tendance à envahir non seulement les téguments, mais aussi les aponévroses, les muscles, leurs interstices, le périoste et les os, etc. Que le phagédénisme s'en empare et d'horribles délabrements en seront la conséquence.

Vous avez vu que les troubles fonctionnels suscités par la gomme sont à peu près nuls ou insignifiants. Ceux qui ont leur point de départ en dehors d'elle et qui résultent de la pression qu'elle exerce sur les organes voisins peuvent acquérir quelquefois un haut degré d'intensité. Un malade, à qui j'ai donné des soins, était à la cinquième année d'une syphilis assez grave qui avait été papuleuse dans ses premières années, mais n'avait donné lieu à aucune manifestation depuis trois ans, lorsqu'il commença à éprouver de la gêne dans la mastication. Cette gène était produite par une tumeur située au devant du bord antérieur du masseter et qui ne paraissait pas avoir avec lui d'étroites connexions. Nettement circonscrite, elle s'enfonçait profondément dans l'épaisseur de la joue. A mesure qu'elle augmenta de volume, la mastication devint de plus en plus difficile et elle était presque impossible lorsque le malade me consulta. La gomme était alors grosse comme une noix, dure et un peu sensible à la pression. Avec de fortes doses d'iodure de potassium, elle fut guérie en un mois. M. Ricord a observé des douleurs de névralgie crurale et de névralgie cubitale produites par la compression qu'une grosse gomme de l'aine, et deux gommes du bras exerçaient l'une sur le nerf crural, et l'autre sur le nerf cubital [1]. Nélaton a vu une tumeur gommeuse de l'aisselle déterminer des

1. J'ai vu un fait analogue dont voici l'histoire résumée.

A la cinquième année d'une syphilis bénigne dans ses débuts et non traitée : gommes, l'une dans la région épitrochléenne du bras gauche, l'autre à la partie antérieure de la cuisse du même côté. — Troubles nerveux et circulatoires produits par la gomme de l'épitrochlée. — Guérison rapide, sans phase de ramollissement et d'ulcération.

M. X., âgé de trente-deux ans, cordonnier, entré dans mon service, salle 6, n° 10, le 9 février 1872, se portait habituellement bien et n'avait jamais eu aucune maladie générale ou locale, lorsqu'il contracta un chancre infectant au commencement de 1868. Peu de temps après, mal de gorge et plaques muqueuses, mais rien sur la peau. — Aucun traitement spécifique interne.

En octobre 1871 (4e année presque révolue de la syphilis), une ulcération de la largeur d'une pièce de cinq francs en argent survint sur l'épaule gauche. Quinze jours ou trois semaines après, apparut une tumeur gommeuse au-dessus du ganglion épitrochléen du bras gauche. Presque en même temps une autre gomme poussa sur la partie antérieure de la cuisse à 12 cent. au-dessus de la rotule.

La première qui avait la grosseur d'un œuf de pigeon était parfaitement distincte du ganglion épitrochléen qu'on sentait au-dessous d'elle. Mobile au début, elle avait fini par adhérer à l'aponévrose mais pas à la peau. Quelques jours après son apparition, elle devint le foyer de phénomènes résultant de la compression qu'elle exerçait sur les nerfs

douleurs névralgiques dans tout le membre et dans l'épaule. Ajoutons aux phénomènes produits par la compression des vaisseaux et des nerfs, ceux qui résultent de la compression d'organes creux, de la trachée par exemple, du pharynx, de l'œsophage, des fosses nasales, des canaux excréteurs, etc. Dans un cas que je relaterai plus loin, une tumeur gommeuse de la joue, comprima le canal de Sténon, puis y fit naître une fistule salivaire.

La symptomatologie des tumeurs gommeuses est donc en grande partie subordonnée à leur distribution, surtout en ce qui concerne leurs phénomènes extrinsèques ou de voisinage. Tout le vaste territoire de l'hypoderme est apte à produire des gommes. Aucune région ne paraît posséder contre elles une immunité complète, sauf, peut-être la paume des mains et la plante des pieds où leur rareté est excessive. Aucune non plus n'est douée à leur égard d'une fécondité exclusive et exceptionnelle. Il existe cependant entre les divers districts du tissu cellulaire sous-cutané quelques différences, et si on les classe en prenant pour base leur aptitude à se laisser envahir par la néoplasie gommeuse, on trouve, en première ligne les jambes, en deuxième la face et le crâne réunis, en troisième les cuisses et les fesses, en quatrième les bras, puis le thorax, etc.

La topographie des gommes ne se borne pas à leur imposer des symptômes qui résultent de leurs rapports avec les parties adjacentes ; elle imprime aussi des modifications à leur manière d'être, et fait varier leur physionomie habituelle d'une façon plus ou moins accentuée. Sur

et sur les vaisseaux et qui consistaient : 1° en douleurs irradiantes le long du cubital se prolongeant jusqu'à l'annulaire et au petit doigt correspondant, continues mais avec exacerbations et sensation de fourmillement et d'engourdissement semblable à celle que produit un coup brusque sur le nerf ; 2° en troubles de la circulation sanguine veineuse, caractérisés par un gonflement œdémateux, notable avec teinte livide des deux derniers doigts. La douleur et la gène circulatoire s'atténuèrent et disparurent, lorsque sous l'influence d'un traitement ioduré, la tumeur diminua de volume, cessa d'adhérer à l'aponévrose et reprit sa mobilité première.

La tumeur de la cuisse était beaucoup plus volumineuse. Elle avait les dimensions d'un gros œuf de poule. Indolente et aphlegmasique elle n'adhérait pas à la peau et présentait cependant peu de mobilité. On aurait pu croire, au premier abord, qu'elle occupait la face antérieure du triceps, au-dessous de l'aponévrose ; mais la contraction du muscle ne la modifiait en rien. D'abord mobile, elle finit par adhérer à l'aponévrose, puis par s'en détacher en diminuant de volume.

Au bout de deux ou trois semaines d'un traitement énergique à l'iodure de potassium et au biiodure ioduré, ces tumeurs diminuèrent de deux tiers. Elles s'étaient entièrement résorbées au bout de deux mois. Le malade avait été éprouvé par un mal de gorge violent et long quelque temps avant le début des gommes. — Cette affection n'avait laissé aucune perte de substance ni aucun vestige de spécificité. — A part l'amaigrissement causé par ce mal de gorge, santé parfaite.

les extrémités inférieures, principalement sur les jambes, les gommes m'ont toujours semblé moins indolentes que sur les autres parties du corps. Elles sont inflammatoires et évoluent avec une rapidité beaucoup plus grande que partout ailleurs. J'ai observé des cas dans lesquels la période de crudité ne durait que quelques jours. Les nodosités se fondaient à vue d'œil et aboutissaient en moins d'un septenaire à des ulcérations qu'on aurait pu prendre pour de l'ecthyma si on n'avait pas assisté à leur phase de formation. Les gommes des jambes s'entourent souvent d'une néoplasie diffuse qui prend parfois les allures d'un phlegmon, mais ne suppure pas. D'autres fois, au contraire, cette néoplasie est une sorte d'œdème dur, sec, hypertrophique qui s'étale au loin, augmente le volume des jambes, les déforme et leur donne l'aspect éléphantiasique. Une autre particularité des gommes de la jambe, c'est leur peu de mobilité, leur forme souvent aplatie, leur tendance à envahir le périoste du tibia et leurs coïncidences fréquentes avec les hypérostoses de cet os.

Dans les aines, les tumeurs gommeuses présentent un grand intérêt clinique, parce qu'elles peuvent simuler d'autres affections qui n'ont rien de commun avec elles. Quand on n'assiste pas au début du processus et qu'on ne les observe qu'à leur phase d'ulcération, il serait très façile de les confondre avec des bubons chancrelleux. Comme eux, elles sont déchiquetées irrégulièrement, anfractueuses et envahissantes ; elles creusent le tissu cellulaire sous la peau, rongent en surface et en profondeur et prennent avec une grande facilité les allures d'un phagédénisme dangereux. Tenez-vous donc sur vos gardes pour ne pas commettre une erreur de diagnostic qui aurait des conséquences fâcheuses pour le traitement, car si, croyant à un bubon chancrelleux, vous négligiez la médication interne, vous verriez l'affection se perpétuer indéfiniment, en dépit de la médication topique. C'est ce qui m'est arrivé dans un cas que j'ai relaté tout au long. Ma méprise ne fut pas de longue durée, et l'iodure administré à haute dose produisit dans la vaste ulcération de l'aine des effets curatifs si décisifs et si rapides que cette seule circonstance aurait suffi pour affirmer la nature syphilitique de la lésion. Instruit par l'expérience, j'ai étudié cette question sous toutes ses faces et j'ai consigné le résultat de mes recherches dans un mémoire où je démontre que les prétendus *bubons chancrelleux d'emblée*, ne sont souvent que des gommes ulcérées et phagédéniques de l'aine [1].

1. *Étude clinique et critique sur quelques ulcérations spécifiques de l'aine et en particulier sur le bubon d'emblée.* Adrien Delahaye.

Sur les fesses où le pannicule adipeux est très épais, les tumeurs gommeuses produisent par leur ramollissement des cavernes profondes. Les vastes ulcérations qui en résultent se guérissent assez vite et ne deviennent pas envahissantes. La perte de substance qu'elles occasionnent est même beaucoup moins considérable qu'on n'aurait pu le supposer. Malgré leurs grandes dimensions dans tous les sens, les gommes des fesses sont beaucoup moins graves que celles de l'aine. Il est vrai que l'aine est de toutes les régions de l'économie celle où le phagédénisme trouve le terrain le plus favorable, quelle que soit la nature primitive de la lésion qui le suscite. Il serait difficile d'en donner la raison ; mais le fait n'en est pas moins incontestable. La position superficielle des gros vaisseaux cruraux dans le pli de l'aine y rend le phagédénisme très dangereux. Il existe des observations de gommes inguinales perforantes qui ont détruit ces vaisseaux et donné lieu à des hémorrhagies mortelles. — Je ne vous parlerai pas ici des productions gommeuses qu'on observe assez fréquemment sur les organes génitaux ou dans leur voisinage. Je me propose de les décrire avec tout le soin qu'elles méritent, quand je m'occuperai de la syphilose de ces organes.

Sur le tronc, les tumeurs gommeuses envahissent plutôt le dos que la partie antérieure ; il est rare d'en rencontrer sur la partie inférieure de l'abdomen. J'en ai observé une sur le sein chez l'homme. Chez la femme, elles sont plus communes. La possibilité d'une gomme des mamelles ne doit jamais être perdue de vue lorsqu'il existe des doutes sur la nature d'une tumeur dans cette région. Cette question de diagnostic est très importante, car une erreur pourrait conduire à une opération inutile. Les gommes du sein, chez la femme, se développent lentement comme ailleurs ; elles présentent une consistance ferme, mais pas dure, et restent indolentes pendant toute leur durée. Elles ne rétractent pas le mamelon en dedans comme le squirrhe et n'affectent point les ganglions de l'aisselle. Leur ulcération caverneuse est caractéristique et ne ressemble nullement à l'ulcération inégale, indurée, fongoïde du cancer. Dans tous les cas de tumeur limitée du sein, particulièrement chez les femmes jeunes ou dans la période moyenne de la vie, il sera toujours prudent de supposer ou de soupçonner une origine syphilitique. Au surplus, le diagnostic de ces gommes est facile, à moins qu'elles ne soient très volumineuses et situées à une grande profondeur.

Les gommes des parois thoraciques évoluent comme celles de toutes les autres régions et portent de préférence leur action destructive du côté de la peau. On en a vu cependant qui creusaient du côté des côtes et, dans un cas, une de ces tumeurs, du volume d'un œuf de poule, qui s'était développée dans un espace intercostal, éroda les côtes et perfora la plèvre.

Les gommes des extrémités supérieures ne présentent aucun caractère remarquable. Elles donnent peut-être, plus fréquemment que d'autres, naissance à des phénomènes vasculaires et nerveux de voisinage. Quoique les tumeurs gommeuses aient en général de la tendance à se grouper autour des articulations, elles les envahissent rarement. Toutefois, dans un cas, une de ces tumeurs, placée sur l'articulation sterno-claviculaire, l'ulcéra, la détruisit et perfora même le poumon, ce qui entraîna la mort.

J'ai observé et rapporté un cas de tumeurs gommeuses multiples sous le cuir chevelu qui ressemblaient à de grosses loupes et dont la nature avait été complètement méconnue. L'iodure les fit disparaître en très peu de temps. Ces gommes ne restent pas longtemps mobiles ni hémisphériques; elles s'aplatissent, s'étalent, adhèrent aux parties sous-jacentes, attaquent les os en même temps que la peau et peuvent donner lieu à de vastes pertes de substances. Quelquefois la table externe seule des os du crâne est attaquée, d'autres fois toute l'épaisseur de l'os est nécrosée et le cerveau n'est plus protégé que par la dure-mère.

Heureusement que cette membrane fibreuse résiste d'une façon remarquable à l'action destructive du processus phagédénique gommeux venu du dehors et se laisse rarement envahir par lui. C'est surtout dans la région frontale que les tumeurs gommeuses, lorsqu'elles ne sont pas traitées à temps, attaquent les os et, en détruisant la table externe du coronal, envahissent les sinus frontaux. — Sur la figure et principalement au voisinage de la machoire inférieure, dans la région parotidienne, sur les joues, à l'angle interne des yeux, on trouve assez fréquemment des tumeurs gommeuses qui se ramollissent et forment des collections purulentes chroniques qu'on a prises souvent pour des abcès strumeux. Il importe beaucoup de reconnaître leur nature et de les traiter vigoureusement avec l'iodure de potassium pour éviter leur perforation et les cicatrices qui, sur la face et le cou sont plus désagréables et plus suspectes que partout ailleurs. Au centre de la face, sur les lèvres et sur les ailes du nez, ainsi qu'à la partie interne des joues, ce sont surtout les néoplasies intra-cutanées en nappes et les tubercules confluents qui prédominent. Les gommes circonscrites et sous-cutanées sont plus fréquentes sur les côtés de la face, au cou et à la nuque. — J'en ai vu dans cette dernière région et aussi à la racine des cheveux, en avant, de très larges et aplaties qui présentaient l'aspect et la consistance de tumeurs lipomateuses. Le traitement spécifique en faisait promptement justice. Et, à ce propos, je dois vous dire qu'il est bon d'être toujours en défiance, même quand une tumeur s'écarte beaucoup du type de la gomme. Les productions spécifiques de l'hypoderme sont plus polymorphes qu'on ne le croit. On a eu tort de les couler toutes dans le même moule, dans celui de cette gomme classique qui ne peut donner qu'une idée imparfaite, incomplète, de la pathologie syphilitique de l'hypoderme, parce qu'elle est trop exclusive.

Pour terminer ce que j'ai à vous dire des symptômes, il me reste à vous décrire la cicatrice des gommes sous-cutanées. Elles diffèrent suivant la profondeur du processus destructif. Lorsque l'ulcération qui résulte de leur ramollissement est superficielle, la cicatrice est peu déprimée, et assez semblable à celle de l'ecthyma, mais moins régulière, plus plissée et plus couturée. Les cicatrices des tumeurs gommeuses profondes s'enfoncent dans l'épaisseur des tissus et adhèrent souvent par leur fond avec les aponévroses musculaires ou le périoste. En pareil cas leur surface est rendue inégale par des bandes et par des nodules fibreux. Lorsque le processus a envahi les os, on sent leurs dures aspérités au-dessous de la cicatrice qui fait corps avec eux et s'enfonce en infundibulum fibreux jusqu'à la partie la plus inférieure de la perte de substance.

Complications. — Les gommes n'évoluent pas toujours d'une façon aphlegmasique, indolente, et pour ainsi dire silencieuse, au milieu des parties qu'elles ont envahies. Quelques-unes suscitent parfois autour d'elles des phénomènes inflammatoires qui peuvent s'élever jusqu'au phlegmon aigu, envahir en surface et en profondeur une grande étendue du tissu cellulaire et provoquer les accidents les plus sérieux. Ce fait se produit quelquefois dans la région trachéo-laryngée; je vous en citerai un cas remarquable quand je m'occuperai de la syphilose des voies respiratoires. Lorsqu'on n'assiste pas au début de cette complication phlegmoneuse, on pourrait croire qu'il s'agit d'un phlegmon ordinaire, mais bientôt le processus vient révéler la nature de la lésion [1].

1. Les affections phlegmoneuses hypodermiques qui se développent quelquefois chez les syphilitiques sont-elles ou ne sont-elles pas sous l'influence de la maladie générale? — Je viens d'observer un cas dans lequel, vers le 17e mois de la syphilis, il survint un peu partout et successivement dans l'hypoderme des tumeurs phlegmoneuses qui s'abcédèrent et se résorbèrent la plupart comme des gommes aiguës. Quelle que soit l'interprétation qu'on donne de ce fait, il est assez curieux pour trouver place ici.

M. X., 23 ans, d'une vigoureuse constitution, se portait habituellement bien; cepen-

Voici, en effet, ce qui arrive : au centre de cette lésion il se forme une proéminence fluctuante avec rougeur plus foncée et amincissement de la peau. Tout autour et au loin règne une zone dure d'inflammation

dant il était sujet à avoir sur différentes parties du corps des éruptions eczémateuses. Dans les deux ou trois premiers mois de 1881, il contracta un chancre infectant superficiel et qui ne dura que quelques jours. Les premiers accidents consécutifs furent très bénins. Quand je fus appelé à le soigner, vers le 7e mois de sa maladie, il n'existait plus aucun vestige de la roséole très discrète qui s'était produite six ou sept semaines après le chancre. Toutes les manifestations se bornèrent pendant les derniers mois de 1881 et les premiers de 1882 à quelques plaques opalines de la gorge et de la langue et à deux ou trois petites plaques psoriasiformes dans la paume des mains.

En février 1882 (13e mois de la maladie), M. X. fut obligé de partir pour un pays très froid. Il lui survint alors des éruptions eczémateuses et des furoncles qui durèrent longtemps. Il eut à souffrir surtout de démangeaisons atroces. La syphilis, d'après ce que lui dirent les médecins qui le soignèrent alors, ne jouait aucun rôle dans la production de ces dermatopathies aiguës et douloureuses.

A son retour le malade était à peu près guéri. Mais il lui survint alors, vers le 17e mois de sa syphilis, peut-être à la suite d'une violente commotion morale, des tumeurs inflammatoires sur diverses parties du corps. Ces tumeurs rouges et douloureuses ressemblaient exactement à un petit phlegmon circonscrit. Au bout de huit ou dix jours elles devenaient molles et fluctuantes à leur centre, puis elles se résolvaient peu à peu en quinze jours ou trois semaines sans s'ouvrir. Ce processus était très singulier et invariablement le même, sauf dans deux ou trois tumeurs qui s'ouvrirent, évacuèrent leur contenu purulent et se cicatrisèrent rapidement. — Aucune éruption sur la peau; aucune cause occasionnelle. Ces tumeurs phlegmoneuses, purulentes et résolutives poussèrent un peu partout : il y en eut quatre au pubis, deux au périnée, huit ou dix sous les aisselles, d'autres sur des régions non pourvues de poils. Elles disparaissaient au bout de trois semaines sans laisser de traces. Le malade était alors à la campagne. A son retour, il me manda auprès de lui dans les premiers jours de novembre 1882 (21e mois de la syphilis). Il avait depuis huit ou dix jours une de ces tumeurs phlegmoneuses dans la région sous-maxillaire du côté gauche, à trois ou quatre centimètres au-dessous et un peu en avant de l'angle de la mâchoire. A ce moment, 16 novembre 1882, toute la région et une partie de la joue correspondante étaient rouges, tendues, douloureuses et très tuméfiées par un empâtement œdémateux diffus. Au centre de cette fluxion il existait un foyer liquide de trois centimètres de diamètre, d'un rouge sombre, très fluctuant, et dont la peau amincie semblait sur le point de s'ouvrir. — Plaques muqueuses opalines et fissures sur les bords de la langue. — Le malade prenait du protoiodure. Je prescrivis en outre deux grammes d'iodure de potassium et des cataplasmes émollients. La tumeur était si phlegmoneuse et l'abcès si nettement formé, que je crus à son évacuation prochaine. Je l'aurais même ouvert si l'expérience ne m'avait démontré maintes fois qu'il ne faut jamais porter le bistouri sur les tumeurs liquides qui se forment chez les syphilitiques. Du reste, le processus résolutif des tumeurs analogues qui se produisaient depuis trois mois chez ce malade, traçait ma ligne de conduite. Quoique leur physionomie fût loin d'être celle des tumeurs gommeuses, elles évoluèrent cependant comme quelques-unes de celles qui sont précoces et résolutives. J'avais vu des cas qui se rapprochaient de celui-ci dans mes recherches sur les affections syphilitiques précoces du tissu cellulaire sous-cutané.

Quand je revis M. X. le 23 novembre (15e jour environ de la tumeur), elle avait diminué de trois quarts, *sans s'ouvrir;* l'abcès s'était affaissé et ne présentait plus aucune fluctuation; la peau, à son niveau, était plus épaisse, moins rouge et reprenait son aspect normal; l'empâtement périphérique se dissipait graduellement. La résolution sous-cutanée. Au lieu de s'ouvrir promptement comme on s'y attendait, la poche purulente persiste plusieurs jours dans le même état, sans s'agrandir. Puis elle semble s'isoler de plus en plus au milieu de la gangue inflammatoire qui l'entoure et reconquérir son individualité qui s'était momentanément effacée dans l'ensemble de la lésion. Peu à peu les phénomènes de phlegmasie périphériques se ralentissent et s'éteignent ; la tuméfaction diminue, la peau devient moins rouge et moins tendue, un empâtement œdémateux succède à la dureté phlegmoneuse et la complication finit par disparaître complètement. Il ne reste plus au centre que le foyer d'où procédait tout le mal, c'est-à-dire une tumeur fluctuante, dont les contours, encore durs, se détachent de jour en jour plus nettement de l'engorgement qui les submergeait. A partir de ce moment, la tumeur reprend sa physionomie ordinaire. Elle peut persister pendant longtemps à l'état de poche liquide ou bien s'ouvrir et s'ulcérer. Dans un grand nombre de cas j'ai vu des gommes compliquées de phlegmon évoluer régulièrement et sans que leur processus en fût accéléré. C'est là un résultat auquel on ne s'attendait guère quand toute la lésion semblait emportée par un mouvement inflammatoire rapide aigu, accéléré, qui semblait devoir aboutir fatalement à une abondante suppuration chaude et à ciel ouvert. Eh bien, la gomme redevient souvent d'elle-même, et à plus forte raison quand on la traite convenablement, froide, aphlegmasique et presque inerte dans son processus. J'en ai vu beaucoup qui, toujours à la veille de s'ouvrir, restaient closes et se résorbaient même avec une grande rapidité. J'insiste sur ces faits parce qu'ils sont peu connus et que vous ne les trouverez pas décrits dans les auteurs. Jusqu'ici la question des gommes sous-cutanées a été traitée d'une façon routinière et fort incomplète. Gardez-vous bien d'ouvrir ces gommes phlegmoneuses, quelle que soit la violence de leur processus inflammatoire. Il ne faudrait les évacuer que si elles exerçaient une compression dangereuse sur les organes sous-jacents, sur le larynx et la trachée par exemple. Les complications inflammatoires des tumeurs gommeuses présentent

marchait à grands pas et en sept jours la guérison s'était presque effectuée complètement.

Le 14 décembre il ne restait aucune trace du phlegmon sous-maxillaire si ce n'est un peu d'épaississement de la peau et d'empâtement du tissu conjonctif sous-cutané. — Une autre petite tumeur phlegmoneuse s'était formée dans la région pubienne, s'était évacuée et cicatrisée en peu de temps. — Santé générale parfaite. Peau intacte partout. Glossopathie superficielle sur le dos de la langue, avec rhagades profondes sur les bords. — Jamais le moindre mouvement fébrile pendant la durée de cette affection phlegmoneuse de l'hypoderme.

de nombreux degrés. C'est surtout aux extrémités inférieures, sur les jambes que vous pourrez les étudier. Dans cette région elles sont très fréquentes. Les gommes y présentent une vivacité d'allures qu'elles atteignent rarement ailleurs. Presque toujours il se développe autour d'elles un œdème subaigu qui confine quelquefois à l'érysipèle ou bien qui devient dur et éléphantiasique. Je vous ai décrit, dans la leçon précédente, l'aspect monstrueux que prenaient parfois les jambes lorsqu'elles sont atteintes de syphilose cutanée, à plus forte raison il en est ainsi quand, aux lésions de la peau, s'ajoutent celles du tissu cellulaire sous-cutané sous forme de tumeurs, de nappes gommeuses[1].

1. Voici un exemple de gommes compliquées :

Syphilis bénigne dans ses premières poussées superficielles pendant la première année. Vers le douzième mois de sa durée, troubles constitutionnels, syphilose des deux testicules, pustules d'ecthyma et de rupia. Tumeurs gommeuses sous-cutanées, périostiques, à tous les degrés d'évolution, à forme inflammatoire et douloureuse sur les deux jambes.

M. X., gainier, d'une bonne santé habituelle, n'avait jamais eu aucune maladie vénérienne ou autre, lorsqu'à la fin de décembre 1877, il lui survint un chancre balano-préputial qui ne laissa pas de cicatrice. Traitement dès le début dans mon service Les premières poussées furent très bénignes et consistèrent en roséole et en plaques muqueuses buccales et gutturales, pour lesquelles je le soignai longtemps à deux reprises différentes. Au septième mois de la maladie, en juillet 1879, guérison de toutes les manifestations.

Vers la fin de l'année, blennorrhagie et orchite double. La résolution ne se fit pas franchement et les deux testicules se convertirent peu à peu en deux tumeurs piriformes, mobiles dans les bourses, dures, pesantes, homogènes, mais inégales à leur surface, sans qu'il fût cependant possible de trouver une ligne de démarcation entre le testicule et l'épidydime. Cette transformation de l'orchite blennorrhagique en sarcocèle syphilitique est un fait dont j'ai été souvent témoin. Il se produisit ici vers le douzième mois de la maladie malgré le traitement spécifique auquel le malade était soumis dans mes salles. Ce traitement fut si peu préventif qu'en mars 1879, le malade le suivant encore ou l'ayant laissé depuis peu, il lui survint des ulcérations sur les membres et en outre des gommes sur les extrémités inférieures. Il rentra dans mon service le 18 avril (seizième mois de la maladie). Sa santé générale avait été touchée par ces précoces manifestations tertiaires Il éprouvait une grande faiblesse, avait beaucoup maigri et transpirait abondamment pendant la nuit. Il n'y avait pourtant pas à proprement parler d'état cachectique. Les déterminations cutanées de la syphilis étaient graves, surtout comparées aux premières poussées. Il existait, en effet, sur les cuisses, mais principalement sur l'avant-bras gauche, huit ou dix pustules ecthymateuses dont quelques-unes larges, profondes et couvertes d'une croûte noire, constituaient de vraies pustules de rupia. Une seule existait sur le bras droit. Rien sur le tronc.

C'était surtout les jambes qui étaient malades, gonflées par un œdème presque érysipélateux; elles étaient labourées par quelques pustules de rupia. On y voyait encore des tumeurs gommeuses d'une allure inflammatoire, douloureuses et entourées, ainsi que les pustules, d'une atmosphère œdémateuse. Ces lésions gênaient beaucoup la marche et la rendirent même impossible pendant quelques jours. Quatre ou cinq gommes avaient poussé presque simultanément sur la jambe gauche. Une située sur la crête du tibia, ramollie, mais non encore ouverte, adhérait au périoste et à l'os. Au même niveau et plus en arrière, une autre dure et non fluctuante était libre sous la peau, mais s'implan-

L'érysipèle aigu vient aussi compliquer dans quelques cas les productions gommeuses de l'hypoderme. C'est principalement pendant leur phase ulcérative qu'il se développe. Il naît sur le bord des ulcères gommeux de la face, de la tête et des extrémités inférieures, et de là il se propage au loin, et devient même ambulant après avoir quitté son foyer d'origine. Cette complication dont j'ai eu souvent l'occasion de vous parler parce qu'elle n'est point rare dans les manifestations ulcéreuses de la syphilis est fort dangereuse et toujours à craindre, malgré

tait par sa base sur le bord interne du tibia. Plus bas, en arrière, large suffusion plastique dans le tissu cellulaire sous-cutané, adhérente au derme qui ne présentait encore à son niveau aucun changement de coloration. Au mollet, gommes ramollies et anciennes, ouvertes et à peu près cicatrisées.

A la jambe droite, sur le mollet, énorme gomme fluctuante, sous-cutanée, couverte d'une peau violacée, amincie, sur le point de s'ouvrir. Sur divers endroits de la région, nodosités dures et plaques gommeuses étalées dans le tissu cellulaire sous-cutané; vastes ulcérations gommeuses en voie de cicatrisation.

Au bout de quelques semaines, le repos, les émollients et surtout la médication iodurée à hautes doses firent tomber les phénomènes inflammatoires, fondre les tumeurs qui n'étaient pas ouvertes et cicatriser rapidement celles qui étaient ulcérées. Les gommes qui avaient leurs racines dans le périoste furent toujours beaucoup plus douloureuses que les gommes sous-cutanées et mobiles. L'état général s'améliora rapidement. Malgré son double sarcocèle le malade avait des érections et des pollutions nocturnes. Il sortait guéri au bout de 6 ou 7 semaines.

Les tumeurs gommeuses situées sur la partie antérieure du cou au niveau du larynx et de la trachée et dans la région sterno-claviculaire occasionnent quelquefois des accidents graves du côté de la respiration Il importe de les examiner avec soin et de bien étudier leurs attaches profondes. Dans cas suivant, il existait des troubles sérieux du larynx dont on aurait pu rendre responsable une grosse gomme qui cependant n'y était pour rien. Le malade, âgé de 37 ans, avait contracté, en 1871, des chancres infectants qui n'avaient point laissé de cicatrice, mais s'étaient compliqués de bubons suppurés. Les premières poussées furent insignifiantes. En 1873, extinction de voix et tumeurs semblables à des glandes dans la région cervicale antérieure. Aucune autre manifestation jusqu'en 1879 (neuvième année de la syphilis). Au commencement de cette année-là, apparition d'une tumeur un peu au-dessus de l'articulation sterno-claviculaire gauche. Elle grossit rapidement et atteignit le volume d'une mandarine. En même temps voix enrouée et gêne progressive de la respiration Quand le malade entra dans mon service, en mai 1879, la gomme, par sa situation et ses dimensions, semblait ne pas être étrangère aux troubles respiratoires. Mais je m'assurai par la palpation, qu'elle ne s'enfonçait pas profondément du côté de la trachée, ni derrière le sternum et la clavicule, quoiqu'elle adhérât à ses deux os par sa partie inférieure. Le malade avait une laryngopathie tertiaire et une sténose laryngée. Quant à la gomme, elle se présentait sous la forme d'une grosse tumeur encore dure à sa périphérie mais fluctuante à son centre. La peau qui la recouvrait était rouge et amincie et paraissait sur le point de s'ouvrir. Quoiqu'à ce degré si avancé de ramollissement, cette gomme ne s'ulcéra point, elle se résorba peu à peu sans évacuer son contenu liquide. Au bout de trois semaines de traitement, elle avait diminué des deux tiers. Le malade, après un séjour de 6 ou 7 semaines dans mes salles, sortit à peu près guéri de sa laryngopathie et de sa tumeur gommeuse.

l'action curative momentanée qu'elle exerce sur quelques lésions. Elle est peut-être plus grave dans la syphilose hypodermique que dans les syphilodermies.

Les complications précédentes se produisent en dehors des gommes; mais il y en a d'autres qui sont intrinsèques et qui se rattachent à l'évolution de la tumeur elle-même. En première ligne, il faut mentionner la longue durée de l'ulcère gommeux, et son agrandissement progressif qui lui fait franchir les limites de la tumeur initiale. Quand ce processus d'envahissement s'effectue avec beaucoup de lenteur, le danger n'est pas grand; ce n'est que la prolongation insolite d'un processus qui, d'ordinaire, aboutit plus vite et même spontanément à la réparation. Exceptionnellement on voit ces ulcérations gommeuses persister pendant 8 ou 10 mois dans un état à peu près stationnaire. Le danger devient sérieux lorsque la néoplasie se réforme et se détruit en même temps avec plus ou moins de rapidité, en un mot lorsque la gomme ulcérée tourne au phagédénisme, par son extension dans tous les sens au milieu des tissus sains.

La gangrène est une complication plus rare. Si elle produit des pertes de substance, si elle détruit parfois des lambeaux de peau qui se trouvent compris entre des gommes rapprochées, le dommage n'est que momentané; il s'arrête et se répare tant bien que mal. C'est un accident fortuit plutôt qu'une complication émanant d'une malignité particulière de la lésion, comme le phagédénisme.

J'en dirai autant des hémorrhagies qui résultent de la destruction des vaisseaux veineux ou artériels. C'est dans le fond de l'ulcération gommeuse, au milieu des racines du bourbillon que se produit presque toujours la perte de sang. Elle est surtout à craindre au moment où il se détache. Aussi faut-il bien se garder d'exercer sur lui des tractions; elles pourraient amener une rupture vasculaire qui peut-être ne se produirait pas sans elles. Un conseil pratique, sur lequel j'insiste, c'est de ne jamais toucher aux gommes jusqu'au moment où elles se sont converties en ulcérations débarrassées de leurs produits sphacélés.

Parmi les complications, on peut aussi faire entrer les récidives de néoplasie gommeuse qui s'effectuent parfois sur la cicatrice d'une gomme guérie depuis plus ou moins longtemps.

Coïncidences pathologiques. — Les gommes hypodermiques sont un produit si spécifique et si commun, à presque toutes les phases de la syphilis, qu'on peut constater en même temps qu'elles la plupart des lésions internes ou externes qui sont du domaine de la maladie constitutionnelle. Ce serait une erreur de croire qu'elles ne coïncident jamais qu'avec des manifestations de l'ordre tertiaire. Vous verrez celles des jambes en particulier survenir très fréquemment à une époque voisine de l'accident primitif. Dans certaines syphilis qui évoluent irrégulièrement, il arrive parfois que les affections gommeuses de l'hypoderme révèlent seules, à un moment donné, l'existence de la diathèse. On ne parvient à découvrir ni avant elles, ni pendant leur durée, aucun vestige d'une autre lésion spécifique[1]. Cependant en général elles ne sont pas ou ne restent pas ainsi isolées, et leurs coïncidences suffiraient la plupart du temps à révéler leur nature, si des circonstances exceptionnelles l'altéraient ou l'obscurcissaient.

PROCESSUS. — Je ne veux point revenir ici sur les phénomènes intimes d'évolution propres à la gomme hypodermique. Mais il est nécessaire maintenant d'envisager le processus de l'éruption dans son ensemble, d'étudier le caractère, je dirais volontiers le *tempérament*, de ces lésions, de supputer la durée respective de leurs phases et de prévoir leurs terminaisons. Il y a des éruptions de gommes hypoder-

1. *Tumeurs gommeuses sous-cutanées et résolutives, survenues à une époque incertaine de la syphilis dont elles constituaient la seule manifestation.*

Le fait suivant est un de ces nombreux exemples où il est fort difficile de déterminer l'âge de la syphilis. Par surcroît on ne constatait aucune manifestation antérieure ou concomitante de syphilis généralisée, quand apparurent des tumeurs gommeuses dans le tissu cellulaire sous-cutané.

Le malade, âgé de 36 ans, entré dans mon service en mars 1881, avait, depuis octobre 1880, un chancre préputial d'un caractère équivoque. Il en avait contracté un en 1872, lequel n'avait été suivi d'aucun accident soit sur la peau, soit sur les muqueuses. Il en était de même du second. Lors de son entrée, je constatai chez lui un phimosis avec ulcération du limbe préputial et induration sous-jacente et une balano-posthite inflammatoire. Un peu d'adénopathie à gauche. Inoculation négative. Aucune manifestation sur la peau ni sur les muqueuses. — Était-ce là un chancre infectant ?

Quelques jours après son entrée, il lui survint des tumeurs sur diverses parties du corps qui furent un peu sensibles, mais seulement, à leur début. L'une d'elles, située sur le front, à la racine des cheveux, mesurait deux ou trois centimètres de diamètre, était molle, sans changement de couleur à la peau et sans adhérence avec elle. Une autre, située sur la fesse gauche, grosse comme une noisette, adhérait à la peau qui était rouge à ce niveau. Elle présentait de la fluctuation à son centre et était à peu près indolente. Une troisième, plus volumineuse, mesurant quatre ou cinq centimètres de diamètre, occupait la partie postérieure du mollet droit. Elle était molle, mobile, non adhérente à la peau, un peu douloureuse à la pression et causait de la gêne dans les mouvements. Aucune trace de syphilis secondaire.

Évidemment ces tumeurs sous-cutanées étaient syphilitiques. Je crus devoir porter ce diagnostic, malgré l'absence de toute coïncidence spécifique et l'impossibilité de fixer l'origine et de suivre l'évolution de la maladie générale. Au bout de 35 jours de traitement par l'iodure les tumeurs disparurent sans suppurer. J'avais pratiqué la circoncision qui avait parfaitement réussi.

miques qui se font d'un seul coup, au même moment et se disséminent un peu partout et sans aucun ordre comme les éruptions érythémateuses de la phase virulente. Ce sont les plus précoces et je m'en occuperai dans un instant. D'autres se produisent par poussées successives. C'est ainsi que les choses se passent dans la plupart des cas. Les intervalles des poussées, le nombre des lésions qui les constituent sont extrêmement variables. Il n'y a aucune règle fixe. Toutes les éventualités capricieuses du tertiarisme sont possibles. On ne peut s'appuyer sur aucune base solide pour déterminer la marche de la manifestation et lui assigner un terme.

Il me semble néanmoins qu'au milieu de ces incertitudes, la manière d'être de chaque gomme, son tempérament, peuvent fournir quelques notions sur le sort de l'affection prise dans sa totalité. Ainsi l'indolence et l'aphlegmasie des tumeurs gommeuses doivent faire craindre une longue succession d'accidents semblables. Tout au contraire, l'état aigu ou subaigu de ces lésions, leur rapide évolution sont une garantie sinon certaine du moins probable que le processus éruptif s'arrêtera tout à coup ou ne récidivera pas indéfiniment.

La physionomie, l'allure des tumeurs gommeuses varient beaucoup plus que ne le feraient supposer les monotones descriptions qu'on en a données jusqu'ici. Vous verrez sur les extrémités inférieures principalement, mais ailleurs aussi, des tumeurs gommeuses qui ressemblent comme aspect à des abcès aigus et qui évoluent avec la même rapidité. En moins de quinze jours elles aboutissent parfois à l'ulcération. Entre ce type et la gomme qui met deux ou trois mois et plus à se former, autant à se ramollir, qui reste ulcéreuse indéfiniment, il y a plus qu'une différence de forme et de processus; on serait tenté d'y voir une différence de nature. La première qui participe beaucoup plus que la seconde de l'inflammation commune et qui semble moins empreinte de spécificité syphilitique, indique généralement que la manifestation sera transitoire et ne se reproduira pas. L'autre, au contraire, a une marque certaine de constitutionalité, même lorsqu'elle est très précoce et accompagnée et suivie des manifestations de la phase virulente.

Une gomme étant formée, il n'est pas aisé de prévoir qu'elles seront sa marche, sa durée et sa terminaison[1]. L'acuité ou l'indolence du début

1. *Tumeurs gommeuses sous-cutanées survenues à la deuxième année et demie de l'infection syphilitique. Leur ramollissement sans ulcération.*

M. X., 30 ans, entré le 29 mars 1881, salle 8, lit 40, avait contracté un chancre infectant à la racine de la verge, vers la fin de 1878. Ce chancre laissa une petite cicatrice. Les premiers accidents consécutifs : roséoles douleurs rhumatoïdes, inflammations des gaines tendineuses des mains, ictère, plaques muqueuses, pharyngopathie, etc., etc., restent ordinairement les mêmes dans les phases ultérieures et peuvent donner, jusqu'à un certain point, la mesure approximative de la durée totale de la lésion ou de la durée respective de ses phases. Mais l'allure initiale se modifie quelquefois avec le temps. Telle gomme, par exemple, qui grandissait vite, reste plus tard longtemps stationnaire. Par contre, telle autre, qui évoluait avec lenteur, précipite ensuite sa marche, se ramollit et s'ulcère en quelques jours. Ces variations, qui jettent beaucoup d'incertitude sur l'avenir prochain ou éloigné des affections syphilitiques de l'hypoderme n'ont point d'inconvénients pratiques bien considérables. Ne sommes-nous pas maîtres, en effet, de cette évolution que nous ne pouvons ni prévoir ni calculer avec certitude? Grâce à l'iodure de potassium, donné à dose convenable, il nous est facile, dans la grande majorité des cas, de guérir rapidement et à toutes les périodes de son processus, une production gommeuse sous-cutanée. N'y a-t-il pas là de quoi nous consoler et nous dédommager de nos stériles efforts pour prévoir sa destinée individuelle?

La plupart des gommes hypodermiques naissent dans les mailles du tissu cellulaire et leur foyer primitif se trouve à peu près à égale distance de la peau et des parties profondes. Mais on en voit qui semblent avoir leur point d'origine soit dans le derme, soit dans les apo-

furent traités à divers intervalles dans mes salles par le mercure et l'iodure de potassium. Pendant plus d'une année, les premières poussées furent légères et non ulcéreuses. Mais au mois d'août 1880 (deuxième année et demie de la maladie), malgré les traitements antérieurs qui n'eurent ici aucune action préventive, une éruption d'ecthyma survint sur les extrémités inférieures. Peu de temps après, douleur et tuméfaction sur la face antérieure du tibia droit. Enfin, en février et mars 1881 (vingt-sixième mois de la maladie), tumeurs sous-cutanées douloureuses dans le tissu cellulaire des deux jambes, albuginite spécifique. Santé générale toujours parfaite.

A cette époque, le malade présentait l'état suivant : Pas d'éruption nouvelle ; cicatrices circulaires ou en fer-à-cheval sur les extrémités inférieures. Encore un peu d'hyperostose sur la face antérieure du tibia droit se continuant avec une tumeur gommeuse située au-dessus et en arrière d'elle. Cette tumeur avait le volume d'une noix ; elle était molle, fluctuante et cependant ne faisait pas corps avec la peau. Une autre gomme, située à la partie supérieure du mollet correspondant, présentait les mêmes caractères sauf que la peau à son niveau était teintée de rouge clair. Une troisième tumeur, plus volumineuse et plus avancée dans son évolution, était située sur la face externe de la jambe gauche, Elle avait le volume d'un œuf et était entourée d'une zone épaisse de suffusion néoplasique. Fluctuation à son centre ; adhérence, rougeur, amincissement de la peau à son niveau. Plus bas, deux ou trois petites nodosités à l'état naissant, mobiles en tous sens dans le tissu cellulaire sous-cutané.

Le traitement à l'iodure de potassium d'abord seul, puis associé au mercure ne produisit pas des effets résolutifs aussi rapides que d'habitude. Cependant, au bout de trois mois, le malade sortit guéri de toutes ces tumeurs dont aucune n'était ulcérée. L'albuginite était également guérie.

névroses ou le périoste, ou qui contractent très vite des adhérences avec ces tissus. Cette circonstance modifie la durée relative des phases du processus. La rapidité de leur évolution semble être souvent en rapport direct avec leurs connexions cutanées. Celles au contraire qui ont des racines profondes ou qui affectent une tendance centripète procèdent plus lentement et guérissent moins vite quand elles sont ulcérées. Les gommes compliquées d'exfoliation nécrosique des os sont longtemps entretenues à l'état d'ulcération active par l'élimination des séquestres. Celles qui plongent dans l'épaisseur des muscles ou qui communiquent avec les néoplasies gommeuses de ces organes, ont aussi une marche plus chronique et une durée plus longue dans leurs périodes d'élimination et d'ulcération.

Existe-t-il dans la syphilose hypodermique des gommes semblables aux tubercules atrophiques de la peau, c'est-à-dire des gommes qui, sans s'ouvrir et sans s'ulcérer, atrophient et transforment en tissu cicatriciel les parties qu'elles ont envahies primitivement ou consécutivement? Pour ma part je n'en ai devers moi aucun exemple. Le seul que je connaisse est celui que présente l'observation relatée dans la thèse de M. Goutard sur le *Léontiasis syphilitique*[1]. De grosses tumeurs gommeuses paraissaient s'être fondues sans suppurer et avaient pourtant laissé, sur la place qu'elles occupaient, de profondes cicatrices déprimées adhérentes aux parties profondes. Si ce processus existe il est loin d'être commun.

Anatomie pathologique. — Je n'ajouterai que quelques mots à ce que je vous en ai dit précédemment. A l'œil nu, l'aspect des tumeurs gommeuses varie essentiellement, suivant la période à laquelle on les étudie. Pendant leur phase de crudité, elles sont formées d'un tissu compact, dont la consistance a été comparée à celle du foie un peu induré. La couleur de leur coupe est d'un gris demi-transparent ou d'un gris rosé, avec ou sans stries grisâtres plus opaques. Dans leur stade de caséification et de ramollissement, elles deviennent d'abord blanches et opaques, puis presque jaunes et ressemblent beaucoup alors à des tumeurs tuberculeuses. Plus tard, vers leur partie centrale, elles se désorganisent et se convertissent en une bouillie demi-liquide, opaque, épaisse, jaunâtre, pyoïde ou visqueuse et ambrée comme une solution de gélatine ou de gomme.

Une de ces tumeurs en voie de formation, examinée au microscope sur une section mince, présente une série de nodules possédant chacun un centre de formation. Plus ou moins accusés par leur forme et par leur volume, ces nodules se reconnaissent à ce que, dans chacun d'eux, les éléments de la partie centrale sont petits et tombent en détritus moléculaires, tandis que ceux de la

1. Voyez pp. 760-761 de ce volume.

périphérie sont volumineux, arrondis ou fusiformes et se confondent avec les tissus voisins.

Dans la peau et dans le tissu hypodermique, le développement des gommes débute par une infiltration diffuse de petites cellules rondes embryonnaires. C'est plus tard seulement que se forment de véritables nodules gommeux. De toutes ces productions gommeuses de l'économie, ce sont celles qui, en raison de leur siège, s'enflamment le plus facilement; elles suppurent et se convertissent, comme on l'a vu, en abcès cratériformes, puis en ulcérations caverneuses.

La structure des gommes varie comme leur processus. Quelquefois elles sont formées presque uniquement de tissus fibreux; à un moment donné, ce tissu subit une dégénérescence muqueuse ou colloïde et, si la tumeur s'ouvre à l'extérieur sous l'influence de l'inflammation, c'est un liquide muqueux ou gommeux qui s'écoule le premier; bientôt il est remplacé par du pus véritable[1].

Diagnostic et pronostic. — S'il était toujours possible, en clinique, d'observer une tumeur gommeuse depuis son début jusqu'à sa terminaison, de constater sa naissance sous forme de nodule dans les mailles du tissu cellulaire, de la voir libre et dégagée de toute adhérence

Gommes scrofuleuses. — Dans ces derniers temps on s'est occupé d'une variété de lésions scrofuleuses peu décrites jusqu'à présent. M. Vidal leur a donné le nom de *gommes scrofuleuses*. M. Ernest Besnier a aussi attiré l'attention sur elles et elles ont été décrites par MM. Brissaud et Josias dans la *Revue annuelle de médecine et de chirurgie* (1874).

La gomme scrofuleuse est une tumeur circonscrite du tégument externe qui présente dans son aspect extérieur la plus grande analogie avec la gomme syphilitique. Elle s'ulcère la plupart du temps et donne lieu à un produit purulent d'apparence caséeuse. Comme la gomme syphilitique, la gomme scrofuleuse a son point de départ non pas dans le derme, mais dans le tissu cellulaire sous-cutané, dans l'hypoderme. L'affection est indolente et peut passer inaperçue jusqu'à l'ulcération. Son processus présente quatre périodes : de crudité, de ramollissement, d'ulcération et de cicatrisation. Mobile au début, la tumeur adhère bientôt au derme et à l'aponévrose superficielle. Cependant la suppuration ne gagne jamais les parties profondes, sauf dans certains cas où les produits néoplasiques siègent au voisinage des os, surtout de la voûte cranienne. — Le diagnostic se base sur les signes généraux et sur les signes objectifs. Il présente des difficultés réelles à la première période.

L'examen histologique de ces néoplasmes, à différents degrés d'évolution, a permis de reconnaître un foyer caséeux central, environné d'une zone inflammatoire, se traduisant par une condensation épaisse d'éléments embryonnaires au sein desquels les vaisseaux s'étaient oblitérés. On y remarquait de plus la présence de nombreuses cellules géantes dispersées au milieu de petits amas de cellules épithélioïdes. Ces différents éléments rangés sans ordre vers le foyer principal de la tumeur, présentaient au contraire dans les parties périphériques l'ordre systématique qui caractérise le follicule tuberculeux de Schuppel.

La gomme scrofuleuse doit être rapportée à une cause en quelque sorte spécifique, la tuberculose.

1. On trouvera une excellente description des tumeurs gommeuses dans le *Manuel d'histologie pathologique* de MM. Cornil et Rouvier. Pour plus de détails, j'y renvoie le lecteur. — Voyez aussi la page 729 du volume de mes leçons.

grossir peu à peu sous sa forme arrondie, dans sa gangue conjonctive, puis d'assister à sa transformation de tumeur solide en tumeur liquide et fluctuante à son centre, de suivre pas à pas son processus d'envahissement du côté de la peau, et enfin d'être spectateur de ce dernier acte le plus intéressant dans son évolution, où elle se perfore, évacue son contenu, élimine son bourbillon, se creuse en caverne, élargit son cratère et devient définitivement une profonde ulcération ; s'il nous était permis de noter semaine par semaine, ou même seulement mois par mois, toutes ces circonstances si remarquables et si caractéristiques, n'aurions-nous pas plus d'éléments qu'il ne nous en faut pour poser le diagnostic avec la plus absolue certitude ? Ajoutez que, pendant ce long espace de temps, nous verrions bien sans doute d'autres tumeurs analogues se produire çà et là dans les divers départements du tissu conjonctif, que nous aurions grande chance de découvrir sur la peau des stigmates cicatriciels ou pigmentaires, laissés par d'anciennes syphilodermies, et que des lésions de même famille apparaîtraient sur les muqueuses, sur la peau ou ailleurs pour corroborer notre conviction ou lever tous nos doutes, s'il pouvait en exister dans une semblable occurence. Des conditions aussi favorables se rencontrent assez fréquemment dans la pratique ; aussi peut-on dire d'une façon générale que le diagnostic des gommes ne présente pas de grandes difficultés. Mais, supposez un ensemble de circonstances qui soit abolument le contraire de cet état de choses, et vous verrez surgir et se multiplier, surtout si vous êtes obligés de poser instantanément le diagnostic, des motifs d'hésitation, d'incertitude, de perplexité, qu'augmenteront peut-être encore les formes si insolites que revêtent parfois les néoplasies gommeuses sous-cutanées. Soyez convaincus que là, comme il arrive souvent pour les problèmes les plus simples et les plus faciles de la médecine, on se trouve souvent dans un grand embarras. Il est vrai que nous avons une ressource suprême et nous ne manquons pas d'y recourir en pareil cas. Cette ressource, c'est le traitement. Combien de fois, dans les cas obscurs ou équivoques a-t-on été forcé d'attendre les résultats de la médication iodurée pour décider si une tumeur hypodermique était ou n'était pas syphilitique ? Le diagnostic présente donc, plus souvent peut-être qu'on ne serait tenté de le supposer, des difficultés sérieuses. La gomme solide ne se rapproche-t-elle pas symptomatologiquement de toutes les tumeurs solides, adénome, cancer, tumeur fibro-plastique, lipome, loupe, ganglion lymphatique induré et hypertrophié ? La gomme ramollie et fluctuante ne présente-t-elle pas certaines analogies avec les abcès froids, les abcès de la scrofule, le furoncle, les tumeurs sébacées, etc. ? Enfin, la tumeur gommeuse, convertie en ulcère, ne ressemble-t-elle pas à certains des ulcères simples, à des ulcères variqueux, à des ulcères tuberculo-scrofuleux ?

Je ne veux point entrer dans le détail des nombreuses questions de diagnostic différentiel qu'impliquent ces apparences trompeuses. Il faut bien reconnaître que la plupart du temps elles n'en imposent guère ou du moins pas fort longtemps, lorsqu'on veut se donner la peine de fouiller dans le passé du malade, de mettre en lumière son histoire pathologique et d'analyser toutes les particularités cliniques de sa lésion actuelle, ou de la soumettre à l'épreuve de la médication iodurée.

Quand l'erreur de diagnostic peut conduire à une opération inutile et dangereuse, elle est grave, et il faut l'éviter à tout prix. C'est ce qu'on ne faisait pas toujours autrefois dans la question qui nous occupe. Des chirurgiens, manquant de circonspection autant que de perspicacité, ont plus d'une fois enlevé une tumeur gommeuse qu'ils avaient prise pour un cancer. S'ils avaient eu la prudence de soumettre le malade à un traitement ioduré et la patience d'en attendre les résultats, ils auraient évité ces grosses et funestes bévues qui sont légendaires. Je crois qu'aujourd'hui on ne s'en rendrait pas coupable. Le diagnostic différentiel de la gomme et du cancer est en général un problème d'une solution facile. La tumeur cancéreuse est presque toujours unique, volumineuse, bosselée, irrégulière, de forme mal limitée, rapidement adhérente à la peau et spontanément douloureuse. L'ulcère qui l'envahit commence par sa surface et gagne son centre ; il est irrégulier, fongueux, à végétation molasse, et sécrète un pus sanieux, fétide, hémorrhagique, etc. Enfin, cette tumeur envahit très rapidement les ganglions, tandis que la gomme les laisse intacts à toutes ses périodes.

Dans leur type le plus accusé et surtout dans leur évolution, le lipome et la gomme sont deux lésions très éloignées l'une de l'autre ; et cependant j'ai vu dans un cas de petites tumeurs graisseuses sous-cutanées, disséminées à la manière d'une éruption sur toutes les parties du corps, qui avaient l'aspect de la syphilose hypodermique. Le malade était syphilitique ; il avait consulté beaucoup de médecins et savait qu'on pouvait prendre ses lipomes pour des gommes. Aussi avait-il la charité de vous dire tout de suite : « Ce n'est pas là ce que vous pourriez croire ; ces tumeurs durent depuis des années et n'ont rien à voir avec ma syphilis ; je viens pour autre chose. » Les néoplasies gommeuses, diffuses, aplaties, étalées, présentent parfois à la nuque, par exemple, la même physionomie que des lipomes. Elles sont d'une consistance mollasse, pâteuse et n'ont rien ou presque rien du type classique ; elles se fondent et disparaissent avec une merveilleuse promptitude lorsqu'on les attaque avec l'iodure de potassium.

Les gommes scrofuleuses sont, comme leur nom l'indique, les tumeurs hypodermiques et cutanées qui se rapprochent le plus des gommes syphilitiques. Ce n'est même plus de la ressemblance, c'est de l'identité. Même forme, mêmes phases, mêmes modes de terminaison, sauf celui par résolution, qui est beaucoup plus rare dans la scrofulose que dans la syphilose hypodermique. C'est en pareil cas qu'il ne faut pas manquer de recourir aux trois ordres de considérations qu'exige le diagnostic de toute lésion syphilitique, c'est-à-dire l'histoire nette et exacte des antécédents, la recherche et l'étude des coïncidences pathologiques, et l'analyse par le menu de tous les caractères de la lésion. J'ajoute que là aussi le traitement est un précieux élément de diagnostic. On dit bien que l'iodure de potassium possède une certaine efficacité contre les manifestations de la scrofule. Mais peut-elle être comparée à l'action curative presque instantanée qu'il exerce dans la grande majorité des syphiloses hypodermiques? — Dans les gommes, comme dans les syphilodermies tuberculo-gommeuses, vous voyez que ces deux grandes maladies constitutionnelles, la scrofule et la syphilis, convergent l'une vers l'autre, semblent se confondre et absorber leur individualité respective dans des lésions de même physionomie et en apparence de même nature. C'est alors que la tâche du clinicien devient difficile, si les antécédents et les coïncidences font absolument défaut. Il y en a qui ont trouvé commode de se tirer d'embarras par une combinaison hypothétique des deux diathèses qu'ils ont qualifiée de *scrofulate de vérole*. Je n'ai pas besoin de vous répéter que la spécificité des diathèses et de leurs lésions ne s'éteint jamais, ni de vous affirmer que dans les affections de l'hypoderme, comme dans celles des autres organes, l'autonomie de la syphilis et de la scrofule finit toujours par se dégager. C'est à nous de la découvrir. — Les gommes qui se développent autour des articulations ressemblent bien souvent à des tumeurs blanches; mais elles en diffèrent en ce que l'articulation elle-même est respectée par la néoplasie spécifique qui se borne à attaquer les parties extérieures. Les gommes sous-cutanées qui ont pénétré jusqu'aux os ont toutes les apparences d'abcès ossifluents scrofuleux. Nous traiterons cette question quand il s'agira de la syphilose osseuse.

La question du diagnostic des affections syphilitiques de l'hypoderme soulève quelquefois des difficultés d'un autre ordre. Je vais m'en occuper tout à l'heure, quand je vous décrirai les lésions gommeuses précoces du tissu cellulaire sous-cutané. — Quant au diagnostic des ulcères gommeux et des ulcères echtymateux; des ulcères gommeux et des ulcères variqueux, je vous en ai suffisamment parlé dans une des leçons précédentes.

Le pronostic ressort des considérations dont j'ai fait suivre les principaux points du processus général de la syphilose hypodermique. Cette syphilose est grave par elle-même, par la destruction qu'elle entraîne, par ses complications inflammatoires, phagédéniques ou autres, par les accidents de voisinage qu'elle suscite, etc. Mais elle est grave surtout parce qu'elle atteste l'état tertiaire. Les gommes isolées, précoces, ont une signification beaucoup moins mauvaise que les gommes multiples tardives, survenues simultanément ou se succédant à de courtes échéances. Ces dernières sont un indice certain que l'intoxication est profonde, constitutionnelle, et qu'elle est susceptible d'exposer le malade à toutes les éventualités redoutables du tertiarisme. Ce qui assombrit encore leur pronostic, c'est que les gommes multiples ou successives subissent beaucoup moins vite que les autres l'influence curative de l'iodure de potassium, même quand elles sont précoces. Il y en a même qui se montrent absolument réfractaires à son action ou qui ne guérissent sur un point que pour reparaître sur un autre [1].

Traitement. — Ne touchez pas aux gommes; ne les attaquez jamais ni par l'instrument tranchant ni par les caustiques. Tel est le précepte que je vous répète encore, parce qu'il y a des cas où la tentation d'intervenir est vraiment irrésistible. Mais, sachez-le bien, vous vous féliciterez toujours de ne pas y céder.

Tout le traitement doit se borner à administrer l'iodure de potassium. Ce sel fait fondre très vite les gommes, même les plus volumineuses et les plus avancées dans leur processus de ramollissement, avec une activité et une promptitude surprenantes. J'ai vu souvent des guérisons foudroyantes, si l'on peut employer une pareille épithète pour qualifier un événement heureux. J'en ai été le témoin stupéfait dans des cas où la gomme était réduite à l'état d'une vessie purulente

1. Voyez dans l'appendice de cette leçon, la note sur un cas de syphilis gommeuse précoce et réfractaire à l'iodure de potassium.

qu'une petite chiquenaude aurait rompue[1]. Pour que l'iodure développe toute son action curative, donnez-le à la dose moyenne de 4 ou 5 grammes par jour; allez même jusqu'à 8 ou 10, si vous le jugez nécessaire. Le mercure est inutile, sauf dans les cas rebelles et réfractaires à l'iodure. Même dans les gommes précoces, contemporaines des accidents de la phase virulente, on pourrait s'en passer; mais on le prescrit alors moins contre la néoplasie que contre les autres manifestations.

Je suis peu partisan d'un traitement local contre les gommes pendant leur phase de crudité, et fort peu ou pas du tout dans leur période de ramollissement. J'aurais trop peur de rompre la tumeur avec des

1. Il arrive quelquefois que des gommes très anciennes, depuis longtemps ramollies et sur le point de s'ouvrir, se résorbent avec une rapidité étonnante sous l'influence de l'iodure de potassium. Quel que soit le degré avancé de leur processus il ne faut jamais désespérer de leur résolution et surtout il ne faut pas y toucher.

Voici un exemple de ces guérisons merveilleuses :

Tumeur gommeuse de la région sous-maxillaire droite, très chronique dans son processus, convertie en une poche purulente vers la 3e année de la syphilis et guérie sans perforation en trois semaines. — Nécrose et perforation de la voûte palatine.

Le malade, âgé de vingt-quatre ans, entré le 19 septembre 1882 dans mon service, avait contracté, en juin 1879, des chancres du filet et du méat qui avaient duré trois mois et laissé des cicatrices indélébiles. Pendant une année environ, les premiers accidents: roséole, plaques muqueuses, etc., ne présentèrent aucune gravité. C'est durant cette période que se montra une petite tumeur derrière l'angle de la mâchoire à droite. Elle était indolente, grosse comme une noisette et stationnaire dans les premiers temps. Ce ne fut qu'au commencement de 1882 (2e année 1/2 de la syphilis) qu'elle prit un accroissement considérable. En même temps, abcès probablement gommeux à l'angle interne de l'œil gauche, ouvert par M. le docteur Panas. C'est aussi vers cette époque qu'une petite tumeur poussa sur la voûte palatine osseuse, à sa partie moyenne. Elle resta longtemps dans le même état, mais, vers la fin de mai 1882, elle se ramollit, s'ulcéra et il se fit brusquement une étroite perforation de la voûte avec pénétration des liquides dans les fosses nasales.

Au moment de son entrée, cette perforation antéro-postérieure et de 1 cent. 1/2 environ de longueur consistait en une fissure dans une plaque osseuse nécrosée, au fond de l'ulcération gommeuse. — Aucune douleur; — aucune manifestation ni sur la peau ni sur les muqueuses; — constitution chétive, santé un peu délabrée.

La tumeur gommeuse située derrière la mâchoire droite avait la grosseur d'un œuf de poule. Elle était fluctuante dans presque toute son étendue et entourée d'une zone néoplasique qui faisait corps avec elle et ne l'empêchait pas d'être mobile dans le tissu cellulaire sous-cutané. La peau, rouge et amincie à sa surface, semblait sur le point de s'ouvrir. L'iodure de potassium, et le sirop de biiodure ioduré furent administrés à hautes doses et produisirent des effets curatifs prodigieux. Vers la fin de septembre la tumeur avait déjà diminué *des trois quarts*, en moins de quinze jours, sans le secours d'aucun topique. Lors de la sortie du malade le 9 octobre (3e semaine du traitement) cette gomme qui durait depuis deux ans, qui était fluctuante peut-être depuis 3 ou 4 mois, était à peu près complètement affaissée et la peau non adhérente au tissu sous-jacent et intacte dans ses parties constituantes, avait presque repris la couleur, l'épaisseur et l'élasticité de l'état normal. — La perforation palatine avait un peu diminué. Le malade se sentait si bien qu'il voulut sortir. Je l'ai perdu de vue.

Cette gomme unique a été remarquable par la longue durée de son évolution.

topiques. Ce qu'il faut faire alors, c'est la préserver de chocs et de violences extérieures.

Frictions mercurielles, pommades iodées ou iodurées, badigeonnages à la teinture d'iode, vésicatoires, tels sont les adjuvants locaux qui ont été préconisés.

Une fois la gomme ouverte et en voie d'élimination, il faut employer des lotions et des injections détersives pour nettoyer l'intérieur de la caverne, des bains et des cataplasmes pour modérer ou étendre le mouvement fluxionnaire qui se produit à sa périphérie. Quant à l'ulcère gommeux, vous le panserez comme tous les ulcères syphilitiques tertiaires.

II

AFFECTIONS SYPHILITIQUES PRÉCOCES DU TISSU CELLULAIRE SOUS-CUTANÉ.

Considérations générales sur les néoplasies syphilitiques précoces de l'hypoderme. — Trois séries de cas. Incubation de l'affection hypodermique dans chacune des séries.

ERYTHÈME NOUEUX SYPHILITIQUE. *Symptômes.*— Tumeurs et plaques de néoplasie intra-dermiques. Leur forme, leur nombre, leur topographie. État de la peau à la surface des nodosités : sa coloration rouge, violâtre, ecchymotique. — Œdème périphérique. — Douleurs vives, spontanées ou provoquées au niveau des nodosités de l'érythème ; douleurs irradiantes névralgiformes.

Tumeurs et plaques de néoplasie hypodermique. — Tumeurs intra-dermiques qui deviennent hypodermiques. — Plaques pseudo-phlegmoneuses.

L'éruption de l'érythème noueux est généralisée comme les éruptions érythémato-papuleuses de la phase virulente.

Troubles de la santé générale : Prodromes fébriles, rémittents, malaise général, embarras gastrique, etc.

Troubles de la sensibilité ; leur importance. — Douleurs locales, douleurs irradiantes, rhumatoïdes et névralgiformes, annonçant l'éruption et cessant avec elle.

Processus. — Deux phases : l'une aiguë, l'autre chronique. — Durée de la première : 8 à 10 jours ; de la seconde : 15 à 20 jours.

Diagnostic : — De l'érythème noueux syphilitique et de l'érythème noueux arthritique.

Pronostic. — Traitement.

NÉOPLASIES PRÉCOCES CIRCONSCRITES ET RÉSOLUTIVES DU TISSU CELLULAIRE SOUS-CUTANÉ. — Leur indolence, leur aphlegmasie. — Symptômes. — Processus. — Ramollissement et liquéfaction des tumeurs et des plaques néoplasiques. Diagnostic de ces néoplasies et de certaines lymphopathies secondaires.

NÉOPLASIES PRÉCOCES CIRCONSCRITES ET ULCÉREUSES. — Rapidité du processus.

Conclusions.

Il n'est pas encore admis en pathologie syphilitique que des lésions, se rattachant directement à la maladie constitutionnelle, puissent se développer dans le tissu cellulaire sous-cutané ou sous-muqueux, immédiatement après l'évolution chancreuse ou du moins dans la première phase de l'intoxication. Aucun traité de syphiliographie et de dermatologie, parmi les plus complets et les plus modernes, ne contient de chapitre ou même de réflexions, se rattachant de près ou de loin au sujet que je vais traiter.

J'avais entrevu depuis longtemps la probabilité et la possibilité de ces lésions, et j'en avais poursuivi la recherche en recueillant, à des intervalles souvent fort éloignés, les cas rares qui se présentaient à mon observation.

Parmi ces cas, il en est un que j'ai publié en 1874, et qui a fait l'objet de mon travail intitulé : *Cas de syphilis gommeuse précoce et réfractaire à l'iodure de potassium.* La première tumeur apparut dans le tissu cellulaire sous-cutané dix semaines après le début du chancre.

Mais ce n'est pas toujours sur la forme concentrée et arrondie de la gomme, pour ainsi dire classique, que se formulent les déterminations de la syphilis dans le tissu conjonctif. On voit d'autres variétés de néoplasie spécifique s'y produire : tantôt au hasard et sur quelques points isolés ou dans des régions similaires et symétriques ; tantôt un peu partout, sur le tronc et sur tous les membres, successivement ou à la même époque et avec ce caractère de généralisation que présentent les syphilides résolutives et superficielles de la première période, dont les deux principaux éléments générateurs sont l'érythème et la papule.

Les cas que j'ai rencontrés depuis dix ans sont peu nombreux, surtout si on les compare à d'autres de même ordre et de même date dans l'évolution diathésique, que j'ai recueillis pour mes études sur les affections syphilitiques précoces du système osseux et des centres nerveux.

N'y a-t-il pas lieu d'être surpris d'une pareille rareté ? La syphilis, en effet, envisagée au point de vue de l'anatomie pathologique, n'est-elle pas essentiellement et exclusivement une maladie de la substance conjonctive ? N'est-ce pas un de ses traits les plus caractéristiques de ne s'attaquer jamais, primitivement et d'une manière directe, aux éléments individuels et spécifiques des organes, à ceux qui naissent aux dépens des feuillets interne et externe du blastoderme ? Son lieu d'élection pour le travail morbide qu'elle suscite au sein des tissus les plus simples ou les plus complexes dans leur structure, n'est-il pas constamment, partout et à toutes les époques de son processus, la trame conjonctive vasculaire qui émane du feuillet moyen blastodermique ?

Eh bien, dès lors, comment se fait-il que le tissu connectif, si abondamment répandu au-dessous de la surface cutanée, ne soit pas plus souvent le siège de ces déterminations qui se produisent avec une si grande fréquence dans des organes beaucoup moins riches en substance conjonctive ?

Pourquoi les déterminations gommeuses ou autres ne surviennent-elles, habituellement dans le tissu cellulaire sous-cutané, qu'à une époque fort éloignée de l'accident primitif? N'est-il pas étonnant de voir, par exemple, les centres nerveux attaqués parfois d'une façon irrémédiable dès le deuxième ou le troisième mois de la syphilis, eux qui, cependant, n'ont aucune connexion avec la peau ni avec les muqueuses, théâtre obligé des premières manifestations; tandis que le tissu cellulaire qui leur est uni par les liens vasculaires et nerveux les plus étroits reste intact ou n'est atteint qu'aux phases ultimes de la maladie constitutionnelle ?

Je ne me chargerai pas d'expliquer ces singularités. Mais il m'a semblé que plus les phénomènes dont je vais m'occuper étaient exceptionnels et rares, plus ils méritaient une étude approfondie.

Quand on recherche et qu'on étudie de près les manifestations variées qui se développent dans le tissu cellulaire sous-cutané, à toutes les périodes de la syphilis, on ne tarde pas à se convaincre que les descriptions cliniques des tumeurs gommeuses de ce vaste département organique sont, tout à la fois, étroites et insuffisantes.

Elles nous donnent, en outre, une idée fausse de l'évolution syphilitique, lorsqu'elles relèguent systématiquement dans ses phases les plus reculées l'apparition de ces productions gommeuses.

En les constituant à l'état de criterium infaillible du tertiarisme, elles généralisent et élèvent même à la dignité de loi un fait, vrai sans doute à beaucoup d'égards, mais qui cesse de l'être du moment qu'on l'uniformise sans tenir compte de ses nuances et de ses exceptions, et qu'on l'enferme et l'immobilise dans les barrières rigides d'une doctrine absolue.

Il n'est pas jusqu'à la symptomatologie, pourtant assez simple, de ces néoplasies sous-cutanées, qui ne soit incomplète, parce qu'on n'a voulu voir en elles qu'un seul type, tandis qu'il y en a plusieurs.

Et le processus, qu'on nous donnait comme à peu près invariable, n'est-il pas susceptible, au contraire, de présenter des aspects multiples et de subir des modifications profondes, qui tiennent à l'âge, à la forme de la syphilis et à toutes ces influences pathogéniques qu'elle met en jeu dans tel ou tel sens idiosyncrasique, chez les individus dont elle infecte la vie saine ou complique la vie pathologique ?

Je pense que la précocité de ces lésions ne paraîtra douteuse pour personne après les nombreux exemples que j'en rapporterai[1]. Mais elle

1. Voyez l'appendice de cette leçon. Pour avoir une idée complète des affections

est loin d'être la même dans tous les cas, et j'ai trouvé qu'elle oscillait entre 2 et 15 mois.

Du reste, pour mieux apprécier l'intervalle de temps entre le début de l'accident primitif et celui des néoplasies précoces sous-cutanées, qu'on pourrait appeler leur incubation, il faut l'envisager, dans chacune des séries de cas qu'on peut établir, en se fondant sur certaines particularités importantes du processus intrinsèque.

Une première série comprend les néoplasies sous-cutanées diffuses et généralisées, comme certains exanthèmes cutanés. Dans les quatre cas de ces néoplasies, à marche rapide, à physionomie inflammatoire, à résolution facile, que j'ai cru devoir désigner sous le nom d'*érythème noueux syphilitique*, nous trouvons que le temps écoulé depuis les débuts de l'intoxication jusqu'à celui de l'éruption a été de quatre mois et demi, deux mois, neuf mois et deux mois, ce qui donne comme moyenne pour l'incubation des nodosités érythémateuses un peu plus de *quatre mois*.

Une deuxième série comprend les néoplasies sous-cutanées circonscrites et résolutives. La date de leur apparition dans le processus général de la maladie constitutionnelle ne diffère que fort peu de la précédente. Les onze cas que j'ai recueillis donnent un minimum de deux et un maximum de trois mois. La moyenne est un peu moins de *cinq mois*.

Quant aux néoplasies précoces et cependant ulcéreuses qui forment la troisième série, elles se rapprochent beaucoup plus que les précédentes des formes gommeuses classiques du tissu cellulaire sous-cutané ; aussi ne faut-il pas s'étonner que leur éloignement du début de l'accident primitif soit plus considérable. L'intervalle minimum, en effet, a été de quatre mois et le maximum de quatorze. La moyenne pour les cinq cas de cette série, auxquels j'ajoute un sixième cas, observé récemment, donne une moyenne de *neuf mois* d'incubation.

On voit donc, par ce qui précède, que c'est en pleine période virulente de la maladie constitutionnelle, à son commencement et à sa phase moyenne, plutôt qu'à son déclin, que ces sortes de productions gommeuses sous-dermiques se montrent et se développent. Aussi appartiennent-elles exclusivement par leur date à ce qu'on est convenu d'appeler la syphilis secondaire. Et même, dans la syphilis primitive,

syphilitiques précoces de l'hypoderme, il est indispensable de lire les observations et les commentaires dont je les ai fait suivre.

ne voit-on pas quelquefois survenir comme complication du chancre infectant, mais dans le rayon circonscrit de sa sphère lymphatique, des affections du tissu cellulaire sous-cutané qui présentent la plus grande analogie avec les néoplasies sous-cutanées secondaires ou tertiaires ? Je veux parler des œdèmes durs éléphantiasiques, diffus ou limités, des indurations de voisinage dermo-cellulaires, des traînées, des suffusions plastiques le long des vaisseaux lymphatiques, autour des ganglions, dans les aines ou même au pubis, qui se résolvent en général, mais subissent aussi parfois, comme de vieilles gommes, par un processus infiniment plus rapide, il est vrai, la fonte nécrobiotique de leurs éléments propres et des tractus conjonctifs au sein desquels ces lésions se sont développées. A envisager ainsi la chose, l'opportunité des néoplasies sous-cutanées est de toute saison, et ce n'est pas à tel moment précis du processus, mais à toutes ses phases, qu'on les peut observer. Reste à savoir quels sont les principaux traits de leur physionomie et les particularités caractéristiques de leur évolution, qui nous permettront de les reconnaître, de déterminer leur âge et d'apprécier leur signification pathologique dans ce vaste ensemble de phénomènes morbides, constamment ouvert à toutes les déterminations spécifiques, sur tous les organes et sur tous les tissus de l'économie.

Érythème noueux syphilitique.

Parmi les néoplasies sous-cutanées d'origine syphilitique, les plus remarquables par leur précocité et par leur ressemblance avec les éruptions généralisées des premières phases de la maladie, ce sont celles que je désigne sous le nom d'*érythème noueux syphilitique*.

Pour bien mettre en lumière l'autonomie spécifique de cet érythème noueux et fixer sa topographie, sa date et les traits qui l'individualisent au milieu des manifestations hypodermiques de la syphilis, je vais réunir dans un même tableau ses principaux symptômes.

Symptômes. — L'érythème noueux syphilitique est constitué par des tumeurs habituellement ovoïdes ou par des plaques irrégulières, occupant séparément ou simultanément le derme et l'hypoderme. Leur volume est très variable ; quelques-unes n'ont que la grosseur d'une petite noisette, tandis que d'autres peuvent acquérir 3 ou 4 centimètres et plus dans tous les sens, principalement dans celui de la superficie, quand elles s'étalent sous forme de disques irréguliers au-dessous de la peau.

Parmi ces tumeurs, celles qui ressemblent le plus à l'érythème noueux ordinaire sont celles qui adhèrent au derme et qui font corps avec lui comme si elles s'étaient infiltrées dans l'épaisseur de son tissu. On les trouve disséminées sur les membres, plus rarement sur le tronc. C'est surtout aux jambes et aux avant-bras qu'elles se multiplient jusqu'à devenir quelquefois confluentes. Leur couleur est rosée à la périphérie et d'un rouge sombre, violacé, comme ecchymotique dans leur centre où la pression ne la fait pas complètement disparaître. Quoique bien circonscrites, elles ont de la tendance à s'entourer d'une zone de tissu cellulo-dermique œdématié. Souvent les parties de peau saine qui les séparent sont un peu injectées. Quand les nodosités érythémateuses sont en grand nombre sur le même membre, il prend un aspect boursouflé, œdémateux, sa peau se tend et devient luisante, comme dans les suffusions séreuses aiguës ou subaiguës.

C'est qu'il existe toujours alors un véritable état inflammatoire du derme et de son tissu sous-jacent. La pression sur ces nodosités excite une assez vive douleur qu'on provoque aussi, mais à un degré plus faible, dans les parties intermédiaires de peau saine. Outre cette douleur provoquée, il se produit spontanément des sensations pénibles de gêne, de pesanteur, de constriction et même des élancements névralgiques qui acquièrent souvent une importance prédominante dans la symptomatologie de l'affection; aussi méritent-ils d'être étudiés à part. Pour le moment, contentons-nous de les signaler.

N'existe-t-il pas une ressemblance parfaite entre ces nodosités érythémateuses syphilitiques et l'érythème noueux de toute autre origine ? Elle saute tellement aux yeux que tous les observateurs ont dû s'y tromper. Pour achever la confusion, il arrive assez souvent que cette éruption d'érythème noueux syphilitique est précédée et accompagnée de phénomènes fébriles et d'embarras gastriques, tout comme l'érythème noueux de cause non spécifique. La distinction serait donc impossible à établir s'il n'y avait pas, à côté de ces nodosités érythémateuses, d'autres productions de même nature et contemporaines, sur la nature desquels on ne peut avoir le moindre doute.

En effet, outre les suffusions intra-dermiques de l'érythème noueux, on trouve toujours des tumeurs ou des plaques hypodermiques plus indépendantes de la peau, ou même ne présentant avec elle aucune adhérence, et libres et mobiles dans le tissu cellulaire sous-cutané. Tous les degrés d'adhérence et d'isolement se peuvent constater chez le même sujet. Il y a de ces nodosités qui roulent sous le doigt; d'autres sont en partie immobilisées, parce que, par leur surface externe, elles se confondent avec la face profonde de la peau, qui présente parfois une teinte rosée à ce niveau. Parmi les nodosités et les plaques sous-dermiques tout à fait libres ou faiblement engagées dans les adhérences dermiques, il y en a qui sont et qui restent ainsi pendant toute la durée du processus ; mais d'autres n'arrivent à cet état qu'après avoir constitué la tumeur typique de l'érythème noueux. Voici ce qui se produit en pareil cas : la néoplasie érythémateuse, au déclin de son état aigu, se débarrasse de l'atmosphère œdémateuse qui l'entourait ; ses contours se circonscrivent plus nettement ; peu à peu ils ne font plus corps avec la peau ; ils s'en détachent de plus en plus chaque jour et il arrive un moment où la tumeur devient complètement libre dans le tissu cellulaire sous-cutané et ne tient plus au derme que par une faible partie de sa surface extérieure. Voit-on l'évolution se faire de cette manière dans l'érythème noueux d'origine commune ? Du reste, si, à première vue, ces nodosités de l'érythème syphilitique ressemblent à celles de l'érythème ordinaire pendant la période de début et de progrès, on peut constater entre elles quelques différences, même à ce moment-là. Une des principales réside dans ce fait, à peu près constant, que l'amas dur de matière plastique qui constitue la tumeur érythémateuse syphilitique est, en général, deux ou trois fois plus étendu dans tous les sens que la tache rouge vif, violacée et ecchymotique de la peau.

Les suffusions en plaques, adhérentes ou non adhérentes à la peau, atteignent quelquefois des dimensions très considérables. J'en ai vu qui avaient une superficie de plusieurs centimètres carrés. Pendant leur phase la plus aiguë, la peau qui les recouvrait était rouge, tendue et luisante. On aurait pu les prendre pour un phlegmon qui allait suppurer ; mais leur consistance restait toujours dure et ferme, et, dès que les phénomènes inflammatoires diminuaient, on sentait la plaque se détacher de la peau et former au-dessous d'elle une tumeur indépendante.

Dans leur localisation sous-cutanée et hypodermique ou dermique, on voit rarement ces productions néoplasiques occuper, depuis leur début jusqu'à leur résolution définitive, une position constamment fixe. Elles semblent partager leurs faveurs entre les couches les plus profondes du derme ou le derme lui-même et le tissu cellulaire sous-jacent. N'avons-nous pas constaté, tout à l'heure, qu'elles abandonnaient le tégument pour élire définitivement domicile dans la trame conjonctive, après avoir rompu toutes leurs adhérences avec la peau ou n'en avoir conservé que d'insignifiantes ? La marche inverse s'observe quelquefois, mais moins souvent : ainsi des nodosités ou des plaques qui durant les premières semaines de l'éruption étaient restées enfermées dans le tissu cellulaire sous-cutané, s'avancent peu à peu vers la peau, contractent des adhérences avec ses couches profondes et finissent par faire corps avec elle. Cette union n'est pas toujours intime ni fort étendue. Il est même très rare que la peau, au niveau de ces adhérences de la dernière heure, rougisse, s'amincisse, s'œdématise, se tende et présente les caractères de la véritable nodosité érythémateuse. Ce processus évolue à froid; il reste toujours indolent et la peau n'est jamais sérieusement endommagée. Les tumeurs gommeuses de la phase tertiaire dont les tranformations, dans leur passage de l'état de crudité à l'état de ramollissement, s'effectuent quelquefois si lentement, affectent aussi une direction évolutive centrifuge. Nées au sein du tissu cellulaire sous-cutané, et d'abord libres de toute adhérence avec le derme, elles finissent par gagner et envahir sa couche profonde, par l'absorber dans toute son épaisseur et l'entraîner dans ce mouvement de fonte nécrobiotique qui aboutit, après l'évacuation du bourbillon, à la formation d'une caverne ulcéreuse dermo-sous-cutanée.

Dans les nodosités et les plaques de l'érythème noueux syphilitique, quelle que soit la violence des phénomènes inflammatoires, il n'y a jamais désorganisation des tissus envahis. La néoplasie se termine toujours par résolution. On ne doit pas craindre avec elle des métamorphoses interminables et profondes. On peut même prédire presque sûrement que les seules modifications qui se produiront dans son sein, se réduiront à une diminution ou à une augmentation de volume, et, comme symptômes, à de faibles oscillations dans l'acuité ou la subacuité des phénomènes.

Ce ne sont pas seulement les caractères des nodosités et des plaques néoplasiques et leurs affinités pour le tissu du derme, avec lequel on les trouve en connexion plus ou moins étroite, qui m'ont déterminé à les englober sous la détermination commune d'érythème noueux. J'avais peut-être plutôt en vue, quand je les désignai sous ce titre, une propriété qui ne leur fait jamais défaut : celle de se produire simultanément sur plusieurs points, quelquefois du jour au lendemain, de la même manière que le ferait une affection érythémateuse exclusivement dermique et superficielle. — Il y a, dans leur éclosion, un *consensus* synergique qui règle leur destinée et la domine depuis leur début jusqu'à la terminaison. — A quelques différences près, elles naissent, vivent et meurent de la même manière, comme il arrive, par exemple, aux papules des premières éruptions de la syphilis. Peut-être même y a-t-il moins d'écart entre elles et plus d'homogénéité générale que dans les poussées qui n'intéressent que les parties les plus superficielles du derme.

Pendant leur phase d'involution ou de régression, c'est la peau qui est abandonnée la première, surtout par les nodosités essentiellement érythémateuses. Peu à peu les rougeurs ecchymotiques pâlissent et prennent une teinte jaunâtre, en même temps que la tumeur s'affaisse et devient tout à fait insensible; puis les plaques ou les nodosités diminuent de volume ; on finit au bout d'un temps relativement assez court par ne les plus percevoir au toucher ni dans l'épaisseur du derme au niveau des taches, ni dans l'épaisseur du tissu cellulaire sous-cutané.

Quand on envisage ces éruptions d'érythème noueux syphilitique dans leurs rapports avec la santé générale et le fonctionnement des divers organes de l'économie, on constate qu'elles sont annoncées presque toujours par un appareil fébrile irrégulièrement intermittent, ou mieux, rémittent, assez semblable à celui qui sert de prodrome aux premiers accidents consécutifs. Je l'ai noté surtout chez deux de mes malades, et ce fut chez eux que l'éruption fut le plus confluente. Il m'a semblé que la réaction de l'organisme avait des relations beaucoup plus étroites avec les nodosités dermiques, qu'avec les suffusions ou les plaques sous-cutanées. En d'autres termes, plus l'éruption néoplasique est superficielle et étendue, plus elle suscite des troubles généraux soit avant, soit après son apparition.

Parmi les circonstances les plus intéressantes qu'a présentées l'histoire de quelques malades, j'ai noté les troubles de la sensibilité. Je ne veux pas parler ici des douleurs spontanées ou provoquées, toujours circonscrites, qu'on observe au niveau de la tumeur érythémateuse. Celles-ci sont généralement en rapport avec l'étendue et l'intensité de la congestion érythémateuse de la peau à la surface des tumeurs. Je fais allusion à ces algies variées qui siégeaient principalement dans les membres, au moment où ils allaient devenir le siège de l'éruption érythémateuse. Elles tenaient tout à la fois des douleurs rhumatoïdes et des irradiations névralgiformes, et occupaient surtout les grandes masses musculaires où elles déterminaient des sensations de gêne, de pesanteur, de constriction, qui en rendaient la contractilité très pénible et allaient même jusqu'à empêcher la marche. Rarement continues, elles présentaient des exacerbations irradiantes et étaient toujours plus violentes la nuit que le jour. Enfin, chose remarquable, elles n'ont jamais manqué de diminuer tout à coup et même de cesser complètement lorsque l'éruption s'est effectuée. C'était là leur crise infaillible. N'est-ce pas ainsi que se passent les choses dans l'herpès névralgique et n'y trouverait-on pas un argument en faveur de l'intervention active des troubles nerveux périphériques ou centraux dans la pathogénie des lésions cutanées? Mais contentons-nous ici de signaler le fait sans en pousser plus loin l'interprétation. Quoique la douleur et les autres lésions de la sensibilité cutanée soient rares dans la syphilis, cependant on a vu quelquefois des algies se produire plusieurs jours d'avance sur les parties qui allaient être le siège d'une éruption vérolique. L'érythème noueux qui nous occupe est de ce nombre. Je n'ai même jamais vu, dans aucune détermination dermique ou hypodermique de la maladie, une pareille perturbation des phénomènes de la sensibilité. Ici encore, l'intensité de ces phénomènes douloureux se rattache bien plus à la lésion néoplasique du derme qu'aux tumeurs et aux plaques sous-cutanées.

Processus. — Dans le processus de cette affection, on observe quelques variétés, mais elles ne portent que sur des détails insignifiants; j'en ai suffisamment parlé, lorsque je me suis occupé de la symptomatologie, pour n'y plus revenir. Si les néoplasies sont nombreuses, confluentes ou disséminées sur les membres et sur le tronc, en grosses plaques saillantes, rouges, ecchymotiques, douloureuses, et surtout si la peau est intéressée dans une étendue considérable, l'affection, envisagée dans son ensemble, présentera deux phases bien tranchées : l'une aiguë et douloureuse, pendant laquelle tous les phénomènes arriveront rapidement à leur *summum* d'intensité et qui sera caractérisée anatomiquement par de larges suffusions dermiques et sous-dermiques très inflammatoires; l'autre subaiguë où les symptômes cutanés disparaîtront vite, tandis que s'accroîtront ou s'accentueront davantage les tumeurs néoplasiques purement sous-dermiques qui prendront de plus en plus l'aspect et les allures des gommes jeunes et résolutives. La durée de la première phase est de 8 ou 10 jours; celle de la deuxième de 15 ou 20; de telle sorte que la durée totale de la poussée dépasse rarement 30 ou 40 jours.

Mais il peut se produire, à des intervalles de temps plus ou moins considérables, d'ordinaire à brève échéance, une ou plusieurs poussées de même nature. Chez un de mes malades, j'ai observé deux récidives, chez un autre, une seule. Elles furent infiniment moins sérieuses que la première attaque ; c'est à peine s'il y eut quelques phénomènes aigus. Les nodosités rares et disséminées sur les membres formaient des petites boules de la grosseur d'une noisette, dures, à peu près indolentes, situées, les unes dans l'épaisseur même de la peau, qui ne présentait à leur niveau aucun changement de coloration, les autres dans le tissu cellulaire sous-cutané. La plupart étaient libres et n'adhéraient pas avec la couche inférieure du derme.

Diagnostic. — Pour diagnostiquer la nature de cette affection noueuse et découvrir les liens qui la rattachent à la syphilis, il faut se fonder : 1° sur les particularités intrinsèques de la production morbide dermique et hypodermique ; 2° sur les accidents syphilitiques qui les précèdent, les accompagnent ou les suivent, et qui montrent quelquefois avec elles une telle solidarité pathogénique qu'il serait difficile de les rattacher à une cause différente ; 3° sur l'impossibilité même où l'on se trouve presque toujours de remonter à une autre source. Avec ces éléments réunis ou quelques-uns d'entre eux seulement, on peut toujours arriver à distinguer l'érythème noueux syphilitique de l'érythème noueux ordinaire ou arthritique. Qu'on veuille bien se souvenir de cette circonstance, sur laquelle j'ai longuement insisté : que si intimement unies qu'elles soient au derme dans leur première phase, ces productions néoplasiques ont de la tendance à s'en détacher et à devenir indépendantes dans le tissu cellulaire sous-cutané. Enfin, à côté des nodosités dermiques inflammatoires, d'origine syphilitique, qui ressemblent si parfaitement à celles de toute autre cause, qu'on ne pourrait établir entre elles aucune différence, ne trouve-t-on pas toujours de vraies nodosités, de vraies suffusions gommeuses qui sont si caractéristiques qu'elles mettent sur l'ensemble de l'affection l'empreinte indéniable de leur émanation constitutionnelle et spécifique ?

Pronostic. — Le diagnostic est donc en général facile. Quant au pronostic, il se déduit tout naturellement de ce que je vous ai dit plus haut sur le processus, la durée et la terminaison de l'érythème noueux syphilitique. Quelle que fût l'acuité du phénomène inflammatoire, je n'ai jamais vu ces tumeurs se fondre et s'ulcérer ; par conséquent il n'y a en elles aucune tendance maligne et elles se terminent toujours par résolution. Mais ne pourrait-il pas se produire dans les cavités splanchniques, au-dessous des muqueuses et des séreuses, des productions néoplasiques semblables à celles que nous venons de décrire à la surface externe du corps? Je n'y vois rien d'impossible; je serais même tenté de croire que de pareilles poussées ne sont pas étrangères à la production de quelques syphiloses internes aiguës, précoces et rapides dans leur processus. C'est là, je l'avoue, une simple hypothèse qui ne repose sur rien de réel et en faveur de laquelle on ne peut invoquer que des probabilités fort aléatoires. J'ai vu dans certaines angines syphilitiques douloureuses, presque aiguës par l'intensité des phénomènes et cependant chroniques par leur marche et par leur durée, des plaques rouges, saillantes, ovoïdes, sur les parties latérales et postérieures du pharynx, qui ressemblaient à de l'érythème noueux. Pour les séreuses, à supposer qu'il se produisît, au-dessous d'elles et dans leur épaisseur, des suffusions et des néoplasies syphilitiques précoces et résolutives, l'élément érythémateux, est-il besoin de le dire, ferait complètement défaut et serait remplacé par une pseudo-membrane ou une exsudation adhésive.

Traitement. — Le traitement de l'érythème noueux syphilitique est des plus simples. Il se confond avec celui de la maladie constitutionnelle; seulement l'iodure de potassium est mieux indiqué que le mercure. Mais, comme à côté de l'érythème il y a généralement d'autres coïncidences pathologiques qui réclament surtout ce dernier médicament, il faudra instituer un traitement mixte dans lequel l'un et l'autre des deux spécifiques aura des proportions variables, suivant les prédominances cutanées ou sous-cutanées. Quant au traitement local, il se bornera à des bains émollients et à des topiques de même nature, auxquels on ajoutera des calmants si les phénomènes sont aigus et douloureux.

NÉOPLASIES PRÉCOCES, CIRCONSCRITES ET RÉSOLUTIVES DU TISSU CELLULAIRE SOUS-CUTANÉ.

Occupons-nous maintenant d'autres variétés de néoplasies. Comme elles s'éloignent beaucoup moins que l'érythème noueux syphilitique du type ordinaire ou gommeux, leur description sera moins longue que celle de ce dernier.

Prenons d'abord les néoplasies circonscrites et résolutives du tissu cellulaire sous-cutané. Ici nous n'aurons plus aucune poussée diffuse ou généralisée, ni rien qui ressemble à une éruption érythémateuse.

Tout se passe dans le tissu cellulaire, au-dessous de la peau et sans elle, du moins pendant la première période de l'affection. On ne voit jamais survenir de réaction générale; la santé reste intacte et le fonctionnement de l'organisme s'exécute régulièrement. Il ne se produit point non plus de perturbations dans la sensibilité. L'insidiosité du développement, l'indolence, l'aphlegmasie, tels sont les caractères pour ainsi dire négatifs qu'on trouve à l'origine de toutes ces productions néoplasiques.

Leur précocité, ainsi qu'on l'a vu plus haut, ne le cède guère à celle de l'érythème noueux syphilitique; aussi constate-t-on en même temps qu'elles, sur la peau et sur les muqueuses, la plupart des éruptions superficielles et résolutives qui appartiennent à la phase secondaire ou virulente de la syphilis.

Dans leur configuration on trouve de grandes variétés, depuis la petite tumeur arrondie, dure, mobile, grosse comme une fève ou une noisette, jusqu'aux larges infiltrations sous-cutanées plus ou moins adhérentes avec les couches profondes du derme, qui peuvent occuper toute une région, telle que le plancher de la bouche, par exemple, ou la région parotidienne, etc.

Le processus se réduit, dans la plupart des cas, à une augmentation et à une diminution rapides de la néoplasie, sans aucune modification apparente dans sa consistance et dans sa constitution moléculaire. Ce mouvement en sens inverse ne demande que peu de temps pour s'effectuer. C'est, en effet, un des principaux caractères de ces sortes de tumeurs gommeuses d'être, pour ainsi dire, éphémères si on compare leur marche et leur durée à celles que présentent les gommes de la phase tertiaire. Il y en a qui ne mettent pas plus de 20 jours à parcourir toutes leurs périodes. D'autres, il est vrai, ne disparaissent qu'au bout de 40 à 45 jours. Ce sont celles dans lesquelles le processus plus compliqué ne s'en tient pas à un simple changement de volume, mais aboutit à une transformation liquide de la tumeur. Le ramollissement de la masse solide s'effectue dans les conditions d'indolence et d'aphlegmasie propres à ces productions néoplasiques. La peau rougit à peine et ne devient que peu douloureuse. Au-dessous d'elle, le liquide de régression stagne inerte et sans manifester aucune velléité d'évacuation. Aussi le voit-on diminuer peu à peu et se résorber définitivement. Le fait se produit d'une façon si constante dans ces néoplasies très-précoces, même dans celles qui consistent en de grandes suffusions sous-cutanées, que je me suis fait une règle invariable de n'y jamais porter l'instrument tranchant. Quelles que soient leurs apparences phlegmoneuses, je n'y touche pas, et presque toujours elles disparaissent sans évacuer leur contenu.

Le diagnostic de ces tumeurs ou de ces infiltrations ne présente, en général, aucune difficulté. Si on ne trouvait pas en elles-mêmes de signes suffisants pour les rattacher à leur véritable origine, les coïncidences pathologiques, qui font rarement défaut, fourniraient de précieux éléments de certitude au diagnostic. Ces manifestations de la diathèse sont, en effet, assez rarement isolées; elles ne sont presque toujours qu'un mode pathologique surajouté à d'autres dont la spécificité n'est pas douteuse. N'est-il pas naturel qu'il en soit ainsi, puisqu'elles apparaissent à la période de la maladie où l'activité morbide, répandue partout, multiplie les phénomènes, et crée ce vaste complexus de la phase virulente où les lésions pathognomoniques ne font jamais défaut, sous une forme ou sous une autre?

La localisation de ces produits néoplasiques peut parfois jeter quelque obscurité sur le diagnostic. Lorsque, par exemple, elles siègent dans une région qui est riche en ganglions lymphatiques, on se trouve souvent dans l'embarras pour savoir si l'affection est syphilitique ou strumeuse. L'étude des antécédents, la marche et surtout la terminaison nous viendront en aide. Les tumeurs ou les suffusions syphilitiques très précoces se résorbent presque constamment sans entamer la peau, même lorsqu'elles se sont liquéfiées. Les abcès strumeux, qu'ils soient ou non suscités par la syphilis, aboutissent toujours à des foyers ouverts et fistuleux dont la suppuration est interminable, et sur lesquels la médication spécifique n'a qu'une influence curative très équivoque. Dans la strume, l'action morbide débute par le ganglion lui-même et n'attaque le tissu cellulaire ambiant que plus tard, tandis qu'au contraire c'est exclusivement dans le tissu conjonctif hypodermique que s'établissent primitivement et qu'évoluent pendant toute leur durée les productions néoplasiques de la syphilis.

Si ces productions, sous leur forme allongée cylindroïde, occupaient le voisinage des gros vaisseaux lymphatiques, on pourrait les confondre avec les lymphopathies qu'il n'est pas rare d'observer à cette période de la maladie. Mais dans les lymphopathies les renflements, les nodosités sont multiples et disséminés sur une longue étendue du vaisseau. Entre elles on trouve le cordon dur formé par ce dernier, qui les relie et en forme un tout dont chaque partie est en connexion plus ou moins étroite avec ses voisines. Au surplus, ces questions de diagnostic différentiel sont peu importantes au point de vue du pronostic, puisqu'il est toujours favorable, la résolution étant la règle dans ces sortes d'accidents syphilitiques; peu importantes aussi au point de vue du traitement qui doit être le même, quel que soit le siège précis de la néoplasie.

Ces réflexions s'appliquent également aux difficultés qu'on pourrait rencontrer pour déterminer si la suffusion occupe les muscles ou le périoste. Du reste, en ayant recours à certains modes d'exploration, qui sont décrits dans les observations, on arrivera toujours à établir, d'une façon à peu près certaine, quel est le siège occupé par la lésion.

Le traitement mixte avec prédominance de l'iodure de potassium sur l'hydrargique est celui qui donne les meilleurs résultats.

NÉOPLASIES PRÉCOCES, CIRCONSCRITES ET ULCÉREUSES.

La symptomatologie des néoplasies précoces du tissu cellulaire sous-cutané qui aboutissent à l'ulcération, diffère si peu de celle qui a été tant de fois décrite au sujet des gommes classiques, que je ne m'arrêterai que sur quelques particularités. Parmi ces néoplasies condamnées, malgré la précocité de leur apparition, au ramollissement et à l'ulcération, toutes ne sont pas sphériques et sous-cutanées. On en trouve qui, primitivement dermiques ou hypodermiques, s'emparent promptement de toute l'épaisseur de la peau et forment une large plaque interstitielle dure, épaisse et plongeant sa face interne dans la première couche du tissu cellulaire sous-cutané. Sans l'homogénéité de leur surface, on pourrait croire à une agglomération de tubercules cutanés, dont elles se rapprochent beaucoup par leur structure; mais, par leur configuration, elles ressemblent plutôt à des plaques d'érythème noueux, chroniques, indolentes, aphlegmasiques et non résolutives. Elles se ramollissent, en effet, à froid dans leur partie centrale, se perforent, s'ulcèrent et produisent des pertes de substance plus étendues que profondes. On pourrait encore les comparer à des gommes aplaties et isolées, arrivées à leur phase d'adhérence cutanée et de fonte nécrobiotique.

On trouvera dans la troisième série de ces néoplasies syphilitiques précoces, et surtout dans l'observation 16, les principaux types symptomatologiques de ces tum urs ou de ces suffusions qui aboutissent toujours à l'ulcération [1].

Ce qu'il y a de plus remarquable en elles, c'est la rapidité du pro-

1. Voyez l'appendice de cette leçon.

cessus dans sa première phase. A peine la tumeur s'est-elle constituée sous la forme d'une masse dure, sphérique ou discoïde, située au-dessous de la peau, que celle-ci est envahie, devient rouge et s'amincit, se perce et s'ulcère. Dès lors, toute trace de gomme a disparu, et si, à côté de l'ulcération on ne trouvait pas d'autres tumeurs en voie d'évolution moins avancée, il serait difficile de deviner quel a été l'élément générateur de la lésion. On croirait plutôt à un ecthyma qu'à une gomme suppurée. Il faut bien se pénétrer de ce mode de destruction du tégument qui est plus commun qu'on ne le pense. Je l'ai observé principalement sur les extrémités inférieures, qui sont le siège de prédilection des néoplasies syphilitiques sous-cutanées de tout âge et de toute forme. La tendance au ramollissement rapide et à l'ulcération y est beaucoup plus prononcée que dans les autres parties du corps. Cependant je l'ai vue dans un cas récent à peu près également répartie partout, et c'est un cas trop typique de cette dermatose syphilitique ulcéreuse pour ne pas trouver sa place ici.

Le malade, âgé de 26 ans, s'était toujours bien porté et n'avait aucun antécédent diathésique, lorsqu'il contracta un chancre infectant au mois d'août 1880. Quelques semaines après : roséole, papules génitales, plaques muqueuses gutturales.

Il ne fit aucun traitement. — *Neuf mois après le début du chancre*, vers le mois d'avril 1881, il lui survint, sur diverses parties du corps et principalement sur les cuisses, de petites tumeurs sous-cutanées, pisiformes, indolentes, mobiles, non adhérentes, qui poussèrent successivement, mais à de courts intervalles, et ne restèrent pas longtemps stationnaires. En effet, un mois après leur apparition, je constatai chez ce malade qui entra dans mon service, huit ou dix ulcérations arrondies, de 1 centimètre de diamètre, comme faites à l'emporte-pièce et tout à fait semblables à la petite cavité entretenue dans la peau par un pois à cautère. Elles étaient disséminées sur les quatre membres. Non loin d'elles, on trouvait des tumeurs sous-cutanées, les unes adhérentes, les autres encore mobiles. Quelques-unes étaient à l'état de crudité, tandis que plusieurs ramollies et fluctuantes, étaient sur le point de s'ouvrir. Au-dessous des oreilles, sur les parties latérales des joues, il y avait quatre petits abcès semblables, procédant de la fonte de tumeurs sous-cutanées solides. Je ne pus pas parvenir, par un traitement ioduré énergique, à les empêcher de s'ouvrir. Il semblait que toutes fussent fatalement condamnées à aller jusqu'au bout de leur processus de nécrobiosie ulcéreuse. Mais, comme compensation à cette déplorable tendance, elles guérissaient avec une rapidité vraiment merveilleuse.

Voilà, si je ne me trompe, un type de dermatopathie ulcéro-gommeuse typique. Cette affection, comme la plupart des autres variétés dont j'ai donné des exemples, a été bénigne, malgré le nombre et les éruptions successives des petites gommes sous-cutanées. Le traitement ioduré a eu beaucoup de prise sur elles et en a fait promptement justice. La guérison, du reste, je n'en doute pas, eût eu lieu sans son intervention, mais avec beaucoup plus de lenteur.

Malheureusement, il n'en est pas toujours ainsi. Parmi ces gommes sous-cutanées précoces, on en voit qui sont malignes par leur tendance incessamment destructive, par leurs dimensions, par leur nombre, par leur durée, leurs récidives sans fin et leur résistance à tous les moyens thérapeutiques. L'exemple le plus frappant qu'on en puisse donner est celui dont j'ai fait, en 1874, l'objet d'un mémoire intitulé : *Syphilis gommeuse précoce et réfractaire à l'iodure de potassium*[1].

Je vais vous donner un résumé de cette curieuse observation, afin que la comparaison avec les cas précédents soit plus facile. De cette façon, vous aurez en même temps sous les yeux les cas extrêmes et aussi les cas moyens de la syphilose gommeuse sous-cutanée qui survient de bonne heure et pendant la période la plus active de la phase virulente.

Le jeune malade n'avait que 19 ans et il jouissait d'une santé parfaite, exempte de toute teinte constitutionnelle, lorsqu'il contracta un chancre infectant de forme commune et d'intensité moyenne, survenu après 20 jours d'incubation seulement. Cinq semaines après le début de ce chancre, la santé générale, au moment de l'invasion des accidents généraux, subit une profonde atteinte et il ne tarda pas à se produire un état cachectique aigu, caractérisé par de l'anémie, de l'inappétence et une grande faiblesse musculaire. Cet état n'avait aucune autre cause que la syphilis. La première et la seule manifestation cutanée fut une roséole bénigne qui disparut au bout de trois semaines; l'état cachectique n'en persista pas moins.

Dix semaines après le début du chancre, une grosse tumeur gommeuse se développa sur la jambe droite. Elle fut inutilement traitée par l'iodure de potassium et s'ulcéra. Au *quatrième mois* de la syphilis, deuxième tumeur gommeuse sur la cuisse droite qui s'ouvrit et guérit rapidement. Au *huitième mois*, troisième tumeur gommeuse suppurée dans la région du coude droit. Malgré l'apparition de ces gommes, l'état général s'améliora rapidement et la cachexie syphilitique disparut après quatre ou cinq mois de durée; mais le processus gommeux n'en continua pas moins. En effet, au *neuvième mois de la syphilis*, quatrième tumeur gommeuse développée dans l'épaisseur de la joue droite; cinquième tumeur gommeuse vers le même temps, dans la région du poignet gauche; puis productions gommeuses et non suppurées autour des malléoles, etc.

La tumeur gommeuse de la joue fut la plus curieuse de toutes : au 50e jour de sa durée, elle s'ouvrit à l'extérieur et s'ulcéra; puis elle resta stationnaire malgré l'iodure de potassium et l'hydrargyre, et sa cicatrisation complète n'eut lieu qu'au bout de cent quatre-vingts jours. Mais le tissu cicatriciel qui la séparait du canal de Sténon était si faible qu'il se rompit plus tard et il en résulta une petite fistule par laquelle on voyait s'écouler, surtout au moment de la mastication, des gouttes de salive parotidienne. La guérison en fut assez facile.

1. Ce mémoire est reproduit intégralement dans l'appendice de cette leçon.

Vers le 14e mois de la syphilis, toutes les tumeurs gommeuses étaient guéries. Le malade avait pris environ 1,320 grammes d'iodure de potassium.

Mais voici qu'un mois après (15e *mois de la syphilis*), il se forma une sixième tumeur gommeuse occupant le plancher buccal, qui s'ouvrit au bout d'un mois et ne fut cicatrisée qu'au bout de cinq. — *Au* 16e *mois de la syphilis*, septième gomme diffuse, ulcérée du poignet gauche, guérison en deux mois. Santé toujours excellente; 8 grammes par jour d'iodure de potassium. — *Au* 22e *mois de la syphilis*, hémoptysie survenue sans cause appréciable; elle n'eut aucune conséquence sérieuse. — *Au* 25e *mois de la syphilis*, apparition de deux tumeurs gommeuses sur les parties latérales du cou. — Puis, dixième tumeur gommeuse dans la région du poignet gauche, suppurée et à évolution très lente. — Autre gomme non suppurée sur le plancher buccal, etc.

La plupart de ces tumeurs gommeuses évoluaient très lentement, comme celles de la phase tertiaire, et passaient par de nombreuses péripéties avant de guérir.

Au 23e *mois de la syphilis*, il survint une hydarthrose et une arthropathie graves du genou gauche. Un abcès gommeux se forma au-dessous du ligament rotulien. L'affection articulaire ne fut guérie qu'au bout de huit mois.

Après quatre ans de durée, la syphilis parut s'être éteinte définitivement. Il est à remarquer que les productions gommeuses, depuis la première jusqu'à la dernière, occupèrent d'abord, sous une forme diffuse ou circonscrite, le tissu conjonctif sous-cutané et qu'elles n'envahirent la peau que dans la dernière phase de leur processus. Elles présentèrent, pendant toute la durée de leur évolution, le caractère typique de ce que tous les auteurs ont décrit sous le nom de *gomme*. Enfin, si l'on en excepte la petite roséole qui suivit de près l'accident primitif, elles constituèrent à elles seules, pendant trois ans et demi, la seule manifestation de la maladie. La syphilis se traduisit donc, dès le début et à peu près exclusivement, sous une de ses formes les plus caractéristiques, la forme gommeuse qu'elle a gardée jusqu'à son extinction.

Un pareil cas est exceptionnel; c'est le seul de ce genre que j'ai observé. Heureusement que dans la plupart des gommes sous-cutanées précoces, le processus est d'ordinaire très bénin, soit parce qu'il est court, soit parce que les ulcérations n'ont aucune tendance phagédénique et guérissent vite, spontanément ou sous l'influence de l'iodure de potassium. Dans la plupart des cas de gommes précoces ulcérées, comme dans les formes résolutives et érythémateuses, le polymorphisme des manifestations syphilitiques est la règle. On voit coïncider avec ces néoplasies sous-cutanées des roséoles, des éruptions papuleuses, des plaques muqueuses, en un mot, tout le cortège des accidents variés qui sont du domaine de la syphilis dans sa phase virulente.

Mais n'est-ce pas une chose singulière que, dans aucun de ces cas, nous n'ayons constaté la moindre trace de détermination sur les viscères? Comment se fait-il qu'aucun d'eux n'ait été touché dans le temps où la syphilis faisait pousser avec une pareille prodigalité et sous les formes les plus variées, toutes ces tumeurs et toutes ces suffusions néoplasiques dans le tissu cellulaire sous-cutané? Par contre, n'arrive-t-il pas presque toujours que les syphiloses viscérales dont la lésion génératrice est essentiellement la gomme, ou mieux encore, l'infiltration, la suffusion gommeuses, ne sont accompagnées d'aucunes productions morbides de cette nature, soit dans la peau, soit dans le tissu cellulaire sous-cutané?

Après avoir décrit dans leur ensemble les manifestations syphilitiques précoces du tissu cellulaire sous-cutané, je vais résumer, sous forme de conclusions, les principaux faits de leur histoire :

1° Dans le tissu conjonctif hypodermique, de même que dans beaucoup d'autres tissus et organes de l'économie, il peut se produire des lésions, presque immédiatement après l'accident primitif et pendant l'époque la plus active de la période virulente. La pathologie syphilitique de ce tissu commence donc beaucoup plus tôt qu'on ne l'a supposé jusqu'ici, et elle n'est pas exclusivement limitée aux phases les plus avancées de la maladie constitutionnelle.

2° Au début de la syphilis, comme durant la période tertiaire, les productions morbides qui se développent dans le tissu conjonctif sous-cutané sont constituées par des néoplasies affectant la configuration de tumeurs ou de suffusions.

3° En se fondant sur leur processus le plus habituel, on peut diviser les productions gommeuses précoces sous-cutanées en trois séries :

La première série est constituée par une forme de lésion néoplasique qui n'a pas été décrite jusqu'à présent et que je désigne sous le nom d'*érythème noueux* syphilitique. Elle est caractérisée par la généralisation simultanée et sous forme éruptive, de néoplasies variées sur les différentes parties du corps, mais principalement aux membres inférieurs et moins souvent aux supérieurs. Elle est souvent précédée et accompagnée de phénomènes fébriles et de perturbations rhumato-névralgiformes siégeant dans les parties qui vont devenir le siège de ces néoplasies aiguës. — Dans ces néoplasies, qui sont presque aussi dermiques qu'hypodermiques, il y a des plaques de véritable érythème noueux, des tumeurs sous-cutanées, des suffusions étendues, à apparence phlegmoneuse, etc. Mais la résolution est toujours la règle. Quelles que soient sa forme, son étendue, ses connexions étroites avec la peau et la vivacité de ses symptômes, la néoplasie reste toujours solide et ne subit à aucun degré la phase nécrobiotique qui conduit au ramollissement.

4° Dans une seconde série de cas, les plaques, les nodosités, les tumeurs, les infiltrations, se produisent isolément; aucune synergie éruptive ne préside à leur apparition. Elles sont insidieuses dans leur début et toujours indolentes et aphlegmasiques. — Elles tendent spontanément à la résolution, et leur durée est en général très courte. Quelquefois elles se ramollissent et forment des collections liquides sous-cutanées. Mais la peau qui les recouvre résiste, et la résorption se fait sans suppuration et sans ulcération.

5° Dans la troisième série de cas, les néoplasies de toutes formes, mais d'ordinaire exclusivement hypodermiques pendant leur période de crudité, aboutissent très vite à la suppuration. — La rapidité de leur processus est leur trait le plus caractéristique. — La peau qui les recouvre est toujours envahie, et elles sont l'origine de dermatoses ulcéreuses qui offrent souvent une grande ressemblance avec les formes primitivement ecthymateuses. — En se fondant sur leur marche, sur leur durée et sur la gravité des lésions qu'elles produisent, on peut en distinguer deux variétés. La première, qui est bénigne, s'observe le plus communément; elle peut guérir spontanément en un ou deux mois et même beaucoup plus vite quand on donne de l'iodure de potassium. — La deuxième, qui est maligne, ne diffère que par sa précocité des plus mauvaises gommes de la phase tertiaire. Elle est très rare. Les produits morbides qui la constituent évoluent avec lenteur, mais ils n'ont aucune tendance à la résolution. Ils suppurent, s'ulcèrent, donnent lieu à des pertes de substances larges et profondes et se montrent souvent réfractaires à l'iodure de potassium, qui ne peut ni les prévenir ni les guérir.

6° L'époque d'apparition des néoplasies hypodermiques précoces est en moyenne : A) pour l'érythème noueux syphilitique, le 4e mois après le début du chancre ; — B) pour les néoplasies circonscrites sous-cutanées et dermiques qui aboutissent à la résolution, le 5e mois après le début du chancre; — C) pour les néoplasies précoces et cependant ulcéreuses de l'hypoderme, le 9e mois après le début de l'accident primitif. L'intervalle le plus court entre ce dernier et l'apparition des néoplasies a été deux mois, et le plus long, quinze mois. — Aussi, comme coïncidence pathologique de la syphilose précoce hypodermique, observe-t-on toutes les lésions superficielles de la peau et des muqueuses qui surviennent pendant l'époque la plus active de la période virulente.

APPENDICE

CAS D'AFFECTIONS SYPHILITIQUES PRÉCOCES DU TISSU CELLULAIRE SOUS-CUTANÉ

Le sujet que j'ai traité dans la deuxième partie de cette leçon est nouveau. Ce n'est qu'après de longues et laborieuses recherches que je publiai, en 1880, les résultats auxquels m'avait conduit l'observation clinique. Je dirai, aujourd'hui comme alors, qu'il est indispensable d'exposer avec détails, d'analyser et de commenter les faits qui m'ont servi de base et qui tous ont été recueillis par moi.

On peut les diviser en trois séries.

La première comprend les cas où la néoplasie syphilitique sous-cutanée est diffuse, confluente sur certains points et présente les caractères de généralisation propres aux exanthèmes.

PREMIÈRE SÉRIE

ÉRYTHÈME NOUEUX SYPHILITIQUE

OBS. 1. *Syphilis chez une dame âgée de trente-huit ans, n'ayant eu comme antécédent arthritique qu'un rhumatisme articulaire à l'âge de seize ans. — Au 4e mois et demi de la contamination, troubles constitutionnels, suivis d'une syphilide papuleuse confluente.*

En même temps, apparition sur tous les points du corps, mais principalement aux membres, dans le tissu cellulaire sous-cutané, de nodosités et de plaques hyperplasiques, les unes libres, les autres adhérentes au derme ou intra-dermiques. Processus actif et inflammataire de ces dernières, sous forme d'érythème noueux. — Guérison de la première poussée, puis retour des papules et des néoplasies. — Douleurs névralgiformes et musculaires variées. — Iritis. — Plus tard, céphalées violentes ; enfin, larges plaques syphilitiques circonscrites. — Aucune lésion sur les muqueuses.

En mai 1879, je fus appelé auprès d'une dame que son médecin ordinaire croyait atteinte de prurigo, quoiqu'elle n'éprouvât aucune démangeaison à la peau. L'affection cutanée dont elle était atteinte datait environ de six semaines et avait débuté dans les premiers jours du mois d'avril, après avoir été précédée, pendant huit ou dix jours, de violents maux de tête, s'exaspérant pendant la nuit, de petits frissons revenant tous les soirs, et d'une altération vague, quoique très sensible, de la santé générale. L'éruption, qui était constituée par de petits boutons, s'était faite par poussées successives. Elle avait commencé par se montrer sur la face, principalement au front et au menton, puis elle avait envahi peu à peu tout le corps sans causer aucun trouble de la sensibilité,

Quand je vis madame X... pour la première fois, il ne me fut pas difficile de diagnostiquer une syphilis papuleuse confluente. Les papules qui recouvraient le front formaient à la racine des cheveux une longue et large zone de papules réunies en plaques ; le menton, le cou et le tronc étaient, comme le front, le siège d'une éruption papuleuse confluente dont les papules variaient d'âge et de degré : les unes étaient anciennes et s'affaissaient, les autres, rouges et acuminées étaient récentes ; quelques-unes avaient leur sommet surmonté d'une vésicule. Aux membres, l'éruption était moins confluente ; les papules ne devenaient nombreuses qu'au niveau des articulations, dans le sens de la flexion. Partout, entre les papules, la peau était rouge et érythémateuse.

La fièvre avait disparu ou ne revenait qu'à de rares intervalles et le soir ; mais les maux de tête persistaient et étaient continus, avec des redoublements nocturnes. Insomnie. Aucune lésion du côté des muqueuses. L'accident primitif avait passé complètement inaperçu.

J'avais été appelé auprès de la malade par un monsieur qui avait la certitude de lui avoir communiqué la syphilis à une époque où il ne s'en croyait pas atteint. En effet, il n'avait eu, le 10 novembre 1878 (34 jours après un coït suspect) que quelques petites érosions sur la verge, qu'on avait regardées comme herpétiques, et depuis il ne lui était survenu aucun accident syphilitique ni sur la peau, ni sur les muqueuses, ou, du moins, il ne s'en était pas aperçu. Mais une alopécie qui lui dépouilla tout le crâne fut un trait de lumière et lui révéla tout à coup la nature de sa maladie et de celle qu'il avait communiquée dans les derniers jours de novembre 1878. Madame X... n'avait eu, depuis longtemps, d'autres rapports qu'avec lui et à cette date. Cette digression étiologique a pour but de montrer les différences qui existent souvent entre deux syphilis dont l'une provient directement de l'autre. M. X... n'a jamais eu jusqu'à présent, en fait d'accident appréciable, que de l'alopécie, tandis que madame X..., comme on va le voir, a été atteinte de manifestations multiples et sérieuses.

C'est une femme de beaucoup d'embonpoint, âgée d'environ trente-six à quarante ans, dont la santé a toujours été assez bonne. Elle a eu cependant, vers l'âge de seize ans, un rhumatisme articulaire généralisé; mais, depuis, il ne s'est produit aucune détermination rhumatismale, soit sur les jointures, soit ailleurs. Quand je l'examinai pour la première fois, elle n'était sérieusement malade que depuis quatre ou cinq semaines, et l'intoxication ne pouvait pas remonter au delà de six mois.

Voici maintenant les particularités les plus intéressantes de ce fait :

Outre la syphilide papuleuse, il existait chez madame X..., sur les membres supérieurs et inférieurs principalement, mais aussi sur quelques parties du tronc, une véritable éruption de tumeurs et de plaques sous-cutanées, dont les unes adhéraient à la peau et dont les autres roulaient sous le doigt et étaient sans aucune connexion avec le tégument ou les aponévroses sous-jacentes. Parmi ces néoplasies, les unes étaient arrondies, les autres ovalaires ou à contours irréguliers et disposées en nappes; les plus petites avaient le volume d'une noisette, les plus étendues mesuraient 4 ou 5 centimètres carrés.

1° *Nodosités.* — Les nodosités sous-cutanées, irrégulièrement disséminées sur les bras, où elles étaient plus nombreuses qu'ailleurs, formaient des tumeurs rondes, dont les unes étaient entièrement libres dans le tissu cellulaire sous-cutané, dont les autres adhéraient plus ou moins à la peau. Suivant l'étendue et le degré de l'adhérence, la peau était intacte ou présentait une rougeur sombre et violacée à ce niveau. La pression sur ces nodosités excitait une assez vive douleur; elles ne siégeaient point le long des vaisseaux lymphatiques. Du reste, le système lymphatique, exploré avec soin sur tous les points du corps, ne présentait pas de cordons noueux, et les ganglions n'excédaient pas le volume qu'on leur trouve dans les cas ordinaires de syphilis.

2° *Plaques.* — Quelques-unes, mais c'était le plus petit nombre, n'adhéraient pas à la peau; la plupart semblaient faire corps avec les parties profondes du derme par leur face externe, et plongeaient plus ou moins profondément dans le tissu cellulaire sous-cutané; elles mesuraient en moyenne 2 ou 3 centimètres d'épaisseur.

Leur présence causait à la surface de la peau des élevures sans contours précis, en général ovalaires ou irrégulièrement arrondies. A leur niveau, la peau était tendue, luisante, d'un rouge violacé et d'une teinte comme ecchymotique, qui ne disparaissait pas sous la pression du doigt. Leur consistance était dure, mais avec un caractère œdémateux sur les bords, que ne présentaient pas les nodosités, lesquelles étaient uniformément résistantes et circonscrites avec netteté; sur quelques-unes de ces plaques les moins adhérentes il n'y avait aucune altération de couleur, ou bien la teinte était très légèrement rosée et disparaissait par la pression.

Quelques-unes de ces suffusions étaient remarquables par leur étendue et l'acuité de leur processus. Ainsi, à la surface interne du coude droit, il en existait une qui avait

4 ou 5 centimètres carrés, et qui était dure, tendue, violacée comme un petit phlegmon. Plus tard, il en survint une semblable sur le coude gauche.

Il faut noter, en effet, l'espèce de symétrie que l'éruption néoplasique sous-cutanée présentait de chaque côté du corps, sur le tronc et sur les membres.

Le nombre des tumeurs était d'environ 50 à 60 en tout. Les plaques étaient plus abondantes que les nodosités sur les extrémités inférieures; plaques et nodosités s'étaient formées par poussées successives.

Ainsi, pour résumer cette longue description, il existait dans le tissu cellulaire sous-cutané des néoplasies dures sous forme de nodosités et de plaques adhérentes ou non adhérentes à la peau; les premières ressemblaient exactement à des tumeurs gommeuses et les secondes à des plaques d'érythème noueux. Elles s'étaient développées successivement en même temps que la syphilide papuleuse confluente, vers le 4e ou 5e mois de l'intoxication.

Je fis administrer d'emblée 15 centigrammes de protoiodure d'hydrargyre et 2 gram. d'iodure de potassium. Cette médication fut bien tolérée, et, six jours après ma première visite, il s'était déjà produit une amélioration très grande. Ainsi, les maux de tête avaient disparu, le sommeil était revenu, et les boutons, surtout ceux de la face, étaient moins proéminents et moins rouges; mais les nodosités et les suffusions plastiques, dermiques et sous-cutanées restaient dans le même état. Ce ne fut qu'au bout de 15 jours de traitement qu'un mieux notable se manifesta dans ces néoplasies. Les douleurs dont elles étaient le siège diminuèrent, les rougeurs ecchymotiques pâlirent un peu et prirent une teinte jaunâtre, et, chose plus digne d'intérêt, les plaques adhérentes à la peau s'en détachèrent peu à peu sur leur pourtour; quelques-unes même au bras droit, en avant, devinrent tout à fait libres dans le tissu cellulaire sous-cutané.

Au 20e jour du traitement, la guérison fit des progrès vraiment extraordinaires, et en une semaine la syphilide papuleuse disparut presque complètement sur toute la surface du corps; les nodosités et les plaques dermiques et sous-cutanées résistèrent plus longtemps.

Madame X... était à peu près guérie de cette poussée violente d'accidents syphilitiques, lorsque vers le milieu de juin, malgré la médication qui avait été continuée aux mêmes doses, des douleurs névralgiques survinrent dans le front du côté droit, avec irradiations intermittentes temporo-occipitales. Le lendemain, une iritis à forme inflammatoire des plus vives se déclara, et je fus obligé, pour la combattre, de recourir à un traitement antiphlogistique et dérivatif très énergique. La guérison ne fut obtenue qu'au bout de 15 jours, et encore restait-il un peu de synéchie dans la moitié supérieure de l'iris avec déformation notable de l'ouverture pupillaire. Peu à peu, mais assez rapidement, les instillations répétées d'un collyre au sulfate d'atropine et le traitement spécifique poussé avec vigueur en firent justice, et l'œil et la vision revinrent à leur état naturel.

Mais pendant la durée de l'iritis, l'éruption papuleuse avait refleuri sur quelques parties et de nouvelles nodosités s'étaient reproduites aux membres supérieurs et inférieurs. De plus, la malade éprouvait de nouvelles douleurs névralgiformes tout le long du bras et de l'avant-bras du côté droit, ainsi que dans la nuque (2e mois et demi des accidents, 6e mois de l'intoxication).

Après avoir disparu pendant le mois de juillet, les papules et les nodosités se reproduisirent dans le courant du mois d'août, mais sous une forme beaucoup plus atténuée que dans les attaques précédentes. A cette époque, la malade fut prise de céphalées atroces, qui éclataient principalement pendant la nuit; elles persistèrent avec une opiniâtreté désespérante pendant 15 jours, en dépit de fortes doses d'iodure de potassium que je faisais prendre.

Enfin, à la longue, ces manifestations multiples finirent par disparaître, et la santé de madame X... se rétablit tout à coup en septembre. Mais en octobre (7e mois des accidents constitutionnels), 8 ou 10 plaques syphilitiques cutanées, larges comme une pièce de cinq francs en argent, à bords épais et squameux, plus élevés que le fond, poussèrent sur le tronc, les bras et les fesses, et des papules lenticulaires envahirent le front et la partie antérieure de la face. Les nodosités et les suffusions sous-cutanées ne se reproduisirent pas.

Il serait inutile de décrire ici cette nouvelle phase de la maladie constitutionnelle. Qu'il me suffise de dire qu'en mars et avril 1880, madame X... était complètement guérie. Il est fort probable, cependant, que cette grave syphilis n'a pas dit son dernier mot et qu'elle donnera lieu à de nouveaux accidents. Une de ses singularités c'est que, malgré la confluence, l'intensité et le nombre de déterminations sur le tégument externe et sur le tissu cellulaire sous-cutané, les muqueuses n'ont jamais été touchées. J'ai suivi toutes les péripéties de la maladie pendant une année et, à aucun moment, je n'ai pu constater la moindre lésion dans la bouche, à l'isthme du gosier, à l'anus, ni aux parties génitales.

Quelles sont les conséquences qu'on doit tirer d'un pareil fait? Certes il ne viendra à l'idée de personne de contester la nature syphilitique des éruptions cutanées, des céphalées, des douleurs névralgiformes brachiales, de l'iritis, etc Il y a là un groupe de phénomènes empreints d'une telle spécificité dans leur forme, dans leur processus, dans leur aptitude à subir l'action curative du mercure et de l'iodure de potassium, que le doute est impossible. Mais peut-être serait-on disposé à être moins affirmatif sur la question des nodosités et des néoplasies diffuses dermiques et sous-cutanées. Je vais au-devant des objections et je m'empresse de déclarer qu'il existe entre ces lésions et l'érythème noueux arthritique une grande ressemblance extérieure. Ainsi les suffusions les plus superficielles, avec leur sensibilité à la pression, leur teinte rouge sombre, violacée et ecchymotique, ne présentaient aucun caractère distinctif qui permît de les rattacher à la syphilis plutôt qu'au rhumatisme ou à une autre maladie constitutionnelle.

Mais il n'en était pas ainsi des nodosités sphériques, libres pour la plupart dans le tissu cellulaire sous-cutané et dont quelques-unes seulement adhéraient par un point de leur surface avec la face profonde du derme. Bien plus, il y avait aussi des plaques étendues qui, pendant toute leur durée, restèrent dégagées de toute connexion avec la peau et les aponévroses ou qui devinrent libres après avoir été adhérentes. Eh bien, je le demande, à quelle cause générale autre que la syphilis pourrait-on les rapporter? Ne trouvez-vous pas dans ces lésions morbides tous les attributs des productions gommeuses? Quand je dis tous, je me trompe : il y en a un qui a constamment fait défaut; c'est la régression nécrobiotique, ou le ramollissement de ces tumeurs. Elles se sont toujours terminées par résolution, et n'ont jamais montré aucune tendance à suppurer, malgré l'acuité des phénomènes inflammatoires. Mais cette propriété résolutive ne leur était-elle pas commune avec les autres manifestations contemporaines? Les éruptions papuleuses confluentes et les larges plaques annulaires de la peau ne se sont-elles pas guéries sans laisser aucune cicatrice? Du reste, il y a bien des gommes qui ne suppurent pas, même dans les phases plus avancées de la syphilis. Au début de l'intoxication, les produits morbides propres à cette maladie, quel que soit leur siège, quelle que soit leur configuration spéciale, se résolvent presque toujours, soit spontanément, soit sous l'influence d'un traitement spécifique. N'en est-il pas ainsi, par exemple, des périostoses et des exostoses bénignes qu'on observe fréquemment sur divers points du squelette pendant la période secondaire? Ces lésions en sont-elles moins syphilitiques, parce qu'elles n'aboutissent ni à la carie ni à la nécrose?

Parmi les circonstances intéressantes qu'a présentées l'histoire de cette malade, il faut noter les douleurs. Outre les névralgies faciales et les céphalées nocturnes, elle a éprouvé des algies variées dans les membres et dans la nuque. Les unes étaient irradiantes et les autres avaient le caractère rhumatoïde. Nous les trouverons encore à un plus haut degré dans l'observation suivante, et nous rechercherons alors quelle est leur signification.

On pourrait invoquer en faveur de l'érythème noueux arthritique, la constitution rhumatismale de madame X... Il est vrai qu'elle n'avait eu qu'une seule attaque de rhumatisme articulaire aigu à l'âge de 16 ou 18 ans, c'est-à-dire plus de 20 ans auparavant. La syphilis n'aurait donc fait que réveiller la diathèse arthritique? N'aurait-elle joué, dans la production des néoplasies cellulo-dermiques, que le rôle d'une cause occasionnelle? J'ai peine à le croire. Je ne sache pas, du reste, que dans l'érythème noueux commun, rhumatismal, on observe des nodosités, des plaques dures libres de toute adhérence dans le tissu cellulaire sous-cutané.

Toutes les raisons que je viens d'énumérer me portent à penser que les productions plastiques, dermiques et sous-cutanées, étaient une émanation directe de l'action syphilitique.

L'observation suivante me paraît de nature à confirmer cette manière de voir.

Obs. 2. *Au cinquantième jour de chancres infectants balano-préputiaux, troubles constitutionnels graves : céphalée, fièvre quotidienne vespérale et nocturne, etc. Presque en même temps, tumeurs périostiques du crâne, puis syphilide papuleuse discrète et érythème noueux à processus actif.*

L'érythème noueux, qui a duré un mois, était composé, au début, de larges plaques intradermiques, très nombreuses et d'une couleur rouge sombre, violacées et ecchymotiques. — Fièvre. — Plus tard, nodosités cutanées et sous-cutanées indolentes, aphlegmasiques, libres dans le tissu cellulaire ou adhérant peu à la peau.

Parmi les troubles prodromiques, douleurs excessivement vives dans les membres, auxquelles l'éruption noueuse paraît avoir servi de crise.

Pas de rhumatisme, aucune autre maladie constitutionnelle que la syphilis. — Guérison rapide de la première attaque. — Au septième mois, deuxième attaque de syphilide papuleuse, sans érythème noueux.

Léon L..., âgé de 47 ans, serrurier, entra une première fois dans mon service, salle 8, pour des chancres syphilitiques balano-préputiaux multiples, compliqués de balano-posthite et de lymphopathie dorsale de la verge. Le coït infectant avait eu lieu le 2 janvier 1879, et cet accident primitif sérieux s'était déclaré 1 mois ou 5 semaines après vers les premiers jours de février. Bonne santé habituelle. Jamais aucune maladie vénérienne ou autre.

Entré, le 4 mars 1879, à l'hôpital du Midi, le malade en était sorti le 20 du même mois, guéri, et il n'avait encore eu aucun accident constitutionnel. Mais 5 ou 6 jours après sa sortie (50e jour environ des chancres), il fut pris de maux de tête, de douleurs vagues dans tout le corps, de perte d'appétit, de fièvre vespérale et de sueurs abondantes pendant la nuit. Au commencement d'avril, l'ulcération s'empara des indurations chancreuses cicatrisées et la balano-posthite se reproduisit; puis des douleurs extrêmement violentes, avec exaspération nocturne, survinrent dans les jambes; elles empêchaient le malade de marcher. Sur ces entrefaites, du 6 au 7 avril, il se fit pendant la nuit, dans la région externe de la jambe droite, une éruption de trois ou quatre tumeurs qui, dès le lendemain, étaient rouges, et *sont devenues* depuis de plus en plus inflammatoires. A la jambe gauche, trois tumeurs de même nature poussèrent du 8 au 9 avril.

Le malade était rentré salle 8, n° 26, le 1er avril. Voici quel était son état le 10 avril (70e jour des chancres infectants) : la néoplasie primitive cicatrisée était maintenant en pleine activité ulcérative. Persistance de la lymphite dorsale. — Éruption sur la partie supérieure du tronc, mais seulement en arrière, de larges papules plates, très rouges et croûteuses à leur centre.— Rougeur, gonflement et infiltration plastique des piliers du voile du palais.

Dès le début des troubles constitutionnels, il s'était formé sous le cuir chevelu, à la région sincipitale, 3 ou 4 bosses périostiques, dont quelques-unes persistaient encore; c'étaient des élevures à base large, d'une consistance ferme, mais non osseuse. Elles étaient en voie de diminution.

Les tumeurs de la jambe droite occupaient sa face externe. A première vue, elles ressemblaient aux nodosités de l'érythème noueux, par leur couleur surtout, d'un rouge vif, violacé et ecchymotique; mais elles étaient beaucoup plus volumineuses, et l'amas dur de matières plastiques qui les constituait était deux ou trois fois plus étendu dans tous les sens que la tache cutanée; elles siégeaient dans le tissu cellulaire sous-cutané et dans l'épaisseur de la peau. Cette suffusion néoplasique était nettement circonscrite dans 3 ou 4 tumeurs et diffuse dans 2 ou 3 autres. — Douleur à la pression, un peu d'œdème périphérique. — Endolorissement général de la jambe, qui rendait la marche difficile et pénible.

Sur la jambe gauche, également à la partie externe, on sentait deux tumeurs sous-cutanées, de consistance un peu pâteuse, adhérentes à la peau, mais insensibles à la pression et très légèrement teintées de rose; elles ressemblaient à des gommes au début, mais à des gommes d'un processus rapide.

Ces tumeurs, dont le diamètre variait de 2 à 5 centimètres formaient une saillie de 1 centimètre 1/2 à 2 centimètres au-dessus des parties voisines; elles étaient résistantes, sans fluctuation. Leur masse isolée et à contours nets sur les bords et en dessous, pouvait être saisie entre les doigts.

Le malade avait un peu de fièvre et la langue blanche. Ce dont il se plaignait le plus, c'était de douleurs dans les membres; aux membres supérieurs, elles étaient beaucoup moins violentes qu'aux membres inférieurs. Chose curieuse! ces douleurs avaient diminué de plus de moitié aux jambes, depuis l'apparition des tumeurs qui semblaient leur avoir servi de crise; elles consistaient en une immense sensation de fatigue et de courbature permanente, sur laquelle se détachaient des irradiations douloureuses principalement nocturnes. — Rien du côté des articulations. — Amaigrissement notable depuis un mois. De temps en temps, surtout au début, des troubles constitutionnels, sternalgie vive vers l'appendice xyphoïde.

Le 11 avril, je constatai qu'à côté des tumeurs de la jambe droite il s'en était formé d'autres, petites, sous-cutanées, au nombre de 3 ou 4, grosses comme des pois, non adhérentes et sans changement de couleur à la peau. En outre, il était poussé une nodosité sur le bras gauche et deux sur le bras droit, grosses comme des noisettes et adhérentes à la peau, qui présentait à leur niveau une coloration d'un rouge vif. Les douleurs avaient été et étaient moins vives dans les bras que dans les jambes, et là aussi plus intenses avant l'éruption qu'après. Sur la jambe gauche, à la partie supérieure de la face antérieure du tibia, nouvelle tumeur grosse comme une fève, sous-cutanée, adhérente à la peau, sans changement de couleur, sans connexion avec le périoste. Les deux tumeurs placées sur la face externe du même membre, avaient triplé de volume; elles étaient étendues, d'un rouge vif et ecchymotique, douloureuses à la pression et constituées par une masse circonscrite de suffusion plastique; elles adhéraient à la peau, mais elles étaient indépendantes des tissus sous-jacents.

Toujours un peu de fièvre vers le soir et surtout la nuit; inappétence complète; pâleur; moins de céphalalgie; processus ulcéreux des indurations balano-préputiales en pleine activité. — Diminution dans le volume des tumeurs périostiques craniennes; même état de la gorge. (Le malade prenait de l'iodure de potassium et du sirop de biiodure ioduré à doses modérées.)

16 avril (10e jour de l'érythème noueux). — Deux nouvelles tumeurs avaient paru, et on pouvait les saisir pour ainsi dire à leur état naissant : l'une était située à la face interne et inférieure de la cuisse droite; l'autre à la partie postérieure et moyenne de la gauche; elles étaient encore pisiformes, roulaient sous le doigt et n'adhéraient pas à la peau. Diminution dans les douleurs des membres. Céphalalgie persistante, avec recrudescence le soir, à partir de cinq heures et demie. Les premières tumeurs s'étaient élargies en diminuant d'épaisseur, étaient à peine douloureuses et tendaient à disparaître.

Du 16 au 19, il se produisit une amélioration notable dans l'état général et dans les accidents syphilitiques. Ainsi il y eut bien çà et là quelques nouvelles poussées de nodosités intra-dermiques ou sous-cutanées, mais elles restèrent petites et indolentes. — Diminution progressive dans les algies des membres et de la tête. — Les ulcérations balano-préputiales commençaient à se cicatriser.

Du 19 au 23, le mieux continua à se produire; mais il s'effectuait encore çà et là de nouvelles poussées de nodosités. Seulement ces tumeurs, beaucoup plus calmes dans leur processus, n'avaient pas les caractères inflammatoires et douloureux qui avaient signalé l'apparition des larges plaques au début de l'érythème. Souvent il était nécessaire d'explorer avec le doigt les parties où elles siégeaient pour les découvrir. On sentait alors des boules de la grosseur d'une petite noisette, dures, à peu près indolentes, situées les unes dans l'épaisseur même de la peau qui ne présentait à leur niveau aucun changement de coloration; les autres, dans le tissu cellulaire sous-cutané; ces dernières étaient libres et n'adhéraient pas aux couches inférieures du derme.

Les larges suffusions en plaques de la première poussée étaient toutes en voie de résolution; elles semblaient se détacher peu à peu de la peau qui perdait à leur niveau la teinte rouge violacée et ecchymotique du début, pour en prendre une d'un jaune brun qui ne s'effaçait pas sous la pression.

30 avril (24e jour de l'érythème noueux). Les nodosités de la dernière poussée étaient au nombre d'une vingtaine, disséminées principalement sur les membres; mais on en constatait aussi sur le tronc, sur les épaules, le dos et les parois latérales de la poitrine. Elles avaient diminué de volume depuis leur apparition et conservaient toujours leur indolence aphlegmasique. Les plaques de la première poussée continuaient à se résoudre lentement. — Plus de fièvre; langue nette; appétit. — Lymphite de la verge et indurations balano-préputiales en voie de régression. — Ulcérations génitales cicatrisées.

Les jours suivants, tous les symptômes généraux ou locaux disparurent peu à peu; la convalescence fut franche et signalée par un appétit vorace. A mesure que les grandes plaques qui avaient été le siège d'une vive rougeur violacée et ecchymotique se fondaient, la peau, à leur niveau, se couvrait d'une légère desquamation furfuracée.

Le 7 mai (30e jour de l'érythème noueux), guérison complète. Le malade sortit sur sa demande.

Le 5 septembre 1879, il rentra de nouveau dans mon service. C'était alors le sixième mois révolu de la maladie et il lui était survenu, depuis quelques jours, une nouvelle éruption de papules disséminées un peu partout. Mais cette fois, il ne se produisit aucune détermination du côté du tissu cellulaire.

Les antécédents de cet homme furent interrogés scrupuleusement et je pus m'assurer qu'il n'avait jamais eu le moindre accident qu'on pût rattacher au rhumatisme. D'un autre côté, on ne trouvait aucune cause occasionnelle à l'érythème noueux.

Le malade dont je viens de relater l'observation me semble présenter un exemple typique de l'affection cutanée et sous-cutanée que je propose d'appeler *Érythème noueux syphilitique*. Il n'est pas douteux qu'elle procède directement de la diathèse. Quelle autre cause constitutionnelle pourrait-on invoquer comme cause générale? Est-ce le rhumatisme? Je me suis enquis, avec le plus grand soin, des antécédents de cet homme et je n'ai découvert chez lui quoi que ce soit qui se rapportât, de près ou de loin, à l'arthritisme ou à une autre maladie constitutionnelle se déterminant habituellement sur la peau.

Mais si l'on répugne à admettre qu'il existe entre cet érythème noueux et la syphilis un lien de causalité intime et immédiate, on reconnaîtra bien du moins que cette maladie a été la raison déterminante de l'affection cutanée et que, sans elle, cette dernière ne se serait probablement jamais produite. De quelque façon qu'on envisage l'étiologie de l'accident, on est donc obligé de constater les rapports étroits qui le rattachent à la maladie spécifique.

Son apparition a coïncidé avec les premières manifestations syphilitiques. Il n'a été précédé que de quelques jours par les troubles constitutionnels, par la périostose cranienne sincipitale et par l'éruption discrète de papules plates. Il a occupé pendant un mois une large place et même la plus considérable et la plus en vue; remarquons en effet que, contrairement à ce qui a lieu d'ordinaire pour les syphilides érythémateuses et papuleuses les plus confluentes, l'érythème noueux a été précédé et accompagné pendant 8 ou 10 jours, d'une fièvre assez vive, continue et avec exacerbations vespérales et nocturnes.

Cette fièvre n'a peut-être pas été la particularité la plus intéressante de l'affection. Les troubles du système nerveux périphérique ont évidemment joué le rôle prépondérant. Il n'est pas rare de voir des douleurs se produire quelques jours d'avance sur des points de la peau qui vont être le siège d'une éruption syphilitique. Ici ces douleurs sont arrivées à un degré d'intensité tout à fait insolite, surtout dans les extrémités inférieures. C'est à peine si le malade pouvait marcher; il était comme paralysé par la souffrance que lui causait la contraction musculaire. La peau était aussi extrêmement sensible; et, dès que les plaques érythémateuses se furent établies, les douleurs locales provoquées à leur niveau par la pression, devinrent supportables.

Un fait singulier, n'est-ce pas, que l'éruption des plaques ait été le signal d'une grande accalmie dans les douleurs générales? Elle leur a servi, pour ainsi dire, de crise. N'y a-t-il pas là quelque chose d'analogue à ce qu'on voit se produire si nettement dans les herpès névralgiformes? N'y voyez-vous pas une preuve en faveur de l'intervention active des troubles nerveux périphériques ou centraux, dans la pathogénie des lésions cutanées? Nous sommes encore loin de nous rendre exactement compte du processus morbide nerveux ou nervoso-vasculaire qui jette la perturbation dans la vie moléculaire de telle ou telle circonscription de la peau ou de la surface cutanée tout entière; mais ce processus n'en existe pas moins dans un grand nombre de cas. Certaines variétés d'herpès en fournissent des exemples frappants. La lésion nerveuse se traduit alors par des manifestations névralgiformes que leur topographie, leur place dans l'évolution des phénomènes rendent évidentes et faciles à interpréter. Je ne veux pas dire que les mêmes considérations de physiologie pathologique soient applicables à l'affection cutanée qui nous occupe; mais je tiens à mettre dans son vrai jour la place prédominante qu'ont occupée les troubles nerveux sous forme d'algies dans les deux observations précédentes et surtout dans la seconde.

Le processus de l'érythème noueux, envisagé dans son ensemble, a présenté deux phases : une phase aiguë et douloureuse qui a duré 8 ou 10 jours, qui a été caractérisée anatomiquement par de larges suffusions dermiques et sous-dermiques, très inflammatoires; une phase subaiguë pendant laquelle ces plaques de véritable érythème noueux sont entrées en résolution pendant que poussaient plus profondément, dans le tissu cellulaire sous-cutané, des nodosités dures non adhérentes ou peu adhérentes, très semblables à des tumeurs gommeuses. Dans cette seconde phase, il n'y avait ni fièvre ni douleurs.

Sur les muqueuses, il n'y a eu de déterminations que du côté de la gorge. La lésion des piliers consistait en une infiltration très prononcée des tissus, produite sans doute par une suffusion plastique semblable à celle qui se faisait à ce moment sur divers points de la peau. Cette néoplasie a été résolutive sur les muqueuses comme sur la peau; et, au bout de trente jours, l'érythème et toutes les autres lésions qui avaient signalé le début de cette syphilis : périostoses crâniennes, ulcération des scléroses chancreuses cicatrisées, papules plates, étaient à peu près guéries. Mais la santé du patient avait été sérieusement éprouvée par cette soudaine explosion d'accidents multiples à processus rapide et à synergies névroso-vasculaires violentes.

L'action syphilitique fut loin d'être épuisée par cette première poussée, puisque, quelques mois plus tard, le malade fut atteint d'une syphilide papuleuse confluente. J'ignore ce qu'il est devenu après être sorti une deuxième fois de mon service, complètement guéri. J'espère qu'il n'aura subi aucune nouvelle attaque sérieuse de la maladie constitutionnelle.

On a vu que, dans la première observation, l'accident primitif avait été si léger, que ni la malade ni son médecin ne s'étaient, à aucun moment, doutés de son existence, de telle sorte qu'il m'avait été très facile de cacher à la malade et à ses proches la nature de la maladie. Ici, au contraire, la néoplasie primitive a été sérieuse et elle a subi la fonte purulente après sa cicatrisation, dès que sont apparus les accidents constitutionnels. Pourtant, chez lui la syphilis a peut-être été moins sévère que dans la première observation. Dans les deux cas, les lymphatiques n'ont pas été touchées et les ganglions n'ont présenté qu'une tuméfaction très ordinaire. Le traitement mixte fut employé chez le malade de la deuxième observation comme chez la malade de la première.

Dans le fait suivant, l'érythème noueux fut aussi très caractérisé; mais il ne survint pas dans les premiers jours de l'intoxication syphilitique. Nous ne devons pas moins le considérer comme un accident précoce, puisque la maladie constitutionnelle n'en était qu'à son huitième ou neuvième mois d'existence.

OBS. 3. *Au neuvième mois d'une syphilis sérieuse comme état général, quoiqu'il n'y ait eu au début que des accidents superficiels, apparition de périostites sur les extrémités inférieures. En même temps, éruption de plaques typiques d'érythème noueux, sans nodosités sous-cutanées, sur les membres supérieurs et inférieurs. — Guérison rapide.*

C. Jean, 23 ans, cocher, se portait habituellement bien, n'avait jamais eu aucune maladie aiguë ou chronique, ni d'affections vénériennes autres que quelques blennorrhagies insignifiantes, lorsqu'il contracta à la suite de plusieurs coïts avec différentes femmes, deux chancres infectants qui firent leur apparition sur le prépuce et le fourreau de la verge, dans les premiers jours de mai 1869. Il vint se faire soigner à ma consultation de l'hôpital du Midi, et dès le 15 mai, je lui prescrivis des pilules de protoiodure. — En juin, plaques muqueuses à l'anus et entre les orteils, croûtes dans les cheveux, maux de gorge très violents, affaiblissement causé par la difficulté à avaler et par la diarrhée. Il alla passer plusieurs mois à la campagne, dans le Berry, et on continua le traitement spécifique qui avait été prescrit dès le début de l'intoxication.

Revenu à Paris le 5 novembre, il entra dans mon service pour se faire soigner de plaques muqueuses confluentes qui étaient revenues dans la gorge, dans la bouche et entre les orteils. Je trouvai sa santé générale très altérée et, pendant quelques jours, je m'en tins à un traitement tonique; puis j'administrai un peu d'hydrargyre et d'iodure de potassium.

Dans les premiers jours de janvier 1870 (neuvième mois révolu de la syphilis) cet homme, dont la constitution était affaiblie et dont les forces avaient considérablement diminué pendant sa maladie, éprouva pour la première fois une douleur sur la partie moyenne et antérieure de la jambe droite. Il existait à ce niveau une tuméfaction diffuse, sans changement de couleur et sans adhérence à la peau. Claudication; impossibilité presque complète de marcher. Irradiation jusque dans le cou-de-pied et le genou. La tuméfaction et la douleur diminuèrent beaucoup en 10 ou 12 jours; néanmoins, le 21 janvier, je constatai encore une saillie anormale diffuse avec empâtement sous-cutané œdémateux, un épaississement et une bosselure sur le bord interne du tibia.

Peu de temps après l'apparition de la périostose, douleurs très vives sur la rotule et sur les côtés de l'articulation du genou gauche dans le creux poplité du même côté, sans tuméfaction générale ni phénomènes inflammatoires, mais avec de petites tumeurs périostiques très sensibles à la pression. — Douleur et gonflement dans les articulations phalangiennes du petit doigt gauche.

En même temps que les phénomènes qui précèdent, il en survint d'autres du côté de la peau et du tissu cellulaire sous-cutané. Ils furent caractérisés par l'éruption de larges plaques, d'une couleur violacée, très douloureuses, siégeant sur le mollet droit, sur les omoplates, sur la face postérieure des bras, sur la jambe gauche, larges comme une pièce de cinq francs en argent, et semblables à de l'érythème noueux. — Léger mouvement fébrile se produisant dans l'après-midi. Insomnie.

Il existait à ce moment une roséole papuleuse discrète dans le dos avec quelques pustules d'acné spécifique. Adénopathie cervicale et inguinale; quelques croûtes dans les cheveux. Plaques ulcérées des orteils en voie de cicatrisation. Voix faible et enrouée.

Les suffusions plastiques du derme étaient épaisses, larges, dures, circonscrites et formaient des nodosités ovoïdes aux bras, diffuses et entourées d'un œdème étendu aux extrémités inférieures.

Je fis prendre du sirop de biiodure ioduré et de l'iodure de potassium.

Le malade n'avait jamais eu aucune atteinte de rhumatisme articulaire ni d'une affection quelconque pouvant se rapporter à l'arthritisme. Rien au cœur, ni du côté des autres viscères.

Le 28 janvier, la périostose de la jambe droite avait notablement diminué; mais il s'en était formé une tout à fait semblable sur la jambe gauche à l'union du tiers supérieur avec les deux tiers inférieurs. Les nodosités érythémateuses persistaient dans le même état.

Tous ces accidents, néanmoins, diminuèrent peu à peu et, dans les premiers jours de janvier, ils avaient à peu près complètement disparu, après avoir duré environ quatre semaines. L'état général aussi s'était sensiblement amélioré.

Ici il s'agit bien de l'érythème noueux pur, car il n'est pas survenu de nodosités dans le tissu cellulaire sous-cutané. Les plaques étaient intra-dermiques, très rouges, fort inflammatoires et douloureuses, comme dans l'affection de cause commune. La syphilis ne leur avait imprimé aucun caractère spécifique.

Peut-être n'a-t-elle été que l'occasion de cette attaque d'érythème noueux dont l'apparition a sans doute été favorisée aussi par l'état presque cachectique dans lequel se trouvait le patient depuis l'invasion des accidents consécutifs.

je suis plus disposé à mettre en doute, dans ce cas que dans les deux autres, l'influence étiologique directe et immédiate de la syphilis. Il m'a semblé cependant que la coïncidence de cet érythème noueux, au neuvième mois de la maladie, avec des périostoses, une syphilide papuleuse, des plaques cutanées, quelques accidents articulaires évidemment d'origine syphilitique, lui donnait droit à une place dans ce travail.

Voici maintenant un autre fait qu'on pourrait dire l'inverse des précédents, puisque l'érythème noueux n'a, pour ainsi dire, pas existé, tandis que les suffusions sous-cutanées ont été surtout prédominantes.

OBS. 4. *Chancre infectant situé sur la face antéro-interne et la partie moyenne de la cuisse gauche; adénopathie crurale spécifique du même côté.*

Au bout de cinq semaines, troubles généraux et apparition des phénomèmes consécutifs : roséole papuleuse généralisée et confluente, plaques muqueuses, myalgies spécifiques dans divers muscles du corps, etc.

Au bout de deux mois, apparition instantanée d'accidents syphilitiques siégeant : 1° dans les vaisseaux lymphatiques de la jambe et de la cuisse gauche; 2° dans le tissu cellulaire sous-cutané des deux extrémités inférieures; 3° dans la synoviale de la patte d'oie et la gaine du tendon du couturier gauche.

Nodosités gommeuses primitivement développées dans le tissu cellulaire sous-cutané. — Leur adhérence à la peau à mesure qu'elles grossissent. — Apparence érythémateuse qu'elles prennent alors. — Mais l'érythème noueux est consécutif.

M. J... V..., 34 ans, brossier, entré le 27 août 1872 dans mon service à l'hôpital du Midi, salle 8, n° 5, se portait habituellement bien et n'avait jamais eu aucune maladie vénérienne, lorsqu'il s'aperçut, du 20 au 30 juin 1872, de l'existence d'un petit bouton d'apparence furonculeuse situé sur la partie antéro-interne de la cuisse gauche, à 25 centimètres au-dessus du genou. — Deux ou trois semaines après le début de ce bouton, tuméfaction ganglionnaire dure, indolente, très volumineuse, dans la région inguino-crurale du même côté. Ce malade était marié; sa femme ne paraissait pas avoir la syphilis; il ne s'était fait aucune piqûre, n'avait subi aucun attouchement et n'avait cohabité avec aucune autre personne étrangère. Aussi était-il loin de se douter qu'il s'agissait là d'un chancre, d'autant moins qu'à la consultation de l'hôpital Saint-Louis, on lui avait dit que ce n'était qu'un furoncle.

Quoiqu'il en soit, au commencement du mois d'août (5ᵉ semaine du chancre) fatigue dans tous les membres, perte d'appétit, faiblesse musculaire, etc., et presque en même temps, apparition progressive de boutons papuleux sur tout le corps, croûtes dans les cheveux, maux de gorge, etc. — Aucun traitement spécifique.

Vers le milieu du mois d'août, douleur dans les deux mollets; myalgie violente dans les bras; formation d'un cordon dur, volumineux, douloureux, renflé de distance en distance, s'étendant depuis le pied gauche, le long du tibia et de la gaine des vaisseaux fémoraux, jusqu'à la région inguino-crurale. Douleur à la face interne de l'articulation du genou gauche.

Le 30 août (65ᵉ jour à partir du début du chancre), je constatai l'état suivant : Maigreur, grande faiblesse musculaire, incapacité pour le moindre travail; chancre fémoral gauche, large comme une pièce de 2 francs, à cupule centrale, à bourrelet saillant régulièrement circulaire, en voie de cicatrisation. Dans la région crurale, au-dessus du pli de l'aîne gauche, tumeur ganglionnaire dure, indolente, grosse comme un œuf de pigeon.

Impossibilité d'étendre de ce côté la jambe sur la cuisse, à cause d'une douleur excessivement vive qui se faisait sentir à la partie postérieure du condyle interne du tibia; à ce niveau, tuméfaction diffuse œdémateuse, sans changement de couleur à la peau, remontant le long du tendon du couturier, et cordon lymphatique hypertrophié, dur, noueux, le long de la jambe et de la cuisse gauches.

Il est inutile d'entrer dans des détails sur cette lymphopathie et sur la synovite de la patte d'oie et de la gaine du couturier, ainsi que sur l'éruption des papules qui occupait toute la surface du corps. Arrivons à la lésion qui nous intéresse plus particulièrement.

On sentait sur quelques points des membres abdominaux, au-dessous de la peau et dans le tissu cellulaire sous-cutané, de petites tumeurs dont le volume était en moyenne celui d'une fève. Elles roulaient sous le doigt, étaient douloureuses et n'adhéraient pas à la peau, qui ne présentait à leur niveau aucun changement de couleur. On en comptait une douzaine environ. Il en existait aussi, mais en moins grand nombre, sur les membres supérieurs.

Les deux ou trois jours suivants, les nodosités situées dans le tissu cellulaire des extrémités supérieures, augmentèrent considérablement. L'une d'elles, siégeant à la partie inférieure du mollet gauche, avait la grosseur d'une prune; elle était dure, entourée d'une atmosphère pâteuse du tissu cellulaire, adhérente à la face profonde du derme qui ne présentait pourtant, à son niveau, aucune modification; elle était douloureuse spontanément et à la pression. Une tumeur semblable, mais un peu moins volumineuse, existait à la face interne de la jambe droite, à 20 centimètres de la malléole; elle présentait les mêmes caractères. Autres petites tumeurs sous-cutanées, pisiformes, dures et douloureuses sur divers points des membres inférieurs, soit à la jambe, soit à la cuisse. Celles des extrémités supérieures étaient en voie de décroissance.

Dans les premiers jours de septembre, il poussa quelques nouvelles tumeurs sous-cutanées, semblables aux précédentes; une, entre autres, à la partie postérieure de l'avant-bras gauche. La peau ne présentait, au-dessus d'elles, aucune adhérence, aucun changement de coloration. Une des nodosités sous-cutanées, à la jambe droite, large comme une pièce de 2 francs, avait contracté des adhérences avec la peau, qui présentait maintenant à son niveau une teinte d'un jaune rougeâtre comme ecchymotique. Ses contours étaient pâteux et moins nets que les jours précédents; elle était très douloureuse spontanément et à la pression.

Les deux autres tumeurs sous-cutanées, situées à peu près symétriquement en arrière de chaque jambe, au niveau de la partie inférieure des gastrocnémiens, s'étendirent en largeur et devinrent comme diffuses et sans contours très accusés. Elles mesuraient dans tous les sens 4 à 5 centimètres, faisaient une forte saillie au-dessus de la peau, qui adhérait à leur niveau et commençait à présenter une légère teinte rosée sur la tumeur de la jambe droite. Douleur spontanée et à la pression.

Une nouvelle tumeur sous-cutanée et sans adhérence, du volume d'un noyau de cerise, se montra aussi sur la cuisse gauche, en vingt-quatre heures; elle était sans connexité aucune avec le lymphatique induré.

Sous l'influence du repos, des bains et d'un traitement mixte, une amélioration notable ne tarda pas à se montrer dans tous les accidents. Mais il se produisit, sans cause appréciable, sur la partie antéro-interne de la cuisse gauche, une douleur très vive et un œdème considérable et circonscrit, avec un peu de rougeur et une sensibilité excessive de la peau. Comme cette inflammation était survenue au niveau et le long du lymphatique induré, c'est probablement à lui qu'il faut la rapporter. Elle fut du reste très courte et n'entrava pas l'amélioration qui se manifestait de tous les côtés.

Au bout de vingt-cinq à trente jours à partir du début des accidents fémoraux et de l'apparition des nodosités, la claudication avait à peu près cessé. Les nodosités et les suffusions plastiques sous-cutanées du tissu cellulaire avaient disparu. La syphilide papuleuse s'affaissait et s'effaçait, et la synovite spécifique de la patte d'oie et du couturier, ainsi que la lymphopathie de la jambe et de la cuisse étaient presque guéries.

Je suis entré, au sujet des nodosités sous cutanées, dans des détails qu'on trouvera peut-être un peu trop minutieux; mais comme j'ai assisté à leur naissance et suivi toutes les phases de leur processus, il m'a semblé que l'occasion était favorable pour les décrire, d'autant plus qu'elle se présente rarement. Dans le cas actuel, c'est bien primitivement au sein du tissu cellulaire sous-cutané que les lésions se sont développées. Pendant leur première phase, elles ont été libres de toute connexion avec la peau; mais peu à peu, quelques-unes d'entre elles, ayant pris des dimensions considérables, se sont trouvées en contact avec la face profonde du tégument et lui sont devenues adhérentes.

C'est à ce moment que les nodosités, étalées et transformées en plaques, ressemblaient par quelques-uns de leurs caractères extérieurs à l'érythème noueux.

Sur aucun point de la surface cutanée, je n'ai trouvé de nodosité ou de plaque occupant l'épaisseur du derme au moment de sa naissance. L'adhérence à la peau s'est montrée exceptionnellement; aussi l'affection a-t-elle été aussi peu érythémateuse que possible. C'est à peine s'il existait, au point le plus saillant des tumeurs, un peu de rougeur diffuse foncée et ecchymotique.

Évidemment cette affection du tissu cellulaire, survenue le soixantième jour environ de l'accident primitif, en même temps que la syphilide papuleuse, la synovite du couturier et la lymphopathie jambière et crurale gauche, après quelques jours de troubles constitutionnels prodromiques, était bien une émanation directe de l'action du virus syphilitique sur le tissu cellulaire sous-cutané. D'ailleurs, à quelle autre cause constitutionnelle la rapporter? Et puis, par sa forme, ses symptômes et son processus, ne ressemble-t-elle pas complètement à l'affection gommeuse du tissu cellulaire? Ne sont-ce pas des gommes résolutives et bénignes que ces nodosités, libres de toute adhérence dans le tissu cellulaire sous-cutané, qui roulent sous le doigt, se rapprochent de la peau en grossissant, l'envahissent peu à peu et y suscitent un travail inflammatoire qui participe de leur caractère résolutif et n'aboutit pas à l'ulcération?

Supposez que l'âge de la syphilis n'eût pas été connu. Quel est le médecin qui aurait hésité à porter le diagnostic : tumeurs gommeuses? C'est qu'en effet, ces nodosités ne sont autre chose que des gommes. Seulement elles diffèrent des gommes de l'âge adulte ou du déclin de la maladie constitutionnelle : 1° par leur début, qui est plus soudain; 2° par leur marche, qui est plus rapide; 3° par leur terminaison, qui est toujours résolutive. Les nodosités, la plupart du temps, ne suppurent pas, ne se ramollissent pas, et par conséquent ne se convertissent pas en ulcérations gommeuses. Tout au plus arrivent-elles à susciter sur la peau, quand elles contractent adhérence avec elle, un processus inflammatoire superficiel qui leur donne alors toutes les apparences de la plaque érythémateuse noueuse.

C'est exactement ce qui a eu lieu dans ce cas. Nées au sein du tissu cellulaire, les nodosités sont allées de dedans en dehors dans leur processus d'augment; mais beaucoup sont restées en chemin et n'ont même pas atteint la peau.

Je crois que cette détermination de l'action syphilitique sur le tissu cellulaire a été tout à fait indépendante des autres manifestations, et en particulier de la lymphopathie crurale, qui est restée un phénomène purement local se rattachant sans doute au chancre et surtout à la grosse adénopathie inguino-crurale correspondante. Mais il arrive quelquefois que ces nodosités sont en connexion avec les lymphatiques malades; on pourrait alors les confondre avec les renflements que présentent ces vaisseaux atteints d'hyperplasie syphilitique.

Les quatre cas, dont je viens d'écrire l'histoire détaillée, suffiront, je pense, pour donner une idée nette de ce que j'appelle l'*Érythème noueux syphilitique* et des nodosités et suffusions néoplasiques précoces du tissu cellulaire sous-cutané. Ces lésions font partie des manifestations précoces de la syphilis au même titre que les accidents qui se produisent, à cette période, du côté des autres tissus et des autres organes de l'économie.

DEUXIÈME SÉRIE

NÉOPLASIES CIRCONSCRITES ET RÉSOLUTIVES DU TISSU CELLULAIRE SOUS-CUTANÉ

Nous ne verrons plus dans les faits suivants, les néoplasies précoces, diffuses ou arrondies, se produire un peu partout au même moment, et affecter le caractère d'éruption généralisée que présentent les érythèmes et les syphilides papuleuses pendant la première période de la maladie constitutionnelle. Elles n'en seront pas moins précoces et semblables dans leurs caractères fondamentaux à celles que j'ai décrites jusqu'à présent.

OBS. 5. *Syphilis suivie d'accidents secondaires légers. Traitement hydrargyrique. Le 13e mois de la maladie, apparition d'une tumeur diffuse, constituée par une sorte d'infiltration plastique occupant tout le plancher buccal, dure, indolente, aphlegmasique, rapidement guérie par l'iodure de potassium. Plus tard, récidive de plaques muqueuses labiales et pharyngées. — Huit ans après, phthisie tuberculeuse.*

M. B..., domestique, âgé de 33 ans, entré le 13 décembre 1868 dans mon service, à l'hôpital du Midi, salle 7, n° 13, et sorti dans les premiers jours de janvier 1869, était fort, robuste, bien constitué et avait toujours joui d'une bonne santé, lorsqu'il contracta un chancre infectant en novembre 1867. Au bout de deux ou trois mois, la gorge, les lèvres et l'anus s'étaient couverts de plaques muqueuses; puis il était survenu de l'impétigo sur le cuir chevelu et des onyxis sèches et humides. On lui avait fait prendre des préparations hydrargyriques, et sa santé n'avait été que très peu éprouvée par la première poussée.

Lorsque je commençai à le soigner, il était au 43e mois de sa maladie et présentait l'état suivant: rougeur diffuse du pharynx et du voile du palais. Sur la lèvre inférieure, petite ulcération entourée d'une exsudation blanchâtre. Ganglions cervicaux.

Mais ce qui l'inquiétait le plus, c'était une tuméfaction très volumineuse qui avait débuté vers les premiers jours de décembre sans cause appréciable, dans l'épaisseur du plancher buccal, entre le menton et l'os hyoïde. Elle était constituée par une infiltration du tissu cellulaire sous-cutané, dure, diffuse, non fluctuante, d'une rénitence uniforme sur tous ses points, indolente, aphlegmasique, non adhérente à la peau qui conservait sa coloration normale, mais immobile sur le plan aponévrotique du plancher buccal. Un peu plus proéminente à gauche qu'à droite de la ligne médiane, cette tumeur occupait tout l'intervalle compris entre les deux branches du maxillaire inférieur et l'os hyoïde. Elle mesurait, comme il était facile de s'en assurer par l'exploration simultanée de la bouche et de la région sus-hyoïdienne, 3 ou 4 centimètres d'épaisseur. Elle faisait une légère saillie sur les deux gouttières linguales, mais était libre de toute connexion avec la muqueuse. Elle ne gênait que très faiblement les mouvements de la langue et ceux du pharynx et du larynx. Les ganglions sous-maxillaires n'étaient point tuméfiés et il n'existait soit dans la région, soit au voisinage, aucune lésion à laquelle on pût la rattacher. Elle s'était développée spontanément. Toutes les autres parties du corps étaient saines. Je prescrivis 3 grammes d'iodure de potassium à prendre chaque jour,

Sous l'influence de cette médication, et sans qu'il fut nécessaire de recourir à aucun topique, cette néoplasie diminua rapidement, et au bout de 25 jours, elle avait presque entièrement disparu.

A quelle cause, autre que la syphilis, pourrait-on attribuer cette tumeur? Je n'en vois aucune. Aussi son origine diathésique ne me paraît-elle pas douteuse. Du reste, ne présente-t-elle pas tous les attributs des productions gommeuses : l'insidiosité du développement, l'indolence, l'aphlegmasie, la localisation dans le tissu cellulaire sous-cutané? Que serait-elle devenue si on ne l'avait pas combattue par l'iodure de potassium? Il est probable qu'elle se serait résorbée sans se ramollir, puisque la plupart des productions néoplasiques affectent, à cette phase de la diathèse, une tendance décidément résolutive.

J'ai souvent revu le malade depuis cette époque. Il ne lui est revenu aucun accident syphilitique de cette nature. Ceux dont je l'ai soigné sont restés superficiels et ont cessé au bout de deux ou trois ans. Mais en 1877, cet homme jusque-là bien portant, commença à tousser et à maigrir et les deux sommets du poumon devinrent tuberculeux. J'avais espéré un moment que la syphilis n'était pas étrangère à cette désorganisation; malheureusement il n'en était rien. L'iodure de potassium, donné à toutes doses, ne produisit aucune amélioration. Le malade quitta Paris pour aller faire une saison aux Eaux-Bonnes; puis se sentant de plus en plus gravement atteint, il se décida, sur mes conseils à habiter dans le Midi de la France, qui était son pays natal. J'ignore ce qu'il est devenu.

Le processus n'est pas toujours aussi simple dans cette région, même à une époque plus voisine de l'accident primitif. Le fait suivant en fournira la preuve :

OBS. 6. *Quatre mois après le début de l'accident primitif, infiltration diffuse, indolente et aphlegmasique du plancher buccal et formation au centre de cette néoplasie d'une grosse tumeur fluctuante. — Hyperostose et périostose de la branche droite du maxillaire inférieur.*

Roséole maculeuse, plaques muqueuses, buccales, gutturales et génitales; hypertrophie spécifique considérable des ganglions maxillaires cervicaux et inguinaux. Guérison de la néoplasie et de la tumeur au bout d'un mois sans évacuation de son contenu.

R..., garçon marchand de vin, âgé de 20 ans, entré le 10 janvier 1879, salle 8, lit 18, était d'une constitution chétive et d'une assez médiocre santé. Il avait eu à 6 ans une fluxion de poitrine, et, depuis, deux attaques de fièvre muqueuse dont la dernière remontait à quelques mois. On ne découvrait dans ses antécédents aucune trace de scrofule. En février 1878, il avait eu une blennorrhagie compliquée d'orchite et de cystite du col. — En septembre de la même année, il contracta un chancre infectant balano-préputial qui fut soigné dans mon service. Il en sortit avant l'apparition des accidents constitutionnels et je le perdis de vue jusqu'au mois de janvier 1879.

A cette époque je constatai chez lui la trace d'une roséole maculeuse au déclin et de nombreuses plaques dans la cavité buccale. Mais la principale lésion, qui avait débuté 15 ou 20 jours avant son entrée, était une tumeur de la grosseur d'une mandarine située sur le plancher buccal, à droite de la ligne médiane, entre la branche correspondante du maxillaire et l'os hyoïde. Toute la région était le siège d'une infiltration sous-cutanée, diffuse, sans changement de couleur ni adhérence de la peau, excepté sur le point culminant de la tumeur, où il existait une fluctuation manifeste. On pouvait palper toutes ces parties sans y provoquer aucune douleur, et la tumeur, quoique ramollie dans sa partie centrale, rouge, tendue et fluctuante, avait toujours évolué à froid. Sur la partie la plus externe du plancher buccal, les ganglions sous-maxillaires étaient volumineux et indurés. Outre cette néoplasie diffuse, formulée en une grosse tumeur liquide dans son centre, il existait une autre lésion au voisinage. Sur la branche droite du maxillaire inférieur, une hyperostose s'était développée en même temps que les lésions précédentes. Elle occupait la face antérieure de l'os, avait la grosseur d'une amande, était dure, unie, sans adhérence à la peau et tout à fait indolente et aphlegmasique. Le bord inférieur du maxillaire, qui avait à ce niveau des connexions étroites avec la tumeur du plancher buccal, présentait un épaississement considérable.

Ainsi l'action syphilitique avait fait naître simultanément, quatre mois après l'apparition de l'accident primitif : 1° une infiltration néoplasique indolente de la moitié droite du plancher buccal et d'une partie de la moitié gauche; 2° au centre de cette néoplasie et adhérente à l'os, une grosse tumeur fluctuante aphlegmasique; 3° une hyperostose et une périostose de la branche correspondante du maxillaire inférieur; 4° une tuméfaction avec induration des ganglions sous-maxillaires.

Ailleurs on trouvait d'autres manifestations syphilitiques : des plaques muqueuses sur les organes génitaux, des taches de roséole, des adénopathies spécifiques très volumineuses dans la région inguinale et dans la région cervicale.

Pâle, amaigri et faible, le malade n'avait ni fièvre, ni embarras gastrique, ni courbature. Ces lésions s'étaient développées sans susciter aucune réaction fébrile.

Fidèle à la règle que je me suis imposée de ne jamais porter le bistouri sur une tumeur d'origine syphilitique, si fluctuante et si ramollie qu'elle soit, je me contentai de soumettre le malade à un traitement mixte composé de 9 centigrammes de protoïodure d'hydrargyre et de 3 grammes d'iodure de potassium chaque jour.

Une amélioration très notable ne tarda pas à se manifester. Non seulement cette grosse tumeur rouge et fluctuante, qui semblait sur le point de s'ouvrir, n'évacua pas son contenu, mais elle le résorba rapidement, et on la vit s'affaisser de jour en jour. En même temps la peau reprenait son caractère et son épaisseur ordinaires. Le 1er février (20e jour du traitement), la fluctuation avait disparu et la néoplasie périphérique diminué de plus des deux tiers. Il en était de même de la périostose; cependant elle faisait encore une saillie considérable à la surface de l'os dont le bord restait toujours épaissi.

L'hyperostose fut la dernière à diminuer et à disparaître; elle existait encore très prononcée lorsque le malade sortit de mon service, vers le milieu de février, après un mois de traitement. La néoplasie s'était presque entièrement fondue, ainsi que sa tumeur centrale dont il ne restait plus aucune trace. La tuméfaction des ganglions sous-maxillaires, des ganglions cervicaux et de ceux de l'aine persistait toujours. La périostose était à peu près effacée; enfin la santé générale s'était considérablement améliorée.

C'est encore à la syphilis qu'on est obligé de rapporter ici les lésions qui se sont développées sur le plancher buccal, au quatrième mois de l'accident primitif. On aurait pu croire au premier abord, que la scrofule n'était pas étrangère à la tuméfaction des ganglions sous-maxillaires; mais on ne découvrait dans les antécédents du malade aucune trace de cette maladie. D'ailleurs, les inflammations strumeuses ne se résolvent pas habituellement, comme le fit cette tumeur, au bout d'un mois de traitement par l'iodure de potassium. Les abcès strumeux, même quand ils sont suscités par la syphilis, ce qui est loin d'être rare, se comportent comme si cette dernière diathèse n'existait pas. Ils aboutissent toujours à des foyers ouverts et fistuleux qui suppurent indéfiniment et sur lesquels les spécifiques n'ont aucune prise. En outre, ils se concentrent dans les ganglions et n'attaquent le tissu cellulaire ambiant que consécutivement. Ici c'est dans le tissu cellulaire sous-cutané que s'est faite d'emblée la suffusion hyperplasique syphilitique. Elle a franchi le premier degré de son évolution, c'est-à-dire qu'elle s'est ramollie sur le point qui correspondait à sa plus grande épaisseur; mais le processus n'est pas allé au delà. Quoique une partie de la néoplasie se fût liquéfiée, et que la peau fût devenue adhérente et un peu rouge, la résorption s'en effectua très vite. Évidemment on aurait commis une faute en ouvrant cette collection. Maintes fois j'en ai vu de semblables et de plus liquides encore, disparaître sous la seule influence du traitement spécifique interne, et cela non seulement au début, mais à toutes les phases de la maladie constitutionnelle, que le point de départ du processus fût un ganglion, le tissu cellulaire ou même des organes sous-jacents, les muscles, par exemple, peu importe.

Ce qui prouve bien l'origine syphilitique de cette néoplasie et sa spontanéité, c'est sa coïncidence avec l'hyperostose et la périostose du maxillaire inférieur, et l'absence de toute lésion sur la peau ou sur la muqueuse buccale, capable de susciter une pareille hyperplasie. Ce ne sont pas, en effet, de simples plaques muqueuses des lèvres de la langue ou des joues qu'on peut en rendre responsables.

A côté de ce fait, on peut placer le suivant qui présente avec lui de grandes analogies comme processus et qui est survenu au même moment de la diathèse.

Obs. 7. *Au quatrième mois d'une syphilis légère et presque en même temps que l'explosion des accidents cutanés et muqueux superficiels, nodosité sous-cutanée de la région parotidienne droite; puis large suffusion hyperplasique, qui devient fluctuante dans sa partie centrale et se résorbe sans s'ouvrir, au bout d'un mois.*

P... (Edouard), garçon de salle, âgé de 20 ans, entré le 7 février 1879 dans mon service, salle 6, lit 35, est pâle, maigre, d'apparence chétive, quoique depuis son enfance il n'ait jamais eu aucune maladie. On ne découvre dans ses antécédents aucune trace de scrofule. Il n'avait jamais eu d'affection vénérienne, jusqu'au mois d'avril 1878. A cette époque, quelques jours après le dernier coït, écoulement uréthral de médiocre intensité, qui ne dura que deux semaines. Au commencement de décembre, cinq semaines après ce dernier coït, excroissances qu'on prit pour des végétations non syphilitiques, bientôt suivies de phimosis et de balano-posthite. Ces lésions existaient encore quand cet homme entra dans ma salle au commencement de février (4e mois de la contamination). On sentait des indurations sous-préputiales, et il existait une adénopathie spécifique dans les deux aines. L'intoxication syphilitique était évidente et se traduisait par une roséole rubéolique sur le tronc, des croûtes dans le cuir chevelu et des macules cuivrées sur le front à la racine des cheveux. Enfin dans les mains, il y avait de larges plaques rougeâtres en partie desquamées.

Il était manifeste que ce qu'on avait pris pour des végétations, n'était autre chose que des chancres infectants balano-préputiaux qui furent suivis au 45e ou 50e jour de leur durée, des accidents constitutionnels de la syphilis.

Jusqu'ici rien que de très ordinaire dans l'évolution de la diathèse. Mais voici que le 16 février, une petite tumeur grosse comme une noisette, fit son apparition dans la région parotidienne droite. Indolente, aphlegmasique, non adhérente à la peau, elle ne tarda pas à perdre sa mobilité, à s'entourer d'une atmosphère demi-inflammatoire et à adhérer à la peau qui devint rosée à son niveau. Le malade fut soumis à un traitement mixte.

Le 25 février, la tumeur était manifestement fluctuante dans sa partie centrale et reposait maintenant sur une large base d'hyperplasie diffuse qui recouvrait presque toute l'étendue de la région parotidienne.

Malgré le processus de ramollissement et l'inflammation de la peau, cette tumeur restait toujours indolente et on pouvait la palper dans tous les sens, sans provoquer aucune douleur.

Comme j'étais convaincu qu'elle se résoudrait en peu de temps, sous la seule influence de la médication, je ne fis appliquer à sa surface aucun topique.

Le 5 mars, elle avait très notablement diminué; mais il y avait encore de la fluctuation au centre, et tout autour une zone large et épaisse d'induration hyperplasique.

Le 19 mars, la tumeur avait perdu les quatre cinquièmes de son volume. Elle ne proéminait presque plus à la surface de la peau. L'induration du tissu cellulaire avait presque entièrement disparu; mais la fluctuation persistait encore. Plus tard elle était imperceptible et le malade sortit guéri.

Les réflexions que j'ai faites au sujet du cas précédent s'appliquent à celui-ci. La néoplasie du tissu cellulaire sous-cutané émanait directement de l'action syphilitique. Elle survint en même temps à peu près que les premières manifestations cutanées. On ne pouvait l'attribuer à aucune influence diathésique autre que la syphilis et elle naquit sous l'intervention d'une cause occasionnelle locale. Enfin son processus présenta ce trait caractéristique d'un ramollissement central, suivi d'une résorption graduelle des parties liquides et solides qui constituaient la néoplasie. La résolution aurait-elle eu lieu si le malade n'avait pas été traité? Impossible de le savoir; mais quelques cas dans lesquels l'administration des spécifiques a manifestement arrêté un processus analogue qui avait abouti à l'ulcération sur les tumeurs voisines, avant leur emploi, permettent de supposer que sans l'iodure de potassium, la tumeur se serait peut-être ouverte. — Nous reviendrons plus loin sur cette question.

Pour ne pas quitter la région céphalique, je vais décrire un autre cas de suffusion néoplasique précoce du tissu cellulaire sous-cutané, qui s'effectua sur le front. Si on ne l'avait pas examinée attentivement, on aurait pu la prendre pour l'une de ces périostoses précoces qui s'observent assez fréquemment en pareil lieu, à cette phase de la maladie.

OBS. 8. *Syphilis ayant débuté, au deuxième mois du chancre infectant, par des douleurs de tête très fortes et une bosse sous-cutanée au front, formée d'une suffusion néoplasique du tissu cellulaire.*

Louis M..., 26 ans, journalier, entré en janvier 1877, salle 8, n° 35, jouissait habituellement d'une bonne santé et n'avait eu aucune maladie antérieure, si ce n'est quelques douleurs rhumatismales subaiguës, à l'âge de 16 ans. Après une incubation incertaine, il lui survint, le 6 mars 1876, un chancre sur chaque côté du filet pour lesquels je lui donnai des soins en janvier 1877. Il présentait alors une induration diffuse de la muqueuse préputiale au pourtour du filet et des érosions profondes irrégulièrement disséminées sur la surface du gland. Adénopathie bi-inguinale; aucune manifestation constitutionnelle; 9 centigrammes de protoiodure. Cinquante jours environ après le début de l'accident primitif, troubles légers de la santé générale et roséole.

Mais un fait anormal survint à ce moment. Des douleurs de tête très violentes se produisirent; elles étaient principalement nocturnes et occupaient le côté droit du front. Peu de jours après leur apparition, je constatai que, sur le point où elles avaient leur plus grande intensité, il s'était formé une bosse large comme une pièce d'un franc.

Cette bosse était constituée de la façon suivante: c'était une petite tumeur dure à son centre, un peu pâteuse à sa périphérie, épaisse d'un centimètre, adhérente à la peau qui, au-dessus d'elle, avait une teinte un peu rosée. En la palpant, on ne causait que peu de douleurs, et on pouvait la faire mouvoir sur les tissus sous-jacents avec lesquels elle n'avait aucune connexion fixe.

Dans les premiers jours de février, elle augmenta quelque peu, tout en restant dure, indolente et mobile. Le malade ne pouvait supporter l'iodure de potassium. Il sortit vers le milieu de février, avant d'être guéri.

Voilà une lésion bien insignifiante et je la donne comme le degré le plus faible des manifestations syphilitiques de cette nature. C'est une sorte de plaque circonscrite dermique et sous-dermique, peu douloureuse, presque aphlegmasique, occupant par ses parties profondes le tissu cellulaire sous-cutané et évidemment résolutive. Comme elle avait été précédée de douleurs violentes, dans le point même où elle s'était produite, peut-être y avait-il quelque rapport étiologique entre elle et ces troubles névralgiformes de la sensibilité. J'ai constaté récemment l'existence d'une plaque analogue, dermo-sous-cutanée, chez un malade qui, à l'origine des accidents constitutionnels, avait souffert d'irradiations douloureuses très vives occipito-pariétales.

Cette bosse n'était pas sans analogie avec les périostoses craniennes, qu'on observe assez fréquemment à pareille époque sur le front ou sur d'autres points de la boîte osseuse. Deux signes l'en distinguaient : sa consistance moins dure et surtout sa mobilité sur les tissus sous-jacents.

Comme contraste avec cette néoplasie dermo-cellulaire, à peine ébauchée, voici un cas de gomme typique de la même région, qui se produisit, à je ne sais quelle époque de la maladie constitutionnelle, puisqu'il me fut impossible de fixer son début. Il n'existait, en effet, que des antécédents très obscurs chez M. X..., qui vint me consulter en novembre 1870

Vers le mois de juillet de la même année, il s'était aperçu de l'existence d'une bosse sur la partie supérieure du front. Cette tumeur, d'abord très dure et petite, avait grossi peu à peu, était devenue un peu douloureuse et s'était ramollie vers la fin du mois de septembre. — Douleurs de tête très fortes, mais diurnes.

Quand je l'examinai pour la première fois, cette tumeur était ovoïde de haut en bas; elle occupait la partie supérieure du front, un peu à gauche de la ligne médiane. Sa saillie, très considérable, au-dessus des parties voisines, était de 2 centimètres 1/2 à 3 centimètres ; sa base avait 4 à 5 centimètres de diamètre. C'était donc une tumeur d'un gros volume. Sa structure était des plus remarquables : en effet, extérieurement et à son pourtour, elle était formée par un anneau saillant, d'une dureté osseuse, comme dans le céphalématome, et qui se terminait par un rebord brusque, taillé à pic, circonscrivant un cratère de 3 centimètres de longueur sur 2 1/2 de largeur. Dans cette partie centrale la tumeur était molle, fluctuante, dépressible, mais on n'en touchait pas le fond. On y sentait comme des grumeaux flottant dans une partie liquide; on pouvait palper en tous sens sans provoquer de douleur. La peau, même au niveau de la partie centrale ramollie, ne présentait aucun changement d'épaisseur ni de coloration. — Quelques maux de tête, le soir; sommeil; santé générale excellente.

Convaincu, malgré l'absence d'antécédents syphilitiques, que cette tumeur était une grosse gomme datant de quatre mois et arrivée à sa période de ramollissement, je fis prendre d'emblée 6 grammes d'iodure de potassium, qui furent très bien tolérés. L'effet de ce spécifique fut vraiment merveilleux. Au bout de quatre jours, la gomme avait diminué presque d'un tiers, et, au bout de dix, elle n'avait plus qu'un quart du volume primitif. J'ai rarement vu une pareille énergie et une aussi grande promptitude dans l'action curative. Au bout de deux semaines, cette grosse tumeur en était réduite à une saillie diffuse au centre de laquelle on percevait encore une partie liquide et fluctuante large comme une pièce de 50 centimes. Le rebord, si curieux avec sa consistance osseuse, s'était affaissé, mais il conservait toujours sa forme annulaire, et restait nettement taillé à pic en dedans. En pressant la partie centrale, on ne touchait pas le fond. La peau était toujours intacte. La tumeur était mobile sur les parties sous-jacentes. Indolence complète. — Au bout d'un mois, disparition presque totale de la gomme; il ne restait à son centre qu'une dépression encore un peu molle, de la largeur d'un pois, qui s'effaça entièrement en 8 jours. — J'avais porté jusque à 8 grammes la dose de l'iodure de potassium, Son efficacité si extraordinaire et si rapide n'aurait-elle pas suffi à elle seule pour affirmer l'origine syphilitique de la lésion? C'était bien là une gomme vraiment tertiaire. Et ce qui me fait supposer que l'intoxication devait remonter à une époque éloignée, ce sont les dimensions de la tumeur et la lenteur de son développement. — La plupart des suffusions plastiques du tissu conjonctif dans la première phase de la maladie, qu'elles soient diffuses ou sous la forme de nodosités gommeuses, se développent très rapidement et disparaissent de même. Cette sorte d'acuité dans le processus constitue avec leur tendance toujours résolutive, le trait le plus original de leur physionomie. Malheureusement ces suffusions deviennent quelquefois beaucoup plus sérieuses, comme on le verra par la suite.

Les nodosités et les néoplasies diffuses sont beaucoup moins fréquentes aux membres supérieurs qu'aux membres inférieurs, du moins sous la forme circonscrite dont je m'occupe maintenant. Je n'en ai rencontré qu'un seul cas que je vais rapporter, bien qu'il y ait quelque obscurité sur le début de la maladie constitutionnelle.

OBS. 9. *Tumeurs hyperplasiques sous-cutanées, survenues l'une à l'avant-bras, l'autre au bras gauche, vers le 6e mois de la syphilis.*

Léonard..., ébéniste, 35 ans, entré salle 6, nº 40, le 8 février 1878, a eu des végétations au mois de juillet 1877; on a soupçonné qu'il existait au milieu d'elles un chancre infectant, parce qu'il s'est produit dans les aines un gonflement spécifique des ganglions. Toutefois le malade ne croit pas avoir eu, depuis cette époque, de plaques muqueuses, ni d'éruptions sur la peau.

Vers le milieu d'août 1877 (6e mois de la maladie), cet homme fut pris, sans cause appréciable, de douleurs dans le bras et l'avant-bras du côté gauche. Après quelques jours de souffrances, il s'aperçut de l'existence d'une forte tumeur ronde, sous-cutanée et mobile, située sur la partie externe de l'avant-bras, au voisinage du coude. Quelques jours après, il en survint une plus volumineuse sur le bras, à sa partie externe.

Au commencement de février (2e mois 1/2 des tumeurs), à l'époque où je donnai des soins à ce malade, les tumeurs persistaient encore et présentaient l'état suivant :

Tumeur fusiforme à l'avant-bras, au lieu indiqué, non douloureuse à la pression, dure, mobile, sous-cutanée et sans adhérences. Tumeur large, aplatie, arrondie, de 2 centimètres de diamètre dans tous les sens, d'une consistance un peu pâteuse, sous-cutanée et non adhérente, indolente, située au niveau de l'insertion inférieure du deltoïde. — Quelques douleurs crampoïdes parcourent de temps en temps tout le membre. Il n'a été fait jusqu'ici aucun traitement interne.

Ce malade est-il réellement syphilitique? Telle fut la première question que je me posai. Je cherchai vainement sur les muqueuses et sur la peau des traces positives, anciennes ou récentes de la maladie constitutionnelle. Il ne semblait avoir existé comme manifestation, que ces deux tumeurs sous-cutanées du membre supérieur gauche. Étaient-elles suffisantes pour révéler la nature de leur cause générale? J'en jugeai ainsi, parce que j'avais vu des tumeurs sous-cutanées parfaitement semblables à celles-là se produire pendant la première phase de la syphilis. Je fis donc prendre de l'iodure de potassium, et au bout de quelques jours, ces tumeurs disparurent.

Parmi les lésions de la syphilis, il y en a qui sont tellement spécifiques, qu'une seule suffit pour dissiper toutes les obscurités que pourrait laisser dans l'esprit le passé du malade, dans les cas où les commémoratifs et les autres circonstances propres à éclairer le diagnostic font défaut. Je crois qu'on peut mettre de ce nombre les productions néoplasiques sous-cutanées. Quand elles surviennent spontanément, sans l'intervention d'aucune cause occasionnelle, en dehors de toute influence générale manifeste, à quelle autre cause que la syphilis pourrait-on les rattacher? Mais hâtons-nous de dire que les manifestations de la diathèse sous cette forme isolée et exclusive sont extrêmement rares, parce que, à cette période où l'activité morbide a pour caractère de se répandre un peu partout et de se multiplier, les lésions concomitantes font exceptionnellement défaut, et on découvre même souvent quelques restes de l'accident primitif.

Obs. 10. *Nodosités allongées, dures et mobiles, symétriquement situées sur la face interne des cuisses, au niveau de la gaine des vaisseaux, survenues sans aucune cause occasionnelle pendant les premiers jours de l'intoxication généralisée et presque en même temps que la roséole.*

Un jeune homme de 26 ans vint me consulter, le 1er mars 1871, pour des accidents syphilitiques dont il souffrait depuis quinze jours et qui lui étaient survenus sans qu'il se fût jamais aperçu de l'existence d'un chancre ou de quelque chose d'analogue sur aucune partie du corps.

Dès le milieu du mois de janvier, ce malade, qui se portait habituellement bien, avait été pris d'un accès de fièvre quotidienne vespérale, avec frissons et sueurs abondantes pendant la nuit, de courbature, de céphalalgie, etc., et il lui était survenu une éruption dans la première semaine de février.

Depuis le 15 février, il souffrait de nodosités douloureuses situées sur la face interne des cuisses. — Quand je l'examinai pour la première fois, il était pâle, amaigri et faible. La peau était couverte d'une roséole érythémateuse typique. A la face interne des deux cuisses, il existait au-dessous de la peau un cordon dur, noueux, gros comme le petit doigt et long de 4 ou 5 centimètres, non adhérent, mobile, douloureux à la pression. On aurait dit que ces deux nodosités allongées et symétriques, situées sur le trajet de la gaine des vaisseaux cruraux, résultaient de l'oblitération et de l'hypertrophie d'une veine ou d'un gros vaisseau lymphatique. Il n'y avait pas d'œdème aux extrémités inférieures ni une lésion quelconque. La peau ne présentait au niveau de ces tumeurs ni adhérence ni changement de coloration. Je ne parvins à découvrir aucun vestige de l'accident primitif. Les ganglions inguinaux et cervicaux étaient spécifiquement indurés.

Le 14 mars (30e jour des tumeurs), le cordon noueux de la cuisse droite avait à peu près disparu. Sur la gauche, il persistait avec les mêmes caractères, c'est-à-dire qu'il était mobile et non adhérent à la peau ni à l'aponévrose crurale. — Il était devenu indolent à la pression. Aucun œdème des extrémités inférieures. — Eruption syphilitique mixte composée de taches de roséole, de papules coniques et de plaques squameuses. A cette époque, je perdis ce malade de vue.

Étaient-ce bien des néoplasies du tissu cellulaire sous-cutané que ces tumeurs noueuses, allongées, symétriquement situées à la même hauteur sur la face interne de chaque cuisse, au niveau de la gaine des vaisseaux fémoraux? Ce fut la première question que je me posai ; il n'est pas facile d'y répondre. Il se produit en effet, pendant la première phase de la maladie, des hypertrophies spécifiques dans quelques vaisseaux lymphatiques, qui présentent la plus grande analogie avec ces sortes de tumeurs. Quand le vaisseau est pris sur toute sa longueur et qu'on peut le suivre jusqu'au ganglion, le diagnostic n'offre aucune difficulté ; mais il n'en est plus ainsi dans les cas où une partie limitée de son trajet se transforme en une induration noueuse. — Quelquefois la tumeur forme une seule masse continue; d'autres fois elle se fragmente en petites nodosités qui sont reliées entre elles par un cordon dur, ou même restent entièrement libres les unes par rapport aux autres mais sont toujours disposées suivant une même ligne qui est celle du trajet des vaisseaux. Cette dernière circonstance est de nature à éclairer le diagnostic. Il est rare aussi qu'on ne découvre pas, soit au-dessus, soit au-dessous de la tumeur ou des nodosités, quelques traces d'induration sur le tronc lymphatique. Dans le cas précédent je ne découvris rien de semblable, c'est pourquoi je regardai ces tumeurs comme des néoplasies du tissu cellulaire, indépendantes d'une affection des cordons lymphatiques fémoraux. Mais je fais des réserves, et, pour les justifier, je vais rapporter un deuxième fait où il n'est pas moins malaisé de préciser rigoureusement le siège de la production morbide.

Obs. 11. *Suffusion plastique, circonscrite, allongée, douloureuse, subaiguë, située au voisinage des vaisseaux fémoraux et survenue dans la cuisse gauche au 7e mois d'une syphilis légère.*

M. X..., âgé de 23 ans, d'une bonne santé habituelle et sans antécédents constitutionnels, contracta un chancre infectant qui fit son apparition vers la fin d'octobre 1876, après un mois d'incubation, et qui fut guéri en huit ou dix jours. — Blennorrhagie dans le même coït, survenue immédiatement après et guérie seulement à la fin de novembre. — Au mois de janvier 1877, maux de gorge sans éruption cutanée, paraît-il, ni autres accidents.

Quand le malade vint me consulter, vers le milieu du mois d'avril (6e mois révolu de la syphilis), je constatai l'existence d'une roséole érythémateuse et de plaques muqueuses dans la gorge. Aucun traitement interne n'avait été encore institué. Je prescrivis 9 centigrammes de protoiodure d'hydrargyre.

L'éruption avait à peu près complètement disparu, lorsque M. X... éprouva, le 6 mai (7e mois révolu de la syphilis), sans cause appréciable, une douleur à la partie interne de la cuisse gauche; elle augmenta peu à peu jusqu'à causer de la claudication, et en même temps une tumeur se produisit dans cette région. Il n'existait aucune ulcération, aucune lésion sur la jambe ou la cuisse de ce côté.

Le 8 mai, je constatai l'état suivant: la roséole avait presque complètement disparu. Sur la cuisse gauche, au-dessous de la peau, dans le tissu cellulaire sous-cutané, suffusion plastique, dure, sensible, homogène, mesurant 16 à 18 centimètres de hauteur, 0,03 de largeur, située parallèlement à l'axe de la cuisse, sur sa face interne, un peu en arrière du trajet des vaisseaux fémoraux, mobile, sans adhérence avec l'aponévrose crurale, nettement circonscrite dans ses contours, surtout en haut et en bas. Quoique non adhérente à cette tumeur, la peau présentait au-dessus d'elle une légère nuance rosée. Il ne paraissait y avoir aucune lésion des vaisseaux lymphatiques ni des veines. On ne sentait aucun cordon dur aboutir aux deux extrémités de la tumeur. Les ganglions inguinaux étaient modérément indurés. Aucune cause traumatique.

Douleur assez vive à la pression. Pas de fièvre. Claudication et grande gêne dans les mouvements de la jambe sur la cuisse.

Six jours après son apparition qui avait été très rapide, cette tumeur diminuée de moitié était devenue presque indolente, et la claudication avait disparu. Au bout de vingt jours, guérison complète.

Le diagnostic du siège me semble encore plus embarrassant ici que dans l'observation 10. Ne dirait-on pas une lymphite circonscrite? Le caractère subinflammatoire de la lésion, la rapidité de sa formation et son processus, sa forme, la teinte rosée de la peau à sa surface, sa sensibilité, la gêne dans les mouvements, etc., sont autant de caractères propres à l'inflammation des lymphatiques. Mais la tumeur était nettement circonscrite, surtout en haut et en bas, et ne se terminait à ses deux extrémités par aucun cordon induré; il n'existait ni au-dessus ni au-dessous d'elle aucune trace de lymphopathie aiguë, subaiguë ou chronique... Quoi qu'il en soit, cette néoplasie occupait le tissu cellulaire sous-cutané; elle procédait incontestablement, et d'une manière directe, de la syphilis arrivée à son septième mois; par conséquent, il est tout naturel de la placer ici, d'autant plus qu'elle nous montre sous un aspect nouveau, les néoplasies de la phase initiale.

Une partie de l'observation suivante a été publiée dans mes *leçons sur les myopathies* [1], parce qu'il existait en même temps que la suffusion néoplasique du tissu cellulaire dans le creux poplité, une myosite du muscle jumeau interne correspondant.

Obs. 12. *Au quatrième mois d'une syphilis sévère, et pendant la deuxième poussée des accidents cutanés et muqueux, tumeur sous-cutanée néoplasique, dans le creux poplité gauche. Myosite du jumeau interne correspondant. Guérison au bout d'un mois.*

Le malade, âgé de 25 ans, avait contracté un chancre infectant qui débuta le 5 octobre 1876. Comme première poussée : maux de gorge et petites papules disséminées sur toutes les parties du corps. A la fin de janvier et au commencement de février 1877, deuxième poussée caractérisée par une éruption de taches de roséole et par des plaques muqueuses confluentes sur l'isthme et les amygdales. Douleurs dans les deux jambes, principalement dans la gauche ; claudication.

Le 19 février 1877 (4e mois de la syphilis), tumeur sous-cutanée qu'on voyait et qu'on sentait dans le creux du jarret à gauche. Elle proéminait de 1 centimètre au-dessus des parties voisines, était arrondie, aplatie, de 3 centimètres carrés de superficie, sans adhérence avec la peau, mais adhérente profondément et plongée au milieu du tissu conjonctif, sensible à la pression, un peu consistante, nullement inflammatoire, sans œdème périphérique et sans vaisseaux lymphatiques enflammés ou hypertrophiés autour d'elle. Aucune blessure, aucun bouton sur le membre inférieur correspondant : claudication.

Il existait en même temps que cette tumeur d'autres accidents syphilitiques qu'il est inutile de décrire : une roséole maculeuse très confluente, de nombreuses plaques muqueuses dans le gosier, des troubles constitutionnels sérieux, des douleurs thoraciques avec accès de dyspnée nocturne, une myosite du jumeau interne gauche n'ayant aucun rapport avec la tumeur du creux poplité.

1. *Leçons sur les myopathies syphilitiques*, par Charles Mauriac, p. 156. G. Masson, édit., 1878.

Au bout d'un mois, grâce au repos et au traitement mixte, la néoplasie du creux poplité avait à peu près disparu.

Quelquefois les tumeurs sous-cutanées se développent sous forme de larges plaques diffuses, au voisinage des périostoses, et semblent appartenir au même processus. En voici un exemple :

OBS. 13. *Au quatrième mois du chancre infectant, tumeurs périostiques sur la face antérieure des deux tibias. — Suffusions dermo-sous-cutanées sur la jambe droite. — Plus tard, impétigo et sarcocèle.*

T... (Alfred), 25 ans, menuisier, entré dans mon service le 22 avril 1879, avait eu un chancre syphilitique de la rainure cinq mois auparavant. Quatre ou cinq semaines après le début de l'accident primitif, roséole érythémateuse, plaques muqueuses buccales, croûtes dans les cheveux, etc. (3 pilules de protoiodure de 0,03 c.).

Le 1er mai (5e mois 1/2 de la syphilis), on constate, au niveau des points douloureux qui existent depuis quelques semaines, sur la partie antérieure des deux jambes, de petites périostoses. L'une à peine visible, et perceptible seulement au toucher, occupe la face interne du tibia, vers la partie moyenne ; l'autre, au même niveau, sur la face interne du tibia droit, est beaucoup plus volumineuse et accompagnée d'un épaississement prononcé de la crête. Au-dessous de ces lésions périostiques, on trouve à droite deux larges plaques dermiques et sous-dermiques, non adhérentes aux parties sous-jacentes, mobiles, dures, un peu œdémateuses à leur périphérie, sensibles à la pression, faisant corps avec la peau qui est légèrement teintée de rose au-dessus d'elles. — Ces suffusions sont parfaitement distinctes des périostoses, quoiqu'elles n'en soient séparées que par un faible intervalle. Elles sont survenues spontanément et en dehors de toute cause occasionnelle. Traitement mixte : guérison au bout de quarante jours. Mais, malgré la médication interne, et pendant que les périostoses et les suffusions sous-cutanées se résorbaient, impétigo superficiel sur diverses parties du corps, engorgement spécifique de l'épididyme qui envahit bientôt tout le testicule droit.

Le diagnostic des périostoses et des tumeurs sous-cutanées est en général très facile; mais on ne distingue pas toujours aussi aisément ces dernières des suffusions musculaires. Le fait suivant en est une preuve :

OBS. 14. *Chancre infectant, suivi, au bout d'un mois et demi, d'une roséole légère et de deux petites tumeurs gommeuses sous-cutanées et sous-aponévrotiques sur la jambe droite. — Tuméfaction syphilitique du jambier antérieur du même côté. — Guérison rapide.*

B... (Léon), frappeur, entré le 22 juin 1870, salle 8, n° 13. Bonne santé habituelle. Cicatrices strumeuses sur les côtés de la mâchoire inférieure, datant de l'âge de 12 ans.

Double chancre infectant balanique survenu vers le milieu de mai 1870. Adénopathie bi-inguinale. Affaiblissement, perte d'appétit. Accès de fièvre vespérale irrégulière avec frisson, chaleur et sueurs nocturnes abondantes.

Un mois et demi après l'apparition du chancre, douleur et petites tumeurs sur la face interne du mollet droit. Le 5 juillet (7e semaine de l'accident primitif), chancre en voie de réparation ; roséole érythémateuse légère. Il existait sur la jambe droite deux petites tumeurs sous-cutanées survenues sans cause traumatique, et qui étaient constituées par une tuméfaction cellulaire. Aucun changement de couleur à la peau qui glisse au-dessus d'elles. L'une interne, située à l'extrémité inférieure du mollet, était formée par un empâtement diffus et mollasse ; l'autre externe, grosse comme un noyau de cerise, était plus circonscrite, dure, plutôt sous-aponévrotique que sous-cutanée, et semblait enchâssée dans la masse musculaire du mollet. En dehors de la crête du tibia, il existait aussi une tuméfaction douloureuse et diffuse qui paraissait siéger dans le jambier antérieur. Ces accidents diminuèrent rapidement par la seule influence d'un traitement hydrargyrique, et le malade sortit guéri le 5 juillet.

Dans les cinq observations qui précèdent, les suffusions sous-cutanées, très résolutives et d'un processus rapide, affectaient des rapports très étroits soit avec des lymphatiques, soit avec des périostoses, soit avec les tumeurs musculaires. La coïncidence de ces lésions et l'analogie qui existe entre leur configuration, jettent parfois quelque incertitude sur le diagnostic topographique. Nous donnerons les signes distinctifs de chacune d'elles dans la description générale des tumeurs syphilitiques précoces du tissu cellulaire sous-cutané.

Il importe aussi de ne pas les confondre avec les tumeurs adénopathiques, quand elles occupent une région riche en ganglions lymphatiques. La confusion aurait pu se faire dans le cas suivant, si on n'y avait prêté quelque attention.

OBS. 15. *Tumeur du tissu cellulaire sous-cutané résolutive, située au sommet du triangle de Scarpa, à droite, survenue le 68e jour des chancres infectants. — Syphilide papuleuse très légère et fugace. Au 8e mois de la syphilis, tumeur gommeuse diffuse du sterno-cléido-mastoïdien gauche.*

L'accident primitif présenta des particularités de processus très intéressantes chez un jeune homme de 26 ans, qui vint me consulter le 5 décembre 1876. Il avait deux érosions dans la rainure, larges et profondes, et trois sur la muqueuse préputiale, superficielles et irrégulières. Elles étaient survenues cinq jours auparavant, le lendemain d'un rapport *ab ore* et deux mois ou deux mois et demi au moins après le dernier coït. Elles ressemblaient à de l'herpès et je les cautérisai superficiellement avec le crayon de nitrate d'argent. Au bout de trois jours, les deux ulcérations de la rainure étaient cicatrisées et indurées ; les trois autres le furent au bout de douze jours. Pas d'adénopathie jusqu'au vingtième jour des chancres ; et, au trentième, induration des lèvres du méat et de tout le gland, sans aucune érosion préalable, etc., etc.

Le quarante-troisième jour, céphalalgie erratique et papules discrètes sur le tronc qui évoluèrent régulièrement et disparurent au bout de trois semaines en laissant de petites macules brunes.

Vers le 8 février (68e jour des chancres), le malade s'aperçut par hasard qu'il existait au sommet du triangle de Scarpa, du côté droit, une tumeur qui avait déjà les dimensions d'un œuf de pigeon; elle était située sous la peau, et un peu douloureuse à la pression.

Il vint me trouver le 13 du même mois, et je constatai l'état suivant : au-dessous de la peau qui glisse au-dessus d'elle et ne présente aucune altération à son niveau, tumeur présentant les dimensions sus-indiquées, régulièrement arrondie, facile à saisir dans tous les sens, mobile, libre de toute adhérence avec les parties profondes, homogène, dure, sans fluctuation, presque indolente à la pression et située à 5 ou 6 travers de doigt au-dessous du pli de l'aine. Cette tumeur était un peu étalée dans le tissu cellulaire et aplatie d'avant en arrière, et cette configuration lenticulaire permettait de la distinguer d'un ganglion syphilitique spécifiquement hypertrophié. Il n'existait dans la région aucun engorgement adénopathique ni lymphatique. Pas de lésion sur le membre inférieur correspondant.

Au bout de 14 jours, la tumeur avait diminué de moitié, et au bout d'un mois elle avait complètement disparu. La durée d'une adénopathie spécifique est habituellement beaucoup plus longue.

A la fin de juillet (8e mois révolu de la syphilis), une deuxième tumeur se développa chez ce malade, mais cette fois sur la partie latérale gauche du cou ; elle était dure, oblongue, aplatie d'un côté à l'autre et faisait corps avec le muscle sterno-mastoïdien, dont elle occupait la partie moyenne et gênait la contraction, etc. Aucune nouvelle poussée sur la peau ni les muqueuses. — Guérison rapide.

Cette observation peut se passer de commentaire, et je terminerai par elle la deuxième catégorie des tumeurs néoplasiques sous-cutanées, discrètes et résolutives. Les cas que j'en ai rapportés sont assez nombreux et assez variés pour mettre hors de doute leur existence et leur caractère spécifique. Leur diagnostic est facile, leur pronostic ne présente aucune gravité et le traitement mixte en fait promptement justice. Je crois même qu'elles se résoudraient assez vite spontanément.

TROISIÈME SÉRIE

NÉOPLASIES PRÉCOCES ET ULCÉREUSES DU TISSU CELLULAIRE SOUS-CUTANÉ.

L'évolution des néoplasies dont il me reste à parler maintenant est loin d'être aussi simple que dans les faits des deux premières sections. On verra qu'il n'existe à peu près aucune différence entre ces productions gommeuses et celles qui surviennent soit à la phase moyenne, soit aux périodes ultimes de la syphilis.

Voici d'abord un cas dont j'ai pu suivre toutes les particularités depuis le chancre initial jusqu'à la guérison des tumeurs gommeuses multiples qui se développèrent comme une éruption sous-cutanée généralisée, vers le 6e mois du chancre :

Obs. 16. *Syphilis gommeuse précoce, consécutive à un chancre éphémère. — Traitement dès le début. — Au 3e mois, syphilide ulcéreuse d'emblée sous forme d'echtyma. Au 6e ou 7e mois, éruption de tumeurs gommeuses sur le tronc : les unes s'ouvrirent, d'autres se ramollirent et devinrent fistuleuses, et enfin d'autres se ramollirent sans s'ouvrir. — Ulcérations serpigineuses des extrémités inférieures. — Guérison par l'iodure de potassium au bout de* 15 *jours pour les gommes, et de* 3 *semaines pour les ulcérations serpigineuses.*

M. François, 37 ans, employé, contracta, au mois d'août 1877, un petit chancre infectant superficiel situé dans le sillon balano-préputial, qui fut traité par moi à la consultation de l'hôpital du Midi, et guéri en 10 ou 12 jours sans laisser aucune trace. La bénignité de l'accident primitif devait contraster, comme on va le voir, avec la gravité des accidents ultérieurs. Et en effet, malgré la médication interne instituée dès l'origine de la maladie, la première poussée qui eut lieu en novembre (peut-être y avait-il eu auparavant quelques autres manifestations, mais elles avaient passé inaperçues) fut constituée par des croûtes dans les cheveux, 5 ou 6 larges pustules d'ecthyma sur les membres inférieurs, et une ulcération de la paupière droite inférieure près de l'angle externe, qui fut suivie d'une profonde échancrure.

Cet homme entra alors dans mes salles une première fois le 30 novembre, et il sortit guéri de cette syphilide ulcéreuse le 14 janvier 1878. Après être sorti, il continua le traitement et prit de l'iodure de potassium et environ 200 pilules de protoiodure. Néanmoins un mois après, c'est-à-dire le 4 février 1878 (6e mois révolu de la syphilis), il fut repris d'accidents encore plus sérieux que les précédents. Et pourtant sa santé générale était très bonne, et la syphilide ulcéreuse d'emblée survenue en novembre n'avait été précédée ni accompagnée d'aucun trouble constitutionnel.

La seconde poussée débuta par deux larges ulcérations serpigineuses situées sur la partie antérieure de la jambe gauche : l'une était ovale et régulière, de 3 à 4 centimètres de diamètre, l'autre, en fer à cheval, mesurait 8 à 10 centimètres ; toutes deux avaient un fond rouge et saignant, une base pâteuse et des bords taillés à pic.

Peu de jours après, il se produisit à la partie externe du sein gauche une vaste ulcération courbe, et, vers le 1er avril, des tumeurs gommeuses apparurent sur diverses parties du tronc.

Le malade rentra alors dans mes salles, salle 8, n° 32. Le 17 avril, je constatai chez lui l'état suivant (7e mois révolu de la syphilis) : il existait sur le tronc, principalement dans le dos, 10 ou 12 tumeurs gommeuses à divers degrés d'évolution, bien qu'elles eussent débuté à peu près en même temps, vers la fin de mars ou le commencement d'avril. L'une d'elles était largement ouverte et convertie en une profonde excavation à bords stratifiés ; elle était ovalaire et mesurait 3 centimètres 1/2 de longueur sur 2 de largeur; trois autres, moins volumineuses, s'étaient complètement ramollies et avaient évacué leur contenu à l'extérieur par une ouverture fistulo-ulcéreuse étroite, à travers laquelle on pénétrait dans une cavité arrondie, à parois dures et hyperplasiées, sauf la supérieure constituée par la peau amincie et flasque ; 5 ou 6 tumeurs gommeuses, grosses comme une noix, étaient également ramollies, mais non ouvertes et manifestement fluctuantes ; la peau qui les recouvrait était rougie, amincie et sur le point de s'ulcérer.

Sur la paupière supérieure gauche il existait aussi une petite tumeur gommeuse ramollie, mais non ouverte, qui ressemblait un peu à un orgeolet chronique et indolent ; sur la paupière inférieure droite, persistance de l'échancrure consécutive à l'ulcération de la première poussée.

Le cuir chevelu était labouré par 3 ou 4 ulcérations taillées à pic qui suppuraient abondamment. Les gommes du dos évacuaient aussi de leur intérieur une assez grande quantité de pus et de sérosité sanieuse ; seule, l'ulcération du sein présentait un fond bourgeonnant de bonne nature et paraissait en voie de cicatrisation, quoiqu'elle reposât sur une vaste infiltration gommeuse sous-jacente.

Chose remarquable, malgré toutes ces lésions suppurantes, la santé générale du patient n'était en rien dérangée ni affaiblie.

Je prescrivis d'emblée 5 grammes d'iodure de potassium et une cuillerée à bouche de sirop de biiodure ioduré. — Bains. — Pansements avec du cérat ordinaire.

Au bout de 10 jours (27 avril), un mieux extraordinaire s'était produit : la gomme ulcérée du sein était à peu près cicatrisée et réduite à quelques bourgeons charnus de bonne nature ; il en était ainsi de celle du dos. Quant aux gommes ramollies et s'ouvrant à l'extérieur par un petit pertuis, leur cavité était en partie comblée, et la peau adhérait au fond. Enfin, les gommes ramollies, mais non ouvertes, avaient diminué des deux tiers et ne présentaient, à leur centre, qu'un peu de fluctuation, et la peau qui les recouvrait était à peine rosée. La gomme des paupières avait disparu. — Santé générale toujours très bonne. Les ulcérations serpigineuses de la jambe étaient en partie cicatrisées.

Le 1er mai, toutes les gommes du tronc, ulcérées, fistuleuses ou non ouvertes, étaient complètement guéries. Vers le 15, la cicatrisation des ulcérations était achevée. Le malade continua son traitement encore quelques jours dans mon service. Il sortit très bien guéri le 8 juin 1878.

Cette observation est si précise et si claire, et elle rentre tellement dans mon sujet, qu'on peut la considérer comme typique. Les particularités intéressantes qu'elle présente sont nombreuses et méritent d'être étudiées. Voilà d'abord une syphilis qui devient gommeuse au 6e mois ; et ce ne sont pas là des nodosités ou des suffusions érythémateuses et résolutives qui se produisent avec abondance dans le tissu cellulaire sous-cutané, ce sont de véritables gommes qui paraissent rapidement sur divers points du tronc. A peine nées, elles passent, pour ainsi dire, sans transition de la phase formative à la phase de régression, et toutes en 15 jours ou 3 semaines, arrivent au ramollissement. Quelques-unes s'ulcèrent d'emblée ; d'autres se ramollissent et s'ouvrent, et enfin un bon nombre restent à l'état de cavités closes, fluctuantes. En voyant le processus se précipiter vers son terme avec une pareille impétuosité, on aurait pu croire que le pronostic était des plus graves. Eh bien, l'événement a prouvé le contraire. Presque toutes ces tumeurs gommeuses précoces ont cédé merveilleusement à l'action curative de l'iodure de potassium. Il a suffi d'un traitement poussé avec vigueur pendant 10 ou 15 jours pour en faire justice. Elles se sont dissipées et guéries avec la même promptitude que les nodosités et les suffusions résolutives.

Toutes les gommes précoces, parcourant le cycle plus ou moins complet de leur évolution et aboutissant à la nécrobiose, ne se comportent pas d'une façon aussi bénigne et ne montrent pas une pareille sensibilité à l'action des spécifiques. A cet égard, le fait actuel est en opposition parfaite avec celui que j'ai décrit comme un exemple de syphilis gommeuse, précoce et réfractaire à l'iodure de potassium. Quelle est la cause d'une pareille différence dans les résultats, quand la maladie principale et les circonstances accessoires paraissent à peu près les mêmes? Nous l'ignorons. Et qu'on veuille bien remarquer qu'ici les premières manifestations étaient empreintes aussi d'une certaine malignité, puisque, dès le deuxième et le troisième mois, un ecthyma très ulcéreux s'était montré sur diverses parties du corps, et que des ulcérations phagédéniques avaient envahi une des jambes, en même temps que l'éruption des tumeurs gommeuses s'effectuait sur le tronc.

Ulcérations et gommes ont donc été guéries très rapidement. Le traitement topique n'y a été pour rien, puisque j'ai employé du cérat simple afin de laisser tout l'honneur de la cure à la médication interne. Quand je dis tout l'honneur, je me trompe; car l'organisme, toujours inattaqué dans ses forces vives, pendant les deux poussées, a pris sans doute une part active à la guérison et je ne serais pas éloigné de croire qu'il l'eût peut-être opérée à lui tout seul. C'est une chose remarquable, en effet, que la différence qui existe entre les organismes sous le rapport de leur aptitude à concevoir et à féconder l'action curative que tend à faire naître, dans l'économie, tel ou tel ordre d'agents médicamenteux. Cette aptitude est indépendante, dans une certaine mesure, de la facilité avec laquelle les mêmes organismes se laissent plus ou moins subjuguer par l'action morbide que doivent combattre les spécifiques. Qui n'a vu, par exemple, des malades, très gravement atteints et en peu de temps, par le virus syphilitique, en réparer les méfaits avec une promptitude extraordinaire, dès qu'on leur donnait un peu de mercure ou d'iodure de potassium? On dirait qu'il réside en eux une force de réaction réduite momentanément à l'inertie, mais qui se réveille et développe tous ses effets dès qu'elle est touchée par l'agent spécifique. Et la preuve qu'il en est ainsi, c'est que, en pareil cas, l'œuvre n'est pas entièrement subordonnée aux doses. Mise en branle, la force réactive agit seule. De là à la spontanéité dans la guérison, il n'y a qu'un pas. Par contre, on voit des patients dont les diverses affections syphilitiques ont des allures bénignes, rester presque absolument insensibles à l'action curative des médicaments. Quand à ceux qui possèdent une aptitude à la prolifération toxique dans toutes ses conséquences, et qui sont totalement dépourvus de toute activité curative soit spontanée, soit provoquée par les médicaments; eh bien, cette double infortune les condamne ou du moins les expose aux formes les plus graves et même aux formes malignes de la maladie constitutionnelle.

Pour en revenir à notre malade, après cette longue digression, je dirai qu'il y avait tout à la fois chez lui malignité dans les lésions, puisque, d'emblée, elles étaient destructives ou tendaient à la destruction, et bénignité dans le processus, puisque ce processus semblait ne demander que le moindre prétexte pour s'arrêter et faire place à l'action curative de l'organisme suscitée par les spécifiques. De pareils faits sont le triomphe du médecin et la gloire de la médecine. Malheureusement ils ne sont pas très communs.

Une autre particularité, digne d'attention, c'est le contraste entre l'insignifiance de l'accident primitif et la gravité de l'intoxication. En basant le pronostic sur la généralité des faits, on aurait pu rassurer ce malade et lui annoncer qu'il n'aurait probablement, comme suites immédiates de ce chancre si bénin et de si courte durée, que quelques syphilides légères et des plaques muqueuses pendant un an ou deux. Mais voilà que dès les premiers mois de la période virulente il se produit des ecthymas, des ulcérations phagédéniques et une éruption confluente de gommes à processus nécrobiotique! Où est la loi de concordance entre le caractère de l'accident primitif et le caractère des premières manifestations générales? C'est là une des nombreuses surprises que ménage trop souvent la syphilis. Et ici vous n'invoquerez pas les causes générales d'affaiblissement, la débilité organique, l'appauvrissement du sang, le délabrement fonctionnel du système nerveux, etc., etc. Cet homme était et est resté d'une santé excellente qui ne s'est point démentie un seul instant, même au plus fort du processus; et, par le fait, il n'a pas été malade en prenant le mot dans le sens d'un trouble synergique des grandes fonctions organiques. Les graves affections cutanées et sous-cutanées dont il était atteint paraissaient lui être étrangères et évoluer en dehors de lui. Mais cette sorte de passivité plus apparente que réelle, qui n'opposait aucun obstacle à l'invasion et au processus des tumeurs gommeuses et des ulcérations, est sortie brusquement de sa torpeur aux premières doses de l'iodure, et le traitement interne a été aussi heureux et aussi prompt qu'on le pouvait souhaiter.

Dans le fait suivant, je n'ai pas assisté, comme dans ce dernier, à l'évolution de la diathèse et de ses principales manifestations. Le patient n'habitait pas Paris, il ne faisait qu'y passer et je ne l'ai vu qu'une seule fois; mais son histoire, quoique incomplète, n'est pas sans intérêt.

OBS. 17. *Au troisième mois et demi d'un chancre syphilitique, à peine cicatrisé, et au déclin d'une roséole, apparition, sur les extrémités inférieures, de tumeurs gommeuses typiques et de plaques dermo-cellulaires, dont quelques-unes ulcérées à leur centre.*

M. X..., âgé de 33 ans, d'une bonne santé habituelle, n'avait jamais eu, sauf quelques blennorrhagies, aucune maladie générale ou locale, accidentelle ou constitutionnelle, lorsque, à la suite de plusieurs coïts successifs, il vit apparaître, le 4 avril 1879, trois chancres, situés, l'un sur le filet et les deux autres dans la rainure, accompagnés d'adénopathie inguinale, et qui ne furent guéris qu'au bout de trois mois et demi.

Quatre semaines environ après l'apparition des chancres, M. X.... eut un peu de fièvre pendant deux ou trois jours, puis il survint une éruption papuleuse sur le tronc, pendant les premiers jours de mai. On lui fit prendre des pilules de sublimé et des pilules de fer. Il a pris environ 120 des premières.

La première éruption cutanée fut peu confluente. Rien sur la figure; pas de maux de tête, pas de douleurs dans les membres. Névralgies intercostales. Un mois après le début de l'éruption, plaques muqueuses dans la gorge et dans la bouche (commencement de juin).

Ces accidents étaient peu de chose. Mais, vers le milieu de juin, M. X... fut pris peu à peu de douleurs dans les membres inférieurs, qui s'exaspéraient par la marche, au point de causer un peu de claudication. Les papules qui existaient déjà sur les jambes, au lieu de diminuer comme sur d'autres parties du corps, grossirent et devinrent des ulcères. Redoublement des douleurs pendant la nuit. En palpant les parties douloureuses, le malade constata l'existence de tumeurs, de boules douloureuses situées au-dessous de la peau. Parmi elles, une très volumineuse au mollet droit.

État de M. X..., le 16 juillet 1879 (3e mois 1/2 de l'accident primitif). L'éruption papuleuse de l'abdomen et du thorax était en voie de disparition. Tout le mal se concentrait sur les jambes qui étaient douloureuses et engourdies surtout au commencement de la marche.

Jambe gauche : à la partie moyenne et supérieure du mollet, dans le tissu cellulaire sous-cutané, deux tumeurs, l'une grosse comme une noisette, l'autre comme un œuf de pigeon, libres de toute adhérence avec la peau et les aponévroses, mobiles, peu douloureuses à la pression, régulièrement ovoïdes. En outre, dans l'épaisseur de la peau, trois ou quatre tumeurs aplaties sous forme de plaques, dures, rénitentes, faisant corps avec le derme teinté de rouge, poussent à leur surface. A côté de ces plaques s'en trouvaient huit ou dix autres plus petites, perforées au milieu comme à l'emporte-pièce par une ulcération arrondie, profonde et taillée à pic.

Les mêmes plaques, ulcérées à leur centre, existaient aussi sur la jambe droite. Il y avait, en outre, en arrière du mollet à sa partie moyenne, une grosse tumeur ovoïde, très saillante, de 1 centimètre 1/2 à 2 centimètres au-dessus des parties voisines et de 3 centimètres de diamètre, un peu sensible à la pression, non adhérente à la peau qui ne présente au-dessus d'elle aucun changement de couleur, mobile au-dessus de l'aponévrose jambière, dure et homogène dans toutes ses parties.

Plaque muqueuse ulcérée sur le pli antérieur gauche du voile du palais. Santé un peu éprouvée, cependant toutes les fonctions s'exécutent régulièrement. Cessation du sublimé depuis 15 jours.

Je prescrivis du biiodure ioduré à assez hautes doses. Je n'ai pas revu ce malade.

Nous trouvons chez lui une lésion que nous n'avons pas encore observée chez les autres, du moins à ce degré du processus. Je veux parler des plaques néoplasiques, interstitielles du derme. Elles en occupaient toute la surface et avaient envahi également le tissu cellulaire sous-cutané, à en juger par leur épaisseur. Peut-être même y avaient-elles pris naissance. Elles ressemblaient beaucoup à des plaques d'érythème noueux, mais à des plaques chroniques, plus condensées, plus dures et qui auraient évolué à froid. Évidemment, par leur structure, elles devaient se rapprocher beaucoup du tubercule cutané; et, sans leur homogénéité, l'état uni de leur surface, leur aspect tout d'un bloc, on aurait pu les prendre pour une agglomération de tubercules. Mais c'était bien une lésion unique, dermo-cellulaire, obéissant à un seul processus qui concentrait vers leur milieu sa plus grande activité de nécrobiose, comme cela a lieu dans les tumeurs gommeuses qui se ramollissent et s'ulcèrent. Aussi étaient-elles perforées dans leur partie centrale d'une ulcération encore petite, mais qui, peu à peu sans doute, aurait envahi la masse entière. Je ne saurais mieux comparer ces plaques qu'à une gomme aplatie étalée au lieu d'être arrondie, et arrivée à sa phase d'adhérence cutanée et de ramollissement ulcéreux.

Quant aux trois tumeurs gommeuses qui siégeaient sur les mollets, elles étaient encore à leur état de crudité, et présentaient tous les caractères classiques de ces sortes de productions morbides.

N'est-il pas curieux de voir de pareilles lésions d'une nature si franchement tertiaire, naître et évoluer au 3e mois 1/2 de la syphilis, juste au moment où l'accident initial finit de se cicatriser et où la première poussée érythémato-papuleuse commence à disparaître?

Ce cas ressemble un peu à ceux de la première catégorie, non seulement à cause de l'analogie des plaques avec l'érythème noueux, mais encore à cause des troubles fonctionnels qui ont précédé l'apparition des néoplasies. Remarquez en effet qu'ici, comme dans les érythèmes aigus, quoique les lésions fussent loin d'être inflammatoires, il s'est produit des douleurs qui semblaient en être le prodrome. Ces douleurs ont persisté pendant plusieurs jours et ont acquis assez d'intensité pour entraîner de la claudication. Puis elles ont cessé après la naissance des tumeurs qui leur ont servi de crise.

Je ne doute pas que le traitement n'ait été promptement suivi de succès. Mais que sera devenue cette syphilis gommeuse si précoce? Il est peu probable qu'elle s'en tienne à ces premières manifestations.

Il n'est pas toujours possible de dire si une tumeur sous-cutanée qui est survenue dans les premiers mois de la syphilis, en même temps que d'autres manifestations spécifiques, est ou n'est pas de même nature qu'elles.

Le fait suivant en est une preuve :

Obs. 18. *A la suite de chancres infectants cicatriciels de quatre mois et demi de durée, syphilides à tendances ulcéreuses et arthropathies. Récidives. A la troisième poussée, en même temps qu'une syphilide polymorphe exulcéreuse, ulcération tertiaire et tumeur pseudo-gommeuse du sein.*

C..., ébéniste, 26 ans, entré le 2 mai 1876, salle 8, lit 24, avait eu, en février 1875, deux chancres cicatriciels du fourreau qui avaient duré quatre mois et demi et avaient été suivis d'une syphilide papulo-ulcéreuse et d'une arthropathie spécifique; en outre, il s'était produit des lésions sérieuses du côté du pharynx et du larynx. Je l'avais traité à deux reprises différentes dans mon service.

Au 15e mois de sa maladie, il y revint pour une syphilide qui était le type du polymorphisme, car elle se composait de papules plates psoriasiformes, isolées, de papules tuberculeuses groupées en cercle autour d'une large plaque cutanée; de pustules d'ecthyma peu profondes recouvertes d'une croûte noire et mince; enfin d'une ulcération en croissant, rongeante sur son bord convexe taillé à pic, tandis qu'elle se cicatrisait du côté de sa concavité. C'était une véritable ulcération tertiaire située sur le côté gauche de la poitrine.

Mais la lésion intéressante à notre point de vue siégeait dans le sein droit, au-dessous du mamelon. Elle existait depuis sept ou huit jours et consistait en une tumeur dure, un peu douloureuse au toucher, diffuse, grosse comme une noisette, sans changement de couleur à la peau, qui ne lui adhérait pas.

Après être restée quatre ou cinq jours stationnaire, cette petite tumeur du sein droit augmenta de volume, devint plus sensible, adhéra à la peau, mais sans la faire changer de couleur.

Au 25e jour de sa durée, elle avait triplé de volume; la peau était rouge et tendue; on sentait de la fluctuation au-dessous du mamelon. La lésion, depuis quatre ou cinq jours, avait pris la physionomie et les allures d'un abcès aigu, si bien que je l'incisai, quoique je me sois fait une règle de ne porter que le plus rarement possible l'instrument tranchant sur les collections d'origine syphilitique. Cet abcès se guérit rapidement ainsi que l'ulcération tertiaire des parois thoraciques. Le malade était soumis à un traitement mixte énergique; c'était le troisième qui était institué et suivi depuis le début de la maladie, sans grand résultat préventif.

Je suis loin d'accorder à ce fait la même valeur qu'aux autres. Quoique la tumeur ait été dans sa première phrase, subaiguë, sous-cutanée et sans connexion avec la peau, comme les nodosités néoplasiques, je ne crois pas qu'il faille la ranger dans la même catégorie que ces dernières. La terminaison, en effet, a été celle d'un abcès aigu.

Elle ne contenait que du pus et pas de tissu cellulaire bourbillonneux ; enfin, elle s'est cicatrisée sans montrer la moindre tendance à l'ulcération. Néanmoins, comme elle s'est produite, sans aucune cause provocatrice, en même temps qu'une poussée d'accidents cutanés dont quelques-uns étaient franchement ulcéreux, peut-être ne serait-il pas impossible qu'elle eût quelques attaches spécifiques. C'était une sorte d'abcès à marche équivoque, comme j'en ai rencontré plusieurs fois dans le cours de la syphilis, une espèce de pseudo-gomme aiguë à processus rapide et à tendance franchement adhésive aussitôt après l'évacuation de son contenu.

C'est aux extrémités inférieures et principalement sur les jambes que les tumeurs gommeuses ont le plus de tendance à se produire. C'est là aussi qu'on les voit parcourir rapidement toutes les phases de leur évolution. Cette influence régionale est incontestable. Elle se manifeste non seulement pour les productions gommeuses sous-cutanées, mais aussi pour toutes les affections cutanées spécifiques qui sont ou qui deviennent là beaucoup plus qu'ailleurs, en peu de temps, ulcéreuses et même serpigineuses. Je pourrais citer plusieurs faits à l'appui de cette proposition, je me bornerai au suivant qui est typique.

OBS. 19. *Chancres infectants compliqués de bubons suppurés guéris spontanément. — Syphilide papuleuse. — Au septième jour de l'accident primitif, éruption de tumeurs gommeuses confluentes sur les deux jambes. Elles s'ulcèrent très vite.—Difficulté de leur guérison. — Leur persistance au bout de trois mois de traitement. — Peu d'influence des accidents syphilitiques sur la santé générale.*

M. Paul H..., 22 ans, brasseur, entré le 15 avril 1869 dans mon service, à l'hôpital du Midi, salle 6, n° 13, grand, blond, d'apparence strumeuse, bavarois d'origine, s'était toujours très bien porté et ne présentait dans ses antécédents aucun vice constitutionnel, lorsqu'il lui survint un chancre infectant, le 15 janvier 1869, après trois semaines d'incubation. — Au bout de quinze jours, bubons suppurés qui guérirent spontanément en une semaine. Puis syphilide papuleuse.

Vers le 22 mars (71e jour du chancre), les jambes se couvrirent de grosses tumeurs qui ne tardèrent pas à se ramollir et à s'ulcérer.

Lorsque le malade entra dans mon service, il était en pleine poussée d'accidents secondaires papuleux sur la peau et sur les muqueuses. Mais ce qu'il y avait de plus remarquable dans son fait, c'était l'existence de nombreuses gommes sur les faces interne et externe des deux jambes. Ces tumeurs étaient d'un rouge livide, arrondies et élevées de 1 à 3 centimètres au-dessus des parties voisines. Quelques-unes étaient dures, d'autres ramollies et fluctuantes, d'autres enfin plus ou moins largement ouvertes et creusées d'ulcères profonds, à bords déchiquetés, taillés à pic, à fond bourgeonnant couvert d'une suppuration sanieuse. Immobiles et ne glissant pas sur les parties sous-jacentes, elles semblaient avoir des racines jusque dans le périoste et les tissus aponévrotiques. Cependant les tibias n'étaient pas atteints. Le tissu sous-cutané, dans leur intervalle, était sclérosé. Elles ne causaient aucune douleur.

Le traitement mixte que j'instituai immédiatement et à hautes doses, fut loin de produire l'effet que j'en attendais. La guérison fut très lente. Les topiques nombreux auxquels j'eus recours ne parurent pas la hâter. Bref, deux mois et demi après l'entrée du malade à l'hôpital, il restait encore sur chaque jambe trois ou quatre ulcérations profondes ayant deux centimètres de diamètre dans tous les sens. Vers le milieu du mois d'août (5e mois des tumeurs) les ulcérations n'étaient pas toutes fermées, mais les tumeurs sur lesquelles elles reposaient s'étaient affaissées. La peau des jambes était moins livide et le tissu cellulaire moins empâté. Santé générale toujours excellente.

Il est rare que les tumeurs gommeuses précoces s'ulcèrent aussi promptement et surtout se montrent aussi réfractaires à la médication spécifique convenablement dosée. Le cas que j'ai publié en 1874 était bien autrement grave et significatif que celui-ci, puisque des gommes se développèrent pendant deux ans sur tous les points du corps sans être influencées en quoi que ce soit par de fortes doses d'iodure de potassium. Ici, du moins, l'affection gommeuse était très circonscrite. Les jambes étaient le seul terrain sur lequel elles parussent avoir quelque aptitude à germer. Et, à ce propos, je ferai une remarque qui m'a été suggérée, maintes fois, par les accidents syphilitiques, quelle que soit leur nature, qui se circonscrivent et se reproduisent sur un même point du corps. Cette espèce d'affinité topographique joue surtout un rôle capital dans la manière d'être de certaines lésions : elle leur imprime une sorte de vie locale qui les soustrait, pour ainsi dire, à la diathèse et aux moyens qu'on emploie pour la combattre. J'ai vu des plaques muqueuses confluentes se reproduire pendant 2 ou 3 ans consécutifs et à de très courts intervalles, soit dans la gorge, soit sur les organes génitaux ou l'anus, sans que la médication interne exerçât sur elles la moindre action préventive ou curative. Souvent aussi elles résistaient au traitement topique qui, pourtant les fait, en général, disparaître avec promptitude.

Quoi qu'il en soit, il faut s'attendre à rencontrer d'étranges contrastes, au point de vue thérapeutique, entre les individus placés à peu près dans les mêmes conditions et victimes de lésions identiques, à la même phase de la syphilis. Que l'on compare, pour s'en convaincre, le malade actuel avec celui de l'observation 16.

La gêne de la circulation causée par des varices, l'état œdémateux ou les suffusions plastiques diffuses dans le tissu cellulaire sous-cutané, l'épaisissement scléreux du derme, etc., sont autant de circonstances qui m'ont toujours semblé perpétuer la durée des ulcérations syphilitiques survenues d'emblée ou consécutives au ramollissement des tumeurs gommeuses. Cet état de choses existait sur les deux jambes du malade et c'est pourquoi, sans doute, nous avons eu tant de peine à le guérir.

Heureusement que toutes les gommes des extrémités inférieures ne présentent pas le même degré de résistance à l'action des remèdes, en voici un exemple :

Obs. 20. *Chancre infectant, ulcéreux et cicatriciel. Première poussée superficielle. Deuxième poussée, au 4e mois du chancre, composée de syphilides papuleuses érosives, de pustules d'ecthyma et de tumeurs gommeuses sur les extrémités inférieures. — Guérison rapide de tous les accidents.*

M. B... (Auguste), 29 ans, scieur, entré le 27 juin 1876, salle 8, n° 30, blond, d'une bonne constitution, n'ayant jamais été malade, eut, vers le milieu de janvier 1876, un chancre ulcéreux péno-scrotal qui laissa une cicatrice. Roséole, plaques muqueuses pour lesquelles il fut traité pendant deux mois et demi dans mon service.

Au commencement de juin, douleurs dans les deux membres inférieurs, puis tumeurs grosses comme des noisettes sur les jambes; elles ne tardèrent pas à s'ulcérer après s'être ramollies.

Lorsque le malade entra dans mon service (5ᵉ mois du chancre), il avait: 1° des papules d'origine récente disséminées sur la figure; 2° des papules larges et exulcérées sur les bras; 3° quelques vestiges de papules plates sur le tronc; 4° des pustules crustacées et des tumeurs gommeuses sur les extrémités inférieures.

Ces deux dernières lésions seules vont nous occuper. Parmi les pustules, quelques-unes étaient larges comme une pièce de deux francs. D'autres, plus petites, se montraient en grand nombre sur les jambes où elles étaient confluentes. Il y en avait beaucoup moins sur les cuisses. Quand elles eurent été débarrassées de leurs croûtes avec des cataplasmes et pansées avec de l'emplâtre de Vigo, elles se modifièrent très rapidement et entrèrent en voie de cicatrisation. Le traitement interne composé de biiodure ioduré fut poussé avec vigueur et bien toléré.

Les tumeurs gommeuses sous-cutanées existaient au nombre de cinq sur le mollet gauche. Elles étaient grosses comme de petites cerises et n'adhéraient pas à la peau. Sous l'action du traitement les moins volumineuses disparurent très vite.

Le 30 juillet, il en restait encore deux qui avaient diminué de volume. Elles adhéraient alors à la peau qui présentait à leur niveau une couleur d'un rouge foncé.

Elles étaient très dures et ne semblaient pas tendre au ramollissement ulcératif. En effet, elles se résorbèrent sans laisser aucune trace, et, au bout de cinq ou six semaines, le malade sortit de ma salle complètement guéri de ces manifestations variées, papuleuses, ecthymateuses et gommeuses, survenues simultanément quatre mois juste après l'apparition de la néoplasie primitive.

Cette observation peut se passer de commentaires. Je me bornerai à faire remarquer le caractère ulcéreux et cicatriciel de l'accident primitif qui pouvait faire présager des accidents consécutifs immédiatement sévères. Pourtant la première poussée fut très bénigne. Mais il n'en fut pas ainsi de la seconde, puisque les papules s'érodèrent toutes et que les extrémités inférieures se couvrirent de pustules crustacées. Ces dernières dont je ne vis pas les premières phases, succédèrent, je crois, à des gommes. Elles n'entamèrent pas la peau d'emblée et sans lésion préalable, comme la chose a lieu dans le véritable ecthyma. Quant aux tumeurs gommeuses, elles se confinèrent comme les pustules sur les extrémités inférieures. On peut dire qu'elles furent très bénignes puisqu'elles ne manifestèrent aucune tendance ulcéreuse et qu'elles disparurent relativement très vite sous l'influence des spécifiques. Il en fut de même, du reste, des autres manifestations. Aussi une telle facilité à guérir doit-elle entrer en ligne de compte dans le pronostic. Mais comment deviner de pareilles dispositions chez les malades? Aucun signe ne les révèle. Rien ne nous dit que tel sujet soit doué d'une précieuse aptitude à se laisser influencer vite et favorablement par les spécifiques, tandis que l'autre restera plus ou moins réfractaire à leur action curative. Au surplus le résultat ne se fait pas longtemps attendre et, en général, au bout d'un ou deux septénaires, on sait à quoi s'en tenir sur les bénéfices que les malades doivent retirer du traitement.

Dans le cas suivant, par lequel je terminerai ce long exposé clinique, la syphilis fut grave et les tumeurs gommeuses se ramollirent et s'ulcérèrent rapidement. Mais je ne pus pas suivre le processus, à partir du moment où les affections étant devenues tertiaires, il y aurait eu le plus d'intérêt à le faire.

Obs. 24. *Chancre infectant ulcéreux, d'une très longue ou d'une très courte incubation, suivi de poussées progressivement plus graves. A la 3e, survenue vers le 14e mois de la syphilis, gommes des jambes et tubercule du voile du palais.*

C'est au mois d'août 1875 que M. B..., âgé de 30 ans, scieur, avait vu débuter dans l'angle péno-scrotal un chancre infectant très large et ulcéreux qui fut suivi d'une cicatrice persistante. Ce chancre s'était développé dix jours après le dernier coït et soixante-dix jours après l'avant-dernier.

La première poussée consista en une éruption érythémateuse confluente et en plaques muqueuses. Elle fut traitée et guérie dans mon service. La seconde eut lieu en mars 1876 (7e mois du chancre), et fut caractérisée par une éruption confluente d'ecthyma sur les extrémités inférieures. Enfin, la 3e se produisit vers la fin de l'année 1876 (au 14e ou 15e mois de la syphilis) ; elle débuta sur la jambe droite, où elle resta localisée par deux tumeurs sous-cutanées dures comme du fer, dit le malade, qui adhérèrent à la peau, se ramollirent et devinrent de profondes ulcérations. Peu de temps après, pustule d'ecthyma sur le bras et pharyngopathie. Quand je revis ce malade que j'avais soigné dans mon service à trois ou quatre reprises différentes, depuis le début du chancre, je constatai chez lui l'existence des lésions sus-indiquées, et de plus une ulcération profonde du voile du palais située au-dessus de la base de la luette qui était sur le point de perforer l'organe. J'instituai un traitement mixte énergique, mais le malade sortit au bout de deux ou trois jours et ne rentra pas.

Ici encore nous avons un chancre ulcéreux suivi d'accidents de plus en plus profonds qui aboutissaient en une année à des lésions ecthymateuses, gommeuses et tuberculeuses. L'ulcération du voile résultait, à n'en pas douter, de la fonte d'un tubercule de même nature que les ulcérations gommeuses de la jambe droite et elle avait suivi le même processus.

L'incubation de l'accident primitif a-t-il été de 10 jours ou de 70 jours? C'est entre ces deux incubations extrêmes comme brièveté et comme longueur qu'on doit se prononcer, et la chose n'est pas facile Tout ce que je puis dire, c'est que j'ai vu beaucoup plus souvent des incubations de 50, 60 jours que des incubations de 10 jours. Je regarde ces dernières comme excessivement rares, si tant est qu'elles existent pour les néoplasies primitives pures de toutes lésions chancreuses.

Je pourrais rapporter encore quelques observations analogues aux précédentes, mais, comme elles n'offriraient rien de nouveau, je m'arrête. Il ne me reste plus qu'à donner une description générale des gommes précoces du tissu cellulaire sous-cutané.

SYPHILIS GOMMEUSE PRÉCOCE, ULCÉREUSE, DE LONGUE DURÉE ET RÉFRACTAIRE A L'IODURE DE POTASSIUM.

Au commencement de l'année 1870, M. le professeur Jules Béclard m'adressa un jeune homme, âgé de 19 ans, qui était atteint depuis quelques jours d'un chancre infectant, compliqué de phimosis. Cet accident primitif était d'intensité moyenne et semblable à ceux qu'on observe par centaines à l'hôpital du Midi. Il ne présentait aucun caractère qui pût faire supposer une syphilis exceptionnelle dans ses manifestations, sa marche et sa résistance aux médications spécifiques.

J'ai soigné ce malade pendant quatre ans consécutifs; j'ai été témoin de toutes les poussées qui se sont succédé et ont subi fatalement leur évolution complète, malgré tous mes efforts pour les prévenir ou les arrêter. Je me suis convaincu qu'il était presque toujours impossible de porter un pronostic clinique sur les conséquences d'un chancre syphilitique, et que nos prévisions touchant le mode symptomatique, le processus, la forme, la durée, la curabilité des accidents de la maladie constitutionnelle ne pouvant se déduire rigoureusement des circonstances pathologiques qui impriment telle ou telle physionomie aux premières phases, étaient fort aléatoires, puisqu'elles ne reposaient que sur un calcul de probabilités.

A l'appui de ce que j'avance, il me serait facile de citer un grand nombre de faits. Je choisis celui dont je vais raconter l'histoire en détail, parce qu'elle offre quelques particularités qu'on rencontre rarement et qui méritent d'autant plus d'être étudiées avec soin[1].

I

Chancre infectant de forme commune et d'intensité moyenne, survenu après vingt jours d'incubation. — Au bout de cinq semaines, début d'un état cachectique aigu, caractérisé par de l'anémie, de l'inappétence, une grande faiblesse musculaire, etc., n'ayant aucune autre cause que la syphilis. — Vers la même époque, roséole discrète.

C'est après six mois de continence que M. X... eut commerce, une seule fois, vers le commencement de février 1870, avec la femme qui l'infecta. Au bout de vingt-cinq jours, le chancre syphilitique était déclaré : il occupait une partie de la rainure et de la muqueuse préputiale, et ne tarda pas à se compliquer de phimosis. Il était accompagné de l'adénopathie inguinale caractéristique.

Cinq semaines après le début de ce chancre, qui ne présenta rien d'insolite et guérit facilement, je fis entrer le malade dans mon service, à l'hôpital du Midi, parce qu'il commençait à éprouver des troubles constitutionnels assez sérieux. Il avait perdu l'appétit, était devenu très anémique et éprouvait un sentiment général de lassitude et de faiblesse.

La première poussée des accidents consécutifs consista en une roséole papuleuse peu confluente, qui fit son apparition vers la même époque. J'instituai un traitement tout à la fois tonique et hydrargyrique.

Malgré ce traitement suivi et surveillé avec le plus grand soin, l'état général devint de plus en plus mauvais, et le 20 avril (neuvième ou dixième semaine du chancre), il se produisit un accident tout à fait inattendu.

Avant d'aller plus loin, il importe de remarquer que ce jeune homme, qui avait presque toujours habité la campagne, était d'une très belle constitution, d'une santé florissante, qu'il n'avait jamais eu aucune maladie vénérienne et qu'on ne trouvait ni chez lui, ni chez ses ascendants, ou ses collatéraux, aucune trace de scrofule ou de toute autre maladie constitutionnelle, héréditaire ou acquise.

La seule manifestation syphilitique secondaire consista en cette roséole papuleuse qui disparut au bout de trois semaines. — Continuation de l'état cachectique.

Dix semaines après le début du chancre, développement d'une tumeur gommeuse sur la jambe droite. Elle est inutilement traitée par l'iodure de potassium, et s'ulcère.

A partir de la dixième semaine, la syphilis du malade prit une forme qu'il est excessivement rare d'observer à une époque aussi rapprochée du début de l'accident primitif;

1. Ce fait résume à lui seul presque toute la pathologie de la syphilide hypodermique grave et ulcéreuse, avec toutes ses formes et toutes ses variétés. Aussi je le considère comme un des plus instructifs qu'on puisse trouver dans ce genre de manifestations spécifiques.

elle devint gommeuse dans toutes ses manifestations ultérieures qui se succédèrent presque sans interruption pendant quatre ans.

Ainsi la phase des accidents dits secondaires fut remplacée, au bout de trois ou quatre semaines, par la phase des accidents tertiaires.

En effet, la roséole papuleuse était à peine en voie de résolution, lorsqu'il se montra, au-dessus de la cheville interne droite, une tumeur indolente, volumineuse, d'un rouge violet, ayant des racines profondes dans le tissu cellulaire sous-cutané et occupant toute l'épaisseur de la peau.

Cette tumeur ne tarda pas à se ramollir, puis elle s'ouvrit spontanément et se convertit en une vaste ulcération de 4 centimètres carrés, à bords déchiquetés, à fond inégal et fongueux, qui mit plus de trois mois à se cicatriser.

L'os sous-jacent à la tumeur ne paraissait pas atteint. Cependant, après la guérison, la surface du tibia à ce niveau était un peu déprimée.

Est-il possible d'élever le moindre doute sur la nature de cette tumeur? N'a-t-elle pas présenté tous les caractères de la gomme? N'a-t-elle pas évolué de la même façon qu'elle? Et ce qui m'étonne presque autant que sa singulière précocité, c'est sa tendance à la fonte, à l'ulcération qui a été aussi prononcée que dans la syphilis tertiaire la plus cachectique. Pourtant, il n'y avait que deux mois et quelques jours que le chancre avait débuté et, dès l'apparition de cette tumeur, j'avais administré de l'iodure de potassium à hautes doses. Si ce médicament devait produire tout son effet curatif, il me semble que c'était dans un cas semblable. Il resta inerte : la tumeur évolua comme si elle avait été abandonnée à elle-même. Il n'en fut pas autrement pour celles qui lui succédèrent.

Aggravation de la cachexie aiguë dès les premières phases de la syphilis. Quatre mois après le début du chancre, deuxième tumeur gommeuse sur la cuisse droite : elle s'ouvre et guérit rapidement.

Au huitième mois, troisième tumeur gommeuse suppurée dans la région du coude droit. — Malgré l'apparition de ces gommes, l'état général s'améliore rapidement, et la cachexie syphilitique disparaît après quatre ou cinq mois de durée.

L'état général du malade était de plus en plus mauvais. Il avait de l'inappétence, des digestions difficiles ; son anémie tournait à la cachexie. Je le fis sortir de mon service avant la guérison complète de l'ulcère gommeux, et je l'envoyai à l'asile de Vincennes.

En mai 1870 (quinzième semaine de la syphilis), M. X... eut à la cuisse droite une autre tumeur, un peu moins volumineuse que la première, également indolente, qui s'ouvrit, suppura et guérit assez rapidement.

Plus tard, étant toujours à Vincennes, dans d'excellentes conditions hygiéniques qui avaient amélioré sa santé, si fortement ébranlée par les premières poussées de la syphilis, il éprouva des douleurs dans les deux coudes. Elles se dissipèrent rapidement à gauche, mais elles persistèrent à droite, où il se forma, dans le mois de septembre (huitième mois de la syphilis), un vaste abcès gommeux.

Je fis reprendre à hautes doses l'iodure de potassium, qui avait été interrompu. L'ulcération consécutive à la fonte de cette gomme mit plus d'un mois à se guérir.

J'ai dit que la santé générale s'était peu à peu remise de la première secousse que lui avait fait subir l'invasion de la maladie. Quand le malade sortit de l'asile de Vincennes, le 10 août 1870, il s'était admirablement rétabli. La convalescence présenta comme caractère particulier un appétit insatiable.

Depuis cette époque il s'est toujours très bien porté, et sa santé est revenue aussi bonne qu'auparavant, malgré tous les accidents qu'il a eu à subir pendant trois ou quatre ans.

Avant de raconter ces accidents, résumons la première période de la maladie : un chancre infectant survient chez un jeune homme de 19 ans, très bien portant. Au bout de cinq semaines, troubles graves de la santé générale, roséole papuleuse. Au bout de deux mois et demi, tumeurs gommeuses, contre lesquelles l'iodure de potassium est impuissant. Cette sorte d'état cachectique du début de la syphilis s'améliore peu à peu et est complètement guéri au bout de sept mois. Mais les manifestations gommeuses de la maladie constitutionnelle n'en persistent pas moins à se montrer, et l'iodure de potassium ne peut ni les prévenir ni les guérir. Ajoutons que les accidents cutanés de la période dite secondaire ne se sont jamais reproduits, et que la syphilis, à partir de la neuvième semaine, *a été presque d'emblée et est restée exclusivement gommeuse.*

Au neuvième mois de la syphilis, quatrième tumeur gommeuse développée dans l'épaisseur de la joue droite. — Cinquième tumeur gommeuse, vers le même temps, dans la région du poignet gauche; ses alternatives d'augmentation et de diminution; elle s'ulcère au quatre-vingtième jour de sa durée. État général parfait. — Inefficacité de l'iodure de potassium donné à la dose de 8 *grammes.*

Pendant que se développait, dans la région du coude, la gomme dont il a été question plus haut, une tumeur se montra dans l'épaisseur de la joue droite, vers les premiers jours d'octobre (neuvième mois de la syphilis). Cependant le malade prenait depuis longtemps, chaque jour, 4 grammes d'iodure de potassium et du protoiodure d'hydrargyre. Cette tumeur, qui était ronde, indolente, augmenta progressivement de volume, se ramollit peu à peu du centre à la périphérie, et, après être restée longtemps indépendante de la peau qui la recouvrait, finit par lui adhérer. Son volume égalait celui d'une noix. Elle était située au-dessous de l'os de la pommette et proéminait à la fois sur la joue et dans l'intérieur de la bouche.

Tandis qu'elle parcourait les phases de son évolution, malgré le traitement, l'extrémité inférieure du cubitus gauche devint douloureuse et augmenta très rapidement de volume. Cette lésion avait débuté le 31 octobre; cinq jours après, toute l'extrémité inférieure du cubitus, dans une hauteur de 5 centimètres, était trois fois plus grosse qu'à l'état normal, mais sans changement de couleur et sans fluctuation.

Cette tumeur, du reste, contrairement aux autres, se dissipa avec une merveilleuse rapidité et comme à vue d'œil, et voici ce que je constatai le 10 novembre (dixième jour de la tumeur du cubitus, dixième mois de la syphilis). L'empâtement des tissus au niveau de la tumeur osseuse avait diminué et laissait sentir facilement l'os, qui était tuméfié dans toute son épaisseur sur une hauteur de 3 centimètres environ. La tumeur, qui était douloureuse au début était maintenant indolente; elle semblait formée par l'os plutôt que par le périoste.

Je me demandais pourquoi, parmi toutes ces tumeurs, qui jusqu'alors n'avaient présenté aucune tendance à la résolution, qui, au contraire s'étaient rapidement ramollies et ulcérées, cette dernière avait fait exception? J'espérais qu'elle n'aurait pas le même sort que les autres; mais je présumais trop des vertus curatives de l'iodure de potassium ou de la force réactive du malade.

En effet, vers le dix-neuxième jour de sa durée, cette tumeur du cubitus après avoir diminué, augmenta de volume et devint le siège d'une recrudescence inflammatoire avec douleur et empâtement périosseux. Les jours suivants, elle offrit plusieurs alternatives de mieux et de plus mal, et enfin, le 20 janvier 1871 (quatre-vingtième jour de sa durée), elle s'ouvrit spontanément et se convertit en une ulcération taillée à pic, large comme une pièce de 2 francs en argent. L'os sous-jacent offrait une épaisseur beaucoup plus considérable qu'à l'état normal Le malade, dont la santé était excellente, prenait chaque jour 8 grammes d'iodure de potassium.

Description de la tumeur gommeuse de la joue. — Au cinquante-cinquième jour de sa durée, elle s'ouvre à l'extérieur et s'ulcère. — Son état stationnaire, malgré l'iodure de potassium et l'hydrargyre. — Sa cicatrisation au bout de cent quatre-vingts jours.

Productions gommeuses diffuses et non suppurées autour des malléoles.

Au quatorzième mois de la syphilis, guérison de tous les accidents syphilitiques. — Le malade avait pris environ 1320 grammes d'iodure de potassium.

Revenons à la tumeur de la joue. Vers le trente-cinquième jour de sa durée, elle était du volume d'une grosse noix, et proéminait en dedans de la joue autant qu'en dehors. Elle était devenue douloureuse en dehors et en bas sur un point de la peau qui lui adhérait, et avait pris une teinte violacée. Elle donnait au toucher la sensation d'une tumeur charnue en voie de ramollissement, mais la fluctuation y était encore très incertaine.

Dix jours après, elle était vaguement fluctuante. Au cinquante-cinquième jour, elle s'ouvrit à l'extérieur, et il en résulta une vaste ulcération irrégulière, peu profonde, entourée d'un tissu induré et rougeâtre, sécrétant un liquide gommeux, rougeâtre et un peu purulent. Sa saillie dans la bouche avait diminué; elle n'adhérait pas à l'os molaire.

Cette gomme ulcérée de la joue resta longtemps stationnaire, bien que le malade prît toujours 8 grammes d'iodure de potassium et un peu d'hydrargyre, et qu'on appliquât sur elle tous les topiques indiqués en pareille circonstance.

A la fin de mars (cent quatre-vingtième jour de sa durée), elle était à peu près complètement cicatrisée, et, à sa place il existait une dépression profonde de la joue.

Pendant que la gomme de la joue parcourait ainsi fatalement toutes ses phases, d'autres manifestations de même nature, mais moins graves, se produisaient sur d'autres parties du corps. — Nous avons parlé de la périostose du cubitus. Dans les derniers jours de décembre 1870, l'extrémité inférieure du péroné gauche se tuméfia légèrement, et il se fit un peu d'épanchement dans l'articulation du pied; mais tout cela fut très fugace. Puis la malléole interne du même côté devint aussi le siège d'un gonflement diffus qui paraissait occuper les parties molles plutôt que les tissus, et qui se dissipa au bout de quelques jours.

L'ulcère résultant de la tumeur du coude s'était cicatrisé après avoir duré trois mois.

Au commencement de mai 1871 (quatorzième mois de la syphilis), toutes les productions gommeuses qui n'avaient cessé de pousser sur diverses parties du corps étaient guéries. Le malade avait pris, sans en souffrir, de 6 à 8 grammes d'iodure de potassium; j'y avais ajouté, de temps en temps, quelques préparations hydrargyriques. Je le soutenais avec des toniques, et il faisait usage d'huile de foie de morue à la dose de 5 à 6 cuillerées par jour. Sa santé générale, qui n'avait pas périclité un seul instant depuis qu'il était sorti de l'état cachectique du début de la syphilis, continuait à être excellente, et il y avait lieu de croire que la diathèse était guérie ou éteinte.

Au quinzième mois de la syphilis, sixième tumeur gommeuse occupant le plancher buccal: elle s'ouvre au bout d'un mois; évacuation intermittente de son contenu. — Lenteur de sa guérison. Elle ne se cicatrise qu'au bout de cinq mois.

Au seizième mois de la syphilis, septième gomme diffuse ulcérée du poignet gauche; guérison en deux mois.

Santé générale toujours excellente. — 8 grammes par jour d'iodure de potassium.

Malheureusement, vers le temps que se guérissaient ces manifestations syphilitiques d'une si longue durée, il en survenait de nouvelles poussées. Ainsi, dans les derniers jours du mois de mai, une petite tumeur sous-cutanée, dure et circonscrite, se développa au-dessous du plancher buccal, en arrière du menton. La peau, indemne d'abord, fut bientôt comprise dans le mouvement pathologique; puis la gomme se ramollit, devint fluctuante et s'ouvrit spontanément, en juin 1871, au bout d'un mois de durée.

Il s'en échappait, tous les huit jours environ, une quantité considérable d'humeur très claire et gommeuse.

Deux mois après son ouverture (huitième mois de la syphilis), je constatai l'état suivant: la tumeur, située à quelques contimètres en arrière du menton, sur la ligne médiane, était d'un rouge foncé, marbrée de taches blanchâtres qui semblaient occuper l'épaisseur du derme; aplatie, mobile sur l'aponévrose, elle adhérait à la peau et laissait échaper par plusieurs pertuis, et toujours à des intervalles irrégulièrement intermittents, un liquide gommeux caractéristique.

Cette tumeur différa des précédentes en ce sens qu'elle ne se convertit pas d'emblée comme elles, en une vaste ulcération. Elle se creusa en une cavité qui s'emplissait et se désemplissait alternativement. Elle fut très longue à se guérir, et ce n'est que vers le milieu du mois d'octobre (cinq mois et demi après son apparition) qu'elle se convertit définitivement en une cicatrice linéaire transversalement, blanchâtre et entourée de tissu rougeâtre. Elle occupait toute l'épaisseur de la peau et glissait sur les tissus sous-jacents.

Sur la face dorsale du poignet gauche, dans cette région où s'étaient déjà développées deux tumeurs gommeuses, il survint, vers le mois de juillet (seizième mois de la syphilis), une tuméfaction diffuse, rouge, douloureuse, un peu mobile sur les parties profondes, avec empâtement de tous les tissus périphériques, qui s'ulcéra au bout d'un mois et donna lieu à une perte de substance taillée à pic, à fond vermoulu et à sécrétion jaunâtre et visqueuse. Cette ulcération mit trois ou quatre semaines à guérir, de sorte que la tumeur dura deux mois.

La santé générale du malade restait toujours inaltérable. Il suivait très scrupuleusement mes prescriptions et prenait, chaque jour, 7 à 8 grammes d'iodure de potassium et six cuillerées d'huile de foie de morue.

Au vingt-deuxième mois de la syphilis, hémoptysie survenue sans cause appréciable. — Suspension du traitement.

Conséquences de la gomme de la joue : formation d'une fistule salivaire au centre de la cicatrice située sur le trajet du canal de Sténon. — Guérison de cette fistule à la suite d'une seule cautérisation avec le crayon de nitrate d'argent.

Vers le commencement d'octobre 1871, le malade ayant eu, sans cause appréciable un vomissement de sang très abondant, suivi de palpitations de cœur et d'une grande faiblesse générale, cessa toute médication spécifique.

Le 11 du même mois (vingt-deuxième mois de la syphilis), il revint me consulter pour un accident tout à fait inattendu. Depuis quelques jours, la cicatrice de la joue droite consécutive à la tumeur gommeuse de cette région, se couvrait de petites squames ou croûtes dont l'ablation donnait lieu à l'écoulement de quelques gouttes d'un liquide parfaitement clair.

Dans la matinée du 11, il se forma tout à coup un petit pertuis rond, au centre déprimé de cette cicatrice, et alors l'écoulement du liquide eut lieu en plus grande abondance.

Comme la fistule était juste sur le trajet du canal de Sténon, je ne doutai pas que ce liquide fût de la salive parotidienne; et, ce qui me confirmait dans cette idée, c'est que les gouttes se succédaient avec beaucoup plus de rapidité pendant la mastication. Elles étaient incolores, ne laissaient aucune tache sur le linge et ne décoloraient pas le papier Joseph.

J'adressai le malade à M. Jules Béclard. Ce savant physiologiste recueillit sur cette fistule une quantité notable de salive parotidienne pure.

Trois jours après, je cautérisai le trajet fistuleux avec un crayon de nitrate d'argent, et je prescrivis des pansements avec un petit tampon de charpie imbibé de teinture d'iode mêlée à deux tiers d'eau. Il en résulta une légère vésication de la plaie.

L'écoulement cessa complètement du 18 au 19 (huitième jour de la fistule). Malgré mes craintes, cette fistule ne se reproduisit pas, et il suffit, pour la guérir, du traitement que je viens d'indiquer.

Le traitement par l'iodure de potassium à hautes doses n'a exercé aucune action nuisible sur les organes ni sur les fonctions. — A-t-il été cause de l'hémoptysie?

L'usage continu de l'iodure de potassium à la dose considérable de 6 à 8 grammes par jour avait fini par produire un peu d'amaigrissement et de l'inappétence; mais il avait toujours été très bien toléré et n'avait exercé aucune action atrophiante sur les organes génitaux, ni aucune faiblesse dans leurs fonctions. Les érections étaient énergiques, et les pollutions nocturnes fréquentes; les testicules avaient conservé leur volume et leur consistance de l'état normal.

Il est difficile de savoir quelle a été l'action de l'iodure de potassium dans la pathogénie de l'hémorrhagie survenue en octobre. Cette hémorrhagie provenait des voies respiratoires, car elle avait été précédée d'une titillation laryngée, bientôt suivie de quintes de toux, qui amenaient dans la bouche un flot de sang; il en a été perdu de cette façon près d'un litre.

A la date du 11 décembre 1871, voici ce que je constatai, en outre de la fistule du canal de Sténon : La gomme de la joue, réduite à l'état de cicatrice, ne proéminait que très peu dans la cavité buccale : elle n'avait pas encore complètement disparu; ses débris n'adhéraient point à l'os molaire.

Parmi les trois cicatrices de l'extrémité inférieure du bras gauche, une seule était adhérente au cubitus par un fond infundibuliforme. Les autres occupaient l'épaisseur de la peau. Tout le poignet était encore enflé, mais non douloureux. — Il n'existait plus rien du côté des membres inférieurs.

Je ne fis point reprendre le traitement spécifique, et je prescrivis des toniques.

Au vingt-cinquième mois de la syphilis, apparition de deux tumeurs gommeuses (huitième et neuvième) sur les parties latérales du cou. — Après une suspension de quatre mois, reprise de l'iodure de potassium.

Le 8 mars 1872 (vingt-cinquième mois de la syphilis), l'écoulement salivaire n'était pas revenu, et la fistule du canal de Sténon, guérie au bout de trois jours, ne s'était pas rouverte. A la place de la gomme de la joue, il existait une large tache d'un rouge brun, régulièrement arrondie, de 2 centimètres et demi de diamètre, reposant sur des tissus encore indurés. La santé générale était redevenue bonne; cependant, depuis l'hémoptysie, le malade se sentait plus faible qu'auparavant, et il avait un peu de tendance à la transpiration.

Il y avait plusieurs mois qu'il n'était survenu aucune manifestation syphilitique, lorsque, le 1er mars, M. X... s'aperçut d'un gonflement un peu douloureux situé derrière la branche montante du maxillaire inférieur à gauche. Ce gonflement augmenta peu à peu de volume, mais devint à peu près indolent, et, le 8 mars, il présentait les caractères suivants :

La tumeur, située derrière l'angle de la mâchoire, à gauche, sur les parties latérales du cou, dans la direction du sterno-cléido-mastoïdien et à son niveau, était ovalaire, à grand diamètre dirigé de haut en bas et d'arrière en avant; mobile sur les tissus sous-jacents, elle n'adhérait pas à la peau, qui ne présentait en ce point aucune altération. Elle était pâteuse, mal circonscrite, de 5 centimètres de longueur sur 3 centimètres de largeur, et d'une saillie de 3 à 4 centimètres au-dessus des parties voisines. On pouvait la pétrir dans tous les sens sans provoquer de douleur. Elle ne causait aucune gêne dans la circulation des vaisseaux du cou, ne paraissait pas avoir des racines profondes et n'était pas fluctuante.

Sur le côté opposé, au même niveau, et dans une situation symétrique, il existait un gonflement analogue, mais encore à l'état d'ébauche.

Le poignet était toujours un peu tuméfié, sans qu'il y eût à son niveau aucun travail morbide en voie d'activité.

Depuis quatre mois le malade ne suivait aucun traitement. Je lui prescrivis 2 grammes d'iodure de potassium par jour.

Dixième tumeur gommeuse dans la région du poignet gauche. Elle suppure et s'ulcère au bout de très peu de temps. Évolution très lente d'une des gommes cervicales

Onzième tumeur gommeuse qui ne suppure pas, sur le plancher buccal. — Suspension de l'iodure. — Depuis le 8 mars, le malade en avait pris environ 240 grammes.

Le 30 avril 1872 (huitième semaine de la tumeur), la gomme cervicale gauche avait un peu augmenté de volume. Elle était toujours isolée de la peau, qui glissait au-dessus d'elle et ne présentait à son niveau aucun changement de coloration ni d'épaisseur. Elle était dure, non fluctuante, mobile, quoiqu'elle parût maintenant avec des racines profondes dans les tissus sous-jacents. Elle restait indolente et ne causait aucune gêne. Du côté opposé, la petite tumeur avait un peu diminué.

Il n'existait pas d'autres lésions. La santé générale était très bonne. La dose de l'iodure de potassium avait été portée graduellement de 2 à 6 grammes.

Quinze jours après, 15 mai 1872 (vingt-septième mois de la syphilis), il était survenu sur le poignet gauche, un peu au-dessus de l'extrémité inférieure du cubitus, une tumeur fluctuante, recouverte d'une peau amincie et parsemée de petits points blancs, indolente, du volume d'une grosse noix, ne paraissant pas avoir de connexion avec les parties profondes. Cette tumeur gommeuse, qui s'était montrée vers les premiers jours de mai, avait donc parcouru, avec une extrême rapidité les phases de la régression. C'était la quatrième qui se produisait dans cette région.

A la même date, la tumeur cervicale avait augmenté. Celle de gauche, (dixième semaine de sa durée) avait la grosseur d'un œuf de dinde. Elle était ovoïde, homogène, dure, sans changement de couleur à la peau qui ne lui adhérait pas. Elle ne présentait pas trace de fluctuation, ne causait aucune gêne et plongeait profondément dans la région.

La tumeur cervicale du côté droit, qui semblait, il y a quelques jours, en voie de résolution, avait pris un nouvel accroissement. Elle était lobulée et restait toujours moins volumineuse que celle de gauche, dont elle présentait tous les autres caractères.

Au-dessous de la cicatrice de la gomme du plancher buccal, il s'était formé, depuis quinze jours, une tumeur dure, grosse comme une cerise, qui disparut peu à peu, sans suppurer.

Quoique la santé générale de M. X... fût bonne, il éprouvait quelques douleurs dans les jointures. Il prenait chaque jour 6 grammes d'iodure de potassium. Mais comme ce médicament ne paraissait produire aucun effet, je le supprimai. Le malade prenait aussi six cuillerées à bouche d'huile de foie de morue.

Au vingt-huitième mois de la syphilis, reprise de l'iodure de potassium. État de la gomme cervicale gauche; à la seizième semaine de sa durée, elle n'était pas encore ouverte. Elle s'ouvrit plus tard, s'ulcéra et ne fut guérie qu'au bout de dix mois. — La gomme cervicale gauche ne suppura pas.

Le 13 juin 1872 (vingt-huitième mois de la syphilis, quatorzième semaine des tumeurs cervicales), les gommes latérales du cou avaient toujours à peu près les mêmes dimensions. Celle de droite restait pâteuse, un peu dure et sans fluctuation; celle de gauche était devenue fluctuante, mais sans aucun changement de couleur à la peau. La santé générale était toujours très bonne. Le malade continuait l'usage de l'huile de foie de morue. Il était revenu à l'iodure de potassium, dont il prenait deux grammes par jour.

Le 29 juin (seizième semaine des tumeurs cervicales), la tumeur cervicale gauche était constituée par une énorme poche purulente dans laquelle il n'existait aucune trace d'inflammation. La tumeur cervicale droite ne présentait qu'une fluctuation indécise.

Au niveau de ces deux tumeurs, la peau était saine et mobile. Le malade prenait 4 grammes d'iodure de potassium, se portait toujours très bien et ne présentait aucune autre manifestation syphilitique.

On a sans doute remarqué avec quelle lenteur évoluaient ces deux gommes cervicales. Je perdis de vue le malade pendant les mois d'août, de septembre, d'octobre et de novembre. Quand je le revis, le 4 décembre 1872 (trente-troisième mois de la syphilis, dixième mois des tumeurs cervicales), la gomme du côté droit avait disparu peu à peu, sans s'ouvrir. Celle de gauche s'était ouverte spontanément, à une époque que je n'ai pu préciser exactement; puis elle s'était ulcérée. L'ulcération s'était imparfaitement cicatrisée, puisque de la cicatrice suintait encore un liquide gommeux. M. X... n'avait pas cessé l'iodure de potassium, et il en prenait encore 2 grammes chaque jour.

Au trente-troisième mois de la syphilis, hydarthrose et arthropathie grave du genou gauche. — Abcès gommeux au-dessous du ligament rotulien, etc. Cette affection syphilitique n'est guérie qu'au bout de huit mois. — Altération de la santé générale. — Continuation de l'iodure de potassium. — Après quatre ans de durée, la syphilis paraît s'être éteinte.

Il revenait me consulter à cette date du 4 décembre 1872 pour un nouvel accident. Depuis un mois environ, une hydarthrose s'était développée dans le genou gauche, sans cause appréciable.

Je fis successivement appliquer quatre vésicatoires volants autour de l'articulation, puis faire des badigeonnages avec de la teinture d'iode. Les phénomènes, qui étaient suraigus au commencement de cette affection articulaire, s'atténuèrent peu à peu ; la douleur surtout diminua, et la marche devint plus facile. Cependant, au bout de deux mois (7 janvier 1873, trente-cinquième mois de la syphilis), l'hydarthrose était encore énorme. La tumeur était surtout volumineuse au-dessous du ligament rotulien. La fluctuation y était manifeste.

Cette affection du genou prit des proportions telles que le malade se décida à entrer dans mon service, à l'hôpital du Midi, salle 7, le 21 janvier 1873.

La tumeur fluctuante située au-dessous du ligament rotulien s'ouvrit spontanément, et il en sortit une quantité considérable de pus. Une amélioration, puis une guérison plus apparente que réelle succédèrent à cette évacuation, et M. X..., quitta mon service le 3 février, pour reprendre ses occupations.

Il fit des courses pendant huit jours environ; mais le genou s'étant gonflé de nouveau et jetant du pus en grande quantité, il entra à l'hôpital de Lariboisière, dans les salles de M. le docteur Tillaux, où il resta trois mois au lit, en proie à de grandes souffrances (cataplasmes ; 1 gramme d'iodure de potassium par jour). Il revint aussi un petit abcès à la joue, mais sans écoulement de salive parotidienne.

Quand il quitta l'hôpital Lariboisière, son affection du genou était guérie, et, s'il boitait encore, c'était, paraît-il, par faiblesse musculaire. Il passa deux mois de convalescence à Vincennes, prit tous les jours un bain sulfureux, du fer et 1 gramme d'iodure de potassium. Pendant son séjour dans cet asile, il n'éprouva aucun nouvel accident et il reprit la force et l'embonpoint que lui avait fait perdre cette longue arthropathie du genou, dont la durée avait été de huit mois.

Il en sortit le 25 août 1873 (quarante-deuxième mois de la syphilis), son genou était encore faible, surtout à chaque changement de temps. Il éprouva aussi, pendant longtemps, des douleurs le long du tibia gauche.

Depuis cette époque, M. X... s'est toujours bien porté. La grave arthropathie dont je viens de retracer les principales phases semble avoir clos l'interminable série des affections gommeuses qui se sont succédé, presque sans interruption, depuis le cinquième mois jusqu'à la troisième année et demie de cette syphilis. Il ne lui est revenu aucun accident spécifique. Je l'ai revu et examiné vers le commencement de l'année 1874 (quatrième année révolue de la syphilis), il ne présentait alors aucune lésion syphilitique en voie d'activité, mais on trouvait sur son corps de nombreuses cicatrices.

La dernière en date, et la plus profonde, occupait le bord interne du tendon rotulien, du côté gauche. Elle était étendue et profonde. D'autres, également profondes, mais moins vastes, siégeaient dans la même région et adhéraient aux tissus sous-jacents. L'extrémité supérieure du tibia gauche était élargie dans tous les sens. Il n'existait aucune exostose sur sa crête ni sur d'autres points du système osseux.

Quant aux autres cicatrices, je les ai déjà décrites. Elles avaient pour caractère principal de produire un enfoncement profond et de présenter à leur surface un grand nombre de petits godets et de brides entre-croisés.

Quoique la santé de M. X... fût très bonne, il se sentait un peu moins fort qu'autrefois et suait facilement. Mais en somme, il avait bonne mine et ne paraissait pas avoir été trop cruellement éprouvé par cette grave syphilis.

II

Les principales circonstances de cette observation justifient le titre que je lui ai donné. Ne s'agit-il pas en effet d'une *syphilis gommeuse?* Remarquez que je ne dis pas *syphilide*, parce que chez mon malade, les productions gommeuses, depuis la première jusqu'à la dernière, ont occupé d'abord, sous une forme diffuse ou circonscrite, le tissu conjonctif sous cutané. et ce n'est qu'ultérieurement qu'elles ont envahi la peau. Elles ont présenté pendant toute la durée de leur évolution le caractère typique de ce que tous les auteurs ont décrit sous le nom de *gomme*. Enfin, si l'on en excepte la petite roséole qui a suivi de près l'accident primitif, elles ont constitué à elles seules, pendant trois ans et demi, la seule manifestation de la maladie. La syphilis s'est donc traduite dès le début et à peu près exclusivement sous une de ses formes les plus caractéristiques, la forme gommeuse, qu'elle a gardée jusqu'à son extinction.

Un autre caractère bien étonnant de cette syphilis, c'est sa résistance à toutes les médications, dont l'infaillibilité en pareil cas est presque consacrée. Et, certes, chez notre malade, l'organisme paraissait assez riche en éléments sains, assez largement pourvu de forces réactives pour qu'il fût permis d'espérer que les agents thérapeutiques y développeraient, dans toute sa plénitude, leur influence curative. Il n'en a rien été. L'iodure de potassium, ce spécifique par excellence des manifestations vraiment diathésiques de la syphilis, n'a pu ni prévenir ni guérir ces tumeurs gommeuses. Elles ont surgi de tous les côtés et évolué malgré lui ; sauf une ou deux, toutes ont subi la dégénérescence régressive qui les a conduites fatalement à la liquéfaction ulcérative, etc.

Un fait aussi exceptionnel mérite donc à tous égards d'être étudié et commenté.

Hypothèse de la pluralité des virus syphilitiques. Elle est inadmissible et n'explique pas les formes exceptionnelles de la maladie constitutionnelle. — Variété des formules symptomatiques chez les individus infectés par un même virus. — Les caractères de la syphilis chez le sujet infecté ne dépendent point d'une manière absolue des caractères de la syphilis chez le sujet infectant.

Or, la première chose qu'il faut rechercher en pareil cas, c'est l'ensemble des conditions étiologiques qui ont imprimé à la syphilis la physionomie si particulière qu'elle a présentée pendant toute sa durée.

Il serait curieux de savoir quels accidents syphilitiques a éprouvés la femme qui a infecté notre malade. Malheureusement, la confrontation n'a pas été possible. Quand on se trouve en face de ces formes exceptionnelles et irrégulières de la syphilis, on est tenté d'admettre que le virus qui les produit possède des qualités spéciales. Carmichaël croyait à la pluralité des virus, et il supposait que chacun d'eux ne devait donner lieu qu'à une série de phénomènes toujours identiques à eux-mêmes, indépendamment des conditions de temps, de lieu et de terrains organiques, etc., etc. Une pareille hypothèse ne peut se soutenir que si l'on envisage la syphilis dans ses formes et ses manifestations les plus communes et les plus vulgaires. Dans la plupart des cas, en effet, on trouve une grande analogie entre la syphilis du sujet infectant et celle du sujet infecté. Ce sont toujours, dans les premières phases, quelques éruptions cutanées diffuses, superficielles et légères, des plaques muqueuses, des douleurs vagues, une perturbation peu profonde et fugace des principales fonctions organiques, etc., etc.

Mais cette répétition monotone de la même formule symptomatique ne s'observe pas toujours. Ainsi, deux individus puisant la syphilis à la même source, éprouveront quelquefois des accidents très dissemblables comme forme, comme évolution, durée, gravité, résistance aux agents thérapeutiques, etc., etc. On voit des syphilis se transformer en passant d'un organisme dans un autre; de légères, devenir graves et réciproquement, ou se traduire par des manifestations si différentes, qu'on serait tenté, au premier abord, de contester le lien de parenté si étroit qui les unit. Ces faits, qui n'ont peut-être pas été recherchés et étudiés avec assez de soin, détruisent toutes les théories qu'on voudrait élever sur les transmissions parallèles des mêmes séries d'accidents et, sur leur genèse, au moyen de virus empreints chacun d'une assez puissante individualité pour la conserver intacte en traversant tant d'organismes.

S'il est permis de raisonner d'après des probabilités, il y a donc tout lieu de croire que la syphilis de la femme qui a infecté notre malade n'a pas eu le caractère insolite de gommes apparaissant vers le troisième mois de la maladie constitutionnelle; le virus était sans doute un virus syphilitique ordinaire, qui ne portait point en lui les germes spéciaux de tel ou tel ordre de manifestations, mais qui était apte à les toutes faire éclore, suivant la nature du terrain qui le recevait.

Difficulté de déterminer les conditions physio-pathologiques de l'organisme, qui impriment à la syphilis telle ou telle manière d'être. — Cachexie du début de la syphilis. Son influence sur l'apparition des formes graves de la maladie.— Contraste dans un grand nombre de cas, entre la gravité de l'état général et la bénignité des manifestations locales.

Si l'hypothèse d'une certaine spécificité du virus syphilitique est inadmissible pour expliquer la syphilis gommeuse précoce, il en faut chercher les causes dans les conditions physio-pathologiques de l'organisme qui l'a conçue. Mais, pour être ainsi restreinte, la question pathogénique n'en est pas plus facile à résoudre; on y répond par le mot idiosyncrasie, et tout est dit. C'est bien en effet par la vertu d'une disposition toute spéciale de l'économie que la syphilis a revêtu cette forme.

En quoi consiste cette disposition? Quelques traces la révélaient-elles avant l'infection? Sur quels signes aurait-on pu se fonder pour la prédire? Chaque fonction, en particulier, s'exécutait régulièrement; par leur harmonie, elles constituaient un état de santé à peu près irréprochable. Les organes étaient intacts; il n'existait aucun vestige de maladie constitutionnelle héréditaire ou acquise; tous les éléments morbides étaient latents, et seraient restés tels indéfiniment, si le virus syphilitique, après sa diffusion, ne les avait suscités et mis en œuvre.

Et remarquez qu'il n'a pas été besoin pour cela d'une longue incubation. A peine l'organisme était-il imprégné de la cause morbifique, que les productions gommeuses, si tardives d'habitude, ont poussé de tous les côtés, avec les mêmes caractères que celles qui surviennent dix, vingt, trente ans après l'accident primitif dans les syphilis les plus invétérées.

Cette disposition occulte avait-elle besoin, pour produire des effets si inusités et si précoces, d'une perturbation générale des fonctions organiques, d'une sorte d'état cachectique semblable à celui qu'on observe dans les syphilis malignes ou pendant la période vraiment constitutionnelle de la maladie? Je ne le pense pas, et voici pourquoi. Dans beaucoup de cas, surtout chez les femmes, la santé générale est profondément troublée par l'éclosion des premiers accidents; ces sortes de syphilis, sans altérer les organes essentiels à la vie, sans donner lieu immédiatement à des lésions graves, etc., modifient les conditions normales de la vie plastique au point de jeter les malades dans une cachexie prématurée. Il semble que chaque molécule organique se nourrit et fonctionne suivant un mode pathologique qui met toute l'économie dans les conditions d'opportunité les plus favorables au développement des morbiformations spécifiques les plus profondes et les plus graves. Eh bien, qu'arrive-t-il la plupart du temps? C'est que les manifestations matérielles de la maladie constitutionnelle sur les tissus se bornent à des syphilides légères et superficielles et à des plaques muqueuses qui, par leur bénignité, contrastent d'une manière frappante avec la gravité de l'état général.

Aussi, pour en revenir à notre malade, je dirai que la cachexie qui a suivi l'apparition des premiers accidents n'a joué qu'un rôle à peu près nul, ou du moins très accessoire dans la pathogénie des tumeurs gommeuses; elle n'a fait que traduire l'impression morbide ressentie par l'organisme pendant que s'opérait rapidement dans son sein la première prolifération du virus syphilitique. Par son invasion hâtive, ses allures de maladie subaiguë, ses périodes d'augment, d'état et de décroissance, elle appartenait bien plus à la phase virulente qu'à la phase constitutionnelle de la syphilis. Il faut la considérer comme un effet plutôt que comme une cause. Et ce qui prouve bien qu'il en est ainsi, c'est que les premières tumeurs gommeuses, survenues au moment où tous les phénomènes de la cachexie avaient atteint leur plus haut degré d'intensité, ont été suivies de nouvelles poussées pendant la convalescence de la cachexie, immédiatement après sa guérison, et plus tard, lorsque le malade fut revenu, malgré les manifestations incessantes de la syphilis à des conditions de santé à peu près normales. Les gommes m'ont toujours paru très peu influencées par les variations de l'état général; elles avaient l'air de vivre d'une vie propre, autonomique, qui se suffisait à elle-même et n'avait rien à gagner ou à perdre au mauvais ou au bon fonctionnement de la machine organique.

N'est-ce pas un phénomène curieux que la vigueur, l'épanouissement, la prospérité inaltérable de certaines manifestations syphilitiques, quel que soit, du reste, le niveau de la santé au moment où elles se développent?

De même que la plasticité générale peut être profondément viciée et descendre au plus bas degré de l'activité organique sous l'influence du virus syphilitique, sans qu'il existe aucune lésion visible ; de même, au milieu des désordres locaux les plus graves on voit quelquefois les actes vitaux conserver toute leur énergie et sortir intacts des poussées syphilitiques les plus menaçantes.

Ces considérations pathogéniques exigeraient de plus amples développements. Je me borne à les énoncer, parce qu'elles s'appliquent rigoureusement au cas dont j'ai relaté l'histoire; malheureusement, elles sont négatives plutôt que positives, puisqu'elles ne peuvent nous démontrer pourquoi, chez ce malade, la syphilis a revêtu d'emblée la forme gommeuse au lieu de se traduire par cette série de manifestations cutanées et muqueuses qui constituent la première phase de la maladie constitutionnelle dans la grande majorité des cas.

Du processus général de cette syphilis gommeuse; brièveté extrême de la phase virulente consécutive à l'accident primitif; localisation exclusive de ses manifestations sur le tégument externe.

Précocité insolite des gommes survenues trois mois après le début du chancre; leur tendance fatale à l'ulcération.

Il est vrai que cette première phase a existé, mais elle a été très courte et incomplète, et ce n'est pas là une des anomalies les moins remarquables. Au lieu d'avoir une durée moyenne, comme c'est le cas ordinaire, de deux ou trois ans, elle a disparu au bout de deux ou trois mois, pour ne plus revenir. Au lieu d'attaquer simultanément la peau et les muqueuses, elle s'est confinée sur le tégument externe sous la forme d'une roséole papuleuse discrète. Il n'y a eu ni plaques muqueuses labiales, ni angine spécifique. Or, comme ces dernières lésions constituent de petits foyers morbides, dont la virulence est d'autant plus grande qu'elles surviennent à une époque plus rapprochée du début de la maladie, il est probable que notre malade eût été incapable de transmettre la syphilis par contagion, même pendant cette période qui a suivi de si près le chancre infectant.

A partir du moment où les productions gommeuses se sont montrées, toute trace de syphilide cutanée a disparu, et il n'est survenu, depuis, aucune autre manifestation de cette nature. Un pareil fait donnerait raison aux syphiliographes, qui ont établi comme une loi que la syphilis ne remontait pas son cours, c'est-à-dire qu'une série d'accidents d'une certaine date, ayant fait place à une série d'accidents d'une date plus avancée, était presque toujours éteinte et ne pouvait pas se reproduire. Cette loi, ou mieux cette règle, dont je ne conteste pas la valeur, n'est cependant pas absolue; j'ai vu plusieurs cas dans lesquels des syphilides superficielles et jeunes se sont montrées chez des individus atteints, depuis plusieurs mois, de syphilis viscérale. Je dois dire aussi que dans ces faits la détermination de la syphilis sur les viscères splanchniques avait été prématurée.

Depuis dix mois, le chancre syphilitique avait débuté chez notre malade lorsque la première tumeur gommeuse fit son apparition ; un deuxième survint peu de temps après ; le malade était encore sous l'influence de la cachexie initiale. Ces deux tumeurs suppurèrent et devinrent ulcéreuses ; il y eut alors un temps de repos, pendant lequel l'organisme, si fortement éprouvé, reprit des forces et revint à un état de santé presque parfait.

A partir du huitième mois de la syphilis, de nouvelles poussées de tumeurs gommeuses eurent lieu sans interruption pendant trois ans et demi. Tel a été, dans son ensemble, le *processus* de cette troisième phase.

Sa précocité est vraiment extraordinaire. La plupart des auteurs disent en effet que les gommes n'apparaissent qu'exceptionnellement au bout d'un an, deux ans, et qu'elles constituent presque toujours un des symptômes les plus tardifs de la syphilis, puisqu'elles sont le type des accidents tertiaires. Eh bien, ici, c'est au troisième mois qu'elles se montrèrent; or, malgré leur précocité, elles ont eu une tendance fatale à l'ulcération dès le début, et, sauf deux ou trois, aucune n'a préseuté cette disposition résolutive des suffusions plastiques qui se déterminent quelquefois sur le périoste ou dans le tissu conjonctif pendant la période secondaire de la syphilis. N'est-ce pas là une preuve que la maladie était bien devenue d'emblée diathésique, constitutionnelle, et avait définitivement quitté son caractère de maladie toxique et virulente? On pourrait m'objecter que si les produits morbides, sécrétés par ces tumeurs, avaient été inoculés à un individu non syphilitique, ils auraient peut-être donné lieu à un chancre infectant, etc. L'expérimentation n'ayant pas été faite, il m'est impossible de répondre catégoriquement par la négative. Toutefois, les tentatives de cette nature sur les tumeurs gommeuses, moins rapprochées de l'accident primitif, il est vrai, mais de contexture identique, n'ayant produit aucun résultat, il est probable qu'il en eût été de même dans le cas qui nous occupe.

Tumeurs gommeuses circonscrites et tumeurs gommeuses diffuses. Identité de leur nature. — Productions gommeuses périostiques. — Caractères de l'arthropathie complexe du genou gauche. Tumeur blanche syphilitique. — La cachexie initiale n'a pas été suivie ultérieurement d'un état morbide analogue.

Si l'on envisage ces productions gommeuses au point de vue de leur conformation extérieure, on verra que les unes étaient circonscrites et les autres diffuses. Les premières seules mériteraient, à la rigueur, le nom de gommes; mais les autres sont évidemment de la même famille et consistent en une hyperplasie non limitée, non condensée de la substance conjonctive. Leur évolution lente et chronique, leur tendance ulcérative, leur siège, la date de leur apparition, etc., confirment, du reste, leur identité de nature avec la gomme proprement dite.

Quelques-unes de ces productions gommeuses diffuses siégeaient au niveau des articulations, et, comme elles semblaient avoir des racines très profondes, il est probable qu'elles avaient pris naissance dans le périoste. Il n'a pas existé, cependant, de lésion osseuse bien manifeste; à peine a-t-on trouvé quelquefois un peu d'augmentation de volume dans les extrémités des os sous-jacents.

Les gommes ont donc été exclusivement limitées au tissu conjonctif souscutané, et peut-être à quelques points du périoste. Elles n'ont envahi ni les muscles, ni les viscères. Quant à l'affection du genou, qui est survenue à la fin de la maladie, si l'on ne peut l'attribuer exclusivement aux productions gommeuses, il faut reconnaître qu'elles n'y ont pas été étrangères. Je n'ai vu que la première phase de cette arthropathie compliquée; il m'a semblé que la tuméfaction subaiguë, située au-dessous de la rotule, dépendait d'une infiltration plastique des masses du tissu conjonctif de cette région. Cette production morbide a suppuré, puis s'est ulcérée de la même façon que les tumeurs gommeuses. L'extrémité supérieure du tibia a été un peu touchée et est devenue plus volumineuse. Les cicatrices péri-articulaires lui adhéraient, etc. En un mot, autant que j'en puis juger, n'ayant pas suivi le malade pendant la longue durée de cette arthropathie, il s'était produit là une sorte de tumeur blanche syphilitique.

Les désordres résultant de la fonte et de l'ulcération des gommes n'ont pas été considérables. L'arthropathie du genou a constitué l'accident le plus sérieux de cette syphilis. J'avais craint un instant que la fistule du canal de Sténon, consécutive à la gomme de la joue, fût difficile à guérir ; mais on a vu avec quelle facilité elle s'était fermée après une seule cautérisation, bien qu'elle traversât un tissu cicatriciel de nouvelle formation, qui paraissait doué de peu de vitalité.

A partir du moment où le malade a définitivement triomphé de la cachexie initiale qui l'avait si fortement éprouvé, il n'est plus retombé, ou, s'il a éprouvé des alternatives de mieux et de plus mal, elles ont oscillé dans des limites assez étroites, pour qu'on n'en doive pas tenir compte dans une vue d'ensemble sur l'évolution de cette syphilis. En somme il n'y a pas eu d'incompatibilité entre ces nombreuses gommes ulcérées et un état de santé relativement très bon. Ajoutez à cela que le malade a supporté, sans en souffrir, des doses énormes d'iodure de potassium.

Cette syphilis gommeuse a été réfractaire à l'iodure de potassium. Effets préventifs du médicament : ils sont à peu près nuls. — Ses effets curatifs. — Cas dans lesquels il échoue, etc.

Mais pourquoi cet agent thérapeutique si puissant, si efficace dans les manifestations diathésiques de la syphilis, n'a-t-il produit ici aucun de ces résultats curatifs infaillibles qu'on s'accorde à lui attribuer ? J'avoue que ma déception eût été grande, si je n'y avais été préparé par des insuccès antérieurs. Avez-vous remarqué combien souvent les merveilles de certains médicaments qu'on exalte dans les traités de thérapeutique, s'évanouissent lorsqu'on en vient à l'application ? Je ne veux pas dire qu'il en soit ainsi pour l'iodure de potassium ; toutefois on se ferait d'étranges illusions si l'on supposait qu'il suffit de l'administrer, même à une forte dose, pour guérir toutes les manifestations de la syphilis tertiaire.

Dans son action, comme dans celle du mercure, il faut considérer l'effet préventif et l'effet curatif.

Or, en me renfermant, bien entendu, dans le cas qui nous occupe, l'effet préventif de l'iodure de potassium a été absolument nul. J'ai eu beau l'administrer à la dose de 8 grammes pendant plusieurs mois consécutifs, seul ou combiné avec l'hydrargyre, je n'ai empêché aucune gomme de se manifester ; et celles qui sont survenues pendant que l'organisme était sous l'influence du médicament ont parcouru toutes leurs périodes de la même façon que si l'on n'avait soumis le malade à aucun traitement spécifique. On me dira peut-être : Mais si vous n'aviez pas administré l'iodure de potassium à ces doses et avec cette continuité, au lieu de dix ou douze tumeurs gommeuses, votre malade en aurait eu le double ou le triple ; au lieu d'une syphilis gommeuse externe limitée au tissu conjonctif sous-cutané, tout l'organisme, muscles, nerf, os, cerveau, viscères de l'abdomen et de la poitrine, eût été farci de ces productions morbides ! — Avec de pareilles hypothèses, il serait impossible de raisonner en thérapeutique. Le médecin qui a l'habitude d'une maladie, qui sait comment elle se comporte à ses diverses périodes; qui a souvent calculé sa marche, supputé sa durée, étudié longtemps, à plusieurs reprises et sous tous ses aspects, la physionomie de ses manifestations; qui a manié dans une infinité de cas les médicaments ou les médications qui lui conviennent, etc., a de grandes chances de ne pas se tromper dans son appréciation sur les effets curatifs des agents qu'il emploie. L'expérience acquise est d'un poids plus grand en pareil cas, que des objections irréfutables. Au surplus ne pourrait-on pas répondre que l'iodure de potassium n'ayant pu empêcher les tumeurs gommeuses de pousser dans le tissu cellulaire sous-cutané, quand il leur en a pris fantaisie, il est peu probable qu'il eût été plus heureux si elles avaient eu la velléité de choisir une autre région et d'autres organes, etc. Il me semble donc qu'il est rationnel d'assimiler, sous le rapport de l'action préventive l'iodure de potassium au mercure, et qu'on peut dire, sans être taxé d'un scepticisme exagéré, que si cette action préventive n'est pas nulle, elle est du moins extrêmement faible.

Quant à son action curative, ce serait une véritable hérésie thérapeutique de la nier. Seulement on s'exposerait à de nombreux mécomptes si l'on avait en elle une foi absolue, et si l'on admettait que, dans tous les cas elle se développe avec toute sa plénitude et fait disparaître comme par enchantement les manifestations graves de la syphilis tertiaire.

Je ne crains pas d'avancer qu'ici, par exemple, pour je ne sais quelle raison, cette action curative a été déplorablement faible, si toutefois elle s'est exercée. J'ai suivi ce malade avec la plus grande attention et pendant longtemps ; j'aurais été heureux de voir se résoudre ces tumeurs qui pullulaient malgré tous mes efforts. Eh bien, à aucun moment je n'ai pu saisir une de ces améliorations rapides qui contrarient les allures habituelles de la lésion, sont, pour ainsi dire, en dehors de ses mœurs, et font dire à coup sûr : Voici que le médicament agit ; sans lui vous auriez eu telle marche, telle durée, telle terminaison ; le processus morbide est enrayé, l'involution thérapeutique commence et va promptement aboutir à la guérison, etc.

Combien d'affections viscérales de nature syphilitique sont réfractaires, comme notre syphilis gommeuse, à l'action de l'iodure de potassium! En général, presque toutes celles qui siègent dans le parenchyme des organes ne guérissent pas et résistent au médicament. Il a beaucoup plus d'efficacité dans les affections osseuses des parois splanchniques qui intéressent secondairement les viscères.

Mais s'il échoue quelquefois, il y a un très grand nombre de cas où il produit des effets curatifs vraiment merveilleux En voici un exemple ; je le cite parce que la dame, âgée de soixante-quatorze ans, n'était pas, par le fait de son âge, dans des conditions d'activité plastique bien aptes à mettre en œuvre la vertu d'un médicament et à lui faire produire tout son effet curatif. C'est pourtant ce qui eut lieu. La patiente avait sur la face interne du tibia gauche une tumeur gommeuse suppurée et, un peu plus haut une autre non suppurée. Il existait, en outre, chez elle. une périostose volumineuse de l'extrémité inférieure du radius droit. Je la fis entrer en juin 1865 à l'infirmerie de l'hospice des Ménages, dont j'étais alors médecin, et je lui fis administrer immédiatement de l'iodure de potassium, en débutant par la dose d'un gramme. Je me rappelle que je fus stupéfait du résultat. Presque instantément et à vue d'œil, une grande amélioration se produisit dans ces tumeurs. Pour en donner une idée, voici ce que je trouve dans mes notes : Le traitement fut commencé le 28 juin ; je mesurai ces tumeurs, et le 6 juillet, c'est-à-dire huit jours après, je constatai qu'elles avaient diminué de plus de moitié.

Eh bien, pourquoi n'en a-t-il pas été ainsi chez notre malade, Il était pourtant jeune, vigoureux, d'une santé robuste, d'une constitution exempte de toute autre diathèse que la syphilis et bien autrement doué physiquement que cette pauvre vieille femme arrivée à l'âge de la décrépitude ! Réponde qui pourra à cette question. Quant à moi, j'aime mieux ne rien dire que de me perdre en des suppositions sans fondement.

Est-ce un procès que j'intente à l'iodure de potassium ? Non. J'ai voulu dire seulement que son cas aurait besoin d'être étudié, revisé et discuté comme celui du mercure.

En résumé :

1° Le chancre infectant le plus simple peut donner lieu à une syphilis irrégulière ;

2° Parmi les anomalies de la syphilis, il en est une qui consiste dans la brièveté et la bénignité des accidents cutanés et muqueux, et l'apparition précoce des productions gommeuses ;

3° L'observation qui précède prouve que les productions gommeuses surviennent quelquefois trois mois après le début du chancre ;

4° Ces gommes précoces évoluent comme la gomme des syphilis anciennes. Il est possible qu'elles n'aient aucune tendance à la résolution et qu'elles soient absolument réfractaires à l'iodure de potassium qui ne peut ni les prévenir ni les guérir.

DIX-NEUVIÈME LEÇON

PHAGÉDÉNISME SYPHILITIQUE

PHAGÉDÉNISME VÉNÉRIEN : il est syphilitique ou chancrelleux. — Phagédénisme non vénérien : *scrofuleux*, *cancéreux*, *épithéliomateux*, *cachectique*, *tropical.*

PHAGÉDÉNISME SYPHILITIQUE. *Chronologie :* phagédénisme primitif, phagédénisme tertiaire. — Cette complication est rare dans la période virulente.

Étiologie. Causes générales : dépression morale, phagédénisme antérieur, alcoolisme, vieillesse, cachexie, dyscrasie, etc. — *Disposition au phagédénisme :* rien ne la révèle que le phagédénisme lui-même. Elle est originelle ou acquise. Ses vicissitudes.

Symptômes. Phagédénisme en surface et par nappes arrondies; phagédénisme exfoliateur ou épidermo-papillaire; phagédénisme centrifuge avec cicatrisation centrale; phagédénisme serpigineux; phagédénisme térébrant. — Topographie du phagédénisme. Ses symptômes généraux.

Complications. Gangrène partielle, superficielle, centrifuge; concrétions pultacées, douleurs, inflammation, érysipèle.

Processus. Marche, durée, terminaison; processus organo-pathologique du phagédénisme.

Diagnostic. Difficultés que présente parfois, sur les organes génitaux et dans la région inguinale, le diagnostic du phagédénisme tertiaire et du phagédénisme chancrelleux. Diagnostic de l'esthiomène scrofuleux et du phagédénisme syphilitique des organes génitaux.

Pronostic. Pronostic de la disposition phagédénique. — Les dispositions phagédéniques de diverses espèces sont-elles solidaires? — Processus d'après la forme et le siège du phagédénisme.

Traitement. Spécificité de l'iodure de potassium contre le phagédénisme syphilitique.

MESSIEURS,

C'est le phagédénisme syphilitique qui fera le sujet de cette leçon. Vous connaissez déjà la plupart des désordres graves qu'il est susceptible de produire. J'ai eu l'occasion de vous en entretenir plusieurs fois, quand je vous ai décrit les complications du chancre infectant, et surtout, plus récemment, lorsque nous nous sommes occupés des syphiloses de la peau et du tissu cellulaire sous-cutané. — On l'observe aux deux périodes extrêmes de la maladie, mais il est loin d'y avoir la même fréquence et la même portée. Dans la syphilis primitive, il est exceptionnel et relativement peu dangereux. Il est rare, en effet, qu'il ne s'arrête pas de lui-même ou qu'il ne cède pas très vite à l'action du traitement. Dans la syphilis tertiaire, au contraire, il règne en souverain. C'est là son véritable domaine. Une fois qu'il s'en est emparé, il ne le quitte plus. On ne peut ni prévoir, ni calculer avec certitude les dommages qu'il causera. Nos moyens pour le combattre, tout puissants et rapides qu'ils soient, ne suffisent pas toujours pour l'arrêter ou pour prévenir et paralyser ses attaques. Les notions que je vous en ai données, se trouvant dispersées çà et là, perdent un peu de leur importance. Elles gagneront à être réunies et concentrées. Pour le phagédénisme primitif, je vous renvoie à mes leçons sur le chancre. Aujourd'hui, j'aurai surtout en vue le phagédénisme tertiaire, et, par sa description détaillée, je compléterai l'histoire des dermatopathies ulcéro-tuberculeuses et des gommes de l'hypoderme.

Est-il besoin de vous donner une définition du mot phagédénisme? Son étymologie est significative : elle veut dire ulcération qui ronge, qui dévore. Remarquez qu'elle n'implique nullement la nécessité d'une cause vénérienne ou syphilitique, comme on est trop porté à le croire. Cette disposition étrange et fatale de certaines plaies à franchir en étendue et en durée les limites ordinaires de leur action morbide, à détruire les tissus sans cesse, en tous sens, pour un temps illimité, et trop souvent en dépit de nos agents thérapeutiques, cette malignité locale, qui est le propre du phagédénisme, s'observe dans un grand nombre d'affections étrangères aux maladies vénériennes. C'est donc une complication d'ordre commun et non spécifique, un symptôme irrégulier, anormal, une déviation et une modalité vicieuse, que peuvent présenter tous les états morbides dont l'ulcération est un des phénomènes essentiels ou accessoires, habituels ou accidentels. Si l'on a coutume de lui attribuer, dans le langage ordinaire, une origine et une cause suspectes, c'est qu'il est plus fréquent dans les maladies vénériennes que dans les autres.

Quoique ce ne soit pas le lieu de faire la pathologie générale de cet accident, je crois qu'il ne sera pas inutile de vous énumérer les principales circonstances dans lesquelles il peut se manifester, en dehors de la syphilis. D'abord, dans le cadre des maladies qui nous occupent, nous trouvons le phagédénisme chancrelleux, celui qui s'empare quelquefois de la chancrelle ou chancre simple, chancre mou et du bubon de même nature. C'est un des phagédénismes les plus curieux, les plus redoutables et les plus typiques. Il est empreint d'une spécificité particulière qu'on ne retrouve sous le même mode dans aucun autre, et qui dépend, non pas de lui, mais de la lésion dont il s'est emparé. Cette spécificité consiste dans le caractère contagieux, inoculable et auto-inoculable de la chancrelle, qui lui reste inhérent et persiste sans s'atténuer ni s'aggraver à travers toutes les péripéties de la complication phagédénique. Je vous prouverai par la suite que nous sommes quelquefois forcés de recourir à une de ces propriétés, l'auto-inoculabilité, pour distinguer l'un de l'autre le phagédénisme tertiaire et le phagédénisme chancrelleux, quand leurs affinités topographiques ou leurs analogies de symptômes et de processus deviennent trop étroites et trop marquées.

Parmi les maladies constitutionnelles qui se rapprochent le plus de la syphilis, il faut mettre la scrofule en première ligne. Le phagédénisme est un de leurs traits d'union. C'est même un lien de parenté qui expose à la confusion. Les dermatopathies scrofuleuses se compliquent de cet accident au moins aussi souvent que les syphilodermies. Les différentes variétés du *lupus*, l'*exedens*, le *vorax*, le *térébrant*, le *malin*, constituent, par leur processus impitoyablement envahissant, destructeur, réfractaire et d'une durée désespérante, une des expressions les plus complètes et les plus sérieuses du phagédénisme. Or, entre ce phagédénisme et celui de la syphilis tertiaire, la ressemblance est souvent telle qu'il faut faire appel à toutes les ressources du diagnostic, en dehors de la lésion elle-même, pour en déterminer la provenance et la nature.

Dans les maladies précédentes, le phagédénisme n'est pas une complication inéluctable. Il dépend plutôt d'une prédisposition individuelle que de l'état morbide lui-même. Mais il en est d'autres où il ne manque jamais. A un degré quelconque il se manifeste constamment. Ce n'est plus un accident, c'est une façon d'être fatale qui fait partie intégrante de la lésion. Il en résulte que ces affections sont, par excellence, des affections malignes. Vous avez deviné qu'il s'agit du cancer et de l'épithélioma. Ils rongent, ils dévorent les chairs avec une voracité plus grande encore que la syphilis et la scrofule, mais sous un mode qui les classe à part. Aussi leur processus phagédénique présente-t-il en général une physionomie tranchée qui ne permet pas de le confondre avec les trois précédents.

Certaines dermatoses habituellement résolutives peuvent se compliquer de phagédénisme lorsque les sujets qui les portent deviennent cachectiques sous l'influence de l'âge et des mauvaises conditions hygiéniques. On trouve des exemples de cette tendance phagédénique aux deux extrêmes de la vie, surtout chez les vieillards qui sont fréquemment atteints d'ecthyma et d'ulcères variqueux de mauvaise nature. La misère physique et morale, les privations de toute nature, les excès, les intoxications et parmi elles l'alcoolisme, sont susceptibles d'imprimer une déviation phagédénique dangereuse à des ulcérations qui sont naturellement et qui seraient restées inoffensives. Le climat occupe aussi une grande place dans les causes du phagédénisme, comme en font foi les ulcères phagédéniques de Cochinchine, de Mozambique, de la Nouvelle-Calédonie, etc., dont la place nosologique est difficile à fixer, et qu'un médecin de la marine, M. le docteur Aude, propose de désigner sous le nom commun d'ulcères phagédéniques de la zone tropicale.

Ces préliminaires vous montrent suffisamment que la syphilis, si importante que soit sa place dans l'étiologie du phagédénisme, s'y trouve en compagnie nombreuse. Ils vous donnent en même temps la preuve que le processus ulcéro-phagédénique est loin d'être exclusif; qu'il est même banal, puisqu'il se développe dans un grand nombre d'affections différentes ; qu'il ne constitue point, par conséquent, une maladie, mais une modalité symptomatique dont les traits varient suivant la lésion fondamentale qui lui sert de substratum et de prétexte.

Étudions maintenant des particularités que présente le phagédénisme de la syphilis.

Chronologie. — Dans la durée indéfinie de la syphilis, à quel moment le phagédénisme se déclare-t-il? A cet égard, comme à tant d'autres, il y a des variétés sans nombre, suivant les individus. Toutefois il est de règle que cette complication est beaucoup plus rare dans la phase secondaire que dans les deux premiers mois et surtout que passé la première et la deuxième année ; ce qui revient à dire qu'elle est une exception pendant la période virulente, qu'elle n'est pas commune pendant la période primitive, tandis qu'on l'observe fréquemment pendant la période constitutionnelle. C'est un processus qui appartient même essentiellement au tertiarisme, car il existe, à un degré très faible il est vrai, et sous ses formes les plus bénignes, dans presque toutes les manifestations cutanées, muqueuses ou hypodermiques de cette période. S'il est imperceptible alors et ne sort pas des limites de l'ulcération normale, circonscrite et qui parcourt régulièrement ses périodes, il est ou il devient parfois de plus en plus imminent, à mesure que les accidents se multiplient, récidivent et prennent une teinte de plus en plus constitutionnelle. N'allez pas croire toutefois qu'il soit possible de lui assigner des dates fixes, qu'il fasse défaut ou qu'il survienne aux époques précises que nous avions calculées. Si dans son évolution générale la syphilis montre une régularité plus grande que les autres maladies diathésiques, elle échappe, par beaucoup de détails, à ces évaluations mathématiques qu'une école féconde en erreurs de toutes sortes prétendait lui imposer. Le phagédénisme en est une preuve. Combien de fois ne le voit-on pas surgir tout à coup quand rien ne le faisait prévoir, ni les conditions de santé antérieures ou actuelles du malade, ni les allures de sa syphilis. Nos prévisions se trouvent donc fort souvent déjouées, et nous sommes exposés à bien des surprises, surtout à une époque éloignée de l'intoxication, lorsque les premiers phénomènes s'évanouissent et se perdent dans un passé lointain, où il est difficile de deviner leur nature et de suivre leur filiation.

La chronologie du phagédénisme primitif n'est pas embarrassante à établir, puisque l'événement, s'il se produit, ne dépasse pas les limites de deux ou trois mois, au plus. Eh bien, là encore, notre jugement est exposé à des déceptions. On rencontre par exemple, des chancres syphilitiques qui paraissaient superficiels et bénins dans les premiers jours, et qui se creusent, s'étendent, se phagédénisent tout à coup spontanément au bout de quelques semaines. J'en ai observé qui ne subissaient cette déviation que vers le quarantième ou le cinquantième jour, au moment précis où se montraient les premiers accidents généralisés de l'intoxication. Par contre, il y en a qui, depuis leur début jusqu'à leur terminaison, possèdent plus ou moins les caractères d'une ulcération phagédénique.

Étiologie. — Supposez qu'un de vos clients de vieille date, dont vous connaissez le tempérament, la constitution, les habitudes, les antécédents personnels ou de famille, tout ce qui permet, en un mot, de porter un jugement sur la santé, vînt vous dire : tel jour et à telle heure, j'ai eu des rapports avec une femme atteinte de syphilis; que va-t-il m'arriver? Vous lui répondriez que la contamination est probable, mais qu'elle n'est pas certaine, et vous lui demanderiez des détails sur la source de la contagion. Admettons que vous sachiez à quoi vous en tenir à cet égard. La femme, par exemple, pour mettre les choses au pis, avait un ulcère primitif et phagédénique des parties génitales. Qu'en concluriez-vous? D'abord, que les conditions étaient très favorables pour que la contagion eût lieu et que votre client serait exceptionnellement heureux s'il y avait échappé. Mais après, iriez-vous plus loin dans ces prévisions que le futur malade vous presse de formuler, en vous faisant remarquer que vous possédez tous les éléments pour résoudre le problème, soit de son côté, soit du côté de la femme. Lui, se figurera à coup sûr qu'il va être atteint d'une syphilis effroyable, puisque la source où il l'a puisée est déjà souillée de phagédénisme. Vous, si vous êtes prudent, vous garderez le silence, même sur les éventualités les plus prochaines, ou bien vous répondrez le fameux *je ne sais* auquel nous sommes si souvent condamnés quand nous voulons être sincères et ne pas donner à nos malades de faux espoirs ou des consolations éphémères. Et pourtant dans le cas que je suppose, et qui n'est pas une vaine hypothèse, puisqu'il se présentera fréquemment à vous dans la pratique, votre doute aurait autant de raison d'être rassurant que d'être alarmant, si dans toutes les choses de la vie il ne fallait pas faire une plus grande part aux mauvaises qu'aux bonnes chances. — Oui, il est fort possible que votre client, s'il a été contaminé par ce chancre phagédénique, n'ait qu'un chancre infectant, petit, papuleux, à peine érosif. Je vais plus loin et je dis même que c'est probable, vu la rareté relative de la déviation phagédénique dans l'accident primitif. Le phagédénisme syphilitique pas plus que le phagédénisme chancrelleux ne se communique d'un individu à un autre. Il n'est pas transmissible. — Vous énoncez cette proposition à votre malade, et en cela vous contrariez agréablement un préjugé qu'il partage avec beaucoup d'autres. Mais vous n'êtes pas au bout de ses questions, car si vous avez ajouté : le phagédénisme est produit par l'individu, il ne manquera pas de vous demander : suis-je ou non susceptible d'être phagédénisé ? Et la réponse, il se la fera d'avance à lui-même, et soyez sûr qu'il la basera sur les conditions actuelles ou antérieures de sa santé. N'est-ce pas rationnel ? Sans doute, et cependant ne faites aucun fond là-dessus, en ce qui concerne la question qui nous occupe. Voici pourquoi. C'est que, indépendamment de ce que nous pouvons voir et apprécier dans la manière d'être apparente et physiologique ou morbide des individus, il existe une modalité plastique qui nous échappe, qui ne se traduit par aucun signe extérieur, qui se cache souvent sous les floraisons les plus brillantes et les plus vivaces de la santé, et qui n'en élabore pas moins, dans le mystère, au sein de toute l'économie, ou seulement ici ou là, en tous temps, ou temporairement, ce vice organique et fonctionnel, cette aberration latente de la nutrition, ce je ne *sais quoi* auquel il faut encore revenir, et qui produit seul et indépendamment de toute autre cause appréciable, le processus phagédénique. — Vous voyez à combien peu de notions positives nous en sommes réduits sur cette question si importante de l'étiologie. Ne vous en tenez donc pas aux énumérations banales dont la kyrielle est inévitable en pareille occurence : faiblesse de la constitution, mauvais état de la santé actuelle ou antérieure, tempérament lymphatique ou scrofuleux, débilité originelle ou diminution acquise de la résistance vitale, toutes les détériorations qu'entraîne une mauvaise hygiène comprenant les privations, la misère, les excès, les veilles, l'encombrement, l'alimentation insuffisante, les habitations malsaines, le froid, l'humidité, etc. Certes, il ne viendra à l'idée de personne de dénier toute influence à ces causes séparées ou réunies. J'accorderai volontiers que chez quelques malades elles sont peut-être susceptibles à elles seules de produire le phagédénisme; mais c'est là l'exception. La plupart du temps elles ne jouent, vis-à-vis de lui, que le rôle d'une cause occasionnelle ou aggravante. Et la preuve ne la trouvons-nous pas dans ce grand nombre de malades qui échappent à cette complication, quoique soumis à la plupart des conditions morbigènes qui minent leur constitution et ruinent leur santé? Par contre, — et c'est là une preuve encore plus forte que la précédente, — n'observe-t-on pas fréquemment, dans la pratique syphilitique, des sujets à qui leur vigoureuse constitution, leur tempérament, l'excellence de leur santé, l'absence apparente de tout vice constitutionnel, semblaient devoir conférer une immunité absolue contre le phagédénisme, et qui cependant sont attaqués, sans aucune raison plausible, de ses manifestations les plus dangereuses?

Parmi les causes adjuvantes qui sont les plus propres à exciter la disposition phagédénique, à la mettre en œuvre et à en aggraver les effets, je mets en première ligne les *perturbations morales*, les chagrins, les angoisses, la tristesse et tout ce qui, dans cette sphère si vaste de la pathogénie morbide, peut ébranler violemment ou déprimer d'une manière continue le système nerveux central. J'en ai vu plusieurs exemples.

De toutes les maladies antérieures, il n'en est aucune qui soit comparable comme valeur étiologique à une ou plusieurs attaques de phagédénisme, alors même qu'elles remonteraient dans un passé très lointain et qu'elles n'auraient pas eu pour cause et pour substratum une lésion syphilitique. Ainsi, je crois qu'un malade, qui aurait été atteint de phagédénisme chancrelleux, aurait la mauvaise chance, s'il contractait ultérieurement la syphilis, de voir cette maladie prendre tôt ou tard une mauvaise tournure dans ses déterminations cutanées et muqueuses.

Il y a des influences étiologiques qui, pour être d'un ordre commun et général, n'en sont pas moins fort efficaces, et dont il importe, par conséquent, de tenir grand compte dans l'appréciation des probabilités qui nous occupent. Au premier rang, placez l'*alcoolisme*. Lorsqu'il est chronique, invétéré, nul doute qu'il n'exerce une puissante action sur le processus phagédénique, quelle que soit la nature de la lésion qui va devenir maligne. Pour les chancres, et surtout pour la chancrelle, le fait est hors de doute, et M. Ricord fut bien inspiré quand il désigna le chancre des ivrognes sous le nom de chancre œnophagédénique. Le phagédénisme syphilitique primitif et tertiaire se soustrait plus que celui de la chancrelle à cette cause si puissante de déchéance organique et morale. Dans un grand nombre de cas, où les manifestations de la syphilis devenaient malignes, je n'ai pu constater aucun antécédent alcoolique. L'intoxication alcoolique fait souvent défaut, comme je vous l'ai dit, dans la syphilis maligne précoce.

L'âge avancé prédispose singulièrement aux formes graves de la syphilis et parmi elles au phagédénisme. Notez aussi la grossesse, la glycosurie, l'intoxication palustre, etc. Mais à quoi bon poursuivre plus loin cette étiologie si obscure, si insaisissable. Retournez le problème dans tous les sens, cherchez sa solution par tous les moyens possibles, vous arriverez toujours à ce résultat, c'est que le phagédénisme syphilitique dépend essentiellement d'une disposition interne, d'une modalité plastique, essentielle, souveraine et si exclusive qu'elle ne révèle son existence que par ce seul processus, et qu'elle est indéfiniment compatible avec toutes les apparences et même toute la réalité d'une santé parfaite.

Cette disposition, cette diathèse phagédénique est-elle innée ou acquise, permanente ou transitoire? S'affaiblit-elle, s'éteint-elle? Est-elle continue, intermittente, rémittente? Où commence-t-elle, où finit-elle? Est-elle générale ou locale, et à quel degré etc.? Je pourrais multiplier tous ces points d'interrogation; ce serait plus facile que d'y répondre. Que nous disent les faits. Leur langage est souvent contradictoire, mais peut-être par cela même fort instructif. Dans une grande catégorie de cas, il règne une concordance, une harmonie, une identité de processus dans toutes les manifestations, depuis le début de la syphilis jusqu'à son terme, si elle en a un. L'accident primitif donne la mesure de ce que seront les accidents consécutifs : s'il est phagédénique, tous les autres le seront jusqu'à l'épuisement de l'action diathésique. L'hygiène et le traitement spécifique auront grand peine à triompher de ce phagédénisme en permanence. — En pareil cas, il est bien évident que la disposition phagédénique préexistait probablement, puisqu'elle a marqué de son empreinte la première lésion syphilitique. Prenez le contraire, que vous rencontrerez fréquemment : un malade dont les antécédents syphilitiques sont fort obscurs et remontent à une époque très éloignée est inopinément, et sans cause appréciable, atteint d'une syphilide circonscrite qui devient phagédénique, et reste telle pendant plus ou moins longtemps. Eh bien, n'est-il pas probable que la disposition morbide à la malignité était chez lui de fraîche date, car si elle eût été originelle, ou du moins, si elle avait existé à l'époque du chancre et plus tard, elle n'aurait pas manqué de donner lieu plus tôt à des manifestations phagédéniques. Il est probable aussi que cette disposition doit cesser, puis renaître, subir un grand nombre de fluctuations comme force et comme durée, etc., puisque ses effets sont extrêmement variables et capricieux.

Je ne vous parlerai que pour mémoire d'une doctrine qui a perdu tout crédit et qui n'est plus soutenable aujourd'hui. Personne maintenant ne professe comme Bell et Carmichaël que le phagédénisme procède d'un virus spécial, distinct du virus de la chancrelle et du virus syphilitique. L'impossibilité de transmettre par contagion ou inoculation ce processus a été péremptoirement démontrée par l'expérimentation et par la clinique. Du reste, quand le phagédénisme se développe, comme cela arrive souvent, aux phases moyennes ou ultimes d'une syphilis vulgaire, bénigne dans ses débuts, insignifiante et même ignorée, quand il naît ainsi spontanément, on est bien forcé de voir en lui non pas le résultat direct d'un virus spécial, mais un acte morbide personnel qui émane immédiatement de la modalité plastique du malade à ce moment-là.

Symptômes. — Je ne reviendrai pas ici sur la description du phagédénisme syphilitique primitif; je vous renvoie à ce que je vous en ai dit lorsque je vous ai parlé des complications du chancre infectant[1]. Il est loin d'avoir l'importance et la gravité du phagédénisme tertiaire, qui va nous occuper exclusivement. Tous les deux procèdent cependant de la même source et sont engendrés par la même disposition organique. Seulement, au début de la syphilis, les lésions, même les plus graves, sont loin d'être aussi opiniâtrement extensives que plus tard; elles se guérissent plus vite, soit d'elles-mêmes, soit sous l'influence d'un traitement spécifique. Ces deux phagédénismes présentent parfois la même physionomie et produisent les mêmes délabrements lorsque le second envahit les organes génitaux. Il arrive très souvent qu'on prend les lésions tertiaires de ces organes pour le résultat d'une contagion ou d'une réinfection.

1. Voyez p. 373.

Le phagédénisme tertiaire est loin d'être toujours identique à lui-même; sa physionomie est même très variée, parce qu'il procède suivant des modes divers, qu'il possède de nombreux degrés comme étendue et profondeur, comme marche et comme durée, et enfin parce qu'il est plus ou moins modifié par les régions sur lesquelles il se développe.

Dans une des dernières leçons, vous avez vu que les syphilodermies tertiaires ulcéraient souvent les tissus avec une régularité presque mathématique et donnaient lieu à des pertes de substance en nappes ou en bandes, creusées suivant des lignes géométriquement circulaires ou elliptiques. Que ces ulcérations, au lieu de se circonscrire et de se cicatriser, deviennent phagédéniques, c'est-à-dire s'étendent et se perpétuent indéfiniment, elles n'en conserveront pas moins la même configuration; leur physionomie ne sera pas changée. Elles s'agrandiront systématiquement dans le même sens, suivant le même mode et les conditions nouvelles de malignité qui s'imposeront à elles n'auront pour effet que d'augmenter leurs dimensions et d'élargir sans mesure le théâtre de leur action destructive. Ce phagédénisme régulier, systématique, marche avec une grande lenteur et se perpétue pendant des mois et des années. A sa chronicité, ajoutez ces deux autres caractères : il est souvent superficiel et accompagné d'un processus réparateur qui comble et cicatrise les pertes de substance au fur et à mesure de leur formation. Il est assez difficile de dire quel est au début son élément générateur. Il complique les deux syphilides tertiaires ecthymateuse et tuberculeuse, mais pas avec la même fréquence; il m'a paru beaucoup plus fréquent dans la seconde que dans la première. Le foyer initial est une pustule d'emblée ou par fonte d'un tubercule; quelquefois, au lieu d'une seule, il y en a plusieurs très rapprochées ou confondues. Quoi qu'il en soit, l'ulcération s'élargit sans cesse et également dans tous les sens; elle reste circulaire ou ovalaire, se réunit à des ulcérations voisines et donne lieu à des pertes de substance plus ou moins vastes qui suppurent et sont à vif dans toute leur étendue et présentent, par le fait de leur fusion, des contours polycycliques. C'est ainsi que procèdent presque toujours l'impétigo, l'ecthyma, le rupia phagédénisés. Une partie de la peau ou toute son épaisseur est entamée. Mais la destruction se fait par nappes arrondies et en surface.

Il existe presque toujours un rapport inverse entre l'action extensive et l'action perforante du phagédénisme. Prenez, par exemple, l'impétigo rodens; c'est à peine s'il érode les couches les plus superficielles de la peau ; en revanche, il est très extensif, il s'étale au loin et envahit tout un territoire cutané, la face, le cuir chevelu, et en général la partie supérieure du corps. Je serais tenté d'appeler ce phagédénisme *exfoliateur* ou *épidermo-papillaire*. Vous avez vu, il y a quelque temps, ce malade dont tout le cuir chevelu était couvert de croûtes impétigineuses au-dessous desquelles il existait de vastes ulcérations confluentes. Il a guéri très vite et presque sans aucune perte de substance. Tous ses cheveux ont repoussé, et aujourd'hui on ne se douterait pas qu'il y avait là une plaie phagédénique.

Une modalité phagédénique très commune est la suivante qui se montre surtout dans les syphilodermies tuberculo-ulcéreuses phagédéniques. Dès que le petit foyer initial formé d'un seul tubercule ou de plusieurs est devenu ulcéreux et s'est élargi, son centre se répare et se convertit en un noyau cicatriciel qui suit parfois par son agrandissement continu et régulièrement circulaire, l'action rayonnante et centrifuge du phagédénisme. Je vous ai décrit ce processus et il est inutile d'y revenir ici avec détail. Qu'il me suffise de vous rappeler que le fossé ulcéreux est en général superficiel ou du moins peu profond ; que son bord externe, celui par lequel il s'élargit, est abrupt, épais et empâté de néoplasie tuberculeuse ; que l'interne, au contraire, s'élève vers le centre par une pente douce ; qu'il y a continuité ou segmentation dans le cercle ulcéreux et que la segmentation ainsi que l'élévation de la croûte au-dessus des parties voisines est un indice de réparation, etc. Ce phagédénisme est essentiellement chronique ; il conserve la même physionomie et la même allure pendant toute sa durée. Sa configuration circulaire est quelquefois un peu modifiée par la résistance inégale que lui opposent les parties de la peau qu'il envahit. Sur la face interne des extrémités dont la peau est plus tendre et plus fine que celle de la face externe, il devient ovalaire et allongé dans le sens de leur axe. Sur la tête et sur le tronc les grandes bandes ulcéreuses restent circulaires. Ce phagédénisme est généralement très superficiel ; il ne laisse quelquefois à sa suite qu'une pigmentation d'un brun noirâtre au milieu de laquelle apparaît à mesure qu'elle s'efface, une atrophie cicatricielle de la peau souvent presque imperceptible, même dans les cas où le processus a été remarquable par son extension et sa durée.

Un mode de phagédénisme qui se rapproche beaucoup du précédent et qui, selon moi, n'en est qu'une variété, c'est le phagédénisme serpigineux. Voici comment il débute : sur le foyer tuberculo-ulcéreux initial, le travail réparateur, au lieu de se faire au centre de la lésion, comble la moitié, le tiers ou le quart de l'ulcération. Mais ce qui en reste s'avance toujours suivant une ligne droite, courbe ou brisée, et ce débris du foyer primitif, dans lequel se concentre toute l'action phagédénisante, semblable à une fusée, à une comète, serpente en laissant après lui une traînée cicatricielle onduleuse ou en zigzag. Ces bandes serpentines faisant suite à cette tête ulcérée qui conserve à peu près la même forme et les mêmes dimensions pendant toute sa durée, ont fait comparer à un serpent cette sorte de phagédénisme, Comme le phagédénisme rayonnant et centrifuge, il est superficiel et relativement peu dangereux. Il peut aussi durer indéfiniment.

Lorsque l'action morbide se précipite et s'empare avidement et sans ordre de tout ce qui s'offre à elle, le phagédénisme devient irrégulier, *ataxique*, radicalement destructeur, profond et térébrant. Il dévore la peau dans tous les sens, s'insinue dans le tissu cellulaire sous-cutané, excave, perfore, anéantit à tort et à travers, comme un agent qui ferait explosion au sein des tissus. Il y a, en effet, souvent, mais pas toujours, quelque chose d'inattendu, sinon de foudroyant, dans ses effets. C'est de beaucoup le plus mauvais de tous les modes destructeurs. Il a pour point de départ, pour foyer comme tous les autres, une ulcération, mais une ulcération qui a des racines profondes, qui est produite et entretenue par une néoplasie tuberculo-gommeuse incessante, aiguë, intarissable, s'étalant en nappes épaisses, envahissant tout le derme, fusant dans l'hypoderme et même au delà jusqu'aux muscles, au périoste, aux os, etc. Voilà le vrai phagédénisme tertiaire, il attaque les muqueuses et le tissu sous-muqueux avec une malignité tout aussi grande que celle qu'il déploie sur les téguments extérieurs. Il y produit même des ravages plus insidieux, plus profonds, plus irréparables. Je ne me suis pas occupé jusqu'ici de la syphilose des membranes muqueuses, parce que je vous en ferai ultérieurement l'histoire détaillée, lorsque je décrirai la syphilis tertiaire des différents organes internes dont elle est une des parties constituantes. Les symptômes de cette syphilose sont beaucoup plus variés que ceux de la syphilose cutanée et ne se prêtent pas à la même description générale. Je me bornerai à vous énumérer aujourd'hui les principales conséquences du phagédénisme des membranes muqueuses.

Le phagédénisme térébrant commence en général par détruire la peau ou les muqueuses. Quelquefois cependant, il a son point de départ dans leur tissu conjonctif sous-tégumentaire. Il débute par le ramollissement d'une gomme envahissante ou d'une suffusion gommeuse et il dévore simultanément le derme et l'hypoderme. Il s'attaque alors aux aponévroses et aux tissus fibreux qui lui opposent un obstacle plus sérieux et l'enrayent quelquefois dans sa marche perforante. Mais cette barrière, il la corrode, la franchit et va au delà. C'est alors que, se donnant libre carrière, il creuse au milieu des muscles de vastes anfractuosités, s'insinue dans leurs interstices, dissèque et isole les vaisseaux, ronge le périoste et dénude les os. Ceux-ci se nécrosent et les parties molles dont ils formaient la charpente solide s'affaissent et s'effondrent. Les effroyables délabrements causés par le phagédénisme tertiaire s'observent principalement sur la figure et dans la cavité pharyngo-nasale. Le nez est celui qui en souffre le plus cruellement; la perforation de sa cloison, la destruction de ses ailes et de toutes les narines sont un jeu pour ce processus. Les os propres de l'organe : branche montante du maxillaire, vomer, cornets, ethmoïde, tout cela peut être emporté par lui, sans compter la voûte palatine osseuse, le voile du palais, les piliers, etc. Alors les fosses nasales, la bouche, les arrière-narines et le pharynx ne forment plus qu'une immense caverne aux anfractuosités ulcéreuses sans cesse grandissantes. A cet horrible degré, le phagédénisme est rare. Quelquefois, dans la région pharyngo-nasale il se borne à dévorer plus ou moins rapidement les parties molles qu'il détruit en totalité ou en partie.

Il ne s'attaque qu'exceptionnellement et sur certains points au squelette. Mais on le voit ravager pendant des mois et des années entières l'isthme du gosier, le pharynx, les fosses nasales et la bouche, envahir le larynx, la trachée et l'œsophage en détruisant les muqueuses, le tissu cellulaire, les muscles, les cartilages et les os. Ce qui ajoute encore à la gravité extrême de ce phagédénisme, c'est que la réparation des dégâts qu'il a causés est encore plus dangereuse souvent que la destruction des organes. Ainsi dans les cavités, dans les conduites, les pertes de substance sont suivies d'une cicatrisation qui diminue, leurs dimensions et leur calibre, soude les parties qui doivent rester séparées, gêne la circulation de l'air et des aliments, et finit par produire des atrésies permanentes, naso et bucco-gutturales, laryngotrachéales et œsophagiennes. Vous devinerez sans peine quelles conséquences funestes entraînent de pareilles lésions contre lesquelles la médication spécifique est absolument impuissante. Le cas le plus extraordinaire et le plus lamentable de phagédénisme tertiaire est celui dont Delpech, de Montpellier, a raconté l'histoire : pour commencer, le palais, la voûte palatine, les os du nez furent détruits, et une énorme caverne béante remplaça la bouche et le pharynx; puis presque tous les os de la tête furent attaqués, détruits ou éliminés, même le sphénoïde, une partie du coronal et, chose plus étrange, l'angle basilaire tout entier de l'occipital.

Dans l'ordre hiérarchique des régions que le phagédénisme attaque avec une préférence marquée, il faut placer, pour la face, après le nez, les joues, les tempes, les oreilles, les lèvres et le front. Sur le tronc, c'est la partie dorsale et en particulier la région scapulaire qui est le plus exposée. Le pied et les extrémités inférieures en sont plus souvent attaqués que les mains et les extrémités supérieures. Mais, avant les membres, il faut placer les organes génitaux. Beaucoup plus souvent qu'on ne le suppose, ils deviennent le siège d'éruptions tuberculo-ulcéreuses, de gommes sous-cutanées ou sous-muqueuses, et même d'infiltrations diffuses et profondes, d'une néoplasie maintes fois condamnée à la destruction phagédénique. Là se rencontrent plus fréquemment que partout ailleurs et à des intervalles de temps variables, suivant la rapidité ou la lenteur du processus général de la syphilis, le phagédénisme primitif et le phagédénisme tertiaire. Je vous ai cité autrefois des exemples du premier, j'ai encore plus de cas du second, depuis le phagédénisme superficiel, décorticant, jusqu'au phagédénisme qui troue, évide, perfore, détruit partiellement ou en masse et fait disparaître en quelques jours le gland et même les corps caverneux. Chez la femme les mutilations phagédéniques des organes génitaux ne sont ni moins grandes ni moins variées que chez l'homme. Elles perforent ou détruisent les petites lèvres, rongent les grandes, détruisent la fourchette, le clitoris, rongent le vestibule et attaquent même le col de l'utérus. Pertes de substance permanentes, fistules, atrésies cicatricielles, troubles fonctionnels, incontinence, rétention, impuissance, etc., tels sont les effets du phagédénisme tertiaire et perforant des parties sexuelles. Dans la région ano-rectale ses conséquences sont aussi très graves, car elles aboutissent ordinairement à l'atrésie et à tous les accidents que peut occasionner un obstacle permanent à la circulation et à l'évacuation des matières fécales.

Il résulte de ce qui précède que le phagédénisme tertiaire perforant, contrairement à celui qui reste superficiel, est fécond en accidents de toute sorte, non seulement pendant sa phase d'activité, mais peut-être encore plus quand il entre en voie de réparation et après qu'il est guéri. Vous venez de voir sommairement les dangers qu'entraîne la rétraction du tissu inodulaire aux extrémités du tube digestif, dans les cavités naso-pharyngiennes les voies digestives, et sur les organes génitaux des deux sexes. Comparés à eux, les inconvénients qui résultent des cicatrices froncées, profondes, anfractueuses de la peau, sont de peu d'importance, même quand elles défigurent le visage. Les plus sérieux, au point de vue fonctionnel, sont les brises inodulaires qui infléchissent le segment d'un membre sur l'autre, gênent, limitent et même abolissent complètement les mouvements d'extension et de flexion. Quant aux mutilations, leur gravité dépend des régions où elles siègent. Le phagédénisme qui ampute plusieurs doigts de la main, qui fait disparaître une partie du pied, par exemple, est incomparablement plus à craindre que celui qui ronge la moitié ou les trois quarts d'une fesse.

Il est rare que le phagédénisme tertiaire produise par lui-même et indépendamment des troubles fonctionnels qu'il suscite du côté des fonctions digestives, respiratoires ou génito-urinaires, une perturbation sérieuse et durable dans la santé générale. Bien souvent l'organisme assiste impassible et comme indifférent aux lésions phagédéniques qui le dévorent. Il ne montre aucune velléité de réaction générale ou locale. La santé reste impertubablement bonne et c'est à peine si quelquefois la sensibilité est excitée douloureusement sur les points envahis. Plus fréquemment, surtout dans les cas de phagédénisme profond et étendu, les fonctions organiques descendent au-dessous de leur niveau normal et se détériorent d'une façon lente, continue, progressive, sans qu'il y ait rien de spécial dans l'épuisement qui mine peu à peu la santé.

C'est là un commencement de cachexie chronique. Plusieurs causes contribuent à la produire, et parmi elles, en première ligne, l'état moral, l'anxiété, le découragement, les idées noires, la surexcitation ou l'affaissement nerveux qui en résultent, puis les douleurs quelquefois excessivement vives, l'insomnie, l'abondance de la suppuration, etc. Il est rare que le phagédénisme s'accompagne d'accidents généraux plus prononcés et jette l'économie dans le marasme et la cachexie. Les choses n'en viennent à cette extrémité que si des fonctions aussi capitales que la respiration et la digestion sont sérieusement compromises et si le foie, la rate ou les reins sont envahis par la syphilis, comme cela est fréquent, aux périodes reculées de la maladie constitutionnelle. L'état aigu étant exceptionnel dans le phagédénisme tertiaire, bien que ses phénomènes se déroulent parfois avec une grande rapidité, on n'y rencontre que rarement la fièvre continue ou rémittente, l'état saburrhal, la prostration des forces, la stupeur, l'ataxo-adynamie, le subdelirium, etc., qui donnent aux phagédénismes violents, étendus, accélérés, gangreniformes de la chancrelle et exceptionnellement du chancre infectant, la physionomie et les allures d'une fièvre typhoïde subaiguë[1].

Complications. — Cette tendance constante du phagédénisme tertiaire à évoluer lentement sous un mode aphlegmasique qui amortit ou éteint la réaction vitale des parties saines périphériques, le préserve des complications inflammatoires si communes, au contraire, dans le phagédénisme du chancre simple. Le phagédénisme de l'accident primitif en est moins indemne; il est rare, toutefois, qu'elles atteignent une grande intensité.

L'exagération du phénomène essentiel de l'action phagédénisante, c'est-à-dire de la destruction moléculaire des tissus, peut conduire à une complication de même nature; seulement, le processus, au lieu de s'attaquer à chacune des cellules ou des fibres organiques et de les tuer une à une, en englobe une étendue plus ou moins considérable simultanément, et les escharifie en bloc et avec une grande rapidité. On voit alors se former çà et là, sur la surface de l'ulcération phagédénique, des plaques de sphacèle, qui se reconnaissent facilement à leur couleur d'un brun foncé, verdâtre, ou même tout à fait noire. Ces plaques, plus ou moins étendues et rapprochées, sont éliminées là comme sur les parties saines par un fossé qui se creuse autour d'elles et les détache peu à peu. Il en résulte un redoublement dans l'action destructive du phagédénisme, dont l'allure devient plus accélérée, et elle l'est d'autant plus que de nouvelles plaques se forment ordinairement sur la place même des premières ou à côté d'elles : c'est ce qu'on appelle le phagédénisme gangreneux. Dans cette grave complication, il y a des degrés qui dépendent de l'étendue et du nombre des points sphacélés. Son expression la plus haute, c'est l'envahissement de toute la surface de l'ulcère phagédénique par le processus gangreneux. Ici, ne vous attendez pas à retirer quelque bénéfice de la destruction en masse des parties ulcérées; il ne s'agit point, en effet, d'un virus local comme celui du chancre simple, dont l'action reste circonscrite et ne dépasse pas la zone des parties saines qui entourent immédiatement la lésion. En pareil cas, on comprend que la gangrène en masse soit d'une efficacité souveraine, et c'est ce qui a lieu; elle éteint radicalement la virulence et arrête court la phagédénisation chancrelleuse. — Mais dans la syphilis tertiaire, l'imprégnation morbide est plus générale et plus

1. Une circonstance curieuse à noter, c'est que, dans le phagédénisme syphilitique primitif et tertiaire, les ganglions lymphatiques de la région envahie ne subissent, en général, aucune atteinte, qu'ils ne s'engorgent et ne s'endolorissent même pas.

profonde ; aussi la destruction moléculaire est-elle plutôt activée que ralentie et, à plus forte raison, qu'étouffée par l'escharification totale de la surface ulcéreuse. La mortification gangreneuse ne se fait pas, du reste, ordinairement en bloc et avec brutalité ; elle a lieu presque régulièrement et à la sourdine, tantôt sur un point, tantôt sur un autre, dans le fond ou sur les bords, et même quelquefois elle procède systématiquement, dans les cas, par exemple, où la zone périphérique de l'ulcération est seule atteinte par cette dégénérescence. Le processus gangreneux est alors centrifuge et, comme le processus phagédénique, il détruit les tissus par cercles concentriques, dont les rayons s'allongent de plus en plus. De pareilles complications sous ce mode systématique sont extrêmement rares; on les rencontre quelquefois dans les syphilides malignes précoces, et vous savez que l'une d'elles, désignée sous le nom de tuberculo-gangreneuse, les présente pendant toute sa durée.

La complication pultacée, diphthéroïde, semblable à la pourriture d'hôpital est encore plus exceptionnelle que la précédente dans le phagédénisme tertiaire; on ne voit guère la surface des ulcères se couvrir de productions pulpeuses et putrilagineuses ou de fausses membranes adhérentes d'un blanc lardacé ou grisâtre. J'en ai observé quelques cas dans le phagédénisme primitif.

La douleur devient parfois excessivement intense dans les ulcérations phagédéniques tertiaires; elle constitue alors, comme dans le chancre infectant, une complication sérieuse, qui tient probablement à ce que l'action destructive s'attaque plus particulièrement aux éléments nerveux de la partie atteinte.

Dans le phagédénisme du chancre simple et même parfois dans celui de l'accident primitif, il survient des épiphénomènes qui ont leur siège dans les tissus sains, encore indemnes, et qui ne relèvent qu'indirectement de l'action phagédénisante : tels sont les œdèmes aigus, les inflammations phlegmoneuses, les fusées purulentes interstitielles et les décollements qui en sont la suite, les lymphangites, l'érysipèle, les adénopathies, etc. Rien de pareil dans le phagédénisme tertiaire. Parmi ces complications, la seule qu'il suscite c'est l'érysipèle. J'en ai observé un grand nombre de cas dans le phagédénisme des muqueuses et de la peau, surtout dans celui qui envahit la face et le cuir chevelu. J'en ai vu aussi dans le phagédénisme des extrémités inférieures. C'est toujours une complication sérieuse, puisqu'elle peut entraîner rapidement la mort, comme le ferait une pneumonie maligne ; mais, dans certaines limites et eu égard au phagédénisme lui-même, elle est généralement salutaire ; elle l'est même quelquefois d'une façon très remarquable, car elle arrête brusquement l'action phagédénisante, ou la ralentit et la paralyse assez pour permettre au travail de réaction saine jusqu'alors subjugué par elle, d'accomplir en peu de temps son œuvre de réparation. Cette influence bienfaisante est loin d'être absolue, et malheureusement elle n'est que temporaire dans le phagédénisme tertiaire, parce qu'elle ne s'attaque point à la diathèse, qui revient à la charge après avoir été momentanément mise en déroute. Il faut ajouter aussi que l'influence de l'érysipèle, loin d'être salutaire, est quelquefois nulle et même nuisible[1].

Processus. — Dans un langage qui vous paraîtra peut-être un peu trop imaginé, M. Hutchinson a exprimé une grande vérité, connue du reste avant lui, mais formulée d'une façon moins originale : «Lorsque, dit-il, la sorcière syphilis a fait appel au démon phagédénisme, elle a évoqué un pouvoir au-dessus de tout contrôle. Aucune loi de cessation spontanée ou de guérison ne sera maintenant respectée, et les spécifiques contre la maladie mère ne seront que d'un faible secours contre son enfant. Une fois suscité, le phagédénisme existe par lui-même et se répand par la contagion de son propre pus. Pour arrêter sa propagation, il est nécessaire de détruire sa sécrétion[2]. » Peut-être l'autonomie du phagédénisme tertiaire, son indépendance à l'égard de la diathèse sont-elles moins absolues que ne le suppose M. Hutchinson. En outre, les spécifiques, et en particulier l'iodure de potassium, nous permettent quelquefois et même très souvent de nous en rendre maîtres. Il n'en est pas moins vrai que le processus sans cesse envahissant de cette redoutable manifestation, que sa durée indéfinie, son issue toujours aléatoire, ses récidives interminables, ses recrudescences inattendues, ses fluctuations, ses bizarreries, ses caprices, en font un démon, un enfant terrible, qui ne ressemble guère aux éruptions bénignes et généralisées de la première période.

J'ai étudié, à propos des symptômes, ses différentes modalités ulcé-

1. Voir au sujet de l'action curative de l'érysipèle, l'appendice de la 20e leçon.

2. When the wizard syphilis has once called upon the demon Phagedæna, it has evoked that it is powerless to control. No law of spontaneous cessation and recovery will now be observed : nor will the spécifics for the parent malady avail much as regards the offspring. Phagedœna once started, exists on its own behalf, and spreads by the contagion of its own pus. To arrests its spread, it is nécessary to destroy its secretion. (Archives of Dermatology. New-York, april 1870. p. 231).

reuses. Étudions maintenant ses allures, sa marche, sa durée, ses terminaisons, etc. Le phagédénisme primitif est quelquefois aigu et inflammatoire, c'est-à-dire qu'il est susceptible de susciter autour de lui une réaction locale plus ou moins vive. Il n'en est pas ainsi du phagédénisme tertiaire, qui évolue presque toujours sourdement et à froid. Il semble qu'avant de les attaquer il ait sidéré les tissus qu'il va envahir et réduit à néant leur réaction vitale. Je vous disais plus haut qu'il éclatait quelquefois brusquement, cela n'implique point qu'il soit alors aigu et inflammatoire; si ses ravages sont rapides, presque instantanés, c'est qu'il avait miné préalablement les parties qu'il va détruire, en les inondant d'une néoplasie surabondante qui, tout à coup régresse, se liquéfie et entraîne dans sa débâcle, peau, tissu conjonctif, muqueuses, muscles, etc. On voit fréquemment ce processus désastreux se produire à l'isthme du gosier, dans le nez, dans le pharynx, sur les organes génitaux, etc. Sur la peau où l'évolution se fait au grand jour, on est moins exposé à de pareilles surprises; néanmoins, il faut toujours compter avec elles en fait de phagédénisme tertiaire. Si, dans ses formes les moins sévères et les plus superficielles il reste froid et lent, s'il suit une marche systématiquement régulière et susceptible par conséquent d'être prévue et calculée jusqu'à un certain point, il lui arrive aussi parfois de se livrer à des écarts fantasques, que rien n'explique et ne justifie. Ainsi, par exemple, il s'arrête subitement, se limite, prend un bon aspect et laisse entrevoir une guérison prochaine; puis tout à coup, après cette pause rassurante, le voilà qui se ranime et recommence avec plus d'ardeur son œuvre destructive. Alors même qu'il se répare et se cicatrise complètement, ne comptez pas trop en être quitte avec lui. S'il s'agissait d'un phagédénisme chancrelleux, vous pourriez affirmer que tout danger a disparu avec la dernière goutte de pus virulent, mais, avec le phagédénisme tertiaire, il ne faut s'attendre à rien de définitif, car il lui arrive fréquemment de ressusciter alors qu'on le croyait mort, de revenir à la charge sur le théâtre même de son action première et de s'emparer de nouveau des points d'où l'avait délogé la cicatrisation. Si ce n'est pas là qu'il se développe, ce sera à côté, plus loin et même très loin de là, comme pour bien démontrer que ce n'est pas seulement telle ou telle région, mais tout l'organisme qui est son tributaire. Il y a, du reste, à cet égard, de grandes variétés; chez certains individus le phagédénisme tertiaire est fixe et casanier; il se confine en un point, ne le quitte pas ou y revient toujours; chez d'autres, il est d'humeur voyageuse et se transporte d'un point à un autre : c'est un phagédénisme *nomade*, qui ne rampe point comme le serpigineux, et qui ne laisse des traces cicatricielles que là où il a planté sa tente pour un temps plus ou moins long.

La durée du phagédénisme syphilitique n'a rien de fixe, sauf cependant celle du phagédénisme primitif, qui est limitée et ne persiste pas au delà de deux ou trois mois. Le phagédénisme qui survient pendant la période virulente de la maladie est moins chronique que celui du phagédénisme vraiment tertiaire et constitutionnel; celui-ci se prolonge au delà de plusieurs semestres et même de plusieurs années si on ne le traite pas.

Ce qui contribue à le rendre interminable, c'est qu'il est extrêmement sujet aux récidives, et que la durée d'une première attaque s'allonge de la durée des attaques qui la suivent sans discontinuité ou après des intermittences plus ou moins longues.

Quant à la terminaison, elle est favorable dans la majorité des cas. Les ulcérations phagédéniques, prises à temps et convenablement traitées, guérissent en général. Il y en a même qui se réparent avec une rapidité merveilleuse sous l'action des spécifiques; ce sont principalement celles de la période primitive et celles de la période secondaire. D'autres cèdent difficilement et sont même tout à fait réfractaires; il y en a fort peu qui montrent une tendance décidée à la guérison spontanée. Le phagédénisme tenant au terrain organique doit présenter nécessairement de grandes différences suivant les individus. Chez ceux dont la disposition est toujours active, invariable et ne se modifie ni avec le temps ni avec les circonstances, le phagédénisme peut présenter une chronicité indéfinie. Il se termine quelquefois par la mort lorsqu'il produit des délabrements trop considérables dans les cavités pharyngo-laryngées. Il ne cause jamais d'infection purulente; quand il est très étendu, il peut faire périr par l'épuisement général qu'entraîne une suppuration prolongée. Je vous en ai cité un cas. Le danger du phagédénisme qui survient dans les syphilides malignes précoces, dépend moins de la profondeur que de l'étendue des pertes de substance. C'est généralement le contraire dans la syphilis tertiaire.

Quel est le processus organo-pathologique du phagédénisme? L'histologie de ses ulcérations ne diffère pas de celles des ulcérations ecthymatheuses, tuberculeuses ou gommeuses. Jusqu'ici, on n'a découvert aucun élément microscopique particulier auquel on pût imputer la nature si obstinément destructive de la lésion. Il est probable que ce processus organo-pathologique ressemble à beaucoup d'autres qui n'ont rien de spécifique. Je vous répète ici que ce n'est pas la structure intime des lésions qui peut nous édifier sur leurs caractères cliniques, sur leur évolution, sur leurs tendances, etc., en un mot, sur toutes les circonstances qui les constituent à l'état d'espèce. Ce qu'on trouve dans telle ou telle lésion, quand on l'étudie au microscope avec de forts grossissements, appartient à des phénomènes d'ordre commun et de pathologie générale, qui s'appliquent à un grand nombre d'états morbides différents. Donnez à un micrographe un lambeau d'ulcération phagédénique : il sera incapable je crois de vous dire si cette ulcération était atteinte de ce processus et, à plus forte raison, si elle était syphilitique ou chancrelleuse. — Quoi qu'il en soit, l'histologie fournit quelques notions qui nous permettent, jusqu'à un certain point, d'expliquer le mécanisme matériel du phagédénisme dans ce qu'il a de plus élémentaire, j'allais dire de plus grossier. Sa première étape est constituée par l'accumulation sur un point d'une plus ou moins grande quantité de cellules embryonnaires : c'est une sorte d'inondation qui noie les parties saines. Mais ce fait présente-t-il dans le phagédénisme qu'il prépare et dont il est l'avant-coureur quelque chose de caractéristique ? Non. L'invasion des cellules embryonnaires est un phénomène comparable à la fièvre. Il est aussi vague, aussi banal et aussi fréquent qu'elle. C'est sur ce fond commun à tant de processus organiques que s'élaboreront ultérieurement les processus originaux. Eh bien, dans le phagédénisme, qu'y a-t il au delà de cette première étape ? En vérité, bien peu de chose. La source des cellules est intarissable ; elle les verse incessamment et à flots ; leur vie n'en devient que plus éphémère. Au fur et à mesure de leur production, elles régressent et sont éliminées après avoir dissocié, brisé, étouffé et détruit les parties saines. C'est donc par leur nombre, la rapidité de leur régression, que les molécules deviennent désorganisatrices et impriment à l'ensemble du processus son caractère de malignité. Elles y aboutissent aussi d'une autre façon. Rappelez-vous qu'elles s'accumulent avec une sorte de prédilection autour des vaisseaux ; qu'elles les compriment et gênent, par conséquent, la circulation; que, d'un autre côté, la paroi interne de ces vaisseaux s'altère, etc., et que toutes ces conditions réunies créent autour du foyer ulcéreux une ischémie, qui ne doit pas peu contribuer à l'agrandir incessamment. Cette ischémie joue, sans aucun doute, un rôle important dans le mécanisme du processus phagédénique. Que par le fait d'oblitérations vasculaires, suites de thrombose et d'endartérite capillaire, cette ischémie devienne complète sur un point ou sur un autre, qu'en résultera-t-il ? Une gangrène véritable, une escharification par lambeaux ou par plaques, etc. Pouvons-nous aller au delà dans l'analyse du processus?

Je n'en vois pas la possibilité. Et, en somme, qu'avons-nous constaté? Presque rien. Les agents de la destruction moléculaire n'offrent rien de spécial; ce sont des instruments vulgaires qui agissent sous nos yeux d'une certaine façon et qui arrivent, par des procédés très simples, à produire des effets extraordinaires et éminemment spécifiques. C'est la force qui les met en œuvre qu'il faudrait voir, l'impulsion mystérieuse à laquelle ils obéissent aveuglément; car il n'est pas probable que ce soit en eux seuls que réside l'initiative; tout au plus sont-ils des collaborateurs. Où donc réside cette force dirigeante qui produit des effets si étranges et si dissemblables, qui creuse ici des fossés ulcéreux circulaires d'une régularité géométrique, là, des tranchées serpentines, ou bien des excavations profondes, déchiquetées, sans aucune configuration systématique? Nous l'ignorons, et nous sommes en plein dans l'inconnu, car il n'existe aucune notion de physiologie expérimentale qui soit de nature à nous donner une idée, même approximative, de cette force. Réside-t-elle dans les nerfs ou dans les vaisseaux? Quelle est la nature du conflit qui se produit entre eux? A ce dernier confin de la vie moléculaire, en deçà duquel s'arrêtent nos investigations, au delà duquel notre pensée s'égare en s'enfonçant dans une obscurité de plus en plus épaisse, aucune hypothèse, si ingénieuse qu'elle fût, ne pourrait aujourd'hui dissiper ces ténèbres. Contentons-nous d'en constater l'impénétrabilité et n'allons pas au delà.

Diagnostic. — La plupart du temps le diagnostic du phagédénisme ne présente aucune difficulté. Il saute aux yeux et se montre avec une telle évidence, qu'il faudrait être bien peu expérimenté pour commettre une erreur. Ce n'est pas à dire que la lésion offre alors des caractères si frappants qu'on ne la pourrait méconnaître; mais elle aurait beau se montrer avec une physionomie équivoque et s'éloigner même du type ordinaire des lésions syphilitiques frappées de phagédénisme, l'affirmation s'impose. Comment n'en serait-il pas ainsi quand le malade a, dans son passé, toute une série d'affections cutanées ou muqueuses émanant de la même source diathésique? Ne sont-elles pas comme les anneaux d'une chaîne morbide reliant la lésion actuelle à un accident primitif, dont le souvenir ne s'est point effacé et qui, probablement, a laissé sur les organes génitaux ou ailleurs une cicatrice indélébile, car ce chancre était sans doute ulcéreux, puisqu'il existe une sorte de solidarité entre la nature de la néoplasie initiale et les manifestations ultérieures. Et puis, ce phagédénisme n'est pas isolé. En même temps que lui se sont montrées d'autres lésions, peut-être plus accentuées, telles que des gommes, des périostoses, des exostoses, etc. D'autres plus jeunes, naissent sous nos yeux, portant tous les signes pathognomoniques de leur origine constitutionnelle. Nous sommes entourés de moyens d'informations, et nous n'avons qu'à regarder et à interroger pour retrouver partout les manifestations de la syphilis et la reconstruire dans son ensemble et son unité. Voilà comment les choses se présentent dans la pratique courante. Ne vous y fiez pas trop, cependant; maintes fois on se heurte à des difficultés presque insurmontables. Le fait suivant vous en donnera une idée :

Un jeune homme d'une trentaine d'années, vint me consulter deux ou trois mois avant son mariage, pour une lésion qui lui rongeait le méat et qui datait de quinze jours ou trois semaines environ. Il arrivait de Trouville et supposait que c'était un chancre mou qu'il avait contracté un soir, sur la plage, avec une femme plus que suspecte. Je fus frappé de la régularité de l'ulcération. Elle formait un véritable entonnoir à parois finement grenues, mais non déchiquetées, ni labourées d'anfractuosités. Sa sécrétion était séro-purulente et très copieuse ; intégrité parfaite des ganglions inguinaux. La perte de substance, s'agrandissant tous les jours, était bien phagédénique. Restait à savoir quelle en était la nature. La physionomie ne ressemblait pas à celle d'un chancre simple. Je le fis remarquer au malade, et je lui demandai s'il n'avait pas eu autrefois la syphilis. Il me répondit qu'il en avait été atteint dix ans auparavant, mais qu'elle avait été fort légère et n'avait duré qu'une vingtaine de mois, et que, depuis lors, aucune manifestation n'était survenue. J'étais dans un grand embarras. Une inoculation m'en aurait tiré, mais je n'osai pas la faire parce que j'en craignais les suites. J'agis alors suivant mon inspiration, c'est-à-dire dans l'hypothèse que l'affection était un phagédénisme tertiaire plutôt que chancrelleux, et j'instituai un traitement spécifique mixte; en même temps, je fis des cautérisations au crayon tous les deux ou trois jours et des pansements avec une solution d'hydrate de chloral. — Une amélioration très notable ne tarda pas à se déclarer et, au bout de quinze à vingt jours, la guérison était complète. La perte de substance ne fut pas considérable; après la cicatrisation, elle se réduisit à une cavité pouvant loger un gros pois, creusée régulièrement au pourtour de l'orifice uréthral qui s'ouvrait dans le fond. Les deux lèvres du méat avaient été complètement détruites. — Santé parfaite. Aucune manifestation syphilitique et rien depuis. Le mariage ne fut point différé, et il a été fort heureux. Mon malade ne pense plus à cette plage de Trouville qu'il maudissait tant de fois pendant que je le soignais. Il a trois enfants d'une santé magnifique.

Voilà un cas de phagédénisme bénin, quoique assez mal placé, surtout à la veille d'un mariage. Eh bien, êtes-vous plus avancés que moi sur la nature de la lésion? Était-ce un chancre mou? Était-ce une de ces lésions syphilitiques tardives des organes génito-urinaires, que connaissent encore si mal les médecins peu versés dans l'étude des maladies vénériennes? Pour moi, ce phagédénisme était syphilitique. Mais j'en avais alors et j'en ai encore le sentiment plutôt que la conviction, car il n'y a eu aucune preuve clinique ou expérimentale absolue. Je ne pourrais invoquer que l'influence heureuse du traitement spécifique; mais peut-être la médication locale a-t-elle eu aussi une bonne part dans une guérison, impérieusement exigée par les circonstances. Je crois, cependant, que les chancres simples du méat, s'ils étaient compliqués de phagédénisme, seraient moins malléables et plus difficiles à amener à résipiscence.

De toutes les régions du corps, celle de l'aine est peut-être la plus apte à subir l'action phagédénique et à en favoriser le développement dans toute sa plénitude. Aussi le phagédénisme chancrelleux y est-il plus fréquent et plus grave que sur les organes génitaux eux-mêmes. Les déterminations de la syphilis tertiaire n'ont pas une affinité prononcée pour cette région. Cependant on y observe parfois des ulcérations qui ont leur point de départ, soit dans la peau et l'hypoderme, soit dans les ganglions inguinaux. Or elles sont susceptibles, là comme ailleurs et peut-être plus qu'ailleurs, de devenir envahissantes dans tous les sens. Quand il en est ainsi, le diagnostic différentiel entre le phagédénisme syphilitique et le phagédénisme chancrelleux peut présenter de grandes difficultés, surtout lorsque les antécédents font défaut et qu'on n'a pas assisté aux premières phases de l'affection. Le fait suivant va vous en fournir une preuve.

Ch. D..., âgé de 38 ans, entra en novembre 1874, dans mon service, à l'hôpital du Midi, pour se faire soigner d'une vaste ulcération de l'aine droite, qui mesurait 10 centimètres de longueur et 7 ou 8 de largeur. Elle était irrégulière, à bords épais, décollée et taillée à pic, à fond inégal, grisâtre et putride. Elle suppurait abondamment et présentait la physionomie d'un chancre serpigineux.

Depuis plusieurs mois, cet homme fréquentait souvent différentes femmes suspectes, et il avait eu la chance de ne contracter ni chancre ni blennorrhagie. Toutefois, au commencement d'octobre de la même année, il commença à éprouver de la gêne, puis de la douleur dans l'aine droite, et il ne tarda pas à découvrir dans cette région une grosseur qui devint rapidement volumineuse, rouge, molle, et s'ouvrit spontanément au bout de 8 ou 10 jours. Il en sortit une matière jaune, épaisse, et une vaste ulcération succéda à la tumeur. Comme elle s'agrandissait sans cesse et n'avait aucune tendance à se cicatriser, le malade se décida à venir se faire soigner par moi, le 6 novembre, convaincu qu'il avait une affection vénérienne contractée tout récemment. Elle remontait environ à 25 ou 30 jours avant son entrée. — Il affirmait de la manière la plus positive qu'il ne s'était produit aucune ulcération sur les parties génitales. Elles furent explorées, ainsi que les régions voisines, avec la plus scrupuleuse attention, et on n'y découvrit aucune lésion, aucun vestige ayant pu servir de point de départ à l'adénopathie inguinale. Il existait bien sur le gland une perte de substance du méat, à droite, au voisinage du frein, mais elle provenait d'un chancre que le malade avait contracté en 1867; ni avant cette époque, ni depuis, le malade n'avait eu aucune maladie vénérienne. Sa santé générale avait toujours été bonne. On ne découvrait dans ses antécédents aucune trace de maladie constitutionnelle, héréditaire ou acquise.

Le chancre en question n'était apparu, disait-il, que quinze jours ou trois semaines après le dernier coït. Il avait été ulcéreux, rongeant, et s'était cicatrisé au bout d'un mois et sans complication de bubon suppuré. Du reste, pas de manifestations syphilitiques sur la peau, sur les muqueuses ou ailleurs. Jamais de maux de gorge, ni de croûtes dans les cheveux, ni d'ulcérations sur la langue ou les lèvres, etc. Aussi, pas de traitement hydrargyrique ou ioduré. — Depuis le milieu de l'année 1867 jusqu'au mois d'octobre 1874, la santé de cet homme avait toujours été excellente, et aucun indice n'avait fait soupçonner chez lui l'existence de la syphilis.

L'ulcération phagédénique de l'aine ressemblait d'une manière si frappante aux chancres qui succèdent aux bubons virulents, que je lui attribuai ce caractère. Je supposai que la chancrelle initiale avait existé, mais qu'elle était petite, qu'elle avait échappé à l'attention du malade et s'était cicatrisée avant son entrée à l'hôpital. Je voyais dans ce cas l'exemple frappant de ce qu'on a pris sans doute bien souvent pour des bubons d'emblée. Je prescrivis d'inoculer la plaie, puis de la cautériser. Malheureusement, on la cautérisa d'abord et on l'inocula ensuite. Le résultat de l'inoculation fut négatif. Mais cela ne pouvait-il pas tenir à la destruction du principe virulent par le caustique?

Je soumis le malade à un traitement ferrugineux, et j'employai, comme topiques, plusieurs agents, parmi lesquels la solution ferrico-potassique occupait la première place. La cicatrisation n'eut lieu qu'au bout d'un mois. — Parmi les accidents que produisit cette ulcération, je noterai des douleurs irradiantes très vives se propageant dans l'aine et dans la cuisse, et une rétraction de la jambe sur la cuisse, qui dura quinze jours et disparut peu à peu à mesure que l'ulcération se cicatrisait. La cicatrice résultant de cette vaste perte de substance avait 4 centimètres de longueur et 1 centimètre à sa partie moyenne.

Depuis le 30 novembre, jour de sa sortie, jusqu'à la fin de janvier 1875, il n'eut aucun accident, soit du côté des organes génitaux, soit sur d'autres parties du corps. Il reprit ses rapports avec des femmes suspectes qui ne lui communiquèrent ni chancre ni blennorrhagie. — Cependant, vers la fin de janvier, la partie interne de la cicatrice sus-indiquée s'ulcéra et, au bout de quelques jours, le scrotum du même côté devint rouge, tuméfié et douloureux. Le malade rentra dans mon service le 2 février.

Outre l'ulcération principale de la partie interne de l'aine, il en existait deux ou trois autres plus petites, profondes comme elle, taillées à pic, irrégulières et très suppurantes. On aurait pu les prendre pour des chancres d'inoculation. Toute la moitié droite des bourses était occupée par une tumeur inflammatoire et fluctuante; elle ne tarda pas à s'ouvrir et se convertit aussitôt en une vaste ulcération qui prit bientôt l'aspect d'une ulcération phagédénique. — Cette fois, plusieurs inoculations furent pratiquées avec tout le soin possible, à des intervalles de quelques jours, et elles furent toutes négatives. Dès lors, il n'était pas douteux que ces nouvelles lésions n'avaient en elles rien de la virulence du chancre simple. Le processus, du reste, n'avait point été semblable à celui de la première ulcération inguinale, puisqu'il n'y avait pas eu de bubon préalable. Néanmoins, en voyant cette succession de phénomènes ulcéreux dans une même région si exposée à être contaminée, n'était-il pas naturel de supposer *à priori* qu'elle résultait de l'inoculation ou de l'absorption de produits morbides dont l'origine remontait à un chancre simple inaperçu et rapidement guéri?

Le résultat catégoriquement négatif de l'inoculation artificielle rendait maintenant cette hypothèse inadmissible. L'idée me vint alors que ces mêmes phénomènes pourraient bien être la conséquence du chancre contracté en 1867, quoiqu'il fût étrange au premier abord que l'action du virus syphilitique, restée absolument latente pendant sept ou huit ans, se concentrât sur une région aussi limitée, sans s'être manifestée en aucun temps sur tout autre point de l'organisme. — Quelques circonstances nouvelles ne tardèrent pas à justifier cette manière de voir. Ainsi, autour de la vaste ulcération du scrotum et des deux ou trois autres ulcérations inguinales à caractère phagédénique, il se produisit des cercles et des demi-cercles très étroits d'ulcérations superficielles, caractéristiques de certaines syphilides ulcéreuses et tout à fait incompatibles avec l'irrégularité de contours propre aux chancres simples. Il était remarquable, du reste, que ces ulcérations, malgré les toniques et les traitements locaux multipliés et variés, restaient à peu près stationnaires.

Convaincu, dès lors, qu'il s'agissait d'une manifestation tardive de la syphilis sur les organes génitaux, j'instituai un traitement spécifique composé de sirop de biiodure ioduré et d'iodure de potassium. Les ulcérations étaient alors en pleine activité et ne montraient aucune tendance à la guérison. Je fis cesser toute espèce de traitement local, afin de laisser au traitement spécifique seul la responsabilité des résultats ultérieurs. — Ces résultats ne se firent pas longtemps attendre. Il se produisit, en effet, presque à vue d'œil, un changement profond dans l'aspect des parties malades; leurs bords s'affaissèrent, leur fond se releva et se combla; la suppuration devint de moins en moins abondante et, sur plusieurs points, se formèrent des bourgeons charnus de bonne nature. Au bout de quinze jours, les trois quarts de l'ulcération scrotale étaient cicatrisés, et, au bout de vingt-cinq jours, la cicatrisation était à peu près complète.

Mais, chose curieuse, en même temps que le processus de la guérison marchait si rapidement sous l'influence de 2 cuillerées à bouche de sirop de biiodure, de 3 grammes d'iodure administré quotidiennement, il se produisait une ulcération nouvelle sur le pubis. Elle fut très inflammatoire, creusée à pic, irrégulière, douloureuse, à suppuration abondante, à concrétions pultacées et tout à fait semblable d'aspect à un chancre simple, mais non inoculable. Évidemment c'était une ulcération syphilitique comme celle qui l'avait précédée. Et pourtant, le traitement spécifique ne l'avait empêchée ni de naître, ni de suivre imperturbablement son processus phagédénique. Il fallut en venir à des pansements et augmenter les doses de l'hydrargyre et de l'iodure. Après plusieurs mois, le malade finit par guérir.

Je le voyais souvent, et jamais je n'ai pu constater chez lui, en dehors de la sphère des organes génitaux, aucune autre manifestation syphilitique. — Les lésions inguino-génitales étaient donc survenues dans des conditions telles, qu'on aurait pu les prendre, si on n'y eût pas prêté quelque attention, pour des ulcérations virulentes symptomatiques d'un chancre simple larvé. La première surtout avait, comme mode d'origine et comme processus, les apparences d'un bubon d'emblée, puisqu'elle avait débuté sans chancre préalable et après plusieurs coïts suspects, par une tumeur inflammatoire de l'aine, rapidement purulente et suivie d'une vaste ulcération phagédénique. Et plus tard, l'abcès scrotal, devenu, lui aussi, ulcéreux et phagédénique, ne ressemblait-il pas à certains abcès chancreux de la même région. — Mais les inoculations furent toujours négatives, et l'hypothèse de la syphilis pour expliquer ces ulcérations génitales, quoique les antécédents fussent muets à son égard, se trouva justifiée d'abord par l'impossibilité de trouver une autre cause, et surtout par les résultats du traitement spécifique et l'apparition de quelques syphilides circinées autour des lésions principales.

Il résulte de ce qui précède, que dans certains cas, exceptionnels il est vrai, l'inoculation est le seul moyen de déterminer la nature du phagédénisme. Comme celui du chancre simple possède seul le signe pathognomonique de l'auto-inoculabilité, dès que ce signe se produira fortuitement, ou sera provoqué par l'expérimentation, il n'y aura plus aucun doute à avoir sur le caractère chancrelleux de l'ulcération. D'un autre côté si l'auto-inoculation pratiquée suivant les règles est négative, on en conclura catégoriquement que la lésion n'a rien à démêler avec le chancre simple. Mais il ne faut pas que la certitude fournie par ce signe vous le fasse demander, sans des raisons sérieuses, à une pratique dont on a abusé autrefois et qui est loin d'être exempte de dangers, surtout quand il s'agit de phagédénisme chancrelleux. Une chancrelle d'inoculation provenant d'un chancre phagédénique peut, en effet, devenir phagédénique non pas quand il s'agit d'un autre individu, mais sur le malade lui-même. Vous ne vous déciderez donc à l'auto-inoculation que s'il y a une nécessité absolue, un intérêt pratique et majeur. Du reste on peut, dans la grande majorité des cas, arriver au diagnostic par la clinique seule, ce qui est infiniment préférable. Ainsi, outre que le phagédénisme chancrelleux a son point de départ et son siège presque exclusifs sur les organes génitaux et la région inguinale, il se distingue par les caractères suivants : ses bords sont déchiquetés, taillés à pic, décollés, retroussés, épaissis et enflammés ; son fond est vermoulu, mamelonné, anfractueux ; sa coloration est d'un jaune sale, un peu clair ; sa base est œdémato-phlegmoneuse et sans induration circonscrite, etc. Sans doute il y a bien des cas où, à première vue, le phagédénisme syphilitique, soit primitif, soit tertiaire se présente avec la même physionomie ; mais chacun de ses traits est moins accusé, sauf toutefois l'induration de la base dans la néoplasie primitive, etc. Je ne reviendrai pas sur ce que je vous ai dit à ce sujet dans mes leçons sur le chancre. Je vise ici principalement le phagédénisme tertiaire dans ses rapports avec le phagédénisme chancrelleux. Celui-ci est plus vif dans ses allures, d'une forme plus aiguë, plus serpigineuse, plus ambulante, d'une marche plus rapide ; il présente une aptitude plus grande aux complications de toute sorte, etc. Les antécédents et les coïncidences pathologiques sont d'un grand service lorsque les caractères intrinsèques de la lésion ne sont pas suffisamment tranchés. Ajoutons que le siège est souvent d'une importance capitale et qu'il peut suffire à lui seul pour décider qu'une lésion est d'ordre tertiaire. L'empâtement tuberculo-gommeux de la peau et du tissu cellulaire qui entoure quelquefois les ulcérations syphilitiques tertiaires et leur sert de base, leur forme souvent cerclée et leur progression systématique suivant des lignes courbes, la concrescibilité de leur pus et les croûtes ostréacées qui en résultent, etc. ; toutes ces circonstances sont propres au phagédénisme tertiaire et ne se rencontrent point dans le phagédénisme chancrelleux. Celui-ci attaque quelquefois les ganglions lymphatiques, ce que ne fait jamais le phagédénisme tertiaire.

Dans la région génito-anale, il se produit chez la femme et fort rarement chez l'homme, une lésion phagédénique d'une extrême gravité, qui présente la plus grande ressemblance avec le phagédénisme tertiaire : c'est l'*esthiomène*, ou scrofulose ulcéreuse, identique au lupus dévorant du visage. Comme le lupus, l'esthiomène ulcère, perfore, hypertrophie les tissus. Mais la syphilose ne fait-elle pas de même? Quels sont donc les caractères distinctifs de l'esthiomène et des syphiloses phagédéniques génito-anales? Contours plus ansiformes (Huguier) que dans les ulcérations syphilitiques, c'est-à-dire plus irréguliers et plus sinueux, moins taillés à pic et plus inclinés vers le centre; fond moins accidenté, plus uniforme et plus rouge; sécrétion moindre et plutôt sanieuse que purulente; absence de lambeaux décollés et escharifiés ; en certains cas, petites tumeurs pisiformes, verruqueuses, végétantes autour de la lésion ou sur la lésion elle même; boursouflement mollasse avec teinte violacée des téguments périphériques ; marche très lente, dont les progrès ne deviennent sensibles qu'au bout de plusieurs mois; siège exclusif sur la région génito-anale, sans irradiation sur l'abdomen ou les aines, etc.; telles sont les principales particularités que présente l'esthiomène. Elles peuvent se rencontrer chez les femmes scrofuleuses atteintes de syphilose ulcéreuse des organes génitaux. Les deux phagédénismes quand il y a coïncidence de deux maladies constitutionnelles sur le même sujet, confondent les nuances qui les séparent et sont extrêmement difficiles à distinguer. En pareil cas, c'est le traitement qui résout la question quoique ce ne soit pas toujours, tant s'en faut, un criteriun infaillible, car parfois les ulcérations phagédéniques tertiaires sont rebelles à l'iodure ou ne se laissent qu'imparfaitement et lentement modifier par lui, tandis que les scrofulides ne restent pas complètement indifférentes à son action. Mais c'est là l'exception et, à tous les points de vue, il est indiqué de donner l'iodure de potassium à haute dose dans le phagédénisme génito-anal, pour peu qu'on n'ait pas la certitude complète qu'il est scrofuleux.

Dans les leçons précédentes, j'ai établi à plusieurs reprises le diagnostic différentiel des ulcérations syphilitiques et des ulcérations cancroïdales ou cancéreuses. Je crois que les erreurs sont faciles à éviter et qu'on est assez averti pour se tenir sur ses gardes et administrer l'iodure de potassium dans les cas équivoques. C'est une question sur laquelle il serait superflu d'insister.

La face, la gorge et les fosses nasales sont, avec les organes génitaux, un terrain commun sur lequel la syphilis et la scrofule trouvent les conditions les plus favorables à leurs déterminations, surtout lorsqu'elles sont tardives, constitutionnelles et ulcéreuses. Le lupus de la face et des cavités pharyngo-nasales est un des types les plus communs du phagédénisme scrofuleux. Il présente dans sa marche, dans le caractère de ses ulcérations et dans les modifications que subissent les parties voisines, de grandes analogies avec l'esthiomène ano-génital. On se fondera sur les mêmes considérations pour le distinguer de la syphilose pharyngo-nasale. C'est une question sur laquelle je reviendrai quand je vous décrirai cette dernière syphilose.

Pronostic. — Il implique deux ordres de considérations qui ont trait, d'une part à la disposition morbide individuelle qui produit le phagédénisme et, d'autre part, à toutes les circonstances de gravité, de danger, de malignité, de délabrements locaux, qui en peuvent résulter.

La disposition au phagédénisme ne peut ni se prévoir, ni se calculer même approximativement dans ses effets. Tout ce que nous devons dire, c'est que, du moment qu'elle se manifeste chez un malade, il y a de grandes probabilités pour que, durant une très grande période de son existence, sinon toute son existence, les lésions dont il sera atteint prennent un caractère de malignité locale. Aussi faut-il toujours s'enquérir s'il n'a pas existé, à une époque antérieure plus ou moins éloignée, des accidents vénériens de cette nature. Il y a, à cet égard, une étroite solidarité entre le passé, le présent et l'avenir, du moins en ce qui concerne les actes morbides de même nature. Ainsi quand un malade a un chancre simple devenu phagédénique, il est grandement à craindre que les chancres ultérieurs subissent la même déviation, et que les chancres d'inoculation fortuite ou expérimentale durant le phagédénisme actuel, fassent de même. La solidarité est peut-être encore plus étroite entre l'accident primitif de la syphilis et ses conséquences immédiates pendant une période de temps plus ou moins longue. Le phagédénisme primitif entraîne le phagédénisme secondaire presque fatalement. Quant au phagédénisme tertiaire il est aussi très souvent la conséquence des deux premiers. Toutefois, on trouve des cas de syphilis à déterminations tardives phagédéniques qui se montrent d'emblée avec toute leur malignité locale, sans qu'on en puisse découvrir aucune trace dans leurs antécédents. Ce fait ne prouve-t-il pas que la disposition au phagédénisme peut être transitoire, et que si parfois elle semble congénitale, tant ses effets sont constants, identiques et durables, d'autrefois elle est susceptible de s'acquérir et de se perdre.

Est-ce la même disposition qui engendre toutes les espèces de phagédénismes ? ou bien existe-t-il plusieurs espèces de dispositions phagédéniques ? C'est là un point sur lequel il serait important d'être édifié, car il fournirait des renseignements précieux pour le pronostic. Un individu, par exemple, qui a eu un chancre simple phagédénique, contracte la syphilis. En faudra-t-il conclure que l'accident primitif sera chez lui fatalement ulcéreux et phagédénique, et que toutes les manifestations consécutives, prochaines ou éloignées, seront entachées de la même malignité? Non. La solidarité entre les phagédénismes vénériens ne va pas jusque-là. J'ai soigné pour des syphilis bénignes à leur début et restées telles plus tard, des malades qui avaient eu antérieurement, à une époque assez reculée, il est vrai, des bubons chancrelleux devenus phagédéniques. Il est permis cependant de penser qu'un phagédénisme semblable et de date récente ne serait rien moins que rassurant pour l'avenir syphilitique du patient, s'il venait à être infecté. La contre-partie est-elle vraie? Le phagédénisme syphilitique constitue-t-il une prédisposition au phagédénisme chancrelleux ? Là encore la solidarité est loin d'être absolue ; il est probable même qu'elle n'existe à aucun degré. Mais je comprends qu'il soit rationnel en principe et prudent en pratique de l'admettre dans une certaine mesure. Les deux expressions du phagédénisme vénérien sont aussi distinctes dans leurs sources que dans leurs effets. La disposition organique d'où ils émanent n'est pas une et ne répond pas indistinctement à l'excitation chancrelleuse et à l'excitation syphilitique. Elle est double et spécifique comme les deux virus qui la mettent en jeu. Donc il serait téméraire de se fonder sur l'existence de l'une pour pronostiquer l'existence de l'autre chez le même individu. Mais s'il y a entre elles une indifférence réciproque plutôt qu'une étroite affinité, je ne vois rien qui prouve qu'elles soient incompatibles.

Ces réflexions s'appliquent aux deux phagédénismes syphilitique et scrofuleux. Quoique leur substratum constitutionnel les rapproche plus l'un de l'autre que du phagédénisme chancrelleux, la disposition organique qui les engendre n'est pas identique. Un scrofuleux à manifestations phagédéniques n'est pas condamné, s'il contracte la syphilis, à devenir aussi la proie du phagédénisme primitif ou tertiaire. On voit souvent cette dernière maladie se borner à des manifestations résolutives, superficielles et éphémères chez des individus dont la face est rongée par le lupus scrofuleux. Mon collègue et ami, M. Simonet, m'en citait hier un cas remarquable qu'il avait soigné dans ses salles. Ces deux espèces de phagédénismes ne sont donc point les corollaires l'un de l'autre quand les deux maladies constitutionnelles coexistent. Il y a là aussi spécificité dans la disposition, comme il y a spécificité dans les diathèses et dans leurs conséquences. Mais l'autonomie n'implique pas l'antagonisme. Aussi faut-il garder une prudente réserve dans le pronostic.

La gravité du phagédénisme syphilitique varie suivant un grand nombre de conditions que vous connaissez déjà et que je me bornerai à vous rappeler. Ainsi le phagédénisme primitif est infiniment moins redoutable que le phagédénisme tertiaire. Il se termine de lui-même au bout d'un temps très court et guérit spontanément. Le phagédénisme tertiaire est au contraire susceptible de s'étendre et de durer indéfiniment, de récidiver sans cesse et de produire en tous sens et partout d'épouvantables ravages. Heureusement que nous avons pour le combattre un spécifique merveilleux, l'iodure de potassium.

Dans le pronostic du phagédénisme syphilitique, il faut tenir compte de sa forme, de sa marche, de son siège et de ses complications.

Le phagédénisme serpigineux qui s'étend en surface et ne creuse pas est beaucoup moins à craindre que celui qui s'enfonce dans la profondeur des tissus.

Le phagédénisme qui progresse très lentement présente moins de danger que celui qui procède par attaques violentes ou qui, après des débuts insidieux, éclate brusquement et ne nous laisse pas le temps de le prévenir et de le maîtriser.

De quelle importance la question du siège n'est-elle pas dans le pronostic? Un phagédénisme qui ronge les fesses, par exemple, est-il comparable comme conséquences à celui qui détruit les orteils ou les doitgs, menace les vaisseaux, perfore les conduits, effrondre la charpente osseuse des cavités, ravage la figure et porte une atteinte irrémédiable à des fonctions telles que la déglutition, la phonation et la respiration, etc.?

Enfin les complications que suscite le phagédénisme assombrissent toutes le pronostic, sauf peut-être l'érysipèle dont les effets sont quelquefois salutaires.

Traitement. — L'administration de l'iodure de potassium est indispensable. Il faut le donner à hautes doses et commencer hardiment par trois ou quatre grammes, puis augmenter plus ou moins vite suivant l'urgence. On peut aller sans crainte jusqu'à 8 ou 10 grammes par jour. Mais en général avec 6 grammes l'action curative est très rapide et fort efficace même dans les cas les plus graves. Il y a du reste à cet égard-là de grandes différences individuelles. Le mercure est loin de produire d'aussi heureux résultats, mais il ne faut pas cependant l'exclure de la thérapeutique du phagédénisme. Il y a même des cas dans lesquels il est un utile adjuvant, soit combiné avec l'iodure sous forme de sirop de biiodure ioduré, soit en friction.

Quant au traitement topique, il consiste en bains généraux tièdes, quotidiens, lotions détersives, pansements à l'emplâtre de vigo hydrargyrisé, à l'iodoforme, cautérisations légères avec le nitrate d'argent, badigeonnages avec la teinture d'iode, gargarismes au chlorate, au borate de soude, pulvérisations avec une solution d'iodure de potassium au 50e, etc.

Pour terminer ces leçons cliniques sur les déterminations cutanées et hypodermiques graves et ulcéreuses de la syphilis, je ne saurais mieux faire que de vous montrer un malade qui est dans la salle 7 de mon service et de vous raconter son histoire.

Ce malade, âgé de 59 ans, est grand, robuste, d'un embonpoint modéré, d'une bonne constitution. Il a toujours eu une santé parfaite et jamais aucune maladie sérieuse accidentelle ou constitutionnelle. Il est marié depuis 15 ans et affirme que depuis cette époque il ne s'est jamais exposé à la contagion vénérienne. Dans son passé, en fait d'affections de cette nature, on ne trouve qu'une blennorrhagie contractée en 1857. Des personnes qui s'intéressent à lui me l'ont adressé en me faisant remarquer qu'on ne devait pas le ranger dans la catégorie si nombreuse de ceux qui sont malades par leur propre faute. Ce qui saute aux yeux, c'est qu'il est atteint d'une syphilis des plus graves. Depuis les extrémités jusqu'à la tête, sa peau est couverte de plaques d'un rouge sombre ; on dirait un tatouage dont les lignes courbes et les taches circulaires s'enchevêtrent, se superposent. s'entassent d'une façon inextricable et ne laissent entre elles que fort peu de peau saine. Et en effet les deux tiers au moins de la surface du corps sont envahis à peu près partout dans la même proportion. Je n'ai jamais vu de syphilide aussi confluente et aussi uniformément répandue. Les plaques dont la teinte rouge présente des nuances variées sont la plupart un peu saillantes, soit dans leur totalité, soit seulement sur leurs bords annulaires. Quelques-unes sont recouvertes de croûtes. Sur la tête et aux extrémités il existe de profondes ulcérations phagédéniques. La face est tuméfiée et bossuée de plaques nummulaires reposant sur des nappes de néoplasie intra-dermiques. La maladie générale a concentré tout son effort sur la peau ; les muqueuses sont intactes. Les grandes fonctions s'exécutent régulièrement, et si cet homme est obligé de rester au lit c'est que ses pieds sont labourés par des ulcérations phagédéniques très douloureuses.

Quel est l'âge de cette affection ? Comment le malade a-t-il été contaminé et à quelle époque ? Par quelles phases, par quelles transformations a passé cette syphilodermie dont le seul aspect vous indique la malignité ? Que deviendra-t-elle et comment faut-il la traiter ? Tels sont les points que nous devons élucider.

Ce qui frappe au premier coup d'œil c'est l'extrême confluence et la généralisation complète de l'éruption. Ces deux caractères, à un pareil degré surtout, sont une preuve certaine que cette syphilodermie est survenue à une époque très rapprochée de l'accident primitif. C'est une affection qui incontestablement appartient encore à la phase virulente de la syphilis. Jamais la surface entière du tégument n'est atteinte partout et en même temps, de cette façon, dans la phase tertiaire, c'est-à-dire après la troisième ou la quatrième année de sa durée. J'ajoute que les éléments éruptifs que nous voyons aujourd'hui concordent avec la confluence et la généralisation de la syphilodermie pour nous fixer sur sa date dans l'évolution diathésique. Il est vrai qu'ils sont entrain de se transformer; mais presque tous appartiennent à l'ordre des larges papules plates, des plaques annulaires simples ou conglomérées et relèvent en un mot de la papulation syphilitique dans ce qu'elle offre de plus sévère. Le récit du malade confirme notre manière de voir. Il y a quinze mois environ, dit-il, qu'il vit survenir pour la première fois des boutons sur sa peau. C'est à la poitrine qu'ils se montrèrent d'abord ; mais ils ne tardèrent pas à se multiplier, à envahir tout le corps, à s'étaler et à se réunir. Quelques-uns avaient une forme allongée ; la plupart étaient ronds et saillants ; ils empiétaient les uns sur les autres et formaient de grandes plaques entourées de cercles ronds ou polycycliques beaucoup plus élevés que la partie centrale. Chose curieuse et véritablement exceptionnelle en pareille occurrence, la santé générale de cet homme ne subit aucune atteinte sérieuse ni avant, ni après cette éruption qui, en peu de temps, le couvrit de la tête aux pieds d'une espèce de cotte de mailles papuleuse, à anneaux et à disques imbriqués et étroitement entrelacés. Aucune douleur, aucune démangeaison.

En mai 1882, le malade entra dans le service de mon savant collègue et ami, M. le docteur Guibout, à l'hôpital Saint-Louis. On le traita par l'hydrargyre, le sirop de Gibert et enfin par l'iodure seul. Malgré cette médication continuée pendant deux mois et demi, l'amélioration, s'il y en eut, ne fut pas décisive. Les lésions ne tardèrent pas à prendre une nouvelle extension; elles s'aggravèrent surtout en novembre par suite de la métamorphose que subirent plusieurs des éléments générateurs. Jusque-là l'éruption était restée sèche; elle n'avait pas même été squameuse; elle était d'un rouge foncé et on aurait dit qu'elle était formée par des rondelles, des tranches et des cercles de chair de jambon collés sur la peau. C'est l'aspect qu'elle présente encore aujourd'hui dans son ensemble. Mais sur quelques-unes de ces plaques il se creuse des ulcérations, et ces ulcérations se recouvrent de croûtes. En certains points les ulcérations sont devenues phagédéniques et reposent sur de grandes nappes tuberculeuses. Bref, l'éruption a passé par place de l'état papuleux à l'état tuberculeux, et elle est en voie de se phagédéniser sur le cuir chevelu et sur les extrémités.

Évidemment cette éruption survenue brusquement, il y a quinze mois, avait été précédée d'un accident primitif, d'un chancre infectant. Le malade nous affirmait qu'il n'avait rien eu de semblable sur les parties génitales, ni ailleurs. En recherchant les traces de cette lésion dont l'existence n'était point douteuse pour moi, j'ai fini par découvrir sur la face interne de la cuisse droite, à 4 travers de doigt, au-dessous du pli de l'aine, une cicatrice arrondie de 4 ou 5 centimètres de diamètre. Eh bien, cette cicatrice a été consécutive à une ulcération qui s'est formée là, sans cause appréciable au dire du malade, il y a 18 à 20 mois ou même plus, deux ans peut-être; qui, d'abord petite, s'est agrandie peu à peu et est devenue aussi large qu'une pièce de cinq francs en argent et qui est restée indolente et a duré trois ou quatre mois au moins. Notre patient n'y attachait pas la moindre importance. Il a été fort étonné quand nous lui avons dit que cette ulcération avait été l'origine et la cause de sa maladie. Il attribuait son affection cutanée au bouleversement produit, il a deux ans, dans tout son organisme, par des causes d'ordre moral. Il a passé, dit-il, par de rudes épreuves à cette époque et ses souffrances physiques ont été, selon lui, la conséquence de peines et de ses chagrins. Il est placé dans de bonnes conditions hygiéniques et mène une vie sobre. Quant à la cause du chancre crural, il l'ignore absolument, et quoique nous ayons fait pour la découvrir, nous n'y sommes point parvenus. Le mode de la contamination en cet endroit reste le point le plus mystérieux de son histoire. Tout le reste est d'une clarté parfaite.

N'est-il pas très plausible que l'état de dépression et de souffrance morales dans lequel se trouvait le malade lorsqu'il a été atteint de ce chancre, a imprimé à la syphilis ce cachet de malignité locale qui persiste et qui s'accentue même depuis quelques mois? Je dis malignité locale, car la peau seule a souffert, tous les autres organes ont été respectés et la santé générale est restée à peu près intacte. Une autre condition étiologique dont il faut tenir compte c'est l'âge du malade; il a 59 ans. Peut-être qu'à 20 ou 25 ans le chancre infectant n'eût pas été suivi d'une syphilodermie aussi sérieuse. Il est probable aussi qu'il y avait en lui la *disposition*, car tous les hommes de son âge ne sont pas condamnés à avoir des syphilis aussi graves. J'en ai vu qui, à 80 ans et plus, supportaient assez gaillardement leur maladie et, entre autres, je me souviens qu'un vieillard, âgé de 85 ans, que j'ai soigné pendant plusieurs mois dans cette même salle où est couché notre malade, fut infiniment moins malheureux que lui quoique plus coupable, car ayant contracté un chancre syphilitique de la verge avec sa bru, il n'eut que des accidents consécutifs qui furent dès le début et restèrent longtemps très bénins.

Aussi la syphilis de cet homme ne remonte qu'à 20 mois ou 2 ans. Elle a debuté comme toutes les syphilis acquises par un accident primitif. Cet accident primitif, de source inconnue, et situé sur la cuisse a été ulcéreux et ses conséquences, ainsi qu'il arrive presque toujours en pareil cas, ont été très sérieuses. Au bout de cinq ou six mois (les dates sont-elles bien exactes? mais il importe peu), ce chancre ulcéreux a été suivis d'une syphilide papuleuse, en plaques, extrêmement confluente qui persiste encore au bout de 15 mois, sous sa forme primitive, et qui par places se transforme en nappes tuberculeuses sur lesquelles se creusent des ulcérations phagédéniques.

L'une d'elles, qui est la plus grande et la plus profonde, occupe la région temporo-pariétale droite du cuir chevelu, derrière l'oreille. Elle mesure 15 à 20 centimètres de haut en bas, et 4 ou 5 d'avant en arrière. C'est un grand fossé ulcéreux, à bords déchiquetés et irréguliers, qui est concave en avant, et s'étend presque depuis la ligne médiane du crâne jusqu'au niveau du lobule de l'oreille. Son fond est pultacé et verdâtre ; la sécrétion très abondante qui le remplit est sanieuse et infecte; tout autour de lui le cuir chevelu est dur, épaissi et empâté, et sa surface est parsemée de petits mamelons tuberculeux, qui s'enfoncent dans l'épaisseur de cette plaque néoplasique. C'est là un type de suffusions tuberculo-gommeuses dermo-hypodermiques, qui servent si souvent de substratum au phagédénisme et qui sont comme les avant-coureurs de son action destructive.

A la plante du pied droit, en avant, au niveau de la ligne métatarso-phalangienne, il existe aussi une ulcération serpigineuse, à bords déchiquetés et à pic, de même aspect et de même date que la précédente, qui est entourée comme elle d'une gangue néoplasique et qui sécrète une grande quantité de liquide ichoreux. Une ulcération semblable, mais moins profonde, a envahi la face dorsale du pied gauche à la racine des orteils ; sur quelques doigts de la main, des ulcérations envahissantes se sont aussi développées ; enfin, en divers points du tronc, des plaques papulo-tuberculeuses épaissies deviennent ulcéro-crustacées; mais ce processus est encore très circonscrit, et les ulcérations rares qu'on trouve sur le gland, sur le tronc et sur les membres n'entaillent pas encore profondément le derme.

En somme, l'action phagédénique n'est pas imprégnée d'un haut degré de malignité. Quant à l'éruption dans son ensemble, elle est encore, après quinze mois, extraordinaire par son opiniâtreté et sa persistance. Aucun élément papulo-tuberculeux n'a battu en retraite, tous sont encore à leur poste ; à peine trouve-t-on 4 ou 5 macules pigmentaires, vestiges de ceux qui n'existent plus. Toutes les formes possibles de la papulation, dans ce qu'elle peut produire de plus large, de plus saillant et de plus confluent, se trouve entassé sur cette malheureuse surface tégumentaire. On se demande comment avec aussi peu de peau saine, le malade peut se bien porter. Il a cruellement souffert des ulcérations phagédéniques du cuir chevelu et des pieds; maintenant il va beaucoup mieux. Il mange et digère bien. Les muqueuses et les viscères ne présentent aucune lésion. Il est entré le 5 décembre 1882 dans les salles de mon service, et depuis ce moment il est soumis à un traitement spécifique vigoureux et à un régime reconstituant. Voilà huit jours qu'il prend de hautes doses d'iodure et de biiodure ioduré; elles sont bien tolérées. On fait des pansements avec de l'eau phéniquée. L'éruption paraît avoir un peu pâli, les bords des ulcérations phagédéniques se sont un peu affaissés. Il y a un peu de mieux, mais il ne faut pas s'attendre à obtenir une guérison rapide; les syphilis malignes exposent à bien des déceptions, on en vient difficilement à bout ; ou bien elles résistent, ou bien, si elles cèdent, elles ne tardent pas à revenir.

Le pronostic est donc très grave. L'affection, au lieu de reculer, a franchi dans ces derniers temps la redoutable étape du tertiarisme, moins par sa date, puisqu'elle est encore très récente, que par ses dernières lésions phagédéniques. Jusque-là, elle avait été papuleuse, elle est maintenant papulo-tuberculo-ulcéreuse. Ira-t-elle plus loin? C'est à craindre. Dans tous les cas, ce n'est pas en surface qu'elle gagnera, la chose est impossible; mais les lésions vont se circonscrire, se concentrer sur certains points, et ce que la syphilodermie perdra en étendue, elle le gagnera en profondeur. — Ce qui diminue la gravité du pronostic, c'est l'état relativement parfait de la santé générale et l'intégrité des muqueuses et des viscères [1].

1. Le grave pronostic que j'avais porté sur ce malade s'est malheureusement confirmé, et l'amélioration obtenue pendant les premiers jours n'a été que momentanée. Au commencement de janvier 1883, l'état général, qui avait été bon jusqu'alors, s'est altéré peu à peu. L'appétit s'est perdu complètement, et il est survenu de la faiblesse, de l'amaigrissement et de la diarrhée qui, du reste n'a duré que quatre ou cinq jours. A partir de ce changement, je fis suspendre jusqu'à nouvel ordre l'usage de la médication spécifique, et j'essayai de nourrir et de tonifier le patient plus encore que je ne le faisais auparavant.

Dans le courant de janvier, l'éruption se modifia peu à peu dans le sens que j'avais indiqué. Les papules et les plaques s'affaissèrent et pâlirent peu à peu; mais çà et là, sur diverses parties du corps, la syphilide tuberculeuse prit le dessus et devint ulcéreuse et crustacée.

Les ulcérations phagédéniques de la tête et des pieds restèrent stationnaires. Il était évident que le malade s'enfonçait à vue d'œil et malgré nos efforts, dans un tertiarisme grave et cachectisant.

Une lésion que je n'avais jamais observée se montra chez lui : sur la poitrine, dans le dos, sur les pieds, de grands districts de peau se dépouillèrent de leur épiderme et se convertirent en surfaces suintantes rouges, finement grenues, semblables à celles d'un vésicatoire; elles s'agrandissaient peu à peu et constituaient une sorte de phagédénisme en surface, véritablement épidermique, puisque les couches cornées seules étaient détruites. Ces érosions sécrétaient en grande quantité une sérosité sanieuse qui se collait aux linges ; elles saignaient quelquefois et étaient fort douloureuses.

Toute la peau des pieds a été érodée de cette façon. Il en a été de même d'une grande partie du dos.

Aujourd'hui, 10 février 1883, l'état de ce pauvre homme est des plus misérables. Il perd ses forces de jour en jour et maigrit; l'appétit ne revient pas. L'iodure de potassium que j'ai recommencé à donner, ne développe qu'une action curative insignifiante. Il n'y a que les pansements locaux variés qu'on lui fait qui le soulagent un peu. Si l'éruption est moins générale, si l'élément papuleux a cédé sur quelques points, sur d'autres, sa transformation tuberculeuse s'accentue de jour en jour, et les néoplasies intra-dermiques se fondent, s'ulcèrent, suppurent abondamment, se couvrent de

APPENDICE

OBSERVATIONS RÉSUMÉES DE SYPHILOSE CUTANÉE.

I

CAS DE SYPHILODERMIES ECTHYMATEUSES.

1. *Chancre ulcéro-gangreneux rapidement suivi d'une éruption d'ecthyma, puis à une éruption papulo-squameuse. — Altération de la santé générale. — Malignite commençante. Mais bientôt amélioration et guérison par des toniques, de l'iodure et très peu de mercure.*

M. X..., dix-neuf ans, entré le 15 janvier 1870, dans mon service, salle 7, n° 5, était d'un tempérament lymphatique, mais n'avait jamais eu aucune

croûtes, etc. Chose remarquable, il n'existe aucune lésion sur les muqueuses ni du côté des viscères. Les urines présentent une teinte d'un brun verdâtre, mais ne contiennent ni dépôts, ni sucre, ni albumine.

La situation n'en est pas moins des plus graves, surtout si l'état des forces ne se relève pas. En pareil cas, il faudrait les meilleures conditions hygiéniques qu'on pourrait trouver : le changement d'air, le séjour à la campagne. Mais il serait difficile de transporter ce malade, qui est condamné à l'immobilité et cloué, ou mieux *collé*, dans son lit par les larges érosions suintantes de sa peau.

Le malade est mort le 9 février 1883. — Dans les derniers jours de sa vie il n'a présenté aucune manifestation syphilitique nouvelle. Celles qui couvraient la surface cutanée semblaient même s'être amendées un peu, ou du moins elles restaient stationnaires. Ce qui était surtout en souffrance chez lui, c'était l'état général. La cachexie faisait des progrès à vue d'œil, bien que toutes les fonctions parussent s'exécuter à peu près normalement. Il y avait comme une soustraction lente, mais continue et fatale de la vitalité.

Cette décadence irrémédiable avait coïncidé avec le changement si remarquable survenu dans la coloration des urines. Je ne savais à quoi l'attribuer. J'avais fait suspendre l'usage du fer et on ne donnait que d'assez faibles doses d'iodure de potassium. Les urines n'en continuaient pas moins à prendre une teinte de plus en plus foncée, sans perdre leur limpidité. Vers les trois ou quatre derniers jours elles étaient devenues noires comme une forte infusion de café, avec une nuance verdâtre qui s'accentuait de plus en plus à mesure qu'elles restaient exposées à l'air. Au début de leur altération cette nuance verte dominait; plus tard, le brun noirâtre se montra dès le moment de l'émission. — La densité moyenne de l'urine donnait le chiffre 1032. Le malade en évacuait environ 1,200 centimètres cubes en 24 heures. L'examen chimique (réaction de Gmelin) fit constater la présence d'une petite quantité de pigment biliaire. Il y avait, en outre, de l'indican en faible proportion. — Jamais on ne découvrit ni sucre ni albumine. — L'urée était en quantité assez faible, 12 gr. 50 par litre. Ainsi qu'il était facile de le prévoir, l'urine contenait une grande quantité d'iode et il y avait également un peu de fer dans le résidu sec. Le malade prenait, en effet, des ferrugineux et de l'iodure de potassium. Le liquide abandonné au repos ne donnait aucun sédiment. L'examen microscopique ne fit découvrir ni globules de sang ou de pus, ni cellules épithéliales, ni cristaux d'aucune sorte. En résumé le fait saillant de cette urine anormale c'était la coloration noire-verdâtre due probablement au pigment biliaire et à l'indican.

En même temps que l'urine subissait ces modifications si frappantes, le malade présentait quelques phénomènes du côté des fonctions encéphaliques; il était en proie, pendant toute la nuit, à des rêvasseries continuelles, et il avait conscience lui-même qu'il délirait un peu. Du reste, pas de fièvre, mais inappétence et inertie de plus en plus prononcée des fonctions digestives. Vingt heures avant sa mort, je l'examinai de nouveau

maladie constitutionnelle. Pas d'excès. Bonnes conditions hygiéniques. — Vers les premiers jours de décembre 1869, trois chancres infectants sur la verge dont l'un devint rapidement ulcéreux.

Un mois après, le 8 janvier, apparition de boutons croûteux, larges comme une pièce de deux francs et au nombre de sept ou huit, disséminés sur les épaules, sur le cou et sur les bras. *Quelques jours après* (c'est là une particularité de processus fort intéressante), éruption papuleuse discrète sur le tronc et confluente sur la face et sur les épaules.

Dès le début de l'intoxication, le malade fut fortement touché; il devint anémique et très faible.

État du malade un mois et demi après le début de l'accident primitif : prépuce en paraphimosis et induré, chancre ulcéro-gangreneux, large comme une pièce de cinq francs en argent, occupant la moitié antérieure et inférieure du gland et du prépuce énormément tuméfiée; adénopathie inguinale et cervicale très faible. — Pustules d'ecthyma sur les parties sus-indiquées. — Papules très larges et squameuses sur diverses parties du corps, principalement sur la face et sur le front. Inappétence, pâleur, prostration des forces.

Il y avait, sans nul doute, chez ce malade, un commencement de malignité, malgré l'absence de phénomènes nerveux et de troubles fonctionnels graves. Heureusement que l'évolution ultérieure de la maladie ne répondit pas à ce que son début présentait d'inquiétant. En moins d'un mois de traitement, l'appétit et les forces revinrent. Dès les premiers jours de février, les papules s'étaient affaissées et les pustules d'ecthyma étaient en bonne voie de cicatrisation, ainsi que le chancre ulcéro-gangreneux. — Le traitement avait consisté en toniques et en trois cent. de protoiodure et deux gr. d'iodure de potassium chaque jour.

Le 1er mars (troisième mois révolu de la syphilis), la cicatrisation du chancre

avec soin, et je ne découvris aucun trouble fonctionnel grave; je jugeai néanmoins, par l'ensemble de la situation, qu'il ne pouvait pas aller loin. Je ne m'attendais pas, toutefois, je l'avoue, à une issue fatale aussi prochaine. Elle eut lieu presque sans agonie : le malade s'éteignit doucement dans la matinée du 19 février.

L'*autopsie*, faite vingt-six heures après la mort, ne fit découvrir absolument aucune lésion syphilitique dans les viscères. Tous les organes, sauf la peau, étaient à peu près intacts. Il existait encore beaucoup d'embonpoint; léger épanchement dans le péricarde; surcharge graisseuse du cœur, qui était un peu plus gros qu'à l'état normal, mais ne présentait pas de dégénérescence adipeuse de son tissu musculaire.—Aucune lésion valvulaire; pas de lésion athéromateuse dans les artères du centre ou de la périphérie. — Caillots fibrineux, probablement formés pendant les derniers instants de la vie. — Poumons souples et aérés dans toute leur étendue. — Foie considérablement augmenté de volume et un peu gras, du poids de 2 kilogr. 490 grammes. — Reins normaux comme structure et comme volume. — Le cerveau était dans un état d'intégrité complète.— Toutes les séreuses des cavités splanchniques étaient saines et exemptes d'adhérences.

En somme, cette autopsie négative sur tous les points, ne nous a pas révélé la cause matérielle de la mort. Le foie était l'organe le plus altéré. Le malade n'avait jamais accusé aucune souffrance du côté de cet organe et n'avait pas présenté trace d'ictère. Est-ce à cet état du foie qu'il faut rapporter l'altération des urines? Peut-être cet organe et les reins ont-ils joué un rôle dans la cachexie qui s'est terminée par la mort? Je crois cependant que l'altération principale portait sur les globules rouges, et que c'est à elle qu'était due la coloration noire de l'urine. — Mais le sang ne contenait pas de bractéries.

était à peu près terminée. — Les syphilides ulcéreuses et papuleuses étaient guéries. — Embonpoint, teint coloré, retour des forces. — A la fin de mars (quatrième mois) le malade sortit de mon service complètement guéri de tous les accidents syphilitiques de cette première poussée si menaçante. Son état général était très satisfaisant. Il n'avait que des manifestations insignifiantes sur la gorge.

Ce qui est à noter dans ce fait ce sont les points suivants : 1° Chancre ulcéro-gangreneux et deuxième incubation courte; 2° apparition de la syphilide ecthymateuse avant la syphilide papuleuse; 3° altération de la santé générale; 4° bonne tournure que prennent les choses sous l'influence du repos, du fer, du quinquina et de l'iodure de potassium (la dose d'hydrargyre administrée n'a jamais dépassé trois cent. par jour); 5° rapidité de la guérison des accidents locaux et amélioration de l'état général. — Qu'est-il arrivé ultérieurement? Je n'ai pas revu ce malade.

2. *Balano-posthite infectante après deux mois d'incubation.— Première poussée résolutive. — A partir du sixième mois, ulcérations tertiaires se reproduisant sans cesse. — phagédénisme. — Impuissance préventive de l'iodure de potassium.*

X..., vingt-neuf ans, peintre en bâtiment, entré dans mon service, salle 7, n° 13, le 7 mai 1870. — Bonne santé antérieure — aucune maladie saturnine, vénérienne ou autre. — Bonnes conditions hygiéniques; tempérament lymphatique.

Dernier coït, le 1er janvier 1869. Dans les premiers jours de mars seulement (sans aucun rapport sexuel pendant cette *incubation de* 60 *jours*), chancre infectant balano-préputial, compliqué de balano-posthite avec phimosis et œdème énorme de la verge, etc. — Deux ou trois mois après le début de l'accident primitif, roséole légère, maux de gorge violents et surtout douleurs excessivement vives dans la profondeur des membres, vers leur milieu et leurs extrémités, revenant périodiquement de minuit à quatre heures du matin. — En août 1869 (sixième mois) larges ulcérations ecthymateuses *symétriques* sur les deux coudes, les épaules, les genoux, les cou-de-pieds, etc; elles étaient larges comme des pièces de cinq francs en argent. Très amélioré après un séjour de six semaines à l'hôpital Saint-Louis. — Vers la fin de 1869, vaste ulcération sur la région temporo-frontale droite, profonde de trois à quatre millimètres et de quatre à cinq centimètres d'étendue dans tous les sens. — Au commencement de 1870, douleurs et gonflement du testicule gauche, sans qu'il y eût trace de blennorrhagie.

Ce malade entra plusieurs fois dans mon service. La troisième fois ce fut en mai 1870 (quatorzième mois de la syphilis). A cette époque, aggravation des ulcérations de la tête; ulcération rongeante de la région temporo-frontale gauche. — Pustule d'ecthyma et ulcération très large au niveau du poignet gauche. Ecthyma dans le creux poplité droit. — En quelques jours l'iodure de potassium et le sirop de biiodure ioduré donnés simultanément, produisirent une amélioration remarquable. Le testicule qui était décidément syphilitique ne résista pas longtemps. Il était piriforme, sans bosselures, lourd, dur, d'une consistance uniforme, triplé de volume et sans induration du cordon. Il englobait l'épididyme et restait libre dans les bourses qui ne présentaient aucun changement.

Après l'amélioration ainsi obtenue, cette grave syphilis prit de nouveau l'offensive, en août de la même année : ulcération phagédénique sur le bras gauche, qui fut difficile à guérir, puis ulcération rongeante de l'aile du nez à gauche qui fut guérie vers avril 1871 (vingt-cinquième mois de la syphilis). En août, 1871, retour de la syphilide des narines qui attaqua aussi cette fois l'aile droite du nez et la détruisit en partie. Le malade avait beau prendre de l'iodure de potassium, la maladie suivait fatalement sa marche et attaquait tantôt un point, tantôt l'autre, revenait sur ses anciennes lésions qu'elle rouvrait, en un mot restait longtemps sans lâcher prise. En avril 1872, troisième année revolue de la syphilis, presque tout le nez avait été détruit jusqu'au niveau de la charpente osseuse. Des ulcérations phagédéniques existaient aussi sur d'autres parties, etc. Le malade entra pour la quatrième fois dans mon service et en sortit amélioré. Il vivait à la campagne dans de bonnes conditions hygiéniques et n'avait fait d'excès alcooliques que pendant le siège. Il sortit amélioré mais non guéri. Je l'ai perdu de vue.

Ainsi, malgré la longue incubation du chancre (2 mois), malgré la bénignité relative des premières manifestations, cette syphilose cutanée a été très grave. — Ce qu'il y avait de remarquable, c'était le contraste entre l'activité curative de l'iodure de potassium et son inefficacité préventive. Il guérissait très vite, mais la maladie recommençait ailleurs. — Cette syphilis était d'abord ecthymateuse, puis elle a été tuberculeuse, du moins sur les ailes du nez. — Tout s'est concentré sur la peau.

3. *Syphilis tertiaire. Pendant trois ans, poussées successives d'ecthyma. — État cachectique. Au bout de trois ans, syphilose des os. — Gomme du tissu cellulaire sous-cutané.*

X... entré dans mon service le 20 août 1870, salle 8, lit 31, est âgé de soixante trois ans ; grand, vigoureux, bien constitué, il porte sur la face les traces de souffrances et d'une cachexie avec amaigrissement dont le début remonte à peu près à trois ans. — Rien dans les antécédents, en dehors des maladies vénériennes. Bubon chancreux en 1834, chancre mou en 1847. — En 1860 chancre balano-préputial induré, mais non suivi des accidents de la première poussée. Aucun traitement, rien de spécifique ni sur la peau ni sur les muqueuses jusqu'en 1867.

Cette année-là, vers le mois de septembre, survinrent, sans cause appréciable, des pustules d'ecthyma sur les bras et sur les jambes. Elles se produisaient par poussées successives qui ont continué jusqu'à ce jour, c'est-à-dire pendant trois années consécutives. Depuis leur apparition le malade s'est affaibli progressivement et a considérablement maigri. — Aucun traitement sauf quelques pilules. — Pas d'accidents nerveux ou autres.

Vers le commencement de 1870, il survint des manifestations spécifiques ailleurs que sur la peau : tuméfaction des poignets, tumeurs sur les extrémités inférieures.

A son entrée dans mes salles (dixième année du chancre, troisième et demi de l'ecthyma) : nombreuses pustules d'ecthyma répandues sur les membres, du diamètre d'un pois à celui de un franc, les unes cicatrisées, les autres à l'état d'ulcération à nu, recouvertes de croûtes et de plaques squameuses. — Tumeurs siégeant sur la crête du tibia ; l'une était molle, semi-fluctuante, douloureuse à une pression légère et adhérait à l'os par sa base; une autre, éloignée du tibia siégeait exclusivement dans le tissu cellulaire sous-cutané, etc., etc. Aux membres supérieurs : à droite gonflement considérable de l'extrémité inférieure du radius, douloureuse à la pression et demi-molle. — Sur la peau, pustules d'ecthyma et plusieurs tumeurs profondes, sans altération de la peau à leur niveau : l'une au niveau de la face dorsale du deuxième métacarpien, l'autre à l'extrémité inférieure du cubitus gauche demi-molle et très douloureuses.

Le membre supérieur gauche était atteint d'une paralysie partielle qui ne paraissait tenir à aucune affection de l'encéphale. Le malade ne pouvait le lever sur la tête ni l'écarter du corps, etc. Il y avait dans presque toutes les articulations de ce membre des raideurs articulaires qui expliquaient son incapacité fonctionnelle.

Cet homme resta quelque temps dans mon service. Il en sortit amélioré, mais non complètement guéri.

C'est là un exemple de syphilide tertiaire qui paraît être survenue sous l'influence de l'âge. Pendant sept ans, en effet, la diathèse est restée silencieuse ou ses manifestations ont été si bénignes, qu'elles ont passé inaperçues. Sans ses antécédents, on aurait pu croire à un ecthyma cachectique. Mais les gommes et les périostoses qui survinrent quelque temps après l'echtyma ne laissèrent aucun doute sur la cause spécifique de tous ces accidents profonds. Peut-être la syphilis ne remontait-elle qu'à trois ou quatre ans? L'essentiel, au point de vue clinique, c'est qu'elle est devenue tertiaire et grave et a rapidement produit un état cachectique auquel l'âge du malade n'était pas étranger.

4. *Syphilis tertiaire, survenue sept ans après un chancre qui ne fut suivi d'aucun accident immédiat, et uniquement constituée par une ulcération de la tempe qui dura sept ans, simula une ulcération épithéliomateuse, et fut guérie par l'iodure de potassium.*

M. X..., 36 ans, entré dans mon service, salle 8, lit 15, le 6 juillet 1870, d'une bonne santé habituelle, brun, d'un embonpoint ordinaire, n'ayant jamais eu aucune maladie héréditaire ou acquise, contracta, à l'âge de 22 ans, un chancre qui dura six mois et fut compliqué de bubons inguinaux qui ne suppurèrent pas. — Aucun accident d'intoxication ne se produisit. — De 22 à 29 ans, bonne santé et pas une seule manifestation syphilitique, ou, s'il y en eut elle passa inaperçue.

A l'âge de 29 ans (7e année du chancre), il se forma sur la tempe droite, à 2 ou 3 centimètres du sourcil, un petit bouton qui suppura, puis se couvrit d'une croûte.

De l'âge de 29 ans à l'âge de 36 ans, le malade a toujours eu cette lésion sur la tempe droite; elle est restée à peu près stationnaire. La croûte, qui était large comme une pièce de 50 centimes, est tombée pendant ces sept ans plus de cent fois. On a administré quelques sirops dépuratifs.

Lorsque le malade entra dans mon service, l'ulcération de la tempe s'était progressivement agrandie depuis un an. — (Aucune trace de syphilis ancienne ou récente.) Elle mesurait 5 centimètres d'avant en arrière et 3 de haut en bas. Les bords étaient taillés à pic, épais et relevés; son fond était rouge et granuleux. Au dessous d'elle existaient trois autres ulcérations plus petites et semblables.

La longue durée de cette singulière affection, sa persistance, l'absence de toute manifestation syphilitique, pouvaient faire supposer qu'il s'agissait là d'une ulcération épithéliomateuse, quoique beaucoup de caractères propres au cancroïde fissent défaut. J'instituai un traitement ioduré. Le malade prenait chaque jour de 4 à 6 grammes d'iodure.— Pansements avec l'iodoforme. Au bout de 15 jours, amélioration très grande : les bords de l'ulcère étaient en voie de cicatrisation et le fond se relevait. Les petites ulcérations satellites étaient à peu près guéries. Ce malade se sentant beaucoup mieux, voulut partir avant sa complète guérison qui, du reste, n'était pas douteuse pour moi.

5. *Chancre infectant phagédénique suivi d'une syphilide ulcéreuse précoce, généralisée et à tendance maligne.— Guérison au bout de cinq mois. — Vers le sixième mois de la maladie, deuxième poussée d'ulcérations phagédéniques. — Sarcocèle double. Erysipèle d'une influence curative équivoque. Guérison très lente. — Plus tard, exostoses.*

X..., 38 ans, pâtissier, entré plusieurs fois dans mes salles, en 1874, 1875 et 1876. Bonne santé habituelle. Aucune maladie antérieure générale ou locale. Chancre infectant phagédénique ayant fait son apparition le 25 août 1874. Six semaines après, fièvre et éruption d'un rupia des plus graves, suivi de vastes ulcérations très douloureuses sur le tronc et sur les membres, 56 environ, qui furent guéries au bout de cinq ou six mois et laissèrent des cicatrices ovalaires, régulières, de 6 à 8 centimètres de longueur, sur 5 de largeur, blanches ou mélangées de blanc et de rose, entourées d'un mince liséré pigmentaire brunâtre.

Malgré la malignité de cette syphilide ulcéreuse précoce, les déterminations cutanées, qui furent les seules de la maladie dans cette première poussée, guérirent mieux que je ne l'espérais.

Mais à peine le patient fut-il sorti de mon service, fin d'avril 1875 (8e mois révolu de la syphilis), qu'il s'aperçut que ses deux testicules commençaient à gonfler, sans le faire souffrir. Puis, en juin de la même année (10e mois), il se fit une deuxième poussée de syphilide ulcéreuse phagédénique. — Les pustules de rupia furent moins nombreuses que celles de la première, mais beaucoup plus vastes. Elles ne causèrent que peu de souffrance.

Voici quel était, en détail, l'état de ce malade à la fin de décembre 1875 (16e mois de la syphilis) : grande diminution des forces, amaigrissement, aspect un peu cachectique, mais pas de fièvre hectique, sommeil, aucune douleur. — *Appétit féroce.* — *Rupia hémorrhagique* autant et plus que purulent. Large ulcération de 10 centimètres carrés sur la face postérieure de la cuisse droite, deux sur la jambe gauche, trois ou quatre de même nature sur les bras. Elles jetaient toutes de l'ichor, du pus, de la sanie et saignaient avec une grande facilité.

Deux ulcérations énormes sur la face, l'une entre les sourcils, l'autre au côté gauche du front.

Ce sont ces deux ulcérations profondes et crustacées qui provoquèrent sans doute l'érysipèle de la face dont le malade fut atteint dans les trois ou quatre derniers jours de décembre. Cette affection suivit une marche régulière et dura huit jours environ. Sous son influence les ulcérations des extrémités se cicatrisèrent à vue d'œil, après un bourgeonnement exubérant et de bonne nature. — Celles de la face, contrairement à ce que j'espérais, furent peu modifiées en bien; cependant elles avaient meilleur aspect. Malheureusement cette amélioration ne fut pas de longue durée : l'ulcération de la cuisse se cicatrisa seule complètement. Les autres, sur les jambes, aux bras, à la face, huit ou dix jours après la défervescence, redevinrent ulcéreuses et crustacées. — Il fallut revenir à la médication spécifique. La guérison se fit encore longtemps attendre.

Quand au sarcocèle spécifique double qui avait triplé le volume des testicules, il mit six ou sept mois à diminuer peu à peu. En janvier 1875, l'épididyme englobé dans la tumeur piriforme commençait à s'en séparer.

C'est là un cas de syphilis très grave et même maligne dans sa première poussée. Tout s'est concentré sur la peau; les muqueuses ont été complètement indemnes; à peine y eut-il au début quelques plaques insignifiantes sur l'isthme. Les deux testicules ont aussi été atteints. Il est à remarquer que la santé générale, quoique fort éprouvée par les deux poussées de rupia, a résisté et que la malade a toujours eu un appétit féroce. L'érysipèle, n'a exercé qu'une action curative incomplète et éphémère, mais il n'a causé aucun préjudice aux forces générales et s'est guéri aussi vite que chez un sujet sain. Le traitement institué dès le début de cette syphilis a sans doute grandement contribué à en arrêter la malignité. En mai 1876 (vingt-et-unième mois de la syphilis), douleurs nocturnes très violentes dans les deux jambes, puis périostose et exostose des tibias. Le malade rentra pour la troisième fois dans mon service. Il n'avait alors sur la peau que les cicatrices des deux éruptions ulcéreuses antérieures. Les deux testicules étaient revenus à l'état normal; ils étaient séparés de leurs épididymes qui, encore sclérosés, formaient en arrière de petites tumeurs distinctes. Santé générale toujours très bonne.

6. *Ulcérations d'emblée et sous le mode ecthymateux sur la voûte palatine et le voile, survenues à la troisième année d'une syphilis bénigne dans ses débuts. — Guérison très rapide par le traitement spécifique.*

Les ulcérations syphilitiques profondes des muqueuses procèdent généralement d'une néoplasie tuberculo-gommeuse. Celles qui s'effectuent directement, sans son intermédiaire, et suivant le mode ecthymateux, sont beaucoup moins communes et même très rares. — Cependant en voici un cas.

Le malade, âgé de trente-neuf ans, avait contracté des chancres syphilitiques en mai 1869; ils furent suivis de plaques muqueuses et d'éruptions lichénoïdes qui durèrent plus d'un an. Traitement, dans le service de M. Hardy, par des pilules de Sédillot et des préparations arsénicales. — En 1869, aucune manifestation. — En 1870, vers la fin de mars, il eut des *cloques* sur la voûte palatine, et bientôt, au-dessous de ces *cloques*, des ulcérations déchiquetées, taillées à pic et profondes. Elles siégeaient l'une sur la voûte, l'autre sur le voile. — Aucune apparence de suffusion néoplasique à leur périphérie. — J'instituai immédiatement un traitement mixte énergique et je cautérisai deux fois ces ulcérations avec le crayon de nitrate d'argent. Elles se cicatrisèrent à vue d'œil. Au bout de trois semaines elles étaient complètement guéries.

Les ulcérations d'emblée sur les muqueuses sont moins dangereuses que les ulcérations tuberculeuses, d'une moindre portée destructive, et cèdent plus rapidement à la médication interne.

7. *Syphilodermie rupiacée survenue au cinquième mois de la syphilis. — Guérison très rapide avec une médication mixte, mais principalement iodurée, et des pansements par occlusion à l'emplâtre de Vigo.*

M. X..., vingt-huit ans, entré dans mon service le 5 décembre 1871, d'une bonne santé habituelle avant d'avoir contracté la syphilis, présentait sur diverses parties du corps des macules cicatricielles constituées par une tache centrale noire, déprimée, entourée de deux zones : l'une, interne, ayant la coloration normale de la peau, l'autre, périphérique, d'une teinte café au lait. Ces macules auraient suffi à elles seules pour établir le diagnostic. Mais le patient était affligé, depuis un mois et demi, d'une éruption de rupia grave siégeant exclusivement sur les bras et les extrémités inférieures. — La jambe gauche était la plus malade : cinq ulcérations à vif dans toute leur étendue, enflammées et très douloureuses, occupaient sa face antérieure et ses côtés et sécrétaient avec abondance un liquide séro-purulent. La jambe gauche n'avait qu'une pustule crustacée.

La santé générale était devenue mauvaise depuis sept mois, époque à laquelle le malade qui n'avait jamais constaté chez lui l'existence d'un chancre quelconque, s'aperçut, pour la première fois, qu'il avait des glandes nombreuses au cou, à l'épitrochlée, dans les aines etc. — Bientôt après il lui survint plusieurs poussées de boutons secs et humides, des maux de gorge, etc. Il fut soigné par M. Hardy, pendant trois mois, à l'hôpital Saint-Louis. Il en sortait à peine quand apparut le rupia. Les ulcérations n'avaient aucune tendance à guérir spontanément, mais elles se comblèrent et se cicatrisèrent avec une rapidité étonnante sous l'influence du traitement général et local. On fit des pansements par occlusion avec le sparadrap de Vigo hydargyrisé, et on administra quotidiennement 2 grammes d'iodure et 2 ou 3 cuillerées à bouche de sirop de biiodure très ioduré. La santé générale s'améliora fort rapidement. Dès la fin de décembre, toutes les ulcérations étaient en bonne voie de bourgeonnement cicatriciel. Quelques-unes même étaient guéries. — Au bout d'un mois environ de traitement, guérison complète de cette grave poussée de rupia.

8. *Syphilis bénigne dans les six premières années. — Vers la fin de la sixième, à la suite de perturbations morales de toute sorte et des plus graves, invasion d'une syphilide tuberculo-ulcéro-gommeuse discrète. Santé générale et plastique toujours très bonne en apparence. — Guérison extraordinairement rapide.*

Le malade, d'une mine rosée et fraîche, n'avait jamais eu aucune maladie, lorsqu'il contracta, en 1876, un chancre infectant dont je le soignai. Accidents consécutifs très légers ; à peine un peu de roséole et quelques attaques de plaques muqueuses. C'était à douter de l'existence de la syphilis. Je n'ai jamais perdu ce malade de vue. Il a suivi un traitement hydrargyrique et ioduré pendant deux ou trois ans au moins. La santé a toujours été parfaite.

Depuis plus de trois ans il n'avait eu aucune manisfestation. Au commencement de 1882, à la suite de la déconfiture de la Bourse, il fit des pertes d'argent très graves et eut toutes sortes de désagréments et même de malheurs. Cela se passait en janvier, février et mars. Malgré les fatigues, les chagrins poignants, les insomnies, la santé paraissait inattaquée. Mais en avril 1882, ce malade, qui avait alors une trentaine d'années, vint me consulter et je fus fort étonné de voir sur la surface cutanée de profondes ulcérations qui suppuraient abondamment. Il y en avait une quinzaine en tout, tant sur le corps que sur les membres, principalement sur les inférieurs. Au mollet, une de ces ulcérations était étroite et s'élargissait dans son fond; elle provenait évidemment d'une gomme ramollie. Et cependant il n'y avait que vingt jours que la syphilide avait débuté.

Sur certains points le processus ulcéreux paraissait s'être fait d'emblée sans l'intermédiaire d'une gomme ou d'un tubercule, par une perte de substance taillée à pic au centre d'une tache hyperhémique, etc. — Quoi qu'il en soit, les ulcérations étaient circulaires et profondes; quelques-unes avaient un îlot central. — Elles mesuraient de un à deux centimètres de diamètre. — Rien sur la figure. — Mine florissante. Traitement : six gr. d'iodure par jour; pansements avec du sparadrap de Vigo.

Au bout de quatre jours, chose à peine croyable, ces ulcérations si creuses et si suppurantes étaient sèches, comblées et en voie de guérison, presque guéries! Le sparadrap avait fait développer autour d'elles une petite inflammation comme érysipélateuse. Cette action locale a-t-elle été pour quelque chose dans la rapidité de la guérison? — Pas de récidives depuis lors.

9. *Syphilis ulcéreuse et grave dès le début. — Au bout de six mois, rupia. Au bout d'un an, paraplégie. Plus tard, gommes du front et nécrose du coronal, etc.*

M. X..., 35 ans, entré le 7 mai 1878, salle 6, n° 5, présente un exemple de syphilis grave dès le début, à manifestations incessantes et variées, et contre laquelle toutes les médications ont été impuissantes. — Chancre infectant en février 1867, qui n'a laissé aucune trace. Traité à l'hôpital du Midi. Première poussée assez bénigne; mais cinq ou six mois après le chancre, ulcérations larges, profondes, multiples, suites d'une éruption de rupia, survenue sur les jambes. Trait. : biiodure ioduré.

En 1868 (12e mois révolu), démarche progressivement incertaine et vacillante, sans douleurs rachidiennes. Incontinence d'urine. Pendant trois semaines, paraplégie complète traitée à l'hôpital Saint-Louis par M. Bazin. Guérison de la paraplégie, persistance de l'incontinence d'urine.

En 1869 (3e année), tumeurs gommeuses sur le front, dont les poussées successives ont duré plus de deux ans, Elles ont suppuré et se sont compliquées de nécrose de la table externe du frontal. Guéries au commencement de 1871 (5e année).

En 1873 (7e année), retour de la syphilose cranienne : périostose et nécrose des pariétaux à leur angle postérieur. Guérison au bout de deux mois, à Saint-Louis. Depuis cette époque, rien de nouveau.

En 1878 (12e année de la syphilis), faiblesse, incertitude dans la marche sans mouvements ataxiques, mais avec impossibilité d'avancer, les yeux fermés. Incontinence incomplète d'urine ; fréquentes envies d'uriner, suivies d'impossibilité de retenir l'urine. — Aucun trouble de la sensibilité des membres. — Jambes couvertes de larges cicatrices arrondies ou ovalaires d'un blanc rose, lisse et circonscrites par des zones pigmentaires noires. — Front couturé de cicatrices profondes, creusé sur quelques points de véritables trous qui correspondaient à une destruction totale de la table externe.— C'est au bout de sept à huit ans que cette syphilis, tertiaire dès le début, parut avoir épuisé son activité.

10. *Chancre de la langue. — Première poussée superficielle et éphémère. — Au cinquième mois de la maladie, gommes et ulcérations sur les membres inférieurs. — Ecthyma sur les membres supérieurs. — Quelques plaques de syphilide squameuse.*

X..., âgé de 64 ans, avait contracté un petit chancre infectant de la langue. (Voyez p. 443, obs. 7 de ce volume.) Huit mois après, en juillet 1879, il lui vint des ulcérations croûteuses aux membres inférieurs; puis l'éruption s'étendit au tronc et aux membres supérieurs. Il ne se décida à revenir dans mon service que quand ses jambes ne purent plus fonctionner. Elles étaient couvertes de nombreuses ulcérations, les unes croûteuses, les autres à découvert, taillées à pic et suppurant avec abondance. Dans l'intervalle de ces ulcérations, tumeurs noueuses, rouges, peu douloureuses. C'était des gommes qui, en s'ouvrant, avaient donné lieu aux ulcérations. Œdème dur très considérable. Pas de varices. — Aux membres supérieurs, quelques ulcérations ecthymateuses, mais surtout tuberculo-squameuses. *Idem* sur le tronc.

Cet homme était très robuste et ne présentait aucune altération de la santé générale. Pas d'autres manifestations. On lui fit prendre chaque jour 3 ou 4 grammes d'iodure de potassium. Le 12 août (20e jour du traitement), guérison presque complète. Il ne tarda pas à sortir dans un état très satisfaisant. Je ne l'ai pas revu depuis cette époque. C'est un exemple de syphilis relativement assez bénigne pour un vieillard et surtout très maniable à cause de sa facilité à subir l'action curative des spécifiques.

11. *Au troisième mois d'un chancre infectant, syphilide ecthymateuse disséminée partout. — Aucun trouble de la santé générale. — Ulcération plantaire. — Pas de malignité.*

Chancre infectant, de peu de durée, à la base de la verge. — Aucun traitement interne. Trois mois après, ulcérations sur les membres et le tronc, au nombre d'une trentaine environ, arrondies, taillées à pic, larges en moyenne comme une pièce de un franc. — Aucune douleur. Absence complète de plaques muqueuses. — Aucun trouble fonctionnel. Ce malade avait toujours été bien portant et placé dans de bonnes conditions hygiéniques. Parmi ces pustules de rupia, une occupait la face supérieure du gros orteil gauche, l'autre la plante du pied droit, où elle avait creusé un entonnoir profond qui gênait beaucoup la marche. La guérison de cette syphilide pustuleuse précoce fut assez rapide.

12. *Syphilis datant de un mois et demi. — Cicatrice d'un chancre de la rainure. — Légère adénopathie inguinale. — Roséole érythémateuse. — Forme très superficielle de syphilide érosivo-ulcéreuse.*

X..., 32 ans. Chancre infectant contracté environ six ou sept semaines avant l'entrée du malade dans mon service. — Outre la roséole érythémateuse et quelques papules sèches, on trouvait sur le corps huit ou dix petites plaques de syphilide érosivo-ulcéreuse à tous les degrés de développement. Chaque élément était composé de la façon suivante : 1° aréole rouge inflammatoire ; 2° petit bourrelet très régulier d'épithélium, soulevé et non rompu ; 3° au centre, croûte brune et jaunâtre. Le tout, aplati, sans saillie au-dessus de la peau et d'une forme très régulière, ronde ou elliptique. Quand on enlevait la croûte mince qui adhérait très fortement, on trouvait au-dessous une érosion très superficielle sanguinolente et séreuse plutôt que purulente, circonscrite par le bourrelet de soulèvement épidermique. — Dimensions très variables depuis un tiers de centimètre, jusqu'à 2 ou 3 centimètres de diamètre. — Ces plaques n'existaient que sur le tronc.

Il est difficile de classer de pareilles formes. On en trouve ainsi un certain nombre parmi les syphilides. Elles échappent à une description générale ; aussi est-il bon de décrire les faits particuliers.

13. *Chancre infectant devenu phagédénique au moment précis où apparurent les premières manifestations cutanées qui furent constituées par un mélange de papules et d'érosions. — Plus tard, ecthyma.*

X..., 34 ans, santé chétive, constitution délabrée. Pas d'excès alcooliques. Aucune maladie antérieure à un chancre du prépuce qui apparut vers la fin d'avril 1880. Ce fut d'abord une rougeur, puis une ulcération croûteuse qui resta très longtemps stationnaire et ne prit une marche phagédénique qu'au commencement de juillet, au bout de deux mois.

A partir de ce moment, tout le filet et le méat ainsi qu'une partie de la couronne, furent envahis par un processus phagédénique qui les détruisit rapidement et même fit disparaître le quart antérieur du prépuce.

Lors de son entrée, la lésion ressemblait à un chancre mou phagédénique : bords épais et décollés, rouges, douloureux; fond tomenteux; sécrétion abondante et purulente; aucune induration; processus destructif et menaçant. Peu ou pas d'adénopathie. Inoculation négative.

Grosses papules manifestement syphilitiques, disséminées sur diverses parties du corps. Outre cette éruption, exulcérations croûteuses. Apparence cachectique. Traitement mixte énergique.

Au bout de trois semaines, amélioration très grande : affaissement des bords du chancre, régularisation de son contour, aplanissement et élévation de son fond, bourgeonnement réparateur. État général meilleur. Des deux éléments de la syphilodermie, l'ulcéreux avait diminué, le papuleux prédominait.

Ce qu'il y a de remarquable dans ce cas, c'est que l'accident primitif n'a pas été phagédénique d'emblée; il ne l'est devenu qu'à l'époque précise de l'intoxication générale, au moment où apparaissaient les papules et les érosions cutanées. On peut donc le considérer comme un accident secondaire.

Au bout de cinq semaines, le chancre et la première poussée étaient guéris, mais il se produisit alors trois ou quatre pustules d'ecthyma sur les membres inférieurs. Je perdis le malade de vue.

14. *Syphilide ulcéreuse d'emblée, généralisée et frisant la malignité. — Trois poussées subintrantes dont la deuxième concentrée sur la face et le cuir chevelu. Amélioration et guérison rapides. Bon état de la santé générale. Le chancre avait été ulcéreux.*

M. X..., âgé de 25 ans, facteur de pianos, entré dans mon service le 25 janvier 1881, salle 6 lit 23, était d'une santé excellente, d'une bonne constitution et n'avait jamais eu aucune maladie héréditaire ou acquise, lorsqu'il vit apparaître le 18 avril 1880, sur le filet et autour du méat, un chancre infectant qui ne dura que trois semaines, mais n'en laissa pas moins une large cicatrice superficielle.

Un mois et demi après le début de ce chancre, éruption d'une syphilide ulcéreuse d'emblée qui, sans être confluente et maligne, était cependant répandue un peu partout, sur le tronc et sur les membres. La santé générale en fut très débilitée. Traitement pendant dix semaines à Saint-Louis. — En novembre 1880 (sixième mois de la maladie), lorsque le malade entra dans mon service pour la première fois, il n'était pas encore complètement guéri. Beaucoup d'ulcérations des extrémités inférieures restaient en pleine activité. L'aile droite du nez et quelques autres points de la face étaient ulcérés. — La situation s'améliora mais partiellement et il devint bientôt visible qu'une deuxième poussée était imminente. Elle eut lieu à la fin de l'année 1880 (huitième mois de la maladie) et présenta cette particularité d'être largement ulcéreuse et d'occuper presque exclusivement le cuir chevelu et la face. — Ulcérations douloureuses et très profondes du sillon mentonnier, de la lèvre supérieure, des ailes du nez et surtout du cuir chevelu, sécrétant beaucoup de pus, se couvrant de croûtes très épaisses, évoluant avec une excessive rapidité puisqu'en huit jours elles arrivèrent presqu'à leur maximum d'étendue. Traitement énergique : 6 gr. d'iodure, — Sirop de fer. Toniques. — Pansement avec une pommade hydrargyrique. — En trois semaines cette grave syphilide fut à peu près complètement guérie, et le 21 février 1881, les larges ulcérations du cuir chevelu du front et de quelques autres parties de la face étaient cicatrisées ; celles des lèvres et du menton étaient en voie de guérison.

Mais à peine la maladie était-elle en cet état si remarquable d'amélioration, qu'une troisième poussée ulcéreuse survint, bien que le traitement n'eût pas été interrompu. Sur différentes parties du corps, éruption discrète et successive de quelques pustules crustacées. Les spécifiques et surtout l'iodure en firent justice assez rapidement, et enfin, le 4 mai 1881 (douzième mois révolu de la maladie) le malade sortit entièrement guéri de ces trois poussées subintrantes La santé générale était rétablie et était alors très florissante.

II

CAS DE SYPHILODERMIES TUBERCULEUSES.

15. *Au sixième mois de chancres ulcéreux, syphilide tuberculo-ulcéreuse, persistance des pertes de substance caractéristiques, avec îlots ou promontoires dans leur centre et sur leurs côtés, etc.*

M. X..., entré dans mon service en 1878, avait eu six mois auparavant deux chancres syphilitiques ulcéreux dont on voyait les cicatrices. — Il lui survint, au bout de deux mois, diverses ulcérations sur le corps. Au moment où je l'examinai pour la première fois, il présentait l'état suivant : Ulcération profonde à fond jaunâtre, d'un diamètre de 6 à 7 millimètres, placée dans le sillon balano-préputial, à gauche du frein. Elle provenait de la fonte d'un tubercule. — Sur plusieurs points de la surface du corps, ulcérations ovalaires, intéressant presque toute l'épaisseur du derme ; quelques-unes en pleine activité, d'autres en partie cicatrisées, au nombre d'une trentaine, de dimensions variées. Plusieurs d'entre elles étaient typiques : l'une sur le flanc droit, constituée par une perte de substance, mesurant 8 centimètres de longueur, était d'une forme elliptique ; à un foyer de l'ellipse existait un îlot de peau saine, entouré de pus de toutes parts. — Sur une autre vaste ulcération, la peau saine qui était au centre se rattachait aux bords par trois languettes. — Ulcérations du cuir chevelu en partie cicatrisées ; aucune tumeur tuberculeuse sur la peau. On voyait cependant que les lésions ulcéreuses n'étaient pas survenues d'emblée, qu'elles ne procédaient pas de l'ecthyma ou du rupia, mais résultaient de la fonte rapide de plaques tuberculeuses ou de tubercules disposés en ellipses, qui avaient subi la fonte avant d'avoir envahi la peau saine qu'ils circonscrivaient. Dans les plaques, c'était la partie centrale qui se fondait la première et qui se cicatrisait aussi la première; puis l'ulcération s'étendait par cercles concentriques. La disposition graphique était la même dans les deux cas : c'était un îlot ou un promontoire au milieu d'une ulcération, mais dans le premier cas la peau était saine, tandis que dans le second elle était cicatricielle. Le malade avait eu, comme première poussée, des papules isolées ou en plaques dont quelques-unes avaient manifesté, dès le début, une tendance ulcéreuse et étaient devenues peu à peu papulo-tuberculeuses. — Rien dans la gorge.

Santé générale très bonne en tout temps. Jamais aucune maladie. Aucun trouble constitutionnel à la suite de cette grave syphilide. La femme qui la lui avait communiquée n'avait que des lésions insignifiantes.

16. *Tubercules réunis en grandes plaques et survenus à la sixième année d'une syphilis dont les débuts avaient été bénins. La syphilodermie très circonscrite était en partie atrophique et en partie ulcéreuse.*

Le malade, qui jouissait et qui avait toujours joui d'une santé parfaite, contracta un chancre infectant en 1869. Pendant les années 1870-71, croûtes suppurantes sur le cuir chevelu, plaques muqueuses, laryngopathies, éruptions papuleuses résolutives. Traité par des injections hypodermiques, puis par l'iodure de potassium. — Rien en 1872, 1873, 1874. — En 1875, sans aucune cause occasionnelle, éruption de tubercules sur les jambes et sur le front. Cette syphilide circonscrite durait, avec diverses alternatives, depuis quatorze mois quand le malade vint me consulter. Sur le front à gauche, près de la naissance des cheveux, macules et dépressions produites par des tubercules atrophiques. Dans le dos, à cheval sur la ligne médiane, groupes nombreux et irréguliers de papules résolutives ou de tubercules, dont quelques-uns étaient exulcérés et croûteux. — Sur la jambe droite en avant, deux larges plaques rouges, épaisses, ovalaires, couvertes d'élevures tuberculeuses. Une de ces plaques mesurait 15 centimètres de long sur 7 de large; l'autre avait 3 centimètres de diamètre. Quelques-uns des tubercules se résolvaient sans suppurer, d'autres étaient crustacés; d'autres, profondément creusés, jettaient beaucoup de pus. Le malade n'en était pas autrement incommodé. Aucune douleur. Santé générale excellente.

17. *Syphilis bénigne et non traitée au début. — Au bout de huit ans, syphilide tuberculeuse symétrique et lentement phagédénique sur le cou et les régions sus-claviculaires. Elle durait depuis deux ans lorsqu'un traitement mixte en fit justice assez vite.*

M. X., trente-cinq ans, ferblantier, entré dans mon service le 4 avril, salle 7, n° 16. — Bonne santé habituelle; aucune maladie constitutionnelle, chancre infectant en août 1866, suivi d'accidents très légers qu'il ne combattit par aucun traitement. — Huit ans après, en 1874, sans cause appréciable et en bonne santé, bouton sur le côté gauche du cou, au-dessous de l'oreille. C'était un tubercule syphilitique qui s'ouvrit, devint phagédénique et couvrit d'une vaste ulcération à cercles concentriques, tout le côté gauche du cou et la région sus-claviculaire correspondante. Pareille lésion ne tarda pas à se produire sur le côté droit, de la même façon et à ulcérer avec une symétrie presque parfaite le côté droit du cou et la région sus-claviculaire.

Cette affection tuberculeuse, exclusivement limitée aux points sus-indiqués, et sans aucune autre détermination spécifique, durait depuis deux ans, quand le malade entra dans mon service. Les deux triangles sus-claviculaires dans toute leur étendue et toute la partie antérieure du cou, depuis la naissance de la barbe jusqu'au sternum et aux clavicules, étaient labourés de cicatrices blanches, gaufrées, pointillées de brun par places, qui n'avaient pas laissé un îlot de peau intact; cependant les téguments étaient souples et non rétractés. Cette syphilide tuberculeuse phagédénique et circonscrite était encore en activité, et se traduisait : 1° par un large collier ulcéro-crustacé, reposant sur la base du cou en avant et sur les clavicules de chaque côté; 2° par deux ulcérations à peu près symétriques situées chacune au sommet de chaque triangle sus-claviculaire; 3° enfin par une plaque tuberculeuse à la nuque, sur laquelle une ulcération crustacée avait creusé une grande S à bords finement déchiquetés et à pic. — Santé générale excellente, cette syphilide si curieuse par sa symétrie et sa régularité, fut guérie en un mois et demi avec des pansements au Vigo et une médication ioduro-hydargyrique énergique.

18. *Syphilis ulcéreuse d'emblée, mais s'étant localisée sur la face et le cuir chevelu. Impétigo du cuir chevelu, ecthyma des sourcils. — Puis, sclérose gommeuse de la langue et infiltration tuberculeuse de la lèvre inférieure. — Longue durée de ces affections. Leur résistance. Leurs récidives. — Guérison de la sclérose tuberculeuse labiale à la suite d'un érysipèle.*

M. X..., 28 ans, employé. Bonne santé habituelle. Chancre mou et bubon suppuré, à l'âge de 23 ans, sans accidents consécutifs. — Au commencement de 1878, chancre infectant balano-préputial guéri au bout de quinze jours. — Très peu d'adénopathie. Traitement dès le début par le mercure et l'iodure de potassium. Au bout de deux mois, maux de gorge, plaques muqueuses sur les lèvres. Pas d'éruption cutanée; mais, vers le milieu du mois de mai (4ᵉ mois de la syphilis), impétigo confluent du cuir chevelu ayant donné lieu à de vastes ulcérations; pustules d'ecthyma dans les sourcils. C'est alors que le malade entra dans mon service. Il présentait l'état suivant, le 27 juin 1878 (8ᵉ mois de la syphilis): Pâleur, amaigrissement, faiblesse générale. Bon appétit. A la partie interne du sourcil droit, ulcération arrondie, large comme une pièce de un franc, à bords taillés à pic et très relevés, qui la font paraître profonde et qui enchâssent une croûte épaisse, adhérente, au-dessous de laquelle sourd du pus sanieux. — Plaques ulcérées sur la lèvre inférieure. Rougeurs sans plaques ni ulcérations dans la gorge. — Dix ulcérations sur le cuir chevelu ovalaires ou arrondies; les plus grandes étaient ovalaires, et les plus petites arrondies. — C'est là une disposition qu'on trouve presque toujours dans les syphilodermies ulcéreuses. — Bords saillants et taillés à pic. Pus concret jaunâtre, exhalant une odeur infecte. Diamètre des ulcérations variant de 3 à 4 centimètres. La plus grande était à la nuque[1]. Ganglions cervicaux très peu prononcés. Je pris du pus sur une ulcération jaune et très inflammatoire et je

1. Malgré ces ulcérations, moins profondes en réalité qu'elles ne le paraissaient et qui étaient vraiment impétigineuses, la chevelure est complètement revenue partout, sauf sur quelques petits points où le processus ulcéreux allait sans doute plus loin qu'ailleurs. — Les ulcérations ecthymateuses et tuberculeuses sont presque toujours et beaucoup plus souvent que les impétigineuses, suivies d'une calvitie définitive sur les points attaqués.

l'inoculai au voisinage de l'ombilic. Le résultat fut négatif, quoique ce fût du pus *chaud* et en pleine activité. — Une seule ulcération sur le tronc. Rien sur les membres. — Dès le début, les manifestations ont donc été tertiaires par leur caractère ulcéreux et par leur circonscription.

Depuis, elles sont toujours restées confinées dans la tête. Ce malade fut complètement guéri de ces accidents en octobre de la même année (10e mois). — Il revint, en janvier 1879, pour une glossite scléreuse grave. — Je l'ai souvent reçu dans mes salles, à peu près toujours pour les mêmes accidents. La glossopathie passa par diverses alternatives de mieux et de plus mal. — En 1880, au mois de mars (2e année de la syphilis), il se déclara une infiltration tuberculeuse de la lèvre inférieure qui en doubla ou tripla l'épaisseur. Elle a toujours plus ou moins persisté et a montré, ainsi que la glossopathie, une résistance étonnante aux médicaments et puis une facilité plus grande encore aux récidives. Peau de la lèvre épaisse, dure, rouge, grenue, squameuse sur certains points, ulcéro-croûteuse sur d'autres, sans jamais être profondément entamée. Hyperplasie de la muqueuse et infiltration de toutes les parties intermédiaires. — Amélioration en 1881. — Mais en mars 1882, (4e année de la syphilis), l'infiltration tuberculeuse revint plus grande encore qu'auparavant et toujours localisée sur la lèvre inférieure. Les médications iodurées et hydrargyriques, séparées ou réunies, ne donnaient que des résultats éphémères ou passagers, lorsque ce malade, couché, salle 7, fut pris, le 6 septembre 1882, d'un érysipèle de la tête dont il guérit au bout de sept ou huit jours. — Cette affection, qui suivit sa marche normale et fut assez violente sans être compliquée, a eu pour effet presque immédiat de diminuer de près des deux tiers l'épaisseur de la lèvre et de balayer presque complètement l'hyperplasie tuberculeuse. Il y avait sur le front quelques taches rougeâtres qui furent emportées avec tout le reste. — Santé générale presque toujours bonne. Langue en meilleur état depuis 1881.

19. *Tubercules.* — *Abcès tuberculeux et ulcérations de même nature dans la paume des mains, au seizième mois de la syphilis.*

Chez un malade de mes salles, qui était au seizième mois de sa syphilis, il se forma dans la paume des mains et sur la face palmaire des doigts des tumeurs tuberculeuses sous-épidermiques qui, au bout d'un mois, subirent la fonte purulente. Il en résulta des abcès tuberculeux qui, après s'être ouverts, laissèrent à nu des surfaces ulcérées, suppurantes, recouvertes en partie par l'épiderme.

Le malade avait eu auparavant plusieurs poussées de roséole et de plaques cutanées dont quelques-unes, probablement tuberculeuses, avaient laissé de petites cicatrices. Sur le fourreau, à l'endroit qu'avait occupé le chancre, on voyait une cicatrice blanche entourée d'un liséré pigmentaire noir.

20. *Syphilis devenue ulcéreuse au bout de quatre mois et n'ayant pas cessé d'être tuberculo-ulcéreuse et atrophiante pendant dix-huit années, sans aucune autre détermination que sur la peau, sans aucun dommage pour la santé générale.* — *Vastes plaques typiques de sclérose tuberculeuse atrophiante d'une durée de trois ans.*

M. X..., blond, gras et un peu blafard, mais d'une bonne santé habituelle, contracta la syphilis en Afrique, à l'âge de vingt-deux ans. Son chancre ne laissa pas de cicatrice. Pendant les premiers mois, les accidents consécutifs furent peu sérieux; mais en 1866 (3e ou 4e année de la syphilis), des ulcérations se produisirent sur les jambes et sur la figure. Depuis cette époque, le malade a toujours eu, chaque année et d'une manière continue, sans aucun dérangement de la santé générale, des ulcérations sur la peau, ou plutôt des boutons recouverts de croûtes peu épaisses et qui se convertissaient en ulcérations ou même se résolvaient sans suppurer. Ces syphilides tuberculeuses subintrantes et interminables ont presques toutes été sèches et atrophiantes. Mais, bien qu'elles n'aient pas ou qu'elles aient peu suppuré, elles n'en ont pas moins laissé des cicatrices. On les trouve surtout à la nuque; c'est un pointillé blanchâtre qui donne à toute la peau de la région l'aspect d'une vaste cicatrice ponctuée et gaufrée sur laquelle se dessinent encore quelques réseaux de peau saine.

Divers traitements avaient été faits, dès le début, mais sans grands succès ou avec des améliorations éphémères. L'affection n'en avait pas moins poursuivi imperturbablement sa marche pendant dix-huit ans. Il y avait en effet dix-huit ans que ce malade, dont la santé générale est très bonne, avait contracté un chancre syphilitique lorsqu'il vint me consulter en juillet 1880. La syphilide tuberculeuse ulcéro-atrophiante qui occupait alors les épaules et les régions sus-claviculaires durait depuis trois ans. Elle ne s'était ulcérée que depuis dix jours, auparavant elle avait toujours été sèche. On y trouvait trois ordres de lésions : — 1° *Syphilide circinée, tuberculo-croûteuse,* décrivant de chaque côté de la ligne médiane un grand cercle de $0^{m},20$ de diamètre, formé de petites élevures enchâssées dans l'épaisseur du derme et entourées par l'ulcération. Dans l'intervalle de ces élevures croûteuses et dans l'espace circonscrit par leur courbe, la peau était d'un rouge sombre, inégalement épaissie, rugueuse et amincie çà et là par des cicatrices atrophiques. — 2° Sur toute l'épaule droite et dans la moitié correspondante de la région dorsale, infiltration, épaississement, mamelonnement avec teinte rosée de la peau; il en résultait une *immense plaque de sclérose tuberculeuse* continue, homogène dans toutes ses parties, dure, tout à la fois hypertrophiante et atrophiante, ainsi que l'indiquaient les aspérités de sa surface résultant de saillies hyperplasiées, disséminées sur un lacis de tissu cicatriciel blanchâtre. Sur la partie inférieure de cette grande plaque, qui n'était ni squameuse, ni croûteuse, on voyait vers la pointe de l'omoplate quelques groupes circinés de tubercules humides, érodés et squameux. — 3° Plus loin, sur les limites externes de la plaque scléro-tuberculeuse qui avait envahi la région deltoïdienne, vers l'insertion inférieure du muscle, *ulcération profonde*, large comme une pièce de deux francs, à bords épais et décollés, à fond pultacé, présentant un petit promotoire de peau rouge et cicatrisée qui s'avançait un peu dans sa cavité, ce qui lui donnait une configuration un peu réniforme.

Ce malade ne pouvait attribuer cette syphilide interminable à aucun excès. Bonne hygiène, santé toujours excellente. — Sauf quelques douleurs passagères, toutes les éruptions avaient été indolentes.

Au bout de deux mois d'un traitement mixte que je poussai vigoureusement, cette vaste syphilide tuberculeuse était complètement guérie ou du moins ne présentait plus ni hyperplasie, ni ulcérations; mais la peau restait inégale, diaprée de rouge et de blanc, amincie et atrophiée. — Aucune autre manifestation spécifique sur le reste du corps.

21. *Syphilis à accidents ulcéro-gommeux très précoces, dès le 5e mois. — Mélange d'accidents secondaires et tertiaires. — Éruptions papulo-tuberculeuses. — Transformation d'épididymites blennorrhagiques en albuginite syphilitique, etc.*

M. X..., 19 ans, d'une bonne santé habituelle, contracta, dans les deux premiers mois de l'année 1881, un chancre balano-préputial ulcéreux, et même un peu phagédénique. Un mois après, roséole rapidement guérie. Trois mois après, éruption papulo-tuberculeuse généralisée. Ce malade, entré cinq ou six fois dans mon service, a présenté de nombreuses poussées, qui ont donné à sa syphilis une physionomie complexe et insolite. Ainsi, en juillet 1881 (5e mois du chancre), des gommes volumineuses et qui s'ulcérèrent rapidement, apparurent sur les jambes. En septembre (7e mois), deuxième poussée de gommes à processus aigu siégeant, comme la première, sur les extrémités inférieures. — Prompte guérison. — En novembre, troisième poussée de gommes sur les jambes, et en même temps plaques muqueuses de l'isthme non ulcéreuses.

En février 1882 (12e mois), le malade entra dans mon service pour la quatrième fois. Outre la syphilis, il avait eu une blennorrhagie en septembre 1881, qui s'était compliquée d'orchite double et qui, imparfaitement guérie, donna lieu alors à une deuxième attaque d'orchite double et à une arthrite des deux genoux. — Pendant son séjour dans mes salles, réapparition de plaques muqueuses et syphilide papulo-tuberculeuse, surtout aux membres.

Ce qu'il y avait de remarquable chez lui, c'était la précocité du tertiarisme et le mélange de ses lésions gommo-ulcéreuses avec des plaques muqueuses résolutives.

Un autre côté fort intéressant de ce cas-là, c'est que les affections testiculaires qui, à leur début, avaient été aiguës, brusques et manifestement blennorrhagiques, devinrent peu à peu syphilitiques. Leur résolution ne fut pas franche; de l'épididyme, elles envahirent le testicule. Sept mois après leur apparition, la métamorphose était complète. En effet, les deux testicules, triplés de volume, libres dans les bourses, constituaient chacun une tumeur piriforme, régulière, homogène, sans funiculite, dure, lourde, et dans laquelle l'épididyme et le testicule fusionnés ne présentaient aucune ligne de démarcation.

En juillet (17e mois), il se forma sur la face antérieure de l'avant-bras une plaque tuberculeuse de 8 à 10 centimètres de diamètre, ovalaire, sèche, peu mamelonnée et assez semblable à un vaste chancre induré en voie de cicatrisation. Sur une partie de son étendue, croûte réniforme, noirâtre, mais la lésion était plutôt atrophique qu'ulcéreuse dans son ensemble. — Impétigo du cuir chevelu. — Testicules toujours dans le même état et présentant le type de l'albuginite syphilitique. — Pollutions nocturnes. — Ulcérations tertiaires sur la paroi postérieure du pharynx, remarquables par leur indolence.

Cette grave syphilis, à poussées multiples et subintrantes, finit par s'améliorer, et je perdis le malade de vue.

22. *Syphilis tertiaire d'emblée. — Plusieurs poussées de syphilides ulcéreuses. — Dans le cours de la quatrième année, nécrose du maxillaire supérieur. — Affection tuberculo-gommeuse de l'isthme.*

M. X..., 24 ans, peintre, se portait très bien et n'avait jamais eu aucune maladie sérieuse, lorsqu'en août 1878, il lui survint sur la partie supérieure des cuisses des chancres infectants qui ont laissé des cicatrices.

L'infection généralisée débuta par des ulcérations à la partie inférieure de chaque jambe et presque en même temps par d'autres plus étendues et plus profondes sur les cuisses. Il se produisit simultanément une éruption de plaques muqueuses à l'anus et à la bouche. La durée de cette première poussée fut de un mois environ. — Pendant un an et demi aucune manifestation; puis, nouvelles ulcérations sur les membres inférieurs et sur les bras qui durèrent environ cinq semaines.

Les déterminations les plus graves de cette syphilis ont commencé en janvier 1882 (troisième année et demie de la maladie). Des douleurs se produisirent sans cause appréciable dans le maxillaire supérieur du côté droit, au-dessous du nez; bientôt les deux incisives et la canine du même côté devinrent moins solides et branlantes; la gencive s'ulcéra et la partie supérieure du maxillaire supérieur fut nécrosée et mise à nu dans une étendue de deux centimètres. — En mars, tuméfaction douloureuse sur la partie latérale droite du nez, de nature tuberculeuse, puis, tuméfaction semblable, mais plus vive et bientôt ulcéreuse à l'angle interne de l'œil gauche. — En mai, néoplasie tuberculo-gommeuse du voile et de ses piliers, avec gêne très grande de la déglutition. Ulcération et destruction d'une grande partie de l'isthme.

Un mois après son entrée dans mon service en août 1882 (quatrième année révolue de la syphilis), une grande amélioration s'était produite sous l'influence du traitement par l'iodure. Les lésions tuberculeuses du nez et de la paupière avaient disparu, sans causer de grands dégâts et les pertes de substance de l'isthme après la cicatrisation furent moins considérables qu'on ne le supposait. Mais la nécrose du maxillaire restait toujours dans le même état. Les dents qui s'y implantaient, quoique saines, étaient ébranlées et ne semblaient vivre que par ce qui restait de la gencive. Évidemment la réparation ne pourra se faire qu'après l'élimination de la partie osseuse nécrosée. Le malade sortit avant d'être complètement guéri. Nombreuses cicatrices caractéristiques sur la peau.

23. *Syphilide bénigne et à manifestations superficielles circonscrites et incomplètes pendant deux ans. — Au commencement de la troisième année, syphilide tuberculo-perforante du gland. — Dans le courant de la troisième et de la quatrième, ulcérations tuberculeuses disposées en 8 de chiffre sur les extrémités inférieures. — Forme remarquable par la régularité de sa configuration.*

M. X..., 25 ans, chaudronnier, entré le 25 mai 1882, salle 8, lit 4, grand, fort, et bien constitué, n'avait jamais eu aucune maladie accidentelle ou constitutionnelle, lorsqu'il contracta en février 1879 un chancre infectant balano-préputial, superficiel qui ne laissa aucune trace. — 35 ou 40 jours après, pharyngopathie non ulcéreuse, traitée dans mon service; pas d'éruption cutanée. A la fin de 1879 et au commencement de 1880 et depuis, plaques dans la bouche. Jusqu'en 1881, au mois de mars (vingt-quatrième mois de la maladie) la syphilis n'avait produit que des manifestations bénignes. Mais alors, sans coït antérieur rapproché, le dernier datant de trois ou quatre mois, il survint sur le gland cinq ou six boutons tuberculeux qui suppurèrent rapidement et laissèrent sur l'organe autant de pertes de substances constituées par des trous profonds taillés à pic, quelques-uns caverneux, déchiquetés dans leur fond ou creusés en tunnel, produits par des lésions véritablement térébrantes. Cette affection tuberculo-phagédénique du gland laissa des cicatrices typiques ressemblant beaucoup à celle des chancrelles phagédéniques, mais plus régulières, plus petites, plus profondes, plus souterraines. L'une d'elles avait évidé une des lèvres du méat sans entamer sa surface. Quelques-unes de un centimètre à un centimètre et demi de diamètre, serpigineuses dans leur fond rempli d'anfractuosités, laissèrent des trous de un centimètre de profondeur.

Cette syphilose balanique fut la première manifestation, en dehors de l'éruption papuleuse bucco-pharyngée. — Aucun traitement interne n'avait été suivi depuis sa sortie de l'hôpital.

En décembre 1881 (trente-quatrième mois de la syphilis) les deux jambes furent attaquées en même temps mais avec une intensité inégale. Sur la face externe de la jambe droite, en haut, il se forma une plaque tuberculo-ulcéreuse qui chemina d'avant en arrière, sur une longueur de 8 centimètres et sur une largeur de 3 (type serpigineux), se cicatrisant au fur et à mesure. Au bout de cinq mois la tête de cette ulcération serpigineuse existait encore en arrière et était constituée par une petite ulcération taillée à pic, irrégulière, de un à deux centimètres recouverte d'une croûte épaisse et jaunâtre.

Mais la principale lésion qui était encore en pleine activité lorsque le malade revint dans mon service pour la deuxième fois (quatrième année révolue), était située sur la jambe gauche. Elle consistait en une ulcération taillée à pic et creusée comme à la gouge dans l'épaisseur de la peau. D'une largeur uniforme de un centimètre ; elle décrivait sur toute la partie antérieure de la jambe un immense 8 de chiffre dont la boucle interne était à peu près deux fois plus grande que la boucle externe. Le 8 de chiffre, dans son grand axe, mesurait 21 centimètres. Le grand diamètre de la grande boucle avait 13 centimètres et celui de la petite 8. Le fossé ulcéreux n'était interrompu dans sa continuité que par un ou deux ponts très étroits. Il sécrétait en abondance un pus sanieux et concrescible qui formait des croûtes jaunâtres et sanguinolentes. Il avait deux ou trois millimètres et même sur certains points un demi centimètre de profondeur. Tout autour la peau était d'un rouge vif et tuméfiée.

Dans l'intérieur de la boucle elle était rougeâtre, un peu épaissie, mamelonnée et couverte d'un réseau cicatriciel. Toute la jambe était empâtée.

Ce 8 de chiffre tuberculo-ulcéreux, si remarquable par ses dimensions et sa régularité, résultait de la rencontre et de la subintrance de deux foyers tuberculeux qui, constitués d'abord par une plaque unique s'étaient agrandis dans le sens centrifuge, à mesure qu'ils se cicatrisaient dans leur partie centrale. Leur point de départ s'accusait dans l'aire de chaque boucle par une cicatrice blanchâtre plus prononcée que celles qui l'entouraient.

Comme contraste à la régularité curviligne si étonnante du fossé ulcéreux en 8 de chiffre, on ne trouvait dans les parties circonscrites par lui que des cicatrices vagues, irrégulières, disséminées çà et là sans ordre, formant un tatouage blanchâtre en réseau et ne donnant aucune idée du processus si régulièrement centrifuge et par zones concentriques de la lésion tuberculeuse. Cette lésion était à peu près indolente et ne gênait pas la marche. Aucune autre manifestation sur le reste du corps.

Au point où les deux cercles étaient devenus d'abord tangents, puis subintrants, la peau un peu plus épaisse qu'ailleurs était recouverte de petites concrétions furfuracées.

Dans l'aire du 8 la sensibilité cutanée était très émoussée; les fortes piqûres d'épingle y produisaient la sensation d'une petite pression. Autour du 8 la sensibilité était normale. Traitement mixte.— Pansements à l'onguent mercuriel.— Guérison en trois semaines.

24. *Syphilis grave dès la première poussée, sous forme d'une éruption ecthymateuse généralisée. Au 20e mois, affection tuberculeuse du nez et de l'isthme du gosier. — Récidives nombreuses de cette affection sur les mêmes points. — Impétigo serpigineux du fourreau.*

M. X..., 26 ans, journalier, d'une bonne constitution et n'ayant jamais eu aucune maladie constitutionnelle ou acquise, fut atteint, en avril 1877, d'une affection balanique infectante qui ne dura, paraît-il, que quelques jours.

Trois semaines après, quoiqu'il n'eût jamais eu auparavant de fièvres paludéennes, il fut pris d'accès violents quotidiens, qui commençaient à trois heures du soir et duraient jusqu'à une heure du matin. Au bout d'un mois de cette fièvre, éruption d'une syphilide ecthymateuse généralisée, qui a laissé sur tout le corps des cicatrices caractéristiques. La première poussée de cette grave syphilis dura près d'un an et fut traitée par du mercure et de l'iodure de potassium, à l'hôpital du Mans.

En août 1878 (16e mois de la maladie), abcès froid dans le dos, qui fut guéri par le drainage. Les médecins qui le soignaient furent d'avis que cet abcès n'avait aucun rappport avec la syphilis.

Au commencement de 1879 (20e mois), rougeurs, tuméfaction, puis ulcération de l'aile droite du nez. — Laryngopathie, maux de gorge. Cette poussée tuberculeuse resta circonscrite aux points sus-indiqués et ne causa pas grand dommage, mais elle se reproduisit plusieurs fois, et le malade subit divers traitements au Val-de-Grâce.

Quand le malade entra dans mes salles le 15 septembre 1882, il avait une nouvelle attaque de syphilide tuberculeuse, circonscrite, depuis 4 mois. La narine droite était aux trois quarts rongée par des tubercules ulcéreux, confluents, recouverts d'une croûte noirâtre. Tout autour, sur la joue et le lobule du nez, peau rouge, épaisse, dure et un peu mamelonnée; sur la joue droite, au milieu de la rougeur, petite pustule à pic; sur le fourreau, lésions tertiaires offrant le type de l'impétigo rodens par leurs croûtes jaunes, grenues, friables, peu épaisses, par leur marche serpigineuse et par leurs ulcérations superficielles, et pourtant suivies de cicatrices. — Luette détruite, ainsi qu'une partie de l'isthme. Voix un peu rauque, mais pas nasonnée; déglutition presque normale. Cependant ce qui restait du voile et des piliers était encore mamelonné, grenu et creusé d'ulcérations irrégulières. Un traitement mixte énergique fut institué, et l'amélioration qui en résulta fut très rapide. Au bout de trois semaines, le malade, blasé sur ces lésions, qui en étaient à leur troisième ou quatrième récidive, voulut sortir. Il n'avait jamais fait d'excès alcooliques ni subi la misère. Sa santé générale était excellente. — Ce malade rentra dans mon service en janvier 1883. Il n'avait alors qu'une ulcération tuberculeuse, mais elle occupait presque tout le fourreau et envahissait le pubis. Elle était profonde et phagédénique. Il en a été guéri en un mois.— L'aile droite du nez était complètement détruite.

25. *Chancre infectant ulcéreux. — Longue incubation. — Syphilide maculeuse, papuleuse, ecthymateuse. — Onyxis grave ulcéreux du 4e orteil, 1re attaque : chute de l'ongle; 2e attaque : nécrose de la phalangette et de la phalangine.*

Un malade âgé de 35 ans, vigoureux, bien constitué et habituellement très bien portant, contracta un chancre syphilitique du filet et du méat, qui fit son apparition dans les premiers jours de janvier 1882, après sept semaines d'incubation. Ce chancre était ulcéreux et il a laissé une cicatrice sur la lèvre droite du méat, avec une petite perte de substance. Au bout de cinq semaines survinrent les accidents consécutifs qui consistèrent en une éruption confluente de roséole maculeuse entremêlée de papules. Sur les extrémités inférieures, il se produisit plusieurs pustules d'ecthyma. — Pas de pharyngopathie. — Peu ou pas de troubles constitutionnels. — Plaques muqueuses dans la cavité buccale.

Grâce au traitement énergique que j'instituai dès le début des accidents, l'éruption ne dura que quatre ou cinq semaines. Mais il survint alors (5e mois de la maladie), sans cause appréciable, une ulcération douloureuse sous les replis cutanés latéraux de l'ongle du 4e orteil à droite. Cet onyxis ulcéreux d'emblée marcha rapidement, décolla l'ongle, qui ne tarda pas à tomber.—Guérison de courte durée, car, deux mois après, en août (8e mois), l'ulcération se reproduisit, s'empara de toute la matrice de l'ongle, détruisit la peau profondément, devint fongueuse, très inflammatoire et excessivement douloureuse, en dépit de la médication générale et des traitements locaux. En même temps, éruptions confluentes et successives de plaques muqueuses érosives sur les lèvres et dans la cavité buccale. — Rien sur la peau. — Santé générale très bonne.

Au bout de six semaines environ, une partie des fongosités de l'onyxis fut éliminée par gangrène, et la phalangette, qui était nécrosée, fut mise à nu ; elle ne tarda pas à tomber. La pulpe de cet orteil se trouva dès lors convertie en une vaste cavité sécrétant des matières ichoreuses infectes, dont les parois constituées, par la peau amincie étaient presque transparentes. Cette cavité se prolongeait du côté de la base de l'orteil sous forme d'un infundibulum, au fond duquel existait un os nécrosé : c'était la seconde phalange. — Douleurs excessives. — Inflammation très vive et gonflement de tout l'orteil.

Au bout de 4 mois, cette seconde attaque d'onyxis était loin d'être guérie. La phalangette adhérait fortement et ne pouvait être extraite par une traction modérée; c'est elle qui, comme un corps étranger, irritait les tissus et perpétuait cette profonde ulcération. Il n'est pas douteux qu'après son élimination, la cicatrisation marchera très rapidement, à moins toutefois que la phalange ne soit, elle aussi, atteinte de nécrose ; dans ce cas, tout l'orteil sera réduit à un morceau de chair cicatricielle et atrophiée. — Aucune autre manifestation (novembre 1882, 11e mois de la maladie).

III

CAS DE SYPHILODERMIES TERTIAIRES MIXTES, C'EST-A-DIRE ECTHYMATEUSES ET TUBERCULEUSES, EN MÊME TEMPS OU SUCCESSIVEMENT.

26. *Syphilide grave, survenue au 5e mois d'un chancre ulcéreux, et caractérisée par une forme d'éruption qui tient tout à la fois de la bulle, du tubercule et du furoncle.*

Le malade, âgé de 32 ans, avait vu un large chancre ulcéreux envahir le prépuce et le gland autour du filet, après une incubation de un mois. Ce chancre n'était pas encore guéri lorsque se produisirent, six semaines après son début, des maux de gorge, de la roséole, etc. On ne fit aucun traitement. La syphilis a donc évolué librement, jusqu'au moment actuel. Cinq ou six mois après, ce malade éprouva des maux de tête, de la courbature, de la fièvre, des sueurs nocturnes; puis il se fit une éruption douloureuse sur les extrémités inférieures.

Cette éruption toute récente présentait des particularités instructives : 1° de petites nodosités douloureuses, inflammatoires, pisiformes, étaient situées en partie dans l'épaisseur de la peau et en partie dans le tissu cellulaire sous-cutané. Quelques-unes etaient dures, d'autres molles, d'autres ouvertes et évacuées. Ces dernières jetaient du sang et du pus grumeleux par une ou plusieurs ouvertures, comme un petit furoncle; 2° quelques-unes de ces nodosités, plus étalées et plus inflammatoires, étaient recouvertes d'une bulle remplie de sérosité jaunâtre et épaisse. Le derme, mis à nu, n'était pas ulcéré et présentait deux ou trois petits pertuis bourbillonneux comme ceux du furoncle. Sur une de ces bulles, de 2 centimètres de diamètre, il existait deux nodosités semblables aux précédentes; 3° beaucoup de ces nodosités, surtout aux cuisses et aux fesses, étaient sèches, dures, enchâssées dans la peau et semblables à des tubercules. En remontant vers le tronc, on trouvait, disséminés partout, des tubercules isolés typiques et qui n'avaient subi aucun ramollissement.

C'était principalement sur les jambes et en avant qu'existait cette syphilide complexe *bulleuse* et en même temps *furunculo-tuberculeuse*. La confluence des tubercules secs avait lieu en arrière, sur les fesses et les cuisses; ils étaient au nombre de 60 à 80 sur chaque cuisse. Il y avait une trentaine de tubercules bulleux sur les jambes.

Les petits orifices situés sur les bulles s'agrandirent et formèrent des cratères à bord noirâtre comme gangreneux. — La forme ulcéro-gangreneuse succéda à la forme furonculeuse. — Sanie ichoreuse et sang dans les cavités creusées au-dessous de la peau. — Nouvelles bulles sur quelques nodosités en voie d'évolution. Sur les cuisses et sur les bras, les tubercules restèrent secs. Le malade sortit guéri après un mois de traitement spécifique.

Ulcération un peu pultacée de l'amygdale du côté droit.

La tête et les jambes sont les endroits où la syphilis affecte le plus souvent la forme humide ou ulcéreuse.

Dans presque toutes les éruptions ulcéreuses des membres inférieurs, il y a ordinairement une sécrétion sanguinolente et même de petites hémorrhagies de sang pur.

27. *Syphilide ulcéreuse généralisée, précoce et cependant sans malignité locale ni constitutionnelle, car la guérison fut rapide, sauf sur les pieds où les lésions se montrèrent extrêmement réfractaires.*

Un malade, âgé de vingt-cinq à trente ans et d'une bonne santé, contracta, en avril 1881, deux chancres qui se guérirent sans aucune cicatrice. Au bout de quarante jours, éruption diffuse d'ecthyma et de gros tubercules plats qui ont laissé de larges cicatrices après suppuration. Quelques tubercules cependant se sont fondus sans suppurer, mais ils n'en ont pas moins détruit la peau. — Cette éruption était disseminée sur la figure, sur le tronc et sur les membres. Angines spécifiques graves, mais sans perte de substance. Je traitai pendant plusieurs mois ce malade dans mon service. Les lésions ulcéreuses furent assez rapidement guéries, sauf sur les pieds où elles persistèrent avec une opiniâtreté étonnante, en dépit du repos et du traitement général poursuivi sous toutes ses formes et aidé par une médication topique. — Les lésions siégeaient sur les cotés du talon ; elles étaient constituées par des plaques dures intra et sous-cutanées qui ne s'ulcéraient pas profondément et étaient plutôt fongueuses et exubérantes.

Guéries une première fois, elles récidivèrent bientôt, sans qu'aucune autre détermination se produisît ailleurs. Le malade n'était pas encore entièrement débarrassé au bout d'une année. — Cicatrices bronzées et gaufrées répandues sur diverses parties du corps.

Aucune cause constitutionnelle ou acccidentelle n'expliquait la forme ulcéreuse de cette syphilis.

28. *Chancre infectant phagédénique suivi, au bout de neuf mois, d'un ecthyma spécifique qui dura six ans. — Varices. — Deux ans après la guérison de l'ecthyma, éléphantiasis énorme et syphilitico-variqueux des extrémités inférieures.*

A l'âge de quarante et un an, chancre infectant phagédénique ayant dévoré presque tout le gland.— Neuf mois après, éruption confluente de rupia sur les extrémités inférieures; rien du côté des muqueuses. — Le rupia s'était reproduit par poussées successives pendant six ans.

Deux années sans accidents notables. Vers la neuvième année de la syphilis, ce malade entra dans mon service pour se faire soigner d'une tuméfaction monstrueuse des extrémités inférieures. C'était une sorte d'*éléphantiasis* qui commençait vers le milieu de la jambe et ne se terminait qu'au niveau des orteils. L'affection était plus prononcée à droite qu'à gauche. — Engorgement énorme et dur du tissu cellulaire sous-cutané; — peau d'un rouge violacé, scléreuse et couverte de tubercules volumineux et sensibles, auxquels succédaient des excroissances végétantes de 2 ou 3 centimètres de hauteur. Toutes ces excroissances étaient dures, recouvertes d'un épithélium hypertrophié et séparées par des sillons profonds et non ulcéreux.

Le malade avait des varices pour lesquelles on l'avait réformé. Elles avaient sans doute joué un grand rôle dans l'étiologie de cet éléphantiasis. — Le traitement spécifique n'eut qu'une prise insensible sur cette affection. Je crois cependant que la syphilis n'était pas étrangère à sa production.

29. *Syphilis ulcéreuse d'emblée, à manifestations incessantes, graves, circonscrites et toujours ulcéro-serpigineuses. Ulcération entourée de tubercules sur le menton à peu près vers la fin de la troisième année de la diathèse.*

Un homme, âgé de quarante-cinq ans au moment où il me consulta, le 10 mars 1877, avait vu apparaître, au mois de juillet 1874, un bouton presque insignifiant sur le filet. Ce bouton devint érosif et suinta pendant les mois d'août et de septembre. Vers le milieu d'octobre, au niveau de ce chancre, il se fit une énorme ulcération phagédénique qui rongea toute la partie inférieure du gland et une partie de la couronne.

Au mois de novembre (quatrième mois de la syphilis), dix à douze ulcérations se produisirent sur la peau, tandis que dans la gorge il n'y avait que des plaques muqueuses superficielles. Santé générale compromise. Tubercule sur le bord libre de la paupière supérieure gauche. Il s'ulcéra et laissa après sa guérison une profonde échancrure. Depuis lors, des ulcérations profondes et très graves ne cessèrent pas de se creuser sur diverses parties du corps.

En 1875 et en 1876, je le soignai pour des ulcérations phagédéniques du talon et de la plante du pied à droite. Cette lésion dura plus de six mois.

En mars 1877 (deux ans et huit mois après le début de la syphilis) : ulcération profonde au menton, large comme une pièce de 50 centimes, et serpigineuse. Autour d'elle, on voyait des tubercules agglomérés. Sur la cloison du nez, en bas et à droite, petit tubercule non ramolli. Gorge très rouge; voile du palais tuméfié et comme infiltré. Quoiqu'il n'y eût pas d'ulcérations dans toutes ces parties, on sentait qu'il s'y préparait de graves lésions. Je perdis le malade de vue. Sans les tubercules que je finis par constater, on aurait pu penser qu'il s'agissait plutôt chez lui d'une syphilide ecthymateuse. Aucune cause à invoquer pour expliquer le caractère ulcéreux grave de cette syphilis.

30. *Syphilide ulcéreuse généralisée, survenue quatre mois après le chancre. Malignité dans la lésion, faisant contraste avec l'état général qui resta bon. Impuissance du mercure et de l'iodure de potassium.*

Un jeune homme, âgé de vingt-cinq ans, grand, vigoureux, d'une constitution robuste et d'une santé excellente, contracta un chancre infectant du fourreau, qui apparut vers la fin de juin 1878, devint très large et laissa une cicatrice.

En juillet, éruption roséolique légère, sans plaques muqueuses ni pharyngopathies.

C'est en octobre seulement (quatrième mois de la syphilis) que l'affection devint grave, sous forme d'une syphilodermie généralisée et ulcéreuse. L'éruption occupait principalement la figure et les extrémités inférieures, où les ulcérations étaient très étendues et rendaient une grande quantité de pus sanguinolent. Divers traitements, poussés jusqu'à salivation, avaient été tentés sans succès.

Quand le malade me consulta pour la première fois, le 20 juin 1879 (sixième mois révolu de la syphilis), il avait l'aile gauche du nez très tuméfiée, sans doute par une infiltration de néoplasie tuberculeuse. Des ulcérations ecthymateuses étaient creusées sur les tempes et sur le front; de larges plaques suppurantes et d'aspect rupiacé étaient disséminées sur presque toutes les parties du corps. — Les lésions ressemblaient beaucoup à celles d'une syphilide maligne précoce, par leur généralisation et leur précocité; mais, malgré leur gravité, l'état général restait satisfaisant. L'iodure de potassium, que je prescrivis à haute dose, produisit, au bout de dix jours, une amélioration très grande, qui, malheureusement, ne fut pas de longue durée. En effet, en février et en mars, les lésions du nez empirèrent pour devenir décidément destructives; puis il se produisit de nouvelles poussées ulcéreuses sur le tronc et les extrémités. Au bout de trois mois, je n'avais obtenu aucun résultat favorable, quoique j'eusse essayé tous les modes de la médication spécifique. La santé générale restait à peu près intacte. En avril, dixième mois de la syphilis, le malade fut obligé de quitter Paris, et je le perdis de vue.

Il offre l'exemple d'une syphilide ulcéreuse précoce, généralisée, maligne par ses lésions, qui s'étendent, se reproduisent et restent réfractaires au traitement, mais peu grave, eu égard à l'état général. — Cette syphilide était-elle ecthymateuse ou tuberculeuse? Peut-être les deux à la fois.

31. *Syphilide ulcéreuse circonscrite sur les extrémités inférieures, survenue au quinzième mois de la maladie, et coïncidant avec des plaques intra et hypodermiques résolutives et des périostoses au tibia également résolutives.*

X..., 35 ans. En août 1878, érosion de la verge. Deux ou trois mois après, éruption de boutons généralisée, céphalée, troubles constitutionnels. En janvier 1879, plaques larges comme une pièce de 50 centimes sur diverses parties du corps, non suppurées et sèches au début. Dans le courant de l'année, beaucoup devinrent ulcéreuses. C'est en novembre 1879 (15e mois de la syphilis), que commença la syphilide pour laquelle il entra dans mes salles. Elle fut accompagnée de douleurs très vives dans la tête et dans les membres. — Sur le tronc et les bras, petites plaques papulo-tuberculeuses en voie de guérison. Sur la jambe droite, deux larges ulcérations rondes, régulières, de 2 centimètres de largeur, livides, violettes, à bords taillés à pic, à fond anfractueux et végétant, suppurant avec abondance. — Comme contraste à ces ulcérations, il y avait au front et sur un des bras deux plaques d'induration nummulaire et pisiforme, à peine rouges, en partie sous-cutanées.

Deux périostoses symétriquement disposées de chaque côté sur la crête des tibias, dures, mais non osseuses, très douloureuses surtout la nuit.. — Insomnie, amaigrissement, troubles généraux. (Trait. sirop de biiodure ioduré). Un mois après, les ulcérations des membres inférieurs étaient à peu près guéries; les périostoses avaient diminué des trois quarts; mais il en était venu une sur la jambe gauche, malgré le traitement, et elle était si douloureuse, que le malade avait beaucoup de peine à marcher.

Trois semaines plus tard, toutes les manifestations étaient guéries. — J'ai rapporté ce fait comme un exemple de syphilide tertiaire précoce et bénigne, dans laquelle il y avait coexistence de lésions résolutives et de lésions destructives. Les ulcérations des jambes étaient-elles ecthymateuses, tuberculeuses ou gommeuses? C'est fort difficile à dire, quand on n'a pas été témoin de leur début.

32. *Syphilis grave et tertiaire d'emblée, presque maligne par ses manifestations exclusivement cutanées, mais n'ayant porté aucun préjudice à la santé générale. — Ecthyma. — Puis plaques papulo-squameuses, devenues tuberculo-croûteuses, etc.*

M. X..., 21 ans, entré dans mon service en novembre 1871, n'avait jamais eu aucune maladie lorsqu'il contracta, en mars 1871, un chancre infectant compliqué de phimosis. — Accidents consécutifs très graves dès le début : iritis, éruption pustuleuse sur le corps et la face. En septembre 1871, l'éruption de la figure avait séché; celle des jambes continuait à suppurer.

La santé générale n'avait nullement été altérée par ces premières poussées et il n'était survenu aucune manifestation sur les muqueuses. .

En novembre 1871, huitième mois révolu de la maladie : tronc et membres couverts de cicatrices blanches, lisses, régulièrement arrondies, entourées d'une zone brune. Quelques-unes présentaient, au delà de la tache brune, une cicatrice blanche annulaire et étroite, puis une nouvelle zone. Les unes étaient larges de 4 à 5 centimètres. La plupart avaient les dimensions d'une pièce de 2 francs. Il existait alors une poussée plus récente, mais en voie de régression, constituée par de larges plaques d'un rouge foncé, recouvertes de squames, irrégulièrement arrondies, solitaires ou confluentes, psoriasiformes et sèches, sauf sur les membres inférieurs, où quelques-unes suppuraient. — Toute la partie inférieure du front, entre le nez et au-dessus des sourcils, était occupée par une large plaque présentant le caractère de l'agglomérat papulo-squameux. — Même affection sur le nez, sur la joue droite, sur le menton et sur la moitié droite de la lèvre supérieure qui présentait un gonflement considérable. Ces plaques étaient circulaires, confluentes et nettement circonscrites. — Ulcération sur la jambe gauche.

Teint florissant, santé générale parfaite, peau fine et cheveux châtains.

Cette syphilis cutanée fut difficile à guérir, quoique l'organisme parût offrir beaucoup de ressources et un grand fond de forces réactionnelles saines. Malgré le traitement, l'ulcération de la jambe persista. Il s'en produisit une très large et très douloureuse sur le bras gauche : elle était irrégulièrement arrondie, à bords déchiquetés et taillés à pic, à fond vermoulu ; elle sécrétait une abondante sanie que j'inoculai sur le ventre sans aucun résultat.

En décembre 1870 (9me mois), la syphilide papulo-tuberculo-squameuse de la face était encore sèche, excepté au coin de la lèvre supérieure droite, où elle s'était ulcérée. Les plaques étaient devenues plus épaisses, crustacées, et il y avait du sang et du pus mêlés aux squames. Elles subissaient donc la transformation tuberculeuse. — Plusieurs ulcérations existaient sur les membres, etc.

J'avais fait faire sans succès des frictions avec l'onguent napolitain. A partir du 1er septembre, j'ordonnai du sirop de biiodure d'hydrargyre fortement ioduré. L'amélioration fut très rapide. Le 3 janvier 1872, au bout d'un mois, les ulcérations des extrémités inférieures étaient guéries, les plaques de la face s'affaissaient et se dépouillaient de leurs squames et de leurs croûtes. Cette guérison fut entravée par des hémorrhagies intestinales qui altérèrent la santé générale jusqu'alors si florissante. Il fallut renoncer pendant quelque temps à la médication iodurée et hydrargyrique. Néanmoins, le malade sortit à peu près guéri de toutes les manifestations cutanées, le 10 mai 1872 (14e mois de la syphilis).

Mais il n'en avait pas fini avec sa maladie, car un an après, le 24 mai 1872, il revenait dans ma salle avec des ulcérations dans la tête et deux sur la face : une au coin de la bouche à droite, l'autre au-dessus du sourcil droit.

Voilà donc une syphilis très grave et tertiaire d'emblée, presque maligne par ses manifestations cutanées, mais qui a laissé intacte la santé générale. Ecthymateuse dans ses premières poussées, elle sembla rétrograder plus tard. — La syphilide de la face était évidemment papulo-squameuse quoique postérieure à l'ecthyma. Il est vrai qu'elle devint peu à peu tuberculeuse et s'ulcéra. C'est là un exemple de plaques papulo-tuberculeuses ; on y voit la transformation des papules en tubercules et des squames en croûtes, etc. Il faut remarquer aussi l'impuissance du mercure et l'efficacité de l'iodure de potassium.

33. *Syphilis grave primitivement ulcéreuse. Poussées incessantes et circonscrites de lésions probablement tuberculeuses, devenant très vite ulcéro-serpigineuses. Vers la quatrième année et demie, plaques scléro-tuberculeuses de la face et des lèvres, hyper-*

trophiantes et non ulcéreuses pendant un an et demi. Glossopathie tertiaire.

M. X..., dont la santé était habituellement bonne et qui n'avait eu aucune maladie grave, contracta, à l'âge de quarante-six ans, un chancre qui devint ulcéro-serpigineux, qui rongea, déchiqueta le gland et détruisit presque toute la portion balanique du canal.

La syphilis consécutive eut, au plus haut degré, comme l'accident primitif, le caractère ulcéro-serpigineux; mais ses déterminations, même dès le début, ne furent jamais confluentes. Il ne se passa pas une année sans quelque poussée ulcéreuse. Au bout de six ans, on trouvait des cicatrices caractéristiques sur presque tous les points de la peau. Je le soignai pendant longtemps. La médication générale et le traitement local guérissaient assez lentement les ulcérations et n'empêchaient pas les récidives, qui étaient incessantes. Il se produisit sur le talon droit une ulcération des plus graves qui rongea toute sa base et remonta en arrière jusqu'au niveau des chevilles.

Au bout de quatre ans et demi, la figure devint tuméfiée et bourgeonnante; la langue s'indura, se couvrit de mamelons et s'ulcéra çà et là. Un séjour à Amélie-les Bains produisit une grande amélioration; mais elle ne fut pas de longue durée.

Voici quel était l'état du malade six ans après le début du chancre : sur les deux joues, au-dessus du sillon naso-labial, larges plaques de tubercules. Chacune d'elles était composée d'une base sclérosée uniforme et continue, dans laquelle étaient enchâssés trente à quarante tubercules. D'autres tubercules isolés étaient disséminés çà et là sur la figure. La plaque scléro-tuberculeuse avait envahi une partie des ailes du nez. Les lèvres épaissies, surtout l'inférieure, donnaient au bas de la figure un aspect éléphantiasique. De grosses plaques d'induration scléreuse proéminaient aussi sur la face interne des joues.

Chose curieuse, cette affection tuberculo-scléreuse de la face restait stationnaire depuis plus d'un an : aucun tubercule ne s'était encore ulcéré Le processus, rapidement ulcéreux des lésions antérieures, ne faisait pas espérer un pareil résultat. Peut-être cette grave syphilis tendait-elle à s'amender au bout de six ans? — La langue était très volumineuse, profondément crevassée, déchiquetée sur ses bords, creusée de sillons dans tous les sens à sa surface et couverte de mamelons sclérosés, etc. — J'ignore ce qu'est devenu ce malade.— Aucun antécédent morbide. — Pas de scrofule. Conditions hygiéniques convenables.

IV

CAS DE SYPHILODERMIES TERTIAIRES DANS LESQUELS LA NATURE DE L'ÉLÉMENT GÉNÉRATEUR EST DOUTEUSE.

34. *Ulcération phagédénique sur l'épaule gauche, gomme ulcérée de la langue, six ans après un chancre infectant ulcéreux qui avait laissé une cicatrice caractéristique.*

M. X... contracta à l'âge de trente-quatre ans, en 1871, un chancre infectant, ulcéreux. Quelques mois après, maux de gorge, mais pas de boutons sur le corps. Traitement pendant six mois avec de l'iodure de potassium.

Aucun traitement et pas d'accidents depuis la première poussée qui fut très bénigne. — En 1877, quand ce malade vint me consulter, il avait sur l'épaule gauche une ulcération phagédénique de cinq centimètres carrés dont il était impossible de découvrir l'élément générateur. C'était probablement une plaque tuberculeuse A la pointe de la langue, ulcération profonde, résultant d'une gomme ramollie. — Aucune autre manifestation ailleurs.

35. *Syphilose cutanée à attaques nombreuses et circonscrites, toujours ulcéreuses, persistant encore au bout de trente-trois années, sans aucun trouble de la santé générale.*

M. X.., âgé de soixante ans, vint me consulter au commencement de mars 1881 pour une ulcération térébrante de la lèvre supérieure droite, qui durait depuis six mois et creusait lentement les tissus. La santé était et avait toujours été excellente. Je le soumis à un traitement énergique ioduro-hydrargyrique. Il fut guéri en trois semaines.

C'est en juin 1848 qu'il avait contracté un chancre infectant, lequel n'avait laissé qu'une cicatrice à peine perceptible. Six mois après le chancre, lésions à l'anus. — Au bout de deux ans, larges ulcérations sur le crâne, puis, au bout de quatre ans, sur les épaules, etc. A des intervalles plus ou moins longs en 1860, 1867, 1878, il lui était survenu, sans cause appréciable, sans aucun préjudice pour sa santé, des ulcérations profondes et circonscrites sur diverses parties du corps. L'ulcération pour laquelle je l'ai soigné et qu'il avait négligée datait de dix-huit mois.

Ce malade se maria peu de temps après le début de sa vérole et il a eu trois enfants bien portants : le premier en 1851, le deuxième en 1855, le troisième en 1858. Il n'en a perdu qu'un, une fille qui est morte à vingt et un ans d'hypertrophie au cœur.

Il n'a jamais eu d'autres déterminations spécifiques que sur la peau. Je n'ai découvert dans ses antécédents aucun vice héréditaire ou acquis. Bonnes conditions hygiéniques.

36. *Syphilide ulcéreuse de la face rapidement guérie à la suite d'une salivation provoquée par des pansements mercuriels et peut-être aussi par le sirop de biiodure ioduré.*

Un malade âgé de vingt-sept ans, dont j'ai rapporté tout au long l'histoire dans mes *Leçons sur les myopathies syphilitiques*, avait été traité dans mon service pour une affection du biceps et une syphilide ulcéreuse. Il était alors au septième mois de l'accident primitif. Je le guéris assez rapidement en lui faisant prendre des doses considérables de biiodure ioduré. — Mais à peine en eut-il fini avec ces accidents, qu'il lui survint à la racine du nez et sur chaque joue, des ulcérations qui s'agrandirent et se creusèrent considérablement pendant un mois et demi, parce que le malade ne prenait que de la salsepareille iodurée et du sirop de Cuisinier. C'est alors qu'il rentra dans mon service. Je lui fis administrer par jour quatre cuillerées à bouche de sirop de biiodure fortement ioduré, et on pansa ses ulcérations avec une pommade composée de parties égales d'emplâtres de Vigo et d'onguent napolitain. Au bout de trois jours salivation mercurielle et, en même temps, amélioration extraordinaire dans les ulcérations dont le fond s'éleva et les bords s'abaissèrent à vue d'œil On suspendit l'usage de la pommade; on continua le sirop à la même dose. Au bout de dix jours les deux ulcérations des joues étaient complètement cicatrisées et celle du nez le fut cinq ou six jours plus tard. Santé générale, excellente, aucune autre manifestation. — La médication mixte ayant été bien tolérée autrefois, il est probable que la salivation fut produite par les pansements avec la pommade mercurielle.

37. *Guérison en trois semaines, par l'iodure de potassium, d'une syphilide ulcéreuse grave.*

X... entra dans mon service, le 3 juin 1879, au quinzième jour d'une syphilide ulcéreuse de la tête, des bras et du tronc, avec larges pertes de substance, survenue au sixième mois d'un chancre ulcéreux. — Première poussée d'accidents légers.

Je lui fis administrer 4, puis 6 grammes d'iodure de potassium. La guérison se fit à vue d'œil. Tous les ulcères furent cicatrisés au bout de trois semaines, malgré la tendance serpigineuse de quelques-uns. En même temps, amélioration de la santé générale un peu éprouvée par la syphilis. — Il s'agissait là probablement d'ulcérations ecthymateuses, rupiacées. Il m'a semblé qu'elles étaient presque toujours plus faciles à guérir que les ulcérations de provenance tuberculo-gommeuse.

38. *Ulcération cutanée unique, survenue sans aucune autre manifestation, vers le 35e ou le 40e jour du chancre infectant.*

M. X..., 46 ans, entré dans mon service le 11 mai 1880. Chancre infectant ayant débuté vers le 13 ou le 14 mars de la même année, situé dans le sillon balano-préputial et non encore guéri. Adénopathie inguinale double.

Comme *première et unique* conséquence de l'intoxication, vers le 12 avril, petit bouton lenticulaire siégeant à 12 centimètres environ au-dessous de l'aisselle gauche, sans autre éruption sur la peau ni sur les muqueuses. Ce bouton s'était agrandi peu à peu en une semaine et s'était ulcéré; puis l'ulcération avait marché à grands pas, en trois semaines, si bien que, le 4 mai (30e jour de sa durée), elle mesurait 4 centimètres dans le sens horizontal et 3 dans le sens vertical. — Bords taillés à pic; fond anfractueux, base non plastique. Tout autour, zone rouge un peu papuleuse. Vers la fin de mai, le malade sortit de mon service non encore guéri. Je ne l'ai pas revu depuis et je le regrette, parce que ce cas est si bizarre, qu'il prête à plusieurs interprétations. D'abord, sans l'adénopathie inguinale, on aurait pu croire qu'il ne s'agissait pas d'un chancre, mais d'une affection tuberculeuse tertiaire du gland, et l'ulcération sous-axillaire n'aurait été qu'une manifestation de même date et de même nature. En second lieu, on peut se demander si l'ulcération sous-axillaire n'était pas un chancre infectant. Mais ce chancre serait survenu un mois après le premier. — J'aurais éclairci la question, si le malade était resté dans mon service. Je rapporte ce fait, tout incomplet qu'il est, afin de montrer les rencontres singulières qu'on fait en dermatopathie syphilitique.

39. *Syphilide ulcéreuse grave, consécutive à un chancre balanique infectant et phagédénique. — Déterminations sur l'oreille gauche. — Récidives ulcéreuses et phagédéniques sur le gland.*

M. X..., 30 ans. Au commencement de juillet 1871, chancre préputial qui devint ulcéro phagédénique et ne fut guéri qu'au bout de plusieurs mois de traitement. Comme conséquence, syphilide ulcéreuse pour laquelle le malade fut traité pendant huit mois à l'hôpital du Midi. Entre autres lésions il avait une vaste ulcération phagédénique dans le flanc droit et des ulcérations sur le pavillon et dans le conduit auditif externe de l'oreille gauche. Il fallut six mois pour guérir cette grave syphilide. A peine était-elle cicatrisée que vers la fin de juin 1872 (douzième mois de la syphilis) une nouvelle poussée ulcéreuse se produisit et le malade fut obligé de rentrer dans mon service quinze jours après en être sorti. Voici quel était alors son état : ulcération profonde, large comme une pièce de 5 francs sur la tempe à la naissance des favoris. — Cicatrice de 10 à 15 centimètres carrés dans le flanc droit. — Ulcération très dure occupant toute la moitié droite du gland et du prépuce, d'aspect phagédénique sans adénopathie inguinale. Le chancre n'avait jamais été qu'imparfaitement guéri ou pour peu de temps, et les récidives ulcéreuses s'étaient multipliées sur le gland.

La guérison de cette poussée fut plus prompte que celle de la première. En somme la maladie dans son ensemble diminuait au lieu de s'aggraver J'ignore ce que ce malade est devenu plus tard. Il sortit guéri de toutes les manifestations vers la fin de l'année 1872.

40. *Vastes et profondes ulcérations syphilitiques à forme fongueuse et hémorrhagique, coïncidant avec une ulcération chancriforme de la verge. — Incertitude sur l'âge de cette grave syphilis. — Cachexie. — Malignité des symptômes généraux. Alcoolisme. — Guérison extrêmement rapide.*

M. X..., âgé de 31 ans, charretier, n'avait jamais eu de maladies vénériennes, mais il était alcoolique et affecté d'un léger tremblement des mains. — Constitution faible. — Travaux pénibles. Cependant santé passable. — Lorsqu'il entra dans mon service, salle 7, lit 11, le 21 décembre 1880, il ne put nous donner que des renseignements très vagues sur son affection, dont il ne sut à peine nous indiquer le début. Sa mémoire était très affaiblie.

Il portait sur le gland une large ulcération, à bords irréguliers, à fond rouge, qui occupait une grande partie de l'organe à droite et qui s'étendait sur la face muqueuse du prepuce. — Adénopathie inguinale double peu prononcée. — Aucun traitement.

Les accidents consécutifs débutèrent sur les extrémités inférieures sous forme de taches saillantes rouges et volumineuses, qui ne tardèrent pas à s'ulcérer puis à s'agrandir et à devenir phagédéniques.

A son entrée, le malade était dans un grand état de faiblesse et d'amaigrissement cachectique. Outre l'ulcère génital, il avait sur les deux jambes de vastes pertes de substance régulièrement ovalaires, de 6 à 10 centimètres de diamètre au nombre de 7 ou 8; elles étaient taillées à pic, avaient un fond inégal, pultacé, grisâtre, gangreneux et secrétaient avec abondance une sanie fétide, qui contenait parfois du sang en quantité inquiétante. Il se produisit même à la surface de leurs fongosités de véritables hémorrhagies en nappe, qu'il fallut arrêter avec du perchlorure de fer. — Rien ni sur les autres parties du corps, ni sur les muqueuses. — Iodure de potassium à hautes doses; — toniques; — pansements avec de l'alcool phéniqué.

L'amélioration se produisit avec une rapidité d'autant plus surprenante qu'on n'y pouvait guère compter, à cause du mauvais état de la santé générale Le bourgeonnement de ces ulcérations à mauvaise mine commença au bout d'une semaine, devint même exubérant, et il fallut le réprimer souvent avec des cautérisations superficielles Au bout d'un mois environ, la cicatrisation était complète, et l'état cachectique produit par la suppuration et les hémorrhagies des ulcères avait disparu. Ce fut comme une résurrection, eu égard surtout à la malignité de l'état général.

Quand ce malade sortit au milieu de mars 1881, il ne présentait aucune lésion en activité, ni sur la peau, ni sur les muqueuses. — Vastes cicatrices d'un rouge violacé sur les extrémités inférieures. Le chancre avait creusé une cavité en cul-de-sac, entre le fourreau et les corps caverneux, elle suppurait encore et était entourée de tissus indurés; mais tout était cicatrisé.

La chronologie de cette syphilis est difficile à établir. La maladie était-elle ancienne ou récente? En l'absence de commémoratifs, on ne peut faire que des hypothèses. Sans doute l'ulcère de la verge ressemblait à un chancre, mais il y a des lésions tertiaires de cet organe qui présentent exactement la même physionomie et la même marche; l'adénopathie était trop peu prononcée pour servir à fixer la date de la diathèse. — Cette grave syphilide, circonscrite aux extrémités inférieures, était d'ordre tertiaire. Il est extrêmement rare de voir de pareilles lésions se localiser exclusivement sur un point, immédiatement après le chancre.

Entre l'hypothèse d'une infection récente et celle d'une manifestation tardive, le lecteur choisira Heureusement que les indications thérapeutiques sont les mêmes, quelle que soit la date de la diathèse. Le début paraît avoir été tuberculeux ou furonculo-ecthymateux.

41. *Syphilide tuberculo-ulcéreuse, généralisée au quatrième mois du chancre. — Ulcérations pianiques de la plante des pieds. — Inefficacité du traitement spécifique. Subintrance et durée des manifestations ulcéreuses. — Au dixième mois, érysipèle de la face suivi de mort.*

M X..., 25 ans, marchand de vins, entré le 10 août 1880 dans mon service, salle 7, lit 9, était d'une bonne constitution, se portait habituellement bien et n'avait jamais été atteint d'aucune maladie héréditaire ou acquise, lorsqu'il lui survint, vers le 24 mai 1880, six semaines après le dernier coït, un chancre infectant sur le prépuce. — Excès alcooliques. — Conditions hygiéniques satisfaisantes.

En juillet, début des accidents consécutifs : plaques muqueuses de la gorge et de la langue. En août, éruption sur le front et sur les régions scapulaires de boutons rouges, durs, se terminant par suppuration. Peu de jours après, même éruption sur d'autres parties du corps, et en particulier sur la face et sur le cuir chevelu. En octobre (5e mois), gros bouton à la racine du gros orteil droit; qui ne tarda pas à devenir ulcéreux et fongueux.

En janvier 1881 (8e mois), le malade était en pleine syphilodermie tuberculo-ulcéreuse, malgré le traitement qu'il ne cessait de suivre depuis son entrée. Il se montrait presque absolument réfractaire aux spécifiques, quoique sa santé générale fût très bonne. — Sur divers points de la peau, et principalement à la face et au cuir chevelu, pustules crustacées, les unes en voie de guérison, les autres en pleine activité. La lésion plantaire avait fait de grands progrès; c'était une ulcération qui occupait toute la racine du gros orteil droit et se prolongeait dans l'espace interdigital; elle était irrégulière, fongueuse, très douloureuse, sécrétait avec abondance un pus fétide et rappelait, par tous ses caractères, les ulcères pianiques. Le traitement général et le traitement local n'avaient aucune prise sur elle.

En février (9e mois), douleurs et fourmillements dans tous les membres, surtout dans le membre supérieur droit, qui fut atteint d'une névralgie du nerf cubital, à douleurs irradiantes. s'exaspérant le soir et s'étendant depuis l'épaule jusqu'aux derniers doigts, le long du côté externe du bras et de l'avant-bras.

Vers le milieu de mars (10e mois), le malade fut pris d'une fièvre excessivement violente suivie, au bout de deux ou trois jours, d'un érysipèle de la face. A ce moment, il avait sur le front, les joues. le cuir chevelu, une éruption de syphilide tuberculo-crustacée, contre laquelle les spécifiques restaient sans action ou n'en avaient qu'une temporaire, puisque, dès les premiers mois de l'intoxication, la peau n'avait pas cessé d'être le théâtre de manifestations ulcéreuses sans cesse renaissantes: parmi elles, les plus douloureuses et les plus rebelles avaient été les larges ulcérations fongueuses et pianiques de la plante des pieds, dont l'une au gros orteil droit avait atteint de grandes proportions.

C'était un cas de syphilis tertiaire précoce, sans malignité dans son ensemble, mais grave à cause de ses poussées subintrantes et de sa résistance au traitement.

L'érysipèle qui s'était déclaré sans cause appréciable, devint ataxo-adynamique et se termina par la mort au bout de 9 jours, le 27 mai 1881 (10e mois). — L'autopsie ne put pas être faite.

42. *Syphilide ulcéreuse, circonscrite, au douzième mois de la maladie. — Phagédénisme sous forme de cercles ulcéreux concentriques, autour d'un ilot central cicatriciel. — Guérison rapide.*

M. X..., 21 ans, entré à deux reprises différentes dans mon service, avait contracté un chancre infectant en mai 1880. Quoique ce chancre, assez bénin, n'eût duré que 15 jours, les conséquences furent sérieuses, car la première poussée fut une syphilide papuleuse généralisée, qui dura longtemps et laissa, sur toute la surface de la peau, un tatouage de macules pigmentaires.

Au douzième mois de la syphilis, il se produisit une deuxième poussée. circonscrite cette fois et ulcéreuse. Sur la face interne du genou droit il se forma une ulcération, qui s'agrandit peu à peu et devint phagédénique à sa circonférence, tandis qu'un îlot cicatriciel s'élevait à son centre. Il fut impossible de savoir si cette syphilide ulcéreuse, régulièrement circinée et à cercles concentriques envahissants, avait débuté par un ecthyma ou un tubercule. Le fossé ulcéreux était profond et comblé de croûtes noires, épaisses, au-dessous desquelles existait une sérosité sanguinolente, qu'on faisait sourdre par la pression; l'îlot central s'agrandissait au fur et à mesure que le phagédénisme augmentait peu à peu le rayon de ses cercles concentriques.

Deux autres ulcérations de même nature et d'un processus analogue se développèrent, l'une au niveau de l'épine iliaque antérieure et supérieure, l'autre, au sommet du mollet gauche; ces deux dernières furent beaucoup moins profondes que la première et évoluèrent plus rapidement; leur centre se sécha très vite, devint d'un brun rouge et se marbra de blanc cicatriciel. Sur les bourses, il y avait des cercles incomplets d'impétigo. Pustule d'ecthyma au niveau de la tête du péroné droit. La santé générale était excellente. — Cette syphilide durait depuis six mois quand le malade entra dans mes salles. Il n'avait suivi aucun traitement. Il sortit guéri au bout de trois semaines.

43. *Syphilide ulcéreuse d'emblée d'une gravité moyenne, consécutive à un chancre ulcéreux. — Impuissance du traitement spécifique à prévenir la deuxième poussée. — Aucune autre cause que la prédisposition.*

M. X..., 21 ans, tourneur sur bois, d'une bonne santé habituelle, ne faisant aucun excès, n'ayant jamais eu aucune maladie héréditaire ou acquise, contracta un chancre de la verge, à la base du fourreau, avec une femme qu'il voyait habituellement et qui ne lui paraissait pas malade. Ce chancre fut large, ulcéreux et laissa une cicatrice. A peine était-il à la troisième semaine de sa durée que les troubles constitutionnels révélant l'intoxication générale éclatèrent sous la forme bénigne de faiblesse générale et d'inappétence. Presque en même temps, après cette deuxième incubation si courte, apparut une syphilide composée d'une éruption érythémateuse diffuse et d'ulcérations disséminées çà et là qui suppurèrent et laissèrent des cicatrices caractéristiques. Cette première poussée, vigoureusement traitée par du sirop de biiodure ioduré et de l'iodure de potassium fut guérie au bout de un mois et demi environ. — Le malade n'en continua pas moins le traitement spécifique, ce qui n'empêcha pas une deuxième poussée de se produire vers le sixième mois de la maladie, après trois mois de guérison apparente.

Cette deuxième poussée fut annoncée par de l'inappétence et du malaise général. Puis deux ou trois boutons vésiculeux qui se convertirent rapidement en pustules se montrèrent sur la poitrine. Bientôt d'autres surgirent un peu partout et l'éruption offrit le type d'une syphilide ulcéreuse précoce de moyenne intensité.

État le 2 janvier 1880 (le chancre avait débuté le 15 juin 1879). Deux ulcérations taillées à pic et recouvertes d'une croûte sanguinolente siégeaient l'une sur la lèvre supérieure, l'autre sur l'inférieure. — Deux ou trois au creux de l'estomac étaient larges, irrégulières et phagédéniques. — Une dixaine étaient disséminées çà et là sur toute la surface du corps. A la plante du pied droit il existait de vives démangeaisons causées par une éruption confluente de petites bulles irrégulières autour d'une cicatrice de syphilide ulcéreuse. — Cicatrices caractéristiques de la première poussée au nombre d'une vingtaine, ainsi constituées : peau amincie, plissée, à leur niveau, tache centrale d'un rouge brun, un peu gauffrée, zone circulaire blanche, plissée et enfin liséré brun pigmentaire circonscrivant cette zone. — Ces cicatrices et les ulcérations de la deuxième poussée étaient régulièrement circulaires ou ovalaires.

Sur le pilier droit et sur la moitié correspondante de la luette, ulcérations déchiquetées pseudo-membraneuses, ayant détruit les couches superficielles de la muqueuse de l'isthme. Cette irrégularité de contours contrastait avec la régularité mathématique des ulcérations cutanées. Les déterminations syphilitiques des muqueuses ont en général moins de régularité que celles de la peau : inappétence, un peu d'amaigrissement.

C'est là un de ces cas qui frisent la malignité, qui par conséquent sont graves, mais dont le traitement triomphe en général aisément. Il est à remarquer combien l'action curative des spécifiques et entre autre de l'iodure est rapide et décisive, combien, au contraire, leur action préventive est aléatoire, puisque les récidives s'effectuent pendant leur administration. Ici comme cause de la gravité on ne pouvait accuser que la prédisposition. — Le malade fut rapidement guéri de la seconde poussée comme il l'avait été de la première ; je l'ai perdu de vue.

44. *Syphilide dont la deuxième poussée survenue au quatrième mois d'un chancre infectant ulcéreux, a été ulcéreuse et un peu phagédémique. — Durée éphémère de la néoplasie papulo-tuberculeuse initiale.*

M. X..., cocher, âgé de 23 ans, eut, au commencement de février 1879, un chancre préputial ulcéreux, qui se compliqua d'un bubon suppuré lequel fut petit et ne dura que quinze jours. Ce chancre guéri en trois semaines n'en laissa pas moins une cicatrice, ce qui était d'un fâcheux pronostic. Pourtant la première poussée fut bénigne. En effet, vers la fin de mars (deuxième mois de la maladie) : roséole papulo-érythémateuse, plaques dans la gorge très superficielles, peu ou pas de troubles constitutionnels. — Guérison au bout d'un mois. — Traitement mixte.

Vers le milieu de mai (quatrième mois et demi) douleurs vagues dans les membres, sans aucun trouble profond de la santé générale. — Puis deuxième poussée sur la peau. Cette fois l'éruption était constituée par des papules ou boutons qui ne se résolvaient pas, mais se fondaient rapidement, se couvraient de croûtes et se convertissaient presque d'emblée en ulcérations profondes. — Ces ulcérations s'agrandirent et devinrent un peu phagédéniques, mais régulièrement et en restant toujours arrondies. Isolées la plupart, elles affectaient la forme de cercles, de demi cercles, d'ellipses, et quelques-unes circonscrivaient des îlots de peau saine ou cicatrisée. — Elles siégeaient sur les membres, le tronc et le cuir chevelu. Perforantes en ce dernier point et très inflammatoire elles provoquèrent un engorgement aigu et douloureux des ganglions du cou qui dépendait évidemment beaucoup plus du processus irritatif que de la maladie constitutionnelle.

Le début de ces lésions qui devenaient presque d'emblée ulcéreuses, était fort obscur. La papule ou le tubercule n'avait pas le temps de se constituer, cette petite hyperplasie tombait vite en déliquium et l'ulcération qui en résultait se creusait, s'élargissait et prenait les allures d'un phagédénisme modéré, régulier, procédant par agrandissement centrifuge, par zones circulaires concentriques élargissant de plus en plus leur rayon à mesure que les parties centrales se cicatrisaient.

C'est ainsi que procèdent les syphilides tuberculeuses quand elles deviennent ulcéreuses et phagédéniques.

Le malade fut traité par des doses élevées de sirop de biiodure ioduré et je fis panser les ulcérations avec la pommade suivante que j'ai fait composer et dont l'efficacité m'a été souvent démontrée : onguent napolitain et masse emplastique de Vigo hydrargyrisée *àâ* 15 gr., extrait de ciguë 5 gr.

45. *Syphilide ulcéreuse précoce, occupant principalement les mains et les pieds, survenue au neuvième mois de l'accident primitif ulcéreux. — Rien sur le tronc.*

M. X..., 29 ans, cocher, entré dans mon service le 20 septembre 1881, avait vu apparaître, le 1er octobre 1880, un chancre infectant du méat, qui avait détruit une partie de la pointe du gland. Les premières poussées furent cependant bénignes; mais, en février 1881 (5e mois), vastes ulcérations sur le scrotum, semblables à des chancres mous, et en juillet (10e mois), grande ulcération dans le creux du jarret gauche. Au mois d'août (11e mois), ulcération profonde occupant la paume de la main droite. Au mois de septembre (12e mois), ulcérations sur la face externe de l'annulaire droit, la face interne de l'auriculaire du même côté, le poignet droit en avant, les chevilles du pied gauche, le cou-de-pied en avant et à droite.

La santé générale était très bonne, et les ulcérations ne présentaient pas de tendance phagédénique, mais elles étaient très inflammatoires. Il me fut impossible de savoir si elles étaient primitivement ecthymateuses ou tuberculeuses; leur forme était celle d'un fer à cheval, leur base était dure et large; les doigts annulaire et auriculaire extrêmement rouges et tuméfiés avaient doublé de volume. — Incapacité fonctionnelle complète de la main droite; la gauche, atteinte de la même façon, présentait des lésions beaucoup moins sérieuses. Il en était de même des pieds. — Aucune lésion sur les muqueuses. Le malade avait eu beaucoup de plaques labiales et bucco-gutturales pendant les cinq premiers mois de la syphilis. — Il fut très rapidement guéri par un traitement mixte.

VINGTIÈME LEÇON.

VINGTIÈME LEÇON

TRAITEMENT DE LA SYPHILIS

CONSIDÉRATIONS GÉNÉRALES SUR LE TRAITEMENT DE LA SYPHILIS.

Médicaments spécifiques et spécificité thérapeutique. — Les deux spécifiques de la syphilis sont le *mercure* et *l'iodure de potassium*. Leur action *curative* est certaine, leur action *préventive* l'est beaucoup moins. — Arguments contre l'action préventive absolue du mercure et de l'iodure de potassium. — Difficulté de déterminer la mesure de cette action. — Conséquences désastreuses du traitement à outrance de la syphilis.

Antimercurialistes. — Services qu'ont rendus les médecins qui ont étudié la marche spontanée de la syphilis. — Travaux de M. Diday — Son *Histoire naturelle de la syphilis* Résumé des règles à suivre dans le traitement général de la syphilis.

I. TRAITEMENT MERCURIEL. — Modes d'introduction du mercure dans l'organisme:

1° *Méthode dermique.* — *Frictions mercurielles*: puissance et rapidité de leur action. — Cas dans lesquels elles sont indiquées. — Syphiloses de l'œil, des centres nerveux, syphilodermies papuleuses graves. — Balnéation mercurielle, bains de sublimé.

Fumigations mercurielles. — Tentative de réhabilitation faite en leur faveur. — Fumigations de calomel purifié.

2° *Méthode hypodermique* — Ses avantages, ses inconvénients.

3° *Méthode stomacale.* — C'est celle qui est et qui restera la plus usitée. — Ses avantages, ses contre-indications. — Formules de protoiodure d'hydrargyre, de sublimé, de biiodure ioduré, d'iodure de potassium.

TRAITEMENT IODURÉ. — Importance de l'iodure de potassium dans le traitement de la syphilis. Il est d'une application plus générale et moins dangereuse que le mercure. Il attaque des lésions plus profondes et plus destructives. — Le champ de son action est plus vaste et son efficacité plus rapide. Inconvénients de son administration, irritation sécrétoire des muqueuses, éruption acnéiforme. Dans quel cas il faut administrer l iodure.

II. INDICATIONS ET RÈGLES PRINCIPALES DU TRAITEMENT. — A quel moment faut-il commencer le traitement interne de la syphilis? — Doit-on ne le prescrire qu'au début des accidents consécutifs ? Nécessité de traiter aussi par les spécifiques, à l'intérieur, le chancre et la syphilis primitive. — Nécessité également de traiter par les spécifiques toutes les syphilis, les plus bénignes comme les plus sérieuses.

Traitement des syphilides. — Pendant combien de temps faut-il traiter une syphilide? — A quel moment et pendant combien de temps faut-il suspendre l'usage des spécifiques? Les principales indications sont fournies par les manifestations cutanées. — Les éruptions secondaires des muqueuses ont, à cet égard, beaucoup moins d'importance. — Revue des autres indications. — Durée du traitement interne.

III. TRAITEMENT LOCAL. — Il est beaucoup moins important dans les syphilides sèches que dans les syphilides humides. — Traitement des syphilides tertiaires ulcéreuses et phagédéniques.

TRAITEMENT GÉNÉRAL. — Traitement de l'anémie des syphilitiques. — Traitement des maladies constitutionnelles coïncidant avec la syphilis : scrofule, dartre, arthritisme.

Hygiène. — *Balnéation thermale.*

Notes sur l'hydrargyrisme et l'iodisme. — Formulaire.

APPENDICE : *Action curative de l'érysipèle dans la syphilis.*

Note sur les origines de la syphilis.

MESSIEURS,

Pour terminer cette première série de leçons cliniques sur les maladies vénériennes, je vais vous parler aujourd'hui du traitement de la syphilis. J'aurai surtout en vue la période de la maladie constitutionnelle que nous avons plus particulièrement étudiée, c'est-à-dire celle qui comprend toutes les déterminations sur les téguments et dans le tissu cellulaire sous-cutané.

Si la syphilis ne le cède en rien, ni comme nombre, ni comme gravité, ni comme profondeur et portée diathésique de ses accidents, aux maladies chroniques et générales les plus dangereuses ; si elle ne surpasse même plusieurs d'entre elles, du moins a-t-elle le privilège incontestable et unique de posséder deux spécifiques dont personne aujourd'hui ne met en doute la remarquable vertu curative. Ces deux spécifiques, dont je vous ai souvent parlé, sont le mercure et l'iodure de potassium [1]. Ce n'est pas ici le lieu de vous faire leur histoire ni de les étudier en eux-mêmes et dans leur action physiologique sur un organisme sain. C'est un sujet que j'aborderai peut-être plus tard [2]. Pour le moment, je veux rester dans le domaine de la pratique pure et ne m'occuper que de leurs propriétés thérapeutiques contre la syphilis.

Quelques mots d'abord sur ce qu'il faut entendre par médicament

1. Le mercure et l'iodure de potassium sont loin d'être les seuls médicaments auxquels on ait décerné les honneurs de la spécificité dans le traitement de la syphilis. Le gaïac, aujourd'hui complètement abandonné, excita une sorte d'enthousiasme universel, lorsque Ulric de Hutten entreprit sa croisade contre le mercure au seizième siècle. Depuis, de nombreux agents destinés à remplacer ce métal ont été proposés et ont eu le même sort que le gaïac. Presque tous, en effet, ont été délaissés après avoir joui d'une vogue éphémère et peu méritée. Payan vanta l'*oxyde d'or* et l'*oxyde d'argent* contre les affections invétérées et l'hypersaturation mercurielle. Aujourd'hui on a renoncé à ces deux sels; cependant, quelques médecins donnent encore le *chlorure d'or* aux syphilitiques qui sont en même temps scrofuleux. Ce remède est excitant. Une cuillerée à café de la solution suivante, au commencement de chaque repas, est une dose suffisante :

℞ Eau..................	1,000 grammes.
Chlorure d'or........ }	*ââ* 0,50 centigrammes.
Chlorure de sodium... }	

Cullerier et Hœfer préconisèrent inutilement le *chlorure de platine*.— Les *sulfureux* à l'intérieur et en particulier l'*hyposulfite de soude* ont été considérés comme d'utiles adjuvants du mercure (hyposulfite de soude, 1 à 2 grammes par jour, Readcliffe), ainsi que l'*eau oxygénée* (Richardson).— Le *guaco*, le *tayauya* ont été vantés sans raison (Rasori). — Le *jaborandi*, qui est tout à la fois sudorifique et sialagogue, a été recommandé dans la syphilose oculaire; nous en parlerons plus tard.

2. Voyez les notes à la fin de cette leçon.

spécifique et spécificité thérapeutique. Un agent, quel qu'il soit, — et malheureusement il n'en existe pas beaucoup, — qui, introduit à certaines doses dans l'économie, attaque directement et sans l'intermédiaire d'aucune opération physiologique, tel ou tel désordre fonctionnel, telle ou telle lésion organique et en fait plus ou moins promptement justice, est un spécifique. Comment et pourquoi agit-il de la sorte? En général, nous n'en savons rien. La spécificité thérapeutique a toujours été et reste encore un mystère, que la science moderne n'est point parvenue à pénétrer. Qu'un mal de tête congestif soit dissipé, par un bain de pied sinapisé, rien de plus naturel et de plus facile à comprendre : c'est un fait de dérivation ; de même que le bien-être et la guérison obtenus dans une hyperhémie par une application de sangsues et de ventouses sont le résultat d'une déplétion. Le traitement est rationnel, et ses résultats sont d'une explication facile. Mais comment se rendre compte de la promptitude et de la facilité avec lesquelles l'ingestion de quelques grammes de sulfate de quinine et d'iodure de potassium dissipe, par exemple, les céphalées atroces produites par certaines fièvres larvées pernicieuses, et par la syphilis à ses diverses périodes? Voilà une véritable action spécifique. Son caractère essentiel est d'être rapidement et surtout directement curative, d'aller au mal et de le subjuguer sans aucun autre secours qu'elle-même et le consentement de l'organisme.

Eh bien, le mercure et l'iodure de potassium, de même que le sulfate de quinine, sont des agents thérapeutiques éminemment spécifiques. Ils guérissent mieux et plus vite que n'importe quelle autre médication les accidents syphilitiques, contre lesquels une longue expérience a démontré que chacun d'eux devait être plus particulièrement dirigé. Dans l'immense majorité des cas, leur action curative est de la dernière évidence, à la condition cependant qu'on ne leur demande pas plus qu'ils ne peuvent donner et qu'on les administre en temps opportun, c'est-à-dire avant que les lésions, aient complètement détruit les tissus et produit des désordres irrémédiables. Il est clair qu'on ne peut pas attendre d'eux qu'ils refassent la peau, les muqueuses, les os ou les portions de viscères qui n'existent plus.

N'est-il pas étrange, au premier abord, que le traitement d'une maladie telle que la syphilis, qui a pour base solide et en apparence inébranlable deux spécifiques aussi puissants que le mercure et l'iodure de potassium, ait donné lieu à tant de controverses? On ferait une bibliothèque considérable avec tout ce qui a été écrit sur ce sujet. En vérité, on perdrait bien son temps, car dans la vaste collection des inepties médicales et thérapeutiques, toutes celles qu'on a débitées sur le traitement de la syphilis ont droit à la première place. Ce qui fait qu'on discute à l'infini et qu'on discutera encore longtemps, c'est que dans nos deux spécifiques il y a à considérer, outre l'*action curative* qui est indéniable, l'*action préventive* qui l'est beaucoup moins. Porter un jugement sur cette dernière est d'une difficulté plus grande qu'on ne se l'imagine. Malgré tous les efforts qui ont été tentés dans ce sens, il faut bien avouer que nous ne savons point encore d'une façon précise à quoi nous en tenir, ni sur l'existence, ni sur la véritable portée de cette action préventive. Le mercure et l'iodure de potassium qui font justice des accidents produits par la diathèse, par la disposition constitutionnelle, attaquent-ils aussi et détruisent-ils le mal dans sa source? Modifient-ils assez profondément l'organisme pour paralyser momentanément ou détruire à jamais les germes de l'intoxication dont il est imprégné? Sans eux, ces germes pulluleraient-ils à l'infini? Les manifestations de la maladie iraient-elles toujours en se multipliant et en s'aggravant, de manière à atteindre les limites extrêmes de l'action toxique?

Il y a un grand nombre de syphiliographes qui pensent que les spécifiques ne peuvent pas détruire les accidents sans entamer aussi la diathèse. Quelques-uns vont plus loin. L'action préventive du mercure et de l'iodure de potassium leur inspire une confiance si absolue qu'ils sont disposés à faire retomber sur le manque ou l'insuffisance du traitement toutes les conséquences désastreuses de la syphilis, lorsqu'elle passe à l'état tertiaire. C'est là une exagération de croyance qui touche au fanatisme, une foi qui obscurcit le jugement et empêche de voir, dans leur triste réalité, les faits qui éclatent en pleine lumière et confondent si souvent nos prétentions, non seulement à guérir, mais à prévenir les manifestations de la syphilis. Il saute aux yeux que, si le mercure et l'iodure de potassium possédaient une action préventive radicale ou tout au moins aussi efficace que leur action curative, bien peu de personnes seraient longtemps victimes de la maladie. Une première, une seule cure sauvegarderait l'avenir. On ne verrait jamais ces récidives, ces poussées successives qui font partie intégrante de la vérole traitée ou non traitée. Or, comme aujourd'hui tout le monde se soumet à une médication spécifique bien dirigée, en général, et poursuivie pendant de longues années, le tertiarisme deviendrait une rareté, et la syphilis ne parcourrait le cycle entier de son évolution que chez ceux qui seraient assez mal inspirés pour ne pas se soigner. Or, est-ce ainsi que les choses se passent? Évidemment non, car, d'une part, on voit, et j'en ai été témoin maintes fois, les accidents les plus graves survenir en plein traitement, alors qu'on faisait tout ce qu'il était spécifiquement possible de faire pour les prévenir ; tandis que, d'autre part, on voit la syphilis rester bénigne, superficielle et s'arrêter court chez des individus insouciants qui ne se sont pas donné la peine d'absorber un centigramme de mercure ou un gramme d'iodure de potassium. L'ensemble des faits fournit donc, à première vue, un argument péremptoire contre l'action préventive absolue. On se retranche alors dans les cas particuliers, et on dit : tel malade, fâcheusement prédisposé a passé par de rudes épreuves, malgré le traitement spécifique; mais son sort eût été bien plus funeste s'il ne s'était pas traité du tout... Sans doute cela est vrai dans une certaine mesure, et je l'accorde volontiers, quoiqu'on en soit forcément réduit, en pareil cas, à une supposition. Mais par contre, ne peut-on pas dire aussi : voici un malade heureusement prédisposé, qui n'a eu que des accidents bénins et éphémères, et qui a fait prompte justice lui-même de sa syphilis, quoiqu'il n'ait pris aucun remède; que serait-il arrivé de mieux s'il s'était gorgé de mercure et d'iodure de potassium?... Ne faut-il pas conclure de ce qui précède que si l'action préventive existe, elle est incomplète et qu'elle n'empêche pas, la plupart du temps, les accidents de se produire à brève échéance, quand ils sont condamnés à survenir par le processus naturel de la maladie. Or, si cette action est incomplète et, de plus, très courte, puisque presque toujours ces manifestations se reproduisent cinq ou six fois sous une forme ou sous une autre, pendant les deux ou trois années que dure la période virulente, comment cette action aurait-elle une longue portée, une puissance assez profonde et assez permanente pour dominer la situation morbide vingt ou trente ans après l'administration des spécifiques, alors qu'elle leur échappait en pleine période active du traitement? Et dans la période tertiaire, est-ce que les récidives ne sont pas la règle aujourd'hui comme autrefois, avant qu'on eût découvert les applications de l'iodure de potassium? Malgré les propriétés merveilleuses de ce médicament, ne voyons-nous pas tous les jours les malades qui en absorbent des quantités considérables retomber sans cesse dans le même ordre d'accidents? Certes, il y a tout lieu de croire que ces accidents de récidive auraient été plus graves sans une médication iodurée antérieure; mais enfin, cette médication ne les a pas empêchés de se produire à leur heure et de déjouer notre trop grande confiance dans la spécificité thérapeutique préventive.

Mon intention n'est point de faire pénétrer dans vos esprits un doute décourageant ; elle a plutôt pour but de vous prémunir contre des méthodes exclusives formulées mathématiquement, qui promettent beaucoup plus qu'elles ne tiennent et qui exposent ceux qui croient naïvement en elles à de nombreuses déceptions. Du reste, il m'a toujours semblé qu'un scepticisme sage, modéré, rationnel, non pas inerte et passif, mais toujours sur le qui-vive, était une excellente condition intellectuelle pour juger la valeur des médicaments et l'efficacité réelle des méthodes thérapeutiques. Un enthousiasme irréfléchi, une foi aveugle, obscurcissent le jugement, émoussent ou éteignent le sens critique et conduisent aux plus monstrueuses aberrations. N'est-ce pas à eux qu'il faut attribuer ces grandes hérésies, devenues légendaires tant elles ont vieilli vite, à partir de l'heure qui signala leur chute? Qu'est devenue, par exemple, la méthode des saignées coup sur coup dans la pneumonie? Avec quelle ardeur n'était-elle pas soutenue ! Et l'administration du tartre stibié à hautes doses dans la même maladie ! Hors de là point de salut!... Et pourtant, le jour où on a étudié sérieusement la marche naturelle de la fluxion de poitrine vraie, on a constaté qu'elle guérissait seule, sans le secours de ces médications à grand fracas qui avaient la prétention de la juguler.

Il importe donc, avant tout, de connaître, sous tous ses modes cliniques, la marche d'une maladie pour apprécier et pour mesurer les moyens thérapeutiques qu'on doit diriger contre elle. Cette voie d'investigation, qui semble si naturelle, n'est cependant pas celle que l'on suit d'ordinaire. C'est par là qu'on devrait commencer, c'est par là que l'on finit, et encore pas toujours. L'histoire du traitement de la syphilis nous en fournit une preuve. C'est assurément une des maladies contre lesquelles s'est le plus escrimée la thérapeutique. Elle a mis en ligne et fait donner à diverses époques toutes les armes même les plus rouillées et les plus hors d'usage de son arsenal. Tout ce que le moyen âge avait entassé de drogues bizarres et fantastiques dans ses obscures et poudreuses officines fut exhumé et mis en œuvre au seizième siècle. On était affolé et il y avait de quoi? Était-ce dans un pareil moment de trouble, de surprise, qu'on pouvait étudier avec calme et sang-froid le processus spontané de la terrible endo-épidémie? Les médications furent poussées à l'extrême pour être à la hauteur du danger ; on alla si loin que bientôt le traitement devint aussi funeste que la maladie. La tradition, plus encore que l'histoire, a conservé et perpétué le souvenir de ces cures abominables qu'infligèrent aux syphilitiques, pendant les seizième, dix-septième et même dix-huitième siècles, non seulement les charlatans, mais même les plus grands médecins de cette époque. Boerhaave, par exemple, n'enseignait-il pas qu'une guérison ne pouvait être complète, que quand toutes les humeurs avaient été expulsées du corps et qu'il fallait pour cela administrer le mercure jusqu'à salivation, et pousser la salivation jusqu'à ses dernières limites, jusqu'à ce que le malade eût été complètement émacié et fût devenu pâle comme un mort. Ne gorgeait-il pas ses malades de gaïac au point de les rendre hydropiques? Tous agissaient ainsi. Le mercure faisait les frais de leur thérapeutique à outrance. De là cette sinistre renommée qui trouve encore quelque écho à nos jours. Peu à peu ces excès diminuèrent. La cure par *extinction* préconisée par l'école de Montpellier fit sortir le traitement de son ornière dangereuse. Mais la réaction fut longue à se faire et surtout à se maintenir dans des limites raisonnables. A certains moments, il est vrai, elle fut radicale. Broussais, qui ne voyait dans la syphilis qu'une phlegmasie ordinaire, proscrivit le mercure, et ses élèves, allant plus loin que lui, cherchèrent à prouver que ce métal était l'unique cause des accidents secondaires. Hermann, de Vienne, fut le second chef de ce qu'on a nommé les antimercurialistes. Je ne veux point vous faire l'histoire de ces sectes, quoiqu'elle soit fort curieuse. Vous la trouverez très bien exposée dans un excellent travail de mon collègue et ami M. le Dr Hallopeau sur le mercure[1].

Une époque fort importante dans la réaction contre les abus et même contre l'usage du mercure, ce fut celle de la campagne des armées anglaises dans le Portugal. L'étonnement des médecins de cette armée fut grand quand ils virent que la syphilis était traitée avec beaucoup de succès, dans ce pays, simplement par une bonne hygiène et une diète légère. Ferguson et d'autres recueillirent de nombreux documents sur ce sujet. Leurs travaux frappèrent beaucoup d'observateurs sur le continent. On commença à comprendre que la syphilis abandonnée à sa marche naturelle n'aboutissait pas fatalement à des conséquences extrêmes et que, hors du mercure, il y avait encore quelque espoir de salut.

Plus tard un des syphiliographes français les plus éminents, M. le Dr Diday (de Lyon), dirigea ses recherches dans ce sens, et il le fit avec cette précision de méthode, ce dédain de la routine, et cette observation, fine, ingénieuse, pénétrante qui sont un des côtés les plus

1. *Du mercure : Action physiologique et thérapeutique*, par le docteur Hallopeau. J.-B. Baillière, 1878.

remarquables de son grand talent. Je ne saurais trop vous engager à lire son bel ouvrage sur l'*Histoire naturelle de la syphilis.* C'est une œuvre qui lui fait le plus grand honneur et qui compte parmi les plus excellentes, à tous les points de vue, et les plus utiles qui aient été publiées dans la seconde moitié du dix-neuvième siècle. Observer et noter ce que devient la syphilis chez un grand nombre d'individus pris indistinctement, sans choix, lorsqu'on ne la combat par aucun traitement mercuriel; comparer ces cas avec ceux où la syphilis, chez un grand nombre d'individus pris indistinctement aussi et sans choix, a été soumise à un traitement mercuriel; analyser dans les deux séries toutes les concordances de l'évolution; dresser des statistiques sur une grande échelle; suivre et étudier pendant plusieurs années la marche de la maladie et surveiller toutes ses péripéties sur les sujets de cette vaste enquête ; tels ont été la méthode et le but de M. Diday. Il a mis dans l'accomplissement de cette tâche une patience, une verve, une originalité et une variété de ressources qui ont fait de lui l'adversaire le plus redoutable et le plus autorisé des abus de la médication mercurielle. Récemment encore M. Diday a publié un complément à ses premières recherches. Après avoir accumulé les preuves cliniques de l'inutilité du mercure dans beaucoup de cas légers, et de son impuissance préventive à toutes les périodes de la maladie, il termine son mémoire par ces mots qui en résument le sens et la portée : « Des syphilitiques et du mercure, peu à peu il en sera ce qu'il en a été des pneumoniques et de la lancette. Depuis qu'on les *soigne*, ils perdent le goût d'être *jugulés*[1]. »

1. Quoique je ne partage pas, comme on le verra plus loin, toutes les idées de M. Diday au sujet du traitement de la syphilis, je tiens en très haute estime ses recherches cliniques sur l'évolution naturelle de cette maladie. Aussi je vais en donner ici un résumé succinct. En groupant les cas si divers qu'offre la clinique, M. Diday les classe en cinq catégories. Chacune d'elles représente un degré de plus en plus fort dans l'intensité du mal. Voici le signalement de chacune de ces catégories : 1° *Syphilis ébauchée* (7 sur 93) : Une seule manifestation cutanée, la roséole, quelques dépolissures de la muqueuse buccale.— Guérison spontanée sans traitement spécifique au bout de deux ou trois mois. — Dans trois cas, rien de plus au bout de dix-neuf, vingt et vingt-sept ans. — 2° *Syphilis faible* (53 sur 93) : Première poussée roséolique ou papuleuse ; — squames aux régions palmaires et plantaires, plaques muqueuses. Après quelques semaines, deuxième poussée, consistant en syphilides sèches plus circonscrites ; quelquefois troisième poussée, etc. Les caractères essentiels des syphilis de cette catégorie sont : de ne produire de lésions visibles qu'au tégument, de durer en moyenne dix mois et demi, de pouvoir guérir en ce laps de temps sans l'intervention des remèdes spécifiques. — 3° *Syphilis forte* (29 sur 93) : Première éruption à larges papules ou ecthymateuse ; débilitation générale ; plaques muqueuses ulcérées ; tubercules squameux, plantaires et palmaires. — Poussées nombreuses successives, subintrantes avec lésions de plus en plus graves. — Rhinite ulcéreuse ; contractures ; iritis ; albuginite ; un peu d'anamnésie ; douleurs ostéocopes, ecthyma des

De ce que viens de vous dire dans ces préliminaires, conclurez-vous que, moi aussi, je suis un antimercurialiste et que non seulement je blâme l'abus de ce remède, mais que j'en proscris l'usage? J'ose espérer que non. J'ai tenu à vous exprimer très franchement ce que les faits m'ont démontré et l'impression qu'ils ont laissée dans mon esprit. J'ai tenu aussi à réagir contre ceux qui prétendent détruire à coups de spécifiques la diathèse en dehors de ses manifestations et quand elle n'existe qu'à l'état latent, parce que je crois que dans une pareille

jambes. Les lésions affectent plusieurs systèmes organiques; elles durent en moyenne vingt mois. Pour en triompher, il faut recourir au traitement spécifique. — 4° *Syphilis galopante* (1 sur 90) : Ses caractères sont: la brièveté de l'incubation; l'apparition de certaines espèces de lésions sur des régions et à une période où on ne les observe pas ordinairement; la coexistence d'accidents secondaires et d'accidents tertiaires; enfin, l'impuissance relative, même à fortes doses, des spécifiques. — 5° *Syphilis tertiaire* : Les lésions vont en augmentant de gravité et tendent à se perpétuer; elles apparaissent sans aucune régularité; elles sont destructives, viscérales, etc., etc. D'après les statistiques de M. Diday, *un malade sur six* deviendrait tertiaire dans nos climats.

Il serait fort important de savoir d'une manière sinon très exacte, du moins approximative, combien de syphilitiques sont atteints d'accidents tertiaires. Je crois que la proportion de *un sur six* est beaucoup trop forte. En prenant tous les tertiaires qui sont traités, soit dans les hôpitaux ordinaires, soit dans les hôpitaux spéciaux de Saint-Louis, de Lourcine et du Midi, on trouverait, je crois, qu'ils ne représentent pas le sixième des malades qui contractent la syphilis et la font soigner dans les mêmes hôpitaux. Je ne connais aucun moyen précis de résoudre cette question, et je me borne à dire qu'en me fondant sur ce que j'observe depuis quatorze ans dans la clientèle hospitalière et dans la clientèle privée, il n'y a pas un malade sur six qui passe de la phase virulente à la phase diathésique ou constitutionnelle; mais j'avoue qu'il me serait impossible d'établir une moyenne.

Voici maintenant les circonstances qui, dès la première éclosion des accidents, doivent faire prévoir la gravité d'une syphilis : l'induration forte et persistante du chancre; une durée de la deuxième incubation au-dessous de quarante jours; des prodromes débilitants, malgré la bonne constitution du sujet; une éruption papulo-squameuse ou pustuleuse très confluente et généralisée; l'apparition précoce de plaques muqueuses ulcérées; les mauvaises conditions constitutionnelles ou hygiéniques du sujet, etc. Les manifestations qui *sentent* le tertiarisme sont, d'après M. Diday, les sternalgies, les tibialgies, un léger degré d'anamnésie, d'impuissance, d'insomnie; un peu de rhinite, une sensibilité spéciale de la pulpe des doigts. On les observe dans la période prodromique, mais ils ont une signification bien plus sérieuse quand ils apparaissent ou réapparaissent plus tard, par exemple, après dix ou douze mois de syphilis secondaire progressive.

Les catégories de M. Diday, fondées sur le degré de gravité des cas, peuvent être admises d'une manière générale. Mais il importe d'y faire cette restriction sérieuse, que la bénignité d'une syphilis pendant ses deux ou trois premières années ne met pas absolument à l'abri des déterminations viscérales, et entre autres des syphiloses du névraxe. C'est un point que j'ai établi depuis longtemps. Et au surplus, parce qu'il y a des cas légers et qui guérissent d'eux-mêmes, s'ensuit-il forcément qu'on ne doit pas leur donner les spécifiques qui sont indiqués dans les cas graves ou malins? La bénignité ne peut pas constituer une contre-indication; elle implique seulement la nécessité de prescrire un traitement faible et moins longtemps continué.

façon, d'agir la médication supposée préventive, est inutile et peut-être dangereuse.

En résumé :

La syphilis possède deux spécifiques, le mercure et l'iodure de potassium.

Chacun d'eux est doué d'une action curative qui ne fait que bien rarement défaut dans l'ordre des manifestations que chacun d'eux est plus spécialement apte à combattre.

Leur action préventive est très inférieure à leur action curative, si tant est qu'elle existe, ce qui est probable, mais difficile à démontrer d'une manière positive. Toujours est-il qu'elle est fort incomplète, puisque les poussées successives de la maladie s'effectuent à peu près fatalement de la même façon chez ceux qui sont traités ou chez ceux qui ne le sont pas.

Il ne faut donc pas diriger la médication spécifique contre la diathèse indépendamment de ses manifestations, car, sans cela, on serait condamné à traiter les syphilitiques pendant toute la durée de leur existence. On doit attaquer les accidents par l'un ou l'autre spécifique ou par les deux suivant la durée et la mesure qu'exigent leur intensité, leur généralisation, leur nature, leur date et leurs localisations.

Dans l'intervalle des poussées, quand l'organisme est revenu à son état normal et qu'il n'existe plus aucun vestige de l'attaque qui vient de finir, ni aucun prodrome si faible qu'il soit de l'attaque future, il est indiqué de suspendre jusqu'à nouvel ordre la médication spécifique.

En un mot, la source des indications se trouve, non pas dans l'idée forcément hypothétique qu'on se fait de la diathèse à l'état virtuel, mais bien dans les effets matériels de cette diathèse dès qu'elle commence à passer du repos à l'action. Quand elle est absolument à l'état de latence, c'est le moment qu'il faut choisir pour ne pas troubler l'organisme par une médication qui s'émousse à la longue, qui attaque vainement une chose invisible et insaisissable.

I

Traitement mercuriel. — Ce fut quelques années seulement après l'apparition de la grande endo-épidémie syphilitique du seizième siècle que les propriétés spécifiques du mercure contre la syphilis furent découvertes et que son emploi commença à devenir usuel dans le traitement de cette maladie. Dès 1496, Marcellus Cumanus prescrivait l'onguent napolitain. Un poème satirique de Georgius Summarpia, de Vérone, paru la même année, parle déjà de la médication hydrargyrique, ce qui preuve bien qu'elle était répandue. A partir de cette époque, Torella, Widmann, Fallope, pour ne citer que les principaux, et bien d'autres, y eurent recours avec une prudence que n'imitèrent pas leurs successeurs, car, moins d'un demi-siècle plus tard, Ulric de Hutten traçait un effrayant tableau des désordres produits par le traitement mercuriel, tel qu'il était à cette époque institué. On ne s'en servait guère alors, que sous forme de frictions et de fumigations. Plus tard on l'administra à l'intérieur, mais avec aussi peu de prudence. — L'abus qu'en firent les praticiens les plus recommandables et à plus forte raison les charlatans qui pullulaient alors comme aujourd'hui, le jeta dans un discrédit dont il eut de la peine à se relever et qui a toujours pesé sur sa réputation. C'est le bichlorure de mercure ou sublimé qu'on faisait prendre. Il fut surtout préconisé par Sanchez, Van Swieten et Gardane. L'école de Montpellier, pour réagir contre ceux qui intoxiquaient les malades sous prétexte de les traiter, institua une cure modérée et raisonnable, celle par *extinction*, que j'ai citée tout à l'heure et qui consistait à donner de petites doses de mercure pendant longtemps. C'est cette pratique qui a fini par prévaloir et qui est parvenue jusqu'à nous, à travers toutes les vicissitudes qu'a traversées le mercure. Il a fini par triompher de toutes les attaques. De nos jours il y a fort peu d'antimercurialistes absolus. Quant à moi, tout en élevant des doutes sur ses vertus préventives, pour les raisons que je viens de vous exposer, je l'administre dans tous les cas de syphilis, même les plus bénins, car il atténue et abrège les manifestations existantes et peut-être aussi par là ou plus directement il affaiblit la diathèse. Quoique je rende hommage aux beaux travaux de M. Diday, vous voyez donc que je me sépare de lui dans la pratique. Du moment qu'on admet que le mercure guérit les accidents, pourquoi en effet ne pas l'employer, toute proportion gardée, contre les plus bénins aussi bien que contre ceux qui sont graves ou de moyenne intensité ? Parce qu'une maladie peut guérir spontanément, est-ce une raison pour ne pas en diminuer les symptômes et la durée, si cela est en notre pouvoir ?

Lorsqu'on a soin d'administrer le mercure avec prudence, il ne cause aucun dommage à l'organisme, et pourtant il n'en développe pas moins alors ses propriétés curatives. Dans les cas où il est urgent d'en élever les doses, il peut se faire qu'on provoque quelques-uns de ses effets toxiques, tels que la salivation, des troubles gastro-intestinaux, l'anémie, plus rarement certains malaises nerveux, vagues, parfois une éruption spéciale, l'eczéma rubrum, quand on a recours aux frictions; mais tout se borne à cela. Aujourd'hui le maniement de ce remède est soumis à des règles si précises, qu'on ne doit plus redouter les écarts d'autrefois. Les praticiens les moins expérimentés savent à quoi s'en tenir sur les dangers d'une médication hydrargyrique excessive et ils les évitent. On ne voit plus d'intoxication mercurielle grave produite par le traitement de la syphilis. Les cas qu'on observe résultent de l'absorption de vapeurs mercurielles qui est inévitable dans certaines industries. Donc les antimercurialistes n'ont plus, contre le mercure, l'argument considérable que leur fournissait son abus. Peut-être même est-on tombé dans l'excès contraire à celui qu'ils blâmaient avec tant de raison. Dans la plupart des cas, en effet, on administre le mercure à de très faibles doses et presque jamais on ne cherche à obtenir des effets de saturation. Le traitement hydrargyrique n'est quelquefois qu'une expectation déguisée.

Les procédés qu'on emploie pour faire pénétrer le mercure dans l'organisme et obtenir tous les degrés de son action thérapeutique contre les manifestations de la syphilis, sont nombreux et peuvent se ranger sous trois chefs, suivant qu'on choisit pour la voie de l'absorption la peau et les muqueuses, le tissu cellulaire sous-cutané et l'estomac.

1° *Méthode dermique.* — Le procédé le plus ancien consiste à faire des *frictions* sur diverses parties du corps avec un onguent contenant du mercure métallique ou un sel hydrargyrique. Cette méthode, qui a de nombreux inconvénients et qui expose même à des dangers sérieux quand on ne le manie pas avec prudence, a survécu aux abus qu'on en fit à son origine. Depuis quelques années elle a même repris une vogue que ne lui ont pas encore fait perdre des modes d'administration plus nouveaux. C'est un moyen puissant, d'une grande énergie curative et qui agit vite. Aussi faut-il y avoir recours dans les cas où il est impérieusement indiqué de frapper un grand coup pour arrêter les graves déterminations de la syphilis, qui menacent d'une destruction prochaine des tissus et des organes de premier ordre ou compromettent le fonctionnement de ceux qui sont essentiels à la vie. J'emploie fréquemment la méthode des frictions dans un grand nombre de syphiloses et en particulier dans celles de l'œil et des centres nerveux. Je les ai toujours vues d'une efficacité remarquable, dans les syphilides papuleuses, à papules larges, confluentes, squameuses et à plaques intra-dermiques, qui restent sèches pendant toute leur durée ou s'érodent à peine, et qui n'ont que peu ou point de tendance à subir la transformation tuberculeuse. Les éruptions qui composent la grande classe des syphilodermies dont la papulation, sous toutes ses formes et toutes ses variétés, est le principe, sont habituellement d'une très longue durée et fort tenaces; elles résistent quelquefois pendant plusieurs semaines à l'administration interne du mercure. On a beau augmenter les doses, elles ne bougent pas. En pareille occurrence il m'est arrivé souvent d'en triompher avec des frictions vigoureusement poussées. L'action curative est alors très rapide, surtout si on parvient à obtenir un commencement de salivation.

Le mercure, sous quelque mode qu'on l'administre, est le spécifique par excellence des dermatopathies qui se développent pendant la phase virulente de la syphilis. C'est donc surtout dans les deux premières années qu'on en doit faire l'usage le plus fréquent et le plus varié. Vous ne serez pas souvent dans l'obligation de recourir à la pratique des frictions, mais je vous engage à ne pas les oublier chaque fois qu'une éruption syphilitique, sèche et généralisée, comme le sont celles de la période secondaire, sortira de la moyenne ordinaire des syphilodermies érythémato-papuleuses, où bien lorsque, sans être confluentes, elles se concentreront, par suite d'un de ces malencontreux caprices auxquels il faut s'attendre de leur part, sur le cou, sur le front ou d'autres parties de la face. J'ai vu bien souvent des malades qui n'avaient des papules que sur cette région, mais elles y étaient confluentes et il était urgent de les faire promptement disparaître. Les frictions sont la méthode qui réussit le mieux.

On les fait avec de l'onguent mercuriel double, à la dose de 5 à 10 grammes par jour, pour un adulte. Une seule suffit dans les vingt-quatre heures. Mais quelquefois il faut en faire deux par jour quand on veut obtenir très vite la salivation. On doit avoir soin de ne pas excorier la peau sur le point où on les pratique. C'est pour éviter cet inconvénient et empêcher aussi qu'ils ne s'irritent et ne s'enflamment, que j'ai l'habitude de faire frictionner chaque fois des endroits différents. Je choisis préférablement ceux dont la peau est mince et fine : face interne des cuisses, des bras, aisselles, parties latérales du thorax, mollets, face antérieure des avant-bras, etc. — Chacun d'eux, sur une largeur de 10 à 15 centimètres carrés, est frictionné pendant cinq minutes ; on y laisse la couche d'onguent pendant douze heures, puis on l'essuie et on fait un lavage au savon, de manière à enlever toute la pommade, parce qu'en séjournant elle s'altérerait au contact de l'air et deviendrait une cause d'irritation locale.

Une amélioration très prompte ou bien l'irritation des gencives sont les deux seuls signes qui fournissent la preuve incontestable de l'absorption du mercure par cette voie. Dès qu'ils apparaissent, surtout le dernier, il faut suspendre les frictions, ou du moins les faire à des intervalles plus éloignés. Une circonstance à noter, c'est que l'action curative une fois mise en œuvre, se poursuit malgré l'interruption des frictions et presque aussi vite que si on les continuait. Le même fait s'observe avec les autres méthodes d'administration du mercure, mais peut-être pas à un degré aussi prononcé. — Chez les enfants la pratique des frictions mercurielles donne d'excellents résultats à la dose de un gramme d'onguent napolitain pour les vingt-quatre heures. On n'a pas à craindre chez eux la salivation mercurielle qui est inconnue avant la première dentition. — Dans le traitement par les frictions mercurielles il est indispensable d'observer la propreté la plus minutieuse et de prendre au moins deux fois par semaine un bain d'amidon ou de son, ou bien un bain savonneux.

La balnéation joue un rôle considérable dans le traitement des syphilides, surtout lorsqu'on la rend médicamenteuse par l'addition du mercure. Les bains hydrargyriques ne constituent pas, à proprement parler, une méthode thérapeutique. A eux seuls ils seraient insuffisants. Ils agissent surtout localement, mais ils servent aussi à faire pénétrer des sels solubles dans les voies circulatoires. Comme on ne sait pas en quelle quantité, ce mode d'absorption est infidèle. C'est donc surtout à titre de médication externe et topique qu'on y a recours. Ils trouvent leur indication dans toutes les formes sèches et exanthémathiques des syphilodermies, c'est-à-dire dans toutes les variétés de la roséole et des éruptions papuleuses.

Le seul bain hydrargyrique qu'on recommande, c'est celui de sublimé. On le prend dans une baignoire en bois. Il s'obtient en versant dans l'eau ordinaire du bain de 10 à 30 grammes de sublimé, dissous préalablement dans un mélange de 100 grammes d'eau et de 100 grammes d'alcool. On donne un ou deux de ces bains chaque semaine ou même un tous les deux jours. Il faut s'en abstenir toutes les fois que les syphilides sont érosives et ulcéreuses ou qu'il existe sur la surface cutanée des solutions de continuité accidentelles.

De même que les onctions, les *fumigations hydrargyriques* furent employées de très bonne heure, dans le traitement de la syphilis, à une époque voisine du début de l'endo-épidémie du seizième siècle, longtemps avant l'administration du mercure à l'intérieur, qui ne fut tentée pour la première fois, par Mathiole, que vers 1535. Il y avait, nous dit Astruc, deux ordres de fumigations, les unes *bénignes*, les autres *malignes*. Les premières consistaient en matières résineuses, baumes ou parfums de différentes espèces ; les secondes étaient faites avec les mêmes substances auxquelles on ajoutait des préparations mercurielles, telles que le cinabre, le précipité rouge, le turbith minéral et même le sublimé corrosif. On faisait vaporiser les trochisques hydrargyriques sur un réchaud, dans un endroit clos où on enfermait le malade, et on laissait agir les vapeurs sur la peau et la muqueuse des voies respiratoires, pendant une heure, une demi-heure ou trois quarts d'heure, chaque fois, suivant les forces de l'organisme et la gravité de la maladie. L'abus des fumigations causa de graves désordres et les fit tomber dans un discrédit mérité. Dans ces derniers temps, quelques praticiens ont cherché à réhabiliter la méthode par la mesure, la réserve et l'opportunité de son application.

Peut-être l'enthousiasme est-il allé un peu trop loin dans une tentative si estimable et si digne d'être encouragée. En voulez-vous une preuve ? Celui qui en a eu le premier l'idée, M. Langston Parker (de Birmingham), ne dit rien moins que ceci : *Les fumigations mercurielles constituent le traitement « le plus sûr, le plus actif, le plus certain, le moins fréquemment suivi de récidives et le plus efficace dans les cas opiniâtres.* » Vous voyez *a priori* l'exagération. — MM. Henri Lée, Bumstead (de New-York), Henri Guéneau (de Mussy), Horteloup, ont aussi expérimenté les fumigations et ces savants médecins, qui n'emploient que les fumigations de calomel purifié pour éviter l'irritation de la muqueuse des voies respiratoires provoquée par les vapeurs de cinabre, s'accordent à vanter leurs effets curatifs et l'innocuité de leur application.

Comment ces fumigations agissent-elles ? Est-ce par la peau, ou par la muqueuse pulmonaire, ou par ces deux voies que se fait l'absorption du principe médicamenteux, c'est-à-dire du calomel vaporisé ? — Bumstead (de New-York) pensait que l'absorption par la peau est très faible, qu'elle s'effectue dans les petites ramifications bronchiques et les cellules pulmonaires, et que l'effet sur toute l'économie est en raison directe de la quantité de vapeurs inhalée par le patient.

Voici comment on procède : on enferme le malade dans une chambre close, on le recouvre de tissus molletonnés ou d'une couverture de laine, afin de faciliter la sudation, et on le laisse exposé pendant vingt-cinq ou trente minutes aux vapeurs médicamenteuses qu'on obtient de la manière suivante : sur un appareil à chauffer, on place une cuvette remplie d'eau ; au milieu de cette cuvette, on installe une coupelle de métal dans laquelle on a mis de 1 gramme à 3 ou 4 grammes de calomel. Il faut plus d'un quart d'heure en chauffant bien, pour que tout le calomel se vaporise. Les vapeurs se mêlent à celles de l'eau, et, au bout de dix minutes environ, les malades sont couverts de sueur. L'opération est répétée tous les deux ou trois jours, et la moyenne du traitement est de dix-neuf fumigations. Il importe d'employer du calomel à l'état de pureté parfaite et bien lavé, afin qu'il ne contienne aucune trace d'acide chlorhydrique, parce que les vapeurs de cet acide irriteraient la muqueuse respiratoire. Pour la fréquence des fumigations on se règlera sur la force des sujets et le degré de l'action mercurielle. Dans les cas de syphilis secondaire, lorsque le malade est vigoureux, on pourra faire une fumigation tous les soirs. Chez les patients débilités et dans les syphilides tertiaires qui n'exigent qu'une faible médication mercurielle, on n'y aura recours qu'une ou deux fois par semaine. Pendant toute la durée du traitement par les fumigations, le malade portera de la flanelle et suivra une bonne hygiène. Les accidents qu'elles produisent quelquefois se bornent à un sentiment de faiblesse accompagné de maux de tête, plus rarement à un peu de salivation et de diarrhée.

Cette méthode qu'on pourrait appeler *dermo-pulmonaire*, mais qui est bien plus pulmonaire que dermique, puisque ses effets dépendent surtout de la quantité de vapeurs mercurielles introduites dans les voies respiratoires, ne deviendra jamais une méthode usuelle et courante. Ses avantages sont loin de compenser ses inconvénients, et, je suis convaincu que ceux qui la prônent le plus n'y ont que rarement recours. « Si les fumigations, disais-je dans mon rapport sur cette question, sous la forme mitigée où on les emploie aujourd'hui, peuvent rendre des services qu'on aurait tort de dédaigner, elles sont loin d'être dignes du rôle capital, que quelques médecins voudraient leur donner dans la thérapeutique de la syphilis. Fussent-elles bien plus actives qu'elles ne le sont, elles auront toujours contre elles l'embarras, la difficulté de leur application. Elles resteront à l'état de méthode exceptionnelle, expérimentale et satellite d'autres médications plus simples, plus puissantes, d'un maniement plus facile et d'un dosage plus calculable[1]. »

1. Charles Mauriac : *Du traitement de la syphilis par les fumigations mercurielles.* Paris, 1875.

2° *Méthode hypodermique.*— Loin d'être ancienne comme la méthode des onctions et des fumigations, la méthode hypodermique est toute récente; elle n'a pas encore subi l'épreuve du temps. Sa nouveauté lui a conquis une vogue, qu'elle mérite dans une certaine mesure, mais qu'on aurait tort d'exagérer. Ses fervents adeptes sont nombreux. Ils s'illusionnent peut-être en croyant que tous les autres modes de traitement mercuriel sont inférieurs à celui-ci et vont lui céder le pas. Quoi qu'il en soit, cette méthode, qui consiste à injecter des préparations mercurielles dans le tissu cellulaire sous-cutané, augmente et varie notre action thérapeutique et nous fournit, dans certains cas, des ressources qu'on ne doit pas dédaigner. Ceux qui l'ont inventée, ont eu surtout pour but d'éviter les troubles digestifs que cause quelquefois l'ingestion des mercuriaux et de doser le médicament avec une exactitude rigoureuse. MM. Scarenzio, en Italie, Hébra et Hunter, en Allemagne, l'ont découverte et appliquée à peu près en même temps. Le premier se servait de calomel à la vapeur, suspendu dans de l'eau ou de la glycérine. On ne tarda pas à abandonner cette préparation, bien que ses résultats thérapeutiques eussent été plus rapides qu'avec les injections de sublimé. On l'abandonna parce qu'elle produisait fréquemment des accidents locaux plus ou moins graves, tels qu'abcès et gangrène limités, etc. En Angleterre, Berkeley Hill fut le promoteur de la nouvelle méthode, mais il substitua le deuto-chlorure au protochlorure de mercure (1865). Il en fut de même de M. Lewin, à Berlin, qui publia en 1867, pour la première fois, les résultats de sa pratique. Parmi ses syphilitiques, 107 furent soumis aux injections de sublimé dissous dans l'eau distillée; le nombre des injections faites sur chaque malade fut de 16 en moyenne, et la quantité de sublimé administrée de cette façon s'éleva à 15 centigrammes. Deux ou trois semaines suffirent pour amener la guérison sans accidents locaux graves. Le nombre des récidives s'abaissa considérablement, et de 81 pour 100, chiffre habituel chez les syphilitiques traités par les autres méthodes, il tomba, d'après l'auteur, à 27 pour 100[1]. Ce travail considérable, appuyé sur une

1. Je considère la question des récidives, que chacun tâche de résoudre à l'avantage de sa méthode, et avec des statistiques plus ou moins incomplètes, comme une des plus obscures et des plus insaisissables de la thérapeutique syphilitique. On aura beau faire manœuvrer de grosses colonnes de chiffres, nous donner le nombre des malades entrés, sortis, puis revenus ici où là, ou non revenus, et, dans ce cas, considérés comme guéris, on ne portera pas la conviction dans les esprits qui se donneront la peine de réfléchir.

La syphilis, en effet, traitée ou non traitée, récidive presque fatalement, à des intervalles plus ou moins éloignés, sous des formes plus ou moins graves ou légères, pendant les premières années de son évolution. Il est dans son essence de procéder par poussées successives. J'ai très rarement vu des malades n'avoir qu'une seule explosion d'accidents

si grande quantité d'observations, eut beaucoup de retentissement et conquit de nombreux adeptes à la méthode des injections hypodermiques. — Sans nier la rapidité de ses effets thérapeutiques, quelques médecins (MM. Merscheim, Grünfeld, Stohr) la condamnèrent à cause de la production de douleurs vives, d'abcès et même de troubles digestifs. En France, Liégeois pratiqua sur une large échelle la méthode des injections hypodermiques, de 1867 à 1870. Elle lui donna d'excellents résultats, surtout dans la syphilis secondaire. Dès la dixième injection, il se produisait une notable amélioration ; les éruptions commençaient à s'effacer du quinzième au trentième jour. La durée moyenne du traitement était de 37 jours. Liégeois constata les heureux résultats de sa méthode sur la nutrition des syphilitiques ; presque tous augmentèrent d'embonpoint, et le tube digestif conserva son fonctionnement normal. Il en conclut que le mercure est un agent puissant de rénovation moléculaire, facilitant l'apport et le déport de matériaux de nutrition et de dénutrition.

Un grand nombre de praticiens, en France et dans tous les pays, ont expérimenté la méthode des injections hypodermiques. M. Staub a publié un travail très complet sur la question. Il conclut à la rapidité, à la sûreté de l'action thérapeutique, sans désordres locaux. M. le doc-

consécutifs. Et puis, alors même que des manifestations se sont éteintes depuis longtemps, peut-on affirmer qu'il n'en surviendra pas de nouvelles ? Quel est le signe infaillible qui donnera la certitude que la maladie constitutionnelle n'existe plus, que tous ses germes sont morts spontanément ou ont été radicalement détruits? Et si nous n'en possédons pas, quelle confiance doivent inspirer des statistiques qui n'embrassent qu'une période en général assez courte de la vie des malades ? Ah ! si les statisticiens avaient observé les syphilitiques dont ils parlent, depuis l'accident primitif jusqu'à la mort; s'ils avaient noté toutes les péripéties de leur existence morbide, abandonnée à elle-même ou traitée par les différents modes des médications spécifiques, etc.; s'ils avaient réuni dans leurs tableaux, supputé et comparé un grand nombre de cas semblables, on serait mal venu de ne pas prendre leurs arguments en sérieuse considération. Mais ce travail a-t-il été fait et pourra-t-on le faire sur une échelle assez vaste pour réduire à néant toutes les objections ?

Que voit-on dans la pratique de chaque jour ? Des malades (c'est le plus grand nombre) qui guérissent après trois ou quatre poussées d'accidents superficiels, à l'aide d'une médication très simple, ou même sans son secours; d'autres dont les manifestations syphilitiques, plus longues, plus profondes, plus nombreuses, ne sont que difficilement domptées par les traitements spécifiques les plus variés, les mieux institués et les plus scrupuleusement suivis ; d'autres, chez lesquels la propriété qu'ils possèdent de mettre en œuvre l'action curative des spécifiques n'est pas incompatible avec une déplorable aptitude à concevoir l'action morbide et à en perpétuer les effets sous forme de poussées sans cesse renaissantes ; d'autres enfin (c'est l'exception) qui, par le fait d'un rapide épuisement des forces agissantes et radicales, tombent, après une série d'actions morbides répétées et de réactions salutaires incomplètes dans un état de marasme sans issue et de cachexie irrémédiable, etc.

teur Martineau est, parmi les médecins français, celui qui actuellement préconise le plus la méthode hypodermique. Il se sert de la peptone mercurique ammonique préparée par M. Delpech. En juillet 1882, il avait traité, par ce procédé, 600 malades et pratiqué 11,000 injections. D'après lui, elles ne produisent jamais ni salivation, ni stomatite; elles ne suscitent pas de troubles gastro-intestinaux; elles ont, sur la syphilis normale ou anormale, une action beaucoup plus prompte, beaucoup plus efficace que celle obtenue par les autres modes d'administration du mercure; elles augmentent le nombre des globules rouges et le poids du corps, en même temps qu'elles accroissent la quantité de l'urée et des chlorures dans l'urine, ce qui prouve qu'elles activent le mouvement de rénovation organique en favorisant tout à la fois la nutrition et la dénutrition, etc., etc. En somme, ce sont les mêmes conclusions que celles de Liégeois. — L'introduction du mercure dans l'économie, à dose médicamenteuse, produit toujours les mêmes résultats sur la nutrition, quel que soit le procédé que l'on emploie. Les injections hypodermiques ne possèdent pas ce privilège à un plus haut degré que les autres méthodes. D'ailleurs, des expériences rigoureusement comparatives ont-elles été faites[1]?

1. Voici quelle est la formule de la peptone ammonico-mercurique qu'emploie M. Martineau :

♃ Bichlorure de mercure...........	10 grammes.	
Peptone sèche de Catillon.	ãã 15	—
Chlorhydrate d'ammoniaque....		

Un gramme de cette peptone renferme 0,25 centigrammes de sublimé.

Les solutions pour injections sont les suivantes :

♃ Peptone mercurique.........	0,40	centigrammes.
Eau distillée................	30	grammes.

ou :

♃ Peptone mercurique.........	0,40	centigrammes.
Glycérine pure..............	36	grammes.

Une seringue à injections hypodermiques contenant 1 gramme 20, injecte chaque fois, quand elle est pleine, 4 milligrammes de sublimé; une seringue de 2 grammes en injecte 6 milligrammes.

Cette formule de peptone ammonico-mercurique, primitivement employée, a été modifiée par M. Delpech, pharmacien. Pour obtenir des solutions hypodermiques à 10 milligrammes, il a fait une solution concentrée, dite solution normale, ainsi composée :

♃ Peptone en poudre de Catillon.........	ãã 9 grammes.	
Chlorure d'ammonium pur............		
Sublimé corrosif......................	6	—

On dissout cette peptone mercurique dans un mélange de 72 grammes de glycérine pure et de 24 grammes d'eau. — 5 grammes de cette solution normale filtrée contiennent

Tous les expérimentateurs s'accordent à reconnaître que les injections hydrargyriques sont surtout efficaces contre les accidents secondaires et les syphilides sèches érythémato-papuleuses, beaucoup plus que contre les éruptions ulcéreuses. Bumstead les recommande dans les cas où il faut obtenir une action mercurielle très rapide. Il y a recours spécialement dans les syphilides malignes précoces, lorsque la gorge est ulcérée et que de nombreuses ulcérations ecthymateuses sont répandues sur toute la surface du corps.

Une question bien naïve que se sont posée plusieurs partisans des injections hypodermiques est la suivante : quelle est la quantité totale de mercure qu'il faut injecter dans le tissu cellulaire sous-cutané pour obtenir la guérison de la syphilis? Les uns ont répondu, 15 centigr. (Lewin) ; les autres, 60 centigr. en moyenne, comme s'il était possible d'être pris au sérieux dans une pareille évaluation. — Est-ce que le traitement d'une maladie aussi longue, aussi complexe et d'une portée aussi lointaine que la syphilis peut se peser à la balance et se mesurer au compas? Y a-t-il rien de plus antipathologique qu'une pareille prétention?

Malgré tous les éloges qu'on a faits de cette méthode, malgré les avantages incontestables qu'elle présente dans certains cas, je crois qu'elle n'occupera jamais le premier rang et qu'elle restera toujours exceptionnelle, du moins dans la pratique courante. D'abord elle n'est pas d'une application commode, et les malades ainsi que les médecins la trouveront avec raison trop assujettissante. Dans les hôpitaux elle a certainement moins d'inconvénients ; on est sûr, avec elle, que les malades n'éluderont pas l'introduction du mercure dans leur organisme, comme ils sont trop disposés à le faire, quand on ne les surveille pas. Il faut tenir compte aussi des désagréments, suivis des dangers, qui lui sont inhérents. Quoiqu'on ait cherché et réussi à les atténuer le plus possible, ils n'en existent pas moins. Il y a d'abord la douleur de la piqûre ; on dit qu'elle est très faible, mais ne finit-elle pas par devenir agaçante? Chez certaines femmes, on a vu les régions sur

exactement 0,25 centigrammes de sublimé, qui, étendus de 25 grammes d'eau distillée, donnent une solution hypodermique renfermant, *par seringue de* 1 *gramme* 20 *centigrammes*, 10 *milligrammes de sublimé.*

Solution employée par Bumstead :

℞ Sublimé	2,60 centigrammes.	
Glycérine pure	5	grammes.
Eau distillée	24	—

12 gouttes (0,80 centigr.) de cette solution contiennent environ 8 *milligrammes* de sublimé et sont employées pour chaque injection.

lesquelles on avait l'habitude de pratiquer les piqûres devenir et rester endolories. Des abcès intradermiques ou sous-cutanés, de petites tumeurs dures hypodermiques, de la gangrène, des eschares, des érysipèles en ont été quelquefois la conséquence.

Pour les éviter, une précaution essentielle consiste à faire pénétrer l'aiguille jusque dans le tissu cellulaire et à choisir les régions qui sont abondamment pourvues de ce tissu, le dos et les fesses, par exemple. On a recommandé aussi le côté externe des bras (Liégeois), les parties latérales du thorax et surtout le dos, près des omoplates. Il faut avoir grand soin de séparer une piqûre de l'autre par un intervalle de 2 ou 3 centimètres au moins.

Quelle préparation mercurielle faut-il employer? Le sublimé est maintenant universellement adopté ; on a définitivement renoncé au calomel et au biiodure. Mon confrère et ami M. le docteur Galezowski a obtenu de très bons résultats dans les manifestations oculaires de la syphilis, en la traitant par des injections sous-cutanées de cyanure de mercure, à la dose de 5 à 10 milligrammes. Ce sel est beaucoup plus dangereux que le sublimé, et il faut s'en servir avec la plus extrême prudence. De toutes les préparations, la peptone mercurique paraît être celle qui expose aux moindres dangers. On en injecte tous les jours ou tous les deux jours, suivant les cas et les indications, une quantité qui contient de 4 à 6 milligrammes de sublimé. En 1881, le docteur Thomann (de Graz) a expérimenté les injections d'iodoforme, en commençant par 30 centigrammes pour aller jusqu'à 75 centigr., et naturellement il pense en avoir retiré des avantages sérieux.

Je ne sais pas ce que l'avenir réserve à la méthode des injections hypodermiques dans le traitement de la syphilis, mais il y a fort à parier qu'elle ne deviendra jamais universelle comme celle dont il me reste à vous parler.

3° *Méthode stomacale.* — C'est, en effet, la plus commode et la plus généralement adoptée depuis le commencement du seizième siècle. Aucune autre n'a pu la supplanter. Par la force des choses, vous serez toujours amenés à y avoir recours, et je puis vous prédire à coup sûr que, quelles que soient vos préférences pour telle ou telle autre des méthodes précédentes, vous vous apercevrez bien vite qu'elle ne peut point être employée tous les jours et pendant des années chez vos malades, et qu'il faut la réserver pour les cas très rares où la méthode stomacale ne peut pas être tolérée.— Ai-je besoin de vous dire en quoi consiste cette méthode ? Elle consiste à faire avaler une certaine dose d'hydrargyre qui pénètre dans la circulation par l'entremise de la muqueuse gastro-intestinale. Les arguments contre elle sont puisés dans les troubles que l'ingestion des préparations mercurielles apporte parfois dans le fonctionnement du tube digestif. On a beaucoup exagéré ces inconvénients. Sans doute, l'estomac et les intestins tolèrent imparfaitement les premières doses ; mais, au bout de trois ou quatre jours, ils reviennent à leur état normal Il est fort rare de rencontrer une intolérance complète qui force de recourir à la méthode des frictions ou à celle des injections hypodermiques. Dans les cas de syphilis très grave, lorsqu'il faut faire pénétrer rapidement une grande quantité de mercure au sein de l'économie, la méthode stomacale devient insuffisante ou dangereuse et il est nécessaire de la remplacer par les frictions ou les injections ou de les lui donner comme adjuvants. Lorsque la syphilis par la succession rapide, l'intensité, la généralisation de ses poussées a jeté les malades dans la cachexie, toutes les fonctions et en particulier celles de l'estomac et des intestins sont au-dessous de leur activité normale. En pareil cas, l'ingestion de l'hydrargyre est quelquefois plus nuisible qu'utile ; elle peut même devenir impossible. Le médicament n'est pas absorbé. Il n'agit qu'à titre d'évacuant. Les autres méthodes deviennent alors formellement indiquées s'il est encore utile, ce qui est rare, de traiter la cachexie syphilitique par le mercure.

Les préparations hydrargyriques qu'on administre à l'intérieur contiennent le mercure à l'état pur ou à l'état de sel. Les pilules de Belloste et de Sédillot, dont je vous donnerai les formules à la fin de cette leçon, ont pour base le mercure métallique. Le plus habituellement, on donne le mercure sous la forme de protoiodure ou de sublimé. Voici mes deux formules de pilules :

℞ Protoiodure d'hydrargyre	0,03 cent.
Extrait thébaïque.....................	0,01 —
Extrait de quinquina..................	0,06 —

Pour une pilule. Faites 60 pilules semblables.

℞ Sublimé........................	ãã 0,01 cent.
Extrait thébaïque	
Extrait de quinquina.............	0.06 —

Pour une pilule. Faites 60 pilules semblables.

Pour tâter la susceptibilité de l'estomac et des intestins, je vous engage à commencer par de faibles doses ; vous n'augmenterez la quantité du médicament que peu à peu, et à cinq ou six jours d'intervalle, jusqu'à ce que vous soyez arrivé à la dose dont l'effet curatif vous paraîtra suffisant. Cette dose n'est pas toujours facile à déterminer et il vaut beaucoup mieux rester en deçà que d'aller au delà de la limite, si tant est qu'on la puisse déterminer d'une façon précise. L'irritation des gencives, un commencement d'action sur la muqueuse buccale, tel est le meilleur criterium pour juger, d'une part, que la préparation mercurielle a été absorbée, et, d'autre part, qu'elle a suffisamment saturé l'organisme pour donner à peu près tout son effet curatif. Mais combien de fois dans les syphilis légères, superficielles et à manifestations cutanées ou muqueuses, faibles ou restreintes, vous contenterez-vous d'administrer le mercure sans le pousser jusqu'à l'irritation gingivale !

Le *protoiodure de mercure* vanté par Biett et employé, en grand, par M. Ricord a eu et a encore, en France, une grande vogue, qui certainement n'est pas imméritée. Aussi, est-ce de toutes les préparations mercurielles la plus usitée, du moins dans notre pays. Il offre l'inconvénient de provoquer peut-être la salivation plus rapidement que le bichlorure ou sublimé. Dans ces prévisions, je ne le donne, au début, qu'à la dose d'une de mes pilules, c'est-à-dire, à la dose de 3 centigrammes. J'ai même été obligé quelquefois de n'administrer quotidiennement que la moitié d'une pilule, soit un centigramme et demi. Il irrite aussi un peu les intestins et donne lieu, pendant trois ou quatre jours, à une diarrhée légère qui cesse spontanément et à quelques coliques qui causent plutôt un malaise intestinal que de la douleur. Quand il est indispensable d'agir énergiquement, dans les syphilides papuleuses confluentes par exemple, je fais prendre quotidiennement de 0,15 à 0,20 centigrammes de protoiodure. Il est rare que je dépasse la dose de 0,09 à 0,12 centigrammes. C'est la moyenne efficace. Tout dépend du cas et de l'idiosyncrasie des malades. Aucune règle ne peut être établie d'avance.

Le *bichlorure de mercure* ou *sublimé corrosif* est célèbre dans le traitement de la syphilis. C'est lui qui fait la base de la fameuse liqueur de Van Swieten, de celle de Gardane et des pilules de Dupuytren. Beaucoup de praticiens le préfèrent au protoiodure et l'emploient exclusivement. S'il expose moins à la gingivite il est sensiblement plus irritant pour le tube digestif. Il agit souvent d'un façon fâcheuse sur l'estomac en particulier ; il est moins bien toléré que le protoiodure, surtout quand on l'administre en solution. La liqueur de Van Swieten cause aux malades une répugnance insupportable. On l'a modifiée — et c'est une tentative que j'ai faite — de manière à lui faire perdre une partie de ses inconvénients, mais ils restent toujours très grands et je préfère donner le sublimé sous forme pilulaire. Je commence par une de mes pilules, soit

0,01 centigramme par jour et je vais jusqu'à 4 ou 5 dans les cas graves. La moyenne efficace est généralement de 0,02 à 0,03 centigrammes par jour. M. Rodet (de Lyon) a pu, sans danger, pousser la dose du bichlorure jusqu'à 10 centigrammes par jour. Si une pareille dose était indiquée, j'aimerais mieux alors faire pénétrer le mercure dans l'organisme par les voies dermiques et hypodermiques.

En général, chaque médecin affectionne particulièrement telle ou telle préparation mercurielle et l'emploie à peu près seule dans presque tous les cas. Il y en a qui donnent toujours du protoiodure, d'autres prescrivent exclusivement le sublimé. Quelques-uns, moins nombreux, trouvent plus d'avantages à administrer le mercure métallique, etc. Après une longue pratique où j'ai pu étudier les qualités respectives de toutes ces préparations, je n'en vois aucune qui possède une supériorité marquée et infaillible. J'ai recours à peu près indifféremment au protoiodure et au sublimé. Ce dernier est peut-être plus actif et par conséquent mieux indiqué dans les cas graves. Il m'arrive souvent de le donner après le protoiodure ou bien d'alterner l'administration des deux sels, chez le même malade, à des intervalles plus ou moins longs, etc. — Je suis donc fort éclectique et je n'ai pas pu parvenir encore à me passionner, comme de savants confrères, au cœur plus ardent que le mien, soit pour l'un, soit pour l'autre de ces médicaments. Je m'en console aisément, car il me paraît inutile de s'enchaîner, pour l'un des deux, dans les liens d'une prédilection constante et d'une fidélité inébranlable.

Une excellente préparation hydrargyrique très fréquemment prescrite aujourd'hui, c'est le biiodure ; mais on ne le donne pas seul, on l'associe à l'iodure de potassium. C'est Gibert qui l'a employé sous ce mode et a donné son nom au sirop de biiodure ioduré. Dans le traitement de la syphilis, au début et à la fin de la période virulente, on a recours aussi à l'iodure de potassium. — Voici mes deux formules qui, avec les deux précédentes, me servent depuis bien longtemps à traiter tous les cas de la syphilis.

℞ Biiodure d'hydrargyre	0,10	cent.
Iodure de potassium	5, 10, 15 ou 20	gr.
Sirop simple ou d'écorces d'oranges amères ou eau distillée	200	gr.

℞ Iodure de potassium	20	gr.
Sirop simple, ou d'écorces d'oranges amères ou eau distillée	200	gr.

Ma formule de biiodure ioduré n'a que deux quantités fixes : celle du biiodure et celle de l'excipient. Quant à celle de l'iodure de potassium je la fais varier suivant la tendance plus ou moins prononcée de la syphilodermie à l'ulcération. Dans les syphilides primitivement ulcéreuses, il faut donner le sirop avec son maximum d'iodure, soit 20 grammes. Chaque cuillerée à bouche contient 2 grammes de ce sel. On en donne deux ou trois cuillerées par jour et quelquefois plus. — Il m'arrive aussi, lorsque les malades ne peuvent pas tolérer le sirop de biiodure ioduré, ce qui est fréquent, de faire prendre séparément le mercure et l'iodure. Dans ma formule de solution d'iodure, chaque cuillerée à dessert contient un gramme d'iodure. C'est la dose minimum. Je ne descends pas au-dessous. Je donne souvent deux ou trois cuillerées à bouche par jour, ce qui représente 4 et 6 grammes d'iodure de potassium. — Je vous recommande mes quatre formules. C'est avec elles que je traite la syphilis depuis quatorze ans. Elles suffisent à tous les degrés de la maladie, surtout aux cas légers et moyens et même aux cas graves. Quand il s'agit de cas très graves ou que les sujets ont la muqueuse intestinale exceptionnellement susceptible, ou bien encore quand il faut agir très vite, j'ai recours aux frictions mercurielles et je donne en même temps de l'iodure de potassium.

Dans le choix de l'heure, pour l'administration du mercure et de l'iodure de potassium, vous consulterez surtout l'estomac de vos malades. En général j'aime mieux que les médicaments soient pris à jeun; l'absorption en est plus facile. Mais alors ils irritent beaucoup plus la muqueuse gastro-intestinale, que si on les donne immédiatement avant ou après le repas. Quand il s'agit de petites doses, cette question est insignifiante; mais lorsque le traitement doit être vigoureusement mené et qu'il faut recourir au sublimé et au sirop de biiodure-ioduré, les patients tolèrent mieux les hautes doses si leur tube digestif n'est pas à l'état de vacuité.

Traitement ioduré. — W. Wallace rendit, on peut le dire, un immense service à la syphiliothérapie, lorsqu'il découvrit, en 1832, les applications de l'iodure de potassium au traitement de la syphilis. L'expérience universelle a consacré, depuis cette époque, la merveilleuse efficacité de ce médicament. Il y en a qui le placent au-dessus du mercure et peut-être avec raison, car si son action est moins profonde, moins durable, elle est plus rapide. On peut mieux compter sur elle quand il s'agit de conjurer un danger imminent. Il faut remarquer, en outre, que l'iodure de potassium s'adresse à un ordre d'accidents plus graves, plus destructeurs, moins susceptible de guérir spontanément que ceux que le mercure est appelé spécialement à combattre. Le mercure, en effet, cède le pas toutes les fois que dans une syphilodermie se manifeste, quelle que soit la période de la diathèse, une tendance manifestement ulcéreuse. Ajoutez que tous les troubles constitutionnels, toutes les lésions spécifiques des viscères sont justiciables de son action curative. La sphère de cette action est donc infiniment plus vaste que celle du mercure, puisqu'elle embrasse toute la durée de la syphilis. Certainement que dans les déterminations cutanées ou muqueuses tout à fait tertiaires, ou imprégnées dans une certaine mesure de tertiarisme, le mercure a un rôle à jouer; mais il n'est qu'au second rang et, plus on avance dans la diathèse, plus il doit s'effacer devant la souveraineté incontestable de l'iodure de potassium. Une autre supériorité de l'iodure sur le mercure, c'est son innocuité relative sur l'organisme. Il est beaucoup moins toxique et on peut donner avec plus de confiance les doses élevées. Chose curieuse et que je vous ai, si je ne me trompe, signalée plusieurs fois, c'est que l'iodure de potassium administré à fortes doses a moins d'inconvénients pour les malades que donné en petite quantité.

Il faut bien vous dire un mot de ces inconvénents, parce qu'ils manqueront fort rarement de se produire chez vos malades. Aussi devez-vous toujours les en avertir avant de commencer le traitement ioduré. Introduit dans l'estomac l'iodure de potassium est très vite absorbé et il se répand dans tout l'organisme avec une extrême rapidité. Au bout de quatre ou cinq minutes on en peut déceler la présence dans les voies de l'excrétion. La sueur, les urines, la salive et bientôt tous les autres liquides de l'organisme en contiennent. Du moment que, par le fait de cette élimination, l'iodure de potassium se trouve en contact avec certaines muqueuses, il y détermine des phénomènes d'hypersécrétion et d'irritation fort pénibles. C'est principalement sur la pituitaire et sur la conjonctive que ces phénomènes se produisent. Éternuments fréquents, écoulement nasal, tuméfaction de la muqueuse nasale et même des narines dont les bords deviennent érythémateux et sensibles, congestion pénible de toute la région supérieure de la face et de la tête, rougeur des conjonctives, larmoiement, tuméfaction des paupières, sensibilité spontanée et à la pression par suite des mouvements masticatoires au niveau des parotides et des glandes sous-maxillaires, céphalalgie, fièvre, courbature générale, éruption d'acné sur la figure et le tronc, sécheresse de la gorge, goût métallique et salé dans la bouche, etc. Tels sont les principaux phénomènes que produit, pendant quatre ou cinq jours, l'absorption de l'iodure. Ils s'élèvent parfois à un degré extrême de violence et constituent une véritable intoxication. Heureusement que l'accoutumance s'établit assez vite et que l'apaisement se fait sans qu'il soit nécessaire, la plupart du temps, d'interrompre l'iodure. Le coryza est le dernier à disparaître. — L'idiosyncrasie des malades à l'égard de l'iodure est très variable. Il y en a qui ne peuvent pas le supporter; d'autres ont de la peine à s'y habituer. Chez quelques-uns ses effets toxiques sont éphémères et légers, chez les plus privilégiés ils sont tout à fait nuls. Recommandez à vos malades de ne point s'en effrayer, de passer outre et de ne pas même interrompre le traitement iodurė bien loin d'y renoncer[1].

Dans le cours de ces leçons je vous ai parlé si souvent des propriétés thérapeutiques de l'iodure et de ses indications, que je me bornerai à vous les énumérer. Il faut administrer l'iodure : 1° dans les formes ulcéreuses et phagédéniques de l'accident primitif; 2° au début des accidents secondaires, pour combattre les troubles constitutionnels et en particulier la fièvre et la céphalalgie ; 3° dans les éruptions des muqueuses ou de la peau qui sont érosives et deviennent ulcéreuses; 4° dans toutes les syphilodermies de transition, papulo-croûteuses, papulo-tuberculeuses; 5° dans toutes les syphilodermies ulcéreuses d'emblée et d'ordre ecthymateux, dans toutes les syphilodermies tuberculeuses et dans toutes les syphilides malignes[2]; 6° dans les affections syphilitiques de l'hypoderme, dans les gommes ou les suffusions gommeuses résolutives ou ulcéreuses.

1. Voir à la fin de la leçon la note sur l'iodisme.

2. Les syphilides ulcéreuses, quand elles ne sont pas malignes et que le terrain sur lequel elles s'établissent n'a pas été déjà, ou n'est pas devenu, par leur fait, ruiné, cachectique et incapable de toute réaction salutaire, soit spontanément, soit sous l'influence des remèdes et de l'hygiène, ces sortes de syphilides ulcéreuses guérissent quelquefois très vite, beaucoup plus vite même que certaines formes sèches.

Je m'en suis convaincu bien des fois. Le sirop de biiodure ioduré dans lequel on varie, suivant les cas, les proportions du biiodure et de l'iodure de potassium, des pansements avec un mélange, à parties égales, de pâte de Vigo *cum mercurio* et d'onguent napolitain, des toniques, un peu d'exercice et le grand air, tel est l'ensemble des moyens que j'emploie, et dont je garantirais le succès si, dans les questions de thérapeutique en général, et même de thérapeutique syphilitique, nos espérances les mieux fondées n'étaient trop souvent déçues.

Ce même traitement, je l'applique aussi aux syphilides ulcéreuses précoces et malignes, Mais ici l'organisme étant déjà cachectisé, s'épuise en réactions curatives qui avortent, et il devient rapidement incapable de concevoir l'action thérapeutique et de lui laisser porter ses fruits. Bien plus, cette action thérapeutique, outre qu'elle est annihilée, se transforme quelquefois, dans les plus mauvais cas, en action nuisible, et on voit se développer tout à coup ou peu à peu, ce germe d'intoxication qui se trouve au fond de tous les remèdes doués d'une puissante individualité spécifique. Il faut alors renoncer à toute médication et se contenter de relever, par l'hygiène et les corroborants ordinaires, les forces défaillantes de l'économie.

Son association avec le mercure donne les résultats les plus heureux lorsque les accidents sont sur les limites indécises de la période secondaire et de la période tertiaire. C'est alors surtout que je prescris le sirop de biiodure ioduré. Dans les affections cutanées et muqueuses rapidement distructives, dans les syphilides malignes à forme ulcéreuse prédominante, j'ai recours presque exclusivement à l'iodure de potassium. La pratique mieux que les conseils vous fera vite saisir toutes les nuances d'indications que présentent les deux spécifiques de la syphilis. Du reste, comme leur action curative, loin de se contrarier, converge vers le même but, il faudra souvent les employer tous les deux. L'iodure est d'un maniement beaucoup plus facile que le mercure; il n'est formellement contre-indiqué dans aucun cas, sauf dans les syphilides sèches, où il ne m'a paru d'aucun secours, et encore pouvez-vous alors le donner sans nuire. Le mercure, au contraire, est contre-indiqué dans un grand nombre de cas, soit parce qu'il est impuissant contre l'action morbide, soit parce qu'il nuit à l'organisme par ses propriétés toxiques. Ce parallèle, si court qu'il soit, suffit à vous montrer la place de premier ordre qu'occupe l'iodure dans le traitement de la syphilis.

II

Occupons-nous maintenant d'autres questions fort importantes. Une des premières est celle de savoir à quelle époque il convient de commencer le traitement de la syphilis. Eh bien ! convaincu comme je le suis, que s'il n'est pas absolument nécessaire de traiter quand même et surtout à outrance, toutes les manifestations de la syphilis, il est cependant utile toujours et souvent indispensable de les attaquer avec nos spécifiques, j'institue la médication hydrargyrique ou iodurée *dans tous les cas sans exception*. De plus je l'administre aussitôt qu'il ne me reste aucun doute sur la nature de l'accident primitif. Il y a beaucoup de médecins[1] qui ne veulent traiter la syphilis qu'à partir du moment où apparaissent les accidents consécutifs. Je ne vois aucune raison sérieuse pour justifier cette pratique. Ce qu'il y a de plus étonnant, c'est que ceux qui agissent ainsi croient, la plupart, que l'hydrargyre non seulement guérit, mais prévient les manifestations, et que de plus il attaque directement la diathèse. Or s'il en est ainsi, n'y a-t-il pas toutes

1. Parmi eux, je citerai deux éminents syphiliographes, MM. Sigmund et Zeissl, de Vienne.

sortes de raisons pour agir par les spécifiques sur l'économie dès qu'apparaît le premier signe de son intoxication, c'est-à-dire le chancre? N'est-ce pas le moment le plus propice pour combattre un empoisonnement qui ne fait que commencer, que le chancre parachève et amène par lui-même et par les adénopathies qu'il suscite à un état d'infection généralisée, qui va sortir de la virtualité pour entrer dans l'action? Agir autrement n'est-ce pas manquer de logique? Pour ma part je n'ai jamais compris que, systématiquement, on s'abstînt de toute médication interne dans le traitement de la syphilis primitive et qu'on se bornât à appliquer des topiques sur le chancre. Ce chancre syphilitique quel qu'il soit, vous le guérirez plus vite si vous administrez du mercure, que si vous vous en abstenez. Dès lors pourquoi rester inactif? Certes je ne suis pas un fanatique en fait de traitement hydrargyrique. Je vous en ai donné d'assez nombreuses preuves au commencement de cette leçon. Mais ayant la certitude qu'il exerce une action curative incontestable sur toutes les manifestations syphilitiques, principalement pendant les trois ou quatre premières années de la diathèse, je ne vois pas pourquoi j'empêcherais le chancre et les adénopathies primitives d'en bénéficier. Si en donnant un peu de mercure à l'intérieur on pouvait diminuer l'intensité et la durée d'un furoncle, par exemple, se priverait-on de ce moyen?

Je dis aussi que M. Diday serait plus conséquent avec lui-même, au point de vue pratique, si au lieu de faire des catégories de syphilis qu'il faut traiter et d'autres catégories qu'il ne faut pas traiter, il les soumettait toutes au traitement hydrargyrique. Ne reconnaît-il que, s'il n'est pas préventif, il est incontestablement curatif? Pourquoi dès lors s'abstenir de l'administrer dans les cas légers? Est-ce parce qu'il est nuisible? Mais non, il ne l'est point à de faibles doses. Est-ce pour se donner la satisfaction de voir une grave maladie évoluer et guérir spontanément? Certes ce spectacle est intéressant au point de vue pathologique, mais le fait établi et étudié sous toutes ses faces, ne vaudrait-il pas mieux traiter, proportionnellement à l'intensité des manifestations, que de se condamner à l'inertie thérapeutique pour en faire un argument? Oui, il y a des affections spontanés, accidentelles, toxiques et même constitutionnelles qui s'arrêtent et se résolvent d'elles-mêmes. Beaucoup d'inflammations aiguës et d'exanthèmes sont dans ce cas. A la rigueur on pourrait se dispenser de les attaquer avec violence. Et pourtant si nous avions un spécifique contre la pneumonie, la rougeole, la scarlatine, etc., et si ce spécifique pouvait être toujours administré sans inconvénients et avec des avantages marqués, ne tâcherions-nous pas d'obtenir ces avantages même dans les cas les plus légers? Est-ce qu'un cas, si léger qu'il soit, n'est pas quelque chose d'anormal dont il faut se débarrasser le plus promptement possible?

Je me fais donc un devoir de traiter toutes les syphilis, même les plus bénignes, et de commencer la médication interne dès que le diagnostic du chancre syphilitique est positif. Il est bien entendu que la médication n'est la même, ni comme dose, ni comme agent, ni comme durée, dans tous les cas. Contre des chancres bénins et éphémères vous donnerez de petites doses de protoiodure et vous les diminuerez encore quand la guérison aura été obtenue. Je fais même suspendre quelquefois la médication hydrargyrique pendant dix ou quinze jours avant l'époque présumée des accidents secondaires, afin de la reprendre alors à doses beaucoup plus fortes. Dans les chancres vastes, très indurés et surtout ulcéro-phagédéniques, je donne du mercure et de l'iodure de potassium. Ce dernier médicament rend aussi de grands services pour combattre les troubles constitutionnels qui précèdent et accompagnent l'explosion des premiers symptômes de l'intoxication généralisée. Comme j'ai étudié toutes ces questions. dans mes leçons sur la syphilis primitive, je n'ai pas besoin d'en parler ici plus longuement.

Le mercure administré convenablement, dès le début du chancre, n'empêche jamais la syphilis de se manifester par quelques-uns des phénomènes qui lui sont propres. Dans quelques cas, il est vrai, j'ai vu les syphilides cutanées faire complètement défaut. Fallait-il en faire honneur au médicament? En partie sans doute. Mais comment se fait-il que cet heureux résultat ne se produise peut-être pas une fois sur cinq cents cas? Ce qui paraît plus certain, mais qui n'est pas constant, c'est que le traitement hydrargyrique allonge la période de la syphilis primitive, en retardant l'époque où apparaissent les premières manifestations généralisées de l'empoisonnement.

Dans les syphilodermies exanthématiques je donne le protoiodure d'hydrargyre à la dose de 0,09 à 0,12 centigrammes. Il efface assez rapidement ces éruptions. Dans les syphilodermies papuleuses, qui sont beaucoup plus longues et plus tenaces, il est souvent nécessaire d'augmenter la dose de protoiodure. J'aime mieux alors recourir au sublimé dont je fais prendre 0,03 ou 0,04 centigrammes par jour. Pour peu que ces éruptions résistent et tardent à se décolorer et à s'affaisser, je prescris des frictions avec l'onguent napolitain.

Pendant combien de temps faut-il traiter une syphilide? Tant qu'elle dure à l'état d'éruption active. J'entends par là, qu'il ne faut pas s'acharner après les macules pigmentaires pas plus qu'après les cicatrices que beaucoup de syphilides laissent après elles. Dans les cas sévères et qu'il est urgent de combattre avec vigueur, c'est-à-dire pour parler des syphilodermies particulièrement justiciables du mercure, dans toutes les variétés du groupe papuleux à l'état confluent, etc., je vous conseille d'augmenter assez rapidement les doses jusqu'à ce que vous ayez obtenu un effet curatif bien manifeste. Cela fait, vous pouvez laisser un peu de répit au malade en revenant à des doses moyennes. Le branle de la guérison une fois donné, l'éruption s'affaisse, s'efface et disparaît assez vite et même quelquefois avec une grande rapidité. Je fais continuer la médication hydrargyrique, en la diminuant peu à peu, jusqu'à ce que toutes les papules aient disparu, puis je la suspens.

C'est une chose nécessaire, en effet, de ne pas administrer le mercure pendant un temps très long et d'une façon continue. L'organisme finit par s'accoutumer à lui, comme à tous les autres poisons, et il devient alors inerte. Ensuite quand on a besoin de lui, on trouve son action curative en défaut ou émoussée. Il importe donc que le traitement mercuriel soit interrompu. Quelle est la règle à suivre en cela? Elle me paraît tout indiquée par le processus même de la syphilis : combattez les accidents pendant qu'ils existent, et, après qu'ils ont disparu, laissez l'organisme se reposer et délivrez-le momentanément de la médication.

A quel moment faudra-t-il la reprendre? Dès que vous constaterez les premiers indices d'une nouvelle poussée.— Et si cette poussée tarde trop à venir? En pareil cas, attendez quatre ou cinq semaines, un peu plus ou un peu moins suivant les circonstances. Au surplus tous ces points de détail ne peuvent pas être fixés d'avance. Il faut s'inspirer des circonstances et se laisser guider par la maladie elle-même.

Savez-vous à quoi on arrive quand on veut poser les préceptes d'un traitement applicable à tous les cas et régler systématiquement l'époque et la durée soit de ses reprises, soit de ses interruptions. On arrive à un défaut de concordance bizarre, choquant et antimédical entre l'apparition des accidents et l'application du traitement destiné à les combattre. Que penser de cette méthode où on doit, *quoiqu'il arrive*, suspendre la médication pendant un mois afin de neutraliser l'accoutumance; et par contre, au bout de ce temps *toujours quoiqu'il arrive et qu'il y ait ou non des récidives*, reprendre le traitement durant six ou huit semaines, à l'issue desquelles on accordera trois mois de répit. Cette supputation mathématique conduit à des conséquences singulières qu'il suffit d'énoncer pour en faire justice. En procédant ainsi, qu'arriverait-il fort souvent? Qu'on ne traiterait le malade que quand il se porte bien, tandis qu'on se ferait un scrupule bizarre de lui donner quoi que ce soit qui puisse le guérir, quand il est couvert d'éruptions érythématheuses, papuleuses et papulo-tuberculeuses, etc. ?

Et, à ce propos, j'ai toujours admiré avec quelle confiance en eux-mêmes, pleine d'une enviable sérénité, quelques syphiliographes se complaisaient à détailler par le menu le traitement de la syphilis. Ne vous imaginez pas qu'ils se bornent aux grandes indications, à celles qui reposent sur les accidents principaux, sur l'époque présumée de leur apparition, sur leur processus, sur leur durée, etc., ni qu'ils s'embarrassent des circonstances multiples et variées qui tiennent encore plus au malade lui-même qu'à son affection... Non. La syphilis, pour eux, est un être abstrait, et c'est contre cette abstraction qu'ils organisent leur campagne thérapeutique, dont le plan serré et le même à peu près pour tous les cas, doit assurer la victoire. Cette uniformité un peu monotone, ils la rachètent par la précision des moyens thérapeutiques et la fixation rigoureuse du moment et de la durée de leur action. Ils sont si imperturbables dans leurs prévisions, qu'ils vous disent d'avance ce qu'il faut faire, mois par mois, presque jour par jour, non seulement pendant la première, mais aussi pendant les deuxième, troisième, quatrième années de la syphilis... Le troisième mois de la deuxième année — pour donner une idée de cette rigidité arbitraire et toute de fantaisie — l'iodure de potassium entrera en ligne, après qu'on aura fait charger l'hydrargyre, à fond, les trois premiers mois, le sixième et le septième, le onzième et le douzième de la première... On ramènera ce dernier sur le terrain le quatrième et le cinquième mois de la troisième. Et puis, du huitième au dixième mois de la quatrième, on confiera au bataillon des sulfureux le soin de balayer le champ de bataille, de poursuivre et de ramener les fuyards, etc... Que sais-je encore ? Une mémoire ordinaire se perd et s'embrouille dans cette stratégie compliquée ; elle succombe sous l'entassement des préceptes. Ne vous semble-t-il pas, comme à moi, qu'il y a peut-être dans ce luxe, dans cette surabondance de conseils, une exagération un peu puérile qui dépasse le but, ou bien ne l'atteint pas ?

Pendant la période d'opportunité pour le traitement hydrargyrique, c'est-à-dire pendant les deux ou trois premières années de la syphilis, il faut faire un choix, eu égard aux indications, parmi les nombreuses manifestations qui se produisent et ne pas s'appuyer indistinctement sur l'une ou sur l'autre, quand il s'agit d'instituer pour la première fois ou de reprendre la médication hydrargyrique. Les syphilides exanthématiques constituent, à cette phase, le centre des indications thérapeutiques. Ce sont elles qui doivent servir de guide pour le choix, la quantité de la préparation hydrargyrique, la durée et le mode de son emploi. Et quand je dis syphilides, j'entends surtout celles qui se développent sur la peau, car les éruptions de plaques muqueuses et mucoso-cutanées ont beaucoup moins d'importance au point de vue des indications du traitement interne, puisqu'elles sont souvent un phénomène circonscrit, régional et relèvent principalement de la médication topique. Suivez donc pas à pas, surveillez avec la plus grande attention les syphilodermies sèches, exanthématiques, généralisées, et attaquez-les plus ou moins vigoureusement par le mercure, suivant leur confluence et leur intensité. Puis interrompez l'usage du spécifique dès que les éléments éruptifs se sont flétris et effacés. Je ne vous conseillerai point de prendre pour mesure de la durée du traitement l'induration chancreuse, les adénopathies, les petites éruptions de plaques muqueuses superficielles qui se produisent çà et là au pourtour des orifices. Dans l'ensemble des manifestations, ces accidents sont d'un ordre inférieur aux grandes syphilodermies cutanées. Aussi ne doit-on pas s'appuyer exclusivement sur eux quand il s'agit de la médication hydrargyrique interne.

Parmi les circonstances étrangères à l'organisme qui sont susceptibles de faciliter le retour des syphilodermies, il faut noter les changements de saison. Le passage de l'hiver au printemps, et celui de l'automne à l'hiver sont souvent marqués chez les syphilitiques par des récidives cutanées. Il y a dans ce fait une indication qu'on ne doit pas négliger. Quoique je ne sois pas très partisan de l'administration de l'hydrargyre, quand il n'existe aucune manifestation syphilitique, cependant je le prescris parfois aux époques sus-indiquées, parce que je crois qu'alors le réveil de l'action morbide est imminent et que la diathèse assoupie subit une sorte de fermentation sourde contre laquelle le mercure peut agir efficacement. — Voici une autre circonstance dans laquelle je le donne également, sans qu'il soit indiqué par aucun accident actuel ou prochain : c'est lorsqu'un malade, impatient de se marier, ne veut pas attendre la fin probable de la période virulente, c'est-à-dire environ le terme de la troisième année révolue. Si les poussées cutanées ou muqueuses sont à craindre chez lui, je donne le mercure pour les *prévenir*, bien que je n'aie, comme vous le savez, que peu de confiance dans son action préventive. Mais je suis loin d'être infaillible et dans cette question si obscure de la prévention thérapeutique, j'agis maintes fois aussi résolument que ceux qui ont en elle une foi absolue.

Dans les syphilis moyennes ou bénignes, dans celles qui ne tendent pas, dès leur début, à devenir tertiaires et qui s'épuisent ou semblent s'épuiser à la fin de la période secondaire, quelle doit être approximativement la durée du traitement mercuriel ? Il n'y a encore à cet égard rien de fixe et d'absolu. Je ne vous dirai point comme les syphiliographes dont je vous parlais tout à l'heure, qui procèdent toujours par affirmations tranchées, par supputations mathématiques : Traitez pendant deux ans et demi, pendant trois ans, pendant quatre ans tous vos malades, pas un jour de plus, pas un jour de moins. Je vous dirai : les phénomènes de la syphilis, quoique soumis à une certaine régularité pendant leur première phase, présentent de nombreuses variétés comme étendue, comme forme, comme durée, comme succession, etc. En outre, chaque malade leur communique une partie de son individualité.

Pourquoi, dès lors, uniformiser le traitement et en assigner les limites à une date immuable ? Ne vaut-il pas mieux, au lieu de poursuivre d'avance une maladie abstraite qu'on suppose devoir être la même chez tous les individus, obéir à ses nombreuses fluctuations et se laisser toute latitude pour la traiter suivant les indications que présente chaque individualité morbide. Chez les uns, le traitement demandera un an et demi ou deux ans, chez les autres trois ans, chez d'autres quatre ans et plus. Un malade, par exemple, a une syphilide très bénigne dans ses manifestations superficielles et circonscrites ; ces manifestations se reproduisent par poussées successives pendant un an, dix-huit mois ; puis un an se passe sans qu'il y en ait aucune. J'admets que, chez un pareil malade, vous continuiez le traitement après la disparition de la dernière poussée, que vous le repreniez même au printemps et à l'automne le plus prochain ; mais le recommencerez-vous pendant la troisième, pendant la quatrième année, si votre malade ne présente plus depuis un an aucun accident syphilitique ? Ce serait, selon moi, abuser du traitement et le prolonger outre mesure. — Qu'un autre malade, au contraire, soit atteint à chaque instant d'éruptions de plaques muqueuses, de poussées papulo-squameuses, non seulement la première, mais la deuxième année ; que les récidives s'étendent à la troisième en se circonscrivant et prennent le caractère tuberculeux ; évidemment, en pareil cas, la durée du traitement devra dépasser ses limites ordinaires. Il faudra continuer et reprendre la médication hydrargyrique pure ou la médication mixte iodurée et hydrargyrique, non seulement pendant deux ou trois ans, mais bien au delà de ce terme et peut-être indéfiniment. Entre ces cas extrêmes, il y en a beaucoup d'intermédiaires.

Tout ce que je puis vous dire, c'est que dans les cas les plus bénins, il ne faut pas moins de deux ans à deux ans et demi de traitement.

III

Traitement local. — La nécessité de faire un traitement local ne s'impose dans les manifestations cutanées de la syphilis que quand elles sont érosives et surtout ulcéreuses. Les érythèmes spécifiques sont, en général, éphémères ; il est inutile de les attaquer par les topiques. On n'y aura recours que si les taches résistent à la médication générale ou si elles persistent trop longtemps sur la face, sur les mains, sur les poignets, c'est-à-dire sur les parties du corps découvertes et exposées à la vue. Une pommade, composée de 30 grammes d'axonge et de 2 ou 3 grammes de turbith minéral rendra des services en pareil cas, et on l'emploiera contre les éruptions impétigineuses du cuir chevelu, après avoir eu soin préalablement de faire tomber les croûtes, contre les plaques circinées dyschromateuses du menton et des joues, et contre les squames de la barbe. — Il faudra frictionner les parties malades pendant cinq minutes avec cette pommade, jusqu'à ce qu'on ait un peu irrité la peau. On traitera de la même façon les petites papules végétantes et mamelonnées des ailes du nez, du pli mento-labial, de la commissure des lèvres, et, si elles sont fendillées par des rhagades, on en touchera le fond avec un morceau de bois effilé trempé dans du nitrate acide de mercure ou une solution de chlorure de zinc à saturation. Pour flétrir et blanchir plus rapidement les syphilides érythémato-papuleuses, on se trouvera bien de donner un bain de sublimé deux ou trois fois par semaine. Le traitement interne n'a aucune prise sur les pigmentations qui succèdent si fréquemment aux taches érythémateuses ou aux papules syphilitiques. On essayera de les faire disparaître en les lotionnant avec une solution de 0,20 centigr. de sublimé dans 150 grammes d'eau distillée.

Parmi les éruptions de la période secondaire, il n'y en a pas qui soient plus opiniâtres et qui se laissent moins influencer par le traitement interne que les affections papulo-squameuses de la paume des mains et de la plante des pieds. La première recommandation à faire aux malades qui en sont atteints, c'est d'éviter avec soin toutes les causes susceptibles d'irriter ces parties. Vous conseillerez en outre de les baigner fréquemment dans de l'eau alcalinisée, afin de faire tomber les squames, de ramollir l'épiderme épaissi et de rendre plus accessibles aux topiques les lésions sous-jacentes. Sur ces lésions, vous ferez faire tous les soirs une friction avec la pommade au turbith minéral dont je viens de vous donner la formule, ou bien un mélange à parties égales d'onguent napolitain et de masse emplastique de Vigo hydrargyrisée. Le malade aura soin de laisser les mains recouvertes d'un gant de caoutchouc pendant toute la nuit. Vous cautériserez tous les trois ou quatre jours les fissures, si communes en pareil cas, ou les ulcérations, soit avec du nitrate acide de mercure, soit avec du chlorure de zinc à saturation, en ayant soin de ne les toucher que légèrement et une seule fois à chaque séance. Dans les formes ulcéro-fongueuses des syphilides plantaires accompagnées de douleur et d'une inflammation périphérique plus ou moins violente, il faut un repos complet pendant quelques jours. Vous prescrirez des applications de charpie imbibée d'eau phéniquée, et vous cautériserez vigoureusement les ulcérations fongueuses avec la solution de chlorure de zinc. Plus tard, quand ce mauvais bourgeonnement sera réprimé, vous recouvrirez les plaies avec des rondelles d'emplâtre de Vigo hydrargyrisé, que vous renouvellerez tous les jours.

Dans une des leçons précédentes, je vous ai exposé le traitement topique des plaques muqueuses, et j'en ai fait ressortir l'importance. C'est avec lui seulement que vous viendrez à bout très promptement de ces lésions qui pullulent et se reproduisent avec une si grande facilité dans certaines régions et qui échappent bien souvent à l'action du traitement général.

Les syphilodermies tertiaires ulcéreuses exigent impérieusement un traitement local. Il faut d'abord débarrasser l'ulcération de la croûte qui la recouvre; on y arrive facilement au moyen de bains répétés, et surtout de cataplasmes de fécule appliqués pendant douze heures. Une fois les plaies découvertes, on les pansera avec une des pommades précédentes, avec celle au turbith ou celle composée d'onguent napolitain et d'emplâtre de Vigo. On pourra aussi les saupoudrer avec de l'iodoforme porphyrisé ou un mélange à parties égales de calomel et d'oxyde de zinc, et enfin on les recouvrira hermétiquement avec un pansement composé de bandelettes d'emplâtre de Vigo hydrargyrisé, superposées et imbriquées comme dans le pansement par occlusion de Chassagnac.

Lorsque le phagédénisme s'empare des syphilodermies ulcéreuses, il faut concentrer tous nos moyens d'action internes ou externes, les porter à leur plus haute puissance et les diriger ensuite contre cette grave complication. Quelquefois nous réussissons; mais si l'organisme est épuisé, les spécifiques échouent; ils deviennent même nuisibles et contribuent à plonger de plus en plus le malade dans l'état cachectique. En pareil cas, il faut suspendre momentanément son usage et se borner aux agents de reconstitution quand il nous est possible de les mettre en œuvre.

Traitement général. — Hygiène. — Balnéation thermale. — Nous sommes loin du temps où on soumettait les malades à une diète rigoureuse, où on les saignait, où, au moyen de sudations et de purgations réitérées, on pratiquait largement sur eux la spoliation des humeurs viciées[1]. Aujourd'hui, nous faisons tout l'opposé; nous nous efforçons de refaire la richesse du sang, que la syphilis déglobulise à toutes ses périodes, mais surtout dans sa première phase; nous relevons les forces nerveuses déprimées; nous soumettons les malades à une hygiène fortifiante, etc. Est-ce ainsi qu'il faut agir dans tous les cas? N'y a-t-il pas quelque exagération à poursuivre une anémie qui, pour être commune, est loin cependant de se révéler toujours par des signes positifs. La mode, pour ne pas dire la routine, ne conduit-elle pas à appliquer d'une façon banale une médication, fort utile quand elle est formellement indiquée, mais qui peut devenir nuisible si on la prodigue à tort et à travers? Pour ma part, je ne vois pas aussi souvent qu'on le dit la nécessité d'administrer du fer et du vin de quinquina. Sur vingt malades du sexe masculin, vous n'en trouverez peut-être pas deux chez lesquels il se produise, par le fait seul de la syphilis et seulement à partir de l'accident primitif, un état chloro-anémique se révélant par la décoloration notable des téguments, la langueur et l'abattement des forces, la torpeur ou l'excitabilité du système nerveux, de l'essoufflement, des palpitations, des bruits de souffles vasculaires, etc. Chez les femmes, de pareilles modifications sont plus fréquentes, et encore en voit-on beaucoup qui subissent les premières atteintes de la syphilis sans que la fraîcheur de leur teint en soit altérée.

1. Il y a des cas, cependant, où il est utile et même indispensable de prescrire un régime sévère et même la diète, chez les pléthoriques, par exemple, qui ont un sang trop abondant, trop riche, qui tombent dans une sorte de dyscrasie hyperhémiante, par les excès d'une nourriture trop succulente, etc. C'est dans de pareils cas qu'il faudrait recourir au *Traitement arabique*. Ce traitement a joui d'une grande célébrité autrefois et peut-être en a-t-on trop aisément adopté un tout contraire. Il consistait à se nourrir pendant quarante jours exclusivement de pain sec ou de biscottes, d'amandes, de noix, noisettes, figues et raisins secs, et, en outre, à ne boire que de l'eau pure. Aucun médicament ne devait être pris durant ces quarante jours. Ce traitement donnait parfois de très beaux résultats, quand on avait le courage de le supporter jusqu'au bout.

Quoi qu'il en soit, l'indication des toniques et des ferrugineux se présente, et il importe d'y déférer, non seulement pour remédier à l'appauvrissement du sang, mais aussi pour favoriser l'action des spécifiques[1].

L'hygiène doit être, de la part du médecin et surtout du malade, l'objet d'une attention continuelle. Maintes fois le traitement spécifique le mieux institué ne réussit qu'à moitié ou même échoue, parce que le malade n'aura pas voulu se soumettre aux prescriptions hygiéniques que vous lui aurez recommandées. Voyez les syphilitiques qui entrent dans nos salles : beaucoup d'entre eux s'améliorent rapidement sous la seule influence du repos, d'une bonne nourriture, du calme de l'esprit et aussi parce qu'ils n'ont plus la possibilité de faire des excès ou de s'abandonner aux habitudes vicieuses qui dépriment les forces vitales et contrecarrent tous les efforts que fait l'organisme, dans sa réaction spontanée, pour combattre les effets de l'empoisonnement syphilitique.

Il y a sans doute beaucoup de médecins qui ont mis sur le compte du traitement spécifique qu'ils préconisaient une amélioration qui n'était due qu'à une bonne hygiène. Vous ferez donc ressortir dans vos conseils la nécessité de mener une vie systématiquement réglée en ce qui concerne les heures des repas, le temps du sommeil, l'exercice de toutes les fonctions et en particulier de celles des organes génitaux. Sachez que ce qu'il a de plus nuisible ce sont les veilles prolongées, l'abus de liqueurs fortes et du tabac, les excès de table ou une alimentation malsaine et insuffisante, un air vicié, les fatigues corporelles, la dépression morale produite par la *syphilophobie* ou par ces causes

1. Voici sur l'anémie des syphilitiques quelques excellentes réflexions de M. Diday, que je me fais un vrai plaisir de citer :

De l'anémie. — « Mais ce n'est là qu'un mot, et la chose est aussi difficile à classer qu'à connaître. Que d'espèces d'anémies, depuis celle des indigents, qui se traite le mieux par un billet d'hôpital, jusqu'à celle des grandes villes qui, tout au contraire, fond pour ainsi dire au soleil ! Que de types de cet état, depuis le cachectique spécial qui guérira par le mercure, jusqu'à l'hyperhydrargyrisé qu'il s'agit uniquement de faire renoncer à sa drogue favorite ; depuis le sexagénaire hypochondriaque, amaigri moins par sa vérole que par les terreurs imaginaires qu'elle lui donne, avec leur cortège habituel d'insomnie, d'isolement, de privations de toute espèce, jusqu'à la pauvre fille qui, pour avoir cru à de trompeuses promesses, se réveille un jour déshonorée, délaissée, repoussée de sa famille, mère et syphilitique !... Certes, l'arsenal des reconstituants est un des mieux fournis de notre matière médicale ; mais, convenez que, en face de tels besoins, il faut y puiser à pleines mains, et réfléchissez surtout que, en face de besoins si divers, il faut savoir y choisir. Je n'entrerai dans aucun détail. Contre cette anémie on comprend que le fer ne suffise pas toujours, et le médecin philanthrope comprendra aussi que l'or doit quelquefois intervenir, mais autrement que comme succédané du mercure. » (*Thérapeutique des maladies vénériennes et cutanées*, Paris, G. Masson, éditeur, page 326.)

si nombreuses et si variées qui s'attaquent au système nerveux dans les grandes villes. Écartez autant que possible toutes ces mauvaises conditions et, si vous y réussissez, vous aurez presque autant fait pour vos malades qu'en leur administrant du mercure. Les malades diffèrent tellement entre eux qu'il est difficile d'entrer dans une description minutieuse de l'hygiène applicable à tous les cas.

Il arrive souvent que la syphilis atteint des personnes qui étaient déjà sous l'influence d'une autre maladie constitutionnelle, telle que l'arthritisme, la dartre ou la scrofule. Il importe alors de faire entrer en ligne de compte dans le traitement les indications que fournissent ces états morbides généraux. S'ils ne sont qu'à l'état latent, s'ils n'ont pas donné signe de vie depuis longtemps, vous ne dirigerez contre eux aucune médication. Mais s'ils ont été mis en éveil par la syphilis, si leurs manifestations s'ajoutent à celles de cette dernière maladie, il faudra les combattre. Chez les scrofuleux syphilitiques vous associerez au traitement spécifique, les toniques, les amers, l'iode, l'huile de morue, les ferrugineux, etc.; chez les dartreux et les herpétiques vous donnerez de l'arsenic. C'est un agent thérapeutique que je vous recommande. J'y ai souvent recours. Il a l'avantage d'être un reconstituant, en même temps qu'un modificateur actif de certaines dermatoses. Il est rare que je néglige de le prescrire dans les syphilides papulo-squameuses qui se concentrent sur la plante des pieds et la paume des mains et qui attaquent simultanément la langue. Dans les syphilides compliquées d'eczéma, de prurigo, d'herpès récidivant, d'éruptions d'un caractère équivoque et non franchement spécifique, j'y ai recours et je fais prendre chaque jour deux ou trois cuillerées à soupe du sirop suivant :

℞ Arséniate de soude	0,10	cent.
Sirop de quinquina	300	gr.

Quand il existe des coïncidences rhumatismales, je recommande une médication alcaline modérée.

Il est utile que les malades évitent les brusques variations de température. La chaleur vaut mieux pour eux que le froid. Les soins de propreté sont indispensables. Rien qu'avec eux on peut guérir tout un ordre de manifestations désagréables et dangereuses, les plaques muqueuses confluentes et humides de la région ano-génitale. Recommandez donc des bains tièdes additionnés de son, d'amidon et d'une faible quantité de sous-carbonate de soude, 100 à 150 grammes, par exemple. — Dans l'intervalle des poussées du côté de la peau, je prescris fréquemment des bains sulfureux. Il faut s'en abstenir pendant toute la durée des syphilodermies, parce qu'ils activent les manifestations cutanées et muqueuses.

La médication sulfureuse doit-elle occuper une place considérable dans le traitement de la syphilis, comme le pensent certains praticiens? On a beaucoup surfait son influence. Toutefois il est incontestable qu'elle peut rendre des services sous le mode de balnéation thermale. Elle constitue un adjuvant utile du traitement syphilitique en favorisant l'action du mercure et de l'iodure de potassium et en augmentant la tolérance pour ces deux spécifiques. La question de savoir si les eaux sulfureuses sont une pierre de touche infaillible pour déceler la syphilis quand on la croit guérie, n'est pas encore résolue d'une façon précise. Si les malades supportent une saison thermale à Luchon, à Aix-les-Bains, à Aix-la-Chapelle, à Uriage, etc., sans qu'aucune manifestation cutanée ou muqueuse se reproduise, faudrait-il les considérer comme quittes envers la syphilis? Assurément non. Ce n'est là qu'une garantie faible, incomplète et précaire. Néanmoins cette épreuve vaut mieux que celle qui donnerait un résultat positif. La diathèse qui obéit à une excitation sulfureuse et qui entre immédiatement en activité, est évidemment moins subjuguée que celle qui résiste à une pareille balnéation thermale. Mais les sulfureux à l'intérieur et surtout les saisons passées aux eaux thermales, agissent d'une manière favorable dans le cas de débilitation profonde et ils sont surtout utiles chez les sujets anémiés et énervés par le séjour des villes, par de mauvaises habitudes hygiéniques, par des excès ou un traitement mercuriel exagéré. Il faut faire entrer en ligne de compte dans les bons résultats des thermes sulfureux et de tous les thermes en général, le changement d'existence, l'exercice, les distractions, l'air pur et vivifiant des montagnes. Mais il y a d'autres eaux que les sulfureuses qui peuvent être recommandées aussi dans la syphilis : celles de La Bourboule par exemple, qui sont alcalines et arsénicales, les eaux chlorurées sodiques et bromo-iodurées que Bazin prescrivait contre les accidents mercuriels, telles que Bourbonne, Kissingen et Balaruc ; Aix et Challes qui sont à la fois sulfurées et iodurées ; les eaux de Vichy, de Plombières, de Néris, d'Aulus, etc., etc.

Dans cette longue leçon j'ai dû me contenter de vous tracer à grands traits les principaux points du traitement de la syphilis. L'application des règles générales aux cas particuliers présente une infinité de nuances, variables suivant les individus et les circonstances qui les entourent. Il appartient à chaque praticien de les découvrir et de les préciser au jour le jour. C'est donc une tâche que je ne puis entreprendre ici et dont je vous laisse le soin, convaincu, que votre perspicacité clinique et votre bon sens médical, aidés et fortifiés par l'expérience, vous permettront de l'accomplir avec succès.

NOTE SUR L'HYDRARGYRISME.

Nous ne possédons pas encore de données sûres relativement aux formes chimiques que revêtent les mercuriaux pour pénétrer dans la circulation. D'après M. Mialhe, dont la théorie est longtemps restée classique, toutes les préparations mercurielles usitées en médecine, en réagissant sur les dissolutions des chlorures, seules ou avec le concours de l'air, produisent une certaine quantité de sublimé corrosif. Mais cette quantité est loin d'être la même pour les différents composés. Les deutosels en fournissent beaucoup plus que les protosels; aussi leur action est-elle beaucoup plus énergique. — D'après M. Rabuteau, dont l'opinion est isolée et ne repose pas sur des faits précis, les combinaisons mercurielles introduites dans l'organisme seraient toutes amenées finalement à l'état de mercure métallique, et c'est en nature que ce médicament serait absorbé, grâce à sa grande puissance de volatilisation. L'absorption du mercure métallique par la peau a été expérimentalement démontrée, en 1877, par M. Fleischer d'Erlangen. L'absorption par les voies respiratoires est extrêmement active. Exemple : un homme se fait une friction mercurielle dans un endroit très étroit et, *six heures* après, sa femme, qui n'a pas touché au mercure, présente les premiers signes d'une salivation, qui atteint, au bout de deux jours, son maximum d'intensité.

Le mercure peut séjourner dans la plupart des tissus, mais on ne sait pas quelle forme il y revêt. C'est dans le foie et dans les reins qu'il s'accumule en plus grande quantité. Les voies principales de son élimination sont les reins; on l'a trouvé également dans la salive, le lait, la sueur et les fèces. L'élimination par le lait ne peut être contestée, et elle est très importante au point de vue thérapeutique. Quand le traitement mercuriel a été continué pendant un certain temps, on peut retrouver du mercure dans les urines, plusieurs jours après que les malades ont cessé d'en prendre. Le séjour du mercure dans l'organisme peut se prolonger pendant des mois et des années. A l'autopsie d'une ouvrière qui, depuis un an, ne respirait plus de vapeurs mercurielles, Küssmaul et Gorup-Besanez ont constaté, à l'aide de la pile de Smithson, que le foie contenait du mercure. — On a dit que l'iodure de potassium favorisait l'élimination du mercure, soit en amenant la formation d'un iodure double, soit en activant la dénutrition et en mettant ainsi en liberté du mercure immobilisé dans les organes. Cette influence de l'iodure a été exagérée, car M. Küssmaul a trouvé du mercure en abondance dans le foie, les reins et même le cerveau d'une malade qui, depuis quatre mois, n'absorbait plus de mercure et qui, depuis un mois, avait pris plus de 60 grammes d'iodure.

Les effets du mercure ne sont durables que s'il est administré d'une manière continue, puisqu'il tend à s'éliminer et que la partie qui reste dans l'organisme, sortant de la circulation, va s'emmagasiner dans certains tissus.

Action directe du mercure sur les téguments. — L'onguent mercuriel employé en frictions, ne cause, la plupart du temps, aucun dommage à la peau, mais quelquefois il y provoque une éruption érythémateuse ou vésiculeuse, surtout lorsqu'il est vieux, rance et oxydé, ce qui donne lieu à un oléo-stéarate de mercure. Cette éruption mercurielle, à cause de sa couleur, a été nommée *eczéma rubrum*. Elle est généralement fugace et suivie d'une légère desquamation. A un degré plus élevé : peau d'un rouge vif, couverte de vésicules confluentes, hémisphériques, d'égal volume, séro-purulentes; démangeaisons violentes. A un degré encore plus avancé : rougeur intense et plus généralisée, peau tuméfiée, phlyctènes, douleurs atroces, etc.

Action directe sur la muqueuse digestive. — Elle est beaucoup plus intense pour les composés très solubles comme le sublimé et le biiodure que pour les protosels. J'ai vu, deux ou trois fois, des pilules de sublimé qui s'étaient arrêtées dans l'œsophage et s'y étaient sans doute fondues, produire une douleur vive plus ou moins haut au-dessus du cardia. Cette douleur qui se faisait sentir à gauche, près de la ligne médiane, en avant et en arrière, était exaspérée par le passage des aliments et des boissons. La liqueur de Van Swieten provoque chez beaucoup de sujets des douleurs à l'épigastre, de l'anorexie, de la diarrhée, etc. En solution concentrée les deutosels donnent lieu à des accidents aigus, mais nous n'avons pas à les étudier ici.

Action générale. — Mercurialisme léger. — Administré à faibles doses (1 centigramme de sublimé, 5 centigrammes de protoiodure par jour), le mercure ne produit, la plupart du temps, aucun trouble physiologique. Beaucoup de syphilitiques sont guéris par le mercure, sans avoir présenté aucun phénomène de mercurialisme (*mercurialisme latent*). — Chez d'autres, le médicament semble agir comme tonique et augmente l'embonpoint. M. Wilbouchewitch en France et puis M. Keyes en Amérique ont cherché à déterminer quelle action exerçait sur le sang un mercurialisme léger. Ils admettent tous deux que le mercure, donné à petites doses chez un syphilitique, *augmente le nombre des globules* au moment même où il agit efficacement sur les manifestations de la syphilis. Plusieurs expérimentateurs ont constaté, en outre, que le mercure, dans ces mêmes conditions, *augmente le poids du corps* et agit comme un reconstituant des plus puissants. Devant ces faits que devient la théorie qui explique l'action du mercure sur la syphilis par ses effets dénutritifs? A la longue cependant le mercure produit de l'hypoglobulie (Wilbouchewitch) et tous les troubles fonctionnels gastriques, respiratoires et nerveux qui accompagnent l'anémie.

Mercurialisme intense. — Les méthodes de traitement qui le produisent sont celles où l'on emploie une *grande quantité de mercure* sous n'importe quelle forme. Il faut citer en première ligne les frictions avec l'onguent et les exhalations de vapeur mercurielles, ainsi que le calomel ingéré à doses réfractées. Dix centigrammes de calomel qui sont résorbés représentent plus de mercure que dix cuillerées à bouche de liqueur de Van Swieten. C'est par l'inspiration de vapeurs mercurielles que se produit l'intoxication professionnelle. M. Merget a démontré que le mercure émet des vapeurs, même à une basse température, et que leur force d'émission est telle que, dans un espace libre, elles peuvent être projetées à 1700 mètres de distance.

C'est par la voie pulmonaire et par la bouche que sont absorbées les vapeurs mercurielles chez les doreurs, les étameurs de glaces, les fouleurs, les feutriers, les tondeuses qui coupent les poils, les enfants qui les battent, les ouvriers des mines de mercure. En 1810, sur le vaisseau *le Triumph*, des vessies remplies de mercure crevèrent et, en l'espace de trois semaines, deux cents hommes furent atteints de mercurialisme aigu. Stomatite intense chez un ouvrier ayant brûlé dans un poêle une sébile qui avait servi à prendre le mercure pour l'étamage des glaces. — Intoxication mercurielle chez les voisins d'un atelier où l'on employait le mercure. — A l'égard du mercurialisme les idiosyncrasies sont remarquables : 4 frictions avec 4 grammes d'onguent mercuriel provoquèrent une intoxication mortelle chez un malade de M. Bouchard. — Une seule friction sur l'hypogastre produisit une glossite parenchymateuse, des lésions de la bouche et de l'isthme guttural qui mirent la vie en péril (Gubler). J'ai vu par contre des malades supporter sans inconvénients des frictions mercurielles pendant plusieurs mois.

Le mercure à hautes doses exerce une action destructive sur les hématies : 1° le plasma renferme une certaine quantité d'oxyde de mercure en combinaison soluble avec l'albumine et le chlorure de sodium ; 2° les globules se détruisent rapidement. De là des phlogoses, des hyperhémies et des troubles nutritifs.

STOMATITE MERCURIELLE. — Parmi les accidents toxiques du mercure, dont le médecin doit le plus se préoccuper pendant le traitement de la syphilis, la stomatite occupe la première place. Quoiqu'elle constitue dans la pratique courante, un événement désagréable ou fâcheux, il y a des cas cependant où il est nécessaire de la provoquer. C'est qu'en effet l'action curative du mercure n'apparaît presque jamais dans toute sa plénitude que lorsque la muqueuse buccale ou les glandes salivaires ont été touchées par le mercure. N'est-ce pas pour cela que les anciens syphiliographes poussaient toujours jusque là la médication hydrargyrique? Aujourd'hui nous restons constamment en deçà, quand les manifestations sont légères, discrètes et n'attaquent aucun organe essentiel à la vie.

L'action du mercure sur la bouche dépend beaucoup plus de la rapidité de l'absorption et de la quantité de métal introduite dans les voies circulatoires, que de la préparation hydrargyrique. La stomatite est plus fréquente après les frictions, les inhalations de vapeurs mercurielles, l'administration du calomel à doses réfractées, celle du protoiodure, etc., qu'après celle du sublimé, du biiodure, etc., parce que les doses de métal introduites de cette façon sont plus fortes, moins immédiatement dangereuses et moins calculables.

Au surplus, l'idiosyncrasie des sujets joue un très grand rôle dans l'étiologie de la stomatite mercurielle. Les femmes y sont plus prédisposées que les hommes. La présence des dents semble presque indispensable à son développement. Chez les petits enfants elle est très rare. Elle manque aussi chez les adultes qui ont perdu leurs dents. Par contre, la carie dentaire, les maladies des gencives et surtout l'évolution de la dent de sagesse sont des causes prédisposantes très actives. Il faut y joindre l'action du froid humide, les fatigues, les excès et un mauvais état de l'estomac. Chez une dame ayant une très belle dentition, 0,03 centigrammes par jour de protoiodure que j'avais prescrits suffirent pour produire en moins d'une semaine une stomatite mercurielle extrêmement violente. Un an auparavant, une très petite dose d'hydrargyre avait également déterminé chez elle un accident semblable. Chez quelques malades atteints d'affections spécifiques de la moelle épinière ou du cerveau, j'ai quelquefois inutilement tenté d'obtenir la salivation mercurielle par le procédé le plus infaillible, c'est-à-dire par d'abondantes frictions mercurielles. C'est au début du traitement, dans le cours du premier septenaire, que les malades sont le plus exposés à la salivation. Plus tard leur impressionnabilité diminue et permet d'augmenter, s'il y a lieu, les doses des préparations hydrargyriques.

Une fois qu'on a cessé le traitement mercuriel la salivation n'est plus à craindre. Cependant il peut arriver que le mercure emmagasiné dans les organes et devenu ainsi inoffensif soit repris par la circulation et donne lieu de nouveau à des symptômes d'intoxication hydrargyrique aiguë et subaiguë. Ainsi MM. Christison et Küssmaul ont vu la salivation reparaître au bout de plusieurs semaines, de plusieurs mois, et même de plusieurs années, sans que les malades eussent de nouveau pris du mercure. Les causes d'un pareil retour sont l'action du froid, celle des eaux sulfureuses. Les médecins d'Aix ont rapporté plusieurs cas de cette dernière influence. Dans un fait de ce genre, la recrudescence, d'après Hartung, ne se serait produite qu'au bout de dix ans. Il est bon d'ajouter que ces faits sont tout à fait exceptionnels et pour ma part je n'en ai pas observé un seul exemple.

On croit généralement que le point de départ de la stomatite n'est pas l'élimination du mercure par la salive, mais une lésion du périoste alvéolo-dentaire qui apparaît sur un point ou sur un autre des arcades dentaires, dès le début de la maladie. — Ce début a lieu presque constamment derrière la dernière molaire, du côté où le malade dort, puis le processus s'étend de là graduellement (Ricord).

Dans l'intoxication de l'appareil buccal par l'hydrargyre, il y a deux phénomènes à considérer : la salivation et l'inflammation des gencives et de la muqueuse buccale. Ils se trouvent très souvent réunis. Mais parfois aussi on les observe séparément. Sans doute la salivation est, la plupart du temps, un phénomène secondaire qui résulte de l'irritation réflexe produite sur les glandes salivaires par l'inflammation gingivo-buccale, ce qui ne l'empêche pas d'être parfois essentiellement *primordiale* et de survenir indépendamment de toute stomatite : j'ai eu plusieurs fois l'occasion d'observer des salivations hydrargyriques abondantes de 7 à 800 grammes par jour, sans qu'il me fût possible, pendant toute leur durée, de constater la moindre inflammation sur la muqueuse buccale. Un pareil fait dûment établi ne prouve-t-il pas que le parenchyme des glandes salivaires ou leurs nerfs sont quelquefois directement et isolément intoxiqués par le mercure. En revanche, il n'est pas rare de rencontrer des cas de stomatite mercurielle excessivement aigus et douloureux qui ne sont accompagnés que d'une salivation insignifiante. C'est même là le fait le plus commun.

Voici quels sont les symptômes de la stomatite hydrargyrique : les gencives se tuméfient, deviennent d'un rouge foncé, saignent facilement et sont douloureuses. Le collet des dents s'entoure d'un cercle rouge vif; elles se déchaussent par suite de l'ulcération du bord libre des gencives ; elles sont soulevées dans leurs alvéoles, rendues mobiles et semblent écartées les unes des autres comme par un corps étranger interposé. La langue devient plus ou moins gonflée et tend à déborder la rangée des dents qui laissent sur elle des empreintes plus ou moins profondes. La tuméfaction s'empare aussi des lèvres et des joues, et la muqueuse de ces dernières présente une crête plus ou moins saillante correspondant à l'intervalle des deux maxillaires. Les mouvements de la langue et des mâchoires sont gênés et douloureux. Quelquefois les malades souffrent beaucoup et ne peuvent rien mastiquer. Ils éprouvent un goût métallique et leur haleine devient d'une *fétidité caractéristique* qui permet de diagnostiquer la stomatite mercurielle à plusieurs pas de distance, même quand elle est à ce degré léger que je décris maintenant. — La muqueuse gingivo-bucco-linguale ainsi enflammée ne tarde pas à s'ulcérer. Ce sont d'abord des érosions superficielles, d'un rouge vif et saignantes, qui se recouvrent rapidement de concrétions pultacées, molles, jaunâtres et surtout très saillantes et très abondantes. Ce dernier caractère est selon moi presque pathognomonique, tant il est fréquent et accusé. Il faut noter aussi l'excessive promptitude avec laquelle ces concrétions se reforment quand on les a enlevées. Les érosions siègent au niveau des dents de sagesse, sur la face interne des joues, sur les bords de la langue, plus rarement sur la voûte palatine, exceptionnellement sur les piliers et le voile (j'en ai vu des cas). Le bord des érosions est dentelé, déchiqueté; leur contour n'affecte aucune configuration systématique comme celui des plaques muqueuses. Dès le début, on observe souvent une tuméfaction de toutes les glandes salivaires et des ganglions lymphatiques périmaxillaires. Il est rare qu'il existe de la fièvre et d'autres phénomènes généraux sérieux; mais, à la longue, les malades peuvent dépérir par insuffisance de l'alimentation.

Il y a même des cas, rares aujourd'hui, où la santé est très sérieusement compromise par la stomatite : c'est lorsque celle-ci passe au deuxième degré et devient très intense. On n'a qu'à exagérer tous les symptômes précédents pour se faire une idée de cette grave affection. La mastication devient impossible, les douleurs sont intolérables, le flux salivaire se fait par litres, jusqu'à 20 et 25 dans les vingt-quatre heures, les alvéoles se nécrosent, les dents tombent, la fièvre s'allume, les articulations temporo-maxillaires s'enflamment et s'enkylosent; des fluxions collatérales, des gangrènes partielles de la muqueuse bucco-linguale, un érysipèle de la face, la suppuration des parotides ou des ganglions cervicaux, le phlegmon des joues et du plancher de la bouche, la glossite parenchymateuse avec abcès ou gangrène, etc., peuvent survenir à titre de complications. J'ai vu, chez une pauvre femme qui avait eu une stomatite terrible à la suite de frictions sur le ventre pour combattre une péritonite puerpérale, des brides cicatricielles couvrir les joues qui adhéraient aux gencives et rapprocher et immobiliser les mâchoires; l'articulation temporo-maxillaire ne tarda pas à s'enkyloser. Il fallut recourir à une opération, qui ne remédia que très imparfaitement à cet état de choses. — L'épuisement par la salivation et par l'inanition peut conduire le malade à un état de cachexie et de marasme qui se termine par la mort.

Le diagnostic de la stomatite mercurielle confirmée est facile. Tout à fait à ses débuts, on la reconnaît à la sensibilité spéciale des gencives des incisives supérieures, au goût métallique qu'éprouvent les malades, à la fétidité de leur haleine. Il est bon de leur faire pressentir la possibilité de ces accidents et de leur recommander la suspension immédiate du remède dès qu'ils s'en apercevront.

La durée de la stomatite mercurielle est en rapport avec son intensité. Elle est plus longue généralement que celle d'une stomatite ordinaire, et même dans les cas légers il faut quelquefois plus d'un et de deux septenaires pour obtenir une guérison complète; je parle bien entendu des cas dans lesquels on a cessé d'administrer le mercure dès le début de la stomatite.

C'est la première condition pour la guérir. Voici maintenant les moyens thérapeutiques les plus propres à obtenir vite ce résultat :

1° *Chlorate de potasse.* On a beaucoup préconisé son efficacité, plus peut-être qu'il ne convenait, dans le traitement de la stomatite mercurielle. On l'a même conseillé comme préventif de cette affection. J'ai l'habitude de le prescrire en gargarismes toutes les fois que je donne des préparations mercurielles. Je ne suis point convaincu qu'il empêche la salivation, mais je force par là les malades à laver leur bouche; or, ces soins hygiéniques sont d'une efficacité incontestable pour préserver la muqueuse buccale de l'intoxication hydrargyrique. Je recommande en même temps de brosser les dents et les gencives avec une brosse douce saupoudrée d'un mélange à parties égales de poudre de charbon et de poudre de quinquina.— Pour un gargarisme au chlorate, on se contentera, lorsqu'il n'existe point de stomatite, d'eau ordinaire dans un litre de laquelle on fera dissoudre de 15 à 20 grammes de chlorate de potasse. Lorsque la stomatite est établie, je fais remplacer l'eau ordinaire par une décoction de racines de guimauve et de têtes de pavots à parties égales. Je conseille aussi aux malades qui n'ont pas un gargarisme sous la main de mettre tout simplement, cinq ou six fois par jour, une pincée de sel dans leur bouche et de se gargariser avec leur salive. On donne aussi ce médicament à l'intérieur, et on en fait prendre 6 à 10 grammes par jour dans un julep gommeux. Le chlorate de potasse a certainement des avantages incontestables, mais on n'en obtient pas des effets curatifs aussi merveilleux que le prétendaient ses panégyristes exagérés.

2° *Boissons acides.* Les limonades sulfuriques et citriques ont été très vantées autrefois et elles méritent en partie leur réputation. J'en dirai autant du lait; c'est même la boisson qu'il faut expressément recommander. J'en fais prendre au moins un litre par jour aux malades atteints de salivation.

3° *Borax.* Je l'emploie souvent en gargarismes quand le chlorate de potasse cause des douleurs trop vives sur les ulcérations. Je me sers aussi d'un mélange à parties égales de miel rosat et de borax pour toucher les points entamés de la muqueuse et le bord libre des gencives.

4° *Caustiques.* La cautérisation est un moyen plus efficace que les précédents quand la salivation est abondante et qu'elle est excitée par de larges et profondes ulcérations. On se servira du crayon de nitrate d'argent dans les cas légers. M. Diday préconise beaucoup l'acide chlorhydrique. Il promène, pendant 8 à 10 secondes, sur les ulcérations, une petite boulette de charpie imbibée de cet acide; la douleur est excessivement vive mais elle se calme au bout de 2 ou 3 minutes. On touche de nouveau les plaies jusqu'à ce que le bourdonnet caustique n'y détermine plus aucune souffrance. — L'acide chromique a aussi été conseillé.

5° *Moyens adjuvants.* Purgations légères de temps en temps, surtout si les intestins sont resserrés. — Nourriture substantielle sous forme liquide ou demi-liquide. — Poudre de Dower le soir, à la dose de 0,30 à 0,50 centigrammes, pour faire dormir et provoquer la diaphorèse. — Bains de pieds vinaigrés et sinapisés, etc.

Avec les précautions qu'on prend aujourd'hui pour administrer le mercure, il est rare que la stomatite devienne très forte. La plupart du temps, elle se borne à une irritation superficielle des gencives. Si on pouvait la maintenir dans cette limite, elle serait presque toujours désirable, car elle est l'indice d'un degré convenable de saturation, et elle est le meilleur thermomètre de l'action du mercure sur l'économie.

Action sur le foie. — Le mercure exerce sur le foie une action cholagogue incontestable. Les faits cliniques le démontrent.

Action sur les intestins. — Presque toujours il existe des phénomènes de catarrhe gastro-intestinal avec évacuations plus ou moins abondantes. Dyspepsie, douleur épigastrique spontanée et à la pression, vomissements.

Action sur l'appareil de l'innervation. — Ils manquent complètement ou n'occupent qu'une place secondaire dans le mercurialisme aigu, tandis qu'ils sont au premier plan dans le mercurialisme chronique. Parmi eux le plus fréquent et le plus typique est le *tremblement mercuriel*, qui s'observe, par conséquent, dans trois grandes maladies d'origine toxique: l'*alcoolisme*, le *mercurialisme*, le *saturnisme*. On a trouvé du mercure dans le cerveau, mais quel est son mode d'action intime sur cet organe? Probablement qu'il provoque de la phlegmasie chronique et de la dégénérescence graisseuse dans les centres nerveux et les nerfs périphériques. Ce sont là les lésions qu'on trouve dans les névropathies saturnines et alcooliques. Le tremblement mercuriel se produit surtout dans l'intoxication mercurielle professionnelle. Il débute par les membres supérieurs, ne se manifeste que sous l'influence des mouvements volontaires, ressemble à celui de la sclérose en plaques et produit quelquefois une impotence fonctionnelle complète. Les muscles du cou ne sont envahis que plus tard et dans les cas graves. Le tremblement de la langue est un des plus constants.

Il est excessivement rare d'observer le tremblement mercuriel au début et même dans le cours d'un traitement hydrargyrique. Le fait cependant peut se produire : les observations de Colson (*Arch. de méd.*, t. XV) le prouvent d'une manière péremptoire. Quant à moi je n'en ai observé aucun cas chez les sujets hydrargyrisés dans un but thérapeutique. — M. Diday, dans ses leçons si remarquables sur l'histoire naturelle de la syphilis, en rapporte quelques cas fort intéressants qui se sont développés sous ses yeux, à la suite de l'administration modérée du mercure faite soit par lui, soit par d'autres médecins. Une fois le tremblement survint dès la 3e friction. Dans les autres cas le mercure était pris à l'intérieur. C'est surtout le mercure en vapeur, absorbé par la surface pulmonaire, qui donne lieu à cette grande névropathie toxique. Van Swieten raconte, d'après un médecin anglais, que le gonflement des gencives et une série d'accidents formidables, commencèrent trois heures après une fumigation de 1 gramme 50 de cinabre.

Parmi les autres accidents nerveux produits par l'intoxication mercurielle il faut citer: la *paralysie* et l'*atrophie musculaire*, l'*anesthésie* diffuse ou dans un côté du corps On a mis aussi sur son compte l'*épilepsie*, l'*apoplexie*, l'*insomnie* complète, la *faiblesse de la mémoire*, la *diminution de l'intelligence*, la *folie* (Diday). Notons aussi l'*hypochondrie mercurielle*. Il y a beaucoup d'exagération dans tout cela. On a surchargé le mercurialisme, surtout celui qu'exige le traitement de la syphilis. Sur des milliers de malades, avec les précautions que l'on prend et la modération que l'on apporte aujourd'hui dans l'administration du mercure comme antisyphilitique on ne trouverait peut-être un seul de ces accidents, même à un faible degré. — C'est la syphilis bien plus que le mercure, qui est susceptible de les produire.

Action sur l'appareil urinaire. — La stéatose rénale avec albuminurie est commune dans le mercurialisme aigu et rare dans le mercurialisme chronique. M. Bouchard constata, sept jours après une première friction et cinq jour après le début de la stomatite, une *suppression presque complète de la sécrétion urinaire*. La mort eut lieu par *anurie*. La proportion de l'urée dans le sang s'éleva à 2,60 pour 1000 et celle des matières extratives à 17 grammes 9 pour 1.000, c'est-à-dire que la quantité de ces dernières fut doublée et celle de l'urée devint dix-sept fois plus grande qu'à l'état normal. On peut en conclure que l'empoisonnement métallique entraîne à sa suite un empoisonnement organique par l'accumulation et la viciation des produits de dénutrition. Il y a non seulement insuffisance rénale, mais, en même temps, trouble profond dans l'évolution des albuminoïdes. De là l'altération profonde des traits, la bouffissure de la face et l'œdème des extrémités, les hémorrhagies multiples, les thromboses, etc.

Action sur les fonctions de reproduction. — Les troubles de la menstruation sont nuls ou n'ont rien de constant. — Avortement, accouchement prématuré (Colson). Les enfants des mercurialisées sont chétifs. Gœtz a même vu un cas de tremblement congénital. Le mercure passe-t-il à travers le placenta ? M. Porak n'a pas trouvé du mercure dans l'urine des nouveau-nés dont les mères avaient pris du mercure pendant un an au moins. A dose thérapeutique le mercure produit les plus heureux effets sur les fonctions de la reproduction chez les femmes syphilitiques, car c'est le seul médicament qui puisse prévenir l'avortement chez elles.

Un mercurialisme antérieur à l'intoxication syphilitique n'a aucune action prophylactique ni préventive contre elle. Un étudiant qui venait d'être mercurialisé largement à Montpellier pour une chancrelle, contracta un chancre à Lyon et la vérole parcourut chez lui toutes ses phases avec la même régularité et la même intensité que s'il n'avait pas pris de mercure (Diday). — Une femme âgée de trente-quatre ans avait travaillé aux chapeaux et absorbé de la vapeur de mercure pendant vingt ans. Au bout de cinq ans il lui survint des tremblements qu'on traita par le lait, puis des crachements de sang, de l'affaiblissement général, de la stomatite. En somme elle avait été très mercurialisée. Il y avait quinze mois qu'elle avait renoncé à sa profession lorsque son mari lui communiqua la syphilis. Or cette syphilis, que je traitai, fut assez forte, car elle produisit des éruptions papuleuses, du psoriasis palmaire, des poussées de plaques confluentes, des sueurs profuses, des étourdissements, des saignements de nez, etc.

NOTE SUR L'IODISME.

C'est un célèbre dermatologiste français, Biett, qui employa le premier, en 1821, à l'hôpital Saint-Louis, les *iodiques*, et surtout les *iodures de mercure* dans le traitement de la syphilis, et principalement dans celui des syphilides. Cullerier, Lugol et quelques autres y eurent recours et obtinrent des succès, mais ils les attribuèrent à ce que les iodiques combattaient le fond scrofuleux qui existait chez leurs syphilitiques. L'iode et ses composés n'occupèrent une grande place dans la thérapeutique de la syphilis que quand Wallace eut publié, en 1832, ses remarquables travaux sur l'*iodure de potassium* dans le traitement de la syphilis constitutionnelle.

Depuis cette époque, l'iodure de potassium n'a rien perdu de la vogue qu'il avait acquise très rapidement dans tous les pays du monde. Sa réputation méritée n'a fait, au contraire, que s'accroître. Il n'a pas eu à lutter, comme le mercure, contre des adversaires de bonne ou de mauvaise foi. Le charlatanisme lui-même n'a eu aucune prise sur lui, et il semble que son règne s'affermisse chaque jour.

Quelques auteurs ont cependant remplacé l'iodure de potassium par d'autres iodures.

M. Gamberini lui préfère l'*iodure de sodium*, parce qu'il est moins désagréable au goût et qu'il agit avec plus de promptitude. Le même médecin a aussi employé l'*iodure d'ammonium* qui, d'après lui, fait rapidement disparaître les indurations du chancre et les adénopathies indurées du pli de l'aine; il serait plus actif que l'iodure de potassium, d'une action curative plus rapide, et ne donnerait jamais lieu à des accidents d'iodisme. On doit l'employer à des doses moindres. L'*iodure de calcium* a été préconisé par M. Venot. — Ces succédanés, qui se rapprochent beaucoup de l'iodure de potassium, ne l'ont point détrôné; ils fournissent le moyen de varier la médication iodurée et de la rendre plus tolérable, sous une forme ou sous une autre, quand l'organisme malade ne s'en accommode pas.

Les iodures de potassium, de sodium, d'ammonium, de calcium sont indiqués dans toutes les manifestations tertiaires de la syphilis. Les iodures de mercure agissent surtout contre les accidents secondaires. Ces iodures sont au nombre de deux : le *protoiodure* et le *biiodure*. Le premier est universellement employé, et son maniement est facile et peu dangereux; le biiodure, au contraire, est un poison très violent, et on le prescrit rarement seul à l'intérieur; mais on a très souvent et très avantageusement recours à sa combinaison avec l'iodure de potassium découverte par P. Boullay. Elle constitue un iodure double de mercure et de potassium, un iodhydrargyrate d'iodure de potassium. Dans ce sel, il y a parties égales de biiodure et d'iodure. *Gibert* trouva que la proportion d'iodure était trop faible pour obtenir les effets thérapeutiques qu'on devait attendre de cet excellent remède, et il proposa de le préparer avec une partie de biiodure et cinquante parties d'iodure potassique.

L'*iodoforme* agit plutôt comme agent de la série du chloroforme que comme iodique proprement dit. Introduit dans la thérapeutique en 1836 par M. Bouchardat, il n'a jamais eu aucune vogue comme médicament interne, parce qu'il est plus dangereux qu'efficace ; mais il en a acquis, depuis vingt ou trente ans, une très grande comme anesthésique local et comme cicatrisant dans les ulcérations chroniques de toute espèce, et en particulier dans celles d'origine scrofuleuse et syphilitique. C'est un excellent topique; il a contre lui son odeur désagréable et pénétrante, qui le rend impossible dans la clientèle privée.

L'absorption de l'iode et de ses composés se fait surtout par la muqueuse gastrique. Par la peau et la muqueuse des voies respiratoires, il n'en pénètre dans le sang que des quantités infinitésimales, par la première surtout. Il faut donc administrer le médicament à l'intérieur; c'est sous ce mode d'introduction que nous allons l'étudier, et nous ne nous occuperons que de l'iodure de potassium, qui a été, qui est et qui restera l'agent le plus précieux de la médication iodique, du moins dans le traitement de la syphilis.

L'iodure de potassium est habituellement bien toléré par la muqueuse gastro-intestinale, et même à doses élevées il n'exerce aucune action irritante sur l'estomac ni sur les intestins; mais il faut qu'il soit pur. Il n'en est pas de même, d'après M. Rabuteau, s'il renferme des iodates; ceux-ci sont difficilement acceptés par l'estomac, parce qu'ils donnent, avec l'acide chlorhydrique du suc gastrique, de l'iode libre qui irrite les parois de cet organe. En pareil cas, il se produit assez vite une chaleur pénible au creux de l'estomac, avec un sentiment pénible de constriction ; les digestions deviennent lentes et difficiles, et il survient de la diarrhée.

Mais, je le répète, ce n'est pas du côté du tube digestif que se produisent les inconvénients de la médication iodurée. L'ensemble des phénomènes qu'elle produit chez un assez grand nombre de sujets résulte de la rapide diffusion du sel dans tout l'organisme, de son élimination par divers émonctoires, et des conséquences qui en résultent comme troubles fonctionnels et comme lésions. Ce sont ces troubles fonctionnels et ces lésions qui ont reçu le nom d'*iodisme*.

Pour donner une idée de l'iodisme, je vais rapporter succinctement un fait dont j'ai été témoin. Chez un malade, âgé de 34 ans, dont rien ne révélait l'idiosyncrasie antipathique à l'iodure de potassium, 0,50 centigrammes de ce sel furent administrés dans la journée. Le soir même se produisit tout à coup l'explosion d'un iodisme formidable, dont tous les phénomènes se montrèrent simultanément : céphalalgie atroce, occupant surtout le front et les parties antérieures de la tête ; — peau chaude ; pouls, 80.— Agitation extrême, avec angoisse précordiale et douleurs sous-sternales. — Insomnie. — Œdème des paupières, rougeur de la conjonctive, larmoiement continuel. — Nez rouge, tuméfié, douloureux ; fosses nasales obstruées, versant des flots de liquide séreux et séro-muqueux. — Les principaux phénomènes de congestion s'étaient portés sur la gorge et le larynx. La luette, en effet, était devenue le siège d'un œdème énorme, qui occupait également tout le bord libre du voile du palais. — Enrouement et extinction presque complète de la voix. — Anxiété respiratoire.

On voit que 0,50 centigrammes d'iodure de potassium avaient instantanément provoqué, sous leur mode symptomatique le plus aigu, tous les phénomènes d'une grippe violente. Au bout de vingt-quatre heures la fièvre tomba, mais tous les autres accidents persistèrent. Cependant, après quarante-huit heures de durée, ils s'atténuèrent et disparurent ensuite assez rapidement.

Il est rare que l'intoxication iodique s'élève à un pareil degré d'intensité, mais il est rare aussi qu'elle fasse complètement défaut. Presque tous les individus qui ingèrent de l'iodure pour la première fois éprouvent au minimum un peu de larmoiement, avec rougeur de la conjonctive, de l'enchifrènement et du jetage nasal mucoso-séreux, des douleurs spontanées et à la pression au niveau des glandes sous-maxillaires et des parotides qui présentent un léger degré de tuméfaction congestive active, un embarras ou une douleur dans les sinus frontaux, un peu de malaise général, une certaine gêne dans la gorge et un peu de titillation au larynx, etc. La plupart de ces troubles iodiques se dissipent au bout de trente-six à quarante-huit heures. Celui qui persiste le plus longtemps c'est le coryza.

Au nombre des manifestations les plus importantes et les plus significatives de l'iodisme, il faut placer les éruptions que l'ingestion de l'iodure de potassium fait naître sur la peau. Chez la grande majorité des individus, l'éruption iodo-potassique est constituée par de l'*acné*. Mais les mêmes toxiques ne produisent pas invariablement telle ou telle forme dermatographique déterminée, quoique ce soit la règle. Aussi voit-on quelquefois l'intoxication cutanée par l'iodure, au lieu de se traduire par une éruption papulo-pustuleuse acnéique, provoquer des érythèmes à formes variées, des éruptions bulleuses, du purpura ou des variétés anormales d'acné, comme l'acné anthracoïde géante. Quelle que soit la forme de l'éruption iodo-potassique, elle restera toujours la même chez le même malade, ce qui prouve bien que c'est presque autant l'individu que le médicament qui détermine la forme éruptive. Telle est l'opinion de mon savant collègue et ami M. le docteur E. Besnier. (Voyez : *Un cas d'éruption bulleuse due à l'iodure de potassium, un cas d'éruption anthracoïde due au même agent*, par Ernest Besnier, *Annales de dermatologie*, t. III, p. 168.) Je ne saurais être aussi absolu, parce que, malgré la variété dans les résultats imprimée par l'iodiosyncrasie, la formule symptomatique, pour chaque toxique, ne se modifie qu'exceptionnellement. Cette formule pour l'iodure c'est l'*acné*. Dans un cas, chez un sujet qui présenta au plus haut degré l'intolérance de l'iodure, j'ai vu l'ingestion de ce médicament provoquer une sorte d'éruption kéloïde qui succéda à l'éruption iodique. C'étaient de véritables tumeurs saillantes de 1 centimètre, longues de 5 à 6, et larges de 3 ; elles étaient mollasses, ovalaires, rosées et peu douloureuses. Leur durée fut très longue, malgré la cessation de l'iodure. — Le cas d'anthracoïde rapporté par M. Besnier se rapproche du mien. La variété dans les manifestations cutanées a fait supposer à ce médecin que le mode pathogénique de l'intoxication devait varier, et que si l'éruption était due la plupart du temps à l'élimination par la peau de l'iodure et à l'irritation directe des points atteints, d'autres fois elle pouvait provenir d'un phénomène réflexe dont le point de départ résiderait dans l'action des médicaments sur le système nerveux d'une région intermédiaire aux centres trophiques, très probablement des premières voies digestives. Pour ma part, il ne m'a pas semblé, jusqu'à présent, qu'il en fût ainsi. Je n'ai jamais constaté le moindre rapport entre l'*impression* du médicament sur les voies digestives, l'estomac en particulier, et son *action* sur le tégument. Comme argument en faveur de sa thèse, M. Besnier dit qu'il n'a jamais vu l'absorption de l'iode à la surface des plaies susciter des éruptions iodiques. Dans un cas, 0,50 centigrammes d'iodure pris par les voies digestives produisirent une urticaire extrêmement prurigineuse, tandis que la même dose du médicament injecté au centre de gommes syphilitiques ne donna pas lieu au même phénomène. — Un cas très intéressant d'intoxication cutanée iodo-potassique a été relaté par M. le docteur Celso Pellizzari. Son malade eut une fièvre intense, une éruption bulleuse et des *nodules* volumineux de la grosseur d'une noix ou d'une pomme dans le tissu cellulaire sous-cutané. (Voy. *Analyse du mémoire de Celso Pellizzari*, par M. Julien, dans les *Annales de dermatologie*, t. I, p. 362, 2e série.)

On a beaucoup exagéré les propriétés diurétiques de l'iodure de potassium, et on cite le cas d'un malade de M. Ricord qui était arrivé à uriner 50 litres de liquide par jour. Mais combien en buvait-il ? Ces observations fabuleuses manquent toujours de rigueur. Que voyons-nous habituellement? Un peu plus d'activité dans la sécrétion urinaire chez quelques-uns des malades qui prennent de 4 à 6 grammes d'iodure ; et cependant c'est par les reins que la majeure partie de l'iodure est éliminée. D'après M. Rabuteau, vingt-quatre heures suffisent pour cela, mais une quantité notable passe encore par les sécrétions, deux, trois et même quelquefois quarante jours plus tard. Qu'il existe une altération du filtre rénal, et l'accumulation de l'iodure dans le sang forcera les autres émonctoires cutanés et muqueux à l'éliminer et à subir les effets toxiques du médicament sur eux. M. Chauvet a vu l'élimination de l'iodure, chez les néphrétiques, durer quatre, cinq, dix et même douze jours. (*Sur les dangers des médications actives dans les cas de lésions rénales.* — Thèse remarquable. Paris, 1877.)

Eh bien, cette énergie éliminatrice du rein, eu égard à l'iodure de potassium, peut-elle devenir pour cet organe une source de dangers divers? Subira-t-il, lui aussi, une sorte d'intoxication comme les muqueuses et la peau, ou restera-t-il indemne de toute altération, même passagère? C'est une question qui a préoccupé M. le professeur Edmonson Otkinson, de l'Université de Maryland. D'après lui, sur un grand nombre de cas traités par de fortes doses d'iodure, dans la syphilis avancée, on trouve après la mort des traces évidentes de maladie rénale. Les modifications de l'organe sont, la plupart du temps, indépendantes de l'empoisonnement syphilitique, puisque la gomme y est relativement rare. M. Otkinson conclut que l'iodure de potassium a une action diurétique; qu'il peut en même temps produire l'apparition de l'albumine et des cylindres dans l'urine, et que par conséquent son usage prolongé est susceptible de provoquer le mal de Brigth.— Dans 19 cas sur 70 de syphilis invétérée, il existait des altérations rénales plus ou moins graves, qui se traduisaient surtout par l'apparition de l'albumine et des cylindres épithéliaux ou hyalins au moment précis où l'iodure était administré. Jamais le parenchyme rénal n'a été atteint. L'auteur en conclut que, quoique les lésions produites par l'iodure de potassium soient de peu d'importance et pour la plupart du temps transitoires, la production d'altérations plus graves n'est pas impossible. J'ai vu grand nombre de malades soumis à de hautes doses d'iodure de potassium qui n'ont jamais eu le moindre symptôme d'affection rénale. Je suis donc obligé de faire des réserves au sujet des conclusions de M. le docteur Otkinson.

Pendant longtemps on a regardé l'iodure de potassium comme un *désassimilant*, si bien qu'on l'employait pour combattre l'obésité. Les expériences de MM. Gamberini et Rabuteau sont contraires à cette opinion. Ce dernier, dans une série d'expériences, faites sur lui-même, a constaté que sous l'influence de un gramme d'iodure pris chaque jour pendant deux semaines, l'urée descendit de 24 grammes à 13 et que sa diminution fut à un moment de près de 40 pour 100.

La sécrétion du lait est diminuée par l'iodure de potassium à tel point qu'on en peut entraver la montée, dès le premier ou le deuxième jour des couches, en le prescrivant. D'un autre côté, comme je l'ai dit plus haut, son action diurétique est loin d'être prouvée. — Toutes ces circonstances n'expliquent-elles pas l'augmentation d'embonpoint que Wallace avait remarquée chez les syphilitiques traités par ce sel ? Je n'ai jamais constaté que l'iodure atrophiât les mamelles ni les testicules comme on le prétend. Je ne crois pas non plus qu'il diminue l'activité génitale. Lugol avait remarqué que les scrofuleux qu'il traitait par l'iode devenaient lascifs. Les expériences les plus modernes tendent à en faire un modérateur du mouvement nutritif. Est-ce là le dernier mot sur lui ? Je ne saurais le dire.

Comment agit l'iodure contre les manifestations de la syphilis ? On l'ignore absolument et toutes les théories qu'on a faites à cet égard n'ont aucune valeur et ne méritent pas d'être mentionnées.

Plusieurs auteurs croient que l'iodisme est indispensable pour que les effets curatifs se produisent. C'est une erreur contre laquelle proteste l'expérience de chaque jour. Maintes fois l'iodure guérit à vue d'œil les lésions tertiaires sans susciter aucune action toxique, tandis que, d'autres fois, il ne les influence que peu parce qu'on le donne à trop faibles doses. Or c'est précisément avec ces faibles doses que se dévoloppe surtout l'action toxique. — Avec le mercure il n'en est pas ainsi, les effets curatifs n'atteignent toute leur plénitude que quand l'intoxication hydrargyrique apparaît sur les gencives et qu'il existe un certain degré de mercurialisme.

L'iodisme est beaucoup moins grave que le mercurialisme. Il guérit spontanément et vite, sans qu'il soit nécessaire de diriger contre lui un traitement spécial. Les symptômes se dissipent même assez rapidement quoiqu'on continue l'administration de l'iodure. Cependant s'ils étaient intenses ou trop désagréables, on ferait bien de suspendre momentanément l'usage de ce sel pour le reprendre ensuite à brève échéance.

PRINCIPALES FORMULES ET PRÉPARATIONS EMPLOYÉES DANS LE TRAITEMENT DE LA SYPHILIS

S'il n'est pas indispensable, il est du moins intéressant de connaître les formules et les préparations qui sont en usage depuis plus ou moins longtemps dans le traitement de la syphilis. Plusieurs d'entre elles sont encore employées et peuvent rendre des services dans certains cas spéciaux. Baucoup portent, en outre, des noms historiques qui occupent une place honorable dans la syphiliographie.

Traitement interne.

I. *Pilules de Sédillot, à l'onguent napolitain.* La formule adoptée par la pharmacopée des hôpitaux de Paris sous le nom de *pilules mercurielles savonneuses*, contient 0,15 centigrammes d'onguent napolitain et 0,10 centigrammes de savon médicinal. Je l'ai modifiée de la manière suivante :

♃ Onguent napolitain frais........	0,10	centigrammes.
Savon médicinal..................	0,06	—
Extrait thébaïque................	0,01	—

pour une pilule. — Faites 60 pilules semblables. Chaque pilule contient 0,05 *centigrammes de mercure métallique*. On en donne de 1 à 5 ou 6 par jour.

Pilules mercurielles bleues. Les pilules bleues sont très usitées en Angleterre. Comme j'ai l'habitude de toujours formuler pour *une seule* pilule, voici comment j'ai modifié leur composition ordinaire :

℞ Mercure métallique	0,05	centigrammes.
Conserve de roses	0,06	—
Extrait thébaïque	0,01	—

pour une pilule. — Faites 60 pilules semblables.

La formule du Codex est : mercure, 2 grammes ; conserve de roses, 3 grammes ; poudre de réglisse, 1 gramme : pour 40 pilules. — La dose de ces pilules est, comme celle des pilules de Sédillot, de 1 à 5 ou 6 par jour. On les donne beaucoup en Angleterre comme cholagogues.

Pilules mercurielles de Belloste :

℞ Mercure cru	} *àà* 60	grammes.
Poudre d'aloès		
Miel		
Rhubarbe	30	—
Scammonée	20	—
Poivre noir	10	—

F. s. a. des pilules du poids de 0,20 centigrammes. Chaque pilule contient 0,05 centigram. de mercure, autant d'aloès et 0,017 milligrammes de scammonée. 12 pilules par jour comme purgatif ; 2 chaque jour, dans les affections dartreuses et syphilitiques.

II. *Pilules de Dupuytren* au sublimé :

℞ Deutochlorure d'hydrargyre porphyrisé.	0,20	centigr.
Extrait d'opium	0,40	—
Extrait de gaïac	0,80	—

pour 20 pilules. — On a vu plus haut comment je les ai modifiées.

Liqueur de Van Swieten :

℞ Bichlorure d'hydrargyre	1	gramme.
Alcool à 80°	100	—
Eau distillée	900	—

C'est une très mauvaise préparation, qui dégoûte les malades et leur cause de violentes gastralgies. C'est sans doute le nom de Van Swieten qui a fait sa vogue. M. Mialhe l'a modifiée de la façon suivante :

℞ Bichlorure de mercure	0,40	centigrammes.
Chlorhydrate d'ammoniaque	1	gramme.
Chlorure de sodium	1	—
Blanc d'œuf	1	
Eau distillée	500	—

1 à 2 cuillerées à bouche le matin et le soir, dans un verre d'eau sucrée, de gruau, de violettes ou de lait.

J'ai fait subir, moi aussi, quelques modifications à cette trop célèbre liqueur, de façon à la rendre plus tolérable. Je trouve ma formule reproduite dans beaucoup d'ouvrages. Je ne m'en sers presque jamais ; toutefois, la voici :

℞ Eau distillée	550	grammes.
Sirop de morphine	250	—
Eau de fleurs d'oranges	100	—
Alcool	95	—
Alcoolat de menthe	4	—
Sublimé	1	—

La proportion de sublimé y est la même que dans la liqueur de Van Swieten. Chaque cuillerée à soupe (20 grammes) contient 0,02 centigrammes de sublimé corrosif et 5 grammes de sirop de morphine, c'est-à-dire 0,002 milligrammes 1/2 de chlorhydrate de morphine. La dose est de 1 cuillerée à dessert (10 gram.), matin et soir. On peut la doubler. Toutes ces formules sont susceptibles de modifications nombreuses, qu'on peut varier suivant les cas. Je propose encore la suivante, qui est plus simple :

℞ Eau distillée	250	grammes.
Sirop de morphine }	*ââ* 100	—
Sirop de fleurs d'oranger }		
Alcoolat de mélisse	50	—
Sublimé	0,50	centigrammes.

La proportion de sublimé y est la même que dans les précédentes.

Liqueur de Gardane.

℞ Bichlorure de mercure }	*ââ* 1	gramme.
Chlorhydrate d'ammoniaque }		
Eau distillée	1,000	—

Peptone ammoniaco-mercurique de M. Delpech :

℞ Peptone sèche de Catillon }	*ââ* 15	grammes.
Chlorhydrate d'ammoniaque }		
Sublimé	4	—

Avec cette peptone on peut faire des pilules et des solutions.

Pilules de peptone ammoniaco-mercurique :

℞ Peptone ammoniaco-mercurique }	*ââ* 0,02	centigrammes.
Extrait de gaïac }		
Extrait thébaïque	1	—

pour une pilule. F. s. a. 60 pilules semblables ; chacune d'elles contient 0,005 milligrammes de sublimé. De 2 à 6 par jour.

Solution de peptone ammoniaco-mercurique :

℞ Peptone ammoniaco-mercurique	1	gramme.
Glycérine pure	50	—
Eau	200	—

1 cuillerée à café contient 0,005 milligrammes de sublimé. De 2 à 4 par jour.

Le *sirop de Larrey* et le *sirop de Cuisinier* sont de prétendus sirops sudorifiques absolument, inertes lorsqu'on n'y ajoute aucune préparation mercurielle. Additionnés de 0,50 centigrammes de bichlorure pour 500 grammes, ils constituent une variété de la liqueur de Van Swieten.

III. Les préparations de biiodure d'hydrargyre sont dangereuses. Je ne me sers jamais de ce sel seul. Je n'ai recours qu'à sa combinaison avec l'iodure de potassium.

Voici les pilules au biiodure de mercure selon la formule de Bouchardat :

℞ Biiodure de mercure	0,005	milligrammes.
Extrait de genièvre	0,05	centigrammes.
Poudre de réglisse	q. s.	—

pour 1 pilule. De 1 à 2 ou 3 au plus chaque jour.

Sirop de Gibert :

℞ Biiodure de mercure............		1 gramme.
Iodure de potassium............	*àà*	50 —
Eau distillée..................		
Sirop de sucre froid.............		2,400 —

25 grammes de ce sirop représentent 0,01 centigramme de biiodure. — Dose : 20 à 30 grammes par jour.

Pilules de biiodure ioduré, suivant la formule de Gibert :

℞ Biiodure de mercure..........	0,10 centigrammes.
Iodure de potassium...........	5 grammes.
Gomme pulvérisée............	0,50 centigrammes.
Miel.........................	q. s.

F. s. a. 20 pilules. — 2 par jour, qui équivalent à 25 grammes du sirop de Gibert. Le sirop est préférable.

Sirop de biiodure de mercure ioduré (Hôpit. de Paris) :

℞ Biiodure de mercure..........		1 gramme.
Iodure de potassium	*àà*	40 —
Eau distillée...............		
Sirop de sucre...............		1,920 —

Dose de 10 à 20 grammes par jour.
J'ai donné, dans la leçon précédente, la formule que j'emploie.

IV. *Préparations iodo-arsénicales :*

℞ Décoction d'orme pyramidal.....	*àà*	250 grammes.
Sirop d'hydrocotyle asiatique. ..		
Arséniate de soude..............		0,05 centigrammes.
Iodure de potassium............		7 gr. 50 —

A la dose de 3 cuillerées à bouche par jour chez les malades qui ont éprouvé des symptômes de syphilis antérieurs et qui sont atteints de psoriasis généralisé (Ricord).

Liqueur de Donovan. C'est une solution iodo-arsénicale de mercure :

℞ Iodure d'arsenic.................	0,20 centigrammes.
Eau distillée....................	120 grammes.

Dissolvez dans un matras de verre à chaud ; ajoutez 0,40 centigrammes de biiodure de mercure et 4 grammes d'iodure de potassium. Filtrez et conservez dans un vase brun et bouché. La liqueur ainsi obtenue est limpide et a une légère teinte paille. — 4 grammes de cette préparation contiennent environ 0,006 milligrammes d'iodure d'arsenic et 0,012 milligrammes de biiodure de mercure. La dose varie de 4 à 100 gouttes et plus dans 90 grammes d'eau distillée, à prendre en 3 fois dans la journée. On augmente chaque jour de 1 à 2 gouttes.

Une tisane qui a la réputation d'être très efficace dans les syphilides, c'est la *tisane de Zittmann.* Elle a été très préconisée par Cazenave.

N° 1. Faites digérer, pendant 24 heures, 400 grammes de salsepareille dans 24,000 grammes d'eau. Ajoutez : sucre d'alun, 50 grammes; calomel, 15 grammes ; cinabre, 5 grammes. Faites bouillir jusqu'à réduction d'un tiers, et ajoutez : feuilles de séné, 100 grammes; racine de réglisse, 50 grammes; anis, 15 grammes; fenouil, 15 grammes. Laissez infuser quelques instants. Passez. — Dose : 1 demi-litre matin et soir.

N° 2. Au résidu de la décoction précédente, ajoutez : 200 grammes de salsepareille, et faites bouillir dans 9,000 grammes d'eau. Ajoutez : écorce de citron, cardamome, cannelle, réglisse, de chaque, 10 grammes. Dose : 1 demi-litre au milieu du jour.

M. Zeissl recommande beaucoup la tisane de Zittmann dans le traitement de toutes les manifestations de la syphilis, même dans celles de la syphilis tertiaire.

Une autre tisane qui a joui d'une grande célébrité, c'est la tisane de Feltz, que Rayer employait très souvent :

℞ Salsepareille	60	grammes.
Colle de poisson	10	—
Sulfure d'antimoine lavé	80	—
Eau	2	litres.

Réduisez à 1 litre. A prendre chaque jour par verrées. — Cette tisane contient une très faible proportion d'acide arsénieux et d'oxyde d'antimoine. Si l'antimoine n'était pas *lavé*, la proportion d'acide arsénieux serait plus considérable et peut-être trop considérable. Aussi, pour avoir une préparation mieux dosée, Rayer au lieu de la tisane de Feltz, prescrivait souvent la suivante :

℞ Décoction de salsepareille	500	grammes.
Arséniate de soude	0,003	milligrammes.

Je ne vois pas l'avantage que peuvent avoir ces tisanes compliquées : il me semble qu'il vaut beaucoup mieux employer des préparations plus simples.

V. *Solutions ferro-iodurées :*

℞ Eau distillée	500	grammes.	
Iodure de potassium	12	—	
Citrate de fer	2	—	(Diday).

Boire matin et soir, à jeun, 1 verre d'eau distillée avec une cuillerée à bouche de cette solution.

℞ Iodure de potassium	} *ãã* 5	grammes.
Protoiodure de fer		
Eau distillée	400	—

Chaque cuillerée à bouche contient 0,50 centigrammes des deux.

VI. *Solution d'iodure d'ammonium :*

℞ Iodure d'ammonium	6	grammes.
Sirop simple	60	—
Eau distillée	400	—

De 1 à 3 cuillerées à bouche par jour.

VI. *Solutions pour injections hypodermiques.* — Solution de M. Stern.

℞ Sublimé	0,25	centigrammes.
Chlorure de sodium	2,50	—
Eau distillée	55	grammes.

On injecte chaque jour 2 grammes de cette solution, ce qui fait 0,01 centigramme de sublimé.

M. Henry Auspitz (de Vienne), préconise la solution suivante :

℞ Bichlorure de mercure......	1	gramme.
Chlorure de sodium.........	2	—
Eau distillée...............	100	—

Il fait une injection dans la région fessière tous les deux jours (plein la seringue de Pravaz).

Le docteur Weisfolg emploie les injections de *nitrate de mercure*. Voici sa formule :

℞ Nitrate de mercure cristallisé	0,50	centigrammes.
Eau distillée................	56	grammes.

Il dit qu'elles sont moins douloureuses que les injections de sublimé, qu'elles ne causent pas d'abcès et qu'elles fournissent une beaucoup plus grande quantité de mercure sans causer de salivation, que n'importe quel autre moyen. Le nitrate de mercure est un médicament très dangereux ; il faut l'employer à moins forte dose que le sublimé. — On fera même bien de ne pas l'employer du tout.

Injection sous-cutanée au sublimé de Liégeois :

℞ Eau distillée............	90	grammes.
Sublimé corrosif.........	0,20	centigrammes
Chlorhydrate de morphine	0,10	—

Une seringue de Pravaz de 1 gramme contient 0,02 centigrammes de sublimé. — 1 à 2 centigrammes par jour.

Traitement externe.

L'emplâtre de Vigo hydrargyrisé dont la composition est très compliquée rend de grands services dans le traitement de la syphilis et en particulier dans le pansement des syphilides ulcéreuses. — Une préparation analogue qu'emploient MM. A. Hardy et Vidal est la suivante :

℞ Cinabre..............................	1,50	grammes
Minium..............................	2,50	—
Diachylon............................	6	—

L'étendre sur une toile pour pansement de syphilides ulcérées.

Voici une pommade de ma composition, que j'emploie fréquemment pour panser des syphilides ulcéreuses ou pour fondre des tumeurs spécifiques ou autres :

℞ Onguent mercuriel double.........	*āā*	10	grammes.
Masse emplastique de Vigo hydrargyrisée.........................			
Extrait thébaïque..................		1	—
Extrait de ciguë...................		2	—

Pommade au précipité blanc et au calomel :

℞ Cold-cream........................	30	grammes.
Extrait thébaïque..................	0,50	centigrammes
ou extrait de ciguë...............	3	grammes
Calomel............................	2	—
ou précipité blanc.................	1	—

Les pommades précédentes peuvent êtres employées aussi dans les syphilides sèches pour hâter leur résolution.

Topiques à l'iodoforme :

℞ Vaseline	10	grammes.
Baume du Pérou	5	—
Iodoforme	1	—
℞ Glycérine	20	—
Iodoforme	2	—
Essence de roses	q. s. pour aromatiser et dimi-	

nuer la mauvaise odeur de l'iodoforme

℞ Ether	10	grammes.
Iodoforme	1	—

Cet éthérolé d'iodoforme doit être préparé au moment de s'en servir.

Pommade au sel de Boutigny :

℞ Vaseline	30 grammes.
Iodure de chlorure mercureux (sel de Boutigny), de	0,25 centigrammes à 1 gr.,

pour modifier quelques ulcères vénériens rebelles. — L'employer avec précaution.

Solution d'hydrate de chloral. Rend des services dans le pansement des ulcérations primitives, des plaques muqueuses, des syphilides ulcéreuses, etc.

℞ Eau distillée	500	grammes.
Hydrate de chloral	5	—
Teinture d'eucalyptus	10	—

On peut se servir aussi de vin aromatique pur ou coupé d'eau, de coaltar saponifié, de vinaigre antiseptique de Pennès, etc.

Trochisque pour fumigations:

℞ Cinabre pulvérisé	1	grammes.
Protoiodure d'hydrargyre	0,50	centigrammes.

Pour une fumigation qu'on fera durer 20 minutes (Récamier),

℞ Protoiodure d'hydrargyre	2	grammes.
Charbon de bois	25	—
Benjoin	0,50	centigrammes.
Eau sucrée	q. s.	

Pour 20 trochisques. Le malade en brûlera un matin et soir, et en dirigera la fumée vers la bouche dans les cas d'ulcères syphilitiques du larynx et de la trachée. (Langlebert.)

Suppositoire mercuriel :

℞ Beurre de cacao	5	grammes.
Onguent napolitain }	*àâ* 2	—
Cire blanche }		
Extrait de belladone	1	—

pour un suppositoire à appliquer dans les ulcérations syphilitiques de l'anus et du rectum.

Suppositoire à l'iodoforme:

℞ Beurre de cacao	8	grammes.
Iodoforme	0,50	centigrammes.
Extrait de belladone	1	gramme.

Pour un suppositoire. — Même usage que le précédent.

Lotion pour faire disparaître les taches pigmentaires laissées par certaines syphilides :

℞ Sublimé	0,20	centigrammes.
Chlorhydrate d'ammoniaque	0,60	—
Eau de Cologne	40	grammes.
Eau distillée	100	—

Lotionner fréquemment les macules, ou, si elles ne s'effacent pas promptement, les recouvrir avec un linge imbibé de cette solution.

Pommade à employer dans le psoriasis syphilitique palmaire et plantaire :

℞ Cosmoline	30	grammes.
Huile de cade	2	—
Onguent napolitain	2	—

Le nombre des formules et des préparations employées depuis quatre siècles dans le traitement de la syphilis est innombrable. — Je n'ai donné que celles qu'il est utile, sinon indispensable de connaître.

Le remède de Pollini jouit d'une grande réputation en Italie. Il coûte fort cher. — L'indication des eaux et des poudres qui le constituent est fournie par les formes graves et invétérées de la maladie : vieux ulcères, lésions osseuses, etc. On le trouve à Milan, dans l'officine des Gasparini. Ce remède secret, qui a près de deux siècles d'existence, a été vanté par des syphiliographes italiens d'une grande autorité.

Le *tayuya* préconisé par quelques médecins italiens comme un puissant modificateur de l'évolution syphilitique, est une substance végétale importée récemment du Brésil par M. Louis Ubicini.

Un des inconvénients que présente la pratique des frictions mercurielles, c'est que l'onguent napolitain dont on se sert salit le linge et adhère d'une façon très tenace à la peau, sous forme d'un enduit gras noirâtre. Pour y remédier, le docteur Vincent a composé un *savon napolitain* qui, ramolli par l'eau, forme une crême onctueuse, facile à étendre sur la peau et surtout facile à enlever avec une simple lotion ou un linge imbibé d'eau. Un des quatre fragments dont se compose chaque pain contient 4 grammes de substance active.

Parmi les travaux sur les injections hypodermiques, un des meilleurs, des plus savants et des plus utiles à connaître, est celui du Dr Ignazio Tortora (de Naples) : *Sulle iniezioni ipodermiche di sublimato corrosivo nella cura della sifilide*. Naples, 1881.

Voir aussi un autre très bon mémoire sur le même sujet, par le Dr Enrico Rasori (de Rome) : *le Injezioni ipodermiche nella sifilide*. Rome, 1880.

APPENDICE

ETUDE CLINIQUE SUR L'INFLUENCE CURATIVE DE L'ÉRYSIPÈLE DANS LA SYPHILIS[1].

C'est un essai de pathologie générale que j'ai tenté dans ce travail; il trouve sa place ici, après la leçon sur le traitement de la syphilis.

J'aurais pu l'intituler : *Effets du conflit entre une maladie constitutionnelle en activité et une maladie aiguë accidentelle.* J'ai donné plusieurs exemples de ce conflit entre la syphilis et l'érysipèle, conflit qui se termine toujours, quand l'érysipèle n'est pas mortel, par une guérison extrêmement rapide des accidents même les plus invétérés de la maladie constitutionnelle.

J'ai étudié aussi le conflit entre la syphilis et les angines aiguës sérieuses qui mettent en jeu les forces réactives de l'organisme. Il était naturel, après l'analyse clinique de faits aussi concluants, d'élargir le cadre de cette étude et d'embrasser la question dans son ensemble.

Je l'ai tenté en montrant que dans les autres maladies constitutionnelles en puissance, des maladies aiguës ou impersonnelles qui exigent une grande énergie réactionnelle de toutes les forces vives et saines de l'organisme, mettent momentanément en déroute les déterminations diathésiques. Mais ce triomphe n'est pas de longue durée, car la maladie chronique, un instant subjuguée, reprend plus ou moins vite possession de l'économie dont semblait l'avoir chassée pour toujours la maladie aiguë accidentelle.

En terminant, j'ai examiné quels sont les effets curatifs de l'érysipèle sur le phagédénisme chancrelleux et sur les scrofulides.

I

Pendant que les maladies constitutionnelles sont en voie d'évolution, et que leur activité s'exprime par les affections variées qu'elles tiennent sous leur dépendance, une maladie aiguë, accidentelle et dégagée de tout lien de parenté avec elles, peut envahir l'organisme.

Qu'arrivera-t-il en pareil cas? Que produira le conflit de la maladie constitutionnelle et de la maladie aiguë?

Y aura-t-il lutte et neutralisation ou destruction des phénomènes morbides de l'une par les phénomènes morbides de l'autre? ou bien l'entente entre les deux se fera-t-elle aux dépens de l'économie, et l'état général ou local se trou-

1. *Gazette des Hôpitaux*, 1873 et tirage à part. In-8° de 50 p.

vera-t-il aggravé par une combinaison, une addition ou une multiplication des deux ordres de phénomènes morbides?

Telles sont quelques-unes des questions qui se présentent immédiatement à l'esprit. Mais il en surgit bien d'autres, lorsqu'on prend la peine de réfléchir à ce problème, un des plus vastes et des plus compliqués de la pathologie.

Remarquez, en effet que, pour le résoudre d'une façon complète, il faudrait étudier dans ce sens, et une à une, toutes les manifestations de nos quatre maladies constitutionnelles : scrofule, syphilis, arthritis et dartre; et déterminer, à l'aide d'observations cliniques probantes, l'action qu'exerce sur chacune d'elles toute la série des maladies aiguës ou réactives. Ne faudrait-il pas aussi se rendre compte des changements que chaque maladie constitutionnelle, pendant ses phases de repos ou d'activité, fait subir aux maladies aiguës? La force médiatrice est-elle atteinte ou reste-t-elle intacte? Est-elle pervertie, exagérée? S'épuisera-t-elle en efforts stériles? N'aboutira-t-elle qu'à des crises incomplètes? ou bien les énergies réactionnelles, stimulées par l'imminence d'un danger nouveau, auront-elles le même ressort spontané, la même tension soutenue, la même concentration des vertus curatives que chez les sujets sains?

Et si l'on ne se borne pas à l'observation superficielle de quelques modalités phénoménales plus ou moins fugaces ou mobiles, ne doit-on pas se demander et rechercher de quelle manière et dans quelle mesure la spécificité des lésions et des troubles fonctionnels propres aux maladies constitutionnelles est altérée par l'invasion d'une maladie aiguë? Qu'advient-il, par exemple, lorsqu'il y a convergence dans le même moment, sur un tissu, sur un organe ou un système, des déterminations morbides qui appartiennent à la maladie aiguë et à la maladie constitutionnelle? La virulence des produits morbides, qui s'ajoute à leur spécificité pendant la première phase de la syphilis, sera-t-elle atténuée et éteinte ou activée et portée à sa plus haute puissance d'intensité?...

Mais il ne faut pas oublier qu'un organisme constitutionnellement affecté n'est pas toujours en activité ; qu'il présente des périodes de calme et de silence, pendant lesquelles l'imminence morbide se cache et veille sous le masque de la santé. Eh bien, l'invasion d'une maladie aiguë sera-t-elle favorable ou contraire à cette imminence morbide? En éloignera-t-elle ou en rapprochera-t-elle les manifestations?

J'admets, et les choses se passent ainsi dans quelques cas, comme je le prouverai, j'admets que la maladie constitutionnelle a été vaincue dans la lutte et que ses manifestations locales n'ont pu résister à l'attaque violente et inattendue d'une maladie accidentelle qui suscite et concentre pour un court instant toutes les énergies saines de l'économie. La déroute sera-t-elle complète, irrémédiable? N'y aurait-il pas un retour offensif soit dans la défervescence, soit plus tard, lorsque l'organisme sera revenu, après tant de secousses, à la vie physiologique? En un mot, la guérison de la maladie constitutionnelle aura-t-elle été apparente ou réelle, momentanée ou durable, radicale ou superficielle?...

Toutes les questions que je viens de poser ne se peuvent évidemment pas résoudre *à priori* et avec les seules données de la pathologie générale. Il faut des faits et en grand nombre : des faits précis, rigoureusement observés, longtemps suivis, interprétés et fécondés selon une conception vraiment médicale des maladies constitutionnelles ou personnelles et des maladies aiguës ou impersonnelles

C'est à ce point de vue que je veux me placer, et j'espère y rester fidèle en me renfermant dans les limites de l'observation pure et en ne tirant des faits qui servent de base à ce travail que des déductions logiques, limitées, et qui n'ont pas la prétention d'être absolues et sans réserves.

OBS. I. — Au mois d'août 1872, je reçus dans mon service à l'hôpital du Midi, salle 8, n. 5, M. R.,., coiffeur, âgé de 27 ans, qui était atteint d'accidents syphilitiques, bien qu'il n'eût eu récemment, disait-il, aucun chancre aux parties génitales ou sur d'autres parties du corps. Il en avait contracté un en 1867, qui n'avait pas été compliqué de bubons, ni suivi d'accidents constitutionnels. Les accidents dont il était actuellement atteint avaient débuté le 12 juin 1872, par un étourdissement, des troubles généraux fébriles et des douleurs violentes dans les jambes. Il avait été obligé de garder la chambre pendant vingt jours. Sur ces entrefaites, étaient survenus les phénomènes propres à la syphilis : roséole maculeuse sur le tronc et la face, papules disséminées, maux de gorge, alopécie.

Quand ce malade entra dans mon service, les manifestations cutanées avaient à peu près disparu. Mais il existait sur les lèvres et dans la bouche une éruption extrêmement confluente de plaques muqueuses, dont le début remontait à deux mois. Aucun traitement spécifique n'avait été suivi. Ces plaques muqueuses étaient en pleine activité et elles avaient déterminé dans le tissu cellulaire sous-cutané et sous-muqueux des lèvres une sorte d'œdème dur, plastique, accompagné d'une énorme tuméfaction indolente. L'angine syphilitique était très intense et de nombreuses plaques muqueuses recouvraient les piliers des amygdales.

Une première cautérisation énergique des plaques muqueuses labiales fut faite le 2 août. On la renouvela le 8. Dans la soirée, une fièvre se déclara, et le lendemain toute la face était envahie par un érysipèle accompagné d'un gonflement très volumineux des joues, des lèvres, du nez et des paupières. On suspendit tout traitement.

La fièvre persista avec intensité et sans interruption pendant cinq ou six jours, puis la défervescence se produisit régulièrement, et la résolution du gonflement érysipélateux se fit avec rapidité; la convalescence fut franche et la santé du malade fut bien meilleure qu'auparavant.

Mais ce qu'il y a de curieux dans ce fait, c'est que l'érysipèle emporta avec lui et fit disparaître, comme par enchantement, dans l'espace de quatre ou cinq jours, toutes les plaques muqueuses des lèvres et de l'isthme du gosier. Bien plus, l'hypertrophie hyperplasique des lèvres diminua et se fondit à vue d'œil; le teint s'éclaircit et les macules et les papules affaissées qui étaient, il est vrai, en voie de décroissance depuis quelques jours, ne présentèrent bientôt plus que des taches imperceptibles.

Quoiqu'il y eût eu une amélioration prodigieusement rapide et un nettoyage presque complet de tous les accidents syphilitiques cutanés et muqueux, le traitement spécifique fut repris le 19 août. Mais le malade se sentait si bien, qu'il ne voulut pas rester à l'hôpital, et vers la fin du mois il sortit. Je l'ai perdu de vue et je le regrette, car j'aurais été curieux de savoir combien de temps avait duré la guérison, et si les manifestations ultérieures de la maladie avaient été retardées et atténuées, ou avancées et aggravées par cette fièvre érysipélateuse.

Cette observation pourrait se passer de commentaires, si on ne considérait que le résultat brut. Il est bien évident, en effet, même pour les esprits les plus scrupuleux en matière de causalité, que la disparition si rapide d'accidents syphilitiques qui duraient depuis deux mois, doit être rapportée à l'érysipèle. Objectera-t-on que les plaques muqueuses avaient été préalablement cautérisées avec énergie? Mais les a-t-on jamais vues fondre sous le crayon de nitrate d'argent avec cette rapidité, surtout quand elles n'ont pas été attaquées dès le début et qu'elles sont enracinées sur un terrain saturé, comme l'étaient les lèvres, des produits plastiques de la syphilis.

C'est dans cette région que l'érysipèle a pris naisssance, c'est de ce foyer qu'il s'est répandu sur toute la face. Il n'a pour ainsi dire pas eu de période d'incubation. Brusque, inflammatoire, vif et rapide dans ses allures, régulier dans sa marche, harmonique dans toutes ses parties, justement équilibré dans son expression symptomatique locale et générale, sans aucune tendance envahissante ou maligne, il a présenté tous les caractères d'une réaction saine, bien propre à rompre une habitude vicieuse de nutrition et à ramener les éléments organiques à leur mode d'activité physiologique.

N'est-ce pas là ce qui a lieu? Et avec quel ensemble, quelle sûreté et quelle promptitude d'action! Toutes nos cautérisations substitutives, toutes nos médications spécifiques pourraient-elles donner un semblable résultat? On doit hardiment répondre non. Une inflammation artificielle, en effet, si habilement calculée qu'on la suppose, ne pourra jamais avoir la même portée curative, la même intelligence élective des éléments à modifier, éliminer, créer, etc., etc., que l'inflammation spontanément conçue par l'organisme. Il y a certainement dans l'ensemble de l'économie et même dans chacune de ses parties, comme une conscience de ce qu'il faut faire pour remédier au mal. Et si, à cette conscience que nous ne savons qu'imparfaitement pénétrer, vous ajoutez d'incomparables moyens d'exécution, admirablement concertés pour une fin précise, vous comprendrez combien nous sommes inférieurs à la nature, lorsque des conditions nocives ne paralysent pas sa force ou ne l'empêchent pas de la mettre en jeu selon ses lois.

Les caractères de cet érysipèle prouvent bien qu'il n'était pas infectieux. A ce moment-là, il n'en existait pas d'autres dans le service, et après il ne s'en est pas produit. Je crois bien que son éclosion avait été préparée depuis longtemps par cet état d'œdème subinflammatoire et plastique dont les lèvres étaient devenues le siège depuis plusieurs semaines. Il faut aussi faire entrer dans son étiologie l'excitation permanente causée par ces interminables plaques muqueuses confluentes, dont aucune médication générale ou locale n'avait entravé l'évolution. Enfin, la cause occasionnelle qui a donné le coup de fouet, ce sont sans aucun doute les deux cautérisations consécutives au nitrate d'argent.

Quoi qu'il en soit, et bien que provoqué et non infectieux, dans une certaine mesure, cet érysipèle peut être considéré comme une émanation directe de la force médicatrice, comme une maladie aiguë, à la fois locale et générale, qui a mis en branle, par une fièvre de cinq jours, toutes les forces vives de l'organisme.

Aussi ne faut-il pas s'étonner des effets curatifs que cet érysipèle a produits à distance, loin du principal foyer de son développement. En effet, ce ne sont pas seulement les plaques muqueuses des lèvres qui ont été guéries ; celles de la gorge ont été également emportées, quoique l'érysipèle ne paraisse pas avoir poussé d'irradiation inflammatoire du côté de l'isthme du gosier.

Enfin, les débris qui restaient encore de l'affection cutanée syphilitique, macules et papules, ont subi l'influence curative de la fièvre érysipélateuse. Tout l'organisme en a ressenti une influence salutaire ; et, comme la maladie accidentelle qui a produit cet ensemble de résultats heureux n'a point troublé profondément l'économie, ni compromis la vie, comme elle a été de courte durée et n'a jamais dépassé les limites d'une réaction franche, je dis qu'on doit se féliciter qu'elle ait eu lieu.

II

Dans le fait suivant, la syphilis était beaucoup plus grave que chez le premier malade. C'est encore un érysipèle qui est survenu, mais un érysipèle d'une autre nature, bien plus long, plus compliqué, accompagné d'un cortège tumultueux de phénomènes morbides qui m'ont inspiré pendant quelques jours de sérieuses inquiétudes. Eh bien, sa vertu curative a été plus puissante encore que dans le premier cas.

L'histoire syphilitique de cet homme est trop intéressante pour que je ne la raconte pas avec quelques détails.

Obs. II. — M. G... (Jean), âgé de 28 ans, est entré plusieurs fois dans mon service, en 1872 et 1873, pour se faire soigner d'une syphilis contractée le 5 ou le 6 juillet 1872. Le chancre infectant qui était survenu sur le prépuce, après une incubation incertaine, fut compliqué de paraphimosis et prit un caractère gangreneux et phagédénique. Au bout d'un mois, il avait presque détruit la moitié de la peau du fourreau.

Une circonstance très curieuse et digne d'être notée, parce qu'elle n'est pas commune, c'est la courte incubation des accidents consécutifs. Vers le quinzième jour du chancre, en effet, apparurent des croûtes dans les cheveux, des papules sur le front et une éruption érythémato-papuleuse sur tout le corps.

Lorsque le malade entra pour la première fois dans mes salles, à l'hôpital du Midi, le 12 septembre 1872, il était au soixante-sixième jour du chancre infectant et présentait l'état suivant : face pâle et jaunâtre, anémie profonde, grande prostration des forces mouvement fébrile très prononcé; adénopathies inguinales et cervicales, croûtes dans les cheveux, syphilide papulo-squameuse sur la face et le tronc, pustules d'ecthyma sur diverses parties du corps.

Les corps caverneux étaient dénudés dans une étendue de $0^m,07$ ou $0^m,08$, et la peau, à la base de la verge, était ratatinée et revenue sur elle-même. Le gland présentait plusieurs points de sphacèle. L'urine sortait par une ulcération du canal située à $0^m,02$ ou $0^m,03$ au-dessous du méat.

Arthrite aiguë avec douleur, gonflement et rougeur de l'articulation métacarpo-phalangienne de l'annulaire gauche; douleurs vagues dans le coude droit.

Insomnie, subdelirium la nuit et le jour. (Traitement : vin de quinquina, sirop d'iodure de fer, 2 grammes d'iodure de potassium, et pansements phéniqués.)

Au bout de deux jours, le malade revint peu à peu à lui et dormit. Le gland et une partie du corps caverneux présentaient, dans une étendue de $0^m,02$ ou $0^m,03$, des plaques noires de sphacèle d'un mauvais augure pour la conservation de ces parties, privées déjà du prépuce et de la peau du fourreau.

Les jours suivants, le mieux s'accentua de plus en plus, surtout du côté de l'état général. La fièvre diminua et disparut; les forces revinrent. Le moral, qui paraissait si affaissé, se releva, et le malade reprit sa gaieté habituelle, qui contrastait singulièrement avec les affreux désordres qu'avait déjà causés une maladie si grave. Le gland et une partie des corps caverneux étaient en effet mortifiés, et leur élimination était accomplie le 27 septembre. Il ne restait plus qu'un moignon de la verge, en grande partie recouvert par les débris du fourreau. Les arthrites déjà signalées et quelques autres de même nature survenues dans les articulations des poignets et des phalanges étaient à peu près guéries dans les premiers jours d'octobre (troisième mois de la maladie). Il en était de même de toutes les autres manifestations syphilitiques. Le malade sortit de l'hôpital le 14 octobre (quatre-vingt-sixième jour du chancre).

Il est difficile de savoir quel a été le processus des lésions qui ont détruit le tiers ou la moitié de la verge. Elles sont probablement survenues à titre de complication pendant le cours du chancre syphilitique. N'ont-elles pas été occasionnées par le paraphimosis? Je n'ai pas été témoin du début de la maladie et, par conséquent, je ne puis rien affirmer; mais j'ai vu des cas analogues, sinon des cas aussi graves, dans lesquels le sphacèle se produisait à la suite d'un étranglement des parties atteintes qui étaient alors envahies dans une sphère plus ou moins étendue par une réaction inflammatoire trop violente.

Ces chancres, devenus gangreneux brusquement et sur une vaste surface, diffèrent beaucoup des vrais chancres phagédéniques. Les premiers ne sont destructeurs que par accident et par le fait d'un concours de circonstances indépendantes, jusqu'à un certain point, de leur nature ; les seconds, au contraire, sont ou deviennent rongeurs, parce que le virus ne trouve pas, dans les tissus qui entourent son foyer d'élaboration, une résistance vitale suffisamment réparatrice ou éliminatrice. Il faut quelquefois une action morbide énergique et convergente, comme un érysipèle, pour obtenir une guérison de ces chancres, que tous les traitements locaux, toutes les médications internes n'ont pu procurer : c'est là une question pleine d'intérêt sur laquelle je reviendrai.

Si je m'occupe ici de la variété du chancre infectant de ce malade, c'est qu'on a cherché à établir une corrélation entre la gravité de l'accident primitif et celle des accidents consécutifs. A une époque où la mode était de légiférer à propos de tout en matière de syphiliographie, on avait même établi comme une loi que le chancre infectant vraiment phagédénique était suivi d'une syphilis grave ulcéreuse à manifestations répétées et multiples, etc., tandis que le contraire avait lieu à la suite des chancres syphilitiques ordinaires à tendance promptement résolutive. Cette manière de voir est certainement beaucoup trop absolue ; mais il est juste de reconnaître qu'elle repose sur une base de coïncidences phénoménales assez large pour qu'il en faille tenir compte dans le pronostic général de la syphilis. Seulement, qu'on se garde de confondre le chancre infectant gangreneux et le chancre infectant phagédénique ; leur signification pronostique est loin d'être la même au point de vue de la forme, de l'évolution, de la durée, de la curabilité, du traitement des phénomènes ultérieurs. Le phagédénisme de l'accident initial implique, en général, une gravité beaucoup plus grande que sa gangrène, encore que les désordres locaux et la réaction qu'ils provoquent soient quelquefois beaucoup moins sérieux. Chez mon malade, le chancre devint gangreneux et détruisit en peu de temps un tiers ou la moitié de la verge. Peut-être aussi était-il primitivement ulcéreux et phagédénique. Quoi qu'il en soit, au bout de quinze jours, ce chancre était suivi d'accidents consécutifs menaçants, et l'état général était fortement compromis. On va voir que la suite a tenu ce que promettait le commencement.

Huit ou dix jours en effet après sa sortie de l'hôpital, le malade y revint. Il avait alors la figure bouffie, œdématiée, déformée par une éruption papulo-squameuse qui prenait un caractère pustulant dans la barbe, les sourcils, aux ailes du nez, dans les oreilles, etc. — Nouvelle poussée, mais discrète, de papules sur la peau du tronc et des membres. — La bouffissure de la face faisait craindre une néphrite albumineuse, mais les urines ne contenaient pas d'albumine. — Douleurs vagues dans les articulations des poignets et des doigts. (Traitement tonique; trois cuillerées à bouche de sirop de biiodure ioduré.)

Le 5 décembre (quatre mois et demi après le début du chancre), le malade sortit, sur sa demande, à peu près guéri de la deuxième poussée des accidents consécutifs. La verge, diminuée à peu près de moitié, n'avait plus de gland, mais elle était plus longue qu'on aurait pu le supposer lorsqu'elle avait été envahie par la gangrène. Le malade s'en était servi et se déclarait satisfait du résultat. Du reste, sa gaieté, sa bonne humeur étaient inaltérables, et je ne pense pas qu'il soit possible de voir une incarnation plus complète et plus saisissante du fameux type de Pangloss.

Le 9 janvier 1873 (cinq mois et demi après le début du chancre), il rentra dans mon service, salle 8, n° 5. Depuis un mois environ, sa voix était moins nette que d'habitude, et peu à peu elle était devenue enrouée, éraillée, presque éteinte. Ainsi le 9 janvier (vingt-cinquième jour de la laryngopathie), on l'entendait à peine; il était obligé de faire de grands efforts pour parler, et il ne pouvait émettre ni les sons aigus ni même les sons bas. Le processus de l'affection laryngée avait toujours été indolent : pas de sensibilité à la pression au niveau du larynx ; pas de douleur en parlant ni en avalant.

La face interne des joues, surtout à droite, était couverte de plaques muqueuses ulcérées extrêmement douloureuses, avec congestion et tuméfaction périphériques ; plaques opalines sur les piliers; lèvres épaissies, triplées de volume; ulcérations aux commissures; papules plates en voie d'ulcération sur la lèvre supérieure et au pourtour des ailes du nez.

Les deux conduits auditifs externes étaient remplis de plaques muqueuses confluentes ulcérées et de pustules d'impétigo qui suppuraient abondamment.

Sur la peau du tronc et des membres, on voyait quelques tubercules discrets et des cicatrices nombreuses, circulaires et blanches, circonscrivant un point central d'un rouge sombre, et entourées d'une zone également rouge, mais moins sombre.

Quelques pustules d'ecthyma. Ulcération large comme une pièce de 1 franc sur la cuisse droite. Santé générale bonne Aucun phénomène de fièvre hectique. (Traitement, 0,06 centigrammes de protoiodure d'hydrargyre, 6 grammes d'iodure de potassium. Cautérisation des plaques muqueuses; injections détersives dans les oreilles ; bains.)

Ainsi, malgré le traitement qui avait été régulièrement suivi depuis le deuxième mois de la syphilis, les poussées se succédaient sans temps de repos, et étaient pour ainsi dire subintrantes. C'était, sur la peau, un mélange d'éruptions sèches résolutives et de formes pustuleuses et ulcérantes. Du côté des muqueuses, il y avait confluence des plaques syphilitiques inflammatoires et ulcératives, accompagnées, comme dans le premier cas, d'œdème dur, hypertrophique et hyperplasique des parties adjacentes; c'est à cet œdème secondaire qu'étaient dus l'épaississement énorme des lèvres, la tuméfaction du nez, des oreilles, etc. Malgré la gravité et la généralisation de ces accidents, l'état général était assez satisfaisant, et il y avait apyrexie complète.

La laryngopathie de ce malade est intéressante à plusieurs points de vue, et je ne crois pas inutile de la décrire avec quelques détails. Voici quel était l'état du larynx le 12 janvier (six mois après le début du chancre, vingt-huitième jour de la laryngopathie). L'examen laryngoscopique a été fait par mon confrère et ami M. le docteur Krishaber. La corde vocale droite était normale dans son tiers antérieur, mais dans les autres points, sur son bord libre, elle était recouverte de deux ou trois plaques muqueuses très caractérisées, confluentes, et qui se confondaient sur une portion plus ou moins considérable de leur pourtour; la postérieure, qui était la plus accusée, présentait à son centre une profonde ulcération; les autres n'étaient que superficiellement érodées. Sur le bord libre de la corde vocale gauche il n'y avait qu'une plaque muqueuse, qui était également exulcérée à son centre et blanchâtre à sa circonférence. Toute la muqueuse laryngée était le siège d'une injection diffuse d'un rouge sombre.

Pour quiconque a un peu l'habitude d'observer la plaque muqueuse, cette lésion si caractéristique de la syphilis, il était impossible d'en méconnaître l'existence sur les cordes vocales. Et cependant n'a-t-on pas, dans ces derniers temps, contesté que ces organes en fussent le siège? Nous les avons vues tant de fois et d'une façon si nette, M. Krishaber et moi, que la question est jugée par nous. Mais revenons à notre malade.

Sous l'influence du repos à l'hôpital et du traitement que je lui fis suivre, sa santé s'améliora rapidement. Malheureusement ce mieux ne se soutint pas. L'oreille gauche devint le siège d'une suppuration abondante et de douleurs très vives irradiant dans tout le côté correspondant de la tête. Il y avait de l'insomnie avec céphalée nocturne, du malaise général, de l'inappétence et, symptôme d'une signification plus grave, eu égard à l'optimisme exceptionnel du malade, de la tristesse, de l'abattement, une détente du ressort physique et moral.

C'est dans les huit ou dix derniers jours de janvier que cet état de choses se manifesta et s'établit. Le 30, l'examen laryngoscopique, pratiqué par le docteur Krishaber, fit constater sur les deux cordes vocales inférieures, l'existence de plaques muqueuses, les unes érodées, les autres ulcérées, d'autres un peu végétantes, mais toutes très caractéristiques, accompagnées d'un épaississement opalin périphérique de l'épithélium et d'un boursouflement de tout le bord libre de cet organe, etc.

La voix était complètement éteinte depuis deux jours, sans qu'il fût survenu aucun accident aigu du côté du larynx. Les lésions des conduits auditifs externes jetaient une abondante suppuration. Il existait des douleurs de plus en plus vives dans la tête. Les plaques muqueuses des lèvres, de la muqueuse buccale, de l'isthme du gosier, étaient en pleine activité, et la face était plus défigurée que jamais par la bouffissure œdémateuse et dure du nez, des joues et surtout des lèvres. Les syphilides sèches et ulcéreuses de la peau restaient dans un état stationnaire.

Il était évident que ce malade se trouvait dans un état d'imminence morbide, et qu'un événement pathologique grave, couvé et préparé depuis plusieurs jours, était à la veille de faire explosion. Eh bien, c'est ce qui eut lieu, et cet événement pathologique, grave en lui-même, fut d'un effet curatif merveilleux sur les accidents syphilitiques.

Pour apprécier l'importance de la révolution qui allait s'accomplir, il a fallu raconter le passé du malade, déterminer la nature de sa syphilis, décrire son processus à poussées subintrantes et envahissantes, etc.; il a fallu suivre pas à pas l'évolution des différents phénomènes, démêler leurs complications, insister sur leurs tendances à la récidive, sur leurs résolutions incomplètes, sur l'efficacité peu soutenue de la médication spécifique, qui, administrée avec vigueur et persévérance pendant cinq mois, n'avait pas empêché les choses d'en venir au point où nous les trouvons à la veille de l'événement pathologique en question, le 1er février 1873 (six mois et demi après le début de la syphilis, quarante-huitième jour de la laryngopathie).

Cet événement pathologique fut un érysipèle de la face excessivement violent. Il se déclara le 4 février, après quatre jours de prodromes caractérisés par une fièvre vive qui commençait vers neuf heures du soir et finissait à six heures du matin, par du malaise général, de l'anxiété, de la prostration des forces, une céphalalgie continue, une élévation notable de la température.

Toute la face devint tuméfiée, douloureuse et d'un rouge pâle. Il y eut, dès le début, de l'agitation et de l'insomnie. Cet érysipèle, du reste, suivit une marche régulière. Il envahit quelques portions du cuir chevelu et présenta, dès lors, comme caractère particulier, une prédominence des phénomènes cérébraux. Ainsi, vers le deuxième ou troisième jour, l'agitation se transforma en un délire qui ne quitta plus le malade. Au début, ce délire paraissait en rapport avec le mouvement fluxionnaire de la face et du crâne, et avec l'intensité de la réaction fébrile; mais, plus tard, il persista et devint même plus violent, quoique tous les autres phénomènes locaux et généraux se fussent atténués. Ainsi, vers le 7 février, la défervescence s'était produite ou était en train de se produire, le pouls était tombé, la chaleur était moins vive, la turgescence érysipélateuse moins considérable, et pourtant le délire ne discontinuait pas, surtout pendant la nuit.

Le 8, quoique le pouls fût descendu de 110 à 92 et la température de 41° à 36°, le délire devint furieux. Il était impossible de maintenir le malade dans son lit. Il se levait incessamment et se livrait à des actes d'une telle violence qu'il fallut l'évacuer dans un service de médecine. On le reçut à la Pitié, où il resta jusqu'au 13.

Le 14, il revint nous voir à la consultation, et nous fûmes étonnés du changement profond qui s'était opéré dans son état. Toutes les manifestations syphilitiques si vivaces qui avaient été surprises par l'érysipèle en pleine période d'activité étaient complètement guéries.

Les conduits auditifs, obstrués par les plaques muqueuses et l'impétigo, et qui suintaient si abondamment, avaient maintenant leur calibre normal et ne contenaient plus que quelques squames sèches. Les lèvres, le nez, les joues, si monstrueusement déformés, avant l'érysipèle, par l'œdème dur et les suffusions plastiques du tissu cellulaire sous-cutané, avaient recouvré leur aspect à peu près normal. Les plaques muqueuses des lèvres, de la bouche et de l'isthme du gosier s'étaient évanouies sans laisser de traces.

La voix, qui était éteinte le 1er février, était devenue nette et facile. Les quelques pustules d'ecthyma, disséminées sur le corps, étaient cicatrisées.

Deux jours après, le changement de physionomie du malade était encore plus accusé. La tuméfaction des lèvres, du nez, des joues, des oreilles, avait complètement disparu. L'examen laryngoscopique fit constater l'absence de toute plaque muqueuse sur les cordes vocales; elles ne présentaient qu'un peu de rougeur. Quant à l'état général, il ne laissait rien à désirer, et le malade se sentait si bien qu'il ne voulut plus rentrer à l'hôpital. Il est inutile d'ajouter que le retour de sa gaieté et de sa bonne humeur laissait facilement voir qu'il trouvait encore et de plus en plus, tout pour le mieux dans le meilleur des mondes.

S'élèverait-il quelque objection contre l'influence curative de l'érysipèle? Mais elle a été si prompte, si décisive, qu'elle ne peut laisser même l'ombre d'un doute dans l'esprit. Et n'est-ce pas là ce qui donne à ce fait une haute valeur, indépendamment des déductions qu'on en peut tirer au point de vue de la pathologie générale?

Si on le compare au premier, on est frappé de l'identité du résultat, c'est-à-dire de la guérison presque instantanée des manifestations syphilitiques, stationnaires ou en voie d'accroissement, malgré la médication spécifique. Ici, toutefois, le conflit a été plus vif, il a bouleversé plus profondément l'économie. Il a mis en jeu des éléments morbides de même nature, sans doute, mais imprégnés d'une spécificité plus accentuée et plus grave; et, néanmoins, la terminaison a été aussi favorable et bien plus surprenante. Qu'on songe, en effet, à toutes les souffrances qu'avait endurées ce malade depuis le début de sa syphilis! Sa santé générale avait été sérieusement compromise, les accidents se multipliaient et, après avoir disparu, se reproduisaient presque aussitôt sous une forme plus sévère et avec une plus grande tendance à la généralisation. Presque tous avaient le caractère ulcéreux et résistaient de plus en plus à l'action curative des médicaments spécifiques et des reconstituants.

Eh bien, c'est au milieu de ces mauvaises conditions générales et locales, alors que le travail morbide était en pleine activité et ne donnait aucun signe de ralentissement, qu'est survenu l'érysipèle. Ce n'était pas, comme dans le premier cas, une maladie accidentelle, provoquée et surgissant du jour au lendemain; il semble que l'érysipèle avait des racines plus profondes dans l'organisme, qu'il émanait de germes dont l'éclosion n'attendait qu'un concours de circonstances favorables; qu'il ne provenait pas, en un mot, d'une simple irritation locale, mais d'une aptitude générale à concevoir l'action érysipélateuse.

Et n'est-ce pas là ce qui explique pourquoi la maladie a eu sa période d'incubation et de prodromes? Depuis plusieurs jours, en effet, il devenait visible qu'une nouvelle maladie était en voie d'élaboration, quoiqu'elle ne s'annonçât par aucun phénomène morbide assez significatif pour en déceler la nature; puis vinrent les prodromes, c'est-à-dire déjà la maladie, moins sa détermination locale apparente; enfin, au bout de quatre jours, tous les éléments morbides étaient en plein développement, et ils parcoururent leurs périodes successives avec la rapidité et la régularité d'une fièvre éruptive de bonne nature. Un seul fit exception par sa violence et sa durée, ce fut le délire. Il prit même un caractère alarmant, et sa signification pronostique eût été très grave, si la chute de la fièvre et les autres phénomènes de la défervescence n'avaient clairement démontré que l'excitation cérébrale était, pour ainsi dire, en dehors de la maladie générale et se rattachait à quelque circonstance particulière indépendante d'elle. Cette circonstance, j'ai tout lieu de le croire, n'était autre chose qu'un certain degré d'alcoolisme : de toutes c'est la plus commune.

Le mode d'invasion de cet érysipèle, sa marche, sa durée, sa modalité phénoménale, etc., me portèrent à croire qu'il appartenait aux érysipèles d'origine infectieuse. Ce qui me confirma surtout dans cette manière de voir, c'est que plusieurs cas de la même maladie se développèrent ultérieurement. Cette petite épidémie frappa très peu de malades et resta bénigne; cependant un homme âgé et syphilitique qui en fut atteint, succomba à l'hôpital Cochin, où je l'avais envoyé à cause de la gravité de sa maladie.

Si j'insiste sur certains côtés de cet érysipèle, c'est pour faire ressortir par le détail tout ce qu'a de frappant une guérison, que nous n'avons vue jusqu'ici qu'en gros et dans son ensemble. Ainsi, n'est-il pas remarquable qu'un organisme profondément atteint par la maladie constitutionnelle sorte plus vigoureux et plus en pleine possession de ses forces saines, après que les désordres d'une maladie aiguë sont venus s'ajouter à ceux de la syphilis? Au point de vue de la santé générale, l'amélioration a été immense, et le malade s'est relevé d'une façon tout à fait inespérée et avec une surprenante rapidité des secousses d'une maladie aiguë, dont peut-être un organisme parfaitement sain aurait été plus éprouvé. Il semble que la réaction violente suscitée par la cause érysipélateuse ait rompu les habitudes morbides, retrempé les énergies vitales affaissées, rétabli l'équilibre organique, expulsé les matériaux morbides et donné une nouvelle vie à toutes les molécules vivantes.

Ce résultat a été surtout frappant dans les points où s'est effectuée la détermination de l'érysipèle, c'est-à-dire la fluxion qui est propre à cette maladie. On se souvient que la face tout entière, mais principalement le nez, les lèvres, les paupières, étaient depuis longtemps le siège d'un gonflement hyperplasique, d'une sorte d'œdème dur, fixe et sans tendance résolutive. La tuméfaction aiguë propre à l'érysipèle est venue s'ajouter à l'œdème syphilitique chronique; loin de l'aggraver, elle l'a dissipé en quelques jours, et toutes les parties déformées par cet éléphantiasis sont revenues rapidement à leur volume normal.

III

Que s'est-il passé au sein des tissus? Par quel mécanisme la nutrition des éléments organiques, déviée de son mode naturel par l'action syphilitique, est-elle revenue aux conditions de l'état sain? Trouverons-nous l'explication de ce résultat dans les données que nous avons sur le processus anatomo-pathologique de l'érysipèle? Quoique ce processus soit encore obscur, quelques travaux modernes, et entre autres celui de MM. Volkman et Steudener[1], ont grandement contribué à le faire connaître et comprendre. L'hyperhémie érysipélateuse a pour effet immédiat de produire dans les parties superficielles de la peau, mais surtout dans les parties profondes et dans le tissu cellulaire sous-cutané, une infiltration excessivement abondante, diffuse et rapide de leucocytes. Les corpuscules blancs qui se groupent quelquefois autour des vaisseaux sanguins et lymphatiques dilatés et plus ou moins remplis des mêmes corpuscules, se transforment en granulations très fines avec une excessive rapidité, si bien que, quand la peau commence à pâlir, vers le deuxième ou le troisième jour de la maladie, en quelques heures l'infiltration leucocytique est convertie en un détritus finement granuleux. Ce détritus, provenant des corpuscules blancs extravasés, est très vite repris par les vaisseaux veineux et lymphatiques, et la même rapidité qui a caractérisé l'infiltration des leucocytes et leur régression, caractérise aussi leur absorption.

Opposez cette vivacité du processus anatomo-pathologique de l'érysipèle à la lenteur de l'hyperplasie syphilitique. N'est-il pas probable que les produits accumulés peu à peu par celle-ci et par elle élaborés à loisir dans le calme d'une action morbide chronique, se trouvant tout à coup noyés au milieu des flots de cette inondation leucocytique, perdent toute individualité, toute force de résistance et s'absorbent dans la vie plus intense, mais aussi plus éphémère des nouveaux éléments? N'est-il pas probable qu'ils sont emportés dans le même tourbillon et, qu'avec une prodigieuse vitesse, ils descendent la pente de la régression qui les dissocie, qui les fragmente à l'infini et les rend aptes à subir l'absorption et l'élimination, phases ultimes de leur existence organique?

Cette puissance dissolvante de l'action érysipélateuse se manifeste encore à un plus haut degré dans la plaque muqueuse. N'est-ce pas là, en effet, un produit bien autrement compliqué et spécifique de la maladie constitutionnelle? Et pourtant, il se fond à vue d'œil et bientôt il ne reste rien de ce petit foyer morbide, dont la virulence ne le cède qu'à celle de l'accident primitif. Obtiendrait-on un pareil résultat avec les cautérisations? Non; et néanmoins il faut reconnaître qu'elles sont, dans quelques cas, d'une efficacité remarquable par leur promptitude.

L'action morbide érysipélateuse agit-elle sur les plaques muqueuses à la

1. *Centralblatt für die medicinischen* Wissenschaften, 1868, nº 36, page 561. — Voy. aussi les recherches de MM. Malassez et Troisier sur le nombre des globules blancs du sang dans l'érysipèle (*Soc. anat.*, séance du 21 février 1873).

manière des inflammations substitutives que nous provoquons avec des substances irritantes et caustiques? Si cette action restait limitée et ne dépassait pas la sphère des déterminations locales de l'érysipèle, on pourrait le croire. Il existe, en effet, une grande analogie entre les processus irritatifs provoqués et les processus irritatifs spontanés. Mais combien ces derniers, quand ils ont leur origine dans une réaction salutaire de l'organisme, sont plus profonds, plus compréhensifs, plus convergents vers le même but et inspirés, si on peut se servir d'une pareille expression, par un sentiment plus vif et plus net de la situation! Avec nos caustiques, nous restons souvent en deçà, ou nous allons inutilement au delà de la distance spécifique du produit morbide; nous faisons trop ou pas assez. Ne craignez pas qu'il en soit ainsi avec les irritations spontanément curatives que conçoit et qu'exécute l'organisme.

On aurait tort cependant de ne voir dans l'érysipèle, au point de vue qui nous occupe, qu'une sorte d'inflammation purement substitutive. Il y a certainement autre chose; et la preuve, c'est que son influence curative s'exerce à distance sur des lésions syphilitiques que leur siège soustrait à l'action directe du processus anatomo-pathologique de la phlogose locale. Ainsi, on a vu dans l'observation précédente que les plaques muqueuses de la gorge et celles du larynx ont été guéries en même temps que celles des lèvres et de la muqueuse buccale, si bien que tous les troubles de la déglutition et surtout ceux de la phonation, qui étaient si prononcés, ont complètement disparu, dès que la convalescence de la maladie accidentelle a commencé. C'est aussi ce qui a eu lieu pour les plaques syphilitiques et les pustules d'impétigo qui avaient envahi le conduit auditif externe des deux côtés.

On m'objectera peut-être que la gorge, le larynx, les oreilles, les paupières, en un mot toutes les parties constituantes de la tête et du cou, sont bien voisines de l'action morbide dans l'érysipèle de la face, et qu'elles en doivent forcément ressentir plus ou moins l'influence : je ne le nie pas, et peut-être faut-il tenir compte des effets de cette proximité.

Mais je crois aussi que l'état général fébrile, l'effort du mouvement réactionnel, la secousse qu'éprouve l'organisme, la nouvelle direction imprimée à ses forces vives par l'imminence d'un danger immédiat, etc.; qu'enfin l'ensemble des conditions vitales et organiques de la maladie aiguë sont de nature à faire cesser un travail morbide local, né au milieu de circonstances pathogéniques tout à fait différentes. Je ne soutiens pas que les choses doivent toujours se passer de la sorte; je dis que, dans les cas qui servent de base à ce travail et, en particulier, dans le précédent, l'érysipèle a guéri des manifestations syphilitiques cutanées très éloignées du foyer érysipélateux, et que, par conséquent, il n'a pu les atteindre qu'indirectement, par l'état pyrétique et toutes les opérations organiques qui l'accompagnent, et non point par un processus anatomo-pathologique substitutif.

Quoi qu'il en soit de cette manière de voir, il reste établi que, chez un malade gravement atteint d'une syphilis en pleine activité, un érysipèle infectieux, loin d'aggraver la situation, l'a singulièrement améliorée à tous égards, puisque : 1° l'état général, sérieusement compromis par la maladie constitutionnelle, a été plus satisfaisant après qu'avant la maladie aiguë; 2° toutes les manifestations syphilitiques situées, soit au centre même du foyer érysipélateux, soit à une petite distance, soit tout à fait en dehors de lui et à une grande distance, ont été guéries avec une promptitude qu'on ne pourrait jamais obtenir avec le traitement spécial et les médications locales.

IV

Chez les individus qui contractent la syphilis, l'organisme peut avoir été ou être encore sous l'influence d'une maladie constitutionnelle, telle que la scrofule, la dartre, l'arthritis. De la coexistence ou de la combinaison de ces états morbides généraux résultent des effets multiples, sur lesquels nous avons plus d'hypothèses que de notions précises. Je ne veux point m'en occuper ici, et je n'en parlerai qu'incidemment à propos d'un fait de scrofulo-syphilis, où l'influence curative d'un érysipèle intercurrent s'est manifestée sous un nouvel aspect.

Obs. III. — D... (Georges), âgé de trente ans, maçon, quoique vigoureusement constitué et d'une bonne santé habituelle, eut, à l'âge de dix ans, un abcès ossifluent vers la partie moyenne du bras gauche et une arthrite scrofuleuse du coude correspondant, suivie d'ankylose, d'atrophie musculaire, etc. A quinze ans, d'autres accidents de même nature se localisèrent sur les yeux et la glande sous-maxillaire. Il reste encore des traces significatives de toutes ces lésions. Mais, depuis, le malade s'est toujours bien porté et n'a pas eu d'autre attaque de la maladie constitutionnelle.

Le 14 juillet 1872, après une continence de dix-huit mois, il eut commerce avec une coureuse, et, deux jours après, il apparut un chancre sur le côté gauche du sillon. Huit jours plus tard, un nouveau chancre se déclara sur le gland, au voisinage du méat. Au bout de trois semaines, ces deux chancres se compliquèrent d'un bubon inflammatoire dans chaque aine. Les bubons suppurèrent et furent guéris en trois semaines. Ils ont laissé deux cicatrices de $0^m,06$ ou $0^m,07$ de longueur. Aucun traitement spécifique ne fut institué.

Vers le 10 septembre 1872, c'est-à-dire deux mois environ après l'apparition des chancres, le prépuce se tuméfia, devint rouge, douloureux, et se couvrit, ainsi que le fourreau, de plaques muqueuses confluentes. Presque en même temps, mal de gorge très léger et gonflement considérable des glandes cervico-maxillaires.

Cette adénopathie, provoquée par la syphilis, devint rapidement scrofuleuse, c'est-à-dire qu'elle se convertit en abcès froids qui, après être restés longtemps stationnaires, finirent par s'ouvrir au bout de deux mois et suppurèrent abondamment.

Les glandes ulcérées ont laissé des cicatrices profondes, irrégulières, larges ou linéaires, dont une est située à la partie postérieure du cou, dans la région occipito-cervicale. Quelques-unes de ces glandes suppurent encore.

Quant à la syphilis, elle s'accentua de plus en plus chez ce malade, vers le troisième mois du chancre, par des douleurs dans tous les membres, par des plaques muqueuses génito-périnéales, et plus tard par une éruption confluente de petites papules sèches.

Avant d'aller plus loin, il importe de faire remarquer que la syphilis a débuté dans ce cas d'une façon tout à fait insolite par deux chancres mous compliqués de bubons suppurés. L'incubation de l'accident primitif n'a été que de deux jours. Eh bien, malgré l'ensemble de circonstances si favorables au pronostic, l'intoxication syphilitique a eu lieu. Ce fait rentre dans la catégorie de ceux que mon ami et collègue, M. E. Vidal[1], a communiqués dernièrement à la Société médicale, et qu'il a fait suivre de commentaires d'un haut intérêt pratique. Les lois qui semblent le plus solidement établies en matière de syphilis sont sujettes à bien des exceptions. Il ne faut pas prendre ce mot *loi* dans son sens rigoureux,

1. E. Vidal, *Contribution à l'étude de la syphilis constitutionnelle ayant pour accident initial le chancre mou.* Paris, 1873.

mais lui donner au contraire beaucoup d'élasticité pour le rendre acceptable. Que dire de ceux qui le renforcent des épithètes d'absolu, d'irréfragable, d'invoque, etc. ?

La syphilis, dans le cas qui nous occupe, a eu pour premier effet, après s'être manifestée par quelques-uns de ses accidents les plus précoces, de réveiller la diathèse scrofuleuse qui n'avait donné aucun signe de vie depuis quinze ans. Ce fait n'est pas rare. Il a été observé depuis longtemps. L'excitation à reparaître qu'une maladie constitutionnelle en activité exerce sur une autre qui est à l'état latent ou en repos, n'avait pas échappé au génie si profondément observateur de Hunter. Il l'attribue à la syphilis par rapport à la scrofule. Mais il envisage aussi dans son ensemble la question du conflit de toutes les maladies entre elles, qu'elles soient aiguës ou chroniques, générales ou locales, spontanées ou provoquées, accidentelles ou constitutionnelles, transitoires ou permanentes. « Je crois, dit-il, avoir observé des cas ou la disposition syphilitique, formée antérieurement, a été transformée en action par une affection fébrile. De même que la plupart des autres maladies pour lesquelles il existe une susceptibilité ou une disposition, la syphilis constitutionnelle peut être développée par un trouble quelconque de la constitution. La scrofule, la goutte et le rhumatisme sont souvent mis en action de cette manière[1]. » Parlant à un point de vue plus général, il dit ailleurs : « Une disposition d'une certaine espèce peut exister dans une partie ou dans la totalité du corps vivant en même temps qu'une action d'une autre espèce s'accomplit, et quand cette action cesse, la disposition qui dormait, qu'on me passe l'expression, se transforme à son tour en action[2]. » On voit, par l'observation précédente, que cette manière de voir de Hunter n'est pas rigoureusement exacte, ou du moins qu'elle ne s'applique pas à tous les cas. Ainsi, chez notre malade, la disposition scrofuleuse qui dormait depuis quinze ans s'est manifestée, non pas quand la syphilis qui a été sa cause excitante a cessé, mais au contraire dans le moment qu'elle s'est traduite par ses premières déterminations locales, c'est-à-dire, non pas à la fin, mais au début de son évolution.

Lorsque ce malade entra dans mon service, salle 6, n. 13, le 12 novembre 1872, au quatrième mois du chancre, il était en pleine syphilis constitutionnelle : il avait des plaques muqueuses sur les parties génitales et entre tous les orteils, et la peau était couverte d'une syphilide papulo-vésiculeuse confluente. Ce développement syphilitique, loin de contrarier la disposition scrofuleuse, l'avait mise en action. Autour du cou, en effet, il y avait un collier de glandes volumineuses dont quelques-unes étaient déjà transformées en foyer purulent. Ces glandes ne tardèrent pas à s'ouvrir et se changèrent en ulcères écrouelleux caractéristiques. Un traitement spécifique fut institué : il a été suivi pendant plusieurs mois consécutifs. Néanmoins de nouvelles poussées syphilitiques succédèrent aux premières. Dans les premiers jours de janvier, les deux narines devinrent le siège de plaques muqueuses confluentes et d'ulcérations impétigineuses dont les croûtes empêchaient le passage de l'air. A cette époque, la physionomie du malade était profondément modifiée par les lésions dont le cou et la face étaient devenus le siège. Tous les traits du visage étaient grossis par un œdème chronique, par une sorte d'éléphantiasis qui n'avait fait qu'augmenter depuis que les narines avaient été envahies par l'impétigo et les plaques muqueuses.

1. Hunter, Œuvres complètes, traduction de Richelot, *Syphilis constitutionnelle*, t. II, p. 539.
2. Hunter. *Leçons sur les principes de la chirurgie*. p. 358, t. Ier.

Cette déformation de la face datait de deux mois et allait tous les jours en augmentant, lorsque survint, le 15 janvier 1873 (sixième mois révolu de la maladie), un érysipèle de la face. Il y eut peu de fièvre et de malaise général; la fluxion érysipélateuse fut pâle, un peu froide; en un mot la maladie présenta un caractère d'indolence très marqué depuis son début jusqu'à sa terminaison. La résolution fut lente et incomplète.

Malgré ces circonstances, qui paraissaient peu favorables à l'influence curative de l'érysipèle sur les lésions syphilitiques, cette influence fut réelle et d'une promptitude remarquable en ce qui concerne les plaques et l'impétigo des narines. Ainsi, deux ou trois jours après l'invasion de l'érysipèle, les croûtes s'étaient détachées, l'air pouvait circuler librement dans le nez, et les ulcérations étaient, les unes déjà guéries, les autres en voie de guérison. Avant que la fluxion érysipélateuse fût terminée, l'affection syphilitique des narines avait entièrement disparu.

Le nez, les joues, la lèvre supérieure et les autres parties de la face diminuèrent aussi peu à peu, à mesure que l'érysipèle marcha vers la résolution définitive ; mais cette résolution fut longue à venir, à cause de l'allure chronique de la maladie. Toutefois, au bout de deux ou trois semaines, la tuméfaction de la face, qui était si considérable avant l'invasion de l'érysipèle, était tellement réduite, qu'un changemeut complet en était résulté pour la physionomie.

Quant aux ulcérations strumeuses cervico-maxillaires qui n'étaient pas encore cicatrisées, l'érysipèle ne parut exercer sur elles aucune action ni en bien, ni en mal.

On ne peut pas dire que l'influence curative de l'érysipèle ait été aussi éclatante dans ce cas que dans le précédent. — Mais qu'on veuille remarquer combien les conditions étaient différentes. Le terrain pathologique était à la fois scrofuleux et syphilitique, et ce sont sans doute les accidents propres à ces deux maladies qui ont suscité l'érysipèle. Il n'est pas entré violemment dans l'organisme comme une maladie infectieuse; il n'a produit aucune perturbation sérieuse dans les grandes fonctions ; il n'a présenté en un mot aucun des caractères propres aux maladies accidentelles, pyrétiques et générales. Très lent dans sa marche, très circonscrit, et d'une modalité phénoménale fort peu véhémente, il a toujours eu les allures d'une réaction pseudo-inflammatoire purement locale, qui ne trouvait ni dans l'état général de l'économie, ni dans la disposition organique et vitale des tissus affectés, les éléments de ces phlogoses franches depuis leur début jusqu'à leur terminaison.

Et néanmoins, si indolent qu'il fût, il a rempli sa tâche d'irritation substitutive et résolutive : 1° en guérissant au bout de deux jours les plaques muqueuses et les ulcérations impétigineuses des narines ; 2° en dissipant l'œdème éléphantiasique scrofulo-syphilitique qui déformait le visage depuis plusieurs semaines. C'était, au moment où il s'est développé, les seules manifestations constitutionnelles, avec les ulcères strumeux, sur lesquels il n'a exercé aucune action.

Cette maladie accidentelle avait été, comme je l'ai dit, si peu générale et d'un si faible retentissement sur l'organisme, qu'elle ne devait point troubler le processus syphilitique d'une manière profonde et durable. Son influence curative, en effet, a été très superficielle. Le malade est encore dans mon service depuis le mois de novembre, et j'ai pu suivre les phases successives par lesquelles a passé sa syphilis. Le traitement spécifique continué avec persévérance et porté à des doses élevées, n'a que fort peu modifié les manifestations existantes et n'a pu prévenir le retour de nouvelles poussées.

L'érysipèle n'a pas été plus heureux que les médicaments. Si l'on ne peut nier sa supériorité comme curation rapide de certaines manifestations, il faut bien reconnaître que son insuffisance préventive a été tout aussi grande. En effet, au bout d'un mois, les plaques muqueuses se sont reproduites dans les narines, et vers les premiers jours de mars, il survenait sur la peau une nouvelle éruption papuleuse, beaucoup moins confluente, il est vrai, que la première.

V

L'insuffisance préventive de l'érysipèle n'est pas dans un rapport direct avec son action curative. Ainsi, parce qu'il y aura guérison rapide et complète de certaines manifestations syphilitiques par une fièvre ou une phlogose érysipélateuse, on aurait tort de croire que la disposition générale de l'organisme à concevoir de nouveau la même action morbide ou d'autres de même nature a été détruite. Le fait précédent prouve le contraire. En voici un autre, qui ne peut laisser aucun doute à cet égard.

Obs. IV. — R.,. (Charles), âgé de dix-neuf ans, maçon, entré le 22 octobre 1872 à l'hôpital du Midi, dans mon service, salle 8, n° 17, se portait habituellement bien et n'avait eu aucune maladie vénérienne, lorsque, après une continence d'un mois, il eut commerce, vers le 3 août 1872, avec une coureuse de Boulogne-sur-Seine. Quinze jours après, apparition d'un chancre infectant balano-préputial compliqué de phimosis.

Deux mois après le début du chancre, vers le 20 octobre, accidents consécutifs : maux de tête, étourdissements, courbature, fièvre et roséole papuleuse. Ce malade fut soumis au traitement spécifique dès son entrée.

Vers le 5 novembre (deux mois après le début du chancre), plaques muqueuses confluentes sur les bourses et à la partie interne des cuisses ; quelques-unes de ces plaques muqueuses formant une tumeur par leur conglomération, se convertirent en une vaste ulcération : sécrétion infecte, opiniâtreté de ces lésions, qui résistèrent pendant longtemps à un traitement local énergique.

Les autres accidents consécutifs, sauf ces plaques muqueuses, avaient complètement disparu depuis plusieurs jours, lorsque, vers la fin de décembre 1872 (quatrième mois de la syphilis), la muqueuse labiale se couvrit de plaques muqueuses. En même temps survint un enrouement qui allait presque par moments jusqu'à l'extinction de voix : douleur légère au niveau du larynx ; difficulté très grande dans la déglutition. Le traitement général spécifique n'avait pas été interrompu un seul instant.

État du malade le 9 janvier 1873 (cinquième mois du chancre, dixième ou quinzième jour de la laryngopathie). — Un peu d'amélioration du côté du larynx, moins de douleur en parlant et en mangeant. Rien sur la peau. Balano-posthite et plaques muqueuses glando-préputiales.

Le périnée est couvert de plaques muqueuses confluentes, qui sécrètent abondamment. C'est une nouvelle poussée aussi forte que la première qui, du reste, n'a jamais été entièrement guérie. Il n'existe aucune circonstance locale de nature à expliquer la persistance si singulière de ces papules périnéo-fémorales. Aucun trouble de la santé générale.

Plaques muqueuses opalines, saillantes, confluentes sur les deux lèvres. Quelques-unes sont ulcérées. Plaques muqueuses sur les deux piliers antérieurs et sur le bord libre du voile du palais.

Les plaques muqueuses des lèvres, de la gorge et du périnée furent cautérisées plusieurs fois avec énergie. Cependant elles ne cédèrent point à cette médication locale combinée avec le traitement général, les soins de propreté, etc. Je n'ai jamais vu ces lésions, qui se guérissent en général très facilement, présenter une pareille opiniâtreté. Sous ce rapport-là, ce fait est tout à fait exceptionnel.

Le 24 janvier (trentième jour de la laryngopathie), l'examen laryngoscopique pratiqué par M. Krishaber, donna les résultats suivants : les deux cordes vocales inférieures présentent une coloration marbrée et sont épaissies. Vers e bord libre de la corde vocale gauche, l'épaississement est plus considérable que dans les autres points, on y voit, au point de réunion de la glotte interarythénoïdienne et de la glotte interligamenteuse, une perte de substance nettement accusée, de 0m,003 à 0m,004 d'étendue, à bords déchiquetés. Pharynx, épiglotte et entrée du larynx d'un rouge foncé uniforme. Tuméfaction et rougeur générale de l'isthme. Sur le pilier gauche, petite échancrure ulcérée avec traînées blanches périphériques.

J'ai insisté sur le caractère particulièrement opiniâtre des manifestations syphilitiques de ce malade, sur leur tendance à la récidive, sur le peu d'efficacité des médications employées, afin de bien faire sentir l'importance des changements que produisit en peu de temps la maladie accidentelle qui me reste à décrire.

Le 24 janvier (cinquième mois de la syphilis, trente-deuxième jour de la laryngopathie), le malade fut pris d'une fièvre violente avec prostration des forces, puis d'une angine érysipélateuse avec tuméfaction énorme des amygdales, impossibilité d'avaler et d'ouvrir la bouche, menace d'asphyxie, etc.

Le 3 février, cette angine était à son maximum d'acuité : réaction générale des plus violentes, agitation excessive, délire pendant la nuit, turgescence violacée de la face, etc.

Le 5 février (douzième jour de l'angine), il survint une grosse tuméfaction ganglionnaire sur les côtés du cou, un peu en arrière des amygdales, accompagnée d'un empâtement diffus du tissu cellulaire ambiant. Douleur vive à ce niveau. Déglutition toujours extrêmement difficile. Impossibilité d'explorer la gorge.

Les jours suivants, l'état général s'améliora progressivement, mais l'agitation avec délire nocturne persista quelque temps. Enfin, vers le 8 ou le 10, les phénomènes locaux s'amendèrent, la déglutition devint possible, la tuméfaction externe du cou s'affaissa, et le malade entra franchement en convalescence.

Le 15 février (vingtième jour de l'angine), il était complètement guéri. Or, chose remarquable, cette fièvre avec détermination inflammatoire si violente sur les deux amygdales avait fait disparaître comme par enchantement toutes les manifestations que présentait la maladie au moment de son invasion. Et cependant la médication spécifique interne, le traitemnt local, avaient été supprimés depuis le début de cette angine.

Les plaques muqueuses de l'anus et du périnée, si opiniâtres, si rebelles, qui en étaient à leur deuxième poussée, celles qui recouvraient les deux lèvres et l'isthme du gosier et étaient en pleine activité, toutes avaient complètement disparu, sans qu'on y eût touché, sans qu'on leur eût fait le plus petit pansement.

Mais, phénomène encore plus curieux, la voix qui auparavant était enrouée jusqu'à l'extinction, était revenue à son état normal, comme timbre, comme portée, comme étendue ; et, quand l'examen laryngoscopique fut pratiqué, on constata une absence de toute la lésion dans l'intérieur de la cavité laryngée.

Quant à la santé générale, elle sortit de cette épreuve meilleure et comme fortifiée.

Malheureusement, cette guérison si extraordinaire ne fut pas de longue durée, et la fatale prédisposition du malade à la plaque muqueuse ne tarda pas à donner des preuves de sa persistance. Dès le 22 février, une plaque muqueuse était revenue sur la joue gauche. Le 10 mars, bien que l'état général fût excellent, les plaques muqueuses s'étaient multipliées sur les joues et les lèvres ; mais l'isthme du gosier, les cordes vocales, la région ano-génitale n'en présentaient encore aucune.

Le malade se sentant beaucoup mieux, sortit de mon service peu de temps après. Je ne l'ai pas revu depuis [1].

1. Ce malade est rentré dans mon service, salle 8, no 7, le 8 avril. — Quinze jours environ après sa sortie, il avait été repris de troubles fonctionnels du côté du larynx, tels que raucité, enrouement, aphonie, etc. L'examen laryngoscopique, pratiqué le 27 avril par M. Krishaber, fit constater, sur le bord de la corde vocale inférieure droite, dans la partie voisine de l'angle antérieur, une découpure en dents de scie reposant sur un fond blanchâtre. — Depuis sa rentrée, malgré le traitement, le repos et les soins de propreté, d'énormes papulles muqueuses confluentes se sont reproduites dans la région anale et à la partie interne et supérieure des cuisses. Les lèvres et le voile du palais en sont également couverts. — Ainsi cinq

Ainsi, des plaques muqueuses qui avaient résisté pendant trois mois à toute médication générale et locale, ont été guéries en huit ou dix jours par une maladie aiguë. Ce résultat est tellement évident, qu'il est inutile d'y insister. Mais il importe de l'analyser et de l'interpréter dans ses détails.

Parmi ces plaques muqueuses, les unes étaient au centre même du foyer inflammatoire : celles de l'isthme du gosier ; d'autres en étaient voisines : celles des lèvres et des cordes vocales ; les dernières enfin en étaient très-éloignées : celles de l'anus et du périnée. Y a-t-il eu quelque différence dans la rapidité avec laquelle leur résolution s'est opérée ? La chose n'est pas impossible, mais elle était fort difficile à constater à cause de la vitesse même de la régression. Toujours est-il que lorsque la défervescence a eu lieu et que le malade est entré dans la période de convalescence, toutes ces manifestations syphilitiques avaient disparu.

On est donc conduit à conclure qu'une maladie aiguë, telle que l'angine et l'érysipèle, n'agit pas seulement sur les accidents compris dans la sphère de sa détermination locale, mais aussi sur ceux qui sont en dehors d'elle ; et qu'elle les modifie moins par le processus local qui agirait à titre de substitutif, que par la réaction générale fébrile, et par le nouveau mode de fonctionnement plastique qui en résulte pour l'organisme.

Ces phénomènes impriment une secousse violente à toute l'économie ; ils perturbent profondément le mouvement d'assimilation et de désassimilation ; tout l'équilibre nutritif est comme renversé ; l'individu n'emprunte que peu au monde extérieur ; il se nourrit pendant quelques jours de sa propre substance... Tout cela n'est-il pas la vraie cause de la guérison ? Les anciens ne traitaient-ils pas avec succès la syphilis par la diète ?

Quoi qu'il en soit, la maladie aiguë est transitoire de sa nature ; elle passe et l'organisme reprend peu à peu possession de lui-même, toutes les fonctions reviennent à leur état d'équilibre normal, et la santé se rétablit après une période plus ou moins longue de convalescence.

Eh bien, c'est alors que la maladie constitutionnelle qui fait partie intégrante de l'organisme et vit de la même vie que lui, revient à la santé, reprend des forces et avec elles l'aptitude à se traduire par de nouvelles manifestations [1].

Si on avait un moyen de constater la virulence du sang autre que son inoculation à un individu de notre espèce exempt de syphilis, il serait très intéressant de rechercher ce qu'elle devient pendant le cours d'une maladie aiguë fébrile. A en juger par la disparition des phénomènes qui l'expriment, il est probable qu'elle diminue. Il est probable aussi qu'elle augmente plus tard, puisque ces mêmes phénomènes se reproduisent quand l'organisme, débarrassé de la maladie aiguë, revient ou est revenu à son mode d'existence plus ou moins normal. Peut-elle être éteinte par une seule attaque de cette maladie ? Je ne le pense pas, puisque si la vertu curative de la maladie aiguë ne peut être

à six semaines après la guérison par l'érysipèle, la syphilis est revenue ce qu'elle était auparavant et a donné lieu aux mêmes manifestations. Du reste, la santé est excellente, et il n'existe pas d'autre lésion que ces plaques muqueuses, dont la tendance à la récidive et l'opiniâtreté sont vraiment extraordinaires.

1. « Les syphilides, dit Rayer, alternent avec d'autres symptômes de la vérole ; en fait, elles disparaissent quelquefois momentanément à l'invasion ou pendant le cours d'une maladie grave, pour se montrer quelquefois plus rebelles à la convalescence... Les maladies intercurrentes peuvent modifier les maladies cutanées dans leur nature, leur coloration, leur terminaison... Sous l'influence d'une irritation intérieure, on voit une éruption qui durait depuis plusieurs mois se dissiper peu à peu et disparaître entièrement, pour se reformer aussitôt que la convalescence se déclare. »

mise en doute après les cas que je viens de citer, son insuffisance préventive est également prouvée. Peut-elle atténuer les manifestations ultérieures, les retarder, etc., etc.,? Je ne possède pas et je ne crois pas qu'il existe encore d'éléments d'observation suffisants pour résoudre de pareilles questions.

Quel nom donner à l'angine qui a fait disparaître si rapidement ces plaques muqueuses? Je l'ai qualifiée d'érysipélateuse, et voici pourquoi : 1° elle s'est développée à un moment où il régnait dans mes salles quelques cas d'érysipèle; le malade qui en a été atteint était le voisin du malade de l'observation II, dont l'érysipèle de la face a été si violent, et leurs deux maladies ont été à peu près contemporaines.

2° L'invasion de la fièvre a été signalée par cet ensemble de phénomènes réactionnels qui font pressentir une maladie sérieuse.

3° L'élément fièvre, en effet, a été prédominant depuis le début jusqu'à la terminaison; il a toujours paru dominer les phénomènes locaux, bien que ceux-ci fussent très intenses. Ses caractères, son allure, sa durée, lui ont donné la physionomie d'une pyrexie plutôt que celle d'une inflammation.

4° Cette angine, malgré la violence de tous ses symptômes locaux ou généraux, a suivi une marche beaucoup plus lente qu'une angine simplement inflammatoire.

5° L'état de prostration des forces, combiné avec un léger degré d'ataxie, le délire qui a persisté pendant plusieurs jours, ne s'observent que rarement dans les angines inflammatoires, ou, quand ils se produisent, ils n'ont qu'une durée éphémère et s'évanouissent avec la chute de la fièvre, vers le cinquième ou même le sixième jour de la maladie.

6° Enfin, il est survenu un engorgement subinflammatoire des ganglions lymphatiques péri-maxillaires.

Pour déterminer la nature érysipélateuse de cette angine, je me suis fondé beaucoup plus sur les données étiologiques et sur l'ensemble des phénomènes généraux que sur les caractères spéciaux de la phlogose gutturale. L'exploration de la gorge était très difficile dans la première et la dernière phase de la maladie, et impossible dans sa période d'état, à cause de la turgescence énorme des amygdales qui obstruaient complètement l'isthme du gosier.

On pourrait m'objecter qu'une angine de cette nature reste rarement confinée sur les points où elle s'est primitivement établie; qu'elle envahit l'arrière-gorge, les fosses nasales, les narines et, enfin, la peau du visage. Je l'accorde et je vais même plus loin. Je ne crois pas que l'action curative de la maladie accidentelle soit essentiellement liée au caractère spécifique de l'inflammation locale. Il me semble qu'elle dépend beaucoup plus de la perturbation momentanée qui se produit alors sous l'influence du consensus réactionnel dans tous les actes de la vie plastique. Une angine catarrhale, une angine phlegmoneuse, rhumatismale, herpétique, etc., seraient capables de modifier le travail morbide syphilitique au même degré que l'angine érysipélateuse, si elles suscitaient et coordonnaient, dans une mesure égale, le même ensemble de synergies salutaires [1].

1. J'ai eu récemment l'occasion d'observer l'influence curative du *rhumatisme articulaire aigu* sur une des manifestations les plus rebelles de la syphilis. Voici le résumé de ce cas :

Un homme âgé de vingt-quatre ans, Édouard D..., entré le 12 mai 1873 dans mon service, salle 7, n° 21, avait contracté, en 1871 un chancre suivi d'accidents syphilitiques légers dont il fut traité et guéri à

VI

Dans son remarquable *Traité des angines*, M. le professeur Lasègue fait remarquer avec raison que si les syphilides cutanées n'ont qu'une aptitude médiocre à provoquer des complications érysipélateuses, il n'en est pas de même des ulcères syphilitiques de la gorge. « Ce grave accident, dit-il, vient plus souvent qu'on ne le supposerait compliquer les angines ulcéreuses spécifiques; j'en rapporterai un exemple qui me paraît, sous ce rapport comme à d'autres points de vue, mériter d'être reproduit avec quelques détails. »

Voici le résumé de ce fait; il trouve ici sa place, car il prouve, comme ceux dont j'ai donné l'histoire, l'influence curative de l'érysipèle sur les manifestations syphilitiques :

l'hôpital du Midi. Le 9 mai 1873, il fut pris d'un rhumatisme aigu généralisé, avec fièvre violente, qui produisit du côté des principales articulations tous les phénomènes d'une phlogose arthritique des plus vives. Les deux mains furent, pendant quatre ou cinq jours, très tuméfiées, rouges et extrêmement douloureuses au niveau de presque toutes les articulations. Cette attaque rhumatismale fut énergiquement traitée avec du sulfate de quinine à haute dose. Au bout de huit jours, la fièvre fléchit, les phénomènes locaux s'amendèrent, et le malade entra en convalescence.

Au moment où ce rhumatisme articulaire aigu survint, il existait, depuis deux mois, un psoriasis palmaire syphilitique des deux côtés. L'épiderme épaissi en couches cornées était fendillé et soulevé par places; au-dessous, le derme; était rouge et tuméfié. Aucun traitement spécifique n'avait été suivi. Cette lésion si rebelle, qui cède si difficilement aux médications locales et générales et se reproduit avec tant d'opiniâtreté, paraissait stationnaire. Mais, sous l'influence de la fièvre rhumatismale, elle entra en résolution si rapidement, qu'au bout de cinq ou six jours les plaques cornées et tous les débris de l'épiderme malade étaient tombés; le derme sous-jacent présentait toutes les conditions de l'état sain et sécrétait un nouvel épiderme où il était impossible de rien découvrir d'anormal.

— Dans sa thèse soutenue en 1870, à Paris, et intitulée : *Influence des maladies aiguës sur quelques manifestations cutanées de la syphilis*, M. le docteur Jourjon relate aussi un cas de syphilis dont les manifestations ont été guéries par un *rhumatisme articulaire aigu*. Voici le fait en quelques mots :

La malade, qui avait subi plusieurs atteintes de la maladie constitutionnelle, avait, au moment de l'invasion du rhumatisme, trois ulcérations syphilitiques sur les fesses et les cuisses. Au bout de huit jours, sous la seule influence de la maladie aiguë, ces ulcérations étaient soit guéries, soit en voie de cicatrisation. Aucun traitement spécifique n'avait été institué. Ces ulcérations revinrent quinze jours après la disparition du rhumatisme.

Dans ce travail, on trouve quelques autres observations qui mettent en évidence ce fait, qu'une perturbation profonde de l'organisme, telle que celle produite par une maladie aiguë, peut faire disparaître certaines manifestations de la syphilis plus vite que le traitement mercuriel ou ioduré. Parmi les observations qui me paraissent le plus probantes, je citerai celle de Gore, chirurgien à l'infirmerie de Limerich (*The Lancet*, 2 septembre 1858) : guérison d'un psoriasis syphilitique par une *variole;* après la disparition de la variole, retour du psoriasis; — celle du docteur Diday : chez un malade syphilitique depuis un an et atteint d'une syphilide squameuse et de plaques muqueuses de la langue, il survint, en trois mois, sept ou huit attaques de *furoncles* avec fièvre. Chaque poussée produisit une amélioration rapide et notable dans les accidents spécifiques, qui furent ainsi guéris en même temps que le furoncle, sans traitement hydrargyrique ni ioduré.

— La partie bibliographique est complète dans cette thèse de M. Jourjon. J'y trouve la remarque suivante faite par Gibert : « Une circonstance assez curieuse, dit-il, des suites de l'*accouchement* chez les femmes vénériennes, c'est la disparition que nous avons signalée des syphilides, surtout des symptômes génitaux » (*Bull. de l'Académie de médecine*, t. XVII, p. 156, 1851).

— Voyez aussi Sabatier : *Propositions sur l'érysipèle considéré principalement comme moyen curatif dans les maladies cutanées, précédées de quelques généralités sur la pathologie cutanée et l'influence souvent avantageuse des maladies intercurrentes* (*Thèse de Paris*, 1831).

On y trouve le cas d'un érysipèle grave qui guérit rapidement des ulcérations syphilitiques, des exostoses, des tubercules syphilitiques et une cataracte double (?). Tous ces accidents récidivèrent, sauf la cataracte double.

— Rayer : *Traité des maladies de la peau*, 1835. Il y a l'énoncé d'un fait analogue à ceux que j'ai rapportés, c'est-à-dire de la guérison d'une syphilide par un érysipèle intercurrent (p. 374).

Un homme âgé de soixante-deux ans, entré dans le service de M. Lasègue pour un zona du côté droit, avait eu, à l'âge de vingt-sept ans, la syphilis. A soixante ans, il eut une angine probablement spécifique. Pendant son séjour à l'hôpital, une nouvelle poussée de même nature se produisit sur la gorge. Les ganglions maxillaires se tuméfièrent et devinrent sensibles à la pression. En explorant les parties malades, on constata l'état suivant : « l'amygdale gauche est rongée et comme fouillée par des ulcères sinueux; le fond du pharynx présente une ulcération de la dimension d'une pièce de deux francs, dont les bords sont rouges, déchiquetés et soulevés, tandis que le fond est recouvert d'une fausse membrane grisâtre, demi-transparente. L'amygdale droite est rouge et forme, en un point, une saillie tuberculeuse. Le reste de la gorge est sain.

En même temps, on constate des tumeurs gommeuses dont l'une siège au pli de l'aine et l'autre à la face interne de la tubérosité du tibia.

Le traitement consiste en cautérisations avec la teintude d'iode, douches froides, administration de l'iodure de potassium et des mercuriaux à l'intérieur; l'état local s'améliore; l'amygdale gauche est en voie de réparation; le fond de l'ulcère se couvre de bourgeons charnus. L'évolution de ces accidents se fait néanmoins lentement.

Le 3 juillet, le malade se plaint d'une douleur vive du nez. Le 5, un érysipèle se manifeste et envahit toute la partie centrale du visage. Le 9, B... accuse de la sécheresse et du mal de gorge. La gorge est rouge, couverte de vésicules jaunâtres et de phlyctènes plus étendus, d'aspect diphthéroïde. Il est évident que l'érysipèle, qui a débuté par les narines, s'est propagé dans deux directions : d'abord du côté de la face, et un peu plus tard du côté du pharynx. L'état général n'est pas assez compromis pour donner des inquiétudes.

Le 11, les phlyctènes ont disparu; elles sont remplacées, à droite surtout, par des crevasses rectilignes peu profondes, à fond jaunâtre. On observe sur le front, aux points où l'érysipèle a pris une certaine intensité, des lésions exactement identiques. La gorge est d'un rouge ardent, modérément douloureuse; la déglutition des liquides est seulement un peu difficile.

Cinq jours après, tous les phénomènes ont disparu, aussi bien à la gorge que sur la face; on n'aperçoit plus de trace des ulcérations; les ganglions restent encore volumineux, et le malade, malgré mes instances, quitte l'hôpital [1]. »

Ce cas, comme on le voit, ressemble aux miens par plus d'un côté et par le plus essentiel, c'est-à-dire l'action curative d'un érysipèle sur des manifestations syphilitiques. Il est vrai que les ulcérations de la gorge avaient été déjà très améliorées par le traitement spécifique et par des cautérisations; néanmoins, la cicatrisation se faisait lentement. Survient cette angine érysipélateuse et, au bout de neuf à dix jours, toute trace d'ulcération a disparu.

N'est-ce pas là un résultat remarquable? Cependant il n'a pas frappé M. Lasègue, qui ne le signale point et ne fait suivre son observation d'aucun commentaire relatif à la question que je traite. Sans doute l'attention de l'honorable professeur n'était pas dirigée de ce côté-là, car il rapporte dans son chapitre sur l'Angine érysipélateuse, un autre cas de la même maladie aiguë survenue dans le cours de la syphilis, et il ne nous dit pas quels changements elle fit subir aux manifestations constitutionnelles.

La malade, âgée de 30 ans, avait la syphilis depuis trois ans. Elle avait eu plusieurs poussées caractéristiques; la dernière, qui consistait en maux de gorge, durait depuis deux mois. Il existait sur l'amygdale droite une ulcération à fond grisâtre, et deux autres plus petites sur le pharynx et sur la luette.

Ces lésions devinrent le point de départ d'un érysipèle à réaction générale

1. Lasègue, *Traité des angines*, p. 110-112.

violente, à phénomènes locaux très intenses, qui envahit la gorge, les fosses nasales et toute la face, détermina de l'agitation et du délire, fit, au douzième jour, avorter la malade, qui était enceinte depuis quatre mois, et n'entra en résolution, vers le quinzième jour, qu'après avoir envahi une grande partie de la tête. Il s'écoula une quinzaine de jours avant que la malade se trouvât entièrement remise de l'épreuve qu'elle venait de traverser, et qui eut pour conséquence la chute de tous les cheveux.

Mais qu'advint-il des ulcérations syphilitiques de l'amygdale, du pharynx et de la luette? M. Lasègue n'en parle pas; son observation s'arrête là et n'est suivie d'aucune réflexion. Il est probable que ces ulcérations ne furent pas aggravées par la maladie intercurrente. Une circonstance aussi fâcheuse venant s'ajouter à tant d'autres qui avaient accompagné et suivi ce processus morbide général et local, n'aurait pas manqué d'attirer l'attention d'un observateur aussi sagace que M. Lasègue. Je dirai même que son silence sur l'état de la gorge après l'érysipèle me porterait volontiers à croire que les ulcérations syphilitiques n'existaient plus alors et qu'elles s'étaient cicatrisées pendant le décursus de la maladie aiguë.

Si la première observation de M. le professeur Lasègue présente, comme résultat curatif, une grande analogie avec les miennes, elle en diffère par plusieurs circonstances qu'il importe de faire remarquer et, entre autres, par l'âge de la syphilis et par la nature de ses manifestations. Le malade, en effet, âgé de 62 ans, avait eu la syphilis à 27 ans. Trente-cinq ans s'étaient donc écoulés depuis qu'il avait éprouvé la première atteinte de cette maladie constitutionnelle, et, après tant d'années il n'en était pas guéri; il lui revenait des accidents dans la gorge, et ces accidents n'étaient point superficiels comme ceux des premières phases de la maladie : ils avaient le caractère ulcéreux, destructif qu'on observe aux dernières périodes.

Néanmoins, la maladie érysipélateuse loin de les aggraver, comme il n'eût pas été irrationnel de le supposer, étant donnés l'âge du malade, celui de la syphilis et le caractère des ulcérations, etc., les a guéris ou, du moins, a grandement aidé à leur rapide guérison.

VII

En serait-il de même si l'érysipèle se développait dans le cours d'une syphilis maligne ou dans la phase cachectique de la maladie constitutionnelle? Il est permis d'en douter[1]. D'abord, l'érysipèle, participant des mauvaises conditions de l'organisme, revêtirait lui-même les formes cachectiques et malignes qui le rendent redoutable. Loin d'améliorer la situation, il la ferait tomber au-dessous du niveau où elle se trouvait. Il compromettrait peut-être d'une façon irrémédiable ou annihilerait le peu de vie saine qui reste encore dans l'organisme, et précipiterait ainsi la terminaison fatale. Et, d'un autre côté, en admettant que l'érysipèle ne puisât pas dans ce mauvais terrain des germes de pernicio-

1. « Quels effets produira, sur une maladie chronique, la coexistence d'une maladie aiguë? Au début, une complication phlegmasique peut améliorer le malade. C'est ainsi qu'un érysipèle peut modifier favorablement un lupus. Dans la période ultime des maladies, toutes les complications deviennent graves; telles sont la pleurésie, l'arthrite, la phlébite, etc. » Bazin, *Rapport des affections de la peau entre elles et avec les affections des autres systèmes.* (*Annales de dermatologie et de syphiligraphie*, 3e année, p. 406.)

sité et que sa réaction se maintînt dans des limites qui ne peuvent laisser aucun doute sur l'issue favorable, croyez-vous qu'il trouverait et pourrait susciter une somme assez grande d'énergies saines pour rompre, même momentanément, l'enchaînement vicieux des opérations morbides et, à plus forte raison, pour en réparer les désordres[1] ?...

Un érysipèle survenant dans ces fâcheuses conditions est donc grave, tandis qu'on peut le regarder comme un événement favorable lorsque les syphilitiques qui en sont atteints ont conservé, ce qui arrive souvent malgré la gravité des déterminations locales, un état de santé générale satisfaisant.

Quand on songe à la lenteur avec laquelle les maladies syphilitiques cutanées ou muqueuses se guérissent, même lorsqu'elles sont convenablement traitées et que l'organisme ressent et développe l'impression curative des médicaments spécifiques, on se prend à désirer qu'une secousse, une révolution pathologique vienne brusquement changer le mode anormal de nutrition qui tend à se perpétuer. Or, parmi toutes les maladies fébriles qui pourraient produire un pareil résultat, je ne pense pas qu'il en existe de plus efficace et en même temps de moins dangereuse que l'érysipèle. Il a, en effet, le double avantage d'agir localement et par substitution sur les parties qu'il envahit et d'imprimer, en outre, par l'état pyrétique qui l'accompagne, une nouvelle manière d'être à toutes les fonctions organiques.

Croit-on, par exemple, que dans ces syphilides sèches ou ulcéreuses de la face, si longues, si rebelles, si compromettantes, en ce qu'elles décèlent aux yeux les moins expérimentés la nature de la maladie, il ne serait pas à souhaiter pour le malade qu'il eût un érysipèle de la face? Mais l'érysipèle, comme toutes les maladies qui ne sont pas virulentes et inoculables, ne peut pas se donner à volonté ; il échappe à l'expérimentation. Et, en supposant que celle-ci parvînt à faire naître une phlogose cutanée et muqueuse plus ou moins analogue à la phlogose cutanée et muqueuse de l'érysipèle, n'y aurait-il pas un abîme entre la maladie spontanée et la maladie artificielle? Notre célèbre physiologiste, Claude Bernard, a sans aucun doute fait rendre à la matière organique, par les procédés les plus subtils et les plus ingénieusement combinés de l'expérimentation, la plus grande somme de troubles fonctionnels qu'on ait obtenue jusqu'à présent. Eh bien, ne pourrait-on pas le mettre au défi de créer un érysipèle, que dis-je? un simple furoncle semblable à ceux que conçoit spontanément l'organisme?

Quand nous ne tenons pas en main la cause des maladies, comment en pourrions-nous obtenir les effets? Mais j'admets, pour un moment, qu'il soit en notre

1. On trouve, dans les auteurs, des cas d'érysipèle devenus rapidement mortels chez des individus atteints de cachexie syphilitique et des accidents graves qui la produisent et l'accompagnent. Voyez la thèse du docteur Martellière *sur l'angine syphilitique*, où un cas de mort par angine érysipélateuse compliquant des ulcères du pharynx se trouve relaté. Voyez aussi deux cas d'érysipèle mortels chez des syphilitiques arrivés à la période cachectique dans le savant ouvrage de mon collègue et ami, M. le docteur Lancereaux, sur la syphilis, pages 319, 447.

Cependant M. le docteur Cazenave rapporte, dans son excellent *Traité des syphilides*, un cas de syphilis où, bien que les désordres fussent extrêmement graves et la cachexie établie depuis longtemps, le malade, amélioré déjà par un traitement au protoiodure, put supporter une attaque de cholérine et un érysipèle sans que la santé générale fût compromise. Plus tard, le malade eut une varicelle discrète. Néanmoins, il se rétablit. (Voyez Cazenave, *Traité des syphilides*, p. 593. 86e observation.)

pouvoir de faire naître, dans un but thérapeutique, une maladie fébrile, serait-il prudent de s'en servir? Nous pouvons mesurer, doser, graduer les agents toxiques qui constituent nos principaux médicaments, tâter leur action sur l'organisme, l'augmenter, la diminuer, la suspendre ou la corriger, etc. Serions-nous ainsi maîtres d'une maladie? Pourrions-nous la maintenir dans les limites d'une action pathologique exclusivement salutaire? Nous irions tellement à l'aveugle et nous courrions le risque de soulever de telles tempêtes, qu'aucun résultat curatif, si probable qu'il fût, ne saurait justifier notre témérité! Dès lors, pourquoi regretterions-nous qu'il soit hors de notre portée? Félicitons-nous de le voir survenir dans certaines conditions morbides qu'il peut modifier favorablement, et efforçons-nous d'en faire un événement heureux en le maintenant dans les bornes d'une réaction franche et salutaire[1].

VIII

J'ai dit que l'érysipèle n'était pas doué d'une vertu curative spécifique contre les accidents de la syphilis, et qu'une maladie aiguë pourrait produire les mêmes effets si elle se développait dans des conditions identiques. Je trouve dans le remarquable livre de M. Bassereau, sur les *affections syphilitiques de la peau*[2], deux faits qui justifient cette manière de voir :

« Au moment où l'érythème syphilitique se manifesta, dit cet auteur, les ganglions du cou s'étant trouvés tuméfiés, s'enflammèrent bientôt, et deux phlegmons d'une assez grande étendue survinrent à droite, le plus circonscrit derrière et au-dessous de l'apophyse mastoïde, un autre plus diffus un peu au-dessus de la partie moyenne et latérale du cou, derrière le sterno-cléido-mastoïdien; ils arrivèrent rapidement à suppuration, accompagnés d'une fièvre symptomatique intense. On les ouvrit, et quoiqu'ils continssent une grande quantité de pus phlegmoneux, ils furent cicatrisés en quelques semaines. Ce malade nous donna une idée des crises si bien étudiées dans l'ancienne médecine, car il y eut rétrocession rapide de l'exanthème syphilitique et dessiccation du chancre dès les premiers jours de la fièvre phlegmoneuse. La disparition brusque de la syphilide, sous l'influence du nouvel état phlegmasique devait faire craindre le retour des symptômes syphilitiques après la guérison, mais l'érythème ne se raviva point; le malade ne fit point de traitement mercuriel, et, deux ans après les premiers accidents, aucun symptôme syphilitique nouveau ne s'était encore

1. Le docteur Jeltzinzki (*Revue médicale*, février 1861 : *Cure radicale de la syphilis par la vaccination*) rapporte un fait qui semblerait démontrer qu'une carie de la voûte olfactive aurait été guérie par la vaccination. — Dès 1858, Papoff (de Moscou) traitait par la vaccination un grand nombre de syphilitiques à l'hôpital de Sainte-Catherine. — « Cette méthode de traitement, dit Follin, mise en pratique en France par son inventeur, Justin Lukonski, capitaine du corps forestier russe, n'a pas mérité de fixer l'attention des chirurgiens habiles devant lesquels on expérimentait. »

— Deux élèves de M. Hardy, M. le docteur Jourjon, dont j'ai déjà parlé, et M. le docteur Garrigue, dont la thèse sera citée et analysée plus loin, pensent que dans le cas de syphilides rebelles, on devrait inoculer la *variole*. — « Si le vaccin, dit M. Garrigue, ne donne pas des résultats indiscutables, il n'en est pas de même de la variole ; d'ailleurs les faits observés s'imposent d'eux-mêmes, et, dans des cas de syphilis rebelle, alors que le mercure ne produit aucun résultat, l'arrivée d'une variole décide de la guérison. Quant à moi, je n'hésiterais pas à proposer à un de ces malades réfractaires aux traitements spécifiques l'inoculation de la variole, et en cela je suis d'accord avec mon savant maître M. le professeur Hardy. »

Garrigue : *De l'influence des malades aiguës sur les diathèses*. Thèses de Paris, 1870, p. 73.

2. Bassereau, *Traité des affections de la peau symptomatiques de la syphilis*, pages 70 et 79.

montré. » Plus loin, le même auteur parle de la disparition également rapide d'un érythème par l'effet d'une pneumonie survenue au dixième jour de l'exanthème syphilitique, et il ajoute : « Ce fait de la rétrocession d'une syphilide à l'occasion d'une maladie nouvelle n'est pas rare ; mais, en général, cette rétrocession n'est pas définitive, et l'état pathologique intercurrent étant dissipé, la syphilis reprend ses droits et reparaît le plus souvent sous une forme plus grave. » Il n'en est pas toujours ainsi, et je n'en veux pour preuve que le premier cas de M. Bassereau et deux de ceux qui me sont personnels.

IX

Dans le cours de ce travail, je me suis toujours abstenu, à dessein, d'employer les mots : *métastase, rétrocession*. Ils étaient fort à la mode autrefois, du temps des théories humorales ; aujourd'hui ils sont un peu tombés en désuétude et ne correspondent plus à la conception moderne des phénomènes de la maladie.

Et, à ce propos, il n'est pas inutile de faire remarquer combien l'influence des mots peut fausser les interprétations et voiler la véritable signification des actes pathologiques. Ainsi, les anciens, imbus des doctrines qu'exprimaient ces mots, n'hésitaient pas à dire, quand ils étaient témoins de faits analogues à ceux que j'ai rapportés, qu'il y avait eu rétrocession, métastase. Ils entendaient par là que la maladie chronique avait déversé sur tel ou tel organe sa matière morbifique et s'y était transformée en affection aiguë ; de telle sorte que le rôle actif, le rôle prépondérant et curatif n'appartenait plus à cette dernière. Elle n'était qu'un résultat, qu'une crise, une sorte d'émonctoire artificiel. Par un *effort spontané*, la maladie constitutionnelle allait se jeter sur une partie quelconque de l'organisme, et là, elle développait un acte pathologique qui l'épurait en la débarrassant du principe actif de ses manifestations.

Que de vieux eczémas, d'ulcères invétérés, de suppurations interminables, n'a-t-on pas rendus responsables de péripneumonies, de fluxions, de catarrhes, d'angines, etc., dont l'invasion coïncidait avec leur disparition rapide! De quel œil on les surveillait! Et s'ils avaient quelque velléité de guérir, comme vigoureusement on l'étouffait! Elles n'en pouvaient mais, cependant, ces pauvres lésions chroniques, dont l'humeur est loin d'être aussi voyageuse qu'on le suppose. Elles ne faisaient que bénéficier des conditions plastiques nouvelles que créait dans l'organisme une maladie aiguë dont elles étaient innocentes et qu'on leur imputait à crime.

N'exagérons rien toutefois. Dans ces antiques croyances, il y a une part de vérité qu'il ne faut pas méconnaître, mais reviser avec des observations plus précises et expliquer avec les données moins mystérieuses de la physiologie pathologique moderne.

X

Parmi les maladies vénériennes, il en est une, le *chancre phagédénique*, dont la guérison par l'érysipèle a été signalée et étudiée depuis longtemps. « J'ai vu, à deux reprises, dit M. Ricord, dans ses leçons sur le chancre, des chancres phagédéniques énormes, contre lesquels toutes les médications étaient venues échouer, tour à tour modifiés et guéris par des érysipèles intercurrents. En sorte que je considère l'érysipèle, sinon comme le spécifique, du moins comme un puissant adversaire du phagédénisme. » (Leçons sur le chancre, p. 56.)

Plusieurs observateurs ont fait la même remarque. Aussi a-t-on cherché à provoquer par tous les moyens possibles des phlogoses érysipélateuses autour et à la surface des chancres phagédéniques. On y a rarement réussi : les irritants, les caustiques, les pommades, les onguents les plus rares, etc., ont été tour à tour essayés sans succès. On a prétendu que c'était la pommade au biiodure de mercure qui réussissait le mieux (parties égales d'axonge et de biiodure). (*De l'érysipèle salutaire.* Lamarche. Thèses. Paris, 1856.)

Mon collègue et ami M. le docteur Després, ayant à traiter chez une femme un vaste chancre phagédénique qui occupait le siège, employa tour à tour les cautérisations et les remèdes internes qu'il jugeait les plus propres à provoquer un érysipèle. Il réussit enfin avec des pansements secs et en exposant la malade au froid. Ce qui entretient les chancres phagédéniques serpigineux, d'après M. Després, c'est la rétraction du tissu cicatriciel. Il résulte de cette rétraction que les néo-cicatrices des dernières ulcérations sont déchirées, et que, baignant dans le pus, les nouvelles plaies se transforment en ulcérations. Les lymphatiques jouent le principal rôle dans la production de ces ulcérations.

Pour guérir, trois conditions sont donc nécessaires : 1° épuiser la rétractilité des tissus de cicatrice pendant le temps nécessaire à la guérison des ulcères; 2° faire cesser tout mouvement dans les parties malades; 3° oblitérer momentanément les lymphatiques autour des ulcères. Un érysipèle a rempli ces trois conditions pendant quinze jours. Au bout de ce temps, toutes les ulcérations étaient guéries. L'état fébrile éloignait le pouvoir rétractile du tissu inodulaire; la douleur empêchait tout mouvement du membre; enfin, l'inflammation érysipélateuse a oblitéré pour quelque temps les vaisseaux lymphatiques.

Tel est, en résumé, le travail de M. Després.

Bien que sa théorie de la guérison de phagédénisme n'ait rien à voir dans les cas que j'ai exposés dans ce mémoire, je l'ai donnée parce qu'elle est ingénieuse et plausible. On pourrait peut-être lui reprocher d'être un peu trop mécanique, etc. Mais ce n'est pas ici le lieu de m'occuper plus longtemps d'une question qui n'a que des rapports indirects avec celle que je traite [1].

XI

Il n'en est pas de même de l'action curative de l'érysipèle dans la *scrofule*. Elle offre évidemment la plus grande analogie avec celle que produit, dans la syphilis, la même maladie aiguë.

On peut trouver sur ce sujet de nombreux documents dans les auteurs. Je

1. Voyez sur ce sujet : Champouillon (*Recueil de mém. de méd. et chir. militaires*) : *Érysipèle salutaire*, octobre 1869. L'auteur rapporte deux cas, l'un de chancre phagédénique, l'autre d'inflammation chronique de l'articulation tibio-fémorale avec carie des surfaces articulaires, abcès circonvoisins, etc, guéris par un érysipèle.

— « Le docteur N. G. de Mussy a vu, dit Chomel, des éruptions syphilitiques disparaître momentanément à la suite d'un érysipèle général. Un ulcère phagédénique qui durait depuis quelques mois, rebelle à toute médication, guérit en quelques jours à la suite d'une violente attaque de choléra. »

recommande particulièrement la lecture du chapitre que Lugol consacre, dans son livre sur la scrofule, à l'étude de cette question [1].

Un autre ouvrage sur la scrofule, bien plus remarquable et plus complet que le précédent, celui de Bazin, contient également quelques vues sur ce sujet. « L'érysipèle, dit ce célèbre dermatologiste [2], est une des complications les plus communes dans la scrofule. Loin d'aggraver la maladie, il semble plutôt en hâter la solution favorable. Je puis en dire autant des fièvres éruptives. Plusieurs fois, à la suite d'un exanthème fébrile, j'ai vu des ulcérations scrofuleuses marcher activement vers la cicatrisation, etc... »

A la fin de l'ouvrage (Obs. XXVI, p. 546), il y a un fait bien concluant de l'action curative de l'érysipèle sur les lupus scrofuleux. Le malade, âgé de seize ans, avait tout le nez hypertrophié à partir de la racine ; çà et là on y voyait de petits tubercules violets, qui ne montraient aucune tendance à l'ulcération. L'aile droite avait été emportée et la gauche était recouverte de tubercules plus gros. L'affection s'étendait dans les fosses nasales, dont la cloison était en grande partie détruite. La lèvre supérieure était également couverte de petits tubercules grenus et rougeâtres. État général bon. Malgré un traitement de trois mois de durée, l'affection restait à peu près stationnaire, lorsque survint un érysipèle de la face, qui envahit le cuir chevelu, le cou, et fut accompagné d'une fièvre très intense. Après la disparition de cet érysipèle, dont l'évolution fut régulière, on s'aperçut que l'affection scrofuleuse en avait ressenti une heureuse influence : les tubercules s'étaient affaissés, la cicatrisation avait eu lieu, et, vingt-quatre heures après le début de la maladie aiguë, le malade quittait l'hôpital complètement guéri.

Supposez que les tubercules, au lieu d'être scrofuleux, eussent été syphilitiques, le résultat n'aurait-il pas été le même?...

XII

J'aurais désiré que cette étude clinique eût pour base un plus grand nombre d'observations [3]. Mais il n'est pas très commun de voir des maladies aiguës

1. Lugol : *Recherches et observations sur les causes des maladies scrofuleuses*, p. 267 et suiv.

— « Toute maladie de la peau disparaît ou peut disparaître sous l'influence d'un état morbide général de l'économie. L'érysipèle de la face contribue grandement à la guérison du lupus... Quand une syphilide disparaît spontanément, ce n est guère qu'à la suite de l'état morbide général, une fièvre grave ou toute autre maladie de ce genre.» Devergie, *Traité des maladies de la peau*, 3e édition.

2. Bazin, *Leçons sur la scrofule*, p. 112.

— « Toutes les fois que chez un sujet atteint d'une maladie chronique de la peau il survient un trouble un peu violent ou un peu durable, soit de la circulation et de l'innervation, comme dans la fièvre, soit des fonctions viscérales un peu importantes, comme dans diverses maladies chroniques ou aiguës, soit du tégument interne, soit de quelque organe particulier, tel que le poumon, l'estomac, l'intestin, etc., il y a diminution, suspension ou même suppression de la maladie de la peau. » (Gibert, *Traité des maladies de la peau*, 1860.)

3. Lorsque j'ai écrit cette étude clinique, je ne connaissais pas encore le travail de M. le docteur Gartigue, intitulé : *De l'influence des maladies aiguës sur les diathèses* (*Thèses de Paris*, 1870). Je ne saurais trop en recommander la lecture, car il est fait dans un très bon esprit médical, et il contient de nombreuses observations, recueillies avec le plus grand soin, et fort intéressantes. Parmi ces observations, quelques-unes démontrent, comme les miennes, que dans des conditions de bonne santé générale et de résistance vitale suffisante, l'érysipèle guérit très rapidement des manifestations syphilitiques graves qui n'avaient

se développer chez les syphilitiques pendant les phases d'activité de la maladie constitutionnelle. J'ai profité de quelques cas que le hasard m'a fournis, et je crois qu'on en peut légitimement tirer les conclusions suivantes :

I. Dans les cas de syphilis où les accidents consécutifs cutanés et muqueux ne sont pas compliqués de malignité et de cachexie, un érysipèle avec réaction fébrile doit être considéré comme un événement favorable.

Sous la double influence de la réaction générale fébrile et de la phlogose locale qui caractérisent cette maladie aiguë, les accidents syphilitiques cutanés et muqueux s'améliorent, se résolvent et se réparent avec une grande rapidité.

Les médications spécifiques générales et les traitements locaux, isolés ou combinés, administrés et appliqués avec le plus d'opportunité suivant les méthodes les plus rationnelles et les mieux appropriées à toutes les circonstances, seraient incapables de produire, en aussi peu de temps, des effets curatifs aussi remarquables que l'érysipèle.

C'est qu'une inflammation artificielle, en effet, si habilement calculée qu'on la suppose, ne pourra jamais avoir la même portée curative, la même intelligence élective des éléments à modifier, éliminer, créer, etc., que l'inflammation spontanément conçue par l'organisme. Il y a certainement dans l'ensemble de l'économie et dans chacune de ses parties comme une conscience de ce qu'il faut faire pour remédier au mal. On doit ajouter que la nature possède d'incom-

aucune tendance spontanée à la guérison, et qui même ne cédaient pas à l'action curative du mercure et de l'iodure de potassium. — Voici le résumé des faits qui se rapportent à mon sujet :

Obs. I. — Cachexie alcoolique grave chez un homme de cinquante ans; ulcérations syphilitiques des jambes, du tronc et de la face, en voie de cicatrisation. — Traitement tonique. — Un *érysipèle* survient sur l'extrémité inférieure gauche. Pendant les premiers jours, il marche rapidement et produit un effet salutaire sur toutes les ulcérations syphilitiques. Mais la constitution est tellement épuisée qu'elle ne peut mener à bien cette maladie intercurrente, et le malade succombe.

Obs. II. — Une femme, âgée de vingt-huit ans, était atteinte d'une grande ulcération syphilitique de la cloison du nez et de la lèvre supérieure, avec nécrose des os du nez; survient un *érysipèle* compliqué d'un abcès de la base du cou ; en quelques jours, la syphilis tuberculo-ulcéreuse disparaît, et la charpente osseuse du nez se raffermit.

Obs. III. — Un homme de trente-quatre ans, atteint d'une syphilide ulcéreuse, deux ans après l'accident primitif, en est guéri par un *érysipèle* fébrile ambulant. — L'auteur fait remarquer avec raison que l'effet curatif de l'érysipèle n'a pas été local, mais général.

Obs. IV. — Une femme, âgée de cinquante-six ans, atteinte de syphilis depuis quatre ou cinq ans, avait sur le front une syphilide tuberculeuse en groupe, lorsqu'elle fut prise d'une *pneumonie* qui l'emporta. Pendant le cours de cette maladie aiguë, la syphilide tuberculeuse s'affaissa, et ne présenta plus qu'une surface comme eczémateuse et sèche.

Obs. V. — Chez un homme de vingt-deux ans, une *pneumonie* régulière fit disparaître en quelques jours une syphilide tuberculeuse précoce, ayant son siège au front et sur les parties latérales du nez.

Obs. VI. — Chez une femme de trente-huit ans, guérison rapide par un *érysipèle*, d'une syphilide ulcéro-tuberculeuse du côté droit de la face.

La thèse du docteur Garrigue contient plusieurs autres faits qui prouvent que des accidents diathésiques sont améliorés et guéris par une maladie aiguë fébrile intercurrente. Malheureusement, ces guérisons ne sont pas durables, et la plupart du temps, de nouvelles manifestations constitutionnelles ne tardent pas à se produire.

— J'aurais voulu pouvoir donner des faits relatifs à l'action que l'érysipèle doit exercer sur *toutes* les manifestations de la syphilis, sur la *syphilis viscérale*, par exemple, sur les *encéphalopathies syphilitiques*, etc. Ne pourrait-il pas avoir une influence salutaire sur quelques déterminations syphilitiques cérébrales? Rostan a vu un cas d'encéphalopathie diffuse guéri par un érysipèle.

Malheureusement, je n'ai encore observé aucun cas propre à élucider cette question, et je n'en ai pas trouvé dans nos recueils scientifiques.

parables moyens d'exécution, admirablement concertés pour une fin précise qu'elle atteint mieux que tous nos procédés thérapeutiques les plus ingénieux, pourvu que les conditions nouvelles ne paralysent pas sa force et ne l'empêchent pas de la mettre en jeu selon ses lois.

L'érysipèle, en moins d'une semaine, peut dissiper les œdèmes durs syphilitiques résultant d'une infiltration plastique diffuse du tissu cellulaire sous-tégumentaire, faire fondre des plaques syphilitiques confluentes, et végétantes, ou muqueuses, et cicatriser les ulcères de même nature, impétigo, ecthyma, etc., etc.

L'hyperhémie érysipélateuse a en effet pour résultat immédiat de produire dans les parties superficielles et surtout profondes de la peau, et jusque dans le tissu sous-dermique, une infiltration excessivement abondante et diffuse de leucocytes, lesquels se transforment en granulations très fines avec une extrême rapidité. Le processus est si vif qu'en quelques heures l'infiltration leucocytique subit la métamorphose régressive. Le détritus granuleux qui en provient est vite repris par les vaisseaux veineux et lymphatiques, et la même rapidité qui a caractérisé l'infiltration et la régression des leucocytes, caractérise aussi leur résorption. Il en résulte que les produits morbides de l'hyperplasie syphilitique englobés dans la sphère d'action de l'érysipèle, se trouvent tout à coup noyés au milieu de l'inondation leucocytique, qu'ils perdent toute individualité, toute force de résistance et s'absorbent dans la vie plus intense, mais aussi plus éphémère des nouveaux éléments.

II. Cette influence curative de l'érysipèle s'exerce simultanément sur toutes les lésions syphilitiques, quelle que soit leur distance du foyer où s'accomplit le processus local de la maladie fébrile.

Bien que le résultat soit le même en apparence au bout d'un certain temps, il est permis de croire que, si on pouvait suivre jour par jour la régression des accidents morbides, on verrait disparaître d'abord ceux qui se trouvent au milieu du foyer érysipélateux, puis ceux qui, placés à une petite distance, peuvent encore ressentir l'action du processus local, et enfin ceux qui, étant fort éloignés, ne sont soumis qu'à l'influence du processus général, c'est-à-dire de la réaction fébrile. Il faut donc distinguer dans la vertu curative de l'érysipèle deux modes d'action qui correspondent aux deux processus dont l'association constitue l'érysipèle fébrile vrai : un mode d'action local substitutif et un mode d'action général qui rétablit dans les conditions d'un fonctionnement régulier la plasticité organique viciée par la maladie constitutionnelle.

Les deux processus de l'érysipèle fébrile vrai, conçus spontanément par l'organisme, ne peuvent être qu'imparfaitement imités par l'expérimentation. Il en est de même des deux modes d'action curative spontanés qui en découlent.

L'influence curative de l'érysipèle ne se produit pas seulement sur les accidents syphilitiques locaux; l'état général, plus ou moins compromis par les atteintes de la maladie constitutionnelle, s'améliore aussi avec une rapidité remarquable.

III. Malheureusement, l'influence préventive de l'érysipèle sur les poussées ultérieures de la syphilis, n'est pas comparable à son action curative sur les accidents existants au moment de son invasion. Quelques jours après la guérison, de nouvelles manifestations syphilitiques peuvent se reproduire, peut-être toutefois avec moins d'intensité qu'auparavant.

D'autres maladies aiguës, inflammatoires ou pyrétiques, sont susceptibles d'avoir sur les accidents syphilitiques une action curative analogue à celle de l'érysipèle, mais sans doute pas au même degré.

Le danger d'une terminaison funeste, indépendamment de la nature spéciale de chaque érysipèle, provient de la malignité des accidents syphilitiques ou de l'état de collapsus cachectique dans lequel une syphilis grave a jeté l'organisme. Ces conditions paralysent l'action curative de l'érysipèle, qui doit être alors considéré comme une complication des plus fâcheuses.

L'action curative de l'érysipèle, signalée depuis longtemps dans le phagédénisme, provient principalement des modifications locales que la phlogose fait subir au travail ulcératif et à la nutrition des parties qui en sont atteintes. C'est surtout un phénomène de substitution.

L'action curative de l'érysipèle dans les manifestations graves de la scrofule, telles que le lupus ou autres affections cutanées ou constitutionnelles et chroniques dérive également du processus local et du processus général de la maladie aiguë, et se produit suivant le même mode que dans la syphilis.

NOTE SUR LES ORIGINES DE LA SYPHILIS.

Quoique je n'aie fait qu'effleurer cette grande question, au début de ce livre, je n'y reviendrais pas aujourd'hui si mon très éminent maître et ami, M. le professeur Rollet (de Lyon), n'avait publié, depuis que j'ai commencé à rédiger ces leçons, une monographie des plus intéressantes sur les *Anciens foyers de syphilis et sur l'origine américaine de l'épidémie du quinzième siècle*[1]. Je ne saurais mieux terminer ce volume qu'en donnant le résumé du travail de M. Rollet. Ceux de mes lecteurs qui ne pourraient pas se le procurer en auront du moins une idée et voudront prendre connaissance de l'original. C'est un service que je leur rends. Quant à moi, j'y trouve une occasion que je saisis avec empressement d'exprimer, encore une fois, toute ma plus haute estime pour le savant médecin de Lyon dont les œuvres ont si puissamment contribué aux progrès de la syphiliographie moderne.

I

La syphilis est très ancienne ; elle a existé de toute antiquité en Asie, en Afrique et en Amérique. L'Europe seule en a été exempte. Elle n'y est apparue

1. *Annales de dermatologie et de syphiligraphie*, janvier et février 1882.

pour la première fois, ou du moins elle n'y a régné, qu'à la fin du quinzième siècle.

« Les pays où la syphilis est antérieure au quinzième siècle peuvent être regardés comme des foyers anciens et quelques-uns comme des centres de formation primitifs de la maladie. La syphilis a dû être engendrée, à l'origine, dans un ou plusieurs de ces foyers ; mais de nos jours, dans quelque pays qu'on l'observe, on constate qu'elle ne fait que se propager par contagion. »

Syphilis asiatique et océanienne. — L'Inde est probablement un des plus anciens foyers de la syphilis qui paraît aussi avoir régné en Chine depuis un temps immémorial. Il est plus difficile d'être fixé sur le développement autocthone ou l'importation de la maladie, en ce qui concerne les îles de l'Océanie.

Syphilis africaine. — Elle a toujours été endémique et fort ancienne sur la côte occidentale de l'Afrique, au Sénégal et au Tombouctou. Le yaws n'est autre chose que la vieille syphilis africaine qui ne diffère de l'européenne que par les modifications que lui impriment la race et le climat. Sur la côte septentrionale et sur la côte orientale, la syphilis paraît avoir été transportée d'Europe en Afrique.

Syphilis américaine. — Les documents et les témoignages abondent pour démontrer que la syphilis existait en Amérique avant l'arrivée des Espagnols (Du Tertre, Lopez de Gamara, Pierre Martyr, Oviédo surtout, Pedro de Cieca, etc.). On a constaté le fait dans les Antilles, dans la Nouvelle-Espagne, les provinces du Nicaragua et de Nagrando, le Pérou, le Mexique. — L'existence de l'endémie syphilitique d'Amérique est démontrée non seulement par les documents écrits et les maîtres anciens, mais encore par les traces que la maladie a laissées sur des squelettes d'Américains antérieurs à la conquête. — Cinq crânes d'enfants péruviens étudiés par M. Parrot présentaient les lésions typiques de la syphilis héréditaire. Ils avaient été découverts au milieu d'objets qui n'offraient aucune trace d'influence espagnole, et tout porte à croire qu'ils étaient sensiblement antérieurs à Pizarre, etc. La syphilis était donc très fréquente et fort ancienne en Amérique.

Syphilis européenne. — Les fouilles faites en Europe dans les terrains d'alluvion et dans des cimetières anciens n'ont fait constater rien de pareil. On n'a trouvé sur aucun crâne des hommes préhistoriques ou de l'antiquité historique la plus reculée rien qui ressemblât à la syphilis.

Une seule station préhistorique a fait exception jusqu'ici, c'est celle de Solutré (près de Mâcon). En 1872, M. l'abbé Ducrost y découvrit un squelette de femme sur les deux tibias de laquelle on constata l'existence d'exostoses très prononcées. — « Les plus remarquables sont celles du tibia droit au nombre de trois. L'une est située à la partie moyenne de cet os, sur sa crête, d'où elle s'étend moitié à la face interne, moitié à la face externe. Au-dessous de cette exostose, à un ou deux centimètres, il en est une autre semblable, située en partie sur la crête du tibia et en partie sur le bord mousse qui lui fait suite en bas. Elle s'étend aussi à la face interne et à la face externe de l'os. Enfin, une troisième exostose est située au tiers supérieur de la face interne. » — Les exostoses du squelette de Solutré, examinées par MM. Rollet, Lortet, Broca, Ollier, Parrot, Virchow, ont été d'un commun accord jugées syphilitiques. — A quelle époque faut-il rapporter ce squelette ? « Cette femme, dit l'abbé Ducrost, a été trouvée au fond, ou plutôt au commencement du *Cros-Charnier*, à 50 centimètres du sol et à 1 mètre environ de la couche à ossements de chevaux. Elle était orientée, c'est-à-dire couchée dans la direction de l'orient à l'occident. Quelques dalles frustes entouraient le squelette. Avec les ossements ont été retrouvés des silex grossièrement taillés et des débris de renne. Je n'ai jamais cru que cette femme appartînt certainement à l'époque du renne, la présence des dalles établissant un doute dans mon esprit. »

Sur les squelettes de vieux Bourguignons appartenant au premier âge de fer, aux époques gallo-romaines et mérovingiennes et au moyen âge, M. Chantre n'a constaté aucune trace de syphilis. D'un autre côté, aucun document écrit n'atteste l'existence de la syphilis soit dans le bassin de la Saône et du Rhône, soit dans le reste de la France et dans d'autres pays de l'Europe avant la fin du quinzième siècle.

La syphilis de Solutré est donc un fait isolé et unique jusqu'à présent. Que devint-elle ? Il est probable qu'elle ne se propagea pas aux autres populations européennes et qu'elle s'éteignit sur place, comme cela est arrivé pour beaucoup d'endo-épidémies syphilitiques postérieures au quinzième siècle. — D'où venait cette syphilis ? La race solutréenne étant originaire de l'Asie a dû, selon toute apparence, apporter la syphilis de sa patrie originelle. Cette peuplade n'a pas laissé de souche dans les populations bourguignonnes ; elle s'est éteinte au moment de la disparition des éléphants, des rennes et des chevaux qui constituaient surtout ses moyens d'existence (Lortet). Cette circonstance expliquerait tout naturellement l'extinction de ce foyer préhistorique ou du moins fort ancien de syphilis. Ce serait donc la première importation de la syphilis en Europe, avant l'importation américaine du quinzième siècle. Elle avorta. Malheureusement il n'en fut pas ainsi de la seconde.

II

Origine américaine de l'épidémie du quinzième siècle. — La première apparition de la syphilis en Europe eut lieu en 1493. Dans le cours de cette année on ne la constata guère, sauf en Espagne, que sous forme sporadique. En 1494-96, elle éclata à Naples et y revêtit au plus haut degré le caractère épidémique. Bientôt elle se dissémina dans les pays les plus reculés de l'Europe. Avant 1493 il n'existait dans cette partie du monde que des maladies vénériennes locales. — On ne trouve aucune trace de syphilis ni chez les Hébreux, ni chez les Grecs et les Romains, ni au moyen âge.

Partisan de l'origine américaine, M. Rollet l'a défendue avec beaucoup de talent et une grande abondance de preuves. Quoique cette opinion ait perdu aujourd'hui de son crédit et ne compte que de très rares partisans, c'est pourtant la plus certaine et on ne lui a fait, de nos jours, que des objections faciles à réfuter.

Ces objections, M. Rollet les a toutes réfutées victorieusement :

1° Celle de Hensler qui admettait l'ancienneté de la syphilis en Europe.

2° Celle de Gruner qui accordait bien que la syphilis n'avait pas commencé en Europe avant 1492-93, mais qui, la croyant antérieure à la date du premier retour de Colomb, la faisait provenir de l'Afrique et non de l'Amérique. Il supposait que les Maranes, composés non seulement de Juifs, mais encore de Mahométans, de Maures, étaient sujets aux maladies endémiques de l'Afrique, au nombre desquelles il plaçait la syphilis, et c'était eux qu'il accusait d'avoir apporté cette maladie en Espagne. Je ne suivrai pas M. Rollet dans la discussion du texte de Fulgose, qui, d'après lui, a été mal interprété par Gruner et l'a induit en erreur. Fulgose n'indique pour la première apparition de la syphilis qu'une date indécise. — « La question capitale, ici, dit M. Rollet, est de savoir si la maladie était endémique à cette époque aux Antilles, et le fait n'est pas douteux..... Tout s'est passé dans le premier voyage de Colomb, de manière à disséminer le plus possible la maladie, puisque l'équipage avait débarqué sur trois points différents, et que les hommes qui en faisaient partie avaient traversé la péninsule, touché à toutes les côtes et s'étaient montrés les uns avec Pinzon en Galice, les autres avec l'amiral à Lisbonne, Séville et Barcelone..... On comprend très bien qu'avec l'incubation de 75 jours en moyenne, qui précède l'éclosion des symptômes secondaires, des matelots infectés, du 6 décembre 1492, jour de leur arrivée à Hispaniola, au 13 janvier 1493, jour de leur départ, n'aient eu, pendant la traversée et jusqu'au débarquement en Europe, le 4 mars, c'est-à-dire pendant six semaines, deux mois, ou un peu moins de trois mois au maximum, que des accidents primitifs, des chancres, lésions presque toujours indolentes et attirant si peu l'attention qu'elles sont ignorées parfois des malades eux-mêmes. En tout cas, ces chancres n'avaient rien d'incompatible avec le train ordinaire de la vie, et on s'étonne de voir un érudit comme Sanchez, qui était aussi un praticien, nier l'importation américaine pour cette raison qu'elle aurait rendu la navigation impossible. »

Les objections de Sprengel, tirées de la rapide dissémination de la maladie, sont également réfutées par M. Rollet. « Il est vraisemblable, dit-il, que, dans les pays les plus éloignés de l'Espagne que signale Sprengel, il n'y eut, en 1493, que des cas isolés, et quelques semaines ou quelques mois ont pu suffire pour opérer la dissémination de la maladie sous cette forme. »

Quant à l'argument de Galligo et de M. Bonnière, tiré d'une ordonnance du prévôt de Paris datée du 25 mars 1493 et visant une maladie semblable à la syphilis, qui régnait déjà depuis plus de deux ans, M. Rollet le réduit à néant en prouvant que *l'ordonnance authentique n'a été promulguée que le lundi* 25 *juin* 1498. L'argument ne repose donc que sur une faute de copiste, qu'avec des recherches comparatives on n'aurait pas manqué de reconnaître.

La réaction qui s'était faite un peu partout depuis un siècle, et surtout dans ces derniers temps, contre l'hypothèse de l'origine américaine de la syphilis, n'a eu, je crois, qu'un triomphe apparent. Quant à moi il me semble, à voir les choses dans leur ensemble, que la syphilis n'a fait son apparition en

Europe qu'à la fin du quinzième siècle. Cette opinion, si vaillamment soutenue par Astruc, reprend aujourd'hui le dessus. — Outre M. Rollet, elle compte aussi, parmi ses défenseurs, un autre savant syphiliographe, mon honorable ami, M. le docteur Bassereau, dont le fils, trop tôt enlevé à la science, a publié sur ce sujet une excellente thèse. (Edmond Bassereau : *Origine de la syphilis*. J.-B. Baillière, Paris, 1873.)

ERRATA

Page	84,	ligne	25,	*au lieu de*	à la mère, *lisez* à l'enfant.
—	251	—	20	—	tous mélange, *lisez* tout mélange.
—	251	—	21	—	la contagium, *lisez* le contagium.
—	252	—	31	—	vaccinale, *lisez* varioleuse.
—	255	—	6	—	dans topographie du contagium, *lisez* dans la topographie de la contagion.
—	271	—	23	—	des virus, *lisez* du virus.
—	273	—	16	—	inoculation, *lisez* incubation.
—	296	—	24	—	par le charbon, *lisez* pour le charbon.
—	485	—	31	—	plus ultimes, *lisez* ultimes.
—	538	—	34	—	cronologie, *lisez* chronologie.
—	557	—	10	—	taches élevée, *lisez* taches élevées.
—	587	—	16	—	syphylides papuleuses, *lisez* syphilides érythémateuses et papuleuses.
—	609	—	23	—	pullulation, *lisez* papulation.
—	634	—	11	—	alopécie de la langue, *lisez* alopécie pileuse.
—	749	—	23	—	celle, *lisez* celles.
—	827	—	46	—	Rouvier, *lisez* Ranvier.

FIN.

TABLE ALPHABÉTIQUE

FIN DE LA TABLE ALPHABÉTIQUE.

Paris. — Imp. E. CAPIOMONT et V. RENAULT, rue des Poitevins, 6.

www.ingramcontent.com/pod-product-compliance
Ingram Content Group UK Ltd.
Pitfield, Milton Keynes, MK11 3LW, UK
UKHW020146250726
13967UKWH00002B/886